Neurociência clínica e reabilitação

Nota: Os autores e os editores tomaram o cuidado de assegurar que as informações e recomendações técnicas contidas nesta obra fossem baseadas em pesquisas e consultas a especialistas. Esses dados são acurados e compatíveis com os padrões geralmente aceitos no momento da publicação. No entanto, conforme novas informações vão sendo disponibilizadas, surge a necessidade de modificação das práticas clínica e técnica. É recomendável que o leitor consulte atentamente as instruções dos fabricantes e o material informativo referente a todos os suprimentos e equipamentos, antes de usá-los, e que também consulte um profissional da área médica sempre que necessário. Esta recomendação é especialmente relevante quando novos suprimentos ou equipamentos são usados para fins clínicos. Os autores e os editores não assumem nenhuma responsabilidade em relação a qualquer tipo de encargos, perda, lesão ou danos decorrentes, direta ou indiretamente, do uso e aplicação do conteúdo deste livro.

Neurociência clínica e reabilitação

Margaret L. Schenkman
University of Colorado

James P. Bowman
Professor aposentado, PhD

Robyn L. Gisbert
University of Colorado

Russell B. Butler
Emerson Hospital

Dennis Giddings
Ilustrador, Giddings Studios

Steven Sawyer
Editor-consultor, Texas Tech University

Tradução autorizada da edição original em língua inglesa, intitulada *Clinical Neuroscience for Rehabilitation*, 1st edition, de Margaret L. Schenkman, James P. Bowman, Robyn L. Gisbert e Russel B. Butler, publicada pela Pearson Education, Inc., pela divisão Prentice Hall. Copyright 2013 Pearson Education, Inc. Todos os direitos reservados.

Nenhuma parte deste livro poderá ser reproduzida ou veiculada por qualquer meio ou processo, seja eletrônico ou mecânico, incluindo fotocópia, gravações ou qualquer outro sistema de recuperação de dados, sem a permissão da Pearson Education, Inc.

Edição em língua portuguesa publicada pela Editora Manole Ltda, Copyright © 2016.

Este livro contempla as regras do Acordo Ortográfico da Língua Portuguesa.

Editor-gestor: Walter Luiz Coutinho
Editora de traduções: Denise Yumi Chinem
Produção editorial: Priscila Pereira Mota Hidaka, Karen Daikuzono e Cláudia Lahr Tetzlaff
Assistência editorial: Gabriela Rocha Ribeiro

Tradução: Soraya Imon de Oliveira

Revisão científica: Luiz Roberto G. Britto
       Professor Titular do Instituto de Ciências Biomédicas da Universidade de São Paulo (ICB-USP)
       Doutor em Ciências pela Universidade de São Paulo (USP)
       Mestre em Fisiologia pela Universidade Estadual de Campinas (Unicamp)
       Graduado em Ciências Biomédicas pela Universidade Federal de São Paulo (Unifesp)

       Bruna Antinori V. da Fonseca
       Colaboradora do Departamento de Distúrbios Vestibulares e do Equilíbrio do Hospital das Clínicas da Faculdade de Medicina
         da Universidade de São Paulo (HCFMUSP)
       Doutoranda do Departamento de Neurologia do HCFMUSP
       Mestre em Ciências pelo Departamento de Neurologia do HCFMUSP
       Graduada em Fisioterapia pela Universidade Cidade de São Paulo (Unicid)

       Caroline Cristiano Real Gregório
       Pós-doutoranda pelo Instituto de Ciências Biomédicas da Universidade de São Paulo (ICB-USP)
       Doutora e mestre em Ciências pela Universidade de São Paulo (USP)
       Graduada em Fisioterapia pela Universidade Cidade de São Paulo (Unicid)

       Priscila Crespo Garcia
       Doutoranda em Fisiologia pela Universidade de São Paulo (USP)
       Mestre em Fisioterapia pela Universidade Cidade de São Paulo (Unicid)
       Graduada em Fisioterapia pela Universidade Nove de Julho (Uninove)

Revisão de tradução e revisão de prova: Depto. editorial da Editora Manole
Adaptação do projeto gráfico para a edição brasileira: Vinicius Asevedo Vieira
Diagramação: Perfekta Soluções Editoriais
Capa: Depto. de arte da Editora Manole
Editora de arte: Deborah Sayuri Takaishi

Dados Internacionais de Catalogação na Publicação (CIP)
(Câmara Brasileira do Livro, SP, Brasil)

Neurociência clínica e reabilitação. – Barueri,
SP : Manole, 2016.

  Título original: Clinical neuroscience for
rehabilitation
  Vários autores.
  Bibliografia
  ISBN 978-85-204-3916-6

  1. Neurociência 2. Processos mentais - Fisiologia
3. Reabilitação.

15-10714   CDD-616.804651

Índices para catálogo sistemático:
1. Neurociência clínica : Reabilitação :
  Ciências médicas 616.804651

A Editora Manole é filiada à ABDR – Associação Brasileira de Direitos Reprográficos.

Edição brasileira – 2016

Direitos em língua portuguesa adquiridos pela:
Editora Manole Ltda.
Av. Ceci, 672 – Tamboré
06460-120 – Barueri – SP – Brasil
Fone: (11) 4196-6000
Fax: (11) 4196-6021
www.manole.com.br
info@manole.com.br

Impresso no Brasil
Printed in Brazil

Os créditos e agradecimentos pelo conteúdo cedido por outras fontes e reproduzido com permissão nesta obra aparecem nas páginas específicas ao longo de todo o livro.

SOBRE OS AUTORES

Margaret L. Schenkman, PT, PhD, FAPTA, obteve seu título de PhD na Yale University, na área de microbiologia, em 1974. Em 1980, concluiu seu mestrado em fisioterapia na Boston University. Atualmente, é professora, atuando como Associate Dean for Physical Therapy Education, e é diretora do programa de fisioterapia da Faculdade de Medicina da University of Colorado. Em sua área de atuação na prática clínica, trabalha com pacientes com transtornos neurológicos. Nos últimos 20 anos, publicou numerosos artigos clínicos e estudos científicos. Grande parte de seu trabalho enfoca os problemas enfrentados por pessoas que sofrem de doença de Parkinson. A dra. Schenkman ensina neuroanatomia na Northeastern University, no MGH Institute of Health Professions e no programa de fisioterapia da University of Colorado, além de ter atuado como membro da equipe docente de neurociência na Duke University.

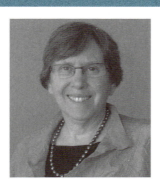

James P. Bowman, PhD, obteve o título de PhD na Northwestern University. O dr. Bowman realizou pesquisas e ensinou neurobiologia a estudantes de medicina dos cursos de graduação e pós-graduação durante 33 anos. Atualmente, está aposentado e é escultor profissional.

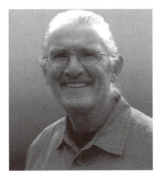

Robyn L. Gisbert, PT, DPT, obteve o título de Master of Science (MS) em fisioterapia em 1994 e, em 2009, concluiu seu doutorado em fisioterapia, ambos no programa de fisioterapia da University of Colorado. Atua como instrutora sênior no programa de fisioterapia da University of Colorado, onde ensina neurociência e fisioterapia neurológica desde 2007. Grande parte de seu trabalho clínico enfoca os adultos de idade avançada e pacientes com transtornos neurológicos.

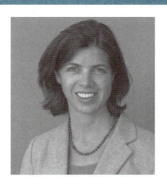

Russell B. Butler, MD, graduou-se na Cornell University e obteve o título de Doutor em Medicina pela University of Chicago. Passou por treinamento em neurologia na University of Minnesota e atuou como *fellowship* na Boston University, na área de afasia e neurocomportamento. Leciona para alunos e residentes de medicina na Boston University, e também para estudantes de cursos da área da saúde da Boston University, Northeastern University, Tufts University e MGH Institute of Health Professions. Foi membro de comissão e presidente da Commission for Accreditation of Physical Therapy Education. O dr. Butler atua como neurologista e integra a equipe do Emerson Hospital, em Concord (Massachusetts, EUA), há 35 anos.

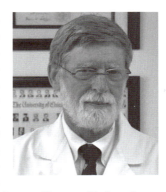

Dennis Giddings, ilustrador da área médica, tem trazido para a era digital seus 51 anos de experiência em ilustração, artes gráficas e estudo anatômico. Giddings ilustrou diversos livros e numerosas apresentações para palestras. Entre seus trabalhos, estão o *Atlas of Surgical Approaches to the Bones and Joints of the Dog and Cat*; *Handbook of Small Animal Orthopedics and Fracture Repair*; *Virtual Edge Human Prosection Guide*; e *Pocket Manual of Basic Surgical Skills*. Sua última contribuição foi um curso *on-line* ilustrado/animado completo oferecido pela University of New England School of Osteopathic Medicine: "Human Anatomy for the Health Professions". Giddings dirigiu o setor de artes gráficas em medicina da Colorado State University, School of Veterinary Medicine and Biomedical Sciences, e contribuiu para publicações e apresentações dessa instituição durante 29 anos.

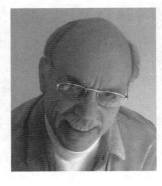

Steven Sawyer, PT, PhD, editor-consultor, obteve o título de PhD em neurociência pela University of California, em San Diego, no ano de 1988. Obteve também o título de mestre em fisioterapia em 1997, no Texas Tech University Health Sciences Center (TTUHSC). Atua no programa de fisioterapia do TTUHSC desde 1996 e é atualmente professor e chefe do Departamento de Ciências da Reabilitação da School of Allied Health Sciences. No decorrer de sua carreira científica e clínica, reuniu 20 anos de experiência no ensino de neurociência para estudantes de medicina e fisioterapia.

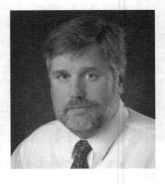

REVISORES DA EDIÇÃO ORIGINAL

Roy Lee Aldridge, PT, EdD
Arkansas State University
Jonesboro, Arkansas

Kristine Beekhuizen, PT, PhD, OGCS
Nova Southeastern University
Fort Lauderdale, Florida

Sandra Brotherton, PT, PhD
Medical University of South Carolina
Charleston, South Carolina

John Buford, PT, PhD
The Ohio State University
Dublin, Ohio

Jennifer Christy, PT, PhD
University of Alabama at Birmingham
Birmingham, Alabama

Jamie Duley, MSPT, NCS
Delta College
University Center, Michigan

Gammon Earhart, PT, PhD
Washington University
St. Louis, Missouri

Terry Ellis, PT, PhD, NCS
Boston University
Boston, Massachusetts

Steve Fehrer, PT, PhD
University of Montana
Missoula, Montana

Kathleen M. Gill-Body, DPT, MS, NCS
Newton-Wellesley Hospital
Newton, Massachusetts

Richard Johnson, PT, MA
Stony Brook University
Stony Brook, New York

James Karnes, PT, PhD
D'Youville College
Buffalo, New York

Valerie Kelly, PT, PhD
University of Washington
Seattle, Washington

Gary Krasilovski, PT, PhD
Hunter College
New York, New York

Wen Ling, PT, PhD
New York University
New York, New York

Scott Livingston, PT, PhD, ATC, SCS
University of Kentucky
Lexington, Kentucky

Roberto López Rosado, MSPT, DPT, MA
Florida Gulf Coast University
Fort Myers, Florida

Marybeth Mandich, PT, PhD
West Virginia University
Morgantown, West Virgina

Gary Mattingly, PT, PhD
University of Scranton
Scranton, Pennsylvania

Michael McKeough, PT, EdD
California State University at Sacramento
Sacramento, California

Jim McPherson, PhD, OTR/L, FAOTA
Shawnee State University
Portsmouth, Ohio

Gabriele Moriello, PT, MS, GCS
Sage Colleges
Troy, New York

Lawrence Pan, PT, PhD
Marquette University
Milwaukee, Wisconsin

Robert Ragusa, PT, PhD
University of Cincinnati
Cincinnati, Ohio

Rose Rine, PT, PhD
University of North Florida
Jacksonville, Florida

Clare E. Safran-Norton, PT, PhD, MS, OCS
Boston University
Boston, Massachusetts

Steven Sawyer, PT, PhD
Texas Tech University Health Sciences Center
Lubbock, Texas

Catherine Siengsukon, PT, PhD
University of Kansas Medical Center
Kansas City, Kansas

Susan Wainwright, PT, PhD
University of Science in Philadelphia
Philadelphia, Pennsylvania

Michelle L. Woodbury, PhD, OTR/L
Medical University of South Carolina
Charleston, South Carolina

Linda Wright, PT, PhD
Armstrong Atlantic State University
Savannah, Georgia

Katherine Zaleski, PT, PhD, MPA
University of Wisconsin at Milwaukee
Milwaukee, Wisconsin

Para Parthasarthi Rajagopalachari
– Margaret Schenkman

SUMÁRIO

Sobre os autores v
Revisores da edição original vii
Dedicatória ix
Prefácio xxi
Agradecimentos xxiii
Introdução xxv

PARTE I – Fundamentos: as relações e o desenvolvimento de estruturas e as bases de sua comunicação 1

Capítulo 1 – Estrutura básica e desenvolvimento do sistema nervoso 2
Introdução 3
Estrutura básica do sistema nervoso adulto 3
  Células do sistema nervoso 3
  Divisão do sistema nervoso 4
    Sistema nervoso central e periférico 4
  Sistema nervoso somático e autônomo 4
  Princípios de organização 5
    Regiões 5
    Direções e planos 5
    Ventrículos, substância cinzenta e substância branca 7
Desenvolvimento 11
  Morfogênese 12
    Gastrulação e neurulação 12
    Vesiculação 14
    Flexuras encefálicas 14
    Sistema ventricular 15
  Desenvolvimento regional do sistema nervoso 16
    Placas alar e basal 16
    Medula espinal 17
    Bulbo 18
    Ponte 18
    Cerebelo 19
    Mesencéfalo 19
    Diencéfalo 19
    Telencéfalo 20
  Somitos: desenvolvimento das vértebras 22
Conexões clínicas 22
  Defeitos do tubo neural 22
    Espinha bífida 22
    Malformação de Arnold-Chiari 24
    Anencefalia 24
Resumo 24
Atividades para estudo 25
Bibliografia 25

Capítulo 2 – Anatomia regional e suprimento sanguíneo 26
Introdução 27
Medula espinal 27
  Características da superfície 27
    Segmentos e intumescências da medula espinal 27
    Inervação segmentar: dermátomos emiótomos 29
  Organização interna 31
    Substância cinzenta 31
    Substância branca 33
    Comissuras 33
    Variação de nível na estrutura medular 33
Conexões clínicas 34
  Relação dos sintomas com lesões no trato piramidal 34
Tronco encefálico 35
  Características da superfície 35
    Bulbo e ponte: aspecto anterior 36
    Bulbo e ponte: aspecto posterior 37
    Mesencéfalo: aspectos anterior e posterior 38
  Organização interna 38
Cerebelo 40
Cérebro 41
  Características da superfície 41
    Lobos do hemisfério cerebral 42
    Diencéfalo 43
  Organização interna 44
    Sistema ventricular 44
    Substância branca e núcleos da base 46
    Centrais e "C" 49
Conexões clínicas 49
  Neurônios de associação do córtex e déficits de linguagem 49
Suprimento sanguíneo do sistema nervoso central 49
Resumo 52
Atividades para estudo 53
Bibliografia 53

Capítulo 3 – Células do sistema nervoso 54
Introdução 55
Neurônios 55
  Propriedades associadas aos neurônios 55
  A membrana plasmática 57
  Classificação dos neurônios 58
  Partes do neurônio definidas de acordo com a função 59
    Soma (corpo celular) 59
    Axônio 61

Dendritos 62
Terminais nervosos 64
Organelas 64
Transporte axoplásmico e fluxo
axoplásmico 66
Conexões clínicas 67
Regeneração do nervo periférico 67
Transporte axônico retrógrado e patologia do sistema nervoso 68
Neuróglia 68
Astrócitos 69
Oligodendrócitos 70
Micróglia 70
Células ependimárias 71
Células de Schwann e células satélite 71
Conexões clínicas 71
Resumo 71
Atividades para estudo 72
Bibliografia 72

Capítulo 4 – Neurobiologia celular 73
Introdução 74
Canais iônicos e atividade elétrica em neurônios 74
O potencial de membrana de repouso 76
Fatores determinantes do fluxo da corrente pela membrana 76
Potencial de membrana 76
Sinais elétricos dos neurônios 80
Potencial receptor (gerador) 80
Potencial de ação 81
Propagação do potencial de ação 85
Mielina e condução em axônios mielinizados 85
Potenciais pós-sinápticos 88
Conexões clínicas 90
Esclerose múltipla 90
Sinapses e transmissão sináptica 93
Sinapse 93
Neurônio pré-sináptico 94
Neurônio pós-sináptico 96
Transmissão sináptica química 98
Síntese 98
Armazenamento 98
Liberação 99
Interação neurotransmissor-receptor 100
Inativação 103
Junções comunicantes e sinapses elétricas 104
Conexões clínicas 105
Doença de Parkinson 105
Depressão biológica 107
Distúrbio de Charcot-Marie-Tooth 108
Fenilcetonúria 108
Fármacos terapêuticos que afetam a inativação do transmissor 108
Plasticidade sináptica 108
Potenciação e depressão de longo prazo 109
Resumo 111
Atividades para estudo 112
Bibliografia 112

PARTE II – Anatomia das principais regiões do sistema nervoso central e sua irrigação sanguínea 115

Capítulo 5 – Medula espinal e tronco encefálico 116
Introdução 117
Medula espinal 118
Meninges da medula espinal 118
Dura-máter 118
Pia-máter 119
Aracnoide-máter 119
Núcleos da substância cinzenta espinal e lâmina de Rexed 120
Núcleos 120
Lâminas de Rexed 122
Tratos de fibras da medula espinal 123
Sistema espinospinal (propriospinal) 123
Colunas dorsais 123
Trato espinotalâmico 124
Tratos espinocerebelares 125
Trato corticospinal (piramidal) lateral 127
Irrigação sanguínea da medula espinal 127
Artérias espinais posteriores 128
Artéria espinal anterior 129
Veias espinais 129
Relações medula espinal-vértebras 129
Canal vertebral e forames intervertebrais 129
Posição da medula espinal na coluna vertebral 129
A coluna vertebral e os discosintervertebrais 131
Segmentos da medula espinal e relações com as vértebras adjacentes 132
Conexões clínicas 132
Distúrbios vasculares da medula espinal 132
Lesões medulares espinais extrínsecas-intrínsecas 133
Herniação do disco vertebral 134
Fraturas vertebrais e suas consequências para a medula espinal 135
Espondilose cervical 136
Tronco encefálico 137
Correlações de corte transversal: nível identificador 138
Formação reticular 140
Zonas anatomofuncionais 140
Conexões da formação reticular 140
Funções da formação reticular 141
Conexões clínicas 142
Controle do nível de consciência 142
Resumo 142
Atividades para estudo 143
Bibliografia 143

Capítulo 6 – Diencéfalo e cerebelo 144
Introdução 145
Diencéfalo 145
Epitálamo 145
Tálamo 146
Organização topográfica 146
Organização funcional geral 148

Funções do tálamo 149
Suprimento sanguíneo 150
Hipotálamo 151
Subdivisões e núcleos do hipotálamo 151
Estimulação hipotalâmica (vias de entrada hipotalâmica) 152
Vias de saída hipotalâmica 153
Ligações estruturais com a glândula hipófise 153
Suprimento sanguíneo 155
Funções do hipotálamo 155
Subtálamo 155
Suprimento sanguíneo 156
Conexões clínicas 156
Síndrome talâmica 156
Síndromes hipotalâmicas 158
Cerebelo 159
Anatomia do cerebelo 160
Folha, fissuras, lobos e lóbulos 160
Córtex cerebelar 161
Estimulação cerebelar e fibras de saída 161
Núcleos cerebelares 162
Pedúnculos cerebelares 163
Subdivisões do cerebelo em relação à função 163
Núcleos olivares inferiores 165
Suprimento sanguíneo 166
Conexões clínicas 167
Disfunção cerebelar 167
Resumo 167
Atividades para estudo 167
Bibliografia 168

Capítulo 7 – Hemisférios cerebrais e suprimento vascular 169
Introdução 170
Córtex cerebral 170
Giros e sulcos do córtex cerebral 170
Superfície hemisférica lateral 170
Superfície hemisférica medial 172
Superfície hemisférica inferior 173
Organização adicional do córtex 173
Camadas do córtex cerebral 173
Colunas corticais 176
Mapa de Brodmann 176
Áreas funcionais 176
Núcleos da base 180
Anatomia macroscópica 182
Anatomia geral dos circuitos nos núcleos da base 184
Conexões clínicas 185
Movimentos involuntários atribuídos à disfunção dos núcleos da base 185
Cápsula interna 186
Suprimento sanguíneo do hemisfério cerebral 186
Artéria cerebral média 190
Ramos corticais 190
Ramos penetrantes 190
Artéria cerebral anterior 190
Ramos corticais 190
Ramos penetrantes 190
Artéria carótida interna 190

Artéria cerebral posterior 192
Ramos corticais 192
Ramos penetrantes 192
Suprimento sanguíneo da cápsula interna e núcleos da base 192
Cápsula interna 194
Núcleos da base 195
Conexões clínicas 195
Artéria cerebral média 195
Artéria cerebral anterior 195
Artéria carótida interna 196
Artéria cerebral posterior 197
Resumo 197
Atividades para estudo 198
Bibliografia 199

PARTE III – Sistemas somatossensorial e motor dos membros e do tronco 201

Capítulo 8 – Introdução aos sistemas motor e somatossensorial 202
Introdução 203
Sistemas somatossensoriais 203
Plano anatômico geral 203
Receptores 203
Neurônios aferentes primários 204
Retransmissão pré-talâmica 204
Decussações 204
Retransmissão talâmica 205
Córtex cerebral 206
Organização topográfica 206
Outras conexões de vias sensoriais 206
Plano funcional geral 206
Processamento paralelo 206
Modulação eferente 206
Sistemas motores somáticos 207
Plano anatômico geral e definições 207
Neurônios motores superiores 207
Decussações e lateralidade 209
Sinapses em neurônios motores inferiores 209
Fibras eferentes 209
Junção neuromuscular 209
Modulação dos sistemas de neurônio motor superior 210
Organização topográfica 211
Plano funcional geral 211
Operação paralela e *locus* de controle 211
Sistemas de controle por alimentação retrógrada (*feedback*) e anterógrada (*feedforward*) 211
Inervação recíproca 213
Movimentos sinérgicos 213
Movimentos dependentes de gerador de padrão 214
Tipos de atividade motora no movimento funcional 214
Atividade muscular de fundo (tônus) 214
Tipos de movimento: do reflexo ao voluntário 215
Conexões clínicas 216
Sinais neurológicos negativos e positivos 216
Movimentos funcionais – uma síntese 216
Resumo 217

xiv Neurociência clínica e reabilitação

Atividades para estudo 218
Bibliografia 218

Capítulo 9 – Sistema somatossensorial dos membros e do tronco 209
Introdução 220
Receptores somáticos 220
    Padrões gerais de organização 220
    A classificação dos receptores 220
        Classificação por estrutura 221
        Classificação por fonte de estímulo e localização do receptor 221
        Classificação por tipo de energia do estímulo que mais prontamente excita o receptor 221
        Classificação por velocidade de adaptação 222
        O campo receptor 222
    Receptores somatossensoriais específicos 223
        Receptores da dor e térmicos 223
        Mecanorreceptores presentes na pele e tecido subcutâneo 224
        Mecanorreceptores em tecidos profundos: proprioceptores 227
        Mecanorreceptores nas articulações 233
    Função 234
        Informação do receptor periférico: usos e ações no SNC 234
        Codificação da informação no receptor e seu axônio 235
        Campos receptores cutâneos 235
        Localização pontual e discriminação entre dois pontos 236
    Aferentes primários e seus receptores 236
Conexões clínicas 239
    Neuropatias periféricas 239
    Herpes-zóster 241
Sistemas mediadores da sensação somática corporal 241
    Sistema da coluna dorsal-lemnisco medial 242
        Informação geral 242
        Órgãos-alvo sensoriais 242
        Aferentes primários (neurônios de primeira ordem) 242
        Projeções 242
        Modulação eferente 246
        Função 246
    Trato espinotalâmico 247
        Informação geral 247
        Órgãos-alvo sensoriais 248
        Aferentes primários (neurônios de primeira ordem) 248
        Projeções 248
        Modulação eferente 250
        Função 250
Conexões clínicas 251
    Distúrbios de nervos periféricos 251
    Síndromes relacionadas com a via CD-LM 252
    Patologia medular espinal 252
    Exame dos sistemas somatossensoriais 253

    Intervenções relacionadas aos sistemas somatossensoriais 253
        Intervenções médicas com uso dos sistemas somatossensoriais 253
        Intervenções cirúrgicas para problemas somatossensoriais 253
Resumo 254
Atividades para estudo 255
Bibliografia 255

Capítulo 10 – Componentes periféricos do sistema motor 257
Introdução 258
A unidade motora: inervação do músculo por neurônio motor inferior 258
    A unidade motora 258
    Junção neuromuscular 261
Conexões clínicas 262
    Paralisia e paresia 263
    Atrofia e desnervação 263
Doenças do sistema motor 264
    Distúrbios neurogênicos e miopáticos 264
Conexões clínicas 265
    Distúrbios da unidade motora 265
        Uma doença do corpo celular do MNI: poliomielite 265
        Doenças dos axônios do MNI em nervo periférico: neuropatias 266
        Uma doença da junção neuromuscular: miastenia grave 268
        Doenças musculares: miopatias 269
    Um distúrbio do sistema motor que afeta o MNI e o MNS 269
Resumo 270
Atividades para estudo 270
Bibliografia 271

Capítulo 11 – Componentes centrais do movimento 272
Introdução 273
Organização interna do sistema motor 273
    Organização anatômica 273
    Organização somatotópica 274
        Medula espinal 274
        Tronco encefálico 274
        Córtex cerebral 276
    Organização comportamental 277
Reflexos medulares espinais 277
    O substrato anatômico dos reflexos 279
        O conjunto interneuronal 279
    Exemplos de reflexos comuns 280
        Reflexo do estiramento 280
        Reflexo miotático invertido 282
        Reflexo de flexão 282
        Outros reflexos 285
Conexões clínicas 286
    Avaliação clínica dos reflexos 286
    Reflexos de estiramento dos isquiotibiais, ligamento cruzado anterior e estabilidade do joelho 286
Trato piramidal 287
    Tratos corticospinais 288
        Controle suprassegmentar dos reflexos 291

Espasticidade e reflexos de estiramento 291
Choque medular e surgimento da
espasticidade 293
Dano ao neurônio motor inferior *versus* dano ao
neurônio motor superior 294
Conexões clínicas 296
Reflexos patológicos 296
O reflexo de Babinski 296
Reflexo de flexão 296
Fenômeno do canivete 297
Clônus 297
Exame e intervenções para
espasticidade 298
Artroplastia total do joelho e ativação central dos
músculos 299
Dano combinado aos sistemas sensorial e
motor 300
Síndrome de Brown-Sequard ou hemissecção
medular espinal 300
Siringomielia 300
Degeneração combinada
subaguda 302
Resumo 303
Atividades para estudo 304
Bibliografia 304

Capítulo 12 – Sistema nervoso autônomo 306
Introdução 307
Visão geral da estrutura e função do SNA 307
Sistema nervoso somático e sistema nervoso
autônomo 307
Componentes simpático e parassimpático do
SNA 309
Aferentes autônomos 310
Sensações viscerais e dor
referida 311
Eferentes autônomos 312
Divisão simpática 313
Divisão parassimpática 315
Funções gerais dos eferentes autônomos dos
sistemas simpático e parassimpático 317
Inervação autônoma e controle de órgãos
específicos 319
Centros de controle autônomos 319
Controle da respiração 319
Coração 320
Bexiga 321
Inervação do trato urinário inferior
(bexiga e uretra) 321
Micção 323
Órgãos sexuais 324
Conexões clínicas 324
Hipotensão ortostática primária
(idiopática) 324
Disfunção da bexiga 324
Síndrome de Horner 325
Paralisia autônoma aguda 325
Disreflexia autônoma 326
Resumo 327
Atividades para estudo 327
Bibliografia 328

PARTE IV – Sistemas somatossensorial e motor da cabeça e do pescoço 329

**Capítulo 13 – Tronco encefálico I: nervos
cranianos 330**
Introdução 331
Visão geral dos nervos cranianos 331
Nervo olfatório (I) 334
Conexões clínicas 335
Avaliação clínica do nervo olfatório 335
Olfato, emoção e memória 335
Anosmia 335
Nervo óptico (II) 336
Nervos cranianos inervadores da musculatura
extraocular 336
Nervo oculomotor (III) 337
Nervo troclear (IV) 337
Nervo abducente (VI) 338
Ações combinadas dos nervos cranianos III, IV e
VI 338
Conexões clínicas 339
Avaliação clínica do movimento ocular 339
Distúrbios dos movimentos oculares 339
Lesões dos nervos cranianos III, IV e VI 340
Nervo trigêmeo (V) 342
Conexões clínicas 342
Avaliação clínica do nervo trigêmeo 342
Lesões do nervo trigêmeo 343
Nervo facial (VII) 344
Conexões clínicas 345
Avaliação clínica do nervo facial 345
Lesões do nervo facial 346
Nervo vestibulococlear (VIII) 347
Nervo glossofaríngeo (IX) 348
Conexões clínicas 349
Avaliação clínica do nervo glossofaríngeo 349
Lesões do nervo glossofaríngeo 349
Nervo vago (X) 349
Conexões clínicas 351
Avaliação clínica do nervo vago 351
Lesões do nervo vago 351
Nervo acessório (XI) 352
Conexões clínicas 354
Avaliação clínica do nervo acessório 354
Lesões do nervo acessório 354
Nervo hipoglosso (XII) 354
Conexões clínicas 355
Avaliação clínica do nervo
hipoglosso 355
Lesões do nervo hipoglosso 355
Resumo do exame clínico dos nervos
cranianos 355
Resumo 355
Atividades para estudo 355
Bibliografia 357

Capítulo 14 – Tronco encefálico II: sistemas e vias 358
Introdução 359
Sistemas somatossensoriais para a cabeça e o
pescoço 359
O nervo trigêmeo e receptores associados 359

xvi Neurociência clínica e reabilitação

Neurônios de segunda ordem 362
  Lemnisco trigeminal para toque fino e pressão
    dental 363
  Trato talâmico trigeminal para dor, temperatura
    e também toque grosseiro 363
  Neurônios de terceira ordem do sistema
    trigeminal 363
  Funções do sistema trigeminal 364
Conexões clínicas 365
  Neuralgia do trigêmeo 365
  Lesões vasculares 366
Sistemas motores somáticos para a cabeça e o
    pescoço 366
  Reflexos troncoencefálicos 367
    Reflexo mandibular 367
    Reflexos de piscar e corneal 368
    Reflexo estapediano 369
    Reflexo da deglutição 369
  Trato corticobulbar 370
Conexões clínicas 372
  Disartria 372
  Paralisia bulbar progressiva 373
    Paralisia pseudobulbar 373
  Condições que afetam o reflexo de piscar 373
Formação reticular 373
  Características anatômicas dos neurônios da
    formação reticular 373
  Características funcionais dos neurônios da
    formação reticular 374
  Funções da formação reticular 375
    Controle do nível de consciência 375
    Modulação da dor 375
    Regulação da atividade motora 375
    Coordenação da visão (os centros de fixação do
      olhar) 376
    Controle da atividade autônoma 377
Conexões clínicas 377
Resumo 377
Atividades para estudo 377
Bibliografia 378

Capítulo 15 – Tronco encefálico III: organização, irrigação sanguínea e correlações clínicas 379
Introdução 380
Princípios de organização para a compreensão da estrutura interna do tronco encefálico 380
Cortes transversais representativos do tronco
    encefálico 385
Irrigação sanguínea do tronco encefálico e síndromes
    neurovasculares 390
  Revisão da irrigação sanguínea 390
Conexões clínicas 390
  Bulbo 391
    Síndrome bulbar lateral (síndrome de
      Wallenberg) 391
    Síndrome bulbar medial (hemiplegia alternante
      do hipoglosso) 393
  Ponte 393
    Síndrome pontina inferior medial
      (paramediana) 394

Síndrome pontina superior lateral (síndrome da
      artéria cerebelar superior) 394
    Síndrome basilar completa 394
    Síndrome do encarceramento 395
  Mesencéfalo 395
    Síndrome de Weber 396
    Síndrome de Benedikt 397
    Sinais associados 397
Resumo 397
Atividades para estudo 397
Bibliografia 398

PARTE V – Sistemas funcionais especiais do SNC: sistemas motor e sensorial 399

Capítulo 16 – A dor e sua modulação 400
Introdução 401
Informação fundamental 401
Anatomia e função 403
  A periferia 403
    Sensibilização do sistema da dor, hiperalgesia e
      alodinia 404
  Medula espinal 406
    Sensibilização central 407
  Sistemas ascendentes 409
    Projeções para o tronco encefálico e o
      tálamo 409
    Córtex cerebral 410
Modulação da dor 410
  Teorias de modulação da dor 411
Conexões clínicas 413
  Tratamento da dor a partir da
    periferia 413
    Toque e massagem 413
    Calor e frio 413
    Estimulação nervosa elétrica transcutânea 413
  Fármacos comuns para o tratamento
    da dor 413
  Acupuntura 415
Dor crônica 415
Conexões clínicas 416
  Dor em membro fantasma 416
  Dor pós-acidente vascular encefálico
    talâmico 416
  Síndromes de dor regional complexa 416
  Enxaqueca 417
    Fases da enxaqueca 417
    Substrato anatômico, mecanismo e tratamento
      da enxaqueca 418
Resumo 418
Atividades para estudo 420
Bibliografia 420

Capítulo 17 – Sistemas auditivo e vestibular 422
Introdução 423
Orelha interna 423
  Labirinto 423
  Células ciliadas 424
Sistema auditivo 426
  Informação fundamental 426
  Aparelho periférico 427
    Orelha externa 427

Orelha média (cavidade timpânica) 427
Orelha interna 429
Órgãos-alvo sensoriais 431
Aferentes primários 433
Projeções 434
Neurônios de segunda ordem 434
Neurônios de terceira ordem 434
Neurônios de quarta ordem 435
Decussações 435
Função 435
Reflexos auditivos 436
Conexões clínicas 437
Avaliação clínica 437
Sinais e sintomas 438
Perda da audição
condutiva 438
Perda da audição
sensorioneural 438
Perda da audição mista 439
Presbiacusia 439
Distúrbios da via auditiva central 439
Sistema vestibular 439
Informação fundamental 439
Órgãos-alvo sensoriais 440
Máculas utricular e sacular (órgãos
otolíticos) 440
Canais semicirculares 441
Aferentes primários 444
Núcleos vestibulares 444
Sistema inibitório comissural 445
O sistema vestibular sensorial 445
Projeções 445
Função 447
O sistema vestibular motor 448
Projeções da medula espinal 448
Formação reticular 450
Projeções extraoculares 450
Cerebelo 451
Reflexos 451
Integração no sistema vestibular 455
Papel no controle postural 455
Convergência em neurônios dos núcleos
vestibulares 455
Convergência em neurônios do córtex
cerebral 456
Reflexos vestibular e cervical 456
Conexões clínicas 458
Nistagmo 458
Nistagmo labiríntico (vestibular) 458
Nistagmo optocinético 460
Avaliação clínica 460
Sinais e sintomas 460
Doença vestibular 461
Vertigem posicional benigna 461
Neurite vestibular 462
Doença de Ménière 462
Outras causas de vertigem e
nistagmo 463
Resumo 463
Atividades para estudo 463
Bibliografia 463

Capítulo 18 – Sistema visual 465
Introdução 466
Órgãos-alvo sensoriais e aferentes primários 466
Retina 466
Tipos celulares e conexões 466
Transdução sensorial em bastonetes e
cones 469
Células ganglionares 470
Disco óptico e o ponto cego 472
Suprimento sanguíneo 472
Conexões clínicas 472
Envelhecimento no olho 472
Implicações para a reabilitação 473
Projeções 473
Visão geral da terminologia 473
Aferentes primários 474
Neurônios de segunda ordem 474
Neurônios de terceira ordem 475
Outras projeções dos axônios do trato óptico de
segunda ordem 477
Hipotalâmicas 477
Mesencéfalo 477
Processamento da informação funcional 478
Neurônios do sistema geniculocalcarino 479
Células ganglionares retinianas 479
Neurônios do corpo geniculado lateral 480
Neurônios do córtex visual primário 480
Extração do padrão visual pelas células do córtex
visual 481
Processamento visual superior 482
Reflexos visuais 483
Tamanho da pupila 483
Reflexo de fixação 484
Reação de acomodação-convergência (reflexo de
proximidade) 484
Conexões clínicas 484
Papel da visão no controle postural 484
Avaliação 485
Reflexo pupilar à luz (e teste da lanterna
pendular) 485
Campos visuais 486
Distúrbios do sistema visual 487
Amaurose fugaz 487
Neurite óptica 487
Resultados da pressão intracraniana elevada 487
Defeitos de campo visual 487
Déficits associados ao processamento cortical
superior 489
Esclerose múltipla 490
Enxaqueca 491
Resumo 491
Atividades para estudo 491
Bibliografia 492

Capítulo 19 – Cerebelo e núcleos da base 493
Introdução 494
Cerebelo 494
Circuito do cerebelo 495
Camadas 495
Pedúnculos, entradas e saídas 496

Conexões cerebelares de entrada e saída em relação à função 497
Função e conexões arquicerebelares 498
Função e conexões paleocerebelares 499
Função e conexões neocerebelares 503
Aprendizado motor e o cerebelo 505
Conexões clínicas 507
Síndromes 508
Síndrome arquicerebelar 508
Síndrome paleocerebelar 508
Síndrome neocerebelar 509
Disartria cerebelar 509
Reabilitação física 510
Estratégias de exame 510
Estratégias de intervenção 511
Núcleos da base 511
Anatomia e função dos circuitos dos núcleos da base 512
O conceito de desinibição 512
Vias diretas e indiretas 513
Circuitos paralelos 514
Conexões clínicas 515
Doença de Parkinson 515
Etiologia 517
Distúrbio encefálico na DP: fisiopatologia 517
Tratamento farmacológico 519
Intervenções cirúrgicas 523
Reabilitação física 525
Doença de Huntington (Coreia) 526
A anormalidade genética na DH 527
Tratamento médico 527
Reabilitação física 528
Hemibalismo 528
Resumo 528
Atividades para estudo 530
Bibliografia 530

Capítulo 20 – Movimento voluntário 534
Introdução 535
O córtex cerebral e o movimento voluntário 535
Áreas corticais que atendem ao movimento voluntário 535
Córtex frontal 536
Córtex parietal 539
Áreas límbicas 539
Conexões das áreas corticais motoras 540
Conexões corticais 540
Conexões subcorticais 541
O controle do movimento voluntário 541
Sistema de ações perceptivas e percepção háptica 542
Movimentos digitais independentes em outras funções 543
Preensão 543
Áreas neuroanatômicas controladoras da preensão 544
Movimentos orientadores dos olhos, cabeça e pescoço 544

Marcha 546
Processamento cortical superior e controle do movimento 546
Conexões clínicas 547
Distúrbios da marcha 547
Apraxia 547
Apraxia ideatória 549
Apraxia ideomotora 550
Apraxia cinética 550
Apraxia oral (apraxia facial-oral) 550
Apraxia e afasia 550
Esquema hipotético para o aprendizado e a execução do movimento intencional metadirigido 551
Motivação, a decisão de agir e aprendizado 551
Planejamento 552
Execução 553
Automatização 554
Resumo 554
Atividades para estudo 554
Bibliografia 555

PARTE VI – Sistemas funcionais especiais do SNC: sistemas cognitivos 557

Capítulo 21 – Cognição: contribuições corticais e sub-corticais 558
Introdução 559
Contribuições corticais para a cognição 559
Papel das áreas de associação do córtex cerebral 560
Córtex de associação lateral: áreas de associação posteriores 563
Córtex de associação lateral: áreas de associação anteriores 564
Córtex de associação basomedial (límbico) 565
Conexões clínicas 565
Testes da área de associação posterior 566
Testes da área de associação anterior 567
Testes do córtex de associação basomedial (límbico) 568
Contribuições dos núcleos da base e cerebelo para a cognição 568
Funções cognitivas dos núcleos da base 568
Alças de núcleos da base complexas 569
Funções cognitivas do cerebelo 571
Conexões clínicas 572
Déficits cognitivos associados aos distúrbios dos núcleos da base 572
Doença de Parkinson 573
Doença de Huntington 575
Cognição, motivação e planejamento do movimento 576
Transtorno obsessivo-compulsivo 576
Síndrome de Tourette 577
O que o TOC, DATH e ST nos dizem sobre o cérebro 579
Resumo 579
Atividades para estudo 580
Bibliografia 580

Capítulo 22 – Emoção, memória e linguagem 583
Introdução 584
Emoção e memória: o sistema límbico 584
 Emoção 585
 Memória 586
 A emoção e a memória estão relacionadas 588
 Lições da epilepsia psicomotora 588
 Sistema límbico 590
  Conexões entre as estruturas do sistema
  límbico 591
Conexões clínicas 595
 Phineas Gage: consequências emocionais do dano
  ao córtex pré-frontal orbitomedial 596
 H. M.: excisão da formação hipocampal e
  implicações para a memória 596
Linguagem 598
 Visão geral 598
 Substratos neurais da linguagem 599
  Substrato límbico 599
  Substrato neocortical 600
Conexões clínicas 602
 Afasias primárias e lesões causais 603
  Afasia de Broca 603
  Afasia de Wernicke 603
  Afasia global 603
 Síndromes de desconexão afásica e lesões
  causais 604
  Afasia de condução 604
  Afasia transcortical 604
Avaliação clínica 605
Resumo 607
Atividades para estudo 608
Bibliografia 608

**Capítulo 23 – Envelhecimento normal e anormal do
 sistema nervoso central 610**
Introdução 611
Envelhecimento normal 611
 Alterações encefálicas 612
  Alterações cerebrocorticais 612
  Alterações de neurotransmissor 614
  Alterações neuronais 615
  Fluxo sanguíneo 616
  Alterações comportamentais 616
Conexões clínicas 618
 Efeito do envelhecimento sobre a postura,
  a marcha e as quedas 618
 Efeito do envelhecimento sobre a cognição e a
  memória 619
Envelhecimento anormal: doença de
  Alzheimer 619
 Tipos e genética da doença de
  Alzheimer 620
 Fatores de risco 621
 Alterações encefálicas na doença de
  Alzheimer 621
  Fluxo sanguíneo 621
  Marcadores gerais de atrofia
   encefálica 622
  Alterações encefálicas
   microscópicas 623

Conexões clínicas 624
 Aspectos clínicos 624
  Memória 624
  Linguagem 625
  Função visual-espacial 625
  Alterações de personalidade 625
  Alterações do reflexo e do movimento 625
  Capacidades de sobrevida 625
 Tratamento 625
  Tratamento farmacológico 625
  Intervenções físicas e psicossociais 626
Resumo 626
Atividades para estudo 627
Bibliografia 627

**Parte VII – Lesão, doença e recuperação das funções
 do sistema nervoso 629**

**Capítulo 24 – Acidentes vasculares encefálicos
 corticais 630**
Introdução 631
Acidente vascular encefálico isquêmico 632
 Fatores de risco 632
 Fisiologia do acidente vascular encefálico
  isquêmico 633
 Fatores modificadores do acidente vascular
  encefálico 633
  Trombose 635
  Embolia 637
  Ataques isquêmicos transientes 638
Conexões clínicas 638
 Curso temporal 638
 Anticoagulação 639
Síndromes de acidente vascular encefálico
  isquêmico 639
 Artéria cerebral média 641
 Artéria cerebral anterior 642
 Artéria cerebral posterior 643
 Síndromes da zona de fronteira carótida/infartos
  divisórios 644
 Síndromes lacunares 646
Conexões clínicas 649
 Prognóstico 649
  Prognóstico médico 649
  Prognóstico funcional 649
 Imagem e localização da lesão 651
 Exame 651
 Intervenção 654
Acidente vascular encefálico
  hemorrágico 655
 Fatores de risco 655
 Fisiologia do acidente vascular encefálico
  hemorrágico 655
Conexões clínicas 656
 Curso temporal e prognóstico 656
Síndromes de acidente vascular encefálico
  hemorrágico 657
 Hemorragia intracerebral primária 657
 Aneurismas intracranianos rompidos 657
 Malformações arteriovenosas 659
Conexões clínicas 660
Resumo 660

Atividades para estudo 661
Bibliografia 661

Capítulo 25 – Ambiente cerebral e lesão encefálica 663
Introdução 664
Meninges e drenagem venosa do encéfalo 664
Meninges 664
Dura-máter 664
Aracnoide-máter 666
Pia-máter 667
Drenagem venosa 667
Seios da dura-máter 667
Veias cerebrais e padrão de drenagem típico 668
Conexões clínicas 669
Meningite 669
Meningioma 669
Herniações 670
Líquido cerebrospinal 671
Produção 671
Circulação e absorção 673
Função 673
Conexões clínicas 674
Papiledema 674
Punção lombar (espinal) 675
Hidrocefalia 676
Hidrocefalia com pressão normal 677
Uso de *shunts* no tratamento da
hidrocefalia 677
Barreira hematoencefálica 678
Outras barreiras relacionadas 680
Barreira sangue-sistema nervoso 680
Barreira sangue-líquido cerebrospinal 681
Conexões clínicas 681
A barreira hematoencefálica e patologias
cerebrais 681
A barreira hematoencefálica e intervenções
farmacológicas 681
Lesão cerebral traumática 682
Mecanismos envolvidos na concussão 683
Lesão cerebral traumática e as meninges 684
Fraturas do crânio 685
Concussão e coma 685
Concussão 685
Coma 686
Conexões clínicas 687
Classificação do coma 688
Prognóstico 689
Exame 690

Estratégias de intervenção 691
Tratamento médico 691
Reabilitação 691
Resumo 691
Atividades para estudo 692
Bibliografia 692

**Capítulo 26 – Plasticidade cerebral: lesão, recuperação
e reabilitação 695**
Introdução 696
Plasticidade neural revisitada 696
Plasticidade neural das células aos organismos 696
Medida da plasticidade neural 697
Consequências comportamentais da plasticidade
neural 698
Plasticidade de estruturas corticais 698
Plasticidade durante o desenvolvimento 698
Colunas de dominância ocular 698
Aquisição da linguagem 700
Plasticidade de mapa no sistema nervoso do adul-
to 701
Plasticidade de mapa normal (adaptativa) 701
Plasticidade de mapa em resposta à lesão 701
Plasticidade mal-adaptativa 702
Dor em membro fantasma 702
Fibromialgia 704
Conexões clínicas 704
Cataratas e estrabismo em bebês 704
Adultos com perda visual 705
Plasticidade em seres humanos durante a recuperação
do dano cerebral 705
Recuperação do acidente vascular encefálico 706
Impacto das intervenções farmacológicas 706
Princípios emergentes relacionados à recupera-
ção do acidente vascular encefálico 707
Recuperação da função da mão 708
Recuperação da linguagem 708
Exercício e plasticidade 708
Modelos animais 709
Conexões clínicas 710
Estratégias de intervenção 710
Princípios de intervenção 710
Resumo 711
Atividades para estudo 712
Bibliografia 712

Apêndice – Respostas às aplicações 715
Índice remissivo 731

PREFÁCIO

O sistema nervoso fornece um mecanismo sofisticado, dinâmico e altamente organizado, por meio do qual os seres humanos apreciam, interagem e se orientam no mundo. O reconhecimento da importância da neurociência é fundamental para entendermos como se sente, se percebe e se interpreta o mundo ao redor; do mesmo modo, é fundamental para compreender o modo como são organizados os movimentos envolvidos na realização de tarefas relativamente simples, como levantar de uma cadeira, até aqueles envolvidos na execução de rotinas bastante complexas, como os realizados por um atleta profissional. Quando o sistema nervoso opera de maneira efetiva, o indivíduo pode atuar sem jamais se dar conta dos processos complexos em andamento. Quando o sistema nervoso funciona mal, em decorrência de lesão ou doença, o impacto sobre a vida de uma pessoa pode ser substancial ou até devastador. A neurociência, em suma, fornece as bases fundamentais para muitas abordagens de reabilitação.

O sistema nervoso é altamente complexo e pode ser estudado a partir de diferentes perspectivas. Neste livro, são apresentados os princípios da neurociência de forma a tornar os conceitos compreensíveis para o aprendiz. Para tanto, introduzimos as informações de maneira lógica e acessível, proporcionando ao mesmo tempo ao leitor um nível de profundidade e desafio suficiente para a construção de uma análise das complexidades e da sofisticação deste sistema que é um sustentáculo em nossas vidas. O conteúdo de maior aplicabilidade para a prática clínica é enfatizado ao longo de todo o livro.

Aprender e pôr em prática este conteúdo essencial, que é em grande parte abstrato, pode não ser nada simples. As vias do sistema nervoso, por exemplo, não podem ser vistas na dissecação tão prontamente quanto os músculos, nervos e ligamentos que compõem a base da anatomia humana. Dominar o conhecimento sobre o sistema nervoso requer um vocabulário novo, com termos especializados, além de uma avaliação tridimensional de estruturas complexas integradas.

O livro é organizado em sete partes, que foram elaboradas para facilitar o aprendizado. Começamos pela abordagem de conceitos amplos e, no decorrer do texto, avançamos sistematicamente para um nível de detalhamento maior. As quatro primeiras partes formam a base para a compreensão do modo como o sistema nervoso é construído e opera. As últimas três partes do livro aplicam este conteúdo, primeiro para a compreensão do modo como o sistema nervoso organiza funcionalmente as informações importantes e, então, para entender o impacto produzido pelas doenças e lesões. Estas seções do livro são explicadas de maneira detalhada na Introdução.

Para ajudar os leitores a dominarem a neurociência, empregamos várias estratégias específicas. Primeiro, o material é apresentado da forma usada por muitos instrutores para ensinar esse conteúdo. Ou seja, inicia-se com uma visão geral do sistema nervoso, com algumas das definições básicas necessárias ao aprendizado e com uma análise essencial da organização do sistema nervoso, desde as células até os tratos. Em seguida, com base nesse conteúdo, são introduzidas camadas com crescente complexidade. O leitor, portanto, tem neste livro muitas oportunidades para rever o conteúdo em um formato projetado especificamente para favorecer a capacidade de aprendizado. Em segundo lugar, são enfatizados os conceitos e construtos de maior importância para a reabilitação. O papel dos sistemas motor e sensorial no controle do movimento e da função é destacado. As funções cognitivas, emoção e linguagem também são consideradas no contexto da reabilitação. Em terceiro lugar, são fornecidos exemplos clínicos ao longo de todo o livro, para ilustrar a aplicação da neurociência nos sistemas (p. ex., musculoesquelético e neurológico) e ao longo do ciclo de vida. Cada capítulo inclui prévias clínicas, cujo objetivo é engajar os leitores na reflexão acerca da relevância clínica do material que estão prestes a abordar. Muitas das perguntas reflexivas encontradas ao longo de cada capítulo foram elaboradas para analisar a relevância clínica da neurociência. Cada capítulo termina com aplicações que levam o leitor a usar o material aprendido para resolver problemas clínicos.

AGRADECIMENTOS

Somos extremamente gratos a Steven Sawyer, PT, PhD, professor e chefe do Departamento de Ciências da Reabilitação da Texas Tech University Health Sciences. O dr. Sawyer leu cada um dos capítulos do livro, conforme iam sendo finalizados, e forneceu recomendações extraordinárias e valiosas acerca do conteúdo, organização e clareza.

Dennis Giddings, que ilustrou o livro, foi um colaborador excepcional e realizou um trabalho incomparável. Nós agradecemos por sua paciência e dedicação à excelência.

Agradecemos a todos os membros da equipe da Pearson Health Science, que zelaram pelo livro ao longo de todo o processo de edição. Em particular, agradecemos a Barbara Price, que trabalhou conosco nos processos de revisão, sempre com paciência e dedicação à qualidade desta obra. E agradecemos a Mark Cohen, editor-chefe da Pearson Health Professions. Ele nos ajudou a superar as dificuldades, desde o início, além de nos fornecer suporte e orientação ao longo de vários anos.

Diversos colegas revisaram capítulos nos estágios finais da preparação do livro e contribuíram com ideias inestimáveis. Agradecemos a cada um deles. Kenda Fuller, PT, NCS, e Susan Whitney, PT, PhD, FAPTA, revisaram o Capítulo 17; Michelle Woodbury, PhD, OTR/L, revisou o Capítulo 21; Sandra Brotherton, PT, PhD, revisou o Capítulo 23; Terry Ellis, PT, PhD, revisou os Capítulos 24 e 26; Karen McCulloch, PT, PhD, revisou o Capítulo 25; e Kathleen Gill-Body, PT, DPT, NCS, revisou os Capítulos 22 e 25. Jennifer Stevens-Lapsley, PT, PhD, forneceu um exemplo de ativação central para o Capítulo 10.

Os diversos profissionais listados na seção de revisores revisaram capítulos específicos (às vezes, por meio de inúmeras revisões) e forneceram recomendações que aprimoraram muito o livro.

Agradecemos aos nossos alunos, que ao longo de muitos anos nos ensinaram por meio de suas perguntas sobre o conteúdo e também com suas curiosidades e ideias. Um de nossos alunos, Kyle Ridgway, PT, DPT, revisou os capítulos iniciais do livro e forneceu comentários úteis.

Richard Krugman, MD, Professor Dean da Escola de Medicina, e Dennis Matthews, MD, chefe do Departamento de Fisiatria e Reabilitação, criaram um ambiente inspirador para este projeto. Enfim, somos gratos à faculdade e à equipe da University of Colorado, que gentilmente nos concederam espaço e bom humor ao longo de todo o curso desta tarefa, especialmente à medida que ela foi chegando ao fim.

INTRODUÇÃO

O sistema nervoso proporciona aos seres humanos um meio de explorar e interpretar o ambiente em que vivem, bem como de determinar quando, onde e como se mover, pensar, sentir, lembrar e imaginar. O sistema nervoso também processa informações sobre o estado interno do indivíduo e controla as funções autônomas, como frequência cardíaca, pressão arterial e homeostasia. Quando funciona adequadamente, o sistema nervoso permite ao indivíduo atuar de maneira efetiva e muitas vezes com graciosidade. Quando o sistema nervoso é danificado por lesão, doença ou distúrbios congênitos, o indivíduo pode ter dificuldade para desempenhar qualquer uma de suas funções ou todas elas. As dificuldades específicas encontradas por uma pessoa (p. ex., problemas de aprendizado, comunicação, movimentação) dependem da causa, extensão e localização do dano, bem como do momento do ciclo de vida do indivíduo em que o dano ocorreu.

Este livro fornece ao leitor uma base a partir da qual é possível analisar as estruturas do sistema nervoso e suas funções, que permitem que um complexo processamento neurofisiológico seja subserviente às funções humanas. As conexões clínicas são descritas em cada capítulo, para reforçar o aprendizado e ilustrar como as informações são usadas pelo profissional da reabilitação. O leitor começa a desenvolver a capacidade de prever problemas neurológicos que virão a ocorrer com lesões ou doenças específicas, e pode usar essa informação para entender como as intervenções podem ajudar as pessoas a recuperar a função.

Para entender as funções complexas do sistema nervoso e as manifestações comportamentais que ocorrem quando suas partes específicas apresentam mau funcionamento, torna-se necessário aprender um vocabulário, desenvolver uma análise da organização estrutural tridimensional do sistema nervoso, aprender os mecanismos básicos pelos quais a informação é transmitida por todo o sistema, e aprender como determinados pares de estruturas estão anatômica e funcionalmente associados para mediar comportamentos específicos. Para entender de fato o sistema nervoso e seus distúrbios, é preciso ser capaz de extrair ao mesmo tempo informações de cada uma dessas áreas do conhecimento. A meta abrangente deste livro-texto é ajudar o leitor a obter esse conhecimento. No início, atingir esse objetivo pode ser um desafio, por dois motivos: (1) o vocabulário do sistema nervoso é vasto e desconhecido; e (2) o vocabulário faz mais sentido depois de analisar a estrutura tridimensional e a função do sistema nervoso. Assim, ao começar a aprender sobre o sistema nervoso, o leitor frequentemente se depara com termos e conceitos de aprendizado fora de um contexto de conhecimento completo. Embora isso possa impor desafios, o resultado final é bastante compensador.

Para facilitar esse processo de aprendizado, as informações básicas são introduzidas logo no início do livro, enquanto as informações mais detalhadas vão sendo fornecidas de maneira sistemática, com inclusão das estruturas e termos adicionais à medida que novos aspectos funcionais são considerados. À medida que o livro avança, as definições vão sendo cuidadosamente fornecidas. Contudo, de início, pode ser difícil reter todas as definições. As abreviaturas importantes são listadas no início de cada capítulo.

As informações sobre estrutura e função de diferentes partes do sistema nervoso são revistas ao longo de todo o livro, com as informações mais detalhadas e complexas progressivamente adicionadas ao conteúdo básico inicial. Além disso, em cada capítulo, são introduzidas correlações funcionais e clínicas. O livro está organizado do modo descrito a seguir.

A Parte I introduz os princípios organizacionais fundamentais do sistema nervoso. O Capítulo 1 traz uma visão geral tridimensional preliminar da estrutura do sistema nervoso e discute aspectos específicos do desenvolvimento, que são importantes para a compreensão da estrutura geral do sistema nervoso do adulto. O Capítulo 2 acrescenta a estrutura básica, fornecendo nomes de partes e relações mais detalhadas. Os Capítulos 3 e 4 enfocam a organização celular do sistema nervoso. O Capítulo 3 detalha os tipos de células que constituem o sistema nervoso e as especializações funcionais que as capacitam para realizar tarefas exclusivas na função cerebral. O Capítulo 4 aborda os processos neurofisiológicos subjacentes a todos os aspectos da função cerebral, os quais permitem aos neurônios se comunicarem entre si.

Essa análise geral do sistema nervoso permite aprender de forma mais detalhada os nomes e as características internas e externas básicas do sistema nervoso.

Sendo assim, a Parte II, que inclui os Capítulos 5, 6 e 7, traz uma introdução mais aprofundada sobre a medula espinal e o tronco encefálico, diencéfalo e cerebelo, e hemisférios cerebrais, respectivamente. O suprimento sanguíneo de cada uma dessas subdivisões principais do sistema nervoso central (SNC) é abordado.

A Parte III do livro representa uma transição da introdução da estrutura e terminologia para a introdução dos sistemas. Essa parte do texto introduz os sistemas somatossensorial e motor, que inervam os membros e o tronco, bem como o sistema nervoso autônomo. Nesses capítulos, os componentes gerais desses sistemas são desenvolvidos anatomicamente. No caso do sistema somatossensorial, inicia-se pela medula espinal e avança-se para o córtex cerebral. No caso do sistema motor, inicia-se pelo córtex cerebral e progride-se para a medula espinal. O Capítulo 8 traz a primeira abordagem dos princípios de organização aplicáveis a todos os sistemas somatossensoriais e motores, além de delinear os princípios de organização funcional. O Capítulo 9 descreve o sistema somatossensorial dos membros e tronco, incluindo os tratos específicos envolvidos em vários dos principais sistemas. Os Capítulos 10 e 11 enfocam o sistema motor somático que inerva os membros e o tronco, concentrando-se novamente nos diversos sistemas particularmente importantes para a reabilitação. O Capítulo 12 descreve o sistema nervoso autônomo. Em cada um desses capítulos, são incluídos alguns dos principais núcleos, localização de tratos importantes e suprimento sanguíneo mais relevantes para as ciências da reabilitação. São fornecidas também representações em corte transversal da medula espinal, enfatizando a relação existente entre um corte transversal e o corte seguinte e toda a estrutura tridimensional do sistema nervoso.

A Parte IV apresenta os sistemas sensorial e motor que inervam estruturas da cabeça e do pescoço. Em certos aspectos, essa inervação é paralela à inervação dos membros e do tronco; em outros aspectos, porém, ela é exclusiva, pois a cabeça contém sistemas que não são encontrados nos membros nem no tronco. Dessa forma, a Parte IV começa com uma apresentação dos nervos cranianos que inervam estruturas da cabeça e do pescoço (Capítulo 13). Os componentes funcionais contidos em cada um dos 12 pares de nervos cranianos são detalhados com os métodos clínicos usados para testar a integridade de cada nervo craniano. Além disso, o Capítulo 13 discute os distúrbios que comumente afetam cada nervo e os sintomas produzidos por tais distúrbios. O Capítulo 14 detalha a inervação somatossensorial e motora da cabeça e pescoço. A inervação somatossensorial é paralela à organização da inervação somatossensorial dos membros e do tronco, além de estar amplamente confinada a apenas um nervo craniano – o nervo trigêmeo (NC V). A inervação motora somática que supre o músculo es-

triado da cabeça e do pescoço também é apresentada. É discutida a manifestação clínica dos distúrbios das inervações somatossensorial e motora. A Parte IV é concluída com o Capítulo 15, que traz uma revisão geral da estrutura do tronco encefálico. O suprimento sanguíneo do tronco encefálico é detalhado e são descritas as síndromes clínicas comuns resultantes da ruptura de artérias específicas. Com um panorama de neurofisiologia e neuroanatomia básicas, incluindo os tratos e suprimento sanguíneo associados aos sistemas básicos, é possível começar a analisar os sistemas funcionais especiais do sistema nervoso.

A Parte V do livro aborda aquilo que é definido pelos autores como *sistemas funcionais especiais* do SNC. Esses sistemas são projetados para atender à realização de funções exclusivas e específicas no SNC. Esses sistemas funcionais especiais são abrangidos por três categorias: sensorial, motora e cognitiva. A Parte V aborda as duas primeiras: sensorial e motora. Incluídos nos sistemas sensoriais, estão a dor (Capítulo 16), os sistemas auditivo e vestibular (Capítulo 17) e a visão (Capítulo 18). Como em outros capítulos sobre os sistemas sensoriais, esses sistemas especiais são discutidos a partir dos receptores presentes na periferia até o córtex cerebral, sendo consideradas as condições clínicas resultantes do dano a cada sistema. O sistema motor inclui três sistemas dotados de funções especializadas na mediação do comportamento motor: o cerebelo, gânglios basais e áreas motoras do córtex cerebral. O cerebelo e os gânglios basais são o tema do Capítulo 19. Quando essas estruturas são danificadas por traumatismo ou doença, ocorrem síndromes clínicas específicas e características. O controle do movimento voluntário é detalhado no Capítulo 20. Embora seja planejado e iniciado pelas áreas motoras do córtex cerebral, o cerebelo e os gânglios basais fornecem contribuições importantes para o movimento voluntário meta-dirigido final.

A Parte VI segue com um discussão sobre os sistemas funcionais especiais do SNC, enfocando aqueles importantes para a cognição. O Capítulo 21 enfatiza as áreas de associação do córtex cerebral. Essas áreas corticais atendem à execução de funções cognitivas específicas, como a cognição espacial e o reconhecimento facial. Os córtices de associação estão envolvidos em uma gama de funções cognitivas identificáveis (p. ex., percepção espacial, planejamento de contingência). Nem toda função cognitiva reside apenas no córtex cerebral. O cerebelo e partes dos gânglios basais estão reciprocamente conectados a áreas de associação corticais, e essa ligação implica na participação de ambos na cognição. Algumas dessas funções foram identificadas e são discutidas. O Capítulo 22 aborda os sistemas que atendem a três outras funções cognitivas: emoção, memória e linguagem. As divisões existentes entre os sistemas que servem à emoção, memória e linguagem foram dissolvidas, refletindo o fato de terem sido arbitrárias em um primeiro momento. Considera-se que o sistema límbico, por exemplo, atenda à emoção, mas também está intimamente envolvido na memória. Além disso, existe um substrato límbico que serve à linguagem. Os transtornos da emoção, memória e linguagem (afasias) são discutidos em detalhes. O último capítulo dessa parte, o Capítulo 23, introduz conceitos relacionados à influência do envelhecimento e da doença de Alzheimer, dando ênfase particular às alterações que envolvem os sistemas cognitivos.

Por fim, a Parte VII enfoca alguns dos processos neurofisiológicos e neuroanatômicos associados com lesão, doença e recuperação. O Capítulo 24 enfoca o acidente vascular encefálico, as lesões corticais resultantes, seus déficits combinados (que afetam os sistemas sensorial, motor e cognitivo/perceptivo) e a linguagem. O Capítulo 25 explora a lesão cerebral traumática e seu impacto sobre os ambientes ósseo, membranoso e líquido em que o cérebro reside, bem como as consequências clínicas desses tipos de lesão. O último capítulo, Capítulo 26, sintetiza algumas evidências da plasticidade cerebral e seu papel na recuperação subsequente a lesão do sistema nervoso. A neuroplasticidade é uma área da neurociência que ainda está começando a emergir e que tem potencial de alterar radicalmente as abordagens de reabilitação.

As informações contidas neste livro fornecem uma base para a compreensão do controle do movimento normal e da percepção do ambiente, tanto em nós mesmos como ao nosso redor. Exemplos são fornecidos ao longo de todo o livro, ilustrando a relevância clínica do material apresentado em cada capítulo. Além disso, ao final de cada capítulo, são descritas aplicações projetadas para auxiliar o leitor a integrar e absorver uma parte do conteúdo essencial, bem como explorar ainda mais a relevância clínica do material.

PARTE I
Fundamentos: as relações e o desenvolvimento de estruturas e as bases de sua comunicação

O sistema nervoso possui uma estrutura exclusiva e complexa. Cada uma de suas partes é perfeitamente projetada para ser capaz de cumprir suas funções. A jornada de exploração das estruturas e funções do sistema nervoso será iniciada com o aprendizado dos nomes, formatos e papéis de algumas de suas principais características. Isso inclui a estrutura tridimensional bruta geral do sistema nervoso e seus blocos de construção básicos – as células.

Com relação à estrutura bruta geral do sistema nervoso, é necessário aprender e recordar uma miríade de nomes e formatos do sistema nervoso. De início, serão introduzidos alguns dos principais componentes estruturais, e, por enquanto, somente componentes selecionados serão apresentados. Mais informações serão adicionadas sobre esses componentes ao longo do livro, de modo a permitir que uma compreensão funcional acerca do sistema nervoso seja desenvolvida, de uma maneira sistemática, abordando pequenas partes de cada vez. As principais divisões são introduzidas primeiro, incluindo as distinções entre três componentes funcionais e estruturais do sistema (i. e., sistema nervoso periférico, sistema nervoso central e sistema nervoso autônomo). Será explorado posteriormente, ainda no Capítulo 1, o desenvolvimento do sistema nervoso. Uma análise de alguns aspectos fundamentais do desenvolvimento ajudará a intensificar a capacidade de entender e aprender os componentes do sistema nervoso do adulto. Primeiramente, os eventos que ocorrem durante o desenvolvimento explicam o motivo pelo qual certas estruturas estão geograficamente relacionadas a outras no sistema nervoso do indivíduo adulto. Isso será particularmente evidente em estruturas como o tronco encefálico, que participam de complexas relações estruturais. Em segundo lugar, a terminologia do desenvolvimento é trazida para o sistema nervoso do adulto. Desse modo, a linguagem do desenvolvimento poderá ser útil no aprendizado dos nomes das estruturas encontradas no adulto. Esses aspectos levaram à introdução do desenvolvimento logo no início do livro, para que os nomes, relações geográficas e relações funcionais possam ser extraídos do começo dessa exploração do sistema nervoso.

No Capítulo 2, são fornecidos mais detalhes estruturais (p. ex., os lobos ou divisões do córtex). O conceito de identificação das estruturas do sistema nervoso foi introduzido em cortes bidimensionais obtidos da medula espinal e encéfalo, enfocando algumas das principais áreas que formarão a base de todo o estudo. Essa introdução auxiliará no aprendizado da tradução das estruturas tridimensionais em séries de fatias finas, nas quais as estruturas aparecem apenas em duas dimensões. A habilidade de traduzir informações obtidas em duas para três dimensões é essencial, conforme se avança pelo sistema nervoso – conectando componentes estruturais diferentes a análises cada vez mais refinadas dos papéis funcionais.

Todas as estruturas tridimensionais do sistema nervoso são construídas por células. As células do sistema nervoso são particularmente intrigantes do ponto de vista funcional. Essas estruturas possuem a capacidade exclusiva de traduzir sinais oriundos de modalidades específicas (p. ex., um objeto pontiagudo embaixo do pé; cores e formatos associados a imagens visuais) em construções com significado que podem ser codificadas, interpretadas e influenciadas pelo sistema nervoso. Para processar todos os tipos de informação, as células do sistema nervoso transmitem informação a longas distâncias.

Para analisar como isso é feito, é necessário avaliar os elementos estruturais exclusivos das células do sistema nervoso. As estruturas celulares e suas comunicações são introduzidas nos Capítulos 3 e 4. Entre essas estruturas, são incluídos os elementos que transmitem informação a distância e aqueles que fornecem suporte a essas células comunicantes. A estrutura celular é introduzida, diferenciando o neurônio (transmissor de informação) de outras estruturas celulares que fornecem suporte ao sistema nervoso. Por fim, são introduzidos os mecanismos usados pelas células para emitir sinais umas para as outras e também para se comunicar a distância, seja de perto ou de longe.

1

Estrutura básica e desenvolvimento do sistema nervoso

Objetivos de aprendizagem

1. Lembrar o significado dos termos a seguir e de quaisquer nomes alternativos: núcleos, tratos, coluna, fascículo, cápsula, comissura, decussação, neurônio pré-sináptico, neurônio pós-sináptico, aferente e eferente.
2. Diferenciar neurônios de neuróglia, conforme sua estrutura e função.
3. Explicar o papel das seguintes estruturas, no que se refere à comunicação entre as células: célula pré-sináptica, célula pós-sináptica, neurotransmissor e vesícula sináptica.
4. Diferenciar entre o sistema nervoso periférico (SNP) e o sistema nervoso central (SNC), descrevendo as localizações e principais componentes de cada um.
5. Diferenciar as funções do sistema nervoso somático (SNS) e do sistema nervoso autônomo (SNA).
6. Identificar as cinco regiões principais do sistema nervoso central.
7. Nomear as partes do sistema ventricular e identificar o papel desse sistema.
8. Diferenciar as substâncias cinzenta e branca e explicar os principais componentes constituintes de cada uma.
9. Explicar a importância da apoptose e nomear as proteínas envolvidas.
10. Lembrar os principais eventos que ocorrem durante a gastrulação, a neurulação e o desenvolvimento de vesícula, bem como os termos associados a cada evento.
11. Relacionar as placas alar e basal à posição relativa dos núcleos motor e sensorial no tronco encefálico.
12. Identificar as flexuras encefálicas.
13. Relacionar as seguintes condições do desenvolvimento a estruturas específicas que falham em se desenvolver corretamente: espinha bífida, malformação de Arnold-Chiari e anencefalia.

Abreviaturas

AFP alfafetoproteína

LCS líquido cerebrospinal

SNA sistema nervoso autônomo

SNC sistema nervoso central

SNP sistema nervoso periférico

INTRODUÇÃO

A primeira seção deste capítulo apresenta a organização estrutural básica do sistema nervoso central do adulto e a terminologia aplicada a essa organização. Dois tipos celulares – neurônios e neuróglia – constituem a estrutura do tecido sólido do sistema nervoso que, por sua vez, está subdividido em sistema nervoso central (SNC) e sistema nervoso periférico (SNP). O SNP está subdividido em duas partes principais – o sistema nervoso somático e o sistema nervoso autônomo –, cujas funções são acentuadamente distintas. O SNC é essencialmente um sistema de cavidades cheias de líquido, denominado sistema ventricular, circundado por neurônios e neuróglia que estão auto-organizados em substância cinzenta e substância branca. Note que a substância cinzenta consiste nos corpos celulares dos neurônios e neuróglias, enquanto a substância branca consiste nos axônios dos neurônios e células neurogliais. O SNC é composto por cinco subdivisões principais: medula espinal; tronco encefálico; cerebelo; diencéfalo; e hemisférios cerebrais. Com exceção da medula espinal e do cerebelo, cada uma dessas subdivisões é composta de partes adicionais: o tronco encefálico (constituído de bulbo, ponte e mesencéfalo); o diencéfalo (constituído pelo tálamo, hipotálamo, epitálamo e subtálamo); e o cérebro (incluindo o córtex cerebral e núcleos subcorticais, como os núcleos da base). A informação passa por diferentes partes do SNC – como, por exemplo, entre a medula espinal e o córtex cerebral – através de tratos e vias que, por sua vez, são estruturalmente definidos. Todo o sistema nervoso é circundado por uma série de três revestimentos de tecido conjuntivo. No caso do SNC, esses revestimentos são chamados de meninges.

A segunda seção principal deste capítulo discute o modo como essa configuração do adulto é obtida, considerando o desenvolvimento embrionário e fetal do sistema nervoso. Durante esses períodos do desenvolvimento, o cérebro sofre diferenciação progressiva a partir de um tubo neural circundado por células progenitoras (que se tornarão neurônios e neuróglia) até a formação das cinco subdivisões definitivas principais do sistema nervoso adulto, com seus conhecidos componentes adicionais. No sistema nervoso adulto, os nomes são derivados dos nomes empregados durante o desenvolvimento. Assim, cada subdivisão nomeada é traçada desde a sua origem no desenvolvimento até a sua configuração adulta, que retém a nomenclatura embrionária. Todavia, conforme observado anteriormente, o SNC retém sua organização embrionária essencial de sistema ventricular cheio de líquido circundado por substância cinzenta e substância branca. As alterações estruturais ocorridas durante o desenvolvimento resultam em um drástico desvio dos eixos orientadores das estruturas do SNC.

Por esse motivo, em vez do eixo longitudinal único característico do início do desenvolvimento, o SCN do adulto possui dois eixos longitudinais: um aplicado à medula espinal e ao tronco encefálico, e outro aplicado ao diencéfalo e ao hemisfério cerebral. Esses dois eixos se encontram em um determinado ângulo, resultando na aplicação de uma terminologia de orientação diferente ao longo de ambos os eixos. Essa seção termina estabelecendo uma ligação entre o desenvolvimento e as condições clínicas importantes, como o fechamento defeituoso do tubo neural e as estruturas ósseas que circundam o SNC.

ESTRUTURA BÁSICA DO SISTEMA NERVOSO ADULTO

Células do sistema nervoso

O sistema nervoso é constituído por dois tipos de células: **neurônios** (células nervosas) e **neuróglia** (células da glia) (ver Fig. 1.1A). As células desses dois tipos são envolvidas por uma **membrana plasmática** contínua. Existem cerca de cem bilhões (com mais ou menos alguns bilhões) de neurônios e 5 a 10 vezes mais células neurogliais. As células da neuróglia constituem cerca de metade do volume total do encéfalo. Existem diferentes tipos de células em cada um desses dois grupos celulares, que variam entre si quanto à estrutura, bioquímica e função. Um neurônio típico é constituído de partes distintas: o **corpo celular** e dois tipos diferentes de processos que se estendem do corpo celular, um único **axônio** e numerosos **dendritos**. Os neurônios percebem as alterações ocorridas no ambiente, comunicam a ocorrência dessas alterações aos outros neurônios e controlam a resposta corporal a essas sensações. As células gliais contribuem para o funcionamento do sistema nervoso fornecendo isolamento, sustentação e nutrição aos neurônios adjacentes. Os axônios dos neurônios, também denominados fibras, conectam anatomicamente diferentes partes do sistema nervoso, umas com as outras. Os axônios conectam o corpo celular de um neurônio a outros neurônios localizados em uma parte distinta do sistema nervoso. Esses axônios são a base da comunicação entre uma parte do sistema nervoso e outra. Para fazer essa comunicação, os axônios conduzem **impulsos nervosos**, ou **potenciais de ação**, ao longo de toda a sua extensão.

A principal função dos neurônios é processar informação e se comunicar com outros neurônios. A comunicação entre os neurônios ocorre em um sítio específico de aposição entre dois neurônios, denominado **sinapse** (ver Fig. 1.1B). O primeiro neurônio, que contém a informação a ser transmitida, é denominado **neurônio pré-sináptico**. O segundo neurônio, que recebe a infor-

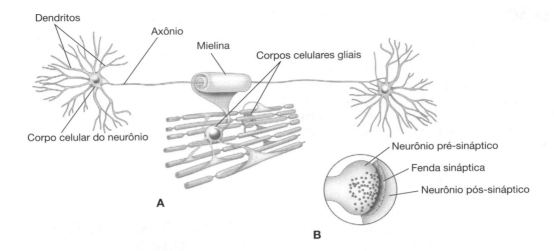

Figura 1.1 A. Neurônios e neuróglia (glia) são os dois tipos celulares que constituem o tecido nervoso. Os neurônios são formados por um corpo celular e dois tipos de processos que saem dele: um axônio único e múltiplos dendritos, embora a morfologia neuronal seja bastante variável. Existem vários tipos de células neurogliais (ver Cap. 3), mas apenas um está representado nesta ilustração. Note que essa célula glial em particular (um oligodendrócito) possui uma estreita relação estrutural (e funcional) com o axônio do neurônio, denominada bainha de mielina. **B.** Uma sinapse bioquímica representa um sítio de aposição estrutural (e não de contato) entre dois neurônios, pois existe uma fenda (a fenda sináptica) separando-os. Trata-se do sítio especializado em que o neurônio pré-sináptico provavelmente transmite informação a um neurônio pós-sináptico. A troca de informação é mediada por um composto químico denominado neurotransmissor.

mação, é chamado de **neurônio pós-sináptico**. Quando os impulsos nervosos chegam ao final do axônio do neurônio pré-sináptico, eles causam a liberação de um composto bioquímico, conhecido como **neurotransmissor**, que está empacotado e armazenado no terminal pré-sináptico, dentro de estruturas especializadas denominadas **vesículas sinápticas**. As moléculas do neurotransmissor liberado são difundidas através da fenda cheia de líquido que separa os dois neurônios e forma ligações químicas transientes com os receptores localizados na membrana do neurônio pós-sináptico. O neurotransmissor e seu receptor especializado interagem entre si, produzindo uma resposta junto ao neurônio pós-sináptico. Dessa forma, a informação é conduzida de um neurônio pré-sináptico a um neurônio pós-sináptico através de um mediador bioquímico – o neurotransmissor. Uma das numerosas respostas possíveis do neurônio pós-sináptico pode ser a geração de outro conjunto de potenciais de ação que, então, transmitirão a mensagem para uma outra célula nervosa.

> **Questão**
>
> A função das sinapses será discutida em detalhes no Capítulo 4. Na preparação para entender essa informação, é necessário identificar as estruturas relacionadas às sinapses. Por convenção, como são nomeados os neurônios de cada lado da sinapse?

Divisão do sistema nervoso

Sistema nervoso central e periférico

Os neurônios estão organizados em estruturas específicas do sistema nervoso, que apresentam nomes diferentes. As duas divisões principais do sistema nervoso são o **sistema nervoso central (SNC)** e o **sistema nervoso periférico (SNP)**. O SNC fica alojado no interior do crânio e da coluna vertebral. É composto pelo **encéfalo**, que está localizado dentro do crânio, e pela **medula espinal**, contida na coluna vertebral (ver Fig. 1.2).

O SNP emerge da abóbada óssea através de vários forames. O SNP é composto por 31 pares de **nervos espinais**, que estão fixos à medula espinal, e por doze pares de **nervos cranianos**, dez dos quais estão fixos ao tronco encefálico (ver Fig. 1.3). Os nervos espinais e cranianos são compostos pelos axônios dos neurônios e, também, por células neurogliais específicas.

Sistema nervoso somático e autônomo

O SNP possui duas divisões principais: o **sistema nervoso somático**, que inerva estruturas da parede corporal, como a musculatura voluntária; e o **sistema nervoso autônomo (SNA)**, que inerva a musculatura lisa, o miocárdio e as glândulas (ver Fig. 1.4). O SNA, por sua vez, possui duas divisões: uma **divisão simpática** e uma **divisão parassimpática**, que frequentemente inervam os mesmos órgãos e diferem entre si quanto à estrutura e função. Em geral, a divisão simpática mobiliza os siste-

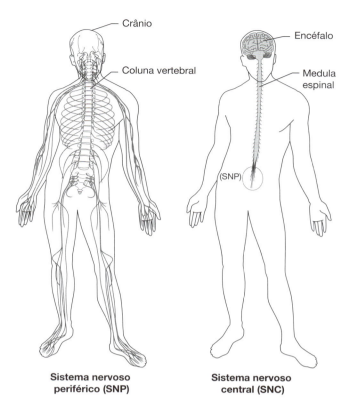

Figura 1.2 O sistema nervoso consiste em duas divisões principais. Um sistema nervoso periférico (SNP), constituído de nervos espinais e cranianos (esquerda), e um sistema nervoso central (SNC), composto pelo encéfalo e pela medula espinal (direita).

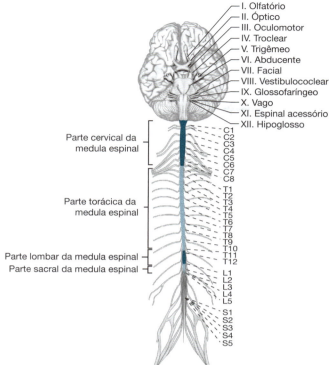

Figura 1.3 Pares de nervos cranianos e espinais.

mas corporais, por exemplo, durante as situações de emergência e, ao fazer isso, gasta energia. No entanto, a divisão parassimpática promove funções não emergenciais e restaura a energia. Dessa forma, um nervo espinal ou craniano pode potencialmente conter fibras nervosas periféricas somáticas, simpáticas e parassimpáticas (i. e., autônomas), além de fibras relacionadas aos sentidos especiais, como a visão e a audição, no caso dos nervos cranianos.

Princípios de organização

Regiões

O encéfalo é adicionalmente subdividido em quatro regiões principais: os **hemisférios cerebrais, diencéfalo, cerebelo** e **tronco encefálico**. Com a medula espinal, o SNC então consiste em cinco regiões principais (ver Fig. 1.5). O termo **cérebro** engloba os hemisférios cerebrais, que incluem os **núcleos da base**, e o diencéfalo. A maioria dessas regiões é constituída por componentes anatômicos adicionais. O diencéfalo consiste primariamente no **tálamo** e **hipotálamo**. O tronco encefálico consiste em três partes: **mesencéfalo, ponte** e **bulbo**.

O SNC inteiro é cercado por três membranas de tecido conjuntivo, denominadas **meninges** (ver Fig. 1.6). Esses revestimentos membranosos têm funções de suporte e proteção importantes para o tecido neural do encéfalo e da medula espinal, facilmente danificável. De fora para dentro, essas lâminas de tecido conjuntivo contínuas são a **dura-máter, aracnoide** e **pia-máter**. Entre a aracnoide e a pia-máter, está o **espaço subaracnoideo**, que é atravessado pelas delicadas **trabéculas aracnoides**. O espaço subaracnóideo é preenchido por um fluido chamado **líquido cerebrospinal (LCS)**, além de numerosos vasos sanguíneos.

Direções e planos

As subdivisões do SNC diferem acentuadamente umas das outras, quanto às suas organizações anatômicas específicas. Para entender essa variação, é necessário contar com um conjunto de termos que nos permita navegar pelo SNC seguindo direções conhecidas. Esse conjunto de termos direcionais é baseado no eixo longo da estrutura que é estudada. Devido a uma flexura do SNC que ocorre durante o desenvolvimento (a flexura cefálica; ver na seção Desenvolvimento, em Flexuras encefálicas), o eixo longitudinal do cérebro e do diencéfalo sofre uma inclinação de aproximadamente 80 graus em relação ao eixo longitudinal do tronco encefálico e da medula espinal. Os termos direcionais aplicados ao SNC

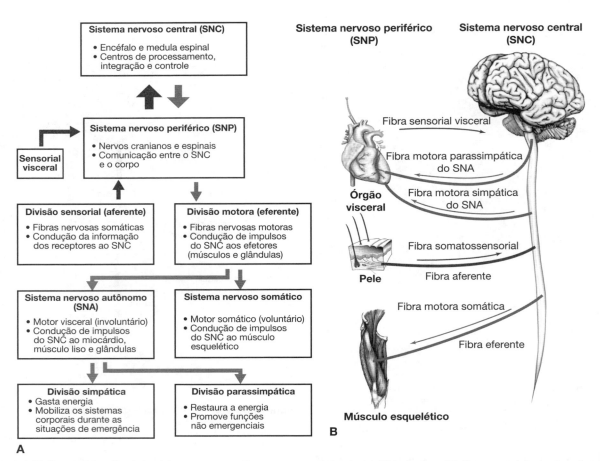

Figura 1.4 Visão geral funcional do sistema nervoso. O esquema organizacional (**A**) indica as divisões sensorial e motora funcional do SNC. As setas (**B**) indicam a direção dos impulsos nervosos das fibras somáticas e autônomas.

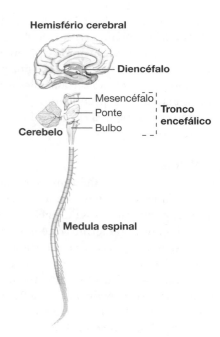

Figura 1.5 As cinco subdivisões principais do sistema nervoso central incluem os hemisférios cerebrais (telencéfalo), diencéfalo, cerebelo, tronco encefálico e medula espinal.

se referem a esses eixos longitudinais (ver Fig. 1.7). Como alguns desses eixos diferem ao longo do eixo neural, alguns termos direcionais assumem significados distintos, dependendo da estrutura descrita. Como mostra a figura, uma estrutura localizada *anteriormente* a um ponto de referência no hemisfério cerebral ou diencéfalo também pode ser referida como sendo de posição *rostral*. Entretanto, uma estrutura localizada *anteriormente* a um ponto de referência no tronco encefálico ou na medula espinal não pode ser referida como rostral. Em vez disso, o termo *ventral* é empregado como sinônimo de *anterior*.

> **Questão**
>
> O SNC pode ser diferenciado em cinco regiões principais. Quais são os nomes dessas regiões? Qual região importante não faz parte do encéfalo?

As estruturas que compõem o interior do SNC são estudadas por meio do exame de cortes (ou fatias) obtidos em níveis representativos de cada uma das cinco regiões principais. Um **corte transversal** é obtido em ângu-

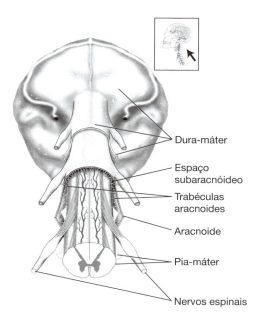

Figura 1.6 O sistema nervoso central é totalmente circundado por três camadas de meninges de tecido conjuntivo. De fora para dentro, essas meninges são a dura-máter, aracnoide e pia-máter. Note que existe um espaço – o espaço subaracnóideo – entre a aracnoide e a pia-máter, atravessado pelas delicadas trabéculas aracnoides que ancoram a aracnoide à pia-máter. O espaço subaracnóideo é preenchido com líquido cerebrospinal.

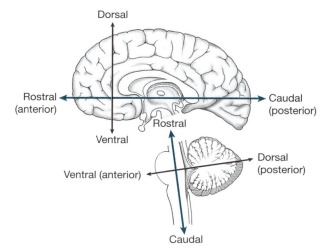

Figura 1.7 Todos os termos direcionais do SNC se referem ao eixo longo (setas azuis) da estrutura considerada. Note que a orientação do eixo longo do cérebro difere da orientação do eixo longo do tronco encefálico e da medula espinal, devido à flexura cefálica ao nível do mesencéfalo. Isso significa que alguns termos direcionais assumem significados diferentes, dependendo da estrutura discutida.

lo reto em relação ao eixo longitudinal de uma estrutura (ver Fig. 1.8). No encéfalo, mas não na medula espinal, um corte transversal é equivalente a um corte **frontal** ou **coronal** dividindo o SNC nos componentes rostral e caudal. O **plano sagital** segue na direção anteroposterior, dividindo o SNC nos componentes direito e esquerdo. Um **plano médio-sagital** divide o encéfalo em duas metades simétricas. Os **planos parassagitais** são paralelos ao plano médio-sagital, mas não dividem o encéfalo em metades simétricas. O **plano horizontal** é paralelo à linha do horizonte e perpendicular ao plano sagital, dividindo o SNC nos componentes dorsal e ventral. Um corte oblíquo atravessando o encéfalo também é ilustrado.

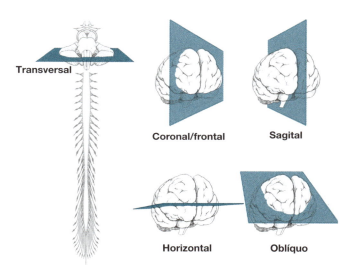

Figura 1.8 Planos de corte usados no estudo das estruturas internas do SNC.

Ventrículos, substância cinzenta e substância branca

A estrutura básica do encéfalo consiste em um sistema de cavidades, denominadas **ventrículos**, circundado por coleções de corpos celulares neuronais chamados de **substância cinzenta**, bem como por coleções de axônios neuronais denominadas **substância branca** (ver Fig. 1.9). A estrutura básica da medula espinal é uma cavidade estreita, denominada **canal central**, cercada por substâncias cinzenta e branca.

Ventrículos. Existem quatro ventrículos no encéfalo, com três interconexões entre eles (ver Fig. 1.10). Os quatro ventrículos são os **ventrículos laterais** esquerdo e direito, o **terceiro ventrículo** e o **quarto ventrículo**. As interconexões são os dois **forames interventriculares**, que conectam os dois ventrículos laterais ao terceiro ventrículo, e o **aqueduto cerebral**, que conecta o terceiro e o quarto ventrículos. O canal central pode estar parcial ou completamente obstruído na medula espinal de adultos normais, tendo utilidade apenas como ponto de referência. Os ventrículos, assim como o espaço subaracnóideo, são preenchidos por LCS. O LCS confere proteção e suporte

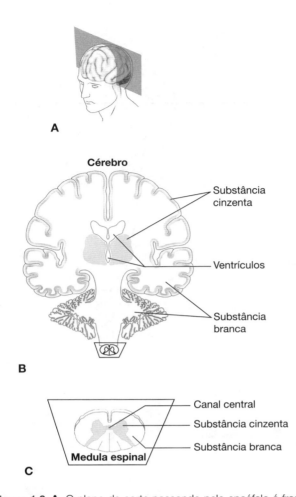

estrutural ao SNC, além de participar da atividade metabólica dos neurônios. O LCS dos ventrículos e o LCS do espaço subaracnóideo se comunicam através de aberturas específicas, como descrito no Capítulo 2.

Nomes da substância cinzenta. A substância cinzenta refere-se às áreas do SNC em que há preponderância de corpos celulares e dendritos neuronais (ver Fig. 1.11). Na realidade, a substância cinzenta tem uma coloração rosa-acinzentada, por causa de seu rico suprimento sanguíneo. A substância branca refere-se às áreas do SNC em que há preponderância de axônios neuronais. Muitos axônios são envolvidos por uma bainha de mielina isolante, que é principalmente lipídica e, portanto, exibe um aspecto gorduroso e esbranquiçado. Quando um corte transversal de substância branca é corado usando uma técnica de coloração para mielina e, em seguida, examinado com uma objetiva de maior aumento adequada, os axônios mielinizados aparecem como espaços circulares cercados por mielina. Quando o corte é examinado com objetiva de menor aumento, a substância branca aparece negra após a coloração da mielina, enquanto a substância cinzenta exibe cor marrom-claro, porque os corpos celulares dos neurônios não são corados por essa técnica. As células neurogliais estão presentes tanto na substância cinzenta como na substância branca.

As áreas de substância cinzenta do SNC podem ser referidas usando vários termos, entre eles **núcleo, córtex** e **coluna celular** (ver Fig. 1.12). Nesse caso, o termo **núcleo** é empregado em referência a uma coleção mais ou menos discreta de corpos celulares neuronais junto ao SNC, e não em referência ao núcleo presente no corpo celular dos neurônios individuais. O termo **gânglio** também se refere a certas coleções de corpos celulares ou núcleos, especificamente aqueles localizados no sistema nervoso periférico. Os gânglios da raiz dorsal, por exemplo, se referem aos corpos celulares dos nervos periféri-

Figura 1.9 A. O plano de corte passando pelo encéfalo é frontal. **B.** A estrutura básica do encéfalo e da medula espinal consiste em uma cavidade central cercada por substância cinzenta e substância branca. O encéfalo contém um sistema de cavidades denominadas ventrículos, enquanto a medula espinal contém apenas uma cavidade, chamada de canal central. **C.** O plano de corte que passa pela medula espinal é transversal.

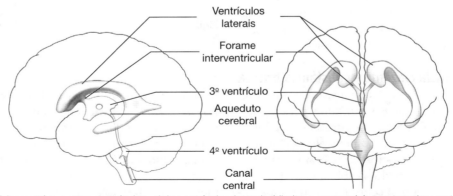

Figura 1.10 O encéfalo contém quatro ventrículos: dois ventrículos laterais (direito e esquerdo); um terceiro ventrículo não pareado no diencéfalo; e um quarto ventrículo não pareado na ponte e no bulbo. Cada ventrículo lateral está conectado ao terceiro ventrículo por um forame interventricular, e o terceiro ventrículo está conectado ao quarto ventrículo pelo aqueduto cerebral localizado no mesencéfalo. O quarto ventrículo do tronco encefálico está em continuidade com o canal central da medula espinal.

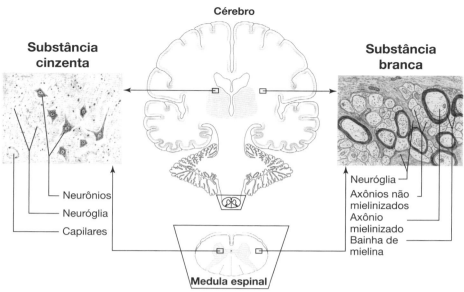

Figura 1.11 A substância cinzenta e a substância branca possuem, cada uma, composições estruturais distintas, independentemente de suas localizações no SNC.

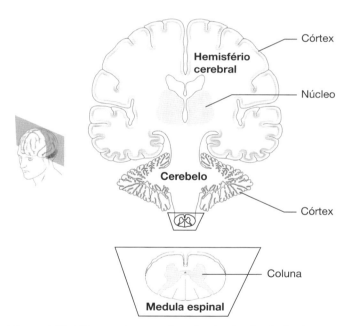

Figura 1.12 Diferentes termos são aplicados à substância cinzenta, dependendo de sua localização no SNC.

cos que estão localizados fora da medula espinal, no SNP. (Note que o termo *núcleos da base* também é usado para descrever um grupo de corpos celulares no SNC.) O termo *córtex* refere-se à camada de corpos celulares nervosos que cobre os hemisférios cerebrais e o cerebelo. O termo *coluna celular* é aplicado aos corpos celulares nervosos localizados na medula espinal, que se estendem por múltiplos níveis da medula.

Questão

O tecido do sistema nervoso pode ser diferenciado em substâncias branca e cinzenta. Quais partes do neurônio constituem cada uma delas?

Nomes da substância branca. Em todas as partes do SNC, a substância branca está auto-organizada em coleções de axônios anatomicamente distintas. Essas organizações são descritas por vários termos, como **pedúnculo**, **pirâmide**, **trato**, **fascículo**, **funículo**, **coluna**, **feixe**, **bráquio**, **lemnisco** e **cápsula** (ver Fig. 1.13). Alguns desses termos são aplicados a diferentes subdivisões do SNC. Exemplificando, fascículo, funículo e coluna são usados para estruturas localizadas na medula espinal, enquanto lemnisco, pedúnculo e pirâmide são aplicados a estruturas do tronco encefálico. Note que o termo *coluna* pode ser usado tanto para a substância cinzenta como para a substância branca.

Muitas partes da substância branca são compostas por tratos. Um **trato** representa uma coleção de muitos axônios, reunidos em uma porção discreta da substância branca, apresentando a mesma origem, terminação e função (ver Fig. 1.14). O trato ilustrado tem origem em um núcleo alongado (coluna celular) localizado na medula espinal e termina em um núcleo localizado no encéfalo. O nome específico de um trato muitas vezes deriva do nome da estrutura em que seus axônios se originam (p. ex., medula espinal) e da estrutura em que seus axônios terminam (p. ex., núcleo do tálamo). Nesse caso, por exemplo, o nome específico desse trato seria **tra-**

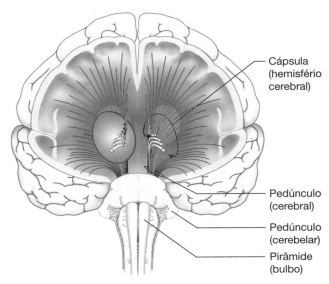

Figura 1.13 Os termos aplicados à substância branca também variam dependendo de sua localização no SNC, além de serem mais variados do que os termos aplicados à substância cinzenta. Nem todos os termos aplicados à substância branca estão representados.

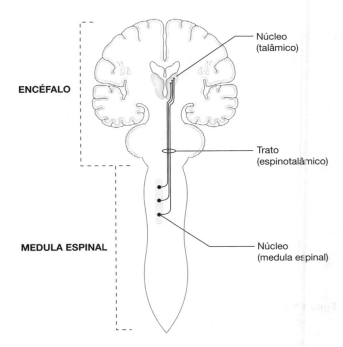

Figura 1.14 Um trato representa uma coleção mais ou menos discreta de axônios (substância branca) no SNC, que têm a mesma origem, terminação e função(ões).

to espinotalâmico. Note que o trato espinotalâmico se estende pela medula espinal e ao longo de todas as três subdivisões do tronco encefálico, antes de terminar no tálamo. Estes tratos são referidos como **tratos longos** (ou **tratos de passagem**).

Uma **via** é a rota que os impulsos nervosos (potenciais de ação) percorrem entre dois pontos determinados no SNC (ver Fig. 1.15). Com essa definição, o termo *via* é usado de modo intercambiável com o termo *trato*. Em muitos casos, uma via envolve mais de um único trato. A via representada na figura conduz a informação de dor e temperatura de um lado do corpo para o lado oposto do encéfalo. A informação é conduzida em forma de impulsos nervosos oriundos do lado direito do corpo para o lado esquerdo do córtex cerebral. Note que essa via partiu de um lado da medula espinal e seguiu até o lado oposto do tálamo e córtex cerebral. A via é composta por três componentes: fibras do nervo periférico, trato espinotalâmico (que atravessa) e **fibras talamocorticais**. Note que os dois últimos componentes são nomeados de acordo com a origem e terminação de suas fibras.

O SNC é dividido em metades simétricas por um plano sagital de linha mediana. Em locais específicos, os axônios (fibras) atravessam esse plano mediano de um lado do SNC para outro. Os termos aplicados às estruturas em que esse cruzamento ocorre são **comissura** e **decussação** (ver Fig. 1.16). Ambas as metades do SNC contribuem com números iguais de axônios para uma comissura ou decussação. O termo *comissura* é empregado

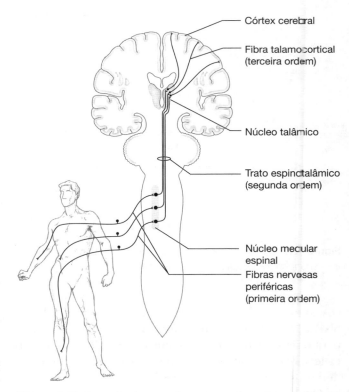

Figura 1.15 Exemplo de uma via com um dos componentes no SNP (primeira ordem) e dois componentes no SNC (segunda e terceira ordens).

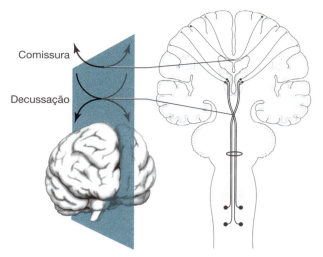

Figura 1.16 As fibras (axônios) que atravessam o SNC de um lado ao outro lado (contralateral) são chamadas de fibras decussadoras, ou fibras comissurais. As estruturas em que esse cruzamento ocorre são chamadas de decussação ou comissura. O termo *comissura* é usado quando a origem e o fim dos axônios atravessadores são áreas equivalentes localizadas em lados opostos do plano da linha mediana. O termo *decussação* é usado quando os axônios que atravessam o plano da linha mediana têm origem em uma estrutura do SNC que difere de sua terminação no lado oposto.

quando a origem e o término dos axônios atravessadores estão em áreas equivalentes dos lados opostos do plano da linha mediana. O termo *decussação* é usado quando os axônios que atravessam o plano da linha mediana têm origem em um lado do SNC diferente de sua terminação, no lado oposto.

O termo **aferente** significa *na direção de* um centro, enquanto o termo **eferente** significa o oposto, ou *para fora de* um centro (ver Fig. 1.17). Na discussão sobre as fibras nervosas do SNP, os termos *aferente* e *eferente* possuem significados constantes, pois o ponto de referência é sempre o SNC. Uma fibra aferente (sensorial) sempre se refere a uma fibra nervosa que conduz informação da periferia do corpo para o SNC, enquanto uma fibra eferente (motora) se refere à fibra que conduz informação para fora do SNC e rumo à periferia do corpo (ver Fig. 1.4). Em contraste, ao discutir as fibras localizadas no SNC, os termos *aferente* e *eferente* são relativos. Os termos devem ser definidos tomando como referência uma estrutura anatômica específica (i. e., o centro). As Figuras 1.14 e 1.15 mostram o trato espinotalâmico, que tem origem na medula espinal e termina no tálamo. Quando o ponto de referência é a medula espinal, esses axônios são *eferentes* a partir da medula espinal. No entanto, quando o ponto de referência é o tálamo, esses mesmos axônios são *aferentes* ao tálamo.

> **Questão**
>
> Qual estrutura conduz a informação para o corpo celular e qual estrutura conduz a informação para fora do corpo celular? Qual é a diferença entre *aferente* e *eferente*?

DESENVOLVIMENTO

> **Apresentação clínica**
>
> A sra. Jacobs foi até o consultório levando sua filha de 2 anos, que nascera com espinha bífida (distúrbio em que a medula espinal não fecha adequadamente durante o desenvolvimento). Os membros superiores e a parte superior do corpo da criança estavam totalmente funcionais, mas ela não conseguia movimentar adequadamente os membros inferiores. Por esse motivo, a criança não conseguia alcançar um desempenho normal na realização das atividades relacionadas a transferências entre superfícies ou caminhadas. Ao longo dos próximos capítulos, você aprenderá mais sobre medula espinal e movimento e, assim, entenderá melhor o motivo que impede a criança de usar as pernas, e não os braços. Contudo, no decorrer da leitura deste capítulo, considere o modo como a informação que você aprende acerca do desenvolvimento lhe será útil na compreensão dos seguintes aspectos relacionados a essa criança:
>
> - O mecanismo do déficit dessa criança.
> - Até que ponto o déficit será modificável ou permanente.
>
> Adicionalmente, considere outras atividades funcionais em que essa criança pode encontrar dificuldades.

O desenvolvimento do sistema nervoso envolve dois processos simultâneos: morfogênese e histogênese. A **morfogênese** enfoca os processos que conduzem à conformação normal do sistema nervoso do adulto. A **histogênese** diz respeito aos processos pelos quais as células teciduais nervosas proliferam e desenvolvem sua forma, composição bioquímica, seu arranjo (migração) e suas conexões. Este capítulo enfoca a morfogênese, enquanto a histogênese foge ao escopo deste livro. Um processo que envolve os neurônios e se manifesta amplamente ao longo do desenvolvimento é a apoptose. A apoptose também é importante após o dano ao encéfalo adulto.

Pode parecer um contrassenso afirmar que o desenvolvimento do sistema nervoso depende não só da proliferação de neurônios e do estabelecimento de conexões sinápticas (sinaptogênese) apropriadas por esses neurônios, como também da morte de neurônios. Entretanto, um número excessivo de neurônios é produzido pelo sistema nervoso embrionário, e os axônios desses neurô-

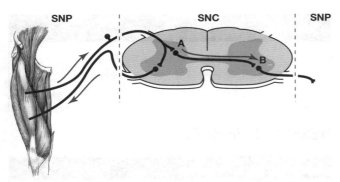

Figura 1.17 Os termos *aferente* (seguindo para o SNC) e *eferente* (saindo do SNC) possuem significados consistentes quando aplicados às fibras do SNP, porque neste ponto o referencial é sempre a periferia do corpo. Entretanto, não existe um ponto de referência estrutural consistente no SNC. Assim, no SNC, uma determinada fibra pode ser aferente *ou* eferente, dependendo da estrutura selecionada como referência.

nios estabelecem uma abundância de conexões sinápticas. Além disso, um processo de competição pelo contato sináptico também influencia quais sinapses e neurônios sobreviverão ao longo do desenvolvimento. Assim, durante o desenvolvimento, esse excedente deve ser eliminado, e o excesso de conexões sinápticas estabelecido por tal excedente deve ser reduzido. Esse processo de limpeza seletiva é chamado de **apoptose**, e seu propósito é estabelecer uma correspondência adequada entre o número de neurônios pré-sinápticos e células-alvo pós-sinápticas (p. ex., outros neurônios, células musculares, células glandulares). A apoptose é, em parte, geneticamente determinada. Por esse motivo, o processo é referido como "morte celular programada" e os genes mediadores, "genes de morte". Note que a apoptose também ocorre em doenças como a de Parkinson (ver Caps. 19 e 23).

O número de neurônios gerados durante o estágio embrionário que sobrevivem até a fase adulta depende das células-alvo com as quais esses neurônios interagem ao longo do desenvolvimento. As células-alvo dos neurônios em desenvolvimento produzem quantidades limitadas de fatores bioquímicos, que são captados pelos terminais nervosos e transportados na direção retrógrada até o corpo celular neuronal. Estes fatores foram denominados **neurotrofinas**, pois originalmente eram considerados promotores de sobrevida de neurônios via estimulação do metabolismo neuronal pelas vias promotoras de sobrevivência. Hoje, sabe-se que esses fatores atuam principalmente suprimindo uma via bioquímica latente encontrada em todas as células do corpo – uma via que, em termos de efeito, constitui um programa suicida. As neurotrofinas são uma família de pequenas proteínas, na qual estão incluídos o **fator de crescimento de nervo**, **fator neurotrófico derivado do encéfalo**, **fator neurotrófico-3** e **fator neurotrófico 4/5**. Os diferentes tipos de neurônios do sistema nervoso dependem de neurotrofinas diferentes ou de combinações distintas de fatores. Entretanto, como esses fatores são produzidos em quantidades limitadas, os neurônios têm de competir por eles. Os neurônios que captam quantidades suficientes de fatores conseguem sobreviver.

As neurotrofinas ligam-se a receptores de superfície celular específicos, chamados receptores trk, que então as fosforilam. A fosforilação estimula uma cascata de segundos mensageiros que, por fim, altera a expressão genética no núcleo celular. O gene central é o *Bcl-2*, que é um gene antiapoptótico supressor do programa genético latente que determina a autodestruição celular. Diante da privação de neurotrofina, as ações do gene *Bcl-2* são antagonizadas, e isso permite que a enzima caspase-3 seja ativada. A ativação da caspase-3 leva o neurônio à morte apoptótica e, portanto, é o responsável pela morte celular. O neurônio é sistematicamente desmontado: entra em colapso, seu DNA se fragmenta e há desintegração da membrana e dos componentes do citoesqueleto.

Se, por um lado, saber como o sistema nervoso se desenvolve é nitidamente útil para entendermos a conformação e os componentes do sistema nervoso adulto, por outro lado é preciso reconhecer que o desenvolvimento do tecido nervoso não ocorre de forma isolada do desenvolvimento dos outros tecidos do corpo (p. ex., tecido conjuntivo).

> **Questão**
>
> A apoptose é um *processo destrutivo* que caminha de mãos dadas com a proliferação dos neurônios que ocorre durante o desenvolvimento. Explique o que é apoptose e por que esse processo se faz necessário durante o desenvolvimento embrionário.

O desenvolvimento concomitante de múltiplos tecidos corporais é essencial à compreensão das malformações do SNC, em particular para o conhecimento sobre uma forma frequentemente debilitante do distúrbio de desenvolvimento mais comum: a espinha bífida (ver Conexões clínicas). O desenvolvimento do sistema nervoso envolve vários estágios: gastrulação, neurulação e formação de vesícula.

Morfogênese

Gastrulação e neurulação

O primeiro estágio do desenvolvimento embrionário é a **gastrulação**, um evento que ocorre na terceira semana subsequente à concepção e envolve a formação de três camadas germinativas e da notocorda. Adicionalmente, a gastrulação define a linha mediana e o eixo anteroposterior do embrião. Durante a gastrulação, o disco embrionário de duas camadas é convertido em um disco embrionário de três camadas constituído de **ectoderme**, **mesoderme** e **endoderme**. Cada uma dessas camadas dá origem a tecidos e órgãos específicos. Para nós, a ectoderme é primariamente interessante, por ser a origem do tecido nervoso e das estruturas a ele associadas. Entretanto, um tipo celular denominado **mesênquima** surge a partir da mesoderme e tem importância vital no desenvolvimento. As células mesenquimais são migratórias (ameboides) e passam a se distribuir individualmente e também em grupos para eventualmente se alojarem nos espaços situados entre as três camadas germinativas. Além disso, as células mesenquimais são pluripotentes, uma vez que têm a capacidade de se desenvolverem em vários tipos celulares que, por sua vez, dão origem aos diversos tecidos conectivos do corpo (tecido conjuntivo, cartilagem e osso). De importância especial para o desenvolvimento é o fato de algumas células mesenquimais migrarem cranialmente de suas origens para formar um cordão celular mediano chamado de **notocorda** (ver Fig. 1.18).

A interação entre a notocorda e o ectoderme sobrejacente é decisiva, pois a notocorda induzirá o processo de **neurulação** no ectoderme sobrejacente. A neurulação, que resulta na formação do **tubo neural**, começa no início da quarta semana de vida fetal. A indução é um fenômeno geral, pelo qual a sinalização célula-célula (por meio de uma variedade de proteínas sinalizadoras, como os fatores de crescimento) de grupo de células para outro grupo de células adjacente faz que este último prolifere, se diferencie e se desenvolva em um ou mais conjunto de células específico, com forma e função determinadas de maneira irreversível. (A indução é um processo que continua ao longo de toda a embriogênese, porém as células sinalizadoras específicas, suas proteínas e sua influência particular sobre determinados desenvolvimentos celulares variam em função do tempo.)

Durante o processo de neurulação, a notocorda e a mesoderme da linha mediana induzem primeiro uma faixa longitudinal de ectoderme a formar a **placa neural**. A placa neural consiste em uma região de ectoderme (atualmente referida como neuroectoderme) espessada e com formato de "chinelo". A proliferação das células nas margens laterais da placa neural excede àquela observada na linha mediana. Desse modo, a placa neural se dobra para dentro na região da linha mediana, formando um **sulco neural** longitudinal flanqueado de ambos os lados por **pregas neurais** elevadas e paralelas (ver Fig. 1.18). O aparecimento das pregas neurais coincide com o espessamento e a segmentação do mesoderme paraxial em **somitos** discretos, que são os precursores do es-

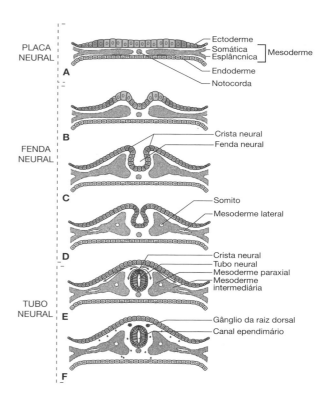

Figura 1.18 Processo de neurulação. A placa neural (**A**) sofre espessamento durante a terceira semana de desenvolvimento embrionário. A placa neural se dobra para dentro e forma a fenda neural (**B**, **C**, **D**). Na quarta semana, o tubo neural está formado (**E**, **F**).

queleto axial e da musculatura esquelética. Conforme as pregas neurais se aproximam umas das outras, na linha mediana, o sulco neural ganha profundidade. As pregas, então, se fundem na linha mediana e formam o tubo neural oco com um lúmen central – o **canal neural**. As paredes do tubo neural sofrem espessamento e formam o encéfalo e a medula espinal, enquanto o canal neural forma o sistema ventricular do encéfalo e o canal central da medula espinal.

A fusão do tubo neural é um evento decisivo. Ocorre em múltiplos sítios ao longo do tubo, e uma falha de fechamento nesses diferentes sítios resulta em defeitos específicos do tubo neural (ver Conexões clínicas). A anencefalia, por exemplo, resulta de uma falha de fechamento do tubo neural rostral, que resulta na ausência dos hemisférios cerebrais acompanhada da ausência dos ossos da abóbada craniana. A falha de fechamento de outro sítio localizado no tubo neural mais caudal resulta na espinha bífida cística.

A fusão progride nas direções craniana e caudal, até que somente pequenas áreas permaneçam abertas em ambas as extremidades do tubo neural. Há, portanto, um **neuroporo anterior (rostral)** e um **neuroporo posterior (caudal)**, em que o canal neural se comunica livremente com a cavidade amniótica (ver Fig. 1.19). O neuroporo anterior fecha-se aproximadamente no 25º dia, e a zona de fechamento se transforma na **lâmina terminal**. O neuroporo posterior fecha-se após somente dois dias. Quando o fechamento do tubo neural está completo, as porções rostrais do tubo estão ampliadas, e três vesículas encefálicas primárias se tornam evidentes (ver Vesiculação).

Conforme as pregas neurais vão se encontrando e se fundem, as margens laterais estreitas da placa neural se aproximam, e suas células se separam da neuroectoderme para formar a **crista neural** (ver Fig. 1.18). Inicialmente, as células da crista neural formam uma camada contínua ao longo da linha mediana, interposta entre a superfície da ectoderme e o tubo neural. Em seguida, essas células migram lateralmente e são segregadas em agrupamentos de células. Esses agrupamentos se movem para locais diferentes e se desenvolvem em vários tipos celulares junto ao SNP. Entre esses tipos celulares estão os neurônios sensoriais dos gânglios da raiz dorsal dos nervos espinais e gânglios sensoriais dos nervos cranianos; neurônios pós-ganglionares alojados nos gânglios do sistema nervoso autônomo; células de Schwann do SNP; células pigmentares (melanócitos) da pele (epiderme); entre outros.

Vesiculação

O processo de **vesiculação** tem início com a formação de três vesículas encefálicas primárias: **prosencéfalo, mesencéfalo** e **rombencéfalo** (ver Fig. 1.20A, B). O prosencéfalo e o rombencéfalo subdividem-se, cada um, em duas partes ao redor do 32º dia de vida intrauterina. Essas subdivisões são referidas como vesículas secundárias (ver Fig. 1.20C, D). O prosencéfalo transforma-se no telencéfalo e diencéfalo. Duas evaginações do telencéfalo ultrapassam o limite da lâmina terminal (onde ocorreu a fusão do neuroporo anterior) e formam as **vesículas telencefálicas**, que eventualmente se diferenciam nos hemisférios cerebrais. De cada lado do diencéfalo surgem saliências e, assim, há formação das **vesículas ópticas**.

As cinco vesículas secundárias que se diferenciam da parte rostral do tubo neural originam todo o encéfalo. O diencéfalo eventualmente se diferencia no tálamo, hipotálamo, epitálamo e subtálamo. O mesencéfalo não se divide. O rombencéfalo é subdividido em **metencéfalo** e **mielencéfalo**. O metencéfalo desenvolve a ponte e o cerebelo do adulto, enquanto o mielencéfalo se diferencia no bulbo. As vesículas ópticas eventualmente se diferenciam nos nervos ópticos e na retina. É importante saber esses nomes, pois serão usados para descrever o encéfalo adulto. Esses eventos do desenvolvimento são resumidos na Tabela 1.1.

Flexuras encefálicas

As diferentes partes do encéfalo em desenvolvimento passam por diferenciação distintas. Como resultado, surgem três flexuras, e, desse modo, as cinco vesículas encefálicas não ficam dispostas em linha reta (ver Fig. 1.20D e também a Fig. 1.21). A **flexura cervical** começa a se desenvolver caudalmente na junção da medula espinal com o rombencéfalo, mas desaparece de maneira gradual, à medida que a postura corporal muda e a cabeça se torna ereta. A flexura cervical não persiste no adulto. A **flexura pontina** desenvolve-se no rombencéfalo e o divide em duas partes – metencéfalo e mielencéfalo. A **flexura cefálica (ou mesencefálica)** desenvolve-se próximo à junção do metencéfalo com o mesencéfalo. O mielencéfalo estende-se do nível do primeiro nervo espinal da medula espinal até o início da flexura pontina, enquanto o metencéfalo se estende da flexura pontina até o istmo rombencefálico. Essa flexura proeminente cria o profundo **sulco rombencefálico transversal** na superfície dorsal do tronco encefálico (Fig. 1.21). Embora a flexura pontina não persista no adulto como uma inclinação no eixo do tronco encefálico, é importante

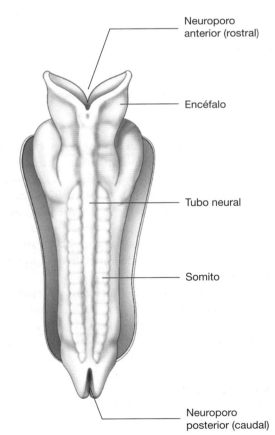

Figura 1.19 Os neuroporos anterior e posterior se fecham por volta da quarta semana de vida embrionária. Os somitos indicam a localização da medula espinal em desenvolvimento.

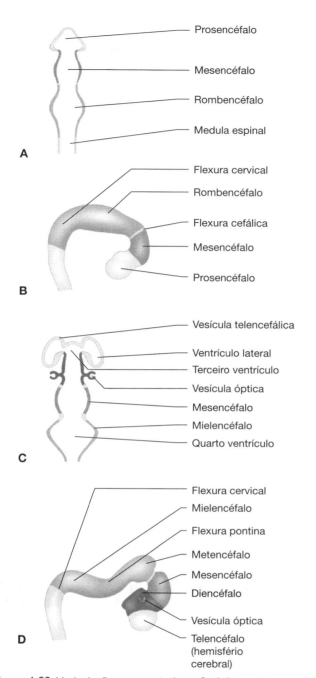

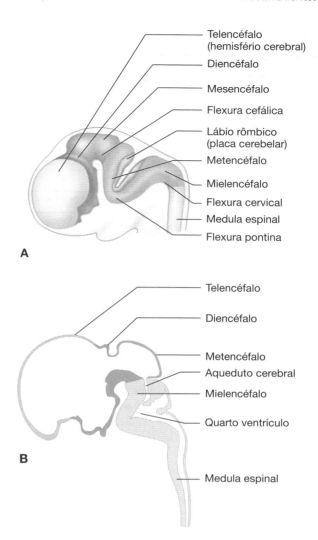

Figura 1.20 Vesiculação representada ao final da quarta semana. **A.** Representação esquemática das três vesículas primárias: prosencéfalo, mesencéfalo e rombencéfalo. **B.** Vista lateral do tubo neural, ilustrando as inclinações/flexuras. A vesiculação é representada ao final da sexta semana. **C.** Esquema das vesículas secundárias e vesículas ópticas. **D.** Vista lateral do tubo neural.

Figura 1.21 Desenvolvimento em 12 semanas. **A.** Vesículas encefálicas. **B.** Flexuras do tronco encefálico. Representa-se o sistema ventricular.

para entender a configuração do encéfalo adulto. Essa flexura profunda produz um efeito similar ao efeito produzido pela flexão de uma mangueira de borracha grossa. Ou seja, o rombencéfalo é achatado e ampliado (produzindo um formato de diamante ou romboide – daí o nome *rombencéfalo*), de modo que apenas um delgado teto membranoso une os dois lados. As paredes laterais da fossa romboide resultante encerram aquilo que se tornará o quarto ventrículo, coberto apenas por esse teto membranoso delgado.

Questão

Por que as partes dorsal e ventral da medula espinal estão em um plano diferente do plano das partes dorsal e ventral do telencéfalo?

Sistema ventricular

O sistema ventricular, derivado do lúmen do tubo neural, consiste em uma série de cavidades cheias de líquido, cujos componentes estão presentes em todas as subdivisões principais do SNC. O padrão geral dessa configuração adulta é nitidamente evidente em um feto

Tabela 1.1 Vesículas do tubo neural e seus derivados

Vesícula primária	Vesícula secundária	Derivados no adulto	Cavidade ventricular
Prosencéfalo	Telencéfalo	Hemisférios cerebrais	Ventrículos laterais
	Diencéfalo	Partes dos núcleos da base Tálamo Hipotálamo Partes dos núcleos da base	Terceiro ventrículo
Mesencéfalo	Mesencéfalo	Mesencéfalo	Aqueduto cerebral
Rombencéfalo	Metencéfalo	Ponte	Quarto ventrículo rostral
	Mielencéfalo	Cerebelo	Quarto ventrículo caudal
		Bulbo	

de 12 semanas. A cavidade do rombencéfalo é o quarto ventrículo (ver Fig. 1.20). Como observado, o quarto ventrículo consiste em uma depressão em forma de diamante – a fossa romboide – coberta por um teto membranoso delgado. Conforme as paredes do mesencéfalo se expandem, a cavidade do mesencéfalo encolhe de maneira drástica e eventualmente forma o aqueduto cerebral semelhante a um tubo estreito. A cavidade do diencéfalo é o terceiro ventrículo. Essa cavidade também encolhe acentuadamente, devido ao pronunciado crescimento medial do diencéfalo, transformando-se, enfim, em uma cavidade estreita, na linha mediana, similar a uma fenda. Cada uma das duas vesículas telencefálicas contém um ventrículo lateral. À medida que os hemisférios cerebrais se expandem e se reconfiguram drasticamente, o formato de cada ventrículo lateral sofre uma alteração correspondente (ver Fig. 1.10). A comunicação entre cada ventrículo lateral e o terceiro ventrículo da linha mediana, não pareados, se dá por aberturas amplas existentes atrás da lâmina terminal, denominadas forames interventriculares.

Desenvolvimento regional do sistema nervoso

As principais subdivisões do SNC são a medula espinal e as subdivisões do encéfalo: o mielencéfalo, metencéfalo, mesencéfalo, diencéfalo e telencéfalo. Na sequência, cada uma dessas subdivisões será considerada à parte, embora seja necessário ter em mente que os eventos embriológicos descritos ocorrem ao mesmo tempo.

Placas alar e basal

Inicialmente, as paredes do tubo neural consistem em células epiteliais neurais dispostas como um epitélio pseudoestratificado. O desenvolvimento adicional do tubo neural ocorre por divisão mitótica nessa zona de células germinativas que revestem o canal neural. Todos os componentes estruturais do SNC, com exceção da micróglia, dos vasos sanguíneos e das meninges, desenvolvem-se a partir dessa fonte. As células dessa zona germinativa mais interna se dividem, e a maioria migra para uma camada nova, onde se diferenciam em neuroblastos (que proliferam ainda mais e originam os neurônios da substância cinzenta) e glioblastos (que se desenvolvem em tipos específicos de células neurogliais de sustentação).

A parede da medula espinal em desenvolvimento consiste em três camadas (zonas). A camada mais interna é denominada camada ependimária, porque suas células se transformam no epêndima de revestimento do canal central. A volumosa camada do manto intermediário se transforma na substância cinzenta da medula espinal, com formato de borboleta, enquanto a camada marginal mais externa se desenvolve na substância branca que contém os tratos de fibras ascendentes e descendentes (ver Fig. 1.22).

> ### Questão
>
> As placas alar e basal são importantes no desenvolvimento da medula espinal e do tronco encefálico. Esses conceitos serão valiosos em vários dos capítulos subsequentes (p. ex., Caps. 13, 14 e 15). Onde a placa alar está localizada? E a placa basal? Que estrutura separa ambas?

O espessamento diferencial das paredes do tubo neural, como resultado da contínua proliferação celular na camada do manto, produz uma fenda longitudinal, o **sulco limitante**, em cada um dos lados de seu lúmen. O sulco limitante separa uma saliência dorsal, a **placa alar**, de uma saliência ventral, a **placa basal**, que são unidas por delgadas placas de teto e assoalho. Essa separação é importante, porque durante o desenvolvimento subsequente da medula espinal e do tronco encefálico a placa alar está associada às funções sensoriais (aferentes) e a placa basal, às funções motoras (eferentes). Junto a am-

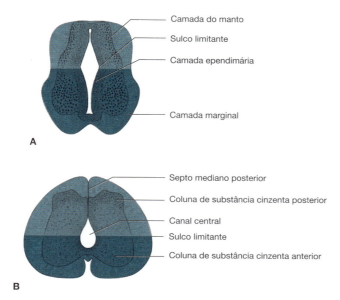

Figura 1.22 Desenvolvimento da medula espinal. **A.** Na quinta semana, note a camada ependimária interna, camada de manto intermediária e camada marginal externa. **B.** Na oitava semana, há formação do canal central. **C.** Na décima semana, os cornos dorsal, intermediário e ventral são observados. A placa alar está sombreada de azul-claro e a placa basal, de azul-escuro. O sulco limitante não é evidente na medula espinal madura.

bas as placas, os neurônios associados às funções viscerais (autônomas) estão localizados mais perto do sulco limitante.

O sulco limitante é nitidamente distinguível, estendendo-se ao longo do rombencéfalo e mesencéfalo, porém sua terminação junto ao prosencéfalo é desconhecida. As regiões do encéfalo rostrais ao mesencéfalo (diencéfalo e telencéfalo) se desenvolvem a partir da placa alar, do mesmo modo que o cerebelo. Entretanto, o diencéfalo e o telencéfalo apresentam funções sensoriais e motoras.

O desenvolvimento das placas alar e basal é um processo generalizado subjacente ao desenvolvimento de alguns componentes do sistema nervoso do adulto. A seguir, vamos considerar o desenvolvimento de subdivisões específicas do sistema nervoso, que são partes importantes daquilo que conhecemos como derivados das placas alar e basal.

Medula espinal

O padrão embrionário do tubo neural é mantido na medula espinal adulta, em que uma cavidade central (o canal central) é circundada pela substância cinzenta cercada por um revestimento periférico de substância branca. As porções do tubo neural que se desenvolvem na medula espinal possuem – além das camadas celular ependimária e do manto – uma terceira camada mais externa nitidamente distinguível: a camada marginal contendo células dispersas.

> **Questão**
>
> A substância cinzenta da medula espinal pode ser facilmente diferenciada em três áreas ou "cornos". Quais são os seus nomes? Observe a simetria bilateral dessas áreas.

Embora o sulco limitante não possa ser distinguido na medula espinal do adulto, a proliferação dos corpos celulares nas placas alares origina colunas dorsais da substância cinzenta que se estendem por todo o comprimento da medula espinal. Isso é observado como os **cornos dorsais (sensoriais)** da medula espinal, em cortes transversais (ver Fig. 1.22C). As células ganglionares da raiz dorsal do SNP, derivadas da crista neural, estendem seus processos centrais para dentro da medula espinal, terminando primariamente nos neurônios do corno dorsal. Seus processos periféricos formam o componente sensorial dos nervos espinais. Os corpos celulares da placa basal dão origem a uma coluna ventral de substância cinzenta que também se estende por todo o comprimento da medula espinal, bem como para a coluna lateral da substância cinzenta que está presente somente acima dos níveis torácico e lombar da medula espinal do adulto. Em cortes transversais, essas colunas aparecem como os **cornos ventral (motor)** e **lateral (autônomo)**. Na quarta semana, os axônios dos motoneurônios saem do tubo neural e formam a raiz ventral. Os processos periféricos das células ganglionares da raiz dorsal se unem aos axônios das raízes ventrais para formar os nervos espinais. Conforme os cornos ventrais de ambos os lados continuam a se expandir (em paralelo com o funículo ventral), eles formam uma saliência que ultrapassa a placa do assoalho e dá origem a uma fenda profunda na linha mediana – o **sulco mediano ventral (anterior)** da medula espinal do adulto.

Os axônios dos neuroblastos localizados na camada do manto se desenvolvem na camada marginal de células dispersas, a partir da quarta semana. Esses axônios ajudam a formar a substância branca de localização periférica da medula espinal adulta. Alguns fazem interconexões em diferentes níveis da medula espinal (axônios intersegmentares), enquanto outros – especificamente os axônios dos neuroblastos na placa alar – se desenvolvem em tratos sensoriais ascendentes longos da substância branca espinal. Os tratos descendentes (motores) da substância branca da medula espinal derivam de células localizadas rostralmente em relação à medula espinal (i. e., no tronco encefálico e telencéfalo).

A ectoderme, assim como o mesênquima imediatamente circundante do tubo neural, condensa-se para formar os primórdios das meninges. A ectoderme origina a pia-máter e a aracnoide, enquanto a mesoderme dá origem à dura-máter. A origem da pia e da aracnoide a partir de uma camada única é indicada no adulto pela presença das trabéculas aracnoides. As trabéculas são cordões de tecido conjuntivo que ancoram a aracnoide sobrejacente à pia – um arranjo necessário pelo fato de o espaço existente entre essas duas meninges (espaço subaracnóideo) ser preenchido por um fluido (líquido cerebrospinal) que começa a se formar durante a quinta semana de vida intrauterina.

Bulbo

O bulbo é a subdivisão mais caudal do encéfalo, deriva do mielencéfalo e está em continuidade com a medula espinal. Entretanto, o padrão organizacional da medula espinal composto por substância cinzenta centralmente cercado por um revestimento de substância branca está ausente no bulbo. Durante o desenvolvimento do bulbo, as paredes do tubo neural são afastadas pela flexura pontina. Isso afeta as posições das placas alar e basal, bem como, particularmente, a configuração da placa do assoalho. A expansão da fossa romboide (quarto ventrículo) estira a placa do assoalho para dentro de uma camada única delgada de células ependimárias cobertas pela pia-máter (ver Fig. 1.23). Contudo, a placa do assoalho mantém as paredes laterais do tubo neural ventralmente unidas, de modo que as paredes laterais fiquem achatadas em uma estrutura similar a uma placa. Em consequência, as placas alares assumem uma localização lateral às placas basais, de cada lado do bulbo. O sulco limitante, que é indistinguível na medula espinal do adulto, permanece distinto no bulbo adulto e separa os derivados da placa alar com funções sensoriais dos derivados da placa basal posicionados mais medialmente e dotados de funções motoras. No entanto, em vez de formar colunas celulares motoras e sensoriais contínuas longitudinalmente, como na medula espinal, os derivados das placas alar e basal no bulbo (e também na ponte e mesencéfalo) consistem em agregados distintos e separados de corpos de células neuronais, chamados de **núcleos**.

Muitos (embora nem todos) desses núcleos do tronco encefálico adulto estão associados aos nervos cranianos. Os **núcleos do nervo craniano motor** estão mais medialmente posicionados no assoalho do quarto ventrículo. Seus axônios inervam estruturas somáticas e autôno-

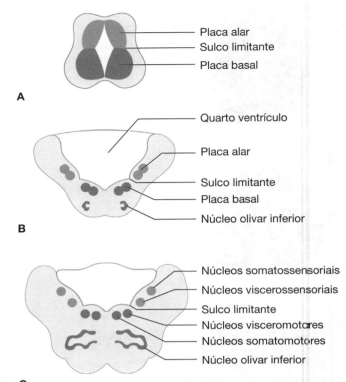

Figura 1.23 O bulbo deriva do mielencéfalo. **A.** Na quinta semana, o sulco limitante divide as placas alar dorsal e basal ventral. **B.** Na oitava semana, os núcleos do nervo craniano e outros núcleos do tronco encefálico começam a se diferenciar, incluindo o núcleo olivar inferior. **C.** Na décima semana, existem núcleos distintos. Em virtude da expansão da fossa romboide, os núcleos sensoriais do nervo craniano (derivados da placa alar) assumem a posição lateral em relação ao sulco limitante, enquanto os núcleos motores do nervo craniano (derivados da placa basal) são mediais. O sulco limitante é evidente no bulbo maduro, como duas denteações longitudinais no assoalho do quarto ventrículo.

mas via nervos cranianos motores. Os **núcleos sensoriais do nervo craniano** estão mais lateralmente posicionados no assoalho do quarto ventrículo e recebem axônios dos gânglios sensoriais associados aos nervos cranianos sensoriais que inervam estruturas somáticas e viscerais.

Questão

Compare e especifique a localização dos núcleos motor e sensorial na medula espinal e no tronco encefálico. Cite vários motivos que expliquem por que as localizações diferem nessas duas regiões do SNC.

Ponte

A ponte deriva da parte ventral do metencéfalo. Sua configuração, em muitos aspectos, é semelhante à configuração do bulbo (ver Fig. 1.24). O assoalho do quarto ventrículo é ocupado pelos derivados das placas alar e basal, separados pelo sulco limitante. Esses núcleos sensoriais e motores do nervo craniano residem em uma porção dorsal da ponte, referida como **tegmento** (ver Cap. 2). Uma porção ventral mais ampla da ponte é referida como **porção basilar**. Os termos *tegmento* e *basilar* são comumente usados para descrever o tronco encefálico adulto. Entre outras estruturas, a parte basilar contém coleções maciças de corpos celulares que migraram ventralmente das placas alares. Trata-se dos **núcleos pontinos**, que estão relacionados ao cerebelo sobrejacente.

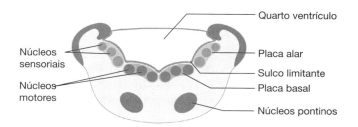

Figura 1.24 A ponte deriva do metencéfalo, aqui representado por volta da décima semana. Assim como com o bulbo e em virtude da expansão da fossa romboide, os núcleos sensoriais do nervo craniano (derivados da placa alar) passam para a lateral do sulco limitante, enquanto os núcleos motores do nervo craniano (derivados da placa basal) são mediais. O sulco limitante é evidente na ponte madura, como uma denteação no assoalho do quarto ventrículo. Note o amplo quarto ventrículo e a presença dos núcleos pontinos.

Cerebelo

As alterações mais pronunciadas que ocorrem no metencéfalo envolvem o desenvolvimento do cerebelo. As partes dorsolaterais das placas alares no metencéfalo rostral sofrem um espessamento marcante e formam os **lábios rômbicos** (ver Fig. 1.25). Cada lábio se projeta parcialmente para dentro do quarto ventrículo (intraventricular) e parcialmente sobre a superfície da placa do assoalho (extraventricular). A princípio, os lábios rômbicos de cada lado estão amplamente separados. Conforme esses lábios sofrem espessamento e o sulco rombencefálico transversal na flexura pontina se aprofunda, os lábios se aproximam e se fundem na linha mediana, caudalmente ao assoalho do mesencéfalo. Após essa fusão na linha mediana, o cerebelo em desenvolvimento, após três meses, exibe um formato de haltere. A parte central não pareada representa o **verme** do cerebelo adulto, enquanto as expansões laterais se desenvolvem nos **hemisférios cerebelares**.

O desenvolvimento das fissuras começa no cerebelo primordial, no quarto mês. As fissuras são importantes porque servem para subdividir o cerebelo adulto em lobos específicos mais ou menos funcionais (ver Cap. 6).

Mesencéfalo

O mesencéfalo, que é a menor das vesículas encefálicas primárias, é também o menor componente do tronco encefálico adulto. Suas paredes sofrem um espessamento acentuado, de tal modo que sua cavidade ventricular é estreitada, formando um tubo pequeno – o aqueduto cerebral. Uma linha horizontal imaginária traçada através do aqueduto cerebral serve para subdividir o mesencéfalo em uma parte dorsal, o **teto** e uma parte ventral (ver Fig. 1.26). A parte dorsal, ou teto, deriva das placas alares. A parte dorsal desenvolve depressões longitudinais e transversais que subdividem o teto em quatro elevações (os corpos quadrigêmeos): um par rostral (ou **colículos superiores**) e um par caudal (ou **colículos inferiores**). A parte ventral consiste, dorsalmente, no **tegmento do mesencéfalo** e, ventralmente, no **pedúnculo cerebral** (*crus cerebri*). A placa alar também origina a **substância cinzenta periaquedutal (central)**, que circunda o aqueduto cerebral. Os derivados da placa basal dão origem aos núcleos motores do nervo craniano do mesencéfalo, que incluem os núcleos motores somático e visceral. Não há núcleos de nervo craniano sensorial que pertençam exclusivamente ao mesencéfalo.

Diencéfalo

O diencéfalo desenvolve-se a partir das paredes laterais espessadas da parte caudal da vesícula prosencefálica. Usualmente, considera-se que o diencéfalo seja originário apenas da placa alar. Três intumescências na parede lateral do terceiro ventrículo dão origem às principais subdivisões do diencéfalo: **epitálamo**, **tálamo**, **hipotálamo** e **subtálamo** (ver Fig. 1.27). O **sulco hipotalâmico** é visto como uma fenda longitudinal na parede lateral do terceiro ventrículo e separa o tálamo dorsal, que é maior subdivisão do diencéfalo, do hipotálamo ventral. O tálamo forma o aspecto lateral do terceiro ventrículo. Em muitos encéfalos, ambos os lados estão unidos ao longo da linha mediana, junto ao terceiro ventrículo, em uma junção da substância cinzenta denominada **massa intermédia**. O desenvolvimento do tálamo possui uma relação estreita com o desenvolvimento do córtex cerebral, sendo que ambas as estruturas estão intimamente relacionadas no encéfalo adulto. O hipotálamo é uma estrutura em forma de ferradura, que consiste em dois lados unidos por um assoalho que se estende ao longo da linha mediana. No adulto, o assoalho inclui o **túber cinéreo**, o **infundíbulo** e os **corpos mamilares**. Essa configuração "em ferradura" levou à crença de que a placa do assoalho e a parte ventral da placa basal do diencéfalo podem estar envolvidas na formação do hipotálamo.

Uma parte importante do epitálamo é a **epífise**, ou **glândula pineal**. Esta surge como uma evaginação da

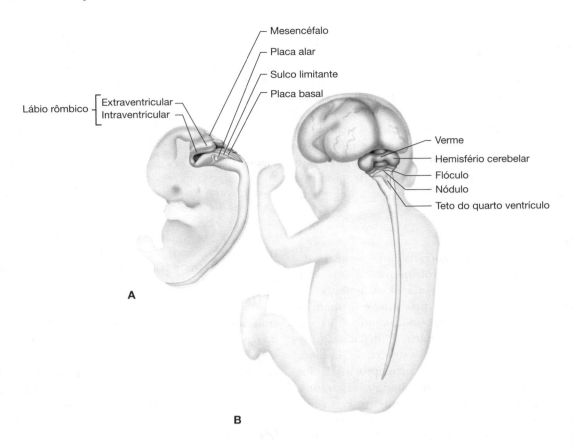

Figura 1.25 O cerebelo deriva do metencéfalo. **A.** Na sétima semana, o metencéfalo rostral sofre espessamento e forma os lábios rômbicos. **B.** Perto da 16ª semana, os lábios rômbicos são fundidos, enquanto o verme da linha mediana e os hemisférios são evidentes no cerebelo em desenvolvimento.

placa do assoalho, entre o tálamo e os corpos quadrigêmeos. (Essas estruturas são discutidas em detalhes no Cap. 6.) Rostral à glândula pineal, a placa do assoalho se mantém como uma camada única de células ependimárias cobertas por um mesênquima altamente vascularizado. O mesênquima coalesce na pia-máter.

Telencéfalo

As alterações de desenvolvimento mais drásticas são observadas no tremendo crescimento das duas vesículas telencefálicas, unidas ao longo da linha mediana pela delgada lâmina terminal (o sítio de fusão do neuroporo anterior). A lâmina terminal fornece a única ponte entre os dois hemisférios cerebrais em desenvolvimento (ver Figs. 1.20 e 1.28). Por ser o único sítio onde os feixes de fibras nervosas conseguem passar de um hemisfério para outro, essa região é o local onde as fibras comissurais (cruzadas) começam a se desenvolver. Sem dúvida, o maior feixe de fibras comissurais existente no indivíduo adulto é o **corpo caloso** maciço, enquanto a **comissura anterior** é significativamente menor. Entretanto, ambas as comissuras permanecem fixas à delgada lâmina terminal.

Logo depois de as vesículas telencefálicas formarem a parede basal de cada vesícula imediatamente adjacente ao diencéfalo, o telencéfalo sofre espessamento e forma os primórdios dos núcleos da base, que consistem em massas de substância cinzenta mais ou menos distintas enterradas profundamente em cada hemisfério cerebral do adulto. À medida que as partes mais dorsais da vesícula telencefálica vão sendo expandidas, os primórdios dos núcleos da base se dobram para baixo ao longo do diencéfalo e se superdesenvolvem por influência do rápido desenvolvimento do córtex cerebral. O córtex cerebral sobrejacente aos núcleos da base em desenvolvimento se transforma na **ínsula** observada no adulto.

As fibras que conectam a vesícula telencefálica ao diencéfalo e ao resto do encéfalo atravessam a substância cinzenta dos núcleos da base em desenvolvimento. Como resultado, essas massas de substância cinzenta adquirem um aspecto estriado – daí o nome **corpo estriado**, atribuído aos núcleos da base. Conforme os hemisférios cerebrais vão se expandindo rapidamente, observa-se um aumento associado do número de fibras que conectam cada hemisfério ao restante do encéfalo. Essas fibras coalescem dentro da cápsula interna que, de modo incompleto, separa o corpo estriado em um **núcleo caudado** e um **núcleo lentiforme**. A cápsula interna também passa lateralmente ao diencéfalo.

> ### Questão
> O córtex cerebral será discutido em maiores detalhes nos Capítulos 21 e 22. Pensando de antemão, qual importância funcional você imaginaria que as convoluções do córtex poderiam ter?

O córtex localizado acima da ínsula primordial é tremendamente expandido no decorrer do segundo ao quarto mês, empurrando a parte posteroventral da vesícula telencefálica para baixo e para a frente, no formato de um arco grande. Essa parte se transforma no futuro **lobo temporal** (ver Fig. 1.28). Por fim, o tamanho e o formato dos hemisférios cerebrais fazem com que as estruturas do mesencéfalo e do rombencéfalo fiquem sobrepostas. Como a cavidade ventricular da vesícula telencefálica acompanha essas modificações do formato dos hemisférios em desenvolvimento, os ventrículos laterais também adquirem um formato em "C" (ver Fig. 1.10). Outros componentes estruturais do telencéfalo também adquirem formatos em "C", tais como o núcleo caudado, hipocampo e fórnice, além do lobo límbico. O desenvolvimento contínuo do córtex cerebral eventualmente envolve o córtex da ínsula.

A abóbada óssea craniana limita a expansão contínua dos hemisférios, consequente à rápida proliferação celular em curso. Dessa forma, para acomodar a expansão continuada, o córtex liso (lisencefálico) inicial de cada hemisfério se torna pregueado. Esse pregueamento resulta na formação de fendas, chamadas de **sulcos**, que demarcam elevações (convoluções) formadas no

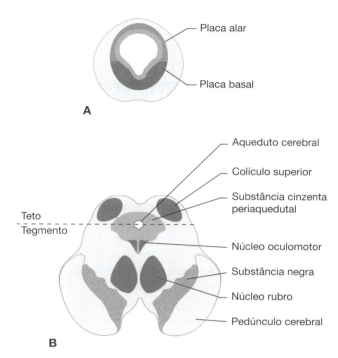

Figura 1.26 O mesencéfalo é um derivado mesencefálico. **A.** Estrutura neural representada por volta da quinta semana. **B.** No mesencéfalo maduro, várias estruturas importantes são observáveis.

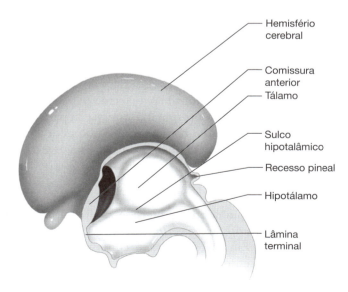

Figura 1.27 Vista lateral dos hemisférios cerebrais em desenvolvimento (telencéfalo), com vista de um corte da linha mediana do diencéfalo em desenvolvimento.

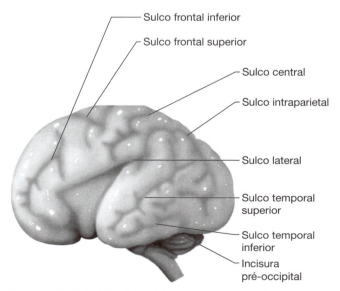

Figura 1.28 Vista lateral do córtex cerebral em rápido desenvolvimento. Os sulcos são evidentes no feto aos sete meses de desenvolvimento intrauterino.

córtex, denominadas **giros**. No adulto, dois terços do córtex cerebral permanecem ocultos, enterrados nas paredes e no assoalho dos sulcos.

Os sulcos aparecem em uma sequência ordenada, durante o desenvolvimento fetal. Em um feto de sete meses, é possível identificar os principais sulcos do encéfalo adulto. Esses sulcos são ilustrados na Figura 1.28.

Somitos: desenvolvimento das vértebras

As vértebras e o crânio que cercam e protegem o SNC se desenvolvem ao mesmo tempo que o tubo neural. A formação da notocorda e do tubo neural é acompanhada de um espessamento do mesoderme paraxial em duas colunas longitudinais. Na terceira semana de vida intrauterina, essas colunas dividem-se em blocos de mesoderme chamados de **somitos**. Cada somito se diferencia em três regiões que formam diferentes partes do embrião (ver Fig. 1.29). A camada mais externa de um somito é o **dermátomo**, que se desenvolve na derme da pele. A camada média de um somito é o **miótomo**, cujos mioblastos se desenvolvem em músculo estriado. A camada mais interna de um somito é o **esclerótomo**, cujas células originam o osso (vértebras e costelas).

Durante a quarta semana, as células do esclerótomo circundam o tubo neural e a notocorda. As células da mesoderme (mesênquima) que cercam a notocorda se desenvolvem em corpos vertebrais. Conforme os corpos vertebrais vão se desenvolvendo, a notocorda sofre degeneração e persiste apenas como núcleo pulposo de cada disco intervertebral (Cap. 5). As células mesenquimais que circundam o tubo neural formam as lâminas ou arcos vertebrais, que repousam dorsalmente à medula espinal em desenvolvimento. Após a formação do modelo cartilaginoso de uma vértebra, inclusive a fusão dos arcos vertebrais, a ossificação se torna evidente nos arcos vertebrais ao final da oitava semana. O crânio desenvolve-se a partir do mesênquima (mesoderme) que circunda o encéfalo em desenvolvimento, derivado dos somitos e das células da crista neural.

CONEXÕES CLÍNICAS

Defeitos do tubo neural

Alguns distúrbios congênitos são resultantes de defeito do fechamento do tubo neural. Esses distúrbios ocorrem quando o tubo neural falha em fechar durante a terceira e a quarta semana do desenvolvimento. Os defeitos do desenvolvimento do tubo neural estão associados ao consumo inadequado de ácido fólico, especialmente no início do desenvolvimento. Esses distúrbios diferem conforme a localização do defeito ao longo do tubo neural; tais anormalidades podem afetar a medula espinal ou o encéfalo, seja de modo isolado ou combinado. Entretanto, essas anomalias não ficam confinadas apenas ao tecido neural e envolvem também as estruturas ósseas associadas. A incidência dos defeitos de tubo neural grave, como a anencefalia, tem declinado, graças não só à detecção antecipada no pré-natal como também à suplementação dietética com ácido fólico. A neurulação defeituosa pode ser detectada por meio da determinação dos níveis de alfafetoproteína (AFP) e acetilcolinesterase no líquido amniótico. A concentração de AFP aumenta tanto no líquido amniótico como no soro materno. Gestantes com níveis séricos elevados de AFP são submetidas à *amniocentese* para determinação da concentração de AFP no líquido amniótico, que é um indicador mais confiável da ocorrência do defeito de tubo neural, em comparação aos níveis séricos da proteína. A acetilcolinesterase é produzida pelo tecido nervoso e excretada no líquido cerebrospinal. Deste, passa para o líquido amniótico quando há defeito do tubo neural. As varreduras de ultrassom também são usadas na detecção pré-natal dos defeitos de tubo neural.

Espinha bífida

O termo **espinha bífida** refere-se à falha das metades primordiais dos arcos vertebrais em se fundir na linha mediana. Em casos graves, o conteúdo do canal vertebral (as meninges e a medula espinal) ganha acesso à superfície corporal. A **espinha bífida oculta** é a forma menos severa do distúrbio (ver Fig. 1.30), ocorrendo tipicamente nas vértebras L5 ou S1. Na espinha bífida oculta, o defeito permanece confinado aos arcos

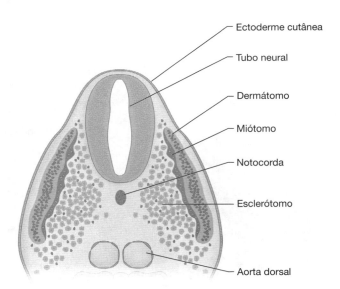

Figura 1.29 Desenvolvimento dos tecidos circundantes e protetores do tubo neural, durante a terceira semana de vida intrauterina. A mesoderme é dividida em três camadas de somitos: esclerótomo, miótomo e dermátomo.

vertebrais. As meninges não se estendem ao longo do defeito, de modo que não há protrusão da pele sobrejacente. Essa condição usualmente não produz sintomas clínicos, mas a presença do defeito pode ser marcada pelo aparecimento de um tufo de pelos na pele sobrejacente.

Vários tipos mais graves de espinha bífida são referidos como **espinha bífida cística**, porque as meninges – com ou sem a medula espinal – se projetam (formam herniações) através do defeito no arco vertebral, dando origem a um saco semelhante a um cisto cheio de LCS, na superfície do dorso. Na espinha bífida cística, que ocorre em cerca de 1 a cada 1.000 nascimentos, o tubo neural é fechado normalmente. Embora a espinha bífida cística possa ocorrer em qualquer ponto ao longo da coluna vertebral, é mais comum na região lombar. Quando somente a dura-máter e a aracnoide sofrem herniação dorsalmente, o distúrbio é chamado de **espinha bífida com mielomeningocele** (ver Fig. 1.30). A medula espinal e as raízes do nervo espinal permanecem na posição normal, mas ainda é possível que existam anormalidades na medula espinal. Quando a medula espinal e as raízes nervosas herniam para dentro do cisto cheio de LCS, a condição é denominada espinha bífida com meningomielocele (ver Fig. 1.30C). A incidência de meningomielocele é de 2 a 3 a cada 1.000 nascimentos, e aproximadamente 80% dos casos envolvem a região lombar. A condição é cerca de dez vezes mais frequente do que a espinha bífida com meningocele, e as consequências clínicas são igualmente bem mais sérias.

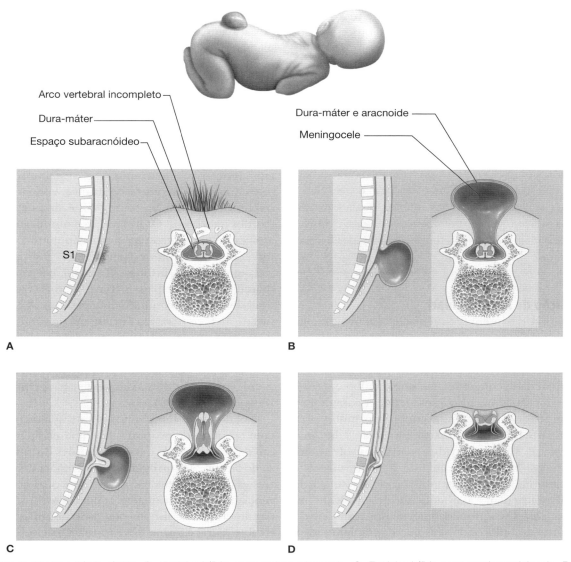

Figura 1.30 A. Espinha bífida cística. **B.** Espinha bífida com mielomeningocele. **C.** Espinha bífida com meningomielocele. **D.** Espinha bífida com mielosquise.

Os déficits neurológicos acentuados que acompanham a meningomielocele se manifestam inferiormente ao nível do cisto projetado. Havendo envolvimento lombossacral, quase sempre ocorre uma anestesia em sela na qual a área da pele sem sensibilidade localiza-se na região do corpo que ficaria em contato com a sela durante uma cavalgada. A paralisia dos esfíncteres da bexiga e do ânus é comum, assim como a paralisia total ou parcial da musculatura esquelética das pernas. Como as fibras nervosas não se desenvolvem normalmente nesse distúrbio, até mesmo o tratamento cirúrgico bem-sucedido da meningomielocele em geral não elimina os sintomas neurológicos.

O tipo mais grave de espinha bífida é a espinha bífida com mielosquise, em que não há cisto meníngeo (ver Fig. 1.30D). Nesse distúrbio, as pregas neurais do neuroporo caudal falham em se fundir. A medula espinal aberta é exposta na superfície do dorso, e o epitélio neural fica em continuidade com a pele adjacente (epitélio superficial). As raízes do nervo espinal estão presas à superfície ventral do tecido neural exposto. Os déficits neurológicos são graves, porque os neurônios localizados na região de mielosquise não se diferenciam normalmente.

> ## Questão
>
> A neurulação defeituosa resulta em defeitos do desenvolvimento. Como profissional de reabilitação, você deve tratar de crianças ou adultos portadores desses déficits. Quais são as malformações comuns, quais estruturas não se desenvolvem corretamente e como você espera que essas malformações afetem as capacidades físicas do indivíduo?

Malformação de Arnold-Chiari

A maioria das meningomieloceles (mais da metade) envolvendo a região lombossacral está associada a outro defeito congênito chamado de **malformação de Arnold-Chiari**, ou defeito cerebelomedular. Trata-se de uma anormalidade congênita, em que o bulbo e o cerebelo posterior são alongados e se estendem para dentro do forame magno, com deslocamento do bulbo para dentro da parte inferior do quarto ventrículo e do canal espinal cervical. Muitos indivíduos não desenvolvem sintomas clínicos. Entretanto, quando a malformação é grave o bastante, pode haver obstrução do sistema de drenagem ventricular e consequente desenvolvimento de hidrocefalia. Os sintomas tipicamente resultam do envolvimento do bulbo e de seus nervos cranianos associados, tais como problemas respiratórios, dificuldade para deglutir, redução do reflexo da ânsia e respiração ruidosa ou estridor laríngeo, resultante da paralisia das cordas vocais. Além da espinha bífida, a siringomielia da medula espinal cervical e a hidrocefalia estão comumente associadas a essa anomalia congênita. Essas condições são discutidas nos Capítulos 9 e 25.

Anencefalia

A **anencefalia**, em que o neuroporo rostral falha em fechar, é uma das malformações congênitas encefálicas mais comuns e graves. Sua incidência varia de 0,5 a 2,0 em cada 1.000 bebês nascidos vivos, com predominância significativa entre as meninas. A Irlanda do Norte e o sul do País de Gales são as áreas de maior incidência da condição. Amplas partes do couro cabeludo, ossos cranianos e hemisférios cerebrais (córtex e substância branca) estão ausentes, e o encéfalo é visto como uma estrutura pequena com pouca massa vascularizada. Existe um tronco encefálico, uma medula espinal e um cerebelo, mas essas estruturas geralmente são deformadas. A maioria dos fetos anencefálicos (65%) morre *in utero* e quase todos acabam morrendo ao final da primeira semana pós-natal.

RESUMO

O sistema nervoso é composto por dois tipos de células: neurônio e neuróglia. As partes de um neurônio típico são o corpo celular e os processos que dele se estendem: um axônio único e múltiplos dendritos. A principal função dos neurônios é processar a informação e se comunicar com outros neurônios, enquanto a principal função das células neurogliais é sustentar as atividades dos neurônios. Os neurônios comunicam-se entre si através de um neurotransmissor bioquímico que é liberado em uma estrutura especializada – a sinapse – localizada entre dois neurônios. O sistema nervoso apresenta duas divisões principais: SNC e SNP, cada uma das quais é subdividida em componentes distintos. A estrutura básica do SNC consiste em um sistema de cavidades circundadas por substância cinzenta, cada qual definida de acordo com seus principais componentes estruturais. Vários termos aplicados ao sistema nervoso foram definidos, incluindo trato, via, decussação, comissura, aferente, eferente, entre outros.

O desenvolvimento do sistema nervoso foi descrito com o intuito de proporcionar uma melhor compreensão da configuração e das subdivisões do sistema nervoso do adulto. A morfogênese do sistema nervoso envolve três estágios: gastrulação (durante a qual ocorre a diferenciação de três camadas celulares, com a ectoderme dando origem ao sistema nervoso); neurulação (em que o tubo neural é formado); e formação de vesícula (quando a porção rostral do tubo neural é expandida em cinco vesículas, a partir das quais se desenvolvem as subdivisões do encéfalo adulto, incluindo o telencéfalo, diencéfalo, mesencéfalo, metencéfalo e mielencéfalo). A porção caudal do tubo neural origina a medula espinal. O sistema ventricular desenvolve-se a partir do lúmen do tubo neural e, dessa forma, possui um componente em cada uma das subdivisões do encéfalo adulto. O desenvolvimento das placas alar e basal do tubo neural é um evento decisivo, pois a placa alar origina os neurônios com funções sensoriais e a placa basal dá origem aos neurônios com função motora, não apenas na medula espinal como também no tronco encefálico. Em termos de reorganização estrutural, aquela que ocorre no telencéfalo é a mais drástica. Os hemisférios cerebrais expandem-se para se sobrepor ao diencéfalo e ocultar a maior parte do mesencéfalo. Vários defeitos do desenvolvimento podem ocorrer – e a maioria deles envolve a neurulação, particularmente a espinha bífida.

ATIVIDADES PARA ESTUDO

1. Diagramar uma representação em corte transversal do tubo neural durante a quarta semana do desenvolvimento. Identificar o sulco limitante, a placa alar, a placa basal e as células da crista neural.
2. Diagramar uma representação em corte transversal da medula espinal embrionária durante a sexta semana do desenvolvimento. Identificar o sulco limitante, a placa alar e a placa basal. Esboçar uma célula ganglionar da raiz dorsal enviando seu processo central para dentro da placa alar via raiz dorsal. Esboçar um motoneurônio com seu corpo celular na placa basal e o axônio saindo pela raiz ventral.
3. Diagramar uma representação em corte transversal da medula espinal adulta. Esboçar uma célula ganglionar da raiz dorsal enviando seu processo central para dentro da substância cinzenta dorsal, via raiz dorsal. Esboçar um motoneurônio com seu corpo celular na substância cinzenta ventral e o axônio saindo pela raiz ventral. Embora o sulco limitante não possa ser distinguido na medula espinal do adulto, note a relação entre as informações sensorial e motora.
4. Diagramar uma representação em corte transversal da medula adulta. Identificar o sulco limitante. Identificar a localização dos núcleos dos nervos cranianos motor e sensorial, em relação ao sulco limitante.

BIBLIOGRAFIA

Edwards, A. Vocabulary Guide to Neuroanatomy. East Bay Publishing Co., Berkeley, CA, 1967.

Moore, K. L., and Persaud, T. V. N. The Developing Human: Clinically Oriented Embryology, 7th ed. W. B. Saunders, Philadelphia, 2003.

Nolte, J. The Human Brain: An Introduction to Its Functional Anatomy. Mosby Elsevier, Philadelphia, 2009.

Parent, A. Ch. 3. Development of the nervous system. In: Carpenter's Human Neuroanatomy, 9th ed. Williams & Wilkins, Baltimore, 1996.

Ropper, A. H., and Brown, R. H. Ch. 38. Developmental diseases of the nervous system. In: Adams and Victor's Principles of Neurology. 8th ed. McGraw-Hill, New York, 2005.

Van Allen, M. I., et al. Evidence for multi-site closure of the neural tube in humans. Am J Med Genet 47:723, 1993.

2
Anatomia regional e suprimento sanguíneo

Objetivos de aprendizagem

1. Lembrar o significado dos seguintes termos: gânglio, pedúnculo, colículo, dermátomo e miótomo.
2. Nomear as cinco regiões da medula espinal e identificar suas localizações relativas.
3. Explicar por que os níveis cervical e lombar da medula espinal são amplos (volumosos) em comparação aos níveis torácico e sacral.
4. Explicar por que uma lesão nos neurônios da medula espinal cervical poderia afetar a função sensorial e motora dos braços e pernas, enquanto uma lesão neuronal na medula espinal lombar poderia afetar a função sensorial e motora das pernas, mas não afetaria os braços.
5. Relacionar as raízes dos nervos espinais aos grupos musculares inervados por eles.
6. Reconhecer as principais estruturas presentes na superfície do tronco encefálico, incluindo: pedúnculos cerebelares, pirâmides, olivas, sulco basilar, pedúnculos cerebrais e corpos quadrigêmeos.
7. Nomear as raízes nervosas do III ao XII nervo craniano e identificá-las na superfície do tronco encefálico.
8. Nomear as partes do corpo caloso e identificar a importância dessa estrutura.
9. Identificar os principais lobos, giros e sulcos dos hemisférios cerebrais.
10. Nomear os componentes do diencéfalo.
11. Identificar os componentes do sistema ventricular e discutir onde cada um deles está localizado em relação aos hemisférios cerebrais, tronco encefálico e medula espinal.
12. Diferenciar a função das fibras comissurais, de projeção e de associação dos hemisférios cerebrais.
13. Lembrar das principais artérias dos territórios vasculares do SNC.

Abreviaturas

ACA artéria cerebral anterior

ACM artéria cerebral média

ACP artéria cerebral posterior

LCS líquido cerebrospinal

SNC sistema nervoso central

SNP sistema nervoso periférico

INTRODUÇÃO

Conforme destacado no Capítulo 1, o SNC humano consiste em cinco subdivisões principais: medula espinal, tronco encefálico, cerebelo, diencéfalo e hemisférios cerebrais. O termo *cérebro* inclui os hemisférios cerebrais, o diencéfalo, assim como os núcleos da base. Este capítulo traz uma visão geral de cada uma dessas subdivisões em uma seção individual. Com exceção da seção sobre o cerebelo, todas estão organizadas de modo que as principais características de superfície sejam discutidas primeiramente, seguidas de uma consideração sobre a organização interna geral da subdivisão abordada. O interior de cada subdivisão é constituído por arranjos específicos de substâncias cinzenta e branca. Lembre-se de que uma das principais características da estrutura básica do encéfalo e da medula espinal é a divisão em áreas de substância cinzenta e de substância branca, e que a substância branca consiste nos axônios dos neurônios que estruturalmente conectam uma parte do sistema nervoso a outra. Significativamente, os axônios (fibras nervosas) constituem a base da comunicação entre diferentes partes do sistema nervoso, em virtude de sua capacidade de conduzir impulsos nervosos. A visão geral da estrutura do SNC trazida por este capítulo estabelece o arcabouço no qual as células do sistema nervoso – os neurônios e neuróglia – atuam. O conhecimento do desenho anatômico do SNC nos ajuda a analisar as demandas impostas aos neurônios em relação a suas rotas de informação entre, por exemplo, a medula espinal e o encéfalo, bem como entre os diversos componentes encefálicos. Essa comunicação ocorre ao longo de tratos e vias identificáveis que residem na substância branca do interior do SNC. A visão geral da anatomia regional do SNC trazida por este capítulo fornece a base para uma consideração mais detalhada de cada uma dessas estruturas principais, que serão apresentadas nas Partes II e III do livro.

MEDULA ESPINAL

> ## Apresentação clínica
>
> Maria Rodriguez, uma menina de catorze anos, sofreu um acidente enquanto esquiava e teve transecção total da medula espinal ao nível torácico. Ela foi internada no setor de reabilitação, onde você trabalha.
>
> Jonathan Perry, um jovem de dezoito anos, também foi internado no setor onde você trabalha. Ele tem um tumor na medula espinal, que resultou apenas em perda sensorial.
>
> Ao ler este capítulo, considere os seguintes aspectos:
>
> - Quais tipos de perdas Maria provavelmente sofrerá (motora, sensorial ou ambas)?

> - No caso da Maria, uma vez que a lesão envolve a parte torácica da medula espinal, considere quais grupos musculares provavelmente continuariam sendo inervados e quais ficariam sem inervação. (Note que esta questão será retomada nos Capítulos 9, 10 e 11.)
> - No caso do Jonathan, qual parte da medula (anterior, posterior ou ambas) foi mais provavelmente afetada, já que ele sofreu apenas perda sensorial?

Características da superfície

Segmentos e intumescências da medula espinal

Existem 31 pares de nervos espinais ligados à medula, conferindo a esta um aspecto de segmentação externa. Assim, um *segmento de medula espinal* é definido como a região da medula ocupada pelas raízes nervosas de um único (par de) nervo espinal (ver Fig. 2.1). Ao se aproximar da medula, cada nervo espinal se bifurca em uma **raiz dorsal**, cujos filamentos se prendem à superfície dorsolateral da medula, e em uma **raiz ventral**, cujos filamentos se prendem à superfície ventrolateral da medula espinal. A raiz dorsal contém axônios aferentes (sensoriais), cujos corpos celulares estão localizados em um **gânglio da raiz dorsal**, uma expansão que se estende ao longo da parte distal de uma raiz dorsal. Esses axônios aferentes também são denominados **fibras de primeira ordem**, porque representam a fibra inicial em uma cadeia de neurônios conectados por sinapses que conduzem informação a um determinado sítio em particular do SNC. As fibras de primeira ordem são componentes de um nervo espinal pertencente ao SNP. A raiz ventral é composta por axônios eferentes (motores), cujos corpos celulares estão localizados na substância cinzenta da medula espinal, no SNC, mas cujos axônios permanecem no SNP como componentes de um nervo espinal.

> ## Questão
>
> O corno dorsal surge da placa basal ou da placa alar?

> ## Questão
>
> Nomeie as cinco regiões da medula espinal. Quantos segmentos são associados a cada região? O que é uma raiz do nervo e quantas estão associadas a cada segmento?

Correspondendo aos 31 pares de nervos espinais, existem 31 segmentos de medula espinal: 8 **cervicais**, 12 **torácicos**, 5 **lombares**, 5 **sacrais** e 1 **coccígeo**. Apesar de ser usado para especificar a localização de lesões na medula espinal, o segmento medular espinal é puramente um produto de anatomia superficial, pois a estrutura in-

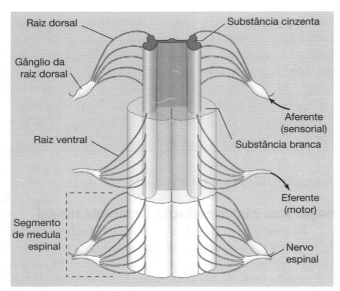

Figura 2.1 O segmento de medula espinal é um produto da anatomia de superfície e é definido como a parte da medula espinal ocupada por um par de raízes nervosas espinais pertencentes a um par de nervos espinais correspondentes. As fibras aferentes da raiz dorsal de um nervo espinal possuem corpos celulares no corno dorsal da substância cinzenta espinal, enquanto as fibras eferentes de uma raiz ventral de um nervo espinal têm corpos celulares localizados no corno ventral da substância cinzenta espinal. No caso dos segmentos com núcleos pré-ganglionares (T1-L2, S2-S4), as fibras eferentes autônomas seguem pelas raízes ventrais, e seus corpos celulares estão na zona intermediária, em vez de no corno ventral.

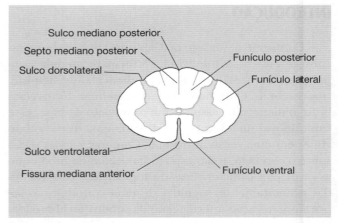

Figura 2.2 Corte transversal da medula espinal, mostrando as localizações dos sulcos e fissuras que seguem a direção longitudinal e que são observáveis na superfície da medula espinal.

terna da medula em si é insuficiente para explicar a divisão em segmentos medulares. Uma parte significativa de seus axônios tem origem e fim na medula espinal, além de servirem para interconectar bilateralmente seus segmentos, em alguns casos, ao longo de sua extensão (ver Sistema espinospinal, Cap. 5).

Por causa de seus segmentos, a medula espinal é referida como **nível segmentar** do sistema nervoso. O termo *suprassegmentar* refere-se ao encéfalo – ou seja, todas as partes do SNC que são superiores à medula espinal (organizada em segmentos). Por exemplo, o tronco encefálico, cerebelo e córtex cerebral representam, todos, estruturas suprassegmentares.

A medula espinal estende-se do forame magno, onde está em continuidade com o tronco encefálico, até o nível da junção das vértebras L1-L2 (ver Fig. 5.3). Seu formato é quase cilíndrico, um pouco achatado anteroposteriormente. É possível distinguir alguns sulcos longitudinais na superfície da medula espinal (ver Fig. 2.2). Em sua superfície posterior, o **sulco mediano posterior** ou **dorsal** é evidente como um sulco raso que se estende por todo o comprimento da medula. Uma divisão, o **septo mediano posterior**, estende-se ventralmente a partir do sulco e segue profundamente para dentro da substância medular. A **fissura mediana anterior** ou **ventral** é um referencial externo consideravelmente mais proeminente, que adentra profundamente na medula em sua superfície ventral. A fissura também se estende por todo o comprimento da medula. Dois sulcos menos distintos, o **dorsolateral** e o **ventrolateral**, estão presentes nas laterais da medula espinal e dividem cada metade lateral em terços. As fibras que constituem a raiz dorsal (posterior) de cada nervo espinal estão ancoradas no sulco dorsolateral. Similarmente, as fibras da raiz ventral (anterior) emergem do sulco ventrolateral.

Duas proeminências macroscopicamente visíveis são encontradas ao longo da extensão da medula espinal: as **intumescências cervical** e **lombossacral**. A intumescência cervical (**braquial**) estende-se pelos segmentos medulares espinais C4 a T1, enquanto a intumescência lombossacral ocupa os segmentos L2 a S3 (ver Fig. 2.3). As intumescências representam, respectivamente, as regiões da medula espinal que suprem os membros superiores e inferiores. Na avaliação da integridade da função medular espinal, os membros são usados para avaliar a sensibilidade somática, testar vários reflexos espinais e determinar a capacidade do indivíduo de realizar movimentos voluntários. Assim, é importante que o clínico saiba quais segmentos da medula espinal inervam os membros superiores e inferiores.

As intumescências são exemplos excelentes da correlação existente entre estrutura e função. Os nervos espinais derivados dos segmentos medulares C4 a T1 se unem para formar o **plexo braquial**, a partir do qual os nervos que inervam o braço e a mão se originam. Além de ser capaz de realizar movimentos delicados e habilidosos, a mão é altamente sensível à estimulação tátil. Essas funções motora e sensorial requerem, ambas, numerosas fibras nervosas individuais. A capacidade do SNC de realizar o ajuste fino dos movimentos dos dedos de-

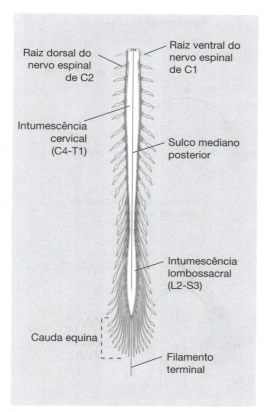

Figura 2.3 Vista posterior da medula espinal, mostrando suas intumescências focais e outras características da superfície. A intumescência cervical corresponde aos nervos espinais que formam o plexo braquial, cujos nervos inervam o membro superior, enquanto a intumescência lombossacral corresponde aos nervos espinais que formam o plexo lombossacral, cujos nervos inervam o membro inferior. Por não apresentar tanta inervação muscular nem sensorial, a região torácica tem uma extensão menor. Note que a maioria das pessoas não tem raiz dorsal de C1.

pende de sua capacidade de controlar pequenos grupos de fibras musculares. Isso requer a existência de um amplo número de fibras nervosas motoras em relação ao número de fibras musculares existentes nos dedos da mão (ver Fig. 2.4). Ou seja, é preciso haver uma **alta densidade de inervação** do membro superior, especialmente na mão.

> ### Questão
> A medula espinal é dividida em toda a sua extensão por fissuras ou sulcos distintos. Identifique-os.

Do mesmo modo, a capacidade das pontas dos dedos de discernir corretamente as propriedades dos estímulos táteis requer que numerosos receptores de fibras nervosas aferentes estejam disponíveis para transmitir a mensagem dos receptores periféricos à medula espinal. Esta última, por sua vez, deve conter um amplo número de neurônios para receber e processar essa informação aferente. Dessa forma, a região da medula espinal que inerva os membros superiores envia, em relação à massa da estrutura, um número desproporcionalmente grande de fibras motoras para o membro e, do mesmo modo, recebe numerosas fibras sensoriais desse membro. A maior densidade de inervação do membro superior é refletida nos segmentos medulares espinais C4 a T1, na forma de intumescência cervical.

A intumescência lombossacral estende-se pelos segmentos medulares espinais L2 a S3. Os nervos espinais oriundos desses segmentos contribuem para o **plexo lombossacral** que inerva o membro inferior. A densidade de inervação do membro inferior não é tão alta quanto a do membro superior. Embora os mesmos fatores produtores da intumescência cervical contribuam para a intumescência lombossacral, esta última parece estar relativamente relacionada à massa da estrutura inervada (perna *versus* braço). Em contraste com ambas as intumescências, os segmentos torácicos da medula espinal são pequenos. Isso se deve às densidades de inervação somatossensorial e motora relativamente baixas do tronco.

Caudalmente à intumescência lombossacral, a medula espinal sofre um afunilamento gradativo do diâmetro e origina uma terminação em forma de cone conhecida como **cone medular** (ver Fig. 2.5). Como as médias de velocidade de crescimento desproporcionais resultam em uma medula espinal bem mais curta do que a coluna vertebral, as raízes nervosas posicionadas mais caudalmente devem descer em direções progressivamente mais oblíquas até chegarem aos seus forames de entrada ou saída. As raízes nervosas lombar e sacral descem quase verticalmente por uma distância considerável (p. ex., o curso da raiz de S1 mede 15,2 cm) e, além do cone medular, formam uma coleção de radículas e nervos denominada **cauda equina** (dada a suposta semelhança com uma cauda de cavalo).

O fato de a medula espinal terminar na borda inferior da vértebra L1 significa que as herniações dos discos intervertebrais lombares ou o traumatismo abaixo do nível espinal de L1 podem somente comprimir as raízes nervosas da cauda equina e não danificam a medula espinal em si. Como resultado, não há manifestação de sintomas referíveis ao dano da medula espinal.

Inervação segmentar: dermátomos e miótomos

Um **dermátomo** é a área da pele ocupada por fibras somatossensoriais via raízes dorsais de um segmento da medula espinal. Em seres humanos, os dermátomos foram determinados pela primeira vez por mapeamento das áreas de erupção cutânea e dor no herpes-zóster, em que o vírus frequentemente afeta um único gânglio de raiz dorsal. No tronco, os dermátomos seguem uns aos outros, consecutivamente, com cada dermátomo formando uma faixa que circunda o tronco desde a linha médio-

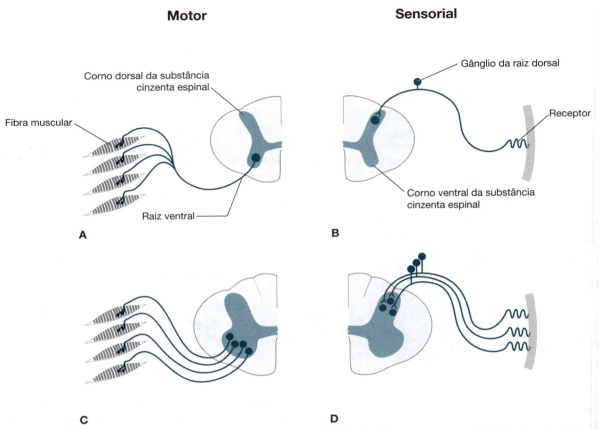

Figura 2.4 Representações esquemáticas das densidades de inervação motora (**A**, **C**) e somatossensorial (**B**, **D**). O painel (**A**) ilustra uma baixa densidade de inervação motora, enquanto o painel (**C**) ilustra uma alta densidade de inervação motora, de modo que a substância cinzenta medular espinal em (**C**) deve se expandir para acomodar um amplo número de neurônios motores. O painel (**B**) ilustra uma baixa densidade de inervação somatossensorial, enquanto (**D**) ilustra uma alta densidade de inervação somatossensorial, de modo que a substância cinzenta medular espinal em (**D**) precisa se expandir para acomodar o amplo número de células necessárias ao recebimento e processamento da informação.

-posterior até a linha médio-anterior. Entretanto, em ambos os membros superior e inferior, os dermátomos não seguem *todos* uns aos outros consecutivamente em decorrência do modo como ocorre o desenvolvimento embrionário dos membros. Os dermátomos dos membros de C5 a T1 no membro superior e de L3 a S2 no membro inferior se estendem como séries de faixas a partir da linha mediodorsal do tronco para dentro dos membros, como ilustrado na Figura 2.6. Cada dermátomo é também parcialmente inervado pelas raízes dorsais acima e abaixo do dermátomo. Por causa dessa sobreposição, o corte de apenas uma raiz dorsal espinal resulta em praticamente nenhuma perda de sensibilidade cutânea. O melhor método para detectar e demarcar uma área de sensibilidade cutânea diminuída consiste em riscar a pele de leve com um alfinete, para avaliar a sensação de dor.

É importante diferenciar entre lesão de *raiz espinal* e dano em *nervo espinal*, como pode ocorrer nas neuropatias periféricas. Por esse motivo, é necessário conhecer a distribuição cutânea dos vários nervos periféricos, além do mapa dos dermátomos. A Figura 2.6 compara esses dois mapas. Essa distinção é clinicamente importante, porque o dano a uma única raiz dorsal pode resultar em uma perda de sensibilidade cutânea pequena ou indetectável consequente à sobreposição parcial de dermátomos adjacentes, enquanto o dano a um único nervo cutâneo pode acarretar grande perda da sensibilidade cutânea.

Os **miótomos** são grupos de músculos inervados por meio das raízes ventrais, por um segmento da medula espinal. A organização segmentar dos miótomos é menos evidente do que a organização dos dermátomos. A maioria dos músculos, principalmente nos membros, é inervada pelos axônios motores que surgem de múltiplos segmentos adjacentes da medula espinal. Como os diferentes axônios surgem de segmentos espinais distintos, o miótomo é formado a partir de várias raízes espinais adjacentes. Assim, o dano a uma única raiz ventral pode apenas enfraquecer um músculo ou produzir um efeito minimamente perceptível. Existem, contudo, certos músculos cujo enfraquecimento ou atrofia sugerem o dano a uma única raiz ventral ou a raízes adjacentes. Esses músculos são listados na Tabela 2.1.

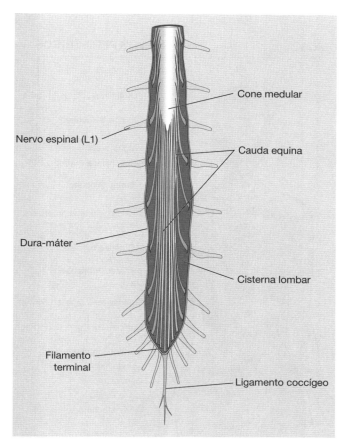

Figura 2.5 A medula espinal termina com uma configuração cônica denominada cone medular. Porém, as raízes dos nervos espinais derivadas dos segmentos da medula espinal caudal continuam descendo caudalmente para o cone medular, para formar uma estrutura chamada de cauda equina. As raízes nervosas da cauda equina repousam em um fundo de saco formado pela dura-máter e aracnoide, chamado de cisterna lombar.

Questão

Como profissional da reabilitação, você pode ser solicitado a usar a informação fornecida pelos dermátomos para interpretar a localização das lesões dos seus pacientes. Explique por que o dano a uma *única* raiz nervosa *dorsal* pode não causar perda sensorial, enquanto o dano à medula espinal dorsal nesse mesmo nível com certeza causaria perda sensorial. Empregue termos como *periférico* e *central* em sua explicação. Quais são as similaridades e as diferenças, em termos de padrão de perda, quando uma *única* raiz *ventral* é danificada?

Organização interna

Em um corte transversal, é possível observar que o sulco mediano posterior e a fissura mediana anterior quase dividem a medula espinal em metades simétricas (ver Fig. 2.7). Em toda a sua extensão, a medula espinal consiste em um núcleo central de substância cinzenta cercado por um manto de substância branca de espessura variável. Esses elementos estão nitidamente demarcados entre si.

Tabela 2.1 Quadro de miótomos relacionando músculos, suas funções e raízes nervosas associadas

Músculo	Função primária	Raiz
Diafragma	Respiração	C3, C4, C5
Deltoide	Abdução do braço	C5
Bíceps	Flexão do antebraço	C5
Baquiorradial	Flexão do antebraço	C6
Tríceps	Extensão do antebraço	C7
Quadríceps femoral	Extensão do joelho	L3, L4
Extensor longo do hálux	Dorsiflexão do hálux	L5
Gastrocnêmio	Flexão plantar	S1

Substância cinzenta

A medula espinal é composta primariamente de corpos celulares neuronais mergulhados em uma abundante rede capilar. A substância cinzenta aparece no corte transversal como uma coluna profundamente entalhada em forma de "borboleta" ou de "letra H" (ver Fig. 2.7). As barras verticais do "H" formam os cornos dorsal e ventral, enquanto a barra transversal forma a **comissura cinzenta**, junto à qual está o canal central, que é tão pequeno que quase não pode ser visto a olho nu. Os cornos dorsal e ventral se estendem por todo o comprimento da medula espinal, embora cada um exiba variações regionais de tamanho, dependendo do número de corpos celulares neuronais que constituem o corno.

Questão

Nos próximos capítulos, veremos que os neurônios podem ser diferenciados em neurônios de primeira, segunda e terceira ordem (e, às vezes, em neurônios de quarta ordem). Onde os neurônios sensoriais (aferentes) de primeira ordem sempre se originam? Onde está localizado o corpo celular do neurônio de primeira ordem?

Cada corno dorsal consiste na porção de substância cinzenta que se estende posteriormente a partir da comissura cinzenta. Os neurônios do corno dorsal recebem muitas das terminações dos neurônios de primeira ordem. Essas fibras sensoriais têm origem em receptores periféricos e alcançam a medula via raízes dorsais. Os

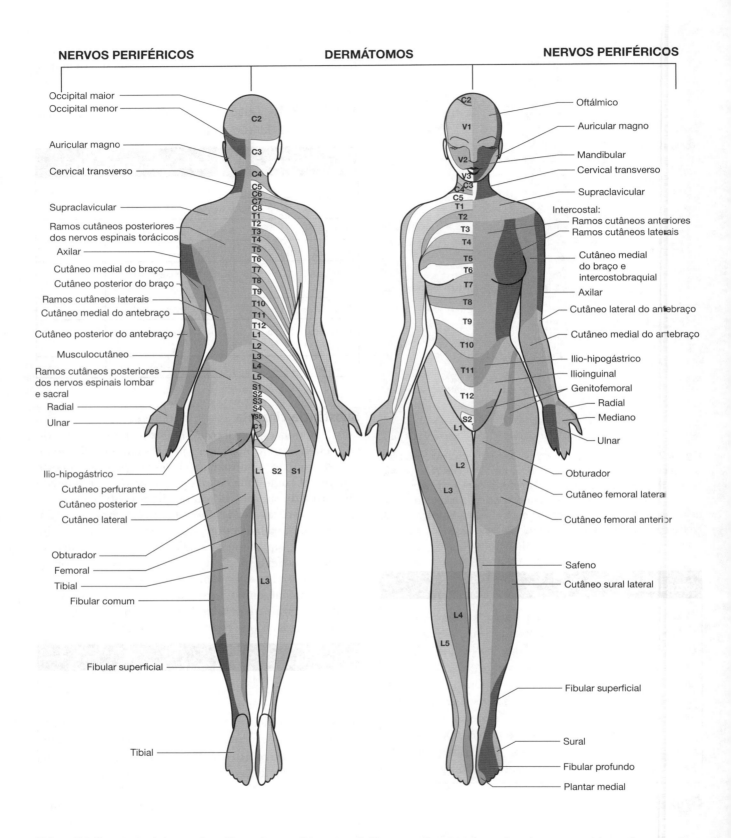

Figura 2.6 Os mapas da inervação cutânea da superfície corporal diferem, conforme as áreas da pele para as quais se olha sejam inervadas por um único par de raízes dorsais (centro) ou nervos periféricos (esquerda e direita). A área da pele inervada por um único par de raízes dorsais é referida como dermátomo. Note que o segmento C1 da medula espinal não possui raízes dorsais e, portanto, não inerva a pele. A diferença entre um dermátomo e a inervação por um nervo periférico é clinicamente importante.

neurônios do corno dorsal atuam dentro de uma capacidade sensorial.

Os cornos ventrais estendem-se anteriormente a partir da comissura cinzenta. Esses cornos contêm os motoneurônios grandes que inervam a musculatura esquelética, além de outros tipos de células. Os corpos celulares dos motoneurônios ficam no SNC, mas seus axônios emergem da medula espinal por meio das raízes ventrais e terminam na periferia do corpo. Os motoneurônios aparecem como manchas desbotadas em cortes corados para mielina e como pontos escuros em cortes submetidos à coloração de Nissl.

A **substância cinzenta intermediária** está localizada entre os cornos dorsal e ventral. A maioria dos neurônios dessa região é interneurônio, e sua função é baseada na capacidade de integração. Em seu nível mais simples, os interneurônios conectam neurônios sensoriais a motoneurônios, integrando assim suas atividades.

Substância branca

A substância branca da medula espinal é composta por fibras mielinizadas longas e densamente concentradas, que seguem uma direção longitudinal. As raízes dorsais que entram e as raízes ventrais que saem dividem a substância branca de cada metade da medula em três zonas conhecidas como **funículos** ou **colunas** (ver Fig. 2.2). O **funículo dorsal** está situado entre o sulco mediano posterior e o sulco dorsolateral, onde as raízes dorsais se prendem à medula espinal. O **funículo lateral** está localizado entre o sulco dorsolateral e o sulco ventrolateral, onde a raiz ventral emerge da medula espinal. O **funículo ventral** repousa entre a raiz ventral e a fissura mediana anterior. Como o corno dorsal se estende quase até a superfície medular, o funículo dorsal está precisamente demarcado em relação à substância branca remanescente. Entretanto, o corno ventral termina a certa distância da superfície medular, de modo que os funículos lateral e ventral não estão precisamente delimitados uns dos outros. De fato, alguns autores consideram que esses funículos constituem um único funículo – o funículo ventrolateral ou anterolateral. Tratos (coleções de axônios) ascendentes e descendentes específicos correm pelos três funículos. Esses tratos serão apresentados em capítulos subsequentes.

> **Questão**
>
> Pense na anatomia dos axônios e dos dendritos. Por que os axônios formam colunas na medula espinal e os dendritos não? Qual é o papel dos dendritos?

Comissuras

Além da comissura cinzenta, duas comissuras brancas são identificadas, e a mais significativa destas é a co-

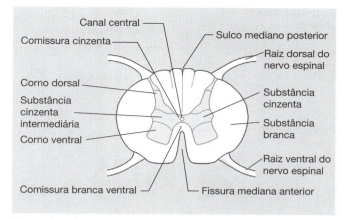

Figura 2.7 Corte transversal da medula espinal, mostrando a configuração da substância cinzenta e sua subdivisão em cornos dorsal e ventral, e a substância cinzenta intermediária.

missura branca ventral (anterior). A comissura branca ventral está posicionada entre a comissura cinzenta e a fissura mediana anterior e contém os axônios dos neurônios que decussam de um lado da medula espinal para o outro (ver Fig. 2.7). A comissura branca ventral é uma estrutura de importância clínica inquestionável. É o local onde o trato espinotalâmico (que conduz informação sobre dor e temperatura) cruza e será discutido nos Capítulos 5 e 9. Essa estrutura deve ser sempre considerada ao determinar a localização de uma lesão com base nos sintomas sensoriais manifestados por um dado indivíduo.

Variação de nível na estrutura medular

Tanto as estruturas internas como as estruturas externas (tamanho e formato) da medula espinal variam em diferentes níveis. Diversas tendências primárias caracterizam essa variação (ver Figs. 2.8 e 2.9). Primeiro, a quantidade de substância cinzenta em um dado nível da medula espinal varia localmente, dependendo do tamanho das raízes nervosas espinais em níveis distintos. Isso se deve ao fato de a quantidade de substância cinzenta em qualquer nível espinal estar relacionada primariamente à riqueza da inervação periférica (i. e., ao tamanho das raízes dorsal e ventral), conforme já discutido. Assim, as intumescências braquial e lombossacral são caracterizadas por grandes colunas cinzentas, em especial o corno ventral. Ao contrário, os níveis torácicos contêm quantidades pequenas de substância cinzenta, por causa da baixa densidade de inervação periférica do tronco.

O segundo fator é o seguinte: todos os níveis da medula espinal estão conectados ao encéfalo por feixes de fibras longas. Dessa forma, mais níveis rostrais da medula espinal contêm mais substância branca por conterem (1) todas as fibras ascendentes originárias dos segmentos mais caudais da medula e (2) todas as fibras descendentes que ainda não terminaram em segmentos mais caudais. De um ponto de vista clínico, isso é muito im-

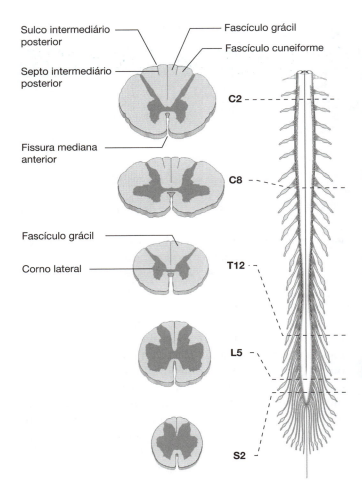

Figura 2.8 A configuração da medula espinal e a quantidade de substância cinzenta e substância branca variam em níveis diferentes.

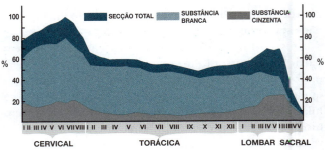

Figura 2.9 Curvas mostrando a variação da área de secção transversal da substância cinzenta, substância branca e de toda a medula em diferentes segmentos da medula espinal humana.

A Tabela 2.2 e a Figura 2.9 resumem os aspectos característicos dos cortes transversais por meio de níveis diferentes da medula espinal. Esses formatos variáveis são determinados pelo tamanho das colunas celulares nos diferentes níveis. Tenha em mente que uma coluna celular se refere aos corpos celulares neuronais que se estendem ao longo de vários níveis da medula.

CONEXÕES CLÍNICAS

Relação dos sintomas com lesões no trato piramidal

O lado em que ocorre a manifestação dos sintomas após as lesões na medula espinal e no tronco encefálico depende de a localização dessa lesão estar acima ou abaixo da decussação das pirâmides. Quando uma lesão ocorre na medula espinal, o trato piramidal (fibras motoras condutoras) já foi decussado para o outro lado. Portanto, o trato piramidal atua sobre os motoneurônios que estiverem no mesmo lado dos músculos eventualmente inervados. Isso significa que uma lesão no trato piramidal na medula espinal produzirá sintomas no mesmo lado em que ocorreu a lesão. Em contraste, quando uma lesão ocorre no tronco encefálico acima da decussação da pirâmides (p. ex., na ponte ou mesencéfalo), os sintomas são contralaterais à lesão (no lado oposto ao da lesão). Isso acontece porque aquelas fibras teriam cruzado no caminho até os motoneurônios que inervam os músculos do lado oposto.

Além disso, as regiões corporais afetadas são determinadas pela localização das lesões acima ou abaixo da decussação. Acima da decussação, o corpo e a face podem ser afetados, enquanto abaixo da decussação, apenas o corpo será afetado. Isso ocorre porque os nervos cranianos saem do tronco encefálico e seguem para a cabeça, o pescoço e a face.

Unindo esses dois fatores, uma lesão no trato piramidal junto ao tronco encefálico e *acima* da decussação das pirâmides causa sintomas contralaterais aos membros e ao tronco, bem como sintomas na cabeça, no pes-

portante: considerando que as fibras ascendentes oriundas dos níveis mais caudais se acumulam progressivamente em seu deslocamento rostral, quanto mais rostral for a localização de uma lesão medular espinal, maior será a região do corpo que apresentará alteração sensorial. O dano aos segmentos cervicais superiores, por exemplo, resulta em déficits somatossensoriais em ambos os membros, inferiores e superiores, enquanto o dano aos segmentos torácicos resulta em alterações somatossensoriais apenas nos membros inferiores. Do mesmo modo, quanto mais rostral for uma lesão medular, maior será a parte do corpo que apresentará alteração motora, pois o número de fibras descendentes que estabeleceram terminações será menor. O dano aos segmentos cervicais superiores produz déficits motores em membros superiores e inferiores, enquanto o dano torácico causa déficits no membro inferior.

Mesmo assim, essas variações são tendências em termos de sua anatomia. Tanto a substância cinzenta como a substância branca variam localmente e determinam a configuração da medula espinal em segmentos específicos.

Tabela 2.2 — Aspectos característicos de cortes transversais passando pela medula espinal em diferentes níveis

Característica	Cervical	Torácico	Lombar	Sacral
Destaque	Oval; o maior diâmetro é transversal	Oval a circular	Quase circular	Circular a quadrilateral
Volume de substância cinzenta	Amplo	Pequeno	Amplo	Relativamente amplo
Coluna cinzenta anterior	Maciça	Estreita	Maciça	Maciça
Coluna cinzenta posterior	Relativamente estreita, mas se estende posteriormente a distância	Estreita	Maciça	Maciça
Coluna cinzenta lateral	Ausente	Bem demarcada	Demarcada a L3	Demarcada a S4
Substância branca	Abundante	Menor quantidade na região cervical; quantidade relativamente grande em comparação à substância cinzenta	Quantidade discretamente menor na região torácica; bastante escassa em comparação ao amplo volume de substância cinzenta	Bastante escassa
Sulco intermediário dorsal	Presente em toda a extensão	Presente nos seis segmentos torácicos superiores	Ausente	Ausente

coço e na face. Alguns desses sintomas serão contralaterais e outros, ipsilaterais, conforme será observado em capítulos subsequentes. Em contraste, uma lesão no trato piramidal *abaixo* da decussação apenas poderá afetar os membros e o tronco. Por esse motivo, quando uma lesão causa sintomas nos músculos dos membros, cabeça, pescoço e face, essa lesão está quase certamente localizada acima da decussação piramidal. Quando uma lesão causa sintomas nos membros e no tronco, está tipicamente localizada abaixo da decussação piramidal.

TRONCO ENCEFÁLICO

Apresentação clínica

Gordon Wagner, um senhor de 55 anos, sofreu uma lesão encefálica traumática que afetou principalmente seu tronco encefálico. Ele foi admitido na unidade de reabilitação em que você trabalha. Como profissional de reabilitação, você terá de prever os sinais e sintomas associados à lesão desse paciente, com base na localização da lesão. Ao ler este capítulo, passe a considerar como o conhecimento da localização dos nervos cranianos lhe será útil. Note que continuaremos a ampliar essa informação nos Capítulos 13, 14 e 15. Este é apenas o começo!

Características da superfície

As características da superfície do tronco encefálico diferem acentuadamente daquelas inerentes à medula espinal. Isso se deve a numerosos fatores. Primeiro, o aspecto uniforme da segmentação externa conferida à medula espinal pelas raízes dorsal e ventral dos nervos espinais cessa abruptamente na junção espinobulbar. As raízes nervosas que se fixam ao tronco encefálico englobam os nervos cranianos dos quais dez pares estão irregularmente distribuídos ao longo das subdivisões do tronco encefálico. Enquanto cada nervo espinal possui um gânglio de raiz dorsal (pertencente ao SNP), apenas quatro nervos cranianos possuem um **gânglio sensorial** equivalente (V, VII, IX e X nervos cranianos). Em segundo lugar, de forma geral, a circunferência do tronco encefálico é maior do que a circunferência da medula espinal. Isso se deve a vários motivos. Por um lado, existem sistemas sensoriais na cabeça que são servidos por nervos cranianos sem equivalentes nas partes do corpo supridas por nervos espinais. Assim, a audição, o equilíbrio, a visão e o paladar requerem a presença de núcleos de nervos cranianos sensoriais especiais que se somam aos núcleos de nervos cranianos sensoriais gerais que atendem à sensação somática geral na cabeça. Por outro lado, o tronco encefálico governa funções como a respiração e a função cardiovascular, entre outras, e isso requer a elaboração de redes neurais que estão ausentes na medula espinal. Esses fatores entre outros, contribuem para um aumento do tronco encefálico que ocorre durante o desenvolvimento.

No encéfalo como um todo, uma parte significativa do tronco encefálico é ocultada pelo cerebelo. Para ver a superfície dorsal do tronco encefálico, é necessário remover o cerebelo. Para tanto, é necessário transeccionar os pedúnculos da árvore cerebelar que prendem o cerebelo ao tronco encefálico. O **pedúnculo cerebelar inferior** prende o cerebelo ao bulbo; o **pedúnculo cerebelar médio** prende o cerebelo à ponte; e o **pedúnculo cerebelar superior** prende o cerebelo ao mesencéfalo (ver Fig. 2.10). Lembre-se de que o termo *pedúnculo* se refere à substância branca.

Os três componentes do tronco encefálico foram identificados previamente. A ponte é a subdivisão mais prontamente identificada. Suas bordas caudal e rostral são delimitadas pelos **sulcos pontinos inferior** e **superior**, respectivamente (ver Figs. 2.10 e 2.11). A característica mais notável da superfície da ponte é a faixa maciça e saliente de fibras que correm transversalmente e constituem sua superfície ventral. Essas são as **fibras transversais da ponte**. O bulbo, que consiste na subdivisão mais caudal do tronco encefálico em continuidade estrutural com a medula espinal, estende-se do sulco pontino inferior até aproximadamente a borda caudal do cerebelo. O mesencéfalo estende-se cranialmente, a partir da ponte, sendo o menor e menos diferenciado entre os componentes do tronco encefálico. O mesencéfalo estende-se do sulco pontino superior até a região caudal aos **corpos mamilares**. Os corpos mamilares estão localizados na superfície ventral do tronco encefálico e pertencem ao hipotálamo; cada um é uma estrutura pequena e arredondada, posicionada lateralmente à linha mediana.

Bulbo e ponte: aspecto anterior

A fissura mediana anterior da medula espinal continua rostralmente para dentro do bulbo, porém a junção espinobulbar às vezes é obstruída pelas fibras cruzadas da **decussação piramidal** (ver Fig. 2.11). O termo *decussação* foi definido no Capítulo 1. Rostral à decussação, a fissura mediana anterior se aprofunda e é flanqueada de ambos os lados por cristas longitudinais proeminentes conhecidas como **pirâmides**. Cada pirâmide é composta por fibras motoras descendentes que se cruzam na decussação piramidal. Essas fibras então entram no funículo lateral contralateral da medula espinal, ondem descem como tratos corticospinais laterais.

> **Questão**
>
> Eis um conceito essencial, relacionado às pirâmides. Qual trato constitui as pirâmides? Onde esse trato faz decussação e onde termina? Por que a localização dessa decussação tem importância clínica para o profissional de reabilitação?

Enfim, muitas dessas fibras motoras descendentes fazem sinapse em motoneurônios que inervam a musculatura estriada.

Lateral a cada pirâmide está a **proeminência olivar** ou **oliva**, produzida pelas células do maciço **núcleo olivar inferior** subjacente do bulbo. A oliva é um referencial importante, especialmente com relação à identificação dos nervos cranianos. A oliva é demarcada das estruturas adjacentes pelos **sulcos pré** e **pós-olivares**. Os quatro pares de nervos cranianos ancorados no bulbo estão presos a ele no nível da oliva (ver Fig. 2.11). O **nervo hipoglosso** (XII nervo craniano) sai na forma de uma série de radículas ao longo do sulco pré-olivar, entre a oliva e a pirâmide. Os três nervos cranianos remanescentes formam uma linha quase contínua de radículas que se prendem no sulco pós-olivar, imediatamente lateral à oliva. A mais caudal dessas radículas, mais ou menos na borda inferior da oliva, forma o **nervo acessório** (XI). O maior contingente de radículas se une para formar o **nervo vago** (X), que é o mais extenso e funcionalmente mais complexo dos nervos cranianos. O contingente mais rostral de radículas pertence ao **nervo glossofaríngeo** (IX). Uma anato-

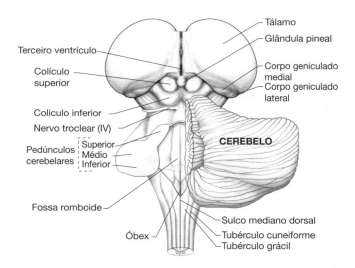

Figura 2.10 A superfície dorsal do tronco encefálico é totalmente visualizada quando o telencéfalo sobrejacente é removido e após a remoção do cerebelo por transecção dos três pedúnculos cerebelares que o prendem ao tronco encefálico. O assoalho da fossa romboide é constituído pelas superfícies dorsais do bulbo e da ponte. Note que os componentes do diencéfalo (tálamo, glândula pineal, terceiro ventrículo) também estão ilustrados.

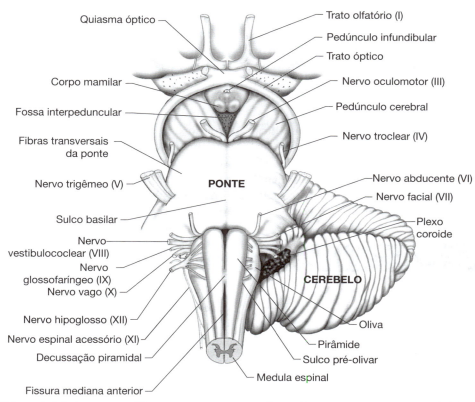

Figura 2.11 Superfície ventral do tronco encefálico com seus nervos cranianos. Note que os componentes do hipotálamo (corpo mamilar e túber cinéreo) também são mostrados.

mia mais detalhada e também as funções de todos os nervos cranianos são descritas no Capítulo 13.

Algumas alterações estruturalmente evidentes são aparentes quando se avança superiormente do bulbo para a ponte. Primeiro, como mencionado, o aspecto mais conspícuo da ponte é a faixa saliente de fibras em sua superfície ventral, composta pelas fibras transversais da ponte. Essas fibras são parecidas com uma tipoia que ancora o cerebelo à ponte. Ao serem traçadas lateralmente, as fibras transversais da ponte se tornam mais compactas e formam o pedúnculo cerebelar médio (***brachium pontis***). O nome *ponte* está associado à semelhança das fibras transversais superficiais pontinas com uma ponte, localizada entre os hemisférios cerebelares, unindo o cerebelo à ponte. De fato, as fibras do pedúnculo cerebelar médio conectam diretamente a ponte ao cerebelo sobrejacente. É possível identificar uma depressão rasa junto à linha média, na superfície pontina ventral. Trata-se do **sulco basilar**, junto ao qual repousa a **artéria basilar** (ver Fig. 2.10).

Quatro pares de nervos cranianos se prendem ao aspecto ventral ou ventrolateral da ponte (ver Fig. 2.11). O **nervo abducente** (VI) é o mais medial, emergindo do sulco pontino inferior alinhado às radículas hipoglossais. O **nervo facial** (VII), também preso à junção pontomedular, está situado lateralmente ao nervo abducente. O **nervo vestibulococlear** (VIII) é imediatamente lateral ao VII e bem maior. Como o nome indica, o VIII nervo craniano consiste em dois componentes funcionais, uma **divisão vestibular** maior e mais medial e uma **divisão coclear** menor. O **nervo trigêmeo** (V) é o maior dos nervos cranianos e se prende ao aspecto ventrolateral do pedúnculo cerebelar médio.

Bulbo e ponte: aspecto posterior

O aspecto dorsal do bulbo e ponte somente pode ser visto depois de os três pedúnculos cerebelares (conectando reciprocamente o cerebelo e o tronco encefálico) serem transeccionados e o cerebelo, removido (ver Fig. 2.10). Isso expõe o assoalho do quarto ventrículo, cuja porção caudal é formada pela superfície dorsal do bulbo e cuja porção rostral é constituída pela superfície dorsal da ponte. O assoalho do quarto ventrículo tem o formato aproximado de um diamante e é denominado **fossa romboide**. O ponto em que as paredes laterais do quarto ventrículo começam a divergir é conhecido como **óbex**. O óbex demarca o ponto em que o canal central no bulbo caudal se expande para dentro do quarto ventrículo, formando o limite caudal do ventrículo.

Ao olhar a superfície bulbar dorsal, parece que as paredes laterais do ventrículo são formadas pelas fibras da coluna dorsal divergentes que ascendem da medula espinal. Não é isso que ocorre, na verdade, pois essas paredes são formadas por algumas estruturas. Um dos aspectos visíveis é o pedúnculo cerebelar inferior (**corpo restiforme**), cujas fibras são majoritariamente originárias do bulbo (do núcleo olivar inferior) e servem para conectar o bulbo ao cerebelo (ver Fig. 2.10). As paredes da parte rostral pontina do quarto ventrículo são formadas pelos pedúnculos cerebelares superiores. Esses robustos feixes de fibras têm origem no cerebelo e se projetam para o mesencéfalo e tálamo. É possível identificar algumas eminências e sulcos na fossa romboide. O sulco mediano dorsal da medula espinal segue rostralmente pelo bulbo e pela ponte. As eminências que flanqueiam o sulco dorsomedial são produzidas em grande parte pelos núcleos dos nervos cranianos dorsalmente posicionados do tronco encefálico.

> ## Questão
>
> O cerebelo é conectado ao tronco encefálico por pedúnculos. Nomeie os três pedúnculos cerebelares e a parte do tronco encefálico com que cada um se conecta.

Mesencéfalo: aspectos anterior e posterior

Dois feixes maciços de fibras que correm longitudinalmente constituem a maior parte da superfície anterolateral do mesencéfalo (ver Fig. 2.11). Esses feixes são chamados de pedúnculos cerebrais e foram definidos no Capítulo 1 (ver Fig. 1.13). (Note que alguns autores empregam o termo *pedúnculo cerebral* para fazer referência a todo o mesencéfalo, com exceção do teto, enquanto outros usam o termo em referência ao feixe maciço de fibras corticospinais, corticobulbares e corticopontinas localizado no aspecto ventral do mesencéfalo. Neste livro, foi adotada a última definição.) Os pedúnculos cerebrais estendem-se do sulco pontino superior até uma discreta faixa de fibras que seguem transversalmente, denominadas tratos ópticos, onde desaparecem no interior da substância encefálica. As fibras descendentes dos pedúnculos cerebrais, que seguem longitudinalmente, têm origem no córtex cerebral e terminam em algumas estruturas: núcleos motores do nervo craniano do tronco encefálico, formação reticular do tronco encefálico, ponte e medula espinal. As fibras corticospinais seguindo junto aos pedúnculos cerebrais continuam seu caminho descendente em direção à medula espinal, nas pirâmides do bulbo. Essas fibras são assim referidas como trato piramidal. Os pedúnculos cerebrais estão separados por uma profunda depressão triangular, mais ampla rostralmente, chamada **fossa interpeduncular** (ver Fig. 2.11). A fossa estende-se dos corpos mamilares até o sulco pontino superior. As fibras do grande **nervo oculomotor** (III) emergem da porção média da fossa. Esse nervo motor inerva toda a musculatura extraocular, com exceção dos dois músculos supridos pelos nervos abducente e troclear.

Quatro eminências amplas, os **corpos quadrigêmeos**, podem ser observados no aspecto dorsal do mesencéfalo (ver Fig 2.10). Os corpos quadrigêmeos também são denominados colículos (singular: colículo), do latim *colliculi*, que significa "colinas ou morros pequenos". O par rostral abrange os colículos superiores e o par caudal, os colículos inferiores. Tenha em mente que os colículos superiores e inferiores em um lado são referidos como teto. Imediatamente caudal aos colículos inferiores estão as fibras que saem do **nervo troclear** (IV). Esse é o único nervo craniano que se prende à superfície tronco encefálica dorsal. O nervo de cada lado segue lateral e anteriormente ao redor da superfície do pedúnculo cerebral, para emergir na superfície ventral do mesencéfalo.

Imediatamente inferior e lateralmente ao colículo superior, há uma faixa proeminente de fibras – o **braço do colículo inferior**. É possível traçá-lo a partir do colículo inferior rostrolateralmente a outra eminência, o **corpo geniculado medial**, que faz parte do diencéfalo. O braço do colículo inferior contém axônios que o conectam ao corpo geniculado medial. Essas três estruturas (colículo inferior, seu braço e corpo geniculado medial) são partes do sistema auditivo. Há também um **braço do colículo superior**, mas é difícil identificá-lo na superfície do tronco encefálico. O braço conecta o colículo superior ao **corpo geniculado lateral**, que também faz parte do diencéfalo e pode ser identificado como uma pequena dilatação na terminação distal do trato óptico. O colículo superior, seu braço e o corpo geniculado lateral são partes do sistema visual.

A Tabela 2.3 resume os nervos cranianos que estão ancorados em cada uma das subdivisões do tronco encefálico.

Organização interna

Um cerne de tecido neural estende-se ao longo de todas as três subdivisões do tronco encefálico e é referido como **tegmento** (ver Fig. 2.12a). O termo *tegmento* é usado comumente com "ponte" e "mesencéfalo", porque essas duas estruturas contêm outras partes, além do tegmento. No entanto, o tegmento constitui quase todo o bulbo, de forma que esse termo geralmente não é aplicado a essa estrutura. O termo *bulbo* por si só é suficiente. Muitos núcleos e tratos são encontrados no tegmento do tronco encefálico, assim como na medula espinal.

> ## Questão
>
> O tronco encefálico tem dois pedúnculos cerebrais e três pedúnculos cerebelares. Qual é a diferença anatômica entre esses tipos de pedúnculos? Especifique a localização e o destino de cada um.

Tabela 2.3 Nervos cranianos do tronco encefálico

Divisão	Nervos cranianos
Bulbo	Hipoglosso (XII) Acessório (XI) Vago (X) Glossofaríngeo (IX)
Ponte	Vestibulococlear (VIII) Facial (VII) Abducente (VI) Trigêmeo (V)
Mesencéfalo	Troclear (IV) Oculomotor (III)

Ventralmente ao tegmento do mesencéfalo, ponte e bulbo, está a **porção basilar**, que recebe um nome diferente em cada subdivisão do tronco encefálico (ver Fig. 2.12b). No mesencéfalo, a porção basilar é referida como pedúnculo cerebral; na ponte, é referida como ponte basal; e no bulbo, é chamada de pirâmide. O pedúnculo cerebral do mesencéfalo e as pirâmides do bulbo são compostos por tratos de fibras, enquanto a porção basilar da ponte consiste em núcleos e tratos de fibras. Dorsalmente ao tegmento e aqueduto cerebral do mesencéfalo, há uma estrutura chamada **teto**. Dorsalmente ao tegmento da ponte e metade rostral do bulbo, está o assoalho do quarto ventrículo.

A transição da medula espinal para o tronco encefálico é caracterizada por uma completa reorganização do padrão interno de substâncias cinzenta e branca (ver Fig. 2.13). Na medula espinal, os neurônios sensoriais localizados no corno dorsal formam o equivalente a uma coluna somatossensorial geral. Os motoneurônios somáticos localizados no corno ventral formam uma coluna motora somática. Ambas as colunas se estendem como agregados ininterruptos de substância cinzenta ao longo de toda a extensão da medula espinal. Em contraste, não há colunas sensoriais ou motoras ininterruptas de substância cinzenta que se estendam por todo o comprimento do tronco encefálico. Em vez disso, os corpos celulares dos neurônios do tronco encefálico se autoagregam em núcleos anatomicamente isolados e identificáveis. A especificidade funcional dos cornos dorsal, ventral e lateral, todavia, é retida em muitos núcleos tronco encefálicos, de modo que são identificados **núcleos sensoriais, núcleos motores** e **núcleos viscerais**, cujos axônios formam nervos cranianos sensoriais, motores ou mistos. Além disso, as posições dos núcleos sen-

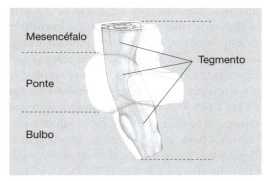

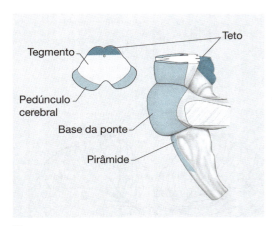

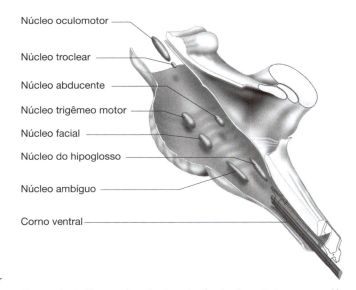

Figura 2.12 A. O interior do tronco encefálico é caracterizado por um cerne chamado tegmento, que se estende de forma contínua ao longo de todas as suas três subdivisões. **B.** Associados ao cerne tegmental, aparecem componentes ventrais em todas as três subdivisões do tronco encefálico e, no caso do mesencéfalo, também um componente dorsal. Os componentes extras são visíveis em cortes transversais e na superfície do tronco encefálico.

Figura 2.13 Reorganização da substância cinzenta troncoencefálica em relação à substância cinzenta medular espinal. Note que há uma distribuição longitudinal dos discretos núcleos motores (e sensoriais, omitida) dos nervos cranianos nas três subdivisões do tronco encefálico, em contraste com a coluna contínua de motoneurônios na medula espinal.

soriais e motores em relação uns aos outros estão em sequência mediolateral no tronco encefálico, em vez de na sequência dorsal ventral observada na medula espinal. Isso se deve ao fato de a flexura pontina, durante o desenvolvimento embrionário, abrir o tubo neural que, por sua vez, se desenvolve no rombencéfalo (bulbo e ponte). Assim, em vez de uma coluna somatossensorial localizada dorsalmente à coluna motora somática, como na medula espinal, os núcleos somatossensoriais gerais (derivados da placa alar) situados no tronco encefálico são laterais aos núcleos motores somáticos localizados medialmente (derivados da placa basal) (ver Fig. 1.22). Assim como na medula espinal, os núcleos motores viscerais ocupam uma posição intermediária entre os núcleos motor e sensorial.

Outra diferença notável entre o tronco encefálico e a medula espinal está no fato de muitos tratos tronco encefálicos se autossegregarem em feixes de axônios separados identificáveis, em oposição ao aspecto homogêneo dos funículos brancos da medula espinal. Esses discretos feixes de axônios contêm vários tratos ascendentes (sensoriais) ou descendentes (motores). Dessa forma, por exemplo, não há linha de demarcação separando os tratos espinotalâmicos dos tratos corticospinais nos funículos laterais da medula espinal, enquanto ambos os tratos são anatomicamente mais distinguíveis quanto à trajetória no nível do tronco encefálico. Uma terceira diferença está no fato de o tronco encefálico exercer muitas funções não exercidas pela medula espinal (como as funções evidentes de visão, equilíbrio, audição, sono e muitas outras, conforme observado anteriormente). O tronco encefálico, então, contém núcleos e tratos *sem correspondência* na medula espinal. Uma quarta e conspícua diferença está na não preservação do distinto padrão medular espinal, de substância cinzenta externa-substância branca interna, no tronco encefálico, onde os núcleos e tratos estão misturados. Por último, o homólogo no tronco encefálico da substância cinzenta intermediária da medula espinal – a **formação reticular** do tronco encefálico – é maior e funcionalmente bem mais diversificado do que a substância cinzenta intermediária espinal.

Questão

Compare a localização dos núcleos motor e somatossensorial no tronco encefálico e na medula espinal.

CEREBELO

O cerebelo, em posição dorsal em relação ao bulbo e à ponte, mas parcialmente separado dessas estruturas pelo quarto ventrículo (ver Fig. 2.10), é constituído por três regiões principais: uma estreita faixa de linha média não pareada chamada **verme** (pela suposta semelhança com um verme) e duas regiões laterais amplas, uma de cada lado do verme, chamadas de **hemisférios cerebelares** (ver Fig. 2.14). O cerebelo é adicionalmente subdividido em alguns lobos e lóbulos, cada um dos quais formado por uma parte pertencente ao verme e uma parte hemisférica. Uma parte significativa do verme está oculta no interior do encéfalo íntegro. No encéfalo hemisseccionado, porém, o corte atravessa o verme (ver Fig. 2.10).

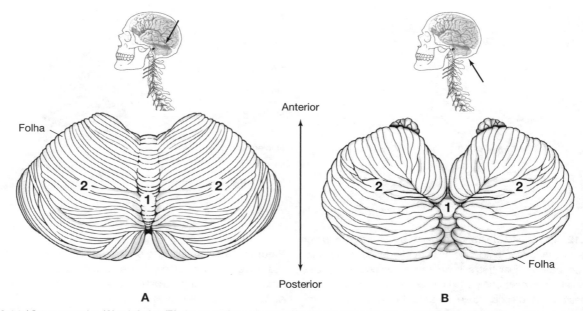

Figura 2.14 Vistas superior (**A**) e inferior (**B**) da superfície cerebelar. Note as cristas preferencialmente orientadas na transversal que caracterizam a superfície, sendo cada uma chamada de folha. 1. Verme; 2. Hemisfério cerebelar.

Apresentação clínica

Ao trabalhar em uma unidade de reabilitação, onde você trata de muitos pacientes em fase pós-acidente vascular encefálico, você descobrirá que precisa ser capaz de diferenciar os sinais e sintomas, bem como suas implicações para a função física, com base na localização das lesões dos pacientes. Como primeiro passo nesse processo, considere quatro pacientes que estejam sob seus cuidados. Um deles sofreu um acidente vascular encefálico que afetou o córtex frontal; o outro sofreu um acidente vascular encefálico que afetou o córtex parietal; um terceiro paciente apresentou envolvimento do córtex temporal; e o quarto paciente sofreu dano no córtex occipital. Ao ler este capítulo, comece a considerar a localização dessas quatro áreas distintas como forma de preparação para conhecer os sinais e sintomas que você encontrará posteriormente.

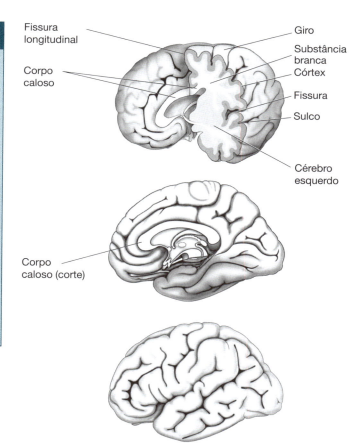

Figura 2.15 Os hemisférios cerebrais direito e esquerdo estão separados pela fissura longitudinal profunda. A faixa maciça de fibras que une os dois hemisférios, o corpo caloso, foi cortada em uma secção médio-sagital, diferentemente das superfícies mediais dos hemisférios.

CÉREBRO

Características da superfície

Os **hemisférios cerebrais** direito e esquerdo constituem a parte principal do cérebro e estão separados entre si pela **fissura longitudinal** profunda (ver Fig. 2.15). Se você olhasse para baixo, na superfície anterior do cérebro, e separasse delicadamente os hemisférios direito e esquerdo, veria a superfície superior do **corpo caloso**, que consiste em um feixe maciço de fibras comissurais interconectando os dois hemisférios. O corpo caloso representa a única conexão entre os dois hemisférios. Ao examinar um encéfalo hemisseccionado, é visto que a superfície hemisférica medial não é cortada, exceto nas comissuras, e também que a configuração do corpo caloso é em forma de um "C" invertido e raso. O corpo caloso é dividido em quatro regiões principais (ver Fig. 2.16): uma porção anterior conhecida como **joelho** se afunila para dentro do **rostro** ventralmente dirigido; uma porção intermediária dorsal ao tálamo é denominada **corpo**; e a parte caudal aumentada é chamada **esplênio**. Em casos raros, o neurocirurgião corta o corpo caloso para aliviar uma epilepsia incapacitante irresponsiva à medicação convencional (referida como epilepsia intratável). Essa operação um pouco controversa é denominada **comissurotomia** e tem gerado uma pequena população de pacientes excepcionalmente interessantes, cujo intenso estudo resultou em hipóteses fascinantes sobre as funções cognitivas e suas localizações em um dado hemisfério.

Questão

Por que o corpo caloso é importante? Que tipo de fibras compõem essa estrutura? Nomeie as quatro partes principais dessa estrutura.

Da perspectiva estrutural, os hemisférios cerebrais direito e esquerdo parecem ser essencialmente simétricos. Ambos contêm lobos que possuem os mesmos nomes, além de giros, sulcos e fissuras com nomes iguais (ver Cap. 7). Entretanto, há diferenças estruturais sutis discerníveis entre eles. Tais diferenças estão relacionadas às funções comprovadas dos hemisférios direito e esquerdo, determinadas pelos déficits clínicos resultantes de lesões confinadas a apenas um hemisfério. O primeiro e mais efetivamente comprovado exemplo foi a linguagem. O dano ao hemisfério cerebral esquerdo resulta, na vasta maioria das pessoas, em déficits de expressão ou compreensão da linguagem, ou de ambos. Os déficits são denominados afasias e serão discutidos no

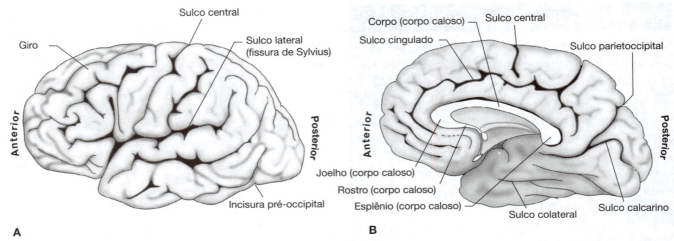

Figura 2.16 Principais sulcos nas superfícies hemisféricas lateral (**A**) e medial (**B**), usados para delinear os lobos do hemisfério. As subdivisões do corpo caloso também são mostradas.

Capítulo 22. Dessa forma, o hemisfério esquerdo foi denominado **hemisfério dominante**. Hoje, quando se fala em hemisfério dominante, é quase universalmente admitido que estamos nos referindo ao hemisfério esquerdo. Contudo, subsequentemente, foi comprovado que o hemisfério cerebral direito é dominante para algumas funções, que são diferentes das controladas pelo hemisfério esquerdo. Exemplificando, o hemisfério direito é dominante com relação às funções visuoespaciais, como esboçar corretamente as representações espaciais tridimensionais (p. ex., cubo) ou construir projetos com blocos em terceira dimensão (ver Cap. 21).

Lobos do hemisfério cerebral

Cada hemisfério é dividido em quatro lobos principais: **frontal**, **parietal**, **temporal** e **occipital**. Além disso, existe uma região funcionalmente definida, formada por partes dos lobos frontal, parietal e temporal, que é referida como sistema límbico (ou, às vezes, lobo límbico). Embora seja parcialmente baseada em pontos de referência anatômicos definidos, essa subdivisão lobular é arbitrária, como se tornará mais evidente assim que passarmos a considerar as funções dos hemisférios cerebrais. Isso, porém, não descarta a necessidade de subdivisão: precisamos ter uma linguagem comum que nos permita fazer referência a diferentes partes hemisféricas, e algumas funções hemisféricas primárias na verdade estão diferencialmente localizadas nos quatro lobos.

Cada hemisfério é composto por um núcleo interno de substância branca circundado por uma camada superficial de substância cinzenta, o **córtex cerebral**. Ao vermos o encéfalo íntegro, estamos olhando para a superfície cortical. Esta é altamente preguada em curvas e voltas tortuosas (convolutas). As cristas são conhecidas como giros (singular: giro) e as fendas são os sulcos (singular: sulco). Os sulcos especialmente profundos podem ser chamados de **fissuras**, a exemplo da fissura longitudinal ou da fissura lateral. Dois sulcos proeminentes situados na superfície hemisférica lateral, o **sulco lateral** (também chamado de **fissura de Sylvius**) e o **sulco central** (também chamado de **fissura de Rolando**), são referenciais importantes para delimitar os lobos uns dos outros (ver Fig. 2.16). A base, ou tronco, do sulco lateral começa como uma fenda profunda, a **fossa de Sylvius**. O sulco então estende-se posterior e um pouco superiormente na superfície hemisférica lateral. O sulco central é uma estria profunda e em geral contínua, que surge como um nó na junção das superfícies hemisféricas lateral e medial. Esse sulco segue para baixo e um pouco anteriormente, na direção do sulco lateral, sem de fato alcançar este último. Na superfície medial do encéfalo hemitransseccionado, há três sulcos proeminentes que ajudam a distinguir os lobos uns dos outros: **sulco parietoccipital**, **sulco calcarino** e **sulco cingulado**. Os dois primeiros formam um "Y" na lateral voltada para o sulco calcarino, formando o tronco e a asa inferior. A asa superior é formada pelo sulco parietoccipital que usualmente entalha a superfície dorsolateral do hemisfério. Por último, a **incisura pré-occipital** situada na superfície hemisférica inferolateral constitui um importante referencial na delimitação dos lobos entre si.

> **Questão**
>
> Nomeie as principais fissuras visíveis na superfície do cérebro e indique quais lobos são divididos por cada uma delas. Alguns lobos não possuem divisões distintas entre si. Quais são esses lobos e como são demarcados?

O lobo frontal abrange cerca de um terço da superfície hemisférica lateral. Estendendo-se a partir do polo frontal (extremidade anterior do encéfalo), é delimitado posteriormente pelo sulco central e inferiormente pelo sulco lateral (ver Fig. 2.17). Sua superfície inferior é denominada superfície orbital.

Duas linhas imaginárias na superfície hemisférica lateral distinguem partes dos lobos parietal, occipital e temporal entre si. Uma linha estende-se do sulco parietoccipital até a incisura pré-occipital, enquanto a outra é uma linha posteriormente direcionada a partir do sulco lateral até o ponto em que intercepta a primeira linha. O lobo parietal é delimitado anteriormente pelo sulco central, posteriormente pela linha imaginária que une o sulco parietoccipital à incisura pré-occipital, e inferiormente pelo sulco lateral e sua extensão posterior imaginária. O lobo occipital é posterior ao lobo parietal e se estende até a extremidade posterior do encéfalo (polo occipital). Enfim, o lobo temporal é anterior ao lobo occipital e inferior ao sulco lateral e à linha que forma a fronteira inferior do lobo parietal.

Na superfície medial de um hemisfério, o lobo frontal estende-se posteriormente do polo frontal até uma linha imaginária que se estende da extremidade do sulco central até o sulco cingulado. O lobo parietal é limitado anteriormente pelo lobo frontal, posteriormente pelo sulco parietoccipital e inferiormente pelos sulcos cingulado e calcarino. O limite posterior do lobo temporal na superfície medial é uma linha imaginária que se estende da incisura pré-occipital rumo à parte posterior do corpo caloso, enquanto seu limite superior é principalmente o **sulco colateral**. O lobo occipital é delimitado anteriormente pelos lobos parietal e temporal.

O sistema límbico está predominantemente na superfície hemisférica medial (ver Fig. 2.17). Seu maior componente é o **giro cingulado**, imediatamente superior ao corpo caloso e inferior aos lobos frontal e parietal. O giro cingulado curva-se ao redor da extremidade posterior do corpo caloso e, em seguida, se funde ao **giro para-hipocampal** do lobo temporal dorsal. Em sua extremidade anterior, o giro para-hipocampal se curva de volta sobre si mesmo e forma uma saliência medial – o **unco**.

O **hipocampo**, que está contido no giro para-hipocampal, faz parte da parede medial do lobo temporal (ver Fig. 2.18) e é parte importante do sistema límbico. O sistema límbico exerce papel vital na memória e emoção, conforme discutido no Capítulo 22. O hipocampo e o giro para-hipocampal, em particular, estão envolvidos na memória.

Uma área de superfície adicional do córtex cerebral é a **ínsula**. A ínsula está enterrada nas profundezas da fissura lateral, oculta e ao mesmo tempo constituída por partes dos lobos frontal, parietal e temporal. Pode ser vista somente com a separação dos lobos frontal e temporal ou, melhor ainda, após uma dissecação que remova partes de cada um dos três lobos (ver Fig. 2.19). A ínsula é uma área cortical triangular cujo ápice está voltado para baixo e para a frente, abrindo no interior da fossa de Sylvius. A ínsula é importante como ponto de referência anatômico, quando o encéfalo é visto em corte frontal e horizontal.

> **Questão**
>
> Quais estruturas constituem o diencéfalo?

Diencéfalo

Uma parte muito pequena do diencéfalo pode ser vista na superfície de um encéfalo inteiro intacto. Neste, é possível observar as várias estruturas formadoras do assoalho do hipotálamo. Os componentes do diencéfalo somente podem ser vistos ao olhar um corte médio-sagital do encéfalo. Nesse corte, é possível ver que a maior parte do diencéfalo consiste no tálamo e hipotálamo (Gr., *hypo-*, sob) (ver Fig. 2.20). Essas são estruturas pa-

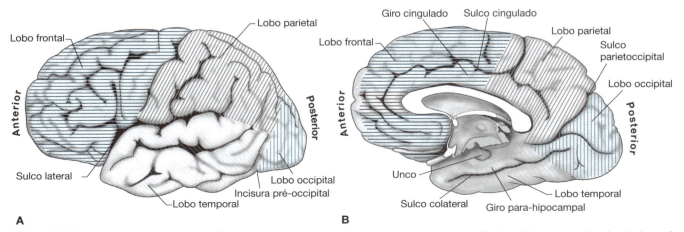

Figura 2.17 Os principais lobos do hemisfério cerebral e os principais componentes do sistema límbico. Note que o giro cingulado está presente apenas na superfície hemisférica medial.

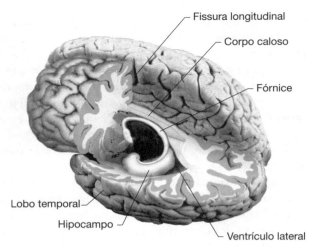

Figura 2.18 Dissecção mostrando o hipocampo, um giro cortical "submerso" na parede medial do lobo temporal. O diencéfalo e o tronco encefálico foram removidos. Também é mostrado o fórnice, um feixe robusto de fibras principalmente eferentes, oriundas de células do hipocampo.

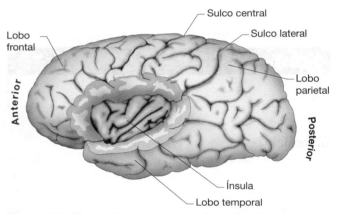

Figura 2.19 Dissecção para mostrar a ínsula localizada nas profundezas da fissura lateral. As partes dos lobos frontal, parietal e temporal que cobrem a ínsula e a ocultam foram removidas.

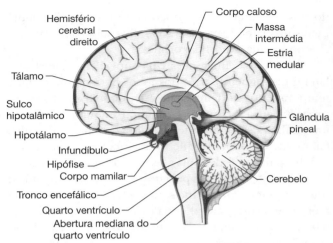

Figura 2.20 A superfície medial do diencéfalo é revelada por um corte médio-sagital do encéfalo. Os principais componentes do diencéfalo são o tálamo localizado dorsalmente e o hipotálamo localizado ventralmente, separados pelo sulco hipotalâmico raso. A seta azul no quarto ventrículo ilustra a via do LCS no interior do espaço subaracnóideo.

readas, que repousam em ambos os lados de uma estreita cavidade de linha média, semelhante a uma fenda – o terceiro ventrículo (ver Fig. 2.21) (entretanto, os hipotálamos estão em continuidade entre si no fundo desse ventrículo). Em consequência, aquilo que é visto do diencéfalo em um encéfalo hemisseccionado é sua superfície medial. O tálamo é a maior subdivisão diencefálica e consiste em duas estruturas ovais localizadas em cada lado do terceiro ventrículo da linha média. O tálamo está posicionado superiormente ao **sulco hipotalâmico**, um sulco raso situado na parede lateral do terceiro ventrículo.

O hipotálamo está situado ventralmente em relação ao sulco hipotalâmico e forma o assoalho (parte inferior) e as paredes laterais do terceiro ventrículo, de modo que, nos cortes frontais, o hipotálamo exibe uma configuração em forma de ferradura. Algumas estruturas hipotalâmicas ventrais podem ser observadas na superfície ventral de um encéfalo íntegro. Essas estruturas incluem os **corpos mamilares, infundíbulo** e **túber cinéreo**. O infundíbulo é uma estrutura pequena em forma de funil, à qual a **glândula hipófise** está presa (ver Fig. 2.20). O infundíbulo surge do túber cinéreo, uma região elevada que forma o assoalho do terceiro ventrículo (i. e., o assoalho do hipotálamo) (ver Fig. 2.11).

Organização interna

Sistema ventricular

O sistema ventricular consiste em uma série de quatro cavidades interconectadas, localizadas junto ao SNC, cheias de **líquido cerebrospinal (LCS)**. Cada subdivisão do encéfalo contém seu próprio componente do sistema ventricular. Os quatro ventrículos consistem em um par de ventrículos laterais, cada um dos quais junto a cada hemisfério cerebral; um terceiro ventrículo de linha média, que é a cavidade do diencéfalo; e um quarto ventrículo posicionado dorsalmente à ponte e ao bulbo. O LCS ventricular pode fluir para dentro do espaço subaracnóideo que circunda o SNC, através de vários forames que o levam do sistema ventricular até o interior do espaço subaracnóideo (ver Cap. 25).

Cada ventrículo lateral é uma longa estrutura em forma de "C", com largura variável. Seu formato em "C" se ajusta ao formato do hemisfério cerebral (ver Fig. 2.21). Cada ventrículo lateral é dividido em quatro partes: um **corno anterior**, um **corpo**, um **corno posterior** e um **corno inferior**. Uma abertura, o **forame interventricular**, conecta cada ventrículo lateral ao terceiro ventrí-

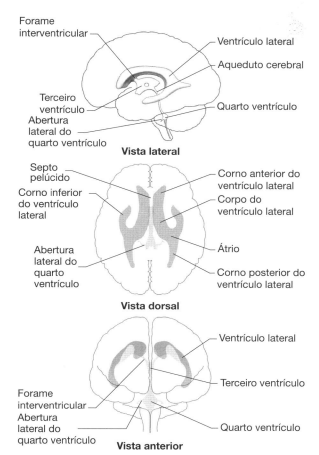

Figura 2.21 Configuração e componentes do sistema ventricular. Cada ventrículo lateral está conectado ao terceiro ventrículo por um forame interventricular. O terceiro ventrículo está conectado ao quarto ventrículo por um aqueduto cerebral localizado no mesencéfalo. O quarto ventrículo do tronco encefálico está em continuidade com o canal central da medula espinal.

culo. Dessa forma, o LCS produzido nos ventrículos laterais pode fluir através desses forames interventriculares para dentro do terceiro ventrículo.

Os cornos anteriores (dos dois ventrículos laterais) estão situados anteriormente aos forames interventriculares e junto do lobo frontal. Esses cornos anteriores são paralelos entre si e estão separados por uma placa delgada de tecido neural, chamada de **septo pelúcido**. O corpo de cada ventrículo lateral se estende posteriormente a partir do forame interventricular até a extremidade caudal arredondada do corpo caloso – o **esplênio**. O corpo do ventrículo lateral está situado junto ao lobo parietal. Ao mesmo tempo que cada corpo de ventrículo lateral se estende posteriormente a partir do forame interventricular, também diverge lateralmente, e a divergência continua pelo resto do ventrículo. Dessa forma, ao avançar posteriormente, os ventrículos laterais de ambos os lados se separam. Para entender essa divergência, veja a Figura 2.21, que mostra uma perspectiva superior e anterior das configurações dos ventrículos laterais.

O **átrio**, ou trígono lateral, é uma parte expandida do ventrículo lateral localizada posteriormente ao tálamo. A partir do átrio, o corno inferior corre ventral e rostrolateralmente para dentro do lobo temporal. O corno posterior, cujo tamanho varia bastante em encéfalos diferentes, se estende posteriormente do átrio para dentro do lobo occipital.

A estreita cavidade da linha mediana do diencéfalo, o terceiro ventrículo, se comunica com cada ventrículo lateral por meio dos forames interventriculares. Na maioria dos encéfalos, o terceiro ventrículo é parcialmente obstruído no centro pela massa intermédia, que é uma ponte de tecido unindo os tálamos dos dois lados (ver Fig. 2.20). Note que essa ponte não permite a projeção neuronal entre ambos. Os limites do terceiro ventrículo podem ser vistos em um encéfalo hemisseccionado. A raiz do ventrículo é presa ao longo de uma linha demarcada pela **estria medular**, uma crista que segue horizontalmente pela superfície dorsomedial do tálamo. Posteriormente, o terceiro ventrículo afunila-se rápido para se comunicar com o canal em forma de tubo do mesencéfalo – o aqueduto cerebral. Este, por sua vez, estende-se do aspecto posterior inferior do terceiro ventrículo até o quarto ventrículo (localizado ao nível do cerebelo).

O quarto ventrículo é uma ampla cavidade em forma de diamante, sobrejacente à ponte e à parte rostral do bulbo (essa porção rostral é denominada parte "aberta" do bulbo). O quarto ventrículo é rostralmente contínuo com o aqueduto cerebral e está caudalmente em continuidade com um canal bastante estreito no bulbo caudal (a parte fechada do bulbo). Esse canal pequeno, situado no bulbo caudal, está em continuidade com o canal central da medula espinal. O recesso no ápice do quarto ventrículo é formado por substância branca cerebelar. A partir desse ápice, duas lâminas delgadas se dividem em ângulo agudo e formam o teto do ventrículo. Tendo forma de diamante, o quarto ventrículo possui uma extensão lateral afunilada em cada lado, cada uma das quais sendo chamada de **recesso lateral** (ver Fig. 2.21). Se fosse inserida uma sonda no recesso lateral, ela emergiria através de uma abertura dentro do que teria sido o espaço subaracnóideo, no **ângulo cerebelopontino**. Essa parte do espaço subaracnóideo é chamada de **cisterna magna** e o forame que abre em seu interior é a **abertura lateral do quarto ventrículo**. O quarto ventrículo também contém uma abertura de linha média não pareada para dentro da cisterna magna do espaço subaracnóideo – a **abertura mediana do quarto ventrículo**. Esse forame está localizado na linha média da raiz caudal do quarto ventrículo (ver Fig. 2.20). Esses três forames permitem que o LCS oriundo do sistema ventricular seja drenado para dentro do espaço subaracnóideo (ver no Cap. 25 a circulação do LCS através dos ventrículos e pelo espaço subaracnóideo).

Substância branca e núcleos da base

Cada hemisfério cerebral é composto por um núcleo interno de substância branca circundado por uma delgada camada externa de substância cinzenta – o córtex cerebral (ver Fig. 1.12). Os axônios desse núcleo interno de substância branca exercem uma das duas funções: (1) conduzem informação dos neurônios no córtex cerebral para outro conjunto de corpos celulares distantes; ou (2) conduzem informação para os neurônios do córtex cerebral a partir de um conjunto de neurônios localizado a distância. Muitos desses corpos celulares distantes estão posicionados inferiormente ao córtex cerebral, ou seja, sua localização é subcortical. Os corpos celulares subcorticais de cada hemisfério cerebral são encontrados em estruturas como os núcleos da base e o tálamo. Os componentes dos núcleos da base serão discutidos adiante, mas seus neurônios estão reciprocamente interconectados com os neurônios do córtex cerebral, conforme discutido.

Um segundo e importante agregado de neurônios reciprocamente interconectados com neurônios do córtex cerebral é o agregado de neurônios do diencéfalo, um componente do cérebro, e não do hemisfério cerebral. Sendo assim, a configuração geral do cérebro consiste em um manto externo de substância cinzenta, o córtex cerebral, e um núcleo interno de substância branca onde estão embutidas as estruturas de substância cinzenta que constituem os núcleos da base e o diencéfalo.
Substância branca do hemisfério cerebral. Se as partes superiores do hemisfério forem fatiadas superiormente em relação ao corpo caloso, a substância branca central do hemisfério aparece como uma área oval, o **centro semioval**, cercada por uma estreita margem convoluta de substância cinzenta. Essa massa de fibras comum é composta por três tipos de fibras que caracterizam a substância branca cerebral: (1) **fibras de projeção**, que conectam bidirecionalmente o córtex cerebral à medula espinal; (2) **fibras de associação**, que conectam diferentes partes do mesmo hemisfério entre si; e (3) **fibras comissurais**, que reciprocamente unem os dois hemisférios entre si. É importante entender, em particular no que se refere às fibras de associação e comissurais, que as conexões existentes entre lobos distintos do mesmo hemisfério, bem como aquelas existentes entre os hemisférios, representam a base neuroanatômica de um importante princípio de organização funcional cerebral. Segundo esse princípio, as funções cerebrais são organizadas em termos de sistemas distribuídos com diferentes aspectos de um determinado comportamento sendo mediados em áreas e/ou lobos distintos. Como exemplo, partes de todos os quatro lobos principais estão envolvidas na mediação da linguagem, com cada região contribuindo para uma função especializada relacionada ao comportamento. De modo similar, o processamento de ordem superior da informação visual depende dos lobos parietal, frontal e temporal, e não apenas dos lobos occipital, como se acreditava antigamente. O conceito de sistemas distribuídos contrasta com a ideia antiga de que as funções cerebrais são organizadas em termos de lobos.

As fibras de projeção são relativamente escassas, em comparação ao imenso número de neurônios totalmente confinados ao córtex cerebral. As fibras condutoras de impulsos nervosos para e de todo o córtex cerebral convergem no diencéfalo, vindas de todas as direções. Junto ao núcleo de cada hemisfério, essas fibras formam uma massa irradiante conhecida como **coroa radiada** (ver Fig. 2.22).

Ao nível do diencéfalo, as fibras da coroa radiada convergem ainda mais e formam a **cápsula interna**, uma faixa de fibras proeminente que constitui a fronteira lateral do tálamo. A configuração da cápsula interna é mais bem visualizada em cortes horizontais, como mostra a Figura 2.23. A cápsula consiste em um **ramo anterior** e um **ramo posterior**, unidos em ângulo obtuso ao ápice direcionado medialmente. O ramo posterior é mais longo e maior do que o ramo anterior. A região onde os dois ramos se unem é chamada de **joelho**. O joelho da cápsula interna aponta medialmente.

As fibras da cápsula interna que se projetam para o córtex cerebral surgem primariamente no tálamo e se projetam para quase todo o córtex cerebral; essas fibras constituem as **radiações talamocorticais**. As fibras presentes na cápsula interna que se projetam a partir do córtex cerebral são classificadas de acordo com a massa

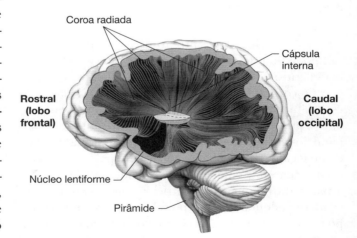

Figura 2.22 As fibras de projeção conectam reciprocamente os neurônios do córtex cerebral aos núcleos subcorticais do cérebro e diencéfalo, bem como aos núcleos do tronco encefálico e substância cinzenta da medula espinal. As origens e terminações específicas foram omitidas. Note que as mesmas fibras de projeção podem receber nomes distintos, dependendo de sua localização no SNC. O núcleo lentiforme (que consiste de globo pálido medial e do putame lateral) forma a fronteira lateral da cápsula interna.

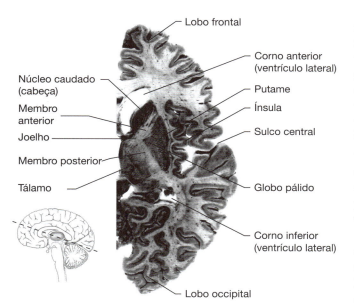

Figura 2.23 Corte horizontal do hemisfério direito do cérebro no nível indicado na inserção. O corte mostra a configuração em "V" e os três componentes principais da cápsula interna. A cápsula interna é um referencial importante no interior do cérebro, porque seus membros separam os componentes bem-definidos dos núcleos da base e tálamo uns dos outros. Os membros anterior e posterior da cápsula interna conduzem fibras com diferentes origens e terminações, e assim realizam diferentes funções.

nuclear específica em que terminam. Entre outras, estas incluiriam as fibras corticotalâmica, corticopontina, corticobulbar (projetando-se para os núcleos motores de nervos cranianos) e corticospinal. As fibras de projeção estão topograficamente organizadas junto à cápsula interna, no sentido de que as fibras que chegam ou vão para áreas corticais específicas estão localizadas em determinadas partes da cápsula em particular. É importante enfatizar que, em função da proximidade das fibras oriundas de áreas corticais funcional e anatomicamente diversas, as lesões capsulares, ainda que relativamente pequenas, podem resultar em déficits neurológicos envolvendo áreas corporais vastas e várias funções.

As fibras de associação são os axônios das células corticais que se projetam das células de uma área cortical para as células de outra área localizada no mesmo hemisfério. Essas fibras intra-hemisféricas são divisíveis em fibras de associação curtas e longas (ver Fig. 2.24). As **fibras de associação curtas** podem ser intra ou subcorticais. As **fibras de associação subcorticais** formam feixes de fibras que passam de uma região cortical em um giro a uma área localizada em um giro adjacente. Essas fibras passam dentro de um arco (por isso, às vezes são denominadas **fibras arqueadas**) junto à substância branca profunda do sulco localizado entre os giros. As fibras seguem transversalmente em vez de acompanharem o comprimento ao longo do eixo do giro.

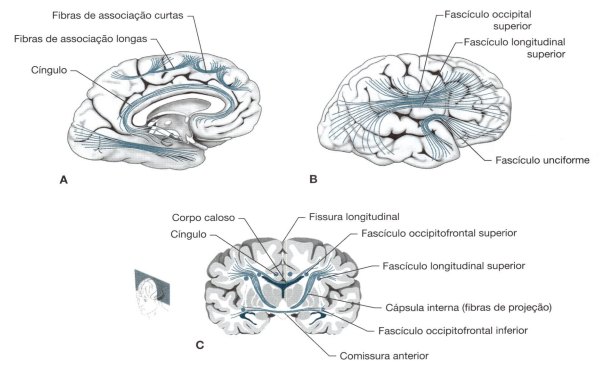

Figura 2.24 Representações esquemáticas das fibras de associação, do modo como são vistas nas perspectivas (**A**) medial e (**B**) lateral. Fibras comissurais, de projeção e de associação, como são vistas em (**C**) um corte frontal.

As **fibras de associação longas** interconectam áreas corticais localizadas em diferentes lobos, no mesmo hemisfério. Essas fibras se auto-organizam em vários feixes com nomes próprios, que podem ser revelados com uma cuidadosa dissecção geral. Entretanto, nenhum dos feixes representam vias ponto a ponto ligando apenas uma área cortical a outra área específica, pois fibras entram e saem desses feixes ao longo de toda a sua extensão. Essas fibras de associação longas são os **fascículos longitudinais superiores, fascículos occipitofrontais superior** e **inferior**, e o **cíngulo**. O fascículo longitudinal superior (também denominado **fascículo arqueado**) é o maior feixe de associação longo e, entre outras ações, conecta entre si as áreas da linguagem dos lobos frontal e parietal no hemisfério dominante (em geral, o hemisfério esquerdo) (ver Fig. 2.24). Os fascículos occipitofrontal superior e inferior, como o nome indica, seguem por entre os lobos frontal e occipital. As fibras dos fascículo occipitofrontal inferior que se prendem ao redor da margem do sulco lateral e interconectam o córtex frontal orbital ao córtex temporal anterior usualmente são consideradas à parte como **fascículo unciforme**. O cíngulo é um feixe longo e curvado, localizado na superfície hemisférica medial, junto ao giro cingulado. O cíngulo segue a curva do giro e entra no giro para-hipocampal e córtex do lobo temporal adjacente. As fibras entram e saem do cíngulo em toda a extensão de seu curso. O cíngulo é um componente importante do **sistema límbico** (ver Cap. 22).

As fibras comissurais, que interconectam reciprocamente os dois hemisférios cerebrais, são representadas pelo amplo corpo caloso e pela pequena comissura anterior. A **comissura anterior** é um pequeno feixe de fibras que cruza a linha média em frente às colunas do fórnice. A maioria de suas fibras interconecta partes dos giros temporais médio e inferior de ambos os hemisférios. É importante na transmissão do conteúdo emocional da informação de um hemisfério a outro. O maciço corpo caloso contém mais de trezentos milhões de axônios e conecta a maior parte do neocórtex de um hemisfério ao neocórtex do outro hemisfério. A maioria das fibras calosas conecta regiões homotópicas (imagem espelhada), mas algumas exibem conexões heterotópicas. O corpo caloso forma os limites de grande parte do ventrículo lateral. O joelho, por exemplo, forma o assoalho e a parede rostral do corno anterior.

A Tabela 2.4 resume os tipos de fibras mielinizadas que constituem o interior de cada hemisfério cerebral. **Núcleos da base.** Os núcleos subcorticais embutidos no núcleo de substância branca de cada hemisfério cerebral, os núcleos da base, foram conceitualizados para incluir diferentes núcleos ao passar dos anos. Historicamente, os seguintes núcleos foram considerados constituintes dos núcleos da base: **núcleo caudado**, **putame**, **globo pálido** e **tonsila do cerebelo** (ver Fig. 2.25). Hoje, a maioria dos autores considera que o termo *núcleos da base* inclui núcleos adicionais, que serão apresentados no Capítulo 7.

Cada núcleo caudado consiste em três partes: cabeça, corpo e cauda. Essas partes estão dispostas no formato de um "C" invertido e seguem estreitamente a configuração do ventrículo lateral, cujos limites são formados com a ajuda do núcleo. O putame é oval, e cada um é posicionado lateralmente à cabeça e ao corpo de cada núcleo caudado. O globo pálido (mais uma vez, uma estrutura pareada) está posicionado medialmente a cada putame (ver Fig. 2.23). Juntos, o globo pálido e o putame são chamados de **núcleo lentiforme**.

As tonsilas do cerebelo estão posicionadas nas extremidades anteriores das caudas dos núcleos caudados.

Tabela 2.4   Fibras nervosas mielinizadas no hemisfério cerebral

Tipo de fibra	Nome	Função
Comissural (transversal)	Corpo caloso Comissura anterior	Conecta áreas homólogas dos dois hemisférios cerebrais
De projeção	Fibras aferentes	Conecta o tálamo ao córtex cerebral
	Fibras eferentes	Conecta o córtex cerebral ao tálamo, núcleos da base, tronco encefálico e medula espinal
De associação	Fibras de associação curtas (U)	Conecta giros, lobos ou áreas amplamente separadas em cada hemisfério

	Fibras de associação longas
	    Fascículo longitudinal superior
	    Fascículo occipitofrontal superior
	    Fascículo occipitofrontal inferior
	    Fascículo unciforme
	    Cíngulo	

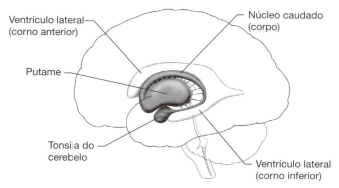

Figura 2.25 Vista lateral dos núcleos telencefálicos que integram os núcleos da base (o núcleo subtalâmico do diencéfalo e a substância negra do mesencéfalo também são comumente considerados partes dos núcleos da base). Note que o núcleo caudado em forma de "C" ajuda a formar o limite do ventrículo lateral. O globo pálido (omitido na figura) é medial ao putame.

Por causa da estreita proximidade dos núcleos caudados com os ventrículos laterais, as tonsilas do cerebelo pareadas também estão posicionadas nas extremidades anteriores dos cornos inferiores dos ventrículos laterais.

Ao longo da maior parte de sua extensão, o núcleo caudado está separado do putame por uma cápsula interna espessa. O caudado é medial em relação à cápsula interna, enquanto o putame é lateral e anterior à cápsula interna (ver Fig. 2.23). A cabeça do núcleo caudado se funde ao putame.

> **Questão**
>
> Os núcleos da base são constituídos por diferentes núcleos. Onde essa estrutura está localizada? É uma estrutura única ou pareada? Essa estrutura é medial ou lateral em relação ao tálamo? E o tálamo é uma estrutura única ou pareada?

Centrais e "C"

A anatomia topográfica do interior do encéfalo pode ser considerada um conjunto de estruturas centrais e de estruturas em forma de "C". Conhecer suas localizações individuais e relações mútuas ajudará a construir uma perspectiva tridimensional da anatomia cerebral, bem como a identificar essas estruturas ao vê-las em cortes de encéfalo.

Como indica o termo, as *estruturas centrais* consistem no cerne do cérebro. Em uma sequência medial-lateral, esse cerne consiste no terceiro ventrículo, diencéfalo, cápsula interna, globo pálido e, por último, putame (ver Figs. 2.23 e 2.26).

Essas estruturas do cerne, por sua vez, são circundadas por um conjunto de estruturas extensas em forma de "C" (ver Fig. 2.26). Cada ventrículo lateral está posicionado junto ao hemisfério cerebral, como um "C" invertido que começa no lobo frontal e, após cursar em torno do tálamo, termina rostralmente a distância, no lobo temporal. O núcleo caudado está similarmente posicionado e, de fato, ajuda a formar a fronteira lateral do ventrículo lateral. Outra estrutura prontamente identificável, o **fórnice**, também tem formato de "C". O fórnice consiste em um robusto contingente de axônios, composto primariamente de fibras eferentes oriundas do hipocampo. Em consequência da forma de letra "C", o ventrículo lateral, núcleo caudado e fórnice são encontrados duas vezes em muitos cortes horizontais e/ou frontais (coronais) do encéfalo. Veja na Figura 2.27 uma perspectiva global da organização anatômica geral do SNC.

CONEXÕES CLÍNICAS

Neurônios de associação do córtex e déficits de linguagem

No Capítulo 23, a linguagem é discutida em detalhes, e duas áreas a ela relacionadas são identificadas: a área onde a linguagem é formulada para a fala e a área de interpretação da linguagem. Ambas devem estar conectadas para que uma pessoa formule a fala em resposta a algo que tenha ouvido. O fascículo longitudinal superior conecta essas duas áreas. Uma lesão envolvendo o fascículo longitudinal superior desconecta ambas as áreas, produzindo uma síndrome afásica distinta conhecida como **afasia de condução**. Indivíduos com afasia de condução não conseguem repetir palavras, frases nem sentenças pronunciadas pelo examinador, mesmo que entendam as palavras e consigam usá-las espontaneamente (como na conversação).

> **Apresentação clínica**
>
> Considere os quatro pacientes distintos que você conheceu no início da seção sobre o cérebro. Um deles sofreu um acidente vascular encefálico que afetou o córtex frontal; o segundo teve um acidente vascular encefálico envolvendo o córtex parietal; o terceiro apresentou envolvimento do córtex temporal; e o quarto sofreu dano no córtex occipital. Ao ler este capítulo, comece considerando o modo como o conhecimento acerca do suprimento sanguíneo para o córtex ajudará você a determinar quais regiões do córtex são afetadas pelos acidentes vasculares encefálicos em diferentes vasos sanguíneos.

SUPRIMENTO SANGUÍNEO DO SISTEMA NERVOSO CENTRAL

O encéfalo representa cerca de 2% do peso corporal total (mais ou menos 1,36 kg), ainda que consuma

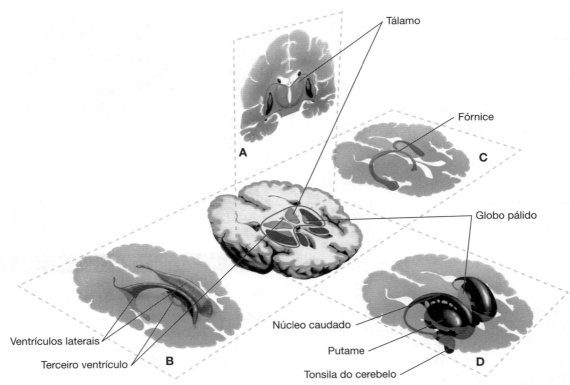

Figura 2.26 No interior do cérebro, um conjunto de estruturas centrais é cercado por três estruturas em forma de "C", como ilustram os cortes frontal (**A**) e horizontal (**B**, **C**, **D**). As estruturas centrais abrangem o tálamo, cápsula interna e globo pálido e putame (núcleo lenticular) dos núcleos da base (azul) e são cercadas por uma linha. As estruturas em forma de "C" consistem no ventrículo lateral (**B**), fórnice (**C**) e núcleo caudado dos núcleos da base (**D**). Em consequência do formato em "C", os cortes frontal e horizontal do encéfalo íntegro apropriados passarão por cada uma dessas estruturas duas vezes. (Adaptado de Evans, B. *The Human Brain: Illustrations*. MS Thesis, Department of Anatomy and Neurobiology, Colorado State University, 1991.)

de 15% a 20% do débito total de sangue oriundo do coração. Por que esse órgão relativamente pequeno requer um suprimento sanguíneo tão abundante? A resposta está nas altíssimas demandas energéticas dos neurônios (inclusive durante o sono!); no entanto, essas células não contam com mecanismos de armazenamento de quantidades significativas de nutrientes essenciais para abastecer o metabolismo elevado. Os nutrientes essenciais – oxigênio e glicose – são distribuídos aos neurônios pelo sangue. Dessa forma, o encéfalo deve receber um suprimento amplo e contínuo de sangue vindo do coração. Em outras palavras, os neurônios operam quase exclusivamente via metabolismo aeróbio, com pouca energia armazenada em forma de glicogênio para o metabolismo anaeróbio.

Essa dependência da sobrevida do neurônio de um suprimento sanguíneo contínuo e abundante se reflete em numerosos fatores. Primeiro, a distância de qualquer neurônio a um capilar sanguíneo é mínima (< 20-50 mm). Em consequência, depois que atravessam a parede do capilar, o oxigênio e a glicose têm de se difundir por distâncias mínimas para alcançar um neurônio. Em segundo lugar, a privação do encéfalo de seu suprimento sanguíneo rapidamente resulta em consequências desastrosas. Quando o sangue é totalmente impedido de alcançar o encéfalo, há perda da consciência em cerca de 10 segundos. Quando o encéfalo é totalmente privado de sangue, os neurônios começam a morrer em 3 a 5 minutos, causando dano cerebral irreversível. Isso ocorre porque as reservas limitadas de glicose e oxigênio dos neurônios são exauridas em questão de minutos, e o fornecimento das moléculas usadas pelos neurônios para ativar sua atividade metabólica é zerado logo em seguida.

Dois sistemas arteriais principais fornecem sangue ao encéfalo e para grande parte da medula espinal: as **artérias carótidas internas** e as **artérias vertebrais** (ver Fig. 2.28). As artérias carótidas internas surgem no pescoço, oriundas das artérias carótidas comuns, e ascendem verticalmente para a base do crânio. Entram, então, na cavidade craniana por meio dos canais carotídeos localizados nos ossos temporais. Os ramos terminais das artérias carótidas internas suprem a maior parte do hemisfério cerebral e grande parte do diencéfalo. Os lobos supridos por esses ramos terminais incluem a totalidade dos lobos frontal e parietal, bem como as superfícies laterais dos lobos occipital e temporal. As artérias

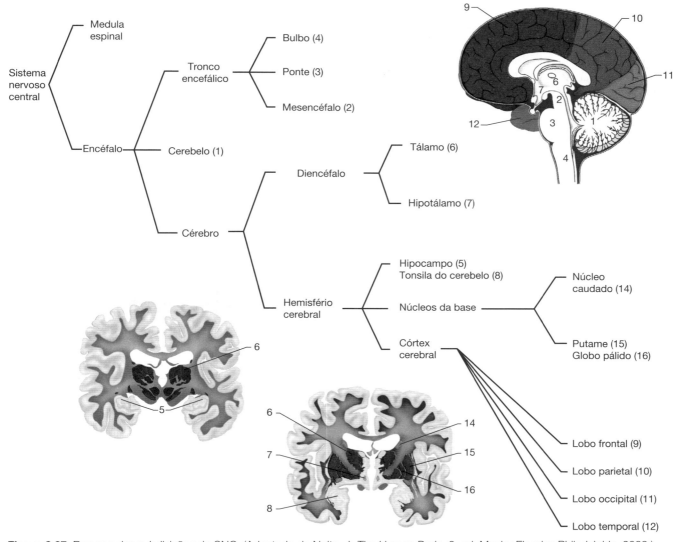

Figura 2.27 Resumo das subdivisões do SNC. (Adaptado de Nolte, J. *The Human Brain*, 6. ed. Mosby Elsevier, Philadelphia, 2009.)

carótidas internas e seus ramos costumam ser referidos clinicamente como *circulação anterior do encéfalo*.

As artérias vertebrais surgem das artérias subclávias e, então, ascendem pelos forames existentes nos processos transversais das primeiras seis vértebras cervicais. Perfuram, então, a dura-máter e a aracnoide, passando pelo forame magno do crânio. As duas artérias unem-se na borda caudal da ponte e formam a artéria basilar única. O sistema arterial vertebrobasilar e seus ramos terminais são referidos clinicamente como *circulação posterior do encéfalo*. O sistema vertebrobasilar supre todo o tronco encefálico e cerebelo, além de partes do diencéfalo, lobo occipital e lobo temporal. Além disso, as artérias vertebrais suprem a maior parte da medula espinal.

O fluxo sanguíneo total para o encéfalo é de cerca de 750 a 1.000 mL/min. Desse total, cerca de 350 mL/min fluem por meio de cada uma das artérias carótidas,

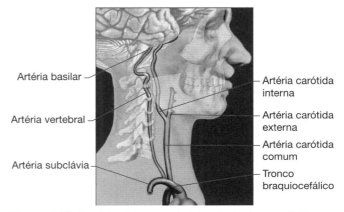

Figura 2.28 Os dois sistemas arteriais principais que distribuem sangue ao encéfalo são os sistemas carotídeo interno e vertebrobasilar. (Adaptado de Bowman, J.P., and Giddings, F. D. *Strokes: An Illustrated Guide to Brain Structure, Blood Supply, and Clinical Signs*. Prentice Hall, New Jersey, 2003.)

e cerca de 100 a 200 mL/min fluem pelo sistema vertebrobasilar. Essas diferenças de fluxo normais não devem ser confundidas com sua relevância. Ambos os sistemas são essenciais a uma vida normal e apenas suprem partes distintas do encéfalo. As diferenças de fluxo são devidas ao fato de o sistema carotídeo interno suprir um volume maior de tecido cerebral, em comparação ao sistema vertebrobasilar.

Após emitirem alguns ramos, cada sistema chega à base do encéfalo e contribui para um conjunto de artérias denominadas **círculo arterial do cérebro** (ver Fig. 2.29). A partir do círculo arterial do cérebro, cada sistema emite uma elaborada rede de ramos arteriais, cada um dos quais com nome e área encefálica suprida conhecidos (ver Cap. 7). O círculo arterial do cérebro é um anel de artérias localizado na base do encéfalo, onde os sistemas carotídeo interno e vertebrobasilar formam ligações anastomóticas (ver Fig. 2.29). A artéria carótida interna origina duas artérias principais: a **artéria cerebral média (ACM)**, que é a maior das três artérias cerebrais e considerada a continuação direta da carótida interna, e a **artéria cerebral anterior (ACA)**, que é menor. As carótidas internas e ACA participam da formação do círculo arterial do cérebro. Ao nível do mesencéfalo, a artéria basilar se bifurca em duas **artérias cerebrais posteriores (ACP)** que, juntas, constituem a parte posterior do círculo arterial do cérebro. Esse círculo é completado por duas artérias comunicantes: a **artéria comunicante anterior**, que liga as ACA de ambos os lados, e a **artéria comunicante posterior**, que liga a artéria cerebral posterior de cada lado a cada artéria carótida interna. Como as pressões arteriais são aproximadamente iguais nas artérias carótida interna e cerebral posterior, pouco sangue normalmente flui ao redor desse círculo. Entretanto, apenas em 50% das pessoas o círculo está totalmente intacto e tem todas as suas peças de tamanho significativo. Em alguns indivíduos, a estrutura pode ser tal que permite ao círculo arterial do cérebro promover uma circulação colateral efetiva diante da obstrução de uma artéria carótida interna no pescoço.

O suprimento sanguíneo para grande parte da medula espinal deriva dos ramos das artérias vertebrais (ver Fig. 5.13). Ao entrar no forame magno, cada uma das artérias vertebrais origina uma **artéria espinal posterior** e cada uma dessas artérias desce pela superfície dorsolateral da medula espinal. Mais rostralmente, cada artéria vertebral origina um ramo que segue medialmente e se une ao ramo semelhante no lado oposto, formando uma artéria única de linha média – a **artéria espinal anterior**. A artéria espinal anterior desce ao longo da fissura mediana anterior da medula espinal.

> **Questão**
>
> Quais vasos são conectados pelo círculo arterial do cérebro? Pensando antecipadamente, por que essa conexão de vasos sanguíneos poderia ser importante?

RESUMO

Neste capítulo, foram acrescentados detalhes à estrutura básica do SNC, apresentado no Capítulo 1. Foi visto que as cinco subdivisões básicas do SNC variam acentuadamente entre si. Além disso, as estruturas também apresentam variabilidade interna. A estrutura da medula espinal varia de maneira sistemática ao longo de sua extensão, de modo que a quantidade de substância

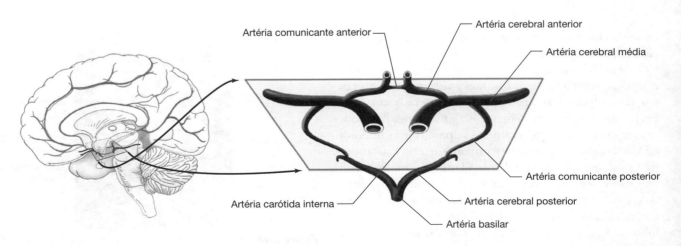

Figura 2.29 Sistemas vertebrobasilar e carotídeo interno, depois de emitirem alguns ramos, alcançam a base do encéfalo, onde contribuem para a formação do círculo arterial do cérebro. Este consiste em um anel de artérias, onde os dois sistemas formam ligações anastomóticas. O sistema vertebrobasilar origina as artérias cerebrais posteriores, enquanto o sistema carotídeo interno origina as artérias cerebrais média e anterior. O sistema vertebrobasilar também supre o tronco encefálico e grande parte da medula espinal.

branca é maior nos níveis cervicais da medula e menor nos níveis sacrais. Além disso, a estrutura da medula espinal varia regionalmente, apresentando intumescências focais ao longo dos níveis segmentares cervical e lombossacral específicos. Esses dois tipos de variações estruturais apresentam correlações clínicas importantes, após uma lesão medular espinal localizada.

A estrutura do tronco encefálico difere drasticamente da estrutura da medula espinal. Por exemplo, as colunas contínuas de células sensoriais localizadas no corno dorsal e os motoneurônios situados no corno ventral, observados na medula espinal, são substituídos por agregados discretos de neurônios sensoriais ou motoneurônios nos núcleos de nervos cranianos do tronco encefálico. A substância branca do tronco encefálico se autossegrega em coleções axônicas discretas de tratos, em oposição ao manto de substância branca de aspecto homogêneo característico da medula espinal. Cada subdivisão do tronco encefálico contém seu conjunto exclusivo de nervos cranianos, que não apresentam a organização uniforme das raízes dorsais e ventrais observadas nos nervos espinais. O conjunto particular de nervos cranianos que reside em uma determina subdivisão do tronco encefálico é importante para determinar se o bulbo, a ponte ou o mesencéfalo foram alvo de lesão encefálica.

O cérebro é a subdivisão mais ampla e mais complexamente organizada do encéfalo. Seus giros superficiais estão distribuídos em quatro lobos. Alguns dos limites desses lobos são demarcados por sulcos distintos, enquanto outros são delimitados por linhas imaginárias. De uma perspectiva funcional, todos os limites lobulares são arbitrários, mas o conceito de lobo se faz necessário por proporcionar uma linguagem comum para descrever a localização nos hemisférios cerebrais. Em contraste com a substância branca da medula espinal e tronco encefálico, que possuem muitos axônios seguindo longitudinalmente (em direção ascendente ou descendente, ao longo da estrutura), os axônios da substância branca do cérebro seguem em todas as três dimensões, entrando aleatoriamente nas fibras de associação, comissurais e de projeção. Muitas das estruturas pertencentes ao cérebro, incluindo os hemisférios cerebrais, ventrículos laterais, núcleos da base e hipocampo e fórnice juntos, estão configurados com o formato da letra "C" invertida, em consequência de seu histórico de desenvolvimento.

Neste capítulo, foi iniciada a análise do motivo pelo qual o encéfalo humano é considerado o órgão mais complexo conhecido até hoje. Na Parte II, serão acrescentados mais detalhes a essa anatomia regional. O restante do livro aborda os sistemas e subsistemas que residem e funcionam junto a esse arcabouço estrutural.

ATIVIDADES PARA ESTUDO

1. Usar o quadro de dermátomos e a tabela que relaciona as inervações musculares às raízes nervosas fornecidos neste capítulo, na prática de testes sensoriais e musculares.
2. Descrever a localização da ínsula em relação aos lobos frontal, temporal e parietal, bem como em relação ao sistema límbico.
3. Identificar e diagramar as artérias que formam o círculo arterial do cérebro. Explicar como o círculo arterial do cérebro pode prevenir danos neurológicos.

BIBLIOGRAFIA

Alpers, B. J., Berry, R. G., and Paddison, R. M. Anatomical studies of the circle of Willis in normal brain. Arch Neurol Psychiat 81:409, 1959.

DeArmond, S. J., Fusco, M. M., and Dewey, M. M. Structure of the Human Brain: A Photographic Atlas, 3rd ed. Oxford University Press, New York, 1989.

Duvernoy, H. M. The Human Brain: Surface, Three-Dimensional Sectional Anatomy with MRI, and Blood Supply, 2nd ed. Springer-Verlag, Vienna, 1999.

Gluhbegovic, N., and Williams, T. H. The Human Brain: A Photographic Guide. Harper & Row, New York, 1980.

Ludwig, E., and Klingler, J. Atlas Cerebri Humani. Little Brown & Co., Boston, 1956.

Nieuwenhuys, R., Voogd, J., and van Hurjzen, C. The Human Central Nervous System: A Synopsis and Atlas, 3rd ed., Springer-Verlag, New York, 1988.

Nolte, J. The Human Brain: An Introduction to Its Functional Anatomy. Mosby Elsevier, Philadelphia, 2009.

Nolte, J., and Angevine, J. B., Jr. The Human Brain in Photographs and Diagrams, 2nd ed. Mosby, New York, 2000.

Parent, A. Carpenter's Human Neuroanatomy, 9th ed. Williams & Wilkins, Baltimore, 1996.

Roberts, M., and Hanaway, J. Atlas of the Human Brain in Section. Lea & Febiger, Philadelphia, 1970.

3
Células do sistema nervoso

Objetivos de aprendizagem

1. Recordar o significado dos seguintes termos: sinapse, transporte axônico (anterógrado e retrógrado) e necrose.
2. Discutir a doutrina neuronal e as propriedades básicas do neurônio.
3. Analisar as propriedades associadas aos neurônios que os tornam funcionalmente exclusivos ao SN.
4. Identificar o propósito das diferentes proteínas que possibilitam o transporte de moléculas para dentro e fora dos neurônios, incluindo as proteínas de canal, proteínas-bomba, proteínas de transporte, proteínas de transdução e proteínas de transporte de neurotransmissor.
5. Identificar e classificar os neurônios com base na forma ou função.
6. Discutir a função específica de cada parte de um neurônio.
7. Diferenciar os papéis dos componentes pré e pós-sináptico da sinapse.
8. Descrever as seguintes estruturas principais encontradas no citoplasma neuronal e identificar a importância funcional de cada uma: ribossomos, complexo de Golgi, mitocôndria, lisossomos.
9. Descrever os seguintes tipos de neuróglia e seus papéis: astrócitos, oligodendrócitos, micróglia, epêndima, células de Schwann e células-satélite.
10. Prever o prognóstico e a velocidade de regeneração nervosa, com base no sítio de uma lesão em um nervo periférico.
11. Usar a toxina tetânica para explicar o processo e a função do transporte retrógrado.
12. Relacionar os distúrbios do sistema nervoso às células neurogliais específicas envolvidas.

Abreviaturas

AIDS síndrome da imunodeficiência adquirida

ATP trifosfato de adenosina

DA doença de Alzheimer

DNA ácido desoxirribonucleico

EM esclerose múltipla

HIV vírus da imunodeficiência humana

HSV vírus do herpes simples

LCS líquido cerebrospinal

RE retículo endoplasmático

REr retículo endoplasmático rugoso

RNA ácido ribonucleico

SNC sistema nervoso central

INTRODUÇÃO

A tarefa deste capítulo é descrever os tipos de células que compõem o sistema nervoso do adulto. Foi dito que os numerosos e diversos comportamentos mediados pelo sistema nervoso, em última análise, devem ser atribuídos ao arranjo, função e interação das células individuais que o compõem. Igualmente comum é a resultante observação de que as disfunções comportamentais resultantes da doença cerebral são manifestações da função anômala dessas unidades celulares individuais. Embora ambas as observações sejam verdadeiras, existe um abismo conceitual aparentemente intransponível entre essas afirmações e uma consideração lógica e holística acerca do modo como uma dada organização neuronal em particular é capaz de gerar comportamentos exclusivamente humanos. Mesmo assim, o conhecimento da forma e função celulares é essencial, pois fornece hipóteses importantes sobre aspectos como o modo de ação de compostos químicos específicos (inclusive medicamentos e substâncias recreativas). De fato, concentrações mínimas de íons específicos afetam a função dos neurônios, do mesmo modo como as doenças específicas e triviais. Essas perturbações da função celular comum podem, frequentemente, resultar em anormalidades comportamentais dramáticas.

Como observado no Capítulo 1, duas classes primárias de células formam o sistema nervoso: os neurônios e as células gliais ou neurogliais. Em ambas as categorias, existem células de formas e tamanhos amplamente variados, que são características reflexivas de uma especialização celular para cumprir um papel funcional em particular. A primeira seção deste capítulo considera os neurônios. De acordo com a **doutrina neuronal**, o neurônio individual consiste na unidade genética, anatômica, funcional e trófica do sistema nervoso. Todos os aspectos associados à função cerebral, sensação, movimento, fala, linguagem, pensamento, emoção e afeto são mediados pela atividade neuronal. A segunda seção é dedicada à discussão das células neurogliais. Há muito consideradas células com funções auxiliares às funções dos neurônios, as células neurogliais são vitais à sobrevida neuronal. Em número significativamente maior do que o de neurônios, as células gliais ocupam essencialmente todo o espaço não ocupado pelos neurônios. Além disso, exercem papéis importantes nas reações do tecido nervoso à lesão e à doença.

Os vários constituintes celulares do sistema nervoso, com seus processos e numerosos capilares sanguíneos, combinam-se para formar o **parênquima**, que representa o substrato tecidual do SNC. Os processos patológicos que afetam o encéfalo envolvem todos os constituintes do parênquima do SNC, seja ao mesmo tempo ou de modo sequencial.

NEURÔNIOS

> ### Apresentação clínica
>
> Você está trabalhando com Martin Herskovitz, que sofreu uma lesão com resultante esmagamento do nervo radial. À medida que avançar na leitura deste texto, considere a informação que está aprendendo no contexto da situação desse indivíduo. Quais serão as consequências dessa lesão, a curto e longo prazos? Fará alguma diferença se apenas o nervo tiver sido avariado ou se o corpo celular também tiver sido danificado? Como essa informação o ajudará a determinar o prognóstico do sr. Herskovitz para a recuperação física?
>
> Na semana subsequente a que você iniciou o tratamento do sr. Herskovitz, Martha Smith veio à sua clínica. Ela sofrera uma lesão na medula espinal que supre as raízes nervosas periféricas para o nervo radial. Considere as diferenças em termos de prognóstico, uma vez que a lesão da sra. Smith está localizada junto à medula espinal e a lesão do sr. Herskovitz está situada estritamente no nervo periférico.

Propriedades associadas aos neurônios

Algumas das propriedades associadas aos neurônios conferem atributos exclusivos do sistema nervoso – atributos não compartilhados por nenhum outro sistema orgânico. Entre essas propriedades, estão as seguintes:

1. *O número de neurônios, sua especialização como classe e a especialização dos membros individuais da classe.* Estima-se que o encéfalo humano contenha 10^{12} neurônios (um milhão de milhões), cada um vivendo sua vida biológica de modo independente, mas precisamente inter-relacionado com os demais. Como classe, os neurônios são altamente especializados: possuem um formato distinto; têm uma membrana externa especializada para receber informação e suportar uma variedade de sinais elétricos; e exibem uma estrutura exclusiva – a sinapse – para se comunicarem com outros neurônios ou células efetoras.

   Além disso, a extraordinária especialização de cada neurônio subdivide efetivamente cada célula em alguns compartimentos biológicos interdependentes, que serão discutidos em detalhes posteriormente. Cada compartimento funcional, por sua vez, contém exclusivamente o seu próprio conjunto e proporção de organelas, bem como suas próprias proteínas particulares – adaptações que equipam o compartimento para cumprir seu papel funcional especial na vida e atividade da célula. Uma consequência dessa especialização é tornar cada compartimento dependente dos demais, para realizar com êxito sua função especializada. Isso, por sua vez, demanda um veículo por meio do qual os compartimentos possam se comunicar. Dessa forma, uma especialização adicional do neurônio é um fenômeno chamado *transporte axoplásmico* (discutido adiante), que permite que isso aconteça. Apesar do vasto número, é provável que alguns neurônios sejam idênticos quanto à forma. A diversidade neuronal de tamanho, formato e disposição espacial dos processos é maior do que para qualquer outro tipo celular do corpo. Essa variabilidade, sem dúvida, é a principal característica de especialização funcional, pois neurônios de formas distintas contribuem diferentemente para a função do encéfalo como um todo. No entanto, a especialização dos membros individuais da classe é tão grande, que até poderia parecer que uma entidade como um neurônio típico inexiste, pelo menos enquanto célula única uniformemente descritiva das células encontradas em diferentes subdivisões do SNC. Mesmo assim, é verdade que, com raras exceções, todos os neurônios possuem demandas funcionais em comum que lhes são impostas. Os neurônios então compartilham os atributos comuns de serem responsivos aos numerosos impulsos impingidos a suas superfícies membranosas conduzirem a informação resultante a outras partes se si próprios, em forma de sinais elétricos graduados e não graduados, e influenciarem precisamente outras células nervosas, musculares ou glandulares. Portanto, não deveria causar surpresa a descoberta dos neurônios como uma classe dotada de compartimentos biológicos comuns elaborados para atender a tais demandas.

2. *Uma falta de capacidade de divisão?* Embora os neurônios retenham o complemento integral do DNA, a perspectiva convencional era a de que os neurônios perdem a competência mitótica no momento da diferenciação em células imaturas. Em outras palavras, segundo a sabedoria convencional, nascemos com nosso complemento de neurônios integral, e essas células devem durar pelo tempo necessário. A falta de competência mitótica implicava que a morte dos neurônios em consequência de doença ou lesão resultava na perda de qualquer tipo de função cumprida por esses neurônios. Isso não significa que a recuperação da função subsequente ao dano cerebral é impossível, e sim que, quando ocorre, a função passa a ser mediada pelos neurônios sobreviventes. Seria quase como se os neurônios tivessem pago o preço por sua ultraespecialização. Recentemente, foi comprovado que a ideia de que novos neurônios não são adicionados após o nascimento é falsa, pelo menos em uma área do encéfalo humano adulto – o hipocampo, que é uma estrutura comprovadamente importante para o aprendizado e a memória. Apesar de o número absoluto de novos neurônios ser baixo em relação ao número total de neurônios do encéfalo, o fato de ocorrer alguma neurogênese no encéfalo humano adulto abre muitas perspectivas tentadoras para a medicina de reabilitação.

3. *A complexidade das conexões existentes entre os neurônios (conectividade) e a extensão da dependência da função de padrões de conectividade precisos.* As conexões estabelecidas entre os neurônios (i. e., nas sinapses) são notáveis pela precisão de sua organização. Isso pode ser observado ao nível celular, ao nível dos arranjos de neurônios unidos formando um sistema com função especial e, também, ao nível do comportamento.

Um neurônio típico pode receber impulsos de milhares de neurônios distintos, com cada um desses geradores de impulsos formando sinapses com um neurônio pós-sináptico que é único em termos de localização e, às vezes, estrutura. Nos motoneurônios da medula espinal, por exemplo, a localização de uma sinapse na superfície neuronal estabelece a efetividade do impulso em termos de contribuição para a resposta final do neurônio à barragem total da informação recebida sobre todos os canais de impulsos, a qualquer momento. Cada impulso é diferentemente ponderado de acordo com sua posição na membrana da superfície receptora da célula.

Voltando o foco para os sistemas de neurônios, a especificidade da conexão entre conjuntos de neurônios nas diferentes estações do caminho (p. ex., ao longo da via visual) permite ao processador final – o córtex cerebral – extrair padrões significativos dos sinais sensoriais que chegam. E, finalmente, em um nível comportamental elementar, é o padrão de conectividade que nos permite localizar a posição de um estímulo de toque na superfície do nosso corpo, assim como é o padrão de conectividade que determina a forma de uma resposta reflexa em que músculos agonistas específicos se contraem, enquanto seus antagonistas relaxam.

Uma área de pesquisa atual de grande interesse é a determinação da natureza dos sinais químicos e outros sinais reconhecidos por um neurônio em desenvolvimento, que permitem que seus processos estendam, busquem, localizem e, por fim, estabeleçam ligações sinápticas precisas com alvos predeterminados, muitas vezes situados a centímetros de distância.

4. *A função exclusiva dos neurônios.* Conforme observado por N. Wiener, o pai da cibernética, em 1948, "a informação é informação, e não matéria ou energia". Contrastando com as células de outros sistemas orgânicos, os neurônios estão apenas incidentalmente relacionados à manipulação da energia e substâncias moleculares, ainda que usem ambas para realizar seu trabalho. O trabalho dos neurônios é a informação: de modo específico, os neurônios são células exclusivamente

relacionadas a geração, processamento, armazenamento e transferência da informação. Assim, a montagem ordenada dos neurônios que constituem o sistema nervoso pode ser vista como um dispositivo de comunicação altamente sofisticado.

A membrana plasmática

Um dos achados mais simples e abrangentes da microscopia eletrônica foi a descoberta de que todos os neurônios (inclusive seus processos) estão conectados por uma membrana plasmática contínua. Os neurônios, como outras células, estão separados entre si por suas próprias membranas, bem como por um estreito espaço extracelular cheio de líquido. Essa membrana plasmática flexível é altamente organizada e dinâmica. A membrana neuronal é formada por uma **bicamada fosfolipídica**, assim denominada por causa das moléculas de fosfolipídio que formam duas camadas distintas – uma variedade de proteínas, lipídios (colesterol e glicolipídios) e carboidratos. As cadeias de carboidrato são encontradas no lado externo da membrana. Aquelas associadas às proteínas da membrana são denominadas **glicoproteínas**. As glicoproteínas são importantes para guiar as vias de migração celular durante o desenvolvimento, bem como para o crescimento dos axônios na direção de seus alvos inervados, fator significativo tanto durante o desenvolvimento como no tecido nervoso após o dano.

A bicamada fosfolipídica está disposta de forma que as cabeças polares (carregadas) hidrofílicas (que atraem água) das moléculas de fosfolipídio ficam voltadas para as soluções aquosas existentes dentro e fora do neurônio, enquanto as caudas lipídicas hidrofóbicas (que repelem água) ficam voltadas umas para as outras no centro da membrana (ver Fig. 3.1). A consequência desse arranjo é que as substâncias solúveis em água (p. ex., íons) são impedidas de se difundirem através da membrana pelo centro hidrofóbico. Mesmo assim, pequenas moléculas passam continuamente de um lado da membrana para o outro.

Muitos processos realizados pelos neurônios são iniciados como resultado de reações moleculares que ocorrem junto da membrana plasmática. Tais processos, incluindo o trânsito de pequenas moléculas pela membrana, são mediados por uma ampla variedade de proteínas embutidas na bicamada lipídica, denominadas **proteínas integrais ou intrínsecas**. Algumas dessas proteínas estão voltadas para o ambiente aquoso, em apenas um dos lados, enquanto outras ocupam toda a largura da membrana e se projetam de ambos os lados (ver Fig. 3.1).

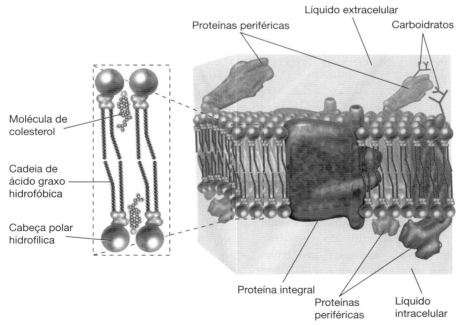

Figura 3.1 Modelo do mosaico-fluido de membrana plasmática modificado. A membrana plasmática é uma bicamada lipídica composta principalmente por moléculas de fosfolipídeo, colesterol e proteína. As moléculas de fosfolipídeo dispostas em camada dupla estão orientadas de tal modo que suas cadeias de ácido graxo hidrofóbicas (que repelem água) ficam voltadas umas para as outras formando a parte interna da membrana, enquanto suas cabeças polares hidrofílicas (que atraem água) formam as superfícies intra e extracelular da membrana. As moléculas de colesterol são incorporadas nos espaços entre os fosfolipídeos em ambos os lados da membrana. A ilustração mostra as proteínas de membrana periférica e integral. As cadeias de carboidrato estão presas a ambos os tipos de proteína, formando assim as glicoproteínas. As moléculas de proteína e glicoproteína flutuam na membrana líquida. A parte "fluida" do modelo é a bicamada fosfolipídica, enquanto a parte "mosaico" consiste nas moléculas de proteína e glicoproteína. As moléculas proteicas constituem cerca de metade da massa total da membrana.

Por estarem embutidas em uma solução de lipídios de membrana, as proteínas integrais conseguem se mover lateralmente, junto ao plano da membrana, e até girar na camada bilipídica. Essa movimentação foi comparada ao movimento de um *iceberg* flutuando no oceano. Essa fluidez da membrana plasmática é funcionalmente importante. De modo significativo, a fluidez da membrana se torna comprometida com o envelhecimento e, assim, modifica a forma como os neurônios funcionam no encéfalo envelhecido (ver Cap. 23). As **proteínas periféricas** não estão embutidas na bicamada lipídica. Em vez disso, essas proteínas se fixam às proteínas integrais, junto à superfície extra ou intracelular da membrana.

As proteínas da membrana foram classificadas de acordo com as funções que exercem. A ultraespecialização dos neurônios, que resulta em cada célula sendo dividida em compartimentos que exercem funções exclusivas (discutidas posteriormente), é consequência de uma distribuição diferenciada desses tipos funcionalmente específicos de proteína em diferentes partes da membrana plasmática do neurônio.

> ### Questão
>
> A membrana plasmática é uma bicamada fosfolipídica projetada para permitir que somente certas substâncias entrem e saiam da célula. Os mecanismos pelos quais isso ocorre são descritos no Capítulo 4. Como forma de preparação para entender esse assunto, nomeie e identifique dois mecanismos distintos de transporte de moléculas através da membrana.

As **proteínas de canal (ionóforos)** formam poros centrais que atravessam a membrana e permitem a difusão seletiva de íons específicos segundo seus gradientes de concentração. Os íons podem atravessar a membrana em qualquer direção. Algumas proteínas de canal estão sempre abertas, enquanto outras somente se abrem temporariamente. Estas últimas são denominadas **canais com regulação (*gated*)**, porque a abertura do regulador (*gate*) permite a passagem de íons pelo canal, enquanto seu fechamento impede a passagem dessas moléculas. As **proteínas-bomba** mantêm as concentrações apropriadas de íons em qualquer um dos lados da membrana, deslocando-os contra seus gradientes de concentração. Íons específicos são deslocados do líquido intracelular para o líquido extracelular, enquanto os demais são movidos na direção inversa. Ao fazerem isso, as bombas gastam uma quantidade considerável de energia metabólica. As **proteínas de transporte** facilitam a movimentação dos nutrientes lipoinsolúveis, como a glicose, para dentro do citoplasma neuronal. As **proteínas-receptor** fornecem sítios de ligação de alta afinidade para moléculas específicas presentes no líquido extracelular. Essas moléculas são denominadas **ligantes**. As proteínas-receptor, portanto, estão presentes na superfície externa da membrana plasmática. Algumas enzimas são proteínas de membrana periféricas fixas a certos tipos de proteínas-receptor denominadas *receptores metabotrópicos*. Essa denominação reflete o fato de esses receptores, quando ativados, alterarem o metabolismo do neurônio via ampliação enzimática da molécula de segundo mensageiro, que, por sua vez, medeia a resposta pós-sináptica, muitas vezes abrindo ou fechando os canais iônicos que não estão fisicamente associados ao receptor. Após a interação de uma proteína-receptor com um ligante, **proteínas de transdução** podem estar presentes para acoplar o receptor a enzimas, junto ao neurônio. As enzimas são proteínas periféricas fixas às proteínas-receptor. Iniciam a ação dos sistemas de segundo mensageiro intracelulares que, na verdade, medeiam a resposta neuronal a um ligante extracelular. As **proteínas de transporte de neurotransmissor** são glicoproteínas da membrana plasmática que transportam certos neurotransmissores presentes na fenda sináptica de volta ao terminal axônico pré-sináptico (um processo denominado *recaptação*). Essas classes variadas não são mutuamente exclusivas, ou seja, uma dada proteína pode, por exemplo, atuar ao mesmo tempo como receptor e canal; esses tipos de receptores são denominados ionotrópicos, com o receptor integrando fisicamente o complexo do canal iônico e na ausência de um segundo mensageiro.

A membrana plasmática é uma estrutura altamente dinâmica. Os componentes da membrana são degradados normalmente com o uso comum e são constantemente renovados com substâncias recém-sintetizadas. De fato, uma parte significativa da atividade funcional de um neurônio é dedicada à manutenção da composição proteica da membrana plasmática.

Classificação dos neurônios

Os neurônios podem ser classificados de várias formas, com base em critérios estruturais ou funcionais. Um desses esquemas estruturais classifica os neurônios, em termos de número de processos que emergem do corpo celular, em unipolares, bipolares ou multipolares (ver Fig. 3.2). Os **neurônios unipolares** exibem um único processo que se expande do soma. Enquanto esses neurônios são encontrados nos invertebrados, nos seres humanos, o processo único dos neurônios unipolares se estende apenas a uma curta distância do soma e então se bifurca em dois processos longos. Nos seres humanos, o termo **neurônio pseudounipolar** é aplicado com frequência a essas células. Os neurônios pseudounipolares representam os neurônios estimuladores (ou sensoriais) predominantes do sistema nervoso somatossensorial e

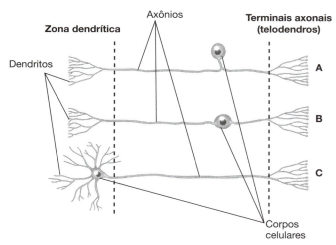

Figura 3.2 Classificação dos neurônios de acordo com o número de processos que se estendem do corpo celular. Muitos neurônios do SNC são multipolares (**C**), porém os neurônios multipolares também ocorrem no sistema nervoso autônomo periférico. De uma forma generalizada, os neurônios pseudounipolares (**A**) e bipolares (**B**) são encontrados apenas no SNP, onde atuam como neurônios sensoriais.

do sistema nervoso visceral, com um dos processos longos terminando na periferia e o outro, no SNC. Os corpos celulares desses neurônios estão localizados nos gânglios espinais (raiz dorsal) dos nervos espinais. Os neurônios pseudounipolares também são encontrados nos gânglios sensoriais de alguns nervos cranianos. Os **neurônios bipolares** têm dois processos que se estendem do corpo celular. Os neurônios bipolares são encontrados na retina do olho e em vários nervos cranianos (vestibulococlear e olfatório). Enfim, os **neurônios multipolares** têm pelo menos três processos que se estendem do corpo celular. Sem dúvida, a vasta maioria dos neurônios no SNC é multipolar. Os neurônios multipolares têm numerosos dendritos curtos e um único axônio longo. Muitas células multipolares atuam como neurônios de débito (ou motores) do SNC, com seus axônios terminando em órgãos efetores como músculos e glândulas.

> **Questão**
>
> A maioria dos neurônios é multipolar. O que torna um neurônio multipolar? De antemão, qual é a implicação funcional de ter um neurônio multipolar, em termos de comunicação?

Uma classificação funcional comum distingue os neurônios conforme a direção em que transmitem (conduzem) a informação (impulsos nervosos). Além dos neurônios sensoriais (aferentes) e motores (eferentes) definidos anteriormente, os **neurônios ascendentes** conduzem informação oriunda de estruturas posicionadas mais inferiormente, no SNC, para estruturas localizadas em níveis mais altos. Os **neurônios descendentes** conduzem informação na direção inversa. Alguns neurônios ascendentes são sensoriais e alguns neurônios descendentes são motores, mas certamente não são todos. Dessa forma, os termos não podem ser usados como sinônimos sem referência a um sistema específico. Os neurônios comissurais conduzem informação oriunda de um lado do SNC para o lado oposto. Os **neurônios internunciais** (ou interneurônios) ligam-se a outros neurônios (p. ex., neurônios sensoriais com motoneurônios). Note que essas categorias não são mutuamente exclusivas.

Também é possível fazer distinção entre os interneurônios, que são neurônios de circuito local cujos axônio e dendritos permanecem junto ao núcleo de origem/território cortical. Em contraste com as categorias anteriores, essas categorias são mutuamente exclusivas.

> **Questão**
>
> Os neurônios possuem alguns componentes principais. Qual é a função de cada um dos seguintes componentes: soma, axônio, dendritos e terminais nervosos?

Partes do neurônio definidas de acordo com a função

Soma (corpo celular)

O soma, ou corpo celular, é a parte do neurônio que contém o núcleo e o citoplasma circundante. A localização do corpo celular não é um aspecto fundamental dos neurônios como classe celular, pois a posição do corpo celular varia nos diferentes tipos de neurônios, conforme mostra a Figura 3.2. Em neurônios multipolares, o soma está interposto entre os dendritos e o axônio; nos neurônios bipolares, aparece como uma saliência ovoide, com dois processos distintos emergindo do corpo celular; e nos neurônios pseudounipolares, aparece como um apêndice separado do axônio. Os corpos celulares têm diâmetros que variam de 4 a 35 mm e tamanho grosseiramente correlacionado com o comprimento do processo axônico. No citoplasma, estão localizados o núcleo e várias organelas associadas à taxa metabólica extremamente alta dos neurônios. Essas organelas serão consideradas posteriormente.

Caracteristicamente posicionado no centro do corpo celular, o núcleo é quase esférico e aparece inusitadamente amplo para o tamanho do soma (ver Fig. 3.3). O núcleo contém cromatina em estado granular fino e amplamente disperso. A cromatina é composta de DNA e sua distribuição ubíqua é indicativa de atividade transcricional ativa. A transferência de ácido ribonucleico (RNA) também ocorre a partir do núcleo. O núcleo contém um **nucléolo** conspícuo, de coloração escura,

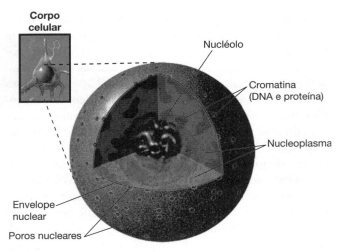

Figura 3.3 O núcleo de neurônio é delineado do citoplasma por uma membrana de camada dupla chamada envelope nuclear. O envelope nuclear contém numerosas aberturas circulares, chamadas *poros nucleares*, que fornecem as vias para trocas bidirecionais de materiais entre o nucleoplasma e o citoplasma.

composto em grande parte de RNA. O RNA ribossômico é sintetizado em consequência da atividade nucleolar. Um pequeno corpúsculo contendo ácido desoxirribonucleico (DNA), chamado corpúsculo de Barr ou cromatina sexual, está localizado nas adjacências do nucléolo contido nos neurônios femininos.

Uma **membrana nuclear** ou *envelope nuclear* cerca o núcleo e isola seu conteúdo do conteúdo citoplasmático. Os poros existentes no envelope nuclear permitem que o núcleo se comunique com o citoplasma e o retículo endoplasmático (ver Fig. 3.3). O tamanho desses poros é suficiente para permitir facilmente a passagem de macromoléculas, como o RNA mensageiro, que é sintetizado no núcleo e exportado para o citoplasma.

O corpo celular é o centro **trófico** do neurônio e contém um complemento inteiro de organelas celulares. Junto ao corpo celular, são sintetizadas as enzimas e outras moléculas essenciais à função e vida de toda a célula. A destruição do corpo celular por doença ou traumatismo resulta na morte do neurônio, inclusive com degeneração de todos os seus processos – fenômeno conhecido como **necrose**. Quando uma lesão danifica um axônio e deixa o corpo celular intacto, apenas a parte do axônio distal à transecção e isolada do soma sofre degeneração. Isso não necessariamente significa que o neurônio sobreviverá a longo prazo (pois há motivos para que isso talvez não ocorra), mas a ocorrência de degeneração axônica mostra que o axônio depende do corpo celular para sua própria sobrevivência. Desprovido de algumas organelas, o axônio simplesmente não contém a maquinaria bioquímica ou, consequentemente, a matéria-prima necessária para sua própria manutenção. Como observado, essa interdependência é consequência do alto nível de especialização do neurônio. Enquanto o soma permanecer intacto, o potencial de regeneração axônica e recuperação funcional continua existindo (ver Fig. 3.4). Entretanto, a regeneração somente têm importância prática no SNP. Além de manter a integridade estrutural e funcional de suas próprias partes, o corpo celular também exerce influência trófica sobre as células pós-sinápticas.

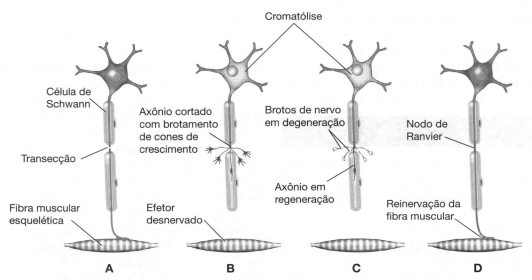

Figura 3.4 O corpo celular é o centro trófico do neurônio, responsável pela sobrevivência de toda a célula. Quando, por exemplo, um axônio é cortado, a parte isolada do corpo celular degenera (**A**, **B**). O corpo celular então modifica sua atividade metabólica e entra em modo de reparo, manifestado pela ocorrência de uma reação no corpo celular chamada cromatólise (**B**, **C**). Na cromatólise, o núcleo passa a ocupar uma posição excêntrica no corpo celular, e o retículo endoplasmático se torna desorganizado. No axônio danificado, brotam novos cones de crescimento em uma tentativa de reestabelecer os contatos sinápticos (no caso representado, com células musculares estriadas) (**D**).

> **Questão**
>
> Como profissional da reabilitação, você tem de ser capaz de prever quais lesões causarão dano permanente e perda de função permanente, e quais não causarão. Quando um corpo celular é destruído e o axônio permanece intacto, o axônio sobrevive? Por quê? Ao contrário, o que acontece ao corpo celular quando o axônio é destruído? Quais são as implicações dessas duas situações para a recuperação da função física?

Axônio

O axônio é um compartimento metabólico distinto do neurônio. A membrana axônica (axolema) está em continuidade com a membrana do corpo celular (membrana plasmática). O citoplasma axônico (axoplasma) é igualmente contínuo com o citoplasma do soma. Ambos, axolema e axoplasma, porém, possuem composições distintas condizentes com seus papéis funcionais especializados. Em um típico neurônio multipolar (neurônio internuncial ou motoneurônio), os axônios surgem a partir de uma extensão em forma de cone do corpo celular, denominada **proeminência axônica** (ver Fig. 3.5). A porção inicial do axônio sempre é destituída de bainha de mielina e é chamada **segmento inicial**. O segmento inicial representa o sítio em que os impulsos nervosos (potenciais de ação) são iniciados (ver Cap. 4). Imediatamente distal ao segmento inicial, o axônio adquire um diâmetro que, em geral, é mantido subsequentemente pela maior parte do restante do seu comprimento. Muitos axônios tornam-se cobertos com bainha nesse ponto, em uma camada descontínua denominada **bainha de mielina**. A bainha de mielina é interrompida a intervalos regulares pelos **nodos de Ranvier**. Ao longo de seu curso, os axônios se ramificam com pouca frequência, mas, quando essas ramificações ocorrem, os ramos dos axônios emergem do nodos de Ranvier em ângulos quase retos em relação à fibra parental. Esses ramos são frequentemente referidos como **axônios colaterais**. Perto da extremidade distal, cada axônio se ramifica repetidas vezes (ver Figs. 3.2 e 3.5) para formar uma arborização terminal de disposição irregular. Os diâmetros axonais, nessa arborização terminal, podem ser menores do que no axônio parental. A *arborização* terminal por vezes é referida como **telodendro do axônio**. Cada ramo, por sua vez, termina em uma pequena expansão chamada **nó sináptico** ou **botão sináptico**.

Nos neurônios sensoriais (receptores), o axônio tem início no ponto onde os processos dendríticos, quando múltiplos, são reunidos em um único cordão (ver Fig. 3.2). O corpo celular da maioria dos neurônios sensoriais aparece em uma entre duas localizações gerais: como ampliação da membrana axônica (como ocorre nos neurônios bipolares do nervo vestibulococlear [VIII]) ou como um apêndice para o axônio (como acontece nos neurônios pseudounipolares dos nervos espinais e de alguns nervos cranianos). Os axônios dos neurônios sensoriais podem ser mielinizados ou desmielinizados.

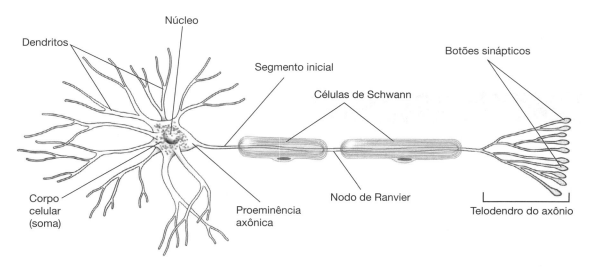

Figura 3.5 Componentes estruturais de um axônio. O axônio surge a partir de uma extensão do corpo celular chamada proeminência axônica. O segmento inicial mielinizado do axônio é o sítio de geração dos potenciais de ação. Quando o axônio é mielinizado, a bainha de mielina começa após o segmento inicial. Ao longo da extensão de um axônio, a bainha de mielina é formada por muitas células neurogliais (células de Schwann no SNP e células oligodendrogliais no SNC). A bainha de mielina apresenta interrupções que resultam em hiatos referidos como nodos de Ranvier. O axônio ramifica-se na região próxima à sua terminação, formando o telodendro do axônio. Na extremidade de cada ramo, há uma expansão terminal denominada nó ou botão sináptico.

A membrana axônica é especializada na manutenção do impulso nervoso. Os impulsos nervosos (potenciais de ação) são sinais elétricos que representam um estado de excitação neuronal. Viajam (são conduzidos) desde o sítio de geração (o segmento axônico inicial) até as extremidades terminais do axônio (telodendro do axônio). Os potenciais de ação representam o modo pelo qual a informação é conduzida para e do SNC, bem como entre diferentes sítios junto ao SNC. Assim, em termos de função, o axônio é considerado a porção do neurônio especializada na condução da excitação à distância. Do mesmo modo, o axônio costuma ser referido como **porção condutora** do neurônio. Cada impulso nervoso, depois de ser originado no segmento inicial, é conduzido por toda a extensão do axônio sem sofrer nenhuma alteração de forma ou amplitude. O axoplasma também é especializado, nesse caso, para sustentar e manter o trânsito molecular bidirecional intenso no qual uma ampla variedade de substâncias é transportada para e do corpo celular. Isso será discutido mais adiante, na seção sobre transporte axoplásmico.

Os axônios de diferentes neurônios apresentam ampla variação de diâmetro e comprimento, dependendo do sistema funcional ao qual pertencem. Os axônios também são chamados fibras nervosas e se autoagrupam em feixes mais ou menos discretos no SNC, formando tratos e vias (ver Cap. 1). No SNP, os axônios formam os nervos espinal e craniano. O comprimento de alguns axônios é notável. Junto ao SNC, as células piramidais gigantes do córtex cerebral possuem axônios que se estendem do córtex (topo da cabeça) até os segmentos lombares da medula espinal. Alguns neurônios sensoriais tem axônios que se estendem de um receptor periférico localizado no hálux, sobem por toda a medula espinal e terminam no tronco encefálico. Esses axônios, localizados parcialmente no SNP e no SNC, abrangem uma distância que vai do hálux até a nuca.

> ## Questão
>
> Neste capítulo, o conceito de potencial de ação é introduzido como forma de preparação para a discussão mais detalhada realizada no Capítulo 4. Para começar, considere as seguintes questões: o que é um potencial de ação e por que o potencial de ação é essencial à função do sistema nervoso? Qual parte do neurônio é a "parte condutora"? Qual é a extensão dessa parte, em comparação com outras partes do neurônio?

Dendritos

Os dendritos podem ser considerados verdadeiras extensões do corpo celular, pois as composições de sua membrana e do citoplasma são similares à composição do soma, embora o número de organelas diminua progressivamente com o aumento da distância em relação ao corpo celular. Em termos de estrutura, os dendritos são relativamente curtos, afunilados, de diâmetro irregular e contêm muitos ramos, contrastando nesses e em outros aspectos com o axônio típico. Os dendritos desmielinizados são especializados para atuar como **parte receptora** do neurônio.

Uma parte significativa da variabilidade na forma de diferentes neurônios é devida aos comprimentos variáveis, complexidade da ramificação e disposição espacial de seus dendritos. Existem praticamente todos os tipos de arranjos estruturais concebíveis, que possuem vários exemplos (ver Fig. 3.6): (1) os motoneurônios contêm amplos dendritos afunilados que se ramificam em todos os três planos; (2) as **células piramidais** gigantes do córtex cerebral contêm um único dendrito robusto (denominado dendrito apical), que se estende do ápice do corpo celular em forma de pirâmide, a partir do qual saem numerosos ramos dendrítico menores; e (3) as **células de Purkinje** do córtex cerebelar exibem um profuso espalhamento de dendritos, em forma de escova, todos orientados em um único plano. Enquanto os neurônios de uma determinada configuração tendem a ocorrer em regiões seletivas do sistema nervoso, uma dada região tipicamente contém muitas variantes anatômicas.

Muitos dendritos possuem pequenas proeminências de tamanhos e formatos variados, denominadas **espinhas dendríticas**, *espinhas* ou *gêmulas*. Essas estruturas não existem nos corpos celulares e nas bases dos grandes troncos dendríticos. As espinhas participam da formação de uma sinapse, usualmente representando o componente pós-sináptico. Quando presente, as espinhas constituem um importante aparato receptor do neurônio, recebendo impulsos de outros neurônios (neurônios pré-sinápticos). Uma típica célula piramidal ampla contém cerca de 20 mil sinapses de espinha e uma célula de Purkinje cerebelar, 200 mil. No entanto, nem todas as sinapses estão associadas a espinhas pós-sinápticas. Nesses casos, há outras especializações da membrana pós-sináptica (dendrítica) na área da sinapse. As espinhas e os dendritos geralmente são a forma estrutural pela qual o neurônio obtém uma ampla área de superfície de membrana para receber informação vinda de outros neurônios. Os dendritos e espinhas aumentam em número durante a maturação e sofrem remodelamento contínuo, à medida que o aprendizado evolui. O aumento ou alteração da estimulação sináptica requer expansão e/ou remodelamento da superfície receptora. Infelizmente, em fases tardias da vida, quando os robustos perfis dendríticos começam a retroceder, há diminuição numérica e colapso dos dendritos. Esse fenômeno é referido como *poda* (*pruning*). Trata-se de uma manifestação do envelhecimento normal, um destino

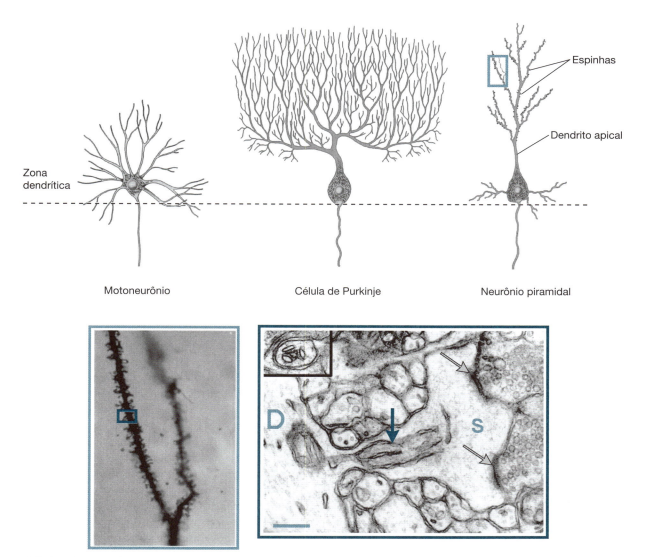

Figura 3.6 A maior parte da variabilidade estrutural observada em diferentes neurônios do SNC reside no número e no perfil tridimensional dos dendritos que se estendem do corpo celular. Em cada dendrito, pode haver pequenas protuberâncias espalhadas, denominadas espinhas dendríticas. As micrografias eletrônicas revelam que as espinhas dendríticas são especializadas para contatos sinápticos, dois dos quais são mostrados na espinha em forma de cogumelo. D, dendrito principal (tronco); S, espinha dendrítica. A seta aponta para o aparelho espinal no istmo da espinha. A inserção mostra o aspecto do aparelho espinal em um corte transversal. Barra = 300 nm.
Abaixo, à esquerda: foto cortesia de Bob Jacobs, Ph.D., Colorado College; abaixo, à direita: © J Spacek/Atlas of Ultrastructural Neurocytology, http://synapses.clm.utexas.edu/atlas/.

compartilhado por todos. Em certas condições biológicas – entre as quais a doença de Alzheimer é a mais notável –, a poda dendrítica pode ocorrer em populações de neurônios selecionadas, a uma velocidade e extensão bem maiores do que tipicamente se observa no envelhecimento normal.

Outros termos mais gerais que às vezes são atribuídos aos dendritos incluem **zona dendrítica** e **zona receptora**. Este último termo reflete o papel dos dendritos como principal membrana receptora do neurônio. É preciso entender, porém, que as sinapses não estão confinadas aos dendritos: estão distribuídas também pela membrana dos corpos celulares e, em alguns casos, nos axônios. Entretanto, o número de sinapses nesses locais é menor do que nos dendritos, de modo que, por exemplo, entre as cerca de 10 mil sinapses espalhadas pela superfície de um motoneurônio típico, 8 mil serão dendríticas e 2 mil estarão na membrana do soma. A membrana do soma constitui parte da zona receptora dos neurônios do SNC.

Os neurônios sensoriais não possuem dendritos verdadeiros, ou seja, são desprovidos de estruturas que seriam reconhecidas como dendritos ao microscópio. No entanto, os neurônios sensoriais possuem zonas receptoras (dendríticas). A zona receptora de um neurônio sensorial é o próprio receptor periférico, que recebe e responde a alguma forma de energia ambiental (ver Cap. 4). O terminal receptor transduz essa energia externa na linguagem do sistema nervoso, ou seja, em um sinal elétrico chamado **potencial receptor (gerador)**. Sendo assim, em resumo, o termo *zona dendrítica* é usado para designar a membrana receptora do neurônio, que pode ser extensões do corpo celular (dendritos), o próprio corpo celular em si ou um receptor especializado.

Uma demanda funcional comum imposta às zonas receptoras de todos os neurônios é a integração de múltiplos impulsos. Na maioria dos casos, esses impulsos são aplicados à célula em consequência da atividade sináptica. Entretanto, nos neurônios sensoriais, esses impulsos chegam na forma de energia ambiental associada a múltiplos parâmetros (como intensidade, duração e movimento) que variam em função do tempo. A zona receptora atende a essa demanda gerando um sinal elétrico único, que é **graduado** e **não propagado** (ver Cap. 4). Esse sinal *não* viaja (conduz) pelo axônio (não é propagado), e sua amplitude varia de acordo com a variação do impulso (é graduado). No caso dos neurônios sensoriais, o sinal é chamado *potencial de receptor* e, em todos os outros neurônios, **potencial pós-sináptico**. Sua função é a mesma em qualquer caso: (1) codificar ou integrar a informação que chega na superfície receptora celular; e (2) estabelecer um padrão de impulsos nervosos no axônio que reflita essa integração.

Terminais nervosos

Distalmente, cada axônio se ramifica em uma arborização terminal simples ou extensiva, denominada telodendro do axônio. As terminações distais da arborização terminal são chamadas **terminais nervosos**. Os terminais nervosos estão situados no polo do neurônio à zona receptora (ver Fig. 3.5). Os terminais nervosos expandidos podem ser terminações sinápticas (nós, botões) em outros neurônios, quando formam o componente pré-sináptico de uma sinapse. Outros terminais nervosos podem ser terminais efetores em músculos e glândulas. Seja qual for o caso, esses terminais são especializados para atuar como **parte transmissora** do neurônio. Para tanto, liberam um composto bioquímico na membrana da célula em que terminam (ver Cap. 4).

Organelas

O citoplasma neuronal contém diversas organelas que constituem a base da tradução, além de numerosos processos bioquímicos associados à intensa taxa metabólica do neurônio. Esse metabolismo extremamente alto dos neurônios é necessário ao desempenho das seguintes funções: (1) operação das bombas iônicas através da membrana de superfície, que mantêm a composição iônica intracelular correta; (2) produção, montagem e reciclagem dos componentes de membrana de superfície e intracelular; (3) produção de substâncias bioquímicas sinalizadoras, como os neurotransmissores e neuromoduladores; e (4) transporte de uma ampla variedade de substâncias bioquímicas ao longo do eixo e a partir do corpo celular.

O corpo celular contém grandes quantidades de **retículo endoplasmático rugoso (REr)**, também conhecido como **corpúsculos de Nissl** ou *substância de Nissl* (ver Fig. 3.7). Ocorrem variações consideráveis de tamanho, formato e distribuição dos REr em diferentes neurônios. O REr é a principal maquinaria sintetizadora de proteínas do neurônio, e a concentração impressionante do REr no soma reflete a extraordinária taxa de síntese proteica que ocorre nos neurônios. Os REr se estendem para dentro dos dendritos, mas não para os axônios.

Um REr individual pode consistir em uma pequena pilha de cisternas achatadas dispostas em paralelo. Espalhados sobre a superfície externa dessas cisternas (e arranjados em aglomerações ou rosetas entre elas), há numerosos grânulos minúsculos chamados **ribossomos** (ou polirribossomos), compostos de proteínas e uma variedade de RNA (RNA ribossômico). Os ribossomos encaixados na superfície do retículo endoplasmático (RE) conferem um aspecto rugoso à membrana – daí o nome RE rugoso. Os ribossomos atuam montando os aminoácidos em proteínas (no processo de tradução) conforme as instruções codificadas trazidas pelas fitas de RNA mensageiro que chegam do núcleo celular.

Os REr fornecem uma indicação sensível do estado fisiológico do neurônio, uma vez que diversas condições alteram sua forma e posição. A substância de Nissl é corada efetivamente em neurônios fisiologicamente inativos, mas se cora fracamente nos neurônios sujeitos à estimulação excessiva. O dano a um neurônio, mais comumente ao seu axônio, pode resultar em **cromatólise**, uma reação em que os REr desaparecem ou formam agregados fracamente delineados próximo da superfície de um lado da célula (ver Fig. 3.4).

> ### Questão
>
> Em um neurônio, a distribuição das diversas organelas é uniforme? Por quê?

Uma organela citoplasmática secundária amplamente dispersa, também ausente no axônio, é o **aparelho de Golgi** ou **complexo de Golgi** (ver Fig. 3.7). Seu componente estrutural mais característico é uma pilha de cisternas de superfície lisa, com centros semelhantes a placas achatadas e bordas dilatadas. O aparelho de Golgi é especialmente denso ao redor do núcleo e está

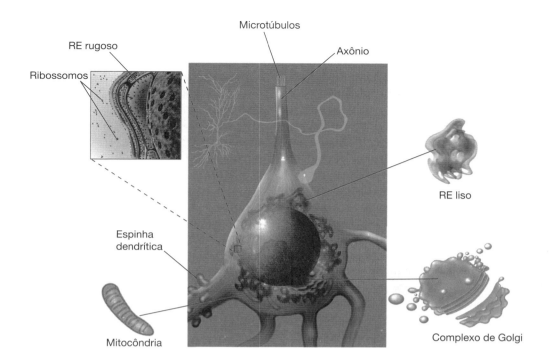

Figura 3.7 Organelas presentes em um neurônio típico.

presente nas porções distais dos dendritos. O complexo de Golgi foi descrito como sendo um centro de trânsito celular extensivo (um guarda de trânsito, se preferir), com uma ampla variedade de substâncias entrando e saindo do complexo ao serem processadas em rota.

O aparelho de Golgi modifica, concentra e embala os constituintes recebidos do RE (tanto do RE liso como do REr, que são contínuos entre si). As proteínas (p. ex., proteínas sintetizadas no REr) são transportadas para o complexo de Golgi em vesículas de transporte que brotam da membrana do REr e se fundem à face externa da membrana de Golgi. Após serem devidamente modificadas junto aos compartimentos do Golgi, as diferentes proteínas são marcadas para serem distribuídas a sítios específicos e, em seguida, embaladas em vesículas destinadas exclusivamente àqueles sítios. O destino final da proteína pode ser uma organela intracelular, como um lisossomo, a inserção na membrana plasmática (p. ex., proteína integral) ou a exportação da célula como produto de secreção.

Numerosas **mitocôndrias** estão distribuídas em todo o corpo celular e em todos os processos neuronais, alcançando até as regiões mais distantes do axônio – o botão sináptico –, onde são encontradas de fato em alta concentração (ver Fig. 3.7). As mitocôndrias são organelas incomuns por conterem o próprio RNA ou DNA do tipo bacteriano exclusivo, diferentemente do restante da célula, bem como seu próprio mecanismo de tradução – essas características geraram a interessante especulação de que, no curso da evolução, a célula foi invadida em um dado momento por uma bactéria que, então, estabeleceu uma relação de simbiose. Cada mitocôndria é delimitada por uma membrana externa de contornos regulares e por uma membrana interna dotada de múltiplas dobras para dentro que se projetam para o interior de uma cavidade interna.

As mitocôndrias são as usinas do neurônio. A membrana interna é um folheto de sistemas multienzimáticos, contendo enzimas respiratórias e transferidoras de energia envolvidas na extração de energia. A energia é armazenada em forma de ligações de fosfato altamente energéticas, sobretudo **trifosfato de adenosina (ATP)**. As mitocôndrias estão presentes nas adjacências dos nodos de Ranvier e são abundantes nos terminais dos axônios, onde há uma intensa atividade durante o metabolismo dos neurotransmissores.

Os **lisossomos** são organelas esféricas, delimitadas por membrana, que atuam como componente primário do sistema digestivo intracelular. Cada lisossomo contém um rico complemento de enzimas digestivas derivadas do REr, que são coletivamente capazes de hidrolisar quase todas as classes de macromoléculas. Diferente de outras organelas, os lisossomos são bastante variáveis em termos de tamanho. Do mesmo modo, seu conteúdo também varia, dependendo da "refeição" mais recente e do tempo decorrido desde a ingestão. Embora os lisossomos possam acumular e sequestrar resíduos indigeríveis, às vezes, em prol da vida da célula, atuam como mais do que simples depósitos de lixo. Os lisossomos são mais semelhantes a usinas de reciclagem, pois a maioria dos produtos de quebra é disponibilizada para reutilização metabólica.

Dois tipos básicos de estruturas fibrilares, exclusivamente características dos neurônios, exibem uma distribuição amplamente disseminada no citoplasma do corpo celular, axônio e dendritos. Essas estruturas são os **neurofilamentos** e os **microtúbulos** de maior diâmetro (ver Fig. 3.7). Ambas são organelas longitudinais, não ramificadas, orientadas mais ou menos pelo eixo do comprimento ao longo do axônio e dos dendritos. Essas organelas formam o citoesqueleto do neurônio. O citoesqueleto neuronal constitui a armação interna da célula, sobre a qual a membrana neuronal está disposta como uma tenda. De certo modo, os elementos do citoesqueleto são como os "ossos" do neurônio, pois determinam o formato neuronal. Esses elementos, porém, são bem mais dinâmicos do que os ossos que constituem o esqueleto do corpo adulto, pois são continuamente montados e desmontados, alongando-se ou encurtando-se de acordo com as necessidades do neurônio.

A função mais proeminente atribuída aos neurofilamentos, que estão separados e interconectados entre si por numerosas pontes cruzadas, é seu papel como armação estrutural que permite ao neurônio manter a forma dos processos celulares longos e delgados. Os microtúbulos são formados por uma proteína globular com capacidade de automontagem espontânea, chamada **tubulina**, além de várias proteínas denominadas microtúbulo-associadas. Essas organelas dinâmicas e variáveis exercem diversos papéis intracelulares, como o fenômeno vital de transporte axoplásmico, processo pelo qual uma variedade de materiais são deslocados entre o corpo celular e o axônio.

Transporte axoplásmico e fluxo axoplásmico

O alto grau de especialização regional (ou compartimentalização) existente nos neurônios implica que as regiões envolvidas na síntese de uma substância em particular podem estar localizadas a distância (muitas vezes considerável) do sítio onde essa substância é usada. Em consequência, os neurônios possuem mecanismos especializados de distribuição de moléculas e materiais de uma parte do neurônio a outra. Dois desses processos de distribuição são conhecidos: (1) **transporte axônico**, que consiste na movimentação bidirecional de substâncias entre o corpo celular e o terminal axônico, que ocorre a uma alta velocidade de cerca de 400 mm/dia; e (2) **fluxo axoplásmico**, um movimento unidirecional de substâncias no sentido do corpo celular para o terminal axônico, que ocorre a uma baixa velocidade de 0,5 a 6,0 mm/dia. As substâncias deslocadas por meio desses dois processos são diferentes. O termo **anterógrado** refere-se ao movimento que segue do corpo celular em direção ao terminal, enquanto o termo **retrógrado** é atribuído ao movimento que ocorre na direção contrária (ver Fig. 3.8).

Como o axônio e seus numerosos apêndices terminais apresentam somente capacidades biossintéticas limitadas (consistente com sua escassez de REr e falta do aparelho de Golgi), quase todas as macromoléculas são sintetizadas e embaladas no corpo celular. Isso significa que quase todas as organelas membranosas e macromoléculas presentes nos axônios e telodendros de axônios devem ter origem no soma, sejam totalmente montadas ou ainda na forma precursora conveniente que passa pela montagem no sítio de destino-alvo. Essas formas precursoras podem estar associadas a fragmentos de membrana celular pré-fabricados, que consistem principalmente em conjuntos proteico-lipídicos. Estes, então, são exportados do soma e carregados em sistemas de transporte intracelular. Como o uso normal resulta na degradação contínua da membrana axônica, uma parte dos

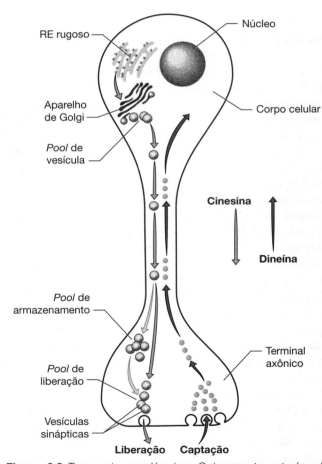

Figura 3.8 Transporte axoplásmico. O transporte anterógrado ocorre no sentido do corpo celular para o terminal axônico, enquanto o transporte retrógrado ocorre no sentido contrário. Os microtúbulos servem de trilhos ao longo dos quais os materiais são transportados por proteínas "motoras", usando uma proteína distinta para cada direção.

materiais é depositada ao longo do curso do axônio, para manter a codificação química do axolema, por exemplo, enquanto outros componentes atingem os nós sinápticos (ver Fig. 3.8).

As substâncias são deslocadas por transporte anterógrado rápido, a uma velocidade aproximada de 100 a 400 mm/dia. As substâncias movimentadas dessa forma são principalmente as organelas membranosas, entre as quais uma das mais importantes é a vesícula sináptica. As proteínas-receptoras, envolvidas nos mecanismos de captação, além de outras proteínas associadas à membrana, também são deslocadas por transporte anterógrado rápido. O fluxo axoplásmico lento, por sua vez, movimenta materiais como as enzimas biossintéticas que participam da síntese e do armazenamento de neurotransmissores, bem como os constituintes proteicos dos microtúbulos e neurofilamentos. Isso ocorre a uma velocidade de 0,5 a 6,0 mm/dia. Embora a síntese de neurotransmissores de baixo peso molecular ocorra no próprio terminal, o processo de transmissão sináptica continua dependente de ambos os mecanismos de transporte, rápido e lento.

O transporte rápido na direção retrógrada ocorre a uma velocidade que equivale aproximadamente à metade da velocidade do transporte anterógrado rápido. Esse transporte retrógrado rápido exerce várias funções importantes. Primeiramente, os constituintes axoplásmicos e de membrana desgastados com o uso normal são removidos pelos lisossomos e devolvidos ao soma para degradação ou reciclagem. Uma segunda função importante do transporte retrógrado consiste na atuação como via de retroalimentação, auxiliando a moldar a atividade do corpo celular, que representa a principal entidade controladora do neurônio. A informação abrangida pelo transporte retrógrado pertence tanto ao ambiente extracelular como ao ambiente intracelular. O transporte retrógrado mantém o soma em situação de igualdade com o estado dos eventos bioquímicos em seus terminais. Exemplificando, diante da imposição de uma demanda intensa e prolongada pelo uso neurotransmissor, o corpo celular receberia um sinal para acelerar a síntese de enzimas biossintéticas. No caso de uma lesão axônica, o transporte retrógrado inicia a reação cromalítica (anteriormente referida) no corpo celular e deflagra a síntese acelerada dos materiais necessários ao reparo e recrescimento longitudinal do axônio.

O transporte retrógrado rápido também mantém o corpo celular informado sobre o estado do ambiente extracelular nos terminais nervosos. A endocitose mediada por receptor captura moléculas grandes junto à fenda sináptica, que são então transportadas de volta ao corpo celular e deflagram um desvio compensatório na síntese proteica, ao atuarem no núcleo. Os fatores tróficos, como o fator de crescimento de nervo, constituem uma categoria importante de moléculas endocitadas. Alguns são liberados a partir de alvos inervados e são essenciais à sobrevida do neurônio, pois, sem a inervação funcional do alvo pós-sináptico correto, o neurônio não consegue sobreviver. Outros fatores guiam o crescimento do processo axônico e estabelecimento dos contatos sinápticos apropriados durante o desenvolvimento. Entretanto, o transporte retrógrado também possui um lado negativo (ver Conexões clínicas).

O transporte rápido axoplásmico é um processo dependente de microtúbulo. Os microtúbulos são estruturas polarizadas, pois a tubulina que os forma se polimeriza mais rápido em uma extremidade (extremidade +) do que na outra (extremidade −). A extremidade + está localizada no terminal de um neurônio, enquanto a extremidade − está situada no corpo celular, próximo ao núcleo. Os microtúbulos polarizados atuam como trilhos para as proteínas motoras baseadas nos microtúbulos, que distribuem vesículas ao longo de todo o neurônio. Existem duas proteínas motoras: a *cinesina* e a *dineína*, cada uma das quais contendo um domínio motor em uma extremidade e um domínio "de carga" na outra. A cinesina é uma proteína motora dirigida à extremidade + e, portanto, atua no transporte axoplásmico anterógrado. A dineína é uma proteína motora dirigida à extremidade − e, como tal, atua no transporte axoplásmico retrógrado.

CONEXÕES CLÍNICAS

Regeneração do nervo periférico

Conforme mencionado anteriormente, existe um potência de regeneração e recuperação da função neuronal junto ao SNP, enquanto o soma permanecer intacto. Os axônios que constituem as fibras nervosas periféricas podem ser mielinizados pelas células de Schwann. Essa mielinização serve para aumentar a velocidade da condução do potencial de ação e proteger estruturalmente o axônio. Além disso, os nervos periféricos são cercados e protegidos por três camadas de tecido conjuntivo (ver Cap. 25).

O potencial de recuperação depende da extensão do dano causado ao nervo periférico (ver Cap. 10). Se o dano estiver localizado apenas na bainha de mielina, o prognóstico de recuperação total é provável. Tipicamente, esse tipo de dano é causado por uma compressão produtora de isquemia local. Nesse caso, a recuperação também é provável, porém mais lenta, se o dano afetar a mielina e o axônio, mas os tecidos conjuntivos envolvidos permanecerem intactos. Isso também pode ser causado por uma compressão prolongada. Estima-se que a regeneração ocorra a uma velocidade de 1 mm/Hg, por vezes com necessidade de meses para haver recuperação total, dependendo do local da lesão ao nervo em relação às estruturas-alvo inervadas pelo nervo. Enfim, a recuperação funcional é improvável nos casos em que o dano ao nervo periférico envolve a mielina, axônio e tecidos conjuntivos. Esse tipo de dano pode ocorrer a partir de uma lesão perfurante, como uma lesão com perfuração ou ferimento à bala, ou, ainda, a partir de lesões por avulsão. Nesses casos, o reparo cirúrgico costuma ser requerido, mas nem sempre é bem-sucedido.

> ### Questão
>
> Tipicamente, a regeneração de nervos periféricos ocorre a uma velocidade aproximada de 2,5 cm/mês. Qual é o fator velocidade-limitante desse processo?

Transporte axônico retrógrado e patologia do sistema nervoso

Algumas toxinas, como a toxina tetânica da bactéria *Clostridium tetani*, são transportadas de modo retrógrado do ambiente para os corpos celulares do motoneurônios do SNC, potencialmente causando contração tetânica da musculatura com possibilidade de morte. Os vírus neurotróficos, como o vírus da raiva, herpes simples e vírus da poliomielite, também ganham acesso ao SNC via transporte retrógrado.

> ### Apresentação clínica
>
> Em sua prática clínica, você trabalha com crianças e adultos. Nos últimos meses, você trabalhou com clientes que apresentavam condições patológicas relacionadas às seguintes condições: astrocitoma, esclerose múltipla (EM), síndrome da imunodeficiência adquirida (AIDS) e doença de Alzheimer (DA). Ao ler a próxima seção, considere as similaridades e diferenças da fisiopatologia dessas quatro condições, bem como as implicações para o prognóstico de cada indivíduo.

NEURÓGLIA

Diferente do SNP, onde uma variedade de investimentos teciduais sustentam e ancoram as fibras nervosas periféricas em seus cursos frequentemente tortuosos e longos rumo aos alvos inervados, o parênquima do SNC carece de uma rede intrínseca de tecido conjuntivo de suporte e estabilização. Apesar de as três membranas de tecido conjuntivo – as meninges – circundarem o SNC, o arcabouço de sustentação para os neurônios do SNC é fornecido por um subgrupo de células neurogliais. O termo *neuróglia* é apropriado, porque significa "cola neural". Superando amplamente em número os neurônios, a neuróglia ocupa os espaços existentes entre os neurônios e, assim, constitui o "tecido intersticial" do SNC. A neuróglia, de fato, confere suporte estrutural, separando os neurônios individuais uns dos outros e mantendo a forma de grupos celulares neuronais. Entretanto, sabemos hoje que a neuróglia faz muito mais do que isso, em particular no sentido de promover suporte metabólico aos neurônios e controlar o ambiente neuronal. Adicionalmente, as células neurogliais retêm sua competência mitótica, e isso as transforma na fonte primária de tumores intrínsecos do SNC. Ainda, as evidências da existência de sinalização entre neurônios e células gliais estão se expandindo.

As células neurogliais são classificadas com base no tamanho e na geometria estrutural (ver Fig. 3.9). Junto ao SNC, são identificados quatro tipos celulares: astrócitos (*astroglia*), oligodendrócitos (*oligodendroglia*), micróglia e epêndima. Em algumas situações, os astrócitos e oligodendrócitos são referidos como **macróglia**, por serem as maiores células neurogliais. Nenhum sistema de classificação até agora se mostrou totalmente satisfatório. Aparentemente, uma célula pode existir em diferentes formas, uma vez que as células intermediárias e transicionais que desafiam a classificação estrutural inequívoca podem ser reconhecidas em um corte de tecido encefálico. As células da micróglia às vezes são excluídas da neuróglia, por sua origem não neural evidente, a

> ### Neuropatologia: herpes simples
>
> A infecção do encéfalo pelo vírus do herpes simples (HSV) resulta na forma mais comum e grave de encefalite aguda nos Estados Unidos. Entre 30 e 70% dos casos são fatais. Entre os sobreviventes, a maioria permanece com déficits neurológicos significativos. Acredita-se que o vírus invade o SNP via nervo trigêmeo e é transportado para o gânglio sensorial do nervo pelo sistema de transporte axoplásmico retrógrado. O HSV então passa a residir em forma latente no gânglio sensorial do nervo trigêmeo (gânglio de Gasser ou semilunar). De fato, o vírus pode ser isolado do gânglio em até 50% das autópsias de rotina. Quando ocorre reativação, o vírus se dissemina ao longo dos axônios do trigêmeo para dentro do encéfalo. Os axônios do trigêmeo inervam a pia-máter e a aracnoide das meninges nas fossas anterior e intermediária do crânio (ver Cap. 13). Essa inervação explica o padrão de distribuição característico das lesões necróticas hemorrágicas junto aos lobos temporais inferior e medial e nas partes orbitomediais dos lobos frontais.

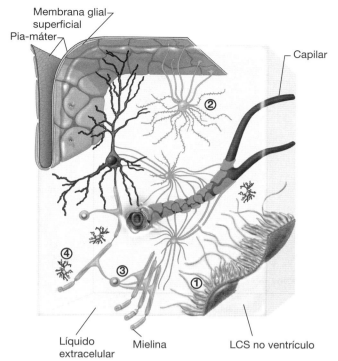

Figura 3.9 Neuróglia no SNC. Note que diferentes classes de células neurogliais participam da formação dos limites interno e externo do tecido cerebral. As células ependimárias (1) revestem o sistema ventricular, no caso do limite interno, enquanto os processos entrelaçados dos astrócitos (2) formam a membrana glial superficial que se funde à pia-máter no caso do limite externo (3). Um oligodendrócito mielinizando uma parte de muitos axônios no SNC (4). Uma célula microglial. Um neurônio piramidal está representado em azul. Note que na figura o líquido cerebrospinal (LCS) no ventrículo cerebral não está diferenciado do líquido extracelular. Isso foi feito para enfatizar que o LCS e o líquido extracelular estão em equilíbrio iônico, pois as células ependimárias que revestem os ventrículos cerebrais não impedem a troca de íons entre ambos os líquidos.

partir das células que entram no SNC em desenvolvimento com os vasos sanguíneos que crescem para dentro dele.

Os neurônios e as neuróglias estão separados por um espaço estreito preenchido com líquido extracelular (intersticial). A largura desse espaço foi estimada de vários modos, conforme a técnica usada para medi-lo. Seja qual for o caso, o volume do compartimento extracelular e a composição iônica de seu líquido são essencialmente importantes para o funcionamento normal dos neurônios. Até mesmo pequenas flutuações do volume extracelular podem tornar os neurônios impotentes. As flutuações amplas podem ser fatais. A neuróglia exerce papel essencial na manutenção de um ambiente extracelular iônico adequado. Notavelmente, o tamanho do compartimento extracelular pode apresentar alguma variação, dependendo do estado funcional. Entretanto, de forma mais significativa, ocorre uma variação nítida, por vezes com consequências desastrosas, após o traumatismo craniano ou outros estados patológicos.

Astrócitos

Os **astrócitos** são, entre todas as células gliais, as maiores e mais estruturalmente elaboradas. São também os mais numerosos. Os astrócitos (como o nome indica) são células com formato de estrela, que apresentam numerosos processos irradiando em todas as direções, a partir do estroma. Alguns desses processos se estendem para um capilar sanguíneo, onde suas expansões terminais, conhecidas como *pés terminais* ou *pés de sucção*, terminam na superfície capilar (ver Cap. 25). Outros processos da mesma célula podem terminar na superfície não sináptica dos neurônios próximos e, dessa forma, se interpor entre os capilares e o neurônio. Os processos de outros astrócitos, especialmente daqueles posicionados perto da superfície do SNC, estendem-se para a superfície do encéfalo e medula espinal, onde seus pés terminais se entrelaçam para formar uma parede externa membranosa ininterrupta do SNC. Essa parede contínua é a *membrana glial superficial*. Entretanto, como essa membrana se funde à camada meníngea mais interna (pia-máter), é provavelmente mais comum se referir à cobertura como pia-membrana glial (ver Fig. 3.9).

Foram identificados dois tipos de astrócitos com características morfológicas distintas. O **astrócito fibroso** é mais numeroso na substância branca e é caracterizado por processos delgados e pouco ramificados que irradiam do corpo celular para todas as direções. O **astrócito protoplasmático** é mais abundante na substância cinzenta. Os astrócitos protoplasmáticos têm numerosos processos profusamente ramificados, além de pés terminais perivasculares. Seus processos são mais curtos do que os processos dos astrócitos fibrosos. Ambos os tipos de astrócitos contêm organelas citoplasmáticas típicas: mitocôndrias, RE liso e REr, e um núcleo.

Algumas funções foram atribuídas aos astrócitos, além da função de fornecer matriz estrutural para os neurônios. Uma das principais funções é a regulação e manutenção da estabilidade do microambiente extracelular, um papel facilitado pelo contato estreito com os neurônios. Dada a existência das junções comunicantes (*gap junctions*) entre os astrócitos, estes formam um sincício funcional, de tal modo que as alterações na concentração de íons (p. ex., potássio) e pequenos solutos podem ser rapidamente equilibradas pela distribuição desses a outras áreas encefálicas. Os astrócitos também controlam as concentrações extracelulares de certo número de neurotransmissores.

Vários papéis foram atribuídos aos astrócitos em algumas condições patológicas. Em um dos vários mecanismos de edema encefálico, as células absorvem água e incham. Apesar dos envolvimento de neurônios, células endoteliais capilares e glia, os astrócitos estão especialmente implicados. Os astrócitos exercem papel importante no reparo das lesões no SNC caracterizadas por necrose. Os astrócitos reagem à lesão encefálica sofrendo hipertrofia e produzindo numerosos filamentos intermediários, bem como aumentando em número (**gliose fibrilar**). Os astrócitos também podem alterar sua expressão genética após a lesão encefálica traumática. Essas células exercem papéis essenciais na preservação do tecido neural (limitando a degeneração) e restringindo a inflamação após a lesão encefálica moderada (e aparentemente sem gravidade). Na lesão grave (p. ex., um infarto encefálico, em que morrem neurônios, vasos sanguíneos e células gliais), os processos astrocíticos proliferam e formam uma parede de malha ao redor da lesão. A eventual fagocitose das células mortas deixa uma cavidade no SNC. Por fim, os astrócitos também exercem papel importante no desenvolvimento de tumores; de fato, os tumores encefálicos mais primários derivam de astrócitos.

Oligodendrócitos

Os **oligodendrócitos** podem ser distinguidos dos astrócitos com base em vários critérios. Entre outros aspectos, o corpo celular dos oligodendrócitos é menor e origina processos mais delgados e menos numerosos que irradiam apenas a curtas distâncias em relação ao soma. Algumas funções foram atribuídas aos oligodendrócitos, porém muitas sem comprovação. A função mais bem demonstrada dessas células gliais é seu papel na formação e manutenção das bainhas de mielina que revestem os axônios do SNC (ver Fig. 3.10).

Como seria esperado pela sua função, os oligodendrócitos são mais abundantes na substância branca do que na substância cinzenta. Um único oligodendrócito pode mielinizar segmentos de 7 a 70 axônios do SNC. Numerosos processos linguiformes estendem-se do corpo celular para os axônios adjacentes, onde cada um deles se espalha na forma de uma fina bainha achatada de membrana celular dupla, que se enrola ao redor do axônio. Nesse processo espiralado, o citoplasma é espremido para fora e sai das camadas compactas de membrana plasmática que se encostam umas nas outras. Trata-se da bainha de mielina. Assim como no SNP, essa bainha é descontínua e interrompida pelos nodos de Ranvier.

Micróglia

Estima-se que as células **microgliais** representem cerca de 10 a 20% de todas as células gliais (ver Fig. 3.9). Essas células são semelhantes aos macrófagos teciduais específicos e, de fato, são consideradas derivadas

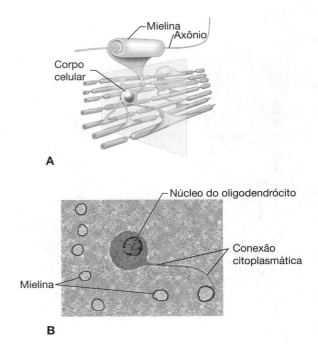

Figura 3.10 A. Um oligodendrócito isolado é ilustrado mielinizando uma parte de muitos axônios no SNC. A mielina é uma espiral de membrana plasmática do oligodendrócito circundando um axônio. Durante esse processo de embainhamento, a maior parte do citoplasma do oligodendrócito é espremida para fora, deixando uma série de membranas ricas em lipídios firmemente enroladas. Essa compactação confere à mielina uma alta resistência elétrica e baixa capacitância, que lhe permite atuar como isolante ao redor do axônio. **B.** A micrografia eletrônica mostra que o corpo celular do oligodendrócito está conectado a suas bainhas de mielina por meio de processos delgados. Barra de calibração = 2 μm.

dos monócitos (células precursoras dos macrófagos) que infiltram o sistema nervoso durante o desenvolvimento. Entretanto, sua origem não está totalmente esclarecida. As células microgliais estão distribuídas ao longo de todo o SNC, mas são mais abundantes na substância cinzenta. Essas células pequenas emitem processos longos e ramificados, com dobramentos agudos (como os chifres de um veado). Esses processos são posicionados entre os neurônios da substância cinzenta e em paralelo aos axônios da substância branca, mas não estão em contato uns com os outros. A micróglia fornece ao sistema nervoso sua primeira linha de defesa contra danos ou infecção. Junto ao parênquima encefálico, a micróglia possui as formas em repouso e ativada. A micróglia em estado de repouso foi descrita como estando "imunoalerta", com seus processos altamente ramificados apresentando o máximo possível de membrana de superfície para monitorar o líquido extracelular. A micróglia responde em questão de horas a um desafio à integridade do sistema nervoso. As células microgliais recolhem seus processos, se dividem e se tornam ameboides, migrando para o sítio de lesão ou circundando os neurônios envolvidos. A ativação é focal e graduada, e depende da gravidade da agressão ao sistema nervoso. As células microgliais são consideradas as células varredouras (*scavenger*) do SNC, mas somente se transformam em fagócitos citotóxicos quando há degeneração neuronal. As células da micróglia estão envolvidas em um fenômeno chamado *extirpação sináptica*, em que separam os terminais axonais dos sítios pós-sinápticos nos neurônios danificados. Assim, prevenindo as influências sinápticas sobre o neurônio pós-sináptico, o neurônio danificado pode ser capaz de mudar mais prontamente para o modo de reparo.

Células ependimárias

As **células ependimárias** revestem o canal central da medula espinal e todas as partes do sistema ventricular (ver Fig. 3.9). Em geral, as células ependimárias adjacentes não são unidas por *tight junctions* (zonas de oclusão), de modo que o LCS e o líquido extracelular do encéfalo comunicam-se livremente um com o outro (i. e., estão em equilíbrio iônico). As células ependimárias altamente modificadas ocorrem em sítios específicos, onde participam da formação do **plexo coroide** (ver Cap. 25). Essas células ependimárias são chamadas células **epiteliais coroides** e estão unidas por *tight junctions*.

Células de Schwann e células satélite

Junto ao SNP, é possível identificar dois tipos de células neurogliais: as **células de Schwann** (mais abundantes) e as **células satélite**. As células de Schwann presentes no SNP são homólogas dos oligodendrócitos encontrados no SNC. As células de Schwann formam as bainhas de mielina que revestem os axônios dos nervos periféricos (ver Caps. 4 e 9). As células satélite circundam os corpos celulares dos neurônios localizados nos gânglios do SNP e atuam no metabolismo das células ganglionares.

> ### Questão
>
> Algumas células gliais distintas foram descritas. Quais distúrbios estão associados a diferentes neuróglias? Cada distúrbio afeta células do SNP ou do SNC?

CONEXÕES CLÍNICAS

A **esclerose múltipla (EM)** é um distúrbio autoimune em que as proteínas expressas pelos oligodendrócitos são erroneamente reconhecidas pelo sistema imune como entidades estranhas. Os sinais e sintomas da EM re-sultam, em parte, da perda de mielina no encéfalo e na medula espinal. Com o passar dos anos, as opiniões divergiram quanto à perda de mielina ser devida a um efeito letal da doença sobre os oligodendrócitos ou ao ataque direto à própria bainha de mielina. Se por um lado o principal alvo do processo patológico é a bainha de mielina, por outro os oligodendrócitos são vulneráveis ao processo patológico, especialmente nas fases iniciais da desmielinização.

Considera-se que a micróglia e os macrófagos atuam no processo infeccioso deflagrado pelo vírus da imunodeficiência humana (HIV), causador da AIDS. Ambas as células trazem na superfície externa um receptor ao qual o HIV se liga. Diferente da situação em que há envolvimento dos linfócitos T auxiliares, que acabam sendo devastados pelo HIV, o vírus não consegue destruir prontamente a micróglia nem os macrófagos. Por esse motivo, essas células não só podem esconder o vírus do sistema imune como também podem servir de reservatório viral no corpo e encéfalo. A micróglia também foi implicada em vários processos da doença de Alzheimer.

Enfim, as células gliais preservam sua capacidade mitótica. A divisão descontrolada dessas células resulta em neoplasias conhecidas como gliomas. Os astrócitos são as células mais numerosas entre todas as células gliais e também as mais frequentes no glioma. Em crianças, os astrocitomas surgem com mais frequência no cerebelo, enquanto nos adultos são mais comuns nos lobos cerebrais. Mesmo com a excisão cirúrgica e radioterapia, o prognóstico a longo prazo é desfavorável.

RESUMO

Este capítulo detalha dois tipos de células que constituem o tecido neural. As partes estruturais de um neurônio típico, amplamente definidas no Capítulo 1, são adicionalmente examinadas quanto às suas organelas e respectivas funções. O conceito de que as diferentes partes de um neurônio constituem compartimentos separados com grupos distintos de organelas foi desenvolvido para mostrar que os diferentes compartimentos dependem uns dos outros em termos de função e, de fato, quanto à sobrevida. Exemplificando, a elaborada estrutura da árvore dendrítica está adaptada para receber as amplas quantidades de informação que chegam. A ausência de maquinaria de síntese proteica (REr e ribossomos livres) e empacotamento de proteínas (aparelho de Golgi) no axônio e em seus terminais significa que as proteínas devem ser fornecidas ao axônio pelo corpo celular. Isso requer a existência de um sistema de transporte que vá do corpo celular até o axônio e seus terminais, por meio do qual as proteínas possam ser enviadas do corpo celular para outros compartimentos do neurônio. As proteínas específicas que estão inseridas na membrana plasmática originam as propriedades exclusivas dos diversos compartimentos do neurônio, para receber, processar, armazenar, conduzir e transferir informação.

Assim como os neurônios, as células neurogliais exibem um fascinante arranjo de formas estruturais que se adaptam para sustentar as atividades neuronais de maneiras exclusivas. Os oligodendrócitos estão presentes no SNC, enquanto as células de Schwann são encontradas nos axônios mielinizados do SNP, permitindo-lhes conduzir os potenciais de ação com maior rapidez do que os axônios não mielinizados. Os astrócitos, que são as células mais numerosas da neuróglia, exercem vários papéis no SNC normal e também em condições patológicas, como no edema e no reparo encefálico. A micróglia, que são as menores células da neuróglia, fornecem a primeira linha de defesa contra lesões encefálicas ou infecção, além de serem importantes para o reparo do tecido cerebral danificado. As células ependimárias revestem os ventrículos cerebrais e são especializadas nos plexos coroides, onde secretam LCS dentro do sistema ventricular.

ATIVIDADES PARA ESTUDO

1. Comparar e contrastar os oligodendrócitos e células de Schwann. Incluir uma discussão sobre a estrutura e função dessas células. Descrever as consequências da desmielinização. Citar um exemplo de desmielinização do SNC e do SNP.
2. Por que é essencial ao funcionamento do encéfalo que a neuróglia retenha sua competência mitótica? A capacidade de divisão da neuróglia impõe quaisquer problemas em potencial ao sistema nervoso?
3. O vírus do herpes simples é a causa mais comum de encefalite aguda nos Estados Unidos. Como o vírus ganha acesso ao SNP, e qual nervo é envolvido? Como o vírus então é disseminado para o SNC?

BIBLIOGRAFIA

Beal, M. F. Mitochondria take center stage in aging and neurodegeneration. Ann Neurol. 58: 495–505, 2005.

Bodian, D. The generalized vertebrate neuron. Science 137: 323–326, 1962.

Bullock, T. H., Bennett, M. V. L., Johnston, D., et al. The neuron doctrine, redux. Science 310: 791–793, 2005.

Buss, A., Brook, G.A., Kakulas, B., et al. Gradual loss of myelin and formation of an astrocytic scar during Wallerian degeneration in the human spinal cord. Brain 127: 34–44, 2003.

Conde, J. R. and Streit, W. J. Microglia in the aging brain. J Neuropathol Exp Neurol 65: 199–203, 2006.

Eriksson, P. S., et al. Neurogenesis in the adult human hippocampus. Nature Medicine 4: 1313–1317, 1998.

Goodman, C. C., Fuller, K. S., and Boissonnault, W. G. Pathology: Implications for the Physical Therapist. Saunders Elsevier, Philadelphia, 2003.

Jones, E. G., and Cowan, M. W. Ch. 8. The nervous tissue. In: The Structural Basis of Neurobiology, Jones, E. G. (ed.). Elsevier, New York, 1983.

Kempermann, G., Gage, F. H. New nerve cells for the adult brain. Scientific American, May 1999.

Lee, S. K., and Wolfe, S.W. Peripheral nerve injury and repair. J Am Acad Orthop Surg 8: 243–252, 2000.

Myer, D. J., Gurkoff, G. G., Lee, S. M., et al. Essential protective roles of reactive astrocytes in traumatic brain injury. Brain 129: 2761–2772, 2006.

Nolte, J. The Human Brain: An Introduction to Its Functional Anatomy. Mosby Elsevier, Philadelphia, 2009.

Peters, A., Palay, S. L., and Webster, H. De F. The Fine Structure of the Nervous System: Neurons and Their Supporting Cells, 3rd ed., Oxford University Press, New York, 1991.

4
Neurobiologia celular

Objetivos de aprendizagem

1. Relembrar o significado dos seguintes termos: potencial receptor (gerador), potencial de equilíbrio, potencial de ação (PA), canais iônicos regulados por modalidade, potenciais pós-sinápticos e junções comunicantes (*gap functions*).
2. Discutir as forças que conduzem os íons através de uma membrana.
3. Explicar como o sistema sensorial transduz energia em sinal elétrico, incluindo o maquinário receptor do sistema.
4. Descrever a hiper e a despolarização das células, além de correlacionar esses processos ao potencial de equilíbrio celular.
5. Explicar os fatores que, juntos, determinam o potencial de equilíbrio celular, incluindo o papel da bomba de sódio-potássio.
6. Descrever os componentes característicos e propriedades do potencial de ação, incluindo: limiar, fases específicas do potencial de ação e períodos refratários.
7. Contrastar os potenciais de ação e gerador.
8. Relembrar quais células constituem a bainha de mielina e explicar a impor-

tância dessa bainha em termos de condução do potencial de ação.

9. Definir os potenciais pós-sinápticos (PPS) e diferenciar os PPS excitatórios dos inibitórios.
10. Identificar as três classes de neurotransmissores e fornecer exemplos de cada.
11. Discutir o propósito da proteína G em relação à abertura e ao fechamento dos canais.
12. Identificar as cinco etapas que ocorrem durante a transmissão sináptica química e descrever os processos que ocorrem em cada etapa.
13. Definir potenciação e depressão, ambos de longa duração, discutindo esses fenômenos em termos de meios usados para estudá-los, receptores importantes para a geração desses fenômenos e modificações estruturais resultantes que os tornam permanentes.
14. Relacionar a ocorrência de desmielinização à velocidade da condução nervosa no distúrbio de esclerose múltipla.
15. Descrever o papel dos neurotransmissores como estando relacionado à etiologia e tratamento da depressão biológica.

Abreviaturas

5-HT serotonina
ACh acetilcolina
AMPA α-amino-3-hidroxi-5--metil-4-isoxazol propionato
ATP trifosfato de adenosina
cAMP AMP cíclico
CMT doença de Charcot--Marie-Tooth
DA dopamina
DLD depressão de longa duração
DP doença de Parkinson
DPS densidade pós-sináptica
EM esclerose múltipla
FCN fenilcetonúria
GABA ácido γ-aminobutírico
GDP difosfato de guanosina
GTP trifosfato de guanosina
ISRS inibidor seletivo da recaptação da serotonina
MAO monoamina oxidase
NA noradrenalina
NMDA N-metil-D-aspartato
PA potencial de ação
PG potencial gerador
PLD potenciação de longa duração
PPSI potencial pós-sináptico inibitório
PKA proteína cinase A
PPS potencial pós-sináptico
PPSE potencial pós--sináptico excitatório
REr retículo endoplasmático rugoso

INTRODUÇÃO

Este capítulo enfoca os processos que ocorrem junto e entre os neurônios, permitindo sua comunicação com o meio ambiente e entre si. A linguagem de comunicação do sistema nervoso consiste em sinais elétricos que contêm informação. As "palavras" dessa linguagem consistem em dois tipos fundamentalmente distintos de sinais elétricos: graduados e não graduados. Apesar dessa aparente limitação, o "vocabulário" é rico. Essa riqueza é devida ao fato de os sinais elétricos variarem em tamanho e formato ao longo do tempo, de acordo com o estímulo recebido pelo neurônio. Isso permite que ocorra uma alteração elétrica graduada para codificar a informação contida no estímulo (impulso). Esse estímulo apresenta uma variabilidade quase ilimitada, de modo que os sinais elétricos graduados aparentemente são ilimitados quanto à configuração temporal. Os potenciais graduados incluem o potencial gerador e os potenciais pós-sinápticos.

Em contraste, o segundo sinal (ou sinal não graduado) é destinado a transmitir a distância essa informação codificada. Portanto, trata-se de um sinal propagado. É como a atividade em um cabo de fibra óptica ou linha telefônica, que transmitem informação a curta ou longas distâncias, de quem envia para quem recebe, sem, contudo, poder adicionar informação àquela enviada adiante pelo emissor. Os potenciais não graduados são potenciais de ação. A "gramática" e a "sintaxe" dessa linguagem derivam das regras que determinam o modo como os sistemas de neurônios estão conectados nas sinapses que os formam. Essas regras variam de sistema para sistema. São também quase infinitamente variáveis. Muitos sistemas seguem regras previsíveis, mas outros, mais notavelmente aqueles responsáveis pela percepção da dor, não. Toda a atividade elétrica nos neurônios é gerada por um fluxo de íons que atravessam a membrana plasmática.

A primeira seção deste capítulo discute os canais da transmembrana que permitem a entrada/saída de íons do interior (citosol) do neurônio. As duas seções seguintes analisam os tipos específicos de sinais elétricos que ocorrem nos neurônios, começando pelo potencial de membrana em repouso. Serão discutidas as conexões de comunicação existentes entre os neurônios, ou seja, as sinapses. Há duas formas distintas de sinapses, elétrica e bioquímica, sendo que a *vasta maioria* das sinapses presentes no sistema nervoso humano é bioquímica. Sendo assim, nas sinapses, a chegada de um sinal elétrico no terminal de um neurônio pré-sináptico inicia a liberação de um neurotransmissor bioquímico. Isso, aliado ao que foi dito nas seções anteriores, indica que a comunicação entre os neurônios no sistema nervoso ocorre por meio de um processo eletroquímico. A ação do neuro-

transmissor então estabelece outro sinal elétrico no neurônio pós-sináptico. O desenvolvimento desse sinal elétrico pós-sináptico pode ser demorado, dependendo do tipo de processo pós-sináptico gerador do sinal elétrico. Existem cinco etapas distintas no processo pelo qual uma substância bioquímica se torna capaz de mediar a troca de informação entre um neurônio pré-sináptico e um neurônio pós-sináptico. O aspecto mais importante é o fato de cada uma dessas etapas poder ser influenciada por uma toxina ou fármaco exógeno. Dessa forma, algumas etapas podem ser alvo de uma doença, e todas as etapas podem ser medicamente manipuladas no tratamento da doença.

O fato de o encéfalo possuir uma notável capacidade de ser moldado pela experiência se torna evidente quando observamos um bebê se tornando em uma criança pensativa e comunicativa, ou ao acompanharmos a recuperação de uma pessoa com lesão encefálica traumática orientada por um terapeuta competente. Ou seja, o encéfalo é um órgão muito plástico, e isso será o tópico abordado na seção final do capítulo. Os tipos específicos de interações sinápticas entre os neurônios parecem estar muito distantes das funções globais humanas, como o aprendizado e a memória – e de fato estão. Mesmo assim, nossa ciência reducionista ocidental considera essas interações celulares, talvez, formadoras da base para o aprendizado e armazenamento de informação. Esses fenômenos intercelulares são a potenciação de longa duração e a depressão de longa duração. Ambos refletem, respectivamente, um aumento ou diminuição da eficiência da transmissão sináptica entre os neurônios pré e pós-sinápticos. Ambos exemplificam a plasticidade neural ao nível celular (sináptico).

CANAIS IÔNICOS E ATIVIDADE ELÉTRICA EM NEURÔNIOS

No Capítulo 3, notamos que a membrana plasmática de um neurônio contém canais proteicos com poros transmembrana. Quando esses poros se abrem, permitem a passagem de íons, através da membrana, para dentro ou para fora do neurônio. Os neurônios existem em dois estados fundamentalmente diferentes: (1) processando potenciais de membrana sinápticos e intrínsecos, que tornam o neurônio mais ou menos propenso a gerar um PA, ou (2) gerando um PA. O primeiro modo envolve uma atividade elétrica em situação estável, enquanto o segundo modo é caracterizado por uma atividade elétrica que varia ao longo do tempo. Assim, no ato de processar a informação, os neurônios geram sinais elétricos temporalmente variáveis que representam informação codificada. Notavelmente, ambos os estados dependem do fluxo de íons através da membrana e, portanto, dependem da abertura dos canais proteicos.

Os canais proteicos presentes na membrana plasmática do neurônio são compostos por diferentes peptídeos organizados em números variáveis de subunidades. Em geral, os canais proteicos possuem de quatro a seis subunidades, e todos possuem um domínio transmembrana capaz de formar um poro que atravessa a membrana (ver Fig. 4.1). Alguns canais proteicos têm poros que estão sempre abertos, enquanto outros somente se abrem em resposta a certas circunstâncias. Os primeiros são referidos como **canais não regulados**, ou **canais de escoamento**, enquanto os últimos são referidos como **canais regulados**.

Os canais não regulados (i. e., canais de escoamento) estão sempre abertos, independentemente do estado do neurônio. Esses canais de escoamento geram sinais elétricos ao deixarem os íons atravessarem a membrana. Exercem papel fundamental no estabelecimento de um potencial de membrana "de repouso", que consiste em um estado estável com necessidade de energia, em vez de uma condição de repouso livre de energia. Os canais de escoamento também são componentes decisivos das propriedades da membrana passiva que fazem parte do processamento de informação pelos neurônios.

Os canais regulados abrem e fecham em resposta a estímulos apropriados, sejam esses a ligação ao ligante, a voltagem da membrana etc. Exemplificando, os canais regulados por voltagem respondem a alterações do potencial transmembrana e são influenciados pelos ambientes intra e extracelular. Os canais regulados geram os sinais elétricos dos neurônios, enquanto os canais não regulados participam da geração da condição neuronal de situação estável de repouso.

É essencial saber que as condições estabelecidas durante o estado de repouso dos neurônios lhes permitem gerar sinais elétricos e processar informação. Todos os sinais elétricos gerados pelos neurônios são beneficiados pelo fato de, no estado de repouso, as diferenças de concentração de íons serem estabelecidas ao longo da membrana celular neuronal. Essas diferenças de concentração iônica representam energia armazenada, e os sinais elétricos dos neurônios são gerados pela liberação dessa energia estocada. O mecanismo pelo qual o neurônio libera essa energia armazenada consiste na alteração do padrão de permeabilidade iônica da membrana *afastando-o* do padrão característico do estado de repouso via abertura ou fechamento dos canais iônicos presentes na membrana. A natureza do padrão de permeabilidade alterado permite que determinadas espécies iônicas se desloquem seguindo seus gradientes eletroquímicos ao longo da membrana (corrente transmembrana). Isso altera o potencial de membrana e, dessa forma, gera um sinal elétrico junto ao neurônio.

> **Questão**
>
> Dois tipos de canais permitem que as moléculas atravessem a membrana dos neurônios: canais de escoamento e canais regulados. Compare e explique ambos.

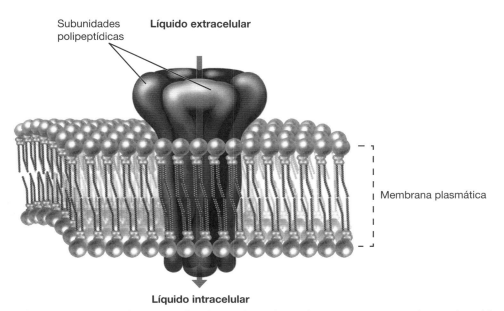

Figura 4.1 Um canal iônico de membrana é uma proteína de membrana integral que atravessa a membrana plasmática neuronal. Consiste em quatro a seis subunidades polipeptídicas que podem formar um poro através da membrana. O poro de um tipo de canal chamado canal de escoamento está sempre aberto, enquanto em outros canais esse poro é regulado, e sua abertura ocorre somente sob condições específicas.

O POTENCIAL DE MEMBRANA DE REPOUSO

Fatores determinantes do fluxo da corrente pela membrana

Quais forças atuam conduzindo os íons a passarem pelos canais abertos localizados na membrana de um neurônio? Existem duas: difusão e elétrica. Os íons dissolvidos na água estão em constante movimentação aleatória, de tal modo que, com o passar do tempo, tendem a se autodistribuir de maneira uniforme por toda a água. Ao alcançarem essa distribuição uniforme, os íons se movem segundo um processo chamado **difusão**. Assim, os íons difundem-se das regiões onde estão presentes em alta concentração para as regiões onde são encontrados em baixa concentração (ver Fig. 4.2). A diferença de concentração entre essas duas regiões é denominada **gradiente de concentração**; assim, os íons se difundem *seguindo* seu gradiente de concentração. Para que a difusão impulsione um íon específico ao longo da membrana de um neurônio segundo seu gradiente de concentração, a membrana deve conter canais permeáveis a esses íons, uma vez que a própria bicamada lipídica em si é impermeável aos íons.

Como os íons são partículas eletricamente carregadas, a segunda força atuante a produzir o movimento resultante dos íons dissolvidos em solução é uma força elétrica. Considerando que cargas opostas se atraem e cargas iguais se repelem, quando os fios dos dois terminais de uma bateria são imersos em solução contendo cloreto de sódio (NaCl) dissolvido, ocorre um movimento de Na^+ em direção ao terminal negativo e um movimento resultante de Cl^- rumo ao terminal positivo. A velocidade com que a carga elétrica se move é chamada **corrente elétrica**.

Dois fatores determinam a magnitude do fluxo de corrente. A força que conduz o movimento do íon depende, primeiramente, da dimensão da diferença de carga existente entre o ânodo e o cátodo, denominada **potencial elétrico** ou voltagem da bateria. Quanto maior for a diferença de potencial elétrico, maior será o fluxo de corrente. O segundo fator que determina a magnitude do fluxo de corrente é a facilidade com que os íons carregados se movem de um local a outro. Isso é chamado **condutância**. No caso da membrana de uma célula neuronal, apenas os canais localizados na bicamada lipídica apresentam condutância, pois é somente por meio dos canais que os íons podem atravessar a membrana. A condutância e a permeabilidade geralmente são usadas de maneira intercambiável, pois uma membrana permeável a um dado íon conduz facilmente a corrente carregada pelo íon em particular. Em outras palavras, os canais iônicos atuam como resistores elétricos. A resistência é o inverso da condutância, em que um canal iônico com alta condutância apresenta pouca resistência ao fluxo de corrente e vice-versa.

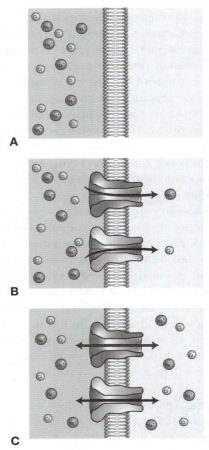

Figura 4.2 A difusão conduz os íons através dos canais de membrana abertos. **A.** Existem dois compartimentos cheios de água, que estão separados por uma membrana impermeável. O NaCl é dissolvido no compartimento da esquerda, onde o número de íons Na^+ e Cl^- indica as concentrações relativas de íons. **B.** Os canais abertos estão inseridos na membrana e permitem a passagem de Na^+ e Cl^-. Ocorre um movimento resultante de Na^+ e Cl^- da região de alta concentração para a região de baixa concentração, em decorrência do gradiente de concentração. **C.** O movimento resultante de Na^+ e Cl^- cessa quando os íons estão igualmente distribuídos em ambos os lados da membrana permeável e o gradiente de concentração desaparece.

> **Questão**
>
> Como os íons atravessam uma membrana quando têm de se mover contra o gradiente de concentração?

Potencial de membrana

O potencial de membrana de um neurônio em repouso pode ser medido inserindo um microeletrodo na célula (ver Fig. 4.3). O microeletrodo é conectado a um voltímetro que mede a diferença de potencial elétrico existente entre a ponta do microeletrodo e um fio-terra posicionado fora da célula. O interior do neurônio é eletricamente negativo em relação ao exterior que, por convenção, é considerado igual a 0 mV (1 mV = 0,001 volt [V]). O valor do potencial de membrana em repouso é de aproximadamente -65 mV, e isso significa que o interior do neurônio apresenta uma voltagem negativa em comparação ao meio extracelular circundante. Por causa dessa diferença de potencial, o neurônio em repouso é dito *polarizado*. Quando o interior do neurônio se torna menos negativo, esse neurônio é dito **despolarizado**. Quando o interior do neurônio se torna mais negativo do que seu potencial de membrana em repouso, diz-se que a célula está **hiperpolarizada**. Para entender a gênese do potencial de membrana em repouso, precisamos saber quais espécies iônicas estão disponíveis para produzi-lo e como estão distribuídas dentro e fora do neurônio.

As diferenças de concentração iônica existentes ao longo da membrana celular neuronal são devidas a dois tipos de proteínas integrais presentes na membrana plasmática. O primeiro tipo consiste nos canais iônicos não regulados, passivos e sempre abertos (canais de escoamento). Os canais de escoamento são seletivamente permeáveis a íons específicos e permite que estes se movam seguindo seus gradientes de concentração. O segundo tipo de proteína é uma bomba de íons consumidora de energia, que desloca ativamente os íons para dentro ou fora do neurônio, em sentido contrário aos seus gradientes de concentração. Os canais iônicos e a bomba iônica atuam um contra o outro e, ao fazerem isso, acabam gerando uma eletricidade neuronal transmembrana estável durante o repouso.

As principais espécies iônicas envolvidas no estado de repouso são o sódio (Na^+), potássio (K^+), cloreto (Cl^-) e ânions orgânicos. Uma pequena concentração de Na^+ permanece dentro da célula, enquanto uma alta concentração de Na^+ e Cl^- e uma baixa concentração de K^+ são encontradas fora da célula.

Considere, primeiro, o comportamento de uma célula hipotética permeável apenas ao K^+ e impermeável a todos os outros íons. Nessa condição, a diferença de concentração de K^+ em um lado da membrana estabelece um gradiente bioquímico que conduz o K^+ para fora do meio intracelular. A célula, porém, não continua perdendo K^+ até o desaparecimento do gradiente de concentração, sendo que a concentração de K^+ é igual em ambos os lados da membrana. Isso ocorre porque, assim que alguns K^+ se difundem para fora, os ânions orgânicos permanecem dentro da célula, e sua carga negativa não é neutralizada pelas cargas positivas existentes nas proximidades. Embora os ânions orgânicos migrem na direção da membrana com o K^+, não conseguem atravessá-la e, conforme vão se acumulando na superfície interna da membrana, tendem a puxar os íons positivos de volta para dentro. Entretanto, como a membrana é permeável somente ao K^+, o único cátion a ser puxado de volta é o K^+. O sistema então chega rapidamente a um equilíbrio no qual o gradiente bioquímico que leva à difusão do K^+ para fora da célula é equilibrado pelo gra-

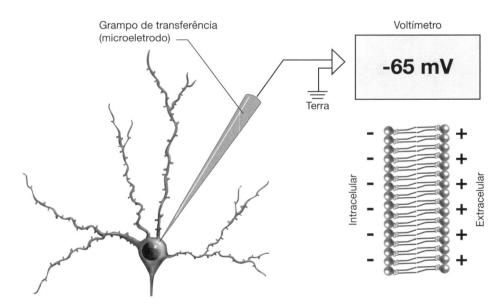

Figura 4.3 Medida do potencial de membrana em repouso. O potencial elétrico existente ao longo da membrana de um neurônio em repouso é determinado pela medida da diferença de potencial elétrico existente entre a ponta do microeletrodo inserido no neurônio e um fio-terra imerso no líquido extracelular. A diferença, medida por um voltímetro, é de cerca de -65 mV, com o interior da célula sendo negativo. Isso se deve à distribuição desigual das cargas elétricas em ambos os lados da membrana.

diente elétrico que puxa o K⁺ de volta para o meio intracelular. A diferença de potência necessária para equilibrar um dado gradiente de concentração é chamada **potencial de equilíbrio** (ver Fig. 4.4). No caso do K⁺, o potencial de equilíbrio é de aproximadamente -90 mV.

Esse processo de equilíbrio pode ser considerado análogo à sustentação de peso com auxílio de uma mola. O peso produz tensão na mola, enquanto a tensão na mola impede o peso de cair. O peso representa o gradiente de concentração do íon (nesse caso, K⁺) e a mola, o gradiente elétrico. É preciso esclarecer que, quanto maior o gradiente de concentração, maior será o gradiente elétrico requerido para manter o íon em equilíbrio (i. e., um peso maior produz mais tensão na mola).

A seguir, consideremos a mesma célula hipotética com os mesmos gradientes de concentração iônica, exatamente como descrito. A única diferença está no padrão de permeabilidade. Suponha, agora, que a célula seja permeável apenas aos íons Na⁺. Por ser mais concentrado no lado de fora da célula, em comparação ao meio intracelular, o Na⁺ irá se difundir para dentro da célula. Entretanto, como a membrana é impermeável ao Cl⁻, o movimento dos íons Na⁺ gera uma diferença de potencial através da membrana (ver Fig. 4.5). O movimento do íon Na⁺

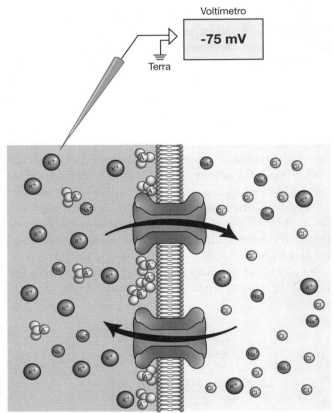

Figura 4.4 Estabelecimento do potencial de equilíbrio de K⁺. **A.** K⁺ e A⁻ estão em altas concentrações dentro da célula hipotética, cuja membrana é permeável apenas ao K⁺. Ocorre uma movimentação resultante dos íons K⁺ seguindo seu gradiente de concentração, do lado de dentro para o lado de fora da célula. Isso resulta no acúmulo de carga positiva do lado externo da célula e em uma carga negativa no meio intracelular. **B.** Essa diferença de carga retarda o movimento de K⁺, até que este atinge uma magnitude em que o movimento resultante de K⁺ para fora da célula deixa de existir. O efluxo de K⁺ gera um gradiente elétrico (negativo para dentro, positivo para fora) que cria uma força eletromotora que impede a saída de K⁺ da célula, e o equilíbrio ocorre quando essa força eletromotora se torna igual e oposta à força de difusão química. Esse é o potencial de equilíbrio do K⁺ e estabelece uma diferença de carga específica entre ambos os lados da membrana – nesse caso, de -75 mV. Note que "A⁻" não é um íon, e sim uma representação simbólica de entidades carregadas impermeáveis, como as proteínas, e compostos bioquímicos, como os grupos fosfato.

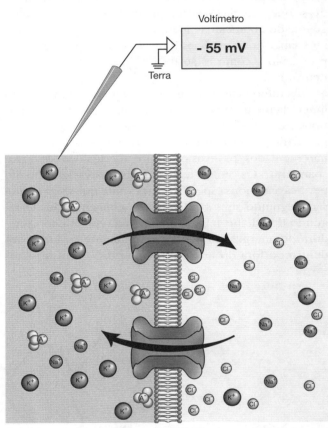

Figura 4.5 Estabelecimento do potencial de equilíbrio de Na⁺. **A.** Nesse caso, a concentração de Na⁺ está alta dentro dessa célula hipotética, cuja membrana é permeável apenas ao Na⁺. Existe um movimento resultante de íons Na⁺ seguindo seu gradiente de concentração de fora para dentro da célula. Isso resulta no acúmulo resultante de carga positiva no interior da célula e em uma carga negativa no lado exterior. **B.** Essa diferença de carga retarda o movimento de Na⁺, até que seja atingida uma magnitude em que o movimento resultante de Na⁺ para dentro da célula deixa de existir. Esse é o potencial de equilíbrio do Na⁺ e estabelece um potencial de membrana específico em que os íons Na⁺ estão em equilíbrio através da membrana (i. e., sem movimento resultante de Na⁺ através da membrana). Nesse caso, esse equilíbrio ocorre com um potencial de membrana de +55 mV.

para dentro da célula deixa um excesso de carga negativa no lado externo, que puxa o Na⁺ de volta para o meio extracelular. Assim, os fatores limitantes da movimentação do Na⁺ para dentro são os mesmos fatores que limitam o fluxo do K⁺ para fora da célula. O potencial de equilíbrio para o Na⁺ é de aproximadamente +55 mV.

O potencial de equilíbrio é simplesmente o gradiente de concentração expresso em unidades de eletricidade. Temos observado que o potencial transmembrana de uma célula, com as concentrações iônicas fornecidas anteriormente (para um axônio de lula), pode variar de -90 mV a +55 mV, dependendo de a célula ser permeável ao K⁺ ou aos Na⁺. A relação quantitativa real existente entre a potência e o gradiente de concentração foi investigada por físico-químicos no século XIX e é denominada **equação de Nernst**.

Questão

Um potencial de membrana pode ser negativo (p. ex., -75 mV) ou positivo (p. ex., +55 mV). O que isso significa em termos de carga nos lados interno e externo da célula? O que produz esse gradiente? E como os canais de escoamento e canais regulados estão relacionados a esse fenômeno?

Para gerar esses potenciais elétricos, apenas um número pequeno de íons realmente se movimenta através da membrana – e os íons que se movem são imediatamente alinhados adjacentes a ela. O número de íons que devem se mover através da membrana para estabelecer amplas diferenças de carga entre ambos os lados dela é extremamente pequeno em relação ao número de cada espécie iônica em cada lado da membrana. Dessa forma, os fluxos causam alterações mínimas nas concentrações iônicas dentro e fora da célula, fazendo que as cargas opostas existentes nessas duas regiões se alinhem imediatamente adjacentes à membrana, pois a membrana fosfolipídica é tão delgada que não representa uma barreira à atração eletrostática das cargas opostas. A maior parte do citoplasma e do líquido extracelular é eletricamente neutra.

Se o potencial de membrana em repouso não está no potencial de equilíbrio para Na⁺ ou K⁺, isso significa que esses dois íons estão se movendo através da membrana celular neuronal em repouso. E de fato estão, através dos canais de escoamento passivos. Entretanto, há um número bem maior de canais de escoamento de K⁺ do que de canais de escoamento de Na⁺. De fato, a permeabilidade ao K⁺ é cerca de 25 vezes maior do que a permeabilidade ao Na⁺ em repouso. Isso significa que o potencial de membrana em repouso deve estar mais próximo do potencial de equilíbrio do K⁺ do que do potencial de equilíbrio do Na⁺, e é assim mesmo que ocorre. Assim, enquanto apenas uma pequena força resultante (gradiente de concentração) conduz o K⁺ para fora da célula, há muitos canais de K⁺ abertos. Em contraste, há uma ampla força resultante conduzindo o Na⁺ para dentro da célula, que consiste em um gradiente de concentração e uma força elétrica. Contudo, o número de canais de escoamento de Na⁺ é relativamente pequeno.

Parece que, com a presença desses canais de escoamento sempre abertos, poderia haver um movimento resultante de ambas as espécies iônicas. Entretanto, não ocorre perda resultante de K⁺ de dentro do neurônio em repouso nem ganho resultante de Na⁺, de modo que os gradientes de concentração são mantidos em situação estável mesmo na ausência de equilíbrio iônico. Isso é conseguido por meio da **bomba de sódio-potássio**, uma ampla proteína integral que atravessa a membrana (ver Fig. 4.6).

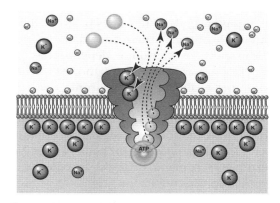

A

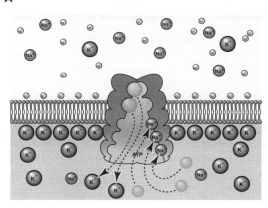

B

Figura 4.6 Bomba de sódio-potássio. Essa proteína transmembrana integral é uma bomba que movimenta os íons contra seus gradientes de concentração e, portanto, requer energia para funcionar. Os canais de escoamento sempre abertos, presentes na membrana em repouso, permitem que alguns íons Na⁺ passem para dentro da célula e alguns íons K⁺ saiam para o líquido extracelular. A bomba de sódio-potássio bidirecional transporta três íons Na⁺ para fora da célula a cada dois íons K⁺ devolvidos para o meio intracelular, mantendo o potencial de membrana de repouso em torno de -65 mV, por meio da distribuição desigual desses íons através da membrana.

Como os íons são movidos contra seus gradientes de concentração, a bomba requer energia para funcionar. Essa energia é oriunda da hidrólise do **trifosfato de adenosina (ATP)**. A bomba tem sítios de ligação para Na$^+$ e ATP em sua superfície intracelular, sendo que os sítios de ligação de K$^+$ estão situados na superfície extracelular. Essa bomba de membrana de operação contínua transporta três íons Na$^+$ para fora da célula para cada dois íons K$^+$ transportados de volta para dentro da célula, resultando em um fluxo resultante positivo e na hiperpolarização da membrana. Essa operação equilibra exatamente o influxo passivo contínuo de Na$^+$ e o efluxo de K$^+$ através dos canais de escoamento sempre abertos.

O padrão de permeabilidade do neurônio em repouso, embora gere um potencial de membrana de repouso de -65 mV via canais de escoamento e bomba de Na$^+$/K$^+$, impede que o neurônio explore as amplas diferenças de concentração iônica existentes entre os líquidos intra e extracelular. Em outras palavras, um amplo reservatório de energia armazenada não é usado. A comunicação entre os neurônios depende da liberação dessa energia armazenada. Para tanto, há alteração do padrão de permeabilidade do neurônio *afastando-o* do padrão característico do estado de repouso, como já mencionado. O mecanismo básico dessa modificação é a abertura dos canais iônicos regulados. Cada um dos sinais elétricos discutidos nas próximas seções é gerado via abertura e fechamento de tipos específicos e exclusivos de canais iônicos regulados.

> ### Questão
>
> O que é a bomba de sódio-potássio e por que requer ATP, que é uma fonte de energia?

SINAIS ELÉTRICOS DOS NEURÔNIOS

> ### Apresentação clínica
>
> Marney Morrison é uma mulher de 45 anos de idade que foi diagnosticada com esclerose múltipla (EM) há 8 anos. Você começou a tratá-la na clínica de reabilitação ambulatorial logo após ela ter sido diagnosticada com a doença. Naquele momento, ela estava começando a ter dificuldades de marcha e equilíbrio, e já apresentava uma considerável perda sensorial, especialmente nos membros inferiores. Todos os sintomas da paciente são exacerbados quando ela visita a filha, em julho ou agosto. A filha dela mora no Arizona (EUA), onde a temperatura costuma estar acima de 37,8° C durante esses meses. Ao ler as informações contidas nessa seção, considere os seguintes aspectos:

> - Por que os sintomas de Marney pioram quando ela visita a filha?
> - Por que a paciente agora apresenta perda somatossensorial junto aos membros inferiores?
> - Qual é a causa subjacente dos déficits de neurotransmissão associados à EM?

Potencial receptor (gerador)

A primeira tarefa a ser cumprida por todos os sistemas sensoriais é a transdução de alguma forma de energia ambiental em uma alteração elétrica que codifique as informações relevantes sobre o estímulo ambiental. Essa tarefa é cumprida por meio dos receptores sensoriais, que representam os terminais especializados das fibras nervosas periféricas (ver Cap. 9). Essa alteração elétrica é o potencial receptor, ou potencial gerador, e é produzida por **canais iônicos regulados por modalidade** que afastam o potencial de membrana do potencial em nível de repouso. Os canais iônicos regulados por modalidade contêm, além de um domínio transmembrana, um domínio extracelular responsivo a estímulos ambientais apropriados (mecânicos, térmicos, químicos ou eletromagnéticos [luz]). Os receptores sensoriais contêm na membrana uma porção especializada onde está o maquinário molecular para transdução. Notavelmente, as diferentes modalidades sensoriais cumprem o processo de transdução com mecanismos moleculares distintos.

> ### Questão
>
> Os canais regulados por modalidade respondem, um a um, a tipos específicos de estímulos. Quais são as três classes de particular importância para o sistema nervoso?

Os **mecanorreceptores**, que detectam o estiramento muscular ou a compressão da pele, respondem ao impacto do estímulo com deformação da membrana receptora. Nesses casos, os canais iônicos existentes na membrana estão conectados pelo citoesqueleto da membrana e, portanto, se abrem diante da deformação da membrana por ação de estímulos mecânicos (ver Fig. 4.7). Um influxo de Na$^+$ e Ca^{2+} despolariza a terminação nervosa, produzindo o potencial receptor. Um estímulo mais forte aumenta a amplitude do potencial receptor ao abrir mais canais iônicos. Quando o estímulo cessa, a membrana receptora já não está deformada e os canais iônicos se fecham. Os **quimiorreceptores** ligam-se a moléculas químicas ambientais, e essa ligação abre os canais iônicos. Entretanto, os receptores do olfato e do paladar empregam um mecanismo molecular exclusivo, denominado sistema de segundo mensageiro, para abrir

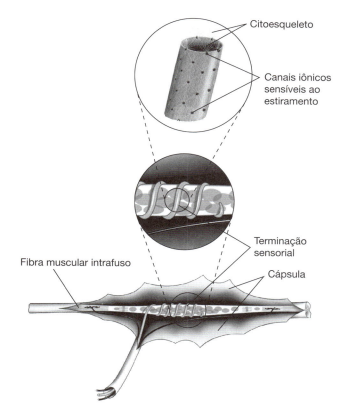

Figura 4.7 O potencial receptor (gerador) do fuso muscular é gerado pela abertura de canais iônicos que estão mecanicamente conectados ao citoesqueleto da membrana. Assim, quando a membrana do receptor é estirada, os canais iônicos abrem e permitem o influxo de Na$^+$ (e, possivelmente, de outros cátions). Esse influxo resulta na despolarização do receptor.

os canais. Os **fotorreceptores** presentes na retina também empregam um sistema de segundo mensageiro para criar o potencial receptor.

O potencial gerador (PG) tem algumas propriedades. A primeira delas é não ser propagado, ou seja, o PG permanece nas adjacências da terminação receptora e se autopropaga (viaja) adiante, ao longo do axônio do neurônio aferente primário. A segunda propriedade é o *decaimento* (i.e., sofre declínio da amplitude) em função da distância a partir do terminal nervoso, ou seja, o PG somente se dissemina passivamente ao longo da membrana. Isso é ilustrado na Figura 4.8, onde o PG ainda pode ser recuperado a partir do segmento inicial do axônio, mas não pode mais ser recordado a partir de outras partes localizadas mais adiante no axônio. A terceira propriedade é ser uma alteração elétrica graduada, ou seja, a amplitude do PG varia em resposta aos parâmetros do estímulo, como a intensidade. A quarta propriedade é a capacidade de *soma* de PG sucessivos ou simultâneos (ver Potenciais pós-sinápticos, adiante). Para que PG sucessivos sejam somados, é preciso que os próximos PG ocorram antes do decaimento do PG precedente. A soma (adição de todos os PG juntos) resulta em um único PG de amplitude maior do que os potenciais individuais contribuintes.

O PG cumpre duas funções abrangentes. Primeiro, *codifica* informação sobre os parâmetros do estímulo adequado. A informação não codificada pelo PG não pode ser "adicionada" em um estágio subsequente do processo de transdução. Em segundo lugar, depois que o limiar é alcançado, o PG estabelece um padrão de PA (discutido posteriormente) na fibra nervosa, que contém a mesma informação codificada no PG. O número e espaçamento entre os PA dependem da magnitude absoluta e da variação da amplitude do PG ao longo do tempo.

Como mostra a Figura 4.9, os componentes de um PG genérico despolarizante contendo informação sobre o estímulo são: (1) a magnitude absoluta da despolarização; (2) a velocidade da despolarização; (3) a velocidade da adaptação; (4) a magnitude da adaptação; e (5) a duração do limiar de despolarização precedente.

Potencial de ação

O potencial é a segunda categoria de sinal elétrico usado pelos neurônios. O PA, comumente referido como *pico*, é o impulso nervoso. É projetado para conduzir informação a distância – ou seja, ao longo do axônio, desde a terminação receptora até a terminação transmissora de um neurônio. Os diferentes tipos de canais iônicos, que se abrem e fecham para gerar um PA na membrana de um axônio, cumprem essa tarefa em uma sequência temporal fixa e específica. O padrão de permeabilidade que caracteriza o estado de repouso é alterado de forma a permitir que o Na$^+$ se mova primeiro, seguido do K$^+$, acompanhando seus gradientes de concentração.

> **Questão**
>
> Os PA diferem dos potenciais geradores em aspectos básicos. Especifique as propriedades desses dois tipos de potenciais.

Isso é conseguido por meio da despolarização da membrana do seguimento inicial do axônio. Ao longo da membrana desse segmento (e em todo o comprimento restante), estão distribuídos canais iônicos regulados por voltagem. Esses canais possuem domínios especializados que detectam o potencial elétrico através da membrana da célula neuronal. Isso permite que o canal iônico abra ou feche em resposta ao nível de potencial de membrana (voltagem). Canais regulados por voltagem especificamente permeáveis ao sódio (Na$^+$), potássio (K$^+$), cálcio (Ca^{2+}) e cloreto (Cl$^-$) foram identificados, sendo que há subtipos de canais para cada íon.

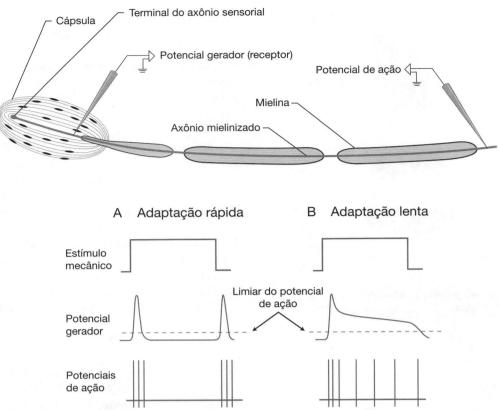

Figura 4.8 Propriedades do potencial receptor. O potencial receptor é uma resposta graduada em que o número de canais operantes é proporcional à magnitude do estímulo. O potencial receptor não é propagado, mas segue passivamente pelo axônio. Sendo assim, seu decaimento ocorre a curta distância. Não é possível registrá-lo além da zona de disparo (segmento inicial) do axônio aferente primário, a menos que o limiar seja alcançado nas adjacências do potencial receptor. Dessa forma, mais adiante no axônio, é possível registrar apenas os potenciais de ação. Na zona de disparo da célula, no primeiro nodo de Ranvier, os registros mostram uma soma do potencial receptor e dos potenciais de ação por ele gerados.

O deflagrador *despolarizante* requerido para a abertura dos canais de Na⁺ regulados por voltagem pode ser um de vários eventos: um potencial receptor gerado por

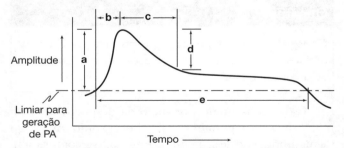

Figura 4.9 Representação dos componentes transportadores de informação de um potencial receptor despolarizante que leva ao potencial de ação. A informação sobre os parâmetros do estímulo é codificada para o SNC apenas enquanto a despolarização exceder o limiar requerido para geração de potenciais de ação no neurônio, resultando, assim, na propagação dos potenciais de ação para dentro do SNC. **A.** Magnitude absoluta da despolarização. **B.** Velocidade da despolarização. **C.** Velocidade da adaptação. **D.** Magnitude da adaptação. **E.** Duração do limiar de despolarização acima.

terminais nervosos sensoriais especializados; um estímulo sináptico ao neurônio, que gera um potencial pós-sináptico excitatório; ou uma corrente local mediadora da disseminação do PA ao longo do axônio. Os dois últimos eventos são descritos em detalhes adiante. Por enquanto, é necessário considerar que um evento elétrico precedente deflagra o próximo, em uma sequência específica.

Para abrir um número suficiente de canais de Na⁺ regulados por voltagem e iniciar um PA, é preciso que um nível de despolarização específico ocorra no segmento inicial. Esse nível crítico é denominado **limiar**. Os PA nunca ocorrem na ausência de um estímulo despolarizante que traga a membrana ao limiar. Conforme a despolarização começa, os canais de Na⁺ regulados por voltagem começam a abrir, e há desenvolvimento de uma pequena corrente de influxo de Na⁺. Enquanto a despolarização for pequena, esse influxo de Na⁺ é contraposto pelo efluxo de K⁺ normalmente maior, que caracteriza a membrana em repouso. Entretanto, em um determinado nível de despolarização, um número suficiente de canais de Na⁺ estarão abertos, de modo que a

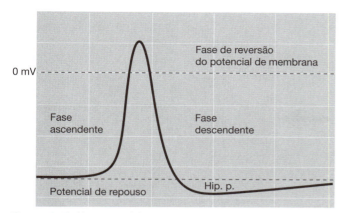

Figura 4.10 Um potencial de ação tem fases e uma forma de onda característica. Durante a fase ascendente, a membrana axônica é rapidamente despolarizada, e o potencial de membrana na verdade reverte a polaridade (se torna positivo). Depois de atingir o pico, o potencial de ação entra em uma fase descendente, durante a qual a magnitude da despolarização diminui e a membrana sofre repolarização. Em ambas as fases, ascendente e descendente, há um período em que o interior do neurônio é positivo, chamado de fase de reversão do potencial de membrana. Depois de atingir o potencial de membrana de repouso novamente, o potencial de ação se torna hiperpolarizante por um breve período, antes do retorno ao potencial de repouso; isso é chamado hiperpolarização pós-potencial (hip. p.).

corrente de influxo de Na$^+$ passa a exceder a força motriz de compensação da corrente de saída de K$^+$ e a membrana, então, atinge o limiar.

O PA exibe uma forma de onda característica com várias fases (ver Fig. 4.10). Durante a *fase ascendente*, a membrana do axônio é rapidamente despolarizada. O potencial de membrana, na verdade, é revertido, com o lado interno da célula ficando positivo e o lado externo, negativo, o que é chamado de *fase de reversão do potencial de membrana*. Durante a *fase descendente*, a membrana se repolariza rapidamente, e isso faz o potência de membrana se tornar negativo. Durante a *fase de hiperpolarização pós-potencial*, a membrana, na verdade, sofre hiperpolarização.

Depois que o limiar é atingido, numerosos canais de Na$^+$ começam a se abrir. Uma vez desencadeada, ocorre uma sequência explosiva de eventos que é totalmente independente da fonte de estímulo. Algumas propriedades funcionais caracterizam o canal de Na$^+$ regulado por voltagem e ajudam a definir as propriedades do PA (ver Fig. 4.11). Esses canais se abrem mais prontamente, e isso contribui para a fase ascendente rápida do PA. Esses canais permanecem abertos por cerca de 1 ms e, então, fecham espontaneamente (são inativados), e isso ajuda a explicar por que o PA é tão breve. Os canais não podem abrir de novo até que a membrana seja repolarizada na direção de um valor negativo de potencial de repouso (ver a discussão sobre período refratário abso-

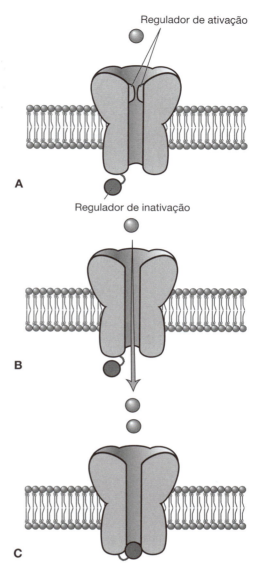

Figura 4.11 Propriedades dos canais de Na$^+$ regulados por voltagem, que determinam a forma de um potencial de ação. O canal possui dois reguladores que respondem de formas opostas à despolarização. **A.** No estado de repouso, o regulador de ativação é fechado e o regulador de inativação é aberto. **B.** Com a despolarização, o regulador de ativação abre, permitindo a entrada de Na$^+$ no axônio através do canal. **C.** Após cerca de 1 ms, o regulador de inativação fecha e o canal é inativado (ou fechado). Com a resultante repolarização da membrana, o regulador de ativação fecha e, subsequentemente, o regulador de inativação abre. O canal então retorna ao estado de repouso (**A**), podendo agora abrir em resposta à despolarização da membrana.

luto, adiante). Em menos de um milionésimo de segundo, o movimento explosivo dos íons Na$^+$ terá feito a membrana se despolarizar rapidamente, com o meio intracelular se tornando positivo e o lado externo, negativo. O potencial de membrana então terá sido totalmente revertido (ver Fig. 4.12).

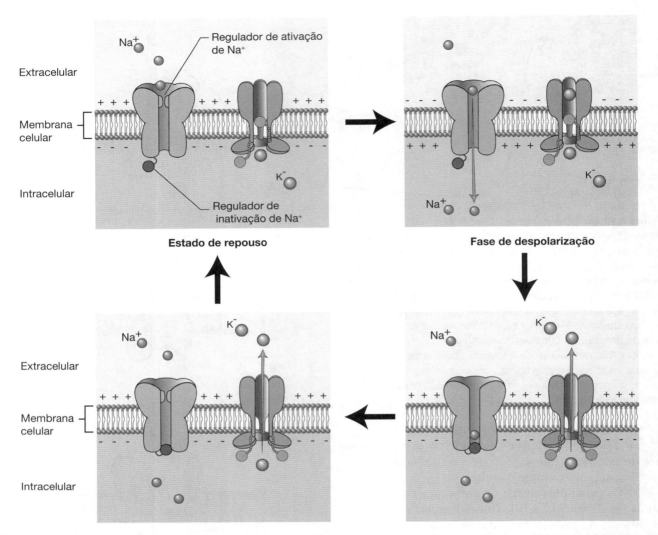

Figura 4.12 Fases de um potencial de ação e função dos canais iônicos regulados por voltagem nessas fases. Um potencial de ação pode ser dividido em três fases, durante as quais a permeabilidade da membrana ao Na⁺ e K⁺ é alterada. Durante a fase ascendente do potencial de ação, os canais de Na⁺ abrem e os canais de K⁺ fecham. No pico de potencial de ação, os canais de Na⁺ fecham e os canais de K⁺ abrem. Ao longo de toda a fase descendente do potencial de ação, os canais de K⁺ permanecem abertos. Durante a fase de hiperpolarização pós-potencial, os canais de K⁺ continuam abertos, pois seu regulador abre e fecha de forma relativamente lenta (em comparação ao regulador de ativação do canal de Na⁺) e não tem tempo suficiente para fechar em resposta à repolarização da membrana. Assim, a membrana se torna hiperpolarizada além do potencial de membrana de repouso, por conta do aumento sustentado da permeabilidade ao K⁺. Em questão de alguns milésimos de segundo, o regulador do canal de K⁺ fecha e o potencial de membrana de repouso é restaurado.

Depois que o limiar é atingido, os canais de K⁺ regulados por voltagem não abrem imediatamente: há uma demora de cerca de 1 ms para que ocorra a abertura (ver Fig. 4.12). Esses canais começam a abrir apenas quando os canais de Na⁺ são inativados. Além disso, os canais de K⁺ não são inativados e permanecem abertos por alguns milésimos de segundo. Os íons K⁺ saem rápido da célula através dos canais abertos, repolarizando a membrana e fazendo-a voltar a ser negativa. De fato, ocorre um breve período de **pós-hiperpolarização** durante o qual o potencial de membrana se move ainda mais próximo do potencial de equilíbrio de K⁺. A repolarização é rápida, porque o potencial de membrana foi revertido de tal modo que os íons K⁺ não só se movem seguindo seu gradiente de concentração como também são atraídos para o meio extracelular por ação da carga negativa existente no lado externo da membrana.

O processo de repolarização tem consequências importantes para a geração de outro PA. Primeiro, por um breve momento após o pico do PA, tantos canais de Na⁺ estão no estado inativo que se torna impossível gerar outro PA, seja qual for o grau de despolarização da membrana. Os canais podem abrir novamente apenas quando o potencial de membrana se tornar negativo o bastante para fazer os *canais* voltarem ao estado de repouso. Esse período é chamado de **período refratário absoluto**.

Este é graduado em um **período refratário relativo**, durante o qual o potencial de membrana permanece hiperpolarizado até os canais de K^+ regulados por voltagem fecharem. Durante esse período, é necessário que ocorra uma despolarização maior para trazer o potencial de membrana ao limiar de disparo e iniciar outro PA. O período refratário tem várias consequências. Uma delas é limitar o número de PA que um dado neurônio pode gerar por unidade de tempo (ver Cap. 9).

A concentração de espécies iônicas existente em ambos os lados da membrana em repouso não muda de forma substancial para um dado neurônio. Além disso, os canais iônicos se abrem em uma sequência fixa e permanecem abertos apenas por períodos de tempo fixos. Por causa desses fatores, o tamanho, o formato e a duração do PA são fixos ou invariáveis para um dado neurônio. Além disso, um PA ocorre ou não. Uma vez iniciada, a sequência de eventos inteira é desdobrada. O PA, assim, é referido como um **evento elétrico de tudo ou nada**.

> ## Questão
>
> Um aspecto importante do sistema nervoso é o fato de os canais iônicos regulados por transmissores poderem resultar em *hiperpolarização* ou em *despolarização* da membrana pós-sináptica. Descreva o que isso significa com relação aos PA e explique como essas respostas opostas poderiam ocorrer no mesmo neurônio.

Propagação do potencial de ação

Os PA devem transportar informação da terminação receptora para a terminação transmissora do neurônio. Em alguns neurônios, isso implica que a informação na forma de PA tenha de ser conduzida a distâncias de pelo menos um metro. Para conduzir fielmente a informação ao longo do axônio, os PA não devem sofrer decaimento elétrico ao percorrerem o axônio desde o sítio em que são gerados até a terminação transmissora do neurônio. A propriedade do axônio que lhe permite atender a essa demanda está no fato de o mecanismo de produção de um PA estar distribuído ao longo de *toda* a extensão do axônio. Cada parte da membrana do axônio contém todo o maquinário necessário à geração de um PA de tamanho, formato e duração fixos. Sendo assim, para que os PA percorram toda a extensão de um axônio, é necessário apenas que o deflagrador de um PA seja disseminado ao longo da membrana. A cada ponto sucessivo da membrana, o deflagrador então evocaria um PA com características fixas.

O deflagrador é uma corrente elétrica gerada na parte da frente do PA pelo próprio PA (ver Fig. 4.13). Uma parte da corrente local gerada pelo PA flui passivamente pelo axônio. Essa corrente despolariza a porção seguinte da membrana axônica. Dessa forma, a membrana localizada imediatamente adiante do PA gera seu próprio PA novo, enquanto o PA precedente que está atrás desaparece por repolarização. Essa sequência então é repetida ao longo de toda a extensão do axônio: uma parte da membrana estimula a seguinte. O PA, portanto, é referido como um **evento elétrico autopropagador**. A refratariedade da membrana no despertar de um PA contribui para o fato de os PA não serem propagados de volta ao longo do axônio até o ponto de partida.

Há anos, a condução do PA junto ao axônio foi descrita como um evento semelhante a uma onda, análogo às ondulações ou ondas que observamos ao percorrer a extensão de uma corda, quando a extremidade desta é rapidamente agitada para cima e para baixo. Mas essa dificilmente seria uma comparação acurada. O motivo é que a propagação do PA não é uma onda isolada que percorre o axônio, e sim um evento bioelétrico totalmente novo, gerado sequencialmente ponto a ponto, ao longo da membrana axônica. É por isso que a amplitude de um PA não diminui enquanto esse potencial percorre a membrana.

Mielina e condução em axônios mielinizados

A velocidade de condução de um PA é importante em termos de comportamento porque uma condução mais rápida permite tempos de reação mais rápidos. Um dos mecanismos pelo qual a velocidade pode ser aumentada é via aumento do diâmetro do axônio. Isso diminuiria sua resistência ao fluxo de corrente. Entretanto, esse mecanismo tem limitações evidentes, pois o tamanho axônico precisa ser equilibrado pela necessidade de ter grandes números de axônios em um espaço pequeno. Por exemplo, o controle preciso dos pequenos músculos dos dedos da mão e a fantástica sensibilidade ao toque de suas superfícies sensoriais dependem da inervação dos dedos da mão por numerosas fibras nervosas motoras e sensoriais. Dessa forma, respostas precisas e rápidas, delicadamente ajustadas para as condições ambientais prevalentes, dependem da condução rápida em numerosos axônios.

A combinação da condução rápida ao tamanho axônico pequeno é obtida com uma cobertura isolante altamente efetiva, a bainha de mielina. Essa bainha é formada por diferentes tipos de células neurogliais presentes no SNP e no SNC: pelas células de Schwann no SNP e pelos oligodendrócitos no SNC. Cada célula de Schwann participa da mielinização de uma parte de apenas um axônio, enquanto cada oligodendrócito participa da mielinização de partes de muitos axônios. Um único axônio é mielinizado por muitas células neurogliais, como no caso de certos axônios do SNP, cuja mielinização envolve centenas de células neurogliais. As cé-

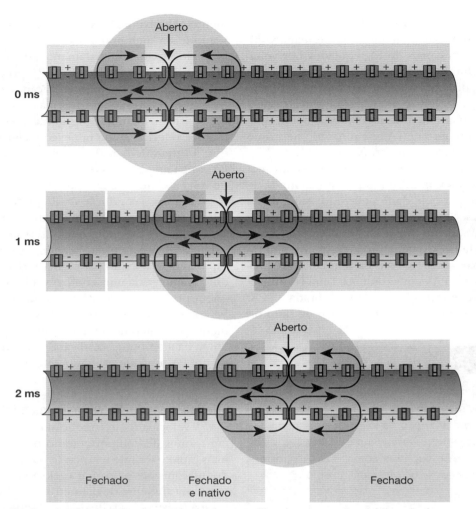

Figura 4.13 Condução do potencial de ação. A entrada de carga positiva durante o potencial de ação faz as correntes elétricas (em forma de íons Na+) fluírem através da membrana e longitudinalmente, dentro e fora do axônio, como resultado das diferenças de potencial. Essas correntes de Na+ despolarizam a membrana no sítio de canais de Na+ abertos, à frente do impulso. Isso acarreta a abertura dos canais de Na+ regulados por voltagem e a consequente alteração temporária da permeabilidade ao Na+ que leva essa porção da membrana ao limiar de potencial de ação.

lulas mielinizantes são separadas individualmente por um pequeno hiato – o nodo de Ranvier. Desse modo, a bainha de mielina isolante apresente hiatos regularmente espaçados. Em cada nodo, a membrana axônica está em comunicação direta com o líquido extracelular.

Os canais de Na+ regulados por voltagem estão concentrados nos nodos de Ranvier, que são os únicos sítios existentes ao longo do axônio onde podem ocorrer trocas iônicas geradoras de PA (ver Fig. 4.14A). Os PA, dessa forma, pulam de um nodo para outro, nas fibras mielinizadas. Esse modo de propagação do PA é denominado **condução saltatória**. Uma fibra nervosa mielinizada conduz impulsos mais rápido do que uma fibra não mielinizada de mesmo diâmetro (com exceção dos axônios de diâmetro muito pequeno, pois o diâmetro menor é o motivo funcional da não mielinização dos axônios de menor calibre). O principal motivo desse aumento acentuado da velocidade de condução é o fato de o processo de geração de PA ser demorado: em um axônio mielinizado, a geração de PA ocorre apenas em pontos isolados ao longo do axônio, e não da forma contínua observada em um axônio não mielinizado.

A extensão em que a mielinização aumenta a velocidade de condução depende de alguns fatores: a espessura da bainha, o diâmetro do axônio e a distância entre os nodos. Todos esses fatores variam em diferentes axônios. Nos casos em que o tamanho é um aspecto preocupante, a comparação a seguir é instrutiva. Considere um nervo periférico contendo mil fibras mielinizadas, diâmetro de 10-20 mm e espessura aproximada de 1 mm. Para acomodar o mesmo número de fibras nervosas apresentando velocidades de condução iguais, um nervo periférico composto de axônios não mielinizados teria de ter um diâmetro de 38 mm.

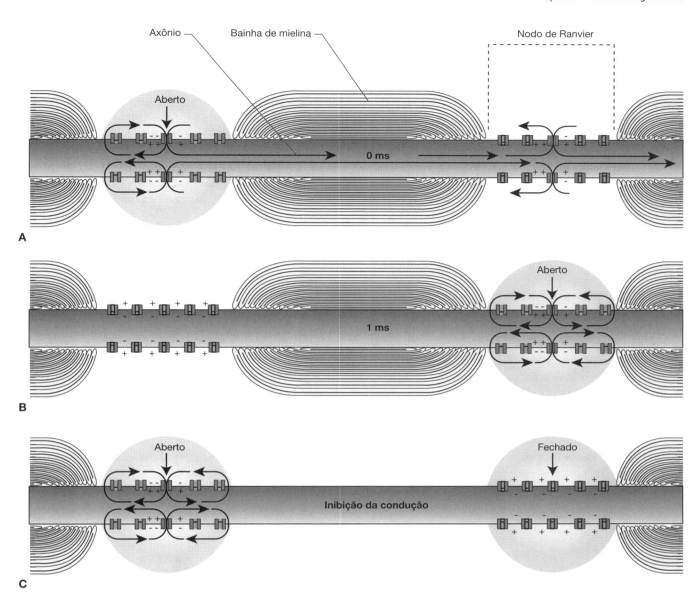

Figura 4.14 A. Condução do potencial de ação saltatória ao longo de um axônio mielinizado. A corrente flui localmente. Entretanto, a presença da mielina evita que essa corrente escape pela membrana internodal. Como resultado, a corrente flui mais longe ao longo do axônio do que fluiria na ausência de mielina. Como os canais de sódio regulados por voltagem estão concentrados nos nodos de Ranvier, as correntes ativas, reguladas por voltagem, somente ocorrem nessas regiões não mielinizadas. **B.** O potencial de ação "salta" de um nodo para outro, e a velocidade de condução aumenta muito. **C.** Efeito da desmielinização sobre a condução saltatória. Por causa de sua alta resistência e baixa capacitância, a mielina atua como um isolante efetivo que desvia a corrente de um nodo de Ranvier para o próximo. Quando os axônios são desmielinizados, a corrente escapa pela membrana do axônio exposto em uma extensão maior do que o normal. Como há menos corrente fazendo isso no nodo seguinte, demora mais para alcançar o limiar e a velocidade de condução diminui. Com a desmielinização grave, é possível que não haja corrente suficiente para atingir cada limiar no nodo subsequente, e a propagação do potencial de ação falha totalmente no sítio de desmielinização.

A condução em axônios mielinizados é altamente confiável, e essa confiabilidade é expressa como *fator de segurança*. O fator de segurança consiste na proporção entre a quantidade de corrente *disponível* para estimular um nodo de Ranvier e a quantidade de corrente de fato *necessária* para estimular esse nodo. Nos axônios mielinizados normais, o fator de segurança está entre 5 e 6. O fator de segurança diminui acentuadamente nas doenças que resultam em desmielinização axônica. Nas fibras desmielinizadas, a bainha de mielina é danificada ou perdida. A bainha de mielina isolante normalmente funciona promovendo o fluxo de corrente de um nodo de Ranvier para outro, conforme ilustrado na Fig. 4.14B. Entretanto, quando um PA se aproxima de uma região desmielinizada, a perda da bainha de mielina isolante permite que a corrente escape pela membrana axônica intermodal e bainha de mielina danificada. Essa perda de corrente resulta em diminuição da quantidade de corrente disponível para estimular (despolarizar) o próximo nodo de Ranvier. O fator de segurança diminui, de modo que a confiabilidade da propagação do PA também diminui. Enquanto o valor do fator de segurança for maior do que 1, o limiar para geração de um PA continuará sendo alcançado. Apenas levará mais tempo para alcançá-lo. Dessa forma, a condução do PA ao longo do axônio será mais lenta. Nos axônios mais seriamente desmielinizados, o fator de segurança cai para menos de 1, e, nesse ponto, o limiar não será atingido nos nodos de Ranvier distais. Em consequência, o PA não será conduzido ao longo do axônio no trecho subsequente à região desmielinizada. Isso é referido como **bloqueio de condução**.

Potenciais pós-sinápticos

A chegada dos PA no terminal de um axônio põem em movimento uma sequência de eventos moleculares que resulta na liberação de uma molécula bioquímica – o neurotransmissor – a partir do terminal axônico. O neurotransmissor é difundido do termina axônico pré-sináptico para a membrana receptora do neurônio pós-sináptico (daí o nome *potencial pós-sináptico*).

Os PPS são alterações no potencial de membrana do neurônio, causadas pelos canais iônicos regulados por ligante (receptores) que interagem com o neurotransmissor. Os canais regulados por ligante extracelulares abrem quando um ligante extracelular, como um neurotransmissor, se liga ao canal (receptor). Esses canais podem permitir que mais de uma espécie iônica flua seguindo seu gradiente de concentração.

Os neurotransmissores liberados dentro da fenda sináptica pelo neurônio pré-sináptico afetam o neurônio pós-sináptico ao se ligarem a milhares de receptores proteicos (canais iônicos regulados por ligante) concentrados na região da membrana pós-sináptica que participa da formação da sinapse. Essas alterações de potencial, então, ocorrem na zona dendrítica dos interneurônios e motoneurônios que recebem estímulos sinápticos de outros neurônios.

Os canais iônicos regulados por transmissor são proteínas que possuem dois domínios funcionais: um domínio extracelular, que atua como receptor de um neurotransmissor (e é o sítio de ligação de um neurotransmissor), e um domínio transmembrana, que forma um canal iônico. O domínio transmembrana é constituído por quatro a cinco subunidades que se unem para formar um poro (ver Fig. 4.15). O poro permanece fechado até o neurotransmissor se ligar ao sítio extracelular. Quando essa ligação ocorre, provoca a torção das subunidades transmembrana e, assim, abre o poro. Dependendo dos íons que passam através do poro, o potencial de membrana do neurônio pós-sináptico pode ser hiperpolarizado, diminuindo a probabilidade de um PA vir a ser gerado ou despolarizado, aumentando as chances de geração de um PA.

Quando os canais abertos aceitam a passagem de Na^+ para dentro da célula, o neurônio pós-sináptico é

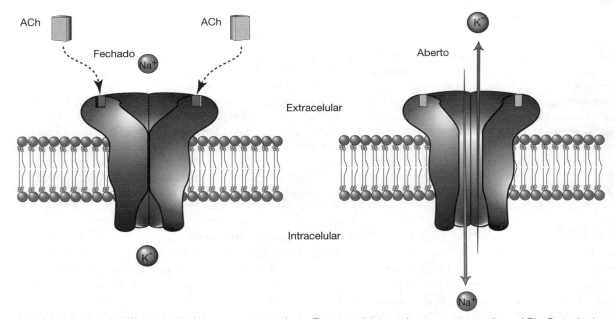

Figura 4.15 Modelo de canal iônico regulado por neurotransmissor. Esse canal responde ao neurotransmissor ACh. Quando duas moléculas de ACh se ligam à unidade de reconhecimento de superfície do canal, o domínio interno muda de conformação para abrir um poro no canal iônico, que permite o fluxo dos cátions seguindo seus gradientes de concentração.

despolarizado, aproximando o potencial de membrana do neurônio pós-sináptico do limiar de geração de PA (ver Fig. 4.16). A alteração do PPS transiente é então chamada de **potencial pós-sináptico excitatório (PPSE)**.

Todavia, quando os canais abertos admitem íons cloreto (Cl$^-$), a membrana do neurônio pós-sináptico é hiperpolarizada, e o potencial é afastado do limiar de geração de PA (ver Fig. 4.17). Essa alteração do PPS transiente é chamada de **potencial pós-sináptico inibitório (PPSI)**. Essa é uma descrição básica do efeito dos íons cloreto. É importante saber que aproximação do potencial limiar não necessariamente resulta em PA, enquanto o afastamento do potencial limiar não necessariamente inibe um PA. Isso apenas significa que o neurônio pós-sináptico é mais ou menos propenso a disparar. Considere uma sinapse que envolva a regulação dos canais de cloreto. A maioria dos neurônios possui uma bomba de cloreto com um potencial de equilíbrio de Nernst para cloreto de cerca de -65 mV. Se o potencial de membrana for igual a -60 mV quando a sinapse está ativa e o canal de cloreto abrir, o PPS será hiperpolarizante e se aproximará de -65 mV. Se o potencial de membrana for igual a -70 mV quando a sinapse está ativa, o PPS será despolarizante por se aproximar de -65 mV. Em ambos os casos, o PPS é um PPSI, porque seu potencial é negativo para limiar – ou seja, a sinapse ativa tende a "segurar" o potencial de membrana negativo para limiar, tornando o neurônio menos propenso a disparar um PA.

Enfim, é preciso notar que as sinapses que abrem os canais de K+ são sempre hiperpolarizantes. Por esse motivo, essas sinapses também geram PPSI.

As propriedades associadas aos PPS diferem acentuadamente daquelas associadas ao PA. Por alguma razão, trata-se de potenciais graduados, e isso tem duas consequências para a função do neurônio pós-sináptico: a primeira é que o tamanho de PPS varia dependendo da quantidade de neurotransmissor liberada dentro da fenda sináptica e do número de canais que se abrem. A liberação de mais transmissor produz um PPS maior; a segunda consequência é os potenciais graduados poderem ser somados, ou seja, adicionados algebricamente um ao outro. Existem dois tipos de soma possíveis e que podem ocorrer de maneira concomitante. A **soma espacial** consiste na adição dos PPS gerados ao mesmo tempo em muitas sinapses diferentes na zona dendrítica

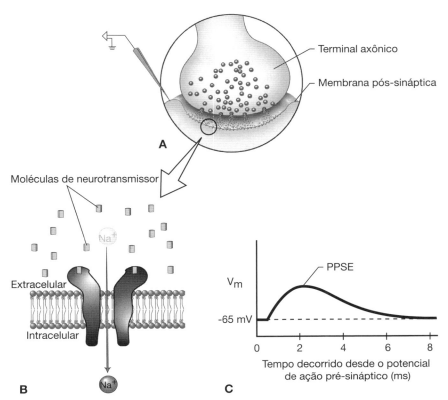

Figura 4.16 Geração de um potencial pós-sináptico excitatório. A chegada de um potencial de ação no terminal pré-sináptico causa liberação do neurotransmissor (**A**). As moléculas de neurotransmissor liberadas se ligam a um receptor controlado por transmissor pós-sináptico que, nesse caso, está localizado no complexo do canal iônico. A energia química dessa ligação leva à ativação do receptor e o regulador do canal se abre. Se o canal for permeável aos íons Na+, o Na+ entrará no neurônio pós-sináptico e irá despolarizar sua porção da membrana (**B**). Isso gera um PPSE que é registrado por um microeletrodo interno (**C**).

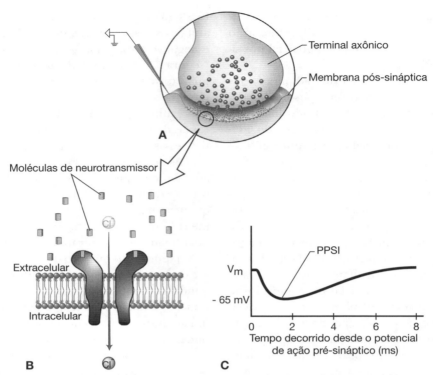

Figura 4.17 Geração de um potencial pós-sináptico inibitório. A chegada de um potencial de ação no terminal pré-sináptico causa liberação do neurotransmissor (**A**). As moléculas de neurotransmissor liberadas se ligam aos canais iônicos regulados por transmissor pós-sináptico que, então, se abrem. Se o Cl⁻ entrar no neurônio pós-sináptico, a membrana será hiperpolarizada (**B**). Isso gera um PPSI que é registrado por um microeletrodo interno (**C**).

(ver Fig. 4.18). A **soma temporal** consiste na adição dos PPS que ocorrem na mesma sinapse, quando estes são gerados com um intervalo de 5 a 15 segundos entre si. Como os neurônios tipicamente contêm milhares de sinapses na membrana da zona dendrítica, as somas temporal e espacial permitem que o neurônio pós-sináptico integre a informação elétrica fornecida por todas as sinapses excitatórias e inibitórias ativas, em um dado momento. A geração ou não geração de um PA pelo neurônio pós-sináptico depende do equilíbrio resultante entre excitação e inibição.

Outra propriedade dos PPS é serem alterações do potencial de membrana local. Ou seja, os PPS não são autopropagados a distância do sítio de origem, como ocorre com o PA. Em vez disso, os PPS decaem passivamente em função da distância do sítio onde são gerados. Entretanto, para controlar efetivamente o comportamento do neurônio pós-sináptico, os PPS têm apenas de se disseminar passivamente para o segmento inicial. E isso eles fazem, com graus variáveis de efetividade, dependendo da distância da sinapse em relação ao segmento axônico inicial, bem como das propriedades da membrana do neurônio. Os diferentes tipos de sinais elétricos que ocorrem em um neurônio são resumidos na Figura 4.19.

CONEXÕES CLÍNICAS

Esclerose múltipla

Os distúrbios desmielinizantes podem exercer um impacto profundo sobre a capacidade funcional de um indivíduo. Esses distúrbios possuem as seguintes características: (1) destruição da bainha de mielina que circunda o axônio; (2) relativa preservação dos próprios axônios; (3) presença, na área inflamatória da lesão, de células inflamatórias e imunes que montam o ataque contra a mielina; e (4) localização das lesões na substância branca. As doenças desmielinizantes constituem um grupo variado, cujo membro mais comum é a esclerose múltipla (EM). A EM é um critério pelo qual todas as outras doenças de mielina são medidas. Nenhuma outra condição patológica humana pode ser compatível com a especificidade da destruição associada às doenças desmielinizantes, em que uma única membrana isolada se torna o alvo primário de um ataque complexo e amplamente imunológico. Entretanto, o dano axônico e a morte celular neuronal também foram identificados na EM. Esses aspectos da doença, todavia, fogem do propósito desta discussão.

A primeira descrição clínica moderna da EM data de 1868, quando um neurologista francês descreveu

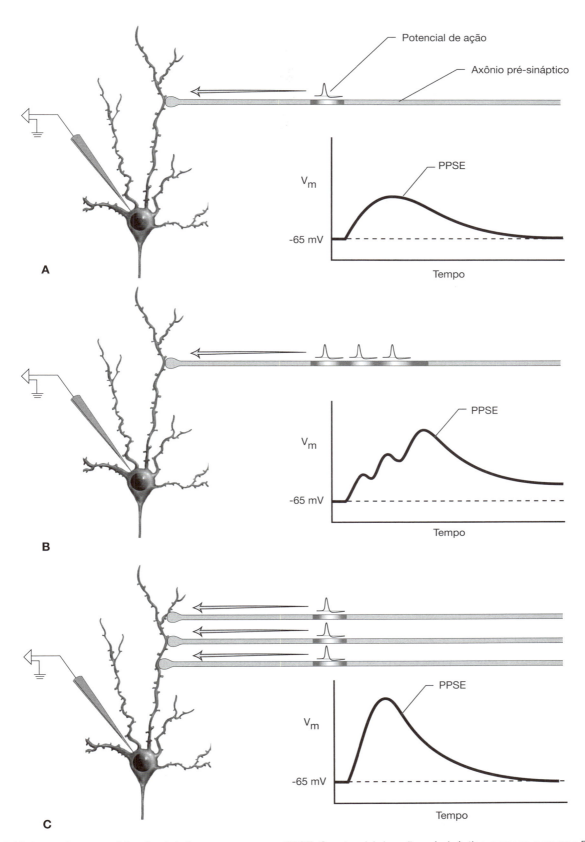

Figura 4.18 Soma dos potenciais pós-sinápticos – nesse caso, PPSE. O potencial de ação pré-sináptico gera um pequeno PPSE (**A**). Quando o mesmo axônio pré-sináptico dispara potenciais de ação sucessivos rápidos, antes do decaimento completo do PPSE precedente, os PPSE individuais se somam (**B**). Isso é chamado soma temporal. Quando pelos menos dois estímulos pré-sinápticos diferentes e contínuos estão ativos ao mesmo tempo, seus PPSE individuais se somam. Isso é chamado soma espacial (**C**).

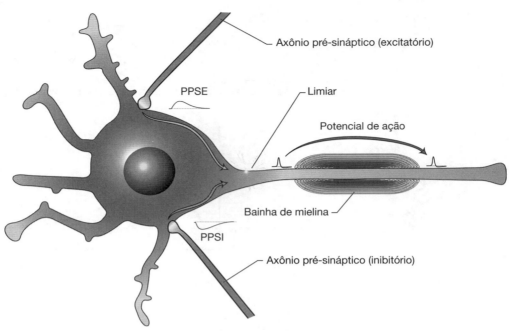

Figura 4.19 Resumo da sinalização entre os neurônios. Os estímulos sinápticos geram correntes ativas na membrana pós-sináptica. Essas correntes se espalham passivamente (condução eletrotônica) pela membrana e pelo líquido extracelular. Quando se espalham para a zona de disparo do axônio e quando são despolarizantes e suficientemente amplas, essas correntes podem deflagrar a geração de um potencial de ação. Este gera correntes locais que se espalham passivamente ao longo do axônio, à frente do potencial de ação. Isso leva à despolarização da membrana adiante, que propaga o potencial de ação, e o processo se repete ao longo de todo o percurso até os terminais axônicos.

múltiplas "manchas marrons" no encéfalo e na medula espinal de pacientes submetidos à autópsia, e as correlacionou com os sintomas neurológicos da doença. A EM é uma doença importante por ser a principal causa de problemas neurológicos graves em jovens e adultos de meia-idade nos Estados Unidos.

A desmielinização associada à EM é confinada ao SNC. Os sinais e sintomas específicos dependem de quais estruturas já perderam a capacidade de se comunicar umas com as outras, ou seja, dependem da localização das lesões. Como resultado, os sintomas podem ser bastante variáveis de indivíduo para indivíduo. Apesar dessa potencial variabilidade, as lesões tendem a favorecer certos sítios do SNC, de modo que há grupos de sinais e sintomas que são característicos da EM. Os sintomas mais comuns são fadiga, distúrbios da marcha e do equilíbrio, disfunção intestinal e da bexiga, e problemas visuais.

A diminuição da velocidade de condução em decorrência da desmielinização pode não resultar em problemas clínicos para o indivíduo. Na EM, por exemplo, o tempo de condução de um estímulo luminoso gerado na retina do olho até a resposta junto ao córtex occipital, onde o raio de luz é visto, pode ser prolongado em até 50 ms. Entretanto, um indivíduo com esse tipo de retardo da resposta visual evocada pode não apresentar nenhum problema visual evidente. Isso faz sentido na perspectiva funcional. A temperatura corporal aumenta e diminui no decorrer de um período de 24 horas, com uma alteração geral de aproximadamente 2º C. As alterações da temperatura afetam a velocidade com que os canais iônicos presentes na membrana axônica se abrem e fecham. Com isso, a velocidade de condução sofre uma alteração de cerca de 2,5% por grau de temperatura alterado. Apesar dessas alterações normais na velocidade de condução, a visão permanece ao longo do dia. Portanto, a diminuição da velocidade de condução nem sempre produz problemas clínicos visuais perceptíveis.

Em contraste, um bloqueio de condução afetando um número significativo de fibras no nervo óptico de um indivíduo com EM produzirá anormalidades clínicas. Esse indivíduo, então, pode se queixar de visão turva ou visão dupla.

Além das falhas de condução, a desmielinização pode resultar em axônios desnudados que podem responder de modo anormal, por exemplo, a estresses mecânicos e tensões comuns aos quais o sistema nervoso está sujeito durante o comportamento diário. Indivíduos com EM que apresentam lesões desmielinizantes na região cervical da medula espinal, ao realizarem movimentos acompanhados da flexão da cabeça para a frente, podem sentir uma sensação semelhante a um choque elétrico estendendo-se pelo tronco até a parte interna das pernas e/ou dos braços. Essas sensações podem ocorrer quando o indivíduo se inclina para a frente tentando pegar um objeto ou para amarrar os sapatos, ou durante um aceno de cabeça afirmativo enérgico. Uma vez identificado pelo médico pela primeira vez, isso é chamado de **sinal de Lhermitte**. A sensação parece ser causada pelo estiramento leve da medula espinal cervical e estimulação mecânica de seus axônios desnudados. O calor é um dos fatores que mais comumente agravam os sintomas da EM. A temperatura elevada é um fator agravante para indivíduos com EM, porque a confiabilidade da condução nas fibras desmielinizadas já está diminuída. Conforme a temperatura aumenta, os canais iônicos presentes na membrana axônica se abrem e fecham mais rápido. Isso significa que o PA ocorre mais rapidamente, de modo que menos correntes são geradas em qualquer região do axônio. A diminuição da corrente disponível reduz o fator de segurança. Quando essa redução dependente de temperatura é somada à redução associada à doença já existente, a condução dos PA pode falhar como um todo. Dessa forma, os sintomas neurológicos do indivíduo pioram à medida que a temperatura sobe. Indivíduos com EM devem ser alertados quanto à possível piora dos sintomas ao tomarem banhos ou duchas quentes. Um enfraquecimento mais intenso ou o aumento da falta de coordenação muscular podem acarretar quedas causadoras de lesões que podem ser evitadas.

Um "teste do banho quente" foi usado no passado como auxiliar diagnóstico na EM. Esse teste baseava-se na observação de que encher uma banheira com água à temperatura de 38,9° C fazia o paciente se queixar de visão turva. Quando a temperatura da água era elevada para 40° C, o paciente se queixava de dormência na mão, dificuldade para mover a outra mão e a perna, além de outros problemas. Foi demonstrado que a acuidade visual diminui quando a temperatura corporal é elevada em consequência do exercício intenso, enquanto o resfriamento produz o efeito inverso. Foi demonstrado que a diminuição da temperatura corporal com banhos frios ou ar frio alivia temporariamente os sintomas de indivíduos com EM.

SINAPSES E TRANSMISSÃO SINÁPTICA

Apresentação clínica

Você está tratando dois pacientes que apresentam déficits relacionados com neurotransmissores. O primeiro paciente, Roger Schwartz, tem doença de Parkinson. A segunda paciente, Marilyn Holston, durante a vida inteira tem tido dificuldades relacionadas à depressão. Ao ler esta seção, considere os seguintes aspectos:

- Quais neurotransmissores estão associados a cada condição?

- Qual é o conhecimento atual sobre os neurotransmissores e o impacto que exercem sobre a função, usado no desenvolvimento de intervenções farmacológicas?
- Em que momento do processo, desde a síntese, armazenamento e liberação de vários neurotransmissores até a interação destes com as células receptoras, poderia ocorrer disfunção? E como isso poderia influenciar a natureza e a remediação dos problemas funcionais?

Para gerar comportamento, a informação codificada pelos padrões de PA deve ser transmitida de um neurônio a outro (ou de um neurônio a uma célula efetora). Conforme observado anteriormente, a sinapse é uma estrutura especializada que transmite informação entre os neurônios. Considerando o vasto número de neurônios existente no encéfalo humano, o número total de sinapses quase desafia a imaginação. As sinapses representam sítios onde a transferência de informação de um neurônio pré-sináptico a um neurônio pós-sináptico pode permanecer inalterada, ser interrompida de forma conjunta ou ser significativamente modificada. Conhecer o processo de transmissão sináptica é essencial para entender como o encéfalo realiza suas múltiplas funções, conhecer as ações dos fármacos psicoativos (terapêuticos e recreativos) e saber as causas e o tratamento dos transtornos mentais, bem como de muitas doenças que afetam o sistema nervoso.

Sinapse

Embora sejam poucos os casos em que os neurônios se comunicam uns com os outros por conexão direta (ver a discussão sobre sinapses elétricas adiante), a maior parte da comunicação neuronal ocorre nas sinapses bioquímicas, em que uma molécula bioquímica – o neurotransmissor – é liberada a partir do neurônio pré-sináptico sobre a membrana receptora de um único neurônio pós-sináptico. Conforme observado, uma única sinapse bioquímica é estruturalmente definida em termos de dois neurônios, um pré-sináptico e outro pós-sináptico, separados por um hiato (a *fenda sináptica*) que está cheia de líquido extracelular. Embora essa ligação entre dois neurônios seja usada para definir uma única sinapse, não define a relação total existente entre ambos os neurônios. Neurônios isolados recebem estímulo oriundo de muitos neurônios diferentes e, por sua vez, estabelecem sinapses com vários neurônios. Isso é chamado de **convergência** ou **divergência**, dependendo da célula de referência. A arborização terminal de um único axônio se ramifica ou diverge para estabelecer sinapses com muitos neurônios pós-sinápticos (ver Fig. 4.20). Quando o ponto de referência é a zona receptora do neurônio pós-sináptico, sua membrana é cravejada de sinapses que nela convergiram a partir de muitos neurônios pré-si-

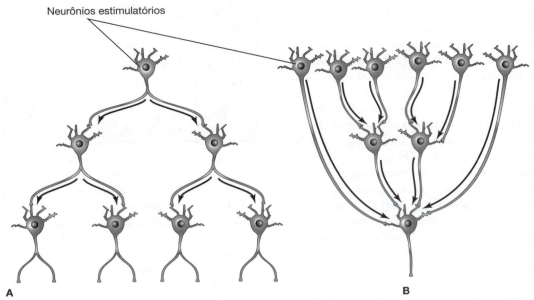

Figura 4.20 A proporção sináptica entre dois neurônios não é 1:1, por causa da (**A**) divergência e da (**B**) convergência. A divergência é definida de acordo com um neurônio pré-sináptico, enquanto a convergência é definida de acordo com um neurônio pós-sináptico, respectivamente.

nápticos distintos. Um neurônio mediano pode formar cerca de mil conexões sinápticas e, por sua vez, receber cerca de dez mil estímulos sinápticos. Assim, embora seja verdade que os neurônios se comunicam nas sinapses, os neurônios do encéfalo jamais se comunicam uns com os outros de forma exclusivamente um a um.

As sinapses costumam ser classificadas anatomicamente de acordo com as partes das membranas pré e pós-sináptica envolvidas na sua formação. Os tipos primários de sinapses identificados com base nesse esquema são as sinapses axodendríticas, axossomáticas e axoaxônicas (ver Fig. 4.21), implicando na existência de sinapse entre o axônio pré-sináptico e um dendrito, soma (corpo) e outro axônio, respectivamente.

Neurônio pré-sináptico

Ambos os componentes pré e pós-sináptico da sinapse contêm especializações estruturais que os equipam para realizar a transferência de informação entre os neurônios. No neurônio pré-sináptico, o telodendro

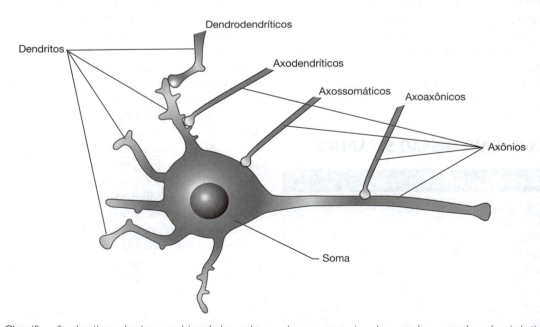

Figura 4.21 Classificação dos tipos de sinapses bioquímicas, de acordo com as partes das membranas pré e pós-sináptica envolvidas.

axônico (nó sináptico) contém milhares de pequenas organelas esféricas ligadas à membrana – as **vesículas sinápticas**. Tipicamente, essas vesículas têm diâmetro aproximado de 50 nm, são sintetizadas no corpo celular do neurônio e transportadas para o axônio terminal pelo sistema de transporte axoplasmático rápido. As vesículas sinápticas exercem papéis importantes na síntese, no armazenamento e na liberação das moléculas de neurotransmissores nelas contidas. O nó sináptico contêm ainda vesículas maiores, com cerca de 100 nm de diâmetro, que contêm diferentes neurotransmissores e são referidas como **vesículas núcleo-densas** ou **grânulos secretórios**. As vesículas sinápticas aglomeram-se em regiões da membrana pré-sináptica intracelular especializadas na liberação de neurotransmissor, denominadas **zonas ativas**. Em contraste, as vesículas núcleo-densas não se aglomeram em zonas ativas e permanecem dentro do terminal. Como ambas as vesículas (sinápticas e núcleo-densas) estão presentes no mesmo terminal nervoso, os neurônios podem liberar mais de um transmissor – e assim o fazem, porém sob condições distintas.

> ### Questão
>
> Os neurônios liberam uma variedade de neurotransmissores dentro da fenda sináptica. Quais são as três classes existentes dessas moléculas e como variam em termos de tamanho? Como essas moléculas são produzidas, armazenadas e transportadas?

Os neurotransmissores armazenados nas vesículas sinápticas e núcleo-densas são classificados em uma das três classes bioquímicas: *aminoácidos, aminas* e *peptídeos* (ver Tab. 4.1). Os aminoácidos e as aminas são pequenas moléculas transmissoras, enquanto os peptídeos são grandes moléculas transmissoras. As pequenas moléculas transmissorass são sintetizadas e embaladas em vesículas sinápticas no terminal do neurônio pré-sináptico (i. e., nó sináptico). Os peptídeos, em contraste, são sintetizados e embalados em vesículas núcleo-densas no corpo celular e transportados para o terminal pré-sináptico via transporte axoplasmático rápido. É notável que um neurônio maduro (i. e., pós-mitótico) libere apenas um tipo de neurotransmissor (p. ex., acetilcolina [Ach], noradrenalina [NA]) e libere o mesmo transmissor em todos os seus terminais axônicos. Isso é referido como Lei de Dale. Mais recentemente, tornou-se evidente que muitos terminais axônicos também coliberam neuropeptídeos diante de uma velocidade de disparos elevada.

É importante saber que classificar bioquimicamente um transmissor não implica classificar sua função (i. e., seu efeito sobre o neurônio pós-sináptico). Os transmissores costumam ser classificados em excitatórios ou inibitórios, mas é, na verdade, o receptor pós-sináptico, e não o transmissor em si, que determina a natureza da resposta. Assim, em certos casos, o mesmo transmissor pode excitar ou inibir a atividade do neurônio pós-sináptico, dependendo do tipo de receptor ao qual se liga.

Tabela 4.1   Principais neurotransmissores

Classificação	Principais transmissores	Efeito típico
Aminoácido (molécula pequena)	Aspartato	Excitatório rápido
	Glutamato	Excitatório rápido
	Glicina	Excitatório rápido
	Ácido γ-aminobutírico (GABA)	Excitatório rápido
Aminas (molécula pequena)	Acetilcolina (ACh)	O efeito de segundo mensageiro pode ser excitatório ou inibitório, dependendo do tipo de receptor ao qual o transmissor se liga.
	Catecolaminas	
	Dopamina (DA)	
	Noradrenalina (NA)	
	Serotonina (5-hidroxitriptamina, 5-HT)	
	Histamina	
Peptídeos (molécula grande)	Dinorfina	O efeito de segundo mensageiro pode ser excitatório ou inibitório, dependendo do tipo de receptor ao qual o transmissor se liga.
	β-endorfina	
	Encefalina	
	Substância P	

Os transmissores aminoácidos incluem a **glicina, o glutamato,** o **aspartato** e o **ácido γ-aminobutírico (GABA)**. A glicina e o GABA são classificados como neurotransmissores inibitórios, enquanto o aspartato e o glutamato são classificados como transmissores excitatórios. Os transmissores amina incluem a **acetilcolina, dopamina (DA), noradrenalina (NA), adrenalina, serotonina (5-hidroxitriptamina [5-HT])** e **histamina**. Desses, a dopamina, noradrenalina e serotonina são classificadas como **transmissores monoamina (aminas biogênicas)**. Os transmissores peptídicos incluem a **dinorfina, encefalinas** e **substância P**, entre outros. Os neurotransmissores amina e peptídeo podem ser excitatórios ou inibitórios, dependendo do tipo de receptor ao qual se ligam.

Alguns desses transmissores residem nos neurônios de grupos conhecidos de neurônios situados no encéfalo e são liberados em neurônios localizados em estruturas identificadas. Representam, portanto, sistemas funcionais de neurônios. De forma mais ou menos seletiva, quase todos esses sistemas são alvos de processos patológicos específicos. Além disso, fármacos apropriadamente elaborados podem atuar seletivamente nesses sistemas funcionais-alvo no tratamento de transtornos cerebrais específicos. Outros transmissores (os transmissores aminoácidos) são usados de modo geral no encéfalo e na medula espinal e pertencem a muitos sistemas funcionais diferentes.

Os neurotransmissores podem atuar ao longo de diversos cursos temporais e de diferentes formas. A resposta pós-sináptica pode ser excitatória ou inibitória, podendo durar dezenas de milésimos de segundo. A resposta pode consistir na alteração do metabolismo (i. e., da atividade bioquímica) da célula pós-sináptica e durar alguns minutos. Alternativamente, a expressão genética no neurônio pós-sináptico pode ser modificada levando a alterações duradouras ou até permanentes.

Neurônio pós-sináptico

A principal especialização da membrana no lado pós-sináptico da sinapse é a **densidade pós-sináptica (DPS)**, que contém os receptores para os neurotransmissores liberados pelo neurônio pré-sináptico (ver Fig. 4.22). Os receptores de membrana são moléculas proteicas quimiorreceptoras presentes na membrana celular, que interagem especificamente com um neurotransmissor e produzem uma resposta no neurônio pós-sináptico, seja de modo direto ou indireto. Os receptores potencialmente podem conter até quatro domínios moleculares funcionais especializados. Todos os receptores contêm um **domínio de reconhecimento (especificidade)** extracelular que se liga a um transmissor específico (ligante). Além disso, alguns receptores contêm um **domínio de canal** transmembrana, que abre um poro (canal) localizado na membrana em resposta ao ligante. Alguns receptores contêm um **domínio regulatório** que controla a efetividade da ligação entre o transmissor e o receptor. Os agentes ansiolíticos Librium e Valium, por exemplo, aumentam a efetividade da ligação do GABA ao seu receptor e, desse modo, favorecem a inibição em estruturas específicas do encéfalo. Por fim, numerosos receptores contêm um **domínio de acoplamento (transdutor)**, que acopla as interações transmissor-receptor à maquinaria bioquímica intracelular que de fato media a resposta do neurônio pós-sináptico. O funcionamento de cada um desses domínios é discutido em maiores detalhes a seguir.

Questão

Todas as membranas pós-sinápticas contêm uma subunidade de reconhecimento ou especificidade. Qual é o propósito dessa característica da membrana pós-sináptica? Além disso, alguns neurônios pós-sinápticos contêm subunidades adicionais. Quais são os nomes dessas subunidades e qual papel exerce cada uma delas?

Dependendo de sua combinação de domínios especializados, os receptores podem ser classificados como **receptores ionotrópicos** ou **receptores metabotrópicos**. Os receptores ionotrópicos regulam diretamente os canais iônicos, ou seja, o receptor proteico contém domínios de reconhecimento e de canal. Os receptores metabotrópicos, no entanto, regulam indiretamente os canais iônicos, após ativarem primeiramente um receptor proteico que, por sua vez, ativa um proteína intracelular chamada proteína G. Esses são chamados **receptores acoplados à proteína G**. As proteínas G intracelulares podem, então, abrir ou fechar um canal isolado.

Alternativamente, a proteína G pode atuar em enzimas sintetizadoras de moléculas denominadas *segundos mensageiros*. Os segundos mensageiros, por sua vez, podem ativar enzimas adicionais presentes no citoplasma que abrem/fecham os canais iônicos ou alteram o metabolismo do neurônio pós-sináptico (discutido posteriormente). Como mencionado, o processo de transdução que ocorre em certos tipos de receptores sensoriais e gera o potencial receptor pode envolver segundos mensageiros acoplados à proteína G. Dessa forma, a transdução em receptores olfatórios e fotorreceptores, bem como em alguns receptores do paladar e viscerais, usa segundos mensageiros.

Determinados receptores são específicos para tipos particulares de neurotransmissores. Embora isso seja verdade, um dado neurotransmissor pode interagir com mais de um tipo de receptor. Dessa forma, um transmissor amina como a Ach, por exemplo, interage com receptores ionotrópicos e metabotrópicos.

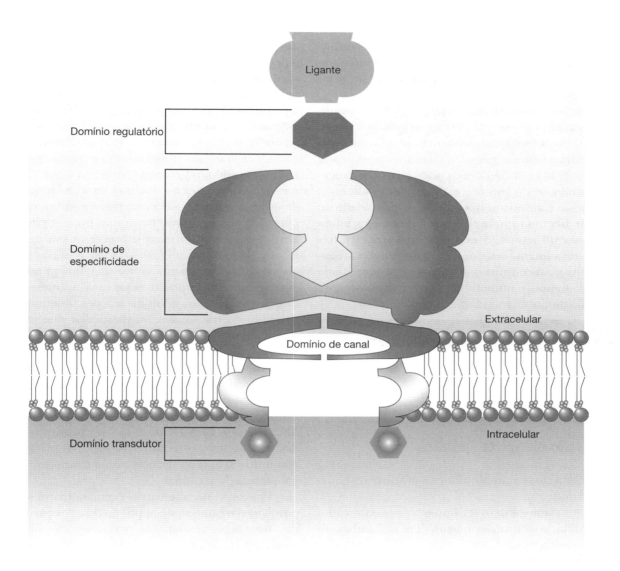

Figura 4.22 A densidade pós-sináptica contém receptores proteicos que possuem unidades de reconhecimento conectoras de neurotransmissores específicos.

Qual é o propósito da existência de diferentes receptores para um mesmo neurotransmissor? A resposta está no fato de o receptor determinar o tipo de resposta a ser gerado pelo neurotransmissor no neurônio pós-sináptico. Imagine a seguinte situação: em resposta a um evento em particular, o encéfalo precisa produzir diferentes respostas em suas diversas partes. Uma das formas encontradas pelo encéfalo para cumprir essa meta é contar com diferentes receptores localizados em diferentes grupos de neurônios. Dessa forma, o evento pode causar a liberação de um único transmissor que, então, pode produzir diferentes tipos de resposta em diversas partes do encéfalo.

A distribuição dos receptores ao longo da membrana receptora do neurônio é irregular, pois esses receptores ficam predominantemente confinados nas sinapses e se distribuem apenas esparsamente pela membrana não sináptica. Novas moléculas de receptor são continuamente fabricadas pelos neurônios para repor as moléculas de receptores degradadas pelo uso. Entretanto, essas moléculas novas são inseridas predominantemente nas regiões sinápticas da membrana pós-sináptica. Assim, existe algum tipo de sinal oriundo do neurônio pré-sináptico que guia a inserção do receptor no neurônio pós-sináptico. Isso fica nítido a partir de um fenômeno observado quando o neurônio pós-sináptico é privado de suas sinapses, seja em decorrência de lesão ou doença. Nesse caso, o neurônio é dito **desnervado**. Nessas circunstâncias, o neurônio muitas vezes se torna hipersensível (ou supersensível) às quantidades normais de transmissor liberadas, e esse fenômeno é denominado **hipersensibilidade da desnervação**. Esse fenômeno é explicado pelo espalhamento dos receptores nas regiões não sinápticas e previamente irresponsivas da membrana pós-sináptica, em consequência da perda do sinal orientador pré-sináptico.

Em adição, o número de receptores pode ser **positivamente regulado** ou **negativamente regulado**, conforme o neurônio pós-sináptico tenta manter a transmissão sináptica normal em face das alterações na quantidade de transmissor liberada. A doença ou os fármacos exógenos (incluindo os de uso recreativo) podem alterar a quantidade de transmissor liberada. Se a quantidade de transmissor liberada diminui e permanece deprimida com o passar do tempo, o neurônio pós-sináptico frequentemente aumenta seu número de receptores (regulação positiva). Ao contrário, se a liberação é aumentada ao longo do tempo, o número de receptores pós-sinápticos costuma diminuir (regulação negativa).

> ## Questão
>
> Nem todos os canais podem ser abertos diretamente por um ligante. Para os canais que não podem ser abertos de modo direto, uma molécula específica chamada proteína G é essencial. Qual é o papel da proteína G?

Transmissão sináptica química

A transmissão sináptica química é dividida em cinco etapas distintas:
1. O neurotransmissor deve ser sintetizado ou fabricado.
2. Em seguida, o neurotransmissor deve ser embalado para armazenamento.
3. O neurotransmissor então é liberado na fenda sináptica e se difunde para a membrana do neurônio pós-sináptico.
4. Ao chegar na membrana pós-sináptica, o transmissor interage com uma molécula de receptor de membrana, e essa interação é chamada de interação neurotransmissor-receptor.
5. O neurotransmissor é inativado, para que a duração de sua ação seja controlada.

É fundamentalmente importante o fato de *cada uma* dessas etapas poder ser manipulada com toxinas ou fármacos administrados por via exógena. Algumas etapas são especificamente manipuladas em determinados distúrbios neurológicos e serão destacadas ao longo da discussão de cada etapa individual.

Síntese

A síntese de um neurotransmissor requer a presença de dois ingredientes: moléculas precursoras e enzimas. As moléculas precursoras são a matéria-prima para os neurotransmissores e podem ser prontamente obtidas por meio da dieta. Em alguns casos, o precursor dietético sofre uma modificação bioquímica no fígado antes de ser liberado na circulação geral para ser transportado até o encéfalo. No caso da síntese do transmissor serotonina (5-HT), por exemplo, a molécula precursora essencial dietética fenilalanina primeiramente é quebrada no fígado em tirosina (por ação da enzima fenilalanina hidroxilase), antes de cair na circulação geral. Uma vez no encéfalo, o precursor atravessa a barreira hematoencefálica e entra no líquido extracelular que circunda os neurônios. O precursor então é ativamente transportado para dentro do neurônio. Junto a este estão as enzimas que transformam o precursor em neurotransmissor. Pode haver um único tipo de enzima conversora do precursor em transmissor, mas também pode haver enzimas de vários tipos, e, nesse caso, a síntese do transmissor envolve uma série de reações bioquímicas. Isso depende do transmissor em particular que está sendo sintetizado.

As moléculas de transmissor pequenas são sintetizadas localmente, junto ao terminal pré-sináptico. As enzimas requeridas para síntese são fabricadas no corpo celular e transportadas para o terminal pré-sináptico via transporte axônico lento. As moléculas precursoras modificadas por essas enzimas são ativamente transportadas para dentro do terminal. As enzimas produzem um conjunto livre de moléculas de neurotransmissores no citoplasma do terminal.

Em contraste, as enzimas e o maquinário molecular envolvidos na síntese de peptídeos são encontrados apenas no corpo celular. Os peptídeos são sintetizados quando há ligação de aminoácidos no **retículo endoplasmático rugoso (REr)** do corpo celular. Os peptídeos são clivados para formar o neurotransmissor ativo no complexo de Golgi. As vesículas núcleo-densas contendo transmissor brotam do complexo de Golgi e são transportadas do corpo celular até o terminal axônico pelo sistema de transporte axoplasmático rápido. A Figura 4.23 ilustra a síntese e o armazenamento das moléculas de transmissores pequenas e grandes.

> ## Questão
>
> Ao ler esta seção, prepare-se para resumir as etapas que ocorrem durante a transmissão sináptica química. Liste as cinco etapas e identifique os principais processos que ocorrem em cada etapa.

Armazenamento

Depois de sintetizado, o transmissor é armazenado nas vesículas sinápticas ou núcleo-densas. No caso dos

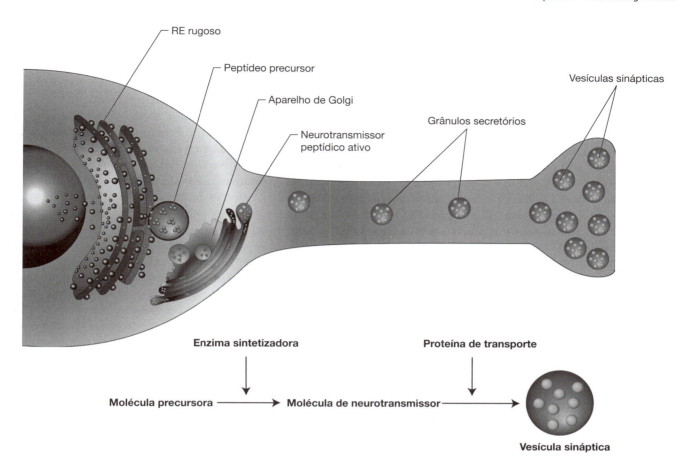

Figura 4.23 Diferentes tipos de neurotransmissores são sintetizados e armazenados por meio de processos exclusivos. Os peptídeos (moléculas grandes de neurotransmissores) são sintetizados apenas no corpo celular. O peptídeo precursor é sintetizado no RE rugoso e clivado no complexo de Golgi para formar o neurotransmissor ativo. As vesículas secretórias contendo transmissor (grânulos) brotam do complexo de Golgi e são transportadas ao longo do axônio via transporte anterógrado até o terminal onde são armazenadas. Os neurotransmissores amina e aminoácidos (moléculas pequenas de neurotransmissores) são sintetizados e armazenados no terminal axônico. As moléculas precursoras são bombeadas para dentro do terminal, a partir do líquido extracelular, onde as enzimas axoplasmáticas convertem o precursor em neurotransmissor. O transmissor então é bombeado dentro das vesículas sinápticas (por proteínas de transporte de membrana), onde fica armazenado até ser liberado na fenda sináptica.

transmissores aminoácidos e aminas, após a síntese no citoplasma do terminal, o transmissor é bombeado para dentro da vesícula por um sistema de transporte mediado por transportador. Pode haver milhares de vesículas em um nervo terminal, cada uma das quais carregada com milhares de moléculas de transmissor. No caso dos peptídeos, eles são carregados dentro das vesículas núcleo-densas presentes no corpo celular, e estas são transportadas para o terminal axônico.

De modo significativo, por estar contido na vesícula ligada à membrana, o transmissor está protegido da quebra enzimática em moléculas bioquímicas que seriam incapazes de atuar como transmissor. A princípio, isso parece ser complicado. Por que algumas enzimas estariam dentro do neurônio sintetizador de neurotransmissor apenas para que outras enzimas também presentes destruam o transmissor? Parte da resposta está no fato de o neurônio regular a quantidade de neurotransmissor que armazena. Para tanto, o neurônio conta com a degradação enzimática do transmissor antes mesmo de sua chegada dentro da vesícula. Uma das enzimas degradadoras presentes no terminal pré-sináptico dos axônios monoaminérgicos é a **monoamina oxidase (MAO)**. Localizada na membrana mitocondrial externa, no terminal axônico, a MAO quebra os neurotransmissores amina, DA, NA e serotonina (5-HT).

Liberação

O mecanismo responsável pela liberação do neurotransmissor é ativado pelos PA que invadem o terminal axônico pré-sináptico após se propagarem ao longo do axônio. Em essência, a atividade bioelétrica que se origina no corpo celular do neurônio pré-sináptico é transmitida por meio de um PA até o terminal axônico, para induzir a liberação do transmissor. O modo como isso alterará a excitabilidade dos neurônios pós-sinápticos é explicado a seguir: os PA despolarizam o terminal nervoso. A membrana do terminal axônico contém canais iônicos regulados por voltagem, assim como a membrana do axônio. Entretanto, os canais presentes no terminal nervoso são permeáveis aos íons cálcio (Ca^{2+}). Quando a membrana do terminal nervoso é despolarizada, esses canais abrem e permitem a entrada de íons Ca^{2+} no terminal nervoso (ver Fig. 4.24). Como a concentração interna de Ca^{2+} é muito baixa, os íons Ca^{2+} entram rapidamente no terminal. Essa entrada ocorre pela passagem através dos canais localizados nas zonas ativas, onde as vesículas sinápticas já estão "ancoradas" e aguardam para liberar seus transmissores. O mecanismo pelo qual isso ocorre é complexo e foge do propósito deste texto. Entretanto, o processo fundamental envolve a ativação de proteínas motoras pelo Ca^{2+}. As proteínas motoras que levam até as glicoproteínas existentes na superfície das vesículas se ligam às proteínas "ancoradas", e, como resultado, ocorre a fusão com a membrana pré-sináptica na zona ativa e, em seguida, a exocitose dos neurotransmissores.

As vesículas liberam seus transmissores por **exocitose**. Na zona ativa, as membranas da vesícula sináptica e do terminal nervoso pré-sináptico se fundem e formam um poro. Esse poro permite que o neurotransmissor escape para dentro da fenda sináptica. O poro continua a expandir até que a membrana da vesícula seja totalmente incorporada à membrana pré-sináptica.

As vesículas pré-sinápticas são recicladas após se fundirem à membrana pré-sináptica. Essas vesículas são espremidas para fora da membrana e voltam a entrar no terminal nervoso. No caso das moléculas de neurotransmissores pequenas, as vesículas são rapidamente repreenchidas, porque os transmissores são sintetizados no terminal nervoso. Dessa forma, a liberação pode ser rápida e contínua.

A exocitose deflagrada pelo influxo de Ca^{2+} também é o mecanismo pelo qual as vesículas núcleo-densas liberam peptídeos neurotransmissores. Entretanto, a exocitose não ocorre nas zonas ativas, e sim a distância dos sítios de entrada de Ca^{2+}. Isso significa que a concentração de Ca^{2+} no terminal nervoso situado longe das zonas ativas deve ser deixada aumentar até atingir um nível suficiente, antes da liberação ser deflagrada. Isso requer uma sequência de alta frequência de PA invadindo o terminal axônico, que então aumenta o tempo requerido para deflagrar a liberação. Como resultado, a liberação dos peptídeos é um processo mais demorado e depende da frequência de PA. Diferente das vesículas sinápticas, as vesículas núcleo-densas são usadas só uma vez.

Interação neurotransmissor-receptor

Uma vez na fenda sináptica, as moléculas de neurotransmissor se difundem para a membrana do neurônio pós-sináptico. Lá, o transmissor liga-se a uma molécula de receptor na densidade pós-sináptica. A ligação é bioquimicamente específica, de alta afinidade e reversível. Como observado antes, os receptores de membrana são canais iônicos regulados por transmissor ou receptores acoplados à proteína G. Nestes últimos, a resposta do neurônio pós-sináptico é gerada pelos eventos bioquímicos que ocorrem dentro da célula, e não no meio extracelular, como no caso dos canais iônicos regulados por transmissor.

Canais iônicos regulados por transmissor. A maior parte da transmissão sináptica rápida no encéfalo e na medula espinal é mediada por canais iônicos regulados por aminoácidos ionotrópicos, geradores de PPSE e PPSI. Com a possível exceção do receptor do transmissor glicina, os demais canais regulados por aminoácidos apresentam vários subtipos de receptor.

Canais regulados por glutamato. Existem três subtipos de receptor para o transmissor glutamato. Cada subtipo recebe o nome do composto químico ativador do receptor (chamado **agonista de receptor**). O subtipo do agonista de cainato ainda não é totalmente conhecido e não será, então, considerado aqui. Os dois outros subtipos

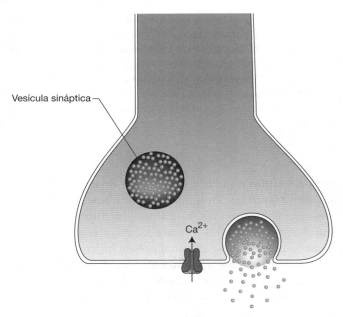

Figura 4.24 O transmissor é liberado por exocitose. A invasão do terminal pré-sináptico por um potencial de ação abre os canais de Ca^{2+} regulados por voltagem localizados na membrana terminal. O influxo de Ca^{2+} ativa um complexo de proteínas motoras na zona ativa, resultando em uma vesícula carregada de transmissor que fica ancorada em uma zona ativa para se fundir à membrana pré-sináptica, "romper" e liberar seu conteúdo na fenda sináptica. As vesículas que não ancoram nas zonas ativas são induzidas por influxo de Ca^{2+} a migrar rumo à zona ativa e lá se ancorar.

são o receptor AMPA e o receptor NMDA (AMPA = α-amino-3-hidroxi-5-metil-4-isoxazol propionato; NMDA = N-metil-D-aspartato). Os canais regulados por AMPA e NMDA medeiam a transmissão excitatória mais rápida junto ao encéfalo. Os PPSE gerados pela ativação dos receptores de AMPA são mais rápidos do que aqueles gerados pela ativação dos receptores NMDA. Como a maioria das sinapses existentes no encéfalo contém receptores de AMPA e de NMDA, os PPSE gerados por glutamato possuem componentes resultantes de ambos os tipos de canais. Sendo permeáveis ao Na^+ e ao K^+, a um potencial de membrana de repouso negativo, os receptores de AMPA admitem preferencialmente o Na^+ para dentro da célula, por consequência da maior força motriz exercida sobre o Na^+. O influxo de Na^+ resulta em uma despolarização rápida e ampla da membrana e na geração de um PPSE (ver Fig. 4.25).

Os canais regulados por NMDA diferem dos receptores de AMPA quanto a dois aspectos significativos. Primeiro, além de serem permeáveis ao Na^+ e ao K^+, os canais iônicos do receptor de NMDA permitem a entrada de Ca^{2+}. Como resultado, os PPSE produzidos pelos receptores de NMDA aumentam a concentração de Ca^{2+} junto ao neurônio pós-sináptico. Ao nível pós-sináptico, o Ca^{2+} pode ativar enzimas, regular a abertura de diferentes canais e até afetar a expressão genética. Em segundo lugar, a corrente iônica de entrada que passa pelos canais regulados por NMDA é dependente de voltagem. Quando o glutamato se liga ao receptor de NMDA, o regulador abre o canal, porém este é bloqueado pelos íons de Mg^{2+} extracelulares em potencial de membrana de repouso negativo. O Mg^{2+} é expulso do canal por repulsão elétrica somente quando a membrana está despolarizada em relação ao potencial de membrana de repouso, que resulta da ativação simultânea dos canais de AMPA na mesma sinapse ou em sinapses adjacentes, ou, ainda, da coliberação de outro transmissor despolarizante.

Um amplo percentual dos neurônios encefálicos liberam glutamato, que é armazenado em grandes quantidades até mesmo no citoplasma dos neurônios que não o utilizam. Isso tem consequências potencialmente terríveis para a sobrevida dos neurônios após o dano ao encéfalo ou à medula espinal (ver Caps. 5 e 25). De modo específico, a isquemia leva a uma cascata de reações bioquímicas danosas envolvendo uma liberação excessiva de glutamato e a entrada de Ca^{2+} na célula, referida como excitotoxicidade.

Canais regulados por GABA e por glicina. No encéfalo e na medula espinal, a inibição é mediada primariamente pelo GABA. Existem dois subtipos de receptores de GABA: GABAA e GABAB. O receptor GABAA é um receptor ionotrópico que regula canais de Cl^-, gerando PPSI. É esse receptor que contém a subunidade regulatória em um de seus domínios extracelulares, referida anteriormente. O GABAB é um receptor metabotrópico

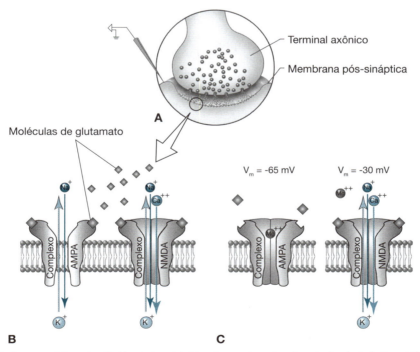

Figura 4.25 Canais regulados por glutamato. **A.** Um potencial de ação que invade o terminal pré-sináptico deflagra a liberação de glutamato. **B.** O glutamato liga-se aos receptores NMDA e AMPA localizados na membrana pós-sináptica. O Na^+ entra no neurônio pós-sináptico através dos canais AMPA, e ambos, Na^+ e Ca^{2+}, entram via canais NMDA, gerando um PPSE rápido. **C.** A corrente iônica de entrada via canal regulado por NMDA depende de o "bloqueio" exercido pelo Mg^{2+} ser removido por despolarização da membrana pós-sináptica.

ativador de uma cascata de segundos mensageiros que, por sua vez, frequentemente ativa um canal de K^+.

Sistemas efetores e receptores acoplados à proteína G. Os membros das três classes de neurotransmissores se ligam a receptores acoplados à proteína G. Três etapas gerais estão envolvidas na transmissão mediada por esses receptores: (1) ligação do transmissor ao receptor proteico; (2) ativação da proteína G; e (3) ativação de um sistema efetor. Os receptores acoplados à proteína G contêm um sítio de ligação de transmissor no lado extracelular e um sítio de ligação à proteína G no lado intracelular da membrana pós-sináptica. As variações estruturais que ocorrem nesses dois sítios determinam qual neurotransmissor se liga ao receptor, bem como qual proteína G é ligada e ativada. A proteína G em particular que é ligada e ativada determina então qual sistema efetor é ativado em resposta à ligação do transmissor.

As proteínas G, que são encontradas em vinte tipos diferentes, consistem em três subunidades proteicas, denominadas α (alfa), β (beta) e γ (gama). As proteínas G existem em duas conformações, em que a subunidade α está ligada ao difosfato de guanosina (GDP) ou ao trifosfato de guanosina (GTP). Quando está ligada ao GDP, a subunidade α liga-se às subunidades β e γ, e a proteína G está inativa. Entretanto, quando a subunidade α está ligada ao GTP, dissocia-se das subunidades β e γ, e a proteína G está ativada. Essa troca de GDP por GTP, com a subunidade a obtida do citoplasma, é deflagrada pela ligação de um neurotransmissor ao receptor (ver Fig. 4.26). A subunidade α, com seu GTP, ativa diferentes proteínas efetoras. No entanto, a própria subunidade α é uma enzima que quebra o GTP em GDP, de modo que a subunidade α encerra sua própria atividade. Todas as três subunidades se reassociam, e a proteína G volta ao estado de repouso, pronta para quando o ciclo reiniciar.

Modulação direta dos canais iônicos pela proteína G. O meio mais rápido pelo qual as proteínas G ativadas podem afetar a movimentação iônica através da membrana pós-sináptica é quando a subunidade β-γ da proteína G está ligada diretamente a um canal iônico. Como múltiplas proteínas devem se ligar em sequência umas às outras para gerar uma resposta pós-sináptica desse tipo, a resposta é consideravelmente mais lenta do que os PPS gerados pelos canais iônicos regulados por ligante, demorando dezenas de milésimos de segundo, em vez de apenas cerca de um milissegundo. Os receptores de Ach muscarínicos presentes nas células do miocárdio constituem o exemplo mais frequentemente citado desse tipo de modulação direta. A ativação desses receptores metabotrópicos pela Ach permite a ligação da subunidade β-γ diretamente aos canais de K^+, abrindo-os e inibindo a velocidade de disparo das células miocárdicas, com resultante diminuição da frequência cardíaca.

Cascatas de segundos mensageiros. As proteínas G ativadas também interagem com enzimas efetoras no neurônio pós-sináptico. Tais enzimas efetoras, por sua vez, geram **segundos mensageiros** que podem se ligar diretamente aos canais iônicos e abri-los ou fechá-los, ou, mais tipicamente, ativar outras enzimas. Uma das enzimas efetoras mais bem conhecidas é a **adenilil ciclase**, embora outras tenham sido identificadas.

Diferentes proteínas G podem estimular ou inibir a enzima efetora adenilil ciclase (ver Fig. 4.27). O transmissor NA, atuando via receptor b, estimula a adenilil ciclase a converter ATP em AMP cíclico (cAMP). O cAMP ativa a enzima sequencial **proteína cinase A (PKA)**. As PKA transferem o fosfato do ATP presente no citoplasma para proteínas-alvo, como os canais iônicos. A fosforilação de um canal iônico altera sua conformação e pode regular sua abertura ou fechamento. Entretanto, quando a NA se liga a um tipo diferente de receptor de NA – o receptor a2 –, ocorre ativação de uma proteína G diferente que inibe a atividade da adenilil ciclase.

Uma vantagem significativa proporcionada pelo acoplamento dos receptores metabotrópicos aos canais iônicos via enzimas efetoras está no fato de a ligação do receptor ao seu receptor de membrana ser amplificada em cada uma das etapas subsequentes do processo de transdução. Quando ligada ao seu receptor, uma molécula de transmissor única pode resultar na dissociação de muitas proteínas G. Cada proteína G, por sua vez, pode ativar muitas moléculas de adenilil ciclase, cada uma das quais resultando na geração de muitas moléculas de cAMP e assim por diante ao longo da cascata. Como resultado, muitos canais iônicos podem ser influenciados. Por conta do tempo extra requerido para as enzimas gerarem seus produtos, as respostas pós-sinápticas geradas por receptores metabotrópicos ocorrem em uma escala temporal de dezenas de milésimos de segundo a alguns minutos ou até mesmo horas.

Respostas pós-sinápticas envolvendo expressão genética. Os segundos mensageiros também são capazes de alterar a expressão de genes no neurônio pós-sináptico. As proteínas específicas reguladoras da transcrição genética, bem como sua fosforilação pela PKA, podem promover alterações translacionais que determinam as proteínas a serem sintetizadas pelo neurônio pós-sináptico. Os genes afetados podem codificar proteínas envolvidas na síntese de neurotransmissores, como a tirosina hidroxilase, proteínas moduladoras do estado dos canais iônicos ou até a montagem dos próprios canais iônicos. Essas respostas seguem uma escala temporal ainda mais longa do aquela seguida pelas respostas mediadas pelas cascatas de segundos mensageiros. As respostas são geradas em minutos a horas, podendo persistir durante semanas, meses ou até mesmo para sempre.

Inativação

Depois de interagir com os receptores pós-sinápticos, o neurotransmissor liberado deve ser removido da fenda sináptica no momento certo, a fim de permitir a chegada de novos sinais em outro ciclo de transmissão sináptica. Também é importante remover o transmissor da fenda, pois sua presença contínua nesse local, a uma concentração alta, pode levar à **dessensibilização** de alguns receptores. Quando há dessensibilização, os receptores deixam de responder ao transmissor. A situação hipotética é a de duas pessoas conversando entre si: se as palavras permanecessem em forma de eco no espaço entre o falante e o ouvinte, a comunicação efetiva se tornaria impossível. Entretanto, após ativação do sistema auditivo do ouvinte, as palavras desaparecem conforme as ondas sonoras que as formam se dissipam no ar circundante. Após a ativação do receptor pós-sináptico, o transmissor se solta do receptor e entra de novo na fenda sináptica, onde ficará novamente "vagando" à procura de outro receptor não ocupado.

Existem três mecanismos distintos pelos quais um transmissor é depurado da fenda sináptica. O primeiro é por **difusão** simples para fora da fenda. A difusão dilui a concentração do transmissor no líquido extracelular da

---

Neuropatologia: o cérebro viciado

Duas drogas de uso recreativo, cocaína e anfetaminas, afetam a inativação do transmissor dopamina (DA) ao bloquearem o mecanismo de transporte envolvido em sua recaptação. As anfetaminas, além disso, aumentam a liberação de DA. Essas duas substâncias são altamente viciantes, e ambas podem causar alterações cerebrais estruturais e funcionais. As alterações fundamentais que ocorrem ao nível molecular, celular, estrutural e funcional persistem por muito tempo após a cessação do uso da droga. Foi demonstrado, por exemplo, que o metabolismo da glicose permanece comprometido no cérebro de viciados em cocaína por até cem dias após a parada do uso da droga.

As drogas individuais podem exercer alguns efeitos que são específicos e não compartilhados por outras drogas de abuso. Entretanto, todas as drogas de abuso têm em comum um efeito sobre o sistema dopaminérgico mesolimbicortical. Esse sistema é constituído por conexões entre os núcleos da base (do mesencéfalo) e áreas corticais pré-frontais e límbicas. A cocaína mantém as concentrações sinápticas de DA elevadas, porque bloqueia a molécula transportadora que levaria a DA de volta aos neurônios que a liberam. Normalmente, os neurônios produtores de DA inativam a DA por meio do transporte que a traz de volta para eles (recaptação). O efeito da cocaína é manter os neurônios que respondem à DA respondendo a um nível anormalmente elevado e por um período maior do que o normal. As anfetaminas penetram nas células produtoras de DA e as estimulam a liberar mais DA do que normalmente liberariam. As anfetaminas também fazem o bloqueio secundário da recaptação.

O sistema dopaminérgico mesolimbicortical participa da autossobrevivência. Desse modo, afeta direta ou indiretamente três tipos de sistemas de controle atuantes no cérebro: (1) é um componente essencial do sistema de controle motivacional (esse sistema impele o indivíduo às ações de buscar e usar a droga); (2) afeta os sistemas de controle físico, resultando nas ações autônomas e somáticas da droga, que conduzem à dependência física com consumo contínuo da droga e ao desenvolvimento de abstinência física com a interrupção do uso da droga); e (3) afeta os sistemas de memória associativa, resultando na ocorrência de necessidade da droga estímulo-dependente. Assim, pessoas, situações e objetos associados aos episódios prévios de uso da droga deflagram o desejo de usar drogas.

O padrão dos comportamentos de busca e uso da droga que caracterizam o vício se desenvolvem porque a exposição crônica à droga perturba o sistema dopaminérgico mesolimbicortical. A exposição crônica à droga faz os neurônios receptores de DA se adaptarem à presença contínua da droga. Essa exposição crônica altera individualmente o funcionamento dos neurônios responsivos à DA. Como esses neurônios individuais são membros de sistemas neuronais funcionais (circuitos neurais), o funcionamento dos circuitos aos quais esses neurônios pertencem é alterado. Bombardeados por altas concentrações de DA, os neurônios receptores de DA respondem de maneira "defensiva", reduzindo o número de receptores em que a DA pode se ligar. Essas alterações da função cerebral persistem por meses ou anos após a última vez em que a droga foi usada. Isso contribui para a recaída e retomada do uso da droga após um período de abstinência. Quando os níveis da droga caem no cérebro de um usuário que fez uso pesado prolongado da substância (causando assim uma queda dos níveis de DA no cérebro), os neurônios receptores de DA apresentam déficit de DA. Isso pode resultar na manifestação de sintomas desagradáveis de abstinência, que exercem uma ação "reforçadora negativa". Dessa forma, como os viciados a princípio usam droga para se sentirem "altos", também continuam usando droga para não se sentirem "para baixo". Entretanto, nem todas as drogas viciantes produzem dependência física, como a manifestada por uma síndrome de abstinência. De modo significativo, a abstinência pode não ser prontamente evidente com o uso de estimulantes, como as anfetaminas e a cocaína.

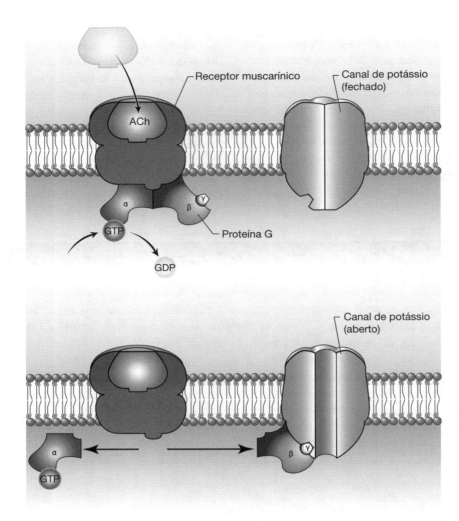

Figura 4.26 A modulação direta dos canais iônicos pelas proteínas G é o mecanismo mais rápido pelo qual essas proteínas G atuam. No miocárdio, as proteínas G são ativadas pela ligação da ACh aos receptores muscarínicos. A subunidade β-γ dissociada liga-se diretamente ao regulador do canal de potássio.

sinapse e o exclui da faixa de receptores disponíveis. Até certo ponto, todos os neurotransmissores são inativados por esse mecanismo. A difusão é provavelmente mais importante para os neurotransmissores peptídicos, que são moléculas grandes. Conforme observado no Capítulo 3, os astrócitos que circundam a sinapse auxiliam na remoção do transmissor difundido a partir da fenda sináptica.

O segundo mecanismo é a **degradação enzimática** do neurotransmissor. O exemplo mais bem conhecido desse tipo de inativação é o do transmissor Ach. A enzima **acetilcolinesterase** está localizada na fenda sináptica. Essa enzima quebra a acetilcolina em colina e acetato, impossibilitando a interação com os receptores de Ach.

O terceiro mecanismo envolve um processo chamado **recaptação**. O termo é apropriado, porque o terminal nervoso que libera o neurotransmissor o captura de volta para dentro de si, após a interação com o receptor. A membrana do terminal nervoso contém transportadores que atraem o transmissor e o bombeiam de volta para dentro do terminal. Uma vez no interior do terminal, o neurotransmissor pode ser destruído, reciclado ou bombeado de volta para dentro de uma vesícula sináptica para reutilização. A recaptação parece ser o mecanismo mais comum de inativação dos transmissores. As aminas biogênicas (serotonina, dopamina e NA) e os transmissores aminoácidos (GABA, glicina e glutamato) são todos inativados por mecanismos de recaptação.

A Tabela 4.2 resume alguns fármacos e toxinas que afetam diferentes etapas do processo de transmissão sináptica.

Junções comunicantes e sinapses elétricas

O substrato morfológico para as sinapses existentes entre os neurônios é a **junção comunicante** (*gap junction*) (ver Fig. 4.28). Nas junções comunicantes (nexos),

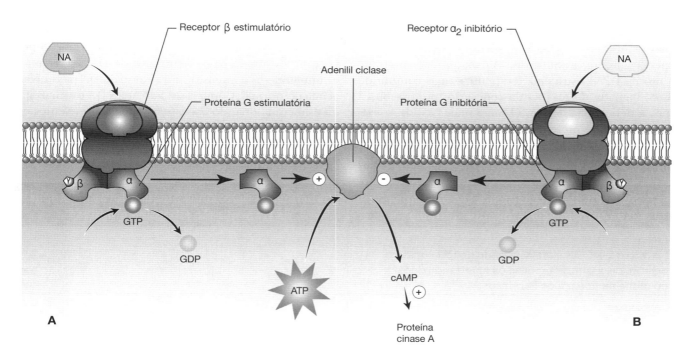

Figura 4.27 Diferentes proteínas G podem estimular ou inibir a enzima efetora adenilil ciclase. **A.** O transmissor NA, atuando via receptor β, estimula a adenilil ciclase a converter ATP em AMP cíclico (cAMP). O AMP cíclico então ativa a enzima proteína cinase A. **B.** Quando a NA se liga ao receptor α-2, uma proteína G inibitória é ativada e inibe a adenilil ciclase.

o espaço que normalmente separa as células é reduzido de 20 nm para apenas 3 nm. Os canais da junção comunicante (denominados *conexônios*, formados por seis proteínas transmembrana chamadas *conexinas* dispostas em arranjo cilíndrico) estão presentes nas membranas das células pré e pós-sináptica. Os canais ficam alinhados e em contato uns com os outros, formando uma ponte contínua entre o citoplasma de duas células. Como o poro central nos canais da junção comunicante é maior do que nos canais iônicos, não só os íons podem se mover de uma célula a outra como também as moléculas pequenas podem passar entre as células. Nas sinapses elétricas, um potencial de ação em um neurônio gera um fluxo de corrente (íons) que atravessa as junções comunicantes; se a corrente gerada for ampla o suficiente para despolarizar a célula pós-sináptica, os canais regulados por voltagem presentes nessa célula se abrirão para deflagrar outro PA. As sinapses elétricas produzem respostas muito rápidas e podem conectar amplos grupos de neurônios para criar respostas coordenadas aos estímulos. É importante o fato de a condutância de algumas junções comunicantes poder ser modulada por efeitos de segundos mensageiros, permitindo assim a regulação do acoplamento entre os neurônios (ver Cap. 18).

Entretanto, as junções comunicantes entre neurônios são relativamente raras no encéfalo humano adulto, talvez porque esse tipo de comunicação neuronal elimine a capacidade dos neurônios individuais de processar informação de modo independente uns dos outros. Esse último aspecto é a principal característica da comunicação neuronal via transmissão sináptica química. Do mesmo modo, as junções comunicantes permitem uma comunicação bidirecional entre os neurônios, em contraste com a transmissão sináptica química, que é unidirecional.

CONEXÕES CLÍNICAS

Vários distúrbios ilustram o uso das abordagens farmacológicas para controlar os sintomas associados a disfunções da transmissão neural. Dois desses distúrbios ilustram a importância do fornecimento adicional de neurotransmissor no controle dos sintomas associados à disfunção do sistema nervoso. Outros distúrbios exemplificam a importância da prevenção ao mecanismo de inativação, em determinadas circunstâncias. Por fim, a doença de Charcot-Marie-Tooth ilustra as consequências da patologia envolvendo as junções comunicantes.

Doença de Parkinson

A substância negra, que é um núcleo do mesencéfalo, produz um dos transmissores amina (a DA) que tem importância particular na produção do movimento. A substância negra degenera na doença de Parkinson

(DP), resultando em uma drástica diminuição da quantidade de DA disponível e contribuindo para muitos dos sinais e sintomas associados a essa doença (ver Cap. 19). Especificamente, a síntese de DA é manipulada no tratamento da DP. A estratégia terapêutica mais comum na DP é chamada de terapia da reposição, porque busca repor a deficiência de DA. O meio mais fácil de conseguir isso seria o simples fornecimento de DA oral ao paciente. A DA infelizmente não atravessa a barreira hematoencefálica, ao contrário de seu precursor, L-DOPA. O excesso de L-DOPA associado à sua administração por via oral é captado pelos neurônios de DA *sobreviventes*, estimulando-os a intensificar a síntese de DA para níveis acima do normal. Como resultado, mais DA é armazenada e liberada quando esses neurônios sobreviventes estão ativos.

Tabela 4.2 Substâncias e toxinas que afetam diferentes etapas da transmissão sináptica

Substâncias intensificadoras de etapas da transmissão sináptica química*	Substâncias ou toxinas bloqueadoras de etapas da transmissão sináptica química*
Síntese O fármaco L-DOPA é metabolizado no transmissor dopamina e, assim, compensa os níveis reduzidos de dopamina na doença de Parkinson.	
Armazenamento Os inibidores da monoamina oxidase (p. ex., Nardil) são fármacos antidepressivos que aumentam o armazenamento dos transmissores monoamina.	
Liberação As anfetaminas (estimulantes psicomotores) estimulam os neurônios produtores de dopamina a liberar mais dopamina do que normalmente liberam.	Liberação A toxina tetânica bloqueia a liberação de GABA. A toxina botulínica, causadora do botulismo, ou intoxicação alimentar, bloqueia a liberação de acetilcolina ao nível da junção neuromuscular.
Interação neurotransmissor-receptor Os tranquilizantes Librium e Valium (agentes ansiolíticos denominados benzodiazepínicos) aumentam a frequência de abertura dos canais de Cl⁻ regulados por GABA. Os tranquilizantes barbitúricos (sedativos) prolongam a duração da abertura dos canais de Cl⁻ regulados por GABA. Os analgésicos narcóticos (ópio e seus derivados – morfina e heroína – e os opiáceos sintéticos, como Demerol e Darvon) ligam-se a receptores de opiáceo acoplados à proteína G e aumentam os níveis de segundos mensageiros gerados por cAMP.	Interação neurotransmissor-receptor O curare (veneno contido na ponta de flechas) bloqueia os receptores nicotínicos da acetilcolina ao nível da junção neuromuscular. A estricnina bloqueia os canais de Cl⁻ regulados por glicina. A fenilciclidina (PCP, "pó de anjo") bloqueia os receptores de glutamato do tipo NMDA. Os fármacos antipsicóticos, como o haloperidol, usados no tratamento da esquizofrenia, bloqueiam os receptores específicos de dopamina acoplados à proteína G.
	Inativação Fármacos antidepressivos, como Prozac (fluoxetina) e Zoloft (sertralina), bloqueiam seletivamente a recaptação da serotonina. A cocaína bloqueia a recaptação dos transmissores monoamina. As anfetaminas fazem o bloqueio secundário da recaptação de monoaminas. Os inibidores de anticolinesterases bloqueiam a degradação do transmissor acetilcolina. O mestinon (piridostigmina) é usado no tratamento da miastenia grave. A tacrina é usada no tratamento da doença de Alzheimer em estágio inicial.

* Essas substâncias podem resultar em aumento ou diminuição da atividade geral do sistema nervoso. O efeito depende da natureza da interação neurotransmissor-receptor específica, conforme discutido para a noradrenalina.

Depressão biológica

Segundo uma hipótese sobre a etiologia da **depressão biológica**, essa condição é causada por uma deficiência de transmissores amina no encéfalo – NA e/ou 5-HT. Uma forma de aumentar a disponibilidade desses transmissores é aumentar seu armazenamento em vesículas sinápticas, para que os neurônios de NA e 5-HT, quando estiverem ativos, liberem maiores quantidades de seus neurotransmissores. Uma das primeiras estratégias para

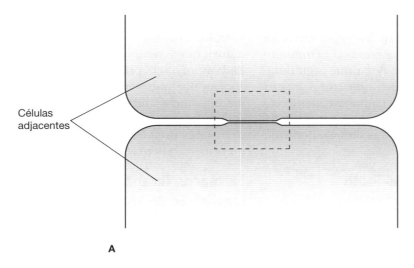

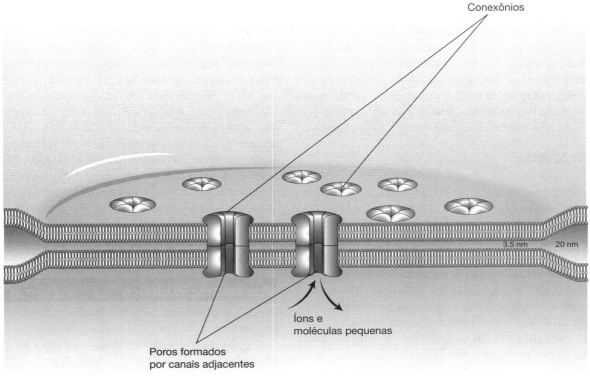

Figura 4.28 Estrutura de uma junção comunicante conectando os neuritos de duas células (**A**). Cada canal presente na membrana é denominado conexônio (**B**) e é formado por seis proteínas transmembrana arranjadas em cilindro, chamadas conexinas. Os conexônios estão presentes em ambas as membranas de uma junção comunicante e estão alinhados e conectados um ao outro para formar uma ponte contínua entre o citoplasma das duas células. Íons e moléculas pequenas podem passar bidirecionalmente através dos conexônios.

essa finalidade (datada de mais ou menos 1950) consistia em administrar aos pacientes deprimidos um fármaco inibidor da enzima degradadora MAO e, assim, aumentar o conjunto de armazenamento do transmissor. Como resultado, quantidades aumentadas de NA e 5-HT são liberadas quando os neurônios descarregam. Embora os **inibidores de MAO** ainda sejam usados, são fármacos de segunda ou terceira escolha, por causa da possibilidade de efeitos colaterais indesejados decorrentes de sua toxicidade e das interações complexas com numerosos fármacos diferentes. É preciso notar que esses tratamentos farmacológicos podem demorar três a quatro semanas para apresentarem eficácia, possivelmente como resultado do tempo necessário para a ocorrência de alterações na expressão genética dos bloqueadores de recaptação.

Distúrbio de Charcot-Marie-Tooth

Embora a patologia da junção comunicante (patologia de canal) não apresente envolvimento conhecido com nenhuma doença encefálica humana, trata-se de uma patologia cuja forma mais comum é uma neuropatia periférica hereditária, a **doença de Charcot-Marie-Tooth (CMT)**. A mutação genética na CMT afeta as conexinas que unem as camadas adjacentes de mielina nas células de Schwann, resultando em desmielinização e perda dos axônios periféricos. A consequência dessa degeneração de nervo periférico é o enfraquecimento, a perda sensorial e a atrofia dos músculos distais. Tomados em conjunto, esses comprometimentos dificultam a deambulação.

Fenilcetonúria

A fenilcetonúria (FCN) é uma doença metabólica rara e hereditária, que impede a correta metabolização de um aminoácido essencial da dieta, a fenilalanina, em tirosina. É causada por uma deficiência da enzima hepática fenilalanina hidroxilase e resulta no acúmulo de altos níveis de fenilalanina no sangue e encéfalo. O acúmulo encefálico de fenilalanina dificulta o desenvolvimento pós-natal do encéfalo ainda em processo de crescimento rápido. A consequência é a manifestação de um retardo mental grave, acompanhada de outros distúrbios em alguns pacientes. Níveis altos de ácido fenilpirúvico também são detectados no sangue, LCS e urina, sendo que este último caso constitui a base de um teste de triagem exigido para todos os recém-nascidos nos Estados Unidos. Os bebês com FCN são incluídos em uma dieta especial, com restrição rigorosa (sem, contudo, eliminar totalmente) de fenilalanina, que pode ser mantida por toda a adolescência ou até fases subsequentes. Quando essa dieta é instituída na infância, o desenvolvimento intelectual melhora. Entretanto, uma vez desenvolvido o déficit neurológico, a dieta exerce pouco efeito sobre o estado intelectual. Nos países em que a triagem de FCN e a iniciação da terapia no início da vida pós-natal são amplamente disseminados, o dano neurológico associado à FCN é menos comum.

O aspartame é um adoçante de baixa caloria encontrado em mais de seis mil produtos alimentícios, incluindo refrigerantes e adoçantes de mesa. O aspartame é hidrolisado pelo intestino em fenilalanina (e outros produtos), que é então absorvida na circulação sanguínea. Embora não seja prejudicial para indivíduos saudáveis, aqueles que possuem FCN devem considerar o aspartame uma fonte adicional de fenilalanina. Os alimentos contendo aspartame produzidos nos Estados Unidos devem obrigatoriamente conter o seguinte alerta: "Fenilcetonúricos: contém fenilalanina".

Fármacos terapêuticos que afetam a inativação do transmissor

Uma variedade de distúrbios neurológicos caracterizados por uma deficiência de neurotransmissor são tratados *sintomaticamente* com a manipulação do mecanismo de inativação. A **doença de Alzheimer**, por exemplo, é caracterizada por uma degeneração dos neurônios que sintetizam Ach. As medicações **anticolinesterásicas** prolongam a ação da Ach *disponível* bloqueando a ação da enzima inativadora acetilcolinesterase. Do mesmo modo, a **miastenia grave**, um distúrbio de transmissão neuromuscular esquelética, é tratada com medicação anticolinesterásica. De modo semelhante, uma das últimas gerações de medicação antidepressiva, os **inibidores seletivos da recaptação da serotonina (ISRS)**, bloqueiam a recaptação do transmissor serotonina, que é deficiente em alguns casos de depressão biológica. Os ISRS são preferidos aos inibidores de MAO, anteriormente discutidos.

PLASTICIDADE SINÁPTICA

Apresentação clínica

Uma das fronteiras mais intrigantes da reabilitação é a possibilidade de neuroplasticidade como mecanismo de recuperação de lesões. Você está trabalhando com John Curry, um menino de 14 anos que sofreu uma lesão incompleta na medula espinal, ao nível de T4. Com em evidências recentes sugestivas de que o sistema nervoso apresenta plasticidade, um de seus colegas propôs iniciar um treino de alta intensidade na esteira, para auxiliar o menino a recuperar a capacidade de andar. Ao ler esta seção, passe a considerar os mecanismos que poderiam explicar a possibilidade de plasticidade em indivíduos com lesão incompleta na medula espinal.

A **plasticidade** refere-se à capacidade do encéfalo em ser moldado pela experiência. Dessa forma, a plasticidade depende da atividade. Muitas manifestações de plasticidade distintas foram investigadas. Ao nível da anatomia macroscópica, as alterações da atividade de diferentes regiões do SNC em resposta à doença, a recuperação de uma lesão encefálica e o treino terapêutico foram analisados empregando tecnologia de imagem de última geração. Essa análise é chamada **plasticidade de mapa**, porque reflete o modo como um mapa normal de função encefálica é modificado pela experiência. A plasticidade de mapa é discutida no Capítulo 26.

Ao nível celular, a plasticidade foi analisada examinando a relação funcional existente entre os neurônios pré e pós-sináptico, como resultado do padrão de atividade no neurônio pré-sináptico. Ao nível celular, isso implica que a plasticidade deve operar regulando a expressão e função de quase toda a gama de moléculas mediadoras das funções neural e sináptica. Isso, por sua vez, resulta em modificações na estrutura e função dos neurônios pré e pós-sináptico. A busca por alterações induzidas pela experiência duradouras nas forças de relação sináptica entre os neurônios que participam de determinadas funções tem se concentrado em dois fenômenos experimentais. Esses fenômenos são conhecidos como **potenciação de longa duração (PLD)** e **depressão de longa duração (DLD)**. Ambos os fenômenos avaliam a força da conexão sináptica entre neurônios pré e pós-sinápticos. O grande interesse experimental na PLD e na DLD tem sido alimentado pela hipótese de que essas formas de plasticidade sináptica podem participar do aprendizado e armazenamento de informação. Entretanto, essa meta ainda é ilusória (ainda que talvez promissora), pois nenhum fenômeno foi conectado *inequivocadamente* ao aprendizado ou à memória. Sem dúvida, pouquíssimos neurocientistas estariam dispostos a afirmar, por exemplo, que a PLD é suficiente para o desempenho dessas funções. Além disso, os mecanismos celulares e moleculares subjacentes à PLD e à DLD foram notavelmente estudados em modelos de experimentação animal (sobretudo em roedores) e em duas regiões encefálicas (hipocampo e cerebelo), cuja organização neuronal é bem mais transparente do que no restante do SNC. Em contraste, as pesquisas sobre PLD em seres humanos são bastantes limitadas. A única evidência direta da plasticidade sináptica em seres humanos foi fornecida pelo estudo do tecido encefálico excisado de pacientes submetidos à cirurgia para tratamento da epilepsia incurável, condição em que o tecido estudado pode estar anormal para ser usado como ponto de partida.

Potenciação e depressão de longo prazo

A PLD e a DLD são definidas, respectivamente, como o aumento ou a diminuição persistente na força si-

náptica induzida em um neurônio pós-sináptico via estímulos de condicionamento elétricos aplicados aos seus aferentes pré-sinápticos. Essa estimulação condicionante costuma ser referida como **tetania**, porém o uso dessa palavra não é de todo correto. Pelo menos, a PLD pode durar semanas ou meses.

A PLD e DLD são estudadas empregando o seguinte protocolo: primeiramente, é estabelecido um nível basal em que é medida a magnitude dos PPSE deflagrados por uma série de estímulos de teste aplicados mais ou menos a cada minuto aos neurônios pré-sinápticos. A PLD ou DLD são então induzidas via estimulação elétrica dos mesmos axônios pré-sinápticos com estímulos condicionantes. A força da resposta pós-sináptica resultante dessa estimulação é então avaliada por meio da medida da amplitude dos PPSE deflagrados por estímulos de teste subsequentes aplicados aos axônios pré-sinápticos. Quanto maior for a amplitude dos PPSE pós--condicionamento a um estímulo de teste em relação ao basal (i. e., sem estimulação condicionante prévia), mais forte será o efeito pós-sináptico e vice-versa.

Para induzir o PDL, os mesmos axônios em que os estímulos de teste são aplicados são submetidos a uma breve explosão de estimulação de alta frequência (p. ex., 50-100 estímulos a uma frequência de $100/s$ – uma "tetania"). Isso provoca um aumento duradouro na amplitude dos PPSE evocados pelos estímulos de teste subsequentes. Os estímulos de teste aplicados a outros estímulos pré-sinápticos na mesma célula, que não recebeu a estimulação tetânica de curta duração, não geram PPSE de amplitude aumentada. Isso mostra que a PLD é *estímulo-específica*.

Para induzir DLD, os axônios pré-sinápticos em que os estímulos de teste são aplicados são submetidos à estimulação de baixa frequência (cerca de $1/s$) por períodos longos (10 a 15 minutos). Esse padrão de atividade pré-sináptica deprime os PPSE basais evocados pelos estímulos de teste subsequentes, por várias horas. Assim como a PLD, a DLD é estímulo-específica, no sentido de que não há alteração do tamanho dos PPSE evocados no neurônio pós-sináptico pela estimulação promovida por um estímulo que não foi submetido à estimulação de baixa frequência.

> ### Questão
>
> Quais são algumas das alterações celulares associadas à PLD e à DLD?

Ambas, PLD e DLD, dependem da interação entre os dois tipos de receptores de glutamato observados anteriormente – ou seja, dos receptores de NMDA e AMPA. E tanto a PLD como a DLD *começam* com o *mesmo* sinal – a saber, a entrada de Ca^{2+} através do receptor de NMDA.

Contudo, a principal diferença aqui é o efeito exercido pela frequência da tetania sobre a magnitude da despolarização pós-sináptica e, assim, sobre o receptor de NMDA pós-sináptico. Os receptores de NMDA são ativados pela ligação do glutamato, conforme mencionado anteriormente, porém seus canais são "entupidos" por íons Mg^{2+}. Dessa forma, mesmo quando ligam glutamato, os receptores de NMDA não admitem muito Ca^{2+} *até* o Mg^{2+} bloqueador ser totalmente eliminado. Essa remoção ocorre apenas com uma forte despolarização do neurônio pós-sináptico. Em contraste, a fraca despolarização do neurônio pós-sináptico não remove o bloqueio de Mg^{2+}, por isso poucos íons Ca^{2+} entram no neurônio pós-sináptico. A estimulação tetânica de alta frequência dos neurônios pré-sinápticos resulta em uma forte despolarização do neurônio pós-sináptico, na remoção do Mg^{2+} bloqueador e na entrada de níveis elevados de Ca^{2+} no neurônio pós-sináptico. A estimulação tetânica de baixa frequência dos neurônios pré-sinápticos, no entanto, não despolariza fortemente o neurônio pós-sináptico, de modo que o bloqueio de Mg^{2+} não é removido e pouco Ca^{2+} entra no neurônio pós-sináptico.

A quantidade de Ca^{2+} que entra no neurônio pós-sináptico através dos receptores de NMDA determina o que acontece ao número de receptores AMPA existentes na membrana plasmática pós-sináptica. Os receptores AMPA estão sujeitos a uma rápida exo e endocitose na membrana plasmática, por conta da existência de um conjunto móvel de receptores residentes na densidade pós-sináptica das espinhas dendríticas. Lembre-se de que a DPS representa a membrana plasmática ao longo de uma zona ativa pré-sináptica. A PLD e a DLD dependem da rápida redistribuição dos receptores AMPA dentro e fora da membrana plasmática pós-sináptica, respectivamente.

A despolarização forte dos receptores de NMDA e a entrada de grande quantidade de Ca^{2+} levam à distribuição dos receptores AMPA no interior das espinhas dendríticas nas sinapses (exocitose). Isso resulta da ativação de proteínas cinases intracelulares. As proteínas cinases também aumentam a efetividade dos receptores AMPA existentes, ao promoverem a fosforilação destes. Isso aumenta a efetividade do glutamato ligado levando à PDL.

A despolarização fraca dos receptores de NMDA leva à entrada de pouco Ca^{2+}. A ativação das fosfatases proteicas, que exercem o efeito oposto sobre os receptores AMPA, leva à remoção destes da membrana plasmática pós-sináptica (endocitose). O resultado é uma diminuição da força da sinapse em relação ao glutamato ligado.

Há então uma redistribuição atividade-dependente dos receptores AMPA, dentro e fora da membrana pós-sináptica. Desses processos competidores, aquele que for o dominante determinará a força sináptica. Isso, por sua vez, será uma função do padrão de atividade experimentado pelo neurônio. A manutenção a longo prazo da PLD envolve alterações na expressão genética e desvios na síntese proteica no neurônio pós-sináptico.

As modificações estruturais que ocorrem na sinapse são consideradas subjacentes à expressão da PLD. Um modelo desse tipo enfoca as modificações estruturais que ocorrem na membrana plasmática que leva à produção de novas espinhas dendríticas e novas sinapses. A ativação das vias de transdução de sinal dependentes de Ca^{2+} resulta na translocação dos receptores AMPA para dentro da espinha dendrítica e na inserção do receptor na membrana plasmática, por meio de um mecanismo análogo à exocitose. Este último evento aumenta o tamanho da DPS, resultando eventualmente em sua perfuração. Essas espinhas perfuradas então se partem, de modo que uma segunda espinha é gerada e continua em contato com o mesmo terminal pré-sináptico, do mesmo modo que a espinha adjacente. A sinalização retrógrada a partir dessa sinapse de espinhas múltiplas, para o neurônio pré-sináptico, deflagra a formação de um segundo terminal pré-sináptico. Assim, a PLD eventualmente resulta em um aumento do número total de sinapses.

A DLD, entretanto, envolve uma cascata de eventos opostos àqueles que ocorrem na PLD. Dessa forma, a ativação de uma via de transdução de sinal dependente de Ca^{2+} leva à endocitose e à perda dos receptores AMPA a partir da DPS, que então diminui de tamanho. Eventualmente, a própria espinha dendrítica desaparece.

As pesquisas sobre PLD revelaram o possível envolvimento de seis mecanismos celulares distintos na intensificação da força da transmissão pós-sináptica. Alguns desses mecanismos podem estar localizados no neurônio pré-sináptico e outros, no neurônio pós-sináptico:

1. A fração de vesículas pré-sinápticas que de fato *são* liberadas poderia ser aumentada, por exemplo, de uma em quatro vesículas em uma sinapse normal (probabilidade de liberação de 25%) para duas em quatro vesículas disponíveis (probabilidade de liberação de 50%). Note que não há alteração estrutural aqui, ocorrendo apenas uma alteração funcional.
2. O número de vesículas sinápticas disponíveis para liberação pode ser aumentado.
3. O número de sítios de liberação na membrana pré-sináptica poderia ser aumentado. Os mecanismos 2 e 3 envolvem, ambos, alterações estruturais que exigiriam o desenvolvimento de um novo maquinário pré-sináptico para liberação de transmissor. Esse desenvolvimento, por sua vez, depende da síntese de novos RNA e proteína no corpo celular, bem como o transporte axoplasmático até o terminal axônico pré-sináptico.
4. A sensibilidade dos receptores disponíveis na membrana pós-sináptica poderia ser aumentada.

5. O número de receptores pós-sinápticos disponíveis poderia ser aumentado pela inserção de novos receptores na membrana pós-sináptica.

6. Novos contatos sinápticos (sinaptogênese) entre o mesmo par de neurônios poderiam ser gerados pelo crescimento de novas espinhas dendríticas no neurônio pós-sináptico. Os mecanismos 5 e 6 evidentemente são alterações estruturais que requerem síntese de novos RNA e proteína, dessa vez no neurônio pós-sináptico.

Recentemente, o conceito de "sinapses silenciosas" recebeu considerável atenção. O conceito está relacionado ao desenvolvimento atividade-dependente de sinapses glutaminérgicas. Essas sinapses se tornam ativas com o aumento do número de receptores AMPA pós-sinápticos. Os estudos iniciais realizados com animais identificaram essas sinapses na medula espinal, no tronco encefálico e no hipocampo. Subsequentemente, foram identificadas em todo o encéfalo. As sinapses silenciosas são gradativamente ligadas durante o processo de desenvolvimento. No adulto, as sinapses que estiveram ativas podem reverter para o estado silencioso e, então, serem ligadas novamente em reposta à atividade, por meio da inserção de receptores AMPA pós-sinápticos. Embora ainda reste muito a aprender sobre essas sinapses, foi sugerido que as sinapses silenciosas propiciam um mecanismo simples e efetivo para modificar os circuitos neurais em resposta à atividade sináptica.

De modo significativo, as sinapses silenciosas ilustram que a própria sinapse em si pode servir de unidade processadora operacional. Ligando e desligando essa unidade processadora, é possível alterar as funções do próprio encéfalo. A complexa fisiologia é mediada de forma predominante pelos receptores de glutamato. Dada sinapse que possua apenas receptores NMDA será amplamente silenciosa. A inserção dinâmica ou remoção dos receptores AMPA do glutamato é o que liga ou desliga a sinapse. O sistema visual fornece um exemplo de ativação de sinapses durante o desenvolvimento (ver Cap. 18). Por fim, a ligação das sinapses silenciosas tem implicações profundas para a plasticidade (e, consequentemente, para o aprendizado e reabilitação), que são discutidas no Capítulo 26.

RESUMO

Seja em repouso ou atividade, todas as diferenças de PA ao longo da membrana plasmática de um neurônio são geradas pelo movimento de íons através da membrana. Esses fluxos iônicos são possíveis somente quando a membrana é permeável a uma ou mais espécies iônicas e apenas quando existe um gradiente eletroquímico que promove o fluxo de íons. Em repouso, o neurônio não está em modo de sinalização. Mesmo assim, os fluxos iônicos estão ocorrendo através de sua membrana. Isso se deve à presença na membrana de canais de escoamento permeáveis ao Na^+ e ao K^+, que são passivos e estão sempre abertos, e também ao estabelecimento de gradientes eletroquímicos para ambos os íons pela bomba de Na^+/K^+, com o Na^+ em alta concentração fora do neurônio e o K^+ em alta concentração dentro do neurônio. Entretanto, o número de canais de escoamento de K^+ é bem maior do que o número de canais de escoamento de Na^+. Assim, a bomba de Na^+/K^+, bem como outras bombas e fatores, mantém uma distribuição desigual dos íons ao longo da membrana, deixando o interior do neurônio negativamente carregado – ou seja, um potencial de membrana aproximado de -65 mV.

Quando um neurônio muda para o modo de sinalização ativa, todos os sinais elétricos que gera dependem do potencial de membrana em repouso, pois envolvem uma alteração do padrão de permeabilidade da membrana que se distancia daquele característico do estado de repouso. Nem todos os neurônios geram o mesmo conjunto de sinais elétricos, mas todos geram dois tipos: graduado e não graduado. Os potenciais graduados incluem os potenciais receptores, que ocorrem na zona receptora dos neurônios sensoriais, e os PPS, que ocorrem nas zonas receptoras dos neurônios pós-sinápticos. Em ambos os casos, os potenciais graduados atuam codificando e integrando a informação que recebem do ambiente ou de outros neurônios. O potencial não graduado é o PA "tudo ou nada", cuja função é conduzir informação da terminação receptora para a terminação transmissora do neurônio e, uma vez no terminal, deflagrar a liberação de neurotransmissor. Um PA é gerado quando ocorre uma elevação muito breve do influxo de Na^+ através da membrana que, por sua vez, se torna dominantemente permeável ao Na^+. Essa breve elevação é seguida de uma segunda breve elevação da permeabilidade ao K^+, em que o efluxo de K^+ repolariza a membrana. Quando essas alterações de permeabilidade ativas "explosivas" cessam, o potencial de membrana volta ao nível de repouso, por causa da alta permeabilidade da membrana em repouso ao K^+. A velocidade de condução do PA ao longo da extensão de um axônio é maior quando o axônio é mielinizado.

Os neurotransmissores são as conexões essenciais entre os neurônios (e entre neurônios e células efetoras). As especializações estruturais nas faces pré e pós-sinápticas que servem à transmissão sináptica foram abordadas. Cinco etapas distintas estão envolvidas na transmissão sináptica: síntese, armazenamento, liberação, interação transmissor-receptor e inativação. De modo significativo, cada uma dessas etapas pode ser influenciada por fármacos exógenos e/ou toxinas, sendo que algumas são alvo de doenças neurológicas específicas. As

Parte I   Fundamentos: as relações e o desenvolvimento de estruturas e as bases de sua comunicação

ações de sinalização pós-sináptica dos neurotransmissores são mediadas por duas famílias diferentes de receptores de neurotransmissores. Os canais iônicos regulados por ligante (ionotrópicos) combinam uma subunidade receptora a uma subunidade de canal em uma única entidade molecular. Como consequência, originam respostas elétricas pós-sinápticas rápidas (PPSE e PSSI). Os receptores metabotrópicos, entretanto, regulam as respostas pós-sinápticas de maneira indireta, via proteínas G, e assim produzem respostas elétricas mais lentas e duradouras. As respostas mais rápidas mediadas pelos receptores metabotrópicos ocorrem quando as próprias proteínas G abrem canais iônicos. As respostas metabotrópicas mais lentas resultam da ativação de enzimas efetoras intracelulares, cuja atividade modula a fosforilação de proteínas intracelulares e/ou a transcrição genética.

Além de facilitar a compreensão do processamento da informação e sinalização no sistema nervoso, bem como dos efeitos dos fármacos, o conhecimento da transmissão sináptica fornece hipóteses sobre a potencial base celular do aprendizado e da memória. O fenômeno da plasticidade neural foi investigado ao nível celular por meio do estudo da PLD e da DLD. Ambas, PLD e DLD, envolvem receptores de glutamato NMDA e AMPA.

ATIVIDADES PARA ESTUDO

1. *Clostridium botulinum* libera uma neurotoxina potente. Pesquisar o uso histórico dessa bactéria. Identificar o mecanismo de ação da neurotoxina. Identificar os atuais usos médicos e não médicos de *Clostridium botulinum.*
2. Representar a sinapse em um diagrama e destacar as etapas da transmissão sináptica. Considerar os seguintes agentes: clordiazepóxido, sulfato de fenelzina e cloridrato de sertralina. Para cada agente, identifique o impacto da substância sobre a transmissão sináptica.
3. Leslie Sorenson, uma mulher de 35 anos de idade, tem esclerose múltipla. Certo dia, pela manhã, enquanto tomava um agradável banho quente, sua visão pareceu se ofuscar, como se uma névoa cobrisse seus olhos.
   a. Qual estrutura neuroanatômica é afetada pela EM e qual a consequência disso?
   b. Por meio de qual mecanismo a temperatura afeta o fator de segurança de indivíduos com EM, e como isso está relacionado à alteração visual que ocorreu em Leslie Sorenson?

BIBLIOGRAFIA

Sinais elétricos neuronais

Koester, J., and Siegelbaum, S. A. Ch. 7. Membrane potential. In: Principles of Neural Science, 4th ed. Kandel E. R.,

Schwartz, J. H., and Jessell, T. M. (eds). McGraw-Hill, New York, 2000.

Koester, J., and Siegelbaum, S. A. Ch. 8. Local signaling: Passive electrical properties of the neuron. In: Principles of Neural Science, 4th ed. Kandel E. R., Schwartz, J. H., and Jessell, T. M. (eds). McGraw-Hill, New York, 2000.

Koester, J., and Siegelbaum, S. A. Ch. 9. Propagated signaling: The action potential. In: Principles of Neural Science, 4th ed. Kandel E. R., Schwartz, J. H., and Jessell, T. M. (eds). McGraw-Hill, New York, 2000.

Waxman, S. G., Kocsis, J. D., and Stys, P. K. (eds). The Axon: Structure, Function, and Pathophysiology. Oxford University Press, New York, 1995.

Sinapses e transmissão sináptica

Bullock, T., et al. The neuron doctrine, redux. Science 310:791–793, 2005.

Clapham, D. E. Direct G protein activation of ion channels. Ann Rev Neurosci 17:441, 1994.

Hahn, A. F., et al. Pathological findings in the X-linked form of Charcot-Marie-Tooth disease: A morphometric and ultrastructural analysis. Acta Neuropath 101:129, 2001.

Matthews, G. Neurotransmitter release. Ann Rev Neurosci 19:219, 1996.

Ropper, A. H., and Brown, R. H. Ch. 43. Disorders of the nervous system due to drugs, toxins, and other chemical agents. In: Adams and Victor's Principles of Neurology, 8th ed. McGraw-Hill, New York, 2005.

Stuart, G., Spruston, N., and Hausser, M., eds. Dendrites. Oxford University Press, New York, 1999.

Sudhof, T. C. The synaptic vesicle cycle. Annu Rev Neurosci 27:509–547, 2004.

Esclerose múltipla

Aktas, O., Ullrich, O., Infante-Durate, C., et al. Neuronal damage in brain inflammation. Arch Neurol 64:185–189, 2007.

Antel, J., and Owens, T. Multiple sclerosis and immune regulatory cells. Brain 127:1915–1916, 2004.

Compston, A. Making progress on the natural history of multiple sclerosis. Brain 129:561–563, 2006.

DeLuca, G. C., Ebers, G. C., and Esiri, M. M. Axonal loss in multiple sclerosis: A pathological survey of the corticospinal and sensory tracts. Brain 127:1009–1018, 2004.

Kutzelnigg, A. Lucchinetti, C. F., Stadelmann, C., et al. Cortical demyelination and diffuse white matter injury in multiple sclerosis. Brain 128:2705–2712, 2005.

Stys, P. K. Axonal degeneration in multiple sclerosis: Is it time for neuroprotective strategies? Ann Neurol 55:601–603, 2004.

Plasticidade sináptica

Beck, H., Goussakov, I. V., Lie, A., et al. Synaptic plasticity in the human dentate gyrus. J Neurosci 20:7080–7086, 2000.

Buccino, G., Solodkin, A., and Small, S. L. Functions of the mirror neuron system: Implications for neurorehabilitation. Cog Behav Neurol 19:55–63, 2006.

Cooke, S. F., and Bliss, T. V. P. Plasticity in the human central nervous system. Brain 129:1659–1673, 2006.

Ji, R.-R., Kohno, T., Moore, K. A., and Woolf, C. J. Central sensitization and LTP: Do pain and memory share similar mechanisms? TRENDS Neurosci 26:696–705, 2003.

Keller, A., Iriki, A., and Asanuma, H. Identification of neurons producing long-term potentiation in the cat motor cortex: intracellular recordings and labeling. J Comp Neurol 300:47–60, 1990.

Kandel, E. R. Ch. 63. Cellular mechanisms of learning and the biological basis of individuality. In: Kandel, E R., Schwartz, J. H., and Jessel, T. M. (eds) Principles of Neural Science, 4th ed. McGraw-Hill, New York, 2000.

Luscher, C., Nicoll, R. A., Malenka, R. C., and Muller, D. Synaptic plasticity and dynamic modulation of the postsynaptic membrane. Nature Neurosci 3:545–550, 2000.

Nolte, J. The Human Brain: An Introduction to Its Functional Anatomy. Mosby Elsevier, Philadelphia, 2009.

PARTE II
Anatomia das principais regiões do sistema nervoso central e sua irrigação sanguínea

O estudo de neurociência fornece a base para analisarmos a geração e o controle do movimento funcional. Além disso, a neurociência fornece a base para prevermos os sinais e sintomas dos distúrbios do sistema nervoso e interpretarmos as consequências de lesões específicas. Consideremos, por exemplo, um adolescente de 17 anos que mergulhou em uma piscina rasa, bateu no fundo e sofreu uma lesão total da medula espinal cervical. Outro adolescente da mesma idade estava andando de bicicleta na chuva, derrapou e colidiu de frente com um carro que vinha na direção oposta, e sofreu uma lesão parcial da medula espinal torácica. Por meio da avaliação da neurofisiologia do dano tecidual à medula espinal, da anatomia da medula espinal e das vias que conectam a medula espinal ao córtex, é possível antecipar as consequências bastante distintas desses dois tipos de lesão. Considere, agora, uma jovem que sofreu um acidente enquanto andava de bicicleta e teve danos na medula espinal torácica, bem como em estruturas do tronco encefálico. A situação dessa paciente será bastante diferente da situação do adolescente que lesionou a medula espinal torácica sem sofrer danos no tronco encefálico. Por fim, considere o que teria acontecido à ciclista se ela também tivesse sofrido danos em estruturas cerebrais.

Com seu conhecimento de neurociência clínica, você estará preparado para comparar e contrastar as consequências previstas desses quatro tipos de lesão, associando o dano neurológico aos sinais e sintomas resultantes, bem como inferindo as implicações para fins de intervenção clínica. De fato, no final você será capaz de "relatar a história completa" do que aconteceu a esses diferentes pacientes a partir de uma perspectiva neurofisiológica e neuroanatômica. Será capaz de discutir as consequências das lesões, em termos de controle do movimento e função cognitiva, inferir as chances de recuperação e aplicar informações fundamentais em suas decisões sobre a melhor forma de auxiliar cada um desses indivíduos em sua recuperação física. Isso pode parecer exagero, mas, se você absorver a informação por etapas, a tarefa se tornará bastante administrável.

Assim como uma criança aprende a ler começando pelo aprendizado de palavras simples e de uma estrutura de sentença fácil, você também começará pelos blocos de construção básicos do sistema nervoso e das estruturas em geral. Os Capítulos 1 a 4 começam com uma introdução básica sobre essa linguagem e o modo como as células interagem. Entretanto, há muito mais a aprender. Você pode pensar nos próximos três capítulos do livro como os que trazem mais informações sobre a linguagem básica do sistema nervoso e a estrutura de sentenças simples necessária à apreciação completa da situação de cada um dos indivíduos descritos anteriormente.

O Capítulo 5 fornece os nomes de muitas das estruturas importantes da medula espinal e do tronco encefálico. Esse capítulo também introduz o conceito de vias (ou tratos) que veiculam a informação oriunda de uma parte do sistema nervoso para outra, e introduz alguns dos tratos importantes que atravessam a medula espinal. Seguindo adiante, o Capítulo 6 investiga as estruturas básicas do diencéfalo (incluindo o tálamo e o hipotálamo), bem como o cerebelo. O Capítulo 7 introduz a estrutura básica e as conexões do córtex cerebral e núcleos da base. Nesses três capítulos estão inclusas as estruturas básicas, algumas conexões básicas e a irrigação sanguínea de muitas dessas áreas. Depois de aprender a informação básica contida nos Capítulos 5 a 7, você estará preparado para aprender a linguagem e as conexões mais detalhadas que são apresentadas nas duas partes subsequentes do livro. Como um todo, esse conhecimento fundamental lhe permitirá ler essa história fascinante sobre o sistema nervoso. Você também estará preparado para comparar e contrastar as lesões sofridas por aqueles três indivíduos descritos anteriormente, bem como um conjunto de distúrbios e lesões diferentes.

Embora a tarefa de aprender a linguagem e o funcionamento do sistema nervoso exija paciência e diligência, o esforço recompensará no final. Você estará bem posicionado para entender e avaliar quão diversa é a informação sensorial, motora e cognitiva sintetizada pelo sistema nervoso, cujo objetivo é nos permitir funcionar nesse ambiente multifacetado em que vivemos.

5
Medula espinal e tronco encefálico

Objetivos de aprendizagem

1. Identificar as seguintes estruturas: cisterna lombar, cone medular, substância gelatinosa, lâminas de Rexed.
2. Nomear os revestimentos membranosos da medula espinal e descrever brevemente as características de cada um.
3. Nomear os principais núcleos da medula espinal e identificá-los em cortes transversais.
4. Definir os motoneurônios inferiores, lembrando de sua localização e identificando-os em cortes transversais da medula espinal.
5. Caracterizar cinco tratos que cruzam a medula espinal quanto à origem e destino, localização junto à medula espinal e função principal.
6. Diferenciar os vasos sanguíneos a partir dos quais as artérias anterior e posterior da medula espinal se originam, e nomear os vasos segmentares derivados de cada um.
7. Identificar os principais componentes das vértebras e a localização da medula espinal em relação à coluna vertebral.
8. Discutir a causas e consequências associadas à síndrome da artéria espinal anterior.
9. Relacionar a anatomia da coluna vertebral e da medula espinal a lesões como herniação de disco e espondilose, que produzem dor e perda funcional.
10. Reconhecer os níveis do tronco encefálico a partir de cortes transversais, por meio da correlação do formato com as características de superfície do tronco encefálico.
11. Diferenciar as zonas efetoras e interneuronais da formação reticular, em termos de localização e quanto às células que as constituem.
12. Nomear os principais sistemas aferentes, eferentes e de projeção da formação reticular.
13. Comparar os setes estados de consciência que estão relacionados com a função da formação reticular.

Abreviaturas

AL Sistema anterolateral
LCS Líquido cerebrospinal
MNI Motoneurônio inferior
SARA Sistema ativador reticular ascendente
TET Trato espinotalâmico

INTRODUÇÃO

Este capítulo explora ainda mais a organização da medula espinal e do tronco encefálico, concentrando-se primariamente em suas estruturas constituintes internas. A primeira grande seção apresenta os envoltórios meníngeos da medula espinal, além de enfocar a estrutura interna da medula espinal, seus núcleos e tratos de fibras. Nem todos os tratos de fibras residentes na substância branca da medula espinal são apresentados, embora estejam numerados na Tabela 5.2. A medula espinal é a rota pela qual a informação somatossensorial oriunda do corpo entra no SNC e os sinais motores de controle do movimento corporal dele saem. Exemplificando, quando uma pessoa senta enrolada em um cobertor e encostada em um travesseiro, posicionada de frente para a lareira, a informação sobre o ambiente em que está entra no SNC. Essa informação viaja rostralmente, por meio da medula espinal e com destino ao encéfalo, para processamento, interpretação e geração de ações. Se o travesseiro e o cobertor forem macios e confortáveis, a pessoa pode acabar adormecendo. A informação sensorial então cursa por vias específicas, muitas das quais estão caracterizadas. A medula espinal também é a via pela qual o SNC sinaliza para grupos musculares específicos, permitindo que as posições e os movimentos sejam iniciados e controlados. Assim, se o calor da lareira estiver forte demais, a pessoa pode ser estimulada a se afastar da lareira. Do mesmo modo como ocorre com a informação sensorial, essa informação motora percorre caminhos específicos.

A medula espinal tem importância clínica particular, em virtude da sua suscetibilidade à lesão, que é o tópico final da primeira seção deste capítulo. A suscetibilidade à lesão é devida em parte à extensão longitudinal (42 a 45 cm) da medula. Além disso, porém, existe o fato de que, diferentemente do encéfalo, a medula está encerrada no interior de 24 unidades ósseas individuais – as vértebras – que se articulam umas com as outras. Essa articulação coletiva forma uma estrutura – a coluna vertebral – dotada de significativa flexibilidade. Na verdade, essa flexibilidade é ainda mais notável em alguns atletas que começam a treinar nas primeiras fases da vida (pense em uma jovem ginasta se exercitando na trave olímpica). Embora as articulações coletivas interpostas entre vértebras adjacentes, nos discos intervertebrais, sejam projetadas para conferir essa flexibilidade, paradoxalmente predispõem o indivíduo à lesão medular espinal. Por um lado, os próprios discos intervertebrais estão sujeitos ao desgaste e ruptura normais, e se deterioram com o envelhecimento, predispondo as articulações à lesão. Por outro lado, a notável flexibilidade da coluna vertebral implica na capacidade desta de sofrer *hiperextensão* ou *hiperflexão*. Quando isso ocorre, a coluna verte-

bral expõe a medula óssea à lesão. Infelizmente, diversas atividades comuns do dia a dia da vida moderna, mais notavelmente os esportes de contato e acidentes automobilísticos, resultam nessas hiperextensões e hiperflexões, muitas vezes causando fraturas de vértebra, ruptura de discos intervertebrais ou ambas as condições, às vezes danificando gravemente a medula espinal. Quando há lesão, o conhecimento sobre a estrutura organizacional da medula espinal permite ao clínico determinar o local da lesão e interpretar a extensão da possível recuperação após a lesão.

A segunda seção principal deste capítulo apresenta a estrutura interna geral do tronco encefálico. As estruturas internas da medula espinal e do tronco encefálico são apresentadas juntas, no mesmo capítulo, com o objetivo de enfatizar que ambas representam canais conectados, em um fluxo de informação de duas vias. Ou seja, a informação somatossensorial oriunda do corpo que segue rostralmente pelos tratos de fibras da medula espinal também deve atravessar o tronco encefálico para ter acesso ao córtex cerebral e cerebelo. De modo recíproco, a informação gerada no córtex cerebral deve atravessar toda a extensão do tronco encefálico e medula espinal para ter acesso aos músculos do corpo e gerar o comportamento. Essa é a função dos tratos longos que atravessam a medula espinal e o tronco encefálico. Esses tratos longos mudam de posição ao subirem ou descerem pelas três subdivisões do tronco encefálico. Dessa forma, é importante ser capaz de reconhecer o nível em que foi obtido um corte transversal que passe pelo tronco encefálico, pois essa informação nos dirá onde procurar um trato ou via em particular. Ao correlacionar as características de superfície do tronco encefálico delineadas no Capítulo 2 com sua aparência nos cortes transversais (que é o primeiro tópico da segunda seção), torna-se possível determinar o nível de um corte de tronco encefálico. Isso propiciará o conhecimento necessário ao entendimento dos sistemas sensorial e motor do SNC. O principal foco dessa segunda seção está na formação reticular do tronco encefálico, que é o maior componente estrutural do tegmento do tronco encefálico. A formação reticular do tronco encefálico recebe informação sensorial oriunda de uma ampla variedade de fontes e envia informação para estruturas residentes em todas as partes do SNC: da medula espinal ao córtex cerebral. Seus neurônios estão envolvidos na regulação de uma ampla gama de funções, que engloba desde as funções vitais (p. ex., controle da frequência cardíaca, pressão arterial e respiração) até a regulação do nível de consciência. A abordagem da irrigação sanguínea do tronco encefálico será discutida apenas no Capítulo 15, por motivos que serão explicados posteriormente.

MEDULA ESPINAL

As características de superfície da medula espinal e sua organização interna geral foram apresentadas no Capítulo 2. Aqui, serão consideradas as estruturas associadas à medula espinal, as meninges e as vértebras, e abordada de forma mais detalhada a organização interna medular. A substância cinzenta está organizada em núcleos e em uma série de lâminas chamadas de lâminas de Rexed. A substância branca está organizada em tratos que tanto sobem para conectar a medula espinal com o tronco encefálico ou cerebelo, como descem para conectar o córtex cerebral ou o tronco encefálico à medula espinal. Por fim, discutiremos a irrigação sanguínea da medula espinal.

> ### Apresentação clínica
>
> Em sua prática ortopédica ambulatorial, cerca de 70% dos pacientes que você trata apresentam lombalgia. Você frequentemente precisa desenvolver hipóteses sobre a causa subjacente do desconforto relatado por seus pacientes. Isso tem importância decisiva, pois o ajuda a determinar se as intervenções médicas são seguras para o paciente, bem como estimar o provável prognóstico. Ao ler esta seção, considere de que forma o conhecimento da anatomia da coluna espinal e da medula espinal o ajudará a:
>
> - Desenvolver hipóteses adequadas sobre a condição do paciente.
> - Ajudar os pacientes a entender seus sintomas, como enfraquecimento, entorpecimento, rigidez e dor.

Meninges da medula espinal

> ### Questão
>
> A medula espinal tem três revestimentos membranosos. Em quais aspectos esses revestimentos são comparáveis aos revestimentos dos hemisférios cerebrais estudados no Capítulo 1?

Três revestimentos membranosos, as meninges, envolvem a medula espinal e o encéfalo, conferindo importantes funções de suporte e proteção ao tecido neural semissólido. De fora para dentro, essas bainhas de tecido conjuntivo são a dura-máter, aracnoide e pia-máter (ver Fig. 5.1). Como estas duas últimas são histologicamente semelhantes e estão interconectadas, costumam ser referidas como pia-aracnoide. Existem dois espaços associados às três meninges: um **espaço epidural** externo à dura-máter (ausente no crânio) e um **espaço subaracnóideo**, localizado entre a aracnoide e a pia.

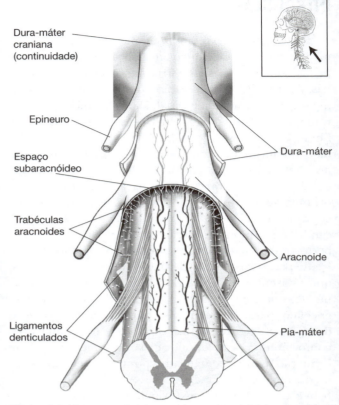

Figura 5.1 Vista posterior das meninges da medula espinal. Note que a dura-máter da medula espinal está em continuidade com a dura-máter cerebral, através do forame magno, e que este também é contínuo com o envoltório de tecido conjuntivo mais externo dos nervos espinais (epineuro).

O espaço subaracnóideo é preenchido com LCS, como descrito nos capítulos anteriores.

Dura-máter

A mais externa das meninges, a dura-máter, é espessa, resistente e pouco extensível (as palavras em latim para o termo *dura mater* significam "mãe rígida"). Como o canal vertebral é revestido por seu próprio periósteo, a dura-máter da medula espinal consiste apenas de uma camada única, correspondendo à camada meníngea da dura-máter craniana (ver Cap. 25), com a qual está em continuidade no forame magno. Isso origina um espaço epidural, ausente no crânio, entre a dura-máter e o periósteo vertebral (ver Fig. 5.2). O espaço epidural contém tecido adiposo, tecido conjuntivo frouxo e um extenso plexo venoso epidural. A dura-máter espinal forma um fundo de saco aproximadamente ao nível da segunda vértebra sacral, presa rostralmente às margens do forame magno e, caudalmente, via **ligamento coccígeo** (constituído pela pia-máter, aracnoide e dura-máter) ao periósteo do cóccix (ver Fig. 2.5). A dura-máter envolve cada nervo espinal como uma luva tubular, estendendo-se aproximadamente até o nível do forame interverte-

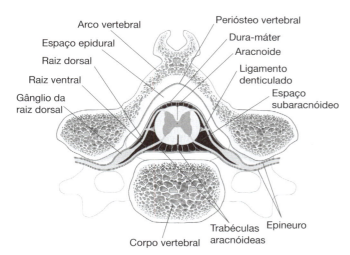

Figura 5.2 Corte transversal de uma vértebra, medula espinal e meninges, mostrando as relações mútuas entre essas estruturas. Note o proeminente espaço epidural entre a dura-máter e o periósteo da vértebra.

bral. Então, passa a ser contínua com envoltório de tecido conjuntivo externo do nervo periférico, o **epineuro**.

Pia-máter

A pia-máter é uma delicada camada de tecido conjuntivo, que representa a camada meníngea mais interna (ver Fig. 5.1) (as palavras em latim para o termo *pia mater* significam "mãe delicada"). Está firmemente aderida à superfície da medula espinal, ancorada ao tecido neural pelos pés terminais dos astrócitos. A pia-máter consiste em duas camadas: uma **camada epipial** superficial e uma camada mais profunda, a **pia íntima**. A camada epipial é bem desenvolvida ao redor da medula espinal, e os vasos sanguíneos que suprem a medula estão embutidos nessa camada. Nos pontos em que os vasos sanguíneos penetram o tecido neural, a pia íntima é invaginada e forma a parede externa do *espaço perivascular*, que persiste até o vaso se transformar em capilar.

A medula espinal é ancorada à aracnoide e à dura-máter por uma série de saliências achatadas de tecido epitelial, com formato triangular, cada uma das quais formando um **ligamento denticulado** (ver Figs. 5.1 e 5.2). Existem de 18 a 24 pares de ligamentos denticulados que se prendem em linha contínua ao aspecto lateral da medula espinal, a meio caminho entre as raízes dorsal e ventral. Cada ligamento se estende lateralmente, com o ápice atravessando a aracnoide e se fixando à superfície interna da dura-máter.

A pia-máter estende-se inferiormente, a partir da terminação em forma de cone da medula espinal (o cone medular), formando parte do **filamento terminal**. Este, por sua vez, penetra no fundo de saco dural, recebe um envoltório dural e segue caudalmente, do mesmo modo como descrito para o ligamento coccígeo (ver Fig. 2.5).

Aracnoide-máter

A delgada aracnoide avascular é a camada meníngea intermediária, situada entre a dura-máter e a pia-máter. Está firmemente aderida à superfície interna da dura-máter e, assim, o espaço subdural é *em vida* realmente apenas um espaço virtual, preenchido por uma película de líquido (diferente do LCS). O espaço subaracnóideo contendo LCS está situado entre a aracnoide e a pia-máter. O espaço é atravessado por numerosas **trabéculas aracnóideas**, que consistem em delicados fios fibrosos que se desprendem da superfície interna da aracnoide e se fixam na pia-máter (ver Fig. 5.1). Isso confere à aracnoide o aspecto de "teia de aranha", daí o nome (Gr., *arachne*, rede).

As células da aracnoide são unidas pelas **zonas de oclusão** (*tight junctions*), que servem para isolar o líquido extracelular do corpo em geral do líquido extracelular do SNC. Este último inclui o LCS que ocupa o espaço subaracnoide. Essas zonas de oclusão formam parte de um sistema de barreiras que são coletivamente referidas como barreira hematoencefálica.

A **cisterna lombar (espinal)** consiste em uma intumescência focal do espaço subaracnóideo localizada aos níveis lombar e sacral inferiores da coluna vertebral (ver Fig. 5.3). É formada porque a medula espinal e a pia-

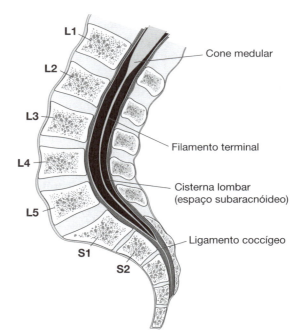

Figura 5.3 Corte médio-sagital, mostrando as relações existentes entre a terminação da medula espinal, na junção das vértebras L1 e L2, e a terminação da dura-máter em fundo de saco, no nível da vértebra S2. O espaço existente entre o cone medular e o fundo de saco dural forma a cisterna lombar repleta de líquido cerebrospinal. A cisterna lombar é atravessada pela cauda equina (não mostrada), que é uma coleção de raízes nervosas espinais descendentes a caminho dos forames intervertebrais, por onde saem do canal vertebral. O ligamento coccígeo ancora a dura-máter ao periósteo do cóccix.

-máter terminam na junção das vértebras L1 e L2, enquanto a aracnoide e a dura-máter seguem adiante, em forma de saco, até o nível da vértebra S2. A cisterna lombar é preenchida por uma grande quantidade de LCS e contém apenas o filamento terminal e as raízes nervosas da cauda equina. A cisterna lombar tem importância clínica, pois constitui o sítio de realização da **punção lombar** para medida da pressão intracraniana e coleta de amostras de LCS para análise laboratorial (ver Cap. 25).

Núcleos da substância cinzenta espinal e lâmina de Rexed

Apesar da regularidade muito evidente em sua estrutura macroscópica, a medula espinal exibe uma diferenciação anatômica e funcional bem marcada, quando começamos a analisar o arranjo e as conexões de suas células. Torna-se evidente que estamos lidando com uma parte elaboradamente organizada do SNC, quando são consideradas as funções complexas que essa estrutura realiza. Entre essas funções, a medula espinal tem de selecionar, analisar e integrar todas as informações diversificadas que chegam da periferia do corpo, bem como aquelas que descem a partir das estruturas suprassegmentares do encéfalo. É ainda a via que conduz essa informação para sítios locais e distantes, junto ao SNC. Além disso, a medula espinal medeia as complexas respostas comportamentais cujas expressões finais são a sensibilidade, movimentação das partes do corpo ou secreção glandular.

Dois esquemas são empregados para descrever a organização dos corpos celulares neuronais que constituem a substância cinzenta da medula espinal: um serve para descrever seu agrupamento em aglomerados ou núcleos, enquanto o outro serve para descrever sua organização citoarquitetônica em dez camadas ou lâminas, chamadas de lâminas de Rexed pelo responsável por desenvolver o esquema. Ambos os esquemas são importantes por serem usados para descrever as localizações dos neurônios que originam os tratos originários da medula espinal e as terminações das fibras que terminam (fazem sinapse) na substância cinzenta. Ambos os esquemas se aplicam a toda a substância cinzenta espinal: com os cornos dorsais exercendo função sensorial, os cornos ventrais exibindo função motora e a substância cinzenta intermediária exercendo uma função integradora e autônoma.

Núcleos

Quando vistos em corte transversal, os corpos celulares dos neurônios localizados na substância cinzenta espinal estão agrupados em aglomerados denominados núcleos. Cada corno dorsal tem uma capa que consiste em uma região distinta de substância cinzenta, em forma de ferradura, denominada **substância gelatinosa** (ver Fig. 5.4). Em comparação com o restante da substância cinzenta espinal, nos cortes corados para mielina, a substância gelatinosa parece ser mais pálida porque seus neurônios recebem fibras sensoriais mais discretamente mielinizadas e fibras amielínicas. A substância gelatinosa consiste em um núcleo que se estende por toda a extensão da medula espinal. O **núcleo próprio**, ventral à substância gelatinosa, abrange a maior parte do corno dorsal, além de se estender por todo o comprimento da medula. O **núcleo dorsal (coluna ou núcleo de Clarke)** forma uma saliência sobre o lado medial da base do corno dorsal. Esse núcleo somente está presente nos segmentos C8 a L2 da medula espinal.

A zona cinzenta intermediária apresenta uma extensão lateral saliente sobre os segmentos T1 a L2 ou L3 da medula espinal. Isso é conhecido como **coluna celular intermediolateral** ou **núcleo intermediolateral** e contém os neurônios que pertencem à divisão simpática do sistema nervoso autônomo.

Os cortes transversais que atravessam a medula espinal revelam a presença de vários grupos distintos de motoneurônios grandes no corno ventral, cujos axônios inervam músculos estriados esqueléticos. O grupos nucleares são particularmente proeminentes nas ampliações cervical e lombar. Os conspícuos grupos nucleares lateral e medial podem ser identificados nas intumescências (ver Fig. 5.4). Os grupos nucleares mediais formam uma coluna celular contínua, que se estende por todo o comprimento da medula espinal, desde os níveis cervicais até os níveis sacrais. Os grupos nucleares mediais inervam os músculos do pescoço, axiais do tronco e da cintura. Os núcleos motores laterais formam uma coluna celular interrompida, que somente está presente nas intumescências cervical e lombar. Esses núcleos inervam os músculos dos membros. Os motoneurônios do corno ventral estão, assim, **somatotopicamente** organizados.

> ### Questão
>
> Muitos núcleos do SNC apresentam um padrão de organização somatotópico. O primeiro exemplo dessa característica organizacional é observado nos motoneurônios do corno ventral da medula espinal. Atente para esse aspecto organizacional ao longo de todo arranjo anatômico do sistema nervoso, desde a medula até o córtex. Qual poderia ser a explicação para isso?

Os músculos esqueléticos individuais são inervados por um conjunto de neurônios chamados motoneurônios inferiores (MNI). Por definição, esses MNI possuem corpos celulares localizados no SNC, enquanto seus axônios seguem pelo SNP e inervam diretamente o músculo esquelético. Esses MNI estão distribuídos em vários seg-

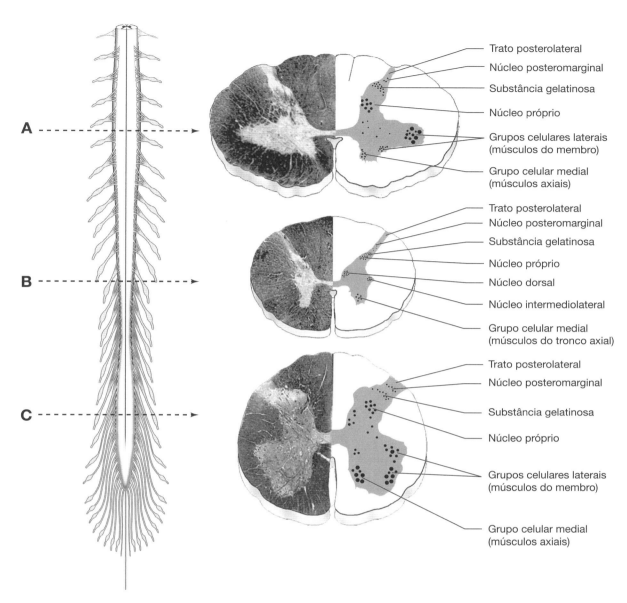

Figura 5.4 Os principais grupos nucleares situados na substância cinzenta estão indicados esquematicamente na metade direita desse corte transversal de medula espinal, obtido através da intumescência cervical (**A**), medula espinal torácica (**B**) e intumescência lombossacral (**C**). Note que o núcleo posteromarginal, a substância gelatinosa e o núcleo próprio do corno dorsal e o grupo celular medial do corno ventral estão representados ao longo de toda a extensão da medula espinal. Entretanto, o núcleo dorsal do corno dorsal é observado apenas nos segmentos medulares espinais C8 a L2. O núcleo intermediolateral da substância cinzenta intermediária é observado apenas nos segmentos medulares espinais T1 a L3, enquanto os grupos nucleares laterais do corno ventral são vistos apenas nas intumescências cervical e lombossacral.

mentos da medula espinal. Todo o conjunto que inerva um dado músculo é chamado de **conjunto de motoneurônios inferiores** desse músculo. Exemplificando, o conjunto de MNI do músculo oponente do polegar está distribuído ao longo dos segmentos C6 e C7 da medula espinal (ver Fig. 5.5). Esse músculo é responsável pelo movimento mais importante realizado pelo polegar, que consiste em tocar cada um dos outros dedos com o polegar (oposição). Esse movimento é usado para abotoar uma camisa ou pegar um objeto (p. ex., erguer uma xícara pela asa). O número de MNI de um conjunto está relacionado à função do músculo. Os músculos que requerem controle voluntário preciso têm conjuntos grandes em relação ao número de fibras musculares que inervam (ver Cap. 10). O conjunto de MNI que inerva um determinado músculo parece ter certo número de circuitos distintos pré-programados (pré-conectados) com interneurônios locais e receptores periféricos, dependendo

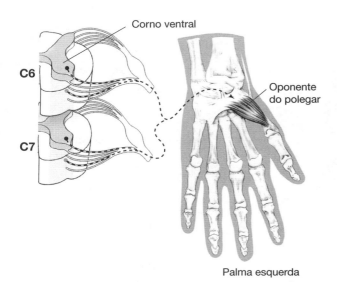

Figura 5.5 O músculo oponente do polegar é inervado por motoneurônios distribuídos ao longo dos segmentos medulares espinais C6 e C7. Esse conjunto de motoneurônios representa o conjunto de motoneurônios inferiores do músculo.

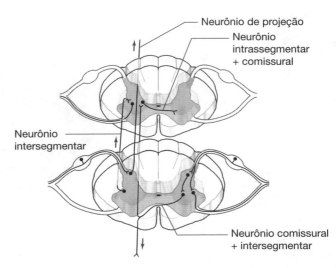

Figura 5.6 Os neurônios da substância cinzenta medular espinal podem ser classificados de acordo com os destinos de seus axônios. Essas classificações não são mutuamente exclusivas. Por exemplo, alguns neurônios de transmissão atravessam para o lado oposto da medula espinal antes de subirem para o tronco encefálico.

do papel do músculo na realização de uma tarefa em particular. A presença desse circuito pré-programado ao nível espinal permite que os centros de controle motor suprassegmentares usem comandos mais simples para deflagrar padrões de movimento complexos.

Os neurônios da substância cinzenta espinal também podem ser classificados quanto ao destino de seus axônios (ver Fig. 5.6). Os **neurônios intrassegmentares** são aqueles cujos axônios terminam no mesmo segmento espinal em que o corpo celular está localizado. Os **neurônios intersegmentares** são aqueles cujos axônios sobem ou descem no interior da substância branca, terminando em segmentos superiores ou inferiores ao segmento que contém o corpo celular. Os axônios dos **neurônios comissurais** passam de um lado da medula para o lado oposto ao da localização do corpo celular. Por fim, os **neurônios de projeção** são aqueles com axônios que ascendem na substância branca a partir de suas células de origem, localizadas na medula espinal, para terminar no tronco encefálico, cerebelo ou diencéfalo.

Lâminas de Rexed

Em 1952, Rexed desenvolveu um sistema para subdividir a substância cinzenta da medula espinal de um gato em uma série de dez camadas ou lâminas, hoje conhecidas como **lâminas de Rexed**, com base nas características citoarquitetônicas. O sistema de Rexed também se aplica à medula espinal humana e é o método mais preciso e amplamente utilizado para descrever a organização das populações celulares junto à substância cinzenta espinal. As lâminas são designadas por números romanos.

As primeiras seis lâminas subdividem o corno dorsal em zonas horizontais que apresentam certa variação quanto à configuração ao longo do comprimento da medula espinal, como mostra a Figura 5.7. A lâmina I é o núcleo posteromarginal (ou zona marginal) que forma uma delgada camada sobrejacente à substância gelatinosa, a lâmina II. As lâminas III a VI constituem o corpo do corno dorsal e incluem núcleo próprio. A lâmina

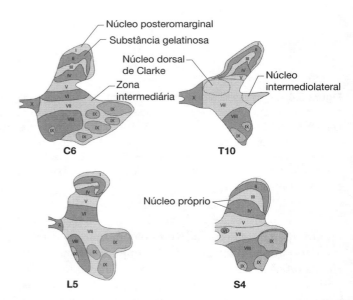

Figura 5.7 Lâminas de Rexed. Embora determinadas lâminas sempre residam nos cornos dorsal ou ventral ou na substância intermediária, sua configuração varia ao longo de diferentes níveis da medula espinal. (Adaptado de Parent, A. *Carpenter's Human Neuroanatomy*, 9. ed. Williams & Wilkins, Baltimore, 1996.)

VII corresponde à substância cinzenta intermediária e inclui o núcleo dorsal medialmente, bem como as colunas celulares intermediomedial e intermediolateral. A lâmina VII também se estende para dentro do corno ventral. A lâmina VIII constitui uma zona interneuronal no corno ventral, enquanto os grupos celulares de motoneurônios localizados no corno ventral formam a lâmina IX. A lâmina X engloba a zona de substância cinzenta que circunda o canal central. As correlações existentes entre os núcleos nomeados e as lâminas de Rexed são resumidas na Tabela 5.1.

Tratos de fibras da medula espinal

Estamos interessados em dois tipos de tratos de fibras: (1) tratos longos ascendentes e descendentes; e (2) tratos locais (intrínsecos). Ambos exercem papéis importantes no controle do movimento. Embora alguns tratos ascendentes e descendentes exclusivos ocupem os três funículos da medula espinal, a substância branca espinal se apresenta como uma massa homogênea com poucas evidências de segregação de fibras nervosas em tratos distintos. De fato, os tratos da medula espinal não possuem limites precisamente circunscritos: as fibras de tratos adjacentes tipicamente se misturam e às vezes se sobrepõem de forma bastante extensiva. As lesões de medula espinal de ocorrência natural, como a lesão traumática, em oposição às lesões cirúrgicas, como a tratotomia, quase sempre danificam mais de um trato por

causa dessa sobreposição e do tamanho anatômico das lesões, produzindo um complexo de sinais neurológicos. Um grande número de tratos foi identificado, dos quais apenas cinco serão brevemente considerados neste capítulo (ver Fig. 5.8). Esses cinco tratos, além de outros, serão abordados de forma mais detalhada em capítulos posteriores. Entretanto, antes de esses tratos ascendentes e descendentes longos da medula espinal serem considerados, é importante compreender que um conjunto de fibras é local (intrínseco), em relação à medula espinal, quando essas fibras se originam e terminam na medula. Essas fibras serão consideradas primeiro. Esse trato local da medula espinal é chamado sistema espinospinal.

Sistema espinospinal (propriospinal)

Os axônios que constituem o **sistema espinospinal** são oriundos dos corpos celulares interneuronais localizados na borda da substância cinzenta da medula espinal (ver Fig. 5.9). Esses neurônios enviam seus axônios para dentro da substância branca, que faz fronteira com a substância cinzenta da medula espinal, onde se bifurcam nos ramos ascendente e descendente que se estendem por números variáveis de segmentos antes de entrarem novamente na substância cinzenta espinal e fazerem sinapse. Feixes de axônios espinospinais circundam a substância cinzenta espinal em todos os níveis. Esses feixes ligam segmentos tão distantes quanto os dos níveis cervical e lombar. Além de conectarem segmentos adjacentes no mesmo lado, os axônios das células de um lado podem atravessar a linha média e, assim, permitirem uma integração de atividade entre as metades direita e esquerda da medula espinal. O sistema espinospinal constitui um substrato essencial pelo fato de a medula espinal atuar como uma unidade integradora, e não como uma série de segmentos isolados. (Imagine-se pisando em uma tachinha e nos movimentos consequentes do braço que ocorrem ao mesmo tempo que os movimentos da perna.)

Tabela 5.1 Núcleos e lâminas da substância cinzenta da medula espinal

Zona	Núcleos identificados	Lâminas de Rexed
Corno dorsal	Núcleo posteromarginal	I
Corno dorsal	Substância gelatinosa	II
Corno dorsal	Núcleo próprio	III, IV
Corno dorsal	Colo do corno dorsal	V
Corno dorsal	Base do corno dorsal	VI
Zona intermediária	Núcleo de Clarke (núcleo dorsal), núcleo intermediolateral	VII
Corno ventral	Núcleo comissural	VIII
Corno ventral	Núcleos motores lateral e medial	IX
Substância cinzenta que circunda o canal central		X

> ### Questão
>
> Para resumir, qual parte do neurônio constitui a substância cinzenta da medula espinal e qual parte forma a substância branca?

Colunas dorsais

Os funículos posteriores também são referidos como **colunas dorsais** (ver Figs. 5.8 e 5.10). A maioria das fibras que seguem longitudinalmente pelas **colunas dorsais** termina na substância cinzenta da medula, formando parte da via pela qual a informação é transmitida ao córtex cerebral, onde é percebida de modo consciente.

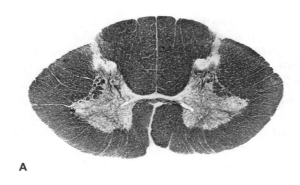

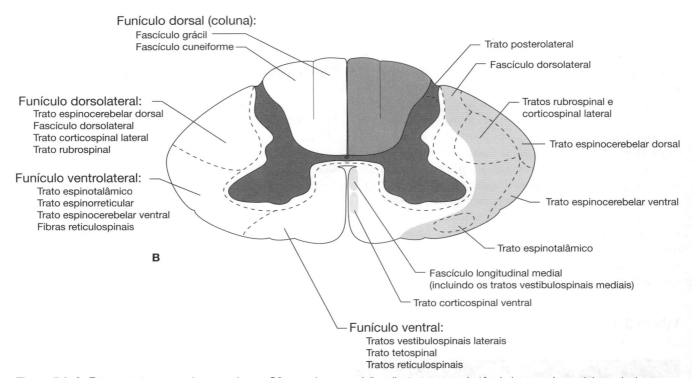

Figura 5.8 A. Este corte transversal passando por C8, corado para mielina, ilustra que a substância branca da medula espinal aparece como uma massa homogênea de axônios. Apenas as colunas dorsais fornecem evidências de segregação dos axônios em feixes distintamente identificáveis, um fascículo grácil medial e um fascículo cutâneo lateral. **B.** Representação esquemática mostrando as posições dos principais tratos ascendentes e descendentes, indicando que alguns se sobrepõem extensamente.

Muitas dessas fibras que formam as colunas dorsais ascendentes são *aferentes primários*, bastante mielinizadas e de condução rápida, cujos corpos celulares estão localizados nos gânglios da raiz dorsal. A informação transmitida por esses aferentes primários é oriunda de receptores periféricos situados na pele, no músculo, nos tendões e nas articulações. As modalidades sensoriais transmitidas para o córtex cerebral pela fibras colunares dorsais estão relacionadas a certas discriminações cutâneas: a capacidade de identificar formatos de objetos por manipulação (sem usar a visão), a capacidade de especificar a posição de um membro e a direção em que este é movimentado, bem como identificar um estímulo como sendo vibração.

Trato espinotalâmico

O **trato espinotalâmico (TET)** é a segunda via principal através da qual os impulsos somatossensoriais oriundos do corpo são percebidos de maneira consciente (ver Figs. 5.8 e 5.10). O TET cursa pelo encéfalo através do tálamo e é um dos componentes do **sistema anterolateral (AL)**. Os aferentes da raiz dorsal discretamente mielinizados ou não mielinizados, que transmitem informações de **dor**, **temperatura** e **toque leve (grosseiro)**, fazem sinapse com neurônios do corno dorsal da medula espinal, como os encontrados na substância gelatinosa. Após essa sinapse, os neurônios de transmissão do trato espinotalâmico cruzam a linha média junto à medula espinal, via comissura branca ventral. Um fato clini-

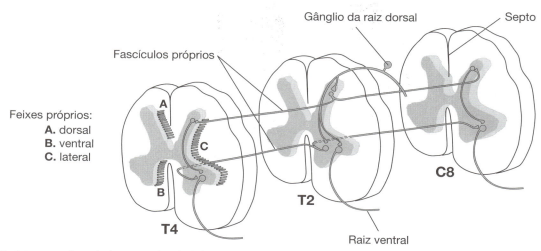

Figura 5.9 O sistema espinospinal ou propriospinal é constituído por axônios intersegmentares que se originam e terminam na medula espinal. O sistema ocupa uma faixa de substância branca imediatamente adjacente à substância cinzenta e está distribuído em todos os três funículos. Alguns axônios do sistema espinospinal se estendem apenas por alguns segmentos, enquanto outros se estendem por quase toda a extensão da medula espinal.

camente importante consiste nesse cruzamento ser incompleto até o segmento medular espinal localizado acima do nível segmentar da entrada da fibra da raiz dorsal. Os axônios do trato espinotalâmico formam uma faixa difusa, distribuída no funículo anterolateral.

> **Questão**
>
> Os neurônios aferentes primários têm seus corpos celulares situados em um gânglio da raiz dorsal. Qual é o significado da palavra *gânglio*? O gânglio está localizado no sistema nervoso periférico ou no sistema nervoso central?

A função do TET foi definida basicamente em relação à relevância do trato para a neurologia clínica (ver Fig. 5.11). Alguns testes sensoriais não discriminativos são usados para revelar os déficits atribuíveis às lesões do TET. Estes incluem a dor rápida (cutânea, superficial), que é testada com uma picada de alfinete; toque leve (grosseiro), cujo teste consiste em passar um tufo de algodão na superfície da pele; e a temperatura, que é testada com frascos de água quente e fria. É preciso enfatizar que a dor superficial é a variedade da sensibilidade à dor em que os estímulos nocivos são rapidamente percebidos, podem ser localizados pelo indivíduo e não possuem um componente afetivo significativo. A lesão no funículo anterolateral da medula espinal produz alterações sensoriais no lado do corpo contralateral ao da lesão, começando nos dermátomos associados, um ou dois segmentos caudais à lesão (em virtude do cruzamento das fibras na medula espinal; ver Cap. 11).

> **Questão**
>
> Neste capítulo, são introduzidas convenções relacionadas aos nomes e localizações dos tratos. Essa informação se faz necessária na preparação para o aprendizado adicional da importância funcional desses tratos. Por ora, note os nomes dos tratos e diferencie-os quanto às origens, à localização no corte transversal e aos destinos. Perceba que o nome do trato muitas vezes indica o local onde irá terminar.

Tratos espinocerebelares

Os **tratos espinocerebelares** conectam a medula espinal ao cerebelo e transmitem as informações de toque, pressão e propriocepção, dos receptores periféricos para o cerebelo. Este recebe uma grande quantidade de informação sensorial, embora seja considerado uma estrutura motora, e não sensorial. A atividade cerebelar não é percebida de maneira consciente, mas o cerebelo, que exerce papel importante na correção dos erros motores, deve estar necessariamente disponível para as informações sobre a atividade em curso dos músculos e posições relativas das partes do corpo, a fim de garantir que seus movimentos sejam suaves e coordenados. Os dois componentes mais proeminentes do trato espinocerebelar serão considerados neste capítulo; entretanto, existem outros componentes que serão abordados no Capítulo 19.

As fibras dos ramos da coluna dorsal que transmitem informações de toque, pressão e propriocepção (sobretu-

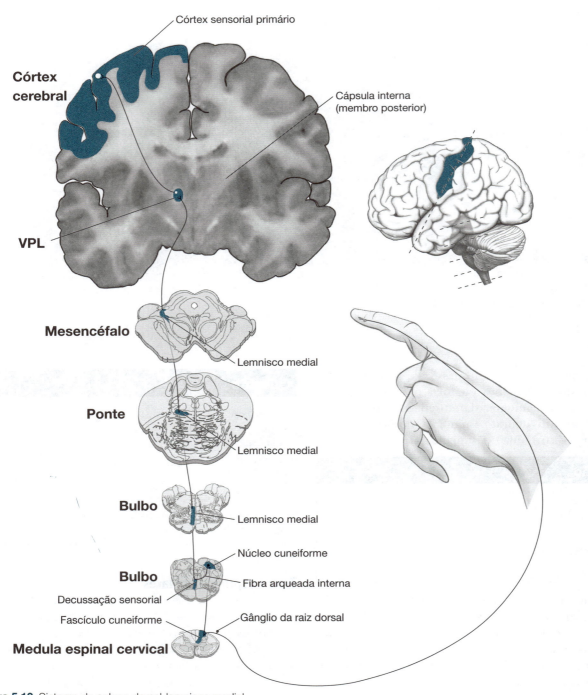

Figura 5.10 Sistema da coluna dorsal-lemnisco medial.

do esta última), principalmente dos membros inferiores, fazem sinapses nas células do núcleo dorsal (núcleo ou coluna de Clarke) (ver Figs. 5.4 e 5.12). O **trato espinocerebelar dorsal** surge das células do núcleo dorsal, localizadas na base do corno dorsal, a partir dos segmentos C8 a L2 da medula espinal. Os axônios do trato seguem lateralmente para dentro do funículo lateral ipsilateral, vindo a ocupar uma posição na periferia do funículo, onde se voltam rostralmente para subir ao cerebelo.

O **trato espinocerebelar ventral** também está relacionado à informação proprioceptiva derivada do membro inferior, mas transporta adicionalmente as informações exteroceptivas. O trato surge a partir de células localizadas no corno dorsal e na substância cinzenta intermediária. Os axônios dessas células cruzam, então, rumo ao lado contralateral e ocupam uma posição na periferia do funículo lateral, imediatamente ventral ao trato espinocerebelar dorsal. O trato espinocerebelar ventral

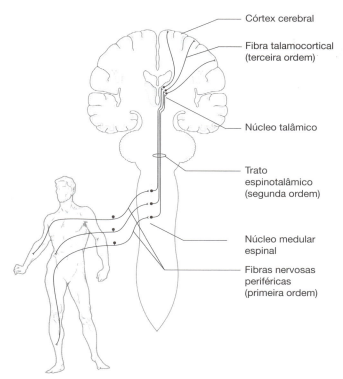

Figura 5.11 Sistema anterolateral.

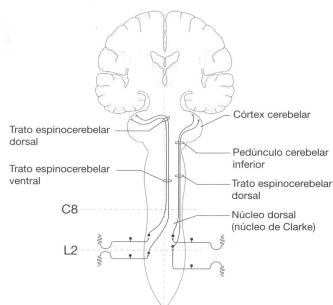

Figura 5.12 Tratos espinocerebelares.

transmite informação oriunda de diversas fontes relacionadas aos membros inferiores. Estão incluídas todas as vias descendentes motoras e colaterais dos circuitos reflexos medulares espinais. A informação transmitida está mais relacionada ao movimento intencional do que à propriocepção inconsciente.

Trato corticospinal (piramidal) lateral

O **trato corticospinal** é um sistema substancial de fibras descendentes, em que cada trato consiste em mais de um milhão de axônios nos seres humanos. Suas fibras têm origem no córtex cerebral e atravessam ininterruptamente o tronco encefálico. A um nível de tronco encefálico caudal (bulbo mais caudal), a maioria das fibras de cada lado se cruza na decussação piramidal. Essas fibras cruzadas entram na medula espinal como **trato corticospinal lateral**, situado na parte dorsal do funículo lateral (ver Fig. 5.8). O trato emite fibras em todos os níveis da medula espinal e, assim, diminui de tamanho conforme desce.

O trato corticospinal lateral está relacionado ao controle do movimento voluntário, porém mais especialmente aos movimentos habilidosos e independentes dos dedos. O dano ao trato produz enfraquecimento e compromete a capacidade de movimento voluntário. Isso é referido como **paresia**, que consiste em uma paralisia parcial ou incompleta. Quando o dano está localizado na medula espinal, a paresia é ipsilateral à lesão, uma vez que essa projeção descendente decussa no bulbo caudal.

A Tabela 5.2 resume os tratos da medula espinal e suas funções. A tabela contém os tratos que serão considerados em capítulos posteriores. Além disso, todos os tratos considerados aqui serão abordados novamente em capítulos subsequentes.

Irrigação sanguínea da medula espinal

A irrigação sanguínea para a medula espinal deriva de duas fontes principais: (1) dos ramos das duas artérias vertebrais e (2) dos ramos de múltiplos vasos segmentares chamados **artérias radiculares**. Os vasos segmentares são ramos oriundos das artérias vertebrais na região cervical, das artérias intercostais no tórax, das ar-

Neuropatologia

Juntos, os tratos espinocerebelares transmitem informação proprioceptiva e cutânea a partes específicas do cerebelo, permitindo que este último contribua para o controle da postura e do movimento. Embora possam estar danificados em doenças desmielinizantes, como a esclerose múltipla e a **ataxia de Friedreich**, eles não são danificados de maneira seletiva. Praticamente não se conhece dano seletivo a um trato espinocerebelar.

Tabela 5.2 Tratos da medula espinal

Nome	Origem	Terminação	Localização	Função
Coluna dorsal	Receptores somáticos periféricos	Núcleos bulbares da coluna dorsal	Funículo dorsal	Detecção consciente da sensação somática discriminativa
Espinotalâmico	Corno dorsal da substância cinzenta (lâminas de Rexed I, II-V)	Tálamo e formação reticular do tronco encefálico	Funículos anterior e lateral	Alerta consciente de dor, temperatura e toque
Espinocerebelar	Coluna de Clarke do corno dorsal e substância cinzenta espinal intermediária (lâmina de Rexed VII)	Cerebelo	Funículo lateral	Informação aferente somática para o controle motor e informação sobre o movimento intencional
Corticospinal	Córtex cerebral motor	Medula espinal	Funículos lateral (predominantemente) e anterior	Controle voluntário do músculo esquelético
Rubrospinal	Núcleo rubro do mesencéfalo	Medula espinal	Funículo lateral	Controle voluntário dos braços; pode não ser importante em seres humanos
Reticulospinal	Formação reticular do bulbo e da ponte	Medula espinal	Funículo anterior	Controle dos músculos e reflexos posturais
Vestibulospinal	Núcleos vestibulares do tronco encefálico	Medula espinal	Funículo anterior	Controle dos músculos e reflexos posturais para a manutenção do equilíbrio e postura ereta
Tetospinal	Colículo superior do mesencéfalo	Medula espinal	Funículo anterior	Controle do movimento da cabeça e dos membros superiores
Espinospinal (propriospinal)	Medula espinal	Medula espinal	Todos os funículos	Integração da atividade por meio de múltiplos segmentos medulares espinais

térias lombares no abdome e das artérias iliolombar e sacral lateral na pelve.

Artérias espinais posteriores

Cada uma das **artérias espinais posteriores** pareadas surge de uma artéria vertebral e/ou artéria cerebelar inferior posterior ao nível da medula (ver Fig. 5.13). Passando posteriormente em relação à sua origem, cada artéria desce pela superfície dorsal da medula espinal, ao longo do sulco dorsolateral, medial às raízes dorsais. A irrigação sanguínea de cada vaso é reforçada pelas artérias radiculares derivadas das artérias segmentares. Cada artéria segmentar se divide em ramos anterior e posterior. Cada ramo posterior dá origem a um ramo espinal que entra no canal vertebral através de um forame intervertebral, perfura a dura-máter e supre um gânglio da raiz dorsal e raízes nervosas espinais por meio de seus ramos radiculares anterior e posterior. As **artérias radiculares posteriores** ramificam-se na superfície posterolateral da medula espinal e se unem a cada artéria espinal posterior. Assim reforçadas, as artérias espinais posteriores continuam seguindo pelo cone medular e cauda equina. Os ramos de cada artéria espinal posterior formam anastomoses em torno das raízes dorsais do nervo espinal e se comunicam, através de ramos transversais tortuosos, com vasos do lado oposto e do mesmo lado. As artérias espinais posteriores suprem o terço dorsal proximal da medula espinal, abrangendo os funículos dorsais e as partes dorsais do corno dorsal.

Questão

Os tratos corticospinais laterais se cruzam (decussam) no bulbo. Lembre-se de como isso é visto na superfície do tronco encefálico. Como profissional de reabilitação, você perceberá que a localização da decussação tem importância central para prever e interpretar os déficits funcionais de um indivíduo após o desenvolvimento de distúrbios e lesões medulares espinais. Qual é o papel funcional desse trato? Quando esse trato é danificado, quais sintomas tendem a ocorrer? Se o dano estiver acima da decussação, os sintomas serão ipsilaterais (localizados no mesmo lado) ou contralaterais (localizados no lado oposto) à lesão? E se o dano ocorrer abaixo da decussação?

Artéria espinal anterior

A artéria espinal anterior surge da união na linha média de dois vasos que se originam perto da terminação das artérias vertebrais. Esses dois vasos descem sobre a superfície anterior do bulbo e se unem para formar um único vaso de linha média, a **artéria espinal anterior**, ao nível do forame magno. A artéria espinal anterior desce na pia-máter, ao longo da fissura mediana anterior, e emite ramos sulcais que entram na fissura; em geral, esses ramos seguem de maneira alternada e suprem os lados direito ou esquerdo da medula espinal. A artéria espinal anterior estende-se por todo o comprimento da medula e emite ramos que nutrem a cauda equina. As artérias espinais anterior e posterior formam canais anastomóticos que cursam por todo o comprimento da medula e recebem ramos oriundos das artérias radiculares.

A irrigação sanguínea na artéria espinal anterior é reforçada por uma sucessão de **artérias radiculares anteriores** derivadas de vasos segmentares. Níveis distintos de medula espinal recebem números diferentes de ramos radiculares anteriores. A medula espinal cervical recebe a maioria dos ramos – até seis ramos radiculares anteriores derivados da artéria vertebral. De fato, esses ramos fornecem a principal irrigação sanguínea à medula espinal cervical. A medula torácica recebe apenas dois a quatro ramos, derivados dos ramos intercostais da aorta torácica. A medula espinal lombar recebe um ou dois ramos radiculares anteriores, derivados dos ramos lombares da aorta abdominal. O maior desses é a *artéria radicular anterior* ou a artéria da intumescência lombar. Os ramos da artéria espinal anterior suprem aproximadamente os dois terços ventrais da medula espinal.

Veias espinais

A medula espinal é drenada por seis vasos plexiformes que seguem longitudinalmente. As veias que emergem da fissura mediana anterior drenam no interior de uma veia central anterior (mediana), enquanto aquelas que emergem do sulco mediano posterior drenam no interior da veia central posterior (mediana). Existem duas veias longitudinais laterais em cada lado da medula espinal – uma ao longo da linha de fixação das raízes dorsais e outra ao longo da linha de fixação das raízes ventrais. Todas essas veias drenam para o interior das veias radiculares que, por sua vez, drenam no interior de um plexo venoso epidural extensivo localizado entre a dura-máter e o periósteo vertebral.

Relações medula espinal-vértebras

O modo pelo qual um processo patológico afeta um órgão em particular depende significativamente da relação existente entre esse órgão e as estruturas que o cercam. Isso é especialmente válido para o SNC, que representa uma estrutura delicada encerrada no interior de uma abóbada óssea rígida e inflexível. Embora a posição da medula espinal junto ao canal vertebral ósseo nitidamente cumpra uma função protetora, minimizando o potencial de dano ao SNC após traumatismos externos, também representa, paradoxalmente, a base mecânica do dano ao SNC em várias condições patológicas que envolvem ocupação de espaço.

Canal vertebral e forames intervertebrais

Uma **vértebra** típica consiste em um corpo, arco vertebral e vários processos para conexões musculares e articulares. O corpo da vértebra é a parte que confere força e sustenta peso, e cada um é separado dos corpos das vértebras superior e inferior pelos discos intervertebrais fibrocartilaginosos.

Posterior ao corpo está o arco vertebral, que, com a superfície posterior do corpo, forma as paredes do forame vertebral (espinal). Essas paredes envolvem e protegem a medula espinal. Tomados em conjunto, os forames vertebrais formam o **canal vertebral** junto ao qual a medula espinal está situada. O arco vertebral é composto pelos pedículos direito e esquerdo e pelas lâminas direita e esquerda. Depressões estão presentes nos aspectos superior e inferior de cada pedículo ou raiz, que são os nós vertebrais superior e inferior. Quando as vértebras se articulam para formar a coluna vertebral intacta, os nós vertebrais das vértebras adjacentes formam os **forames intervertebrais**. Os nervos espinais, com as artérias e veias que suprem a medula espinal, atravessam os forames intervertebrais de cada lado (ver Fig. 5.14).

Posição da medula espinal na coluna vertebral

Coberta por seus revestimentos meníngeos, a medula espinal repousa frouxamente no canal vertebral, situado posteriormente ao corpo vertebral (ver Fig. 5.2).

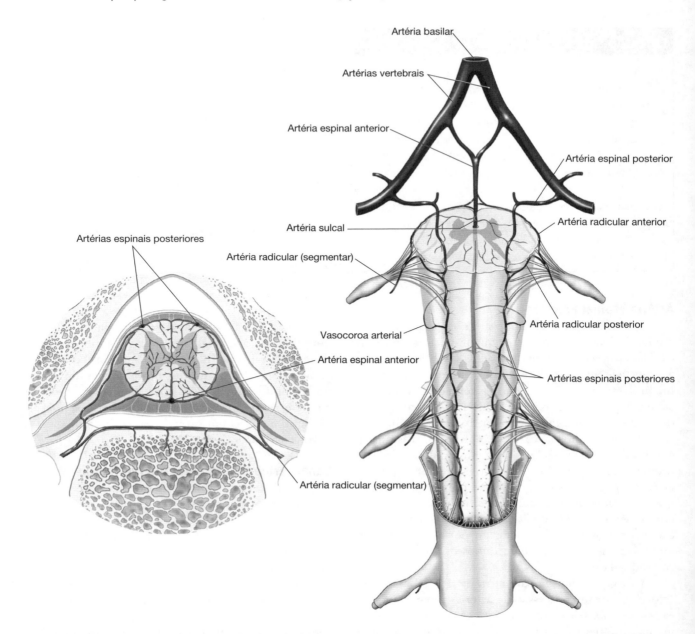

Figura 5.13 A medula espinal recebe sua irrigação sanguínea de três artérias pequenas que seguem longitudinalmente e se estendem por todo o comprimento da medula: a artéria espinal anterior e as artérias espinais posteriores pareadas. Essas artérias são originárias das artérias vertebrais, e sua irrigação sanguínea é fornecida ao longo de sua extensão pelas artérias espinais segmentares, que ganham acesso à medula espinal via forames intervertebrais e se bifurcam nas artérias radiculares anterior e posterior. As artérias espinais posteriores suprem o terço dorsal da medula espinal, enquanto as artérias espinais anteriores suprem os dois terços ventrais da medula espinal.

O canal vertebral ósseo deve acomodar o tecido adiposo e os plexos venosos do espaço epidural, as meninges, o LCS, as raízes dos nervos espinais, a medula espinal e as artérias e veias que suprem a medula. O volume total do canal vertebral adulto não muda. Embora as estruturas antecedentes não preencham completamente o canal vertebral, existe pouco volume "extra" disponível para acomodar as substâncias adicionais que ocupam espaço. Tumores, inchaços decorrentes de traumatismo na medula espinal ou hemorragias ocupam espaço e representam **lesões espaçosas**. Como o volume total do canal vertebral não muda, o espaço adicional ocupado pela lesão é conseguido à custa de tecido neural. Esse espaço também comprime os vasos sanguíneos que nutrem a medula espinal, levando potencialmente à isquemia. As variações regionais do tamanho da medula espinal tornam alguns segmentos mais vulneráveis às lesões espaçosas do que outros.

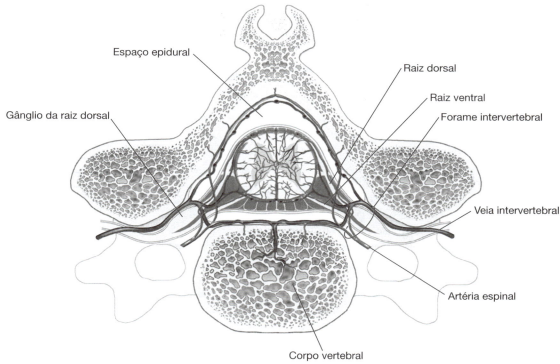

Figura 5.14 Cada forame intervertebral contém as raízes dorsal e ventral, bem como o gânglio da raiz dorsal de um nervo espinal somado às artérias e veias que suprem e drenam uma região determinada da medula espinal.

A coluna vertebral e os discos intervertebrais

A consideração das vértebras individualmente permite ver como cada uma delas participa dessas funções, como uma articulação com suas vizinhas, na sustentação de peso e na proteção da medula espinal. A coluna vertebral (coluna espinal) é o componente mais evidente do esqueleto axial. O esqueleto axial é assim chamado por formar o eixo longitudinal do corpo. Fornece uma extensa superfície de fixação para os músculos que ajustam a posição da cabeça, do pescoço e do tronco, e estabilizam ou posicionam estruturas do esqueleto apendicular (membros superiores e inferiores, que incluem os cíngulos dos membros superior e inferior que fixam os membros superiores e inferiores no esqueleto axial). A coluna vertebral exerce um papel decisivo nas bases estáticas e dinâmicas do controle postural e da locomoção. As formas ósseas das vértebras são importantes quando se considera sua ação coordenada e mobilidade mútua. Papéis significativos são exercidos também pela partes de tecido mole situadas entre vértebras adjacentes. Os **discos intervertebrais** estão localizados entre as superfícies adjacentes dos corpos vertebrais. Esses discos desempenham importantes funções articulares e de absorção de choque. Enfim, a articulação existente entre vértebras adjacentes produz uma coluna segmentar que protege a medula espinal e, assim, garante a integridade sensorial e motora.

Cada disco fibrocartilaginoso é composto por um anel fibroso laminado externo, conhecido como **ânulo fibroso**, que está firmemente preso às bordas dos corpos vertebrais. Esse ânulo circunda uma massa homogênea central de substância gelatinosa conhecida como **núcleo pulposo**. A interface normal entre esses dois componentes discais é tal que o núcleo pulposo pressiona todos os lados do ânulo fibroso e, dessa forma, mantém uma distância entre os corpos vertebrais adjacentes.

O núcleo pulposo é o ponto central do disco destinado à absorção e distribuição do peso. Em repouso (i. e., na ausência de carga), ele tende a assumir uma conformação arredondada à medida que absorve água. A aplicação de uma força súbita, por exemplo, em uma direção superior-inferior provoca achatamento e distensão do núcleo que, por sua vez, estira o ânulo circundante. A pressão é então igualada ao longo de toda a superfície intervertebral, e o choque é absorvido. A fixação firme do ânulo fibroso às bordas das vértebras adjacentes e a interface dinâmica existente entre o ânulo e o núcleo pulposo cumprem duas funções: exercem uma influência restritora sobre a mobilidade da coluna vertebral, ao mesmo tempo que igualam as forças impostas sobre a coluna durante o repouso, estresse estático e movimento. As articulações existentes entre vértebras adjacentes somente permitem movimentação discreta das vértebras individuais. Mesmo assim, quando esse discreto movimento entre os pares ocorre em todas as articulações da coluna vertebral, a amplitude de movimento total é considerável.

Segmentos da medula espinal e relações com as vértebras adjacentes

No adulto, existe uma relação anatômica mais específica entre determinados segmentos medulares espinais e as vértebras do mesmo número. Essa relação é um produto de alterações ocorridas ao longo do desenvolvimento no comprimento da coluna vertebral em relação à medula espinal. No embrião, o desenvolvimento da coluna vertebral e da medula espinal são eventos estreitamente relacionados, de modo que os nervos espinais conectados à medula espinal estão quase no mesmo nível dos forames intervertebrais pelos quais passam. Os sete primeiros nervos espinais cervicais emergem do canal vertebral acima de cada uma das respectivas vértebras cervicais. Como existem apenas sete vértebras cervicais, o oitavo nervo cervical emerge do forame intervertebral entre a sétima vértebra cervical e a primeira vértebra torácica. Todos os nervos espinais mais caudais emergem dos forames intervertebrais abaixo das vértebras de tipo e número correspondentes. Entretanto, durante o desenvolvimento fetal, a coluna vertebral se alonga mais rápido do que a medula espinal. Como resultado líquido desse crescimento desproporcional, a medula espinal é como que "puxada" superiormente, dentro do canal vertebral, por estar presa ao tronco encefálico (ver Fig. 5.15). Em consequência, os segmentos da medula espinal no adulto não correspondem perfeitamente às respectivas vértebras no mesmo nível. A disparidade existente entre o segmento medular e a vértebra de número correspondente aumenta progressivamente na direção superior-inferior. Assim, por exemplo, todos os segmentos sacrais da medula espinal repousam no canal vertebral da vértebra L1. Essa relação entre segmento medular e vértebra adjacente tem importância diagnóstica, por exemplo, no caso da realização de uma punção espinolombar (ver Cap. 25).

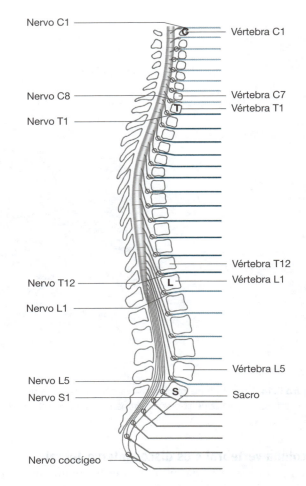

Figura 5.15 Corte médio-sagital da medula espinal e coluna vertebral de um adulto, mostrando a relação existente entre os segmentos medulares espinais e as vértebras de número correspondente. A posição lateral dos forames intervertebrais por onde os nervos espinais saem do canal vertebral é indicada pelos círculos. C, cervical; L, lombar; S, sacral; T, torácica.

CONEXÕES CLÍNICAS

Distúrbios vasculares da medula espinal

Os distúrbios vasculares produzem seus efeitos privando a medula espinal de sua irrigação sanguínea arterial (**isquemia**). A anatomia vascular da medula espinal responde pelas manifestações clínicas mais comumente observadas com o infarto medular espinal (necrose do tecido nervoso resultante da falta de sangue arterial). Primeiramente, há diferenças relevantes entre as artérias espinais anterior e posterior. As artérias espinais posteriores pareadas suprem apenas uma pequena área da medula espinal (um terço) e são vasos longitudinalmente contínuos e anastomóticos. Em contraste, a artéria espinal anterior não pareada supre a maior parte da medula espinal (dois terços), mas a continuidade de sua irrigação sanguínea depende de seu reforço oriundo das artérias radiculares anteriores. Em segundo lugar, algumas áreas da medula espinal são mais vulneráveis do que outras à interrupção de sua irrigação sanguínea. Os segmentos torácicos são vulneráveis por vários motivos. Um deles resulta da longa distância existente entre os ramos adjacentes da artéria radicular anterior (apenas dois a quatro ramos para nutrir doze segmentos), de modo que a circulação torácica pode ser efetivamente comprometida pela obstrução de um único ramo. Outro motivo é o fato de os ramos sulcais da artéria espinal anterior serem pequenos nos quatro segmentos torácicos superiores, tornando esses segmentos dependentes do suprimento fornecido pelos ramos radiculares anteriores derivados das artérias intercostais segmentares da aorta torácica. L1 é outro segmento medular espinal vulnerável.

Como os distúrbios vasculares afetam a área suprida pelo vaso envolvido, é essencial conhecer o território perfundido por cada um dos principais vasos associados à medula espinal. A vasculopatia envolvendo a medula espinal é caracteristicamente limitada ao território suprido pela artéria espinal anterior envolvendo os segmentos torácicos ou lombares superiores, e os déficits resultantes são chamados de **síndrome da artéria espinal anterior**. Os sintomas associados ao infarto da artéria espinal anterior são resumidos aqui com o intuito de ilustrar a relação existente entre a localização dos vasos e as consequências da lesão.

Os sinais neurológicos costumam ser agudos no início. Tipicamente, incluem uma paraplegia flácida (em ambas as pernas) característica do choque espinal, decorrente da interrupção dos tratos corticospinais e de outros tratos motores descendentes; um déficit bilateral envolvendo a sensibilidade à dor e à temperatura abaixo do nível da lesão, decorrente da interrupção dos tratos espinotalâmicos; uma preservação da propriocepção, que consiste na capacidade de discriminar a direção de um estímulo tátil móvel e uma vibração, uma vez que as colunas dorsais são poupadas; e uma perda do controle intestinal e da bexiga, causada pela interrupção dos tratos autônomos descendentes. Esses sintomas serão discutidos em detalhes em capítulos posteriores (ver Caps. 9 a 12).

Após a recuperação de um choque espinal, pode haver desenvolvimento de uma paraplegia espástica, desde que os motoneurônios inferiores do corno anterior não tenham sido danificados, em paralelo com reflexos tendinosos hiperativos, clônus e sinais de Babinski. Quando os cornos anteriores estiverem infartados, a paralisia flácida continua, e o prognóstico para qualquer tipo de recuperação funcional geralmente é desfavorável.

Lesões medulares espinais extrínsecas-intrínsecas

A medula espinal é alvo de um grande número de processos patológicos que podem ter origem intrínseca ou extrínseca. Com exceção dos distúrbios vasculares e lacerações diretas resultantes de ferimentos produzidos por facas ou projéteis perfurantes, as *lesões extrínsecas* envolvem estruturas associadas à medula espinal e produzem seus efeitos via compressão da medula e de suas artérias nutrientes. As lesões extrínsecas incluem as seguintes: compressão direta da medula, em consequência de fraturas com deslocamento de vértebra, discos intervertebrais prolapsados, espondilose cervical, neoplasias invasoras das vértebras e do espaço epidural, e meningiomas (ver Fig. 5.16). Os distúrbios compressivos ex-

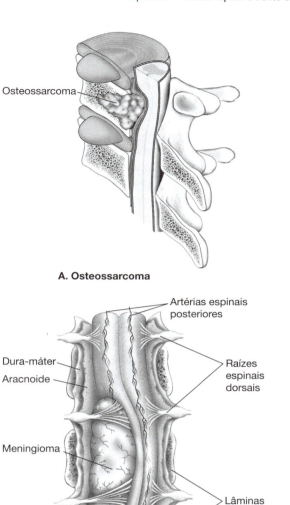

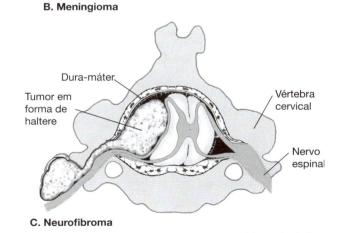

Figura 5.16 Lesões neoplásicas externas da medula espinal. **A.** e **B.** Neoplasias que invadem o canal vertebral. **C.** Meningioma que surge a partir das células da aracnoide, junto ao canal vertebral. Todos comprimem a medula espinal e/ou raízes nervosas espinais.

trínsecos produzem uma variedade de efeitos clínicos, dependendo da rapidez e gravidade da compressão medular. Depois de totalmente desenvolvidas, as lesões extrínsecas tendem a envolver a medula espinal em um nível particular, de um modo hemisseccional ou bilateral relativamente completo. Posteriormente, diversas lesões extrínsecas serão apresentadas.

As *lesões intrínsecas*, no entanto, surgem do ou no próprio tecido neural. Tendem a envolver sistemas funcionais ou partes da medula espinal, de uma forma mais ou menos seletiva. A siringomielia (ver Cap. 10), por exemplo, pode produzir uma perturbação sensorial dissociada em que as sensações de dor e temperatura são perdidas, porém a percepção da vibração e da posição é preservada. A poliomielite e a esclerose lateral amiotrófica (ver Caps. 10 e 11) envolvem os motoneurônios do corno anterior; contudo, os sistemas sensoriais são preservados. As lesões intrínsecas incluem as seguintes: processos inflamatórios coletivamente referidos como mielite; várias doenças degenerativas, algumas de etiologia conhecida (degeneração combinada subaguda) e outras de etiologia indeterminada (esclerose múltipla); e tumores intrínsecos (gliomas) originários das células neurogliais (primariamente, os astrócitos e células ependimárias).

Herniação do disco vertebral

O deslocamento do tecido discal de sua posição normal, entre os corpos vertebrais, costuma ser chamado de **herniação de disco** ou deslizamento de disco. O nome formal dado a um deslizamento de disco é **herniação do núcleo pulposo**. Como o tecido do disco herniado ocupa espaço, pode comprimir a medula espinal contra o canal vertebral ósseo, ou as raízes nervosas espinais contra as paredes do forame intervertebral, e assim produzir sintomas neurológicos. As herniações podem ocorrer potencialmente em qualquer direção, embora algumas direções sejam favorecidas devido à posição do **ligamento longitudinal posterior** junto ao canal vertebral (ver Fig. 5.17). Dessa forma, a maioria das herniações envolve o deslocamento posterolateral ou posterior do núcleo pulposo em direção às raízes nervosas, junto ao forame intervertebral ou medula espinal. Com seus tecidos moles associados, o forame intervertebral é estreito, e, em consequência, os vasos sanguíneos e raízes nervosas nele contidos estão prontamente suscetíveis à compressão. As herniações também podem envolver quantidades variáveis de tecido discal.

Apenas em raras ocasiões um único traumatismo agudo é suficiente para causar o rompimento de um disco sadio normal, na ausência de fatores predisponentes. Em geral, quando um prolapso de disco ocorre como resultado de um estresse repentino, significa que já ocorreram alterações degenerativas no ânulo e/ou núcleo, seja como resultado de um traumatismo prévio, idade avançada, desgaste ou certas doenças. Considerando a posição do disco intervertebral em relação à medula espinal, o envolvimento da medula ou das raízes nervosas espinais pode se seguir a uma herniação posterior ou posterolateral, em que o tecido discal é expelido para dentro do canal vertebral.

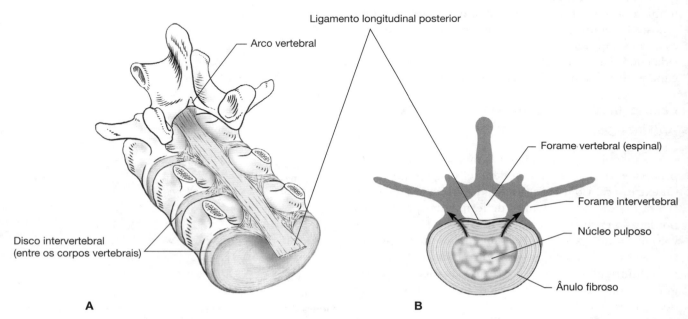

Figura 5.17 O ligamento longitudinal posterior está posicionado ao longo da superfície dorsal dos corpos vertebrais. **A.** Vista posterior do ligamento com os arcos vertebrais removidos. **B.** Corte transversal mostrando o modo como o ligamento guia lateralmente o tecido do núcleo pulposo herniado para dentro dos forames intervertebrais que contêm as raízes nervosas espinais.

A forma mais branda de herniação é referida como **protrusão nuclear**, em que o material nuclear não salta para fora do ânulo, mas cria uma saliência sobre o ânulo posterior e/ou ligamento longitudinal posterior que comprime a medula espinal (ver Fig. 5.18). Na ordem de gravidade, a próxima herniação é o **prolapso de disco**, em que o núcleo pulposo herniado atinge a borda externa do ânulo e, mais uma vez, também não sai fisicamente para fora desta. No entanto, a saliência que se forma no ânulo posterior é mais pronunciada e exerce mais pressão sobre a medula espinal ou as raízes nervosas espinais. As herniações mais graves, extrusões e sequestros envolvem a saída física para fora do ânulo, permitindo que o núcleo pulposo herniado escape para dentro do espaço epidural e comprima diretamente o tecido neural. Esse processo é favorecido pelo fato de o ânulo normalmente manter o núcleo sob pressão.

Existe uma variabilidade considerável em termos de tamanho, posição e aspecto de um núcleo pulposo herniado. Essa variabilidade contribui para a ausência de um quadro neurológico comum e constante. Se a fenda existente no ânulo permanecer aberta, o núcleo pulposo herniado pode ser expulso para dentro do canal vertebral com determinados movimentos, mas é movido de volta para dentro do espaço intervertebral por outros movimentos. Isso é conhecido como herniação recorrente e é caracterizado pelo aumento e pela diminuição dos sintomas neurológicos. Quando a ruptura do ânulo fecha, o tecido que sofreu prolapso pode ficar preso dentro do canal vertebral (herniação encarcerada) e permanecer em uma posição fixa (herniação fixa) ou migrar superior ou inferiormente de seu sítio de origem (herniação livre). Diante de tanto potencial de variabilidade de tamanho e posição de uma herniação posterior, dificilmente seria possível prever que todos os pacientes apresentassem uma lista comum de queixas ou que um determinado paciente necessariamente apresentasse o mesmo conjunto de sinais neurológicos com o passar do tempo.

Os movimentos da coluna vertebral são mais livres nas regiões cervical e lombar. Embora as herniações de disco intervertebral produtoras de sintoma sejam mais comuns na região lombar, são quase tão comuns também na região cervical. A causa mais frequente de dores agudas nas regiões intermediária e inferior da coluna dorsal, que irradiam pelo aspecto posterolateral da coxa e da perna, é a herniação posterolateral de um disco intervertebral lombar ao nível de L5/S1, que comprime e compromete a raiz nervosa de L5 ou de S1. Na região cervical, os discos que mais comumente sofrem herniação são aqueles situados entre C5/C6 e C6/C7, que comprimem as raízes nervosas de C6 e C7, respectivamente. Isso resulta em dor no pescoço, nos ombros, nos braços e nas mãos.

> **Questão**
>
> A medula espinal somente se estende até a vértebra L2 (borda inferior de L1), embora a coluna vertebral se estenda até a vértebra sacral. Explique por que a medula espinal termina antes da coluna vertebral. Quais poderiam ser as consequências desse arranjo anatômico em relação ao dano traumático à coluna vertebral abaixo do nível de L2?

Fraturas vertebrais e suas consequências para a medula espinal

Nos deslocamentos ou fraturas por deslocamento, ocorre um deslocamento anterior da coluna vertebral rostral ao sítio de dano vertebral. Na ausência de fratura do corpo vertebral, é preciso que haja uma ruptura do ligamento longitudinal posterior e disco intervertebral para que esse tipo de deslocamento ocorra. Seja qual for o caso, a angulação pronunciada do eixo de sustentação do corpo estreita acentuadamente o canal vertebral, comprimindo a medula espinal entre as lâminas da vértebra acima e o corpo da vértebra abaixo do sítio de deslocamento (ver Fig. 5.19). Essa lesão por esmagamento destrói as substâncias cinzenta e branca, sendo acompanhada de um grau variável de hemorragia que danifica ainda mais a medula. O dano é máximo ao nível da lesão e por um ou dois segmentos de cada lado. A medula raramente é partida em duas.

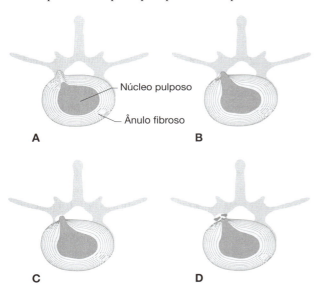

Figura 5.18 Tipos de herniações discais. **A.** Protrusão onde o ânulo fibroso se torna saliente, mas sem ser ramificado pelo núcleo pulposo herniado. **B.** Herniação onde o núcleo pulposo expulso promoveu a ramificação incompleta do ânulo fibroso, resultando em uma saliência mais pronunciada. **C.** Herniação em que o ânulo sofreu ramificação paracompleta e o tecido pulposo foi expulso dentro do canal vertebral. **D.** Sequestro no qual o tecido pulposo herniado é liberado junto ao canal vertebral, alojando-se junto ao espaço epidural.

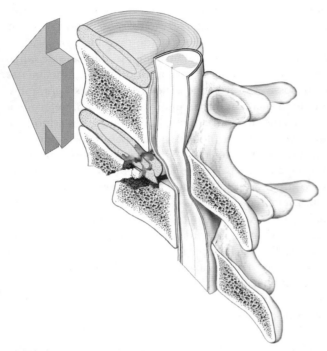

Figura 5.19 Quando causa dano medular espinal, a fratura por deslocamento de um corpo vertebral é uma lesão extrínseca. A figura mostra um deslocamento anterior de toda a vértebra intacta rostral à fratura (indicada pela seta), resultando na compressão da medula espinal pelo seu arco vertebral.

> **Questão**
>
> O traumatismo ao tecido neural frequentemente resulta em uma cascata de eventos. Essa cascata começa com o dano ao tecido em si, que se estende a outros tecidos em decorrência da liberação de moléculas destruidoras de neurônios. Essas respostas fisiológicas serão vistas quando forem realizados os aprendizados sobre acidentes vasculares encefálicos e lesões encefálicas traumáticas. Vários neurotransmissores, entre outras moléculas, estão associados ao dano secundário à medula espinal. São fornecidos três exemplos. Além disso, o edema pode acarretar mais danos. O que causa o edema?

Nem todo dano tecidual resultante de traumatismo medular espinal é produzido imediatamente. Alguns resultam de eventos tardios ou da conhecida lesão secundária, que atuam ampliando a extensão da lesão traumática inicial. As alterações neuroquímicas induzidas pelo traumatismo representam um dos mecanismos propostos como responsáveis por esse dano tecidual tardio e irreversível. Os aminoácidos neurotransmissores endógenos glutamato e aspartato, que atuam como transmissores excitatórios em muitas partes do SNC (inclusive na medula espinal), se tornam **neurotóxicos** após o traumatismo, por serem liberados em excesso. Na morte celular neuronal **excitotóxica**, as concentrações extracelulares de aminoácidos aumentam acentuadamente após o traumatismo medular espinal. A maioria dos aminoácidos provavelmente é oriunda das células da própria medula espinal, porém alguns podem ser derivados de uma ruptura induzida por traumatismo da barreira hematoencefálica, que permite aos aminoácidos livres presentes no plasma entrar no espaço extracelular da medula espinal. Várias hipóteses foram aventadas para explicar como esses aminoácidos excitatórios produzem suas ações neurotóxicas, e ambas envolvem alterações mediadas por receptores nas concentrações iônicas intracelulares dos neurônios da medula espinal. O evento inicial promove um influxo de íons sódio e cloreto, resultando em **edema** celular (**edema citotóxico**). Em seguida, ocorre uma elevação da concentração intracelular de íons cálcio que resulta na morte celular, talvez em consequência de danos às membranas celulares, ativação de proteólise ou promoção de ligação cruzada de proteínas. A combinação de traumatismo e lesão secundária pode resultar na síndrome do choque espinal. Essa síndrome será discutida no Capítulo 11.

Espondilose cervical

A compressão crônica da medula espinal cervical e suas raízes nervosas associadas pode resultar da degeneração do disco intervertebral acompanhada de protuberâncias osteofíticas (ósseas) e alterações nos ligamentos adjacentes. Trata-se de um distúrbio de progressão lenta e intermitente, com períodos longos de sintomatologia invariável. Quando isso ocorre na medula cervical, a condição é referida como **espondilose cervical**.

A lesão básica na espondilose cervical é a degeneração e ruptura do ânulo fibrosado, com extrusão do núcleo pulposo para dentro do canal espinal. O disco fica coberto por um tecido fibroso, sofre calcificação parcial ou é coberto por osso. Alternativamente, o ânulo pode se tornar saliente sem que haja extrusão de material nuclear, e isso pode estar associado a um excessivo crescimento ósseo de vértebras adjacentes (osteófitos) e à formação de sulcos ósseos transversais (ver Fig. 5.20). Seja qual for a combinação de alterações patológicas, a medula espinal cervical e/ou as raízes nervosas são comprometidas pela compressão. O ligamento longitudinal posterior, anteriormente, e o **ligamento amarelo**, posteriormente, sofrem hipertrofia e contribuem para a compressão.

A vulnerabilidade particular da espinha cervical inferior a essas alterações degenerativas está relacionada ao seu alto grau de mobilidade. As vértebras cervicais inferiores estão posicionadas entre a articulação atlanto-occipital, que permite o aceno de cabeça (flexão e extensão) com movimentos laterais discretos, e o interes-

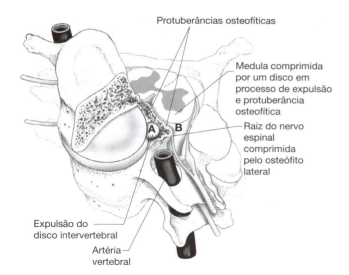

Figura 5.20 Ao comprimir a medula espinal ou as raízes nervosas espinais, a espondilose cervical representa uma lesão extrínseca. Aqui, o núcleo pulposo expulso (**A**) deflagra uma reação do corpo vertebral. Este, com o passar do tempo, desenvolve um processo ósseo que comprime as raízes nervosas espinais e/ou (**B**) a medula espinal.

paço C7-T1, que é relativamente imobilizado pela caixa torácica. As alterações degenerativas são máximas nos interespaços C5-C6, C6-C7 e C4-C5, respectivamente. Além disso, o volume da medula espinal cervical é expandido sobre essas vértebras, em virtude da intumescência cervical, enquanto o canal vertebral é relativamente estreito, com diâmetro anteroposterior que varia de 15 a 20 mm. Indivíduos cujo diâmetro é inferior a 13 mm podem desenvolver compressão medular com graus bastante leves de espondilose.

O mecanismo da lesão medular espinal é primariamente o de compressão e comprometimento da irrigação sanguínea (isquemia). Entretanto, a alta mobilidade cervical durante os movimentos naturais de flexão e extensão impõe uma demanda considerável sobre a medula espinal cervical, contribuindo para o dano à medula e à raiz. A medula espinal não é totalmente livre para acompanhar esses movimentos naturais, pois é segurada na frente pelas raízes nervosas direcionadas anteriormente e impedida de se mover para trás pelos ligamentos denticulados em cada lado onde a medula espinal toca a dura-máter. Na flexão para a frente, o comprimento do canal espinal pode aumentar em até 2 cm, enquanto a medula se alonga, tende a puxar para a frente e é arrastada por sobre os osteófitos protraídos. Quando o pescoço é estendido, a medula espinal, que é deslocada posteriormente pelos osteófitos, é comprimida pelo ligamento amarelo envolvente. As raízes nervosas são puxadas para dentro e fora dos forames intervertebrais durante a flexão e extensão cervical, além de serem ar-

rastadas por sobre os osteófitos protraídos. Esse traumatismo intermitente lesiona progressivamente a medula espinal ou as raízes nervosas. Além disso, a extensão ou flexão cervical podem induzir uma dor semelhante a um choque elétrico súbito percorrendo o corpo inteiro, conhecida como **sinal de Lhermitte** (na verdade, essa dor é mais um sintoma do que um sinal).

Os sintomas mais característicos associados à espondilose cervical são (1) a rigidez cervical dolorosa; (2) a dor no braço (**braquialgia**) e o entorpecimento das mãos; (3) o enfraquecimento espástico da perna e a instabilidade da marcha acompanhando os **sinais de Babinski**; e (4) as **parestesias** dos membros distais e do tronco. As parestesias são sensações anômalas frequentemente descritas pelo paciente como queimação, ferroada, formigamento ou coceira.

Com relação à dor cervical, é importante notar que cerca de 40% dos indivíduos de meia-idade (com mais de 50 anos) relatam algum tipo de anormalidade clínica cervical, mais comumente a dor ou **crepitação** com mobilidade de movimento restringida. Além disso, foi constatado que cerca de 75% dos indivíduos com mais de 50 anos que não relatam queixas neurológicas apresentam canal espinal cervical estreitado em decorrência de osteofitose. Essas alterações ósseas podem, então, expor o indivíduo ao risco de lesão da medula espinal cervical subsequente a eventos como quedas ou acidentes com veículos motores.

TRONCO ENCEFÁLICO

Apresentação clínica

Algumas das situações mais trágicas encontradas na prática de reabilitação envolvem indivíduos com lesões troncoencefálicas traumáticas decorrentes de acidentes automobilísticos ou esportivos. Em alguns casos, você é requisitado para tratar desses pacientes na unidade de terapia intensiva (UTI), sendo que alguns deles continuam em coma. Ao ler esta seção, considere os mecanismos de tronco encefálicos essenciais para o alerta e a vigília desses indivíduos.

O tronco encefálico representa a via condutora cujos tratos de fibras conectam a medula espinal ao cerebelo e cérebro. Esses tratos têm origem na medula espinal e sobem, ou têm origem no córtex cerebral (ou no próprio tronco encefálico) e descem. Além disso, o tronco encefálico contém fibras que ligam estruturas confinadas ao tronco encefálico, em analogia com o sistema propriospinal da medula espinal. Embora não estejam organizadas em um trato definido, essas fibras conectam estruturas que regulam funções como respiração, atividade cardiovascular, micção e movimento. As caracterís-

Parte II Anatomia das principais regiões do sistema nervoso central e sua irrigação sanguínea

ticas de superfície das três divisões do tronco encefálico (bulbo, ponte e mesencéfalo) foram apresentadas no Capítulo 2, que discute ainda a organização interna geral do tronco encefálico e o modo como essa organização difere da organização medular espinal.

Este capítulo tem dois objetivos em relação ao tronco encefálico. O primeiro é correlacionar as características de superfície com as estruturas internas que as produzem. O segundo é introduzir a organização e função da formação reticular do tronco encefálico, o principal componente do tegmento e homólogo da substância cinzenta medular espinal intermediária, porém com uma organização neuronal bem mais elaborada e uma diversidade funcional significativamente maior do que se observa na substância cinzenta espinal intermediária.

A irrigação sanguínea destinada ao tronco encefálico não é considerado neste capítulo, mas no Capítulo 15, porque os numerosos vasos que nutrem o tronco encefálico apresentam distribuições regionais bastante distintas. Quando uma dada artéria é obstruída, o resultado é a isquemia de uma região em particular do tronco encefálico. O conhecimento acerca dos sinais clínicos produzidos por essa obstrução depende do conhecimento do conjunto das estruturas que residem no território vascular da artéria em particular. Os Capítulos 13 e 14 detalham essas estruturas. A consideração da irrigação sanguínea do tronco encefálico e dos sinais clínicos subsequentes à obstrução de determinados vasos em particular é uma maneira excelente de rever a anatomia regional do tronco encefálico e constitui um dos principais tópicos do Capítulo 15.

Correlações de corte transversal: nível identificador

A capacidade de reconhecer facilmente o nível troncoencefálico por meio do qual foi obtido um corte transversal em particular é especialmente importante, pois reforçará o aprendizado sobre a localização dos tratos e núcleos de relevância clínica no tronco encefálico. A capacidade de reconhecer rapidamente o nível do tronco encefálico é conseguida por meio da correlação de características de superfície específicas do tronco encefálico com as estruturas subjacentes que as produzem. Os capítulos subsequentes deste livro descreverão as numerosas estruturas clinicamente importantes do SNC, e muitas dessas estruturas estão no tronco encefálico. Algumas residem apenas em níveis específicos do tronco encefálico (p. ex., núcleos de nervos cranianos motores e sensoriais específicos), enquanto outras podem ser encontradas em todo o tronco encefálico, ainda que suas posições mudem significativamente conforme a estrutura atravessa o bulbo, a ponte e o mesencéfalo (p. ex., lemnisco medial).

> ## Questão
>
> O tronco encefálico possui uma estrutura organizacional altamente complexa. Os profissionais da reabilitação que se especializam em reabilitação neurológica e ortopédica estão capacitados a tratar pacientes que apresentam déficits relacionados ao tronco encefálico. Essa estrutura é discutida posteriormente nos Capítulos 13 a 15. Como forma de preparação para assimilar essa estrutura complexa e sua importância funcional, é útil desenvolver um conhecimento da estrutura troncoencefálica geral. Como primeira etapa, identifique os níveis do tronco encefálico relacionando as características de superfície e as principais características internas ao formato do corte transversal. Quais estruturas você pode usar para diferenciar os cortes transversais que passam pelo bulbo, pela ponte e pelo mesencéfalo? Você é capaz de diferenciar os cortes que atravessam o bulbo caudal (baixo) *versus* bulbo rostral (alto)? E aqueles que atravessam o mesencéfalo caudal *versus* o mesencéfalo rostral?

O bulbo mais caudal é caracterizado pelo seu formato essencialmente cilíndrico, mimetizando o formato dos segmentos cervicais rostrais da medula espinal, via decussação piramidal e pela formação das pirâmides medulares (ver Fig. 5.21A). As pirâmides, inicialmente separadas pela fissura mediana anterior profunda, são uma característica constante da superfície ventral do bulbo por toda a sua extensão (ver Fig. 5.21B, C). Conforme seguimos rostralmente ao longo do bulbo, é possível identificar três alterações principais. Na primeira delas, o bulbo caudal se move dorsalmente e expande para dentro do quarto ventrículo (ver Fig. 5.21B). Caudalmente, o quarto ventrículo é uma depressão profunda e estreita. Rostralmente, porém, ele se expande, e a depressão parece achatar (ver Fig. 5.21C). Na segunda alteração, o núcleo olivar inferior (a faixa de células parecida com um saco amassado) surge (ver Fig. 5.21B), expande-se bastante (ver Fig. 5.21C) e então diminui abruptamente de tamanho. O núcleo produz a notória proeminência olivar. Note que é possível ver os sulcos pré e pós-olivares (tenha em mente os nervos cranianos ancorados a cada sulco). Na terceira alteração, o pedúnculo cerebelar inferior surge (ver Fig. 5.21B) e aumenta de tamanho progressivamente. A superfície lateral do bulbo rostral então surge para delinear duas saliências amplas (ver Fig. 5.21C): uma dorsal, formada pelo pedúnculo cerebelar inferior; e uma ventral, formada pelo núcleo olivar inferior.

A entrada na ponte caudal é sinalizada por uma cobertura depositada sobre as pirâmides pelas fibras transversais da ponte (ver Fig. 5.21D), caracterizando a superfície ventral da ponte ao longo de toda a sua exten-

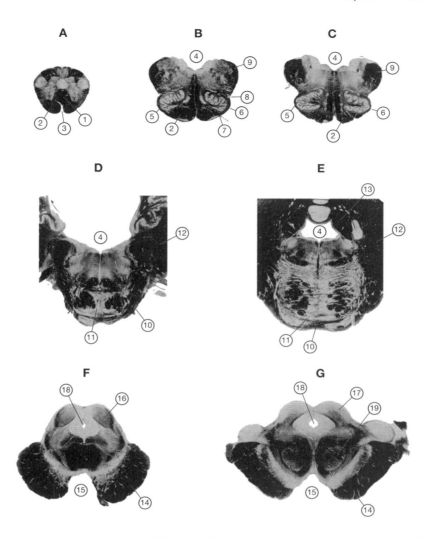

Figura 5.21 Cortes histológicos, corados para mielina, obtidos através dos níveis caudal e rostral das três subdivisões do tronco encefálico. Os números indicam as estruturas essenciais a serem determinadas, quando o corte passa pelo bulbo, pela ponte ou pelo mesencéfalo, e então identificam se o corte está rostral ou caudalmente localizado naquela subdivisão.
A. Junção espinobulbar; **B.** bulbo caudal; **C.** bulbo rostral; **D.** ponte caudal; **E.** ponte rostral; **F.** mesencéfalo caudal; **G.** mesencéfalo rostral.

1. Decussação piramidal
2. Pirâmide
3. Fissura média anterior
4. Quarto ventrículo
5. Núcleo olivar inferior
6. Proeminência olivar (oliva)
7. Sulco pré-olivar
8. Sulco pós-olivar
9. Pedúnculo cerebelar inferior
10. Fibras transversais da ponte
11. Núcleos pontinos
12. Pedúnculo cerebelar médio
13. Pedúnculo cerebelar superior
14. Pedúnculo cerebral
15. Fossa interpeduncular
16. Colículo inferior
17. Colículo superior
18. Aqueduto cerebral
19. Núcleo rubro

(Cortes de *Fundamental Neuroanatomy*, de Walle J. H. Nauta and Michael Feirtag. © 1986, de W. H. Freeman and Company. Reproduzido com permissão.)

são (ver Fig. 5,21E). Observe que, mais ou menos no terço ventral da ponte caudal, existem amplas extensões de áreas limpas que se coram fracamente. Essas áreas contêm os corpos celulares dos **núcleos pontinos** difusos, cujos axônios formam as fibras pontinas transversais e, então, os pedúnculos cerebelares intermediários (os mesmos axônios, porém apenas com nomes distintos). Os axônios cursam lateralmente e se unem como amplos pedúnculos cerebelares intermediários, aparecendo como uma área escura maciça no aspecto lateral da ponte. A região ventral da ponte, que é constituída principalmente dos núcleos pontinos e das fibras pontinas transversais, é a parte basilar da ponte. Note que, no sentido rostral, a porção basilar aumenta acentuadamente de tamanho, mas volta a diminuir de tamanho na porção mais rostral da ponte. Avançando rostralmente pela ponte, ocorrem diversas alterações valiosas para a identificação dos níveis. Primeiramente, o quarto ventrículo sofre um estreitamento progressivo e, na verdade, se transforma no aqueduto cerebral antes de entrar no mesencéfalo. Em segundo lugar, é possível observar que as paredes laterais do ventrículo são formadas pelos pedúnculos cerebelares superiores (ver Fig. 5.21E).

Ao longo de toda a extensão caudo-rostral, a superfície ventral do mesencéfalo é caracterizada por dois feixes de fibras maciços – os pedúnculos cerebrais – separados por uma fossa interpeduncular de linha média (ver Fig. 5.21F, G). A presença dos colículos inferior e superior fornece um referencial que pode ser usado para diferenciar o mesencéfalo caudal e rostral, dada as orientações distintas dos eixos longos dos colículos inferior e superior. O eixo longo de cada colículo inferior é inclinado em ângulo agudo (ver Fig. 5.21F), enquanto o eixo longo do colículo superior é mais horizontal (ver Fig. 5.21G).

Formação reticular

A formação reticular forma o cerne de todo o tronco encefálico, onde constitui a massa do tegmento. O termo *formação reticular* refere-se à ampla variedade de tamanho de suas células; à não agregação dessas células em grupos bem definidos, diferentemente do observado, por exemplo, nos núcleos dos nervos cranianos sensoriais e motores; e à disposição das células em uma rede complexa de fibras que seguem em todas as direções, em oposição aos tratos longitudinais ascendentes e descendentes bem definidos que atravessam o tronco encefálico. Apesar desse aspecto similar a uma rede, a formação reticular do tronco encefálico apresenta uma clara diferenciação funcional e estrutural. Diferentes partes da formação reticular contêm células que apresentam características citoarquitetônicas distintas, e os diferentes grupos celulares têm conexões específicas.

Zonas anatomofuncionais

Em geral, a formação reticular é subdividida em duas zonas anatomofuncionais. Os cerca de dois terços mediais constituem a **zona efetora**. Essa zona contém numerosos neurônios grandes (sendo também chamada de **zona magnocelular**), que são células originárias das projeções ascendentes e descendentes longas da formação reticular (ver Fig. 5.22). O terço lateral constitui a **zona interneuronal**. Essas porções laterais contêm primariamente neurônios pequenos (daí ser também denominada **zona parvocelular**), cujos axônios apresentam projeções intrarreticulares que servem para integrar e padronizar a atividade da formação intrarreticular.

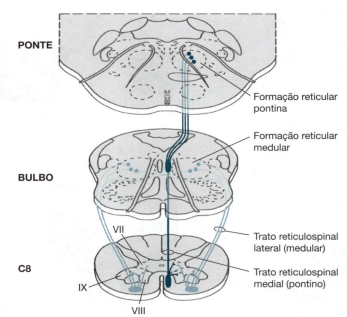

Figura 5.22 Corte obtido através da região do bulbo mais rostral, mostrando as subdivisões da formação reticular. Os neurônios magnocelulares da subdivisão medial originam os tratos descendentes longos (reticuloespinais). Em contraste, os neurônios parvocelulares da formação reticular lateral atuam como interneurônios envolvidos, por exemplo, nos reflexos de integração mediados pelos nervos cranianos locais.

Conexões da formação reticular

Nem todas as conexões da formação reticular serão delineadas nesta seção. Exemplificando, as projeções eferentes oriundas da formação reticular se projetam para o cerebelo, enquanto a formação reticular recebe aferentes oriundos do cerebelo. Essas conexões são importantes na mediação das funções motoras do cerebelo e são discutidas no Capítulo 19. Do mesmo modo, os núcleos vestibulares estão reciprocamente conectados aos neurônios da formação reticular, enquanto projeções eferentes oriundas da formação reticular são importantes para o controle vestibular da postura e equilíbrio e serão discutidas no Capítulo 17.

Projeções aferentes. Os neurônios da formação reticular recebem projeções do córtex cerebral – em particular dos córtices somatossensorial e motor –, mas todas as áreas do córtex, incluindo as áreas das superfícies basal e medial, contribuem para essas projeções, as quais atendem a duas funções. Primeiro, influenciam a transmissão da atividade que ascende da formação reticular de volta ao córtex cerebral. Em segundo lugar, as projeções corticorreticulares influenciam a atividade dos sistemas reticulospinais descendentes que modulam as funções sensorial e motora.

Os aferentes da medula espinal atingem os neurônios da formação reticular por meio de duas rotas. Primeiramente, os neurônios reticulares recebem colaterais vindos da maioria dos tratos sensoriais que ascendem pelo tronco encefálico, incluindo aqueles oriundos dos núcleos de nervos cranianos sensoriais. (A única exceção é o lemnisco medial, que não envia colaterais para os neurônios reticulares.) Em segundo lugar, existem **projeções espinorreticulares** diretas que sobem no funículo ventrolateral da medula espinal medialmente ao trato espinotalâmico.

Os neurônios reticulares recebem estímulos oriundos de todos os nervos cranianos sensoriais, porém os mais importantes do ponto de vista funcional são os nervos auditivo, vestibular e trigêmeo. Essa estimulação é oriunda dos colaterais dos neurônios sensoriais secundários associados a esses nervos cranianos. Por fim, uma quantidade considerável de informação visceral atinge os neurônios da formação reticular.

Projeções eferentes. As projeções eferentes da formação reticular incluem os axônios que descem para a medula espinal, bem como os axônios que sobem para o diencéfalo. Dois tratos nomeados e há muito reconhecidos descem para a medula espinal, vindos da zona efetora da formação reticular. O **trato reticulospinal medial (pontino)** tem origem nos neurônios situados na ponte e descem ipsilateralmente perto da linha média para entrar no funículo ventral da medula espinal (ver Fig. 5.23). O **trato reticulospinal lateral (medular)** tem origem nos neurônios da zona efetora da medula rostral. Seus neurônios descem bilateralmente para entrar na parte ventral do funículo lateral da medula espinal. Esses tratos exercem papel vital na regulação da função motora. Outros dois tratos que, entre outras coisas, descem para a medula espinal são identificados pelo neurotransmissor que liberam. Essas projeções descendentes estão significativa (embora não exclusivamente) relacionadas à modulação da dor e são discutidas no Capítulo 16. Finalmente, as **conexões reticulobulbares** projetam-se para todos os núcleos de nervos cranianos sensoriais e motores.

Uma importante projeção ascendente da formação reticular termina no tálamo. As estruturas recipientes dessa via constituem uma coleção de núcleos talâmicos (os núcleos da linha média, intralaminar e reticular) referidos como **sistema talamocortical generalizado**, pois esses núcleos influenciam as áreas amplamente disseminadas do córtex cerebral. As projeções, em particular da formação reticular do mesencéfalo, também terminam no hipotálamo.

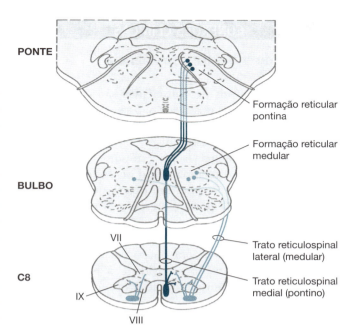

Figura 5.23 Origem, curso e terminação dos tratos reticulospinais medial e lateral. As fibras do trato reticulospinal medial (pontino) (azul-escuro) terminam na lâmina de Rexed VIII e nas partes adjacentes da lâmina VII. As fibras do trato reticulospinal lateral (medular) (azul-claro) terminam primariamente na lâmina VII, com algumas terminando na lâmina IX. Note: embora o trato reticulospinal pontino seja ipsilateral, exerce influências bilaterais por meio dos interneurônios medulares espinais que cruzam a linha média. Isso foi omitido no diagrama. O trato reticulospinal medular é bilateral, com algumas fibras decussando no bulbo, conforme representado no diagrama.

Funções da formação reticular

A formação reticular participa da regulação de uma ampla gama de funções. Entre estas, estão a função motora (discutida nos Caps. 15, 17 e 19); atividade autônoma (discutida no Cap. 12); e a modulação da dor (discutida no Cap. 16). Além disso, uma das principais funções da formação reticular consiste na participação da regulação do nível de consciência.

A formação reticular do tronco encefálico exerce um papel essencial na regulação de dois aspectos distintos da consciência. Primeiro, a formação reticular é parte de um sistema neuronal por meio do qual o encéfalo regula sua própria excitabilidade ou o nível de consciência. Em segundo lugar, a formação reticular é uma parte essencial do mecanismo pelo qual o encéfalo programa suas próprias oscilações cíclicas entre o sono e a vigília.

> **Questão**
>
> Quando os comas ocorrem, geralmente indicam que houve dano no tronco encefálico. Qual porção do tronco encefálico é provavelmente envolvida em um indivíduo que entra em coma?

CONEXÕES CLÍNICAS

Controle do nível de consciência

Diferentes níveis de consciência são clinicamente reconhecidos, alguns dos quais não são delimitados uns dos outros com precisão. Começando pelo estado de maior excitabilidade, esses níveis são atenção, alerta, descontração, sonolência, sono, estupor e coma. A **atenção** é o estado de direcionamento ou concentração da consciência de alguém para um objeto ou estímulo interno ou externo. O **alerta** é o estado de estar atento e mentalmente funcional. A **sonolência** é o estado de quase adormecimento. O **estupor** é o estado de comprometimento da consciência, em que o paciente apresenta diminuição marcante da reatividade a estímulos ambientais. O **coma** é um estado de profunda inconsciência, a partir do qual o paciente não pode ser desperto.

Evidências clínicas confirmam que a formação reticular do tronco encefálico exerce papel essencial na regulação da consciência, do sono e da vigília, embora não seja a única área encefálica envolvida. As neurocirurgias destinadas a tratar os casos de epilepsia incurável ou neoplasia indicam que amplas áreas podem ser removidas de qualquer hemisfério ou, até mesmo, que um hemisfério inteiro pode ser removido sem perda da consciência nem quebra dos padrões normais de sono-vigília. As lesões troncoencefálicas, no entanto, produzem sequelas bastante distintas. Essas lesões frequentemente não só produzem alterações do nível da consciência, como também interrompem o ciclo de sono-vigília. Exemplificando, o dano bilateral à formação reticular do mesencéfalo e às projeções que o atravessam resulta em um estado de comatose. A parte da formação reticular que produz esse efeito geral de excitação é chamada de **sistema ativador reticular ascendente (SARA)** e ocupa a formação reticular pontomesencefálica. É um componente importante de um sistema de neurônios difusamente distribuído que exerce o mesmo efeito e é denominado **sistema excitador ascendente**. O sistema excitador ascendente tem componentes adicionais no rombencéfalo basal e no hipotálamo.

A influência do córtex cerebral sobre a atividade da formação reticular é dramática. Áreas amplamente disseminadas do córtex de associação multimodal, incluindo o córtex límbico basomedial, se projetam para a formação reticular pontomesencefálica. Nosso estado geral de alerta é influenciado pelas palavras que ouvimos, eventos que vemos e sensações que experimentamos. O sonho e a imaginação mental, aliados às emoções associadas, são fenômenos gerados em áreas específicas do córtex cerebral envolvidas na memória. Ambos podem produzir um efeito de alerta geral em todo o córtex cerebral, que é tão marcante como aquele que ocorre em resposta à experiência sensorial real na qual a memória é baseada. Assim, a imaginação mental replica o efeito da estimulação aferente ambiental sobre a formação reticular e é capaz de manter um estado de atenção. Essas projeções corticorreticulares também estão envolvidas na facilitação e inibição dos estímulos sensoriais que impingem sobre os neurônios reticulares. A estimulação auditiva exerce um efeito particularmente pronunciado sobre a formação reticular. Essa entrada tanto facilitadora como inibitória permite que nós nos concentremos na experiência sensorial em particular e negligenciemos as demais, como, por exemplo, prestar atenção na voz de um único falante em detrimento do barulho de fundo ou de outras vozes em uma festa. Também é responsável pelas excitações comportamentais diferenciadas, como ocorre quando uma mãe que está dormindo responde ao choro do bebê e não responde a outros sons altos gerados pela passagem de um trem ou ronco do motor de um carro.

RESUMO

Este capítulo expandiu as características organizacionais da medula espinal e do tronco encefálico abordadas inicialmente no Capítulo 2. Além de estarem organizados em cornos dorsal e ventral e na substância cinzenta intermediária, os neurônios da substância cinzenta da medula espinal estão organizados em núcleos e camadas, ou lâminas de Rexed. Os núcleos contêm neurônios cujos axônios dão origem aos tratos sensoriais ascendentes (neurônios de transmissão) ou inervam grupos específicos de músculos estriados esqueléticos. Alguns núcleos, como a substância negra gelatinosa e o núcleo próprio do corno dorsal, e o núcleo medial do corno ventral se estendem ao longo de toda a medula espinal, enquanto outros estão localizados apenas em segmentos específicos, como o núcleo dorsal (T1-L2), na substância cinzenta intermediária, e os núcleos laterais, no corno ventral das intumescências cervical e lombossacral. As dez lâminas de Rexed representam a análise mais detalhada da citoarquitetura da substância cinzenta espinal. Nos neurônios que residem em lâminas particulares chegam estímulos sensoriais específicos e saem estímulos motores. O Capítulo 16, por exemplo, discute o modo como diferentes tipos de estimulação oriunda dos receptores de dor terminam nos neurônios localizados em diferentes lâminas de Rexed, cujos neurônios, por sua vez, originam diferentes tratos de dor ascendentes. A substância branca dos três funículos, que tem uma aparência homogênea, contém vários tratos ascendentes e descendentes, que cumprem diferentes funções. Os axônios de alguns desses tratos distintos se sobrepõem. Apenas cinco tratos receberam destaque do ponto de vista estrutural e funcional. Esses tratos são considerados de forma mais detalhada em capítulos posteriores, acompanhando a introdução de outros tratos.

As características de superfície do tronco encefálico detalhadas no Capítulo 2 foram reconsideradas no contexto das estruturas internas que as produzem. A correlação entre estrutura interna e anatomia de superfície é essencial para reconhecer os diferentes níveis dos cortes transversais obtidos ao longo do tronco encefálico, que são usados para descrever as trajetórias dos tratos ascendentes e descendentes que ligam a medula espinal ao cerebelo e ao cérebro. O principal foco desta seção foi uma descrição da formação reticular do tronco encefálico, que abrange o núcleo central do tronco encefálico e ocupa a maior parte do tegmento. Quatro principais funções da formação reticular foram introduzidas. A maioria delas é discutida em capítulos subsequentes, exceto o papel da formação reticular na regulação do nível de consciência.

ATIVIDADES PARA ESTUDO

1. Um operário da construção civil de 38 anos de idade sentiu uma lombalgia de manifestação aguda ao transportar concreto em um carrinho de mão. A dor irradiou para baixo, ao longo do aspecto posterior da coxa esquerda e para dentro da superfície ventral de seu pé. Tosses ou espirros pioravam a dor. Ele desenvolveu entorpecimento e uma sensação de "alfinetadas e agulhadas" sobre a mesma área da perna e do pé. O paciente apresentou dificuldade para caminhar e não conseguia permanecer em pé, sobre os dedos do pé esquerdo, e atribuiu isso à dor. O exame neurológico revelou o enfraquecimento dos músculos gastrocnêmio e dos isquiotibiais no lado esquerdo, além de perda do reflexo do tendão de Aquiles do mesmo lado. O exame sensorial mostrou uma responsividade muito diminuída ao toque leve e à picada com alfinete na região lateral da panturrilha esquerda e no pé esquerdo (incluindo os dedos externos e a sola). Constatou-se que ele tinha um disco intervertebral herniado.
   a. Aparentemente, qual raiz nervosa foi danificada?
   b. Identifique o nível vertebral mais provável da herniação de disco.
2. Maria, uma mulher de 59 anos de idade, foi submetida a um angiograma abdominal para avaliação de um aneurisma aórtico. Após o procedimento, ela sentiu uma dor intensa em torno do punho. Ela desenvolveu paralisia em ambas as pernas, além de incontinência de bexiga e intestino. Os reflexos nos joelhos e tornozelos estavam ausentes. Ela apresentou resposta diminuída à dor e à temperatura sobre as pernas e abaixo do 12º dermátomo torácico do lado direito, e também abaixo do 1º dermátomo lombar do lado esquerdo. Ela apresentou resposta normal e acurada ao toque discriminativo, bem como sentido de posição.
   a. O que a paralisia indica?
   b. Quais tratos sensoriais estão danificados?
   c. Identifique o local da lesão. Qual(is) vaso(s) sanguíneo(s) pode(m) estar obstruído(s) e quais foram poupados de modo a conferir esse padrão de perdas motora e sensorial?

BIBLIOGRAFIA

Medula espinal

Beres-Jones, J. A., and Harkema, S. J. The human spinal cord interprets velocity-dependent afferent input during stepping. Brain 127: 2232–2246, 2004.

Cheshire, W. P., Santos, C. C., Massey, E. W., and Howard, J. F. Spinal cord infarction: Etiology and outcome. Neurology 47: 321, 1996.

Crock, H. V., and Yoshizawa, H. The Blood Supply of the Vertebral Column and Spinal Cord in Man. Springer-Verlag, Berlin, 1977.

Herrick, M., and Mills, P. E., Jr. Infarction of the spinal cord. Arch Neurol 24: 228, 1971.

Schoenen, J., and Faull, R. L. M. Ch. 2. Spinal cord: Cytoarchitectural, dendroarchitectural, and myeloarchitectural organization. In: Paxinos, G., ed. The Human Nervous System. Academic Press, New York, 1990.

Waxman, S. G., and Kocsis, J. D. Spinal cord repair: Progress towards a daunting goal. Neuroscientist 3: 263–269, 1997.

Tronco encefálico

Brodal, A. The Reticular Formation of the Brainstem. Anatomical Aspects and Functional Correlations. Charles C. Thomas, Springfield, IL, 1957.

Nolte, J. The Human Brain: An Introduction to Its Functional Anatomy. Mosby Elsevier, Philadelphia, 2009.

Plum, F., and Posner, J. B. The Diagnosis of Stupor and Coma, 3rd ed. Davis, Philadelphia, 1980.

6
Diencéfalo e cerebelo

Objetivos de aprendizagem

1. Nomear as quatro subdivisões principais do diencéfalo.
2. Localizar a glândula pineal e identificar seus papéis funcionais postulados.
3. Identificar o tálamo em corte transversal.
4. Nomear os principais núcleos do tálamo e a lâmina proeminente que separa os principais grupos de núcleos.
5. Diferenciar estímulos específicos e estímulos regulatórios que seguem para o tálamo.
6. Contrastar o papel de três tipos de núcleos associados ao tálamo: de retransmissão, associação e regulação.
7. Discutir as principais funções do hipotálamo.
8. Identificar os principais estímulos e respostas do hipotálamo.
9. Descrever o suprimento sanguíneo do tálamo, hipotálamo e subtálamo.
10. Discutir as síndromes clínicas relacionadas ao dano a estruturas talâmicas e hipotalâmicas.
11. Descrever o papel do cerebelo no movimento.
12. Identificar as fibras de estimulação e resposta do cerebelo.
13. Nomear os núcleos cerebelares.
14. Discutir as subdivisões do cerebelo, dos pontos de vista filogenético e funcional.
15. Descrever o suprimento sanguíneo do cerebelo.
16. Discutir algumas causas e aspectos característicos de disfunção cerebelar.

Abreviaturas

ACIA Artéria cerebelar inferior anterior
ACIP Artéria cerebelar inferior posterior
ACP Artéria cerebral posterior
ACS Artéria cerebelar superior
ADH Hormônio antidiurético
FPM Feixe prosencefálico medial
GABA Ácido γ-aminobutírico

INTRODUÇÃO

Este capítulo soma informações àquelas trazidas pelos capítulos anteriores, fornecendo novos detalhes sobre a organização estrutural e as funções de duas divisões subcorticais importantes do SNC: diencéfalo e cerebelo. Ambas as estruturas mantêm relações extensivas e decisivas com todo o eixo neural, que serão ainda mais exploradas em capítulos subsequentes. Aqui, serão enfocados os conceitos organizacionais e funcionais gerais.

A primeira seção deste capítulo discute o diencéfalo. Esse componente do cérebro consiste em quatro subdivisões principais, cada uma das quais com uma função ou conjunto de funções especializadas. Essas subdivisões são o epitálamo, tálamo, hipotálamo e subtálamo. O tálamo é sem dúvida a maior subdivisão, representando cerca de 80% do diencéfalo. O tálamo e hipotálamo, bem como sua separação junto à parede medial do terceiro ventrículo pelo sulco hipotalâmico, foram introduzidos no Capítulo 2 (ver Fig. 2.20). O tálamo é dividido em mais de 12 núcleos distintos e representa a porta de acesso ao córtex cerebral. Todos os sistemas sensoriais, com exceção do sistema olfativo, fazem sinapse no tálamo antes de alcançarem o córtex cerebral da análise consciente. O tálamo também é a passagem de acesso pela qual o cerebelo e os núcleos da base alcançam o córtex cerebral. O hipotálamo, apesar do tamanho pequeno, está organizado em alguns núcleos indistintos e intimamente envolvido na regulação da atividade do sistema nervoso autônomo, bem como no controle das emoções e suas manifestações comportamentais. Atua ainda como glândula mestra do sistema endócrino, regulando a atividade de todas as glândulas endócrinas via controle da glândula hipófise.

A segunda parte considera o cerebelo, uma estrutura cuja organização anatômica macroscópica é simples quando comparada ao cérebro significativamente maior. A anatomia geral do cerebelo é abordada primeiro. Tópico de pesquisas intensas ao longo de vários anos, o cerebelo é relacionado principalmente com a regulação do movimento. Quatro esquemas anatômicos diferentes são discutidos, em que a anatomia cerebelar é subdividida em regiões distintas que servem aspectos diversos do movimento. Nenhum desses esquemas foi totalmente bem-sucedido em termos de correlacionar estrutura e função motora. A discussão sobre o cerebelo apresentada neste capítulo é fundamentada em trabalhos de base, para que suas funções motoras sejam consideradas de forma detalhada no Capítulo 19. Recentemente, foi descoberto que o cerebelo apresenta algumas funções cognitivas e essas serão discutidas no Capítulo 21.

DIENCÉFALO

> ### Apresentação clínica
>
> O sr. Colter, a sra. Yang e a sra. Yancey vivem na clínica de repouso especializada em que você trabalha. Os três apresentam as seguintes queixas: têm dificuldade para dormir e nunca conseguem "esquentar" o suficiente. Além disso, a sra. Yancey sofreu um acidente vascular encefálico de pequenas proporções. Sua única queixa adicional, subsequente a esse evento, é uma dor incurável no ombro direito. Ao ler esta seção, considere as áreas anatômicas que contribuem para esses sintomas incômodos vivenciados por esses três pacientes.

Epitálamo

O **epitálamo** consiste na glândula pineal, núcleos habenulares, estrias medulares e raiz epitelial do terceiro ventrículo. A **glândula pineal** (ver Fig. 2.20), seu componente mais proeminente, é uma estrutura ímpar, situada na linha média, posicionada rostralmente e entre os colículos superiores. A função precisa da glândula pineal nos seres humanos é pouco definida. Os tumores que envolvem a glândula pineal expandem os cortes normais da glândula e tendem a resultar em hipogonadismo e atraso da puberdade. Em contraste, as lesões que destroem a glândula tendem a estar associadas à puberdade precoce. Assim, uma das funções da glândula pineal parece estar relacionada de alguma forma com o desenvolvimento sexual.

> ### Questão
>
> A medula espinal tem três revestimentos membranosos. Em quais aspectos esses revestimentos são comparáveis aos revestimentos dos hemisférios cerebrais estudados no Capítulo 1?

A glândula pineal não transmite resposta conhecida através das vias neuroanatômicas. Em vez disso, a glândula pineal é uma glândula endócrina, cujo produto secretório é o hormônio **melatonina**. A melatonina é secretada de forma cíclica, sob influência hipotalâmica, e exibe portanto um ritmo circadiano com secreção máxima no escuro. É então possível que a glândula exerça algum papel na regulação dos ritmos circadianos, incluindo o ciclo de sono-vigília. A melatonina é sintetizada a partir do neurotransmissor serotonina. De modo significativo, a concentração sérica de melatonina por vezes diminui em casos de depressão biológica, indicando que uma possível causa de depressão é o conteúdo reduzido de serotonina no encéfalo.

Uma característica incomum da glândula pineal e uma de suas características potencialmente importantes do ponto de vista clínico, é a tendência ao acúmulo de depósitos calcários nos indivíduos que ultrapassam os 16 anos de idade. Esses depósitos tornam a glândula visível nas imagens cerebrais. Como a glândula normalmente repousa sobre o mesencéfalo, as mudanças de sua posição podem ser úteis no diagnóstico de massas intracranianas espaçosas de tipos diversos.

A anatomia dos núcleos habenulares, com suas conexões aferentes via estrias medulares e projeções eferentes por outras vias, é conhecida com certo grau de detalhamento. Embora as funções desses núcleos nos seres humanos tenham sido pouco estudadas, estudos realizados com outros mamíferos sugerem que seus papéis incluem diversas funções relacionadas ao ritmo circadiano e comportamentos cognitivo/emocional.

Tálamo

O tálamo é uma estrutura bilateralmente simétrica, com formato oval, situada em cada lado da linha média do terceiro ventrículo (ver Fig. 2.26). Está subdividido em um amplo número de núcleos distintos variáveis, que exercem diferentes funções e são discutidos na próxima seção. Essa subdivisão reflete o fato de o tálamo fazer parte de um amplo número de vias neurais, cada uma das quais incorporando um núcleo distinto (ou vários núcleos). O tálamo é a porta de acesso ao córtex cerebral e foi descrito como uma estação de retransmissão. É importante reconhecer que o tálamo serve para retransmitir e processar informações. Por exemplo, todos os sistemas sensoriais (com exceção do sistema olfativo) fazem retransmissão no tálamo antes de ganharem acesso ao córtex cerebral. Esses **núcleos de retransmissão sensoriais** funcionam como estações de processamento junto às principais vias sensoriais, e estão localizados na metade caudal do tálamo. Esses núcleos são discutidos em relação às vias sensoriais ascendentes, nos Capítulos 9, 12, 16, 17 e 18. Outros núcleos fazem parte de circuitos usados pelo cerebelo e núcleos da base, e são **núcleos de retransmissão motores**, onde a informação oriunda dos gânglios cerebelares e basais é passada adiante para o córtex cerebral. Os núcleos retransmissores motores estão localizados na metade rostral do tálamo e são discutidos no Capítulo 19. Há ainda outros núcleos talâmicos com funções exclusivas, que serão introduzidos adiante, neste mesmo capítulo.

Organização topográfica

Situado entre o membro posterior da cápsula interna, lateralmente, e o terceiro ventrículo, medialmente, essa subdivisão maior do diencéfalo é subdividida em grupos de núcleos pelas fibras da **lâmina medular interna**, que consiste em uma delgada bainha de axônios mielinizados em arranjo complexo (ver Figs. 6.1 e 6.2). Anteriormente, a lâmina medular interna se parte e envolve um **grupo anterior (A)** de núcleos, que está isolado dos demais grupos. Os núcleos anteriores formam uma saliência rostromedial visível sobre o tálamo, chamada *tubérculo anterior*. Mais posteriormente, a lâmina separa os grupos de núcleos medial e lateral uns dos outros. Entretanto, inferiormente, a lâmina se parte novamente e envolve um conjunto de núcleos denominados **núcleos intralaminares**. O nome de cada núcleo (conforme discutido a seguir) designa sua posição no tálamo.

A Tabela 6.1 resume a organização topográfica dos principais núcleos talâmicos. O grupo nuclear medial contém um único núcleo amplo, o **núcleo dorsomedial (DM)** (ou núcleo **mediodorsal [MD]**) (ver Fig. 6.1). O grupo nuclear lateral também está dividido nas séries de núcleos dorsal e ventral. O núcleo mais rostral da parte dorsal é o **núcleo lateral dorsal (LD)**, seguido pelo **núcleo lateral posterior (LP)** em posição intermediária e, enfim, pelo **pulvinar (P)**, que é o núcleo mais caudal amplamente expandido. A parte ventral consiste na sequência rostrocaudal de um **núcleo ventral anterior (VA)**, um **núcleo ventral lateral (VL)**, um **núcleo ventral posterior (VP)** e os **corpos geniculados medial e lateral (CGM e CGL)**. O núcleo VP está subdividido em um **núcleo ventral posterolateral (VPL)** e um **núcleo ventral**

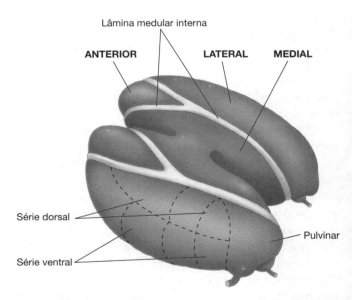

Figura 6.1 Vista do tálamo em perspectiva dorsal. À direita, está indicada a divisão do tálamo nos grupos nucleares anterior, lateral e medial pela lâmina medular. O lado esquerdo mostra que o grupo nuclear lateral é adicionalmente subdividido nas séries nucleares dorsal e ventral. Há poucos referenciais macroscópicos evidentes indicando essa subdivisão. O pulvinar é o maior núcleo da série dorsal. Os corpos geniculados medial e lateral pertencem à série nuclear ventral.

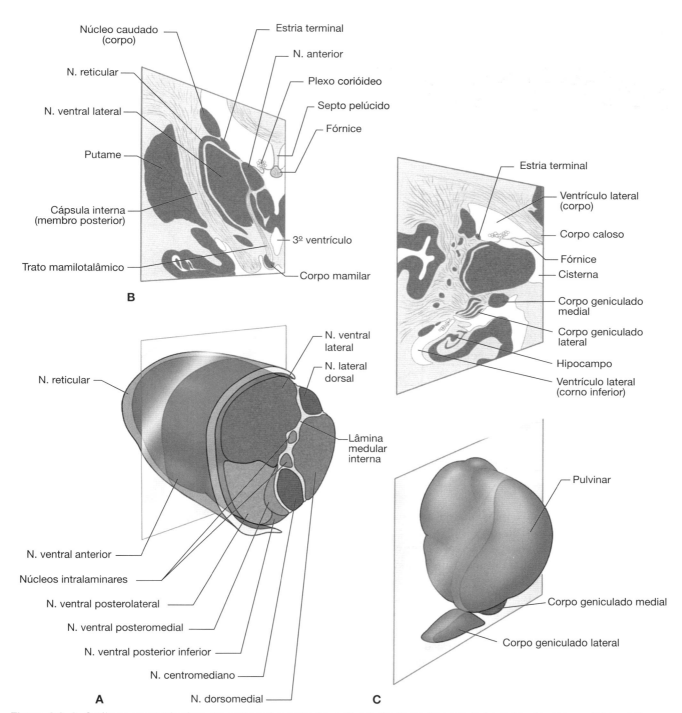

Figura 6.2 A. O tálamo esquerdo visto em perspectiva posterior e dorsal. O tálamo foi cortado frontalmente, em sua linha média, para revelar a lâmina medular interna e seus núcleos associados, bem como para mostrar que a lâmina define as divisões anterior, medial e lateral do tálamo. **B.** Um corte transversal passando pelo diencéfalo, que inclui os corpos mamilares do hipotálamo e trato mamilotalâmico projetando-se para o núcleo anterior. Note a orientação do membro posterior da cápsula interna. **C.** Corte posterior atravessando o hipotálamo, que passa pelos corpos geniculados medial e lateral, bem como pelo pulvinar.

posteromedial (VPM). O maior dos núcleos intralaminares é o **núcleo centromediano (CM)**, comprimido entre os núcleos DM e VPM.

Uma faixa estreita de células localizada imediatamente adjacente à cápsula interna reveste as superfícies anterior e lateral do tálamo, como um escudo. Trata-se do **núcleo reticular** do tálamo. Não está claro se sua derivação embriológica é a mesma da qual derivam os outros núcleos talâmicos. Do ponto de vista funcional, bem como em relação a suas conexões, o núcleo reticular di-

Tabela 6.1 Organização topográfica dos principais núcleos talâmicos

Grupo nuclear	Principal(is) núcleo(s)	Abreviação
Anterior	Anterior	A
Medial	Dorsomedial (mediodorsal)	DM (MD)
Lateral	Série dorsal	
	Lateral dorsal	LD
	Lateral posterior	LP
	Pulvinar	P
	Série ventral	
	Ventral anterior	VA
	Ventral lateral	VL
	Ventral posterior	VP
	Ventral posterolateral	VPL
	Ventral posteromedial	VPM
	Corpo geniculado medial	CGM
	Corpo geniculado lateral	CGL
Intralaminar	Centromediano	CM
	Parafascicular	PF
Reticular	Núcleo reticular	R

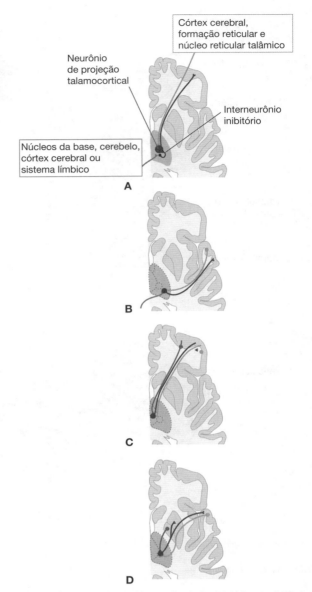

fere acentuadamente dos demais núcleos talâmicos. Esse núcleo exerce um controle profundo sobre a função dos outros núcleos talâmicos, o que torna conveniente considerar o núcleo reticular como sendo uma parte do tálamo. O núcleo reticular, apesar do nome, não está relacionado à formação reticular do tronco encefálico. A superfície ventricular do tálamo é coberta por uma camada de células denominada **núcleos da linha média**, que representa uma continuação rostral da substância cinzenta periaquedutal mesencefálica. Em 80% dos encéfalos, os núcleos da linha média se fundem ao nível da linha média, para formar a massa intermédia (adesão intertalâmica), que consiste em uma ponte celular situada entre os tálamos. Contudo, apesar dessa ponte celular, não há projeções axônicas entre os tálamos direito e esquerdo.

Organização funcional geral

Existe um padrão organizacional geral comum a todos os núcleos talâmicos (com exceção do núcleo reticular), embora os detalhes desse padrão sejam variáveis em núcleos diferentes (ver Fig. 6.3). Cada núcleo contém **neurônios de projeção**. Os neurônios de projeção representam pelo menos 75% dos neurônios existentes

Figura 6.3 Cortes horizontais através do hemisfério cerebral direito e do tálamo. **A.** Visão geral da organização das conexões dos núcleos talâmicos, com exceção do núcleo reticular. Todos os núcleos talâmicos contêm interneurônios inibitórios (preto) e neurônios de projeção (azul-escuro) que se projetam no córtex cerebral e fazem sinapse com várias células. Todos os núcleos recebem estímulos subcorticais específicos (pontilhado) que, em sua maioria, usualmente são originários de uma fonte principal. Cada núcleo talâmico também recebe um conjunto de estímulos regulatórios (azul-claro), a maioria dos quais tem origem na área cortical para a qual o núcleo talâmico se projeta. **B.** Os núcleos de retransmissão talâmicos recebem estímulos específicos de estruturas (como o cerebelo) ou vias subcorticais (p. ex., lemnisco medial) e se projetam para uma área bem-definida do córtex cerebral. **C.** Os núcleos talâmicos associativos recebem estímulos específicos vindos das áreas de associação do córtex e se projetam de volta para o córtex de associação. **D.** Os núcleos da linha média e intralaminar recebem estímulos específicos de estruturas como os núcleos da base ou o sistema límbico e se projetam para o córtex cerebral, bem como para os núcleos da base e sistema límbico.

em um núcleo e cobrem a resposta oriunda do núcleo primariamente destinada ao córtex cerebral, embora alguns núcleos também se projetem para outros sítios. Uma exceção é o núcleo reticular do tálamo, que não emite projeções para o córtex cerebral, mas recebe estímulos topograficamente organizados vindos de outros núcleos talâmicos e do córtex cerebral, além de ter projeções inibitórias que voltam ao tálamo (p. ex., circuito de alimentação retrógrada e anterógrada inibitória, respectivamente). Todas as influências recebidas pelo córtex cerebral têm origem nos núcleos talâmicos, com exceção da informação olfativa e das projeções monoaminérgicas e colinérgicas difusas originadas do prosencéfalo e tronco encefálico. Sendo assim, o tálamo é considerado a principal porta de acesso ao córtex cerebral. Além disso, as projeções talamocorticais envolvem projeções corticotalâmicas recíprocas precisas. O núcleo VPL, por exemplo, recebe estimulação somatossensorial do lemnisco medial e dos tratos espinotalâmico e trigêmeo, projetando-se para o córtex somatossensorial; esse, por sua vez, se projeta de volta por sobre o núcleo VPL. Dessa forma, o tálamo não é apenas um "retransmissor" para o córtex cerebral. Em vez disso, o tálamo e o córtex cerebral são mais adequadamente considerados uma unidade funcional dotada de muitas subunidades/canais distintos envolvendo núcleos talâmicos isolados e suas recíprocas projeções para áreas corticais distintas.

Com relação às projeções para o tálamo, todos os núcleos talâmicos recebem estimulação aferente de pelo menos uma fonte extratalâmica. Alguns desses estímulos são classificados como **estímulos específicos**, pois tipicamente carregam a informação oriunda de uma fonte primária que é transmitida pelo núcleo talâmico adiante para uma área específica do córtex cerebral, para processamento adicional. O estímulo auditivo, por exemplo, faz sinapse em neurônios situados no corpo geniculado medial, localizado no tálamo posterior, enquanto o estímulo visual faz sinapse em neurônios do corpo geniculado lateral, também localizado no tálamo posterior, ainda que (como o nome sugere) um pouco mais lateralmente. Outros estímulos são classificados como **estímulos regulatórios** e superam numericamente os estímulos específicos. Os estímulos regulatórios determinam, primeiro, se a informação recebida por um núcleo talâmico será transmitida adiante para o córtex cerebral e, caso isto ocorra, de que forma. A maior parte do estímulo regulatório é oriunda do córtex cerebral, da mesma área que recebeu a projeção vinda do núcleo. Entretanto, alguns vêm do núcleo reticular do tálamo e outros são oriundos das projeções colinérgicas, serotonérgicas e noradrenérgicas difusas originárias da formação reticular do tronco encefálico. No Capítulo 5, esses sistemas de neurotransmissores específicos foram introduzidos no contexto de suas projeções diretas para o córtex cerebral. Alguns desses axônios, porém, projetam ramos colaterais para o diencéfalo.

O padrão de estímulos e respostas de um determinado núcleo talâmico permite incluir a maioria dos núcleos em uma entre três categorias. Esses padrões são resumidos na Tabela 6.2. Os **núcleos de retransmissão específicos** recebem estímulos específicos de tratos bem definidos e se projetam para (assim como recebem fibras de) áreas corticais bem definidas relacionadas a funções específicas dos sistemas sensorial, motor ou límbico. O campo de projeção cortical particular atende ao mesmo núcleo de retransmissão de função geral, ou seja, é unimodal. Os núcleos de retransmissão específicos apresentam poucas ou nenhuma interconexão entre si. Os **núcleos de associação** não recebem um estímulo dominante de uma única fonte específica, mas recebem estímulos multimodais e se projetam para áreas do córtex cerebral classificado como córtex de associação. As áreas de associação do córtex cerebral processam ao mesmo tempo vários tipos de informação, ou seja, são multimodais. Os dois núcleos maiores do tálamo humano, o núcleo dorsomedial e o núcleo pulvinar, são núcleos de associação e serão discutidos de forma mais detalhada no Capítulo 21. O arranjo final de núcleos os distingue por meio da projeção para áreas amplamente disseminadas do córtex cerebral, bem como por suas relações recíprocas subcorticais com partes dos núcleos da base e sistema límbico. Esses são (primariamente) os **núcleos intralaminares**, que estão extensivamente interconectados. São considerados extensões rostrais da formação reticular do tronco encefálico para dentro do diencéfalo.

Funções do tálamo

O tálamo desempenha várias funções e uma das mais importantes é a integração sensorial. O tálamo recebe, processa e transmite adiante a informação sensorial para o córtex cerebral, incluindo os córtices sensorial primário e de associação. Exceções importantes são o olfato e as projeções monoaminérgicas e colinérgicas originárias da formação reticular do tronco encefálico, cujos aferentes alcançam o córtex cerebral diretamente, sem primeiro fazerem sinapse ao nível do tálamo. (Essas projeções também emitem ramos colaterais para o diencéfalo.) Acredita-se que o reconhecimento da qualidade afetiva da sensação ocorra ao nível talâmico. Esse atributo da experiência sensorial diz respeito à sensibilidade à dor, bem como à concordância ou discordância das sensações. Considera-se que esses aspectos da experiência sensorial contribuem de maneira significativa para a percepção do bem-estar ou mal-estar corporalmente gerais. Apesar da profunda modulação pela atividade cortical, evidências clínicas indicam que a dimensão afetiva da sensação torna-se consciente ao nível talâmico.

Tabela 6.2 Estímulos e respostas corticais de núcleos talâmicos selecionados

Tipo e núcleos	Estímulo principal	Resposta cortical
Retransmissor sensorial		
VPL	Lemnisco medial, trato espinotalâmico	Córtex somatossensorial
VPM	Tratos trigeminotalâmicos	Córtex somatossensorial
CGM	Auditivo via colículo inferior	Córtex auditivo
CGL	Visual via trato óptico	Córtex visual
Retransmissor motor		
VA	Núcleos da base	Córtex motor
VL	Cerebelo	Córtex motor
Retransmissor límbico		
A	Trato mamilotalâmico, hipocampo	Giro do cíngulo
LD	Hipocampo	Giro do cíngulo
Associativo límbico		
DM	Córtex pré-frontal, estruturas do sistema olfativo e límbico (p. ex., amígdala)	Córtex pré-frontal
Associativo sensorial		
P	Lobos parietal, temporal e occipital; sistema visual	Lobos parietal, temporal e occipital
LP	Lobo parietal	Lobo parietal
Difuso corticalmente projetado		
Intralaminar	Córtex dos lobos frontal e parietal, núcleos da base, cerebelo, medula espinal, formação reticular	Áreas amplamente disseminadas do córtex cerebral, núcleos da base, especialmente o estriado
CM		
PF		
Regulatório		
R	Colaterais dos axônios talamocorticais e corticotalâmicos	Nenhuma

---

Questão

O tálamo é considerado a principal estação do caminho para a informação sensorial, exceto no caso da informação olfativa. Explique a implicação disto. Em adição, o tálamo exerce outros papéis essenciais. Quais são eles e por que são importantes?

Uma segunda função importante dos núcleos talâmicos é a integração motora. As principais respostas originadas do cerebelo e núcleos da base subcorticalmente posicionados são processadas no tálamo, antes de se projetarem para as áreas executoras motoras do córtex cerebral (ver Cap. 19). Por fim, aliado a uma variedade de estruturas distribuídas junto a diversas subdivisões do tronco encefálico, o tálamo participa do controle do nível de consciência, alerta e atenção, graças à influência que exerce sobre a atividade neural junto ao córtex cerebral, via projeções talamocorticais (ver Cap. 5).

Suprimento sanguíneo

O suprimento sanguíneo primário para o tálamo deriva dos ramos das artérias cerebral posterior (ACP) e comunicantes posteriores (ver Fig. 6.4). Esses ramos são denominados **ramos ganglônicos** ou **penetrantes**, pois se ramificam em ângulos retos em relação à artéria parental e penetram profundamente na substância encefálica. As porções anterior e medial do tálamo são nutridas por um grupo posteromedial de ramos penetrantes que surgem das porções mais proximais das ACPs e de toda a extensão das artérias comunicantes posteriores. Entram no

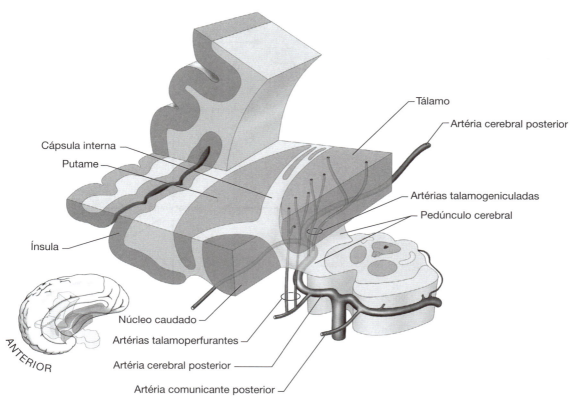

Figura 6.4 O suprimento sanguíneo primário para o tálamo deriva dos ramos penetrantes (ganglionares) da artéria cerebral posterior. (Bowman, J.P., e Giddings, D.F. *Strokes: An Illustrated Guide to Brain Structure, Blood Supply, and Clinical Signs*. Prentice Hall, New Jersey, 2003.)

túber cinéreo, corpos mamilares e fossa interpeduncular, seguindo dorsal e medialmente. Essas são conhecidas como **artérias talamoperfurantes**. A metade caudal do tálamo – incluindo o corpo geniculado lateral, núcleo pulvinar, grupo nuclear lateral e a maior parte da série ventral dos núcleos talâmicos – é nutrida pelos ramos penetrantes denominados **artérias talamogeniculadas**. Esses ramos se soltam das ACP em um nível mais distal, conforme serpenteiam ao redor dos pedúnculos cerebrais. A obstrução das artérias talamogeniculadas resulta na síndrome talâmica (ver Conexões clínicas).

Hipotálamo

O hipotálamo é pequeno, pesando apenas 4 g e representando menos de 1% do peso total do encéfalo. Apesar do tamanho pequeno, o hipotálamo media algumas funções complexas (ver Fig. 6.5). Influencia a atividade das vísceras emitindo projeções para os motoneurônios pré-ganglionares do sistema nervoso simpático e parassimpático; regula a atividade das glândulas endócrinas; e, como principal efetor do sistema límbico, deflagra as manifestações comportamentais associadas às emoções. Conforme observado no Capítulo 2, o hipotálamo está situado em cada lado da porção ventral do terceiro ventrículo, estendendo-se contínuo ao longo de seu assoalho.

Subdivisões e núcleos do hipotálamo

O hipotálamo estende-se da lâmina terminal, anteriormente, até os corpos mamilares, posteriormente. A elevada superfície inferior do hipotálamo, ligada anteriormente pelo quiasma óptico, lateralmente pelos tratos ópticos e posteriormente pelos corpos mamilares, é chamada **túber cinéreo** (ver Fig. 6.6). A **eminência mediana** consiste em uma saliência localizada na superfície do túber cinéreo, a partir da qual emerge o pedúnculo hipofisário para conectar o hipotálamo à hipófise. O hipotálamo foi subdividido nas dimensões longitudinal e médio-lateral. Na dimensão longitudinal, o hipotálamo está subdividido em uma **região anterior** ou **supraóptica**, acima do quiasma óptico; uma **região média** ou **tuberal**, acima e incluindo o túber cinéreo; e em uma **região posterior** ou **mamilar**, acima e incluindo os corpos mamilares.

O hipotálamo também está dividido em três zonas sagitais de cada lado da linha média. É subdividido nas **zonas medial** e **lateral**, por um plano parassagital que atravessa o fórnice, um proeminente feixe de fibras que atravessa o hipotálamo ao seguir para o corpo mamilar.

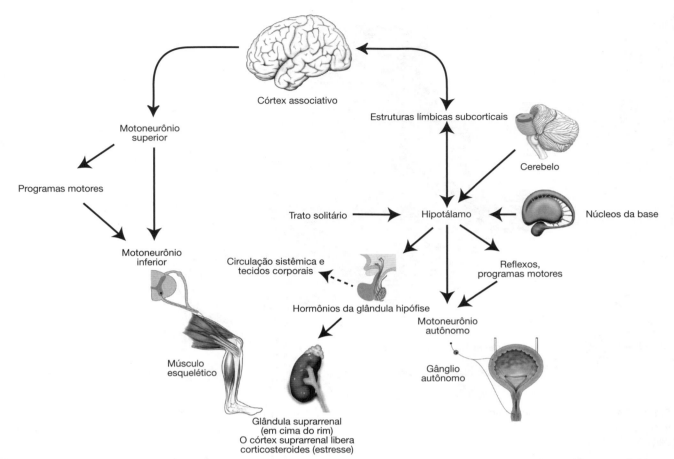

Figura 6.5 Representação esquemática do papel central do hipotálamo no comportamento. As conexões do hipotálamo permitem que este influencie as atividades autônomas e também as atividades somáticas. Os motoneurônios autônomos localizados na medula espinal e no tronco encefálico são influenciados tanto direta quanto indiretamente. As respostas autônomas também são mediadas pelo controle hipotalâmico da glândula hipófise. O hipotálamo é igualmente capaz de gerar respostas somáticas através de suas conexões com estruturas límbicas que, por sua vez, estão reciprocamente conectadas ao neocórtex. Este controla os motoneurônios que inervam o músculo esquelético, e, através de suas projeção de retorno para as estruturas límbicas, o neocórtex consegue modular a função hipotalâmica.

A região hipotalâmica imediatamente adjacente ao epêndima do terceiro ventrículo constitui a terceira zona sagital – a **zona periventricular**. Os núcleos identificados ficam junto a cada uma dessas nove zonas, contudo os limites de muitos deles são mal definidos. A zona lateral consiste primariamente de células dispersas interespaçadas pelas fibras que seguem longitudinalmente do **feixe prosencefálico medial (FPM)**, um sistema difuso de axônios que interconectam reciprocamente a região septal, o hipotálamo e o tronco encefálico.

As zonas medial e periventricular contêm alguns núcleos identificados, que são resumidos na Tabela 6.3. Sua funções serão discutidas juntamente com as lesões hipotalâmicas (ver Conexões clínicas).

Estimulação hipotalâmica (vias de entrada hipotalâmica)

Os estímulos que seguem para o hipotálamo (ver Fig. 6.7) têm origem primariamente em estruturas do sistema límbico, um conjunto de estruturas corticais (lobo límbico) e subcorticais interconectadas relacionadas com as emoções, aprendizado e memória, discutidos no Capítulo 22. As projeções aferentes do hipocampo viajam pelo **fórnice** e terminam amplamente no corpo mamilar. Os corpos mamilares constituem a parte mais posterior do hipotálamo. As fibras oriundas da amígdala (ver Cap. 7) atingem o hipotálamo por meio de duas projeções. Uma dessas é a **estria terminal**, um feixe de fibras longo e curvado que acompanha o núcleo caudado. A outra é a **via amigdalofugal ventral**, que passa embaixo do globo pálido. As projeções do córtex orbitofrontal, núcleos septais (localizados adjacentes ao septo pelúcido) e estriado ventral alcançam o hipotálamo lateral no feixe prosencefálico medial. Vários estímulos sensoriais originados da medula espinal e do tronco encefálico terminam no hipotálamo. Existe uma projeção direta vinda do núcleo solitário do bulbo, que alcança o hipotálamo no feixe prosencefálico medial. O feixe

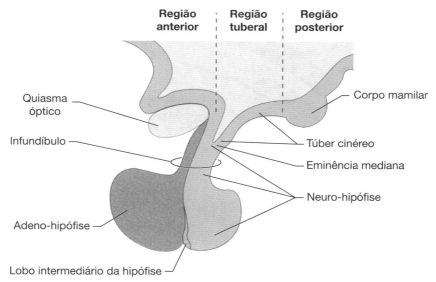

Figura 6.6 Esquema de corte mediossagital ilustrando as três regiões anteroposteriores do hipotálamo e as divisões da glândula hipófise.

prosencefálico medial também contém axônios de neurônios ascendentes contendo serotonina e noradrenalina, que surgem dos núcleos da rafe e *locus coeruleus* que se projetam para o córtex cerebral. Os colaterais desses axônios se soltam das células do hipotálamo (e tálamo), à medida que o feixe prosencefálico medial atravessa essa estrutura. Os colaterais dos axônios do trato espinotalâmico se projetam para o hipotálamo. Há ainda uma projeção direta para o núcleo supraquiasmático, a partir da retina (**projeção retino-hipotalâmica**).

Outro estímulo importante chega ao hipotálamo seguindo uma rota vascular. Os neurônios hipotalâmicos, física e quimicamente sensíveis, respondem aos níveis de glicemia, níveis sanguíneos de hormônios, osmolalidade do sangue e temperatura do sangue. Em adição, existem conjuntos isolados de neurônios circundando o sistema ventricular, onde não há uma barreira hematoencefálica. Esses grupos individuais de neurônios são chamados de **órgãos circunventriculares** e estão localizados primariamente ao redor das bordas do terceiro ventrículo. Na ausência de uma barreira hematoencefálica, os neurônios dos órgãos circunventriculares conseguem detectar as alterações bioquímicas que ocorrem no LCS e no sangue. Seus neurônios então transmitem essa informação ao hipotálamo adjacente.

Vias de saída hipotalâmica

Uma parte significativa da resposta neural originada do hipotálamo segue pelas mesmas vias e estruturas envolvidas na entrada de informações ao hipotálamo (ver Fig. 6.7). É isso que ocorre com as projeções eferentes para os núcleos septais, áreas amplas do córtex cerebral, hipocampo, amígdala e tronco encefálico, além das projeções autônomas da medula espinal. A projeção

Tabela 6.3 Núcleos hipotalâmicos

Região	Zonas medial e periventricular
Anterior (supraóptica)	Núcleo pré-óptico Núcleo supraóptico Núcleo paraventricular Núcleo anterior Núcleo supraquiasmático
Média (tuberal)	Núcleo dorsomedial Núcleo ventromedial Núcleo arqueado
Posterior (mamilar)	Corpo mamilar Núcleo posterior

neural para a glândula hipófise é discutida posteriormente. O *trato mamilotalâmico*, projetando-se para o núcleo anterior do tálamo, e o *trato mamilotegmentar*, que se projeta para a formação reticular mesencefálica, são primariamente eferentes.

Ligações estruturais com a glândula hipófise

A glândula hipófise consiste em dois componentes estrutural e funcionalmente distintos: um lobo anterior e um lobo posterior. Ambos os lobos estão envolvidos na liberação de hormônios, contudo os meios pelos quais fazem isso são bastante diferentes. O lobo posterior não produz os hormônios que libera. Em vez disso, recebe esses hormônios dos neurônios hipotalâmicos. Em contraste, as células do lobo anterior de fato produzem os hormônios que liberam. Essa diferença deve-se às origens embriológicas distintas dos dois lobos. Essa origem diferencial também resulta em formas muito distintas de

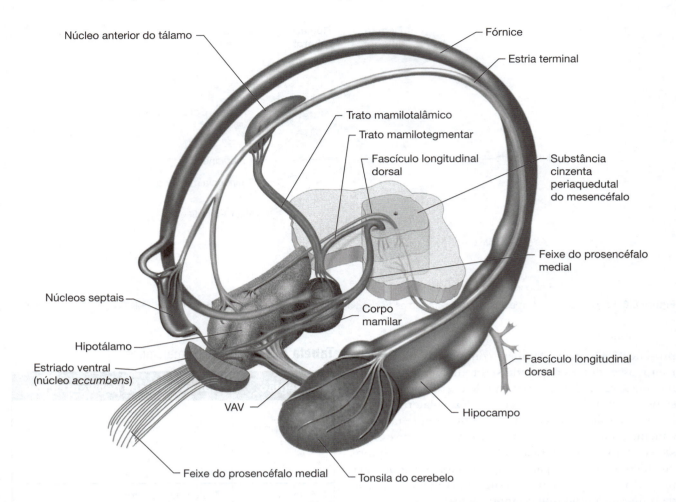

Figura 6.7 Principais estímulos e respostas do hipotálamo. Somente o circuito pertencente ao lado esquerdo do cérebro está representado. Com exceção dos tratos mamilotalâmico e mamilotegmentar, que são compostos de eferentes hipotalâmicos, a entrada e a saída a partir do hipotálamo são transmitidas pelos mesmos feixes de fibras. A projeção retino-hipotalâmica foi omitida, bem como o estímulo para o hipotálamo vindo do núcleo solitário e as conexões do hipotálamo com a glândula hipófise. Abreviação: VAV, via amigdalofugal ventral.

comunicação do hipotálamo com ambos os lobos da glândula hipófise.

O **lobo posterior (neuro-hipófise)** desenvolve-se a partir do infundíbulo, que é uma evaginação descendente no assoalho do diencéfalo. Em contraste, o **lobo anterior (adeno-hipófise)** não faz parte do encéfalo, mas se desenvolve a partir de uma eversão do tecido ectodérmico (bolsa de Rathke) do teto da cavidade oral embrionária. Do mesmo modo, as ligações existentes entre o hipotálamo e os dois lobos são diferentes. O lobo anterior é endócrino, enquanto o lobo posterior é neural (SNC).

A ligação existente entre o hipotálamo e o lobo posterior é totalmente neural (ver Fig. 6.8A). O lobo posterior da glândula hipófise não produz hormônios e os dois hormônios liberados por esse lobo são fornecidos pelos axônios dos núcleos hipotalâmicos. A ligação começa nas células neurossecretórias magnocelulares dos **núcleos supraóptico** e **paraventricular**, cujos axônios descem pelo pedúnculo infundibular e terminam em um denso plexo capilar dentro do lobo posterior.

A ligação entre o hipotálamo e o lobo anterior da hipófise é indireta (ver Fig. 6.8B), sendo estabelecida por uma rede de vasos sanguíneos. As artérias hipofisárias (ramos da carótida interna) entram na eminência mediana do hipotálamo e formam um conjunto de capilares em alça que, por sua vez, formam as veias que drenam para o lobo anterior da hipófise, onde se dividem em um segundo conjunto de capilares. Esse sistema de vasos é chamado **sistema porta-hipotálamo-hipófise**. Os neurônios hipotalâmicos da região tuberal, perto da parede do terceiro ventrículo, enviam axônios para dentro da eminência média, onde terminam nos capilares altamente fenestrados. Liberam produtos bioquímicos, denominados fatores de liberação e fatores de inibição, ou hormônios, dentro do sistema porta-hipotálamo-hipófise que, então, os transporta para dentro do leito capilar do lobo anterior. As células endócrinas do lobo anterior

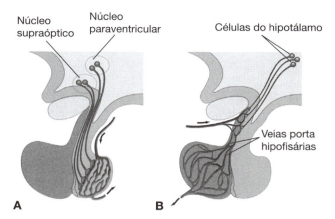

Figura 6.8 A. O lobo posterior da glândula hipófise (a neuro-hipófise) não fabrica hormônios, mas libera dois hormônios que recebe por axônios do hipotálamo. Os neurônios localizados nos núcleos supraóptico e paraventricular fabricam vasopressina e ocitocina. Seus axônios projetam-se para o lobo posterior e liberam hormônio dentro do leito capilar do sistema porta dos vasos sanguíneos. **B.** As células do lobo anterior da hipófise (adeno-hipófise) fabricam alguns fatores estimuladores e inibidores de hormônio que promovem ou inibem a liberação de hormônio pelas células glandulares localizadas na adeno-hipófise. Os fatores estimulantes são secretados pelos axônios dos neurônios do hipotálamo. Os fatores estimulantes entram no sistema porta-hipotálamo-hipófise. Esse sistema é constituído primeiramente por um leito capilar na eminência mediana, seguido de um canal de drenagem venosa no infundíbulo e, enfim, por um segundo leito capilar no lobo anterior.

da hipófise sintetizam e armazenam alguns hormônios, liberando-os sob influência dos fatores de liberação secretados pelos neurônios hipotalâmicos. Os hormônios hipofisários e seus respectivos órgãos-alvo são resumidos na Figura 6.9.

Suprimento sanguíneo

Dois grupos de ramos penetrantes suprem a maior parte do hipotálamo (ver Fig. 6.10). O **grupo anteromedial** surge das artérias cerebrais anteriores e da artéria comunicante anterior. Esses vasos entram na parte medial da substância perfurada anterior e nutrem o hipotálamo anterior, incluindo as regiões pré e supraóptica. O **grupo posteromedial** surge das artérias cerebrais posteriores e das artérias comunicantes posteriores. Algumas dessas artérias, com ramos que suprem partes do tálamo, como já mencionado, têm ramos mais curtos que nutrem as partes caudais do hipotálamo, incluindo a região mamilar e a região hipotalâmica.

Funções do hipotálamo

O hipotálamo cumpre alguns papéis funcionais, entre os quais a função endócrina, regulação da temperatura corporal, ciclos de sono-vigília, além das funções emocional e comportamental. Essas funções são listadas na Tabela 6.4, e os núcleos associados a cada papel funcional são identificados. Essas funções são consideradas novamente, de forma conjunta, com as lesões hipotalâmicas.

> ### Questão
> Quais são as consequências do dano ao hipotálamo? Como essas consequências diferem das consequências do dano ao subtálamo?

Subtálamo

O subtálamo é uma subdivisão do diencéfalo, com forma de cunha, que representa uma zona de transição entre o tálamo (tálamo dorsal) e o tegmento mesencefálico. Localiza-se medialmente ao pedúnculo cerebral e cápsula interna, além de conter as extensões rostrais da substância negra e do núcleo rubro. É atravessado por vias proeminentes que se projetam do cerebelo e núcleos da base. Seu constituinte mais proeminente é o **núcleo subtalâmico**, um núcleo biconvexo, com formato de lente, que repousa imediatamente dorsal às fibras de projeção na transição da cápsula interna para o pedúnculo cerebral (ver Fig. 6.11). O núcleo é um componen-

Aplicação clínica: vasopressina e ocitocina

Os hormônios peptídicos, vasopressina e ocitocina, são armazenados nos terminais axônicos bulbares das células dos núcleos supraóptico e paraventricular. A chegada dos potenciais de ação nas células dos núcleos libera os hormônios dentro dos capilares altamente fenestrados do lobo posterior. Isto permite que os hormônios entrem na circulação sistêmica. A vasopressina (hormônio antidiurético, ADH) controla o equilíbrio hídrico aumentando a reabsorção da água nos rins e, assim, diminuindo a produção de urina. A ocitocina causa contração da musculatura lisa uterina e das células mioepiteliais presentes nas glândulas mamárias, estando portanto envolvida no trabalho de parto e ejeção de leite. Enquanto quase todas as células do núcleo supraóptico projetam axônios para dentro do lobo posterior, apenas cerca de 30% dos neurônios paraventriculares enviam seus axônios para dentro do lobo. Muitos neurônios paraventriculares têm axônios que entram em uma via diretamente descendente, que segue do hipotálamo à medula espinal, terminando nos motoneurônios simpáticos pré-ganglionares da coluna celular intermediolateral.

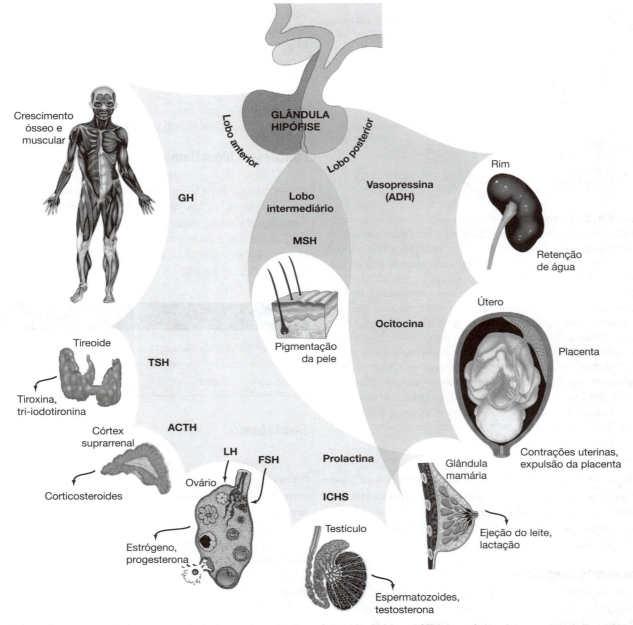

Figura 6.9 Resumo dos órgãos-alvo sobre os quais atuam os hormônios hipofisários. ACTH, hormônio adrenocorticotrópico; ADH, hormônio antidiurético; FSH, hormônio folículo-estimulante; GH, hormônio do crescimento; ICHS, hormônio estimulador da célula intersticial; LH, hormônio luteinizante; MSH, hormônio estimulador de melanócitos; TSH, hormônio estimulador da tireoide.

te integral do circuito dos núcleos da base e sua função é discutida no Capítulo 19.

Suprimento sanguíneo

Os ramos talamoperfurantes da ACP são responsáveis pelo suprimento sanguíneo do tálamo. Além de nutrir as partes anterior e medial do tálamo, um ramo talamoperfurante supre o núcleo subtalâmico (ver Fig. 6.10). A oclusão desse ramo resulta em **hemibalismo**, um distúrbio do movimento involuntário discutido no Capítulo 19. O hemibalismo é caracterizado por movimentos de arremesso unilaterais, descontrolados e selvagens dos membros. Os sintomas manifestam-se do lado do corpo contralateral ao da lesão.

CONEXÕES CLÍNICAS

Síndrome talâmica

Nos Capítulos 8 e 9, os detalhes sobre as vias percorridas pelas informações sensoriais serão abordados, desde a periferia até o córtex, através do tálamo. Por en-

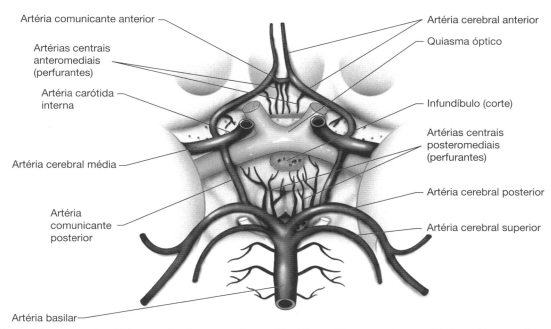

Figura 6.10 Os dois grupos de artérias penetrantes que nutrem o hipotálamo. O grupo anteromedial de artérias penetrantes se origina da artéria cerebral anterior, enquanto um grupo posteromedial se origina das artérias cerebral posterior e comunicante posterior.

quanto, é importante reconhecer que as lesões do córtex somatossensorial – inclusive a destruição total das áreas corticais sensoriais de ambos os hemisférios – deixam intacta a percepção da dor, toque grosseiro e alguma sensação térmica. Os indivíduos com essas lesões continuam sendo capazes de reconhecer quando são tocados ou recebem um estímulo doloroso, mas perdem a capacidade de localizar o estímulo e de discriminar sua intensidade.

As lesões extensivas do tálamo posterior, usualmente em decorrência de um acidente vascular encefálico envolvendo os ramos talamogeniculados da ACP, produzem a **síndrome talâmica**. Os sintomas dessa síndrome se manifestam no lado contralateral ao da lesão. A síndrome consiste em três componentes que ocorrem em proporções variáveis de um indivíduo para outro: *hemianestesia, ataxia sensorial* e *dor talâmica*. A hemianestesia é uma profunda, por vezes total, perda da sensação somá-

Tabela 6.4 Funções e núcleos do hipotálamo

Anterior		Médio		Posterior	
Função	Núcleo	Função	Núcleo	Função	Núcleo
Perda de calor	Pré-óptico	Atividade endócrina	Tuberal e arqueado	Conservação de calor	Posterolateral
Beber	Pré-óptico	Saciedade	Ventromedial (?)		
Dormir	Pré-óptico (?)	Alimentação	Lateral (?)	Ativação cortical da vigília	Posterior
Equilíbrio hídrico	Supraóptico e paraventricular	Emoções	Dorsomedial (?) Lateral (?)	Memória recente	Corpo mamilar
Ejeção do leite e contração uterina	Supraóptico e paraventricular				
Ritmo circadiano	Supraquiasmático				
Parassimpatomimético				Simpatomimético	

Nota: os pontos de interrogação (?) indicam incerteza na literatura científica.

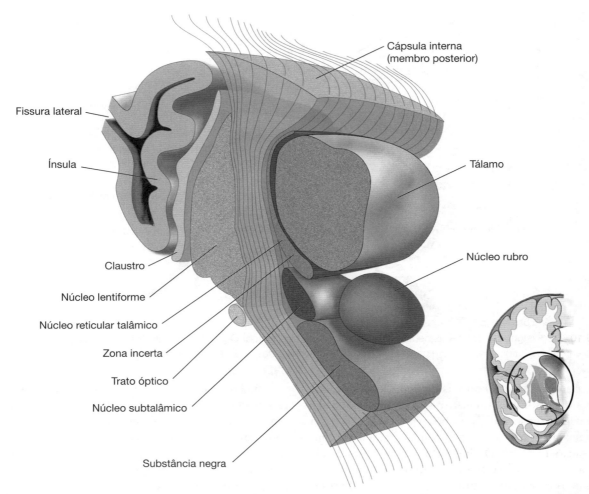

Figura 6.11 Representação da posição do núcleo subtalâmico em relação às estruturas circundantes em corte frontal esquemático. Note que o núcleo está posicionado entre o mesencéfalo e o tálamo rostrocaudalmente, e medial em relação à cápsula interna.

tica nas regiões contralaterais da cabeça e do corpo. A sensibilidade à dor, temperatura e toque grosseiro usualmente retornam após um período de tempo variável. Na ataxia sensorial, a pessoa exibe falta de coordenação motora decorrente da perda de informação proprioceptiva derivada dos músculos, articulações e tendões. Privadas da informação sobre a condição prevalente da periferia motora (p. ex., comprimento do músculo, velocidade do movimento do membro, etc.), as estruturas motoras centrais ficam sem uma forma efetiva de planejar, coordenar e executar o movimento de maneira bem-sucedida. A dor talâmica é excruciante e pode ser deflagrada por estímulos somáticos que normalmente são inócuos. De modo significativo, essa dor é irresponsiva aos analgésicos comuns, cujo sítio de ação está junto do tronco encefálico e da medula espinal. A dor neurogênica dessa natureza pode ser devida à modulação deficiente da dor, e não da ativação excessiva dos sistemas aferentes da dor. Pode haver uma manifestação de **disestesia**, em que os estímulos somáticos são percebidos de maneira anormal. A qualidade afetiva da sensação também pode ser alterada.

Síndromes hipotalâmicas

Muitos processos patológicos podem danificar o hipotálamo e a glândula hipófise. Os tumores são os mais comuns. Os tumores primários da hipófise costumam se expandir na direção dorsal, que é a via de menor resistência. Assim, os primeiros sinais de um tumor de hipófise são com frequência por causa do envolvimento do hipotálamo. Para que a maioria das funções hipotalâmicas seja afetada, é necessário que as lesões sejam bilaterais. As funções do hipotálamo são listadas na Tabela 6.4 e serão consideradas ao lado das lesões hipotalâmicas. As lesões hipotalâmicas podem produzir uma síndrome hipotalâmica global, em que todas ou muitas funções do hipotálamo são desorganizadas. Alternativamente, uma lesão hipotalâmica pode resultar em uma síndrome hipotalâmica parcial, em que se observa uma perda seletiva de uma função hipotalâmica e particular, como consequência de uma lesão discreta e deficiência/superprodução de um único hormônio. A síndrome hipotalâmica global é caracterizada por diabetes insípido, déficits de função endócrina, desorganização da regulação da temperatura corporal, ciclos de sono-vigília desorganizados, e alterações emocionais e comportamentais.

O **diabetes insípido** é causado por lesões envolvendo os núcleos supraóptico e paraventricular ou suas projeções. Isto diminui a produção de vasopressina, impedindo a liberação de ADH na circulação sanguínea do lobo posterior. O ADH aumenta a permeabilidade dos túbulos contornados distais e dutos coletores do rim. Desse modo, na ausência de ADH, a água não é reabsorvida pelos rins. Em consequência, ocorre uma excesso de produção de urina e micção (**poliúria**) que, por sua vez, provocam sede e ingestão de líquidos excessivas (**polidipsia**).

O dano ao hipotálamo ou ao sistema porta-hipofisário pode resultar em uma secreção diminuída de todos os hormônios do lobo anterior (com exceção da prolactina), em decorrência da perda de fatores de liberação. Isto gera déficits de função na glândula endócrina, que se manifestam clinicamente como sinais (p. ex., sinais associados ao hipotireoidismo e irregularidades do ciclo menstrual).

As alterações na regulação da temperatura podem resultar do dano ao hipotálamo anterior ou posterior. Os neurônios sensíveis à temperatura, localizados no hipotálamo anterior, respondem a pequenas elevações da temperatura do sangue que circula no leito capilar situado nas proximidades desses neurônios. Esses neurônios iniciam respostas que abaixam a temperatura do sangue – a saber, vasodilatação cutânea e sudorese – e, por esse motivo, constituem um centro de perda de calor. O dano a esses neurônios, no centro de perda de calor anterior, resulta em **hipertermia**. Quando pronunciada, a hipertermia pode acarretar a morte do paciente em questão de horas ou dias. A hipertermia pós-operatória às vezes é observada em pacientes submetidos à cirurgia para remoção de tumores hipofisários. Ao contrário, os neurônios situados no hipotálamo posterior são sensíveis às quedas da temperatura do sangue. Esses neurônios constituem um centro de ganho de temperatura, pois estimulam a vasoconstrição cutânea e os tremores, que são respostas destinadas a elevar a temperatura corporal. O dano a esses neurônios resulta em **hipotermia**. Entretanto, as lesões bilaterais no hipotálamo posterior tendem mais a resultar em poiquilotermia, uma condição em que a temperatura corporal varia de acordo com a temperatura do meio ambiente circundante. A poiquilotermia ocorre não só porque os neurônios do centro de ganho de calor são danificados, mas também porque a lesão posterior danifica igualmente as fibras do centro de perda de calor anterior a caminho da formação reticular do tronco encefálico.

Tanto o sono como o ciclo de sono-vigília são influenciados pelo hipotálamo. O ritmo circadiano do sono é controlado pelo **núcleo supraquiasmático** do hipotálamo anterior. O dano ao hipotálamo posterior causa hipersônia, igual àquela ocorrida durante a pandemia de *influenza* (encefalite letárgica, doença de von Economo, doença do sono) após a Primeira Guerra Mundial. Em contraste, o dano ao hipotálamo anterior resulta em insônia. O dano bilateral que ocorre nos núcleos ventromediais hipotalâmicos ou em suas proximidades pode fazer com que o paciente exiba uma fala raivosa espontânea e extrema, por vezes acompanhada de um comportamento agressivo e violento dirigido a qualquer um que esteja em sua presença (médicos, parentes, etc.).

A **distrofia adiposogenital** resulta do dano aos núcleos hipotalâmicos ventromediais, causando hiperfagia e eventual obesidade. O núcleo hipotalâmico ventromedial, assim, foi denominado um *centro da saciedade*. A adiposidade (deposição excessiva de gordura nos tecidos) pode estar associada ao subdesenvolvimento dos órgãos genitais, quando a condição é chamada de **síndrome de Froehlich**. Esses sinais podem ser combinados a um comportamento antissocial, raiva sem provocação ou agressão.

CEREBELO

O termo *cerebelo* é a forma diminutiva de "cérebro" e significa "cérebro pequeno". O cerebelo é de fato um pequeno cérebro, pois corresponde apenas a uma fração do volume total do encéfalo e, ao mesmo tempo, contém mais da metade de todos os seus neurônios. Tradicionalmente, considera-se que o cerebelo humano funciona exclusivamente no domínio motor. Suas funções são inquestionavelmente indispensáveis ao comportamento motor normal. Entretanto, mais ou menos na última década, a visão de que o cerebelo também exerce funções não motoras significativas evoluiu. Um substrato anatômico para o envolvimento do cerebelo (e dos núcleos da base) na função cognitiva superior foi recentemente definido de modo experimental (ver Cap. 21).

O cerebelo está envolvido em alguns aspectos do comportamento motor, com uma capacidade modulatória e regulatória. Em contraste com outros componentes do sistema motor, o dano cerebelar não resulta em paralisia nem paresia (a força muscular não é comprometida), embora seja comum haver hipotonia. Mesmo com a total remoção do cerebelo, o movimento não é abolido. Indivíduos com dano cerebelar continuam realizando movimentos, embora estes possam perder a suavidade, acurácia e coordenação. Pacientes que sofrem dano ce-

Parte II Anatomia das principais regiões do sistema nervoso central e sua irrigação sanguínea

rebelar podem apresentar instabilidade postural, pois o cerebelo normal ajuda a manter o tônus muscular, bem como a posição e o equilíbrio corporal no espaço durante a execução do movimento. A falta de coordenação motora pode ser evidente nos movimentos de membros, orofaciais e oculares, após o dano cerebelar.

Apresentação clínica

Gordon Black foi encaminhado a sua clínica ortopédica por apresentar uma dor no pé direito que estava interferindo em sua capacidade de correr maratonas. Ao vê-lo pela primeira vez, você percebeu que ele estava com dificuldade para controlar os movimentos. De fato, a princípio, você pensou que ele poderia estar intoxicado. Entretanto, durante a anamnese e a entrevista, tornou-se evidente que esses problemas haviam se desenvolvido gradualmente, ao longo dos dois últimos anos, e não estavam relacionados ao abuso de álcool. Ao ler esta seção, você começará a entender a base anatômica dos déficits apresentados por esse paciente. (Note que, no Capítulo 19, você aprenderá muito mais sobre a anatomia subjacente aos problemas de Gordon.)

Localizado na fossa craniana posterior, dorsalmente ao bulbo e à ponte, o cerebelo está posicionado para monitorar os sinais motores descendentes oriundos do córtex cerebral, e a informação sensorial ascendente oriunda da medula espinal e sistema vestibular. Isso é comumente referido como função "comparadora" do cerebelo. De modo específico, o cerebelo compara o movimento pretendido com o movimento real, e isso permite que os erros motores sejam detectados quando esses dois sinais são diferentes. Quando os erros motores são detectados, o cerebelo atua em sua correção nos movimentos em curso e nos movimentos subsequentes. Por esse motivo, o cerebelo também exerce papel importante no aprendizado motor (ver Cap. 18). Apesar de receberem uma estimulação maciça derivada dos receptores somatossensoriais periféricos, os pacientes com dano cerebelar isolado não se queixam de alterações na sensibilidade somática. Eles podem se desequilibrar, cambalear e cair, mas não relatam tontura. Seus movimentos podem se desviar lateralmente do alvo desejado, mas seu senso de posição no espaço continua preservado. Por esse motivo, a função sensorial do cerebelo é referida como propriocepção inconsciente.

Anatomia do cerebelo

A organização anatômica geral do cerebelo é similar àquela do hemisfério cerebral, abordada no Capítulo 7. O cerebelo consiste em um manto cortical externo, cujas células estão arranjadas em camadas distintas. O córtex circunda um centro interno de substância branca, cujos axônios carregam informação para e vinda das células do córtex. Assim como o hemisfério cerebral, encravado junto a esse núcleo central de substância branca cerebelar, existe um conjunto de núcleos cerebelares.

Considerando essa similaridade organizacional, a abordagem geral da anatomia do cerebelo será a mesma adotada para a anatomia do hemisfério cerebral, no próximo capítulo. Primeiramente, será considerada a aparência da superfície do cerebelo e sua divisão em lobos. Em seguida, os neurônios do córtex cerebelar serão abordados e será discutido seu arranjo em camadas distintas. Por fim, serão apresentados os núcleos cerebelares profundos.

Folha, fissuras, lobos e lóbulos

A principal característica da anatomia macroscópica do cerebelo é a sua superfície. A área de superfície do cerebelo foi tremendamente expandida em relação ao seu volume, por um extensivo desdobramento em numerosas pregas estreitas, semelhantes a folhas, separadas por sulcos. Cada uma dessas pregas é denominada **folha**. As folhas são como os giros do hemisfério cerebral, porém apresentam uma granulosidade bem mais fina. O padrão foliáceo na superfície superior do cerebelo é tipicamente orientado no plano transversal ou coronal. Porém, esse padrão não é válido para todas as folhas das superfícies cerebelares posterior e inferior, nas quais muitas folhas seguem uma orientação quase sagital, entre outras orientações diversas (ver Fig. 2.14). A orientação das folhas cerebelares é a expressão macroscópica da orientação de um conjunto de fibras corticais subjacentes denominadas fibras paralelas (ver Cap. 19). Estendendo-se a partir do limite anterior para o limite posterior do cerebelo, as folhas estão organizadas em uma sucessão contínua de rugas quase paralelas.

As fissuras e os lobos do cerebelo podem ser mais bem visualizados se o cerebelo for desdobrado e achatado horizontalmente, como mostra a Figura 6.12. Duas fissuras transversalmente orientadas dividem o cerebelo em três lobos principais. A primeira fissura a aparecer no embrião em desenvolvimento é a **fissura posterolateral**. Essa fissura separa o pequeno **lobo floculonodular** do **corpo do cerebelo**. A **fissura primária** é a próxima a surgir, durante o desenvolvimento. Melhor observada de uma perspectiva de linha média, essa fissura divide o corpo do cerebelo em um **lobo anterior**, localizado rostralmente à fissura primária, e em um **lobo posterior**, que é bem maior e está situado entre as fissuras primária e posterolateral. Como notado no Capítulo 2, cada lobo consiste em um verme de linha média ímpar e nas porções hemisféricas laterais de cada lado da verme. Embora não sejam evidentes, exceto na superfície superior, os

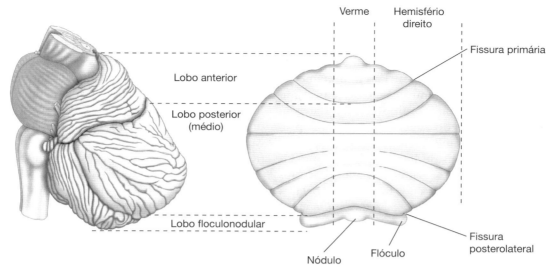

Figura 6.12 O cerebelo desdobrado e achatado (direita) para revelar os principais referenciais e a terminologia.

componentes vérmico e hemisférico são estruturalmente contínuos entre si.

Uma série de fissuras transversais adicionais subdivide o cerebelo em dez lóbulos primários, designados por números romanos e também por nomes. Esses numerais e nomes têm utilidade clínica limitada, mas são amplamente usados na literatura científica.

Córtex cerebelar

Cada folha do cerebelo é constituída por um manto de córtex circundando um raio delgado de substância branca contendo as fibras que seguem ou vêm das células corticais. O arranjo das células e fibras junto às folhas é estruturalmente o mesmo ao longo de todo o cerebelo, de modo que qualquer folha é representativa de todas as outras. Entretanto, como será discutido no Capítulo 19, nem todas as folhas recebem o mesmo tipo de informação aferente, nem enviam suas informações para as mesmas estruturas localizadas mais profundamente.

O córtex cerebelar é constituído por três camadas distintas (ver Fig. 6.13). A camada mais externa é a **camada molecular**. Essa camada é constituída por dendritos de neurônios cerebelares denominados *células de Purkinje*, acompanhados de certos tipos de interneurônios. O **estrato purkingense** é profundo, em relação à camada molecular, e consiste em uma única camada de células de Purkinje em disposição regular. Os extensos dendritos de cada célula de Purkinje sobem pela camada molecular e formam uma arborização achatada, semelhante a uma folha, orientada perpendicularmente ao eixo longo da folha. Os ramos dendríticos mais delgados das células de Purkinje são densamente cercados por espinhas, fornecendo assim uma enorme área de superfície para contatos sinápticos. Estima-se que cada célula de Purkinje contenha cerca de duzentas mil sinapses espinhosas. A camada cortical mais interna é a **camada granular**, assim chamada por causa das pequenas células granulares, densamente concentradas, que a compõem. A camada granular exibe uma densa concentração de neurônios pequenos, tendo sido estimado que contenha 10-50% de todos os neurônios do SNC humano. Assim como a camada molecular, a camada granular contém interneurônios característicos.

Estimulação cerebelar e fibras de saída

As fibras aferentes em relação às células do córtex cerebelar são de dois tipos, ambos excitatórios: **fibras**

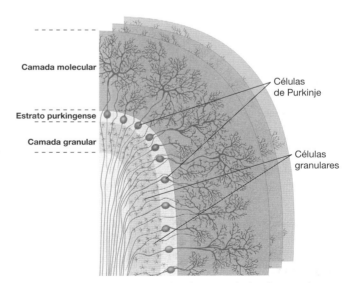

Figura 6.13 As três camadas do córtex cerebelar. A camada molecular mais externa contém dendritos de células de Purkinje, cujos corpos celulares residem no estrato purkingense. A camada granular mais interna apresenta uma densa concentração de pequenas células granulares.

trepadeiras, que se originam do núcleo olivar inferior contralateral e terminam diretamente nas células de Purkinje; e **fibras musgosas**, que se originam a partir dos corpos celulares da medula espinal e tronco encefálico (p. ex., núcleos pontinos) e influenciam indiretamente as células de Purkinje, pela retransmissão de células granulares (ver Fig. 6.14). Ambos os tipos de fibras aferentes terminam em células dos núcleos cerebelares profundos, gerando um estímulo excitatório (ver Cap. 18).

Os axônios das células de Purkinje representam a *única resposta* que sai do *córtex cerebelar*. A maioria desses axônios termina nos neurônios dos núcleos cerebelares profundos, formando o *sistema de projeção corticonuclear* (conforme discutido adiante). Entretanto, um pequeno contingente de axônios das células de Purkinje deixam o cerebelo e terminam nos neurônios dos núcleos vestibulares. As células de Purkinje enviam estímulos inibitórios para seus neurônios-alvo, de modo que o resultado da atividade das células de Purkinje é a inibição do estímulo proveniente das células dos núcleos cerebelares profundos e núcleos vestibulares.

> **Questão**
>
> O que são fibras trepadeiras e fibras musgosas? Compare e diferencie as origens e terminações de cada uma.

Núcleos cerebelares

Quatro núcleos pareados distintos estão na substância branca de cada metade do cerebelo (ver Fig. 6.15). O **núcleo do fastígio (NF)** é mais medial, enquanto o **núcleo denteado (ND)** é mais lateral. Entre esses dois núcleos, existem duas massas celulares menores, um **núcleo globoso** mais medial e um **núcleo emboliforme** mais lateral. O ND é, sem dúvida, o maior e sua porção ventrolateral sofreu uma grande expansão nos seres humanos. Embora, na verdade, existam quatro núcleos nos cerebelos dos primatas não humanos, dois desses núcleos – os núcleos globoso e emboliforme – são comumente referidos como **núcleo interposto**, que será o termo usado aqui. As fibras eferentes do cerebelo originam-se dos neurônios dos núcleos cerebelares, com uma notável exceção mencionada anteriormente – o contingente de axônios de células de Purkinje que se projetam diretamente a partir do córtex cerebelar para os núcleos vestibulares do tronco encefálico.

Existe uma representação somatotópica de corpo junto a cada um dos núcleos cerebelares. Em cada representação, a dimensão caudorrostral do corpo é mapeada na dimensão sagital do núcleo: as pernas são representadas anteriormente e a cabeça, posteriormente, com os membros distais mediais e membros proximais laterais. Cada um dos núcleos cerebelares profundos exerce uma função diferente. Isso resulta do fato de cada núcleo receber seu estímulo das células de Purkinje localizadas em diferentes regiões do córtex cerebelar e projetar sua resposta a alvos exclusivos localizados no SNC. Isto é elaborado de forma mais detalhada no Capítulo 19.

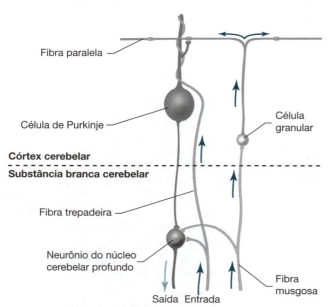

Figura 6.14 Fibras cerebelares de entrada (fibras trepadeiras e musgosas) e de saída (célula de Purkinje). As fibras trepadeiras circundam e fazem sinapse junto às células de Purkinje; fibras musgosas fazem sinapse junto às células granulares. A célula de Purkinje é a única via eferente a partir do córtex cerebelar, aqui representada em relação a um núcleo cerebelar profundo.

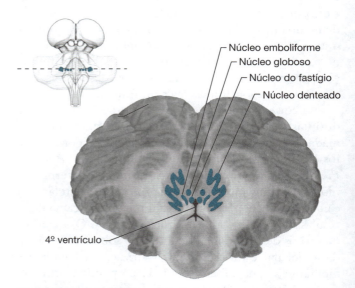

Figura 6.15 Existem quatro núcleos cerebelares pareados localizados em cada hemisfério cerebelar. O núcleo do fastígio é mais medial e o núcleo denteado é mais lateral. Entre esses dois núcleos, existem outros dois núcleos extras, um núcleo globoso mais medial e um núcleo emboliforme mais lateral.

Pedúnculos cerebelares

Três pedúnculos cerebelares contêm as fibras aferentes e eferentes que unem o cerebelo ao restante do sistema nervoso (ver Fig. 6.16). Muitos tipos diferentes de receptores enviam informação para o cerebelo. Ao contrário, por meio de seu sistema de fibras eferentes, o cerebelo influencia níveis do sistema nervoso que se estendem do córtex cerebral até a medula espinal. As fibras aferentes excedem numericamente as fibras eferentes, em uma proporção aproximada de 40:1. Em adição, a diversidade funcional e o número de estímulos cerebelares indicam o quanto a coordenação motora é dependente de múltiplos fatores.

> **Questão**
>
> Os pedúnculos cerebelares foram previamente identificados no Capítulo 2, e também de forma mais aprofundada neste capítulo. Quais são as vias associadas a cada pedúnculo?

O pedúnculo cerebelar inferior (corpo restiforme) conecta a medula espinal e o bulbo ao cerebelo. A maioria de suas fibras é aferente e, entre essas, a maioria tem origem no núcleo olivar inferior do bulbo contralateral. O pedúnculo cerebelar médio (*brachium pontis*) é o mais volumoso dos pedúnculos cerebelares. Esse pedúnculo conecta a ponte ao cerebelo e contém cerca de vinte milhões de fibras, todas aferentes ao cerebelo. A maioria dessas aferências deriva dos núcleos pontinos, que são coleções de células distribuídas ao longo de toda a porção basilar da ponte. O pedúnculo cerebelar superior (*brachium conjunctivum*) é a principal via eferente vinda do cerebelo e distribui suas fibras para os núcleos do tronco encefálico e do tálamo. Essas últimas estruturas, então, transmitem as influências cerebelares a outras partes do SNC.

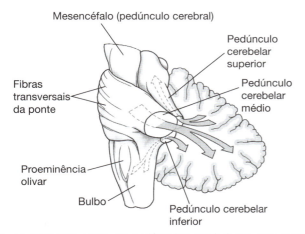

Figura 6.16 Três pares de pedúnculos cerebelares conectam o cerebelo ao tronco encefálico.

Subdivisões do cerebelo em relação à função

As funções do cerebelo, assim como aquelas de tantas outras estruturas encefálicas, foram originalmente definidas quanto aos déficits comportamentais resultantes de seu dano em consequência de patologias de ocorrência natural. Os sinais e sintomas mais evidentes ocorreram durante o movimento, tendo sido considerado que o cerebelo atua em três aspectos do controle motor: regulação do equilíbrio; controle da postura e tônus muscular; e coordenação do movimento voluntário. Como o cerebelo representa uma das estruturas do SNC mais estudadas, não deve causar surpresa que numerosas tentativas tenham sido empreendidas com o intuito de conhecer as funções motoras cerebelares em termos da organização anatômica cerebelar. Essas tentativas resultam em quatro esquemas principais para subdivisão do cerebelo em diferentes regiões mediadoras de aspectos exclusivos do comportamento motor. Infelizmente, cada classificação gerou uma terminologia própria e todas continuam sendo mais ou menos comumente usadas. Dessa forma, é necessário conhecer a terminologia de cada classificação e conseguir contrastar as diferentes terminologias. Nenhuma dessas classificações é particularmente bem-sucedido em correlacionar estrutura e função à aplicabilidade clínica.

A primeira classificação desenvolvida a partir dos esforços iniciais para compreender a função cerebelar em termos da anatomia macroscópica do cerebelo – especificamente, a subdivisão do cerebelo nos três lobos mencionados anteriormente. O lobo floconodular foi considerado relacionado ao equilíbrio; o lobo anterior parece estar relacionado com a postura; e o lobo posterior tem relação com o movimento voluntário. A evidência que sustenta essa organização funcional cerebelar é, na verdade, fraca. É imediatamente evidente, por exemplo, que a postura é fundamental a todo movimento, desde a manutenção do equilíbrio até o movimento voluntário que somente pode ser executado a partir de uma base postural devidamente ajustada. É incoerente designar a postura a uma subdivisão cerebelar e o movimento voluntário a outra. Além disso, os estudos sobre lesões em modelos de experimentação animal não sustentam esse tipo de classificação.

Um segundo conceito de organização cerebelar, baseado na ordem filogenética de aparecimento de várias subdivisões, desenvolveu-se fora do trabalho anatômico comparativo. A parte filogeneticamente mais antiga do cerebelo presente em todos os vertebrados, o lobo floculonodular, é denominada **arquicerebelo**. O **paleocerebelo**, que é o próximo em ordem de formação, é representado pela parte do verme do lobo anterior e várias regiões pequenas do lobo posterior (ver Fig. 6.17). O

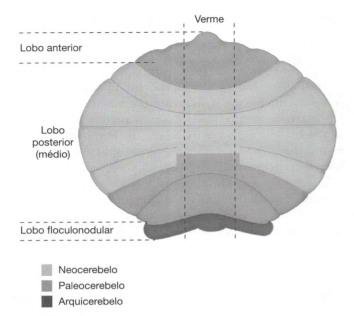

Figura 6.17 O cerebelo pode ser subdividido em três lobos, previamente mencionados: lobo floculonodular, lobo anterior e lobo posterior. O cerebelo também pode ser subdividido com base na ordem filogenética de aparecimento: arquicerebelo, paleocerebelo e neocerebelo.

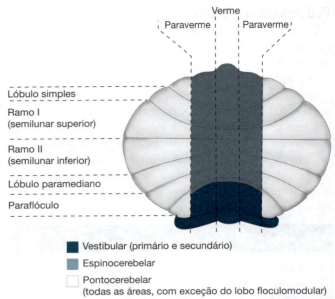

Figura 6.18 Existem três categorias principais de projeções aferentes: vestibulocerebelar, espinocerebelar e pontocerebelar.

paleocerebelo engloba a maior subdivisão nos seres vivos inferiores, mas apenas uma pequena porção do cerebelo humano. As partes filogeneticamente mais jovens do cerebelo são designadas como **neocerebelo**. Esse é representado de modo primário pelas regiões laterais aproximadamente correspondentes aos hemisférios. Essas áreas aumentam de tamanho de modo proporcional ao desenvolvimento de órgãos motores apicais capazes de realizar movimentos habilidosos e, no homem, obscurecem totalmente outras partes cerebelares. Enquanto as maiores expansões ocorrem nas partes laterais do lobo posterior, as partes laterais do lobo anterior também aumentam de tamanho e, desse modo, assim como o paleocerebelo, o neocerebelo atravessa os limites lobulares.

Uma terceira abordagem subdivide o cerebelo em termos de distribuição das fibras aferentes junto ao córtex cerebelar (ver Fig. 6.18). Para tanto, foram definidas três categorias principais de projeção aferente: vias originadas do nervo vestibulococlear e núcleos vestibulares (vestibulocerebelares), vias originadas da medula espinal (espinocerebelares), e vias primariamente originadas do córtex cerebral, que atingem o cerebelo após realizarem sinapse com a ponte (pontocerebelares). Essa abordagem conduziu ao delineamento do **vestibulocerebelo**, **espinocerebelo** e **pontocerebelo**. Dada a existência de pelo menos alguma correspondência entre essa subdivisão e aquela derivada de dados filogenéticos, o vestibulocerebelo às vezes é considerado análogo ao arquicerebelo, pois esse último recebe as terminações aferentes dos sistemas vestibulares. Similarmente, o espinocerebelo se iguala ao paleocerebelo, assim como o pontocerebelo se iguala ao neocerebelo. Essa correspondência, todavia, é inexata. Ao mesmo tempo em que as fibras pontocerebelares se projetam primariamente para o neocerebelo, também apresentam conexões abundantes com o espinocerebelo. Do mesmo modo, as fibras aferentes espinocerebelares se conectam com o vestibulocerebelo e as fibras aferentes vestibulares invadem o espinocerebelo. De fato, o sistema vestibular influencia até mesmo o neocerebelo. Outros sistemas aferentes, como o sistema que se origina dentro do complexo olivar inferior, se projetam para todas as partes do córtex cerebelar.

Uma quarta abordagem da organização funcional cerebelar, que exclui o lobo floculonodular, consiste em subdividir o cerebelo em zonas longitudinais que atravessam os lobos anterior e posterior (ver Fig. 6.19). Essa abordagem é baseada no padrão de projeções a partir do córtex cerebelar para os núcleos cerebelares profundos – o padrão de **projeção corticonuclear**. A filogenia dos núcleos é paralela àquela do córtex cerebelar, de modo que o núcleo denteado é sem dúvida o maior de todos no homem. As projeções corticonucleares são constituídas pelos axônios das células de Purkinje que terminam nos neurônios dos núcleos profundos subjacentes. Por meio do mapeamento dos padrões de degeneração nos núcleos resultantes de lesões corticais discretas, é possível subdividir o cerebelo em três zonas, cada uma das quais consistindo em uma tira longitudinalmente orientada de córtex e em um núcleo profundo correspondente, para o qual o córtex sobrejacente

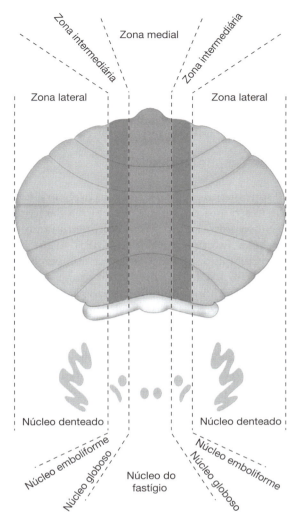

Figura 6.19 As zonas longitudinais e suas projeções corticonucleares para os núcleos cerebelares profundos relacionados.

envia suas fibras. A zona medial consiste no córtex do verme cerebelar e núcleos do fastígio; a zona intermediária é composta do córtex paraverme e os núcleos interpostos; a zona lateral consiste no córtex hemisférico e núcleo denteado. Junto a cada zona, as projeções exibem uma organização rostrocaudal, de modo que a parte anterior da zona se projeta para a parte rostral do núcleo correspondente, enquanto a parte posterior se projeta para a parte caudal.

Os experimentos iniciais de estimulação e ablação realizados com animais elaboraram o conceito de zona em termos de suas correlações funcionais. As três zonas bilateralmente simétricas refletem um gradiente médio-lateral do controle dos movimentos posturais grosseiros no sentido da regulação do movimento habilidoso dos membros espacialmente organizado. Cada zona medial regula o tônus, postura, locomoção e equilíbrio de todo o corpo. Cada zona intermediária governa movimentos habilidosos, espacialmente organizados dos membros ipsilaterais, bem como a postura e o tônus associado a esses movimentos. De modo similar, cada zona lateral controla movimentos habilidosos, espacialmente organizados dos membros ipsilaterais, todavia sem o envolvimento aparente de sua postura e tônus.

Estudos em curso, empregando técnicas mais sofisticadas, têm demonstrado que o conceito de zona é menos rígido do que originalmente se admitia. Assim, uma dada zona cortical se projeta para mais de um núcleo, enquanto a zona lateral exerce funções importantes na regulação da postura e tônus, além de atuar no controle dos movimentos habilidosos. Mesmo assim, o conceito de zona alcança um êxito maior ao correlacionar a anatomia à função, se comparado a qualquer outro esquema de subdivisão cerebelar. Esse conceito enfatiza uma classificação geral de organização intracerebelar que baseia-se nas projeções eferentes extracerebelares vindas das três zonas (ver Cap. 19).

Núcleos olivares inferiores

O núcleo olivar inferior, localizado no bulbo, é um dos núcleos do SNC mais bem conhecidos em termos de conexões anatômicas e fisiológicas celular. Mesmo assim, os comportamentos modulados por esse amplo complexo nuclear ainda são elusivos para os pesquisadores.

Neuropatologia: etanol e intoxicação

Os comportamentos locomotores associados à intoxicação por etanol implicam de forma implícita o cerebelo como sítio de ação dessa substância. O teste de sobriedade realizado à beira da estrada tem a finalidade de detectar a marcha vacilante, cambaleante e descoordenada do indivíduo alcoolizado. Esse padrão de marcha combinado à fala indistinta e descoordenada e ao nistagmo (desvios conjugados rítmicos dos olhos) são similares aos déficits motores que resultam do dano cerebelar (ver Cap. 19). A função cerebelar alterada parece ser causada, em grande parte, por uma atividade aumentada do complexo olivar inferior. (Ver no Cap. 17 mais detalhes sobre o nistagmo.) Em animais de experimentação, o etanol aumenta a estimulação das fibras trepadeiras para as células de Purkinje, alterando seu padrão basal de disparos. Isto mudaria substancialmente a resposta cortical cerebelar. A ação do etanol parece ser mediada pela ativação dos receptores de $GABA_A$ junto ao cerebelo. O GABA (ácido γ-aminobutírico) é usado como neurotransmissor pelas células de Purkinje e muitos interneurônios cerebelares.

O complexo olivar inferior é uma faixa convoluta de células encontrada no interior do bulbo, que se parece com um saco dobrado com a abertura (ou *hilo*) voltada para a direção medial. As fibras que saem do núcleo passam pelo hilo, atravessam o lemnisco medial, para então cruzar e passar em volta do complexo olivar inferior oposto. Após atravessarem a formação reticular e o complexo do trigêmeo espinal, os axônios olivares entram no pedúnculo cerebelar inferior contralateral e compõem a maioria de seus axônios.

Em contraste com outros sistemas aferentes cerebelares que terminam como fibras musgosas em determinadas partes do cerebelo, os aferentes olivares terminam como fibras trepadeiras em *todas* as áreas do córtex cerebelar. Como cada região funcionalmente especializada (equilíbrio, postura, movimento voluntário, visão, audição, etc.) do cerebelo está sujeita à regulação olivar, isso implica que o sistema olivar inferior modula todos os comportamentos que envolvem a participação do cerebelo.

O complexo olivar inferior recebe aferentes de uma ampla variedade de áreas encefálicas. Entre essas, estão as seguintes: córtex cerebral, medula espinal, núcleos do trigêmeo, núcleo rubro, formação reticular, colículo superior e o próprio cerebelo.

Algumas funções foram propostas para o sistema olivar inferior. Foi demonstrado que as lesões no núcleo produzem déficits motores similares àqueles que se seguem às ablações cerebelares, incluindo ataxia, tremor e desorganização do movimento voluntário. Por meio de suas interações com o lobo floculonodular, a oliva inferior parece regular os movimentos oculares requeridos para a compensação de erros de imagens visuais na retina. Também foi proposto que o núcleo olivar inferior está envolvido no aprendizado motor (ver Cap. 19).

Suprimento sanguíneo

O suprimento sanguíneo para o cerebelo é fornecido por três ramos do sistema vertebrobasilar (ver Fig. 6.20). No sentido caudorrostral, o primeiro ramo (**artéria cerebelar inferior posterior [ACIP]**) se origina da artéria vertebral; o segundo ramo (**artéria cerebelar inferior anterior [ACIA]**) se origina do primeiro ramo da artéria basilar; enfim, o ramo mais rostral (**artéria cerebelar superior [ACS]**) se origina do topo da artéria basilar pouco antes desta última se ramificar nas artérias cerebrais posteriores. Essas três artérias cerebelares, por meio dos ramos penetrantes, participam da vascularização do tronco encefálico ao envolvê-lo desde as suas origens, na superfície troncoencefálica ventral, até o cerebelo dorsalmente posicionado.

A ACIP origina dois ramos que nutrem o verme inferior e as superfícies inferior e posterior dos hemisfé-

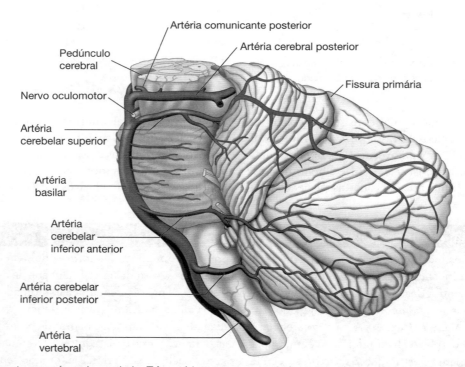

Figura 6.20 Suprimento sanguíneo do cerebelo. Três artérias nutrem o cerebelo: uma artéria cerebelar inferior posterior, um ramo da artéria vertebral; uma artéria cerebelar inferior anterior, um ramo da porção inferior da artéria basilar; e uma artéria cerebelar superior, um ramo da parte rostral da artéria basilar. (Bowman, J.P., e Giddings, D.F. *Strokes: An Illustrated Guide to Brain Structure, Blood Supply, and Clinical Signs*. Prentice Hall, New Jersey, 2003.)

rios cerebelares. A ACIA supre uma faixa do córtex hemisférico e do córtex do verme posterior e inferior, anteriormente às regiões supridas pela ACIP. A ACS divide-se nos ramos medial e lateral que nutrem a metade superior dos hemisférios do verme e cerebelares. Essas artérias hemisféricas originam numerosos ramos que penetram profundamente no cerebelo. Esses vasos nutrem os pedúnculos cerebelares superior e da linha média, bem como os núcleos cerebelares profundos.

CONEXÕES CLÍNICAS

Disfunção cerebelar

Nos Capítulos 19 e 20, as contribuições do cerebelo para o movimento voluntário são discutidas em detalhes, assim como as manifestações dos distúrbios do cerebelo. Por enquanto, é importante reconhecer que a disfunção cerebelar pode ter diversas causas, como uma intoxicação alcoólica aguda e/ou crônica, distúrbios do desenvolvimento, acidentes vasculares encefálicos envolvendo o tronco encefálico que se estendem para dentro do cerebelo (bem como acidentes vasculares encefálicos que ocorrem especificamente no cerebelo), e traumatismo (p. ex., ferimentos à bala na região posterior da cabeça, que afetem especificamente o cerebelo; ou uma lesão encefálica traumática com envolvimento de estruturas cerebelares).

Os sintomas característicos de disfunção cerebelar tipicamente incluem a hipotonicidade (tônus anormalmente baixo), falta de coordenação (p. ex., evidenciada por problemas como "apontar para trás" ao tentar apontar para um alvo), tremores mediante movimento voluntário (referidos como "tremores intencionais") e ataxia. É possível que haja manifestação de sintomas adicionais relacionados às conexões cerebelares/vestibulares, que resultam em dificuldades de execução de movimentos oculares (p. ex., nistagmo) e falta de controle oculomotor. Por fim, a disfunção cerebelar também pode resultar em alterações cognitivas, que serão discutidas no Capítulo 21.

RESUMO

Neste capítulo, são discutidos aspectos anatômicos adicionais do diencéfalo e cerebelo, além daqueles apresentados no Capítulo 2, bem como os aspectos funcionais gerais de ambas as estruturas. O diencéfalo é formado por quatro componentes principais: epitálamo, tálamo, hipotálamo e subtálamo. O epitálamo é a menor subdivisão e localiza-se dorsalmente em relação ao tálamo. Seu componente mais conspícuo é a glândula pineal ímpar, que aparentemente atua no desenvolvimento sexual e exerce algum papel na regulação do ciclo de sono-vigília. A organização topográfica do maior componente do diencéfalo, o tálamo, foi descrita. Além disso, uma divisão funcional dos núcleos do tálamo foi desenvolvida em núcleos de retransmissão, associação e intralaminares. As funções específicas desses núcleos serão elaboradas em capítulos posteriores. Apesar do tamanho pequeno, o hipotálamo exerce papel essencial na regulação das funções dos sistemas nervoso autônomo e endócrino. Essas funções são exploradas de forma mais detalhada nos Capítulos 12 e 22. O núcleo subtalâmico é a estrutura mais proeminente do subtálamo e exerce papel decisivo na regulação do movimento – um tópico discutido no Capítulo 19.

O cerebelo, assim como os hemisférios cerebrais, consiste em um manto cortical externo que circunda um núcleo central de substância branca, junto ao qual os núcleos profundos estão localizados. O córtex cerebelar de três camadas está organizado em numerosas pregas transversais, as folhas. Todas as folhas possuem estrutura idêntica. O estímulo para o cerebelo é transmitido via fibras trepadeiras e musgosas, enquanto a resposta se origina predominantemente a partir dos quatro núcleos cerebelares profundos. A anatomia macroscópica do cerebelo está organizada nas dimensões anterior-posterior e médio-lateral. A primeira classificação divide o cerebelo em lobos anterior, posterior e floculonodular, enquanto a outra divisão organiza o cerebelo nas zonas de linha média, intermediária e lateral. Essas subdivisões anatômicas possuem contrapartes funcionais em que o cerebelo controla o equilíbrio, postura e movimento voluntário.

ATIVIDADES PARA ESTUDO

1. A sra. Jeffries, de 53 anos de idade, tem um histórico médico que inclui enxaqueca e hipertensão. Ela relatou uma dor do lado direito, que surgiu há um ano. Essa dor piorou progressivamente ao longo dos últimos meses. Ela descreveu sua dor como sendo contínua, ardente e aguda. A paciente classificou essa dor como sendo de grau 9 em uma escala de 0, para ausência de dor, a 10, para a pior dor imaginável. Um exame neurológico revelou a existência de áreas irregulares de hiperestesia tátil e perda da sensibilidade térmica ao longo do braço, perna e tronco do lado direito do corpo. Seus reflexos e os resultados da avaliação motora são completamente normais. Ela apresentou uma marcha e transferências levemente atáxicas.

    a. O dano a qual estrutura neuroanatômica pode ter causado a perda de sensibilidade térmica e a hiperestesia apresentadas por essa paciente?

    b. Que tipo de lesão pode ser essa?

    c. Em qual lado do encéfalo a lesão que produz esses sintomas do lado direito está localizada?

2. Jacquelyn tem 6 anos de idade e se tornou letárgica, com dificuldade para acordar. Seus pais a levaram ao serviço de emergência. Eles relataram que, no decorrer dos últimos dias, ela estava irritada, com apetite diminuído e apresentou vômito de manifestação repentina. Ao exame neurológico, a menina andou com um padrão vacilante de base de apoio aumentada e era incapaz de carregar objetos enquanto caminhava. Ela apresentou dificuldade de enfoque visual e nistagmo com olhar fixo. Os exames de neuroimagem mostraram uma hemorragia na fossa posterior, causada por um astrocitoma localizado no hemisfério cerebelar direito.

a. O que é um astrocitoma?

b. Investigue a incidência e o prognóstico dos astrocitomas em crianças.

c. Para Jacquelyn, quais sintomas são atribuíveis ao dano do vestibulocerebelo? E quais são atribuíveis ao dano do espinocerebelo? Quais sintomas são atribuíveis ao dano ao cerebrocerebelo?

BIBLIOGRAFIA

Diencéfalo

Allen, L. S. et al. Two sexually dimorphic cell groups in the human brain. J. Neurosci 9:497, 1989.

Bergland, R. M., and Page R. B. Pituitary-brain vascular relations: a new paradigm. Sci 204:18, 1979.

Braak, H., and Braak, E. The hypothalamus of the human adult: Chiasmatic region. Anat Embryol 175:315, 1987.

Carrera, E., and Bogousslavsky, J. The thalamus and behavior: Effects of anatomically distinct strokes. Neurol 66:1817–1823, 2006.

Cotton, P. L., and Smith, A. T. Contralateral visual hemifield representations in the human pulvinar nucleus. J Neurophysiol 98:1600–1609, 2007.

Hofman, M. A. Zhou, J.-N., and Swaab, D. F. Suprachiasmatic nucleus of the human brain: Immunocytochemical and morphometric analysis. Anat Rec 244:552, 1996.

Koutcherov, Y. et al. Organization of the human paraventricular hypothalamic nucleus. J Comp Neurol 423:299, 2000.

Nolte, J. The Human Brain, 5th ed. Mosby, St. Louis, 2002.

Paradiso, G., Cunic, D., Saint-Cyr, J. A., et al. Involvement of human thalamus in the preparation of self-paced movement. Brain 127:2717–2731, 2004.

Pinault, D. The thalamic reticular nucleus: Structure, function, and concept. Brain Res Rev 46:1–31, 2004.

Ropper, A. H., and Brown, R. H. Ch. 27. The hypothalamus and neuroendocrine disorders. In: Adams and Victor's Principles of Neurology, 8th ed. McGraw-Hill, New York, 2005.

Swaab, D. F. et al. Functional neuroanatomy and neuropathology of the human hypothalamus. Anat Embryol 187:317, 1993.

van Esseveldt, L. E., Lehman, M. N., and Boer, G. J. The suprachiasmatic nucleus and the circadian time-keeping system revisited. Brain Res Rev 33:34, 2000.

Young, J. K. and Stanton, G. B. A three-dimensional reconstruction of the human hypothalamus. Brain Res Bull 35:323, 1994.

Cerebelo

Jansen, J., and Brodal, A. Aspects of Cerebellar Anatomy. Johan Grundt Tanum Vorlagm, Oslo, 1954.

Larsell, O. Morphogenesis and evolution of the cerebellum. Arch Neurol Psychiat 31:580–607, 1934.

Larsell, O., and Jansen. J. The Comparative Anatomy and Histology of the Cerebellum: The Human Cerebellum, Cerebellar Connections, and Cerebellar Cortex. The University of Minnesota Press, Minneapolis, 1972.

Nolte, J. The Human Brain: An Introduction to Its Functional Anatomy. Mosby Elsevier, Philadelphia, 2009.

Tatu, L., Moulin, T., Bogousslavsky, J., and Duvernoy, H. Arterial territories of human brain: Brainstem and cerebellum. Neurol 47:1125–1135, 1996.

Thach, W. T., Goodkin, H. P., and Keating, J. G. The cerebellum and the adaptive coordination of movement. Annu. Rev. Neurosci. 15:403–442, 1992.

7

Hemisférios cerebrais e suprimento vascular

Objetivos de aprendizagem

1. Identificar os principais lobos, giros e sulcos dos hemisférios cerebrais.
2. Discutir os tipos celulares do neocórtex cerebral.
3. Identificar as três regiões filogeneticamente distintas do neocórtex e as estruturas que as constituem.
4. Comparar e contrastar a organização cortical de acordo com a filogenia, camadas horizontais e estruturas colunares verticais.
5. Discutir a relevância das áreas de Brodmann e relacionar áreas selecionadas aos seus respectivos papéis funcionais.
6. Descrever a localização e a função da área motora primária e das cinco áreas sensoriais primárias.
7. Nomear os cinco componentes dos núcleos da base; comparar e contrastar as diferentes nomenclaturas para a caracterização dessas estruturas.
8. Identificar as principais origens e destinos do circuito de núcleos da base e nomear os principais feixes de fibras.
9. Descrever os diferentes tipos de movimento desordenado (tremor, discinesia, atetose, coreia e balismo) associados à disfunção dos núcleos da base.
10. Localizar as quatro porções da cápsula interna em cortes transversais e identificar o destino das fibras relacionadas a cada porção.
11. Explicar as principais contribuições ao suprimento sanguíneo do hemisfério cerebral.
12. Diferenciar entre os ramos arteriais penetrantes e corticais, e os territórios periféricos de vascularização.
13. Contrastar as principais consequências clínicas da obstrução de cada um dos seguintes vasos: ACM, ACA, CI e ACP.
14. Discutir as consequências clínicas da obstrução dos principais vasos sanguíneos no contexto das áreas de Brodmann.

Abreviaturas

AB área de Brodmann

ACA artéria cerebral anterior

ACM artéria cerebral média

ACP artéria cerebral posterior

CI carótida interna

DM núcleos dorsomediais (ou mediodorsais) do tálamo

GPi porção interna do globo pálido

SNr parte reticulada da substância negra

VA núcleo ventral anterior do tálamo

VL núcleo ventral lateral do tálamo

VPL núcleo ventral posterolateral do tálamo

VPM núcleo ventral posteromedial do tálamo

INTRODUÇÃO

Este capítulo complementa as informações básicas apresentadas nos capítulos anteriores, trazendo uma abordagem mais profunda dos hemisférios cerebrais. Envolvendo a superfície encefálica, o córtex cerebral consiste em um folheto de múltiplas camadas constituído por cerca de 25 bilhões de neurônios. Sua espessura varia de 1,5 a 4,5 mm e isto se deve ao fato de as diferentes regiões corticais serem constituídas por números distintos de neurônios, cujos tamanhos e formatos são variáveis. Essa lâmina altamente convoluta de substância cinzenta possui uma área total aproximada de 0,23 m², contudo apenas cerca de um terço a metade desse total ocupa os giros superficiais do cérebro, enquanto o restante permanece escondido nas profundezas dos sulcos e fissuras. Cada um dos quatro lobos de um hemisfério cerebral identificado no Capítulo 2 é caracterizado por um padrão razoavelmente consistente de giros e sulcos.

A primeira seção principal deste capítulo aborda o córtex cerebral. Essa seção começa apresentando as características mais importantes, incluindo os sulcos e giros. Em seguida, é considerada a histologia do córtex cerebral. A organização das células corticais pode ser conceitualizada ao longo de duas dimensões espaciais – primeiro, nas camadas horizontais e, em segundo, nas colunas verticais orientadas perpendicularmente à superfície do hemisfério. Em adição a essa organização dimensional, as células que constituem o córtex de áreas distintas de cada hemisfério variam em termos de tamanho, formato e densidade de condensação, conforme observado. Essa variação afeta a largura, aparência e até mesmo a presença das diferentes camadas horizontais que constituem o córtex. Essa variação foi exaustivamente estudada em 1909 por um anatomista chamado Korbinian Brodmann. Ele produziu um mapa detalhado do córtex cerebral, com cerca de cinquenta áreas distintas. A cada área de Brodmann (AB) distinta foi atribuído um número diferente. Muitas dessas áreas têm importância funcional e relevância clínica que serão aqui discutidas. A última seção sobre o córtex cerebral considera sua organização em termos de partes distintas de modalidade de informação de cada processo hemisférico. Essa organização funcional mostra que o córtex cerebral pode ser classificado em córtex de associação, córtex motor ou córtex sensorial. Como seria esperado, esse método de classificação do córtex está correlacionado ao mapa de Brodmann. Exemplificando, os diferentes tipos de córtex sensorial (somatossensorial, auditivo, visual e vestibular) consistem em diferentes ABs, que têm números de Brodmann diversos e atributos histológicos distintos.

A segunda e a terceira seções principais deste capítulo consideram as estruturas que residem no interior de cada hemisfério. Os núcleos da base são o tópico da segunda seção principal deste capítulo e são discutidos de forma mais detalhada do que no Capítulo 2, onde foram introduzidos pela primeira vez. Ainda no Capítulo 2, foi observado que a cápsula interna consiste, em grande parte, de axônios que entram e saem do córtex cerebral, além de ser um importante referencial anatômico para compreensão da organização do interior do hemisfério. Essa estrutura é explorada com mais detalhes na terceira seção principal deste capítulo, em que são destacadas algumas das fibras de projeção de importância clínica que seguem junto à cápsula interna.

A seção final deste capítulo apresenta o suprimento sanguíneo dos hemisférios cerebrais. Em razão da sua vasta extensão anatômica, o suprimento sanguíneo do córtex é o alvo mais frequente de doenças cerebrovasculares em todo o encéfalo. A localização cortical da função é detalhada no Capítulo 24.

Apresentação clínica

Você está trabalhando com três pacientes, e cada um sofreu um acidente vascular encefálico. Em cada paciente, esses acidentes vasculares encefálicos estão localizados em áreas diferentes do encéfalo, ainda que em todos o problema resultante afete o equilíbrio. Amit Mohammed sofreu um acidente vascular encefálico que afetou o córtex parietal. Sharon Warren sofreu um acidente vascular encefálico que afetou primariamente o lobo frontal medial. E Barbara Nishimura teve um pequeno acidente vascular encefálico na cápsula interna. Ao ler esta seção, considere os seguintes aspectos:

- Quais são os papéis funcionais básicos das regiões encefálicas envolvidas em cada paciente?
- Compare as prováveis perdas que cada paciente sofrerá em consequência do acidente vascular encefálico.

Mais adiante, neste mesmo capítulo, você aprenderá muito mais sobre as relações existentes entre os suprimentos sanguíneos, regiões supridas e consequências clínicas esperadas. Em capítulos posteriores, você aprenderá sobre as contribuições complexas para a disfunção do equilíbrio e isto lhe será útil para entender porque esses três pacientes apresentam um problema similar relacionado ao controle do equilíbrio.

CÓRTEX CEREBRAL

Giros e sulcos do córtex cerebral

Superfície hemisférica lateral

Os sulcos mais proeminentes da superfície do hemisfério lateral são os sulcos lateral e central. Ambos são apresentados no Capítulo 2, ao lado de outros referenciais usados para delinear os lobos de cada hemisfério.

No lobo frontal, quatro giros principais constituem sua superfície lateral. Um giro é orientado aproximadamente na vertical, enquanto os outros três estão orientados na horizontal (ver Fig. 7.1). A convolução orientada na vertical é o **giro pré-central**, localizado imediatamente anterior e paralelo ao sulco central. Trata-se de uma faixa de córtex contínua (que geralmente contém várias depressões), cujo limite anterior é formado pelo **sulco pré-central**. Este último pode ser interrompido nos segmentos superior e inferior.

As três convoluções de orientação horizontal são os **giros superior, médio** e **inferior**. Por diversos motivos, é um pouco difícil diferenciar esses giros uns dos outros. Primeiro, esses giros aparentemente não são superficialmente contínuos. Em segundo lugar, cada um deles parece ter mais de uma convolução. Em terceiro lugar, os sulcos que separam esses giros – **sulco frontal superior** e **sulco frontal inferior** – são tortuosos. O giro frontal inferior é subdividido em três regiões pelos **ramos anterior horizontal** e **anterior ascendente** do sulco lateral. A subdivisão mais anterior é a **parte orbital**, seguida pelas **partes triangular** e **opercular**.

Os limites do lobo parietal na convexidade lateral do hemisfério são imprecisos, com exceção da borda anterior, que é formada pelo sulco central. Os sulcos do lobo parietal variam de encéfalo para encéfalo, porém dois sulcos principais podem ser usualmente distinguidos: o **sulco pós-central** e o **sulco intraparietal**. Esses sulcos subdividem o lobo parietal em três partes.

O sulco pós-central segue em paralelo ao sulco central e forma o limite caudal do **giro pós-central** verticalmente orientado. Tanto os sulcos como os giros podem ser descontínuos. O sulco intraparietal, mais ou menos horizontalmente orientado, está em geral em continuidade com o sulco pós-central e se curva para trás na direção do lobo occipital. Esse sulco divide a porção do lobo parietal posterior ao giro pós-central, nos **lóbulos parietal superior** e **inferior**. O lóbulo parietal inferior consiste em dois giros, por vezes com formato de ferradura – os **giros supramarginal** e **angular**. O giro supramarginal envolve o ramo posterior ascendente do sulco lateral, enquanto o giro angular, caudal ao giro supramarginal, circunda a parte terminal ascendente do sulco temporal superior (discutido adiante).

> **Questão**
>
> Quais dos principais giros e sulcos podem ser vistos nas superfícies lateral, medial e inferior, respectivamente?

A convexidade do lobo temporal é composta por três convoluções principais, de orientação horizontal: os

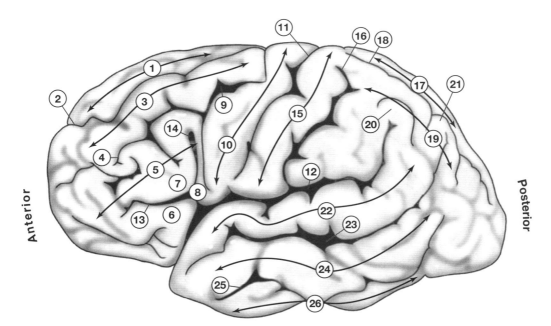

Figura 7.1 Giros e sulcos da superfície hemisférica lateral. As setas indicam a extensão rostrocaudal ou dorsoventral de um giro. (Observe que os números indicados na figura correspondem aos números dessa legenda e não às áreas de Brodmann.) (1) Giro frontal superior. (2) Sulco frontal superior. (3) Giro frontal médio. (4) Sulco frontal inferior. (5) Giro frontal inferior. (6) Parte orbital do giro frontal inferior. (7) Parte triangular do giro frontal inferior. (8) Parte opercular do giro frontal inferior. (9) Sulco pré-central. (10) Giro pré-central. (11) Sulco central. (12) Sulco lateral. (13) Ramo horizontal anterior do sulco lateral. (14) Ramo ascendente anterior do sulco lateral. (15) Giro pós-central. (16) Sulco pós-central. (17) Lóbulo parietal superior. (18) Sulco intraparietal. (19) Lóbulo parietal inferior. (20) Giro supramarginal. (21) Giro angular. (22) Giro temporal superior. (23) Sulco temporal superior. (24) Giro temporal médio. (25) Sulco temporal inferior. (26) Giro temporal inferior.

giros temporais superior, médio e **inferior**. O giro temporal superior é delimitado acima pelo sulco lateral e, abaixo, pelo **sulco temporal superior** (que segue para cima e para trás, no lobo parietal). O giro temporal superior possui uma superfície ampla, que está escondida nas profundezas do sulco lateral. Os limites dos giros temporal médio e inferior são precariamente definidos na maioria dos encéfalos e estão separados pelo **sulco temporal médio**. Uma parte significativa do giro temporal inferior repousa sobre a superfície inferior do lobo temporal.

A **ínsula** está enterrada nas profundezas do sulco lateral. Possui um formato triangular, com o ápice do triângulo direcionado para a frente e para baixo, e abrindo dentro da fossa de Sylvius (ver Fig. 2.20). A superfície insular consiste em alguns giros curtos localizados anteriormente e em um ou mais giros longos posteriores.

> **Questão**
>
> Qual é a localização da ínsula em relação às superfícies hemisféricas lateral e medial?

Superfície hemisférica medial

Os limites lobulares da superfície medial são essencialmente arbitrários (com exceção da parte do lobo occipital), uma vez que muitos giros seguem ininterruptos de um lobo para outro. O corpo caloso está separado do **giro do cíngulo** sobrejacente pelo **sulco caloso**, que acompanha a superfície superior do corpo caloso (ver Fig. 7.2). A borda mais superior externa do giro do cíngulo é formada pelo **sulco do cíngulo**, que segue em paralelo ao sulco caloso. O sulco do cíngulo possui um ramo constante, o **ramo marginal**, que se volta para cima e atinge a borda superior do hemisfério à curta distância, posteriormente ao sulco central. Ao nível do esplênio do corpo caloso, o giro do cíngulo se volta inferiormente, como o estreito *istmo* do giro do cíngulo, e segue anteriormente para dentro do lobo temporal, como **giro para-hipocampal**. Conforme já observado (ver Cap. 2), os giros do cíngulo e para-hipocampal, que parecem rodear o tálamo, são os principais componentes do sistema límbico. O sistema límbico é uma área funcionalmente definida, formada por partes dos lobos frontal, parietal e temporal. O sistema límbico está envolvido na mediação da emoção e da memória (ver Cap. 22).

O sulco do cíngulo divide a superfície hemisférica medial em duas camadas principais: uma camada interna, que consiste no giro do cíngulo, e uma camada externa, representada pelas extensões dos lobos frontal e parietal ao longo da superfície hemisférica medial. A porção da camada externa pertencente ao lobo frontal é formada primariamente pela extensão medial do giro frontal superior, cujo limite inferior é o sulco do cíngu-

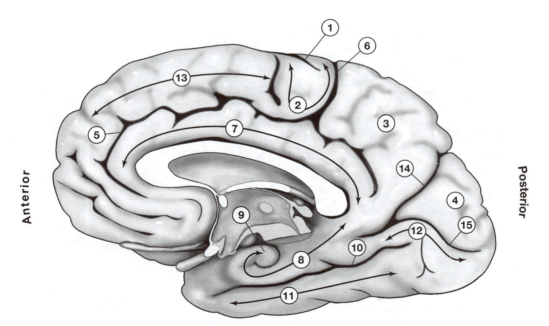

Figura 7.2 Giros e sulcos da superfície hemisférica medial. As setas indicam a extensão rostrocaudal ou dorsoventral de um giro. (Os números indicados na figura correspondem aos números dessa legenda e não às áreas de Brodmann.) (1) Sulco central. (2) Lóbulo paracentral. (3) Pré-cúneo do lobo parietal. (4) Cúneo do lobo occipital. (5) Sulco cingulado. (6) Ramo marginal do sulco cingulado. (7) Giro cingulado. (8) Giro para-hipocampal. (9) Unco. (10) Sulco colateral. (11) Giro occipitotemporal. (12) Giro lingual. (13) Giro frontal superior. (14) Sulco parietoccipital. (15) Sulco calcarino.

lo, mas também inclui a extensão medial do giro pré-central.

O limite entre os lobos frontal e parietal é formado por uma linha vertical imaginária, que se estende do sulco central ao sulco do cíngulo. O limite posterior do lobo parietal é o sulco parieto-occipital profundo, enquanto o limite inferior é o corpo caloso. A superfície medial do lobo parietal contém as extensões do giro pós-central e do lóbulo parietal superior.

As porções hemisféricas mediais dos giros pré e pós-central formam, juntas, o **lóbulo paracentral**, cujo limite posterior é o ramo marginal do sulco do cíngulo. A porção do lobo parietal situada entre o ramo marginal do sulco do cíngulo e o sulco parieto-occipital é o **pré-cúneo** (às vezes chamado de lóbulo quadrado).

O **sulco calcarino** profundo, confinado ao lobo occipital, estende-se anteriormente desde o polo occipital até o lobo temporal. No ponto de união ao sulco parieto-occipital distinto, o sulco calcarino se inclina inferiormente e, assim, origina o tronco de uma formação com formato de "Y". A área em forma de cunha limitada à frente pelo sulco parietoccipital e abaixo pelo sulco calcarino é o **cúneo**. O **giro lingual** do lobo occipital está localizado ventralmente em relação ao sulco calcarino.

Superfície hemisférica inferior

A superfície hemisférica inferior é composta por duas partes e o ponto que a divide nessas partes é a fossa de Sylvius. A parte anterior é a menor das duas e consiste na superfície orbital do lobo frontal. A parte posterior, mais ampla, é composta pelas superfícies inferiores dos lobos temporal e occipital, em que os giros seguem de modo ininterrupto entre os dois lobos. Entre os referenciais constantes, está o **sulco colateral**, que começa perto do polo occipital e se estende anteriormente, *grosso modo*, em paralelo ao sulco calcarino (ver Fig. 7.2). O sulco colateral segue para dentro do lobo temporal e separa o **giro occipito temporal**, na lateral, do giro para-hipocampal, de localização medial. Anteriormente, o giro para-hipocampal é contínuo com o **unco**, semelhante a um gancho.

Organização adicional do córtex

Camadas do córtex cerebral

Uma das principais características da organização cortical é o arranjo das células em camadas. O número de camadas varia drasticamente em diferentes partes de cada hemisfério, em consequência do desenvolvimento filogenético das principais partes do hemisfério.

O córtex cerebral pode ser visualizado como formado por três regiões que se desenvolvem seguindo uma sequência filogenética. A região mais interna, que consiste no hipocampo (ver Fig. 2.18), é a mais primitiva e tem apenas três camadas. O córtex, nessa região, é referido como **arquicórtex** (também chamado **alocórtex**). A região seguinte do córtex, que consiste no giro para-hipocampal, é considerada uma região de transição entre córtex do hipocampo e o córtex da região externa. O giro para-hipocampal é formado por três a cinco camadas horizontais. Esse córtex é referido como **mesocórtex** (ou **justacórtex**). A região mais externa é filogeneticamente a mais nova e é denominada **neocórtex** (ou **isocórtex**). O neocórtex ocupa cerca de 90% do volume do córtex cerebral nos seres humanos. Possui seis camadas horizontais e representa a vasta maioria da superfície cortical, consistindo nos lobos frontal, parietal, occipital e temporal (com exceção do giro para-hipocampal). Essas características são resumidas na Tabela 7.1.

Células e camadas do neocórtex. Uma variedade de tipos celulares foram identificados no neocórtex, porém dois são predominantes. Os mais distintos são os neurônios piramidais, frequentemente referidos como **células piramidais**. Essa denominação reflete o formato cônico de seus corpos celulares. Um longo dendrito apical se estende do topo da célula e ascende verticalmente em direção à superfície do córtex, enquanto uma série de dendritos basais se estendem da base do corpo celular e se dispersam horizontalmente (ver Fig. 7.3). As células piramidais possuem axônios longos que saem do córtex cerebral e atingem outras áreas corticais localizadas no mesmo hemisfério ou no hemisfério oposto, ou terminam em diversas estruturas subcorticais. Essas células variam amplamente quanto ao tamanho e constituem os principais neurônios de projeção eferente do neocórtex.

> ### Questão
> Compare e diferencie as formas e as funções das células piramidais e não piramidais?

Tabela 7.1 Tipos de córtex cerebral

Região	Principais estruturas	Idade filogenética
Arquicórtex (três camadas)	Hipocampo Giro denteado	Mais velho
Mesocórtex (três a cinco camadas)	Giro para-hipocampal	
Neocórtex (seis camadas)	Córtex motor primário Córtices sensoriais primários Córtex de associação	Mais novo

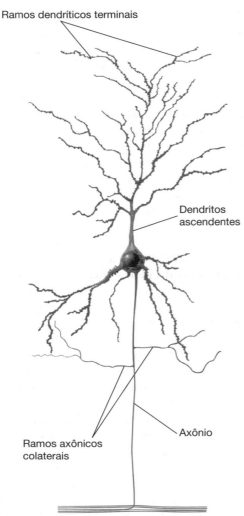

Figura 7.3 Neurônio piramidal do córtex cerebral. Note que os dendritos estão cobertos com espinhos sinápticos. O axônio origina numerosos ramos colaterais pouco depois de emergir do corpo celular. Em seguida, estende-se para dentro da substância branca do cérebro.

Os neurônios não piramidais localizados no córtex cerebral também variam quanto ao tamanho e formato. Os mais numerosos são os neurônios **estrelados** (ou **granulares**) (ver Fig. 7.4). Essas células pequenas e com forma de estrela possuem numerosos dendritos curtos que se estendem em todas as direções, além de um único axônio curto que se ramifica sobre os neurônios corticais adjacentes. Os neurônios granulares são os interneurônios primários do neocórtex.

Questão

O córtex de associação é uma parte filogeneticamente mais nova do córtex cerebral. Qual é a implicação disso, em termos de função?

Os neurônios do neocórtex formam as áreas sensorial primária, motora primária e de associação, entre outras. O córtex somatossensorial primário recebe informação aferente oriunda do lado oposto do corpo que é transmitida ao córtex via núcleos de retransmissão sensorial específicos do tálamo. O córtex motor primário origina os tratos corticospinais que controlam o movimento do lado oposto do corpo. Em contraste com esses córtices, os córtices de associação promovem a integração dos estímulos aferentes e eferentes oriundos de várias fontes, além de serem responsáveis pelo processamento da informação de nível superior. Essas áreas de associação estão envolvidas na análise e elaboração da informação sensorial, integração de diferentes modalidades sensoriais em uma percepção coerente, e planejamento da ação motora. As vias para as áreas somatossensoriais primária e motora primária são discutidas em detalhes nos Capítulos 9 a 11. As áreas sensoriais primárias para sentidos especiais (p. ex., visão, audição) são discutidas nos Capítulos 17 e 18.

Os neurônios do neocórtex estão arranjados em camadas horizontais orientadas em paralelo à superfície cortical. A disposição das células nessas camadas varia nas diferentes partes do neocórtex, embora na maioria das áreas seja possível distinguir seis camadas. A camada mais superficial é a camada rica em fibras e pobre em células, denominada **camada molecular** (I), enquanto a camada mais profunda é a **camada multiforme** (VI). No espaço situado entre essas camadas, estão as camadas granular e piramidal, que recebem essas denominações de acordo com a predominância de células granulares ou piramidais na camada considerada. As camadas de células granulares e piramidais se alternam. Cada uma dessas camadas está subdividida em uma camada externa e um camada interna. Dessa forma, a sequência de camadas alternadas é a seguinte: **camada granular externa** (II), seguida da **camada piramidal externa** (III) e, então, **camada granular interna** (IV) seguida de **camada piramidal interna** (V) (ver Fig. 7.4).

As seis camadas celulares não são igualmente evidentes em todas as áreas corticais. Dois extremos são identificados, chamados de córtex agranular e córtex granular. As áreas do neocórtex que originam numerosos axônios longos (córtex de saída) – como os neurônios do córtex motor, que originam axônios que descem ao longo do caminho até a medula espinal – possuem muitas células piramidais grandes (incluindo as maiores do neocórtex). Como resultado, as camadas II a V são dominadas pela presença de células piramidais, enquanto as células granulares são comparativamente escassas. Como resultado, torna-se difícil distinguir as camadas II a V umas das outras. O resultado final é uma organização em seis camadas que deixa de ser prontamente evidente. Esse córtex de saída, portanto, é denominado

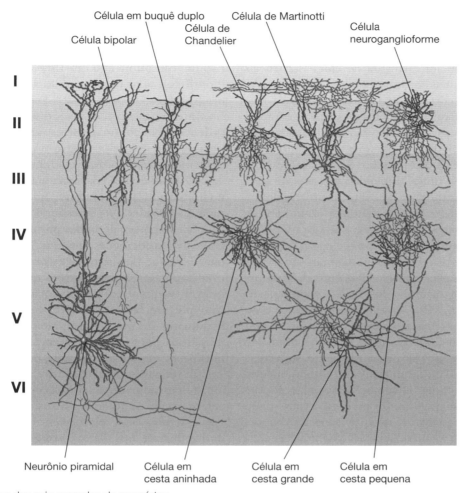

Figura 7.4 Neurônios das seis camadas do neocórtex.

agranular, por causa da redução do número de células granulares (ver Fig. 7.4). O córtex motor agranular é espesso, medindo até 4,5 mm.

No extremo oposto, estão as áreas corticais com projeções axônicas que são, na maioria, adjacentes às áreas do neocórtex. Como resultado, essas áreas não originam muitos axônios de saída longos. Essas conexões caracterizam os córtices sensoriais primários. Em consequência, o número de neurônios piramidais grandes é drasticamente reduzido, enquanto as células piramidais aumentam em número para receberem os estímulos sensoriais. Nos córtices sensoriais primários, as camadas II a V são dominadas pelas células granulares nas camadas II e IV, que aparentam ser praticamente uma única camada contínua. As áreas sensoriais primárias são, portanto, chamadas de córtex **granular**. O córtex granular é mais delgado do que o córtex agranular, podendo ter espessuras de até 1,5 mm. Entre esses dois extremos, de córtex motor agranular espesso e córtex sensorial granular delgado, existe um contínuo de tipos estruturais em que é possível distinguir seis camadas.

As diferentes camadas do neocórtex exibem padrões diferentes de conexões. Os estímulos destinados ao neocórtex originam-se a partir de outras áreas corticais situadas no mesmo hemisfério ou no hemisfério oposto, ou ainda de estruturas subcorticais. As estruturas subcorticais incluem o tálamo, núcleos da base, núcleos colinérgicos basais do prosencéfalo e núcleos aminérgicos do tronco encefálico. Cada uma dessas estruturas exibe um padrão laminar distinto de terminação junto ao neocórtex. Exemplificando, os aferentes oriundos dos núcleos de retransmissão sensorial específicos localizados no tálamo terminam nos neurônios granulares da camada granular interna (IV). Similarmente, os eferentes corticais possuem padrões distintos de origem laminar, dependendo do destino de seus axônios. A camada III, por exemplo, é a principal fonte de fibras corticocorticais (fibras comissurais); a camada V de fibras de projeções corticoestriadas (a partir do córtex até o núcleo caudado e putame dos núcleos da base), corticobulbares e corticospinais; e a camada VI, de fibras corticotalâmicas.

Colunas corticais

Além de sua organização laminar (horizontal), o neocórtex está organizado em uma dimensão vertical (perpendicular à superfície) chamada de **colunas corticais (funcionais)**. As colunas corticais estendem-se da superfície da pia-máter do córtex para a substância branca, e os neurônios que formam uma coluna possuem extensas conexões interneuronais. A descoberta dessa organização colunar foi recebida com bastante entusiasmo, diante da possibilidade de que se tratasse de uma representação do princípio estrutural-fisiológico por trás de toda atividade cortical. Entretanto, as colunas corticais definitivas com funções especificadas somente foram identificadas nos córtices sensoriais primários. Tanto no córtex somatossensorial primário (giro pós-central) como no córtex visual primário, as colunas funcionais são definidas pela entrada focada de projeções talamocorticais modo e lugar-específicas oriundas dos núcleos ventral posterolateral do tálamo (VPL) e ventral posteromedial do tálamo (VPM), e dos corpos geniculados laterais, respectivamente. Assim, quando um microeletrodo é avançado ao longo de uma trajetória perpendicular à superfície cortical, da camada II até a camada VI no córtex somatossensorial primário, todas as células registradas respondem ao mesmo tipo de estímulo periférico (p. ex., são ativadas por um único tipo de receptor sensorial [modo-específico], como o toque ou a posição de uma articulação; têm o mesmo campo receptor na superfície corporal [lugar-específico]; e respondem aproximadamente com a mesma latência. Do mesmo modo, o córtex visual primário está organizado em colunas, cada uma das quais específica para uma determinada orientação em particular de um estímulo luminoso e respondendo seletivamente à estimulação de um ou outro olho (ver Cap. 18). É difícil avaliar se essa organização colunar define a função em outras áreas do neocórtex. Isto se deve ao fato de uma coluna ser definida como sendo composta por neurônios modo e lugar-específicos e a vasta maioria dos neurônios neocorticais não receberem estímulos talamocorticais modalidade-específicos. Dessa forma, é impossível definir qual é o melhor estímulo periférico para um determinado neurônio em particular.

Questão

Explique o propósito de diferenciar as estruturas corticais de acordo com as camadas horizontais e colunas verticais. Quais são os aspectos em comum dessas duas organizações?

Mapa de Brodmann

O neocórtex é estruturalmente heterogêneo e pode ser subdividido em diferentes áreas, com base nas variações de tamanho, formato, arranjo e densidades de células em suas diferentes camadas. Entre os mapas citoarquitetônicos, o mais amplamente usado é o de Korbinian Brodmann, publicado em 1909, no qual o anatomista identificou mais de cinquenta áreas corticais diferentes (ver Fig. 7.5 e Tab. 7.2). É importante notar que Brodmann numerou as áreas distintas simplesmente na ordem em que foram sendo estudadas. Assim, não existe uma relação sistemática entre os números de Brodmann e sua localização no córtex cerebral (p. ex., as áreas 1, 2, 3, 5 e 7 estão no lobo parietal, mas as áreas 4, 6 e 8 estão no lobo frontal). Constatou-se que muitas das áreas definidas por Brodmann correspondem satisfatoriamente às funções do córtex definidas por outras determinações – como as considerações subjetivas e respostas objetivas de pacientes que possuem áreas corticais danificadas ou irritadas por lesões ou ablações cirúrgicas, ou ainda de indivíduos que tiveram sítios corticais estimulados eletricamente. De fato, muitos dos números propostos por Brodmann são usados comumente pelos clínicos e pesquisadores para fins de referência, conforme será discutido aqui e em outros capítulos.

Deve-se ter em mente vários alertas ao considerar o mapa de Brodmann do córtex cerebral. Em primeiro lugar, os encéfalos humanos são estruturalmente variáveis. Por esse motivo, as relações entre os números do mapa de Brodmann e os giros e sulcos específicos mostrados no mapa do córtex cerebral não se aplicam com precisão a todos os encéfalos. Em segundo lugar, os limites entre as diferentes áreas citoarquitetônicas não são tão distintos quanto implicado no mapa. Em terceiro lugar, como discutido em detalhes no Capítulo 26, o encéfalo é um órgão plástico, de modo que o treino e o uso podem modificar discretamente o tamanho físico de áreas específicas. O tamanho pode ser influenciado pelo grau de treino e uso funcional da área. Assim, o tamanho físico de uma determinada **área de Brodmann** pode ser variável entre os encéfalos de indivíduos diferentes, dependendo de suas experiências de vida.

Questão

Os mapas de Brodmann são muito importantes na comunicação das patologias corticais e suas consequências funcionais. Você, como clínico, é capaz de pensar em duas aplicações dessa informação que lhe sejam importantes?

Áreas funcionais

A divisão do neocórtex de cada hemisfério nas áreas motora, sensorial e de associação é baseada em grande parte nas diferenças de citologia e em estudos sobre microestimulação datados dos anos 1870. É preciso notar

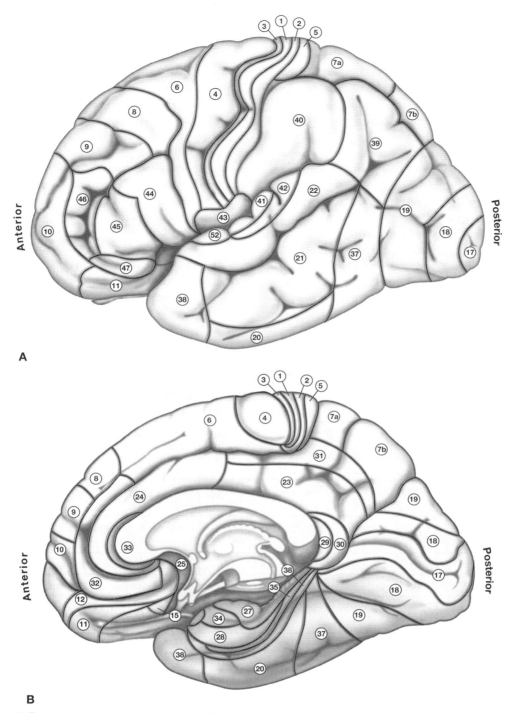

Figura 7.5 Áreas de Brodmann citoarquitetonicamente definidas do córtex cerebral. **A.** Vista lateral do hemisfério cerebral esquerdo. **B.** Vista medial do hemisfério cerebral direito. (Adaptado de Duvernoy, H.M. *The Human Brain: Surface, Blood Supply, and Three-Dimensional Anatomy*, 2nd ed. SpringerWein, New York, 1999.)

que a perspectiva da função cortical é uma supersimplificação. A distinção entre áreas primárias (ou áreas de projeção, na perspectiva tradicional) e áreas de associação (ou áreas de não projeção, na perspectiva tradicional) é equivalente em termos de projeções. As áreas de associação, assim como as áreas primárias, estão massiva e reciprocamente conectadas ao tálamo e a outras estruturas subcorticais, como os núcleos da base. O trato corticospinal surge a partir de neurônios não só no córtex motor primário, mas também de neurônios localizados em numerosas regiões corticais, incluindo o córtex somatossensorial primário e o córtex de associação. Nossa consideração acerca da função neocortical será separada em áreas primárias (tópico desse capítulo) e córtices de associação (tópico dos Caps. 21 e 22). As áreas corticais motora e sensorial primárias são resumidas na Figura 7.6.

A **área motora primária** está localizada no lobo frontal. Consiste no giro pré-central, situado na superfície hemisférica lateral, e na porção anterior do lóbulo paracentral, junto à superfície medial. A área motora primária corresponde à área de Brodmann número 4. Essa área está relacionada particularmente com o controle do movimento voluntário. A área motora primária contém uma representação abrangente do corpo, ou **mapa somatotópico**, que é conhecida como **homúnculo motor** (ver Fig. 7.7). O homúnculo segue a orientação médio-lateral do giro pré-central, com a representação da cabeça próxima ao sulco lateral e os pés pendendo para baixo sobre a superfície hemisférica medial. Essa representação ordenada das diferentes partes do corpo é bastante significativa clinicamente. O motivo é o fato

de essas áreas serem diferencialmente supridas por artérias encefálicas distintas e, portanto, poderem ser afetadas de maneira seletiva pela doença cerebrovascular (conforme discutido adiante). O homúnculo motor também é bastante distorcido, uma vez que o mapa cortical do corpo não está relacionado à geometria corporal real mas sim à densidade de inervação. Exemplificando, as partes do corpo que requerem controle motor preciso, como a língua e os dedos da mão, possuem representações corticais desproporcionalmente amplas que refletem os grandes números de neurônios piramidais destinados ao seu controle. Em contraste, a musculatura do tronco é primariamente postural por natureza, e com capacidade de realizar apenas movimentos grosseiros. Dessa forma, a musculatura do tronco possui uma baixa densidade de inervação e uma pequena representação junto ao giro pré-central.

As áreas sensoriais primárias situadas no neocórtex recebem seus estímulos dos núcleos de retransmissão

Tabela 7.2 Áreas de Brodmann selecionadas

Lobo	Número	Localização	Nomes
Frontal	4	Giro pré-central, lóbulo paracentral	Córtex motor primário; M1
	6	Giro pré-central, giros frontais médio e superior	Córtex pré-motor, área motora suplementar*
	6, 8	Giros frontais médio e superior	Campo ocular frontal*
	9-12	Giros frontais superior, médio e inferior, rostrais à área 6 para o polo frontal	Córtex pré-frontal, córtex pré-frontal dorsolateral*
	44, 45	Partes opercular e triangular do giro frontal inferior	Área de Broca; área da fala anterior (no hemisfério dominante)*
Pariental	3, 1, 2	Giro pós-central, lóbulo paracentral	Córtex somatossensorial primário; S1
	5, 7	Lóbulo parietal superior	Córtex de associação somatossensorial*
	39	Lóbulo parietal inferior	Giro angular; área da fala posterior (parcialmente no hemisfério dominante)*
	40	Lóbulo parietal inferior	Giro supramarginal; área da fala posterior (parcialmente no hemisfério dominante)*
Occipital	17	Bancos do sulco calcarino	Córtex visual primário; V1; córtex estriado
	18, 19	Circundando a 17	Córtex de associação visual; V2, V3, V4, V5; córtex extraestriado*
Temporal	41	Giros temporais transversais	Córtex auditivo primário; A1
	42	Giros temporais transversais	Córtex auditivo de associação; A2*
	22	Giro temporal superior	Córtex auditivo de associação; a parte posterior é a área de Wernicke; área da fala posterior (parcialmente no hemisfério dominante)*
Límbico	23, 24	Giro cingulado	Córtex límbico de associação*
	28	Giro para-hipocampal	Córtex límbico de associação*

*Esses termos serão definidos em capítulos posteriores e são incluídos na tabela para referência futura.

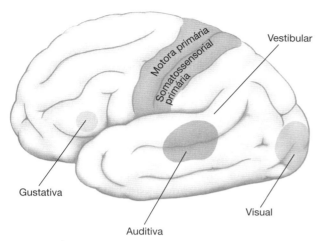

Figura 7.6 Áreas motora e sensorial primárias do hemisfério cerebral. Essas áreas possuem uma simetria bilateral geral, tanto estrutural quanto funcionalmente.

sensoriais específicos do tálamo. O giro pós-central situado na superfície hemisférica lateral e parte posterior do lóbulo paracentral na superfície medial constituem a **área somatossensorial primária**. Essa área corresponde às áreas de Brodmann de números 3, 1 e 2. Tomadas em conjunto, essas três tiras paralelas de neocórtex ocupam quase todo o giro pós-central e a parte posterior do lóbulo paracentral. Cada tira está relacionada à sua própria submodalidade de estimulação somatossensorial. A área somestésica primária recebe informação de mecanorreceptores superficiais e profundos da periferia corporal, necessária à avaliação da posição e do movimento, certas formas de discriminação tátil, bem como a capacidade de identificar um objeto por manipulação sem usar a visão. Assim como o córtex motor primário, o córtex somatossensorial primário contém um homúnculo orientado no sentido médio-lateral (mapa somatotópico). Nesse caso, porém, o homúnculo está relacionado com a densidade de inervação sensorial (ver Fig. 7.6). Os lábios, língua e pontas dos dedos possuem representações somatossensoriais corticais desproporcionalmente amplas, por causa de suas densas populações de receptores por unidade de área de tecido. Dessa forma, a discriminação sensorial é bem mais refinada nessas estruturas do que, por exemplo, no tronco ou abdômen. Os homúnculos motor e somatossensorial estão arranjados em correspondência direta entre si, ao longo do sulco central, e estão reciprocamente interconectados por meio de fibras de associação curtas.

> **Questão**
>
> Os homúnculos motor e somatossensorial são "distorcidos". Qual é a explicação anatômica e as implicações funcionais disso?

O córtex auditivo primário está localizado no lobo temporal. A superfície superior do giro temporal superior, que está situada junto ao sulco lateral, pode ser vista

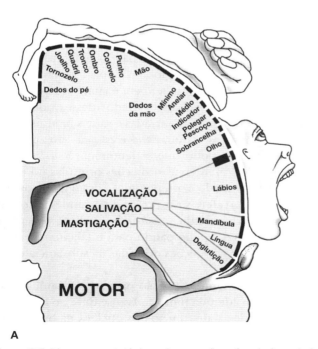
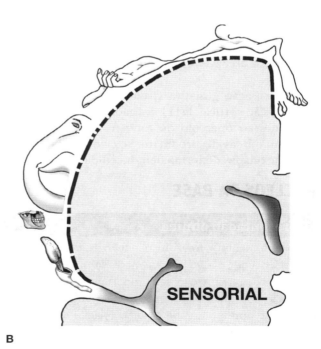

Figura 7.7 Mapas somatotópicos do corpo (homúnculos) revelados por estimulação elétrica da superfície do córtex cerebral em pacientes humanos conscientes submetidos à neurocirurgia. Em ambos os homúnculos, motor (**A**) e somatossensorial (**B**), o tamanho da representação cortical está relacionado à densidade da inervação daquela parte do corpo e não à sua geometria física.

quando o lobo temporal é puxado para baixo e o lobo frontal é puxado para cima para ampliar a separação da fissura lateral e, assim, expor a ínsula. A porção do giro temporal superior situada junto à fissura lateral pode, então, ser visualizada (ver Fig. 7.6). Uma dissecação desse tipo revela os **giros transversais (temporais) de Heschl**. Esses giros contêm o **córtex auditivo primário**, que corresponde às áreas de Brodmann de números 41 e 42. Assim como existe um arranjo ordenado da superfície corporal no córtex somatossensorial primário (organização somatotópica), há também um arranjo ordenado do espectro de frequências audíveis mapeado no córtex auditivo primário (organização **tonotópica**).

O **córtex visual primário** está localizado no lobo occipital. A área visual primária ocupa o córtex situado superior, inferior e profundamente junto ao sulco calcarino, bem como as paredes do sulco, na superfície hemisférica medial. Corresponde à área de Brodmann de número 17, que consiste em tiras longas de córtex posicionadas junto e de cada lado do sulco calcarino, estendendo-se por sobre o polo do lobo occipital. Assim como nos córtices somatossensorial primário e auditivo, existe um mapa ordenado da retina no córtex visual primário (um mapa **retinotópico**).

Várias áreas do neocórtex recebem estimulação vestibular, mas é incerto se é possível definir uma **área vestibular primária**. A estimulação elétrica do lobo parietal na região do sulco intraparietal de pacientes conscientes submetidos à neurocirurgia deflagra sensações vestibulares de estar sendo "movido" em relação ao ambiente visual. Ainda, os infartos focais envolvendo a ínsula posterior e o opérculo do lobo parietal resultam em uma inclinação da representação interna da gravidade do paciente. Essa área é referida como **córtex vestibular parietoinsular**.

A sensação gustativa (paladar) também possui representação cortical. Está localizada na ínsula anterior e adjacente ao opérculo do lobo frontal. A Tabela 7.2 apresenta áreas de Brodmann selecionadas que foram correlacionadas de forma bem-sucedida com a função.

NÚCLEOS DA BASE

Apresentação clínica

Robert O'Reilly sofreu um pequeno acidente vascular encefálico que afetou seus núcleos da base. Como profissional da reabilitação, será importante que você saiba quais são os sinais e sintomas que esse paciente provavelmente apresentará, bem como relacioná-los a áreas específicas dos núcleos da base. Ao ler este capítulo, ficará evidente que essa informação o ajudará a determinar as consequências funcionais dos diferentes tipos de acidentes vasculares encefálicos e orientará seu raciocí-

nio acerca da intervenção. Por enquanto, é importante conhecer a anatomia básica e as principais consequências funcionais do dano aos núcleos da base. Ao ler esta seção, considere os seguintes aspectos:

1. Onde os núcleos da base estão localizados?
2. Quais são os nomes dos núcleos associados?
3. Quais vasos sanguíneos suprem os núcleos da base?
4. Quais são alguns dos principais achados associados ao dano a essas estruturas?

O termo *núcleos da base* tem sido usado de diferentes modos, ao longo dos anos. Historicamente, os núcleos da base eram considerados uma estrutura constituída pelo núcleo caudado, putame e globo pálido, conforme mencionado no Capítulo 2. Entretanto, muitos autores consideram que o termo *núcleos da base* inclua núcleos não telencefálicos adicionais, especificamente o **núcleo subtalâmico**; parte do diencéfalo (localizado na junção do tálamo e mesencéfalo); e a **substância negra** do mesencéfalo (ver Fig. 7.8). Aqui, serão inclusas todas essas estruturas como componentes dos núcleos da base.

O núcleo caudado e o putame são os maiores núcleos dos núcleos da base e, juntos, são referidos como **estriado**. Ao longo da maior parte de sua extensão, o núcleo caudado está separado do putame por uma espessa **cápsula interna**. Em relação à cápsula interna, o caudado é medial e o putame, lateral (ver Figs. 2.22 e 2.23). Entretanto, anterior à cápsula interna, a cabeça do núcleo caudado se funde ao putame. A histologia e as conexões do caudado e do putame são similares e dão credibilidade à consideração desses dois núcleos como sendo um núcleo único – o estriado – que é penetrado e dividido pelas fibras da cápsula interna. Também lateral à cápsula interna, está o globo pálido. Estas três estruturas – caudado, putame e globo pálido – formam o **corpo estriado**. O globo pálido também é chamado de **pálido**.

Os prefixos e sufixos derivados desses nomes são usados para designar as entradas e saídas neurais oriundas desses núcleos. Assim, *estrio-* e *estriado-* são aplicados ao estriado, de modo que a denominação *estriopálido*, por exemplo, refere-se às projeções oriundas do estriado (núcleo caudado e/ou putame) para o globo pálido, e *corticoestriado* refere-se às projeções oriundas do córtex cerebral para o estriado. *Palidotalâmico* refere-se às projeções oriundas do globo pálido para o tálamo. *Nigrotalâmico* aplica-se às projeções oriundas da substância negra para o tálamo.

Historicamente, a função primária dos núcleos da base era considerada motora. Isso se deve ao fato de os conceitos iniciais de função dos núcleos da base terem sido derivados da neurologia clínica e, especificamente, da correlação de déficits comportamentais relatados ao longo da vida com achados patológicos de autópsia. No momento em que essas observações iniciais foram fei-

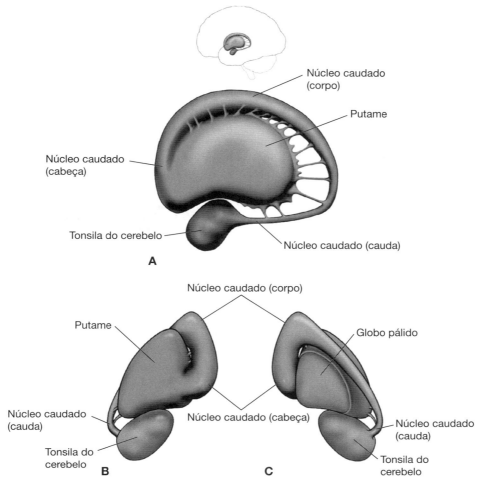

Figura 7.8 Componentes telencefálicos dos núcleos da base e terminologia aplicada. **A.** Vista lateral. **B.** Vista anterolateral. **C.** Vista posteromedial.

tas, os exames clínicos careciam da sofisticação que há hoje e os conceitos de função encefálica eram rudimentares. Como resultado, apenas os sintomas mais evidentes eram catalogados e descritos, e esses eram de natureza motora. Com o passar dos anos, a ideia de que os núcleos da base funcionavam principalmente na regulação da atividade motora somática se tornou firmemente arraigada na clínica, bem como na literatura experimental.

Embora os núcleos da base atendam a funções motoras importantes, essa ideia é válida apenas para certos componentes. O advento e desenvolvimento da neuropsicologia, aliados à capacidade de estudar a fisiologia encefálica em assuntos relacionados ao comportamento empregando tecnologias de imagem contemporâneas (p. ex., imagem de ressonância magnética funcional), resultaram em uma drástica revisão dos conceitos de função dos núcleos da base. Essa revisão teve como foco o núcleo caudado, que agora é considerado o componente não motor predominante dos núcleos da base. Nos últimos anos, uma gama inteira de funções cognitivas foram atribuídas ao núcleo caudado. As funções cognitivas dos núcleos da base são discutidas no Capítulo 21.

Entre os principais conceitos importantes para a compreensão da função dos núcleos da base, está a ideia de *processamento paralelo*. Cada uma das diversas funções dos núcleos da base é mediada por um circuito mais ou menos dedicado dentro do conjunto dos núcleos da base, e que é funcional e estruturalmente segregado dos circuitos mediadores de outros comportamentos. De modo geral, então, os núcleos da base estão organizados em um arranjo de circuitos paralelos operando simultaneamente, de modo que múltiplos comportamentos podem ser regulados de uma única vez. Outro conceito essencial é o de que os núcleos da base possuem conexões maciças e específicas com o córtex cerebral, aferentes e eferentes (via tálamo), de tal modo que as funções dos núcleos da base não podem ser consideradas de modo independente das funções das áreas corticais às quais estão conectadas. As conexões existentes entre uma parte específica dos núcleos da base e uma parte específica do córtex encefálico formam, na verdade, um sistema funcional. Dessa forma, a especialização funcional em diferentes partes do núcleo caudado, por exemplo, reflete a especialização funcional da região cortical à qual essas partes do caudado estão conectadas. Esses conceitos são detalhados no Capítulo 19.

Anatomia macroscópica

As informações sobre os núcleos da base trazidas por essa seção somam-se àquelas fornecidas pelo Capítulo 2. O putame e o globo pálido (juntos, às vezes referidos como **núcleo lentiforme**, por apresentarem um formato semelhante ao de lentes em cortes transversais) são vistos como uma estrutura em forma de cunha, nos cortes horizontais, com o ápice (pálido) dirigido medialmente para dentro da cápsula interna (ver Fig. 2.22). Uma camada de substância branca, vertical e algo curva, divide o núcleo lentiforme em **putame**, mais lateralmente localizado, e **globo pálido**, de localização mais medial. Posicionado profundamente no interior da ínsula, o putame é o maior dos núcleos da base, com um volume aproximado de 15 cm³ que é igual ao estimado para o tálamo. Confinando a superfície lateral da cápsula interna (em grande parte o seu ramo posterior), o globo pálido em si é composto por dois segmentos – uma **porção interna** e uma **porção externa**, separados entre si por uma delgada lâmina de axônios mielínicos. Em amostras frescas, o globo pálido aparece mais claro do que o putame adjacente, por ser atravessado por numerosas fibras mielínicas.

> ### Questão
>
> Diferentes termos são usados com relação à nomenclatura dos núcleos da base. Dois termos comumente empregados são *núcleo lentiforme* e *corpo estriado*. Compare e diferencie os núcleos que constituem os núcleos lentiformes (ver Cap. 2) *versus* os núcleos que constituem o corpo estriado.

O **núcleo caudado** deriva embriologicamente das mesmas células que dão origem ao putame, e ambos exibem uma aparência similar em cortes de amostras frescas ou em amostras macroscópicas fixadas, bem como em cortes submetidos a colorações histológicas para mielina. No adulto, o caudado atinge um volume aproximado de 12 cm³ que, somado ao volume de 15 cm³ do putame, faz do estriado a maior massa subcortical isolada do encéfalo. O núcleo caudado, com sua forma alongada e em "C", relaciona-se ao longo de toda a sua extensão com as paredes do ventrículo lateral. A *cabeça do caudado* é a porção rostral ampliada que forma a parede saliente do corno anterior do ventrículo lateral (ver Fig.

7.9). Afunilando rápida e posteriormente em tamanho, a cabeça estende-se quase até o nível do forame interventricular. O *corpo do caudado* está posicionado dorsolateralmente ao tálamo e forma a parede lateral do corpo do ventrículo lateral. Ainda repousando junto ao ventrículo, a fina *cauda do caudado* arqueia em torno da superfície posterior do tálamo e então se estende anteriormente para dentro do lobo temporal, junto ao corno inferior do ventrículo lateral. Sendo assim, em qualquer lugar onde um ventrículo lateral é visto, o estriado estará visível nas proximidades.

> ### Questão
>
> É importante identificar estruturas corticais e subcorticais em diferentes cortes transversais dos hemisférios cerebrais. Como clínico, você pode usar essa informação ao identificar estruturas em varreduras de TC e RM. Você é capaz de identificar todas as partes dos núcleos da base em corte transversal e correlacionar esses componentes à cápsula interna e ao tálamo? Você consegue explicar por que essas estruturas surgem como segmentos desconexos em cortes transversais? Lembre-se dos "Cs centrais" descritos no Capítulo 2. Que parte dos núcleos da base tem esse formato em "C"? Por fim, você pode explicar por que a aparência dessas estruturas muda, dependendo da orientação do corte transversal?

Em continuidade à cabeça do núcleo caudado, e presente ao nível do ramo anterior da cápsula interna, existe uma estrutura chamada de **núcleo** *accumbens*. O núcleo *accumbens* mais as partes ventrais adjacentes do núcleo caudado e do putame formam o **estriado ventral**, que é uma subdivisão funcional do estriado. Um segundo núcleo importante, a **tonsila do cerebelo**, é contínuo com a ponta da cauda do núcleo caudado. Note que a tonsila do cerebelo é um componente do sistema límbico, sendo anatômica e funcionalmente distinta dos núcleos da base, ainda que a cauda do caudado continue com o aspecto caudal da tonsila.

Apesar de sua localização no mesencéfalo, a substância negra é considerada um componente dos núcleos da base do ponto de vista funcional. A **substância negra** é o maior núcleo do mesencéfalo, estendendo-se rostrocaudalmente como uma faixa de células localizada entre o pedúnculo cerebral (ventralmente) e o tegmento mesencefálico (dorsalmente). Nos primatas, a substância negra exibe uma aparência escura no tecido fresco, que se deve ao acúmulo denso do pigmento neuromelanina no corpo celular dos neurônios dopaminérgicos (dos quais deriva o nome do núcleo – *substância negra*). A substância negra é subdividida em duas regiões distin-

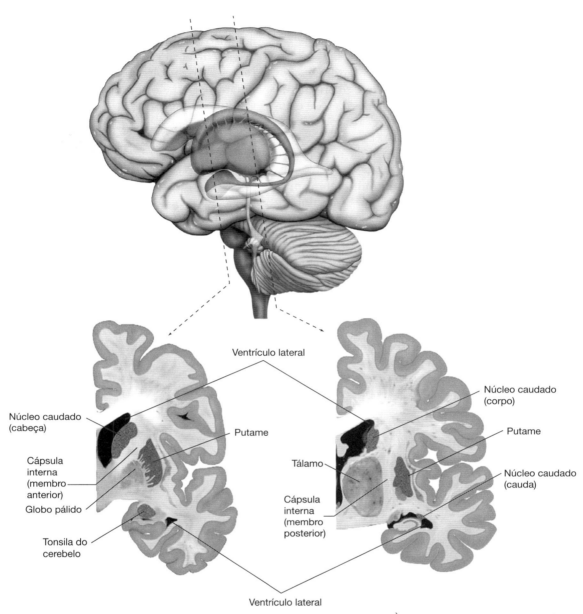

Figura 7.9 Vista lateral do hemisfério direito ilustrando os componentes dos núcleos da base. À esquerda, em um corte coronal passando pelos lobos frontal e temporal, é possível ver a cabeça do núcleo caudado. À direita, em um corte mais posterior, é possível ver o corpo e a cauda do caudado.

tas: a **parte compacta**, que é uma região rica em células, e a **parte reticulada**, que é uma região com células esparsas e uma neurópila bem organizada. Esta parte reticulada abrange a massa do núcleo e repousa ventralmente à parte compacta. Os neurônios da parte compacta contêm pigmento neuromelanina e liberam o neurotransmissor dopamina nos neurônios estriatais. Ambos os componentes da substância negra, particularmente a parte reticulada, transmitem influências ganglionares basais a outras partes do SNC. A substância negra, com o globo pálido, é um componente importante do sistema eferente de gânglios basais. De fato, a parte reticulada da substância negra representa uma parte do segmento interno do globo pálido que foi artificialmente deslocada pelas fibras da cápsula interna.

O **núcleo subtalâmico** (*corpus* de Luys) foi apresentado no Capítulo 6. Apesar da localização na junção do tálamo e mesencéfalo, é considerado membro dos núcleos da base. O núcleo é definitivamente um componente integral do circuito dos núcleos da base. O núcleo subtalâmico está envolvido na mediação dos sinais clínicos de várias doenças importantes (doença de Parkinson e doença de Huntington) que serão discutidas no Capítulo 19. O núcleo possui um rico suprimento sanguíneo. Quando esse suprimento é comprometido, o resultado pode ser um hemibalismo (distúrbio motor) (ver Cap. 6).

Anatomia geral dos circuitos nos núcleos da base

A organização geral de um circuito ao longo dos núcleos da base consiste em uma alça que se origina no córtex cerebral, projeta-se para os núcleos da base e então segue via tálamo de volta para a área do córtex cerebral onde se originou (ver Fig. 7.10). Esse circuito proporciona a modulação essencial da saída neural, que será discutida no Capítulo 19.

O córtex cerebral fornece a entrada neural mais maciça ao estriado. A partir do estriado, essa informação é processada e transmitida aos núcleos de saída dos núcleos da base via porção interna do globo pálido (GPi) e parte reticulada da substância negra (SNr). Outras projeções (intrínsecas) dos núcleos da base serão discutidas no Capítulo 19. Foram descritas de três a cinco alças separadas paralelas, ao longo dos núcleos da base. Cada alça de núcleos da base começa em uma região distinta do córtex cerebral, projeta-se para uma região distinta do estriado e, então, segue para uma região distinta do GPi/SNr, para finalmente, via núcleos talâmicos distintos, se projetar de volta ao seu local de origem no córtex cerebral. De uma forma geral, as diferentes alças envolvem seletivamente o núcleo caudado, putame e estriado ventral. Essas alças são discutidas nos Capítulos 19 e 21.

Questão

Os núcleos da base possuem funções motoras e cognitivas que você aprenderá no Capítulo 19. Na preparação para compreender essa complexa circuitaria, é importante começar a reconhecer uma parte dela. Quais estruturas se conectam a quais núcleos da base, e quais são os nomes de alguns dos feixes de fibras?

As fibras que abrangem a resposta oriunda dos núcleos da base são comuns a cada alça. Aquelas originárias da porção interna do globo pálido se auto-organizam em feixes de fibras macroscopicamente visíveis (ver

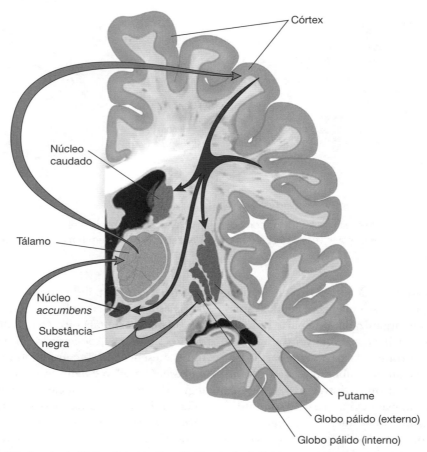

Figura 7.10 Principais conexões dos núcleos da base. O estímulo principal origina-se no córtex cerebral e se projeta para o núcleo caudado, putame e estriado ventral (núcleo *accumbens*). A saída neural deriva da porção interna do globo pálido e da parte reticulada da substância negra, cujos eferentes terminam no tálamo. Este, por sua vez, projeta-se de volta para o córtex cerebral.

Fig. 7.11). Essas fibras transmitem informação primariamente do tálamo, especificamente para os núcleos ventral anterior do tálamo (VA) e ventral lateral do tálamo (VL) para controle do movimento (ver Cap. 19), e para os núcleos dorsomediais do tálamo (DM) para as funções cognitivas (ver Cap. 21).

A **alça lenticular** é um feixe amplo situado na superfície ventral do globo pálido. As fibras são progressivamente adicionadas à alça ao se moverem anteriormente pelo globo pálido. Inicialmente em posição lateral à cápsula interna, ao atingir o limite anterior desta, a alça dá voltas em torno da parte posterior da cápsula interna e assume uma posição medial em relação a esta. As fibras das alças então se projetam posteriormente na direção de seus núcleos talâmicos-alvo.

Algumas fibras oriundas de células da porção interna do globo pálido penetram diretamente através da cápsula interna. Essas fibras formam o **fascículo lenticular**. Inicialmente, esse fascículo está em posição dorsal em relação à alça e, mais adiante, passa a ocupar uma posição dorsal em relação ao núcleo subtalâmico.

Os axônios do fascículo lenticular e alça lenticular se unem para formar um feixe de fibras comum, o **fascículo talâmico**, situado dorsalmente à zona incerta. Em adição às fibras oriundas do globo pálido, o fascículo talâmico contém projeções para o tálamo que são oriundas do cerebelo.

CONEXÕES CLÍNICAS

Movimentos involuntários atribuídos à disfunção dos núcleos da base

Alguns processos e entidades patológicas que afetam os núcleos da base produzem déficits motores significativos e frequentemente debilitantes. A maioria das doenças que comumente afetam os núcleos da base são discutidas no Capítulo 19. Por hora, é útil reconhecer alguns dos sintomas motores típicos que se manifestam com o desenvolvimento de distúrbios envolvendo os núcleos da base.

Os pacientes com lesões do corpo estriado e núcleos relacionados apresentam tipicamente alterações do **tônus muscular** que podem se manifestar como hipertonia, hipotonia ou combinações variáveis dessas duas condições. Em adição, esses indivíduos podem apresentar diversos movimentos involuntários anômalos, incluindo discinesias, atetose, coreia e balismo. Tomadas em conjunto, essas anormalidades são referidas como distúrbios do movimento.

Clinicamente, são distinguidos quatro tipos de discinesia, ainda que possam representar nada mais do que pontos diferentes de um espectro de movimento discinético. As discinesias podem ocorrer em combinações

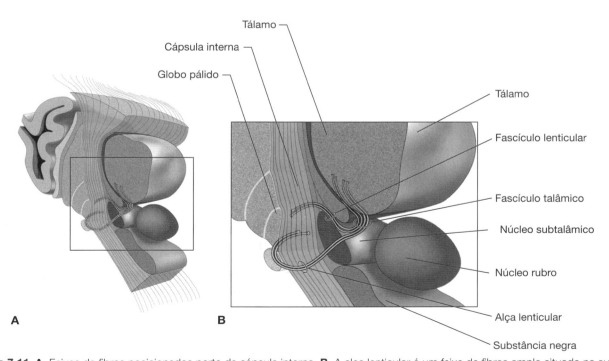

Figura 7.11 A. Feixes de fibras posicionados perto da cápsula interna. **B.** A alça lenticular é um feixe de fibras amplo situado na superfície ventral do globo pálido. Algumas fibras oriundas das células da porção interna do globo pálido penetram a cápsula interna formando o fascículo lenticular. A alça e os feixes lenticulares se unem para formar um feixe comum – o fascículo talâmico.

variáveis e algumas são difíceis de serem diferenciadas umas das outras.

Tremor. A palavra derivada do latim significa *oscilação*. Pode ser definido como um movimento mais ou menos regular, rítmico e alternado de uma parte do corpo em torno de um ponto fixo, com amplitude e frequência variáveis. O tremor associado à doença dos núcleos da base é observado mais claramente na doença de Parkinson (ver Cap. 19).

Atetose. A palavra derivada do grego significa *modificável* ou *não fixo*. A condição é caracterizada por movimentos lentos, sinuosos e de contorção, que tendem a se misturar uns com os outros e conferir uma aparência de espasmo móvel e contínuo. Em geral, esses movimentos despropositados são mais pronunciados nos dedos da mão e nas mãos, rosto, língua e garganta, mas pode haver envolvimento de todos os músculos. A atetose comumente é associada a graus variáveis de paresia, espasticidade e coreia. Entre as causas de atetose, estão a anóxia, lesões perinatais e *kernicterus* (uma condição neurológica de bebês, associada à icterícia).

Coreia. A palavra de origem grega significa *dança*. A condição é caracterizada por movimentos involuntários bruscos, graciosos e às vezes complexos, que afetam primariamente a porção distal dos membros e a face. Os movimentos são bem coordenados e podem ser semelhantes a fragmentos de movimentos voluntários propositais, mas que nunca se combinam em uma ação coordenada. O paciente ocasionalmente pode incorporá-los a um movimento voluntário, talvez para torná-los menos conspícuos. Os movimentos atetoides são mais lentos do aqueles associados à coreia. Entretanto, em alguns casos, é impossível distinguir esses dois tipos de movimento – daí o termo **coreoatetose**.

Balismo. A palavra de origem grega significa *salto*. Trata-se da mais violenta das discinesias e situa-se no extremo oposto em relação ao tremor em termos de severidade. Consiste em movimentos forçados e de arremesso, envolvendo predominantemente a musculatura proximal e os músculos do ombro e cíngulo do membro inferior. Em alguns indivíduos, pode ser difícil distinguir entre balismo e coreoatetose.

CÁPSULA INTERNA

A nossa discussão anterior sobre o estriado e o globo pálido mencionou a relação dessas estruturas com as fibras de projeção da cápsula interna. De fato, a cápsula interna é uma estrutura central para a compreensão da organização topográfica da parte interna do cérebro (ver Fig. 7.12). Além dos núcleos da base, o interior do cérebro inclui o diencéfalo. A configuração da cápsula interna em forma de "V" no plano horizontal, com seu ápice direcionado medialmente para o terceiro ventrí-

culo, foi apresentada a princípio no Capítulo 2, com seus três ramos: *anterior, posterior* e *genu* (joelho ou ápice; que une as outras duas partes).

Um corte oblíquo através do nível superior da cápsula interna revela que seu ramo anterior separa a cabeça do núcleo caudado (de localização medial) do putame (localizado na lateral), enquanto seu ramo posterior separa o tálamo (de localização medial) do putame (de localização lateral) (ver Fig. 7.13). O globo pálido repousa lateralmente à capsula interna, na fatia situada entre os ramos anterior e posterior. Dessa forma, a cápsula interna separa o globo pálido da cabeça do núcleo caudado e também do diencéfalo. Um corte mais inferior mostraria que o ramo anterior da cápsula interna desaparece, restando apenas o ramo posterior. Isso ocorre porque o ramo anterior da cápsula interna é constituído principalmente por fibras talamocorticais (e corticotalâmicas) e o tálamo está ausente nos níveis caudais da cápsula interna. Em contraste, o ramo posterior da cápsula interna contém não só as projeções talamocorticais (e corticotalâmicas) como também as fibras de projeção que descem do córtex e seguem na direção do tronco encefálico e medula espinal. De fato, as fibras do ramo posterior da cápsula interna se tornam a *crus cerebri* do mesencéfalo (uma parte das quais se transformam nas fibras longitudinais da ponte que, por sua vez, se transformam nas fibras da pirâmide da bulbo que, então, se tornam as fibras dos tratos corticospinais).

Questão

Qual parte da célula forma a cápsula interna? Para você, o que isso significa, em termos de função dessa estrutura?

Alguns conjuntos de fibras importantes clinicamente seguem por dentro da cápsula interna. Entre essas, estão as fibras talamocorticais que atuam na sensação e as fibras corticospinais atuantes no movimento. Determinados conjuntos de fibras apresentam distribuições específicas nos ramos anterior e posterior da cápsula interna e serão discutidos em capítulos posteriores.

SUPRIMENTO SANGUÍNEO DO HEMISFÉRIO CEREBRAL

Apresentação clínica

Recorde o início deste capítulo, em que você conheceu três pacientes que haviam sofrido um acidente vascular encefálico. Esses acidentes vasculares encefálicos ocorreram em diferentes áreas do encéfalo, ainda que em cada um desses pacientes o problema resultante estivesse associado ao equilíbrio. Amit Mohammed sofreu um

Capítulo 7 Hemisférios cerebrais e suprimento vascular 187

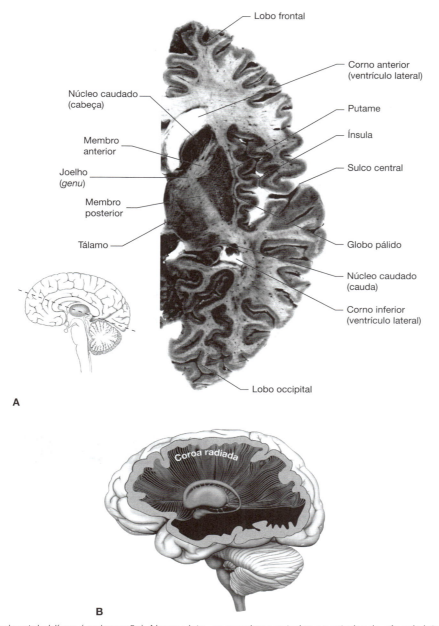

Figura 7.12 A. Corte horizontal oblíquo (ver inserção). Nessa vista, os membros anterior e posterior da cápsula interna aparecem em uma configuração em forma de "V". **B.** Vista lateral expondo a cápsula interna e as projeções corticais.

acidente vascular encefálico que afetou o córtex parietal. Sharon Warren sofreu um acidente vascular encefálico que afetou primariamente seu lobo frontal medial. Barbara Nishimura teve um acidente vascular encefálico na cápsula interna. Ao ler esta seção do capítulo, para cada paciente:

- Lembre os papéis funcionais básicos da região cerebral afetada.
- Considere o modo como o conhecimento sobre o suprimento vascular do córtex lhe permite interpretar a relação existente entre o vaso envolvido e a conse-

quência funcional de um acidente vascular encefálico que afete esse vaso.
- Por fim, considere a possibilidade de o dano estar contido em uma pequena área ou ser extenso.

Conforme observado no Capítulo 2, cada lado do círculo arterial do cérebro origina três ramos principais que vascularizam cada hemisfério: a artéria carótida interna se divide em uma artéria cerebral média (ACM) maior e em uma artéria cerebral anterior (ACA) menor, enquanto a artéria basilar se bifurca nas duas artérias cerebrais posteriores (ACPs).

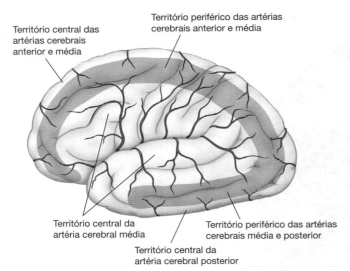

Figura 7.13 Territórios central e periférico (sombreado) do suprimento fornecido pelas artérias cerebrais principais, representado no córtex do hemisfério cerebral esquerdo. (Adaptado de Bowman, J.P. and Giddingsm D.F. *Strokes: An Illustrated Guide to Brain Structure, Blood Supply, and Clinical Signs*. Prentice Hall, New Jersey, 2003.)

Dois tipos de ramos arteriais surgem do círculo arterial do cérebro e das três artérias cerebrais principais. O primeiro tipo é chamado **ramo penetrante**, e há muitos destes. Os ramos penetrantes (também chamados **centrais** ou **ganglionares**) surgem de todas as partes do círculo arterial do cérebro e também das partes proximais das três artérias cerebrais. Existem numerosos ramos penetrantes, que são exemplificados pelas **artérias lenticulostriadas (estriadas laterais)** e **artérias talamogeniculadas** (ver Fig. 6.4). Esses ramos mergulham perpendicularmente no interior da substância encefálica e suprem as estruturas localizadas nas profundezas da região interna do encéfalo, como os núcleos da base, a cápsula interna e o tálamo. O segundo tipo de ramo arterial é chamado **ramo cortical**. Mais uma vez, esses também são ramos numerosos (p. ex., **artéria rolândica** e **artéria calcarina**). Os ramos corticais são maiores do que os ramos penetrantes. Os ramos corticais dividem-se repetidas vezes e, por fim, originam ramos terminais de comprimentos variáveis que entram no encéfalo. Os ramos terminais mais curtos suprem o córtex cerebral. Os ramos mais longos suprem a substância branca subcortical imediatamente adjacente. O território de qualquer artéria, seja penetrante ou cortical, pode apresentar envolvimento consequente a uma doença vascular encefálica.

Cada uma das principais artérias corticais é responsável pela nutrição de uma região específica do córtex cerebral. A região do córtex cerebral suprida por cada artéria é dividida em um território central e um território periférico (ver Fig. 7.13). O *território central* é a região do córtex para a qual a artéria em particular é a única fonte de suprimento. Nenhuma outra artéria contribui para a nutrição dos neurônios situados no território central de uma artéria cortical principal. Como resultado, o território central invariavelmente sofre um infarto extenso quando o vaso é gravemente obstruído. Em contraste, o *território periférico* de qualquer uma das artérias cerebrais principais também recebe suprimento sanguíneo de outra artéria principal. Ou seja, o território periférico de uma artéria é a região do córtex que também está no território periférico de uma ou mais artérias cerebrais principais. Quando um vaso é gravemente obstruído, o território periférico em geral não sofre um infarto tão grave, pois também recebe suprimento sanguíneo de outro vaso não obstruído. Como o infarto que ocorre no território periférico é menos extenso e envolve a morte de um número menor de células, os déficits neurológicos resultantes seriam correspondentemente mais brandos. Isto é discutido em detalhes no Capítulo 24.

A explicação para a distinção dos territórios central e periférico ser tão importante está no fato de os territórios central e periférico de algumas artérias suprirem áreas corticais que recebem informação ou controlam movimentos de partes distintas do corpo. Ao perceber a distribuição e a gravidade dos déficits neurológicos em diferentes partes do corpo, um clínico muitas vezes pode determinar o vaso específico que está obstruído.

> **Questão**
>
> Pensando à frente, por que a obstrução de um vaso em um ponto próximo a sua origem causaria déficits significativamente maiores do que a obstrução de um vaso nas proximidades do término de seu território? Note que os déficits associados à obstrução desses vasos serão discutidos de forma mais detalhada no Capítulo 24.

Outro aspecto clinicamente importante do suprimento sanguíneo encefálico é a ocorrência de comunicações naturais, chamadas de **anastomoses**, entre os vasos sanguíneos cerebrais (ver Fig. 7.14A). Essas anastomoses unem os ramos das três artérias cerebrais principais, de uma extremidade a outra. Estão presentes nos sulcos de cada hemisfério e não são visíveis na superfície do encéfalo adulto. São referidas como anastomoses meníngeas e ocorrem nas zonas marginais dos territórios de cada artéria (ver Fig. 7.14B). Existem muitas variações individuais em termos de número e tamanho desses canais anastomóticos. Em alguns indivíduos, quando uma das artérias cerebrais principais é obstruída, essas anastomoses interarteriais podem ser suficientemente robustas para levar um volume de sangue suficiente para dentro do território comprometido e, assim, diminuir o grau de infarto isquêmico. Entretanto, os canais anastomóticos de uma extremidade a outra raramente são am-

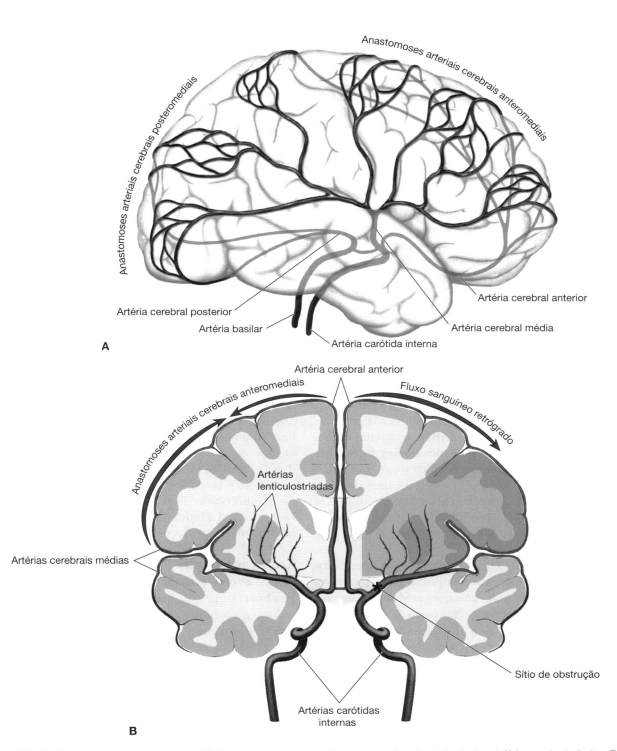

Figura 7.14 A. Anastomoses de uma extremidade a outra entre as artérias cerebrais principais do hemisfério cerebral direito. Essas anastomoses repousam junto ao sulco do hemisfério e não são visíveis na superfície do encéfalo adulto. A extensão e o tamanho dessas anastomoses influenciam a potencial gravidade de um infarto resultante do bloqueio de apenas uma das artérias integrantes da anastomose. **B.** Corte coronal. As setas colocadas na metade esquerda indicam um dos sítios onde, em cada sístole do batimento cardíaco, os fluxos sanguíneos se encontram em um "ponto morto" em potenciais canais colaterais formados pelas anastomoses arteriais de uma extremidade a outra entre as artérias cerebrais média e anterior. Uma obstrução é mostrada perto da origem da ACM, na metade direita. O território suprido pelos ramos penetrantes da ACM sofrerão infarto (sombreado). Entretanto, a extensão do infarto no território periférico dos ramos corticais da ACM depende da capacidade de as anastomoses meníngeas que contêm a ACA desobstruída promoverem fluxo retrógrado (colateral), conforme indicam a seta. (Adaptado de Bowman, J.P. e Giddings, D.F. *Strokes: An Illustrated Guide to Brain Structure, Blood Supply, and Clinical Signs*. Prentice Hall, New Jersey, 2003.)

plos o bastante para sustentar um fluxo sanguíneo retrógrado imediato de um território para outro que seja suficiente para evitar algum dano isquêmico. Em outros indivíduos, as anastomoses podem ser insuficientes para prevenir a ocorrência de isquemia em todo o território vascular do vaso obstruído.

Artéria cerebral média

Ramos corticais

O tronco principal da ACM passa lateralmente e atinge a superfície da ínsula, onde se divide em alguns ramos corticais. O tronco principal da ACM na superfície da ínsula se divide em duas divisões corticais principais (ver Fig. 7.15): uma **divisão superior** e uma **divisão inferior**. Cada divisão, por sua vez, é composta por alguns ramos que suprem individualmente diferentes áreas do córtex. A Figura 7.16 mostra os ramos da ACM. A Figura 7.17 ilustra as áreas funcionais do córtex cerebral e suas áreas/números de Brodmann (ABs) supridos pelos vários ramos da ACM.

Existem três ramos clinicamente importantes da divisão superior. Um **ramo pré-rolândico** supre o córtex pré-motor (AB 6), incluindo uma região do córtex responsável pela rotação da cabeça e desvio lateral dos olhos para o lado contralateral (AB 8), e, apenas no hemisfério dominante, a **área de Broca da linguagem** motora (ABs 44 e 45). Um **ramo rolândico** supre a área motora primária (AB 4) do giro pré-central e uma parte da área somatossensorial primária do giro pós-central. Um **ramo parietal anterior (pós-rolândico)** supre a maior parte do córtex somatossensorial primário do giro pós-central (ABs 3, 2 e 1).

Os ramos da divisão inferior da ACM são nomeados de acordo com a área cortical suprida. Esses ramos incluem os **ramos temporais anterior**, **médio** e **posterior**; um **ramo parietal posterior**; e um **ramo angular**. No hemisfério dominante (usualmente o esquerdo), alguns desses ramos contribuem para o suprimento da **área de Wernicke da linguagem sensorial** (ABs 22, 40 e 39). No hemisfério não dominante (em geral o direito), esses mesmos ramos contribuem para o suprimento de uma área do córtex que é responsável pelas funções visuoespaciais. Essas funções visuoespaciais incluem a capacidade de compreender e usar as representações visuais e relações especiais no aprendizado e na execução de uma tarefa, como vestir-se ou desenhar um objeto tridimensional.

Ramos penetrantes

A partir de sua origem, junto à base do encéfalo, a ACM segue lateralmente na direção da superfície do encéfalo. Ao fazer isso, esse tronco principal da ACM origina alguns ramos penetrantes (ver Fig. 7.14B). Os ramos penetrantes são chamados **artérias lenticulostriadas**. Essas artérias lenticulostriadas ascendem perpendicularmente e suprem algumas estruturas, incluindo os núcleos da base e o ramo posterior da cápsula interna, que são clinicamente importantes (discutidos adiante).

> ### Questão
>
> De forma simplificada, a obstrução da ACM muitas vezes produz déficits motores e somatossensoriais de membro superior, enquanto a obstrução da ACA costuma produzir déficits motores e somatossensoriais de membro inferior, ao passo que a obstrução da ACP não afeta a funções motora e somatossensorial. Você pode explicar esses achados com base em seus conhecimentos acerca das áreas de Brodmann?

Artéria cerebral anterior

Ramos corticais

Os ramos corticais da ACA suprem os três quartos anteriores da superfície medial do hemisfério cerebral, bem como os quatro quintos anteriores do corpo caloso. Os ramos corticais nomeados suprem as superfícies medial e orbital do lobo frontal, o polo frontal, a superfície medial do lobo parietal e uma faixa da superfície lateral do hemisfério cerebral ao longo da borda superior (ver Fig. 7.18a). A Figura 7.18b mostra áreas de Brodmann importantes supridas pela ACA.

Ramos penetrantes

A **artéria estriada medial (artéria recorrente de Heubner)** surge com mais frequência da ACA distalmente à artéria comunicante anterior. A artéria segue lateralmente e se dobra de volta sobre sua artéria parental. Essa artéria então se ramifica repetidamente e penetra a substância perfurada anterior, em forma de múltiplos vasos. A artéria estriada medial supre as partes anteromedial e inferior da cabeça do núcleo caudado (incluindo o núcleo *accumbens*), partes adjacentes do membro anterior da cápsula interna e putame, e porções dos núcleos septais. Em adição, origina os ramos que suprem profundamente a substância branca do lobo frontal inferior.

Artéria carótida interna

Lembre-se do Capítulo 2 que a artéria carótida origina as artérias cerebrais média e anterior que formam a circulação anterior do encéfalo. A ACM é considerada a continuação direta da artéria carótida interna.

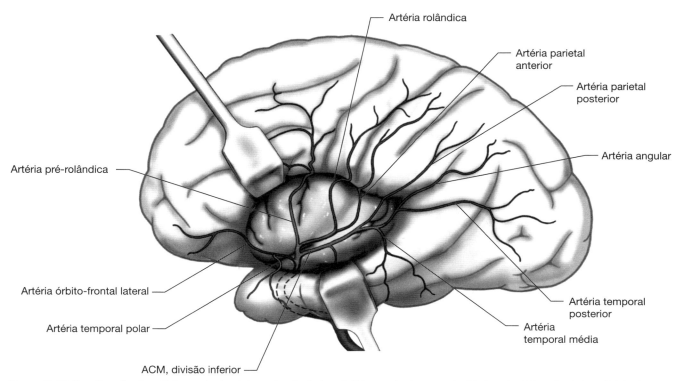

Figura 7.15 Ramificação da artéria cerebral média na ínsula do hemisfério cerebral esquerdo. Partes dos lobos frontal, parietal e temporal foram retraídas para mostrar como os ramos da ACM são distribuídos sobre a superfície da ínsula para formar o triângulo de Sylvius. Após a divisão, os ramos atingem a superfície lateral do hemisfério via sulco lateral (fissura de Sylvius). (Adaptado de Bowman, J.P. e Giddings, D.F. *Strokes: An Illustrated Guide to Brain Structure, Blood Supply, and Clinical Signs*. Prentice Hall, New Jersey, 2003.)

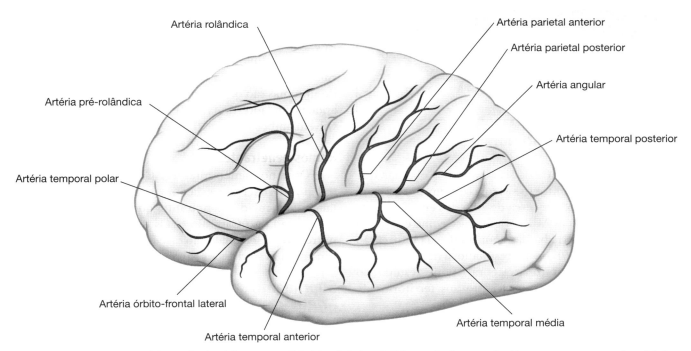

Figura 7.16 Ramos da artéria cerebral média na superfície lateral do hemisfério cerebral esquerdo. Esses ramos surgem das divisões superior ou inferior da ACM. (Adaptado de Bowman, J.P. e Giddings, D.F. *Strokes: An Illustrated Guide to Brain Structure, Blood Supply, and Clinical Signs*. Prentice Hall, New Jersey, 2003.)

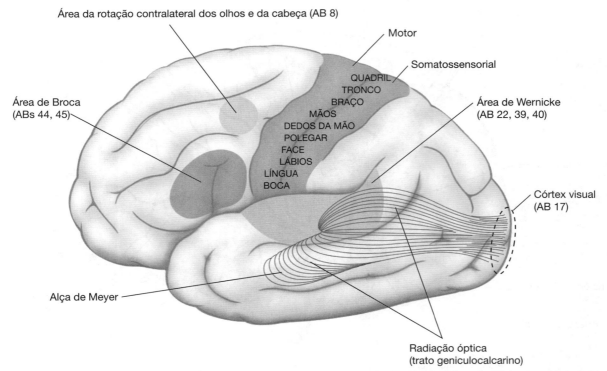

Figura 7.17 Localização das áreas do hemisfério cerebral esquerdo que, quando danificadas, produzem déficits neurológicos focais. Na maioria das pessoas, as áreas de fala-linguagem de Broca e de Wernicke estão localizadas apenas no hemisfério esquerdo (dominante). As áreas correspondentes no hemisfério não dominante (em geral o direito) possuem funções diferentes. Os números de Brodmann associados a essas áreas corticais (AB) estão indicados. Também estão indicadas as partes do corpo (homúnculos) representadas nos giros pré-central (motor) e pós-central (somatossensorial). (Adaptado de Bowman, J.P. e Giddings, D.F. *Strokes: An Illustrated Guide to Brain Structure, Blood Supply, and Clinical Signs.* Prentice Hall, New Jersey, 2003.)

> **Questão**
>
> Reveja os vasos que constituem o círculo arterial do cérebro (ver Cap. 2). Como os ramos penetrantes e corticais dos vasos principais se relacionam com o círculo arterial do cérebro?

Artéria cerebral posterior

As ACPs fazem parte do sistema vertebrobasilar, que é o segundo maior entre os sistemas de suprimento sanguíneo do encéfalo. Em cerca de 70% dos encéfalos submetidos à autópsia, as ACPs originam-se como continuações diretas da artéria basilar ao nível de sua bifurcação (ver Figs. 6.10 e 6.20). Como resultado, a doença obstrutiva da artéria basilar (ou vertebral) pode resultar no desenvolvimento de sintomas junto aos territórios de ambas as ACPs.

Ramos corticais

Os vários ramos corticais da ACP suprem as partes inferior e medial do lobo temporal, bem como a superfície medial do lobo occipital. A Figura 7.19 mostra os ramos corticais da ACP. A porção medial do lobo temporal, incluindo a AB 28, está relacionada com o aprendizado de informações novas (memória recente). A porção medial do lobo occipital, suprida pela **artéria calcarina**, está relacionada com a visão. Diferenças marcantes de sintomas são observadas quando a obstrução envolve apenas um lado (unilateral) *versus* as obstruções que envolvem ambos os lados (bilaterais).

Ramos penetrantes

Os ramos penetrantes da ACP suprem a porção rostral do mesencéfalo e tálamo. A obstrução dos ramos talamogeniculados penetrantes que suprem o tálamo foi apresentada no Capítulo 6. Os ramos penetrantes que nutrem o mesencéfalo são discutidos no Capítulo 15, assim como as síndromes subsequentes à sua obstrução.

Suprimento sanguíneo da cápsula interna e núcleos da base

Como as fibras da **cápsula interna**, da perspectiva do desenvolvimento, se interpõem entre os **núcleos caudado** e **lentiforme** (daí o nome *corpo estriado*), não surpreende que essas três estruturas compartilhem os supri-

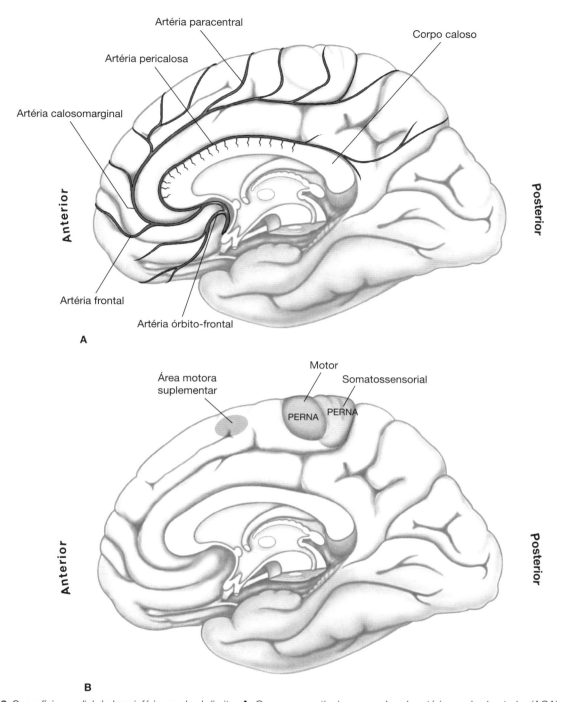

Figura 7.18 Superfície medial do hemisfério cerebral direito. **A.** Os ramos corticais nomeados da artéria cerebral anterior (ACA) suprem os três quartos anteriores da superfície cortical medial e as porções anteriores do corpo caloso. **B.** Várias das áreas funcionais estão situadas no território central da ACA. Em particular, note que o membro inferior está representado no lóbulo paracentral. (Adaptado de Bowman, J.P. e Giddings, D.F. *Strokes: An Illustrated Guide to Brain Structure, Blood Supply, and Clinical Signs.* Prentice Hall, New Jersey, 2003.)

mentos sanguíneos. Para fins de aprendizado, serão apresentados os suprimentos arteriais dessas três estruturas de maneira individual.

Até aqui, nós não consideramos a **artéria coroidal anterior** que, no entanto, fornece um importante suprimento sanguíneo ao membro posterior da cápsula inter-

na e núcleos da base (bem como para outras estruturas, como a formação hipocampal). A artéria usualmente surge da artéria carótida interna, distalmente em relação à origem da artéria comunicante posterior, embora também possa surgir da ACM. A artéria coroidal anterior segue um curso longo pelo espaço subaracnóideo e

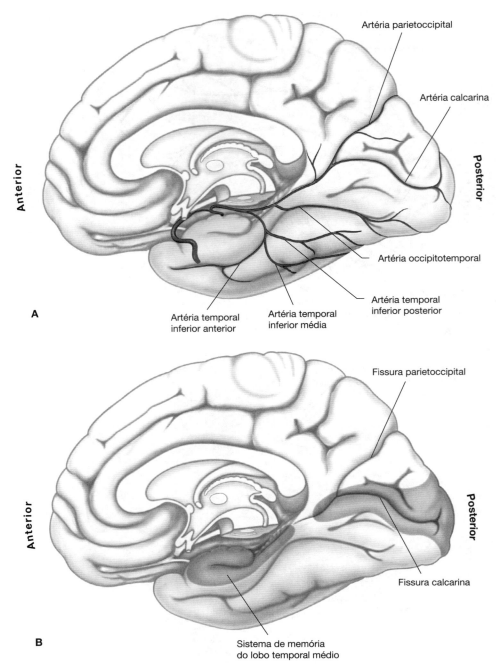

Figura 7.19 Superfície medial do hemisfério cerebral direito. **A.** Os ramos corticais da artéria cerebral posterior suprem as partes inferior e medial do lobo temporal, bem como a superfície medial do lobo occipital, através dos ramos nomeados indicados. **B.** Áreas funcionais no território central da ACP. A porção medial do lobo temporal é dedicada à memória recente. A porção medial do lobo occipital é destinada à visão. O córtex que margeia a fissura calcarina em cada lado representa o córtex visual primário. (Adaptado de Bowman, J.P. e Giddings, D.F. *Strokes: An Illustrated Guide to Brain Structure, Blood Supply, and Clinical Signs.* Prentice Hall, New Jersey, 2003.)

tem um diâmetro relativamente pequeno. Por esses motivos, esse vaso é suscetível à trombose. É interessante notar que a obstrução cirúrgica da porção proximal da artéria coroidal anterior chegou a ser usada no passado, para tratar o tremor e a rigidez do Parkinsonismo.

Cápsula interna

O suprimento sanguíneo primário para os membros anterior e posterior da cápsula interna é fornecido pelos ramos lenticulostriados penetrantes (laterais) da ACM (ver Fig. 7.14). No entanto, partes específicas da cápsula interna são supridas por outras artérias. As fibras das partes rostral e ventral são nutridas por um ramo penetrante da ACM, também denominado artéria estriada medial (Heubner). O *genu* é suprido por ramos diretos da artéria carótida interna, enquanto as fibras da parte ventral do membro posterior e de toda a parte retrolenticular da cápsula interna são nutridas pela artéria coroidal anterior.

Núcleos da base

O núcleo caudado e o putame são nutridos primariamente pelos ramos lenticulostriados da ACM, enquanto a maior parte do globo pálido é suprida sobretudo pela artéria coroidal anterior. Novamente, há exceções regionais em todas essas estruturas. A porção ventral da cabeça do núcleo caudado (incluindo o núcleo *accumbens*) e as porções adjacentes ventral e rostral do putame que se fundem à cabeça (ventralmente em relação ao membro anterior da cápsula interna) são supridas pela ACA (artéria estriada medial). A cauda do caudado é nutrida pela artéria coroidal anterior, assim como a tonsila do cerebelo.

CONEXÕES CLÍNICAS

As consequências clínicas de uma obstrução ou de uma hemorragia nas artérias cerebrais são distintas e relativamente complexas. Esse é assunto principal do Capítulo 24, que discute os acidentes vasculares encefálicos. Contudo, é possível começar a analisar os sintomas clínicos associados à obstrução dessas artérias, com base na informação já apresentada e, em particular, no conhecimento das áreas de Brodmann. A análise desses sintomas fornece uma base importante para que o conteúdo do Capítulo 24 seja dominado.

Artéria cerebral média

As divisões superior e inferior da ACM podem ser obstruídas, separadamente. Quando isto ocorre, a consequência é o desenvolvimento de duas síndromes clínicas distintas. A obstrução da divisão superior é ilustrada na Figura 7.20a. Esse tipo de obstrução afetaria a AB 4 no giro pré-central e também as ABs 3, 1 e 2 no giro pós-central. Relacionando esse dano à organização dos homúnculos motor e sensorial (ver Fig. 7.10), é possível constatar que os déficits corticais motores e sensoriais estariam relacionados com os membros superiores e a face. Os membros inferiores não estariam envolvidos, pois estão representados na superfície medial das ABs 4, 3, 1 e 2 do lóbulo paracentral. Em adição, uma obstrução da divisão superior afetaria a AB 8, resultando em déficits do movimento ocular voluntário, bem como as ABs 44 e

45, resultando em uma afasia motora, caso houvesse envolvimento do hemisfério esquerdo (ver Cap. 22).

A obstrução da divisão inferior da ACM é mostrada na Figura 7.20b. Essa obstrução afetaria as ABs 22, 39 e 40. Se a obstrução envolvesse a divisão inferior no hemisfério esquerdo dominante, o resultado seria uma afasia sensorial (ver Cap. 22). Por outro lado, se a obstrução estivesse localizada na divisão inferior do hemisfério direito não dominante, haveria desenvolvimento de déficits de função visuoespacial (ver Cap. 21).

Foi observado anteriormente que o membro posterior da cápsula interna contém fibras de projeção de motoneurônios superiores. Essas fibras controlam os movimentos voluntários do corpo e da face. Assim, a síndrome clássica associada à obstrução das artérias lenticulostriadas de um lado é uma síndrome motora pura que envolve a face, braços, troncos e pernas em uma **hemiplegia espástica (capsular)**. A obstrução do tronco principal da ACM antes do ponto de origem de quaisquer ramificações bloqueia o fluxo sanguíneo para as artérias lenticulostriadas, bem como para os ramos corticais superficiais pertencentes às divisões superior e inferior. A síndrome resultante seria uma somatória das síndromes dos ramos lenticulostriado e cortical. Os déficits corticais resultantes da obstrução do tronco principal da ACM seriam uma combinação daqueles discutidos quanto ao envolvimento das divisões superior e inferior da ACM.

Artéria cerebral anterior

A obstrução de uma ACA é ilustrada na Figura 7.21. A obstrução da ACA é bem menos comum do que a obstrução da carótida interna (CI) e da cerebral média maiores (ver Cap. 24). A área cortical envolvida inclui os aspectos medial das ABs 4, 3, 1 e 2. Note que o envolvimento do lóbulo paracentral na superfície hemisférica medial está no território central da ACA, assim como uma faixa de córtex ao longo da borda superior da superfície hemisférica lateral. Como sua única fonte de suprimento sanguíneo é a ACA, essas regiões serão mais gravemente afetadas pela obstrução de uma ACA distal à artéria comunicante anterior. A parte do corpo representada no lóbulo paracentral são os membros inferiores. Em consequência, uma obstrução desse tipo resulta em déficits corticais somatossensoriais e motores que são mais sérios nas pernas. Lembre-se que, em contraste, a representação dos membros superiores está localizada no território periférico da ACM. Além disso, a extensão do envolvimento dos membros superiores seria variável de um paciente para outro, dependendo da robustez das anastomoses leptomeníngeas existentes entre a ACA e a ACM. Não haveria envolvimento facial, pois a face está representada no território central da ACM.

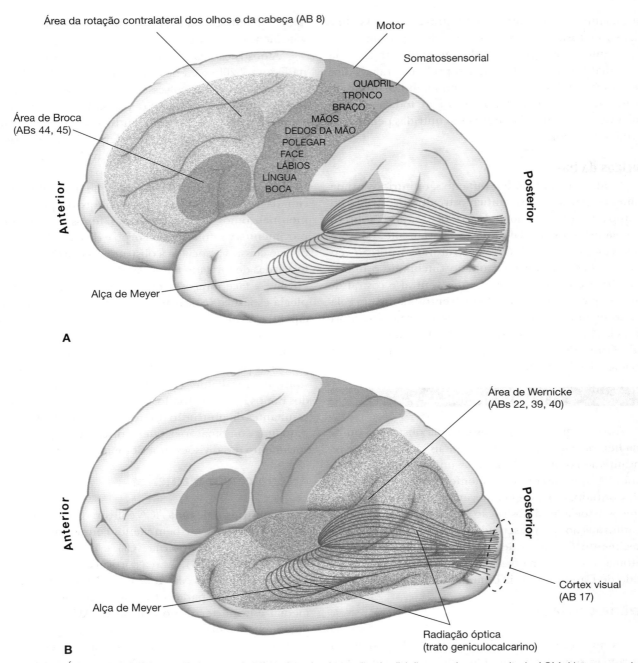

Figura 7.20 A. Área do hemisfério cerebral esquerdo infartada pela obstrução da divisão superior esquerda da ACM. Note que o dano está confinado ao lobo frontal e giro pós-central do lobo parietal. **B.** Área do hemisfério esquerdo infartada pela obstrução da divisão inferior da ACM. Note que o dano está confinado à parte posterior do lobo parietal e ao lobo temporal. Abreviação: AB, área de Brodmann. (Adaptado de Bowman, J.P. e Giddings, D.F. *Strokes: An Illustrated Guide to Brain Structure, Blood Supply, and Clinical Signs.* Prentice Hall, New Jersey, 2003.)

Artéria carótida interna

Um dos padrões mais comuns de insuficiência arterial carótida é observado com a obstrução de uma artéria carótida e recebe a denominação de **área divisora de águas**. É preciso haver uma obstrução mínima de 70% da artéria carótida para que seja produzida a síndrome da margem carótica. Com esse grau de oclusão, o fluxo sanguíneo na artéria distal à obstrução diminui significativamente, mas não é eliminado. Nessa situação, os territórios periféricos das artérias cerebrais média e anterior representam a zona de isquemia máxima (ver Fig. 7.22).

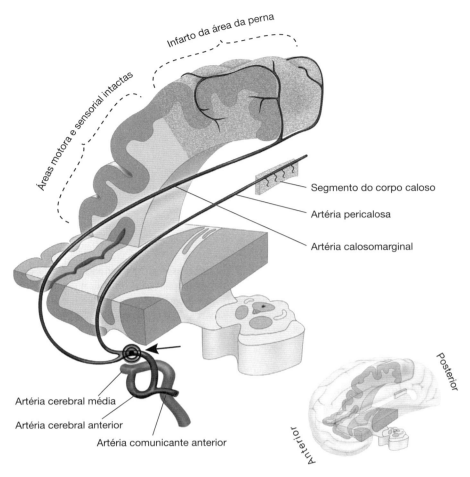

Figura 7.21 Os ramos corticais nomeados da artéria cerebral anterior suprem os três quartos anteriores da superfície cortical medial e as porções anteriores do corpo caloso. Em particular, note que o membro inferior está representado no lóbulo paracentral. Com o infarto do ramo principal da ACA, a área cortical que representa a perna será afetada. (Adaptado de Bowman, J.P. e Giddings, D.F. *Strokes: An Illustrated Guide to Brain Structure, Blood Supply, and Clinical Signs.* Prentice Hall, New Jersey, 2003.)

A isquemia máxima ocorre na área divisora de águas, pois exige maior pressão para que o sangue alcance as extremidades terminais de ambas as artérias, onde os vasos exibem o menor diâmetro. A área de isquemia máxima também é referida como sendo a **zona marginal** situada entre as artérias cerebrais média e anterior – daí o nome de **síndrome da margem carótica**. A porção do corpo representada nos giros pré e pós-central pertencentes a essa zona marginal inclui o ombro e o quadril. A zona marginal é também a área cortical mais vulnerável nos casos de ataques isquêmicos transientes com estenose da artéria carótida interna. Os sintomas observados na síndrome da margem carótica incluem enfraquecimento e entorpecimento contralateral.

Artéria cerebral posterior

O envolvimento unilateral do ramo calcarino da ACP afeta o córtex visual primário, a AB 17 (ver Fig. 7.19). Isto resulta em perda da visão em metade do campo visual de cada olho (ver Cap. 18). Como um pequeno vaso colateral oriundo da ACM perfunde a área do córtex que recebe os aferentes da fóvea, é possível que a visão central seja preservada e isso é referido como preservação macular (ver Cap. 18).

RESUMO

Este capítulo começa com um levantamento da organização macroscópica do córtex cerebral, em giros e sulcos. Apesar das discretas variações encontradas de um encéfalo para outro, existe um padrão organizacional discernível. Da perspectiva citoarquitetônica, o córtex cerebral está organizado nas dimensões horizontal e vertical. Na dimensão horizontal, a organização consiste em camadas. No neocórtex, é possível discernir seis camadas horizontais que variam em termos de espessura e densidade celular nas diferentes áreas do córtex. O cór-

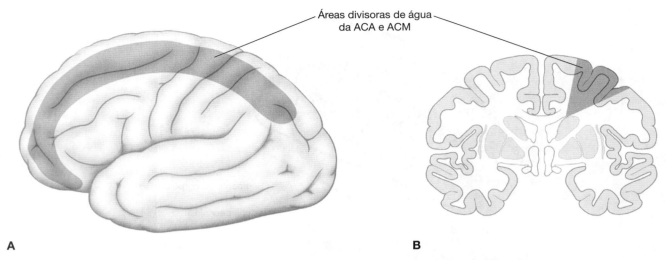

Figura 7.22 A. Área divisora de águas na superfície lateral do hemisfério cerebral esquerdo, formada pela ACA e ACM. A área divisora de águas está nos territórios periféricos de cada artéria e representa a zona de isquemia máxima com estenose da artéria carótida interna desse lado. **B.** Corte coronal do encéfalo, mostrando a área divisora de águas para ACA e ACM. Note que, além do córtex, a substância branca subjacente está na área divisora de águas. (Adaptado de Bowman, J.P. e Giddings, D.F. *Strokes: An Illustrated Guide to Brain Structure, Blood Supply, and Clinical Signs.* Prentice Hall, New Jersey, 2003.)

tex motor, por exemplo, é caracterizado como sendo agranular, em consequência da espessura de suas duas camadas granulares, enquanto o córtex sensorial primário é caracterizado como sendo granular, por causa da espessura de suas duas camadas piramidais. Brodmann desenvolveu seu mapa do córtex cerebral ao examinar a detalhada variação regional na citoarquitetura neocortical. O mapa de Brodmann contém cerca de cinquenta áreas corticais diferentes. De modo significativo, muitas dessas áreas possuem correlatos clínicos e funcionais nitidamente definidos.

Os componentes anatômicos dos núcleos da base e suas variações regionais e subdivisões foram analisados de forma mais detalhada no Capítulo 2. Um circuito generalizado por meio dos núcleos da base foi definido quanto a sua origem no córtex cerebral e, em seguida, via uma sequência de retransmissões, primeiro no núcleo caudado e putame, seguidos do globo pálido e parte reticulada da substância negra, e finalmente no tálamo, cujos axônios retornam à origem cortical do circuito. A cápsula interna é uma estrutura importante, como referencial anatômico e do ponto de vista clínico. Esta foi discutida quanto ao contingente de fibras de projeção de motoneurônios superiores que contém em seu ramo posterior.

Por fim, o suprimento sanguíneo de cada hemisfério cerebral foi detalhado quanto aos três vasos principais que suprem o córtex cerebral, bem como em relação aos ramos penetrantes oriundos dessas artérias e ao círculo arterial do cérebro que nutre as estruturas residentes no interior de cada hemisfério. A correlação existente entre as funções das diferentes áreas de Brodmann e seus suprimentos sanguíneos – incluindo os conceitos de territórios central e periférico de suprimento – permite que o clínico, em muitos casos de doença vascular encefálica, localize o sítio de uma lesão e o vaso sanguíneo envolvido. E tudo isso pode ser feito até mesmo sem nenhuma varredura cerebral!

ATIVIDADES PARA ESTUDO

1. O sr. Brown, de 76 anos, subitamente desenvolveu enfraquecimento no braço e perna direitos, além de perder a capacidade de falar. Ele foi levado de ambulância ao serviço de emergência. No momento da admissão, ele não conseguia pronunciar as palavras nem entender comandos simples. O lado direito de sua face estava "caído". Ele não conseguia mover o braço nem a perna do lado direito, de maneira voluntária. Apesar da dificuldade para realizar a avaliação, ele parecia apresentar perdas somatossensoriais no braço direito, perna direita e lado direito do rosto. No lado esquerdo, o braço, a perna e o rosto aparentemente estavam normais. O sr. Brown tinha história médica de hipertensão, diabetes e hipercolesterolemia.
   a. Qual é o termo diagnóstico que descreve os déficits de linguagem do sr. Brown?
   b. Qual é a localização da lesão e quais áreas de Brodmann foram danificadas?
2. Andrea Andrews, uma advogada de 56 anos de idade, sofreu vários episódios de enfraquecimento e formigamento no braço direito. Durante esses episódios, ela tinha dificuldade para encontrar as palavras certas. Embora isto tenha sido passageiro, parecia ocor-

rer nos momentos mais inoportunos, como quando estava no tribunal. Ela não procurou atendimento médico, porque sua agenda de trabalho estava cheia e também porque os episódios eram sempre rápidos e se resolviam completamente. Um dia, enquanto trabalhava, ela sentiu uma forte cefaleia, a visão ficou turva e seu braço direito enfraqueceu. Ela pediu para um colega levá-la ao hospital. Ao chegar lá, apresentava grande dificuldade para conversar, mas conseguia mover a cabeça para indicar sim/não corretamente e também seguia comandos simples. O colega relatou que Andrea bebe e fuma demais.

   a. Qual é o termo diagnóstico que descreve os déficits de linguagem da srta. Andrea?

   b. Qual é a localização da lesão?

3. Considere os dois casos descritos nos problemas 1 e 2. Tanto o sr. Brown quanto a srta. Andrea passaram por eventos vasculares repentinos. Discuta a importância das histórias médica e social desses dois pacientes. Você talvez precise ler informações básicas sobre os fatores de risco de acidente vascular encefálico para responder a esta questão.

BIBLIOGRAFIA

Hemisfério cerebral

Bense, S., Bartenstein, P., Lochmann, M., et al. Metabolic changes in vestibular and visual cortices in acute vestibular neuritis. Ann Neurol 56:624–630, 2004.

Bertrand, G., Blundell, J., and Musella, R. Electrical exploration of the internal capsule and neighboring structures during stereotaxic procedures. J Neurosurg 22:333–343, 1965.

Hanaway, J., and Young, R. R. Localization of the pyramidal tract in the internal capsule of man. J Neurol Sci 34:63–70, 1977.

Nolte, J. The Human Brain: An Introduction to Its Functional Anatomy. Mosby Elsevier, Philadelphia, 2009.

Parent, A. Carpenter's Human Neuroanatomy, 9th ed. Williams & Wilkins, Philadelphia, 1996.

Penfield, W., and Rasmussen, T. The Cerebral Cortex of Man. Macmillan, New York, 1950.

Suprimento sanguíneo

Bowman, J. P., and Giddings, F. D. Strokes: An Illustrated Guide to Brain Structure, Blood Supply, and Clinical Signs. Prentice Hall, New Jersey, 2003.

Duvernoy, H. M. The Human Brain Surface, Blood Supply, and Three-Dimensional Sectional Anatomy, 2nd ed. SpringerWien, New York, 1999.

Schaller, B. Physiology of cerebral venous blood flow: from experimental data in animals to normal function in humans. Brain Res Rev 46:243–260, 2004.

PARTE III
Sistemas somatossensorial e motor dos membros e do tronco

Juntos, os sistemas sensorial e motor somáticos permitem a interpretação e a movimentação pelo meio ambiente. Uma função do sistema somatossensorial é fornecer descrições imediatas do nosso meio ambiente. Em certos casos, essas descrições são importantes para a sobrevivência (p. ex., um estímulo doloroso é um alerta de perigo iminente). Em outros casos, tais descrições melhoram o conforto e a qualidade da nossa existência (p. ex., informações sobre o nível de aquecimento de um dado ambiente ou a suavidade de um tecido). O sistema somatossensorial também é essencial ao movimento e à função, pois informa ao nosso sistema nervoso a posição do corpo no espaço, além de fornecer respostas e ajustes do movimento durante a execução desse. Os sistemas motores, ao atuarem na regulação das contrações da musculatura estriada (voluntária), nos permitem interagir com sucesso com o meio ambiente. Juntos, os sistemas sensorial e motor colaboram de maneira íntima na mediação de comportamentos que variam dos mais simples (p. ex., reflexos) aos mais complexos.

A interface entre os sistemas sensorial e motor é particularmente bem ilustrada pela mão, com seu repertório aparentemente inesgotável de habilidades. A mão é tão importante para o comportamento humano ordinário que a principal função do ombro e do braço é posicionar a mão para que essa possa executar suas funções específicas, como agarrar, escrever ou tocar um instrumento musical. A percepção humana e o modo como são classificados os objetos são significativamente determinados pela forma como lidamos com eles. Entretanto, como o ato motor de desempenho (p. ex., a manipulação de um objeto) atua como um veículo que nos permite obter conhecimento? Como o movimento pode fornecer os dados que permitem conhecer um dado objeto? A resposta está no fato de as mãos não serem simples órgãos motores de execução, mas também órgãos sensoriais de sentido e exploração.

Nós exploramos o mundo que nos cerca com nossos olhos e mãos. Nessa exploração, a visão domina nossa percepção de tal forma que nós não costumamos atender aos dados sensoriais que são enviados ao mesmo tempo para o encéfalo a partir da mão. Entretanto, as mãos oferecem algumas vantagens significativas em relação aos olhos, na exploração ambiental. Como estão presas a braços longos e altamente flexíveis, podem "ver pelos cantos". As mãos também "enxergam" no escuro, como quando retiramos uma moeda que estava no fundo da mochila ou quando um violinista, tocando seu instrumento de olhos fechados, sente com extraordinária precisão as cordas do violino, os espaços entre elas e as posições ao longo delas. Tendo percebido o meio ambiente, a mão pode alterá-lo imediatamente, pois o "equipamento" do sentido é anatomicamente o mesmo "equipamento" usado para fazer essa modificação. Portanto, não deve causar surpresa a descoberta de que o sistema nervoso central desenvolveu mecanismos para controlar a função das mãos, em que uma rigorosa distinção entre os sistemas sensorial e motor se torna irrelevante do ponto de vista comportamental.

O Capítulo 8, primeiro capítulo da Parte III, traz uma visão geral dos sistemas sensorial e motor somáticos. Os principais componentes do sistema somatossensorial são resumidos a partir dos receptores sensoriais localizados desde a periferia até o córtex. Os principais componentes do sistema motor somático são igualmente resumidos, começando pelo córtex e terminando na musculatura. O Capítulo 9 trabalha nos componentes do sistema somatossensorial e ilustra as vias percorridas pela informação, usando dois sentidos importantes: os sentidos associados à propriocepção e os sentidos associados à dor e temperatura. Os Capítulos 10 e 11 abordam os sistemas motores, enfatizando os tratos finalmente percorridos pela informação motora. Enfim, a Parte III do livro termina com o Capítulo 12, que consiste em uma visão geral do sistema nervoso autônomo. Alguém poderia perguntar qual é a lógica de incluir o sistema nervoso autônomo com os sistemas sensorial e motor somáticos, uma vez que o sistema autônomo é involuntário (autônomo, autocontrolado) e os sistemas sensorial e motor são voluntários. Entretanto, ambos os sistemas têm origem no encéfalo. As nossas memórias e experiências em curso ditam não só as contrações do músculo estriado como também as mudanças funcionais simultâneas que ocorrem nos órgãos internos corporais. De fato, essas alterações podem ocorrer até mesmo por antecipação ao movimento voluntário. As funções do sistema nervoso autônomo estão totalmente integradas ao movimento voluntário e à emoção.

8

Introdução aos sistemas motor e somatossensorial

Objetivos de aprendizagem

1. Identificar a anatomia e as funções dos seis componentes estruturais do sistema somatossensorial.
2. Explicar o papel do processamento paralelo no sistema somatossensorial.
3. Explicar a natureza e o propósito da modulação eferente.
4. Identificar a anatomia e a função de cinco componentes estruturais do sistema motor somático.
5. Diferenciar os motoneurônios superiores dos motoneurônios inferiores.
6. Nomear a região cortical e os núcleos do tronco encefálico a partir dos quais se originam os motoneurônios superiores (MNS).
7. Discutir o modo como os MNS são modulados pelo tálamo, núcleos da base e cerebelo.
8. Diferenciar os sinais neurológicos positivos e negativos.
9. Diferenciar os sistemas de controle por alimentação anterógrada e retroalimentação, bem como seus papéis funcionais.
10. Definir os conceitos de inervação recíproca, movimento sinérgico e padrões motores centrais.
11. Definir tônus muscular e discutir os fatores que podem influenciá-lo.
12. Discutir os quatro aspectos do movimento voluntário que o diferenciam do movimento reflexo.

Abreviaturas

GPC gerador de padrão central

GRD gânglio da raiz dorsal

MNI motoneurônio inferior

MNS motoneurônio superior

TCS trato corticospinal

INTRODUÇÃO

O movimento intencional envolve muitos aspectos do controle motor e requer a integração precisa dos sistemas somatossensorial e motor. Este capítulo traz a base para a compreensão do modo como os sistemas somatossensorial e motor trabalham juntos. A primeira seção principal introduz os componentes e organização básicos do sistema somatossensorial. Esse sistema inclui seis componentes estruturais que levam a informação oriunda da periferia até o córtex somatossensorial. Cada componente do sistema é descrito. A segunda seção principal introduz cinco componentes estruturais do sistema motor e o plano funcional geral que integra todos esses componentes juntos. Essa informação é seguida de uma visão geral dos tipos de movimento, contrastando movimentos reflexos e movimentos voluntários. Em seguida, são introduzidos os diferentes tipos de controle motor que atendem à execução das atividades funcionais da vida diária, bem como o papel do sentido em cada um deles. Por fim, um exemplo funcional é usado para ilustrar a interface de diferentes tipos de movimento e o papel da informação sensorial em cada um deles.

Essa visão geral serve de âncora para o conhecimento dos sistemas somatossensorial e motor. Os próximos três capítulos (Caps. 9, 10 e 11), que abordam os sistemas somatossensorial e motor, trazem explicações detalhadas sobre esses sistemas essenciais e, em adição, fornecem uma estrutura funcional a partir da qual é possível compreender os demais capítulos do livro sobre os sistemas funcionais específicos do SNC que medeiam as funções somatossensoriais e motoras. O controle do movimento voluntário será revisado no Capítulo 20, após a apresentação de todos os componentes do sistema, desde a musculatura até o córtex.

SISTEMAS SOMATOSSENSORIAIS

Apresentação clínica

James McNabb tem diabetes e, como resultado, desenvolveu uma neuropatia periférica que afeta seus nervos sensoriais periféricos. Uma das consequências desta neuropatia foi a perda da sua capacidade de sentir o toque ou compressão nas solas dos pés. Neste capítulo, você aprenderá sobre as vias que transmitem a informação oriunda dos pés (onde a informação é recebida) até o córtex (onde a informação é percebida). Considere os seguintes aspectos:

- Qual é o papel do receptor nesse processo de transferência da informação?
- Qual é a diferença entre os neurônios de primeira, segunda e terceira ordem envolvidos na transferência da informação?
- Como a neuropatia de James é periférica, qual neurônio está afetado?

Note que você irá rever esses tópicos no Capítulo 9.

Plano anatômico geral

Os sistemas sensoriais permitem que o organismo sinta o corpo e o ambiente – e responda corretamente. O termo *sentido* (ou sensação) significa sentir, perceber ou estar consciente de. Todos os sistemas sensoriais seguem um plano anatômico geral semelhante e exibem princípios organizacionais (funcionais) similares ao conduzirem a informação oriunda da periferia até o córtex cerebral na promoção da consciência, ainda que os detalhes variem de sistema para sistema. Os componentes do sistema nervoso envolvidos na mediação da sensação somática são numerosos e estão distribuídos nos sistemas nervoso periférico e central. Os sistemas somatossensoriais em geral consistem em seis componentes estruturais. No SNP, esses componentes incluem (1) receptores (órgãos-alvo sensoriais) e (2) fibras aferentes primárias com seus respectivos gânglios. No SNC, esses componentes são (3) um "núcleo de retransmissão" pré-talâmico, (4) uma decussação ou cruzamento, (5) um núcleo de retransmissão talâmico e (6) um alvo de projeção cortical (Fig. 8.1). Como será visto ao longo do capítulo, outros termos diferentes também podem ser aplicados a alguns desses componentes estruturais. Com relação à anatomia macroscópica, os componentes do SNC pertencentes aos sistemas somatossensoriais estão localizados na medula espinal, tronco encefálico e diencéfalo (tálamo), além do hemisfério cerebral. Cada uma dessas subdivisões contém núcleos somatossensoriais e tratos ascendentes que as unem.

Receptores

Uma das principais tarefas dos sistemas sensoriais é transduzir alguma forma de "energia" ambiental na linguagem do sistema nervoso – a saber, uma alteração elétrica que codifica a informação relevante sobre o estímulo ambiental (ver Cap. 4). Essa função é cumprida pelos **receptores** ou **órgãos-alvo sensoriais**. Anatomicamente, os receptores representam os terminais das fibras nervosas periféricas. Embora o terminal nervoso muitas vezes esteja associado a uma variedade de células não neurais que direcionam um estímulo de forma estereotipada rumo ao terminal, o receptor é o próprio terminal nervoso. Essa modificação elétrica é o **potencial receptor** (ou **gerador**), que é produzido por canais iônicos regulados por modalidade. Os receptores sensoriais contêm uma porção especializada da membrana que, por sua vez, contém a maquinaria molecular de transdução. É notável que modalidades sensoriais distintas atendam ao processo de transdução com mecanismos moleculares distintos.

Neurônios aferentes primários

A informação ambiental codificada pelos receptores é transmitida ao SNC ao longo das **fibras aferentes primárias** (axônios), também denominadas **fibras de primeira ordem**. Os termos *primária* ou *de primeira ordem* derivam do fato de esses neurônios representarem a primeira ligação dentro de uma cadeia de neurônios que transportam a informação oriunda de receptores periféricos para sítios específicos localizados no encéfalo, onde será analisada para gerar percepções e influenciar uma parte da resposta comportamental. Cada neurônio aferente primário relacionado a um receptor no corpo tem seu corpo celular em um **gânglio da raiz dorsal (GRD)** do SNP, localizado nas adjacências da medula espinal. Cada neurônio ganglionar tem um processo periférico que termina como receptor somático na parede de um tecido corporal e processo central (ver Fig. 8.1). O processo central de um neurônio ganglionar entra no SNC, onde faz sinapse em um núcleo retransmissor pré-talâmico.

> **Questão**
>
> Os neurônios de primeira ordem foram apresentados no Capítulo 2. No presente capítulo, você aprenderá sobre os neurônios de segunda ordem. Quais são as diferenças fundamentais existentes entre os neurônios de primeira e segunda ordem? Que termo é usado para descrever o núcleo dos neurônios de segunda ordem e qual é a localização desses neurônios junto à medula espinal?

Retransmissão pré-talâmica

Um **núcleo de retransmissão pré-talâmica** consiste em uma coleção de corpos celulares junto à medula espinal ou tronco encefálico, agregados em um grupo identificável onde os neurônios de primeira ordem fazem sinapse. O núcleo é pré-talâmico por ocupar uma posição no sistema sensorial que é caudal ao tálamo. O núcleo de retransmissão pré-talâmica contém os corpos celulares dos **neurônios de segunda ordem**, que representam o segundo neurônio na cadeia que liga o sistema sensorial ao seu sítio de projeção cortical (ver Fig. 8.1). No caso dos sistemas somatossensoriais, a localização do núcleo de retransmissão pré-talâmica é corno posterior da medula espinal ou o tronco encefálico, dependendo do sistema somatossensorial específico. O núcleo de retransmissão pré-talâmica está ligado a um núcleo localizado no tálamo, via trato sensorial ascendente.

Decussações

Em todos os sistemas sensoriais, pelo menos alguns dos neurônios de segunda ordem que saem do núcleo

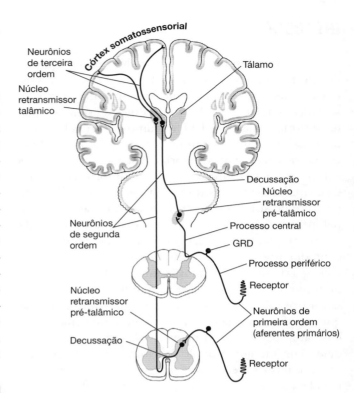

Figura 8.1 Plano anatômico geral de um sistema somatossensorial para os membros e tronco. São ilustrados seis componentes estruturais. No SNP, os componentes são receptores e neurônios aferentes primários. No SNC, os componentes incluem um núcleo de retransmissão pré-talâmico, uma decussação, um núcleo retransmissor talâmico e um sítio de projeção cortical. Note que os neurônios de primeira ordem são sempre componentes do SNP com corpos celulares em um gânglio de raiz dorsal (GRD) de um nervo espinal. O retransmissor pré-talâmico pode estar localizado na medula espinal ou no tronco encefálico, assim como a origem dos neurônios de segunda ordem e a localização da decussação do sistema. Os neurônios de terceira ordem que se projetam para o córtex sensorial primário sempre possuem corpos celulares no tálamo.

de retransmissão pré-talâmica nos tratos atravessam (decussam) para o lado contralateral do SNC. Em alguns sistemas, quase todos os axônios fazem esse cruzamento. Por causa dessa decussação, o dano a um sistema sensorial de um lado do SNC pode acarretar sintomas no lado oposto do corpo do indivíduo (como será discutido adiante). Assim, saber o nível do SNC em que as fibras de um dado sistema sensorial específico decussam é essencial para interpretar corretamente a localização do dano junto ao SNC.

Exemplificando, a **comissura branca ventral** da medula espinal é uma estrutura de relevância clínica inquestionável, pois é o sítio onde um conjunto de axônios somatossensoriais ascendentes passa de um lado da medula espinal para o outro. Esse cruzamento, ou decussação, ocorre ao longo de toda a extensão da medula espinal, com fibras específicas decussando de acordo com seus pontos de entrada na medula espinal (ver Cap. 11). A comissura branca ventral deve ser sempre considerada ao determinar a localização de uma lesão, com base em sintomas somatossensoriais manifestados pelo paciente. Dor, temperatura e toque grosseiro são modalidades somatossensoriais importantes a serem testadas na avaliação neurológica de um paciente. Os axônios que transmitem essas sensações decussam na comissura branca ventral da medula espinal. Para essas modalidades somatossensoriais, uma lesão *caudal* à comissura em que aquelas fibras decussam produziria **sinais ipsilaterais**. Ou seja, os sintomas do paciente ocorreriam do *mesmo* lado do corpo em que houve a lesão da medula espinal (ver Fig. 8.2, sítio 1). Uma lesão *rostral* à comissura em que aquelas fibras decussam produziria **sinais contralaterais**, ou seja, os sintomas manifestados pelo paciente ocorreriam no lado do corpo *oposto* ao lado da medula espinal em que houve a lesão (ver Fig. 8.2, sítio 3). Uma lesão *na* comissura branca ventral resultaria em **sinais bilaterais**, ou seja, o paciente apresentaria perda de sensibilidade à dor, temperatura e toque leve em ambos os lados do corpo. Uma lesão desse tipo ocorre em um distúrbio degenerativo da medula espinal chamado **esfingomielia** (ver Fig. 8.2, sítio 2) (ver Cap. 11).

> **Questão**
>
> Quais componentes do sistema somatossensorial estão no SNP e quais estão no SNC? Quais decussam? Em termos de localização dos sintomas, quais são as implicações disso quando as lesões ocorrem no SNP *versus* SNC?

Retransmissão talâmica

Alguns sistemas sensoriais contribuem para a consciência dos eventos ambientais. Com exceção do olfato,

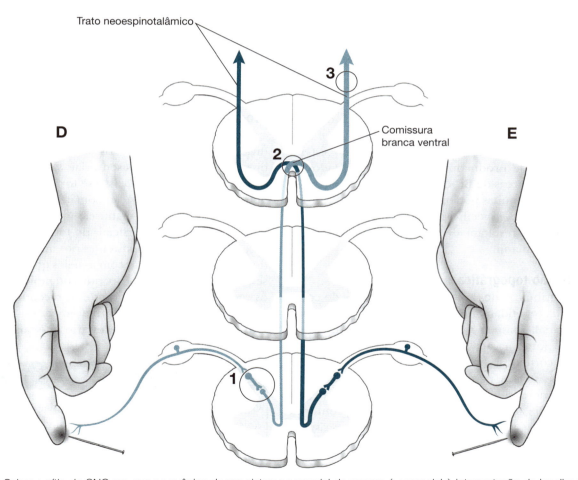

Figura 8.2 Saber o sítio do SNC em que os axônios de um sistema sensorial decussam é essencial à interpretação da localização de uma lesão feita com base nos sinais clínicos do paciente. Exemplificando, a integridade do componente neoespinotalâmico do sistema anterolateral é testada por meio da determinação da capacidade do indivíduo de localizar o sítio de uma alfinetada aplicada na superfície corporal. Os axônios do sistema decussam na comissura branca ventral da medula espinal. Uma lesão caudal (distal) à decussação (sítio 1) resultaria em sinais ipsilaterais; uma lesão na comissura branca ventral (sítio 2) resultaria em sinais bilaterais; enquanto uma lesão rostral à decussação (sítio 3) resultaria em sinais contralaterais.

todos os tratos desses sistemas sensoriais fazem sinapse no tálamo antes de a informação que transmitem chegar ao córtex cerebral, onde então é interpretada. Conforme discutido no Capítulo 6, cada um desses sistemas tem seu próprio núcleo talâmico exclusivo ou conjunto de núcleos junto ao qual terminam os seus axônios pré-talâmicos de segunda ordem. Como um grupo, esses agregados de células talâmicas frequentemente são referidos como **núcleos retransmissores específicos**, por causa do papel que exercem na retransmissão da informação sensorial ascendente para o córtex na promoção da percepção. Os núcleos retransmissores específicos do tálamo contêm os corpos celulares dos neurônios de terceira ordem (ver Fig. 8.1).

Córtex cerebral

A ligação final entre receptor e córtex cerebral é representada pelos **neurônios de terceira ordem** no tálamo. Os neurônios de terceira ordem também são chamados de **fibras de projeção talamocorticais**, por ligarem o tálamo ao córtex cerebral (ver Fig. 8.1). As fibras de projeção talamocorticais sobem até o córtex cerebral, na **cápsula interna**. Cada núcleo de retransmissão específico do tálamo se projeta para uma área ou mais áreas específicas do córtex cerebral, sempre que começa cada análise consciente dos estímulos sensoriais. Essas áreas corticais são designadas de várias formas. Uma designação é baseada no lobo e giros específicos em que as fibras terminam. Outra designação baseia-se no sistema dos números de Brodmann, que são apresentados no Capítulo 7. As áreas de Brodmann são clinicamente importantes, pois muitas podem estar associadas a funções comportamentais específicas. Desta forma, sinais clínicos específicos resultam de um dano a determinadas áreas de Brodmann.

Organização topográfica

A distribuição dos receptores na periferia do corpo é replicada repetidamente nos mapas, junto a cada sistema sensorial. Existem mapas ordenados da superfície receptora junto a cada núcleo de retransmissão, bem como no córtex cerebral. A precisão do mapa varia em diferentes sistemas, mas é sempre mais detalhadamente elaborada no córtex cerebral. Os mapas são nomeados em referência ao sistema sensorial específico, conforme observado no Capítulo 7: **somatotópico**, para o sistema somatossensorial; **retinotópico**, para o sistema visual; e **tonotópico**, para o sistema auditivo.

Outras conexões de vias sensoriais

Até o momento, foram consideradas as partes do sistema sensorial que permitem ao indivíduo perceber de forma consciente o meio ambiente. É importante reconhecer que a percepção dos estímulos sensoriais re-

quer processamento cortical. Entretanto, nem todos os tratos que transportam informação dos receptores periféricos até as estruturas suprassegmentares são usados na percepção. Os tratos espinocerebelares, por exemplo, seguem para o cerebelo que, embora seja destituído da maquinaria neural necessária à percepção, emprega a chamada propriocepção inconsciente no controle do movimento. Os tratos espinocerebelares são essenciais ao movimento normal. Essa informação sensorial é usada de forma comparativa, possibilitando ao sistema nervoso comparar o movimento em curso, que está sendo executado, ao movimento pretendido. Quando surgem discrepâncias, o sistema então adota uma ação corretiva. A função cerebelar de comparação é discutida em detalhes no Capítulo 19.

> ### Questão
> Nem toda informação sensorial é destinada a chegar ao córtex cerebral. Qual é o outro destino importante desses neurônios e qual é a relevância funcional dessas conexões?

Plano funcional geral

Processamento paralelo

No comportamento diário, os sistemas sensoriais individuais nunca são ativados de forma isolada. Em vez disso, múltiplos sistemas sensoriais são ativados ao mesmo tempo ou *em paralelo*. Isso se torna rapidamente evidente no caso da sensação somática. Exemplificando, quando você segura e manuseia um objeto, é evidente que os receptores superficiais do toque, assim como os receptores profundos existentes nos músculos, são ativados concomitantemente com aqueles que lhe informam se o objeto é quente ou frio, duro ou mole etc. Assim, se os receptores de temperatura e os receptores de toque são diferentes e enviam informação para sistemas sensoriais separados, então é necessário que tais sistemas sejam ativados em paralelo.

> ### Questão
> O processamento paralelo e a modulação eferente são dois aspectos importantes da organização do SNC do sistema sensorial. Você pode citar exemplos funcionais que ilustrem a importância desses dois aspectos?

Modulação eferente

A **modulação eferente** refere-se ao fato de cada estrutura retransmissora existente em um sistema sensorial estar sujeita à regulação por fibras descendentes oriundas de estruturas de ordem superior, em particular o córtex cerebral. O termo *eferente* deriva do fato de os axônios que descem da estrutura de ordem superior serem fibras eferentes oriundas da estrutura. A modulação eferente implica que o SNC regula a sua própria entrada de informações. Esse controle descendente aumenta o alerta, filtra o ruído de fundo, aguça o contraste, melhora a discriminação e melhora a acuidade. Exemplificando, no sistema responsável pela percepção da dor, a modulação eferente pode atuar não só na intensificação da percepção dolorosa como também para suprimi-la. A modulação eferente atua ainda sobre a informação conduzida pelas células ciliadas auditivas.

SISTEMAS MOTORES SOMÁTICOS

Apresentação clínica

Anteriormente, neste mesmo capítulo, você conheceu James McNabb, que é diabético. Além da perda sensorial já descrita, a neuropatia periférica também afetou o sistema motor do paciente. Ao ler esta seção do capítulo, considere os seguintes aspectos:

- Qual é a diferença entre motoneurônios superiores e inferiores?
- Como a neuropatia de James é periférica, qual neurônio é afetado?
- O que poderia ser a ramificação das respostas reflexas?

Note que essas questões serão revistas de forma mais detalhada nos Capítulos 10 e 11.

O termo **sistema motor** é um termo genérico, pois se refere a todas as estruturas dos sistemas nervoso central e periférico que contribuem para a atividade motora. No caso do controle central da atividade muscular esquelética, nós definimos **atividade motora** como a ocorrência de potenciais de ação nas fibras nervosas que seguem do SNC direto para os músculos. Nós tendemos a considerar a atividade motora no contexto de um algum tipo de movimento manifesto – ou seja, como comportamento. A observação simples e a experiência nos dizem que os comportamentos motores se automanifestam como uma variedade de tipos de movimento evidente. Os movimentos evidentes variam dos reflexos (p. ex., reflexo tendão patelar), em um extremo, às ações voluntárias habilidosas complexas (p. ex., tocar piano), no outro extremo. Entretanto, a atividade motora não se limita à especificação do movimento evidente. A atividade motora, por exemplo, também pode resultar em posturas sustentadas e alterações do tônus subjacente (como será discutido adiante). O sistema motor engaja estruturas e mecanismos neurais distintos, por meio dos quais medeia diferentes tipos de atividade motora. Esses

diferentes tipos de atividade motora serão enumerados depois que nós discutirmos o plano anatômico e funcional geral do sistema motor.

Plano anatômico geral e definições

O sistema motor somático inclui as vias descendentes do córtex cerebral e tronco encefálico que seguem para a medula espinal (como será discutido adiante). O sistema motor inclui cinco componentes estruturais. No SNC, esses componentes são (1) uma origem (no córtex cerebral ou tronco encefálico) chamada de motoneurônio superior; (2) uma decussação, ou cruzamento, de algumas vias; e (3) uma sinapse em um motoneurônio α chamado de motoneurônio inferior. No SNP, os componentes estruturais incluem (4) as fibras eferentes dos motoneurônios inferiores e (5) a junção neuromuscular. Em adição, o sistema motor envolve um circuito complexo usado para planejar, programar, coordenar e modular as vias motoras descendentes.

Questão

De que forma os cinco componentes estruturais do sistema motor se comparam aos seis componentes do sistema sensorial? Quais estão localizados no SNP e quais estão no SNC?

Antes de discutir os componentes estruturais, é preciso definir dois termos: motoneurônios superiores e motoneurônios inferiores. Os **motoneurônios inferiores (MNI)** têm o corpo celular no SNC – seja no corno anterior da medula espinal, seja nos núcleos motores do nervo craniano do tronco encefálico. Seus axônios individuais são distribuídos aos grupos de fibras musculares esqueléticas. No caso da medula espinal, o axônio de um MNI sai do SNC por uma raiz ventral, passa a integrar um nervo espinal e faz sinapse diretamente com as fibras musculares esqueléticas. No caso do tronco encefálico, os axônios dos MNI atravessam para os músculos estriados da cabeça e do pescoço via nervos cranianos. Os MNI também são chamados de **motoneurônios α**, porque seus corpos celulares são os maiores nas estruturas em que residem. Os **motoneurônios superiores (MNS)** têm o corpo celular situado em estruturas rostrais à medula espinal (ver Fig. 8.3). Tanto seus corpos celulares como seus axônios residem totalmente no SNC. As vias motoras iniciam com os MNS. Os axônios dos MNS influenciam – seja direta ou, mais comumente, indiretamente via interneurônios – os padrões de descarga dos MNI α.

Neurônios motores superiores

O termo *MNS* é genérico, pois designa literalmente tudo que está situado acima e que origina as projeções

208 Parte III Sistemas somatossensorial e motor dos membros e do tronco

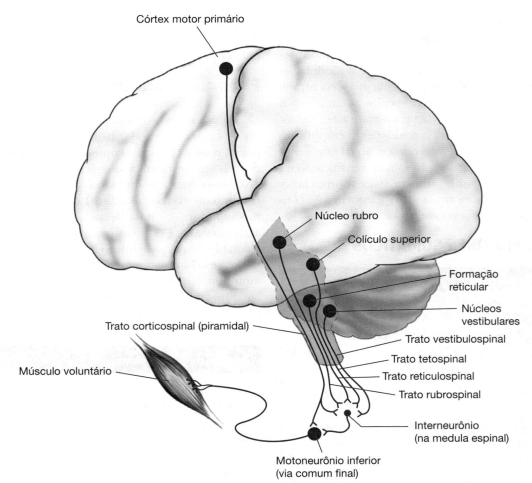

Figura 8.3 Visão geral esquemática dos sistemas motores somáticos. Os motoneurônios superiores estão localizados no córtex cerebral e tronco encefálico, e sua atividade é modulada pelo córtex de associação, cerebelo e núcleos da base. Os motoneurônios inferiores estão situados no tronco encefálico e medula espinal, tendo a atividade modulada pelos MNS, direta e indiretamente pelas redes interneuronais. Note que os corpos celulares e axônio do MNS estão confinados ao SNC, enquanto os corpos celulares do MNI residem no SNC, mas seus axônios seguem no SNP.

que convergem nos MNI α. Como todas as estruturas que representam os MNS estão superiormente (rostral) localizadas em relação à localização dos MNI na medula espinal, as projeções dos MNS para os MNI medulares espinais são chamadas de tratos descendentes. Existem numerosos tratos motores descendentes, cada um dos quais oriundo de áreas corticais ou núcleos tronco encefálicos distintos, com cada um sendo único quanto tipo de influência regulatória exercida sobre os MNI α.

Os sistemas de MNS estão organizados em dois grupos de estruturas. O primeiro grupo consiste nas *áreas motoras do córtex cerebral* (ver Fig. 8.3). Alguns axônios dessas áreas motoras descem para a medula espinal e núcleos motores dos nervos cranianos do tronco encefálico, onde influenciam os MNI α. São exemplos o *trato corticospinal* (TCS), discutido no Capítulo 11, e as projeções corticobulbares, discutidas no Capítulo 14. Esses sistemas são responsáveis pelo movimento voluntário.

O segundo grupo de MNS consiste em neurônios situados nos *núcleos do tronco encefálico*. Quatro conjuntos distintos de MNS constituem os núcleos do tronco encefálico. Esses são o núcleo rubro, núcleos vestibulares, núcleos da formação reticular e colículo superior. Os axônios das células situadas nesses núcleos descem para a medula espinal em seis tratos descendentes distintos identificados (ver Tab. 5.2). Todos os tratos motores descendentes originam-se nesses conjuntos de MNS no tronco encefálico, com exceção dos tratos descendentes das áreas motoras do córtex cerebral. Alguns desses sistemas de MNS do tronco encefálico também influenciam os MNI α que inervam os núcleos motores dos nervos cranianos. É importante notar que esses MNS do tronco encefálico, assim como aqueles do córtex cerebral, são influenciados por outras estruturas (ver Fig. 8.5). Os núcleos do tronco encefálico são responsáveis pela (1) influência do movimento voluntário, em particular do tronco e região proximal dos membros; (2) postura; (3) atividade que estabelece o tônus de fundo da musculatura; e (4) regulação dos reflexos.

> ### Questão
>
> Compare e especifique a localização dos corpos celulares dos MNI e MNS. Quantas localizações existem para cada um deles? Pensando antecipadamente, você é capaz de prever se os sintomas associados às lesões desses corpos celulares seriam contralaterais ou ipsilaterais ao sítio de lesão?

Decussações e lateralidade

Assim como os tratos sensoriais, muitos tratos motores descendentes podem ter axônios que atravessam a linha média. Conforme discutido no Capítulo 11, muitos axônios descendentes do trato corticospinal atravessam a linha média uma única vez, na decussação piramidal localizada no bulbo mais caudal. Em um sistema como esse, uma lesão *rostral* (i. e., acima) à decussação promove sinais motores no lado *contralateral* do corpo. Exemplificando, um dano localizado no tronco encefálico ou cerebelo, rostral à decussação das pirâmides, resulta tipicamente em sinais motores contralaterais. Uma lesão *caudal* (i. e., abaixo) à decussação das pirâmides (p. ex., dano à medula espinal) tipicamente resulta em sinais motores *ipsilaterais* à lesão. Note que essa é uma regra geral, mais especificamente aplicável ao trato corticospinal lateral. Desta forma, quando os sinais clínicos específicos de anormalidade funcional motora estão lateralizados a apenas um lado do corpo do paciente, saber onde a decussação ocorre no trato descendente responsável pelos sinais é essencial para uma interpretação correta da localização do dano junto ao SNC.

Sinapses em neurônios motores inferiores

Os MNS, cujos axônios formam tratos motores descendentes, fazem sinapse diretamente com os MNI ou interneurônios que, por sua vez, fazem sinapse com os MNI cujos axônios entram em nervos periféricos. Cada MNI α recebe estímulo de muitos neurônios, portanto os MNI α são referidos como sendo a **via comum final** (ver Fig. 8.3). Qualquer atividade motora que dependa da descarga de MNI α resulta da soma de estímulos recebidos por esses neurônios a partir de diversas fontes. Embora uma gama de estruturas específicas que enviam informação para os MNI α seja variável, dependendo do tipo de atividade motora que deve ser gerada, a estimulação oriunda dessas fontes múltiplas converge nesse motoneurônio comum. Essa estimulação convergente pode ser derivada de regiões do córtex cerebral, de várias estruturas situadas no tronco encefálico ou dos aferentes somatossensoriais primários que estão transmitindo sinais originados em receptores periféricos. Todavia, não é apenas a convergência a partir de fontes estruturalmente (e, portanto, funcionalmente) diversas, essa estimulação pode exercer influências opostas em MNI diferentes. Uma parte pode excitar MNI particulares, enquanto outro componente da estimulação pode inibir outros MNI (ver Inervação recíproca). Contudo, além disso, um dado MNI pode enfim ser excitado ou inibido, dependendo do balanço dos estímulos excitatórios e inibitórios que fazem sinapse em sua membrana receptora (ver Fig. 8.4). Quando a soma dos estímulos para a via comum final é excitatória, os MNI aumentam suas atividades de pico e as células musculares esqueléticas para as quais se projetam serão igualmente excitadas e sofrerão contração. Quando a somatória é inibitória, os MNI diminuem ou cessam a atividade, e suas células musculares-alvo então relaxam.

Fibras eferentes

Conforme observado antes, as fibras eferentes do sistema motor somático representam axônios que se originam a partir dos corpos celulares de MNI α localizados no SNC. Seguem diretamente para a musculatura estriada em um nervo periférico. Todos esses axônios são mielinizados e apresentam velocidade de condução rápida. Conforme cada axônio entra ventralmente em um músculo esquelético, divide-se em um número variável de ramos terminais e cada um desses ramos inerva uma fibra muscular individual. Um único MNI α e seu axônio podem, então, inervar muitas fibras de músculo estriado (ver Cap. 10).

> ### Questão
>
> Um músculo inervado por um único grupo de motoneurônios α pode se contrair ou relaxar. Como isso é possível? Explique essa característica do sistema motor quanto aos tipos de estímulos que incidem sobre o conjunto de motoneurônios α.

> ### Questão
>
> Qual é a importância funcional da mielinização das fibras eferentes? As fibras mielinizadas estão situadas no SNP ou no SNC? Qual tipo celular produz a mielina dessas fibras eferentes?

Junção neuromuscular

Cada ramo terminal do axônio de um MNI termina na superfície de membrana de uma única fibra (célula) muscular esquelética. A junção entre o axônio terminal e a membrana da fibra muscular é uma estru-

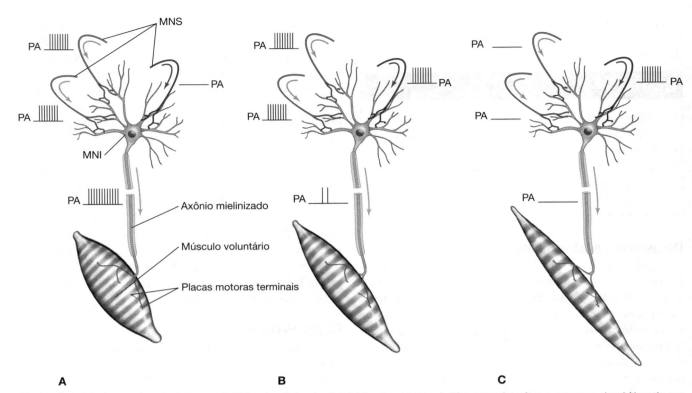

Figura 8.4 O balanço das sinapses excitatórias (azul-claro) e inibitórias (azul-escuro) ativas que interferem na zona dendrítica de um neurônio (nesse caso, um MNI) determina se o neurônio pós-sináptico faz descargas de potenciais de ação (PA). Em (**A**), onde apenas estímulos excitatórios são ativos, o MNI gera muitos PA e o músculo se contrai com força. Em (**B**), uma estimulação inibitória é adicionada aos estímulos excitatórios e o resultado da somatória é uma excitação. Contudo, o MNI gera menos PAs e há uma contração muscular menos forçada. Em (**C**), apenas a estimulação inibitória está ativa, o MNI não faz descargas e o músculo relaxa.

tura altamente especializada chamada **junção neuromuscular**. Essa estrutura funciona como uma sinapse bioquímica (ver Cap. 10). De fato, por causa de sua pronta acessibilidade à manipulação experimental, a junção neuromuscular foi usada como primeiro modelo de sinapse bioquímica para compreensão do sistema nervoso.

Modulação dos sistemas de neurônio motor superior

A modulação dos sistemas de MNS é complexa, envolvendo tálamo, núcleos da base e cerebelo. O conceito de modulação é apresentado aqui à perfeição e o tópico é desenvolvido nos Capítulos 19 e 20. O tálamo modula as áreas motoras do córtex cerebral e é modulado pelos sistemas sensoriais, cerebelo e núcleos da base. O cerebelo modula indiretamente as áreas motoras do córtex cerebral, por meio do tálamo. Também, de modo direto, o cerebelo modula a atividade de muitos MNS dos núcleos do tronco encefálico. O cerebelo, por sua vez, é modulado pelo córtex cerebral e por estímulos sensoriais. É o cerebelo que coordena a atividade motora, produzindo padrões sinérgicos de contração muscular, e atua como um dispositivo de correção de erros para o movimento *orientado por metas*. Para realizar essa função, o cerebelo recebe sinais de controle cortical motor descendentes especificadores do movimento pretendido e compara essa informação aos sinais somatossensoriais de retorno especificadores do movimento real. Quando o movimento real se desvia de sua trajetória pretendida, o cerebelo aplica uma ação corretiva.

Os núcleos da base modulam indiretamente o córtex motor, via tálamo. Os núcleos da base, por sua vez, são modulados por mecanismos intrínsecos pelo córtex cerebral. A contribuição exata dos núcleos da base ao controle motor não está totalmente esclarecida, porém distúrbios como a doença de Huntington envolvem certas partes dos núcleos da base e desorganizam gravemente a atividade motora produzindo movimentos involuntários incontroláveis e perturbações posturais.

Questão

Os MNS podem ser influenciados pelo tálamo, pelos núcleos da base e cerebelo. Identifique quais dessas estruturas influenciam diretamente os MNS e quais os influenciam de maneira indireta.

Organização topográfica

O sistema motor possui uma organização topográfica, uma vez que os mapas de musculatura corporal estão dispostos ao longo dos neurônios que constituem os MNS e MNI. Uma forma significativa pela qual isso se autorreflete está no fato de os grupos de neurônios que controlam as mesmas partes corporais estarem interconectados uns aos outros. Exemplificando, os neurônios do córtex cerebral motor que controlam o movimento dos braços se projetam para os neurônios controladores desse mesmo movimento nos núcleos do tronco encefálico, núcleos da base e cerebelo, bem como para os MNI α da medula espinal controladores do movimento dos braços.

Plano funcional geral

O movimento intencional é orquestrado por meio da integração precisa de alguns tipos distintos de controle motor – com todos eventualmente exercendo impacto sobre a via comum final para os músculos relevantes. Alguns desses controles ocorrem de modo reflexo ou automático, enquanto outros estão submetidos à direção da atenção consciente. Alguns são dirigidos por estímulos sensoriais, enquanto outros são dirigidos por instruções motoras pré-especificadas (programas motores) na ausência de estímulos sensoriais. Em adição, todos os processos devem estar integrados. O Capítulo 20 traz uma discussão aprofundada sobre os processos complexos envolvidos no controle do movimento intencional. Como forma de preparação para abordagem dessa informação, o presente capítulo introduz alguns conceitos básicos, tanto em termos de mecanismos de controle do movimento como em termos de tipos de movimento gerado.

Operação paralela e *locus* de controle

Os MNS do córtex cerebral e cada um dos seis tratos descendentes do tronco encefálico exercem uma influência exclusiva e simultânea sobre a via comum final. O movimento voluntário habilidoso, por exemplo, somente pode ser realizado a partir de uma base postural adequada. Sendo assim, o trato corticospinal lateral atua concomitantemente com os núcleos do tronco encefálico reguladores da postura. Em algumas situações, essa operação paralela pode facilitar a compensação por sistemas intactos diante do comprometimento de outros sistemas por doença ou lesão.

Os comportamentos motores mais simples tendem a ser organizados junto aos níveis mais inferiores do sistema motor. O mais simples é um reflexo tendinoso profundo monossináptico (como o reflexo do tendão patelar), em que um estímulo sensorial conduz diretamente à resposta motora. Entretanto, os comportamentos motores mais complexos também podem ser organizados em níveis ainda mais inferiores. Um bom exemplo são

os movimentos de passos que podem ser gerados na medula espinal de bebês recém-nascidos. Conforme discutido, os circuitos neurais que medeiam os movimentos reflexos, movimentos de passos e outros movimentos pré-programados podem ser regulados de modo voluntário pelos sistemas de MNS.

> **Questão**
>
> Com base nas informações apresentadas até agora, como o processamento paralelo pode ser usado quando se arremessa no jogo de beisebol?

Sistemas de controle por alimentação retrógrada (*feedback*) e anterógrada (*feedforward*)

Alguns movimentos requerem uma retroalimentação sensorial em curso, enquanto outros podem ser iniciados por um estímulo sensorial e prosseguir na ausência de estimulação sensorial adicional. Exemplificando, quando corremos para pegar uma bola, usamos informações visuais sobre o movimento inicial da bola para estimar sua trajetória futura e o tempo de interceptação. Nosso esforço para pegar a bola incorpora essa antecipação da trajetória da bola à determinação do nosso próprio movimento. Essa relação antecipatória entre o sistema motor e um ambiente define um **sistema de alimentação anterógrada**. Por causa dessa regulação antecipatória, jamais é permitido que o sistema motor se desvie de seu estado desejado. A grande vantagem de um sistema de alimentação anterógrada é a velocidade, uma vez que a resposta do sistema motor é gerada *antes* do impacto da bola sobre a mão de quem a pega. Entretanto, isso gera um custo que é pago em termos de complexidade do controlador de alimentação anterógrada, pois uma resposta acurada depende de o controlador ter um conhecimento preciso do estado real do sistema motor e de suas capacidades funcionais, bem como da experiência prévia (memória) com trajetórias de lançamentos de bola e os fatores que potencialmente influenciam essas trajetórias. Portanto, um sinal de controle definido por seu efeito pretendido pode não alcançar tal efeito, se o conhecimento do controlador acerca do sistema controlado for inacurado. A Figura 8.5 mostra um exemplo da operação de um sistema de alimentação anterógrada. Nessa situação, o marinheiro vê uma onda se aproximando e ajusta sua postura, conforme a onda vai chegando sob o barco. Para prevenir a inclinação do corpo, o controlador de alimentação anterógrada deve ter experiência prévia com ondas e barcos sob diversas condições.

Em contraste, um **sistema de retroalimentação** depende de informação sensorial para determinar a resposta motora a ser produzida. O sistema de retroalimentação não é antecipatório, pois somente é ativado *depois* que um evento ambiental perturba o sistema controlado. Assim, um sistema de retroalimentação somente pode corrigir um erro que já aconteceu. A retroalimentação depende de sensores que monitoram continuamente o estado da periferia motora, como a posição dos membros e a tensão muscular (sistema somatossensorial), ou de sensores que monitoram a posição do corpo em relação à gravidade (sistema vestibular) ou em relação ao ambiente (sistema visual). A geração ou não geração de um sinal de controle compensatório depende de um sinal de referência representativo de um estado de-

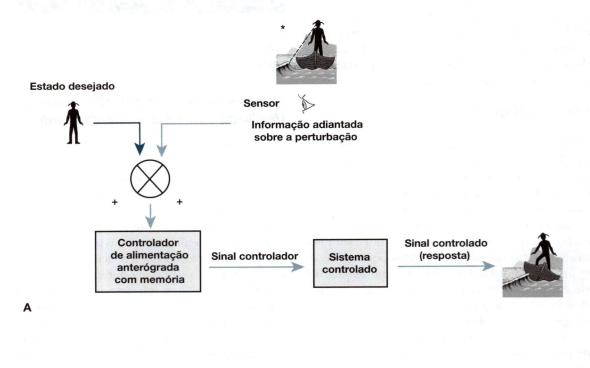

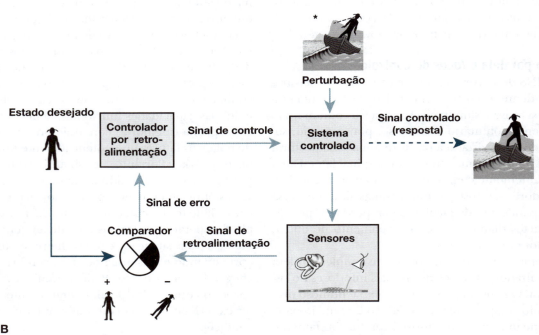

Figura 8.5 Exemplo de sistemas de (**A**) alimentação anterógrada e (**B**) retroalimentação. Em ambos os casos, o estado desejado é a manutenção da posição vertical pelo marinheiro.
Note que os asteriscos (*) representam o sinal responsável por estimular a atividade no sistema de controle.

sejado da periferia motora, como o ângulo articular. Em um sistema de retroalimentação negativa, o sinal oriundo dos sensores periféricos é comparado ao sinal de referência (estado desejado) e quaisquer diferenças encontradas geram um sinal de erro que produz uma alteração compensatória na atividade do controlador. No caso da ação de pegar uma bola lançada, o controle de retroalimentação somente é ativado depois que a bola alcança a mão de quem a pega, com seu cotovelo e punho deslocados de uma posição desejada. No exemplo do marinheiro e seu barco, ilustrado na Figura 8.5, o marinheiro não viu a onda se aproximando e detectou a chegada somente depois da ocorrência de algum grau de inclinação, registrada por seus sistemas vestibular (inclinação em relação ao plano vertical gravitacional), visual (percepção de um objeto referencial distante) e somatossensorial (detecção proprioceptora de alterações de comprimento muscular e ângulos articulares). Um ajuste postural corretivo oposto à perturbação é então aplicado.

Os sistemas de retroalimentação possuem várias desvantagens em potencial. Uma delas é a velocidade, pois a ação corretiva deve esperar que os resultados da perturbação ocorram. Isso significa que o atraso na condução da informação pela alça de controle pode ser, por si só, desvantajoso. Se o atraso for longo e o ambiente externo estiver mudando rapidamente, o sinal corretivo poderá ser inadequado no momento em que for executado. Em segundo lugar, uma ação corretiva excessiva – ou seja, um ganho alto demais na alça de retroalimentação – pode causar o desenvolvimento de oscilações por meio da propagação de um sinal corretivo ao redor da alça em um ciclo sem fim. Em terceiro lugar, a correção pode ser incompleta, pois o sinal compensatório depende da existência de um erro.

Questão

Os seres humanos usam sistemas de controle de alimentação anterógrada e retroalimentação para produzir e modular a postura e o movimento. Por que esses dois tipos de controle são necessários? Identifique qual sistema é o mais rápido e explique o porquê.

Inervação recíproca

Durante o movimento, os grupos musculares precisam funcionar de forma coordenada, muitas vezes com necessidade de relaxamento de um grupo muscular e contração de outro. Por exemplo, quando os músculos quadríceps são contraídos até estender o joelho, pode ser importante que os músculos isquiotibiais (antagonistas) sejam relaxados. Para promover esse relaxamento/contração coordenado, os MNI α que inervam os músculos agonistas e antagonistas devem receber estímulos de sinais opostos – ou seja, excitação *versus* inibição. Isso é chamado de **inervação recíproca** e constitui uma propriedade de automatização do modo como os neurônios estão interconectados entre si. Essas influências opostas sobre a via comum final são oriundas de várias fontes: diretamente dos sistemas de MNS descendentes e de circuitos locais de interneurônios situados nas adjacências dos MNI. Os circuitos locais são influenciados pelos sistemas de MNS e pelos receptores periféricos. As conexões inibitórias para os MNI dos músculos antagonistas garantem que, quando um agonista contrai para produzir um movimento específico, o antagonista sofra um grau de relaxamento proporcional. Para entender esse sistema funcional, é importante reconhecer que os MNI somente exercem influências excitatórias sobre as fibras musculares. Dessa forma, o sistema motor do SNC relaxa a musculatura inibindo os MNI; como consequência, o músculo não é excitado.

Movimentos sinérgicos

Durante os movimentos voluntários, os grupos musculares podem exercer vários papéis, dependendo da tarefa. Em adição, um dado músculo pode atuar como agonista na execução de uma tarefa, mas pode servir de antagonista ou estabilizador (sustentador) para realização de outras tarefas. O grupo muscular pode ser engajado na execução de movimentos fásicos ou tônicos, ou em ações motoras dinâmicas ou estáticas. A atividade muscular voluntária requer uma interface coordenada de grupos musculares. Os músculos que normalmente atuam em uníssono na execução de uma determinada ação motora são chamados **sinergistas**.

Os músculos sinergistas incluem o agonista (ou executor primário/músculo principal) e os músculos associados, que promovem o mesmo movimento (movimentadores secundários e sinergistas auxiliares) ou diminuem os movimentos desnecessários (estabilizadores) durante a contração do executor primário. Alguns exemplos de sinergistas auxiliares são os músculos deltoide anterior e deltoide posterior, que atuam juntos na abdução do ombro. Com relação aos estabilizadores, quando um músculo principal cruza mais de uma articulação, sua contração provoca o movimento de todas as articulações cruzadas, a menos que os sinergistas sejam contraídos para estabilizar uma articulação em particular. Os músculos flexores do dedo, por exemplo, atravessam o punho e as articulações falângicas. Entretanto, é possível cerrar o punho sem curvá-lo, pois os músculos sinergistas contraem para estabilizar a articulação do punho.

Os movimentos voluntários complexos, como o lançamento de uma bola, requerem ações coordenadas de uma ampla variedade de executores, estabilizadores e sinergistas auxiliares. A sinergia constitui uma propriedade distributiva na organização do sistema motor. Ao nível mais inferior, a sinergia é produto da forma pela qual os MNI α da medula espinal (núcleos motores do nervo craniano do tronco encefálico) estão conectados aos receptores periféricos e interneurônios locais. Em um nível mais superior, a sinergia é um produto da atividade no cerebelo.

Movimentos dependentes de gerador de padrão

O sistema nervoso dispõe de alguns mecanismos para diminuir a complexidade dos sinais requeridos para especificar as rotinas destinadas aos movimentos voluntários. Um exemplo é o gerador de padrão central (GPC). Os movimentos dependentes de GPC são executados a partir de programas motores centrais. Esses programas são considerados dependentes das conexões automáticas existentes entre os interneurônios (neurônios de circuito local) da medula espinal e do tronco encefálico que, por sua vez, influenciam a via comum final. As redes neuronais geradoras de ritmo capazes de produzir complexos padrões motores por etapas na ausência de retroalimentação sensorial foram amplamente demonstradas na medula espinal de animais. Exemplificando, mediante estimulação adequada, é possível registrar um ritmo de marcha locomotor geral por eletromiografia em gatos submetidos à transecção da medula espinal. Evidências recentes sugerem a existência desses GPC por etapas até mesmo nos seres humanos bípedes (ver Cap. 20).

> ### Questão
>
> Alguns padrões rítmicos de movimento, como a respiração, são regulados por geradores de padrão centrais (GPC). Por que esse mecanismo seria relevante do ponto de vista funcional? Qual seria a limitação dos GPC em relação aos movimentos rítmicos, como uma caminhada sobre uma superfície?

Os programas motores centrais armazenam e automaticamente executam padrões de atividade muscular. Até certo ponto, esses padrões estão sujeitos ao controle consciente via MNS. Em alguns casos, esforços voluntários podem regular a velocidade e a amplitude da sequência de movimento, mas não regulam a sua ocorrência. A respiração é um exemplo. Em outros casos, a ocorrência da sequência pode ser iniciada de maneira voluntária e, uma vez iniciada, essa sequência é executada de modo automático. Nesse caso, alguns exemplos são a marcha, a deglutição e a mastigação. A retroalimentação a partir dos receptores periféricos aguça a cronicidade e o desempenho da sequência de movimento, mas não é essencial a sua execução. Um estímulo periférico pode deflagrar o padrão de movimento, como ocorre na deglutição iniciada de modo involuntário.

Gatos com medula espinal transeccionada ilustram muito bem esse conceito. Quando sustentados por arreio, esses gatos apresentam movimentos de marcha apropriados na esteira. Os movimentos são iniciados pela estimulação sensorial exercida pela esteira no coxim do pé e aparentemente são executados via rotinas automáticas, tão logo o movimento seja iniciado.

Tipos de atividade motora no movimento funcional

A função humana é dirigida por um repertorio contínuo de rotinas requeridas à execução do movimento voluntário. Os próprios movimentos voluntários são organizados pela orquestração e integração de diferentes tipos de controle motor, empregando todos os mecanismos descritos anteriormente. Alguns dos principais conceitos são definidos aqui e sintetizados no contexto dos movimentos relacionados ao jogo de beisebol, no final deste capítulo.

Atividade muscular de fundo (tônus)

Certos grupos musculares são mantidos em um estado mais ou menos contínuo de contração leve, considerado como consequente dos níveis basais de atividade espontânea dos MNI α que inervam a musculatura. Isto é chamado de **tônus**. A tonicidade é clinicamente avaliada por meio da observação da resistência oferecida por um músculo ao estiramento passivo. As fibras musculares e o revestimento por tecido conjuntivo possuem uma elasticidade inerente. Entretanto, a resistência decorrente do tônus é adicional ao recuo normal do músculo subsequente à sua liberação a partir de um estiramento, por causa dessa elasticidade inerente.

Os mecanismos neurais de manutenção do tônus são pouco conhecidos, em parte porque o tônus não pode ser medido por eletromiografia. No entanto, sabe-se que as estruturas sensoriais periféricas, como os mecanorreceptores do sistema somatossensorial (em particular as células do pescoço e dos cílios do sistema vestibular), influenciam a atividade dos MNS, interneurônios medulares espinais e/ou MNI e, portanto, influenciam indiretamente o tônus muscular, do mesmo modo que os estímulos oriundos dos centros visuais.

O tônus de um músculo depende da posição do indivíduo, de sua capacidade de relaxar os músculos de maneira voluntária e do estado de alerta do indivíduo. O tônus de um músculo é mais pronunciado nos músculos antigravitacionais do tronco e da região proximal dos membros, aumentando junto à demanda de manutenção postural e resistência à gravidade. Pode haver um relaxamento completo quando o esqueleto está totalmente sustentado, mas isso requer prática e vai se tornando cada vez mais difícil em indivíduos idosos.

Os aumentos ou diminuições excessivas do tônus muscular são as principais características de muitas doenças neurológicas, sendo tipicamente avaliados por meio da resistência ao movimento passivo dos membros. Embora a avaliação da resistência nos membros pareça ser relativamente direta, é necessária uma considerável experiência clínica para avaliar corretamente o tônus normal e o tônus anormal.

Tipos de movimento: do reflexo ao voluntário

Os movimentos funcionais da vida diária são controlados por uma combinação de movimento voluntário e respostas reflexas. Os movimentos voluntários podem ser adicionalmente diferenciados em movimentos sob controle consciente e movimentos que ocorrem como rotinas automáticas. O grau de coordenação do trabalho realizado pelos sistemas sensorial e motor depende do tipo de movimento considerado.

Reflexos. Os reflexos são os movimentos evidentes mais simples e estereotipados executados pelo sistema motor. Por definição, os reflexos são ativados por um estímulo periférico e não ocorrem sem esse tipo de estimulação do receptor periférico. Os reflexos são mediados por conexões neuronais automáticas existentes entre receptores periféricos, interneurônios e MNI. Talvez, o exemplo mais familiar seja o reflexo tendinoso patelar, que costuma ser testado como parte do exame físico geral. O tendão patelar é golpeado com um martelo reflexo e isso resulta na extensão do joelho, quando o reflexo está normal. Outro exemplo familiar é a retirada rápida da mão quando uma pessoa toca acidentalmente em uma panela quente. Teoricamente, os reflexos são respostas motoras obrigatórias a um estímulo sensorial. Entretanto, *todos* os reflexos somatomotores estão sujeitos à regulação por MNS (ver Cap. 11). De fato, a maioria das pessoas consegue modular o reflexo tendinoso patelar decidindo de antemão impedir a extensão do joelho, sendo que muitas são capazes de manter a mão sobre uma superfície quente quando há necessidade.

Movimentos voluntários. Todos os **movimentos voluntários** são únicos em quatro aspectos: (1) os movimentos voluntários envolvem uma decisão de agir; (2) o movimento voluntário intencional é aprendido; (3) uma vez aprendido, o movimento voluntário inicialmente é controlado pela consciência; e (4) o movimento voluntário explora sub-rotinas automáticas, como os reflexos, inervação recíproca e ajustes posturais automáticos em sua execução. Além disso, contudo, a natureza de um movimento voluntário deve ser qualificada. Dessa forma, uma parte do movimento voluntário permanece sob um alto grau de controle consciente no decorrer de toda a sequência de movimento. Imagine, por exemplo, um carpinteiro habilidoso usando um plano manual para conferir a um descanso de braço de madeira uma curva esteticamente agradável. Embora a ação de planejamento seja repetitiva, os parâmetros específicos dessa ação são sempre novos, à medida que a curva desejada é finalmente abordada. Outros movimentos voluntários foram aprendidos por meio da prática extensiva, como aqueles submetidos a nenhum ou a um pequeno controle consciente ao longo de seu desenvolvimento. Aqui, nós podemos incluir movimentos como a fala, o arremesso de uma bola de basquete na cesta ou o ato de tocar um instrumento musical. A posição da cesta de basquete não muda, do mesmo modo como as posições das claves ou cordas de um instrumento musical. A ação de caminhar possui seus próprios atributos neurológicos exclusivos, que são discutidos no Capítulo 20. Entretanto, nitidamente, um bebê aprende a usar a locomoção de maneira voluntária para alcançar uma meta. O termo **movimento intencional orientado por metas**, neste livro, refere-se ao movimento voluntário com um propósito funcional. A meta pode ser um objeto situado dentro do campo sensorial imediato do indivíduo (em oposição aos objetos situados nas adjacências), ou pode estar representado na memória da pessoa. Essa definição é significativa do ponto de vista da reabilitação. Exemplificando, em alguns casos, um indivíduo pode ser capaz de alcançar o guarda-louças para pegar um item específico, mas talvez não consiga erguer o braço fora de um contexto funcional.

Durante o período de aprendizagem do movimento, a retroalimentação do receptor periférico guia o processo de aprendizado motor e permanece sendo capaz de monitorar o movimento mesmo depois deste ter sido aprendido. Essa retroalimentação é necessária à correção do curso e velocidade, enquanto o movimento pode ser executado por programas centrais e mecanismos reflexos.

O grau de utilização da retroalimentação sensorial depende do tipo de movimento voluntário. Os conhecidos **movimentos balísticos** consistem em movimentos aprendidos que possuem um curso temporal curto demais para serem modificados por retroalimentação periférica durante a sua execução. Alguns exemplos são os movimentos envolvidos no lançamento de uma bola de tênis ou agitar um bastão para fazer uma tacada difícil.

Os *movimentos associados* são aqueles que ocorrem como parte de um padrão motor, mas são auxiliares para fins de atendimento ao propósito do padrão motor. Os movimentos associados proporcionam ajustes mínimos de postura, destinados a controlar o centro de massa corporal em relação à superfície de sustentação durante a parte do movimento orientada por metas. Exemplificando, na execução da tarefa aparentemente simples de alcançar um guarda-louça que está a uma altura elevada do chão, a parte do movimento orientada por metas consiste em alcançar o guarda-louça com a mão. Ao mesmo tempo, existem ajustes de peso de um mem-

Parte III Sistemas somatossensorial e motor dos membros e do tronco

bro para outro e também ajustes dos segmentos espinais para controle postural.

> ## Questão
>
> Os movimentos orientados por metas requerem uma combinação de movimentos reflexos e voluntários. Em adição, os movimentos voluntários podem estar submetidos ao controle consciente ou podem ser gerados automaticamente. Explique como esses diferentes mecanismos interagem para iniciar e controlar o movimento funcionalmente relevante. Essas distinções com frequência serão importantes em sua prática clínica. Você sabe a razão dessa importância?

Outro exemplo de movimento associado é a agitação dos braços durante a caminhada. Quando a marcha é suficientemente rápida, os braços ficam pendurados livremente junto às laterais do corpo e cada um deles se move de maneira graciosa e rítmica para a frente da perna oposta. Em muitos sentidos, os movimentos associados conferem um estilo individualista ao comportamento motor do indivíduo (empertigado, exibicionista, balançar a cabeça ritmicamente enquanto anda etc.).

Não se sabe ao certo se os movimentos associados são gerados em um ou em vários sítios junto ao SNC. Todavia, esses movimentos desaparecem em certos distúrbios envolvendo o SNC, como na doença de Parkinson, um distúrbio que afeta o funcionamento dos núcleos da base.

CONEXÕES CLÍNICAS

Sinais neurológicos negativos e positivos

Quando o dano ocorre no SNP ou nas células do corno anterior da medula espinal, a própria via comum final pode ser desorganizada. Os sinais de enfraquecimento ou paralisia são claramente evidentes nesses casos. A desorganização da medula espinal também pode impedir que os sinais cheguem à célula do corno anterior. O dano a outras partes do SNC resulta em sinais e sintomas mais complexos. Um acidente vascular encefálico, por exemplo, pode resultar em uma incapacidade de *acessar* os programas motores intactos, incapacidade de *executar* os programas motores intactos ou, às vezes, na *perda* do próprio programa motor.

As lesões em estruturas motoras do SNC produzem dois tipos de sinais clínicos: negativos e positivos. Os **sinais negativos** são déficits motores decorrentes da perda da função das estruturas neurais danificadas. O enfraquecimento, a perda da velocidade do movimento, perda da destreza, fatigabilidade e paresia são exemplos de sinais negativos. Em essência, esses sinais comprometem ou impedem a execução de uma ação motora que o in-

divíduo gostaria de realizar, porém não mais consegue executá-la. A ausência de movimento pode ser devida a vários problemas.

Os **sinais positivos** constituem o extremo oposto. Também chamados de **fenômeno da liberação**, os sinais positivos envolvem um excesso de atividade neural e gasto energético. São exemplos de sinais positivos a hiper-reflexia, hipertonicidade e sinal de Babinski positivo. Os sinais positivos podem ter duas causas primárias. A primeira causa é a superatividade de uma estrutura intacta, decorrente de uma estimulação excessiva. A espasticidade é um exemplo (ver Cap. 11). A segunda causa é a superatividade de uma estrutura intacta que está sendo liberada do controle inibitório em função do dano a outra estrutura. Isso é chamado de **desinibição** e é exemplificado pelas discinesias (ver Cap. 19). Em essência, um sinal positivo designa uma ação motora que a pessoa não quer realizar ou uma postura que o indivíduo não deseja assumir, mas não consegue impedir.

Para o especialista em reabilitação, é importante identificar os sinais positivos e negativos associados ao dano do SNC. Como os sinais positivos são mais facilmente observados do que os sinais negativos, podem ser confundidos com o problema subjacente, com o direcionamento da intervenção para a redução dos sinais positivos. De fato, o principal problema em relação ao movimento funcional é mais frequentemente o de uma falta (p. ex., enfraquecimento, lentidão do movimento). A menos que a intervenção seja direcionada aos sinais negativos, a restauração de um movimento funcional pode ser limitada.

> ## Questão
>
> O dano a um sistema motor pode causar sinais positivos e/ou negativos. Liste o máximo de sinais positivos e negativos que puder. Suponha o modo como esses sinais podem afetar seu plano de reabilitação.

Movimentos funcionais – uma síntese

Uma gama inteira de etapas fisiológicas é necessária à produção dos movimentos funcionais reais. E vários desses movimentos ocorrem antes do próprio movimento em si ser de fato iniciado. Exemplificando, os movimentos funcionais tipicamente começam com uma decisão consciente de agir. Essa decisão pode ser iniciada pelo pensamento de concluir uma ação, ou pode ser iniciada em resposta a algo visto (p. ex., uma bicicleta descontrolada, oscilando perigosamente na calçada onde você está) ou ouvido (p. ex., um pedido para você lavar a louça). Uma vez tomada a decisão de agir, o sistema nervoso planeja o movimento antes de sua execução ser de fato iniciada. Uma vez iniciada a execução, o movimento evolui, às vezes sob uma retroalimentação sensorial e às vezes usando pré-programas sem retroalimentação sensorial adicional. Além disso, os mecanismos de controle postural entram em cena antes e durante o movimento. Por fim, os movimentos funcionais devem ser terminados de maneira efetiva. O jogo de beisebol ilustra facilmente a interface desses diferentes tipos de movimento.

Considere, por exemplo, o ato de arremessar uma bola de beisebol. Antes mesmo de arremessar a bola, o lançador decide agir (processamento cognitivo, que é discutido em detalhes no Cap. 20). Ele usa informação visual para determinar a meta do seu arremesso (ver Cap. 18) e também pode incorporar respostas à informação auditiva (ver Cap. 17). Antes de arremessar a bola de fato, o sistema nervoso do lançador considera a informação sensorial oriunda do solo, como a dureza da superfície de suporte e a inclinação do terreno. Essa informação atua na determinação de quais rotinas automáticas serão necessárias ao controle postural, para que a bola seja arremessada com a rapidez, direção e velocidade certas. Alguns desses ajustes posturais ocorrem antes mesmo de o lançador iniciar os movimentos de braço associados ao arremesso. Quando o lançador abre os braços para arremessar a bola, os músculos dos membros inferiores, tronco e pescoço disparam. O arremesso em si é uma ação balística, sem tempo nem lugar para uma retroalimentação. Uma vez concluído o arremesso, as rotinas são empregadas para finalizar os movimentos, incluindo a estabilização do corpo em relação à superfície de suporte e a interrupção do movimento do braço.

Do mesmo modo, a ação de pegar requer processamento cognitivo (decisão de pegar), bem como informação visual relacionada à direção e velocidade da bola. Em adição, todavia, essa ação pode ser altamente dependente de retroalimentação. O impacto da bola sobre a luva do apanhador pode resultar em ajustes da mão e de todo o corpo, para uma execução suave do ato de pegar. Assim como no arremesso, o término do movimento também deve ser especificado.

Questão

O Capítulo 20 discutirá em detalhes o movimento orientado por metas. Como forma de preparação para esse capítulo, liste algumas das principais etapas envolvidas na geração de um movimento orientado por metas. Compare essas etapas com aquelas que ocorrem na geração de um movimento reflexo.

RESUMO

Este capítulo apresentou perspectivas gerais sobre as organizações anatômica e funcional dos sistemas so-

matossensorial e motor. Nós começamos abordando os sistemas sensoriais, notando que cada sistema é constituído por seis componentes anatômicos diferencialmente distribuídos no SNP e SNC. Assim, no SNP, cada sistema somatossensorial tem início em um receptor periférico que converte informação do ambiente em potenciais de ação que, então, são transmitidos adiante para o SNC, ao longo das fibras aferentes primárias. Junto ao SNC, cada aferente primário faz sinapse em um núcleo de retransmissão pré-talâmico que contém os corpos celulares dos neurônios de segunda ordem do sistema. Alguns (ou quase todos) neurônios de segunda ordem podem atravessar para o lado oposto do SNC, em uma decussação sensorial identificada, como a comissura branca ventral da medula espinal. Então, o trato que se origina no núcleo retransmissor pré-talâmico se projeta para um núcleo de retransmissão específico do tálamo, que contém os corpos celulares dos neurônios de terceira ordem do sistema que sobem pela projeção talamocortical, para terminar no córtex cerebral, onde começa a análise consciente da informação sensorial. Os estímulos ambientais de ocorrência natural engajam simultaneamente mais de um sistema sensorial ascendente. Assim, esses sistemas atuam em paralelo e cada um contribui de modo exclusivo para a experiência sensorial geral. Adicionalmente, existe uma cascata de controle da informação sensorial ascendente, com cada estação superior controlando aquelas localizadas em níveis mais inferiores do neuroeixo.

Os sistemas somáticos motores foram discutidos em seguida, tendo sido definidos os termos "neurônio motor superior" e "neurônio motor inferior". Os MNS possuem corpos celulares localizados em áreas motoras do córtex cerebral ou em núcleos motor-relacionados, como o tronco encefálico, incluindo o núcleo rubro, núcleos vestibulares, núcleos da formação reticular ou colículo superior. Cada um desses sistemas motores descendentes converge em um MNI, a via comum final, exercendo porém uma influência exclusiva sobre o MNI. Muitos desses sistemas descendentes também decussam em localizações conhecidas do SNC, de modo que o dano a um dado trato motor descendente resulta em déficits de um lado específico do corpo, dependendo da localização da lesão junto ao trato. Os sistemas de MNS são modulados pelo tálamo, cerebelo e núcleos da base. Assim, o cerebelo contribui de modo significativo para a regulação do movimento, assim como os núcleos da base (discutidos extensivamente no Cap. 19). Assim como alguns sistemas somatossensoriais, os sistemas motores operam em paralelo. Os sistemas de controle motor de alimentação anterógrada e de retroalimentação foram apresentados e discutidos. Os sistemas de alimentação anterógrada são antecipatórios e garantem que o sistema motor seja governado de modo a efetuar a execução suave de sua meta pretendida. Os sistemas de retroalimentação são regulados por erro, implicando que o sistema motor já tenha cometido um erro no cumprimento de sua meta. O princípio da inervação recíproca garante que grupos musculares antagonistas não interfiram uns nos outros no cumprimento de uma meta específica. O conceito de movimentos dependentes de gerador de padrão foi também apresentado e inclui ações motoras como a respiração, deglutição e marcha. Entretanto, conforme será apresentado no Capítulo 20, o termo *gerador* não deve ser considerado um termo que implica um movimento específico realmente gerado (iniciado) por um sistema de conexões automáticas em uma parte localizada do SNC, mas apenas que o padrão de movimento pode ser determinado por essa conexão. Enfim, diferentes categorias de movimento foram discutidas como sinais positivos e negativos.

ATIVIDADES PARA ESTUDO

1. Os tratos motores descendentes possuem axônios que decussam (atravessam a linha média). Onde os sintomas motores se manifestariam, caso ocorresse um dano ao trato *rostral* à decussação? E onde os sintomas ocorreriam, se o dano fosse produzido *caudalmente* à decussação?

2. Chris, um garçom de 38 anos de idade, foi esfaqueado no tronco enquanto tentava apartar uma briga. Imediatamente após a lesão, ele já apresentou sintomas neurológicos. Decorrido um ano da lesão, os sinais de dano neurológico à sua medula espinal persistiam. O exame neurológico revelou a atrofia de músculos intrínsecos de sua mão direita. Ele sofreu paresia na perna direita, com reflexos patelares exagerados nesse mesmo lado. Houve perda total da sensibilidade cutânea ao longo de uma faixa situada no lado ulnar do braço direito. Houve perda da cinestesia e da sensibilidade à vibração na perna direita e tronco. Por fim, ele perdeu a sensibilidade à dor e à temperatura ao longo de toda a perna esquerda e tronco, até o nível da terceira costela.

   a. Quais tratos sensoriais foram lesionados?
   b. Quais segmentos da medula espinal foram danificados?
   c. Qual lado da medula espinal sofreu dano?
   d. Compare os sintomas que acompanhariam uma lesão aos nervos espinais da perna ou aos seus corpos celulares, aos sintomas manifestados por Chris.

BIBLIOGRAFIA

Gurfinkel, V., Cacciatore, T. W., Cordo, P., et al. Postural muscle tone in the body axis of healthy humans. J Neurophysiol 96:2678–2687, 2006.

Minassian, K., Persy, I., Rattay, F., Kern, H., and Dimitrijevic, M.R. Human lumbar cord circuitries can be activated by extrinsic tonic input to generate locomotor-like activity. Human Movement Science 26, 275–295, 2007.

Nolte, J. The Human Brain: An Introduction to Its Functional Anatomy. Mosby Elsevier, Philadelphia, 2009.

Pearson, K., and Gordon, J. Ch. 37. Locomotion. In: Kandel, E., Schwartz, J. H., and Jessell, T. M. Principles of Neural Science, 4th ed. McGraw-Hill, New York, 2000.

9
Sistema somatossensorial dos membros e do tronco

Objetivos de aprendizagem

1. Reconhecer os diferentes modos de classificação dos receptores somatossensoriais e dar exemplos de cada um, incluindo estrutura, fonte de estímulo, localização do receptor, sensibilidade do receptor a tipos específicos de energia estimuladora e velocidade de adaptação a estímulos constantes e variáveis.

2. Nomear as quatro classes principais de receptores somatossensoriais (com base no estímulo adequado) e discutir sua importância funcional.

3. Descrever cinco tipos distintos de receptores que respondem à dor e à temperatura.

4. Discutir o papel dos mecanorreceptores e identificar exemplos.

5. Discutir os mecanorreceptores que fornecem informação sobre postura e movimento (i. e., propriocepção).

6. Descrever os componentes do fuso muscular e explicar por que esse receptor possui os componentes sensorial (aferente) e motor (eferente).

7. Explicar como a sensibilidade do fuso muscular é modulada.

8. Descrever a coativação α-γ e explicar por que esse fenômeno tem importância funcional decisiva.

9. Contrastar anatomia e função do órgão tendinoso de Golgi (OTG) com anatomia e função do fuso muscular.

10. Explicar o papel da mielina e sua relação com a velocidade de condução nervosa e discutir o modo como as células mielinizam os axônios nos nervos periféricos.

11. Relembrar as velocidades de condução relativas de diferentes tipos de fibras nervosas.

12. Descrever a relação existente entre campo receptor e função.

13. Nomear todos os componentes, desde o receptor até o córtex cerebral, das duas vias principais de transmissão da informação somatossensorial oriunda da periferia para o córtex cerebral (i. e., via da coluna dorsal-lemnisco medial e trato espinotalâmico).

14. Discutir os papéis funcionais da via CD-LM e TET.

15. Explicar o significado da modulação eferente e fornecer um exemplo.

16. Correlacionar as seguintes condições clínicas à localização junto ao sistema somatossensorial do dano gerador das síndromes a seguir: radiculopatia, síndrome de Brown-Sequard e perda sensorial associada ao diabetes melito (DM).

Abreviaturas

AL sistema anterolateral

AMS área motora suplementar (área de Brodmann 6)

PA potencial de ação

CD coluna dorsal

CD-LM sistema da coluna dorsal-lemnisco medial

DM diabetes melito

FDA faixa dinâmica ampla

LM lemnisco medial

MI córtex motor primário (na área de Brodmann 4)

NCD núcleos da coluna dorsal

OTG órgão tendinoso de Golgi

PG potencial gerador

SI córtex somatossensorial primário (junto às áreas de Brodmann 3, 1 e 2)

SII córtex somatossensorial secundário

TET trato espinotalâmico

VPL núcleo ventral posterolateral do tálamo

INTRODUÇÃO

Este capítulo é o primeiro a considerar de forma mais detalhada as estruturas do sistema nervoso introduzidas nos capítulos anteriores. Além das informações introduzidas no Capítulo 8, este capítulo considera os sistemas sensoriais mediadores da sensação somática nos membros e tronco.

A primeira seção principal deste capítulo começa pela apresentação dos receptores somáticos. Os terminais nervosos periféricos detectam, determinam a qualidade (modalidade), escalam a intensidade e fornecem ao encéfalo informações sobre o momento dos estímulos ambientais que incidem nas superfícies do corpo ou surgem do movimento das partes corporais. Cada um dos diferentes receptores somáticos está adaptado para responder a um tipo particular de energia ambiental. Como discutido no Capítulo 4, a função de um receptor é transduzir essa energia na linguagem do sistema nervoso – nesse caso, o PG (receptor). Conforme observado naquele capítulo, o PG é o primeiro em uma série de eventos eletroquímicos que permitem aos nossos encéfalos vivenciar o mundo real. Notavelmente, os receptores apresentam uma distribuição pontilhada (semelhantes a pontos) ao longo da superfície corporal, às vezes com amplas áreas intervenientes desprovidas de um tipo de receptor em particular. Mesmo assim, é percebida uma continuidade na resposta à estimulação.

A segunda seção principal deste capítulo analisa a estrutura e função dos dois sistemas somatossensoriais que transportam informação até o córtex cerebral para promover a discriminação consciente. Esses são o sistema CD-LM e o sistema AL. O TET está localizado junto ao sistema AL e é o principal foco deste capítulo. Embora os estímulos somáticos de ocorrência natural ativem ambos os sistemas ao mesmo tempo, cada um exerce um papel exclusivo na sensibilidade somática, que pode ser determinado a partir de suas organizações estrutural e funcional acentuadamente distintas.

Conforme será mostrado, a experiência com o mundo real é na verdade uma abstração, pois nos conectamos ao mundo real apenas indiretamente, através dos receptores, suas fibras aferentes primárias, e pelos tratos sensoriais e vias que transportam essa informação até a consciência. Essa experiência consiste em uma consciência do estado das vias neurais que transmitem ao encéfalo informações normalmente codificadas por receptores somáticos. A dor neurogênica ilustra drasticamente esse conceito. A dor neurogênica é aquela sentida em uma parte da periferia do corpo, mas que se deve, na verdade, à ocorrência de um processo patológico em um nervo periférico ou nas vias da dor junto ao SNC. Os receptores em si não são ativados. Um disco intervertebral herniado, por exemplo, causa dor neurogênica ao comprimir um nervo espinal, contudo o paciente poderia sentir a dor, por exemplo, no pescoço ou no braço (como ilustra a espondilose cervical discutida no Cap. 5).

RECEPTORES SOMÁTICOS

Padrões gerais de organização

Em quase todos os receptores somáticos está o terminal nervoso da fibra nervosa periférica que transduz a energia ambiental. Em geral, o tipo de energia ambiental a que um receptor específico responde é exclusivo. Ou seja, cada receptor é específico quanto ao(s) tipo(s) de estímulo periférico a que responde. A maioria dos receptores somáticos responde a apenas um tipo (submodalidade) de estímulo periférico, embora alguns respondam a mais de um tipo (chamados receptores polimodais). Entretanto, até mesmo os receptores polimodais são específicos em relação à gama de submodalidades à qual respondem (ver discussão sobre receptores da dor adiante). As modalidades de estímulo específicas a que os receptores respondem são determinadas pela maquinaria molecular particular que reside na membrana do terminal nervoso (ver Cap. 4).

O termo **órgão-alvo sensorial** refere-se ao terminal nervoso com as células não neurais acessórias (quando existentes) a ele associadas. Os órgãos-alvo somatossensoriais apresentam três padrões de organização distintos. Em alguns órgãos-alvo somatossensoriais, não há células não neurais associadas ao receptor. Assim, o próprio terminal nervoso desnudo representa todo o órgão-alvo sensorial. A terminação nervosa livre é um exemplo. Em outros órgãos-alvo somatossensoriais, o terminal nervoso periférico está associado a células não neurais que servem para dirigir o estímulo periférico para o terminal nervoso de uma forma exclusivamente estereotipada, de modo a poderem determinar como o receptor responde ao seu estímulo correto e não o tipo (submodalidade) de energia de estímulo ao qual o receptor responde. Esses receptores têm uma grande variedade de formas, tamanhos e especializações estruturais. Esse padrão de organização possui numerosos exemplos, entre os quais os corpúsculos de Pacini, OTG e fusos musculares. Ainda, em outros receptores, existe uma célula não neural que é o transdutor e faz sinapse com o terminal da fibra nervosa periférica. No caso dos receptores somáticos, um exemplo é o complexo célula de Merkel-neurito. Todos esses tipos de receptores serão descritos em mais detalhes adiante.

A classificação dos receptores

Os receptores somatossensoriais foram classificados em várias formas e todas elas apresentam certo grau de sobreposição, mas nenhuma integra completamente estrutura, função e localização. Cada tipo de receptor somático periférico pode ser distinguido por sua estrutura, fonte de estímulo e localização do receptor; pela sensibilidade do receptor a tipos específicos de energia de estímulo; e pela velocidade de adaptação do receptor a um estímulo constante e invariável. Além disso, os receptores podem ser distinguidos pelo tamanho do campo receptor e pela natureza da fibra aferente primária que se projeta do receptor para o SNC.

Classificação por estrutura

Esse sistema anatômico de classificação reconhece duas categorias amplas de receptores. A primeira categoria é composta por terminações nervosas livres e difusas, sem estruturas acessórias circundando o terminal axônico desnudo. A segunda categoria consiste nos receptores encapsulados, que são todos envoltos por uma cápsula de células de suporte.

Classificação por fonte de estímulo e localização do receptor

Esse sistema anatômico de classificação reconhece três tipos de receptores principais. Os **exteroceptores** respondem às alterações ocorridas no ambiente externo imediato. No caso da sensação somática, os exteroceptores incluem os órgãos-alvo distribuídos na pele. Os **interoceptores** estão estacionados junto às paredes dos tratos digestivo e respiratório, bem como junto às paredes do coração e dos vasos sanguíneos. Os interoceptores não medeiam a sensação somática. Em vez disso, dão origem a sensações fracamente localizadas, incluindo as sensações de dor visceral, sede, fome, excreção e sexual. Contribuem de modo significativo para os reflexos viscerais e as sensações generalizadas de bem-estar ou mal-estar. Os **proprioceptores** respondem aos estímulos que se originam no próprio corpo em si. Com relação à sensação somática, os proprioceptores estão posicionados junto às porções mais profundas da parede corporal e nos músculos, tendões e cápsulas articulares. Os proprioceptores medeiam sensações como movimento, posição do corpo e dos membros no espaço, e tensão muscular.

Classificação por tipo de energia do estímulo que mais prontamente excita o receptor

A maioria dos receptores é exclusivamente adaptada para responder melhor a um tipo particular de energia de estímulo. Assim, esses receptores exibem sensibilidade preferencial a uma forma de energia de estímulo e são total ou relativamente insensíveis a outras. A sensibilidade preferencial a um tipo particular de energia de estímulo é uma propriedade intrínseca do terminal nervoso, e não das células acessórias às quais pode estar as-

sociado. O estímulo adequado é aquele que deflagra um PG no limiar mais baixo. Com base em suas respostas seletivas aos estímulos, é possível distinguir quatro classes de receptores somáticos.

Os **mecanorreceptores** respondem preferencialmente a estímulos mecânicos que promovem a deformação física da membrana terminal receptora. Trata-se de um grupo extremamente heterogêneo de receptores, cujos integrantes possuem estruturas amplamente variáveis, estão distribuídos por muitas regiões distintas do corpo e subservem uma ampla gama de submodalidades somatossensoriais. Os proprioceptores são um exemplo e estão presentes em articulações, tendões, músculo e planos deslizantes entre as camadas de tecido muscular liso.

> ### Questão
> O que diferencia interocepção, propriocepção e exterocepção? Dê exemplos de cada uma e explique a importância funcional de cada uma em relação à reabilitação.

Os **termorreceptores** respondem aos gradientes de temperatura ao longo da pele. A sensibilidade térmica exibe uma distribuição pontual ao longo de toda a superfície corporal. Existem manchas (pontos) cutâneas discretas, cada uma com diâmetro aproximado de 1 mm, onde a estimulação térmica deflagra uma sensação de calor ou frio.

Os **nociceptores** respondem aos estímulos causadores de dano tecidual. Esses receptores são terminações nervosas livres e representam o tipo de receptor mais abundante e amplamente distribuído no corpo. Alguns nociceptores respondem a estímulos mecânicos intensos, como uma compressão de esmagamento, ou a estímulos térmicos, como o calor que queima ou frio congelante, enquanto outros respondem às moléculas químicas liberadas pelos tecidos corporais, como as prostaglandinas, e outros ainda são responsivos a todas essas três modalidades.

Os **quimiorreceptores** respondem preferencialmente aos constituintes químicos dos líquidos corporais (p. ex., sangue, saliva). Essa categoria também inclui os nociceptores (terminações nervosas livres) responsivos às moléculas químicas liberadas por tecidos danificados.

> ### Questão
> O que significa "estímulo adequado"? A partir das informações apresentadas no Capítulo 4, qual é a base física desse fenômeno?

Classificação por velocidade de adaptação

Todos os receptores somáticos eventualmente se adaptam a um estímulo, de modo que a amplitude do PG diminui em resposta a um estímulo mantido e constante, e ocorre uma diminuição correspondente na velocidade e número de PA gerados pela estimulação do receptor. A adaptação do PG foi discutida no Capítulo 4. A velocidade da adaptação é importante na sinalização dos parâmetros temporais dos estímulos físicos. Esse sistema fisiológico de classificação reconhece duas categorias de receptores: de adaptação lenta e de adaptação rápida (ver Fig. 9.1). A velocidade de adaptação é importante porque define a capacidade do receptor de sinalizar a duração de um estímulo. Os receptores de adaptação lenta têm um PG de magnitude acima do limiar, bem longo, como se um estímulo fosse aplicado continuamente ao receptor. O limiar referido é aquele requerido para a geração de PA pelo axônio. Um exemplo de receptor de adaptação lenta é o tipo de fuso muscular que sinaliza o comprimento do músculo estático. No entanto, o PG do receptor de adaptação lenta pode apresentar declínio de amplitude durante uma estimulação mantida constante. Os receptores de adaptação rápida respondem de forma transiente a um estímulo e somente no início e na compensação da estimulação. Seus PG declinam até atingirem uma magnitude subliminar, logo após a aplicação ou retirada do estímulo. Um exemplo é o corpúsculo de Pacini, que responde à aplicação e remoção de um estímulo mecânico, e não à presença contínua dessa estimulação. Os receptores de adaptação rápida sinalizam as alterações de intensidade e movimento do estímulo ao longo de seus campos receptores.

Questão

Alguns receptores são de adaptação lenta e outros, de adaptação rápida. Pense em alguns exemplos em que cada um desses tipos de receptor poderia ter importância funcional.

O campo receptor

Diferentes receptores podem ser distinguidos pelo tamanho de seus campos receptores, mas não se trata de um sistema de classificação de receptores. O campo receptor de um receptor somático é a área do corpo junto a qual um estímulo de qualidade e magnitude apropriadas fará um neurônio aferente descarregar. A natureza

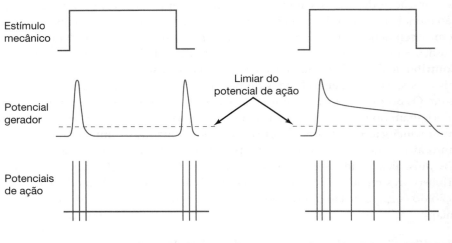

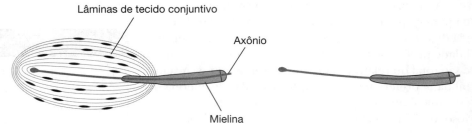

Figura 9.1 Classificação dos receptores de acordo com suas velocidades de adaptação. **A.** O potencial gerador de um receptor de adaptação rápida cai para zero, de modo que o receptor somente consegue sinalizar a aplicação e remoção do estímulo, mas não sinaliza a manutenção contínua deste. **B.** O potencial gerador de um receptor de adaptação lenta permanece acima do limiar enquanto o estímulo for aplicado ao receptor. Entretanto, pode declinar em amplitude durante a estimulação contínua e, nesse caso, a frequência dos potenciais de ação no axônio diminui. **C.** O corpúsculo de Pacini intacto é um receptor de adaptação rápida. Entretanto, se as camadas de tecido conjuntivo que circundam o terminal nervoso forem removidas, o terminal sensorial será transformado em um receptor de adaptação lenta para o mesmo estímulo mecânico.

do campo receptor de um neurônio depende da estrutura e da função do receptor, bem como de seu ambiente tecidual. O campo receptor de um receptor cutâneo é representado por uma área da pele em que um estímulo mecânico produzirá um PG. No caso das pontas dos dedos, os campos receptores são muito pequenos, enquanto na pele do tronco, esses campos são amplos. No caso de um receptor localizado em uma cápsula articular, o tamanho e a localização do campo receptor podem estar relacionados ao ângulo articular, ou ao seu movimento dentro de uma certa faixa.

Receptores somatossensoriais específicos

Nós iniciamos o nosso levantamento acerca dos receptores somáticos considerando aqueles que medeiam a sensibilidade à dor e à temperatura. Fazemos isso por vários motivos. Primeiro, essas modalidades sensoriais são mediadas por receptores cuja estrutura é a mais simples de todas. E, em segundo lugar, essas modalidades sensoriais são prontamente compreendidas, estando entre as sensações mais comumente encontradas no comportamento cotidiano.

Os receptores da dor e da temperatura estão embutidos na pele, que corresponde a cerca de 16% do peso corporal e é o maior órgão sensorial do corpo. A pele propicia o contato mais direto com o ambiente e é constituída por duas camadas principais: um epitélio superficial (**epiderme**) e uma camada de tecido conjuntivo mais profunda (**derme**) (ver Fig. 9.2). A pele está em continuidade com várias membranas mucosas. Essas junções mucocutâneas estão localizadas nos lábios, narinas, pálpebras, vulva, prepúcio e ânus. A junção existente entre a epiderme a derme é irregular. A superfície superior da derme contém projeções semelhantes a mamilos, chamadas de **papilas dérmicas**. As papilas dérmicas recuam a epiderme sobreposta para formar cristas epidérmicas entre papilas dérmicas adjacentes. Essa disposição em "encaixe" ajuda a manter a derme e epiderme juntas. Na superfície palmar das mãos e nas solas dos pés, as papilas dérmicas são amplas e estão dispostas em linhas similares a cristas. Como a epiderme segue o padrão ondulado da derme subjacente, esse arranjo produz cristas papilares na epiderme que se dispõem nos padrões de impressão digital individualmente exclusivos.

Receptores da dor e térmicos

As terminações nervosas livres estão distribuídas em quase todas as partes do corpo, porém são mais numerosas na pele (ver Fig. 9.3). Essas terminações derivam de pequenas fibras nervosas periféricas mielinizadas e não mielinizadas. Na pele que recobre o corpo inteiro, as terminações nervosas livres são formadas por terminais que se ramificam e terminam entre as células epiteliais da epiderme. Como um grupo, as terminações nervosas livres parecem ser semelhantes ao microscópio de luz,

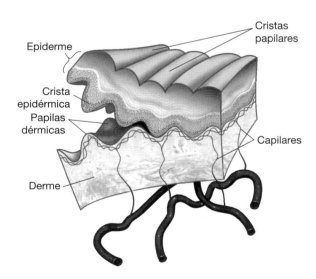

Figura 9.2 A organização básica da pele. A epiderme é a camada protetora mais externa. É composta por células epiteliais e é avascular. A espessura da epiderme varia em diferentes partes do corpo, sendo mais espessa nas superfícies das palmas das mãos e solas dos pés. A derme subjacente é composta por tecido conjuntivo fibroso e, diferente da epiderme, é vascularizada.

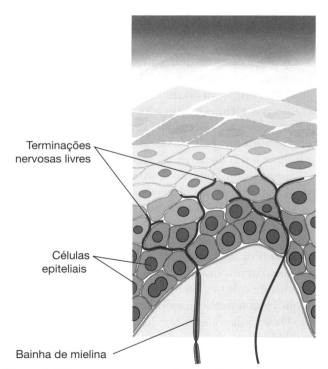

Figura 9.3 Terminações nervosas livres. A fibra à esquerda é uma fibra aferente discretamente mielinizada, enquanto a fibra à direita não é mielinizada. As terminações dessas fibras aferentes se ramificam entre as células epiteliais das camadas inferiores da epiderme.

porém algumas são mecanorreceptores, outras são termorreceptores e outras ainda são nociceptores (dependendo das propriedades da membrana do terminal nervoso).

Ambas as sensibilidades à dor e à temperatura são mediadas por terminações nervosas livres. Qual dessas modalidades é sinalizada por uma dada terminação nervosa em particular depende das propriedades da membrana do terminal nervoso. Como observado, as terminações nervosas livres são os receptores mais amplamente distribuídos no corpo. São mais numerosas na pele, embora também sejam encontradas em membranas mucosas e serosas, músculos, fáscia profunda, articulações e tecido conjuntivo de muitos órgãos viscerais.

As terminações nervosas livres derivam de fibras aferentes primárias levemente mielinizadas ou não mielinizadas. Quando mielinizados, os terminais são envoltos pelas células de Schwann, exceto nas proximidades de suas extremidades, onde permanecem expostos. Esses pequenos axônios penetram o epitélio, dividem-se novamente e se ramificam verticalmente pela epiderme (ver Fig. 9.3). Terminam em pequenos espessamentos semelhantes a nós, na superfície das células epiteliais.

Os nociceptores (do latim *nocere*, que significa *lesar*) são receptores seletivamente responsivos a estímulos que danificam tecidos. Existem quatro tipos de nociceptores. Os nociceptores térmicos respondem ao calor que queima (acima de 45° C) ou ao frio extremo (abaixo de 15° C), que danificam os tecidos. Os nociceptores mecânicos respondem à estimulação mecânica forte, em especial aos estímulos produzidos por objetos pontiagudos. Os nociceptores quimicamente sensíveis respondem aos agentes químicos. Esses agentes podem ser derivados do sangue ou do meio ambiente, ou podem ser liberados por tecidos danificados. Após a inflamação ou o traumatismo, por exemplo, agentes bioquímicos são liberados localmente pelo tecido danificado e podem sensibilizar e/ou ativar os terminais nervosos livres. Os nociceptores polimodais respondem a combinações de estímulos químicos, mecânicos e térmicos.

As sensações de temperatura não nociceptivas são altamente pontuais, em termos de distribuição; ou seja, existem pontos isolados na pele, medindo cerca de 1 mm de largura, que responderão a estímulos quentes ou frios, mas não responderão a ambos estímulos. O fato de os pontos de calor e frio terem localizações distintas indica que cada sensação é mediada por um receptor separado. Os axônios aferentes dos receptores de aquecimento não nociceptivo começam a disparar a cerca de 30° C e aumentam progressivamente a frequência dos disparos até uma temperatura aproximada de 45° C. As temperaturas superiores a 45° C causam diminuição dos disparos dos receptores de aquecimento, porém, a essas temperaturas, os nociceptores térmicos começam a dis-

parar. Isso é consistente com a percepção da mudança do calor normal para um calor escaldante doloroso e o consequente dano tecidual. Os receptores de frio respondem diante da exposição a temperaturas na faixa de 33° C a cerca de 10° C.

Mecanorreceptores presentes na pele e tecido subcutâneo

A pele com pelos (não glabra) cobre a vasta maioria da superfície corporal. O principal mecanorreceptor da pele não glabra é a **terminação peritríquea** (ver Fig. 9.4). As terminações peritríqueas respondem ao movimento do pelo e evocam a sensação de toque. Várias fibras mielinizadas se aproximam do folículo piloso, logo abaixo da glândula sebácea, soltam suas bainhas de mielina e se dividem em vários ramos que circundam a bainha radicular externa do pelo (ver Fig. 9.5). A partir desses ramos, numerosas fibras delgadas seguem por curtas distâncias para cima e para baixo da bainha radicular externa, chegando por fim em terminações achatadas ou bulbares. A inclinação do pelo produz uma distorção do folículo que deforma a terminação peritríquea e, assim, resulta em um PG.

A pele sem pelos (glabra) contém dois tipos principais de mecanorreceptores: o **corpúsculo de Meissner** e a **complexo receptor célula de Merkel-neurito**. Os corpúsculos de Meissner estão mecanicamente acoplados ao tecido circundante por meio de cordões de tecido.

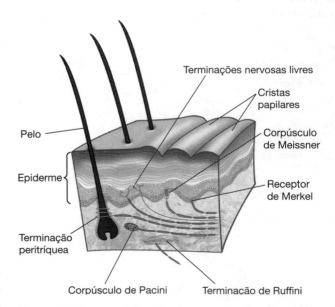

Figura 9.4 Receptores localizados na pele não glabra e na pele glabra. A primeira contém três tipos de receptores: terminações nervosas livres, corpúsculos de Meissner e receptores de Merkel. A pele não glabra também contém três tipos de receptores: terminações nervosas livres, terminações peritríqueas e receptores de Merkel. O tecido subcutâneo, em ambos os tipos de pele, contém corpúsculos de Pacini e de Ruffini.

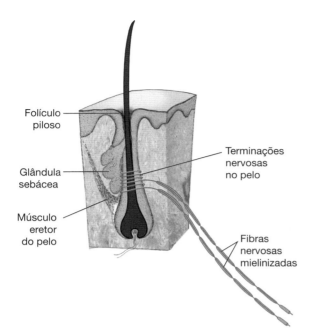

Figura 9.5 Terminações peritríqueas. Várias fibras aferentes discretamente mielinizadas são mostradas. Após perderem a mielina, os axônios circundam a bainha da raiz externa de um folículo piloso. Os receptores no folículo piloso descarregam em resposta aos movimentos do pelo e sinalizam uma forma de toque.

Cada corpúsculo de Meissner é encapsulado por uma fina bainha de tecido conjuntivo (ver Fig. 9.6). São, portanto, mecanorreceptores encapsulados. O interior da cápsula contém muitas células epiteliais-símile achatadas, que estão transversalmente orientadas em relação ao eixo longo da cápsula. Uma das quatro fibras mielinizadas supre cada corpúsculo. A bainha de mielina desaparece à medida que cada fibra entre na cápsula e os axônios ramificam em espirais entre as células epiteliais-símile, emitindo numerosos ramos que terminam em expansões achatadas. Os corpúsculos de Meissner são encontrados nas papilas dérmicas, na junção da derme com a epiderme. Sua associação com as papilas dérmicas afeta a resposta desses corpúsculos à estimulação. Uma elevação da superfície epidérmica – a crista papilar – está alinhada ao eixo longo do corpúsculo, de modo que a pressão vertical exercida sobre uma papila dérmica idealmente comprime as terminações nervosas entre as células empilhadas da cápsula (ver Fig. 9.7). Os corpúsculos de Meissner são mais densos nas regiões de maior sensibilidade tátil. Portanto, são mais numerosos nas superfícies volares das mãos e pés, assim como em seus dedos. São igualmente numerosos nos lábios e na extremidade anterior da língua. Os corpúsculos de Meissner são mecanorreceptores de adaptação rápida, cuja velocidade e grau de adaptação são determinados pela cápsula. Os corpúsculos de Meissner contribuem para a nossa capacidade de realizar discriminações táteis finas.

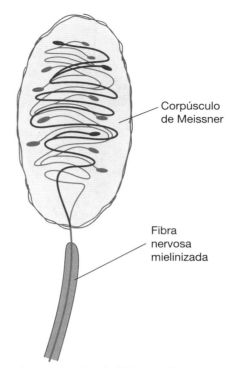

Figura 9.6 Os corpúsculos de Meissner são mecanorreceptores encapsulados localizados nas papilas dérmicas. Cada receptor é inervado por uma ou mais fibras aferentes, cujas terminações não mielinizadas ramificam em espiral entre as células transversalmente orientadas e empilhadas situadas junto à cápsula.

A camada profunda da epiderme da pele glabra contém numerosas células epiteliais especializadas chamadas de **células de Merkel** (ver Fig. 9.8). Cada célula de Merkel é inervada por uma única fibra mielinizada ampla, contudo uma fibra pode inervar várias células de Merkel. A análise por microscopia eletrônica sugere que existe uma junção sináptica entre a célula de Merkel e o terminal da fibra nervosa periférica (o neurito), daí o termo *complexo célula de Merkel-neurito*. Foi levantada a hipótese de haver transmissão sináptica. Os processos estendem-se da superfície superior da célula de Merkel e recuam superficialmente as células epidérmicas. Esses processos podem ser distorcidos durante a deformação mecânica da pele. O complexo célula de Merkel-neurito é um mecanorreceptor de adaptação lenta que responde à deformação da epiderme superficial e facilita a sensibilidade tátil. O movimento da pele nas adjacências da célula não ativa o receptor, a menos que o estímulo gerado seja forte o bastante para se disseminar para a célula.

O tecido subcutâneo situado embaixo da pele glabra e também da pele não glabra contém dois tipos de mecanorreceptores: o **corpúsculo de Pacini** e o **corpúsculo de Ruffini**. O corpúsculo de Pacini é um mecanorreceptor de formato oval, que apresenta encapsulamento ao longo de vários milímetros de sua extensão (ver Fig. 9.9). Cada corpúsculo é inervado por uma única fi-

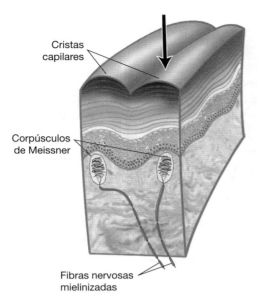

Figura 9.7 O eixo longo do corpúsculo de Meissner está alinhado com uma crista papilar, de modo que a pressão vertical incidente sobre uma crista (seta), idealmente comprimindo as terminações nervosas situadas entre as células empilhadas da cápsula. Os corpúsculos de Meissner sinalizam o toque fino.

bra mielinizada ampla, que perde a bainha de mielina logo após penetrá-lo. A fibra nervosa periférica termina como um terminal desnudo no centro do corpúsculo. Este é composto por numerosas camadas concêntricas de células de tecido conjuntivo. O tecido conjuntivo está frouxamente organizado ao redor da parte externa do corpúsculo, com uma quantidade abundante de líquido extracelular nos espaços situados entre as camadas celulares. Esse arranjo produz um acoplamento mecânico precário entre o tecido conjuntivo do corpúsculo e a ter-

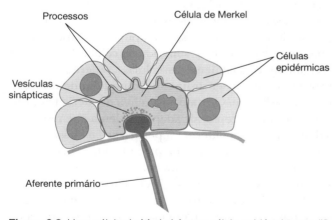

Figura 9.8 Uma célula de Merkel é uma célula epidérmica modificada localizada na camada basal da epiderme. Note os processos que se estendem da superfície superior da célula de Merkel e recuam as células epidérmicas superficiais. Cada célula de Merkel é inervada por uma fibra aferente mielinizada que faz sinapse como terminação nervosa livre com a célula de Merkel.

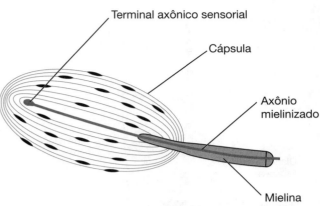

Figura 9.9 O terminal aferente de um corpúsculo de Pacini é circundado por até 60 camadas concêntricas de células de tecido conjuntivo achatadas que, por sua vez, estão aprisionadas por uma cápsula de tecido conjuntivo. Esses mecanorreceptores de adaptação rápida respondem ao início e compensação de um estímulo de pressão, de modo que sua estimulação é assim percebida como vibração (um estímulo de pressão do tipo "liga-desliga").

minação nervosa, de modo que apenas as alterações de pressão são transmitidas de maneia efetiva do exterior do corpúsculo para o terminal nervoso. Exemplificando, uma deformação mantida resulta na ativação de um corpúsculo de Pacini tanto no início como em seu término, sem que haja ativação durante a deformação em estado estável (ver Fig. 9.1). Isso ocorre porque uma força mantida resulta na deformação progressivamente menor do terminal nervoso, em decorrência do deslizamento transversal entre as camadas da cápsula. O deslizamento transversal aumenta com o passar do tempo, até que os terminais eventualmente não se deformem mais. Os corpúsculos de Pacini são então mecanorreceptores de adaptação rápida, que apresentam PG apenas no início e na compensação de um estímulo de pressão. Como os corpúsculos de Pacini respondem apenas às alterações rápidas de pressão, sua estimulação é percebida como vibração. Os corpúsculos de Pacini são os mecanorreceptores de distribuição mais ampla, além de serem especialmente numerosos nos tecidos subcutâneos da mão e do pé. Entretanto, ocorrem também em outros tecidos (incluindo as aponeuroses e bainhas tendinosas de músculo esquelético), assim como em planos fasciais, ao redor de ligamentos, no periósteo, nas membranas interósseas e no próprio tecido muscular em si.

As terminações de Ruffini encapsuladas consistem em múltiplos terminais não ramificados e não mielinizados de um único axônio mielinizado amplo (ver Fig. 9.10). Os terminais nervosos estão intimamente associados a fibras de colágeno firmemente acondicionadas na cápsula que se funde ao colágeno dérmico. As terminações de Ruffini são extremamente sensíveis ao estiramento da pele localizada diretamente sobre o receptor, bem como ao estiramento da pele adjacente.

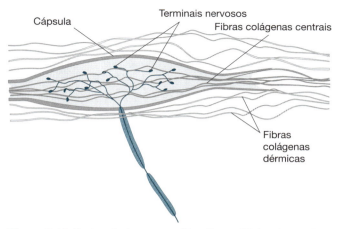

Figura 9.10 Os terminais com ramificações múltiplas da terminação (corpúsculo) de Ruffini serpenteiam entre as fibras colágenas aprisionadas em uma cápsula de tecido conjuntivo. Note que as fibras de colágeno da terminação de Ruffini estão em continuidade com o colágeno dérmico. Esses mecanorreceptores de adaptação lenta sinalizam o toque-pressão.

O campo receptor de cada mecanorreceptor precedente é a área da pele que, quando adequadamente estimulada, ativa o receptor. O campo receptor, portanto, inclui não só a área da pele inervada pelos terminais do receptor como também qualquer região do tecido circundante através da qual a energia do estímulo é transmitida aos terminais do receptor. O tamanho dos campos receptores de uma população de receptores é significativo, pois é o tamanho que determina a capacidade de resolução dos detalhes espaciais dessa população. O corpúsculo de Meissner, localizado superficialmente, e o complexo célula de Merkel-neurito possuem campos receptores pequenos (largura de apenas alguns milímetros) e, por esse motivo, tem capacidade de resolução para diferenças espaciais finas (ver Fig. 9.11). Os corpúsculos de Meissner são receptores de adaptação rápida que respondem ao início de um estímulo, mas não continuam respondendo ao longo de toda a sua duração, enquanto os receptores do complexo célula de Merkel-neurito são receptores de adaptação lenta que respondem continuamente, durante toda a duração do estímulo. Os receptores da célula de Merkel e os corpúsculos de Meissner são relevantes para os indivíduos cegos na leitura em Braille, por causa das capacidades de resolução de diferenças espaciais finas desses indivíduos. Regiões particulares da pele são elegantemente sensíveis à estimulação mecânica realizada por objetos que medem apenas 0,006 mm de altura por 0,04 mm de largura, que podem ser sentidos com os dedos da mão. O ponto de Braille é aproximadamente 167 vezes maior. Os corpúsculos de Pacini e as terminações de Ruffini, de localização subcutânea, possuem campos receptores amplos que podem recobrir um dedo inteiro ou quase metade da palma da mão. O corpúsculo de Pacini é um receptor de adaptação rápida, enquanto a terminação de Ruffini apresenta adaptação lenta. O corpúsculo de Pacini está envolvido na sensação da vibração, percebida como uma sensação de zumbido difusa nos tecidos mais profundos. A sensação vibratória é precariamente localizada, por causa dos amplos campos receptores dos corpúsculos de Pacini. As terminações de Ruffini de adaptação lenta estão associadas à sensação do toque-pressão (estiramento da pele).

> **Questão**
>
> Com base na capacidade de resolução da informação mecânica com o uso dos dedos da mão *versus* o dorso, como você compararia os campos receptores dos mecanorreceptores dessas regiões?

Mecanorreceptores em tecidos profundos: proprioceptores

Diferentemente dos mecanorreceptores superficiais, que nos fornecem descrições sensoriais do meio ambiente externo, os proprioceptores (do latim *proprius*, que significa *de alguém próprio*) nos fornecem informação sobre a posição dos membros no espaço, se estão em movimento ou parados e, caso estejam se movimentando, nos informam a direção e a velocidade do movimento. Assim, a modalidade sensorial proprioceptiva consiste em duas submodalidades: a sensação da posição estática de um membro no espaço e a sensação do movimento do membro. Este último é chamado **cinestesia**.

A informação proprioceptiva que sinaliza a posição de nossos membros e sua movimentação dinâmica pelo espaço contribui de forma significativa para algo que é conhecido como **esquema corporal**. O esquema corporal é um constructo mental tridimensional do corpo gerado pela atividade integradora que ocorre no lobo parietal. Essa atividade integradora permite que seja formada uma imagem coordenada da relação existente entre as partes do corpo entre si, e que percebamos a porção do espaço ocupada por nossos corpos. Os proprioceptores existentes nos tecidos profundos da parede corporal, todavia, não são as únicas modalidades sensoriais que contribuem para o esquema corporal. Os receptores visuais e vestibulares também fornecem contribuições essenciais ao esquema corporal (ver Caps. 17 e 18).

A propriocepção atua em duas capacidades clinicamente relevantes. Primeiro, essa informação é essencial para o encéfalo controlar e guiar o movimento acuradamente. Assim, a eliminação da informação proprioceptiva oriunda dos membros, em decorrência de uma lesão no SNC ou no SNP, resulta na falta de coordenação dos movimentos desses membros, que é referida como **ata-

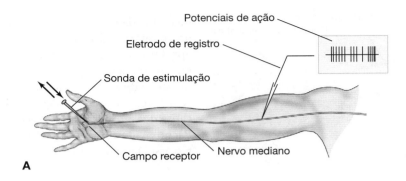

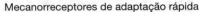 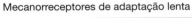

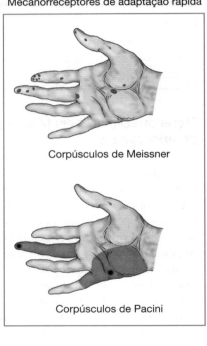 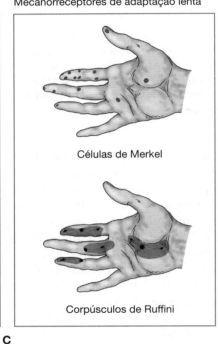

Figura 9.11 A. A colocação de um microeletrodo dentro do nervo mediano do braço possibilita o registro dos potenciais de ação oriundos de um único axônio aferente, bem como a determinação de seu campo receptor na mão, com auxílio de uma sonda fornecedora de estimulação fina. **B.** Campos receptores dos mecanorreceptores de adaptação rápida. **C.** Campos receptores de mecanorreceptores de adaptação lenta.

xia. Por ser consequência da perda da sensibilidade proprioceptiva, o distúrbio é especificamente referido como **ataxia sensorial**. Em segundo lugar, a posição e os ângulos das nossas articulações são usados pelo encéfalo na identificação dos objetos por meio da manipulação, como ocorre por exemplo quando um objeto colocado na mão é manipulado para ser identificado. Como é sabido, um dos principais propósitos do movimento é gerar uma informação sensorial nova ou adicional. A identificação do objeto por manipulação (sem usar a visão) é denominada **estereognose**.

O músculo esquelético e os tendões associados contêm dois importantes proprioceptores mecanossensíveis, o fuso muscular (fuso neuromuscular) e o OTG. Ambos os receptores são encapsulados e de adaptação lenta, embora o fuso muscular, adicionalmente, também apresente um componente de resposta de adaptação rápida.

> **Questão**
>
> Até que ponto os cegos de nascença poderiam ser capazes de realizar com acurácia movimentos que requerem o posicionamento específico e habilidoso de seus membros no espaço? Qual(is) receptor(es) poderia(m) ser importantes para essa habilidade?

Os **fusos musculares** estão dispersos ao longo de toda a musculatura estriada (esquelética, voluntária), estando distribuídos nos níveis superficial e profundo.

O número de fusos presentes em qualquer músculo não está relacionado apenas ao seu tamanho. Os músculos envolvidos na execução de movimentos voluntários habilidosos e finos, como os movimentos do polegar e dos dedos da mão, contêm proporcionalmente mais fusos do que aqueles envolvidos na produção apenas de movimentos grosseiros, como os músculos do cíngulo dos membros. O fuso muscular é o mais complexo dos receptores somáticos encapsulados. O estímulo adequado para um fuso muscular é o estiramento ou alongamento do receptor. Os fusos musculares sinalizam para a promoção da consciência do estado de atividade muscular.

Cada fuso muscular consiste em um grupo de 2-10 fibras musculares especializadas, circundadas por uma cápsula de tecido conjuntivo (ver Fig. 9.12). A porção central (equatorial) da cápsula se expande em uma câmara cheia de líquido que confere ao órgão-alvo como um todo um formato fusiforme (ou a conformação em feixe). As pequenas fibras musculares especializadas situadas junto à cápsula são denominadas fibras intrafusais (*intra*, que significa "dentro"; *fusus*, que significa "fuso"), para serem distinguidas das fibras extrafusais.

Estas últimas são as amplas fibras musculares estriadas esqueléticas responsáveis pelas contrações musculares e movimentos voluntários. As fibras intrafusais também são capazes de contração, contudo essa contração não produz o movimento de uma parte do corpo. As fibras intrafusais estão distribuídas entre as fibras extrafusais, dispostas em arranjo paralelo. Em certos casos, os núcleos se acumulam em uma região expandida situada no centro da fibra extrafusal. Em outros casos, os núcleos de 2-6 fibras intrafusais estão alinhados em uma fila única. Na primeira situação, as fibras são referidas como fibras do saco nuclear e, no segundo caso, são chamadas de fibras da cadeia nuclear.

Para entender as funções do fuso muscular, é extremamente importante considerar o fato de que cada fuso está preso em suas duas extremidades à cobertura de tecido conjuntivo (epimísio) das fibras extrafusais. Essa relação estrutural *paralela* entre o fuso (e suas fibras intrafusais) e as fibras musculares extrafusais implica que o fuso muscular se alonga quando as fibras extrafusais se alongam (estiram), e afrouxa com o encurtamento das fibras extrafusais (ver Fig. 9.13). O alongamento das fibras extrafusais e estiramento dos fusos musculares ocorrem por meio do estiramento passivo da musculatura, como acontece quando o braço é passivamente estendido e, dessa forma, estira o músculo bíceps; ou pela contração dos músculos que antagonizam o músculo onde estão situados os fusos musculares, como se observa quando o bíceps é estirado e o tríceps se contrai. O encurtamento do músculo inteiro é causado pela contração de suas fibras extrafusais. Isso poderia potencialmente fazer os fusos musculares afrouxarem ou descarregarem. O motivo de os fusos musculares na verdade não descarregarem está no fato de as próprias fibras intrafusais serem capazes de contrair e assim encurtar com o encurtamento das fibras extrafusais. Esse encurtamento simultâneo das fibras extra- e intrafusais é conhecido como coativação α-γ (alfa-gama) e será discutido adiante.

Dois tipos distintos de fibras aferentes (sensoriais) são encontrados nas fibras intrafusais: as terminações primárias (anuloespirais) e as terminações secundárias (pulverizador de flor) (ver Fig. 9.14). Uma terminação primária enrola-se em torno da região central equatorial de todas as fibras intrafusais. Embora essas fibras estejam enroladas em torno das fibras do saco nuclear e das fibras da cadeia nuclear, esse enrolamento é mais acentuado nas fibras do saco nuclear. As terminações secundárias ocorrem de cada lado da terminação primária, predominantemente nas fibras da cadeia nuclear. Os terminais nervosos eferentes (terminações motoras) também ocorrem nas fibras intrafusais, sendo denominados terminações γ (fusimotoras). O fuso muscular, portanto, pertence a um grupo único de receptores do corpo, cuja atividade pode ser controlada pelo SNC. Essas termina-

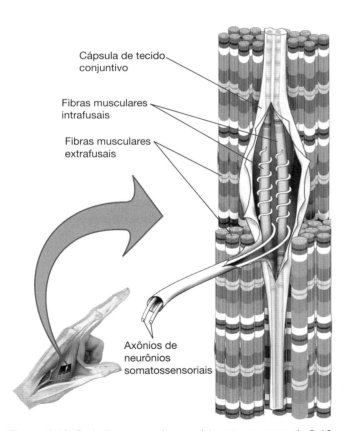

Figura 9.12 Cada fuso muscular consiste em um grupo de 2-10 fibras musculares estriadas especializadas e delgadas (fibras intrafusais), circundadas por uma fina cápsula de tecido conjuntivo que está presa por ambas as extremidades ao epimísio ou a fibras musculares estriadas comuns.

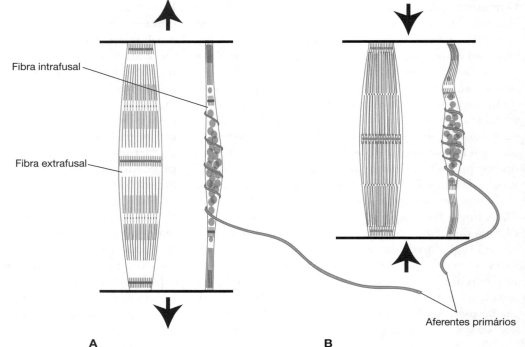

Figura 9.13 Cada fuso muscular está arranjado em paralelo com as fibras musculares extrafusais. Assim, quando o músculo extrafusal é estirado (**A**), o fuso muscular e suas fibras intrafusais também são alongadas. Em contraste, quando o músculo extrafusal encurta, como ocorre durante a contração muscular (**B**), por exemplo, o fuso muscular afrouxa ou "desativa".

ções motoras estão distribuídas nas regiões polares das fibras intrafusais. As regiões polares (em contraste com a região equatorial) de uma fibra intrafusal são estriadas e capazes de contrair. A contração de uma fibra intrafusal encurta as regiões polares da fibra, estirando (alongando) a região equatorial que, por sua vez, não é contrátil (ver Fig. 9.15). Os motoneurônios associados às fibras intrafusais são referidos como **motoneurônios γ**. As terminações motoras de uma fibra intrafusal possuem diâmetro pequeno e são chamadas de **fibras γ** ou **fusimotoras**. Os corpos celulares das fibras γ estão localizados no corno ventral da medula espinal (e nos núcleos motores do nervo craniano do tronco encefálico) (ver Fig. 9.16).

O alongamento de um músculo inteiro causa o estiramento mecânico das terminações primárias e secundárias, com consequente formação de PG nessas terminações. Como resultado de suas posições na fibra intrafusal, as terminações primárias e secundárias respondem de modos diferentes ao alongamento do músculo. A terminação primária é elegantemente sensível à fase dinâmica do alongamento muscular. A fase dinâmica consiste na duração do tempo em que o músculo está de fato aumentando de comprimento. A terminação secundária é relativamente insensível à fase dinâmica de alongamento muscular. Em vez disso, as terminações secundárias são mais sensíveis ao comprimento do músculo estático ou em estado estável. As terminações primárias

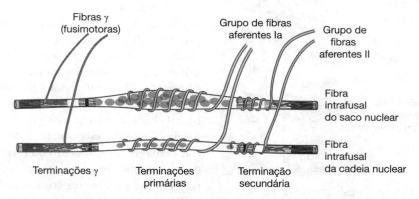

Figura 9.14 Terminações sensoriais e motoras nas fibras intrafusais do fuso muscular. As terminações primárias estão localizadas na região equatorial de todas as fibras intrafusais. As terminações secundárias estão situadas em um dos lados da terminação primária (justaequatorial). Essas terminações predominam nas fibras intrafusais da cadeia nuclear, mas também ocorrem nas fibras do saco nuclear. As terminações motoras (terminações ou fusimotoras) ocorrem nas regiões polares estriadas de todas as fibras intrafusais.

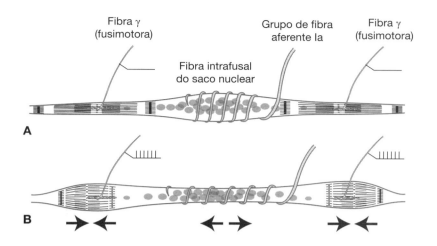

Figura 9.15 A. Comprimento em repouso de uma fibra intrafusal, antes da contração. **B.** A contração de uma fibra intrafusal resultante da ativação do sistema γ encurta ambas as regiões polares (contráteis). Isso alonga a região equatorial não contrátil da fibra intrafusal e, assim, produz potenciais geradores nas terminações sensoriais do fuso.

também são sensíveis ao comprimento do músculo estático, todavia menos do que as terminações secundárias. A informação sensorial enviada ao encéfalo pelas terminações sensoriais do fuso muscular relata o comprimento muscular quase instantâneo e a velocidade do alongamento muscular, bem como as alterações sustentadas do comprimento muscular, via fibras de grupo II (secundárias). Ao processar essa informação a partir de todos os músculos atuantes através de uma determinada articulação, o encéfalo é capaz de determinar não só o ângulo articular, como também se essa articulação está se movendo e em qual direção. Assim, os fusos musculares são os receptores mais importantes (ainda que não sejam os únicos) a originarem a percepção da posição dos membros e da cinestesia.

Questão

Considere o papel do fuso muscular na propriocepção e na consciência cinestésica. Como as terminações primárias e secundárias se relacionam com essas duas funções diferentes do fuso muscular?

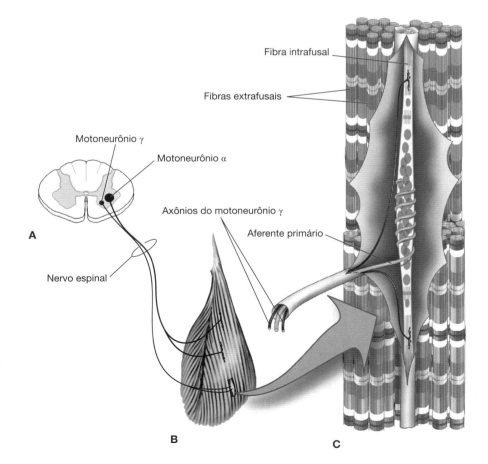

Figura 9.16 A. Os corpos celulares dos motoneurônios γ estão localizados no corno ventral da medula espinal, com os motoneurônios α maiores. **B.** Os axônios dos motoneurônios γ inervam as fibras no fuso muscular, enquanto os axônios do motoneurônio α inervam as fibras musculares extrafusais. **C.** As terminações motoras γ, nas regiões polares da fibra intrafusal, estão localizadas em um dos lados de uma terminação primária.

Lembre-se que, quando os motoneurônios γ estão ativos, produzem a contração das extremidades polares das fibras intrafusais, que alongam a região equatorial e, assim, distorcem mecanicamente as terminações primárias e secundárias. Essa ação do sistema γ produz um efeito sobre o fuso muscular que é semelhante àquele resultante do alongamento do músculo todo. Entretanto, o efeito é produzido pelo próprio encéfalo em si e não por alguma alteração real no comprimento do músculo. O sistema γ (gama) cumpre duas funções. Primeiro, estabelece a sensibilidade do fuso muscular ao alongamento de músculo inteiro. Por meio da variação de sua frequência de disparos, o sistema γ determina a tensão das fibras intrafusais. O aumento da tensão aumenta a sensibilidade do fuso ao alongamento, enquanto a diminuição da taxa de descarga do sistema γ diminui a sensibilidade do fuso ao alongamento.

A segunda função do sistema γ depende de sua ativação de forma conjunta com o sistema motor α (cuja descarga produz contração) e do encurtamento do músculo extrafusal. A descarga simultânea de motoneurônios α e γ é chamada de **coativação α-γ**. Ao fazer as fibras intrafusais encurtarem ao mesmo tempo em que o músculo inteiro se contrai e encurta, o sistema γ previne o descarregamento do fuso muscular (ver Fig. 9.17). Ao prevenir o descarregamento do fuso muscular, a atividade do sistema γ garante que o fluxo da informação sensorial oriunda do músculo para dentro do SNC seja mantido, apesar da contração e encurtamento do músculo extrafusal. É essencial que o encéfalo receba um fluxo contínuo de informação sobre aquilo que o músculo está fazendo, para poder controlar efetivamente o movimento de modo contínuo. Nitidamente, o controle do movimento seria comprometido se, a cada momento em que um músculo contraísse e encurtasse, o encéfalo perdesse informações sobre o que o músculo estava fazendo. Sendo assim, é fundamental que o encéfalo receba continuamente informações sobre o comprimento muscular, não só quando o músculo se alongar, mas também quando contrair e encurtar.

> **Questão**
>
> O fuso muscular possui um componente sensorial e um componente motor. Descreva esses dois componentes. Por que um receptor sensorial requer um componente motor?

Um segundo importante proprioceptor mecanossensível muscular é o **órgão tendinoso de Golgi (OTG)** que, como implica o nome, está situado na junção do músculo estriado com seus tendões. Trata-se de mecanorreceptores encapsulados, de adaptação lenta, que foram identificados em quase todos os músculos voluntários. O estímulo adequado para o OTG é a tensão muscular. Em contraste com os fusos musculares, os OTG estão dispostos em série com as fibras musculares esqueléticas extrafusais. Como consequência, a tensão que in-

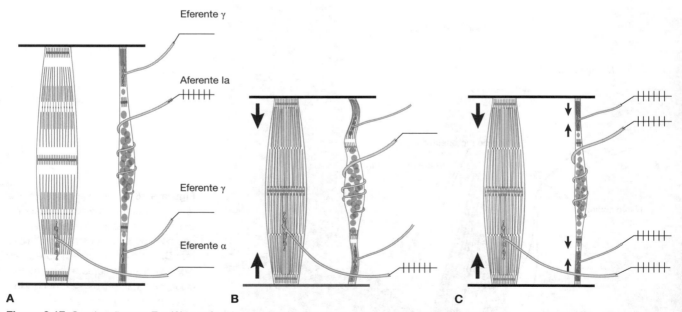

Figura 9.17 Coativação α-γ. Em (**A**), o músculo extrafusal exibe o comprimento em repouso e o aferente primário do fuso muscular (aferente Ia) está sinalizando esse comprimento muscular de repouso. O eferente motor α é estimulado em (**B**), causando o encurtamento do músculo extrafusal, que então descarrega o fuso muscular, fazendo o aferente Ia parar de sinalizar o comprimento muscular para o encéfalo. Entretanto, quando os eferentes motores γ são ativados ao mesmo tempo em que os eferentes α, como ocorre em (**C**), o fuso muscular não descarrega e assim consegue sinalizar ao encéfalo esse novo comprimento muscular encurtado.

cide sobre o OTG é aumentada pelo alongamento do músculo inteiro ou pela contração muscular, que intensificam a tensão dos seus tendões (ver Fig. 9.18). A estrutura do OTG confirma que, de fato, esse é um receptor de estiramento sensível ao aumento da tensão muscular.

As células formadoras da cápsula do OTG são semelhantes àquelas da bainha perineural que circunda as fibras nervosas periféricas, de modo que essa cápsula é considerada uma continuidade da bainha perineural (ver Fig. 9.19). O interior da cápsula contém fibras de colágeno longitudinalmente orientadas, que surgem do músculo e se prendem ao tendão. Os feixes de colágeno formam espirais ao redor uns dos outros, como os cordões de uma corda trançada. Uma única fibra aferente mielinizada ampla inerva cada OTG. Depois que a fibra entra no lúmen da cápsula, perde a bainha de mielina e se divide em numerosas fibras não mielinizadas. Estas abrem seus caminhos através dos feixes do colágeno. O estiramento do OTG, causado indiretamente pela contração muscular ou alongamento do músculo, aperta os cordões trançados de colágeno e, dessa forma, comprimem os ramos axonais aprisionados entre eles. Essa deformação mecânica estabelece PG no terminal, com consequente geração de PA no axônio aferente. O OTG é delicadamente sensível à tensão no músculo, e a contração de uma única unidade motora é suficiente para aumentar a frequência de descargas de um axônio aferente de OTG. A contração muscular faz o OTG descarregarem de modo proporcional à tensão desenvolvida. As contrações que encurtam o músculo sem desenvolver tensão significativa no tendão causam apenas uma descarga modesta do OTG. As contrações que desenvolvem uma tensão significativa no tendão causam uma descarga vigorosa do OTG.

Mecanorreceptores nas articulações

O último grupo de mecanorreceptores a ser considerado inclui aqueles distribuídos junto às cápsulas articulares e ligamentos. A história desses receptores foi investigada quanto ao modo como eles têm sido apresentados em diferentes livros. Por anos, esses mecanorreceptores não foram considerados constituintes de um grupo de receptores à parte, em grande parte por serem estruturalmente semelhantes aos receptores dispersos em outras estruturas somáticas profundas. As próprias cápsulas articulares em si contêm corpúsculos do tipo Ruffini e corpúsculos do tipo de Pacini, além de um receptor do tipo OTG distribuído junto aos ligamentos. O termo *do tipo* (ou símile) é empregado porque esses receptores são estruturalmente menos complexos do que aqueles distribuídos nos tecidos subcutâneos e tendões, apresentados anteriormente.

Houve um tempo em que acreditava-se que os receptores articulares eram responsáveis pela mediação da

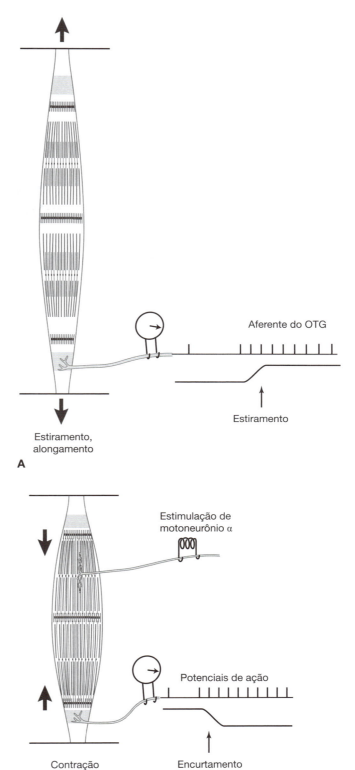

Figura 9.18 O órgão tendinoso de Golgi (OTG) exibe uma disposição seriada com o músculo extrafusal. Portanto, o estiramento do músculo aumenta a tensão sobre o OTG (**A**), assim como a contração do músculo (**B**), resultando ambos no aumento da descarga do aferente do OTG.

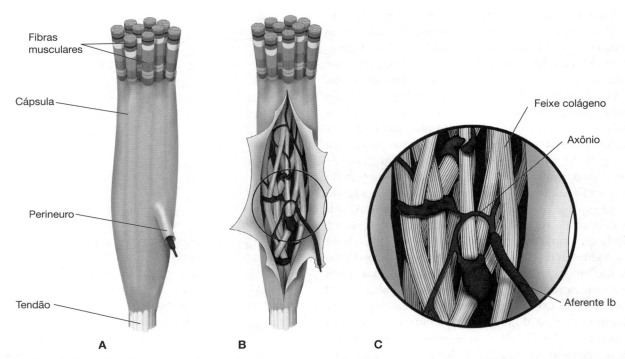

Figura 9.19 O OTG está localizado na junção do músculo com seus tendões. Note que a cápsula do OTG é uma continuação da bainha perineural que circunda o nervo periférico inervador do receptor (**A**). As fibras colágenas presentes no OTG se prendem às fibras musculares. Após a entrada na cápsula, o aferente Ib único se ramifica em muitas terminações não mielinizadas que envolvem e passam por entre os feixes de colágeno (**B**). Os feixes de colágeno não seguem um curso paralelo ao longo do OTG, mas se entrelaçam como os cordões de uma corda trançada (**C**). Quando o OTG é estirado pela contração muscular, os feixes de colágeno se endireitam e entrelaçam, e isso comprime as terminações, fazendo o aferente Ib aumentar a frequência de disparos.

cinestesia e da sensibilidade à posição dos membros. Os proprioceptores articulares eram então apresentados com frequência como um grupo de receptores à parte. Naquela época, a ideia dominante, ainda que errônea, era a de que a informação oriunda dos fusos musculares não atingia a consciência e, portanto, não poderia ser responsável pela cinestesia.

A perspectiva segundo a qual os receptores articulares eram responsáveis pela sensibilidade ao movimento-posição dos membros jamais poderia ser reconciliada com a observação clínica de que as pessoas submetidas à cirurgia de substituição do joelho retinham o sentido de posição na articulação em questão, apesar da ausência dos receptores, ou com a observação de que a injeção de um anestésico local no joelho de uma pessoa afetava de maneira evidente a cinestesia dessa articulação. Também é notável que a sensibilidade cinestésica seja agudamente desenvolvida na língua, uma estrutura que contém fusos musculares e, evidentemente, é desprovida de receptores articulares. Hoje, sabe-se que a cinestesia é favorecida de modo mais significativo pelas terminações primárias dos fusos musculares. Isso foi confirmado pela deflagração de movimentos ilusórios em uma pessoa submetida à vibração mecânica dos tendões musculares, um procedimento que ativa seletivamente as terminações primárias do fuso muscular. Assim, embora as terminações de adaptação lenta (do tipo Ruffini) e de adaptação rápida (do tipo Pacini) da cápsula articular possam contribuir para a cinestesia, seus papéis são mais limitados do que o papel do fuso muscular.

Função

Informação do receptor periférico: usos e ações no SNC

A informação gerada pelos receptores periféricos é usada pelo SNC para a execução de quatro funções distintas e amplamente definidas. Essas funções podem ser realizadas de maneira simultânea, pois são mediadas por vias paralelas que se projetam para diferentes estruturas do encéfalo e da medula espinal.

1. A informação fornecida pelo receptor periférico pode exercer um efeito geral de despertar e alerta (ou, ao contrário, um efeito sonífero) sobre a consciência, ao atuar nos neurônios da formação radicular que constituem o sistema ativador ascendente. Algumas informações de receptor periférico são mais efetivas do que outras. Isso é exemplificado notavelmente pelas informações de dor e audição (ver Cap. 5).

2. A informação do receptor periférico representa a base para a discriminação consciente dos eventos ambientais, atuando sobre os neurônios do córtex cerebral via sistemas sensoriais ascendentes. Os sistemas ascendentes que favorecem a sensação somática para o corpo são discutidos adiante, enquanto aqueles destinados à cabeça são discutidos no Capítulo 14. Os sistemas auditivo e vestibular são discutidos no Capítulo 17, e o sistema visual é abordado no Capítulo 18.

3. A informação oriunda do receptor periférico pode deflagrar reflexos envolvendo os músculos do corpo ou da cabeça ao atuar direta ou indiretamente sobre os motoneurônios da medula espinal ou do tronco encefálico. Os reflexos envolvendo os músculos estriados inervados pelos motoneurônios medulares espinais são discutidos no Capítulo 11; aqueles do sistema nervoso autônomo são abordados no Capítulo 12; aqueles do músculo estriado da cabeça inervado pelos motoneurônios do tronco encefálico são discutidos no Capítulo 14; os reflexos dos sistemas auditivo e vestibular são abordados no Capítulo 17; e aqueles do sistema visual são discutidos no Capítulo 18.

4. A informação oriunda do receptor periférico permite ao encéfalo realizar movimentos coordenados, ao atuar sobre os neurônios pertencentes ao sistema de controle motor, como os neurônios do cerebelo e dos núcleos da base (ver Cap. 19) e córtex cerebral (ver Cap. 20).

Questão

Resuma alguns papéis funcionais distintos dos receptores periféricos.

Codificação da informação no receptor e seu axônio

A primeira etapa de toda a percepção sensorial está relacionada ao processo geral pelo qual a energia do estímulo é convertida em sinal elétrico em um neurônio sensorial. Essa etapa está fundamentada na conversão do **potencial gerador (PG)** em **potencial de ação (PA)**. Conforme discutido no Capítulo 4, um PG exerce duas funções. Primeiramente, o PG codifica a informação acerca do estímulo adequado do receptor. Os componentes portadores de informação de um PG foram ilustrados nas Figuras 4.8 e 4.9. Apenas a informação codificada pelo PG pode ser usada no processo de transdução. Em segundo lugar, uma vez atingido o limiar, o PG estabelece padrões de PA que contêm a mesma informação contida no PG. Isso somente ocorre quando a despolarização da membrana criada pelo PG é ampla o bastante para exceder o limiar de geração de PA. Portanto, existe uma relação íntima entre PG e PA, como

seria esperado pelo fato de ambos terem que codificar a mesma informação. A codificação neural da informação somatossensorial aferente primária envolve não só a frequência de disparos como também o início/compensação, duração e padrão de PA. Existem alguns fatores que influenciam a força do estímulo. Entre esses fatores, o primeiro é taxa de descarga de PA. Em segundo lugar, é importante reconhecer que alguns receptores disparam rápido ao serem estimulados pela primeira vez, mas então se tornam silenciosos enquanto o estímulo continua, ao passo que outros receptores geram uma descarga sustentada. Um exemplo é a fase dinâmica *versus* estática do alongamento muscular detectado pelas terminações primárias e secundárias do fuso muscular. Conforme discutido, essa diferença de adaptação é essencial ao fornecimento de informação acerca das qualidades dinâmica e estática do estímulo. Em geral, os receptores fásicos ou de adaptação rápida respondem de forma breve, todavia máxima, a um estímulo; a resposta então diminui, se o estímulo for sustentado. Em contraste, quando o estímulo está sustentado, com adaptação lenta, ou tônico, os receptores disparam desde que o estímulo esteja presente.

A capacidade de discriminar a intensidade do estímulo, portanto, depende de um código de frequência no axônio dos receptores tônicos. Entretanto, essa relação entre intensidade e frequência do estímulo somente é aplicável dentro de uma certa faixa de intensidades de estímulo. A uma determinada intensidade de estímulo, o receptor fica saturado, de modo que seu PG já não pode aumentar em amplitude com as elevações contínuas da intensidade do estímulo. Quando isso ocorre, outro mecanismo codificador entra em cena. Isso é mais bem ilustrado por um estímulo mecânico, como o toque-pressão. Um estímulo mais intenso causa deformação em uma área de superfície corporal maior e, dessa forma, mais receptores são ativados. Quando mais de um receptor e seus axônios aferentes primários estão ativos ao mesmo tempo, o código de informação consiste em um código de população ou conjunto.

Campos receptores cutâneos

Um **campo receptor cutâneo** é definido como uma área da pele que, ao ser estimulada por estímulo adequado, ativa um único neurônio aferente primário (ver Fig. 9.20). As dimensões de um campo receptor em geral são mais amplas do que a área da pele diretamente inervada pelo aferente primário, por causa da transmissão da energia do estímulo pelos tecidos corporais. O tamanho dos campos receptores cutâneos exibe uma variação ordenada ao longo da superfície corporal. Os campos receptores são menores nas áreas de maior densidade de inervação. Os menores campos são encontrados nas pontas dos dedos da mão e na ponta da língua.

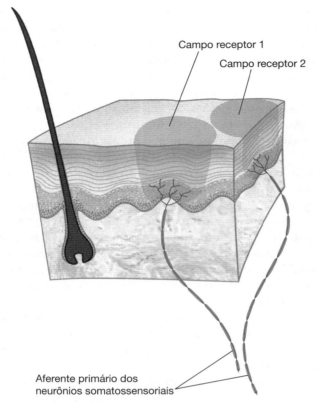

Figura 9.20 Campos receptores de dois receptores cutâneos. Cada um corresponde à área da pele que, ao ser estimulada, ativará um único axônio aferente primário. A área da pele que constitui o campo receptor é maior do que a área da pele junto à qual o próprio terminal está localizado, por causa da transmissão da energia do estímulo ao longo dos tecidos corporais.

Os campos situados no tronco, por outro lado, chegam a ser 100 vezes maiores.

Os campos receptores apresentam um gradiente de sensibilidade, de modo que o padrão de descarga da fibra aferente transporta informação sobre a localização do estímulo junto ao campo receptor. O centro do campo é extremamente sensível e a sensibilidade vai diminuindo progressivamente do centro para a periferia. O centro do campo possui o limiar mais baixo e, quando estimulado, origina a latência menor, a frequência maior e a descarga mais prolongada no aferente primário. Nas áreas do corpo com maior densidade de inervação, os campos receptores se sobrepõem, de modo que a estimulação de um ponto isolado no corpo pode ativar múltiplos aferentes somatossensoriais.

A ideia de que a distribuição dos receptores na periferia do corpo é preservada nos sistemas sensoriais do SNC foi introduzida no capítulo anterior, que abordou a organização topográfica. Na verdade, é a organização periférica dos campos receptores que é preservada junto ao SNC, sob a forma de mapas somatotópicos corporais.

Localização pontual e discriminação entre dois pontos

O fato de certos tipos de mensagem somatossensorial de chegada atuarem em um mapa corporal disposto em um espaço neural nos permite discriminar a localização de um estímulo na superfície do corpo. A discriminação do local é mais bem desenvolvida em áreas de maior densidade de inervação.

A **discriminação de dois pontos** é um exemplo simples de discriminação espacial. Trata-se da capacidade de distinguir dois pontos a partir de um, e pode ser testada com um compasso cujas extremidades estejam a vários graus de separação. A distância em que é possível discriminar dois estímulos varia muito ao longo da superfície corporal, por causa da variação da densidade de inervação. As distâncias a seguir estão sujeitas à variabilidade individual:

- 1 mm na ponta da língua.
- 2-3 mm nos lábios.
- 3-5 mm nas pontas dos dedos da mão.
- 8-15 mm na palma da mão.
- 20-30 mm nas superfícies dorsais das mãos e dos pés.
- 40-70 mm no tronco.

A discriminação de dois pontos depende do que é chamado de **código conjunto**; ou seja, da distribuição da relação intensidade-frequência ao longo de uma população de receptores. Dois pontos podem ser discriminados enquanto dois pontos do compasso estimulador caírem em campos receptores separados e o perfil de frequência dos impulsos nervosos dos aferentes primários ativos conter dois picos (ver Fig. 9.21). À medida que a distância entre as pontas do compasso estimulador é progressivamente diminuída, a distância eventualmente alcançada faz com que dois pontos sejam percebidos como se fossem apenas um.

Aferentes primários e seus receptores

Os axônios aferentes primários (fibras de primeira ordem), que transportam informação desde o receptor até o interior do SNC, podem ser classificados de várias formas: por exemplo, de acordo com os tecidos periféricos que inervam, os estímulos aos quais suas terminações são seletivamente sensíveis, os diâmetros de seus axônios (portanto, as velocidades de condução) e sua composição bioquímica. Um nervo periférico contém muitos tipos diferentes de neurônios aferentes primários. A distinção mais básica entre os tipos de fibras é se elas são ou não mielinizadas (ver Cap. 4). Os axônios não mielinizados, porém, também estão relacionados com as células de Schwann. Em contraste com uma fibra

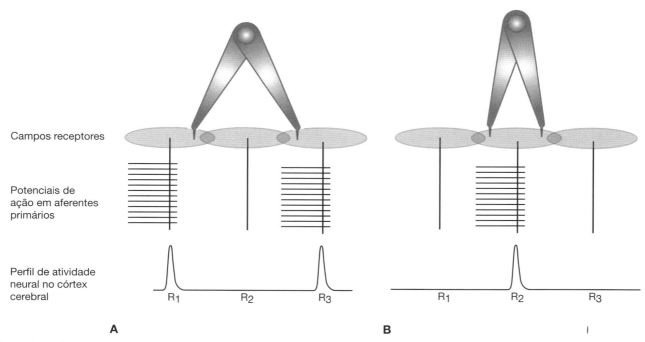

Figura 9.21 Os dois pontos de um compasso de estimulação podem ser discriminados como sendo pontos separados, contanto que cada ponto estimule um campo receptor separado (**A**). Quando ambos os pontos do compasso ativam o mesmo campo receptor, o encéfalo não consegue discriminar os pontos como estando separados (**B**). Isso ocorre porque o perfil de atividade neural no córtex cerebral oriundo dos três receptores (R), contém apenas um único pico.

mielinizada, que está embainhada por seu conjunto particular de células de Schwann, as fibras não mielinizadas (até 20) compartilham células de Schwann únicas (ver Fig. 9.22). Cada axônio não mielinizado está incorporado em sua própria depressão, na membrana plasmática da célula de Schwann, de modo que os axônios individuais estão separados uns dos outros. Em contraste com os axônios não mielinizados, cuja faixa de diâmetros está restrita a diâmetros pequenos, os axônios mielinizados são bastante variáveis quanto ao diâmetro (1 a 22 mm). A espessura da bainha de mielina também varia.

> **Questão**
>
> É possível discriminar dois estímulos (como um toque leve) que ocorram mais próximos nas mãos, do que no dorso. O que indica a diferença na capacidade de localizar esses dois segmentos corporais, e qual é a importância funcional dessa diferença?

Um dos principais sistemas de classificação das fibras nervosas periféricas é baseado na velocidade de condução dos axônios constituintes em um nervo em particular. A velocidade de condução está relacionada ao diâmetro do axônio, bem como à presença e espessura da bainha de mielina. Axônios mielinizados amplos conduzem potenciais de ação mais rápido, pois a resistência interna ao fluxo da corrente pelo axônio é baixa e os nodos de Ranvier estão mais amplamente espaçados ao longo de sua extensão. O fator de conversão do diâmetro do axônio para velocidade de condução em grandes axônios mielinizados é de aproximadamente seis vezes o diâmetro do axônio. Em axônios mielinizados delgados, esse fator corresponde a cinco vezes o diâmetro do axônio. Entretanto, nos axônios não mielinizados, o fator é de apenas 1,5 a 2,5.

Quando um nervo periférico é ativado usando um estímulo de intensidade suficiente para ativar todas as suas fibras, um eletrodo de registro distante irá detectar um PA composto. Um **PA composto** representa os PA somados de todas as fibras de um nervo. A primeira deflexão em um PA composto é produzida pelas fibras de condução mais rápida do nervo, com a última deflexão sendo gerada pelos axônios de condução mais lenta. Cada nervo exibe um padrão característico de velocidades de condução que corresponde ao padrão de diâmetros de fibra contido no nervo. Dessa forma, nervos diferentes geram PA compostos com números diferentes de deflexão. Com base na velocidade de condução, as fibras nervosas são agrupadas em três classes principais, designadas A, B e C (com as fibras A sendo as de condução mais rápida e as fibras C, as de condução mais lenta). A deflexão A é por si só complexa e pode conter picos alfa, beta, gama e delta (α, β, γ e δ).

Estudos sobre diferentes tipos de nervos (muscular, cutâneo e autônomo) permitem correlacionar os três

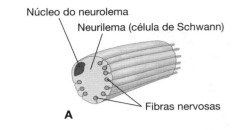
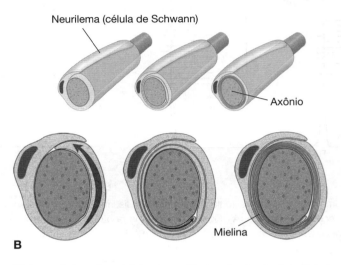

Figura 9.22 A. No SNP, um ou múltiplos axônios não mielinizados estão localizados junto a depressões na superfície das células de Schwann. Embora estejam associados a uma célula de Schwann, esses axônios não possuem isolamento de bainha de mielina. **B.** As fibras mielinizadas do SNP estão circundadas por uma bainha de mielina que consiste no envolvimento em espiral do axônio por uma célula de Schwann. Note que a direção do crescimento (*seta*) é observada na parte interna da bainha.

grupos com a função (ver Tab. 9.1). À medida que os aferentes primários são solicitados, as fibras mielinizadas maiores e de condução mais rápida – as A-α – são oriundas de receptores de estiramento localizados nos músculos e tendões (aferentes do fuso muscular primários e aferentes do OTG). As fibras A-α são oriundas de vários mecanorreceptores que medeiam o toque discriminativo, a pressão, rotação articular e aferentes do fuso muscular secundários. As fibras mielinizadas de condução mais lenta, as A-δ, transmitem impulsos a partir de certos receptores da dor (dor aguda e rápida), termorreceptores e receptores táteis. As fibras C não são mielinizadas e consistem em aferentes primários relacionados principalmente a certos nociceptores (dor difusa e lenta) e termorreceptores. Elas são os aferentes de condução mais lenta, por causa do pequeno diâmetro.

> **Questão**
>
> O que determina se uma fibra nervosa será de condução rápida ou lenta?

É notável que a altura de uma onda não corresponde ao número de fibras existentes em um nervo. A onda C, por exemplo, exibe uma amplitude de pequena voltagem em comparação à onda A, contudo usualmente as fibras C são bem mais numerosas em um nervo periférico. A onda C é pequena, pois a magnitude das correntes extracelulares geradas por axônios de diâmetro pequeno é bem menor do que as fibras A de diâmetro maior.

O fato de os aferentes primários que inervam a pele humana serem seletivamente sensíveis a diferentes modalidades de estímulo é demonstrado pela estimulação elétrica de fibras isoladas em nervos periféricos de pessoas despertas (ver Tab. 9.2). As fibras A-β, em grupo, inervam os corpúsculos de Meissner e de Pacini, de adaptação rápida, bem como os complexos célula de Merkel-neurito e corpúsculos de Ruffini, de adaptação lenta. A estimulação isolada dos aferentes de Meissner de adaptação rápida identificados evoca sensações de estímulos de movimento e vibração de baixa frequência (tremular). Esses aferentes sinalizam o deslizamento de objetos mantidos entre os dedos e provocam ajustes na força de preensão manual para manter uma preensão estável. A estimulação dos aferentes de Pacini de adaptação rápida identificados evoca sensações de contato, movimento e vibração de alta frequência. A estimulação do complexo célula de Merkel-neurito de adaptação

Tabela 9.1 Classificação da fibra nervosa periférica

Tipo de fibra		Função	Tamanho (μm)	Velocidade de condução (m/s)
Por velocidade de condução	Por diâmetro de fibra	Propriocepção, estiramento	12-22	70-120
Aα	Ia	Aferentes primários do fuso muscular Eferentes motores para o músculo extrafusal		
Aα	Ib	Aferentes do órgão tendinoso de Golgi: tensão contrátil (força)	12-22	70-120
Aβ	II	Mecanorrecepção: toque discriminativo, pressão, rotação articular Aferentes secundários do fuso muscular (comprimento do músculo estático)	5-12	30-70
Aγ	II	Eferentes motores para as fibras intrafusais do fuso muscular	2-8	15-30
Aδ	III	Mecanorrecepção: toque Nocicepção: dor discriminativa	1-5	5-30
B		Axônios pré-ganglionares autônomos	< 3	3-15
C	IV	Nocicepção: na dor inflamatória ou visceral, sensação térmica Axônios pós-ganglionares autônomos	0,1-1,3	0,6-2,0

lenta evoca sensações de contato, pressão, textura e forma bidimensional. Esses aferentes de tipo I (SA-I), de adaptação lenta, são especialmente sensíveis aos cantos, bordas e curvas de objetos palpados com a mão e, dessa forma, contribuem para sentir a forma tridimensional dos objetos que são apreendidos (estereognose). Entretanto, os aferentes SA-I contribuem para formar a percepção, ao atuarem juntos com os aferentes primários do fuso muscular. Note que a estimulação dos aferentes de Ruffini, que são aferentes de tipo II (SA-II) de adaptação lenta, evoca sensações consistentes e indistintas.

Esses aferentes SA-II, dada a sua alta sensibilidade ao estiramento da pele, são importantes para o controle da posição e movimento das articulações no corpo inteiro. As fibras A-δ levemente mielinizadas e as fibras C não mielinizadas inervam os termorreceptores e nociceptores. Em seres humanos, a estimulação isolada dessas fibras evoca sensações de resfriamento, aquecimento, dor ao frio, dor ao calor, dor de queimadura lenta e dor mecânica. A maioria das fibras A-δ evoca uma sensação de dor de picada de latência curta, enquanto a maioria das fibras C evoca uma sensação de dor de queimadura lenta.

Os aferentes primários que inervam a pele da mão apresentam uma notável especificidade de modalidade. Entretanto, é importante perceber que, na vida cotidiana, em que a mão está envolvida na recepção de estímulos aplicados passivamente ou na aquisição ativa de estí-

mulos (p. ex., na manipulação de um objeto ou exploração da superfície de um ambiente), as classes de receptor não costumam ser ativadas de modo isolado. Em vez disso, existe uma resposta de população junto aos aferentes primários, em que uma variedade de aferentes de diâmetro grande e baixo limiar atuam de forma conjunta com aferentes de diâmetro pequeno e alto limiar, para manter o encéfalo informado sobre todos os atributos de um estímulo adquirido pela mão: tamanho, formato, textura, rigidez, aspecto escorregadio, viscosidade e temperatura. Assim, o influxo sensorial concomitante é a regra, no comportamento normal. É bem possível que o motivo para que a estimulação isolada, por exemplo, dos aferentes primários do fuso muscular ou aferentes de Ruffini não deflagre uma sensação de cinestesia, isso porque esses receptores devem agir em conjunto para gerar uma experiência sensorial desse tipo.

CONEXÕES CLÍNICAS

Neuropatias periféricas

Em geral, nas neuropatias envolvendo os axônios somatossensoriais nos nervos, a função autônoma está comprometida nas mesmas áreas em que há comprometimento somatossensorial. A disfunção autônoma, como a anidrose (perda de suor localizada) e a hipotensão or-

Tabela 9.2 Classificação da fibra nervosa periférica

Classe	Velocidade de condução axonal	Estado de mielinização	Estímulo adequado	Velocidade de adaptação	Experiência sensorial evocada
Mecanorreceptores					
Corpúsculo de Meissner (RA-I)*	A-β 25-75 m/s	Mielinizado	Movimento, deslocamento, velocidade	Rápida	Velocidade, movimento horizontal, contato, tremular (melhor a 20-30 Hz)
Corpúsculo de Pacini (RA-II)*	A-β 25-75 m/s	Mielinizado	Contato, vibração, movimento lateral	Rápida	Velocidade, movimento, vibração (melhor a 250 Hz)
Complexo célula de Merkel-neurito (SA-I)*	A-β 25-75 m/s	Mielinizado	Contato, pressão, movimento lateral	Lenta	Contato, pressão, textura, forma bidimensional
Corpúsculo de Ruffini (SA-II)*	A-β 35-75 m/s	Mielinizado	Contato, deslocamento, estiramento da pele	Lenta	Nenhuma
Terminação peritríquea	A-β 35-75 m/s	Mielinizado	Contato, movimento	Rápida	Contato, movimento
Termorreceptores					
Resfriamento, não encapsulado	A-δ 5-30 m/s	Discretamente mielinizado	Resfriamento térmico brando, faixa de 15-45° C	Lenta	Sensação de resfriamento
Aquecimento, não encapsulado	Fibras C 0,5-2 m/s	Não mielinizado	Aquecimento térmico brando, faixa de 20-40° C	Lenta	Sensação de aquecimento
Nociceptores					
Polimodal, não encapsulado	Fibras C 0,5-2 m/s	Não mielinizado	Aquecimento nocivo, a 45° C, químico	Intermediária	Dor lenta e ardente, dor de calor
Limiar alto, não encapsulado	A-δ 5-40 m/s	Discretamente mielinizado	Mecânico destrutivo, calor > 52° C	Lenta	Dor mecânica de calor intenso, hiperalgesia
Nociceptores de frio, não encapsulados	Fibras C 0,5-2 m/s	Não mielinizado	Resfriamento extremo	Lenta	Dor de frio
Nociceptores de calor	Fibras C 0,5-2 m/s	Não mielinizado	Aquecimento extremo	Lenta	Dor de calor

*RA-I, aferentes de adaptação rápida de tipo I; RA-II, aferentes de adaptação rápida de tipo II; SA-I, aferentes de adaptação lenta de tipo I; SA-II, aferentes de adaptação lenta de tipo II.

tostática, é mais frequente e constitui o principal aspecto de algumas polineuropatias, como as polineuropatias diabéticas. A incontinência intestinal e da bexiga, assim como a impotência sexual, são outros exemplos de manifestações de disfunção autônoma em neuropatias periféricas (ver Cap. 12).

Nas polineuropatias que afetam os neurônios somatossensoriais, pode haver ataxia sensorial. O termo *ataxia* refere-se aos movimentos descoordenados e inacurados. Esse movimento atáxico não se deve a um envolvimento específico do sistema motor, mas à perda somatossensorial e suas consequências. Especificamente, a degeneração dos proprioceptores aferentes é acompanhada de uma relativa preservação das fibras motoras, de modo que ao menos um grau razoável da função motora é mantido. Por consequência da perda proprioceptora, o indivíduo apresenta comprometimento da consciência da posição e do movimento de suas pernas, e por isso bate os pés no chão tentando gerar mais estímulo proprioceptivo. Além disso, o cerebelo é privado da estimulação proprioceptiva de que necessita para coordenar adequadamente o movimento.

Herpes-zóster

Certas doenças atacam os gânglios da raiz dorsal da medula espinal. Um exemplo é o **herpes-zóster**, uma infecção viral comum dos gânglios somatossensoriais dos nervos espinais e cranianos. Na maioria dos pacientes, a erupção cutânea limita-se à área de um dermátomo (ver Fig. 2.6). Em dois terços dos pacientes, há envolvimento dos dermátomos torácicos, especialmente T5 a T10. Em cerca de 20% dos casos, os gânglios somatossensoriais dos nervos trigêmeo e facial são envolvidos, e os sintomas da doença são mais sérios (ver Cap. 13). O sintoma inicial pode ser uma **disestesia** (i. e., uma parestesia usualmente desagradável) ou uma dor localizada intensa no(s) dermátomo(s) envolvido(s). Em um período de 3-4 dias, o(s) dermátomo(s) envolvido se torna avermelhado e surge uma erupção vesicular, que é semelhante às erupções em geral observadas na catapora. Na maioria dos pacientes, a dor e a disestesia duram 1-4 semanas, mas em até um terço dos pacientes, a dor pode persistir por meses e até anos após o desaparecimento das lesões.

Questão

O que significa ataxia sensorial? Há envolvimento do sistema motor? Pensando adiante, na prática clínica, por que isso futuramente poderia ser relevante?

SISTEMAS MEDIADORES DA SENSAÇÃO SOMÁTICA CORPORAL

Apresentação clínica

Você está tratando dois adolescentes, em sua clínica ortopédica, que apresentam lesões esportivas afetando seus sistemas musculoesquelético e neuromuscular. John Carey caiu sobre o braço direito totalmente estendido, enquanto deslizava para a primeira base. Ele procurou sua assistência porque está sentindo dor ao longo de todo o braço e ombro direitos. Martin Chung é jogador de futebol e sofreu uma lesão afetando todo o lado esquerdo da medula espinal lombar. Ele queixa-se de perda da consciência sensorial em ambos os membros inferiores.

Ao ler o conteúdo desta seção, considerar os seguintes aspectos:

- Qual estrutura anatômica, desde o receptor até o neurônio de terceira ordem, está envolvida em cada situação?
- Essa estrutura está localizada junto ao sistema nervoso periférico ou central?
- Por que a perda sensorial permaneceria restrita ao mesmo lado da lesão de John, mas seria bilateral em Martin?

Dois sistemas principais estão envolvidos na transmissão da informação oriunda dos receptores somáticos para o córtex cerebral, para reconhecimento consciente e discriminação dos atributos dos estímulos ambientais. Esses sistemas são o **sistema da coluna dorsal-lemnisco medial (CD-LM)** e o **sistema anterolateral (AL)**. O sistema AL inclui algumas vias, entre as quais o **trato espinotalâmico (TET)**. Neste capítulo, ao discutirmos a dor, enfocaremos apenas o TET que é importante na localização de estímulos dolorosos ou térmicos. No Capítulo 16, abordaremos a dor de forma mais ampla, incluindo outros tratos importantes do sistema AL.

O nome do sistema AL reflete o fato de os axônios dos neurônios de segunda ordem estarem localizados no funículo anterolateral da medula espinal. O nome do TET se deve ao fato de o trato iniciar na medula espinal e terminar no tálamo; e o nome do sistema da CD-LM é devido ao fato de os neurônios de primeira ordem estarem localizados nas colunas dorsais (CD) da medula espinal, enquanto os neurônios de segunda ordem estão situados junto ao lemnisco medial (LM) do tronco encefálico. As vias que constituem o sistema da CD-LM e o TET incluem todos os seis componentes estruturais do plano anatômico geral identificados na Figura 8.1.

O sistema CD-LM e o TET medeiam as nossas interações somáticas conscientes com o meio ambiente exterior. Quando essa interação envolve objetos, é imediatamente evidente que um objeto possui textura (suavidade, rugosidade), rigidez (maciez), temperatura, aspecto escorregadio (ou viscosidade) e, quando manipulado com a mão ou envolto pelo corpo inteiro em um abraço, um formato e tamanho, além de outras sensibilidades. Em termos práticos, isso significa que é irreal implicar que a atividade ocorre de modo independente nesses dois sistemas. Mesmo assim, a informação oriunda dos sistemas é amplamente transmitida em separado, desde a medula espinal até o ponto inicial do processamento cortical. A sensação da vibração, por exemplo, é processada apenas na CD, enquanto a evidência clínica sugere que a sensação articular e o toque leve são transmitidos principalmente pela CD e também, em menor extensão, pelo sistema AL. Além disso, a distinção do processamento ao nível cortical é evidenciada pelas propriedades da resposta dos neurônios situados no tálamo e córtex cerebral aos estímulos somatossensoriais. Neste capítulo, são abordados a via da CD-LM e o TET. Vamos começar pela via da CD-LM. Uma razão para isso está no fato de as partes componentes desse sistema apresentarem o acesso mais direto e, portanto, facilmente compreensível aos centros da percepção junto ao córtex cerebral.

Sistema da coluna dorsal-lemnisco medial

Informação geral

O sistema da CD-LM abrange um conjunto de neurônios ascendentes nas CD da medula espinal e LM do tronco encefálico, que transportam a informação somatossensorial da periferia do corpo ao córtex cerebral, para discriminação consciente e interpretação (ver Cap. 5). O termo *lemnisco* significa "filé" ou "faixa". Assim, o LM é uma faixa de fibras nervosas que ascedem através do tronco encefálico.

O sistema da CD-LM medeia tipos específicos de sensações táteis discriminativas, cinestesia e estereognose, todas essenciais à exploração sensorial do ambiente e controle do movimento. Um subgrupo de fibras da CD-LM (1) exibe um alto grau de organização somatotópica, (2) responde seletivamente a uma modalidade de estímulo sensorial, (3) possui a capacidade de responder com precisão aos estímulos com parâmetros rapidamente variáveis ao longo do tempo (p. ex., movimento de um estímulo tátil pela superfície da pele; alongamento muscular), e (4) apresenta uma notável capacidade de discriminação espacial (uma vez que os neurônios possuem campos receptores cutâneos periféricos pequenos).

As CD transportam todo tipo de informação proprioceptiva oriunda dos membros superiores mas apenas alguns tipos de informação provenientes dos membros inferiores. Em consequência, diante de lesões discretas na CD, o braço e a mão são mais comprometidos do que a perna e o pé. Um subconjunto de fibras da CD é capaz de sinalizar os estímulos nocivos.

A anatomia geral do componente do sistema da CD-LM que transporta informação oriunda dos dedos da mão é representada na Figura 9.23.

Órgãos-alvo sensoriais

Ambos os tipos de mecanorreceptores, de adaptação lenta e rápida, que estão distribuídos pela pele, tecidos subcutâneos, músculo, tendão e articulações, enviam informações para o sistema da CD-LM. Estes incluem os fusos musculares, OTG, corpúsculos de Pacini e de Meissner, complexos célula de Merkel-neurito, terminações de Ruffini, terminações peritríqueas (folículo piloso), terminações nervosas livres e receptores articulares (alguns). Numericamente, os mecanorreceptores cutâneos de adaptação rápida são a maioria, incluindo os receptores do folículo piloso (ativados pelo deslocamento do pelo) e os receptores ativados pela estimulação de toque-pressão da pele. As sensações deflagradas pela estimulação das fibras aferentes primárias dos receptores cutâneos foram resumidas na Tabela 9.2.

Aferentes primários (neurônios de primeira ordem)

Os aferentes primários estão segregados em diferentes porções da coluna dorsal, de acordo com o nível segmentar em que entram na medula espinal. Os aferentes primários ascendentes que entram nas CD em níveis sucessivamente mais rostrais são adicionados lateralmente àqueles que já ascedem dos segmentos medulares mais caudais. Essa laminação ordenada das fibras confere à CD uma organização somatotópica, em que as fibras oriundas de partes contíguas do corpo estão localizadas na lamela adjacente da CD (ver Fig. 9.24). Os axônios dos segmentos sacral, lombar e torácico inferior estão localizados sequencialmente em um feixe de fibras medialmente posicionado, denominado **fascículo grácil**. O fascículo grácil transporta os aferentes primários a partir dos segmentos medulares espinais inferiores a T6. Os axônios oriundos dos segmentos cervicais e torácicos superiores estão localizados sequencialmente em um feixe de fibras lateralmente posicionado (e maior), chamado **fascículo cuneiforme**. O fascículo cuneiforme transporta fibras aferentes a partir dos segmentos medulares espinais acima de T6. Com base no número de aferentes primários recebidos de cada região do corpo, que depende da densidade de receptores na parte do corpo em questão, o fascículo grácil transmite informações oriundas primariamente do pé, enquanto o fascículo cuneiforme transmite informações oriundas primariamente da mão (em especial, das pontas dos dedos).

Um subgrupo significativo de aferentes primários da CD sai das CD em 2-12 segmentos a partir de seus níveis de entrada, e faz sinapse no corno dorsal da substância cinzenta. Depois de fazerem sinapse no corno dorsal, alguns desses axônios entram novamente na CD. Esse subgrupo de fibras da CD, portanto, não são de primeira, mas sim de segunda ordem.

Projeções

Neurônios de segunda ordem. Aferentes primários ascendentes, longos, que seguem pela CD e terminam sem cruzamento nos **núcleos da coluna dorsal (NCD)** ipsilaterais. Os NCD representam os corpos celulares dos neurônios de segunda ordem do sistema da CD-LM. Os dois NCD principais (em cada lado do tronco encefálico)

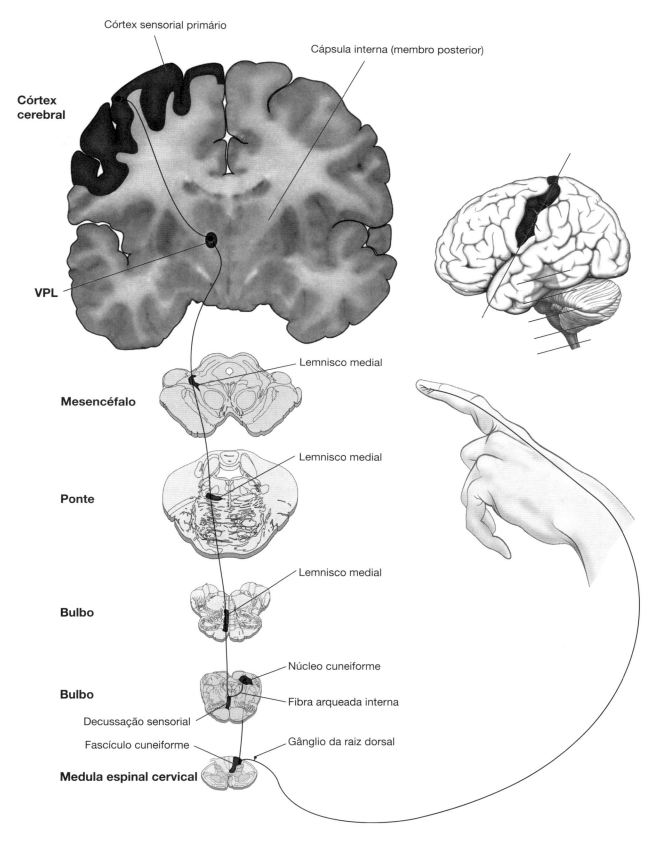

Figura 9.23 Trajetória geral do sistema da coluna dorsal-lemnisco medial ao longo da medula espinal, do tronco encefálico e do tálamo (VPL) em rota para a sua terminação, no córtex somatossensorial primário do giro pós-central. Apenas o componente do sistema, que está relacionado ao membro superior, é ilustrado.

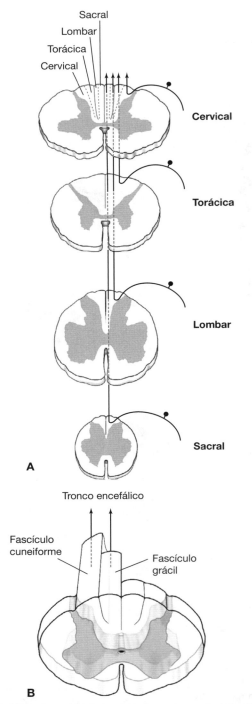

Figura 9.24 A. Organização laminar das colunas dorsais. As fibras ascendentes longas, oriundas de segmentos medulares espinais mais caudais, são deslocadas de modo progressivo medialmente pelos aferentes primários ascendentes mais curtos que entram nas colunas dorsais em segmentos sucessivamente mais rostrais. Apenas os aferentes situados acima de T6 são mostrados entrando no fascículo cuneiforme; os aferentes que chegam abaixo de T6 entram no fascículo grácil. **B.** Vista posterior das colunas dorsais, mostrando o fascículo grácil medialmente localizado, relacionado com os segmentos medulares espinais caudais a T6, e o fascículo cuneiforme lateralmente situado, relacionado com os segmentos medulares espinais rostrais a T6.

estão posicionados nas regiões dorsal e medial do bulbo caudal. O núcleo grácil, medialmente situado, recebe aferentes sobretudo do fascículo grácil. O núcleo cuneiforme principal adjacente, posicionado lateralmente, recebe aferentes principalmente do fascículo cuneiforme.

> **Questão**
>
> A organização somatotópica torna-se ainda mais evidente quanto ao modo pelo qual o sistema da CD-LM é construído. Compare a localização relativa das fibras oriundas do membro inferior com a localização das fibras originárias das pontas dos dedos da mão. Em seguida, especifique a localização dos corpos celulares que formam os neurônios de segunda ordem a partir dessas duas partes do corpo.

O contingente de aferentes de segunda ordem (pós-sinápticos) nas CD também faz sinapse no NCD. Esses aferentes pós-sinápticos surgem das células do corno dorsal das expansões cervical e lombar. Os aferentes da CD de segunda ordem, diferentemente dos aferentes primários, são ativados por mais de um tipo de estímulo cutâneo periférico e também respondem à estimulação nociva (beliscar a pele ou aplicar estimulação mecânica intensa em estruturas profundas). As lesões das raízes dorsais não causam degeneração de todas as fibras da CD pois algumas têm seus corpos celulares na medula espinal e não nas raízes dorsais (ver Conexões clínicas, adiante).

Os NCD não atuam como retransmissores simples da informação inalterada a partir dos aferentes da CD para os neurônios de segunda ordem do LM. Apenas uma minoria das sinapses presentes nos NCD é constituída por fibras ascendentes longas da CD. O processamento da informação ocorre nas células dos NCD, como consequência das ações excitatórias e inibitórias dos interneurônios dos NCD.

A maioria dos axônios de segunda ordem, oriundos dos principais NCD, entra no LM pelo lado contralateral do tronco encefálico. Esses axônios primeiro atravessam ventromedialmente, como as fibras arqueadas internas, e então cruzam a linha média, na forma de decussação do LM, para formar o LM contralateral. Os axônios oriundos do **núcleo grácil** atravessam primeiro (ao nível do tronco encefálico inferior), seguidos pelos axônios oriundos do núcleo cuneiforme principal, conferindo ao LM uma organização somatotópica (ver Fig. 9.25). Dessa forma, as fibras oriundas dos níveis sacrais que fazem sinapse junto ao núcleo grácil são as primeiras a entrar no LM em formação. Essas fibras são seguidas sucessivamente por fibras oriundas de cada segmento medular espinal progressivamente mais rostral, com as fibras provenientes dos níveis cervicais mais superiores sendo as últimas a entrar no LM.

Localizada no bulbo mais caudal, a decussação do LM ocupa uma curta extensão rostrocaudal. As lesões situadas caudalmente em relação à decussação produzem alterações sensoriais no lado ipsilateral (no mesmo lado). Essas seriam lesões da medula espinal, NCD ou fibras arqueadas internas. Uma lesão envolvendo a decussação resultaria em sintomas bilaterais. As lesões situadas rostralmente em relação à decussação produzem alterações somatossensoriais no lado oposto (contralateral). Essas incluem as lesões ao LM em qualquer localização no tronco encefálico, no núcleo do tálamo (ventral posterolateral [VPL]) para o qual o LM se projeta, e na região da cápsula interna em que essas fibras atravessam como componente de irradiações talamocorticais, para o córtex somatossensorial primário.

No bulbo, é possível identificar cinco constituintes anatômicos do sistema da CD-LM. Entretanto, nem todos esses constituintes estão presentes ao longo de toda essa subdivisão do tronco encefálico: os núcleos grácil e cuneiforme, as fibras arqueadas internas, a decussação do LM e LM. O LM está posicionado entre os núcleos olivares inferiores. Sua organização somatotópica ao nível do bulbo é tal que as fibras sacrais são mais ventrais e as fibras cervicais, mais dorsais.

A principal alteração no sistema da CD-LM junto à ponte é a mudança de orientação do LM para que esse se torne uma faixa de fibras mediolateralmente distribuídas na parte ventral do tegmento pontino. As fibras oriundas dos segmentos sacrais da medula espinal estão, a essa altura, mais laterais, enquanto as fibras oriundas dos segmentos cervicais estão mais mediais (ver Fig. 9.25).

Em sua ascensão pelo mesencéfalo, o LM se desvia progressiva e dorsalmente, bem como um pouco lateralmente, para assumir o formato de um arco na região mesencefálica mais rostral. As fibras oriundas dos segmentos sacrais da medula espinal são dorsolaterais, enquanto aquelas originárias dos segmentos cervicais são ventromediais.

Neurônios de terceira ordem. A maioria das fibras do LM termina em células do núcleo VPL do tálamo (ver Fig. 9.23). O núcleo VPL está situado posterior e lateralmente na camada ventral dos núcleos talâmicos, como o nome indica. Os corpos celulares dos neurônios de terceira ordem do sistema estão localizados no núcleo VPL de cada lado. O núcleo apresenta uma organização somatotópica, com os neurônios que recebem informação dos segmentos sacrais posicionados lateralmente, e os neurônios que recebem informação dos segmentos cervicais localizados medialmente (ver Fig. 9.25).

Os axônios dos neurônios VPL ascedem na cápsula interna ipsilateral, para terminarem em neurônios localizados nos córtices somatossensoriais (e motores) do

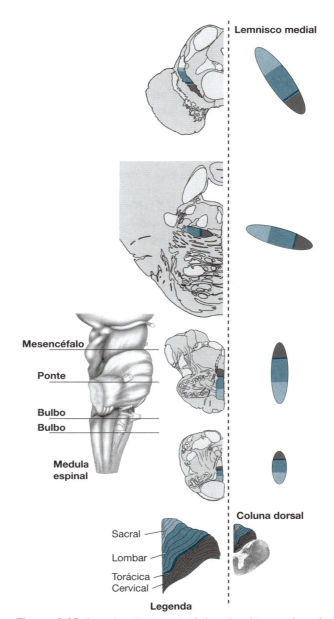

Figura 9.25 Organização somatotópica do sistema da coluna dorsal-lemnisco medial junto ao tronco encefálico. Note que, no bulbo, o lemnisco medial está orientado verticalmente, mas segue uma orientação horizontal na ponte.

hemisfério contralateral ao sítio de origem da fibra aferente primária (ver Fig. 9.23). Os axônios do núcleo VPL se projetam para o córtex cerebral através do membro posterior da cápsula interna. Esses axônios formam parte de uma irradiação talamocortical mais extensiva.

Os axônios VPL terminam em muitas áreas do córtex cerebral. A maioria termina em células específicas do **córtex somatossensorial primário (SI)**, localizado no giro pós-central (áreas de Brodmann 3, 1, 2). Alguns terminam no **córtex somatossensorial secundário (SII)**, localizado na base do giro pós-central, junto à margem posterior do sulco lateral. Alguns terminam no **córtex**

motor primário (MI), localizado no giro pré-central (área de Brodmann 4). Os motoneurônios corticais da área 4 respondem com latências curtas à movimentação articular, contato com a pele e alterações no comprimento ou tensão musculares junto à porção contralateral. Alguns terminam na **área motora suplementar (AMS)**, situada na superfície hemisférica medial (parte da área de Brodmann 6). Outros terminam no **lóbulo parietal superior** (áreas de Brodmann 5 e 7).

As células do giro pós-central exibem uma detalhada organização somatotópica, referida como homúnculo somatossensorial (ver Fig. 7.7). No clássico homúnculo somatossensorial, a representação do corpo é invertida médio-lateralmente, em relação à organização somatotópica do VPL, em decorrência de uma inversão mediolateral da projeção talamocortical. Os neurônios do córtex somatossensorial que recebem informação oriunda dos receptores da mão estão localizados mais lateralmente (e ventralmente) no giro. Aqueles que recebem informação proveniente do tronco estão localizados mais dorsalmente no giro. Os que recebem informação a partir das pernas estão localizados na porção do giro situada na superfície medial do hemisfério.

Na verdade, existem múltiplas representações de cada parte do corpo no giro pós-central, de modo que o mapa somatotópico é bastante complicado. Cada representação de uma dada parte do corpo recebe informação de diferentes receptores. Entretanto, as diferentes representações nas áreas de Brodmann 3, 1 e 2 estão nos registros umas das outras (p. ex., as regiões da mão são adjacentes entre si nessas áreas de Brodmann e ocupam a mesma posição mediolateral, resultando em homúnculos paralelos). Cada representação exerce papel único na sensação. Dessa forma, por exemplo, a informação sobre a posição do membro oriunda de receptores musculares e articulares termina nas áreas de Brodmann 2 e 3a, enquanto a sensação tátil, abrangida pelos mecanorreceptores, termina nas áreas de Brodmann 1 e 3b. Todos os mapas somatotópicos no giro pós-central são anatomicamente distorcidos, pois se baseiam na densidade de inervação e não na geometria corporal. As partes do corpo com volumes corticais desproporcionalmente amplos e processamento cortical possuem a maior representação. Isso explica a perspectiva homuncular distorcida das mãos/dedos da mão, lábios/língua e genitais, em comparação ao tronco.

Modulação eferente

Os núcleos talâmicos exercem papéis moduladores importantes em relação ao processamento das informações somatossensoriais e motoras. A atividade dos neurônios dos NCD é regulada por projeções descendentes dos neurônios do córtex somatossensorial primário, córtex somatossensorial secundário (em menor número),

córtex motor primário e córtex motor suplementar. O controle descendente também deriva da formação reticular, cerebelo e núcleo caudado. Este tipo de controle pode estabelecer a atividade dos interneurônios dos NCD, para que influenciem os neurônios retransmissores de forma a permitir que estes extraiam a informação mais relevante para uma determinada discriminação sensorial em particular. Exemplificando, o controle descendente pode aguçar a resolução espacial dos sinais somatossensoriais. O controle descendente pode inibir a transmissão da informação cutânea antes e durante um movimento voluntário de membro, e assim melhorar a transmissão contínua da informação proprioceptora mais relevante para a capacidade do encéfalo de controlar o movimento.

Os neurônios VPL, assim como os neurônios dos NCD, estão sujeitos aos estímulos moduladores descendentes originários das regiões corticais para as quais se projetam. Estão ainda sujeitos à modulação originária em outros núcleos talâmicos, bem como da formação reticular tronco encefálica. Dessa forma, nem os neurônios VPL nem os neurônios dos NCD são retransmissores simples que transmitem informação inalterada oriunda dos receptores periféricos.

Questão

O que é modulação eferente e de onde vêm as projeções usadas para modular os estímulos sensoriais?

Função

A função do sistema da CD-LM é mais bem analisada por meio da discussão de seu papel no comportamento cotidiano e na cooperação funcional com o sistema motor. A mão inativa é um comunicador precário de informação sobre um dado objeto que nela seja colocado. Mas a partir do momento em que a mão começa a manipular esse objeto, e tão logo se transforme em uma estrutura ativa e exploratória no controle da quantidade e do tipo de informação sensorial gerada por seus receptores, o objeto é prontamente identificado. É empregada uma sucessão de movimentos exploratórios dos dedos da mão, em que esses se curvam em torno da superfície do objeto, ajustam-se em suas cavidades, exploram seus contornos e textura friccionando-o suavemente, etc. O tamanho, o formato e a textura do objeto são rápida e acuradamente transmitidos pelo sistema da CD-LM, a partir dos receptores somáticos da mão aos centros cerebrais da percepção. Trata-se de uma integração sequencial dessas informações espaciais e temporais pelo encéfalo, que possibilitam a percepção da forma. Assim, o estímulo somatossensorial, na ausência de movimento, tem utilidade limitada em muitos aspectos relacionados à percepção sensorial. O envolvimento paralelo da sensação e do movimento é ilustrado pelo tamanho das representações da mão nas áreas corticais cerebrais controladoras do movimento da mão (córtex motor primário) e naquelas que analisam o estímulo sensorial recebido de seus receptores somáticos (córtex somatossensorial primário). Esse último inclui não só a informação sensorial passivamente recebida como também (e de forma mais significativa) a informação gerada em consequência dos movimentos da própria mão. Os neurônios presentes nos córtices somatossensorial e motor estão maciçamente interconectados por meio de fibras de associação curtas.

Com relação ao comportamento diário normal, então, os sistemas da CD-LM e motor são considerados um único complexo neural, uma entidade funcional em que a atividade de um sistema é inseparável da atividade do outro. A função desse complexo é aumentar a precisão da orientação somatossensorial da atividade motora e aumentar a precisão da orientação motora da atividade somatossensorial gerada. Sendo assim, definir a função do sistema da CD-LM apenas quanto ao seu papel na sensação somática discriminatória não define adequadamente a sua relevância comportamental geral.

A estreita relação existente entre o sistema da CD-LM e o movimento é, de fato, refletida em algumas das discriminações sensoriais mediadas exclusivamente pelo sistema. Essas discriminações demandam uma análise sequencial das características do estímulo e uma transformação simultânea da informação somatossensorial, ao longo do tempo e do espaço, para o êxito da discriminação. Isso é tipicamente alcançado por meio do movimento contatual autoiniciado (varredura) e/ou palpação ativa de um objeto-estímulo. Há, então, uma interface dinâmica de movimento com mecanorreceptores somáticos superficiais (i. e., cutâneos) e profundos (p. ex., musculares). Assim, por exemplo, macacos com lesões isoladas no sistema da CD-LM perdem a capacidade de discriminar discos com formas complexas cortados na superfície. A discriminação bem-sucedida requer movimentos exploratórios ativos dos dedos da mão, em que a superfície cutânea é movida sequencialmente ao longo das bordas do padrão gravado. A estereognose, do mesmo modo, é comprometida em pacientes com lesões em CD-LM.

Como já discutido, alguns testes empregados no exame neurológico da sensação para avaliar a função de CD-LM independem do movimento contatual autoiniciado. Em vez disso, esses testes envolvem uma análise sequencial das características do estímulo e uma análise simultaneamente espacial e temporal da informação mecanorreceptiva. Um desses testes avalia a capacidade de discriminar a direção em que um estímulo tátil é deslocado ao longo da pele; outro analisa a capacidade de identificar um figura geométrica, carta ou número esboçado na pele (grafestesia).

Trato espinotalâmico

Informação geral

O TET, componente do sistema AL, o segundo entre as duas vias principais de projeção da informação oriunda da periferia do corpo para o córtex cerebral na promoção da consciência, consiste em dois componentes que favorecem funções distintas. Esses são o componente **neoespinotalâmico**, que é o tópico desta seção, e o componente **paleoespinotalâmico**, discutido no Capítulo 16. Como o nome implica, o componente neoespinotalâmico surge mais tardiamente na filogenia. Esse componente atinge o seu maior grau de elaboração nos seres humanos. O componente paleoespinotalâmico está presente em todos os mamíferos, incluindo os seres humanos, e surge mais cedo na filogenia. Ambos os componentes têm acesso à consciência e, portanto, envolvem neurônios do córtex cerebral.

O componente neoespinotalâmico do TET medeia o toque, a temperatura, e um tipo de dor que é rapidamente percebida, que pode ser graduada com acurácia quanto à intensidade, ser localizada corretamente na superfície corporal e tem curta duração. Esse tipo de dor é chamado *dor rápida* e é transmitido por fibras A-δ. É o tipo de dor testada no exame neurológico com uma alfinetada na superfície da pele. Entretanto, todos nós sabemos que existe outro tipo de dor, que é resistente, contínua, intensa e está associada a um forte componente emocional (pare!). Esse tipo de dor é chamado *dor lenta* e é transmitido pelas fibras C. A dor lenta é território exclusivo do trato paleoespinotalâmico. A partir de agora, nós veremos que a experiência dolorosa tem natureza dupla e componentes isolados que são mediados por sistemas sensoriais separados.

Por causa de suas posições anatômicas, esses dois sistemas da dor foram chamados de sistema da dor lateral (neoespinotalâmico; que se projeta para o VPL) e sistema da dor medial (paleoespinotalâmico; que se projeta para o tálamo medial). Infelizmente, a natureza não permite distinguir entre esses sistemas ao nível da medula espinal, uma vez que as fibras ascendentes de ambos os sistemas estão misturadas entre si junto ao funículo anterolateral da medula espinal e, ainda, porque as lesões medulares espinais de ocorrência natural jamais são discretas o bastante para danificar seletivamente apenas um dos sistemas. Todavia, esses dois sistemas da dor podem ser distinguidos anatomicamente, no tronco encefálico (ver Cap. 16). Exceto quando especificado de outro modo, quando usado nesta seção, o termo "TET" se aplica ao componente neoespinotalâmico.

> ### Questão
>
> Qual tipo de fibra favorece a dor rápida? Qual é a velocidade de condução típica da dor rápida? Em termos de fibra e velocidade de condução, no que difere a dor lenta?

Esse componente do TET engloba um conjunto de neurônios ascendentes junto ao funículo anterolateral da medula espinal, que transportam informação somatossensorial desde a periferia do corpo até o córtex cerebral, na promoção da discriminação consciente. O trato neoespinotalâmico medeia as sensações de dor rápida, temperatura e toque leve, bem como certos tipos de sensibilidade cutânea alternativa. Em contraste com o sistema da CD-LM, o TET:

1. É totalmente composto por fibras ascendentes, que são pós-sinápticas em relação aos neurônios aferentes primários nos nervos periféricos.
2. Consiste principalmente de axônios que se cruzam na medula espinal, mas contém um contingente clinicamente significativo de fibras ascendentes que não se cruzam.
3. Contém mais neurônios e, portanto, mais junções sinápticas na projeção a partir do receptor para o córtex cerebral.
4. É composto por fibras de diâmetro menor e mais discretamente mielinizadas, contendo assim mais fibras de condução lenta.
5. Não exibe um alto grau de organização somatotópica.
6. É composto primariamente por neurônios responsivos a mais de uma modalidade de estimulação periférica.
7. Processa a informação mais em termos de padrão de atividade neural junto ao sistema do que em termos de organização somatotópica do sistema.
8. Envia ramos colaterais para dentro da formação reticular do tronco encefálico.

A função do trato neoespinotalâmico, diferentemente do sistema da CD-LM, foi definida em grande parte em relação à importância do trato para a neurologia clínica.

Órgãos-alvo sensoriais

Conforme observado, alguns receptores que enviam informação para o sistema da CD-LM também enviam informação para o componente neoespinotalâmico do TET. Entre esses receptores, estariam as terminações nervosas livres, corpúsculos de Pacini, corpúsculos de Meissner e receptores articulares. Entretanto, nem todos os receptores que alimentam o sistema neoespinotalâmico com informação foram identificados. Por isso, é mais comum indicar os estímulos periféricos aos quais as fibras do TET respondem do que especificar os tipos de receptores que enviam informação para o sistema. Embora nem todos os estímulos periféricos aos quais respondem os neurônios do sistema TET tenham sido identificados, esses estímulos incluem pressão, calor, rotação articular, distorção das relações músculo-fáscia, deslocamento de pelo e distorção mecânica leve da pele.

Aferentes primários (neurônios de primeira ordem)

Os aferentes primários do TET consistem, predominantemente, em fibras nervosas A-δ, que têm diâmetro menor e são discretamente mielinizadas. Essas fibras entram na medula espinal através da divisão lateral da raiz dorsal. A maioria dessas fibras de raiz dorsal entra no fascículo dorsolateral da medula espinal, onde sobem ou descem por um número variável de segmentos (em geral, de um a três). O fascículo dorsolateral está presente em todos os níveis da medula espinal. Essas fibras e seus ramos colaterais terminam em neurônios situados em várias lâminas do corno dorsal (discutido adiante). Junto ao corno dorsal, estão os neurônios de limiar baixo, neurônios de limiar alto e neurônios de faixa dinâmica ampla (FDA) (ver Cap. 16). Os neurônios de limiar baixo respondem a estímulos inócuos; os neurônios de limiar alto respondem aos estímulos nocivos; e os neurônios FDA respondem a estímulos inócuos e nocivos.

Alguns dos aferentes primários que fazem sinapse em neurônios cujos axônios entram no sistema AL são ramos colaterais de fibras situadas nas CD. Essas fibras têm diâmetro maior e são mais intensamente mielinizadas do que as fibras do fascículo dorsolateral. Transmitem informação de toque, pressão articular, além de informações oriundas de outros tipos de mecanorreceptores.

Os aferentes primários fazem sinapse em vários locais, junto ao corno dorsal (ver Fig. 9.26). Alguns terminam em células da camada marginal (lâmina de Rexed I) que formam uma faixa estreita envolvendo a substância gelatinosa (lâmina de Rexed II). Outros terminam nas células da substância gelatinosa. Alguns aferentes do sistema AL, e em especial os aferentes A-δ e A-β, terminam em camadas profundas do corno dorsal (e em particular na lâmina V, onde os neurônios FDA estão localizados).

Projeções

Neurônios de segunda ordem. Os corpos celulares dos neurônios de segunda ordem do TET estão localizados nas lâminas de Rexed I (camada marginal do corno dorsal) e II (substância gelatinosa). Os corpos celulares dos neurônios FDA estão situadas na lâmina V. Os axônios das células localizadas na camada marginal atravessam o interior da comissura branca anterior (ventral) e entram no funículo anterior contralateral, onde voltam-se rostralmente e sobem para o tálamo, como o trato AL. Os axônios das células localizadas na substância gelati-

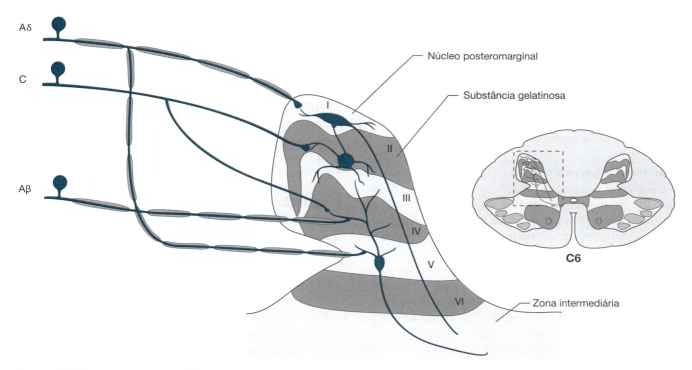

Figura 9.26 As fibras aferente periféricas da dor entram no corno posterior da medula espinal, em sinapse, nas lâminas I-V. Os axônios que entram no trato espinotalâmico (TET) derivam dos neurônios localizados em lâminas diferentes da substância cinzenta espinal.

nosa se projetam mais profundamente para dentro do corno dorsal, onde fazem sinapse em neurônios de terceira ordem localizados no núcleo próprio (lâminas de Rexed III e IV) e/ou na zona intermediária da substância cinzenta (lâmina de Rexed VII) (ver Fig. 9.26). É possível que ocorram sinapses adicionais com outros interneurônios, na substância cinzenta. Os axônios das células do núcleo próprio ou zona intermediária entram no fascículo AL contralateral (maioria) ou ipsilateral, de onde sobem para o tálamo. As sinapses que ocorrem na substância cinzenta da medula espinal impossibilitam afirmar que os neurônios específicos localizados no sistema AL são neurônios de segunda ordem, terceira ordem ou de ordens superiores. Alguns são verdadeiramente neurônios de segunda ordem, mas não todos.

A maioria dos axônios originários de neurônios do corno dorsal e substância cinzenta intermediária atravessam a comissura branca anterior e entram no funículo AL contralateral. A maioria desses axônios decussa após ascender por até dois níveis da medula espinal, a partir de suas origens. Fibras novas, cruzando a partir de cada nível medular mais rostral, são adicionadas ao trato AL em formação, em sua borda medial. Isso confere ao trato neoespinotalâmico uma organização somatotópica em que, aos níveis cervicais, as fibras mais longas – oriundas da perna (p. ex., níveis sacral e lombar) – estão localizadas mais superficialmente (dorsolateralmente), enquanto aquelas oriundas do braço (níveis cervicais) estão posicionadas mais ventromedialmente. A somatotopia não é tão precisa quanto aquela que caracteriza o sistema da CD-LM e, mesmo assim, é clinicamente relevante. Um pequeno subconjunto de axônios entra no fascículo AL, pelo lado ipsilateral, e isso é também um fato de importância clínica (ver Conexões clínicas). As fibras neoespinotalâmicas, ipsilaterais e contralaterais, que ascendem no funículo AL, se misturam com aquelas oriundas de outros sistemas ascendentes e descendentes.

Por todo o bulbo, as fibras neoespinotalâmicas estão posicionadas perto da margem lateral do tronco encefálico, entre o complexo olivar inferior (ventralmente) e complexo do trigêmeo espinal (dorsalmente). Essas fibras são consideravelmente laterais ao LM, ao nível do bulbo. Os aferentes neoespinotalâmicos retêm a mesma posição tronco-encefálica relativa na ponte que ocupavam no bulbo. Na ponte caudal, o TET continua sendo bem lateral ao LM, que ainda não está achatado em uma faixa horizontalmente mediada. É separado do LM por uma área clara, ocupada pelo núcleo olivar superior. Entretanto, em um nível médio-pontino e na ponte mais rostral, onde o LM assume uma orientação mediolateral definitiva, o LM e o TET são adjacentes entre si e com o sistema TET posicionado imediatamente lateral ao LM. Os aferentes neoespinotalâmicos continuam localizados na margem lateral do LM ao longo de todo o mesencéfalo. Como resultado, esses aferentes se desviam um pouco dorsalmente, em sua ascensão ao mesencéfalo. Assim, a trajetória do tronco encefálico, começando na ponte do trato neoespinotalâmico, segue a trajetória do

LM. Em sua ascensão pelo tronco encefálico, o trato neoespinotalâmico, diferentemente do LM, emite ramos colaterais para a formação reticular (ver Fig. 9.27).

> **Questão**
>
> Compare a origem dos neurônios de segunda ordem para a via da CD-LM, com aqueles do TET.

Neurônios de terceira ordem. Os corpos celulares dos neurônios de terceira ordem (e de ordens superiores) estão localizados no núcleo VPL do tálamo. Antes de entrar no núcleo VPL, os aferentes neoespinotalâmicos e do LM se fundem em um padrão topográfico comum. A maioria dos neurônios no núcleo VPL que respondem a estímulos periféricos nocivos também responde à estimulação mecânica inócua, de modo condizente com o papel do TET no toque e na dor (trata-se do amplo e dinâmico canal de neurônio FDA do sistema AL). Entretanto, existem alguns neurônios no VPL que respondem apenas aos estímulos periféricos nocivos (trata-se do canal de neurônio nociceptivo-específico do sistema AL).

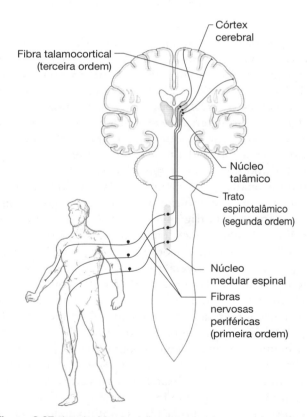

Figura 9.27 A trajetória geral do componente neoespinotalâmico do sistema anterolateral ao longo da medula espinal, do tronco encefálico e do tálamo, em rota para o seu terminal junto ao córtex somatossensorial primário do giro pós-central. Em contraste com o sistema da CD-LM, a maioria dos axônios do TET decussa na medula espinal.

Além disso, esses neurônios VPL exibem uma organização somatotópica paralela à organização das células que recebem estimulação CD-LM.

Os axônios de terceira ordem oriundos do núcleo VPL ascendem em associação com aqueles do sistema da CD-LM, no membro posterior da cápsula interna, e terminam no córtex somatossensorial primário (i. e., giro pós-central). Lembre-se que essa informação teve origem predominantemente a partir do lado contralateral do corpo.

Modulação eferente

O controle descendente da transmissão aferente no trato neoespinotalâmico é mais pronunciado, específico e complexo do que no sistema da CD-LM. O controle é exercido sobre os interneurônios e células de origem do TET localizados no corno dorsal e na substância cinzenta intermediária. Os efeitos podem ser excitatórios ou inibitórios, podendo ser exercidos pré- ou pós-sinapticamente. As estruturas que influenciam a transmissão no trato neoespinotalâmico incluem o córtex sensoriomotor, cerebelo, formação reticular tronco encefálica e núcleos da CD. O controle descendente a partir do córtex sensoriomotor, por exemplo, inibe a transmissão dos estímulos táteis sem afetar a transmissão da estimulação nociva.

> **Questão**
>
> Agora é um bom momento para sintetizar as implicações estruturais e funcionais da via da CD-LM e do TET. Esboce essas duas vias. Onde cada sistema decussa e qual é a implicação funcional em relação às lesões no sistema nervoso? Onde estão os corpos celulares dos neurônios de terceira ordem? Qual é a implicação funcional do destino final no córtex?

Função

O trato neoespinotalâmico e o sistema da CD-LM são interdependentes e operam em paralelo. Essa operação paralela deriva dos seguintes aspectos:
1. Os estímulos de ocorrência natural ativam receptores cujos aferentes primários envolvem ambos os sistemas.
2. Um subconjunto de aferentes primários da CD, que fazem sinapse nos NCD, emitem ramos colaterais que também fazem sinapse em certas células originárias do TET.
3. Alguns neurônios do corno dorsal que enviam informação para o TET também enviam informação para o sistema da CD-LM (aferentes pós-sinápticos nas CD).
4. Os neurônios do corno dorsal e NCD são reciprocamente conectados por interneurônios.

A sensibilidade tátil, assim, sobrevive às lesões confinadas a um dos dois sistemas, ainda que testes detalhados revelem déficits específicos. A ocorrência de tipos específicos de déficit após uma lesão em um trato implica que os dois sistemas não forneçam informação redundante aos centros analisadores corticais. Os núcleos retransmissores de cada sistema realizam operações exclusivas em estímulos periféricos às vezes similares.

A função do sistema neoespinotalâmico, diferente da função do sistema da CD-LM, foi amplamente definida em relação à importância do sistema para a neurologia clínica. O trato neoespinotalâmico medeia (1) a dor rápida (cutânea, superficial), conforme definido anteriormente; (2) a sensibilidade à temperatura; e (3) alguns aspectos da sensibilidade tátil. Esse último inclui não só a detecção e reconhecimento do toque em uma superfície corporal como também certos aspectos da sensação tátil discriminativa, como a capacidade de localizar onde ocorreu o contato na superfície corporal (localização pontual), a capacidade de discriminar a textura (rugosidade) de um objeto ou superfície, e a capacidade de distinguir se o contato com a pele ocorreu em um ou dois pontos (discriminação de dois pontos).

A Tabela 9.3 resume as diferenças existentes entre a via da CD-LM e o componente neoespinotalâmico do TET.

CONEXÕES CLÍNICAS

Distúrbios de nervos periféricos

O termo **neuropatia** é um termo geral usado em referência a uma doença que afeta os nervos periféricos. A localização da neuropatia pode ser focal, envolvendo apenas um nervo periférico (**mononeuropatia**), ou geral, envolvendo muitos nervos periféricos (**polineuropatia**). Uma neuropatia que afeta as raízes do nervo espinal é chamada **radiculopatia**. Em geral, as neuropatias afetam as fibras sensoriais e as fibras motoras do nervo, embora possa haver envolvimento preferencial de um tipo ou outro. Qualquer neuropatia envolvendo os nervos sensoriais geralmente causa perda da função autônoma nas mesmas zonas em que há perda somatossensorial (ver Cap. 12).

O **diabetes melito (DM)** é a causa mais comum de neuropatia. E a polineuropatia mais comum no DM é do tipo primariamente sensorial, distal e simétrica. O paciente queixa-se de uma dor persistente e frequentemente angustiante, dormência e formigamento que afetam os pés e a porção inferior das penas, simetricamente. Os reflexos profundos do tendão do calcâneo estão ausentes, assim como ocasionalmente os reflexos de per-

Tabela 9.3 Diferenças entre a via da CD-LM e o trato espinotalâmico

Aspecto	Via CD-LM	TET*
Posição na medula espinal	Funículos dorsais	Funículos anterior e lateral
Fibras medulares espinais ascendentes	Aferentes primários	Aferentes de segunda ordem ou de ordem superior
Especificidade da modalidade	Cada modalidade sensorial é transmitida por um conjunto separado de aferentes	Neurônios polimodais responsivos a mais de uma modalidade de sensação
Organização somatotópica	Alta	Baixa
Diâmetro das fibras nervosas	Diâmetro maior e mielinização mais intensa	Diâmetro menor e mielinização mais discreta
Número de sinapses	Na maioria, três neurônios no córtex cerebral	Pelo menos três neurônios no córtex cerebral
Velocidade da transmissão	Rápida	Mais lenta
Ramos colaterais para a formação reticular	Poucos	Muitos
Sensações mediadas (conforme testado no exame neurológico)	Conestesia, estereognose, grafestesia, direção do estímulo tátil, vibração	Dor rápida, temperatura, toque leve, algum toque discriminativo
Nível da decussação	Tronco encefálico	Medula espinal
Tamanho dos campos receptores	Menor	Maior
Modulação eferente	Sim, porém menos extensiva	Sim, porém mais extensiva

*Componente neoespinotalâmico

cussão do joelho (ver Cap. 11). A perda somatossensorial (**analgesia**) é mais efetivamente avaliada pelo teste da alfinetada. A perda sensorial pode acarretar lesões, uma vez que o indivíduo pode não ter consciência das situações prejudiciais. Um exemplo clássico é a frequente ruptura do tecido do pé em indivíduos diabéticos, que não percebem a presença de bolhas e úlceras resultantes do uso de calçados mal ajustados. Algumas pessoas apresentam predominância da perda da sensação profunda, que resulta em ataxia sensorial, marcha desordenada em decorrência da perda da propriocepção a partir dos membros inferiores, e sinais autônomos (p. ex., perda do tônus muscular da bexiga). Nos indivíduos com esta última condição, os sintomas são parecidos com aqueles observados no *tabes dorsalis* (ver Conexões clínicas).

O diabetes também pode resultar em uma radiculopatia. Entretanto, a causa mais comum de radiculopatia é sem dúvida a herniação discal intervertebral (ver Cap. 5). As neuropatias que afetam o sistema motor são discutidas no Capítulo 10.

Síndromes relacionadas com a via CD-LM

A apresentação clínica de indivíduos com dano nas CD é significativamente variável. Essa variabilidade pode ser devida a diversos fatores. Primeiro, mesmo quando apenas uma pequena proporção de fibras da CD é preservada, aparentemente uma grande parte da sensibilidade discriminativa é mantida. Por outro lado, nos seres humanos, as lesões raramente são autolimitadas apenas à CD.

O *tabes dorsalis* é uma forma terciária de sífilis que é citada com frequência como modelo de doença da CD. Entretanto, o tabe dorsal é essencialmente uma inflamação das raízes dorsais, não uma doença primária da CD (ver Fig. 9.28). Essa radiculite posterior é responsável pela degeneração das fibras ascendentes longas da CD e consequentes perdas somatossensoriais. Esse tipo de degeneração tende a não afetar substancialmente a estrutura das fibras de segunda ordem da CD nem as fibras de segunda ordem do fascículo dorsolateral. Mesmo assim, essas fibras ficariam privadas dos estímulos oriundos dos receptores periféricos e, portanto, seriam funcionalmente comprometidas.

Patologia medular espinal

Foram descritos alguns distúrbios medulares espinais que são úteis para a compreensão da anatomia clínica da medula espinal. Tais distúrbios afetam os tratos somatossensoriais ascendentes. Entretanto, também envolvem invariavelmente os tratos de motoneurônios superiores (MNS) descendentes e os motoneurônios inferiores (MNI) junto ao corno ventral. Dessa forma, esses

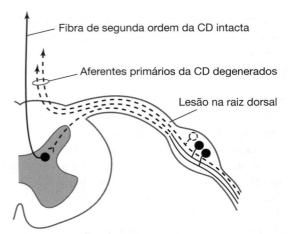

Figura 9.28 A degeneração das fibras da raiz dorsal em decorrência do *tabes dorsalis* (pontilhado) resultaria na degeneração dos aferentes primários (e não dos aferentes de segunda ordem) nas colunas dorsais. Isso significa que o *tabes dorsalis* não é um modelo totalmente acurado de doença da coluna dorsal.

distúrbios resultam em sinais somatossensoriais e motores. Neste capítulo, foram enfocados apenas os achados somatossensoriais associados com três clássicos "distúrbios de ensino". A abordagem dos quadros clínicos completos que caracterizam esses distúrbios, portanto, está no Capítulo 11, que apresenta o sistema motor e ilustra cada distúrbio.

A lesão traumática envolvendo uma das metades da medula espinal produz a **síndrome de Brown-Sequard**. Esse tipo de lesão afeta algumas estruturas da medula espinal mediadoras da sensação. Primeiramente, a lesão interromperia todas as fibras que entram na medula espinal pelas raízes dorsais nos segmentos lesionados. Em consequência, haveria uma zona de anestesia somatossensorial (perda total da sensação) nos dermátomos inervados pelos segmentos danificados. Em segundo lugar, a interrupção das fibras da CD causaria uma perda ipsilateral da propriocepção (p. ex., sentido de posição, cinestesia e sensibilidade à vibração) nos dermátomos situados abaixo da lesão. Uma perda da propriocepção a partir das pernas, como a que ocorre com uma lesão torácica, resultaria em ataxia de marcha sensorial. Em terceiro lugar, o dano às fibras do TET resultaria em perda da sensibilidade à dor e à temperatura abaixo do nível da lesão, no lado contralateral do corpo. A perda somatossensorial teria início em um ou dois segmentos abaixo do nível da lesão. É por isso que os aferentes de dor e temperatura destinados a entrar no TET contralateral ascendem um ou dois segmentos a partir do nível de entrada, antes de concluírem a decussação.

A **siringomielia** é um processo patológico que resulta em uma lesão que começa no centro da medula espinal, usualmente ao longo de um número variável de segmentos cervicais. Dessa forma, a lesão primeiro inter-

> ## Neuropatologia: é realmente possível testar os sistemas TET e CD-LM?
>
> O sistema da coluna dorsal-lemnisco medial (CD-LM) é tipicamente considerado o sistema que transporta a informação sobre o toque discriminativo, no SNC. De fato, o teste do toque discriminativo é considerado um teste-padrão do sistema da CD-LM no exame neurológico. Entretanto, a transecção completa das CDs em macacos não elimina a capacidade deles de responder a certas sensações de toque discriminativo, indicando que o sistema anterolateral (AL) também transmite algumas sensações cutâneas discriminativas. Considerando que a função do sistema CD-LM humano é análoga a dos macacos, a perda da sensibilidade ao toque discriminativo não especificamente identifica lesões ocorridas nesse sistema. Da perspectiva clínica, essa distinção entre a via da CD-LM e o TET na transmissão do toque discriminativo não é extremamente importante, pois nenhum sistema isolado é tipicamente comprometido por um dano neurológico. Dois testes sensoriais, caracteristicamente aplicados a pacientes com lesão periférica ou espinal, para identificar o dano no sistema da CD-LM, são a esterognose e a grafestesia.
>
> Da perspectiva clínica, é importante usar testes do sistema somatossensorial, uma vez que a presença, ausência ou diminuição dessas modalidades têm importância funcional. Além disso, em termos de aprendizado, é útil relacionar os tratos com testes, conforme destacado neste texto. A única advertência é que, com base nos achados, nós talvez não saibamos de maneira definitiva quais tratos específicos estão envolvidos.

rompe as fibras de dor e temperatura que atravessam a comissura branca anterior (ventral). A siringomielia, portanto, é caracterizada por uma perda bilateral inicial da sensibilidade à dor e à temperatura tipicamente nas mãos e braços.

A **degeneração combinada subaguda** é um distúrbio que tipicamente envolve primeiro as fibras das CD da medula espinal e somente depois envolve o sistema motor. No início, o paciente se queixa de parestesias localizadas nos dedos das mãos e dos pés, apresentando uma distribuição bilateral simétrica. Os déficits de CD típicos então surgem, especialmente nas pernas. A perda da propriocepção resulta em uma marcha atáxica e instável.

Exame dos sistemas somatossensoriais

Testar a sensação somática pode ser a parte mais difícil do exame neurológico, em grande parte porque essa sensação depende muito da capacidade e cooperação dos pacientes para relatar o que estão sentindo. Vários fatores devem ser considerados ao avaliar os sistemas somatossensoriais. Por alguma razão, esses testes sensoriais estão apenas remotamente relacionados às transações sensoriais que ocorrem no dia a dia. Os próprios estímulos são bastante artificiais e cada teste, com exceção da esterognose, é precedido da transmissão verbal de instruções acerca das respostas esperadas e de demonstrações do tipo "faça isso".

Além disso, é importante compreender que, isoladamente, o teste desses sistemas não fornece uma localização precisa da lesão, mas deve ser interpretado em combinação com outras informações. Exemplificando, a perda da propriocepção pode resultar de lesão em qualquer local, desde os receptores periféricos (como nas lesões por queimadura) até os neurônios aferentes primários, CD da medula espinal, LM do tronco encefálico ou córtex somatossensorial primário. Sendo assim, testar a propriocepção pode ter pouco valor para fins de localização de uma lesão em relação a uma subdivisão em particular do sistema nervoso.

Quando uma doença ou lesão afetam a medula espinal, alguns testes específicos podem ser usados para localizar melhor a lesão. Veja alguns exemplos na Tabela 9.4.

Intervenções relacionadas aos sistemas somatossensoriais

Intervenções médicas com uso dos sistemas somatossensoriais

Os especialistas em reabilitação usam frequentemente o sistema somatossensorial na intervenção física. Muitas das técnicas que empregam o sistema somatossensorial podem excitar ou inibir a atividade muscular, dependendo da velocidade, grau de pressão e direção do movimento. Entre os exemplos, estão o estiramento dos músculos através de uma articulação (p. ex., na rotação da articulação em flexão, extensão), a compressão das articulações, além do toque e pressão no ventre do músculo. A estimulação elétrica transcutânea usa os sistemas somatossensoriais para diminuir a dor (ver Cap. 16).

Intervenções cirúrgicas para problemas somatossensoriais

As chamadas **tratotomias espinotalâmicas** são ocasionalmente realizadas para aliviar dores intratáveis – mais frequentemente na região inferior do tronco ou da perna, em particular em pacientes terminais. Esse procedimento produz analgesia e termoanestesia no lado oposto ao da lesão, a começar no mínimo por um segmento caudal à lesão (que constitui o limite superior da perda somatossensorial). Há também um pouco de diminuição da sensibilidade tátil.

Tabela 9.4 Testes para avaliar a integridade do sistema somatossensorial

Modalidade	Teste	Coluna ou trato
Dor (dor rápida)	O examinador alterna aleatoriamente a estimulação da pele com um alfinete pontiagudo (alfinetada) ou com a ponta cega de um alfinete de segurança	Anterolateral
Temperatura	O examinador coloca tubos de água quente ou fria sobre a pele do paciente	Anterolateral
Toque leve	O examinador afaga a pele do paciente com um fiapo de algodão	Anterolateral
Localização pontual	O examinador toca pontos do corpo e o paciente coloca o dedo indicador no ponto estimulado	CD-LM
Discriminação de dois pontos	São determinadas as distâncias entre dois pontos estimulados na pele	CD-LM/AL
Sentido de posição	O paciente fecha os olhos e o examinador movimenta segmentos de seu corpo (p. ex., dedo da mão, tornozelo, dedo do pé) em flexão ou extensão. O paciente identifica a posição da parte do corpo	CD-LM
Cinestesia	O paciente fecha os olhos e o examinador movimenta um membro no espaço. O paciente mimetiza o movimento com o membro contralateral	CD-LM
Grafestesia	O paciente fecha os olhos e o examinador esboça um símbolo geométrico, número ou letra sobre sua pele, ou esboça uma linha seguindo uma direção específica	CD-LM
Estereognose	Sem usar a visão, o paciente identifica objetos (p. ex., moedas, uma chave) colocados em sua mão, por meio de manipulação	CD-LM
Sensação vibratória	O examinador coloca um diapasão vibratório sobre uma proeminência óssea	CD-LM

O procedimento é mais adequadamente referido como sendo uma **cordotomia**, dada a necessidade de secção de todo o quadrante anterior da medula espinal, para produção de uma analgesia efetiva. O procedimento pode ser realizado como uma cirurgia aberta (envolvendo uma laminectomia) ou por via transcutânea (em que uma lesão por radio-frequência é produzida por um eletrodo). A analgesia e a termoanestesia persistem por períodos de tempo variáveis (talvez um ano ou mais). Após esse período, há algum grau de recuperação da sensibilidade dolorosa e recorrência da dor. Esta é atribuída às fibras ascendentes não cruzadas que gradualmente assumem a função previamente atendida pelas fibras cruzadas.

RESUMO

Este capítulo começou com um levantamento sobre os receptores somáticos, ou seja, os receptores localizados em estruturas corporais. Foram desenvolvidos diversos esquemas para classificar os diferentes tipos de receptores, variando de esquemas puramente estruturais a esquemas puramente funcionais (velocidade de adaptação). Todos esses esquemas apresentam certo grau de

sobreposição. Seja qual for o tipo de receptor, a transdução nos receptores somáticos sempre ocorre na membrana do terminal nervoso periférico de uma fibra aferente primária. As células não neurais associadas a alguns tipos de mecanorreceptores podem condicionar o modo como o terminal transduz a energia ambiental, mas não determinam o tipo de estímulo ao qual o receptor responde – isso é determinado por mecanismos moleculares atuante no próprio terminal nervoso. A codificação da informação nos receptores através dos PG é uma codificação análoga, enquanto a codificação da informação nos axônios através dos PA é naturalmente digital. As fibras aferentes primárias nos nervos periféricos podem ser classificadas pelo diâmetro axonal e pela velocidade de condução, que estão relacionados entre si. Muitas fibras aferentes primárias distintas podem ser classificadas de acordo com as sensações que evocam ao serem eletricamente estimuladas.

Dois sistemas sensoriais ascendentes principais, CD-LM e AL, estão envolvidos na transmissão da informação somática ao córtex cerebral, para promoção da interpretação consciente. Nesses sistemas, foram enfocados a via da CD-LM e o TET. Ambos diferem acentuadamente quanto à estrutura e isso condiciona suas propriedades funcionais. Além disso, o TET possui dois componentes estruturais notavelmente distintos: um componente neoespinotalâmico e outro paleoespinotalâmico, cujas funções são drasticamente diferentes. O presente capítulo aborda apenas o componente neoespinotalâmico do TET. O sistema da CD-LM é adaptado para a transmissão de alta velocidade, com alto grau de resolução espacial. Esse sistema é, portanto, especializado na transmissão da informação mecânica que varia rapidamente ao longo do tempo, como ocorre com a direção e velocidade do movimento dos membros e com a capacidade de discriminar o formato tridimensional de um objeto manipulando-o com a mão. Em contraste, a capacidade de resolução espacial e a transmissão de alta velocidade da informação mecanorreceptiva no TET são limitadas pelo menor diâmetro dos axônios, número maior de sinapses e menos fibras. Em adição, diferentes tipos de receptor alimentam preferencialmente o TET, a saber os termorreceptores e os nociceptores A-δ. Dessa forma, o componente neoespinotalâmico do TET é adaptado para transmitir informação tátil de baixa resolução, bem como informações sobre temperatura e dor rápida. O capítulo termina com uma discussão sobre as conexões clínicas relacionadas aos sistemas somatossensoriais.

ATIVIDADES PARA ESTUDO

1. Jason, de 20 anos de idade, percebeu que frequentemente queimava os dedos da mão ao cozinhar, embora não sentisse nenhum desconforto. Posteriormente, ele desenvolveu úlceras nos dedos da mão. Essas úlceras apresentavam cicatrização lenta e eram relativamente indolores. O único achado neurológico encontrado após a realização de um minucioso exame neurológico foi uma perda bilateral da sensibilidade à dor e à temperatura em suas mãos, antebraços, cotovelos e parte superior dos braços.
    a. Qual trato sensorial transmite informações sobre dor e temperatura?
    b. Descreva a via do trato.
    c. James apresenta perda bilateral da sensibilidade à dor e à temperatura. Qual lesão isolada poderia causar os sintomas bilaterais manifestados por James?
    d. Esquematize a medula espinal, sombreando a área da lesão, e explique os achados neurológicos.
2. As duas vias principais envolvidas na mediação da sensação somática corporal são o trato da coluna dorsal-lemnisco medial (CD-LM) e o trato espinotalâmico (TET). Um dano em qualquer ponto ao longo das principais vias de sensação somática pode resultar em anormalidades da função sensorial.

    a. Identifique os déficits sensoriais que estariam associados ao dano a cada uma dessas vias principais.
    b. Diante da lesão em cada uma das localizações listadas a seguir, indique as perdas específicas que devem ocorrer:
       i. Nervo radial direito.
       ii. Raiz do nervo C6 de lado direito.
       iii. Coluna dorsal direita em C5.
       iv. Fascículo anterolateral direito em C5.
       v. Comissura branca anterior em C5.
       vi. VPL direito do tálamo.
       vii. Giro pós-central direito.

BIBLIOGRAFIA

Receptores somáticos

Berrymann, L. J., Yau, J. M., and Hsiao, S. S. Representation of object size in the somatosensory system. J Neurophysiol 96:27–39, 2006.

Bodegard, A., Geyer, S., Herath, P., et al. Somatosensory areas engaged during discrimination of steady pressure, spring strength, and kinesthesia. Hum Brain Mapp 20:103–115, 2003.

Bodegard, A., Geyer, S., Naito, E., Zilles, K., and Roland, P. E. Somatosensory areas in man activated by moving stimuli. Cytoarchitectonic mapping and PRT. Neuro Report 11:187–191, 2000.

Bodegard, A., Geyer, S., Grefkes, C., Zilles, K., and Roland, P. E. Hierarchial processing of tactile shape in the human brain. Neuron 31:317–328, 2001.

Collins, D. F., Refshauge, K. M., Todd, G., and Gandevia, S. C. Cutaneous receptors contribute to kinesthesia at the index finger, elbow, and knee. J Neurophysiol 94:1699––1706, 2005.

Edin, B. B., and Johansson, N. Skin strain patterns provide kinesthetic information to the human central nervous system. J Physiol 15:243–251, 1995.

Gilhodes, J. C., Roll, J. P., and Tardy-Gervet, M. F. Perceptual and motor effects of agonist-antagonist muscle vibration in man. Exp Brain Res 61:395-402, 1986.

Golaszewski, S. M., Siedentopf, C. M., Koppelstaetter, F., et al. Modulatory effects on human sensorimotor cortex by whole-hand afferent electrical stimulation. Neurol 62:2262–2269, 2004.

Goodwin, A. W. Paradoxes in tactile adaptation. Focus on "vibratory adaptation in cutaneous mechanoreceptive afferents" and "time-course of vibratory adaptation and recovery in cutaneous mechanoreceptive afferents." J Neurophysiol 94:2995–2996, 2005.

Goodwin, G. M., McCloskey, D. I., and Matthews, P. B. The contribution of muscle afferents to kinesthesia shown by vibration induced illusions of movement and by the effects of paralyzing join afferents. Brain 95:705–748, 1972.

Johansson, R. S., and Vallbo, A. B. Tactile sensibility in the human hand: Relative and absolute densities of four types of mechanoreceptive units in the glabrous skin area. J Physiol (London) 286:293–300, 1979.

Kawashima, N., et al. Alternate leg movement amplifies locomotor-like muscle activity in spinal cord injured persons. J Neurophysiol 93:777–785, 2005.

Macefield, V. G., Hager-Ross, C., and Johansson, R. S. Control of grip force during restraint of an object held between fingers and thumb: Responses of cutaneous afferents from the digits. Exp Brain Res 108:155–171, 1996.

Mahns, D. A., Perkins, N. M., Sahai, V., Robinson, L., and Rowe, M. J. Vibrotactile feequency discrimination in human hairy skin. J Neurophysiol 95:1442–1450, 2006.

Mountcastle, V. B. The Sensory Hand: Neural Mechanisms of Somatic Sensation. Harvard University Press, Cambridge, 2005.

Naito, E., Ehrsson, H. H., Geyer, S., Zilles, K., and Roland, P. E. Illusory arm movements activate cortical motor areas: A PET study. J Neurosci 19:6134–6144, 1999.

Reinisch, C. M., and Tschachler, E. The touch dome in human skin is supplied by different types of nerve fibers. Ann Neurol 58:88–95, 2005.

Roland, P. E., and Mortensen, E. Somatosensoy detection of microgeometry, macrogeometry and kinesthesia in man. Brain Res Rev 12:1–41, 1987.

Sistema da coluna dorsal-lemnisco medial

Connor, C. E., and Johnson, K. O. Neural coding of tactile texture: compairson of spatial and temporal mechanisms for roughness perception. J Neurosci 12:3414–3426, 1992.

Davidoff, R. A. The dorsal columns. Neurol 39:1377–1385, 1989.

Gibson, J. J. The Senses Considered as Perceptual Systems. Houghton Mifflin Company, Boston, 1966.

Golaszewski, S. M., Siedentopf, C. M., Koppelstaetter, F., et al. Modulatory effects on human sensorimotor cortex by whole-hand afferent electrical stimulation. Neurol 62:2262–2269, 2004.

Johnson, K. O., and Hsiao, S. S. Neural mechanisms of tactual form and texture perception. Annu Rev Neurosci 15:227–250, 1992.

Mountcastle, V. B. Neural mechanisms in somesthesis. In: Mountcastle, V. B. (ed.), Medical Physiology, Vol 1, 13th ed. C. V. Mosby, St. Louis, 1974.

Naito, E., Roland, P. E., Grefkes, C., et al. Dominance of the right hemisphere and role of area 2 in human kinesthesia. J Neurophysiol 93:1020–1034, 2005.

Wall, P. D. The sensory and motor role of impulses traveling in the dorsal columns toward the cerebral cortex Brain 93:505–524, 1970.

Wall, P. D., and Noordenbos, W. Sensory functions which remain in man after complete transection of dorsal columns. Brain 100:641, 1977.

Sistema anterolateral (neoespinotalâmico)

Asbury, A. K., McKhann, G. M., McDonald, W. I., Goadsby, P. J., and McArthur, J. C., eds. Diseases of the Nervous System: Clinical Neuroscience and Therapeutic Principles, 3rd ed. Cambridge University Press, London, 2002.

Bradley, W. G., Daroff, R. B., Fenichel, G. M., and Jankovic, J., eds. Neurology in Clinical Practice: Principles of Diagnosis and Management, 4th ed. Butterworth Heinemann, 2004.

Brodal, A. Neurological Anatomy in Relation to Clinical Medicine, 3rd ed. Oxford University Press, New York, 1981.

Campbell, W. W. DeJong's The Neurologic Examination, 6th ed. Lippincott Williams & Wilkins, 2005.

Nolte, J. The Human Brain: An Introduction to Its Functional Anatomy. Mosby Elsevier, Philadelphia, 2009.

Heimer, L. The Human Brain and Spinal Cord, 2nd ed. Springer-Verlag, 1995.

10
Componentes periféricos do sistema motor

Objetivos de aprendizagem

1. Nomear as partes da unidade motora.
2. Explicar a relação existente entre a unidade motora e o músculo estriado.
3. Explicar como os potenciais da unidade motora são medidos e descrever a resposta trifásica.
4. Diferenciar os três tipos de fibras musculares: vermelha, branca e intermediária.
5. Discutir a relação existente entre os seguintes elementos: tipo de fibra, tamanho do motoneurônio inferior da unidade motora e corrente sináptica.
6. Descrever o princípio do tamanho no recrutamento das unidades motoras e explicar a importância funcional desse princípio.
7. Descrever os componentes da junção neuromuscular e explicar a importância funcional.
8. Explicar o papel e a importância da placa terminal do sarcolema e pregas juncionais.
9. Explicar a geração do potencial de placa terminal e contrastar esse potencial com PPSE no SNC.
10. Identificar a consequência do dano ao motoneurônio inferior.
11. Diferenciar as causas de paresia *versus* paralisia de um músculo.
12. Diferenciar atrofia neurogênica e atrofia por desuso.
13. Comparar e contrastar fibrilações e fasciculações, em termos de causa subjacente e expressão de cada uma.
14. Contrastar os distúrbios neurogênicos e miopáticos quanto à origem e seus efeitos resultantes sobre o potencial da unidade motora.
15. Identificar as principais categorias de distúrbios neuropáticos.
16. Para os distúrbios seguintes, identificar sua natureza (p. ex., infeccioso, autoimune), a parte do componente do sistema nervoso periférico (SNP) afetado, e as consequências do distúrbio: diabetes melito (DM), síndrome de Guillain-Barré (SGB), infecção pelo vírus herpes-zóster e miastenia grave (MG).
17. Diferenciar entre doenças de motoneurônio superior e doenças de motoneurônio inferior.
18. Relacionar a patologia das doenças do sistema motor comum aos sintomas resultantes.

Abreviaturas

ACh acetilcolina
AChE acetilcolinesterase (enzima)
DM diabetes melito
ELA esclerose lateral amiotrófica (doença de Lou Gehrig)
MG miastenia grave
MNI motoneurônio inferior
MNS motoneurônio superior
PDIA polineuropatia desmielinizante inflamatória aguda
PPSE potencial pós-sináptico excitatório
PPT potencial de placa terminal
SGB síndrome de Guillain-Barré

INTRODUÇÃO

As acentuadas diferenças estruturais e funcionais existentes entre o SNP e o SNC têm implicações profundas para a reabilitação de pacientes com distúrbios que envolvem o sistema nervoso. As diferenças básicas entre esses dois sistemas foram destacadas no Capítulo 8, onde os termos *motoneurônio superior* (MNS) e *motoneurônio inferior* (MNI) foram definidos, e os elementos básicos do sistema motor foram introduzidos. O presente capítulo destaca os componentes motores do SNP, acrescentando informações àquelas previamente apresentadas.

A primeira seção deste capítulo discute a inervação dos músculos pelos MNI. Ela começa definindo a unidade motora, que consiste em uma entidade anatômica e funcional, pela qual os MNI α regulam a atividade do músculo estriado. A unidade motora inclui um único MNI α, seu axônio e o grupo de fibras musculares por ele inervado. Cada um desses componentes é discutido. Os diferentes tipos de fibras musculares que constituem o músculo esquelético e suas funções exclusivas são então discutidos. Em seguida, discute-se a estrutura e função da junção neuromuscular.

Com base nessas informações, os distúrbios da unidade motora são considerados na segunda seção do capítulo. Os distúrbios da unidade motora são diferenciados em distúrbios musculares (miopáticos) *versus* distúrbios nervosos (neurogênicos). Nesta seção, o início é proximal (com os distúrbios que envolvem o corpo celular) e será seguido distalmente para as miopatias (doenças musculares). A seção será concluída abordando as doenças do sistema motor que afetam os motoneurônios inferiores e superiores.

A UNIDADE MOTORA: INERVAÇÃO DO MÚSCULO POR NEURÔNIO MOTOR INFERIOR

Apresentação clínica

Em sua clínica de bem-estar, você trabalha com algumas jovens integrantes de várias equipes esportivas da escola secundária local. Carly é uma maratonista, enquanto Allegra é uma velocista. Ao ler esta seção, considere os seguintes aspectos:

- De quais tipos de unidades motoras essas jovens dependem mais fortemente em suas respectivas práticas esportivas?
- Quais são os tipos de fibras musculares mais utilizados em cada esporte?
- Até que ponto as diferenças de recrutamento das unidades motoras afetariam suas estratégias de treinamento?

A inervação muscular pelo MNI envolve algumas estruturas dos SNP, desde o conjunto de motoneurônios α até a unidade motora. A descrição começará pela unidade motora e o avanço será proximal.

A unidade motora

A **unidade motora** consiste nos elementos estrutural e funcional fundamentais do músculo. Cada unidade motora consiste em um único MNI α, seu axônio e o *grupo* de fibras musculares por ele inervado (ver Fig. 10.1). Cada MNI inerva um único músculo; desse modo, uma unidade motora provavelmente inerva as células musculares de um único músculo. Um músculo estriado pode ser considerado uma montagem de unidades motoras que, por sua vez, são coletivamente referidas como sendo o **conjunto motor** desse músculo. As fibras musculares inervadas por um único MNI em geral não são adjacentes entre si, no músculo. A transmissão ao longo da junção neuromuscular é tão eficiente que um único potencial de ação (PA) no axônio causa a contração de todas as fibras musculares constituintes da unidade motora.

Um eletrodo com agulha é inserido no músculo para registrar os **potenciais de ação motores**. A Figura 10.2 mostra PA motores em um músculo normalmente inervado e mais adiante, na Figura 10.6, esses PA são mostrados em três condições: em repouso (sem registro de nenhum potencial de ação); durante uma contração voluntária discreta (em que há registro de uma série de **potenciais de ação musculares** *trifásicos* espaçados); e durante a contração voluntária máxima (com registro de um padrão de interferência completo). Em um **padrão de interferência** completo, as unidades motoras previamente inativas foram recrutadas e os potenciais da unidade motora se sobrepõem, de modo a impossibilitar a distinção das unidades motoras individuais.

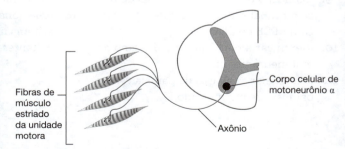

Figura 10.1 Cada unidade motora consiste em um único motoneurônio α e no grupo de fibras musculares estriadas por ele inervadas. Os motoneurônios inferiores α residem no SNC, e seus axônios se estendem para o músculo em um nervo periférico. Junto ao músculo, cada axônio se divide repetidamente em alguns ramos, cada um dos quais com um terminal em uma única fibra muscular. As fibras musculares que constituem a unidade motora estão distribuídas pelo músculo.

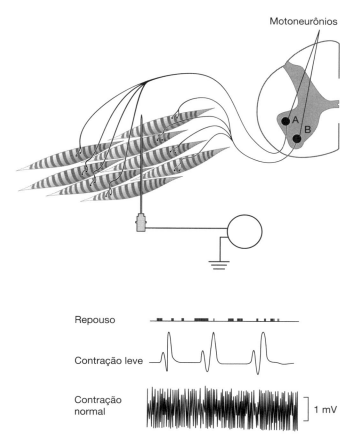

Figura 10.2 Um potencial de unidade motora é registrado por uma agulha inserida em um músculo sadio. Os padrões de traçado são mostrados em repouso, durante a contração leve e sob contração máxima normal.

Do ponto de vista clínico, é importante compreender que as unidades motoras podem ser levadas a descarregar na ausência de estímulos oriundos de MNS. Portanto, a contração do músculo estriado não depende apenas da atividade dos MNS. Isso ocorre porque os MNI α (e as unidades motoras) são também inervados pela estimulação oriunda de receptores periféricos cuja atividade pode deflagrar contrações reflexas da musculatura esquelética, seja influenciando diretamente os MNI ou via redes interneuronais locais, ou ainda de ambos os modos. Esse aspecto é discutido em detalhes no Capítulo 11.

Um dado músculo esquelético pode ser contraído para diferentes propósitos. O gastrocnêmio (que é o músculo mais superficial da panturrilha), por exemplo, deve ser contraído levemente e por períodos prolongados, como quando permanecemos em pé. Uma corrida exige uma contração mais forte desse músculo, embora sua contração não possa ser mantida pelo mesmo tempo que é mantida quando ficamos em pé. Por fim, nas atividades mais extenuantes, como durante um salto, o gastrocnêmio precisa ser contraído ainda mais fortemente (i. e., ao máximo), só que por um tempo ainda mais curto.

Essas diversas finalidades são atendidas pelo fato de esse único músculo ser constituído por três tipos diferentes de fibras musculares estriadas, chamadas de fibras vermelhas, fibras brancas e fibras intermediárias. De fato, todos os músculos voluntários são constituídos por uma mistura desses três tipos de fibras, ainda que em proporções variáveis em músculos diferentes.

> **Questão**
>
> Uma unidade motora pode ser induzida a descarregar na ausência de estímulo oriundo do MNS. Explique esse aspecto, com relação aos arcos reflexos que você aprendeu no Capítulo 8.

As **fibras vermelhas** são delgadas, uma vez que possuem um número relativamente pequeno de filamentos contráteis e podem produzir pequenas quantidades de tensão por períodos prolongados sem prejuízo de suas reservas energéticas. São denominadas *fibras de contração lenta*. Essa resistência à fadiga é devida à dependência do catabolismo oxidativo, em que glicose e oxigênio oriundos da circulação sanguínea podem ser usados quase indefinidamente para regenerar o ATP que abastece a maquinaria contrátil da fibra. As fibras vermelhas são circundadas por uma extensiva rede capilar e contêm grandes quantidades de mioglobina (uma proteína armazenadora de oxigênio), que exibe cor avermelhada. As **fibras brancas**, por outro lado, são maiores, têm menos capilares contendo hemácias e contêm relativamente pouca mioglobina. Suas contrações são breves e intensas, e essas fibras dependem exclusivamente do catabolismo anaeróbio para sustentar a resposta de força. São chamadas de *fibras de contração rápida fatigáveis*. As reservas de glicogênio relativamente amplas dessas fibras são queimadas rapidamente, com consequente acúmulo de ácido láctico e fadiga muscular, à medida que o combustível vai acabando. As **fibras intermediárias** são dotadas de propriedades situadas entre as propriedades exibidas pelas fibras vermelhas e pelas fibras brancas. Combinam uma dinâmica de contrações rápidas e relativamente potentes, com capacidade aeróbia suficiente para resistir à fadiga durante vários minutos. São chamadas de *fibras de contração rápida resistentes à fadiga*.

Todas as fibras musculares de uma determinada unidade motora são do mesmo tipo, de tal modo que existem três tipos de unidades motoras. Cada tipo de unidade motora está associado a um MNI α de tamanho único. As unidades motoras de contração lenta, constituídas por fibras musculares vermelhas, são inervadas por MNI α pequenos. Os corpos celulares desses MNI α possuem área de superfície pequena e seus axônios têm diâmetro pequeno, com velocidade de condução relativamente lenta. As unidades motoras de contração rápida fatigáveis, compostas por fibras musculares brancas, são inervadas pelos maiores MNI α. Seus corpos celulares têm a maior área de superfície de qualquer MNI α, e seus axônios exibem os maiores diâmetros e as velocidades de condução mais rápidas. As unidades motoras de contração rápida resistentes à fadiga são compostas por fibras musculares intermediárias, inervadas por MNI α de tamanho intermediário.

A associação dos três tipos de unidades motoras aos MNI α de diferentes tamanhos é a base do mecanismo pelo qual o sistema nervoso gradua a força da contração muscular. Os MNI α que constituem um conjunto de motoneurônios inervando um dado músculo apresentam potenciais de membrana em repouso similares. Como os menores MNI α possuem a menor área de superfície, possuem por consequência o menor número de canais de escoamento e a maior resistência ao fluxo de corrente transmembrana. Uma corrente sináptica excitatória inicialmente pequena produzirá potenciais pós-sinápticos excitatórios (PPSE) amplos em MNI pequenos, que atingem o limiar e geram PA. Entretanto, o mesmo impulso excitatório inicialmente pequeno não gera um PPSE que possa alcançar o limiar em MNI α maiores. Isto se deve ao fato de os MNI maiores terem áreas de superfície mais amplas, mais canais de escoamento e menos resistência transmembrana. Dessa forma, a pequena corrente sináptica excitatória gera PPSE sublimiares menores, enquanto os MNI maiores não geram PA. À medida que o impulso sináptico para o conjunto de motoneurônios aumenta, os MNI maiores são recrutados para contração, conforme seus PPSE atingem magnitudes limiares. Esses MNI são recrutados seguindo uma ordem notavelmente precisa, originalmente descrita por Elwood Henneman, de acordo com o tamanho do MNI α. Isso é referido como **princípio do tamanho** no **recrutamento** de unidades motoras.

> **Questão**
>
> A quantidade de força produzida por um músculo pode ser graduada, dependendo do tipo de fibra envolvida. Qual é a explicação para essa observação?

A Figura 10.3 mostra como o princípio do tamanho opera acrescentando força ao músculo gastrocnêmio de um gato, durante a execução de atividades normais. Na posição em pé, em repouso, a pequena força requerida é gerada pela descarga exclusiva de unidades motoras de contração lenta. Mais força passa a ser necessária quando o gato começa a andar e, em seguida, a correr. Para atender a essa demanda, são recrutadas unidades motoras de contração rápida resistentes à fadiga. Uma força máxima é requerida quando o gato pula e esse requerimento é atingido por meio do recrutamento de

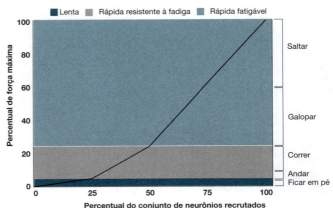

Figura 10.3 Recrutamento de unidades motoras por ordem de tamanho no músculo gastrocnêmio medial de um gato, durante diferentes comportamentos motores. As unidades motoras pequenas de contração lenta fornecem a tensão para a posição em pé, parada. As unidades rápidas resistentes à fadiga são recrutadas em seguida, de modo a gerar a força necessária para correr ou andar. As unidades motoras rápidas fatigáveis são recrutadas por último, para fornecer a força necessária a comportamentos mais extenuantes, como os galopes, e enfim para gerarem forças máximas para saltos.

unidades motoras de contração rápida fatigáveis, para que descarreguem. A operação do princípio do tamanho é automática. Não está sujeita ao controle voluntário e é preservada até mesmo durante a execução de movimentos balísticos rápidos.

Além do recrutamento, a tensão muscular é regulada pela frequência de disparos dos motoneurônios ativos. Durante a contração isométrica voluntária, à medida que a força de contração aumenta, cada unidade motora recrutada para entrar em contração aumenta progressivamente a frequência de disparos até chegar ao máximo de aproximadamente 20-25 picos/segundo.

> **Questão**
>
> Esse é um momento propício para sintetizar as informações recebidas. Quantos tipos de fibra constituem uma única unidade motora? Qual é a relação existente entre os tipos de fibras, tamanho da unidade motora e tamanho do motoneurônio α? Contraste o tipo de fibras que mais provavelmente é recrutado para o controle motor fino (p. ex., controle dos dedos da mão ao tocar piano) *versus* atividades que envolvam saltos.

Os MNI α das unidades motoras também estão envolvidos na prevenção dos efeitos da fadiga muscular. As contrações isométricas fracas e prolongadas podem resultar em fadiga muscular. Alternar períodos de atividade e repouso em unidades motoras com *limiares similares* (denominado *rotação*) minimiza a fadiga neuromuscular ao propiciar para a unidade motora, então silenciosa, períodos de recuperação metabólica de seus elementos contráteis. O fenômeno da rotação aplica-se aos músculos posturais, nos quais é esperado que as unidades de limiar baixo permaneçam ativas por períodos prolongados, bem como aos músculos distais dos braços e pernas humanos.

Junção neuromuscular

A **junção neuromuscular** consiste em uma sinapse bioquímica localizada entre o terminal axônico do MNI α e o sarcolema da fibra de músculo estriado. Assim como as sinapses bioquímicas no SNC, a junção neuromuscular exibe especializações das membranas pré e pós-sinápticas. A comunicação é mediada por uma substância bioquímica liberada pelo neurônio pré-sináptico na membrana receptora do neurônio pós-sináptico.

Ao se aproximar de um músculo, o axônio mielinizado de um MNI sofre repetidas divisões. Uma vez junto ao ventre do músculo, ramifica-se ainda mais extensivamente, de modo que esse axônio único do MNI consegue inervar todas as fibras extrafusais musculares constituintes da unidade motora em particular. Cada ramo terminal perde sua bainha de mielina ao se aproximar do sarcolema, porém a bainha de células de Schwann continua envolvendo até mesmo os ramos terminais menores (ver Fig.10.4). Cada ramo terminal forma múltiplas expansões ou varicosidades, denominadas *botões sinápticos*, cada um dos quais recoberto pela bainha de células de Schwann. Os botões contêm numerosas vesículas sinápticas cheias do neurotransmissor acetilcolina (ACh). Essas vesículas se aglomeram ao redor das zonas ativas, que são os sítios de liberação de transmissor. Os canais de Ca^{2+} regulados por voltagem estão incorporados à membrana pré-sináptica imediatamente adjacente às zonas ativas.

> **Questão**
>
> Qual é a base fisiológica da importância de um período de repouso para evitar a fadiga muscular? Como isto seria aplicável à prática clínica?

Cada botão repousa em uma região especializada do sarcolema, denominada **placa terminal**, que consiste em uma depressão criada por um dobramento do sarcolema. O botão é separado do sarcolema pela fenda sináptica. O assoalho da depressão é franzido por dobramentos secundários do sarcolema, denominados **pregas juncionais**. As zonas ativas pré-sinápticas estão alinhadas de maneira precisa com as pregas juncionais pós-sinápticas. Próximo às cristas das pregas juncionais, há elevadas densidades de receptores nicotínicos de Ach. Por outro

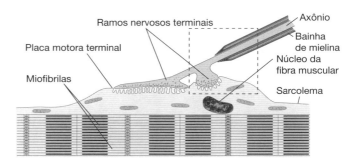

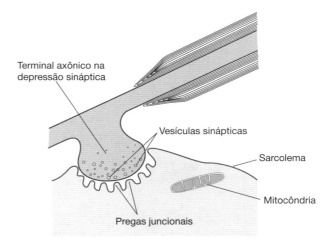

Figura 10.4 A junção neuromuscular é constituída por múltiplas sinapses bioquímicas entre um motoneurônio inferior e o sarcolema de uma fibra de músculo esquelético. Os terminais motores pré-sinápticos repousam sobre uma região especializada do sarcolema, denominada placa terminal. O sarcolema que participa da sinapse se franze com as pregas juncionais.

lado, nas proximidades da base das pregas, são encontradas altas densidades de canais de Na^+ regulados por voltagem. Uma lâmina basal (membrana basal), constituída de colágeno e glicogênio, ocupa a fenda sináptica. A enzima acetilcolinesterase (AChE), que inativa a ACh hidrolisando-a em colina e acetato, está ancorada às fibras colágenas da lâmina basal. Essas especializações pós-sinápticas garantem que as moléculas de ACh liberadas ao nível pré-sináptico atuem sobre uma ampla superfície de membrana quimiorreceptora, e que a ACh seja rapidamente inativada. Isso significa que a transmissão ao longo da junção neuromuscular ocorre com um fator de segurança elevado.

Cada PA que invade o terminal pré-sináptico do MNI abre canais de Ca^{2+} regulados por voltagem, permitindo a entrada de Ca^{2+} no terminal e deflagrando a fusão das vesículas sinápticas presentes nas zonas ativas à membrana pré-sináptica. A fusão resulta na liberação de ACh dentro da fenda sináptica. A ligação da ACh aos receptores nicotínicos pós-sinápticos de ACh abre os canais permeáveis ao Na^+ e ao K^+ (ver Fig.10.5). O fluxo

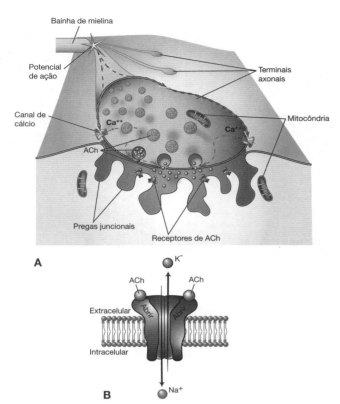

Figura 10.5 Transmissão sináptica na junção neuromuscular. **A.** Zona ativa pré-sináptica, onde a acetilcolina (ACh) é liberada na fenda sináptica. **B.** A ligação da ACh aos receptores nicotínicos de ACh pós-sinápticos abre canais permeáveis a íons K$^+$ e Na$^+$, resultando em uma despolarização suficiente para induzir um potencial de ação na célula muscular pós-sináptica.

desses íons para dentro e fora da célula muscular (com a existência de influxo líquido de Na$^+$) despolariza a célula, produzindo um potencial pós-sináptico excitatório denominado **potencial de placa terminal (PPT)**. A amplitude do PPT é bem maior (em cerca de 70 vezes) do que o PPSE no SNC e, em condições não patológicas, é sempre suficientemente maior para ativar com rapidez os canais de Na$^+$ regulados por voltagem presentes nas pregas juncionais, bem como aqueles localizados nas proximidades da região da placa terminal. Isso converte o PPT em um PA que, então, é ativamente propagado ao longo da superfície de toda a fibra muscular e no interior da fibra, ao longo dos túbulos transversais. Esse processo acarreta a liberação de Ca^{2+} do retículo sarcoplasmático, que estimula todas as miofibrilas da célula muscular a se contraírem ao mesmo tempo.

A Ach então é rapidamente inativada pela AChE na fenda sináptica. A inativação rápida é importante, por causa do fenômeno da **dessensibilização** (conforme será discutido no quadro sobre miastenia grave). Os receptores nicotínicos da ACh são progressivamente inativados na presença contínua da ACh.

Existe uma diferença estrutural fundamental entre a inervação pré-sináptica de uma única fibra muscular estriada em comparação à inervação de um α isolado. Lembrando que os grandes MNI α podem conter até 10 mil sinapses na membrana receptora. Os MNI α isolados representam uma via comum final, porque esses múltiplos estímulos sinápticos derivam de uma ampla variedade de fontes: dos numerosos sistemas de MNS e também de vários interneurônios locais e receptores periféricos. Contraste isto com a inervação de uma única fibra de músculo estriado. A fibra de um músculo estriado é inervada por apenas um MNI α.

Essa diferença é clinicamente muito importante, pois os neurônios pré-sinápticos liberam não só moléculas de neurotransmissores bioquímicos como também fatores tróficos nas membranas das células pós-sinápticas. Os fatores tróficos são moléculas (p. ex., proteínas) que promovem a sobrevida celular. Por causa da diversidade de estímulos pré-sinápticos que chegam aos MNI α, é quase impossível desnervar totalmente um MNI α quando os MNS estão danificados. Isso significa que, com o dano ao MNS, os MNI α continuam recebendo fatores tróficos em quantidade suficiente para sobreviverem a desnervação parcial. Isto, porém, não é válido para as fibras musculares estriadas. A destruição de um MNI α pode causar a morte (degeneração) de todas as células musculares estriadas por ele inervadas.

> **Questão**
>
> A partir do aprendizado das informações trazidas no Capítulo 8, descreva a composição do MNI. Em seguida, explique a relação existente entre o MNI e a junção neuromuscular. E, então, com base no que aprendeu no Capítulo 4, explique a importância da ACh e do Ca^{2+} na transmissão sináptica na junção neuromuscular. Por fim, compare e contraste a transmissão sináptica na junção neuromuscular com a transmissão sináptica junto ao SNC.

CONEXÕES CLÍNICAS

O diagnóstico de determinadas doenças em particular, que afetam a unidade motora, é baseado na combinação de um registro minucioso dos sinais e sintomas clínicos apresentados pelo paciente a uma análise crítica dos dados derivados da aplicação de algumas técnicas laboratoriais. As técnicas laboratoriais úteis para o diagnóstico de distúrbios que envolvem o MNI incluem a **eletromiografia** (ver Fig. 10.2) e os estudos de velocidade da condução nervosa. Essas técnicas são discutidas ao longo das próximas seções.

Como um todo, um conjunto de sinais clínicos definitivos define uma **síndrome de MNI** que resulta do da-

Neuropatologia: toxinas e fármacos que interferem na transmissão neuromuscular

A bactéria *Clostridium botulinum* produz um dos bloqueadores de transmissão neuromuscular mais potentes até então conhecidos. Essa bactéria cresce em alimentos enlatados de maneira indevida e produz toxinas botulínicas que, ao serem consumidas, causam o botulismo. A neurotoxina bloqueia a transmissão neuromuscular nos terminais colinérgicos ao ser captada para dentro do terminal sináptico, destruindo as proteínas envolvidas na fusão das vesículas sinápticas à membrana pré-sináptica. Como resultado, a liberação de ACh é impedida e há desenvolvimento de enfraquecimento ou paralisia, aliado a uma variedade de sintomas autônomos. Injeções locais de toxina botulínica, conhecidas como Botox, podem ser usadas na clínica para tratar condições caracterizadas pela contração muscular tônica, como ocorre na paralisia cerebral, por exemplo. As injeções locais de Botox também são amplamente usadas como procedimento cosmético.

O veneno de algumas cobras contém um composto ativo chamado *a-bungarotoxina*, que bloqueia a transmissão neuromuscular ligando-se firmemente aos receptores nicotínicos da ACh, prevenindo, assim, que a ACh abra os canais iônicos pós-sinápticos. Com isso, há desenvolvimento de paralisia. Uma classe de compostos químicos denominados *organofosfatos* foi desenvolvida como resultado de pesquisas destinadas ao desenvolvimento de agentes debilitantes para uso na guerra química. Os organofosfatos dessensibilizam os receptores de ACh ligando-se diretamente a eles, além de serem também inibidores irreversíveis da AChE. Ao impedirem a degradação da AChE, matam suas vítimas causando a dessensibilização dos receptores de ACh ou ligando-se diretamente a esse receptor. Os organofosfatos, como o *parathion*, também são usados como inseticidas. Os índios da América do Sul usam uma mistura de toxinas de plantas, denominada *curare*, como veneno colocado em suas flechas para imobilizar a caça, por meio do bloqueio dos receptores nicotínicos da ACh.

---

no aos MNI ou aos seus axônios. Alguns desses sinais se autoexpressam como uma alteração na presença e/ou estado dos reflexos. A consideração dessas últimas alterações será adiada para o Capítulo 11, após a apresentação dos reflexos medulares espinais.

Paralisia e paresia

Conforme discutido no Capítulo 5, o movimento voluntário é controlado por MNS específicos, incluindo aqueles dos tratos corticospinais. A realização de um movimento voluntário implica que os MNI estejam intactos, possibilitando assim a transferência do comando oriundo do MNS ao músculo estriado. Portanto, o dano aos MNI se reflete em uma perda do movimento voluntário. Esse tipo de perda pode se seguir ao dano aos corpos celulares de MNI localizados no SNC, ou aos seus axônios localizados no SNP. Diante da perda completa da capacidade de movimento voluntário, usa-se o termo **paralisia**. Quando a perda é apenas parcial, o termo usado é **paresia**. A paralisia de um único músculo estriado resultante de lesão medular espinal somente pode ocorrer quando o dano envolve todos os segmentos medulares espinais que suprem esse músculo em particular. Isso varia de dois a seis segmentos, dependendo do músculo. Como os MNI que suprem um músculo isolado estão distribuídos ao longo de vários segmentos da medula espinal, o dano confinado a apenas um segmento medular espinal irá causar paresia (enfraquecimento) e não paralisia total. Em contraste, as lesões do SNP envolvendo axônios de MNI podem ser bastante discretas e, mesmo assim, causarem a paralisia de um músculo isolado. Isto ocorre porque os nervos motores periféricos isolados contêm axônios oriundos de múltiplos segmentos medulares espinais.

Questão

Explique por que o dano aos axônios de MNI produz paralisia do músculo inervado, enquanto o dano ao próprio corpo celular do MNI produz paresia.

Atrofia e desnervação

A destruição do corpo celular ou dos axônios do MNI causa alguns sinais clínicos que resultam da perda da influência trófica exercida pelo MNI sobre o músculo estriado. Quando o músculo estriado deixa de ser inervado pelo MNI, em consequência da destruição deste, o músculo desnervado é privado dos fatores tróficos normalmente liberados pelo MNI. Na ausência desses fatores, o músculo estriado sofre uma grave atrofia e degeneração. Como a atrofia tem origem neural, é referida como uma **atrofia neurogênica**. A atrofia do músculo desnervado evolui lentamente, no decorrer de vários meses. Sua extensão é proporcional ao número de MNI danificados. A atrofia neurogênica atinge o máximo em 90-120 dias, quando o volume muscular apresenta uma redução de 75-80%. A atrofia também resulta do desuso do músculo, todavia essa **atrofia por desuso** em si não diminui em mais de 25% o volume do músculo. Na atrofia por desuso, a degeneração e a perda de fibras musculares começa em 6-12 meses, em um processo que pode ser concluído em três a quatro anos. Por esse motivo, a perda de fibras musculares é consideravelmente mais tardia do que o processo de atrofia neurogênica.

O músculo desnervado torna-se excessivamente sensível a quantidades normais do transmissor ACh, que é liberado por MNI ativos no sarcolema. Isso é referido como supersensibilidade à desnervação (hipersensibilidade). Novos receptores de ACh são continuamente fabricados pelas fibras de músculo estriado, para substituir os receptores antigos degradados com o uso. Enquanto a fibra muscular estiver normalmente inervada, os novos receptores são inseridos no sarcolema apenas na região da junção neuromuscular. Entretanto, quando a fibra é desnervada, esses novos receptores são inseridos em qualquer parte da membrana da fibra muscular. Isto torna a fibra excessivamente sensível à ACh circulante. Em consequência, a fibra dispara espontaneamente, produzindo fibrilações ou fasciculações.

As **fibrilações** são contrações espontâneas de *fibras musculares isoladas*. Não é possível observá-las através da pele. Essas fibrilações não produzem encurtamento muscular detectável. Somente é possível detectá-las por eletromiografia, registrando a atividade elétrica do músculo com eletrodos de agulha internos. O fato de as células musculares dispararem na ausência de estimulação do MNI é explicado pela sensibilidade da desnervação. Os potenciais de fibrilação surgem em 10-25 dias após a desnervação e persistem até as fibras desnervadas serem reinervadas, ou até as fibras musculares atrofiadas degenerarem e serem substituídas por tecido conjuntivo, em um processo que pode durar muitos anos. As **fasciculações** são contrações espontâneas das fibras musculares pertencentes a uma *unidade motora inteira*. Como envolvem muitas fibras musculares, as fasciculações são referidas como espasmos. A origem exata dos potenciais de fasciculação é incerta, mas parece que os MNI danificados podem deixar axônios de MNI intactos, em um estado de hiperirritabilidade.

Podem ocorrer diversas alterações na **constituição bioquímica** e na **aparência histológica** do músculo, quando este é desnervado. As alterações específicas dependem da dinâmica da desnervação e da ocorrência ou não de reinervação do músculo por ação dos MNI que continuam intactos. As propriedades histoquímicas das fibras musculares estriadas vermelhas e brancas são distintas, como seria esperado a partir de seus diferentes mecanismos metabólicos que abastecem a contração, com as primeiras dependendo do catabolismo oxidativo e as últimas, do catabolismo anaeróbio (glicolítico). As propriedades histoquímicas de uma fibra muscular são determinadas pelo motoneurônio que a inerva. Portanto, a histoquímica muscular e sua aparência mudam após o dano ao MNI.

DOENÇAS DO SISTEMA MOTOR

Apresentação clínica

Meredith Balazar é uma programadora de computadores que começou a sentir uma dor excruciante no antebraço, além do enfraquecimento dos músculos da mão. Ela foi diagnosticada com síndrome do túnel do carpo, apresentando compressão do nervo mediano na região em que este cruza o punho. Ela gostaria de evitar a cirurgia e decidiu tentar primeiro um programa de reabilitação. Ao ler esta seção, considere os seguintes aspectos:

- Por que a pressão sobre o nervo mediano, no punho, causa dor?
- Quais seriam as consequências da compressãoa longo prazo?
- Relacionando essa situação à informação aprendida no Capítulo 4, quanto tempo demoraria para os sintomas serem totalmente resolvidos, caso a pressão seja removida a tempo?

Os distúrbios do sistema motor são úteis para entender a neurofisiologia do sistema motor periférico. Além disso, conhecendo a natureza desses distúrbios, o especialista em reabilitação está devidamente posicionado para desenvolver estratégias de intervenção bem fundamentadas. Esta seção traz alguns exemplos de distúrbios comuns envolvendo a unidade motora.

Distúrbios neurogênicos e miopáticos

A unidade motora fornece uma base sistemática e racional para a classificação de um número significativo de doenças que afetam o sistema motor. Quatro sítios diferentes da unidade motora podem ser atacados por entidades patológicas específicas: o corpo celular do MNI, seu axônio, a junção neuromuscular ou as fibras musculares por ele inervadas. As doenças específicas que afetam a unidade motora caem tipicamente em uma dentre duas categorias principais: **neurogênicas**, que afetam os corpos celulares ou seus axônios no nervo periférico; ou **miopáticas (miopatias)**, que afetam o músculo estriado. As doenças neurogênicas são adicionalmente divididas em doenças que afetam os corpos celulares, denominadas **doenças de motoneurônios**, e em doenças que afetam axônios em nervo periférico, chamadas de **neuropatias**. As doenças neurogênicas e miopáticas exercem efeitos distintos sobre a unidade motora (ver Fig. 10.6).

Além disso, existe uma classe de doenças que afetam especificamente a junção neuromuscular e, portanto, a **transmissão sináptica**. Essas doenças não são facilmente classificadas em nenhuma categoria, pois nem as alterações estruturais ocorridas no lado pré-sináptico

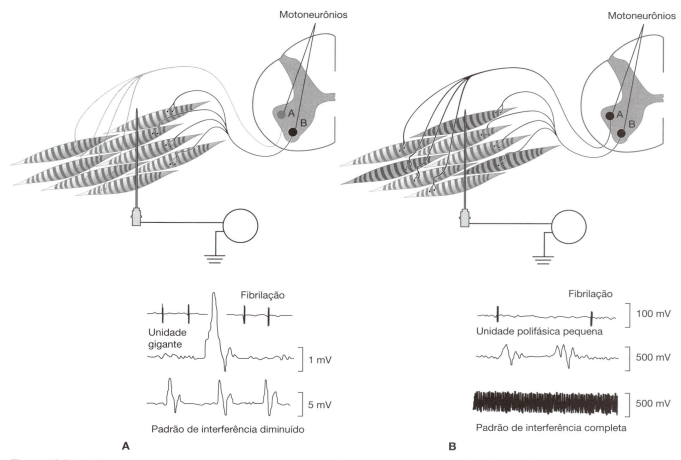

Figura 10.6 A. Músculo desnervado, com o músculo sendo parcialmente inervado pelo neurônio B, mas não pelo neurônio A em degeneração. Isso resulta em um padrão de interferência diminuído. **B.** Miopatia resultante em um padrão de interferência completa.

dessa sinapse (i. e., no axônio do nervo motor) nem as alterações ocorridas no sarcolema no lado pós-sináptico (i. e., músculo) explicam, de maneira isolada, o enfraquecimento disseminado e grave que caracteriza esses distúrbios.

Um eletrodo de agulha inserido no músculo é capaz de registrar os potenciais de unidade motora, conforme já observado. Os potenciais de unidade motora no músculo normalmente inervado foram ilustrados na Figura 10.2. Em distúrbios neurogênicos, como a doença do corpo celular ou de seu axônio, as fibras musculares supridas pelo neurônio degenerado são desnervadas e sofrem atrofia. A partir dos MNI sobreviventes, brotam novos axônios colaterais que reinervam algumas fibras desnervadas. Isto origina unidades motoras anormalmente maiores que, quando ativas sob condições de contração discreta, geram potenciais de unidade motora maiores que o normal, mais prolongados e *polifásicos*, em vez de trifásicos. Em repouso, são registrados potenciais de fibrilação. O padrão de interferência que ocorre durante a contração máxima é reduzido, porque há menos unidades motoras no músculo.

Nos distúrbios miopáticos, o número de fibras musculares por unidade motora é reduzido. Quando uma unidade desse tipo está ativa sob condições de contração leve, seu potencial de unidade motora tem amplitude e duração menores do que o normal, além de também poder ser polifásico. Durante a contração voluntária máxima, é gerado um padrão de interferência completo. Entretanto, como há um número menor de fibras musculares disparando, sua amplitude será menor do que o normal. Embora a eletromiografia seja capaz de diferenciar distúrbios neurogênicos e miopáticos, não consegue distinguir as diferentes doenças que constituem cada classe.

CONEXÕES CLÍNICAS

Distúrbios da unidade motora

Uma doença do corpo celular do MNI: poliomielite

O exemplo clássico de distúrbio de MNI α é a poliomielite. O sinal clínico cardinal observado na poliomielite é o enfraquecimento ou a paralisia dos músculos, mais comumente de ambas as pernas ou de um braço e ambas as pernas. Fasciculações grosseiras ocorrem à medida que os músculos enfraquecem. Conforme o enfraquecimento evolui, os reflexos tendinosos perdem força e, finalmente, são perdidos. Em aproximadamente três semanas após o início da paralisia, o músculo começa a atrofiar e essa atrofia chega ao pico em três a quatro meses. A atrofia muscular é permanente. Esses sinais clínicos resultam da destruição dos MNI no corno ventral da medula espinal, ao longo dos segmentos que inervam os músculos afetados.

Hoje, nos Estados Unidos, a poliomielite é rara. Mas nem sempre foi assim. Antes do desenvolvimento de vacinas efetivas, que ocorreu na metade da década de 1950, a poliomielite anterior aguda atingiu proporções epidêmicas e deixou um rastro de milhares de crianças que, sobreviventes aos efeitos letais da doença, se tornaram incapacitadas. Em uma das conquistas verdadeiramente excepcionais da medicina moderna, as vacinas antipoliomielite praticamente eliminaram a **poliomielite paralítica**. No entanto, ainda há relatos de casos ocasionais envolvendo crianças não vacinadas e adultos não vacinados expostos a um bebê recém-vacinado. Além disso, decorridos vinte a trinta anos ou mais do aparecimento da doença paralítica aguda, observa-se um aumento gradual do enfraquecimento em alguns indivíduos. Isso é chamado de **síndrome pós-pólio** e é atribuído à perda adicional de MNI que ocorre com o envelhecimento e também com o estresse metabólico decorrente do uso excessivo.

Doenças dos axônios do MNI em nervo periférico: neuropatias

O termo *neuropatia periférica* é mais amplamente definido como sendo referente a uma doença do SNP. Algumas das cerca de centenas de doenças que afetam os nervos periféricos são caracterizadas por alterações patológicas especiais nas células nervosas. Entretanto, há apenas três processos patológicos básicos que afetam os nervos periféricos. Esses processos são a desmielinização segmentar, a degeneração axonal (ver Fig.10.7) e a degeneração walleriana. A mielina é o elemento mais vulnerável da fibra nervosa, que não só é quebrada como parte de um processo primário envolvendo a própria célula de Schwann em si como também pode sofrer uma quebra secundária, decorrente de uma doença afetando o axônio. Na **desmielinização segmentar**, a mielina degenera e o axônio é poupado. Nesses casos, a recuperação da função pode ser rápida, pois é preciso apenas que o axônio intacto seja remielinizado para restaurar a função. Na **degeneração axonal**, ocorre degeneração distal do axônio e, secundariamente, degeneração da mielina, em consequência do processo patológico (veja o fenômeno "dying-back", discutido adiante). A transecção do axônio por corte ou esmagamento divide o axônio em uma porção proximal, que permanece conecta-

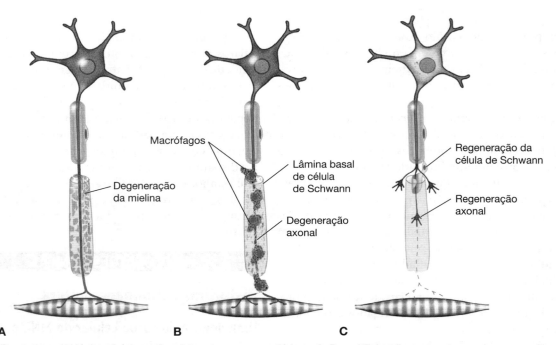

Figura 10.7 Processos patológicos básicos que afetam os nervos periféricos. **A.** Desmielinização segmentar com preservação axonal. **B.** Degeneração axonal com degeneração distal do axônio que apresenta degeneração secundária da mielina. **C.** Regeneração da célula de Schwann e axonal.

da ao corpo celular, e uma porção distal, que é isolada do corpo celular. Como a síntese proteica está amplamente confinada ao corpo celular, o segmento distal isolado sofre degeneração. Como a manutenção da bainha de mielina requer contato com o axônio, também acaba sofrendo degeneração. Esse padrão de degeneração é denominado **degeneração walleriana**. Havendo degeneração axonal e walleriana, a recuperação da função é mais lenta e pode demorar pelo menos um ano, pois é necessário primeiramente que o axônio se regenere e estabeleça contato sináptico com sua estrutura-alvo, para então remielinizar. A transecção axonal também causa alterações cromalíticas na célula nervosa (ver Figs. 3.4, 10.7). O corpo celular recebe um sinal, via transporte retrógrado, do qual necessita para aumentar sua atividade metabólica e produzir os fatores de crescimento requeridos para a regeneração axonal. Na cromatólise, o corpo celular incha, o núcleo é deslocado para uma posição excêntrica e o retículo endoplasmático rugoso aparentemente é dispersado ou dissolvido.

As neuropatias são causadas por uma ampla variedade de doenças. Entre essas, estão as infecções pelo vírus herpes-zóster, infecções seguidas de inflamação como forma de expressão de imunidade alterada (p. ex., SGB), desnutrição e deficiência de vitamina, toxicidade de medicações, excesso de vitaminas ou produtos industrializados e complicações metabólicas decorrentes do DM, doença hepática, insuficiência renal, hipotireoidismo ou distúrbios hereditários.

A maioria das **polineuropatias** resulta no comprometimento das funções motora e sensorial, embora uma possa ser afetada mais do que a outra. A mais prevalente dentre as neuropatias que afetam os axônios motores e sensoriais está associada ao **diabetes melito (DM)**. As complicações a longo prazo da polineuropatia diabética podem levar a amputações de membros e morte súbita cardíaca por envolvimento de nervos autônomos. Ainda falta uma terapia efetiva para o tratamento das polineuropatias diabéticas somáticas e autônomas associadas ao DM.

Outro distúrbio comum, que afeta axônios motores e somatossensoriais, é a **síndrome de Guillain-Barré (SGB)**. Também chamada de **polineuropatia desmielinizante inflamatória aguda (PDIA)**, a SGB envolve a desmielinização de nervos periféricos. As manifestações clínicas dessa síndrome são resultantes de uma reação imunológica celular dirigida contra a mielina do nervo periférico. Usualmente, as pernas são as primeiras a serem afetadas e o enfraquecimento ascende até envolver o tronco, braços e, por fim, os músculos inervados pelos nervos cranianos. Em 3-5% dos pacientes, o enfraquecimento progride para uma paralisia motora total em questão de dias, resultando em morte decorrente de insuficiência respiratória. As parestesias e entorpecimento são sinais iniciais comuns. Os reflexos tendinosos vão diminuindo e acabam sendo perdidos. Os testes de condução nervosa mostram, com segurança, uma diminuição da amplitude dos PA do músculo, diminuição da velocidade de condução ou bloqueio da condução em nervos motores. Na SGB, a paralisia motora é mais proeminente do que a perda somatossensorial.

Em contraste, em muitas neuropatias tóxicas e metabólicas, a perda somatossensorial é mais afetada do que a perda motora (enfraquecimento). Todas as modalidades somatossensoriais (cinestesia, vibração, toque-pressão, dor e temperatura) podem ser eventualmente perdidas, ou pode haver perda primária da modalidade de dor e temperatura (com preservação da cinestesia, toque-pressão e vibração), ou pode ainda ocorrer uma perda menos grave destas últimas modalidades. Na maioria dos tipos de polineuropatia, o comprometimento sensorial é bilateralmente simétrico, com as fibras maiores e mais longas sendo afetadas primeiro. Assim, a perda sensorial é grave nas mãos e pés, sendo referida como **perda sensorial com distribuição em bota e luva**. Esse padrão distal de perda sensorial é causado pelo transporte axonal comprometido, ou fenômeno *dying-back*, em que as partes do axônio mais afetado são as mais distantes dos corpos celulares nos gânglios da raiz dorsal. As **parestesias** constituem um sintoma inicial na desmielinização segmentar. São sensações espontâneas (i. e., na ausência de um estímulo sensorial proximal), anormais e às vezes desagradáveis, descritas pelo paciente como sendo semelhantes a ferroadas, formigamento, alfinetadas e agulhadas, entorpecimento, amortecimento, semelhante ao efeito da novocaína (um anestésico), em bandas ou constrição.

Na maioria das polineuropatias nutricionais, metabólicas e tóxicas, os músculos dos pés e das pernas são afetados primeiro e de forma mais séria do que os músculos das mãos e antebraços. Esse padrão predominantemente distal de disfunção motora também é explicado pelo fenômeno *dying-back*. De forma típica, os reflexos tendinosos estão deprimidos ou foram perdidos. Há manifestação de outros sinais motores, como a atrofia muscular, que serão discutidos adiante, neste mesmo capítulo.

Em geral, nas neuropatias que envolvem os nervos sensoriais, há perda da função autônoma nas mesmas áreas em que há perda somatossensorial. A anidrose e a hipotensão ortostática são mais frequentes e constituem as principais manifestações de algumas polineuropatias, como as polineuropatias diabéticas. A incontinência intestinal e de bexiga, impotência sexual, embassamento da visão com incapacidade de focalização, falta de lágrimas e saliva, e vômitos de alimentos retidos e não digeridos são outras manifestações de disfunção autônoma (ver Cap. 12).

Nas polineuropatias que afetam os neurônios somatossensoriais primários, pode ocorrer ataxia sensorial.

A marcha atáxica sensorial, por exemplo, é caracterizada por movimentos de arremesso bruscos das pernas e bater dos pés (lembre-se do monstro de Frankenstein de Shelley). Esse movimento atáxico não resulta de um envolvimento específico do sistema motor, mas sim da perda somatossensorial e suas consequências. Especificamente, a degeneração da aferência proprioceptiva ocorre com relativa preservação das fibras motoras, de modo a reter pelo menos um grau razoável de função motora. Por consequência da perda proprioceptiva, o indivíduo apresenta comprometimento da consciência da posição e do movimento de suas pernas, por isso bate os pés no chão tentando gerar mais estímulos proprioceptivos. Além disso, o cerebelo é privado do estímulo proprioceptivo de que necessita para coordenar adequadamente o movimento.

Uma doença da junção neuromuscular: miastenia grave

Várias doenças interferem na transmissão neuromuscular e a mais comum é MG. A **miastenia grave (MG)**, sendo um distúrbio da junção neuromuscular, resulta em um enfraquecimento muscular (e não fadiga) cuja gravidade aumenta com a atividade repetitiva ou sustentada, com restauração parcial da função após o repouso. Em mais de 90% dos casos, os músculos oculares são envolvidos primeiro. Cerca de 15% de todos os indivíduos com MG manifestam sinais oculares. O envolvimento do músculo levantador da pálpebra, que eleva a pálpebra superior, e dos músculos extraoculares, que alinham os eixos visuais de ambos os olhos, é responsável pelas queixas iniciais do paciente: a **ptose** (queda das pálpebras superiores) e a **diplopia** (visão dupla). Os músculos da expressão facial, mastigação, deglutição e fala são os próximos afetados com mais frequência. A expressão facial é alterada. A mandíbula pode pender e a mastigação de alimentos duros se torna difícil ou até impossível. Pode haver comprometimento da deglutição no decorrer de uma refeição (**disfagia**). Enquanto o paciente fala, sua voz vai desaparecendo, a fala se torna nasalada e o palato mole falha em fechar a cavidade nasal. Há então desenvolvimento de uma franca **disartria**, em que a articulação se torna incoordenada. Nos casos avançados, todos os músculos sofrem enfraquecimento, inclusive o diafragma, músculos abdominais e músculos intercostais. As fatalidades resultam, então, como consequência de complicações respiratórias.

Na MG, não há sinais clínicos nem anormalidades eletromiográficas indicativas de desnervação muscular, como aquelas encontradas nas doenças do corpo celular ou axônio de MNI. Os músculos enfraquecidos, na MG, não sofrem atrofia significativa. Os reflexos tendinosos permanecem inalterados.

A MG é uma **doença autoimune**, em que os anticorpos circulantes se combinam ao receptor nicotínico da ACh e o destroem. O número de receptores funcionais nas junções neuromusculares é consequentemente reduzido, de modo que a efetividade da ACh como transmissor também diminui. O complexo anticorpo-receptor fornece um sítio de ligação para proteínas de complemento circulantes, com consequente ativação da *cascata do complemento*. Um produto final da cascata do complemento é o *complexo de ataque à membrana*, que cria furos no sarcolema, junto ao sítio do receptor. Somente 15-20% da população de receptores normal é preservada na MG. Além de diminuir a densidade de receptores, essa lise focal é responsável pelas alterações estruturais observadas na junção neuromuscular de pacientes com MG (ver Fig. 10.8). No sarcolema, as pregas juncionais são simplificadas e menos numerosas, enquanto a fenda

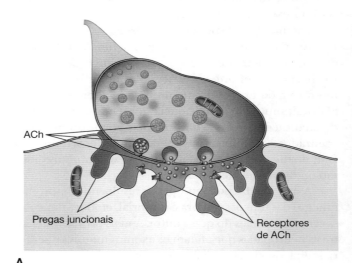

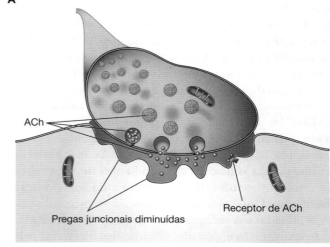

Figura 10.8 A. Uma junção neuromuscular sadia com pregas juncionais franzidas e numerosos receptores de ACh. **B.** A junção neuromuscular na miastenia grave, com diminuição das pregas juncionais e muito poucos receptores de ACh.

Neuropatologia: espasticidade

A espasticidade é um componente caracterítico da síndrome do MNS, que inclui um aumento velocidade-dependente do reflexo de estiramento tônico (p. ex., resposta ao estiramento lento do músculo) e um reflexo de estiramento fásico hiperativo (p. ex., reflexo tendinoso profundo [RTP]). A espasticidade ocorre comumente em distúrbios clínicos que envolvem dano a MNS, como no acidente vascular encefálico, esclerose múltipla e lesão medular espinal. A espasticidade é discutida em detalhes no Capítulo 11.

---

sináptica é mais ampla. Quando a densidade de receptores de ACh está diminuída, é menor a probabilidade de uma molécula de ACh encontrar um receptor antes que este seja inativado pela AChE. Quando o dobramento normal do sarcolema está diminuído e a fenda sináptica aumentada, a difusão da ACh a partir da fenda é maior. Esses fatores se combinam e reduzem drasticamente a amplitude do potencial de placa terminal, cujo tamanho se torna pouco acima do limiar.

Tomadas em conjunto, essas alterações, acopladas ao conceito de dessensibilização do receptor de ACh, explicam as principais manifestações clínicas da MG. O enfraquecimento da contração com a atividade repetitiva ou sustentada é explicado pela dessensibilização dos poucos receptores que permanecem funcionais, à medida que vão sendo expostos a níveis sustentados de ACh. O potencial da placa terminal, então, cai a níveis abaixo do limiar de geração de PA muscular. A restauração parcial da contração com o repouso é explicada pela recuperação da sensibilidade dos receptores de ACh.

Doenças musculares: miopatias

As **distrofias musculares** são doenças degenerativas progressivas hereditárias, que afetam a musculatura esquelética. Existem algumas manifestações clínicas comuns a todas as distrofias musculares que servem para agrupá-las à parte, como uma entidade clínica distinta. Observa-se uma distribuição simétrica do enfraquecimento e atrofia musculares, a somatossensação permanece intacta, e os reflexos cutâneos são preservados. O envolvimento das próprias fibras musculares como causa da doença é demonstrado pelo fato de os corpos celulares de MNI permanecerem intactos e os nervos periféricos estarem normais, assim como suas terminações, apesar da grave degeneração muscular. Até 11 doenças diferentes são incluídas na categoria de distrofia muscular e uma das mais comuns é a **distrofia muscular de Duchenne**.

A distrofia muscular de Duchenne resulta de um defeito em um gene que normalmente codifica uma proteína estrutural muscular associada à membrana, chamada **distrofina**. Como a doença é herdada como caráter recessivo ligado ao sexo, é transmitida pela mãe somente à prole do sexo masculino. Meninos com esse tipo de distrofia muscular não possuem distrofina ou a têm em menos de 5% da quantidade normal. A perda da distrofina torna o sarcolema vulnerável a quebras e rupturas durante a contração muscular. A biópsia de músculo revela uma perda aleatoriamente distribuída de fibras musculares, com substituição por células adiposas e tecido fibroso. Algumas das fibras musculares sobreviventes podem apresentar hipertrofia. Também é possível observar sinais de que as fibras musculares tentaram se regenerar, particularmente nas partes menos afetadas do músculo. A distrofia muscular de Duchenne tem início na infância ou, mais comumente, na primeira infância e progride rápido. Assim, ao entrarem na adolescência, os indivíduos afetados passam a necessitar de cadeira de rodas para se deslocarem. O enfraquecimento e a atrofia surgem nos músculos da coxa. Em seguida, há envolvimento de músculos específicos da parte inferior da perna, com eventual disseminação para os músculos do tronco, cíngulo do membro superior e membro superior. Por fim, esses indivíduos se tornam confinados ao leito e a morte em geral ocorre no fim da adolescência. Apenas uma minoria dos pacientes sobrevive além dos 25 anos de idade.

Um distúrbio do sistema motor que afeta o MNI e o MNS

Na seção anterior, foram abordadas as doenças da unidade motora, começando pelo corpo celular e avançando para o músculo. Nesta seção, será abordado o modo como a doença afeta os MNI junto à medula espinal e/ou tronco encefálico, bem como os MNS. O termo *doença do sistema motor* é um termo geral que se aplica às doenças degenerativas progressivas de MNI da medula espinal e tronco encefálico, e de MNS do córtex cerebral. A doença do sistema motor manifesta-se clinicamente como enfraquecimento, atrofia e espasticidade em combinações variáveis. De um modo geral, existem doenças de meio e de fim de vida, ainda que sejam exceções. Cerca de 50% dos casos evoluem para a morte em dois a três anos, enquanto 90% dos casos evoluem para morte em seis anos. Em casos excepcionais, os pacientes vivem por mais tempo e um dos exemplos mais notáveis é o físico Stephen Hawking.

A **esclerose lateral amiotrófica (ELA)** (doença de Lou Gehrig) é a mais frequente das doenças do sistema motor, com uma taxa de incidência de 0,4-1,76 para cada 100 mil indivíduos. *Amiotrofia* diz respeito ao enfraquecimento e atrofia por desnervação muscular, enquanto *esclerose lateral* se refere às áreas focais de enrijecimento encontradas pelo patologista junto ao funículo lateral da medula espinal, durante a autópsia. Em geral, a doença surge com um discreto enfraquecimento e desgaste dos músculos da mão, com o indivíduo apresentando dificuldade para realizar as tarefas que requerem movimentos precisos dos dedos das mãos. Também surgem câimbras e fasciculações nos músculos do antebraço, porção superior do braço e cíngulo do membro superior. Eventualmente, a tríade de enfraquecimento atrófico das mãos e antebraços, espasticidade discreta dos braços e pernas, e hiper-reflexia generalizada na ausência dos sinais somatossensoriais acompanhantes determina que o distúrbio é a ELA. A doença é implacavelmente progressiva, com disseminação do enfraquecimento atrófico até o envolvimento dos músculos do tronco e das pernas, pescoço, língua e músculos laríngeos e faríngeos, de modo que o indivíduo apresenta disartria (dificuldade para falar) e disfagia (dificuldade para deglutir). A disartria é discutida no Capítulo 14. Não existe tratamento efetivo para ELA. A morte resulta da disseminação do enfraquecimento para a musculatura respiratória e da deglutição, com consequente desenvolvimento de pneumonia por aspiração e inanição. Entretanto, a terapia respiratória (ventilação por pressão positiva não invasiva) melhora a qualidade de vida do paciente, bem como sua cognição, apesar da progressão da ELA, sem aumentar a carga ou nível de estresse do cuidador.

Hoje, a ELA não é considerada um distúrbio confinado apenas ao sistema motor. Em vez disso, uma gama de alterações comportamentais e cognitivas caracteriza essa condição. Indivíduos com ELA exibem sinais de deterioração do lobo frontal extramotor, incluindo alterações de personalidade, comportamento, planejamento, organização e linguagem. Todas as pessoas que sofrem de ELA apresentam uma atrofia dos lobos frontal, temporal e parietal nos exames de neuroimagem, que é desproporcional ao grau de atrofia observado no envelhecimento normal.

RESUMO

A nossa análise detalhada do sistema motor começa neste capítulo, com uma discussão sobre os componentes residentes principalmente no SNP. De forma objetiva, nem todos os componentes abordados neste capítulo pertencem apenas ao SNP. A origem da unidade motora é um MNI α, cujo corpo celular está localizado junto ao corno ventral da medula espinal ou em um núcleo motor de nervo craniano situado no tronco encefálico. A unidade motora é uma entidade estrutural e funcional imensamente valiosa, por dois motivos. Primeiro, por representar a base de apoio do SNC no controle e gradação da contração do músculo estriado. Em segundo lugar, porque doenças neurológicas distintas atacam partes diferentes da unidade motora.

As unidades motoras são recrutadas para uma contração muscular de força crescente, de acordo com o princípio do tamanho. Segundo esse princípio, as unidades motoras menores são ativadas primeiro, seguidas das unidades motoras maiores, com cada unidade começando a disparar em baixa frequência e elevando sua velocidade de disparos a uma frequência máxima, da ordem de 25 Hz. Cada unidade motora é composta por um conjunto único de fibras musculares estriadas, cuja contração atende a diversos níveis e velocidades de contração: fibras vermelhas de contração lenta resistentes à fadiga, fibras brancas de contração rápida fatigáveis, ou fibras intermediárias de contração rápida resistentes à fadiga.

Seis sinais clínicos distintos seguem-se ao dano aos MNI ou aos seus axônios localizados nos nervos periféricos. Esses sinais resultam da perda da capacidade do MNI de influenciar o músculo estriado em suas capacidades de controle (p. ex., movimento voluntário) e trófica. Entre as doenças neurológicas que afetam o corpo celular do MNI, está a poliomielite; entre as doenças que afetam o axônio junto ao nervo periférico, existe uma ampla gama de neuropatias, como o DM e a SGB; entre as doenças que afetam a junção neuromuscular, está a MG; e entre as doenças que afetam o próprio músculo estriado, estão as distrofias musculares. Por fim, as doenças do sistema motor, como a ELA, afetam não só os MNI das unidades motoras como também os MNS no córtex cerebral.

ATIVIDADES PARA ESTUDO

1. Aos 7 anos de idade, Frances contraiu poliomielite. O vírus causador dessa doença ataca uma determinada parte da medula espinal.
   a. Qual parte da medula espinal é atacada pelo vírus?
   b. O dano a essa parte da medula espinal resulta em uma lesão de MNS, lesão de MNI ou na lesão de ambos os tipos de motoneurônio? Por quê?
   c. A poliomielite é um distúrbio neurogênico ou miopático?
   d. Indivíduos com poliomielite podem apresentar envolvimento de uma ampla variedade de músculos, que podem incluir os membros, músculos dorsais, músculos da face e músculos especificamente responsáveis pela função respiratória. Além disso, alguns indivíduos podem apresentar perda motora grave, enquanto outros podem sofrer perdas discretas. Qual é a explicação para essa variabilidade?
   e. Qual é o tratamento para a poliomielite?

f. Alguns indivíduos que contraíram poliomielite têm o potencial de recuperar a força. À medida que Frances se recupera da pólio, seus nervos tentam reinervar os músculos. Descreva o papel e as consequências do brotamento colateral na recuperação a partir do dano nervoso associado à pólio.

g. Foi descrita uma nova síndrome que acomete indivíduos previamente infectados pelo vírus da pólio. Nomeie essa síndrome e descreva suas principais manifestações. Explore a literatura, em busca de mais informações sobre a síndrome.

2. Larry é um homem de 48 anos de idade que começou a apresentar enfraquecimento de ambos os membros inferiores. Ele então percebeu que estava tendo problemas de coordenação e equilíbrio. Não conseguia mais participar das suas atividades favoritas, que envolviam corrida, caminhada e ciclismo. Um exame neurológico revelou o enfraquecimento de ambos os membros inferiores, com pontuação de força igual a 4-/5 no teste muscular manual ao exame dos principais grupos musculares. Constatou-se que os músculos tibiais anteriores apresentavam uma discreta atrofia. Larry apresentou hiper-reflexia em ambos os joelhos e tornozelos. Ele tinha fasciculações na língua e falava com uma leve disartria. A sensibilidade de Larry estava normal em toda a face e nos membros.

a. Qual tipo de lesão está envolvida: de MNS, de MNI ou de ambos?

b. Qual doença poderia causar sintomas envolvendo ambos, MNS e MNI?

c. Qual é o tratamento para esse distúrbio?

d. Qual é o prognóstico para a condição de Larry?

e. Elabore uma hipótese sobre o papel dos profissionais da reabilitação no tratamento de Larry.

3. Mark, um professor de matemática de 37 anos de idade, procurou a fisioterapia por causa de uma dor cervical acompanhada de fadiga. Ele relatou que sua fadiga piorava ao final do dia. Além disso, ele descreveu uma dificuldade para falar que piorava ao longo do dia, de modo que seus alunos do período vespertino reclamavam por não conseguirem entender o que ele dizia. Suas pálpebras estavam caídas e o sorriso dele foi afetado. O exame revelou sinais vitais, sensibilidade, coordenação e cognição normais. Mark foi eventualmente diagnosticado com MG.

a. Qual tipo de distúrbio é a MG? Qual é o sítio neuroanatômico de disfunção?

b. Quais são os tratamentos médicos atualmente disponíveis para a MG, e como esses tratamentos estão relacionados com o distúrbio?

c. Você acredita que Mark poderia ser beneficiado pela reabilitação? Explique a sua resposta.

BIBLIOGRAFIA

Al-Chalabi, A., and Leigh, P. N. Trouble on the pitch: are professional football players at increased risk of developing amyotrophic lateral sclerosis? Brain 128:451–453, 2005.

Beghi, E., and Morrison, K. E. ALS and military service. Neurology 64:6–7, 2005.

Ghez, C. and Krakauer, J. Ch. 33. The organization of movement. In: Kandel, E. R., Schwartz, J. H., and Jessell, T. M., eds. Principles of Neural Science, 4th ed. McGraw-Hill, New York, 2000.

Heiman-Patterson, T. D., and Miller, R. G. NIPPV: A treatment for ALS whose time has come. Neurology 67:736–737, 2006.

Kaminski, H. J. Restoring balance at the neuromuscular junction. Neurology 69:626–630, 2007.

Kaufmann, P., Pullman, S. L., Shungu, D. C., et al. Objective tests for upper motor neuron involvement in amyotrophic lateral sclerosis (ALS). Neurology 62:1753–1757, 2004.

Loeb, G. E., and Ghez, C. Ch. 34. The motor unit and muscle action. In Kandel, E. R., Schwartz, J. H., and Jessell, T. M., eds. Principles of Neural Science, 4th ed. McGraw-Hill, New York, 2000.

Mendell, L. M. The size principle: A rule describing the recruitment of motoneurons. J Neurophysiol 93:3024–3026, 2005.

Moritz, C. T., Barry, B. K., Pascoe, M. A., and Enoka, R. M. Discharge rate variability influences the variation in force fluctuations across the working range of a hand muscle. J Neurophysiol 93:2449–2459, 2005.

Murphy, J., Henry, R., and Lomen-Hoerth, C. Establishing subtypes of the continuum of frontal lobe impairment in amyotrophic lateral sclerosis. Arch Neurol. 64:330–334, 2007.

Nolte, J. The Human Brain: An Introduction to Its Functional Anatomy. Mosby Elsevier, Philadelphia, 2009.

Olney, R. K., and Lomen-Hoerth, C. Exit strategies in ALS: An influence of depression or despair? Neurology 65:9–10, 2005.

Ropper, A. H., and Brown, R. H. Ch. 50. The Muscular Dystrophies. In: Ropper, A. H., and Brown, R. H. Adams and Victor's Principles of Neurology, 8th ed. McGraw-Hill, New York, 2005.

Rowland, L. P. Diseases of the motor unit. Ch. 35. In: Kandel, E. R., Schwartz, J. H., and Jessell, T.M., eds. Principles of Neural Science. McGraw-Hill, New York, 2000.

Traynor, B. J., Bruijn, L., Conwit, R., et al. Neuroprotective agents for clinical trials in ALS. Neurology 67:20–27, 2006.

11
Componentes centrais do movimento

Objetivos de aprendizagem

1. Lembrar-se do significado dos seguintes termos: aferente, eferente, efetor, conjunto interneuronal, controle suprassegmentar e inibição autogênica.
2. Discutir o arranjo anatômico do sistema nervoso quanto aos três níveis estruturais hierárquicos.
3. Discutir a organização extensora-flexora e proximal-distal da medula espinal.
4. Comparar e contrastar os sistemas propriospinal curto e longo.
5. Identificar um trato associado ao sistema dorsolateral e cinco tratos associados ao sistema ventromedial.
6. Explicar a importância funcional dos estímulos corticais dirigidos ao conjunto de motoneurônios α.
7. Identificar cinco componentes do arco reflexo e explicar o papel de cada um.
8. Para cada um dos reflexos a seguir, identificar o nome do receptor, as conexões interneuronais, a resposta funcional e o modo como o reflexo é deflagrado: reflexo do estiramento, reflexo "miotático inverso" e reflexo de flexão com reflexo extensor cruzado.
9. Definir arreflexia, hiper-reflexia e hiporreflexia, e discutir como esses fenômenos são usados na avaliação clínica dos reflexos.
10. Descrever o trato piramidal em termos de células de origem, área de origem cortical, vias para a medula espinal e destino final na medula.
11. Contrastar os tratos corticospinais anterior e lateral quanto a suas vias e papéis funcionais.
12. Exemplificar o papel do controle suprassegmentar na modificação dos reflexos e a contribuição da via inibitória descendente tônica.
13. Com relação à espasticidade, discutir o conhecimento atual e as limitações de definição, causas, consequências, medidas e intervenções.
14. Discutir a base da transição a partir do choque espinal para a espasticidade, além de outras formas de hiper-reflexia subsequente à lesão medular espinal.
15. Contrastar o choque subsequente às lesões medular espinal e cortical.
16. Usar os estágios de Brunnstrom para descrever o controle motor durante a recuperação do acidente vascular encefálico.
17. Diferenciar os sintomas de MNS e MNI em termos de paresia e paralisia, atrofia e estados reflexivos anormais.
18. Discutir os testes de reflexos na lesão de MNS e relacionar os achados às vias reflexas.
19. Explicar a base dos déficits centrais após a artroplastia de joelho total e as implicações para a reabilitação.
20. Discutir as consequências motoras e sensoriais combinadas subsequentes à lesão medular espinal.

Abreviaturas

AL sistema anterolateral

ATJ artroplastia total de joelho

AVE acidente vascular encefálico

CD-LM sistema da coluna dorsal-lemnisco medial

EENM estimulação elétrica neuromuscular

LCA ligamento cruzado anterior

MNI motoneurônio inferior

MNS motoneurônio superior

OTG órgão tendinoso de Golgi

RLC resposta de latência curta

RLM resposta de latência média

SNA sistema nervoso autônomo

TCSA trato corticospinal anterior (ou ventral)

TCSL trato corticospinal lateral

VIDT via inibitória descendente tônica

INTRODUÇÃO

A nossa exploração acerca da produção e controle do movimento continua em uma apresentação mais detalhada das estruturas anatômicas que atendem ao movimento. Este capítulo se soma ao Capítulo 8, em que dois extremos do movimento foram definidos, com o movimento reflexo sendo o mais simples e o movimento voluntário, o mais complexo. Esses dois extremos do movimento são condicionados pela automatização (*hard-wiring*) do sistema motor no SNC.

A primeira seção deste capítulo explica o modo como os sistemas neurais que atendem ao movimento são automatizados em três níveis hierárquicos diferentes do sistema motor: medula espinal, tronco encefálico e córtex motor primário do hemisfério cerebral. Essa automatização é tal que os componentes em cada nível de organização são obrigados a mediar tipos particulares de movimentos evidentes. A automatização é explorada na geração dos movimentos reflexos e voluntários.

Na segunda parte do capítulo, são analisadas várias respostas reflexas baseadas na automatização existente na medula espinal. A alteração de reflexos específicos resulta em sinais clínicos capazes de indicar se os MNI, MNS ou ambos foram afetados pela patologia. Além disso, a excitação de reflexos específicos pode ser usada na reabilitação, para facilitar o movimento em indivíduos com disfunção neurológica, bem como em indivíduos com enfraquecimento por causas diversas. A espasticidade, que é uma consequência do dano ao MNS, é discutida em detalhes, inclusive quanto a sua definição e possíveis causas.

A terceira parte do capítulo está voltada para o trato piramidal. O trato piramidal é o principal sistema motor de MNS descendente, desde o córtex cerebral até os MNI medulares espinais, que medeia o movimento voluntário. Esse trato é o foco do presente capítulo. A estrutura e função normais do trato piramidal são apresentadas primeiro, seguidas pelas consequências do dano ao trato piramidal e estruturas relacionadas. Essas consequências incluem uma redução ou perda da capacidade de movimento voluntário nos membros e o aumento da responsividade aos reflexos. A espasticidade é discutida em relação ao exame e às implicações para o especialista em reabilitação.

Terminamos esta primeira seção considerando as consequências clínicas do dano à medula espinal, integrando as informações sobre o sistema somatossensorial (apresentadas nos Caps. 8 e 9) às informações sobre o sistema motor (apresentadas nos Caps. 10 e 11). De maneira específica, será ilustrado como as lesões em diferentes componentes do SNC podem afetar os sistemas sensorial e motor. Isso é mais prontamente visualizado no caso da lesão medular espinal, em que os axônios dos sistemas somatossensorial e motor seguem em estreita proximidade entre si. Conforme observado no Capítulo 9, alguns distúrbios medulares espinais afetam os sistemas da CD-LM e AL. Esses distúrbios também afetam os tratos motores descendentes da medula espinal e, por esse motivo, voltam a ser considerados na última seção deste capítulo. Além disso, as lesões na medula espinal podem envolver componentes do SNA, podendo causar incapacitações (por vezes urgentes) significativas do ponto de vista clínico.

O presente capítulo foca consideravelmente a atenção na automatização, que constitui o substrato básico sobre o qual o sistema motor controla o movimento intencional. Entretanto, esse tipo de movimento não se restringe à estrutura dessas vias automáticas específicas. Sendo assim, este capítulo apenas começa a introduzir as estruturas envolvidas no controle do movimento. Outros tratos descendentes importantes, como os tratos rubrospinal e reticulospinal, serão discutidos em capítulos subsequentes. Além disso, outras estruturas, entre as quais o cerebelo e os núcleos da base (ver Cap. 19), modulam os sistemas de controle descendentes e, portanto, exercem papel decisivo no controle do movimento. O Capítulo 20 sintetiza muitos componentes importantes do movimento intencional, trazendo as diferentes partes do sistema reunidas para o contexto do movimento intencional, inclusive aquelas que transcendem a automatização.

ORGANIZAÇÃO INTERNA DO SISTEMA MOTOR

De uma perspectiva anatômica, o sistema motor é organizado de várias formas relevantes. Primeiro, existe uma organização anatômica que abrange desde a medula espinal até o córtex cerebral. Em segundo lugar, existe uma organização somatotópica. Esses dois conceitos são descritos nas próximas seções.

Organização anatômica

A organização anatômica do sistema motor pode ser representada de maneira hierárquica, em relação aos três níveis do sistema motor. O primeiro nível, que é o mais baixo na hierarquia, consiste em padrões integrados (automáticos) de conexões neurais na medula espinal. O segundo nível, que é o nível intermediário, consiste nas vias de MNS descendentes originárias do tronco encefálico, que governam a atividade dos MNI diretamente ou por meio das conexões neurais integradas. O terceiro nível, o mais alto da hierarquia, consiste no córtex cerebral que modula a atividade das vias de MNS descendentes do tronco encefálico, bem como os próprios MNI. É esse o nível que transcende a automatização.

O leitor deve admitir, desde o início, que essa organização anatômica hierárquica não implica que, na execução do movimento voluntário, haverá avanço rígido do uso dos MNS cerebrocorticais e dos MNS troncocefálicos até os MNI medulares espinais. Contribuições significativas também são fornecidas pelas vias reticulospinal, vestibulospinal e tetospinal, pelo cerebelo e núcleos da base, bem como pelos sistemas sensoriais – que são todos explorados em capítulos posteriores. O cerebelo e os núcleos da base, que são particularmente importantes como reguladores da atividade de MNS cerebrocortical, estão excluídos da hierarquia anatômica anteriormente mencionada. De fato, ocorrem trocas paralelas em curso entre o córtex cerebral, núcleos da base e cerebelo, não apenas na geração e iniciação do movimento voluntário, como também em sua execução. Esses tópicos serão introduzidos e discutidos no Capítulo 19. Assim, a abordagem do sistema motor é a mesma ao longo do livro inteiro: ou seja, introduzir primeiro os conceitos de fundo e, então, acrescentar informações a esses conceitos nos capítulos subsequentes. Este capítulo destaca apenas os componentes automáticos do sistema motor. Começamos pela organização ao nível da medula espinal, avançando para o tronco encefálico e, em seguida, para o córtex. Junto aos níveis hierárquicos do sistema nervoso, os neurônios organizam-se, ainda, em torno de seus papéis funcionais, conforme descrito mais adiante.

> ## Questão
>
> Quais são os três níveis hierárquicos dos sistemas motores do SNC, e quais seriam seus papéis?

Organização somatotópica

Em todo o sistema nervoso, as informações são organizadas de uma maneira lógica e sistemática, de modo que possam ser encontradas em locais comuns em diferentes seções e seguirem juntas ao longo do sistema nervoso. Esse tipo de organização é referida como *organização somatotópica*, com o sentido de que as informações oriundas de diferentes partes do corpo são arranjadas de maneira sistemática.

Medula espinal

Junto à medula espinal, os neurônios estão organizados para atenderem de preferência aos grupos musculares distais ou proximais. Deve-se enfatizar que os aspectos organizacionais descritos a seguir são tendências dominantes, mas não absolutas. Primeiro, os MNI α do corno ventral estão organizados de acordo com duas regras: uma **regra distal-proximal** e uma **regra flexora-extensora**. Quando os segmentos da ampliação cervical são observados em um único segmento (ver Fig. 11.1), os corpos celulares dos MNI do corno ventral, inervadores dos músculos da mão, são mais laterais, enquanto aqueles que inervam a musculatura tronco-axial são mais mediais. Os MNI inervadores dos músculos flexores, essenciais aos movimentos finos da mão e de seus dedos, são mais dorsais do que aqueles que inervam músculos extensores, particularmente importantes para a atividade postural. Assim, os MNI α estão organizados nos grupos dorsolateral e ventromedial, atendendo à execução de movimentos discretos de mediação amplamente flexora da mão e de movimentos posturais de mediação amplamente extensora da musculatura axial, respectivamente. De modo similar, os interneurônios da substância cinzenta intermediária da medula espinal estão organizados nos grupos dorsolateral e ventromedial. Os axônios dos interneurônios em posição dorsolateral fazem sinapse preferencialmente nos MNI ipsilaterais que inervam os flexores distais. Os interneurônios ventromedialmente estacionados, por sua vez, têm axônios que fazem sinapse principalmente nos MNI inervadores dos extensores proximais. Além disso, esses últimos interneurônios se projetam não só para os MNI ipsilaterais, como também para os MNI extensores proximais situados no lado oposto da medula espinal. Por fim, os neurônios do sistema propriospinal (ver Fig. 5.9) se auto-organizam em subsistemas separáveis: um sistema curto e um sistema longo. Os interneurônios que originam o sistema propriospinal curto estão posicionados lateralmente, e seus axônios se estendem ao longo de apenas alguns segmentos medulares espinais, para então fazer sinapse nos MNI e/ou interneurônios dorsolateralmente posicionados. Em contraste, o sistema propriospinal longo deriva dos interneurônios ventromedialmente posicionados, cujos axônios interconectam muitos segmentos medulares espinais, alguns dos quais estendidos ao longo de todo o comprimento da medula espinal, para por fim fazer sinapse nos MNI e/ou interneurônios localizados ventromedialmente.

Tronco encefálico

A organização anatômica dos neurônios designados para atender preferencialmente aos grupos musculares flexores e extensores é mantida no tronco encefálico. Com relação a esse nível intermediário da hierarquia motora, os sistemas de MNS descendentes originários do tronco encefálico foram investigados primeiro em macacos. Essas investigações demonstraram que, nos macacos, os sistemas descendentes poderiam ser agrupados em dois sistemas funcionais: o sistema dorsolateral e o sistema ventromedial. O **sistema dorsolateral** con-

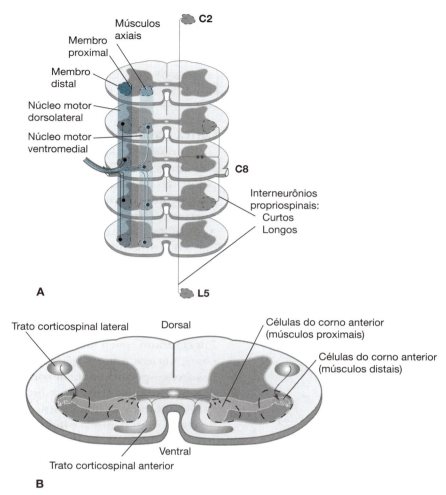

Figura 11.1 Os motoneurônios inferiores da medula espinal estão organizados ao longo do eixo lateral-medial, de acordo com a localização dos músculos que inervam. Os MNI localizados nos núcleos laterais formam um grupo dorsolateral que inerva os músculos flexores distais. Os MNI situados nos núcleos mediais formam um grupo ventromedial que inerva os músculos extensores proximais (músculos axiais do pescoço e tronco). Os interneurônios da substância cinzenta intermediária também estão organizados nos grupos dorsolateral e ventromedial. Exemplificando, os interneurônios do sistema propriospinal que estão localizados dorsolateralmente e interconectam os MNI do grupo dorsolateral possuem axônios curtos que interconectam apenas alguns segmentos espinais. Por outro lado, os interneurônios propriospinais localizados ventromedialmente e que interconectam os MNI do grupo ventromedial têm axônios longos que interconectam muitos segmentos da medula espinal.

siste no trato rubrospinal. O sistema dorsolateral desce pela parte dorsal do funículo lateral da medula espinal e faz sinapse preferencialmente nos interneurônios da substância cinzenta intermediária dorsolateral, cujos axônios, por sua vez, fazem sinapse nos MNI inervadores dos flexores distais. Em contraste, o **sistema ventromedial** consiste em cinco tratos MNS descendentes: um trato tetospinal originário do colículo superior; os tratos vestibulospinais medial e lateral, originários dos núcleos vestibulares (ver Cap. 17); e os tratos reticulospinais medial e lateral, originários da zona efetora medial da formação reticular (ver Cap. 5). Esses tratos descem pela parte medial do funículo anterior (ventral) da medula espinal (ver Fig. 11.2). Muitos de seus axônios terminam bilateralmente na substância cinzenta espinal. Em adição, ao descerem individualmente, os axônios enviam projeções colaterais a múltiplos segmentos da medula espinal e terminam nos interneurônios do sistema propriospinal longo. Nos seres humanos, os aspectos organizacionais dos sistemas descendentes ventromediais são paralelos aos aspectos elucidados no macaco. Entretanto, nos seres humanos, o sistema dorsolateral, constituído pelo trato rubrospinal, é pequeno e sua importância para o movimento, indeterminada. Na espécie humana, a parte magnocelular do núcleo rubro que dá origem ao trato rubrospinal é pequena; apenas algumas fibras se projetam para a medula espinal, e não é possível segui-las desde os segmentos caudais até os segmentos cervicais superiores. Nos seres humanos, as funções do trato rubrospinal parecem ter sido assumidas de for-

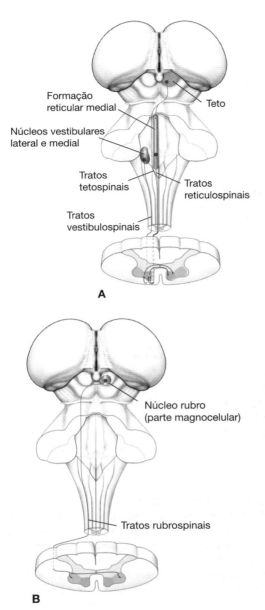

Figura 11.2 Sistemas motores descendentes dorsolateral e ventromedial que se originam do tronco encefálico.

ma ampla pelo último sistema de MNS descendente considerado – a saber, o trato corticospinal originário das áreas motoras do córtex cerebral.

Questão

Descreva a organização dos MNI inervadores dos músculos distal e proximal, e também a dos neurônios inervadores dos flexores e extensores. Essa organização é similar ou diferente na medula espinal e no tronco encefálico? Qual(is) trato(s) surge(m) a partir do sistema dorsolateral do tronco encefálico, e quais surgem a partir do sistema ventromedial?

Questão

Diferencie os sistemas propriospinais curto e longo, em termos de suas localizações na medula, conexões que fazem e papel funcional de cada um.

Córtex cerebral

O nível mais alto da hierarquia motora consiste nas áreas motoras do córtex cerebral. O sistema motor depende das áreas motoras do córtex cerebral para gerar movimentos complexos, cronometrados com precisão e discretos, sobretudo da musculatura das mãos e da fala. As áreas do córtex que atendem a diferentes áreas anatômicas do corpo podem ser identificadas como homúnculos. A organização das fibras relacionadas à cabeça, à face e ao pescoço (em especial, da área da língua) pode ser diferenciada da organização das fibras relacionadas aos membros superiores (especialmente, das mãos) e das fibras relacionadas ao tronco e aos membros inferiores. Em contraste com a medula espinal e o tronco encefálico, os núcleos e tratos não são facilmente distinguíveis nas áreas específicas para flexores e extensores, nem para músculos proximais *versus* distais, ao nível do córtex.

Os axônios do trato corticospinal acessam os MNI do corno ventral, direta e indiretamente, via interneurônios da substância cinzenta intermediária. Embora os axônios da projeção corticomotoneuronal direta façam sinapse nos MNI inervadores dos músculos de *ambos* os membros, distais e proximais, a maioria termina no primeiro grupo de MNI. Essas projeções apresentam um alto grau de organização topográfica, com as fibras corticais para os MNI de diferentes músculos de extremidade distal oriundas de grupos distintos de neurônios corticais pré-centrais. Isso permite que o córtex cerebral motor ative *seletivamente* os músculos de extremidade distal individuais, disparando apenas as células motoras corticais que inervam o músculo específico. Dessa forma, o componente corticomotoneuronal do trato corticospinal representa um sistema altamente diferenciado junto a um aparelho motor mais generalizado. Note que esse alto grau de organização topográfica contrasta drasticamente com a organização das vias mediais dos núcleos de MNS do tronco encefálico. Aqui, pequenos números de corpos celulares de MNS (p. ex., aqueles da porção magnocelular da formação reticular) originam axônios reticulospinais que influenciam os MNI em quase *todos* os níveis da medula espinal.

A organização anatômica da hierarquia motora é consistente em todos os seus três níveis. E o significado dessa organização é claro: a automatização em cada nível determina o tipo de atividade motora que seus componentes são capazes de mediar. Quando ativo, o componente ventromedial somente pode gerar movimentos bilaterais sinérgicos que envolvam amplo número de músculos do tronco e dos membros proximais. Esse componente representa o sistema básico pelo qual o encéfalo controla o movimento, sendo responsável pela manutenção da postura ereta, integração dos movimentos do membro e do corpo, integração sinérgica do movimento do membro como um todo, mediação dos movimentos orientadores do corpo e da cabeça, além de direcionamento do curso da progressão para a frente. Em contraste, o componente dorsolateral, quando ativo, gera movimento voluntário fracionado, e isso significa que os músculos são ativados em padrões não estereotípicos para possibilitar padrões de movimento isolados ou exclusivos. No comportamento diário, evidentemente, os dois componentes operam em paralelo.

> **Questão**
>
> Como é a principal organização topográfica dos sistemas motores ao nível do córtex cerebral? A diferenciação dos neurônios que seguem para os músculos proximais *versus* distais e flexores *versus* extensores é facilmente visualizada no córtex?

Organização comportamental

A organização do sistema motor também pode ser descrita em termos de comportamento. Exemplificando, em relação ao movimento voluntário, o comportamento começa pela seleção de uma meta pretendida para o movimento e geração de uma estratégia global que permita atingir essa meta. Isso ocorre de modo independente do efetor específico usado ou da forma em particular pela qual a meta do movimento é alcançada. Para exemplificar, escreva seu nome com o antebraço repousando sobre a mesa. Em seguida, escreva seu nome em um quadro branco. As duas assinaturas serão claramente escritas pela mesma pessoa, ainda que os músculos usados para controlar o movimento sejam substancialmente diferentes. No primeiro caso, o antebraço é estabilizado e os músculos da mão controlam o movimento. No segundo caso, os músculos estabilizam o ombro e o antebraço, e o movimento é executado pela mão e pelo ombro. Mesmo assim, a escrita é tão parecida que pode ser nitidamente reconhecível. Essa observação pode ser explicada pelo conceito de *programa motor* para especificação das táticas de movimento. Um programa motor representa os aspectos espaciais do movimento, incluindo a extensão do movimento e os ângulos pelos quais as articulações em particular devem se mover. Esse programa também determina a seleção de músculos específicos, sua sequência de contração e as forças de contração a serem usadas para alcançar a meta. Dessa for-

ma, o programa pode operar por meio de agrupamentos musculares bastante diferentes. Enfim, as partes do corpo, dos músculos e das articulações que verdadeiramente executam o movimento são engajadas. Esse nível de organização do sistema motor será descrito com maior detalhamento no Capítulo 20, mas é introduzido no presente capítulo para fins de esclarecimento.

> **Questão**
>
> Ainda que seja possível diferenciar o sistema motor em três níveis hierárquicos, os movimentos intencionais não são controlados de maneira hierárquica. Explique o papel da hierarquia anatômica. Por antecipação, como o sistema nervoso permite a flexibilidade do movimento, apesar da hierarquia anatômica?

REFLEXOS MEDULARES ESPINAIS

> **Apresentação clínica**
>
> Em sua prática ortopédica, você frequentemente trata pacientes que apresentam compressão ou outro tipo de dano em nervos medulares espinais associado a lesões na coluna dorsal. Como parte do exame, você testa os reflexos tendinosos profundos (RTPs) e se baseia na informação obtida para determinar o curso da sua intervenção. Ao ler esta seção, considere os seguintes aspectos:
>
> - Quais são as estruturas envolvidas no RTP?
> - Quando o RTP estaria hiperativo? E quando estaria hipoativo?
> - O que você pode inferir acerca do nível de lesão, com base no teste de reflexo?
> - Quais são os outros reflexos que poderiam ser afetados em indivíduos com lesão na coluna dorsal?

Conforme observado no Capítulo 8, os reflexos são os mais simples e estereotipados entre todos os movimentos funcionais. Os reflexos somáticos operam por meio de unidades motoras e resultam na contração do músculo estriado. Esses reflexos podem permanecer restritos aos músculos estriados ou à divisão autônoma do sistema nervoso. Os reflexos também podem ter um de seus componentes na divisão somática e os demais na divisão autônoma do sistema nervoso. Muitos dos reflexos autônomos são importantes para a sobrevida, como será visto no Capítulo 12.

> **Questão**
>
> As respostas motoras estereotípicas podem ser iniciadas por meio de arcos reflexos. Quais são os cinco componentes que constituem o arco reflexo?

Um **reflexo** é uma resposta motora involuntária, de latência relativamente curta e estereotipada, que é impulsionada por um estímulo ambiental. Os reflexos são respostas motoras não volitivas que podem atender às necessidades de proteção do organismo. Representam respostas pré-programadas mediadas por circuitos neuronais que consistem em cinco componentes chamados coletivamente de **arco reflexo**. Os componentes do arco reflexo são:

1. Um *receptor* que recebe e transduz o estímulo ambiental.
2. Uma *fibra aferente* que conduz a informação para o SNC.
3. Um *centro reflexo* junto ao SNC, que consiste de um número variável de interneurônios.
4. Uma *fibra eferente* que conduz a resposta desde o centro reflexo até o órgão efetor, localizado na periferia.
5. Um *efetor* que produz a resposta.

O efetor pode ser um músculo (estriado, cardíaco ou liso) ou uma glândula. O centro reflexo é onde a mensagem aferente oriunda do receptor pode convergir com os impulsos aferentes provenientes de outros receptores, ou com aferentes de outras fontes, como o tronco encefálico. Essa integração pode influenciar o estímulo e a resposta reflexa de várias formas (ver Fig. 11.3).

Os reflexos são tremendamente variáveis quanto à complexidade, podendo ser desde os mais simples, que envolvem a contração de um único músculo, até aqueles que envolvem a contração de muitos músculos em uma sequência precisamente cronometrada. A complexidade é determinada pelos arranjos neuronais existentes entre os interneurônios do centro reflexo. Quase todas as ações reflexas podem ser modificadas por meio do aprendizado e esforço consciente, embora a maioria ocorra sem que tenhamos consciência, conforme discutido mais adiante.

Embora sejam constituídos por um conjunto específico de neurônios conectados por sinapses, os circuitos reflexos não estão isolados do restante do sistema nervoso. Em outras palavras, não existem conjuntos específicos de neurônios dedicados apenas aos reflexos. Em vez disso, os neurônios que participam dos circuitos reflexos são usados para a execução de outras funções, como mostra a convergência do receptor periférico (segmentar), suprassegmentar e local sobre os neurônios pertencentes aos arcos reflexos. Dito de outro modo, os mesmos circuitos deflagrados a partir da periferia por um estímulo também podem ser deflagrados voluntariamente para produzir sequências de movimento padronizadas. Um dado músculo pode participar de mais de um tipo de reflexo.

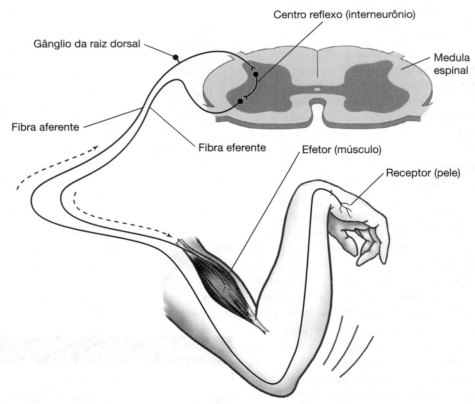

Figura 11.3 Os cinco componentes de um arco reflexo medular espinal típico. O centro reflexo é composto por interneurônios (apenas um é mostrado) no corno dorsal e na substância cinzenta intermediária.

O substrato anatômico dos reflexos

Os arcos reflexos utilizam circuitos distribuídos pela medula espinal, tronco encefálico, córtex cerebral ou em combinações dessas estruturas. A fibra aferente em um arco reflexo medular espinal é o axônio de um nervo espinal. O *corpo celular* desse axônio aferente primário está localizado em um gânglio da raiz dorsal. O processo central do neurônio do gânglio da raiz dorsal faz sinapse no centro reflexo que está localizado no corno dorsal ou na substância cinzenta intermediária, ou em ambos, da medula espinal. O centro reflexo consiste em um ou mais *interneurônios* conectados por sinapses. Como discutido adiante, os interneurônios também recebem estímulo de outras fontes, além do axônio da raiz dorsal do arco reflexo.

Os axônios desses interneurônios projetam-se para partes diferentes da substância cinzenta espinal. Quando a resposta reflexa envolve o músculo estriado, os interneurônios do centro reflexo se projetam para o corno ventral da substância cinzenta espinal a fim de fazer sinapse nos MNI α. Os axônios somáticos dos MNI entram na raiz ventral de um nervo espinal e passam para o músculo efetor no nervo. Quando a resposta reflexa envolve reflexos autônomos (p. ex., miocárdio, músculo liso ou secreção glandular), os interneurônios se projetam para os neurônios autônomos pré-ganglionares localizados na porção lateral da zona intermediária da medula espinal (T1-L2 para o sistema simpático; S2-S4 para o sistema parassimpático), cujos axônios saem da medula espinal via raízes ventrais.

Imediatamente após entrarem na medula espinal, todas as fibras da raiz dorsal se dividem em ramos que, antes de terminarem, podem subir e/ou descer por um ou dois segmentos (alguns às vezes se estendem por mais segmentos) (ver Fig. 11.4). Ao nível do segmento de entrada e ao longo de seus percursos ascendentes ou descendentes, esses ramos da raiz dorsal originam colaterais que se estendem para dentro dos cornos dorsal e/ou ventral, onde fazem sinapse. Esses ramos e seus colaterais estabelecem uma extensiva rede de interconexões entre segmentos medulares espinais vizinhos. Os neurônios medulares espinais que distribuem o estímulo reflexo ao longo de múltiplos segmentos da medula espinal são os neurônios do sistema espinospinal ou propriospinal (ver Cap. 5).

Os termos *mecanismos reflexos intrassegmentares* e *intersegmentares* são usados para descrever essas conexões. Note que não existe nenhum reflexo de ocorrência natural cujos neurônios estejam restritos a apenas um segmento da medula espinal. Vários arranjos anatômicos atuam na distribuição do estímulo reflexo que entra na medula por um segmento, com o intuito de afetar múltiplos segmentos medulares espinais.

O conjunto interneuronal

Para compreender totalmente a resposta reflexa, é importante entender também o **conjunto interneuronal**. O conjunto interneuronal é o conjunto de interneurônios que constituem o centro reflexo do arco reflexo. Todos os arcos reflexos contêm pelo menos um interneurônio, com exceção de um componente que pertence ao reflexo do estiramento (miotático). O conjunto interneuronal é importante por vários motivos. Primeiro, as ligações sinápticas dos interneurônios entre si e com os MNI, no caso dos reflexos somáticos, determi-

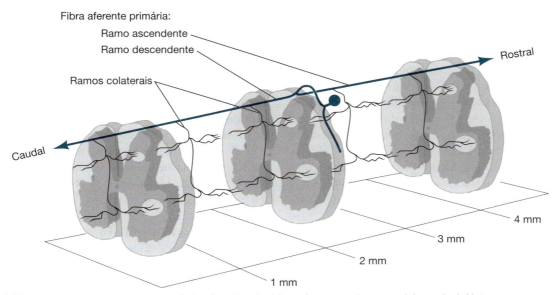

Figura 11.4 Exemplo de estrutura de um neurônio aferente primário após a entrada na medula espinal. Note que os ramos colaterais exibem um arranjo regular, espaçados entre si em cerca de 1 mm.

nam o padrão da resposta reflexa. O padrão do reflexo diz respeito à mecânica do comportamento reflexo: quais músculos contraem e quais relaxam, se os músculos em um ou em ambos os lados do corpo se contraem, quais músculos são influenciados e por quanto tempo, além da sequência temporal na qual diferentes músculos se contraem ou relaxam. O conjunto interneuronal também é importante por ser um dos principais sítios em que o encéfalo consegue modificar as características do reflexo. No caso dos reflexos medulares espinais que são executados pelo nível segmentar do sistema nervoso, essa influência modificadora do encéfalo é referida como **controle suprassegmentar** e será discutida mais adiante, neste mesmo capítulo.

> ### Questão
>
> Alguns reflexos fazem sinapses com interneurônios, e isso lhes permite influenciar a atividade muscular em grupos de músculos – estimulando alguns e inibindo outros. Explique como essas conexões operam e forneça exemplos que ilustrem a importância funcional dessas conexões.

Exemplos de reflexos comuns

Os livros de neurologia abrangentes chegam a apresentar até trinta reflexos diferentes envolvendo nervos espinais e cranianos. Os exemplos apresentados aqui ilustram os princípios gerais que governam a operação dos reflexos espinais. De modo significativo, muitos desses reflexos são utilizados no contexto da reabilitação.

Reflexo do estiramento

O reflexo espinal mais simples e mais conhecido é o **reflexo do estiramento (miotático)**, assim chamado por ser deflagrado pelo estiramento do músculo. O estiramento muscular é mais frequentemente deflagrado por meio de golpes leves no tendão de um músculo usando um martelo de reflexo, que estira simultaneamente o complemento inteiro de receptores de estiramento do fuso muscular. A resposta consiste em uma contração breve e repentina do músculo estirado. Quase todos os músculos do corpo apresentam reflexos de estiramento, e muitos podem ser testados no exame neurológico. A Tabela 11.1 resume quatro reflexos miotáticos (de estiramento) comumente testados.

Entre os reflexos de estiramento espinais, o **reflexo quadríceps, patelar** ou **da percussão do joelho** é o mais comumente testado (ver Fig. 11.5). O reflexo patelar é deflagrado aplicando golpes leves no tendão patelar, que provocam o estiramento do músculo quadríceps e seu complemento de fusos musculares. Esse circuito re-

Tabela 11.1   Reflexos miotáticos comumente testados

Músculo ou tendão	Nervo	Segmento medular espinal-chave
Bíceps	Musculocutâneo	C6
Tríceps	Radial	C7
Patelar	Femoral	L4
Calcâneo	Tibial e ciático	S1

flexo faz o músculo quadríceps contrair brevemente, o que estende a perna ao nível do joelho. Note que apenas um único músculo se contrai e que *esse é o mesmo* músculo estirado pelo estímulo. Observe ainda que esse tipo de estímulo é altamente artificial – não ocorre sob condições fisiológicas normais –, por isso a importância funcional normal desse reflexo não está definida. Por ser tão breve, essa resposta reflexa é chamada de **reflexo do estiramento fásico**. Envolve um estímulo e uma resposta rápidos. Apesar das questões acerca da importância funcional do reflexo fásico da percussão do joelho, esse reflexo é extremamente útil do ponto de vista clínico (ver Conexões clínicas).

> ### Questão
>
> O reflexo mais simples é o do estiramento patelar. Como esse reflexo é deflagrado e qual é a sua importância clínica? Você pode modificar essa resposta reflexa de maneira consciente. Demonstre isso com um colega e explique suas implicações em termos de circuito controlador da resposta reflexa.

Os fusos musculares no quadríceps respondem aos golpes leves aplicados sobre o tendão estirando e enviando simultaneamente uma série de disparos sincronizados de PA nos aferentes do grupo Ia para a medula espinal, ao longo das raízes dorsais apropriadas. Uma vez junto à medula espinal, esses aferentes estabelecem conexões sinápticas altamente específicas nos neurônios ipsilaterais da substância cinzenta espinal. Um conjunto de ramos oriundos desses aferentes primários se estende pelo corno dorsal e pela substância cinzenta intermediária para fazer sinapse *diretamente* nos MNI localizados no corno ventral. Como apenas uma sinapse se interpõe entre o aferente primário e o motoneurônio, o reflexo do estiramento é chamado de **reflexo monossináptico**. As conexões monossinápticas são estabelecidas com os MNI que inervam o músculo quadríceps, os quais estão distribuídos ao longo de vários segmentos da medula espinal (L2--L4). O disparo sincronizado de impulsos nos aferentes do fuso muscular deflagra uma descarga breve e igual-

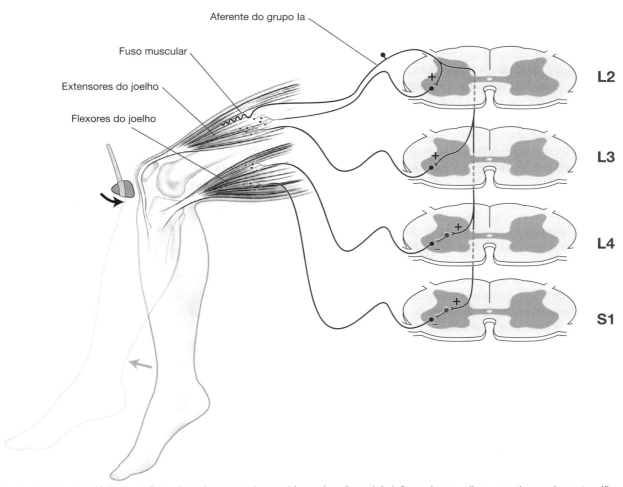

Figura 11.5 No exame neurológico, o reflexo de estiramento do quadríceps (tendinoso) é deflagrado ao aplicar-se golpes sobre o tendão patelar com o auxílio de um martelo de reflexo. Isso estira os fusos musculares no quadríceps, cuja descarga sincronizada excita diretamente os MNI inervadores do músculo. O resultado é a extensão da perna no nível do joelho. Para que a extensão ocorra, os músculos flexores do joelho antagonistas (isquiotibiais) devem relaxar. Esse relaxamento é propiciado pelas fibras aferentes primárias do fuso muscular que fazem sinapse em interneurônios inibitórios; estes, por sua vez, fazem sinapse nos MNI flexores do joelho para inibir sua atividade.

mente sincronizada dos MNI α do quadríceps, resultando em contração aguda do músculo quadríceps e extensão do joelho. Observe, porém, que o termo *monossináptico* somente se aplica a essa parte em particular do arco reflexo e que há outra parte na qual a ligação entre o aferente primário e o MNI envolve mais de uma sinapse.

Para a extensão da perna na altura do joelho, os músculos antagonistas do quadríceps – os flexores do joelho (isquiotibiais) – devem relaxar ao mesmo tempo que o quadríceps contrai. Isso é referido como **inervação recíproca**. A inervação recíproca é realizada por meio da inibição dos MNI que inervam os músculos isquiotibiais (L4-S2). O grupo de ramos aferentes primários do fuso muscular que media essa inibição faz sinapse primeiro nos **interneurônios inibitórios** localizados na substância cinzenta intermediária. Esses interneurônios, por sua vez, fazem sinapse nos MNI dos isquiotibiais, no corno ventral. Assim, essa parte do arco reflexo é dissináptica (ver Fig. 11.5). O interneurônio inibitório converte o estímulo excitatório do fuso muscular em inibição dos MNI flexores. A inervação excitatória dos MNI do extensor (agonista) e a inervação inibitória dos MNI do flexor (antagonista) exemplificam as inervações recíprocas, que constituem uma propriedade de todos os arcos reflexos espinais somáticos. Nesse contexto, a excitação do músculo esquelético é realizada por meio do estímulo de seus motoneurônios α. Em contraste, o relaxamento dos músculos esqueléticos é realizado por meio dos interneurônios inibitórios, de modo que o MNI não possa causar excitação do músculo.

Conforme observado, o reflexo de estiramento fásico é deflagrado por um estímulo altamente artificial. No entanto, existem **reflexos de estiramento tônico** que são deflagrados pelos estiramentos naturais impostos aos músculos por forças gravitacionais, durante a ação de manutenção da postura ereta normal. Os reflexos de estiramento tônico envolvem estímulos de longa duração e respostas prolongadas. Na manutenção da posição ereta, na verdade, há uma discreta oscilação para e a partir de direções opostas. Os músculos estirados por uma oscilação em uma direção irão se contrair de modo reflexo para nos trazer de volta à posição desejada. Esses reflexos de estiramento tônico permanecem continuamente ativos, mas sozinhos não são fortes o bastante para deflagrar uma contração reflexa fásica do músculo. Os motoneurônios em repouso somente podem ser trazidos para o nível de disparo reflexo por disparos altamente sincronizados em muitas fibras aferentes, como ocorre no reflexo do estiramento fásico. Por outro lado, os reflexos de estiramento tônico atuam aumentando a força da contração muscular apenas quando os próprios MNI α *já* estão ativos, como na manutenção da posição ereta.

A sensibilidade do fuso muscular – e, portanto, a sensibilidade do reflexo do estiramento aos aumentos do comprimento muscular – pode ser controlada pelo encéfalo. Conforme discutido no Capítulo 9, esse controle é uma função do sistema γ, que fornece inervação motora aos próprios fusos musculares. Durante o ato de sentar, por exemplo, a sensibilidade do reflexo do estiramento é diminuída pelo encéfalo, para impedir a deflagração de um reflexo, ainda que o comprimento do músculo quadríceps esteja aumentando.

Reflexo miotático invertido

Um segundo receptor muscular, que responde à tensão muscular (em oposição ao estiramento), é o órgão tendinoso de Golgi (OTG), localizado nos tendões, nas regiões próximas das junções com o músculo estriado. Embora a tensão muscular possa aumentar com o comprimento de um músculo, o aspecto significativo da tensão muscular aumentada é aquilo que resulta da *contração do músculo*. Os OTG são bastante sensíveis às elevações diminutas da tensão gerada até mesmo pela contração de apenas algumas das fibras constituintes de um músculo inteiro.

Assim como os fusos musculares, os OTG possuem conexões reflexas em MNI α na medula espinal. A estimulação dos aferentes do grupo Ib do OTG resulta no *relaxamento do músculo* no qual os receptores residem, e isso se deve à *inibição* dos MNI α apropriados. O efeito da estimulação do grupo Ib é referido como **inibição autogênica**, pois o músculo estimulado é aquele que é inibido. Note que o efeito do reflexo é o oposto daquele que segue à estimulação dos aferentes do grupo Ia.

As conexões reflexas estabelecidas pelos aferentes do grupo Ib nos MNI α envolvem interneurônios (ver Fig. 11.6). Um ramo de aferentes primários do grupo Ib faz sinapse em interneurônios inibitórios que, por sua vez, fazem sinapse em MNI α. E esses se projetam de volta para o músculo de origem aferente. O outro ramo

de aferentes do grupo Ib faz sinapse em interneurônios excitatórios que, por sua vez, fazem sinapse em MNI α inervadores de músculos antagonistas ao músculo de origem aferente. Dessa forma, o reflexo evocado pelos OTG causa relaxamento do agonista e contração do músculo antagonista. Mais uma vez, o princípio da inervação recíproca é utilizado. Entretanto, essas conexões são o inverso daquelas estabelecidas pelos aferentes dos fusos musculares. Por esse motivo, o reflexo mediado pelos OTG foi chamado de **reflexo miotático inverso**.

> ## Questão
>
> Compare e contraste os reflexos que surgem do fuso muscular e do OTG quanto à localização do receptor e à influência sobre os músculos.

Originalmente, o reflexo miotático inverso foi visto como sendo protetor por natureza: acreditava-se que evitava que o músculo desenvolvesse níveis potencialmente prejudiciais de tensão que pudessem resultar na ruptura do músculo ou do tendão. Os OTG, porém, são tão sensíveis à tensão da contração que o reflexo seria ativado muito antes de os níveis de tensão perigosos serem atingidos. Sendo assim, essas conexões reflexas devem atender a outras funções no comportamento motor normal. É possível que essas conexões atuem como um sistema de retroalimentação de tensão, contrabalanceando pequenas alterações na tensão por meio do aumento ou da diminuição da inibição dos motoneurônios (p. ex., durante a fadiga muscular). Especulou-se, ainda, que as conexões podem fornecer um mecanismo espinal de controle dos movimentos exploratórios. Quando as nossas mãos tocam um objeto pela primeira vez, por exemplo, a força muscular pode ser inibida pela ativação de OTG, com o intuito de suavizar esse contato.

Reflexo de flexão

Um estímulo nocivo aplicado subitamente à pele do braço ou da perna deflagra um movimento especificamente padronizado que é adaptado para afastar o membro do estímulo agressor. O exemplo clássico desse tipo de reação de defesa espinal é o **reflexo de flexão de retirada**, que é um reflexo bem mais complexo do que o do estiramento. O reflexo do estiramento limita sua descarga excitatória a apenas alguns segmentos da medula espinal. Em contraste, a descarga excitatória do reflexo de flexão nociceptivo é disseminada por muitos segmentos da medula espinal, de modo a deflagrar a flexão em todas as articulações de um membro. De fato, a descarga reflexa pode se disseminar por toda a extensão da maior parte da medula espinal. Isso é válido até mesmo quando o estímulo reflexo entra na medula espinal por duas raízes dorsais. Dessa forma, o sistema es-

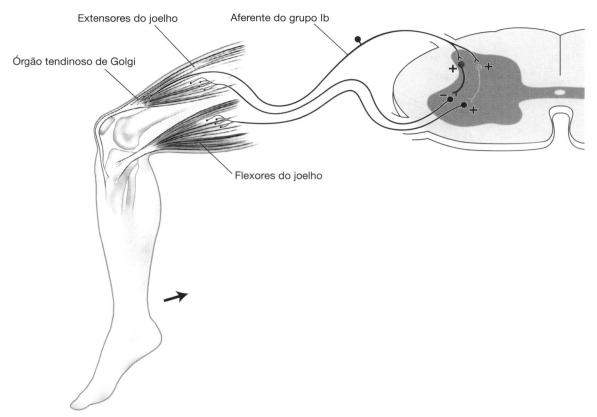

Figura 11.6 O reflexo miotático inverso deflagrado pelos órgãos tendinosos de Golgi. Essas conexões reflexas dissinápticas medeiam a inibição autogênica, assim denominada porque o músculo cuja tensão aumenta é aquele que é inibido (–).

pinospinal (propriospinal) é intensamente engajado no reflexo flexor.

A resposta integral ao reflexo da flexão é, na verdade, um reflexo de flexão com extensão do membro contralateral e envolve ambos os lados do corpo. A resposta reflexa é ilustrada por um indivíduo que pisa em um espinho com as pernas sustentando o peso de seu corpo. No lado estimulado, a perna é afastada do estímulo doloroso pela flexão de todas as articulações do membro (ver Fig. 11.7). O relaxamento dos músculos extensores antagonistas ocorre ao mesmo tempo que a contração do músculo flexor, de modo que a flexão do membro não é impedida pela contração do músculo extensor antagonista. Simultaneamente, no lado oposto, o membro é estendido e fornece sustentação para o peso corporal. Esses dois processos são discutidos a seguir.

A influência excitatória sobre os MNI flexores ipsilaterais e a influência inibitória sobre os MNI extensores ipsilaterais são mediadas por cadeias complexas de interneurônios que ajudam a determinar as propriedades associadas aos reflexos espinais multissinápticos. Essas duas propriedades são a divergência e a pós-descarga. Os circuitos interneuronais divergentes envolvem reciprocamente os MNI distribuídos ao longo dos segmentos medulares espinais L2-S2. Por isso, a perna é flexionada em todas as articulações. Isso envolve não só interneurônios intrassegmentares, como também neurônios intersegmentares do sistema espinospinal. Além disso, esses circuitos interneuronais estão organizados de modo a continuarem excitando e inibindo os motoneurônios, mesmo após a cessação de um estímulo doloroso. Essa descarga de resposta prolongada, cuja duração é maior que a do estímulo, é chamada pós-descarga. A pós-descarga garante que o membro permaneça afastado do estímulo doloroso mesmo após o término desse, para que os outros reflexos e ações do SNC consigam afastar totalmente o corpo do estímulo.

A pós-descarga resulta dos padrões de ligações sinápticas estabelecidos por grupos de interneurônios no centro reflexo. Um padrão é caracterizado pelo estímulo que chega a um MNI por meio de vias contendo diferentes números de interneurônios (ver Fig. 11.8). O sinal induzido pelo estímulo é retardado em cerca de 0,5 ms em cada sinapse. Assim, os sinais que passam por interneurônios sucessivos atingem o motoneurônio, um a um, após variados períodos de atraso. A pós-descarga também ocorre como resultado de retroalimentação positiva, em que a resposta de um circuito interneuronal realmente para reexcitar o mesmo circuito. A duração da pós-descarga depende da intensidade do estímulo

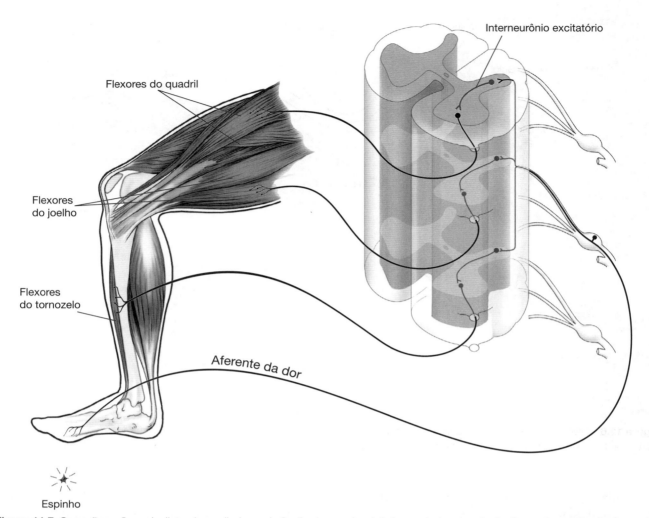

Figura 11.7 Conexões reflexas ipsilaterais mediadoras da flexão do membro inferior em todas as articulações após a estimulação nociva do pé.

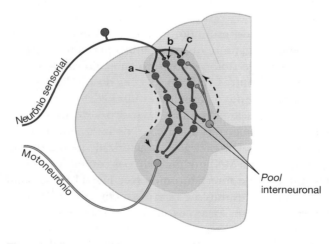

Figura 11.8 Possível arranjo dos neurônios no conjunto interneuronal responsável pela pós-descarga. O aferente primário ativa simultaneamente as vias a, b e c, porém, cada via contém números diferentes de interneurônios antes de alcançar o MNI. Cada sinapse na via retarda em cerca de 0,5 ms a chegada da atividade no MNI.

doloroso. Um estímulo fraco praticamente não causa pós-descarga, enquanto a pós-descarga deflagrada por um estímulo forte pode durar vários segundos. A flexão da perna ipsilateral é acompanhada da extensão da perna oposta, conforme já descrito. Isso é chamado de **reflexo extensor cruzado**. O reflexo extensor cruzado é adequadamente uma parte do reflexo de retirada, pois não só sustenta o corpo durante a flexão e retirada do membro ipsilateral, como também pode afastar o corpo do estímulo prejudicial. O componente extensor cruzado do reflexo de retirada é mediado por interneurônios que atravessam para o lado oposto da medula espinal. Esses interneurônios que se projetam contralateralmente influenciam os MNI flexores e extensores, todavia em um padrão oposto àquele do lado ipsilateral da medula: os motoneurônios extensores são excitados e os motoneurônios flexores, inibidos (ver Fig. 11.9). Como a extensão do membro oposto começa apenas depois de o membro estimulado ter começado a flexionar, há envolvimento de um número ainda maior de interneurônios.

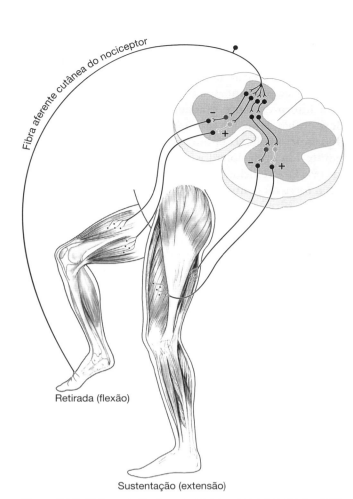

Figura 11.9 Reflexo de flexão em retirada com extensão cruzada. Os interneurônios que atravessam para o lado oposto da medula espinal excitam (+) motoneurônios extensores e inibem (−) motoneurônios flexores, resultando na extensão da perna oposta.

Entretanto, esses interneurônios estão organizados de tal forma que a descarga cria uma pós-descarga após ser disseminada intersegmentalmente.

O padrão exato de reflexo de flexão em retirada de um membro varia, dependendo da parte do membro que foi estimulada. Essa variação é chamada de sinal local. Desse modo, com um estímulo doloroso no interior do braço, a resposta incluirá certo grau de abdução, além da flexão do braço. A estimulação da superfície lateral do braço produz um pouco de adução com flexão. O sinal local é de fato uma relação espacial fixa entre o *locus* de um estímulo e o conjunto de músculos em particular e a força com que esses contraem. Além das influências oriundas da periferia, como a intensidade e localização do estímulo (sinal local), o reflexo de flexão espinal também pode ser modificado por controle suprassegmentar. A intensidade da resposta pode ser alterada por hipnose e por um estado de alerta ou apreensão.

> **Questão**
>
> O reflexo de flexão e o reflexo extensor cruzado muitas vezes ocorrem juntos. Explique o circuito que possibilita a operação simultânea desses dois reflexos e a importância funcional desse arranjo.

Adaptabilidade dos reflexos. Quando um estímulo nocivo é aplicado, a resposta apropriada é o afastamento em relação a esse estímulo. Isso frequentemente envolve flexão e, portanto, o reflexo de flexão de retirada. No entanto, em alguns casos, a resposta apropriada é a extensão. Considere, por exemplo, um estímulo nocivo aplicado na parte frontal da coxa, em que a perna se afastaria do estímulo e, portanto, seria estendida. Isso ilustra o fato de o reflexo de flexão de mediação espinal não ser o único reflexo deflagrado por um estímulo nocivo.

Outros reflexos

Os reflexos de estiramento e flexão usam apenas a divisão somática do sistema nervoso – sendo, portanto, **reflexos somatomotores**. Esses reflexos são iniciados por receptores somáticos existentes na parede corporal (exteroceptores e proprioceptivos) e resultam na contração dos músculos esqueléticos (estriados, voluntários, somáticos). Em contraste, os **reflexos visceromotores** (ver Fig. 11.10) estão confinados à divisão autônoma do sistema nervoso (SNA). Os receptores estão situados nas vísceras e os PA são conduzidos para o SNC ao longo do componente aferente visceral geral dos nervos espinais. Essas fibras fazem sinapse em células motoras autônomas da coluna celular intermediolateral, cujos axônios pré-ganglionares então saem do SNC, pela raiz ventral, e fazem sinapse em um gânglio autônomo. O axônio pós-ganglionar passa para a víscera-alvo e termina em uma estrutura efetora. Um exemplo de reflexo visceromotor espinal é a regulação do tônus da musculatura da bexiga (ver Cap. 12). Outros reflexos visceromotores incluem a participação do componente parassimpático troncocefálico do SNA. Um exemplo é a alteração da pressão arterial e da frequência cardíaca em consequência de alterações no seio carótico e no arco aórtico.

A atividade autônoma está estreitamente relacionada com a somática. Os motoneurônios autônomos podem ser ativados por sinais sensoriais viscerais oriundos de receptores localizados em órgãos. Além disso, os MNI somáticos podem ser ativados por receptores localizados em órgãos viscerais. Os **reflexos somatoviscerais** são compostos por aferentes somáticos e eferentes viscerais. O reflexo pilomotor é um exemplo. O resfriamento da superfície corporal é detectado pelos termorreceptores da pele. A resposta reflexa é mediada pelas fibras da di-

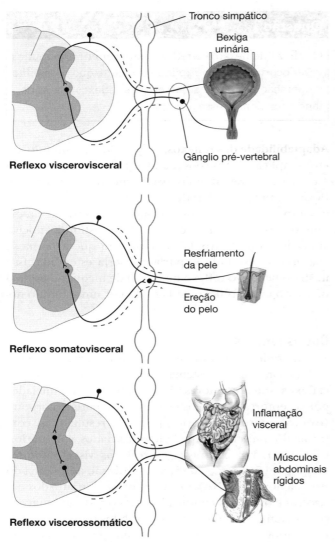

Figura 11.10 Reflexos que envolvem as divisões autônoma e somática do sistema nervoso.

visão simpática do SNA e consiste na ereção dos pelos corporais, para aumentar a superfície de isolamento. A resposta dos vasos sanguíneos às alterações de temperatura constitui outro exemplo de reflexo somatovisceral. Os **reflexos viscerossomáticos** usam as divisões autônoma e somática do sistema nervoso, respectivamente, como membros aferente e eferente do arco reflexo. Um exemplo desse tipo de reflexo é a rigidez muscular da parede abdominal resultante da inflamação aguda em vísceras abdominais. Esses reflexos também são discutidos no Capítulo 12.

CONEXÕES CLÍNICAS

Avaliação clínica dos reflexos

Vários reflexos podem ser deflagrados no exame neurológico. Três aspectos da função reflexa são avaliados. Em primeiro lugar, o reflexo está presente ou ausente? Diante da impossibilidade de deflagrar o reflexo, emprega-se o termo **arreflexia**. Em segundo lugar, se o reflexo está presente, seu **estado** foi alterado? Isso envolve a interpretação e **gradação dos reflexos**. O clínico deve avaliar a força do estímulo mínimo necessário para deflagrar o reflexo e, em seguida, avaliar três componentes inter-relacionados da contração muscular resultante: (1) a velocidade da contração e do relaxamento; (2) a força da contração; e (3) o grau de encurtamento. Quando o reflexo é menos ativo que o normal, emprega-se o termo **hiporreflexia**, e quando o reflexo é exagerado, o termo empregado é **hiper-reflexia**. O terceiro aspecto da função reflexa a ser avaliado é a presença ou ausência de reflexos patológicos. Um **reflexo patológico** é definido como um reflexo que normalmente não ocorre em pacientes da mesma faixa etária do paciente examinado. Alguns desses reflexos têm importância funcional ou diagnóstica. Dois exemplos normalmente expressos em bebês, mas não em adultos, são o reflexo (sinal) de Babinski e a resposta de pisar (reflexo da marcha), discutida na próxima seção.

Reflexos de estiramento dos isquiotibiais, ligamento cruzado anterior e estabilidade do joelho

Os músculos isquiotibiais (semitendíneo, semimembranáceo e cabeça longa do bíceps femoral) exercem papel decisivo na manutenção da estabilidade do joelho. Esses músculos protegem diretamente o ligamento cruzado anterior (LCA) contra rupturas, sob condições fisiológicas normais. Do ponto de vista mecânico, o LCA evita que o fêmur deslize posteriormente sobre a tíbia, prevenindo, assim, a hiperextensão do joelho. Quando o joelho está moderadamente hiperestendido e ocorre um deslocamento anterior excessivo da tíbia, os músculos isquiotibiais são estirados; desse modo, estiram seus contingentes de fusos musculares e deflagram os reflexos de estiramento dos isquiotibiais. Os músculos isquiotibiais em contração aplicam uma força posteriormente dirigida na tíbia proximal, que limita seu deslocamento anterior e, dessa forma, alivia a tensão sobre o LCA.

Dois reflexos de estiramento dos isquiotibiais são deflagrados. Primeiro, ocorre uma resposta de latência curta (RLC) monossináptica por consequência das terminações primárias dos fusos musculares e aferentes do grupo Ia. Ocorre então uma segunda resposta, mais tardia, que é chamada de resposta de latência média (RLM). Trata-se de um reflexo polissináptico que é mediado por terminações secundárias do fuso muscular e aferentes do grupo II. Além disso, foi demonstrada a existência de um terceiro reflexo dos isquiotibiais, que é deflagrado pelo estiramento mecânico do próprio LCA. O LCA contém vários mecanorreceptores, incluindo os corpúsculos de Golgi e de Pacini. A estimulação mecânica direta intraoperatória (durante a artroscopia) do LCA deflagra reflexos dos isquiotibiais de latências curta e média. A origem desses reflexos nos mecanorreceptores do LCA é demonstrada pelo fato de a injeção de um anestésico local no LCA resultar em diminuição significativa da resposta reflexa. Embora esse reflexo do LCA-isquiotibiais direto contribua para os reflexos de estiramento de RLC e RLM, essa contribuição é modesta.

Questão

Como a resposta reflexa do músculo tríceps seria modificada se a raiz dorsal transmissora da informação sensorial oriunda desse músculo fosse transeccionada? E se o conjunto de motoneurônios α ou o nervo eferente fosse transeccionado?

Esses reflexos do isquiotibial são diferencialmente afetados após a ruptura e sucessivos reparos cirúrgicos bem-sucedidos do LCA. A RLC não é afetada, porém a RLM sofre aumento significativo da latência. Esse aumento da latência tem sido interpretado como sendo significativo da ocorrência de diminuição da excitabilidade da RLM, em decorrência de uma alteração no circuito reflexo polissináptico junto à medula espinal.

Após a ruptura do LCA e sucessivos reparos bem-sucedidos, a estabilidade do joelho diminui em relação à estabilidade de um joelho sadio. Além disso, um grupo de pacientes com essa condição se queixa de uma sensação subjetiva de instabilidade do joelho, referida como fenômeno de "retirada" (*giving-way*), enquanto um segundo grupo não apresenta queixas. De modo significativo, a extensão da instabilidade do joelho é a mesma nesses dois grupos de pacientes. Uma diferença existente entre ambos é o aumento da duração da latência até o início da RLM, após a translação tibial anteroposterior, em pacientes posicionados em pé sustentando todo o peso corporal. A RLM apresenta uma latência significativamente mais longa em pacientes que manifestam o fenômeno da retirada, em comparação aos pacientes que não desenvolvem esse fenômeno.

A questão terapêutica importante, então, é se essa latência pode ser reduzida com fisioterapia. A excitabilidade da RLM polissináptica pode ser aumentada? É possível que sim. Uma fisioterapia apropriada pode aumentar a atividade do sistema motor γ ao provocar alterações em seu controle suprassegmentar. Causando respostas maiores das terminações de fuso secundárias e aumentando a atividade dos aferentes do grupo II, a atividade γ intensificada resultaria em uma excitabilidade aumentada do reflexo do estiramento dos isquiotibiais de RLM.

TRATO PIRAMIDAL

Apresentação clínica

Você trabalha em um hospital de uma pequena comunidade rural que presta atendimento de emergência e serviços de reabilitação. Você encontrou Laura Wolinsky pela primeira vez na unidade de terapia intensiva (UTI). Ela lesionou a medula espinal ao se acidentar enquanto esquiava. Você a tratou por alguns dias, durante a recuperação inicial da estabilização cirúrgica da coluna espinal. Naquele momento, os membros inferiores dela estavam flácidos. Laura então foi transferida para uma unidade regional de reabilitação de lesões medulares espinais, para ser internada para reabilitação. Decorridos 4 meses, ela retornou ao hospital onde você trabalha para se submeter à reabilitação ambulatorial. Dessa vez, os membros inferiores dela estavam hiper-reflexivos (exibiam espasticidade) e as pernas tendiam a seguir padrões de flexão, com a estimulação leve do pé. Ao ler esta seção, considere os seguintes aspectos:

- Qual é o mecanismo que fez os membros da Laura a princípio ficarem flácidos e, posteriormente, hiper-reflexivos?
- Qual é o intervalo de tempo em que essas alterações ocorrem?
- Quais são os tipos de intervenções disponíveis para a espasticidade?

Por definição histórica, o **trato piramidal** é uma entidade anatômica: consiste nas fibras que se originam no córtex cerebral e descem longitudinalmente pelas pirâmides do bulbo para chegar à medula espinal – daí o nome. (Embora os axônios do trato piramidal surjam a partir das grandes células piramidais do córtex cerebral, o trato não recebeu sua denominação em função dessas células.) Lembre-se do exposto no Capítulo 2, que a substância branca de cada hemisfério é constituída por fibras de associação, comissurais e de projeção. Lembre ainda de que, conforme explicado no Capítulo 7, os neurônios piramidais (que são os mais numerosos do neocórtex e foram assim denominados em função de seu formato) são os principais neurônios de projeção eferente do córtex cerebral. Por esse motivo, as fibras que saem do córtex cerebral e terminam em outra área cortical ou em uma estrutura subcortical são predominantemente os axônios dos neurônios piramidais.

Neste texto, iremos aderir a essa definição histórica – acrescentando uma função de acordo com a nossa definição de "trato". O trato piramidal é um trato de MNS originário do córtex cerebral, que termina na medula espinal e regula a atividade dos MNI medulares espinais no decorrer do controle do movimento voluntário. O termo

trato corticospinal é sinônimo de trato piramidal. Existe um equivalente funcional do trato piramidal que controla os MNI dos núcleos motores de nervo craniano junto ao tronco encefálico. Esse equivalente é o **trato corticobulbar**, assim denominado porque no passado o tronco encefálico já foi referido como bulbo. O trato corticobulbar é discutido no Capítulo 14.

No ser humano, cerca de 60% dos axônios do trato piramidal são oriundos do córtex motor primário que constitui a massa do giro pré-central, a área 4 de Brodmann. A área 4 contém a **lâmina piramidal interna (córtex)**, que origina os maiores axônios mielinizados (com diâmetros entre 9 e 22 mm) do trato piramidal; eles apresentam a maior velocidade de condução e, no entanto, representam apenas pouco mais que 3% do número total de axônios existentes no trato. O restante dos axônios do trato piramidal tem origem no **córtex pré-motor**, localizado na superfície hemisférica lateral (área 6 de Brodmann); no **córtex motor suplementar**, localizado na superfície do hemisfério medial (área 6); e no giro pós-central (áreas 3, 1 e 2 de Brodmann). Apesar de classificarmos as áreas 3, 1 e 2 como córtex somatossensorial primário, elas são importantes como fonte de MNS do trato piramidal. Além disso, existem as contribuições límbico-motoras do giro cingulado.

Os axônios do trato piramidal saem do córtex agrupados em ordem somatotópica, conforme mostra a Figura 11.11. Esses axônios descem pela **coroa radiada** e entram na cápsula interna, onde permanecem confinados a uma região compacta na metade do membro posterior da cápsula (ver Fig. 11.12). A organização somatotópica do trato piramidal, em sua descida pelo tronco encefálico, é essencialmente desconhecida. Ao entrarem no mesencéfalo, as fibras piramidais são distribuídas aproximadamente no terço médio dos pedúnculos cerebrais (*crus cerebri*). Cada pedúnculo cerebral contém cerca de 21 milhões de axônios, dos quais apenas um milhão seguem para dentro da pirâmide ipsilateral e formam o trato corticospinal. A maioria dos outros axônios descendentes em cada pedúnculo cerebral termina na ponte (núcleos pontinos). As fibras corticobulbares descendentes também estão localizadas no pedúnculo cerebral. Junto à ponte, as fibras do trato piramidal se dividem em um número mais ou menos discreto de feixes de tamanhos variáveis, conhecidos como fibras longitudinais da ponte. Essas fibras então são remontadas na aproximação do bulbo e, junto a este, aparecem superficialmente posicionadas como **pirâmides** do bulbo.

> **Questão**
>
> As fibras do trato piramidal originam-se no córtex cerebral e, então, seguem vias específicas ao longo do tronco encefálico, até a medula espinal e outros destinos. Por enquanto, você precisa ser capaz de descrever a localização dessas fibras em sua descida a partir do córtex. Especificamente, diferencie as vias percorridas pelo trato corticospinal lateral (TCSL) e pelo trato corticospinal anterior (TCSA).

Tratos corticospinais

No nível mais caudal do bulbo, a maioria (75-90%) das fibras do trato corticospinal se cruzam na decussação piramidal (ver Fig. 11.13). O percentual de fibras que cruzam não só varia de um indivíduo para outro como também o número de axônios que decussam a partir de cada lado é mais frequentemente assimétrico. As fibras que cruzam continuam sua descida pela medula espinal, como **trato corticospinal lateral (TCSL)**. O menor contingente de axônios não cruzados desce em forma de **trato corticospinal anterior (ou ventral) (TCSA)**. Por causa da assimetria típica do número de fibras oriundas de cada lado que cruzam, o tamanho desses sistemas de fibras descendentes em cada lado da medula espinal geralmente é variável.

O TCSL está localizado na porção dorsal do funículo lateral. Seus axônios estão tão extensivamente disper-

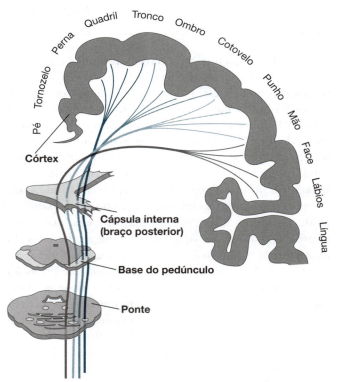

Figura 11.11 Organização somatotópica do sistema piramidal desde a sua origem, no giro pré-central, até o membro posterior da cápsula interna. Note como as fibras se torcem na descida em direção à cápsula interna.

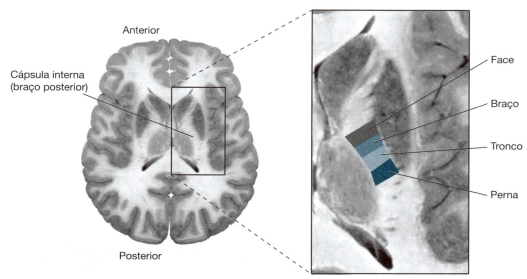

Figura 11.12 Trajetória do trato corticospinal lateral ao longo do braço posterior da cápsula interna.

sos pela medula espinal que muitas lesões, sejam cirúrgicas ou patológicas, tendem a danificar numerosos axônios do TCSL. O trato estende-se caudalmente no funículo lateral, rumo ao segmento sacral mais caudal. Os axônios do TCSL exibem uma distribuição diferencial ao longo da extensão longitudinal da medula espinal.

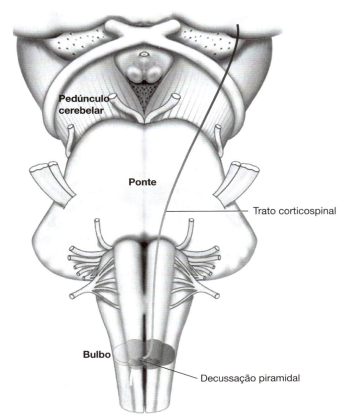

Figura 11.13 Decussação do trato corticospinal (piramidal) no bulbo caudal.

A maioria dos axônios (55%) termina em níveis cervicais e a massa desses, junto à expansão cervical. Esse tipo de padrão de inervação subestima a extensão em que o trato corticospinal (e, evidentemente, o próprio córtex motor) enfoca a inervação de uma única estrutura motora – a mão. O segundo grupo mais amplo de axônios (25%) termina nos níveis lombossacrais inervadores de membro inferior, enquanto os 20% restantes termina nos níveis torácicos que inervam o tronco.

Os axônios do TCSA não cruzado ocupam uma área do funículo ventral adjacente à fissura mediana anterior. As fibras do TCSA se estendem apenas para os níveis torácicos da medula, contribuindo para a regulação do pescoço, tronco e membros superiores proximais. A maioria dessas fibras cruza junto à comissura branca anterior, nos segmentos espinais cervicais, para influenciar a atividade dos MNI contralaterais.

Os axônios do trato corticospinal influenciam os MNI diretamente, quando o acesso cortical ao MNI é monossináptico, ou indiretamente via interneurônios do corno ventral, quando o acesso cortical é polissináptico. Os diferentes modos de terminação (direto *versus* indireto) são empregados para alcançar terminações funcionais distintas. Um não é mais importante do que outro, mas apenas diferente. As terminações diretas ocorrem nos motoneurônios que inervam as musculaturas proximal e distal, todavia estão mais densamente distribuídas para os MNI cervicais inferiores que inervam os músculos da mão localizados no corno ventral dorsolateral. Essas conexões **corticomotoneuronais** diretas surgem da lâmina piramidal interna (córtex) do córtex motor primário e proporcionam um controle seguro, preciso e rápido sobre a atividade do MNI. Elas são responsáveis pelos movimentos independentes dos dedos da mão. Além de terminarem diretamente nos MNI α, os axônios do trato piramidal também terminam nos motoneurônios γ que inervam as fibras intrafusais dos fusos musculares. Conforme observado no Capítulo 9, os motoneurônios α e γ que inervam o mesmo músculo são coativados.

A vasta maioria dos axônios corticospinais faz conexões indiretas, realizando sinapse primeiro nos interneurônios da substância cinzenta intermediária, em vez de nos próprios motoneurônios. Estabelecer a via de controle por meio de uma rede interneuronal propicia um modo de regulação mais difuso que, todavia, provavelmente também apresenta maior grau de integração. Esta seria pertinente à atividade de uma gama maior de grupos musculares e contribui para a mediação de movimentos multiarticulares, como ocorre na caminhada e no ato de alcançar. Do mesmo modo, ao ter sua rota traçada por meio dos interneurônios, o estímulo corticospinal dirigido aos MNI pode ser integrado a outros tipos de influências descendentes e segmentares que também encontram o conjunto interneuronal. Muitos desses interneurônios estão intercalados em vias reflexas que, por sua vez, influenciam os motoneurônios α e γ.

Por fim, um pequeno número de axônios (menos numerosos em primatas não humanos) termina no corno dorsal da medula espinal. Essas fibras do trato piramidal têm origem no córtex sensorial primário do giro pós-central. Atuam influenciando a transmissão da informação sensorial por meio dos neurônios do corno dorsal.

Para resumir, apesar da existência de um substrato automático na medula espinal, as respostas motoras não se restringem a essa automatização. Ao facilitar ou inibir os interneurônios, o córtex motor primário exerce uma ampla gama de influências sobre a via comum final e, portanto, sobre as contrações musculares que ocorrem. Esse sistema de automatização possibilita a existência de padrões complexos de comportamento motor, apesar do fato de o substrato ser automático.

As lesões que afetam o trato piramidal usualmente atuam de forma conjunta com o envolvimento de outros tratos e sistemas, impossibilitando a definição do conjunto de déficits representativos dos sinais verdadeiros do trato piramidal. Exemplificando, um acidente vascular encefálico (AVE) envolvendo o braço posterior da cápsula interna interromperia não só as fibras do trato piramidal, como também uma variedade de outros sistemas de fibras descendentes a partir do córtex cerebral. Uma lesão desse tipo poderia incluir as projeções corticoestriada, corticotalâmica, corticopontina e corticorreticular, a partir das quais se originam as projeções reticulospinais. O único sítio do SNC onde uma lesão de ocorrência natural poderia seletiva e totalmente danificar o trato piramidal é o bulbo, onde as pirâmides bulbares ocupam a superfície ventral. Nenhuma lesão desse tipo

foi relatada na literatura clínica, pelo menos que seja de nosso conhecimento, com a devida confirmação histológica de que, realmente, todos os axônios descendentes nas pirâmides sofreram interrupção bilateral. Isso não significa que não há relatos de lesões confinadas primariamente, ou até mesmo totalmente, às pirâmides bulbares em seres humanos. Apenas jamais houve confirmação de que esse tipo de lesão tenha interrompido bilateralmente todas as fibras do trato piramidal. Se apenas algumas fibras permanecerem intactas, é possível que uma parte da capacidade de controle voluntário dos membros sobreviva. Em consequência, os pesquisadores passaram a produzir lesões cirúrgicas discretas e verificadas no sistema piramidal de primatas não humanos.

> ### Questão
> Qual é a importância de ter um sistema automatizado para controlar o movimento, quando o próprio movimento é bastante flexível?

Em um de nossos mais citados estudos dessa natureza, as pirâmides bulbares de macacos foram bilateralmente seccionadas, em um procedimento chamado de **piramidectomia** bilateral. Um dos déficits iniciais primários observados foi uma paresia ou paralisia hipotônica, ou flácida. Com o tempo, a hipotonia cedeu lugar a um conjunto do que foram considerados déficits permanentes, constituídos por três elementos: redução da velocidade do movimento, discreto enfraquecimento muscular acompanhado de uma fácil fatigabilidade dos músculos e perda da capacidade de **movimentos fracionados** da mão (i. e., os macacos perderam a capacidade de realizar movimentos independentes com os dedos das mãos). Entretanto, houve preservação considerável do movimento voluntário, mostrando que um trato piramidal intacto não é essencial para os movimentos voluntários, mas apenas para a velocidade, agilidade e fracionamento desses movimentos. Não houve paresia resistente e nenhuma espasticidade foi observada, seja inicialmente ou como sequela permanente. Esses achados pareceram desafiar diretamente o ensino clínico, que sempre considerou a paralisia, paresia e espasticidade como representativas dos sinais cardinais do dano ao trato piramidal. Como a espasticidade é um aspecto de tamanha importância e complexidade, esse assunto será discutido posteriormente, em uma seção à parte.

Após as lesões incompletas no trato piramidal, a recuperação do movimento voluntário costuma seguir um padrão característico. Os movimentos grosseiros envolvendo os músculos proximais são recuperados em maior grau do que os movimentos finos mediados pelos músculos distais. Os movimentos isolados dos dedos da mão frequentemente são perdidos de maneira permanente.

A recuperação da função locomotora após uma lesão medular espinal crônica é mediada pelas fibras do trato piramidal preservadas.

Controle suprassegmentar dos reflexos

Os reflexos podem ser modificados empregando-se o controle suprassegmentar em diversas circunstâncias. Quando você segura uma panela com água fervente, por exemplo, a resposta de retirada normal (reflexo de flexão) ao respingar água em sua mão pode resultar no derramamento da água quente. O reflexo da retirada pode ser totalmente suprimido via modulação supraspinal, por meio do seu conhecimento da presença de uma criança pequena que esteja em pé, ao seu lado. Os estados de motivação e atenção geral, assim como o sono, podem determinar não só a ocorrência de um reflexo, como seu padrão inteiro. Em algumas pessoas, a intensidade até do mais simples de todos os reflexos pode ser modificada pelo esforço consciente.

O pré-requisito para um **controle supraspinal** (também denominado **controle suprassegmentar**) é que as estruturas encefálicas controladoras dos reflexos recebam obrigatoriamente informação sobre os eventos neurais ocorridos no centro reflexo. Dessa forma, uma parte da informação que ascende pelos tratos longos da medula espinal e do tronco encefálico é oriunda dos componentes interneuronais do arco reflexo e possibilita que essas estruturas suprassegmentares monitorem continuamente a atividade ocorrida nos centros reflexos. As estruturas suprassegmentares podem controlar a intensidade da inibição, a intensidade da excitação ou o equilíbrio entre excitação e inibição existente no conjunto interneuronal. Exemplificando, vários estímulos periféricos são potencialmente capazes de deflagrar uma resposta flexora em um membro. Entretanto, apenas os estímulos dolorosos (nocivos) fortes são normalmente efetivos. Isso ocorre porque o centro reflexo espinal do arco reflexo de flexão costuma ser mantido em estado inibido pelo tronco encefálico, por meio da **via inibitória descendente tônica (VIDT)**. Desse modo, apenas os estímulos nocivos são fortes o bastante para evocar o reflexo de flexão (ver Fig. 11.14). Quando a medula espinal é danificada, esse controle inibitório descendente pode ser perdido, de tal modo que até mesmo a estimulação cutânea inofensiva da coxa pode resultar em um reflexo de flexão intenso (ver Choque medular e surgimento da espasticidade).

Uma variedade de estruturas suprassegmentares exerce controle sobre os reflexos, incluindo a formação reticular do tronco encefálico, cerebelo e córtex cerebral. De modo significativo, cada uma dessas estruturas exerce um tipo de controle diferente sobre a atividade reflexa. Assim, ao testar os reflexos medulares espinais em um exame neurológico, o clínico pode ser capaz de determinar qual dessas estruturas foi danificada, de acordo com a natureza da alteração em um padrão de reflexo específico.

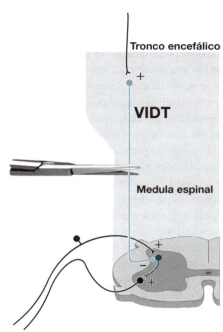

Figura 11.14 Controle suprassegmentar da via do reflexo de flexão. A via inibitória descendente tônica (VIDT) está continuamente ativa e normalmente inibe (–) os interneurônios mediadores do reflexo de flexão. As células de origem da VIDT estão no tronco encefálico inferior e recebem estímulo excitatório (+) contínuo. A transecção da medula espinal elimina a influência da VIDT e aumenta a atividade excitatória dos interneurônios do reflexo de flexão. Assim, os pacientes paraplégicos exibem respostas de reflexo de flexão exageradamente ativas e podem desenvolver uma postura crônica de flexão.

> ### Questão
> Eis uma questão para expandir a sua mente! Algumas fibras corticospinais fazem conexões diretas, enquanto outras fazem conexões indiretas. Você consegue relacionar esse aspecto organizacional aos seguintes conceitos: fracionamento do movimento, regulação de músculos multiarticulares, controle supraspinal dos movimentos e capacidade dos seres humanos de produzir movimentos voluntários novos?

Espasticidade e reflexos de estiramento

A **espasticidade**, que muitas vezes acompanha o dano ao MNS, é um dos distúrbios mais desconcertantes entre todos os distúrbios associados ao dano ao sistema nervoso. O desenvolvimento da espasticidade ocorre comumente em distúrbios clínicos, como o acidente vascular encefálico, esclerose múltipla e lesão medular espinal. Imediatamente após a lesão de MNS no hemisfério cerebral, tronco encefálico ou medula espinal, os membros afetados em geral não apresentam tônus muscular (flacidez) e os reflexos de estiramento diminuem ou desaparecem totalmente. Após um período de tempo variável (semanas, dias ou horas, em alguns casos), o tônus muscular nos membros afetados retorna gradualmente e, de forma típica, excede ao tônus existente no lado menos afetado. Os reflexos de estiramento são exagerados e o membro apresenta uma aumentada resistência velocidade-dependente ao estiramento passivo. Considera-se então que os membros afetados estão apresentando espasticidade.

Apesar de sua importância decisiva na prática clínica, a espasticidade não é definida de maneira consistente. Em uma de suas definições mais aceitas – que é a adotada neste livro –, a espasticidade é um "distúrbio motor, caracterizado por um aumento velocidade-dependente dos reflexos de estiramento tônico (tônus muscular), com espasmos tendinosos exagerados, e resultante da hiperexcitabilidade do reflexo de estiramento, além de ser um componente da síndrome do MNS" (Lance, 1980, p. 485). Entretanto, essa definição não é absolutamente a única empregada na literatura e muitos autores usam o termo *espasticidade* sem defini-lo de maneira explícita. Além disso, essa definição de espasticidade aplica-se somente a um indivíduo em um estado passivo, ainda que o termo por vezes seja utilizado também na prática clínica, no contexto de movimento voluntário (p. ex., marcha espástica).

A base fisiopatológica da espasticidade é conhecida apenas parcialmente. A condição era tradicionalmente considerada um sinal piramidal (implicando o envolvimento do trato piramidal ou corticospinal). Entretanto, as lesões seletivas do TCS ou córtex motor primário levam mais frequentemente ao desenvolvimento de hipotonicidade, em oposição à espasticidade. É provável que as causas primárias da espasticidade sejam o dano às projeções corticais para áreas troncocefálicas que enviam projeções motoras à medula espinal (como ocorre no acidente vascular encefálico que afeta o córtex motor ou a cápsula interna) e/ou o dano às vias motoras troncocefálicas descendentes para a medula espinal (como ocorre na lesão medular espinal). Esse tipo de dano resulta no processamento anormal de influências suprassegmentares e, em especial, dos estímulos reticulospinais, levando a uma excitabilidade aumentada na medula espinal e ao comprometimento do sistema interneuronal. Na espasticidade de origem medular espinal, foi demonstrada uma diminuição dos níveis de aminoácidos inibitórios (em particular, de GABA e glicina) que resulta na "inibição" pré-sináptica e dissináptica dos interneurônios, com consequente desinibição espinal.

Em resumo, fundamentalmente, a espasticidade é um fenômeno central que resulta em hiperexcitabilidade dos reflexos de estiramento e, portanto, em uma responsividade aumentada do músculo ao estiramento passivo. Também referida como *hipertonia espástica*, essa condição resulta do processamento anormal do estímulo proprioceptivo e da atividade aumentada dos motoneurônios α que inervam determinados músculos em particular. É provável que isso surja a partir de um limiar de ativação diminuído para os motoneurônios α, secundário às adaptações desses neurônios em resposta à perda de estímulos supraspinais oriundos do tronco encefálico/córtex motor e às alterações da atividade interneuronal medular espinal. Dessa forma, são grandes as alterações ocorridas junto à rede sináptica do corno ventral da medula espinal em resposta à perda de estímulos supraspinais que originam a espasticidade.

Questão

A espasticidade é definida como uma resposta velocidade-dependente ao estiramento. Qual é a implicação dessa definição no papel do sistema sensorial na expressão da espasticidade?

A espasticidade é apenas um entre vários sinais importantes de distúrbios de MNS. Pode ser acompanhada de outros sinais, como um reflexo de Babinski positivo, o efeito do canivete e o clônus (todos discutidos adiante). Além das anormalidades diretamente relacionadas ao sistema neurofisiológico, é cada vez mais evidente que a espasticidade pode ser influenciada por alterações secundárias no músculo e tendão que se seguem ao dano ao SNC. De modo específico, ocorrem alterações no número de sarcômeros, alterações fibróticas junto aos músculos e alterações nas propriedades viscoelásticas do tendão. Além disso, as fibras musculares frequentemente sofrem encurtamento, e isso dificulta um relaxamento completo. Todas essas alterações podem influenciar a responsividade do músculo ao estiramento. Por fim, é preciso notar que a espasticidade, um sinal positivo dos distúrbios de MNS (ver Cap. 8), muitas vezes é acompanhada de enfraquecimento, perda da destreza e incapacidade de fracionamento do movimento (sinais negativos de distúrbios do MNS). Apesar dos esforços para ligar a espasticidade a esses sinais negativos e déficits funcionais, não há evidências que se aproximem de alguma relação.

A espasticidade associada a uma condição não é necessariamente a mesma espasticidade associada a outra condição, seja em termos de aparência ou quanto à resposta a agentes farmacológicos. Na lesão da medula espinal, por exemplo, pode ocorrer espasticidade em muitos músculos correspondentes aos miótomos situados abaixo do nível da lesão, afetando potencialmente os flexores e extensores. No acidente vascular encefálico, nem todos os músculos dos membros afetados apresentam espasticidade, de modo que há tipicamente uma resistência aumentada ao estiramento passivo do músculo em *apenas uma única direção*. A espasticidade associada ao acidente vascular encefálico em geral afeta seletivamente os **músculos antigravitacionais**, como por exemplo os flexores do cotovelo, punho e dedos, e os extensores do quadril e do joelho. Além disso, a resposta de espasticidade aos agentes farmacológicos depende do sítio e da natureza do dano ao SNC.

Por fim, embora a espasticidade seja frequentemente a manifestação mais evidente do dano ao SNC, pode não ser o problema mais significativo enfrentado pelo indivíduo com lesão de MNS. Esse aspecto foi demonstrado da forma a seguir. Os axônios pequenos, como os axônios dos motoneurônios γ, são mais sensíveis aos anestésicos locais do que os axônios grandes, como aqueles dos MNI α. Assim, é possível (com uma dose de anestésico local devidamente titulada) bloquear de modo seletivo os motoneurônios γ em um nervo periférico. Esse bloqueio anestésico dessensibiliza os fusos musculares e deprime os reflexos de estiramento. Quando esse processo é usado em casos de pacientes com espasticidade, esta é atenuada com os reflexos de estiramento hiperativos; contudo, o desempenho motor comprometido (sinais negativos) resultante da paresia não melhora e pode até piorar. Isso sugere que a espasticidade por si só não é o sintoma mais problemático.

Choque medular e surgimento da espasticidade

Quando o MNS é danificado, a espasticidade não surge imediatamente. Em vez disso, a resposta inicial ao dano é clinicamente descrita como de flacidez; a espasticidade pode se desenvolver com o passar do tempo. É possível que o paciente permaneça em um estado de flacidez, a espasticidade pode se tornar total e grave, ou o paciente pode desenvolver uma espasticidade menos grave. No acidente vascular encefálico, por exemplo, os pacientes podem permanecer em estado de hipotonia ou flacidez. Em contraste, com a lesão medular espinal, tipicamente há desenvolvimento de espasticidade.

O **choque medular** que se segue à transecção completa ou compressão da medula espinal ilustra a transição do choque espinal para a espasticidade. Na lesão da medula espinal, a resposta inicial à lesão é a hiporreflexia e a hipotonia. Com o tempo, há desenvolvimento de hiper-reflexia, referida como espasticidade (discutida adiante). Três distúrbios caracterizam o choque espinal: (1) toda a sensibilidade, tanto somática como visceral, a partir dos dermátomos situados abaixo da lesão, é perdida

de forma imediata e permanente; (2) todo o movimento voluntário é abolido nas partes do corpo situadas abaixo da lesão; e (3) a atividade reflexa em todos os segmentos da medula espinal traumatizada é completamente perdida. Em outras palavras, ocorre perda total da função neural na medula isolada caudal à lesão. Acredita-se que a causa dessa perda seja a interrupção repentina das fibras descendentes suprassegmentares facilitadoras que mantêm os motoneurônios espinais em estado de prontidão de resposta – ou seja, em um estado contínuo de despolarização subliminar –, resultando na hiperpolarização aguda do MNI e concomitante diminuição da frequência de disparos e da responsividade aos estímulos aferentes excitatórios. Aparentemente, há envolvimento de alguns tratos descendentes, incluindo o trato corticospinal.

Além da perda funcional muscular esquelética, há perda de função dos intestinos e da bexiga, com consequente retenção de fezes e urina. Essas condições demandam atenção médica imediata e contínua, a fim de evitar infecções. Por fim, a função sexual (reflexos genitais) e o controle vasomotor (termorregulatório) são perdidos. A pele fica seca e pálida, podendo haver desenvolvimento de ulcerações sobre as proeminências ósseas. A duração do bloqueio espinal varia de 1 a 6 semanas, sendo em média de cerca de 3 semanas.

Após o período de choque medular, os circuitos medulares espinais intrínsecos podem começar a exibir atividade autônoma. O paciente então passa por uma sequência ordenada de estágios de recuperação, à medida que o circuito local resume a função. O estado de atividade reflexa mínima é caracterizado inicialmente por respostas flexoras fracas a estímulos dolorosos. Essas respostas surgem primeiro na musculatura distal. Os reflexos flexores tornam-se gradualmente mais fortes e mais facilmente excitáveis, e se disseminam para incluir grupos musculares mais proximais. O sinal de Babinski pode ser deflagrado bilateralmente, mas o mesmo não ocorre com os reflexos tendinosos profundos.

Conforme a recuperação prossegue, é possível que a espasticidade emerja e evolua. Especificamente, o tônus pode se tornar mais forte nos músculos flexores, com resultante intensificação das respostas flexoras hiperativas aos estímulos nociceptores. Uma leve alfinetada no pé pode deflagrar a retirada do membro inteiro, havendo flexão no tornozelo, no joelho e no quadril. Esse reflexo é chamado **reflexo de flexão tripla** (ou tríplice flexão) (ver Fig. 11.15). Decorridos vários meses, os reflexos de retirada podem se tornar bastante exagerados, e a estimulação da pele das pernas (ou um estímulo interoceptivo, como a bexiga cheia) pode deflagrar o conhecido reflexo em massa. O **reflexo em massa** é caracterizado por poderosos reflexos de flexão triplos bilaterais, elevação da pressão arterial, bradicardia, su-

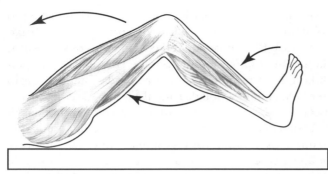

Figura 11.15 Reflexo de tríplice flexão envolvendo flexão no quadril e no joelho, além de dorsiflexão no tornozelo.

dorese profusa, piloereção e esvaziamento automático da bexiga (e, às vezes, do intestino).

Passados alguns meses da transecção ou compressão da medula espinal (tipicamente, cerca de 4 meses), o tônus do músculo extensor começa a aumentar de maneira gradual, assinalando um estágio em que ocorrem espasmos alternados dos músculos flexor e extensor. Na maioria dos casos, os espasmos extensores acabam predominando, mas isso não leva ao desaparecimento dos reflexos flexores. A superatividade extensora, que consiste no estágio de predominância dos espasmos extensores, surge em cerca de 6 meses após a lesão, primeiro nos músculos proximais (quadril e coxa) e depois nos músculos distais (perna). Em alguns casos, essa atividade extensora pode ser suficiente para sustentar o peso do paciente, mas somente de modo transitório. O paciente não consegue ficar em pé sozinho sem auxílio. A evocação do reflexo flexor ou do extensor depende da intensidade e duração dos estímulos usados para deflagrar o reflexo.

Os fatores envolvidos nas alterações da atividade neuronal intrínseca durante a progressão do estágio de choque espinal para a eventual manifestação da espasticidade são indeterminados, mas a profunda alteração que se segue nas influências suprassegmentares exercidas sobre os neurônios medulares espinais é significativa. Existem dois tipos de controle suprassegmentar dos neurônios da medula espinal: excitatório e inibitório. Inicialmente, ocorre perda total das vias facilitadoras descendentes e das vias inibitórias descendentes. Como a perda das vias facilitadoras descendentes é repentina e deprime extensivamente a excitabilidade do MNI, a perda acompanhante da *inibição descendente* não pode se manifestar. A emergência do choque espinal está associada à recuperação espontânea da excitabilidade que, então, permite a autoexpressão da perda da inibição. Com isso, os motoneurônios ficam em estado de hiperexcitabilidade, de modo que os estímulos aferentes quantitativamente normais que chegam da periferia deflagram respostas de MNI exageradas, expressas como reflexos hiperativos de retirada e do tendão profundo. Um segundo fator é o desenvolvimento de sensibilidade aumentada dos interneurônios espinais e motoneurônios às substâncias transmissoras. Esse é o fenômeno da hipersensibilidade da desnervação, discutido anteriormente.

Outro fator contribuidor subjacente ao desenvolvimento tardio da hiper-reflexia pode ser o **brotamento** de ramos colaterais a partir dos aferentes segmentares que entram na medula pelas raízes dorsais, em níveis caudais em relação à lesão. A degeneração das fibras suprassegmentares descendentes abaixo da transecção deixa vagas sinápticas na membrana dos interneurônios e motoneurônios. Isso, por sua vez, deflagra o brotamento de ramos colaterais a partir das fibras aferentes primárias segmentares que continuam intactas e fazem sinapse nesses neurônios do corno ventral. Esses brotamentos colaterais então crescem e ocupam os sítios de vagas sinápticas. O estímulo sináptico segmentar anormalmente aumentado produziria necessariamente uma resposta reflexa exagerada a um estímulo periférico de intensidade normal. O fenômeno de brotamento colateral foi observado em algumas estruturas do SNC.

A discussão anterior enfoca a progressão do choque espinal à espasticidade, após a lesão da medula espinal. Em alguns casos, ocorre um processo similar quando há dano cortical, como no acidente vascular encefálico. Uma forma de caracterizar a transição desde a lesão inicial é por meio dos estágios de Brunnstrom da recuperação (ver Tab. 11.2). É importante notar que a progressão clínica de indivíduos diferentes pode parar em estágios de Brunnstrom distintos.

> **Questão**
>
> Quais alterações fisiológicas ocorrem após uma lesão no SNC, entre o período de choque medular e o desenvolvimento de hiper-reflexia? Quais mecanismos foram postulados como associados a esses eventos?

Dano ao neurônio motor inferior *versus* dano ao neurônio motor superior

Para analisar as consequências clínicas do dano ao trato piramidal e ao sistema motor, é importante lembrar da diferença existente entre o dano em MNI e MNS (ver Cap. 8). Com o dano em MNI e MNS, uma das alterações envolve o reflexo de estiramento mediado pelos fusos musculares. O estado do reflexo de estiramento é alterado de formas opostas, dependendo de o dano ter ocorrido no componente do MNI de seu arco reflexo ou nos MNS que inervam os MNI do arco reflexo, com estes últimos permanecendo intactos e funcionais após o dano. Note que essa distinção se aplica à condição crônica

Tabela 11.2 Estágios de Brunnstrom da recuperação do movimento após o acidente vascular encefálico

Estágio	Tônus	Movimentos voluntários
1	Flacidez	Nenhum movimento voluntário pode ser iniciado
2	Início do desenvolvimento de espasticidade	Movimentos voluntários mínimos possíveis em sinergias de membro básicas
3	Espasticidade grave	Controle voluntário de movimentos grosseiros em padrões sinérgicos
4	Início do declínio da espasticidade	Algumas combinações de movimento básicas possíveis, que não são sinergias de membros
5	A espasticidade continua declinando	Combinações mais complexas de movimento possíveis
6	Desaparecimento da espasticidade	Movimentos articulares individuais se tornam possíveis

(conforme discutido mais adiante). Será considerado primeiro o dano ao MNI.

No dano ao MNI, a paralisia ou paresia são consequentes ao dano aos corpos celulares de MNI localizados no SNC ou aos seus axônios no SNP (ver Cap. 10), com potencial de atrofia neurogênica. Adicionalmente, algumas manifestações clínicas do dano em MNI resultam de uma alteração no estado do reflexo. Esses sinais clínicos englobam componentes adicionais da síndrome do MNI, que se segue ao dano ao MNI. O primeiro sinal clínico desse dano é decorrente da interrupção do arco reflexo de estiramento. Essa interrupção resulta em **reflexos tendinosos (de estiramento) hipoativos** ou **ausentes**, dependendo da extensão do dano. O segundo sinal se automanifesta no tônus dos músculos inervados pelos MNI danificados. O tônus é clinicamente avaliado por meio da observação do grau de resistência oferecido por um músculo ao ser submetido ao estiramento passivo (ver Cap. 8). Um importante fator contribuidor para o tônus muscular é o reflexo do estiramento, sobretudo nos músculos antigravitacionais posturais que são mantidos em estado de estiramento pelas forças da gravidade. Com a interrupção do arco reflexo do estiramento, o tônus muscular diminui no(s) músculo(s) afetado(s), em uma condição descrita com o termo **hipotonicidade**. Quando a perda é completa, o termo **flacidez** é empregado. Dessa forma, associado à perda ou ao comprometimento do movimento voluntário (ver Cap. 10), que é referido como paralisia ou paresia (enfraquecimento), há um reflexo tendinoso hipoativo ou ausente. Do ponto de vista clínico, essa condição combinada é por vezes referida como **paralisia flácida** ou **paresia flácida**.

Com o dano ao MNS, a situação é mais complicada. Uma paresia pode ocorrer subsequentemente ao dano de MNS, assim como após o dano de MNI. Entretanto, a natureza dessa paresia é diferente em ambos os casos, em parte por causa dos diferentes efeitos do dano ao MNS e do dano ao MNI sobre os reflexos (conforme discutido posteriormente). Como a inervação do músculo estriado pelo MNI permanece intacta após o dano ao MNS, o MNI continua liberando fatores tróficos essenciais no sarcolema. Por esse motivo, não ocorre atrofia neurogênica nem degeneração após as lesões de MNS. Embora não haja atrofia neurogênica, pode haver atrofia por desuso, mas esta surge mais lentamente e é menos séria do que a atrofia neurogênica. Além disso, como os MNI continuam a inervar o músculo estriado com lesões de MNS, os sinais eletromiográficos de degeneração (fibrilação e potenciais de fasciculação) estão ausentes. Além disso, no estágio agudo, o músculo retém sua integridade biológica e histológica essencial. Com o passar do tempo, a atrofia pode resultar em alguma alteração estrutural muscular e, adicionalmente, é possível que ocorram alterações nas propriedades viscoelásticas da musculatura. No estágio agudo, imediatamente após o dano ao MNS, é típico haver hipotonicidade. No entanto, a espasticidade frequentemente se desenvolve ao longo do tempo.

Um importante aspecto distintivo das síndromes de MNI e MNS é o padrão de envolvimento muscular. No dano de MNI, músculos individuais ou grupos de músculos são afetados. Por outro lado, no dano de MNS, os músculos supridos pelos núcleos motores situados abaixo do nível da lesão são afetados em grupos sinérgicos, e os músculos jamais são afetados individualmente. A Tabela 11.3 resume as diferenças existentes entre os danos a MNI e MNS.

As lesões restritas ao SNP resultam apenas na manifestação de sinais de MNI, conforme relatado no Capítulo 10. Quando há dano à medula espinal ou ao tronco encefálico, porém, os sinais clínicos de lesão em MNI e MNS tipicamente coexistem, dependendo da extensão do dano aos conjuntos de motoneurônios α e dos segmentos espinais envolvidos.

Tabela 11.3 Topografia das síndromes de motoneurônios inferior e superior

Aspecto	Síndrome de MNS	Síndrome de MNI
Estruturas envolvidas	Motoneurônios superiores no córtex cerebral, tratos troncocefálicos descendentes ou TCS da medula espinal.	SNC: motoneurônios (MNI) α do tronco encefálico ou medula espinal. SNP: axônios motores em todos os nervos espinais e nervos cranianos (axônios de MNI).*
Distribuição das anormalidades	Os músculos supridos pelos núcleos motores situados abaixo do nível da lesão são afetados *em grupos*: os músculos do membro contralateral são afetados quando a lesão está acima da decussação; os músculos laterais são afetados quando a lesão está abaixo da decussação. Note que os músculos nunca são afetados individualmente.	Os efeitos são sempre segmentares e limitados aos músculos inervados pelos motoneurônios α danificados ou por seus axônios. Músculos individuais ou grupos de músculos são afetados.

*Note que todos os nervos cranianos contêm axônios motores, com exceção dos nervos I, II e VIII (ver Cap. 13).

Questão

Compare e contraste as consequências do dano em MNI e em MNS quanto aos seguintes aspectos: paralisia e paresia, atrofia e estados reflexivos anormais.

CONEXÕES CLÍNICAS

Reflexos patológicos

Com o dano ao sistema nervoso, a expressão dos reflexos pode se tornar anormal. Conforme discutido anteriormente, neste mesmo capítulo, o substrato neuroanatômico do controle reflexo fornece uma base para os movimentos rotineiros que pode ser alterada de várias formas por meio do controle supraespinal. Em situações patológicas, os reflexos podem se tornar obrigatórios (ocorrerem sempre em resposta a um estímulo sensorial em particular) e inalteráveis. Além disso, surgem alguns reflexos anômalos. O leitor encontrará exemplos de cada situação ao longo desta seção.

O reflexo de Babinski

O **reflexo de Babinski** é o mais confiável entre os reflexos patológicos, pois seu significado é considerado inequívoco. Esse reflexo pode ser deflagrado em bebês sadios como uma resposta plantar extensora bilateral durante o primeiro ano de vida, antes da conclusão do desenvolvimento do trato corticospinal. Quando deflagrado após a primeira infância, é considerado um sinal clínico confiável de dano ao trato corticospinal (piramidal).

O reflexo de Babinski é deflagrado ao ser traçado um risco no pé, começando pela lateral do calcanhar e seguindo adiante na direção do dedo mínimo. Quando o nível da bola do pé é alcançado, o estímulo é aplicado medialmente na direção da base do hálux. Para deflagrar o reflexo, talvez seja necessário riscar firmemente a sola do pé utilizando um objeto pontudo, como uma chave ou lixa de unha. Nesses casos, o paciente considera o estímulo desagradável. O sinal de Babinski consiste na dorsiflexão do hálux, usualmente acompanhada da abdução dos demais dedos do pé (ver Fig. 11.16).

Reflexo de flexão

O reflexo da flexão pode ser manifestado patologicamente de várias formas. Nesse sentido, é importante notar que o reflexo de flexão descrito anteriormente, neste mesmo capítulo (a resposta ao ato de pisar em um espinho), não pode ser deflagrado em um indivíduo com sistema nervoso sadio por nenhum dos estímulos

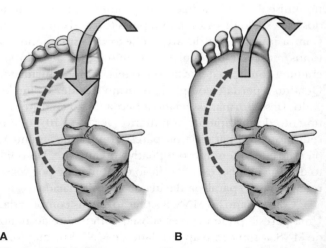

Figura 11.16 A. Resposta normal ao ato de traçar um risco na planta do pé. **B.** Sinal de Babinski anormal.

empregados em neurologia clínica para deflagração de reflexos. Alguns desses estímulos, como arranhar a sola do pé para tentar deflagrar o reflexo de Babinski, podem ser considerados desagradáveis, mas nenhum desses estímulos produz desconforto significativo ao paciente. Essa incapacidade de deflagrar um reflexo de flexão em um adulto com sistema nervoso sadio ocorre por conta do fato de os reflexos de flexão serem mantidos em estado algo suprimido pela via inibitória descendente tônica (VIDT), que desce a partir do tronco encefálico, conforme observado anteriormente (ver Fig. 11.14). Entretanto, nos casos em que a função dos sistemas de MNS está comprometida, os interneurônios que mediam os reflexos de flexão podem ser liberados desse controle inibitório e, assim, esses reflexos podem ser deflagrados pelos estímulos normalmente usados no exame neurológico (p. ex., arranhadura, traçar riscos, alfinetada). O reflexo de flexão é então considerado patológico. De fato, nos casos extremos de déficits de MNS, como na transecção da medula espinal (ver Choque medular e surgimento da espasticidade), o reflexo de flexão completo pode ser exibido de forma espontânea e contínua: o paciente deita no leito com o quadril e o joelho flexionados, e com o hálux em dorsiflexão. Em bebês, a resposta de escalonamento surge com a sustentação de peso. Trata-se de uma parte normal do desenvolvimento, mas que não deve ocorrer após a primeira infância.

Fenômeno do canivete

Outro sinal clínico que às vezes acompanha a espasticidade é o **sinal de canivete** (ver Fig. 11.17). Quando um músculo espástico é rapidamente estirado (por extensão do braço ou flexão da perna ao nível do joelho), o membro a princípio se move livremente a uma curta distância e, em seguida, há um rápido aumento da resistência muscular ao estiramento. Aumentar o estiramento ainda mais pode fazer que a resistência subitamente desapareça. Se o membro superior estivesse sendo estendido, a reação seria semelhante a um canivete se abrindo. Quando o membro inferior é flexionado, a perna sofre colapso em flexão, de modo semelhante a um canivete que se fecha. Acredita-se que o sinal de canivete reflita a dependência da duração da hiper-reflexia. A hiper-reflexia é mais intensa quando os músculos estão em posição encurtada, e vai sendo gradualmente atenuada à medida que eles são estirados. Conforme o músculo é estirado, e ao atingir um comprimento crítico, observa-se uma reação súbita que faz lembrar um canivete – daí o nome da resposta.

Clônus

Os reflexos de estiramento exagerados também são responsáveis por um segundo sinal clínico observado na espasticidade: o **clônus**. O clônus costuma ser testado no tornozelo e é deflagrado nos músculos gastrocnêmio e sóleo (ver Fig. 11.18). O clônus do tornozelo é deflagrado pela dorsiflexão abrupta e sustentada do tornozelo, resultando no *estiramento sustentado* dos músculos gastrocnêmio e sóleo. O clônus do tornozelo consiste em uma série de contrações musculares rítmicas involuntárias, a uma frequência de cinco ou seis batimentos por minuto.

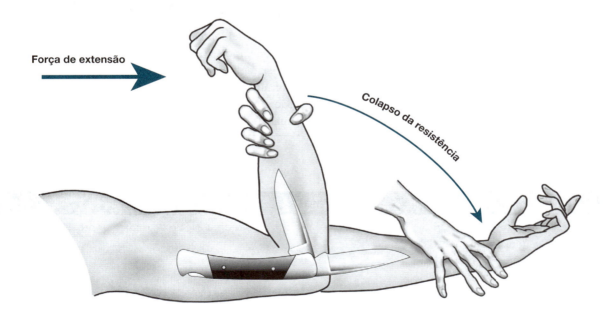

Figura 11.17 O reflexo do canivete no membro superior de um indivíduo com espasticidade consiste em um colapso repentino da resistência do membro à extensão.

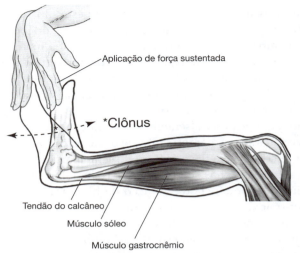

Figura 11.18 O clônus do tornozelo em um indivíduo com espasticidade consiste em ciclos rítmicos de contração-relaxamento dos músculos extensores do tornozelo (flexores plantares do pé) em resposta ao estiramento sustentado (i. e., estiramento do tendão do calcâneo).

Exame e intervenções para espasticidade

Não existe uma abordagem consistente e consenso para quantificar a espasticidade. As abordagens para medi-la são variáveis, dependendo do autor e do contexto. No contexto clínico, a espasticidade é mais frequentemente avaliada em termos de resposta ao movimento passivo, e muitas vezes é quantificada com o auxílio da escala de Ashworth (ver Quadro Neuropatologia). Como a espasticidade é *dependente da velocidade*, a velocidade do movimento é um fator importante durante o teste. Os movimentos rápidos são mais efetivos do que os mais lentos na deflagração de reflexos hiperativos em pacientes com espasticidade. Em um paciente com espasticidade leve, os movimentos lentos podem falhar totalmente em deflagrar um reflexo de estiramento hiperativo. É importante reconhecer que a espasticidade, por definição, é uma resposta a um estímulo aferente ao músculo. Assim, a espasticidade não pode ser identificada por meio da simples observação do movimento de uma pessoa, embora o termo *movimento espástico*, conforme mencionado anteriormente, ainda seja usado mesmo sendo equivocado.

> **Questão**
>
> A espasticidade pode ser identificada por meio da observação do movimento realizado por alguém? Quais componentes-chave devem estar presentes para que um indivíduo seja considerado com espasticidade? Por que a espasticidade é considerada um sinal positivo associado a distúrbios de MNS e qual é a implicação funcional dessa terminologia?

Como a espasticidade é acompanhada de anormalidades do comportamento reflexo, bem como por alterações do próprio músculo, é preciso testar alguns aspectos distintos ao examinar um indivíduo com espasticidade. Além da quantificação da espasticidade (usando, por exemplo, a escala de Ashworth), é importante palpar os grupos musculares, determinar a amplitude de movimento disponível, avaliar os RTP e realizar exames clínicos para avaliação dos sinais acompanhantes (p. ex., sinal de Babinski, clônus). Esses exames adicionais avaliam outros aspectos do distúrbio de MNS e de sequelas relacionadas (p. ex., perda de comprimento muscular, alteração das propriedades viscoelásticas do músculo).

Em estudos experimentais, a espasticidade é medida por meio de técnicas neurofisiológicas e biomecânicas. Exemplificando, alguns autores usaram o reflexo H e a resposta de onda F de um músculo, medidos eletrofisiologicamente em resposta à estimulação nervosa transcutânea. Outros adotam abordagens instrumentais para quantificar a rigidez, postura em repouso ou amplitude de movimento.

> **Questão**
>
> A espasticidade é um dos achados mais prevalentes após o dano ao SNC, ainda que esse fenômeno não seja consistentemente definido nem medido. Existe alguma definição comumente usada? Quais tipos de abordagem são empregados para medir a espasticidade e quais são suas limitações?

Existem fatores que podem agravar a espasticidade. Alguns exemplos são as infecções (p. ex., infecção do tra-

---

Neuropatologia: quantificação da espasticidade

A escala de Ashworth foi desenvolvida para graduar a espasticidade em uma escala de quatro pontos:
- 0 Indica ausência de aumento do tônus.
- 1 Indica um aumento discreto.
- 2 Tônus mais acentuado.
- 3 Indica um tônus considerável.
- 4 Indica que o membro está rígido em flexão ou extensão.

Subsequentemente, uma escala modificada foi desenvolvida para tentar qualificar adicionalmente essas categorias (a escala de Ashworth modificada).

to urinário, pneumonia), dor (como a causada por uma unha encravada ou por um sapato apertado), distensão da bexiga, constipação intestinal, fadiga e tempo frio. Dessa forma, todos esses fatores devem ser considerados quando um indivíduo apresenta uma alteração súbita e significativa na manifestação da espasticidade.

Os tratamentos são classificados em três categorias amplas: farmacológica, cirúrgica e física. As intervenções farmacológicas dependem da localização da lesão. A espasticidade associada à lesão medular espinal, por exemplo, tende a ser responsiva ao baclofeno ou aos benzodiazepínicos; a espasticidade associada a lesões corticais, incluindo a esclerose múltipla, pode responder aos benzodiazepínicos ou à clonidina; e a espasticidade associada à lesão encefálica traumática e à paralisia cerebral pode responder à clonidina ou ao dantroleno. A injeção de toxina botulínica (Botox) em músculos espásticos proporciona um alívio prolongado (3-6 meses) e reversível da espasticidade, porque inibe a liberação de acetilcolina mediada por PA na junção neuromuscular. Essa resposta diferencial aos agentes farmacológicos enfatiza ainda mais as complexidades associadas ao termo *espasticidade*.

Nos casos em que as intervenções farmacológicas são inefetivas, a intervenção cirúrgica pode ser considerada. É possível usar a rizotomia dorsal seletiva, em que as raízes dorsais são cortadas em níveis espinais específicos (p. ex., L2-S2) com o objetivo de eliminar o estímulo somatossensorial para espasticidade. Diferente das injeções de Botox, a abordagem cirúrgica é irreversível. Do mesmo modo, entre as abordagens cirúrgicas, existe um grupo de procedimentos destinados às complicações ortopédicas decorrentes da espasticidade prolongada, como as liberações de contratura, transferências de tendão, osteotomias e artrodese.

As intervenções físicas são particularmente importantes para o especialista em reabilitação. Essas intervenções destinam-se a reduzir temporariamente a espasticidade ou contrapor suas complicações secundárias. Exemplificando, o estiramento de músculos tensos pode ser usado para melhorar a amplitude de movimento. A imobilização progressiva (em especial do pé e tornozelo) pode ser usada para aumentar gradualmente a amplitude de movimento e o alinhamento. Essa técnica é particularmente aplicável a indivíduos com lesão encefálica traumática ou paralisia cerebral. Os estímulos sensoriais de rotação lenta e rítmica de uma articulação ou a aplicação de aquecimento neutro podem diminuir a espasticidade durante a aplicação da técnica. Essas técnicas podem ser importantes no preparo para tratamentos destinados a melhorar a amplitude de movimento e o alinhamento. Por fim, as intervenções físicas são necessárias como auxiliares das abordagens farmacológicas, como Botox, e das abordagens cirúrgicas, como as oste-otomias, para melhorar a capacidade do paciente de manter a amplitude de movimento e o alinhamento alcançados, bem como de utilizá-los para uma função melhorada.

> ### Questão
>
> Uma rizotomia pode ser realizada para diminuir a espasticidade, sobretudo em crianças com paralisia cerebral. O que é uma rizotomia dorsal? Até que ponto esse procedimento elimina a espasticidade? Por quê?

Artroplastia total do joelho e ativação central dos músculos

Após a artroplastia total do joelho (ATJ), os pacientes apresentam limitações de estiramento muscular no membro inferior que afetam sua habilidade de executar tarefas funcionais, como levantar a partir da posição sentada, subir escadas e caminhar. O conhecimento sobre ativação central e seu papel na produção de força fornece a base para entender os possíveis mecanismos subjacentes aos déficits. A reduzida força muscular no membro inferior resulta, em parte, do comprometimento da ativação central da musculatura. A **ativação central** refere-se ao impulso neural oriundo do córtex motor necessário à ativação dos MNI, cuja atividade em picos deflagra a contração muscular; os déficits de ativação refletem limitações na capacidade do córtex motor de ativar os MNI medulares espinais para deflagrar forças musculares máximas. A medida da ativação central do quadríceps é obtida primeiramente testando a força produzida de modo voluntário pelo paciente e, em seguida, aplicando-se um estímulo elétrico durante uma contração muscular máxima. Se a estimulação elétrica resulta no aumento evidente da força de contração muscular, em comparação ao esforço voluntário isolado, a implicação consiste na não ativação central completa do músculo durante a ação voluntária.

Embora os mecanismos neurofisiológicos subjacentes aos déficits de ativação central subsequentes à cirurgia do joelho não sejam totalmente conhecidos, vários fatores foram implicados nos experimentos já realizados. Primeiro, a atividade reflexa espinal a partir do edema ou dor na articulação do joelho pode alterar o estímulo aferente a partir da articulação lesada e diminuir o impulso motor eferente para o músculo quadríceps necessário à produção de força. Foi demonstrado que as efusões experimentalmente induzidas na articulação do joelho, livres de dor, com até 20-30 mL de salina aumentam os déficits de ativação do quadríceps. Também foi constatado que a dor muscular experimental diminui a produção de força em decorrência de mecanismos centrais. Há evidências de que os receptores presentes na articulação do joelho – como as terminações de Ruffini junto à cápsula articular – contribuem para a regulação do tônus muscular e do movimento ao influenciarem a alça muscular γ (via fusos musculares) a regular a rigidez e estabilidade articulares. A inibição dos neurônios espinais que recebem o influxo aferente nociceptivo através das vias descendentes foi bem estabelecida por meio de experimentos realizados em felinos, podendo ser outra fonte em potencial de déficits de ativação do quadríceps. Embora as investigações realizadas até o momento não expliquem totalmente o mecanismo neurofisiológico subjacente dos déficits de ativação central, sugerem o envolvimento de um mecanismo central na regulação da excitabilidade do conjunto de motoneurônios responsáveis pelos déficits de ativação muscular.

> ## Questão
>
> O que você pode inferir a partir da constatação de que um estímulo elétrico ao nervo femoral, aplicado durante a contração máxima do músculo quadríceps, resulta em uma quantidade de força maior do que na contração isolada do músculo? Por que isso seria particularmente evidente nos pacientes após a realização de procedimentos cirúrgicos, como a ATJ?

A ativação central dos músculos também está sendo implementada nas abordagens de reabilitação de alguns pacientes. Especificamente, foi relatado que alguns pacientes com déficits de ativação muscular significativos apresentam melhora negligível da força, mesmo após a reabilitação intensiva focada nos paradigmas de exercício voluntário tradicionais. É possível que isso ocorra porque os indivíduos com déficits de ativação muscular amplos podem ter dificuldade para treinarem seus músculos nas intensidades suficientes à promoção de ganhos de força. A estimulação elétrica neuromuscular (EENM) pode ser usada como tratamento clínico para déficits de ativação muscular – e com frequência de forma mais efetiva do que o exercício voluntário isolado, pois tem o potencial de eliminar os déficits de ativação muscular e reeducar o músculo a se contrair mais efetivamente. Assim, a EENM serve para educar o músculo (melhoras neurais) e facilitar a hipertrofia muscular. Alterações na força e também no desempenho funcional (p. ex., velocidade da caminhada, velocidade da subida de escadas) foram demonstradas com o uso de EENM em casos de indivíduos que sofriam de vários distúrbios, incluindo acidente vascular encefálico, paralisia cerebral e lesão da medula espinal. Melhoras similares são previstas e estão sendo investigadas em indivíduos submetidos à ATJ.

Dano combinado aos sistemas sensorial e motor

Até aqui, enfocamos o dano junto ao sistema motor, desde a medula espinal até o córtex cerebral. É importante reconhecer que o dano muito frequentemente afeta ambos os sistemas, motor e sensorial. Isso é evidente, por exemplo, na lesão medular espinal e em muitos tipos de acidentes vasculares encefálicos. Aqui, nós consideramos as implicações gerais do dano, tanto em termos de resposta inicial à lesão como em relação às ramificações combinadas motoras e sensoriais.

Síndrome de Brown-Sequard ou hemissecção medular espinal

Uma lesão transversal com envolvimento apenas da metade da medula espinal raramente é encontrada na neurologia clínica. A hemissecção espinal é incluída na maioria dos livros-texto, por ser valiosa para ajudar o aluno a aprender a correlacionar o sítio da lesão ao lado do corpo em que os sinais neurológicos são expressos: para tanto, o sítio da lesão é relacionado à localização da decussação de um trato. A **síndrome de Brown-Sequard**, resultante da hemissecção espinal, inclui os seguintes aspectos (ver Fig. 11.19):

1. **Paralisia flácida** ipsilateral (síndrome do MNI) do músculo em áreas supridas pelos segmentos lesados, decorrente da destruição dos MNI do corno ventral.
2. **Paralisia espástica** (síndrome do MNS) dos músculos situados abaixo do sítio de lesão, no lado ipsilateral, decorrente da interrupção da via corticospinal e de outras vias motoras descendentes.
3. Uma zona ipsilateral de anestesia cutânea (perda de toda a sensibilidade somática e visceral) nos segmentos da lesão, causada pelo dano às fibras aferentes que entraram na medula espinal sem terem cruzado ainda.
4. Perda da propriocepção (cinestesia e sensibilidade à vibração) abaixo da lesão, no lado ipsilateral, por causa da interrupção das fibras da coluna dorsal.
5. Perda da sensibilidade dolorosa e térmica abaixo do nível da lesão, no lado contralateral do corpo, em virtude da interrupção das fibras do trato espinotalâmico que já decussaram abaixo da lesão.

A perda começa em um ou dois segmentos abaixo da lesão, porque os aferentes destinados a entrarem no trato espinotalâmico ascendem um ou dois segmentos antes de completarem sua decussação para o lado oposto da medula espinal, conforme mostram as Figuras 11.19 e 8.2.

Siringomielia

A **siringomielia** é um distúrbio degenerativo crônico da medula espinal caracterizado patologicamente pe-

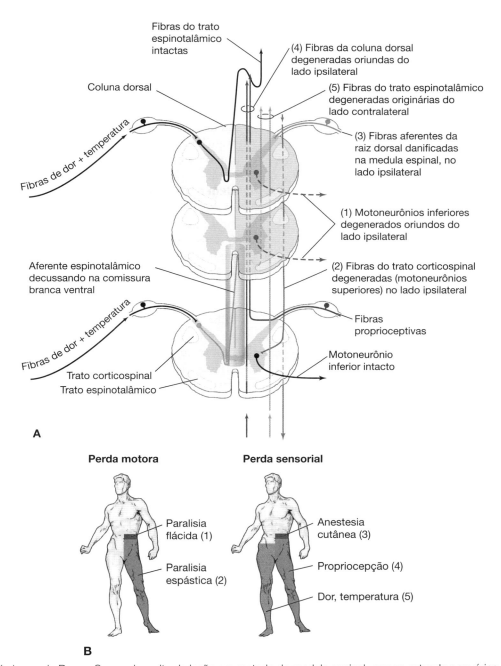

Figura 11.19 A síndrome de Brown-Sequard resulta da lesão em metade da medula espinal, que se estende por vários segmentos medulares espinais (sombreado). **A.** Degeneração (linhas interrompidas) associada à hemissecção da medula espinal. A comissura branca ventral está representada em forma de tubo para ilustrar o cruzamento oblíquo dos aferentes do trato espinotalâmico antes da entrada no funículo anterolateral, no lado oposto da medula. **B.** Perdas motoras e somatossensoriais associadas à síndrome de Brown-Sequard.

lo desenvolvimento de uma cavidade irregular cheia de líquido (siringe), em uma localização central ou paracentral (ver Fig. 11.20). Trata-se de uma doença rara que é importante por resumir os sinais e sintomas associados à lesão no centro da medula espinal. A cavitação ocorre mais frequentemente nos níveis cervical inferior e torácico superior da medula, estendendo-se ao longo de vários segmentos. Ocasionalmente, a cavidade se estende rostralmente para dentro do tronco encefálico (**siringobulbia**) ou caudalmente para dentro dos segmentos torácicos inferiores. Apesar das diversas teorias existentes, nenhuma patogênese foi estabelecida de maneira definitiva. Os sintomas surgem mais comumente no início da fase adulta e, então, progridem de modo irregular, às vezes permanecendo estacionários por meses ou anos.

A siringe desenvolve-se primeiro em relação à substância cinzenta central da medula cervical e interrompe

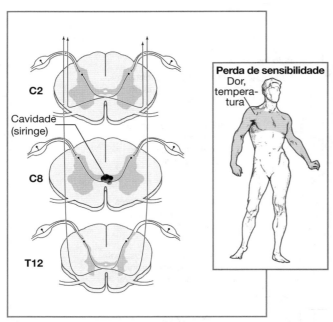

Figura 11.20 Na siringomielia, a cavidade muitas vezes interrompe os aferentes espinotalâmicos que cruzam a comissura branca ventral.

as fibras de dor e temperatura que atravessam a comissura branca ventral em vários segmentos consecutivos. A principal característica dessa doença é, portanto, a perda ou comprometimento inicial da sensibilidade à dor e à temperatura, tipicamente nas mãos e braços, por causa do envolvimento mais frequente dos níveis cervicais inferiores. Como as sensibilidades táteis e proprioceptivas são preservadas, essa perda seletiva da sensibilidade à dor e à temperatura é referida como do tipo sensorial dissociado. A cavidade pode sofrer uma ampliação simétrica ou assimétrica, estendendo-se para dentro dos cornos dorsal ou ventral e, eventualmente, para dentro dos funículos dorsal ou lateral. O quadro clínico exato depende do corte transversal e da extensão vertical da cavitação. Entretanto, é comum que a destruição medular se estenda para dentro do corno ventral, produzindo enfraquecimento segmentar e atrofia (**amiotrofia**) das mãos e braços, com perda dos reflexos tendinosos profundos. Esses sintomas são consequentes à destruição dos MNI do corno ventral. Os distúrbios autônomos ocorrem quando a cavidade envolve a coluna celular intermediolateral nos segmentos torácicos. Podem incluir úlceras indolores, pele áspera e ressecada e articulações neuropáticas indolores no ombro e cotovelo. O envolvimento do trato corticospinal lateral produz paraparesia e, ocasionalmente, uma paraplegia espástica.

É difícil avaliar os benefícios proporcionados por qualquer forma de terapia para siringomielia. Essa dificuldade decorre do fato de o curso natural da doença ser caracterizado por pioras imprevisíveis e períodos longos sem evolução dos sintomas. Existe ainda a possibilidade de parada espontânea.

Conforme mencionado, a siringomielia é uma condição rara, ainda que importante da perspectiva do entendimento do dano à medula central. Outra condição relacionada que ocorre mais comumente é a **síndrome da medula central**, em que um hematoma medular central (hematomielia) ocorre em associação ao traumatismo da medula espinal.

Degeneração combinada subaguda

A maioria das pessoas com **anemia perniciosa** exibe sintomas de doença do sistema nervoso. Os nervos periféricos, nervos ópticos, encéfalo e medula espinal podem, todos, apresentar envolvimento. Todavia, a medula espinal é afetada primeiro e de forma mais frequente. A anemia perniciosa resulta da incapacidade de absorver vitamina B12 a partir do intestino, com consequente falha da mucosa intestinal em secretar fator intrínseco – uma enzima necessária ao transporte da vitamina B12 por meio da mucosa intestinal – em quantidade suficiente. Ocorre uma síntese de DNA defeituosa e, como resultado, as hemácias falham em amadurecer normalmente, acarretando a anemia perniciosa. O termo **degeneração subaguda** é aplicado à doença da medula espinal da anemia perniciosa, que se caracteriza pela degeneração combinada das colunas posterior e lateral (funículos). O mecanismo pelo qual a deficiência de vitamina B12 resulta na degeneração da mielina e dos axônios na medula espinal é desconhecido, mas pode envolver uma anormalidade bioquímica na mielina.

O indivíduo afetado nota primeiro as parestesias, como entorpecimento, sensação de alfinetadas e agulhadas, além de formigamento, aliados a um enfraquecimento geral. As parestesias, que são constantes e progridem de maneira estável, localizam-se nas pontas dos dedos da mão e do pé, apresentando distribuição simétrica. À medida que a doença evolui, o exame neurológico revela déficits envolvendo a coluna posterior, com perda da sensibilidade à vibração e à posição, sobretudo (e mais tipicamente) nas pernas. Uma marcha instável e atáxica (ataxia sensorial) é evidente. Os sinais de envolvimento da coluna lateral aparecem mais tarde: perda da força, espasticidade, clônus, aumento dos reflexos tendinosos profundos e respostas plantares extensoras bilaterais (sinais de Babinski bilaterais). Os sinais motores usualmente permanecem restritos às pernas. Com a progressão adicional da doença, ainda que raramente, pode haver disseminação da patologia para os tratos espinotalâmicos.

O processo patológico envolve uma degeneração difusa, porém irregular da substância branca da medula espinal, que usualmente começa nos segmentos cervicais inferiores e torácicos superiores. A degeneração começa nas colunas posteriores e se espalha para cima e para baixo da medula, bem como anterolateralmente para dentro das colunas laterais (ver Fig. 11.21). A mielina inicialmente é a mais afetada, contudo os axônios eventualmente também se degeneram. A anemia perniciosa muitas vezes envolve a substância branca encefálica, levando ao desenvolvimento de sinais mentais.

A degeneração combinada subaguda é tratável e é possível até mesmo reverter os sinais neurológicos, desde que o tratamento seja iniciado em algumas semanas após o aparecimento dos sintomas. O diagnóstico antecipado é, portanto, fundamental. Um dos principais obstáculos ao diagnóstico rápido é a inexistência de uma relação 1:1 entre os sinais hematológicos e neurológicos. Pode haver um grau severo de envolvimento neurológico, com poucas evidências de anemia. O tratamento consiste na administração de vitamina B12 por via parenteral.

RESUMO

Este capítulo acrescentou detalhes aos substratos neurais mediadores dos dois extremos do movimento: os reflexos medulares espinais e o movimento voluntário. Os cinco componentes que constituem um arco reflexo típico foram apresentados. O centro reflexo é o componente do arco reflexo que consiste em um conjunto de interneurônios junto à substância cinzenta espinal, cujas conexões sinápticas determinam o padrão de uma resposta reflexa. O centro reflexo também é o sítio onde é exercido o controle suprassegmentar sobre os reflexos. A automatização responsável por três reflexos espinais somáticos específicos foi descrita em detalhes. Os reflexos do estiramento (mediado pelos fusos musculares), miotático inverso (mediado pelos OTG) e de flexão-extensão cruzada (mediado pelos nociceptores) têm, todos, aplicações clínicas significativas, tanto para o conhecimento das doenças neurológicas como para a reabilitação.

Quando se adere à definição original do trato piramidal, os termos *trato piramidal* e *trato corticospinal* são sinônimos. O trato piramidal, oriundo das áreas motoras do córtex cerebral (bem como do córtex somatossensorial, nas áreas de Brodmann 3, 1 e 2), é o principal sistema descendente de MNS a mediar o movimento voluntário. Sem a reorganização funcional e estrutural compensatória no sistema motor (que ocorre de forma espontânea ou por meio do treinamento de reabilitação), continua em aberto a questão sobre a capacidade de o movimento voluntário dos membros ser ou não possível após as lesões do trato piramidal bilaterais e completas. Entretanto, isso não significa que outras estruturas e sistemas ou outras vias de MNS descendentes não contribuam de modo significativo para o movimento voluntário. Contribuições significativas são fornecidas pelas vias reticulospinal, vestibulospinal e tetospinal; pelo cerebelo e núcleos da base; bem como pelos sistemas sensoriais – todos explorados em capítulos posteriores. O movimento voluntário, porém, sobrevive ao dano a esses componentes do SNC (não há paralisia), e apenas deixa de ser normal. Além da paralisia, o dano ao trato corticospinal e estruturas motoras relacionadas resulta em dois dos sinais clínicos mais confiáveis observados na síndrome do MNS. Esses sinais são o sinal de Babinski (um reflexo patológico) e a espasticidade (decorrente sobretudo dos reflexos de estiramento hiperativos), e ambos expressam a perda do controle suprassegmentar.

A última seção deste capítulo discutiu quatro condições clínicas que envolvem sinais somatossensoriais e motores. Dois desses sinais são o choque espinal e a degeneração combinada subaguda. Os outros dois são pouco comuns: a síndrome de Brown-Sequard e a siringomielia. Essas duas síndromes, porém, são bastante ins-

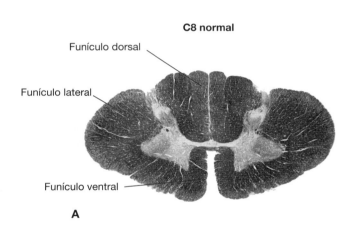
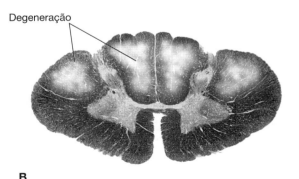

Figura 11.21 Cortes corados para mielina obtidos a partir da medula espinal cervical inferior. **A.** Normal. **B.** As lesões encontradas na degeneração combinada subaguda envolvem a degeneração da substância branca nos funículos posterior e lateral da medula espinal. As fibras degeneradas perdem sua mielina e, por isso, não são coradas.

Parte III Sistemas somatossensorial e motor dos membros e do tronco

trutivas em termos de compreensão da correlação entre os sinais clínicos e o sítio da lesão.

ATIVIDADES PARA ESTUDO

1. Descreva e diagrame os componentes típicos do conhecido reflexo monossináptico. Forneça um exemplo.
2. Descreva e diagrame um reflexo polissináptico. Forneça um exemplo.
3. Você está caminhando descalço pela praia. Então, pisa com o pé direito em um pedaço pontiagudo de coral quebrado.
   a. Descreva a sua provável resposta.
   b. Esboce o(s) arco(s) reflexo(s) que controla(m) essa resposta. Identifique o receptor e os tipos de fibra envolvidos nessa resposta.
4. Considere agora uma mulher que sofre de diabetes e de neuropatia periférica associada. A neuropatia periférica resulta em dano aos nervos periféricos com perda da sensibilidade à dor, à temperatura e ao toque nos membros inferiores. Imagine que ela estivesse caminhando pela praia e pisasse com o pé direito em um pedaço de coral pontiagudo.
   a. Quais tratos sensoriais estariam afetados pela neuropatia periférica nos membros inferiores?
   b. Ela demonstrará uma resposta de retirada com flexão e de extensão cruzada? Explique a sua resposta.
   c. Quais preocupações você deve ter em relação a um paciente com neuropatia periférica quanto aos sapatos, equilíbrio e superfícies do ambiente?

BIBLIOGRAFIA

Reflexos medulares espinais

Clarke, R.W., and Harris, J. The organization of motor responses to noxious stimuli. Brain Res Rev 46: 163–172, 2004.

Friemert, B., et al. Intraoperative direct mechanical stimulation of the anterior cruciate ligament elicits short- and medium-latency hamstring reflexes. J Neurophysiol 94:3996–4001, 2005.

Gorassini, M. A., Knash, M. E., Harvey, P. J., et al. Role of motoneurons in the generation of muslce spasms after spinal cord injury. Brain 127: 2247–2258, 2004.

Holloway, R. The Babinski sign: Thumbs up or thumbs down? Neurology 65:1147–1148, 2005.

Landau, W. M. Plantar reflex amusement. Neurology 65:1150–1151, 2005.

Melnyk, M., et al. Changes in stretch reflex excitability are related to "giving way" symptoms in patients with anterior cruciate rupture. J Neurophysiol 97:474–480, 2007.

Nickolls, P., Collins, D. F., Gorman, R. B., et al. Forces consistent with plateau-like behavior of spinal neurons evoked in patients with spinal cord injuries. Brain 127:660–670, 2004.

Solomonow, M., and Krogsgaard, M. Sensorimotor control of knee stability. A review. Scand J Med Sci Sports 11:64–80, 2001.

Sistema piramidal e outras vias de MNS descendentes

Bortoff, G. A., and Strick, P. L. Corticospinal terminations in two new-world primates: Further evidence that corticomotoneuronal connections provide part of the neural substrate for normal dexterity. J Neurosci 13:5105–5118, 1993.

Davidoff, R. A. The pyramidal tract. Neurology 40:332–339, 1990.

Hanaway, J., and Young, R. R. Localization of the pyramidal tract in the internal capsule of man. J Neurologic Sci 34:63–70, 1977.

Jagiella, W. M., and Sung, J. H. Bilateral infarction of the medullary pyramids in humans. Neurology 39:21–24, 1989.

Lance, J. W. Symposium synopsis. In: Feldman, R. G., Young, R. R., and Koella, W. P., eds. Spasticity: Disordered Motor Control. Year Book, Chicago, 1980.

Lawrence, D. G., and Kuypers, H. G. J. M. The functional organization of the motor system in the monkey. I. The effects of bilateral pyramidal lesions. Brain 91,1:1–14, 1968.

Malhotra S., Pandyan A. D., Day C. R., et al. Spasticity, an impairment that is poorly defined and poorly measured. Clin Rehabil 23:651–658, 2009.

Marx, J. J., Iannetti, G. D., Thomke, F., et al. Somatotopic organization of the corticospinal tract in the human brainstem: A MRI-based mapping analysis. Ann Neurol 57:824–831, 2005.

Nathan, P. W. and Smith, M. C. The rubrospinal and central tegmental tracts in man. Brain 105:223–269, 1982.

Nathan, P. W., Smith, M. C.. and Deacon, P. The corticospinal tracts in man. Course and location of fibres at different segmental levels. Brain 113:303–324, 1990.

Nolte, J. The Human Brain: An Introduction to Its Functional Anatomy. Mosby Elsevier, Philadelphia, 2009.

Paus, T., Zijdenbos, A., Worsley, K., et al. Structural maturation of neural pathways in children and adolescents: In vivo study. Science 283:1908–1911, 1999.

Thomas, S. L., and Gorassini, M. A. Increases in corticospinal tract function by treadmill training after incomplete spinal cord injury. J. Neurophysiol 94:2844–2855, 2005.

Uozumi, Y., Tamagawa, A., Hashimoto, T., and Tsuji, S. Motor hand representation in cortical area 44. Neurology 62:757–761, 2004.

Distúrbios medulares espinais

Bogdanov, E. I., Heiss, J. D., Mendelevich, M. D., et al. Clinical and neuroimaging features of "idiopathic" syringomyelia. Neurology 62:791–794, 2004.

Olivas, A. D., and Noble-Haeusslein, L. J. Phospholipase A_2 and spinal cord injury: A novel target for therapeutic intervention. Ann Neurol 59:577–579, 2006.

Espasticidade

Ashworth, V. B. Preliminary trial of carisoprodol in multiple sclerosis. *Practitioner* 192:540–542, 1964.

Bohannon, R. W., and Smith, M. B. Interrater reliability of a modified Ashworth scale of muscle spasticity. *Phys Ther* 67:206–207, 1987.

Invanhoe, D. V., and Reistteter, T. A. Spasticity. The misunderstood part of the upper motor neuron syndrome. Am J Phys Med Rehabil 83(Suppl):S3–S9, 2004.

Malhotra, S., Pandyan, A. D., Day, C. R., Jones, P. W., and Hermens, H. Spasticity, an impairment that is poorly defined and poorly measured. Clin Rehabil 23:651, 2009.

Priori, A., Cogiamanian, F., and Mrakic-Sposta, S. Pathophysiology of spasticity. Neurol Sci 27:S307–S309, 2006.

12
Sistema nervoso autônomo

Objetivos de aprendizagem

1. Comparar e contrastar os sistemas somático e autônomo, em termos de estruturas que recebem a informação aferente e a origem da informação eferente.
2. Explicar o papel dos gânglios no SNA e descrever a localização de gânglios importantes.
3. Comparar e contrastar os sistemas simpático e parassimpático quanto aos seguintes aspectos:
   a. Localização dos sítios de origem junto ao SNC.
   b. Localização dos gânglios autônomos periféricos.
   c. Papel dos neurotransmissores.
4. Descrever a via geral percorrida pela informação aferente autônoma junto ao SNC e diferenciar as origens a partir dos músculos lisos do tórax, do abdome e da pelve. Dar exemplos de cada um.
5. Fornecer uma explicação anatômica para a ocorrência de dor referida associada às vísceras.
6. Relacionar os sítios comuns de dor referida aos respectivos órgãos de origem.
7. Descrever as várias inervações eferentes derivadas do SNA.
8. Explicar o conceito de centros de controle de atividade autônoma e identificar a localização dos neurônios que controlam as seguintes funções: respiração, função cardiovascular, tamanho da pupila e acomodação visual, micção e excitação/ejaculação.
9. Discutir como os sistemas simpático e parassimpático trabalham juntos para controlar a função da bexiga.
10. Comparar e contrastar as consequências da lesão da medula espinal em diferentes níveis, com relação à disfunção da bexiga.

Abreviaturas

ACh acetilcolina
CD-LM sistema da coluna dorsal-lemnisco medial
MNI motoneurônio inferior
MNS motoneurônio superior
NE noradrenalina
SNA sistema nervoso autônomo
SNC sistema nervoso central
SNP sistema nervoso periférico
VPM núcleo ventral posteromedial do tálamo

INTRODUÇÃO

A regulação motora da atividade muscular esquelética foi abordada nos últimos dois capítulos. Agora, o presente capítulo enfoca a divisão autônoma do sistema nervoso (SNA), que regula a atividade relacionada às vísceras – os componentes essenciais do miocárdio, do músculo liso e do tecido glandular.

A primeira seção traz um panorama geral do papel do SNA, compara a organização estrutural das divisões somática e autônoma do sistema nervoso e descreve os componentes simpático e parassimpático desse sistema. A próxima seção descreve o sistema aferente autônomo em maiores detalhes. O sistema aferente é constituído por fibras oriundas das vísceras, que percorrem as divisões simpática e parassimpática dos nervos até o SNC. A terceira seção do capítulo detalha o sistema eferente autônomo. A quarta seção introduz a inervação autônoma de órgãos específicos. Com várias pequenas exceções (glândulas sudoríparas e músculo liso associado aos vasos sanguíneos e pelos cutâneos), todos os tecidos e órgãos viscerais são inervados pelas divisões simpática e parassimpática, de modo que as vísceras sejam inteiramente supridas por quatro tipos de fibra: aferentes e eferentes simpáticos, e aferentes e eferentes parassimpáticos. Ao final da seção, são apresentadas várias condições clínicas em que há envolvimento do SNA.

VISÃO GERAL DA ESTRUTURA E FUNÇÃO DO SNA

A palavra *autônomo* tem origem no termo *autonomous*, que significa "autodirigido". A palavra "autônomo" também significa "agir de modo independente da vontade". Nenhum desses significados capta totalmente a realidade do SNA que, por sua vez, não é de todo autodirigido. A motivação e o afeto do indivíduo determinam não só as contrações da musculatura esquelética de um momento para outro, como também as mudanças funcionais ocorridas no estado dos órgãos internos corporais. Apesar da conveniência para fins de ensino, separar as atividades do SNA e as da divisão somática do sistema nervoso não faz jus à atuação integrada de ambos. O SNA às vezes é considerado pertencente apenas ao SNP, mas isso é um erro, conforme se conclui. Assim como a divisão somática do sistema nervoso, o SNA possui uma representação robusta junto ao SNC.

Com relação à volição – a disposição, escolha ou decisão acerca do curso de uma ação –, é possível afirmar que a atividade do SNA é mais involuntária, em comparação à divisão somática do sistema nervoso. Se por um lado a atividade autônoma não está separada da volição, por outro está claro que certos estímulos e respostas são importantes para a manutenção da própria vida em si.

Uma queda abrupta da pressão arterial, por exemplo, exige uma resposta do sistema nervoso que independe de todos os outros aspectos referentes ao estado do corpo ou da mente. Conforme ironicamente observado por Claude Bernard, um fisiologista francês que viveu no século XIX, a "natureza achou prudente afastar tais fenômenos importantes do capricho de uma volição ignorante". Ter que ocupar o nosso encéfalo com as ações de respirar, regular a frequência cardíaca e a pressão arterial, fazer a digestão, e assim por diante, impediria as atividades mentais caracteristicamente humanas de reflexão, pensamento discursivo e julgamento ético, além de comprometer a atenção, percepção e memória.

O texto anterior implica que o SNA é exclusivamente um sistema motor – e isso seria consistente com sua antiga definição, criada por John Newport Langley no fim do século XIX. Entretanto, a definição de Langley excluiu arbitrariamente as fibras aferentes oriundas das vísceras de qualquer tipo de participação na determinação da atividade de resposta autônoma. O fato é que as fibras aferentes viscerais exercem um papel na regulação da atividade de uma resposta autônoma que é tão importante quanto o papel das fibras aferentes somáticas na regulação da atividade do músculo estriado. Nitidamente, a informação aferente proveniente das estruturas reguladas é vital para que o encéfalo as controle de maneira efetiva.

Sistema nervoso somático e sistema nervoso autônomo

Existem amplas similaridades e também diferenças entre as divisões somática e autônoma do sistema nervoso (ver Tab. 12.1). Ambas as divisões envolvem fibras aferentes e eferentes especializadas, bem como conexões reflexas junto ao SNC. Do mesmo modo, ambos os sistemas estão conectados aos níveis superiores do SNC por meio de vias ascendentes e descendentes.

> **Questão**
>
> Identifique as diferenças existentes entre as divisões autônoma e somática do sistema nervoso quanto aos seguintes aspectos: (1) destino da informação aferente; (2) estruturas neuroanatômicas envolvidas na via que segue do SNC até os tecidos-alvo; e (3) inervação ao nível do músculo.

No caso do SNA, porém, a principal estrutura encefálica a receber informação aferente é o hipotálamo, em contraste com o tálamo, que recebe informação somática aferente. O hipotálamo também é a única fonte isolada de vias descendentes que regulam a atividade das divisões simpática e parassimpática do SNA. Por outro la-

Tabela 12.1 Comparação das divisões somática e autônoma do sistema nervoso

Característica	Somática	Autônoma
Fibras eferentes e aferentes especializadas com conexões reflexas junto ao SNC	Presente	Presente
Conexões com níveis superiores do SNC por vias ascendentes e descendentes	Presente	Presente
Importante estrutura cerebral que recebe informação aferente	Tálamo	Hipotálamo
Importante fonte de vias descendentes	Córtex cerebral	Hipotálamo

do, o córtex cerebral é a principal fonte de vias descendentes que regulam a atividade da divisão somática do sistema nervoso.

Uma diferença adicional importante que existe entre as divisões autônoma e somática do sistema nervoso está relacionada com a via de transmissão do SNC para os tecidos-alvo. Como resultado, a localização anatômica dos principais componentes de cada sistema é diferente (ver Fig. 12.1). Os axônios mielinizados dos MNI da divisão somática saem da medula espinal pelas raízes ventrais (ou saem do tronco encefálico via nervos cranianos) e atingem diretamente a musculatura esquelética. Em contraste, a ligação existente entre o SNC e as vísceras inervadas pela divisão autônoma envolve dois neurônios. Uma sinapse interventiva ocorre nos **gânglios autônomos** situados fora do SNC. Os axônios **pré-ganglionares** discretamente mielinizados saem do SNC por meio das raízes ventrais e fazem sinapse nos neurônios **pós-ganglionares**, junto aos gânglios autônomos. Os axônios pós-ganglionares não mielinizados, então, se projetam para o músculo liso, miocárdio ou tecido glandular de um órgão visceral.

Essa diferença significa que os corpos celulares dos neurônios que constituem uma das principais partes do componente eferente do SNA estão situados fora do SNC, em gânglios periféricos especializados. Em oposição, os corpos celulares do componente eferente da divisão somática estão todos posicionados no SNC.

A inervação do músculo esquelético, de um lado, e a do miocárdio e do músculo liso, por outro, são fundamentalmente diferentes. A primeira é altamente discreta, enquanto a segunda é especializada para a contração sincronizada de muitas fibras musculares. As fibras (células) de músculo liso das vísceras permanecem em contato entre si por meio de numerosas junções comunicantes (*gap junctions*) (ver Fig. 4.28). Em consequência, ao ser estimulada por PA vindo do SNA, a célula muscular lisa isolada não só se contrai, como transmite esse PA para as células musculares adjacentes. Isso garante a ocorrência de uma onda de contração estável necessária, por exemplo, para empurrar a comida pelo trato digestivo. As células do miocárdio também estão conectadas por junções comunicantes, e isso possibilita uma transmissão quase instantânea da atividade elétrica de uma célula cardíaca a outra. Isso é útil para sincronizar as contrações do miocárdio. Como resultado das conexões de junções comunicantes existentes entre as células musculares inervadas pelo SNA, torna-se desnecessário que cada célula muscular seja inervada por seu próprio eferente. Conforme mostra a Figura 12.2, o eferente autônomo que inerva o músculo liso e o miocárdio segue seu curso entre as células musculares, e nem todas as células musculares são inervadas. Ao longo de sua extensão, o axônio possui ex-

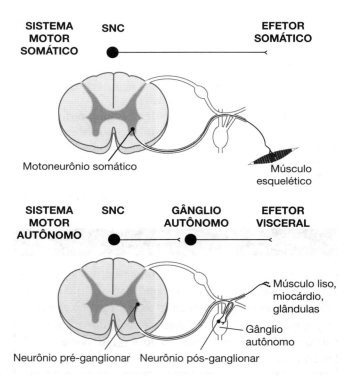

Figura 12.1 Os motoneurônios somáticos projetam-se diretamente para seu músculo esquelético-alvo, a partir do SNC. Os motoneurônios pré-ganglionares simpáticos autônomos situados no SNC se projetam para um gânglio simpático autônomo localizado fora do SNC, onde fazem sinapse em motoneurônios pós-ganglionares autônomos. O neurônio pós-ganglionar, então, se projeta para sua víscera-alvo.

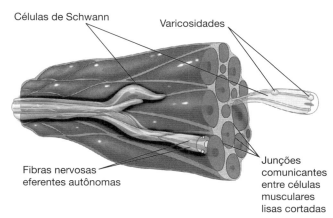

Figura 12.2 Junto à musculatura lisa e ao miocárdio (bem como ao tecido glandular), os neurônios pós-ganglionares autônomos exibem arranjos lineares de varicosidades ao longo de sua extensão, que representam sítios de liberação de transmissor. Além disso, nem todas as células musculares são inervadas.

pansões ou varicosidades (chamadas de botões terminais) que representam sítios de liberação de transmissor. Essa inervação contrasta com a inervação da musculatura estriada pela divisão somática do sistema nervoso. No músculo estriado, cada célula muscular individual é inervada por um único axônio que termina no sarcolema e forma uma junção neuromuscular (ver Cap. 10). Esse padrão de inervação permite ao SNC controlar a contração muscular voluntária de uma forma discreta e finamente graduada.

Por fim, as divisões somática e autônoma diferem quanto aos mecanismos de inibição da contração muscular. O SNA pode inibir diretamente a musculatura lisa e o miocárdio, uma vez que as células musculares com inervação autônoma possuem diferentes tipos de receptores – alguns dos quais causam contração ao serem estimulados pelo transmissor apropriado, enquanto outros promovem relaxamento. Em contraste, o músculo esquelético não pode ser inibido diretamente porque todos os receptores presentes na membrana de suas células são do tipo excitatório, que promove contração. Assim, o relaxamento do músculo esquelético somente pode ocorrer via inibição dos MNI situados na medula espinal ou tronco encefálico que excitam o músculo.

Componentes simpático e parassimpático do SNA

Existem duas divisões de fibras distintas encontradas junto ao SNA: **simpática** e **parassimpática**. Essas divisões são anatomicamente diferentes quanto a vários aspectos. Para analisar as diferenças anatômicas, é importante se lembrar de que o componente eferente das fibras do SNA faz sinapse em um gânglio localizado fora do SNC.

Uma diferença existente entre os sistemas simpático e parassimpático está no fato de seus sítios de origem junto ao SNC serem acentuadamente distintos. As fibras *simpáticas* pré-ganglionares são originárias de neurônios localizados em segmentos torácicos e nos dois ou três segmentos lombares superiores da medula espinal (ver Fig. 12.3). Por esse motivo, a divisão simpática do SNA também é referida como **divisão toracolombar**. As fibras *parassimpáticas* pré-ganglionares são oriundas dos neurônios localizados em duas partes amplamente separadas do SNC. A parte craniana da divisão parassimpática tem origem em neurônios localizados no tronco encefálico (bulbo, ponte e mesencéfalo), enquanto a parte espinal é originária de neurônios localizados na medula espinal sacral, especificamente nos segmentos S2, S3 e S4 (ver Fig. 12.4). Dessa forma, o componente parassimpático do SNA também é referido como **divisão craniossacral**.

Secundariamente, a localização dos gânglios periféricos pertencentes às divisões simpática e parassimpática é diferente. Alguns gânglios simpáticos estão localizados nas adjacências do SNC, enquanto outros, chamados de gânglios pré-vertebrais ou colaterais, possuem uma localização mais distal (p. ex., gânglios celíacos, gânglios mesentéricos superiores e gânglios mesentéricos inferiores). Em contraste, os gânglios parassimpáticos estão posicionados perto ou junto ao órgão-alvo que inervam. Como resultado, a divisão simpática tipicamente possui axônios pré-ganglionares curtos e fibras pós-ganglionares longas, enquanto o inverso ocorre com a divisão parassimpática (ver Fig. 12.3).

> **Questão**
>
> Descreva a organização dos sistemas simpático e parassimpático em relação aos diferentes segmentos da medula espinal, identifique a origem dos neurônios relacionados com cada parte, e destaque os gânglios periféricos associados a cada um.

Uma terceira diferença existente entre as divisões simpática e parassimpática está na proporção de fibras pré-/pós-ganglionares. Uma parte significativa da divergência está na divisão simpática, na qual a proporção de fibras pré-/pós-ganglionares está estimada na faixa de 1:10 a 1:96. A divisão parassimpática, por outro lado, apresenta uma organização menos difusa, com uma proporção de fibras pré-/pós-ganglionares igual a 1:3. Isso permite que a divisão parassimpática exerça um controle mais discreto e localizado sobre suas estruturas-alvo, enquanto os efeitos da divisão simpática são mais disseminados.

Por fim, embora a atividade autônoma seja mediada via liberação de neurotransmissores bioquímicos, as substâncias bioquímicas utilizadas pelas divisões simpáti-

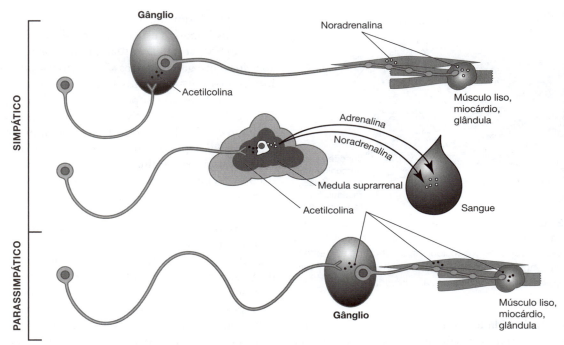

Figura 12.3 Comparação dos eferentes simpático e parassimpático do sistema nervoso autônomo.

ca e parassimpática são diferentes. O transmissor acetilcolina (ACh) é liberado nos terminais de todas as fibras pré-ganglionares, em ambas as divisões. Adicionalmente, a ACh é liberada nos terminais de todas as fibras parassimpáticas pós-ganglionares. Em contraste, as fibras simpáticas pós-ganglionares liberam o transmissor noradrenalina (NE) em seus terminais. As exceções a essa regra geral são as fibras simpáticas pós-ganglionares que terminam nas glândulas sudoríparas e nos vasos sanguíneos musculares, que liberam ACh. A acetilcolina também é liberada pelas fibras simpáticas pré-ganglionares dentro de células cromafins situadas na medula suprarrenal.

AFERENTES AUTÔNOMOS

Apresentação clínica

Você tem obtido êxito com o tratamento de Maria Gonzales, que sofreu ruptura do manguito rotador esquerdo. Hoje, ela telefonou dizendo que está sentindo desconforto no ombro esquerdo há três dias. Ela comentou que o desconforto piora com o esforço, mesmo quando não faz atividades que exijam envolvimento do ombro em si. Ao ler esta seção, considere os seguintes aspectos:

- Por que você se preocuparia com o fato de a dor piorar com o esforço?
- Quais seriam outras possíveis explicações para a dor no ombro relatada pela paciente, para as quais você deve estar alerta e que devem ser excluídas?
- Quais seriam as ramificações de uma interpretação equivocada da dor no ombro relatada pela paciente?

A maioria das fibras aferentes que atendem aos impulsos sensoriais autônomos surge de receptores livres e encapsulados presentes nas vísceras e paredes de vasos sanguíneos. As fibras aferentes oriundas dos receptores situados nas vísceras torácicas e abdominais atingem a medula espinal, via troncos simpáticos, e o tronco encefálico, via nervos glossofaríngeo e vago. Os corpos celulares dos aferentes viscerais dos nervos cranianos IX e X estão localizados nos gânglios inferiores desses nervos. A partir das vísceras torácicas (coração, vasos coronarianos, árvore brônquica e pulmões), os aferentes viscerais primários seguem para o tronco simpático junto aos nervos cardíaco e pulmonar. Já a partir das vísceras abdominais (estômago, intestinos, fígado, baço, pâncreas, rins, vesícula biliar, cavidade peritoneal), os aferentes seguem para o tronco simpático junto aos nervos esplâncnicos (ver Fig. 12.5). Atravessam o tronco simpático, entram nos ramos comunicantes brancos (um nervo que conecta outros dois nervos) e se unem aos nervos espinais torácicos e lombares superiores. Os corpos celulares desses aferentes viscerais primários estão localizados nos gânglios da raiz dorsal de T1-L2.

A partir das vísceras pélvicas (bexiga urinária, reto, porção proximal da uretra, colo do útero), os aferentes autônomos atingem a medula espinal por duas rotas. Uma delas segue através dos nervos esplâncnicos lombares, tronco simpático e ramos comunicantes brancos até os nervos espinais torácicos inferiores e lombares superiores. A outra via segue através dos nervos esplâncnicos pélvicos até os nervos espinais sacrais II, III e IV. Esses aferentes autônomos também possuem corpos celulares nos gânglios de raiz dorsal apropriados.

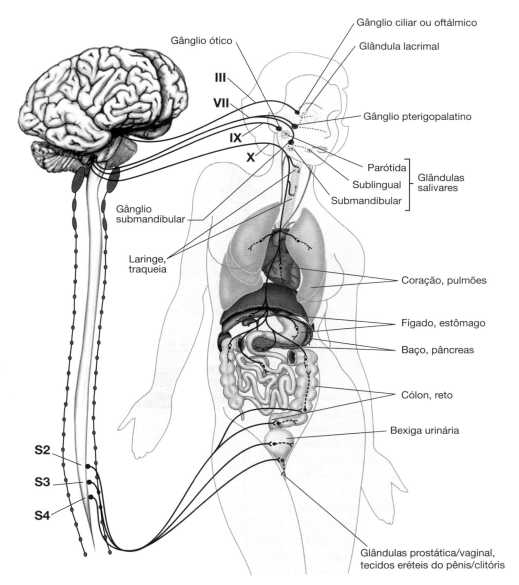

Figura 12.4 Distribuição do escoamento parassimpático via nervos cranianos III, VII, IX e X, e via nervos espinais S2-S4.

As fibras aferentes viscerais entram na medula espinal pela divisão lateral da raiz dorsal. Fazem sinapse em neurônios localizados no corno dorsal e na zona intermediária da substância cinzenta espinal. A maioria desses aferentes transporta informação associada à iniciação dos reflexos viscerais. Fazem conexões secundárias com motoneurônios viscerais ou somáticos, ou com ambos, na substância cinzenta espinal. Os reflexos viscerais regulam a pressão arterial e a bioquímica sanguínea, alterando funções como as frequências cardíaca e respiratória, e também a resistência dos vasos sanguíneos (discutida adiante). A informação aferente que atinge a consciência ascende bilateralmente junto aos funículos anterolaterais da medula espinal. Ao alcançar o tronco encefálico, essa informação ascende por vias multissinápticas na formação reticular, até os centros superiores. As sensações oriundas da uretra indicativas de micção iminente ascendem por uma rota diferente, o sistema CD-LM.

Sensações viscerais e dor referida

As sensações viscerais que atingem a consciência tendem a ser vagas, pouco localizadas e de natureza predominantemente afetiva. Alguns exemplos são a pirose, a fome e a náusea. Os próprios órgãos viscerais são insensíveis aos estímulos térmicos e mecânicos ordinários. Os pacientes submetidos a cirurgias sob anestesia local podem ter as vísceras manipuladas, cortadas, pinçadas e até cauterizadas (queimadas) pelo cirurgião, sem que nenhuma sensação consciente seja evocada. Por outro lado, a distensão súbita e os espasmos das paredes musculares das vísceras ocas podem produzir sofrimento

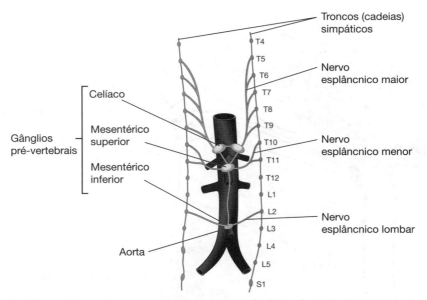

Figura 12.5 Os axônios simpáticos pré-ganglionares se projetam para os gânglios pré-vertebrais nos nervos esplâncnicos.

agudo e dor intensa. A dor aguda também resulta de um suprimento sanguíneo diminuído (isquemia) para as vísceras.

A dor vivenciada sob tais circunstâncias pode ser sentida em vários locais. A dor visceral verdadeira pode ser sentida na região do próprio órgão. Entretanto, a dor visceral pode ser referida a uma área da superfície corporal; e o paciente pode, então, presumir que essa dor tem origem cutânea. Uma dor desse tipo é chamada de **dor referida**.

A base neural da dor referida está relacionada ao fato de os aferentes viscerais e somáticos convergirem em neurônios medulares espinais comuns. Os aferentes nociceptivos viscerais de determinado órgão se projetam para níveis segmentares específicos da medula espinal. No caso do coração, os aferentes nociceptivos se projetam para os níveis torácicos superiores da medula, conforme ilustra a Figura 12.6. Esses mesmos níveis segmentares também recebem informação dolorosa somática oriunda de partes específicas da superfície corporal. É a essa área específica de superfície corporal que a dor visceral é referida. Foi proposto que, junto ao corno dorsal, os impulsos aferentes de dor visceral convergem em neurônios pertencentes ao trato espinotalâmico mediador da dor somática, fazendo-os disparar. Essa informação finalmente atinge o córtex cerebral, que não tem como saber que é a fonte real de estímulo nocivo. O encéfalo, portanto, interpreta equivocadamente a atividade do trato espinotalâmico como dor cutânea em uma localização específica, como tórax e braço esquerdo, no caso de um infarto do miocárdio ou angina. O conhecimento dos padrões típicos de dor referida é clinicamente importante. Esses padrões são resumidos na Tabela 12.2 e ilustrados na Figura 12.7.

Tabela 12.2 Padrões de dor referida

Órgão danificado	Dermátomos em que a dor é sentida
Diafragma	C3-C4
Coração	T1-T4 (esquerdo)
Estômago	T6-T9 (principalmente esquerdo)
Vesícula biliar	T7-T8 (direito)
Duodeno (intestino delgado)	T9-T10
Apêndice (intestino grosso)	T10 (direito)
Órgãos reprodutores	T10-T12
Rins, ureteres	L1-L2

Questão

A dor associada a distúrbios renais pode ser referida na região lombar, enquanto a dor associada à disfunção da vesícula biliar ou do diafragma pode ser referida no ombro direito. Dê uma possível explicação neuroanatômica para esse fenômeno.

EFERENTES AUTÔNOMOS

As inervações eferentes derivadas do SNA têm origem em várias estruturas do SNC e eventualmente atingem seus órgãos-alvo. Seu papel está mais frequentemente relacionado às funções secretórias desses órgãos. Entretanto, os papéis funcionais dos sistemas simpático e parassimpático são bastante diferentes.

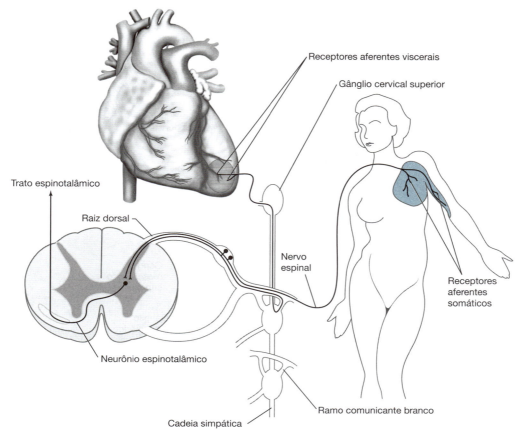

Figura 12.6 Uma base anatômica hipotética para a dor referida visceral. Nesse caso, a dor originária no coração (p. ex., de angina de peito) é referida no tórax superior (dermátomos T2-T4) ou descendo por dentro do braço esquerdo (dermátomo T1).

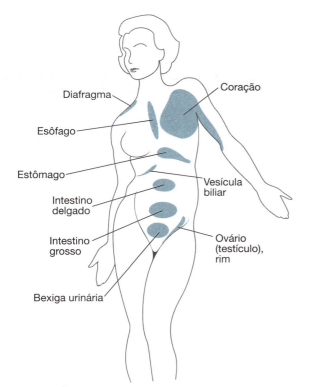

Figura 12.7 Áreas cutâneas típicas (dermátomos) em que a dor originária de órgãos viscerais específicos é referida.

Lembre-se de que as fibras eferentes autônomas são originárias do hipotálamo. Nesse contexto, é importante lembrar de que nem todas as fibras eferentes atingem a periferia. As fibras eferentes do hipotálamo formam parte das projeções supraspinais descendentes para os neurônios simpáticos pré-ganglionares em T1-L2 e os neurônios parassimpáticos pré-ganglionares no tronco encefálico e em S2-S4. Aqui, são enfocados os componentes medulares espinais e do tronco encefálico desses sistemas. É importante reconhecer que a maioria dos nervos periféricos que transportam fibras eferentes autônomas também transporta fibras aferentes e, portanto, são nervos mistos.

Divisão simpática

Toda a atividade nas fibras nervosas simpáticas tem origem exclusivamente em neurônios medulares espinais. Os corpos celulares dos neurônios pré-ganglionares simpáticos estão localizados na coluna celular intermediolateral dos segmentos medulares espinais T1 a L2 ou L3 (ver Fig. 5.4). Os axônios desses neurônios têm diâmetro pequeno e são discretamente mielinizados; eles saem da medula espinal junto às raízes ventrais dos nervos espinais T1-L2. Essas fibras pré-ganglionares fazem sinapse com os corpos celulares de neurônios pós-

-ganglionares localizados nos **gânglios paravertebrais** do tronco simpático ou em **gânglios pré-vertebrais** (também chamados de gânglios colaterais).

Os gânglios paravertebrais consistem em 20-25 coleções de corpos celulares que formam duas cadeias ganglionares amplas de cada lado da coluna vertebral (ver Fig. 12.8). Os troncos simpáticos estendem-se da base do crânio até o cóccix. Os axônios pré-ganglionares discretamente mielinizados atingem o tronco simpático por meio dos nervos espinais T1-L2, que saem nos **ramos comunicantes brancos**; estes parecem ser brancos por causa da mielinização dos axônios (ver Fig. 12.9). Junto aos troncos simpáticos, os axônios pré-ganglionares seguem um entre três cursos possíveis (ver Fig. 12.10). Alguns axônios fazem sinapse imediatamente com neurônios pós-ganglionares, no mesmo nível de onde entraram. Outros axônios ascendem ou descem pelo tronco sináptico e fazem sinapse em um gânglio paravertebral mais cranial ou caudal; há, ainda, axônios pré-ganglionares que continuam seguindo pela cadeia, sem fazer sinapse, e emergem do tronco junto aos nervos esplâncnicos abdominopélvicos, de onde se projetam para um gânglio pré-vertebral.

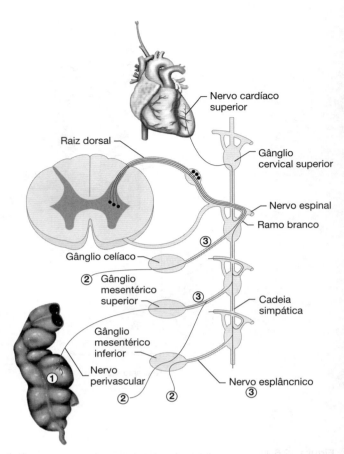

Figura 12.9 As fibras aferentes viscerais oriundas de vísceras torácicas e abdominais seguem pela cadeia simpática, entram nos ramos comunicantes brancos e se unem aos nervos espinais torácicos e lombares superiores para alcançar a medula espinal.

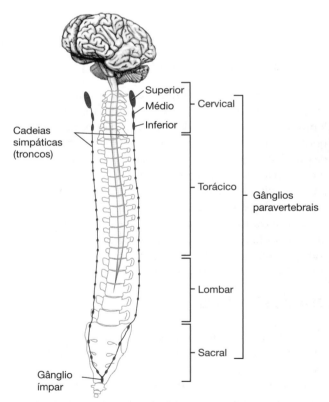

Figura 12.8 Os gânglios paravertebrais do sistema nervoso simpático estão organizados em cadeias interconectadas situadas de cada lado da coluna vertebral. Os gânglios paravertebrais estão associados a todos os nervos espinais, ainda que nos níveis cervicais seus oito nervos espinais compartilhem três gânglios autônomos: superior, médio e inferior.

Questão

Quais raízes nervosas específicas estão associadas a fibras simpáticas pré-ganglionares?

Os axônios pós-ganglionares oriundos do tronco simpático têm diâmetro pequeno e não são mielinizados. Aqueles destinados a ser distribuídos junto ao pescoço, parede corporal e membros saem dos gânglios paravertebrais nos **ramos comunicantes cinzentos**, cuja cor é acizentada por causa da falta de mielinização dos axônios. Esses axônios pós-ganglionares entram nos ramos ventrais dos nervos espinais adjacentes, através dos quais atingem os vasos sanguíneos, folículos pilosos e glândulas sudoríparas (ver Fig. 12.11). Estimulam a contração dos vasos sanguíneos (*vasomotilidade*) e dos músculos eretores dos pelos associados aos pelos (*pilomotilidade*, produzindo "arrepios") e causam suor (*sudomotilidade*). As fibras simpáticas pós-ganglionares que inervam a musculatura lisa e as glândulas da cabeça (e o músculo dilatador da íris) surgem das células do **gânglio cervical**

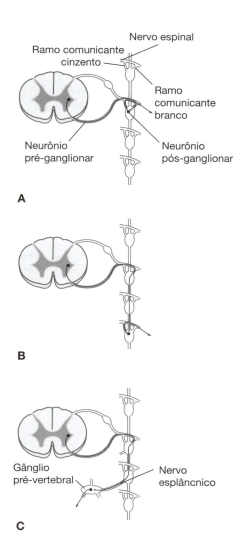

Figura 12.10 Cursos percorridos pelos axônios pré-ganglionares junto à cadeia simpática. **A.** Alguns axônios fazem sinapse imediatamente com neurônios pós-ganglionares no mesmo nível em que entram na cadeia simpática. **B.** Alguns descem (ou sobem) pela cadeia simpática e fazem sinapse em um gânglio paravertebral mais caudal (ou cranial). **C.** Há outros, ainda, que continuam seguindo pela cadeia sem fazer sinapse e saem do tronco em um nervo esplâncnico, no qual se projetam para um gânglio pré-vertebral.

superior, no terminal superior do tronco simpático (ver Fig. 12.8). Formam um plexo perivascular de nervos – o plexo carótico – e seguem os ramos das artérias carótidas para seus destinos na cabeça. Os axônios simpáticos pós-ganglionares que suprem as vísceras da cavidade torácica (p. ex., coração e pulmões) atingem os plexos nessas estruturas via nervos cardíaco e pulmonar.

> **Questão**
>
> Qual é a diferença entre os ramos comunicantes brancos e cinzentos associados ao NSA?

Os gânglios pré-vertebrais, que coletivamente representam o segundo sítio de sinapse dos axônios simpáticos pré-ganglionares, estão localizados ao longo da aorta abdominal, em particular ao redor das origens das artérias celíaca e mesentéricas superior e inferior, com os gânglios que levam os mesmos nomes. Esses gânglios pré-vertebrais recebem suas fibras pré-ganglionares dos nervos esplâncnicos. As fibras pós-ganglionares oriundas dos gânglios pré-vertebrais formam plexos periarteriais que seguem os ramos da aorta abdominal até alcançar o músculo liso, vasos sanguíneos e glândulas das vísceras abdominais e pélvicas. As vísceras abdominais incluem o fígado, vesícula biliar, estômago, pâncreas, baço, rins e intestinos delgado e grosso. As vísceras pélvicas incluem a bexiga urinária, órgãos sexuais e próstata.

Os órgãos viscerais inervados pelo SNA recebem apenas fibras pós-ganglionares. Assim, a inervação simpática das células medulares da **glândula suprarrenal (medula suprarrenal)** é única (ver Fig. 12.3). As células secretoras da medula suprarrenal são neurônios simpáticos pós-sinápticos que não possuem axônios nem dendritos. Em outras palavras, a medula suprarrenal é de fato um gânglio autônomo modificado. Em vez de liberar seus neurotransmissores (adrenalina e noradrenalina) nas células de um órgão efetor específico, as células medulares suprarrenais os liberam diretamente na circulação sanguínea para que circulem por todo o corpo. Isso resulta em uma resposta amplamente disseminada para a ativação do sistema nervoso simpático.

> **Questão**
>
> Onde estão os gânglios pré-vertebrais? Você é capaz de comparar e contrastar as três vias principais seguidas por esses gânglios?

Divisão parassimpática

Em contraste com a divisão simpática do SNA, a divisão parassimpática envolve estruturas medulares espinais *e* do tronco encefálico. Além disso, as estruturas espinais são encontradas apenas na porção da medula não inervada pela divisão simpática – as regiões sacrais.

A parte sacral do sistema parassimpático tem origem nos neurônios localizados na substância cinzenta intermediária dos segmentos medulares espinais S2, S3 e S4 (ver Fig. 12.4). Esses axônios não entram na cadeia simpática. Os axônios pré-ganglionares saem da medula espinal nas raízes ventrais dos nervos espinais S2-S4 e fazem sinapse nos gânglios terminais situados junto às paredes do cólon, reto, bexiga urinária, próstata e glândulas vaginais, além dos tecidos eréteis do pênis e clitó-

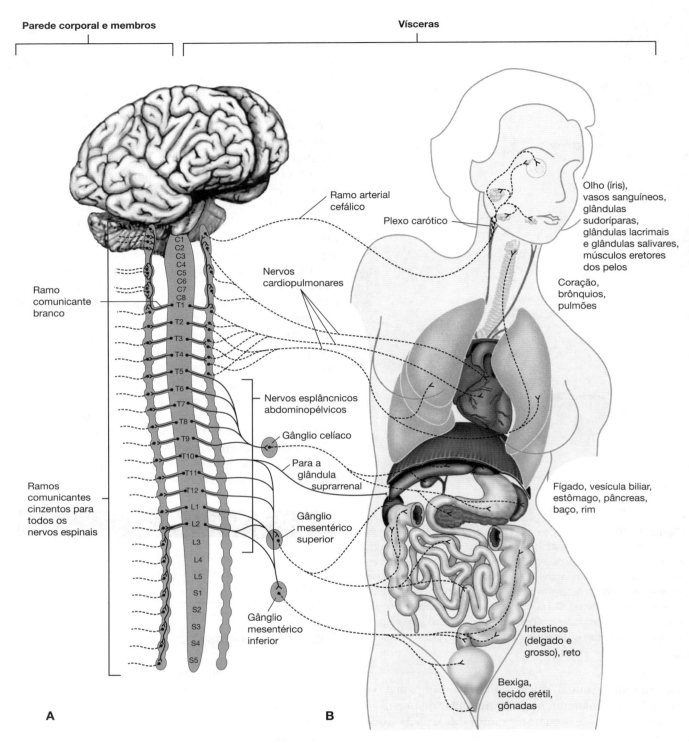

Figura 12.11 Distribuição das fibras simpáticas pós-ganglionares para estruturas da parede corporal e os membros (**A**), bem como para as vísceras (**B**).

ris. A parte sacral do sistema parassimpático controla a micção, a defecação e a ereção.

O componente craniano da divisão parassimpática está associado aos núcleos do tronco encefálico de quatro nervos cranianos (III, VII, IX e X) (ver Fig. 12.4). O **núcleo de Edinger-Westphal** do complexo nuclear oculomotor, no mesencéfalo, contém os corpos celulares dos neurônios pré-ganglionares que saem do tronco encefálico no nervo oculomotor (III) (ver Fig. 13.3). Essas fibras pré-ganglionares fazem sinapse em um gânglio ciliar localizado mais ou menos junto ao limite posterior da órbita óssea. Os axônios parassimpáticos pós-ganglionares (visceromotores) seguem os nervos ciliares curtos até o músculo esfíncter da íris e o músculo liso do corpo ciliar. O **núcleo salivar superior**, na ponte, contém os corpos celulares dos neurônios pré-ganglionares que saem do tronco encefálico no nervo intermediário, um ramo do nervo facial (VII) (ver Fig. 13.16). As fibras pré--ganglionares fazem sinapse nos dois gânglios. O gânglio pterigopalatino, localizado na fossa pterigopalatina do crânio, envia axônios pós-ganglionares (viscerossecretores) para as glândulas lacrimais, bem como para os vasos sanguíneos e glândulas das membranas mucosas do nariz e do palato. O segundo gânglio em que os axônios pré-ganglionares fazem sinapse é o submandibular, situado junto à glândula submandibular, que envia axônios pós-ganglionares (viscerossecretores) para as glândulas submandibular e sublingual. O **núcleo salivar inferior**, no bulbo, contém os corpos celulares dos neurônios pré-ganglionares que saem do tronco encefálico no nervo glossofaríngeo (IX) (ver Fig. 13.21). Esses axônios fazem sinapse no gânglio ótico, localizado no forame oval, que envia axônios pós-ganglionares (viscerossecretores) para a glândula parótida, a maior das glândulas salivares. É preciso notar que esses neurônios parassimpáticos pré-ganglionares, nos nervos cranianos VII e IX, têm origens troncoencefálicas sobrepostas. Esse fato levou ao questionamento sobre a adequação da distinção entre os núcleos salivares superior e inferior. O **núcleo motor dorsal do vago**, no bulbo (ver Fig. 13.22), contém os corpos celulares dos neurônios pré-ganglionares que saem do tronco encefálico no nervo vago (X) para inervar quase todas as vísceras abdominais torácicas e abdominais, com exceção das situadas na região pélvica (visceromotor e viscerossecretor). Na cavidade torácica, esses axônios fazem sinapse nos gânglios intrínsecos do coração e na musculatura bronquial, enviando fibras pós-ganglionares curtas ao miocárdio e aos músculos bronquiais. Na cavidade abdominal, os axônios pré-ganglionares do núcleo motor dorsal do vago fazem sinapse nos gânglios terminais do trato gastrintestinal (até o cólon descendente), fígado, pâncreas e rins. A Tabela 12.3 resume o componente craniano da divisão parassimpática do SNA.

> ### Questão
>
> Pensando à frente, e com base no que você aprendeu até agora, qual poderia ser a consequência de uma área de dano ampla no tegmento do bulbo?

Funções gerais dos eferentes autônomos dos sistemas simpático e parassimpático

A função geral do SNA é regular e controlar as atividades viscerais que mantêm um ambiente interno estável em resposta à modificação das condições internas e estresses externos. A maioria dos órgãos viscerais é inervada pelas divisões simpática e parassimpática do SNA. Entretanto, algumas estruturas – glândulas sudoríparas, vasos sanguíneos somáticos e folículos pilosos – recebem apenas fibras pós-ganglionares simpáticas, enquanto a medula suprarrenal recebe apenas fibras simpáticas pré--ganglionares. Em algumas estruturas (p. ex., coração e trato digestivo), as divisões simpática e parassimpática exercem efeitos opostos; em outras, uma divisão não encontra oposição (inervação simpática da glândula sudorípara e vasos sanguíneos dos membros) ou é dominante (inervação parassimpática da bexiga). Em outras, ainda, as duas divisões cooperam para cumprir uma única função (inervação do órgão sexual masculino). As ações simpáticas e parassimpáticas em estruturas viscerais são resumidas na Tabela 12.4.

Tabela 12.3 Componente craniano da divisão parassimpática do SNA

Corpos celulares pré-ganglionares	Nervo craniano*	Corpos celulares pós-ganglionares	Axônios pós-ganglionares
Núcleo de Edinger-Westphal no mesencéfalo	III	Gânglio ciliar ou oftálmico	Nervos ciliares para o esfíncter da íris e corpo ciliar
Núcleo salivar superior na ponte	VII	Gânglio pterigopalatino	Para as glândulas lacrimais
		Gânglio submandibular	Para as glândulas submandibular e sublingual
Núcleo salivar inferior na medula	IX	Gânglio ótico	Para a glândula parótida
Núcleo motor dorsal do vago no bulbo	X	Gânglios intrínseco e terminal	Para o coração, brônquios, trato gastrintestinal (até o cólon descendente), fígado, pâncreas, rins

*Axônios pré-ganglionares.

Tabela 12.4 Inervação de vísceras selecionadas

Órgão	Simpáticas			Parassimpáticas		
	Pré-ganglionares	Pós-ganglionares	Função	Pré-ganglionares	Pós-ganglionares	Função
Íris	C8-T3	Gânglio cervical superior	Dilatação pupilar	Núcleo de Edinger-Westphal no mesencéfalo	Gânglio ciliar ou oftálmico	Constrição pupilar
Glândula parótida	T1-T3	Gânglio cervical superior	Secreção diminuída e viscosa	Núcleo salivar inferior no bulbo	Gânglio ótico	Secreção aumentada e aquosa
Coração	T1-T5	Gânglios cervical e torácico superior	Frequência aumentada	Núcleo motor dorsal do vago no bulbo	Gânglios intracardíacos	Frequência diminuída
Vasos coronários	T1-T5	Gânglios cervical e torácico superior	Dilatação ou constrição	Núcleo motor dorsal do vago no bulbo	Gânglios intracardíacos	Constrição
Brônquios	T2-T5	Gânglios torácicos superiores	Dilatação	Núcleo motor dorsal do vago no bulbo	Gânglios pulmonares	Constrição
Estômago	T6-T10	Gânglio celíaco	Inibição do peristaltismo e da secreção	Núcleo motor dorsal do vago no bulbo	Gânglios mioentérico e submucoso	Aumento do peristaltismo e da secreção
Órgãos sexuais	T10-L2	Gânglio mesentérico inferior	Ejaculação	S2-S4	Gânglios situados ao longo dos ramos da aorta e das artérias ilíacas internas	Produz engurgitamento (ereção) dos tecidos eréteis dos genitais externos
Bexiga urinária	T12-L2	Gânglio mesentérico inferior	Contração do esfíncter uretral interno para manutenção da continência urinária	S2-S4	Gânglios vesiculares	Contração do detrusor, causando micção (e inibição do esfíncter uretral interno)
Glândulas sudoríparas da cabeça e do pescoço	T1-T3	Três primeiros gânglios cervicais superiores	Promove sudorese*			
Glândulas sudoríparas e vasos sanguíneos dos membros inferiores	L1-L2	Gânglios lombar e sacral	Promove sudorese e vasoconstrição*			

*Com exceção das glândulas sudoríparas, a secreção glandular recebe estimulação parassimpática.

Em geral, o sistema simpático é catabólico, ou gastador de energia, e isso permite ao corpo lidar com os estresses, como na preparação para lutar ou fugir. A ativação da divisão simpática tende a produzir efeitos bastante disseminados e relativamente duradouros, o que decorre da ampla divergência existente nos gânglios simpáticos e porque a estimulação simpática faz a medula suprarrenal liberar adrenalina e noradrenalina na circulação sistêmica. Em contraste, a divisão parassimpática é anabólica, ou conservadora de energia, e promove a manutenção e restauração das reservas corporais. O controle autônomo de órgãos específicos é discutido mais adiante.

> **Questão**
>
> Qual sistema está envolvido na conhecida resposta de luta ou fuga, e como o metabolismo desse sistema sustenta essa função?

INERVAÇÃO AUTÔNOMA E CONTROLE DE ÓRGÃOS ESPECÍFICOS

> **Apresentação clínica**
>
> Mohan Gupta, um advogado de 38 anos de idade, sofreu uma lesão da medula espinal em C6 quando cursava o segundo grau. Você o tem tratado desde então. Com base nas informações que você aprendeu nos Capítulos 9, 10 e 11, considere os seguintes aspectos:
>
> - Quais perdas motoras e sensoriais ele terá?
> - E como estará seu tônus muscular?
>
> Agora, ao ler esta seção, considere o motivo que poderia levar seu paciente a ter problemas de:
>
> - Pressão arterial e frequência cardíaca.
> - Controle do intestino e da bexiga.
> - Disreflexia autônoma.

Centros de controle autônomos

Grupos de neurônios imprecisamente definidos situados no tronco encefálico regulam as atividades autônomas. No mesencéfalo, a regulação do tamanho pupilar e a acomodação visual são mediados pelos neurônios da área pré-tetal, núcleo de Edinger-Westphal e colículo superior (ver Cap. 18). No tegmento do mesencéfalo e da ponte, existem coleções de neurônios relacionados com a regulação da micção. Já no tegmento da ponte e do bulbo existem conjuntos de neurônios envolvidos com a regulação da respiração. A função cardiovascular é regulada por grupos de neurônios no tegmento bulbar. Embora esses conjuntos de neurônios sejam com frequência considerados "centros", sua distribuição é mais ampla do que o conceito implicaria.

Muitos aferentes viscerais atingem esses "centros" via **núcleo** e **trato solitário**, ambos localizados no bulbo dorsolateral (ver Fig. 12.12). (Note que isso não diz respeito aos aferentes que afetam o tamanho pupilar ou a acomodação visual.) O trato solitário é formado por fibras aferentes viscerais dos nervos facial (intermediário), glossofaríngeo e vago. Os aferentes de cada nervo terminam em diferentes regiões do núcleo solitário. A partir deste, os eferentes fazem sinapse nos neurônios desses vários centros. Além disso, os neurônios do núcleo solitário se projetam diretamente para o hipotálamo, e essa projeção reafirma o envolvimento do hipotálamo na regulação da homeostasia autônoma.

> **Questão**
>
> O trato e o núcleo solitário no tronco encefálico serão discutidos no Capítulo 13. Por enquanto, identifique as fibras aferentes que formam esse trato e indique o destino das fibras eferentes que surgem desse trato.

Controle da respiração

Um dos centros autônomos essenciais do tronco encefálico é aquele que controla a respiração. Esse controle é realizado por meio de uma rede de circuito complexo, localizada principalmente no bulbo. O sistema respiratório possui um marca-passo que está localizado no bulbo e é análogo ao marca-passo destinado ao sistema cardíaco. O núcleo solitário atua nesse circuito e recebe estímulos de muitas áreas. Os estímulos destinados aos

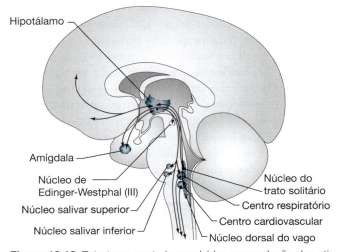

Figura 12.12 Estruturas centrais envolvidas na regulação das atividades autônomas. O núcleo solitário projeta-se diretamente para o hipotálamo e a amígdala. Várias regiões do hipotálamo projetam-se diretamente para os centros autônomos, no tronco encefálico e na medula espinal.

circuitos respiratórios são provenientes de numerosas fontes, incluindo quimiorreceptores de pH e níveis de oxigênio no sangue, bem como receptores de estiramento dos pulmões. Os eferentes oriundos do circuito respiratório se projetam para a medula cervical a fim de excitar o nervo frênico, que supre o diafragma.

O dano aos centros respiratórios pode resultar em uma variedade de sintomas, dependendo da localização e da extensão da lesão. Entre as possíveis consequências, estão a respiração atáxica e a hiperventilação. Pode haver respiração de Cheyne-Stokes, em que a respiração se torna progressivamente mais profunda e, em seguida, mais superficial até chegar ao ponto de apneia. Quando grave (p. ex., em caso de marca-passo quebrado), essa lesão pode resultar em parada respiratória.

Coração

O coração é ricamente inervado por fibras aferentes viscerais, parassimpáticas e simpáticas. Do lado eferente, é necessário diferenciar os componentes simpáticos e parassimpáticos. Os neurônios simpáticos pré-ganglionares que regulam a função cardíaca estão localizados na coluna celular intermediolateral dos cinco segmentos torácicos superiores da medula espinal (ver Fig. 12.13). As fibras pós-ganglionares que emergem da árvore cervical e dos cinco gânglios torácicos superiores do tronco simpático seguem para o coração pelos nervos cardíacos. Esses axônios são distribuídos para os átrios e ventrículos, nodos sinoatrial e atrioventricular, além das artérias coronárias. A estimulação dessa inervação simpática aumenta a frequência cardíaca e a força de contração, aumentando assim o débito cardíaco. A inervação parassimpática do coração deriva do núcleo motor dorsal do vago, localizado no bulbo, medial ao trato solitário e a seu núcleo (discutido posteriormente). Os axônios parassimpáticos pré-ganglionares saem da medula no nervo vago (X) e seguem para os gânglios terminais localizados no plexo cardíaco e na parede do coração. Os axônios parassimpáticos pós-ganglionares terminam nos nodos sinoatrial e atrioventricular, e também no miocárdio. A ativação dessa inervação parassimpática diminui a frequência cardíaca e a força de contração. Assim, esses dois sistemas exercem efeitos opostos sobre a frequência cardíaca e a força de contração.

Questão

As fibras aferentes viscerais, parassimpáticas e simpáticas exercem papéis bastante diferentes em relação à regulação da frequência cardíaca e da pressão arterial. Explique como as diferentes fibras atuam juntas na regulação dessas funções essenciais.

Um contingente importante (mas não único) de fibras aferentes viscerais surge dos mecanorreceptores situados no arco aórtico e seio carótico, com esse último consistindo em uma discreta dilatação da porção proximal da artéria carótida interna. Esses receptores são **barorreceptores** que respondem às alterações da pressão arterial. Seus aferentes primários atingem a medula sobre os nervos glossofaríngeo (IX) e vago (X), tendo os corpos celulares nos gânglios inferior e nodoso, respectivamente (ver Fig. 12.13). Esses aferentes viscerais entram no trato solitário e fazem sinapse com neurônios do núcleo imediatamente adjacente ao trato solitário.

A pressão arterial depende de uma variedade de fatores, incluindo o volume de sangue intravascular, a resistência do fluxo sanguíneo sistêmico ao longo dos vasos sanguíneos e a taxa do débito sanguíneo a partir do coração. O SNA regula todos esses fatores, e suas ações permitem a manutenção reflexa da pressão arterial. Alguns dos chamados "centros" localizados na formação reticular do bulbo lateral estão envolvidos na regulação da atividade da inervação autônoma que controla a resistência vascular e o débito cardíaco. A resistência das arteríolas sistêmicas é comandada por alterações em seus diâmetros, que resultam da contração ou do relaxamento da musculatura lisa vascular que, por sua vez, recebe inervação simpática. O sistema parassimpático exerce pouco ou nenhum efeito sobre a resistência vascular. É importante enfatizar que a atividade tônica em curso dessa inervação simpática normalmente mantém as arteríolas sistêmicas em estado contraído, com cerca da metade do diâmetro máximo. Sendo assim, uma diminuição da atividade simpática resulta em vasodilatação, enquanto o aumento das atividades simpáticas acarretam uma vasoconstrição ainda maior. Um desses centros da formação reticular bulbar controla o tônus vasoconstritor. Outro centro é um cardioacelerador que influencia a inervação simpática do coração, cujos neurônios pré-ganglionares estão na coluna celular intermediolateral de T1-T5. Um terceiro centro é um cardioinibitório que influencia a inervação parassimpática do coração via núcleo motor dorsal do nervo vago.

A ativação dos barorreceptores no seio carótico e arco aórtico sinaliza a elevação da pressão arterial. Por meio dos aferentes viscerais nos nervos cranianos IX e X, os neurônios do núcleo solitário são ativados e suas respostas influenciam os três centros cardiovasculares na formação reticular (ver Fig. 12.14). Os neurônios vasomotores tonicamente ativos são inibidos; já os oriundos desse centro vasoconstritor descem pelos tratos reticulospinais e fazem sinapse nos neurônios simpáticos pré-ganglionares, ao longo de toda a extensão rostrocaudal da coluna intermediolateral (T1 a L2 ou L3). Os axônios desses neurônios simpáticos pré-ganglionares fazem sinapse em neurônios pós-ganglionares ao longo

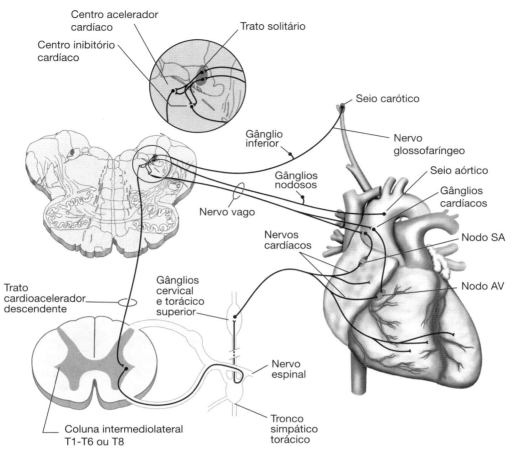

Figura 12.13 Inervação do coração pelo sistema nervoso autônomo.

de todo o tronco simpático. Os axônios pós-ganglionares entram em todos os nervos espinais e terminam nas arteríolas sistêmicas. Por consequência da atividade simpática diminuída, as arteríolas dilatam e a resistência vascular periférica é diminuída. Ao mesmo tempo, o centro cardioacelerador é inibido e o centro cardioinibidor é excitado, reduzindo, assim, a frequência cardíaca. Tomadas em conjunto, essas ações se combinam para diminuir a pressão arterial. O reflexo foi denominado **reflexo barorreceptor**.

Bexiga

A bexiga urinária é essencialmente um saco oco de músculo liso que coleta a urina proveniente dos **ureteres** e a armazena até ser eliminada do corpo através da **uretra**. A inervação da bexiga e o controle da evacuação de urina (**micção**) são complexos e não totalmente compreendidos, mas têm grande importância clínica. A bexiga urinária e seus esfíncteres são controlados pela interface de fibras aferentes viscerais, somáticas motoras, simpáticas e parassimpáticas.

O músculo liso da parede da bexiga está disposto em três camadas coletivamente conhecidas como músculo detrusor (ver Fig. 12.15). Existe um esfíncter uretral interno localizado no ponto em que a uretra sai da bexiga; esse esfíncter, porém, não é uma entidade anatômica distinta, e sim uma continuidade de fibras do músculo detrusor. Quando se contrai, o esfíncter interno impede o esvaziamento da bexiga. Um músculo esfincteriano uretral externo verdadeiro está presente na porção membranosa média da uretra. É constituído de músculo esquelético voluntário, cuja contração também impede o esvaziamento da bexiga.

Inervação do trato urinário inferior (bexiga e uretra)

A inervação simpática da bexiga tem origem nos neurônios da coluna celular intermediolateral situados nos segmentos medulares espinais T11-L2 (ver Fig. 12.15). Os axônios pré-ganglionares seguem pelos nervos esplâncnicos lombares para o **gânglio mesentérico inferior**, onde fazem sinapse. As fibras simpáticas pós-ganglionares que seguem pelo plexo hipogástrico inervam a parede da bexiga (incluindo os gânglios parassimpáticos na parede da bexiga) e o esfíncter uretral interno. Essa inervação simpática relaxa o músculo detrusor, permitindo a distensão da bexiga, e ao mesmo tempo causa contração do esfíncter uretral interno, fe-

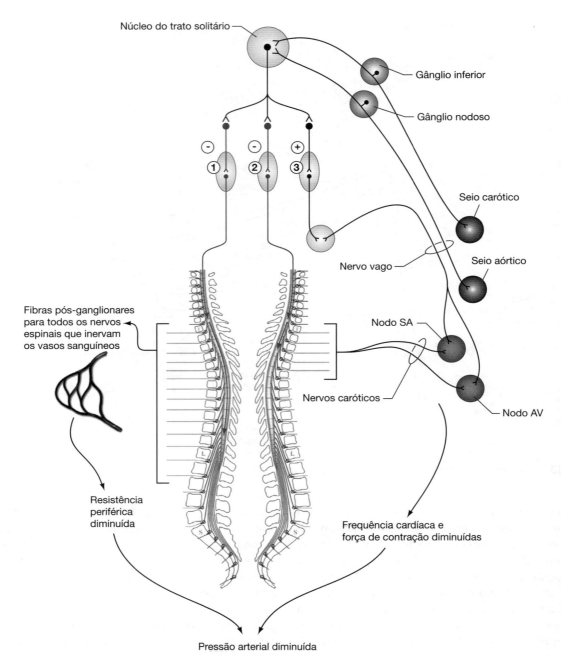

Figura 12.14 O reflexo barorreceptor que diminui a pressão arterial.

chando a uretra e impedindo o esvaziamento precoce da bexiga.

A inervação parassimpática da bexiga tem origem nos neurônios da substância cinzenta intermediária no segundo, terceiro e quarto segmento sacral (ver Fig. 12.15). Esses axônios pré-ganglionares seguem pelo nervo pélvico até atingir as células do gânglio vesicular, na parede da bexiga. Por ser excitatória, a inervação parassimpática causa contração do músculo detrusor e esvaziamento da bexiga.

Os MNI α que inervam a musculatura voluntária do esfíncter uretral externo estão localizados no corno ventral dos segmentos medulares espinais S2-S4, em um núcleo conhecido como **núcleo de Onuf**. Esses axônios do MNI seguem pelo nervo pudendo. A atividade do núcleo de Onuf causa contração do esfíncter uretral externo, e isso retém a urina até que a micção seja conveniente.

Questão

A coleta e a eliminação da urina refletem uma complexa interação entre os sistemas simpático e parassimpático, e também requer controle voluntário. Explique como esses diferentes sistemas de controle atuam juntos.

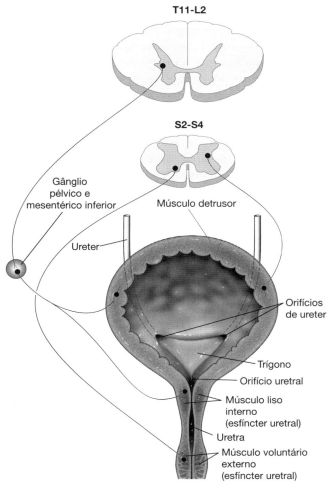

Figura 12.15 Corte frontal da bexiga urinária. Note que o esfíncter uretral interno é composto de músculo liso, e o esfíncter uretral externo de músculo voluntário.

Micção

A urina é primeiro coletada e armazenada no decorrer de um período relativamente longo e, em seguida, rapidamente eliminada no ato de micção. No indivíduo adulto, essa mudança do modo de armazenamento para o de eliminação é controlada de maneira consciente, e esse indivíduo, então, é chamado de continente. O processo de coleta e armazenamento da urina é mantido pela atividade simpática e na ausência de estimulação parassimpática. A atividade simpática facilita o relaxamento do músculo detrusor ao inibir primariamente os neurônios parassimpáticos pós-ganglionares nos gânglios vesiculares que causam contração do detrusor. A atividade simpática também afeta o próprio músculo detrusor, ainda que isso seja uma influência minoritária. Em adição, a atividade simpática excita o esfíncter uretral interno. Ao mesmo tempo, o esfíncter uretral externo permanece contraído pela atividade tônica dos MNS α situados no núcleo de Onuf.

Durante a micção, as condições promotoras do enchimento da bexiga são revertidas. A micção ocorre subsequentemente a altos níveis de distensão da bexiga, quando a atividade aferente reflexa gerada pelos receptores de estiramento situados na parede da bexiga é retransmitida a um centro de micção localizado na ponte rostral (ver Fig. 12.16). Esse **centro de micção pontino** integra a função dos músculos detrusor e esfincteriano, que, atuando sozinhos, exerceriam efeitos opostos sobre a capacidade de esvaziamento da bexiga. Os centros enviam impulsos excitatórios aos neurônios parassimpáticos sacrais e deflagram a contração do músculo detrusor. Ao mesmo tempo, o centro inibe os motoneurônios α do núcleo de Onuf e os neurônios simpáticos T11-L2, relaxando, assim, os esfíncteres uretrais externo e interno, respectivamente. A bexiga então é esvaziada.

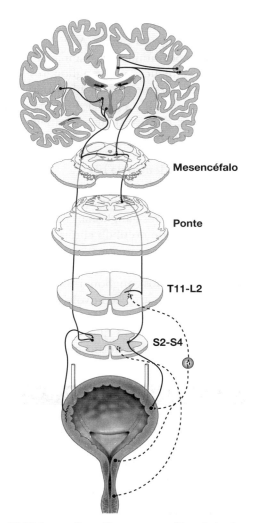

Figura 12.16 Inervação autônoma e somática da bexiga urinária.

O controle voluntário da micção depende da capacidade de sentir a repleção da bexiga. A mesma informação que alimenta o circuito reflexo mediador do controle da bexiga ascende bilateralmente nos axônios do funículo lateral até a substância cinzenta periaquedutal, hipotálamo e VPM (ver Fig. 12.16). Esse último retransmite informação para a ínsula, onde o estado da bexiga é percebido de maneira consciente. Quando a repleção da bexiga é sentida e a micção é percebida como iminente, a restrição voluntária da micção até o momento e local convenientes depende dos lobos frontais (giro do cíngulo e córtex pré-frontal). Essa informação, aliada ao estado da bexiga, é integrada na substância cinzenta periaquedutal que ativa o centro de micção pontina. O modo de eliminação é, então, ativado.

Órgãos sexuais

A inervação simpática das vísceras pélvicas surge dos segmentos medulares espinais T10-L2. As fibras pré-ganglionares fazem sinapse principalmente no gânglio mesentérico inferior. No sexo feminino, as fibras simpáticas pós-ganglionares inervam os vasos sanguíneos e o músculo liso do útero e da vagina. A ativação simpática resulta em contrações rítmicas da vagina. No sexo masculino, as fibras simpáticas pós-ganglionares suprem a próstata, o ducto deferente e a vesícula seminal. A ativação simpática é essencial à ejaculação. O peristaltismo do ducto deferente e das vesículas seminais movimentam o sêmen para dentro da uretra prostática, enquanto o colo da bexiga se contrai, prevenindo a emissão retrógrada de sêmen para dentro da bexiga.

As fibras pré-ganglionares parassimpáticas originam-se em S2-S4 e entram na cavidade pélvica pelo nervo pélvico. Os axônios pós-ganglionares inervam as glândulas vaginais e o tecido erétil do clitóris, no sexo feminino. A atividade parassimpática causa secreção das glândulas vaginais e engurgitamento do clitóris. No sexo masculino, as fibras pós-ganglionares parassimpáticas inervam o músculo liso arterial envolvido na produção da ereção peniana. A atividade parassimpática abre os canais vasculares, permitindo que o sangue flua para dentro e dilate os espaços cavernosos (tecidos eréteis) no corpo do pênis.

CONEXÕES CLÍNICAS

Hipotensão ortostática primária (idiopática)

Na hipotensão ortostática primária, a pressão arterial sofre uma queda súbita quando o indivíduo se levanta a partir de uma posição inclinada. Os vasos de capacitância (veias) localizados nas pernas falham em contrair, e isso resulta em um retorno venoso menor, bem como

na diminuição do débito cardíaco. Vários tipos de hipotensão ortostática primária foram identificados, mas sua(s) causa(s) é(são) desconhecida(s). Existe um tipo de hipotensão em que há degeneração sobretudo das fibras simpáticas pós-ganglionares, com relativa preservação das fibras parassimpáticas e ausência de envolvimento do SNC. Em outro tipo, ocorre degeneração dos neurônios da coluna celular intermediolateral pré-ganglionar nos segmentos torácicos da medula espinal. Posteriormente, outros sinais de envolvimento do SNC se manifestam. Em ambos os tipos de hipotensão, usualmente ocorrem distúrbios da sudorese, da bexiga e das funções sexuais.

É importante notar que existem outras condições comuns capazes de produzir pressão arterial baixa, como gravidez, desidratação e problemas endócrinos (em especial em indivíduos diabéticos). Do mesmo modo, a hipotensão pode ser um efeito colateral da medicação prescrita.

Disfunção da bexiga

O armazenamento da urina e o completo esvaziamento da bexiga dependem da existência de conexões reflexas recíprocas entre segmentos medulares espinais apropriados e os centros de micção pontinos, aliadas à integridade das conexões eferentes e aferentes viscerais da bexiga com a medula espinal. A interrupção dessas conexões reflexas em qualquer ponto produz uma **bexiga neurogênica** (ver Fig. 12.17).

As lesões das medulas espinais bilaterais acima de T12 produzem paralisia de MNS da bexiga. Essa condição é chamada **bexiga neurogênica reflexa (espástica)**. A repleção da bexiga não é observada e o controle voluntário é perdido (o indivíduo é dito incontinente). A bexiga é esvaziada de forma súbita e reflexa (a conhecida **bexiga automática**). Esse esvaziamento, porém, é incompleto em consequência da interrupção das conexões reflexas existentes entre a medula espinal e os centros de micção pontinos. Do mesmo modo, como a bexiga é espástica, há retenção de apenas um pequeno volume de urina.

As lesões bilaterais que envolvem os níveis sacrais da medula espinal resultam em uma **bexiga neurogênica não reflexa**. Trata-se de uma paralisia de MNI da bexiga. A bexiga fica flácida (o tônus do músculo detrusor é perdido), e por isso vai sendo distendida com o acúmulo de urina, até que ocorre uma incontinência com gotejamento contínuo. Há uma considerável retenção urinária, com alto risco de infecção. A consciência da repleção da bexiga está ausente e a iniciação voluntária da micção é impossível. As lesões nas raízes nervosas espinais da cauda equina também resultam em uma bexiga neurogênica não reflexa. Em doenças como a esclerose

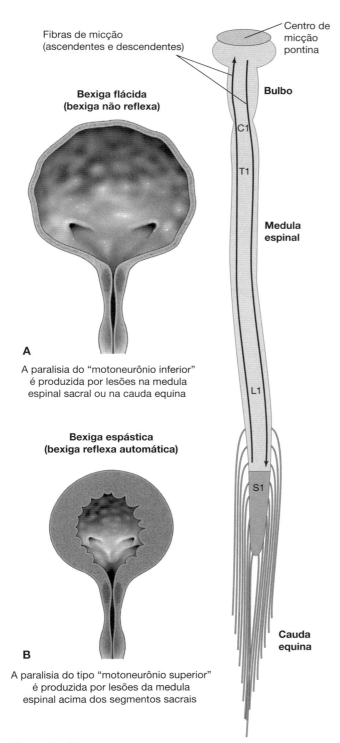

Figura 12.17 Lesões na cauda equina ou em segmentos sacrais da medula espinal produzem uma bexiga neurogênica flácida (**A**), enquanto as lesões da medula espinal em níveis rostrais a sacrais causam uma bexiga neurogênica espástica (**B**).

múltipla e a degeneração combinada subaguda, é possível que ocorra um tipo misto de bexiga neurogênica, que consiste em uma combinação de tipos de paralisia de MNI e MNS da bexiga.

Síndrome de Horner

A síndrome de Horner consiste em uma combinação de **miose** (pupilas pequenas), **ptose** (pálpebras caídas) e **enoftalmose** (retração do globo ocular) evidente. O enfotalmo é provavelmente uma ilusão decorrente do estreitamento da fissura palpebral. Em adição, dependendo do sítio da lesão, pode haver rubor e anidrose (ausência de sudorese) em um dos lados da face. A síndrome resulta de uma lesão em algumas fibras da divisão simpática do SNA (ver Fig. 12.18). Os sinais da síndrome são ipsilaterais à lesão.

As lesões periféricas resultantes da síndrome de Horner envolvem fibras simpáticas pré-ganglionares que emergem de T1 e T2, gânglio cervical superior ou axônios simpáticos pós-ganglionares (em qualquer ponto ao longo de seu curso) que emergem do gânglio cervical superior. As lesões na região cervical inferior afetam a sudorese em toda a face; já as lesões que ocorrem acima do gânglio cervical superior podem não afetar a sudorese, porque o principal escoamento para os vasos sanguíneos e as glândulas sudoríparas faciais está localizado abaixo do gânglio cervical superior. Os tumores ou envolvimento inflamatório dos linfonodos cervicais, traumatismo cirúrgico à cadeia simpática durante procedimentos realizados na laringe ou tireoide e neoplasias do plexo braquial ou ápice do pulmão são exemplos de lesões periféricas.

As lesões centrais que produzem síndrome de Horner envolvem neurônios pré-ganglionares da coluna celular intermediolateral de C8-T2 (o centro ciliospinal) ou interrupção de fibras não cruzadas que descem para o centro ciliospinal a partir do hipotálamo, em qualquer ponto ao longo de seu curso pelo tegmento do tronco encefálico ou medula espinal cervical. O envolvimento do SNC pode resultar de tumor, siringomielia ou lesões traumáticas no primeiro e segundo segmentos torácicos da medula espinal. As causas significativamente mais comuns da síndrome de Horner são os acidentes vasculares troncoencefálicos ou outras lesões no tronco encefálico.

Paralisia autônoma aguda

Lesões completas da medula espinal cervical, mais frequentemente por consequência do traumatismo, interrompem todo o controle suprassegmentar dos componentes simpático e parassimpático sacral do SNA. Por outro lado, as lesões envolvendo os segmentos torácicos inferiores da medula espinal poupam a maior parte do controle suprassegmentar simpático descendente, mas interrompem o controle descendente do sistema parassimpático sacral.

Durante o período de choque espinal, subsequente à transecção ou à compressão da medula espinal, as fun-

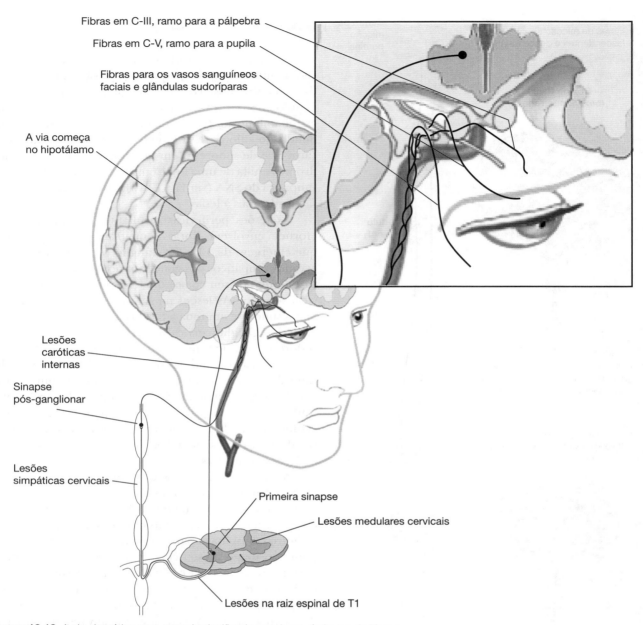

Figura 12.18 A via simpática que, quando danificada, produz a síndrome de Horner.

ções somática e autônoma são perdidas. Os efeitos autônomos incluem a paralisia do intestino e da bexiga, anidrose, perda da piloereção e da função sexual, além de uma hipotensão potencialmente grave. Dentro de uma a seis semanas, o choque espinal desaparece e a função autônoma é restabelecida, uma vez que as conexões aferentes e eferentes das vísceras com os segmentos medulares espinais isolados permanecem intactas.

Disreflexia autônoma

Uma condição potencialmente prejudicial à vida associada às lesões da medula espinal é a **disreflexia autônoma**. Essa condição tende mais a ocorrer em indivíduos que sofrem lesão total no sexto nível torácico medular e acima. É resultante da desorganização do controle regulatório normal da frequência cardíaca e da pressão arterial.

Em um indivíduo com sistema nervoso saudável, os estímulos sensoriais nocivos tipicamente excitam a porção simpática do SNA, via escoamento esplâncnico. Esse escoamento simpático causa vasoconstrição e aumenta o débito cardíaco, com consequente elevação da pressão arterial. A elevação da pressão arterial é detectada por receptores presentes no arco aórtico e seio carótico, com consequente deflagração de uma resposta reflexa troncoencefálica referida como reflexo barorreceptor. Essa resposta parassimpática serve para diminuir o impulso simpático para os vasos sanguíneos. Dessa forma, em circunstâncias normais, a ativação da resposta simpática a um estímulo nocivo é equilibrada pelo sistema parassimpático. Em indivíduos com lesão da medula espinal acima do sexto nível torácico, o equilíbrio normal é interrompido porque os sinais parassimpáticos descendentes não podem ser transmitidos abaixo do nível da lesão. Assim, a pressão arterial pode continuar subindo, e isso potencialmente tem consequências prejudiciais à vida. Ocorrências como um cateter retorcido, retenção urinária, úlceras de pressão, distensão intestinal, roupas apertadas ou uso de estimulação elétrica podem ser todas percebidas como estímulos nocivos capazes de deflagrar a elevação simpático-induzida da pressão arterial.

A disreflexia autônoma é caracterizada por pressão arterial aumentada, cefaleia intensa, arrepios e sudorese. A frequência cardíaca inicialmente é elevada (mediada pelo sistema simpático) e, logo em seguida, se torna reduzida (mediada pelo sistema parassimpático). O indivíduo também pode relatar uma sensação de ansiedade ou de que algo está errado. É importante reconhecer os sintomas associados à disreflexia autônoma e responder rapidamente. O indivíduo afetado deve ser assistido em posição ereta, e quaisquer estímulos nocivos instigadores devem ser removidos. Atenção médica adicional se faz necessária nos casos em que a pressão arterial não diminui.

RESUMO

O SNA é representado pelo SNC e pelo SNP. Os aspectos de sua organização geral estão em paralelo com aqueles da divisão somática do sistema nervoso. Assim, por exemplo, os estímulos sensoriais oriundos das vísceras modulam a atividade autônoma, assim como os estímulos sensoriais oriundos de estruturas do sistema musculoesquelético modulam a atividade somática. Todavia, em muitos sentidos relevantes, as divisões autônoma e somática do sistema nervoso são acentuadamente diferentes em termos de estrutura e função. Mesmo assim, as atividades de ambas as divisões são integradas.

Dependendo do órgão específico inervado, as atividades nas divisões simpática e parassimpática podem se opor umas às outras, ser colaborativas ou, então, uma divisão pode ser dominante. Em geral, a divisão simpática gasta energia e mobiliza as funções corporais para atender às necessidades comportamentais, dependendo da emoção e (potencialmente) demandando esforço físico (p. ex., perigo, agressão). Dessa forma, a atividade simpática produz efeitos comportamentais amplamente disseminados e relativamente duradouros. Em contraste, a divisão parassimpática é conservadora de energia (anabólica) e favorece a restauração e a manutenção das reservas corporais. Suas ações são mais dis-

cretas e possibilitam o controle localizado de estruturas-alvo específicas.

A inervação autônoma e o controle de três estruturas foram discutidos em detalhes: o coração, a bexiga e os órgãos sexuais. No caso do coração, as divisões simpática e parassimpática exercem efeitos opostos. Por outro lado, no caso da função sexual masculina, ambas as divisões cooperam para a realização de uma função isolada. Na inervação autônoma da bexiga, a divisão parassimpática é dominante.

ATIVIDADES PARA ESTUDO

1. Patrick é um estudante do ensino médio, de 19 anos de idade. Ele fraturou a sétima vértebra cervical ao mergulhar em um lago raso e bater a cabeça. Essa fratura resultou em uma lesão total da medula espinal ao nível de C8. Imediatamente após a lesão, Patrick sofreu um choque espinal que se resolveu após um mês. Ele envolveu-se ativamente na reabilitação. Decorridas cinco semanas da lesão, o exame neurológico revelou diminuição da sensibilidade a todas as modalidades em ambas as pernas, no tronco e no aspecto mais lateral das mãos. As duas pernas dele estavam enfraquecidas, e os reflexos estavam aumentados em ambos os joelhos e tornozelos. Certo dia, durante a fisioterapia, enquanto praticava rolagem da posição supina para a pronada, ele desenvolveu uma súbita cefaleia do tipo "em martelada". Sua face ficou avermelhada e ele começou a suar intensamente. O terapeuta reconheceu essas manifestações como de disreflexia autônoma e imediatamente posicionou Patrick sentado, pediu socorro e avaliou seus sinais vitais. A pressão arterial estava em 210/98 e a frequência da pulsação era igual a 50.
   a. Descreva as causas e consequências do choque espinal.
   b. Com base nas informações apresentadas no Capítulo 11, explique a paresia espástica que Patrick desenvolveu abaixo do nível de C8.
   c. O que é disreflexia autônoma e quais são alguns de seus deflagradores comuns?
   d. De que forma a hiper-reflexia é análoga à disreflexia autônoma?
   e. Quais são os sintomas da disreflexia autônoma e como essa condição é tratada?
2. A síndrome medular lateral (síndrome de Wallenberg) e as lesões da medula espinal cervical podem, ambas, resultar na síndrome de Horner.
   a. Identifique o conjunto de informações que indicam a síndrome de Horner.
   b. Qual é o sítio neuroanatômico de disfunção que resulta na síndrome de Horner?

c. Os sintomas da síndrome de Horner são contralaterais ou ipsilaterais à lesão?

d. Considerando o seu conhecimento acerca da medula espinal, na sua opinião, quais outras condições poderiam causar a síndrome de Horner?

BIBLIOGRAFIA

Andersson, K. E., and Wagner, G. Physiology of penile erection. Physiol Rev 75:191, 1995.

Appenzeller, O., and Oribe, E. The Autonomic Nervous System: An Introduction to Basic and Clinical Concepts, 5th ed. Elsevier, Amsterdam, 1997.

Cervero, F., and Morrison, J. F. B., eds. Visceral sensation. Prog Brain Res, vol 67. Elsevier, Amsterdam, 1986.

deGroat, W. C., et al. Mechanisms underlying the recovery of urinary bladder function following spinal cord injury. J Autonom Nerv Sys 30:S71, 1990.

Janig, W., and McLachlan, E. M. Neurobiology of the autonomic nervous system. In: Mathias, C. J. and Bannister, R., eds. Autonomic Failure, 4th ed. Oxford University Press, Oxford, 1999.

Nathan, P. W., and Smith, M. C. The location of descending fibres to sympathetic preganglionic vasomotor and sudomotor neurons in man. J Neurol Neursurg Psychiatry 50:1253, 1987.

Nolte, J. The Human Brain: An Introduction to Its Functional Anatomy. Mosby Elsevier, Philadelphia, 2009.

Ropper, A. H., and Brown, R. H. Ch. 26. Disorders of the autonomic nervous system, respiration, and swallowing. In: Adams and Victor's Principles of Neurology, 8th ed. McGraw-Hill, New York, 2005.

Wang, F. B., Holst, M. C., and Powley, T. L. The ratio of pre- to postganglionic neurons and related issues in the autonomic nervous system. Brain Res Rev 21:93, 1995.

PARTE IV
Sistemas somatossensorial e motor da cabeça e do pescoço

O sistema nervoso fornece o meio pelo qual a informação somatossensorial é transmitida da periferia (via medula espinal) ao córtex cerebral, para processamento relacionado à compreensão perceptiva da informação. Do mesmo modo, a informação é transmitida do córtex para a periferia com o intuito de deflagrar contrações musculares para execução de movimento e função. Como o tronco encefálico repousa entre a medula espinal e o córtex, toda informação ascendente e descendente atravessa essa importante estrutura. É possível inferir que o tronco encefálico é mais do que um simples conduto por onde passam informações; não fosse assim, seria desnecessário um tronco encefálico separado da medula espinal. Em vez disso, o tronco encefálico realiza várias funções importantes.

Quanto à sua atuação como conduto, as vias somatossensoriais para o toque, pressão, dor e temperatura ascendem pelo tronco encefálico, a caminho do córtex. Já as vias motoras originárias do córtex descem pelo tronco encefálico até a medula espinal e desta até os músculos relevantes. Lembre, porém, que as vias oriundas da medula espinal somente conduzem informação somatossensorial a partir dos membros e do tronco, enquanto as vias motoras que seguem para a medula espinal inervam músculos dessas mesmas estruturas. No entanto, informação somatossensorial importante também surge da cabeça, face e pescoço, de modo que nós podemos sentir o toque leve da mão de um bebê em nossa face, bem como a dor intensa em um dente infeccionado. Do mesmo modo, as vias motoras descem para inervar os músculos da cabeça, face e pescoço, possibilitando uma miríade de expressões faciais – desde o olhar esquisito de um aluno que tenta dominar um conceito difícil de neurociência, à expressão de excitação pela vitória do time de basquete favorito e ao luto pela perda de um ente querido. Dessa forma, o tronco encefálico exerce papel importante no processamento das informações somatossensoriais e motoras para a cabeça, face e pescoço.

Associados a essas vias sensoriais e motoras do tronco encefálico, estão os nervos cranianos e seus núcleos relacionados. Em adição, o tronco encefálico, diferente da medula espinal, também é a origem da informação sensorial de natureza especial (p. ex., audição, equilíbrio e visão). Esses sentidos, conhecidos como sentidos especiais, também possuem nervos cranianos e seus núcleos associados localizados no tronco encefálico. Por fim, lembre

que o tronco encefálico possui conexões amplas e importantes com o cerebelo, além de uma expansão a partir do aqueduto cerebral ao nível dessas conexões. Acompanhando essas estruturas, existe uma rede difusa de células e seus respectivos processos, referidos em conjunto como sistema reticular. Todos esses aspectos, tomados como um todo, conferem um formato substancialmente diferente ao tronco encefálico, em comparação à medula espinal. À luz da complexa estrutura e função do tronco encefálico, a Parte IV do livro está dividida em três capítulos, cada um dos quais somando-se sistemática e deliberadamente ao material apresentado no capítulo anterior.

Como conhecimento de fundo básico necessário à compreensão da complexa organização do tronco encefálico, é primeiramente importante se tornar familiarizado com os nervos cranianos que entram e saem da estrutura, para saber em que ponto do tronco encefálico estão localizados e também para aprender as funções motora e sensorial que realizam. Esse é o foco do Capítulo 13.

O Capítulo 14 acrescenta informações a essa base, explorando as vias associadas à informação somatossensorial da cabeça, pescoço e face, bem como alguns dos importantes reflexos associados a essas estruturas. Nesse mesmo capítulo, há ainda uma introdução ao sistema reticular, que exerce papel essencial em algumas funções integrativas, entre as quais a consciência e a dor. É preciso notar que os sentidos especiais (p. ex., audição, visão) são apenas brevemente abordados nesse capítulo, por serem demasiadamente importantes e complexos a ponto de ganharem um capítulo inteiro dedicado a cada um deles na Parte V do livro.

Por fim, as estruturas e funções do tronco encefálico são sintetizadas no Capítulo 15. É somente por meio do conhecimento efetivo das estruturas relevantes do tronco encefálico e do suprimento sanguíneo associado que o profissional da reabilitação consegue relacionar as lesões as suas consequências. Este capítulo começa com uma abordagem sistemática para reconhecer os componentes do tronco encefálico em um corte transversal, seguida de discussões sobre o suprimento sanguíneo dessa importante parte do sistema nervoso, além de trazer exemplos de distúrbios que ocorreriam em casos de lesões seletivas do bulbo até o mesencéfalo.

13
Tronco encefálico I: nervos cranianos

Objetivos de aprendizagem

1. Nomear os 12 nervos cranianos e identificar o sítio de fixação ao tronco encefálico.
2. Diferenciar as funções sensoriais gerais, sensoriais especiais e sensoriais viscerais.
3. Identificar os nervos cranianos associados a cada uma das seguintes funções sensoriais: geral, especial e visceral.
4. Contrastar as funções motora somática, motora branquial e motora visceral.
5. Identificar os nervos cranianos associados a cada uma das seguintes funções motoras: somática, branquial e visceral.
6. Discutir os nervos cranianos que possuem componentes motores e sensoriais.
7. Descrever a avaliação clínica de cada nervo craniano.
8. Relacionar as lesões de cada nervo craniano às consequências resultantes.

Abreviaturas

CD-LM coluna dorsal-lemnisco medial

TET trato espinotalâmico

V_1 divisão oftálmica das fibras aferentes do nervo trigêmeo

V_2 divisão maxilar das fibras aferentes do nervo trigêmeo

V_3 divisão mandibular das fibras aferentes do nervo trigêmeo

INTRODUÇÃO

Como primeiro passo para compreender o tronco encefálico, aprenderemos sobre os nervos sensoriais e motores da cabeça, face e pescoço. Esses nervos e seus núcleos relacionados são responsáveis pela informação sensorial e motora geral, de modo análogo ao que aprendemos sobre os membros e o tronco (p. ex., toque, dor, temperatura e propriocepção, além da ativação dos músculos da cabeça, face e pescoço). Entretanto, existem no tronco encefálico funções especiais que não possuem analogia com os membros nem com o tronco. Tais funções estão relacionadas à audição, equilíbrio e visão. O termo *craniano* deriva do fato de esses nervos periféricos entrarem e saírem do crânio (através dos forames e fissuras apresentados no Cap. 1).

As fibras que constituem os 12 pares de nervos cranianos atendem a uma ou mais de seis funções. Com relação às funções sensoriais, há os axônios sensoriais gerais, sensoriais especiais e sensoriais viscerais. Os **axônios sensoriais gerais** transmitem informação aferente dos receptores distribuídos na pele, membranas mucosas, músculos e articulações, do mesmo modo como fazem os axônios aferentes nos nervos espinais. Os **axônios sensoriais especiais** transmitem informação de receptores que estão ausentes no tronco e nos membros, ou seja, de receptores de equilíbrio, audição, visão, olfato e paladar. Por fim, os **axônios sensoriais viscerais** transmitem informação oriunda de receptores distribuídos na musculatura lisa, miocárdio, músculos de origem branquial e glândulas. Com relação às funções motoras, existem axônios motores somáticos, motores branquiais e motores viscerais. Os **axônios motores somáticos** inervam os músculos estriados embriologicamente derivados dos somitos (assim como os músculos estriados do corpo). Os **axônios motores branquiais** também inervam a musculatura estriada, porém, neste caso, os músculos são embriologicamente derivados dos arcos branquiais (faríngeos) exclusivos da cabeça e do pescoço. Assim, inervam os músculos da mastigação, expressão facial, orelha média, faringe, laringe, esternocleidomastóideo e porção superior do trapézio. Os **axônios motores viscerais** suprem o músculo liso e as glândulas, como fazem nos nervos espinais. Entre os nervos cranianos, três são totalmente sensoriais, cinco são totalmente motores e quatro são mistos. Esses nervos são numerados de NC I a NC XII, com base na posição de suas raízes nervosas, no sentido anteroposterior, começando mais rostralmente.

VISÃO GERAL DOS NERVOS CRANIANOS

Do mesmo modo que aprendemos com relação à medula espinal, as fibras dos nervos cranianos sensoriais fazem sinapse nos núcleos dos nervos cranianos sensoriais, enquanto as fibras dos nervos cranianos motores são axônios cujos corpos celulares residem nos núcleos de nervos cranianos motores. Os núcleos dos nervos cranianos estão distribuídos no tegmento das três subdivisões do tronco encefálico, com duas exceções notáveis: os nervos cranianos olfatório (I) e óptico (II) fazem sinapse em neurônios dos tratos sensoriais do SNC que não estão localizados no tronco encefálico.

Apresentação clínica

O dr. Murphey é um fisioterapeuta que trabalha na rede escolar e, anualmente, dirige uma clínica de triagem de saúde infantil. As crianças passam por uma triagem de avaliação da altura, peso, sinais vitais, desenvolvimento de habilidades motoras precisas e grosseiras, reflexos tendinosos profundos e função de nervo craniano. Ao ler este capítulo, considere os seguintes aspectos:

- Quais funções o dr. Murphey avalia em cada teste de nervo craniano?
- Por que seria importante avaliar os nervos cranianos em crianças pequenas?

Questão

Qual é a diferença existente entre nervos sensoriais gerais e nervos sensoriais especiais?

Este capítulo não considera os nervos cranianos em ordem numérica. A razão para isto está no fato de três nervos cranianos – oculomotor (III), troclear (IV) e abducente (VI) – compartilharem a inervação dos músculos estriados do olho e o controle da posição do globo ocular dentro da órbita. Ao exame neurológico, esses nervos são testados em grupo e, similarmente, são apresentados em conjunto ao longo do presente capítulo. Ainda, nem todos os nervos são discutidos com o mesmo grau de detalhamento. Três nervos cranianos – óptico (II), trigêmeo (V) e vestibulococlear (VIII) – representam as origens dos sistemas sensoriais cujas conexões estão amplamente distribuídas no SNC e que atendem a funções únicas e clinicamente importantes. Esses nervos serão introduzidos aqui, mas cada um deles possui um capítulo à parte dedicado a sua distribuição e função (ver Caps. 14, 17 e 18).

Este capítulo traz duas tabelas de resumo. A Tabela 13.1 apresenta um resumo abrangente de todos os 12 nervos cranianos. Essa tabela inclui os componentes funcionais de cada nervo, a localização dos corpos celulares do nervo, a saída craniana do nervo e sua função primária. A Tabela 13.4, no final do capítulo, resume alguns testes importantes de nervos cranianos.

Tabela 13.1 Resumo dos nervos cranianos

Nervo	Componentes funcionais	Localização dos corpos celulares neuronais	Saída ou entrada craniana	Função principal
Olfatório (I)	Sensorial especial	Epitélio olfativo	Forames na placa cribriforme do osso etmoide	Olfato a partir da mucosa de cada cavidade nasal
Óptico (II)	Sensorial especial	Retina (neurônios ganglionares)	Nenhuma*	Visão
Oculomotor (III)	Motor somático	Mesencéfalo	Fissura orbital superior	Motora para músculos reto superior, inferior e medial; oblíquo inferior; e levantador da pálpebra superior
	Motor visceral	Pré-sináptica: mesencéfalo / Pós-sináptica: gânglio ciliar		Inervação parassimpática do esfíncter pupilar e do músculo ciliar; contração pupilar e acomodação da lente do olho
Troclear (IV)	Motor somático	Mesencéfalo	Fissura orbital superior	Motora para músculo oblíquo superior
Trigêmeo (V) Divisão oftálmica (V₁)	Sensorial geral	Gânglio do trigêmeo	Fissura orbital superior	Sensibilidade da córnea, pele da testa, couro cabeludo, pálpebras, nariz e mucosa da cavidade nasal e seios paranasais; dura-máter das fossas cranianas anterior e média
Divisão maxilar (V₂)	Sensorial geral	Gânglio do trigêmeo	Forame redondo	Sensibilidade da pele da face sobre o maxilar, incluindo lábio superior, dentes maxilares, mucosa nasal, seios maxilares e palato; dura-máter das fossas cranianas anterior e média
Divisão mandibular (V₃)	Sensorial geral	Gânglio do trigêmeo	Forame oval	Sensibilidade da pele sobre a mandíbula, incluindo o lábio inferior e a lateral da cabeça, dentes mandibulares, articulação temporomandibular e mucosa da boca e 2/3 anteriores da língua; dura-máter das fossas cranianas anterior e média
	Motor branquial	Ponte	Forame oval	Motora para os músculos da mastigação, milo-hióideo, ventral anterior do digástrico, tensor do véu palatino e tensor do tímpano
Abducente (VI)	Motor somático	Ponte	Fissura orbital superior	Motora para o reto lateral
Facial (VII)	Motora branquial	Ponte	Meato acústico interno, canal facial e forame do estilomastóideo	Motora para os músculos da expressão facial e couro cabeludo, estapédio da orelha média, estilo-hióideo e ventral posterior do digástrico
	Sensorial geral	Gânglio geniculado		Sensibilidade a partir da pele do meato acústico externo
	Sensorial especial	Gânglio geniculado		Paladar a partir dos 2/3 anteriores da língua
	Motora visceral	Pré-sináptica: ponte / Pós-sináptica: gânglio pterigopalatino e gânglio submandibular		Inervação parassimpática das glândulas salivares sublingual e submandibular, glândula lacrimal e glândulas do nariz e do palato

Vestibulococlear (VIII) Vestibular Coclear	Especial sensorial	Gânglio vestibular	Meato acústico interno	Equilíbrio a partir dos canais semicirculares, utrículo e sáculo, em relação à posição e ao movimento da cabeça
	Especial sensorial	Gânglio espiral		Audição a partir do órgão de Corti
Glossofaríngeo (IX)	Motor branquial	Bulbo	Forame jugular	Motora para o estilofaríngeo, auxiliando na deglutição
	Motor visceral	Pré-sináptica: bulbo Pós-sináptica: gânglio ótico		Inervação parassimpática da glândula parótida
	Sensorial geral	Gânglio inferior		Pele da orelha externa; somatossensorial do terço posterior da língua
	Sensorial especial	Gânglio inferior		Paladar, terço posterior da língua
	Sensorial visceral	Gânglio superior		Sensibilidade visceral da glândula parótida, corpo e seio caróticos, faringe e orelha média
Vago (X)	Motor branquial	Bulbo	Forame jugular	Motora para os músculos constritores da faringe, músculos intrínsecos da laringe, músculos do palato e esôfago superior
	Motor visceral	Pré-sináptica: bulbo Pós-sináptica: neurônios dentro, sobre ou perto de vísceras		Inervação parassimpática da musculatura lisa da traqueia, brônquios, trato digestivo e miocárdio
	Sensorial geral	Gânglio superior		Sensibilidade da aurícula, meato acústico externo e dura--máter da fossa craniana posterior
	Sensorial especial	Gânglio inferior		Paladar, epiglote e palato
	Sensorial visceral	Gânglio superior		Sensibilidade visceral da base da língua, faringe, laringe, traqueia, brônquios, coração, esôfago, estômago e intestino
Acessório (XI) Raiz craniana Raiz espinal	Motor branquial	Bulbo	Forame jugular	Motora para os músculos estriados do palato mole, faringe e laringe
	Motor branquial	Medula espinal		Motora para os músculos esternocleidomastóideo e trapézio
Hipoglosso (XII)	Motor somático	Bulbo	Canal hipoglosso	Motora para os músculos intrínseco e extrínseco da língua

*O trato óptico é composto por axônios celulares ganglionares retinianos, é um trato do SNC e sai da órbita no canal óptico.

> **Questão**
>
> Quais são as origens dos termos nervo *motor branquial* e nervo *motor somático*? O que diferencia os músculos que são inervados por cada um desses nervos? Quais são os *músculos específicos* inervados pelos nervos motores branquiais?

NERVO OLFATÓRIO (I)

O nervo olfatório é um nervo sensorial especial, que é único quanto a vários aspectos. Primeiro, esse nervo é o componente periférico do único sistema sensorial que não faz sinapse no tálamo antes de chegar ao córtex cerebral. Em segundo lugar, esse nervo (e também o NC II) não está preso ao tronco encefálico nem possui um gânglio de raiz dorsal equivalente.

Os axônios dos neurônios olfatórios primários constituem o nervo olfatório. Esses axônios surgem de neurônios bipolares localizados no epitélio olfatório, situado primariamente na raiz da cavidade nasal (ver Fig. 13.1). Os receptores olfatórios estão localizados nos terminais dos processos periféricos desses neurônios bipolares. O epitélio olfatório é mantido úmido pelas secreções da glândula olfatória que fornecem o meio para dissolução das moléculas aromáticas inaladas (aromas ou odores). Esses odores ligam-se a receptores localizados na superfície dos cílios que se projetam do terminal nervoso, e isto ativa o processo de transdução.

Os processos centrais dos neurônios olfatórios bipolares passam por forames delgados existentes na placa cribriforme do osso etmoide e fazem sinapse nas células mitrais do **bulbo olfatório**, que está em contato com a superfície orbital do osso frontal. Durante o desenvolvimento, o bulbo olfatório vai sendo formado como uma saliência do telencéfalo e segue diretamente para o hemisfério cerebral, sem retransmissão inicial no tálamo, conforme mencionado anteriormente. Em adição, o bulbo olfatório contém os corpos celulares dos neurônios sensoriais secundários que conduzem as sensações olfativas a outros locais do cérebro. Os axônios dos neurônios do bulbo olfatório formam o **trato olfatório**, que é um trato do SNC. O bulbo e trato olfatórios às vezes são considerados representativos do "nervo" olfatório.

A maioria dos axônios do trato olfatório faz sinapse no **córtex olfatório primário** e na tonsila do cerebelo adjacente (ver Fig. 13.2). O córtex olfatório primário consiste na área piriforme, situada na parte anterior do lobo temporal medial; no córtex sobrejacente à tonsila do cerebelo (córtex periamigdaloide); e em uma área restrita do giro para-hipocampal anterior (também chamada de **área entorrinal**). A olfação, portanto, difere das outras modalidades sensoriais exteroceptivas (somatos-

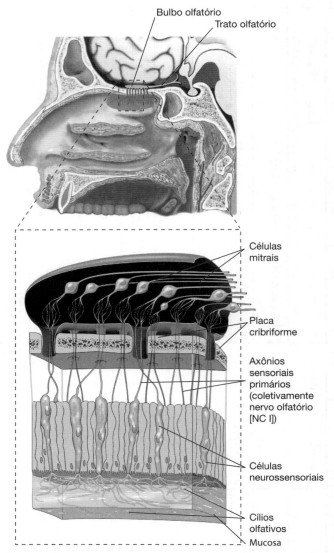

Figura 13.1 Os neurônios olfatórios primários que constituem o nervo olfatório atravessam a placa cribriforme e fazem sinapse nas células mitrais do bulbo olfatório.

sensorial, visual e auditiva), que somente atingem o córtex cerebral depois de atravessarem primeiro um núcleo talâmico. Contingentes menores de axônios do trato olfatório terminam na superfície medial do lobo frontal, embaixo do corpo caloso, e na superfície orbital posterior do lobo frontal, estendendo-se sobre a ínsula anterior. Os axônios emitidos pelos neurônios nesses sítios terminais se projetam direta ou indiretamente para o hipotálamo, para outras estruturas límbicas (p. ex., hipocampo e o resto da tonsila do cerebelo) e para o tálamo (**núcleo dorsomedial**). A partir do hipotálamo, as projeções são enviadas aos núcleos do componente craniano do sistema nervoso parassimpático, aos **núcleos salivatórios superior** e **inferior,** responsáveis pela salivação em resposta a aromas de comidas agradáveis, e ao

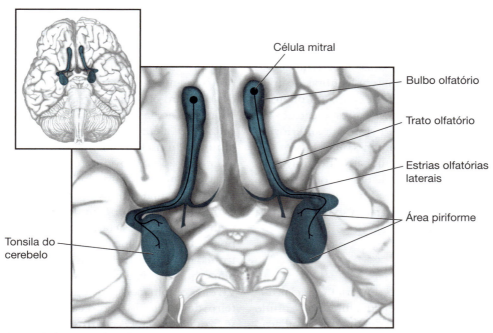

Figura 13.2 Os bulbos olfatórios contêm células mitrais que formam o trato olfatório. Este se projeta para a tonsila do cerebelo e córtex olfatório primário – a área piriforme do lobo temporal medial.

núcleo motor dorsal do vago, responsável pela náusea em resposta a odores desagradáveis, bem como pelo aumento da peristaltismo do trato gastrintestinal e pela intensificação da secreção gástrica.

> **Questão**
>
> O nervo olfatório difere da maioria dos demais nervos quanto a vários aspectos importantes. Quais são essas diferenças?

CONEXÕES CLÍNICAS

Avaliação clínica do nervo olfatório

Como a perda do olfato pode ser unilateral, cada narina deve ser avaliada isoladamente. Substâncias odoríferas, como a gaultéria e a cânfora, são usadas para testar a sensibilidade olfatória. O paciente fecha os olhos e a substância é aproximada de uma das narinas, enquanto o examinador mantém a outra narina fechada. Em seguida, o paciente é solicitado primeiramente a dizer se está percebendo um odor e, caso esteja, a identificá-lo. Ainda que o indivíduo não consiga identificar o odor, sua capacidade de analisar a presença deste é suficiente para excluir a hipótese de **anosmia** (incapacidade de sentir cheiros).

Olfato, emoção e memória

Uma experiência comum é a de o olfato poder restaurar memórias há muito esquecidas ou deflagrar uma resposta emocional. É antiga a ideia de que o olfato pode exercer algum papel na experiência emocional e na memória. No início do século XX, por exemplo, foi sugerido que o olfato, diferentemente dos outros sentidos exteroceptivos, pode servir para unir antecipação e consumação em uma experiência única e, dessa forma, fornecer um "embrião" para a memória. As conexões do aparelho olfatório com as estruturas límbicas do lobo temporal médio (como a tonsila do cerebelo) e o sistema de memória do lobo temporal médio (ver Cap. 22) sustentam firmemente os papéis do olfato na emoção e em alguns tipos de memória.

O olfato também é importante para a apreciação dos alimentos. Com o avanço da idade, ocorre perda progressiva de células olfativas neurossensoriais no epitélio olfatório. Dada a dependência da percepção do sabor dos alimentos de um sistema olfatório normal (atestada por qualquer indivíduo com resfriado forte), uma queixa comum dos adultos de idade avançada é a falta de sabor da comida.

Anosmia

A causa temporária mais frequente de anosmia é o resfriado comum, em que há alteração do muco filtrador de odores. A anosmia também ocorre a partir de golpes na cabeça que rompem os delicados aferentes olfatórios primários durante sua passagem pelos forames da placa cribriforme. As fraturas da base do crânio podem causar anosmia ao romperem as fibras do trato olfatório. A compressão do bulbo e/ou trato olfatório com consequente anosmia pode ocorrer em casos de meningioma do assoalho da fossa craniana anterior ou diante da presença de massas (tumores ou abscessos) no lobo frontal. Uma proporção significativa de indivíduos com doenças degenerativas do encéfalo, como doença de Alzheimer, doença de Parkinson e doença de Huntington, exibe anosmia ou hiposmia. A explicação para isso ainda não é conhecida.

NERVO ÓPTICO (II)

O nervo óptico é um nervo sensorial especial mediador da visão, que é discutido em detalhes no Capítulo 18. Naquele capítulo também são detalhados a avaliação clínica e os distúrbios que envolvem esse nervo. Os axônios das células ganglionares da retina se projetam do globo ocular para o encéfalo, pelo **trato óptico**, onde a maioria faz sinapse no tálamo. A parte do trato óptico que segue a partir do globo ocular para o quiasma óptico é chamada **nervo óptico**, apesar de ser um componente do SNC e não um nervo periférico. Dessa forma, o nervo óptico está sujeito às mesmas doenças (p. ex., esclerose múltipla) e processos patológicos (p. ex., pressão intracraniana elevada) que afetam o SNC.

> ### Questão
>
> O nervo óptico é mais similar ao nervo olfatório ou aos NC III, IV e VI? Explique.

NERVOS CRANIANOS INERVADORES DA MUSCULATURA EXTRAOCULAR

Três nervos cranianos participam da inervação dos seis músculos extraoculares que controlam os movimentos dos olhos. Essa inervação envolve o componente motor somático de cada nervo. Esses três nervos cranianos são o *oculomotor (III), troclear (IV)* e *abducente (VI)*. Os nervos troclear e abducente consistem exclusivamente em fibras motoras somáticas, enquanto o nervo oculomotor contém também um componente motor visceral que consiste no suprimento parassimpático dos músculos constritores ciliar e pupilar (ver Cap. 12).

O componente motor somático desses três nervos inerva os seis músculos extraoculares em cada olho, que controlam a posição do olho em sua órbita. Esses serão considerados como um grupo, por vários motivos. Pri-

meiro, para modificar ou manter a fixação visual em determinado objeto que esteja se movendo no espaço, os olhos precisam se mover com extraordinária precisão, com ambos os músculos se movendo ao mesmo tempo e precisamente no mesmo grau (movimentos conjugados). Assim, é necessário que haja uma extraordinária coordenação das contrações de músculos individuais em cada olho, além da coordenação da ação entre os conjuntos de músculos em cada órbita. A princípio, qualquer direção do movimento ocular poderia ser especificada por meio do ajuste independente da atividade dos músculos oculares individuais, mas isto seria uma tarefa extraordinariamente complexa. Em vez disso, os movimentos conjugados coordenados dos olhos são gerados por dois centros localizados na formação reticular do tronco encefálico, referidos como **centros da fixação do olhar**, que regulam a atividade dos MNI dos NC III, IV e VI, em combinações particulares ou como um grupo inteiro, dependendo da direção do movimento ocular que se faz necessária. Os centros da fixação do olhar são discutidos no Capítulo 14. Em segundo lugar, os cursos intracranianos dos três nervos após sua saída e fixação à superfície ventral do tronco encefálico são longos e quase idênticos. Por esse motivo, eles são frequentemente afetados pelos processos patológicos como um grupo ou combinados. Enfim, um único protocolo clínico é usado para avaliar os movimentos oculares e se aplica aos três nervos. A Tabela 13.2 resume a terminologia empregada para descrever os movimentos de um olho.

Como as ações dos músculos extraoculares em ambos os olhos atuam conjuntamente e os músculos individuais de um olho tipicamente não se contraem de forma isolada, os movimentos produzidos pelos músculos inervados por um único nervo craniano não são apresentados com esse nervo. Em vez disso, a Figura 13.7 ilustra as posições cardinais dos olhos direito e esquerdo, bem

Tabela 13.2 Terminologia do movimento ocular monocular

Movimento ocular	Termo
Medial	Adução
Lateral	Abdução
Para cima	Elevação, supradução
Para baixo	Depressão, infradução
Rotação da posição de 12 h, medialmente	Intorsão
Rotação da posição de 12 h, lateralmente	Extorsão
Anterior, fora da órbita	Protrusão ou exoftalmo
Posterior, dentro da órbita	Retração ou enoftalmo

como as ações dos músculos que são primariamente responsáveis pelos movimentos oculares, após a apresentação dos nervos cranianos individuais.

Nervo oculomotor (III)

Os axônios do componente motor somático do nervo oculomotor se originam de células do complexo nuclear oculomotor situadas no mesencéfalo, próximo da linha média (ver Fig. 13.3). Os axônios saem do tronco encefálico pela fossa interpeduncular, na junção do mesencéfalo com a ponte, para formar o nervo oculomotor. Esse nervo passa entre, ou atravessa, várias estruturas cujas patologias podem danificar seus axônios (ver Conexões clínicas). O nervo passa entre as artérias cerebral posterior e cerebelar superior, perfura a dura-máter e entra no seio cavernoso. O nervo então segue anteriormente pela fissura orbital superior e entra na órbita.

O nervo oculomotor inerva quatro dos seis músculos extraoculares que movimentam o globo ocular. Em cada lado, o nervo supre o reto inferior, oblíquo inferior e também os músculos reto medial e superior. Adicionalmente, os nervos oculomotores inervam os músculos levantadores da pálpebra superiores.

A anatomia do componente motor visceral parassimpático do nervo oculomotor foi apresentada no Capítulo 12. Os axônios originam-se a partir das células do **núcleo de Edinger-Westphal** do complexo oculomotor (ver Fig. 13.3). Na inervação do músculo liso do esfíncter papilar e do corpo ciliar, as fibras pós-ganglionares controlam o tamanho da pupila e o formato da lente, respectivamente. Essa inervação atua na mediação do reflexo à luz pupilar e no reflexo de acomodação, ambos apresentados no Capítulo 18.

> **Questão**
>
> Qual função dos axônios tem origem no núcleo de Edinger-Westphal?

Nervo troclear (IV)

O nervo troclear inerva um único músculo extraocular, o oblíquo superior. Seus axônios originam-se do núcleo troclear situado no tegmento mesencefálico, perto da linha média (ver Fig. 13.4). Antes de sair do mesencéfalo, os axônios de cada lado se cruzam de modo que cada músculo oblíquo superior seja inervado pelo núcleo troclear *contralateral*. O nervo troclear é o único nervo craniano a sair na superfície dorsal do tronco encefálico. Depois de sair do mesencéfalo, o nervo decussa imediatamente, segue ventral e rostralmente até envolver o pedúnculo cerebral, e passa entre as artérias cerebral posterior e cerebelar superior juntamente com o NC III. Assim como o NC III, o nervo troclear perfura a dura-máter, entra no seio cavernoso e sai via fissura orbital superior para dentro da órbita óssea.

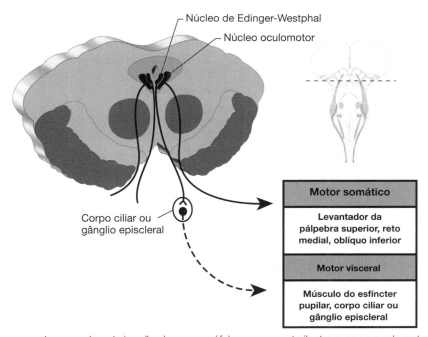

Figura 13.3 Um corte transversal passando pela junção do mesencéfalo com a ponte ilustra o nervo oculomotor saindo do tronco encefálico. Esse nervo possui componentes motor somático e motor visceral parassimpático. As fibras motoras somáticas saem do núcleo oculomotor e inervam diretamente os músculos extraoculares. As fibras motoras viscerais saem do núcleo de Edinger-Westphal e fazem sinapse em neurônios do corpo ciliar que, por sua vez, controlam o tamanho pupilar e o formato da lente.

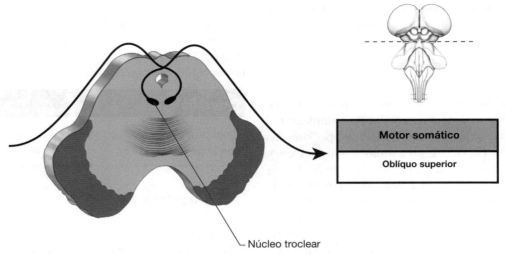

Figura 13.4 O nervo troclear contendo fibras motoras somáticas sai do tronco encefálico no nível do mesencéfalo e inerva o músculo oblíquo superior. O nervo troclear é único quanto a dois aspectos: é o único nervo craniano a sair do tronco encefálico dorsal e suas fibras inervam o músculo contralateral.

Nervo abducente (VI)

Assim como o nervo troclear, o nervo abducente inerva apenas um único músculo extraocular, o músculo reto lateral. O núcleo abducente está localizado no tegmento dorsal da ponte caudal, perto da linha média (ver Fig. 13.5). Os axônios que formam o nervo emergem da superfície ventral do tronco encefálico na junção da ponte com o bulbo, relativamente perto da linha média. O nervo segue anteriormente pelo espaço subaracnóideo da fossa craniana posterior e perfura a dura-máter, que é lateral à sela dorsal do osso esfenoide (ver Fig. 13.6). No ápice próximo da parte petrosa do osso temporal, o nervo segue dorsalmente e então faz uma inclinação aguda sobre a crista do osso. Entra no seio cavernoso, onde é lateral à artéria carótida interna e medial aos nervos III e IV, bem como a dois ramos do nervo trigêmeo. O nervo entra na órbita por meio da fissura orbital superior e termina no músculo reto lateral ipsilateral.

Ações combinadas dos nervos cranianos III, IV e VI

As ações primária e secundária dos seis músculos extraoculares e suas inervações são resumidas na Tabela 13.3. A Figura 13.7 ilustra as posições cardinais dos olhos direito e esquerdo, e as ações dos músculos oblíquo e reto primariamente responsáveis por seus movimentos.

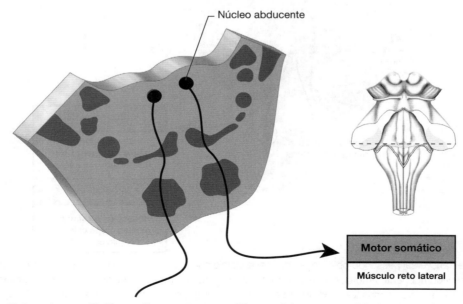

Figura 13.5 O nervo abducente, constituído por fibras motoras somáticas, sai da ponte caudal e inerva o músculo reto lateral.

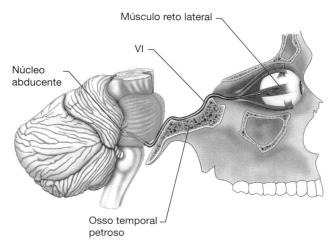

Figura 13.6 O nervo abducente sai da ponte caudal e segue anteriormente, para inervar o músculo reto lateral.

Questão

Os NC III, IV e VI atuam juntos no controle do movimento ocular. Qual é a função de cada um desses três nervos? Qual nervo inerva a maioria dos músculos? E qual seria a consequência de perdas que afetem cada um desses nervos (isoladamente ou em conjunto)?

CONEXÕES CLÍNICAS

Avaliação clínica do movimento ocular

As ações dos músculos extraoculares são destacadas na Tabela 13.3 e formam a base da avaliação neurológica da integridade dos NC III, IV e VI. O reto medial de um olho e o reto lateral do outro atuam como um par na produção dos movimentos oculares laterais (ver Fig. 13.8). Assim, o indivíduo é solicitado a olhar primeiro para um lado e depois para o outro. A função de músculos isolados é testada mais facilmente quando esses músculos estão atuando com efetividade máxima. Exemplificando, os músculos retos que atuam na vertical são mais efetivos quando o olho está *abduzido*, pois assim a linha de tração dos músculos fica posicionada ao longo do eixo vertical do olho, com o reto superior levantando o olho e o reto inferior movimentando-o para baixo. Então, o paciente é solicitado a olhar para o lado oposto e o procedimento é repetido, testando-se o par de músculos oposto.

Uma paralisia de um ou mais músculos extraoculares é denominada **oftalmoplegia**. A incapacidade de direcionar ambos os olhos para um mesmo objeto, de modo que os eixos visuais dos dois olhos fiquem desalinhados é denominada **estrabismo**. O estrabismo resulta na **diplopia**, ou visão dupla.

Distúrbios dos movimentos oculares

Existem alguns distúrbios do movimento ocular que dependem, cada um, do nervo individual ou da combinação de nervos afetados. O sintoma isolado que é indicativo de dano aos NC III, IV ou VI é a diplopia. A diplopia ocorre com a visão binocular. Na visão binocular normal, os olhos são posicionados de tal modo que a imagem fixada cai exatamente no mesmo ponto da retina de cada olho (i. e., a mácula de cada olho). Até mesmo o deslocamento mais discreto de cada olho causa diplopia, pois a imagem se move para um ponto diferente na retina do olho que foi deslocado.

O conjunto de sinais observados após o dano ao NC III (oftalmoplegia oculomotora) é ilustrado na Figura 13.9. O **estrabismo lateral** é causado pela paralisia do NC III, em decorrência da ação sem oposição do reto lateral inervado pelo NC VI. A **ptose** é causada pelo enfraquecimento ou paralisia do músculo levantador da pálpebra superior. O indivíduo tenta compensar a queda da pálpebra superior contraindo o músculo frontal, por isso a testa é franzida. A diplopia ocorre apenas quando a pálpebra com ptose é mantida elevada. Quando a pálpebra superior é erguida, o desvio lateral do olho se torna evidente. A pupila então dilata em decorrência da perda do tônus do músculo do esfíncter pupilar. Lembre que o NC III possui um componente somático e outro autônomo. É a perda parassimpática que

Tabela 13.3 Funções e inervações dos músculos extraoculares

Músculo	Inervação	Ação primária	Ação secundária
Reto lateral	Abducente (VI)	Abdução	Nenhuma
Reto medial	Oculomotor (III)	Adução	Nenhuma
Reto superior	Oculomotor (III)	Elevação	Adução, intorsão
Reto inferior	Oculomotor (III)	Depressão	Adução, extorsão
Oblíquo superior	Troclear (IV)	Intorsão	Depressão, abdução
Oblíquo inferior	Oculomotor (III)	Extorsão	Elevação, abdução

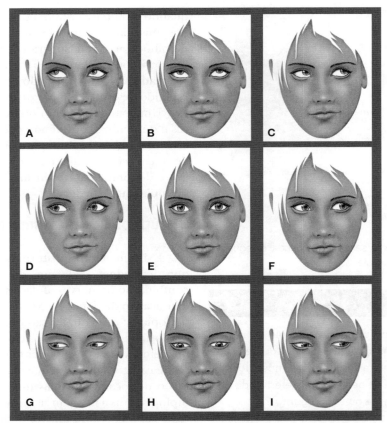

Figura 13.7 Posições cardinais dos olhos: (**A**) para cima/direita; (**B**) para cima; (**C**) para cima/esquerda; (**D**) direita; (**E**) centro; (**F**) esquerda; (**G**) para baixo/direita; (**H**) para baixo; (**I**) para baixo/esquerda.

causa a ação simpática sem oposição para dilatação da pupila; assim, o reflexo pupilar à luz não pode ser deflagrado no olho afetado. Ocorre paralisia da acomodação.

A paralisia do músculo oblíquo superior com o olho em posição primária (olhando direto à frente) resulta na rotação do olho afetado para fora (**extorsão**) atribuída à ação não oposta do músculo oblíquo inferior (oftalmoplegia troclear) (ver Fig. 13.10). Como o músculo oblíquo superior ajuda a mover o olho para baixo e lateralmente, a principal queixa do indivíduo afetado é a diplopia diante da tentativa de movimentar o olho nessas direções, como na leitura ou ao descer um lance de escadas. A inclinação da cabeça, em uma pessoa neurologicamente intacta, resulta na rotação reflexa dos olhos para a direção oposta, com o propósito de manter uma imagem vertical na retina (ver Cap. 17). Indivíduos com alterações do nervo troclear compensam a paralisia do músculo oblíquo superior inclinando a cabeça para o lado não afetado. Isso faz o olho normal desviar, como em uma tentativa de alinhar seu eixo visual ao eixo do olho extorcido afetado e, assim, restaurar a visão binocular.

As lesões do nervo abducente (oftalmoplegia abducente) resultam no enfraquecimento ou paralisia do músculo reto lateral no lado ipsilateral. Isso acarreta instabilidade para abduzir o olho afetado além da linha média da fixação do olhar. O olho afetado é puxado medialmente pela ação não oposta do músculo reto medial. Isso é referido como **estrabismo medial**. O indivíduo afetado se queixa de diplopia, assim como no estrabismo lateral. A visão binocular pode ser restaurada com a rotação da cabeça, de modo que o olho afetado é alinhado ao objeto de fixação (ver Fig. 13.11).

> **Questão**
>
> Explique como a oftalmoplegia, o estrabismo e a diplopia estão relacionados, e dê um exemplo que resultaria nessas três condições.

Lesões dos nervos cranianos III, IV e VI

Os processos patológicos que afetam as meninges que revestem a base do crânio podem envolver todos os três nervos. A inflamação meníngea pode ser decorrente de meningite bacteriana ou outras inflamações virais e de meningiomas. A dilatação da artéria basilar superior por ação de um aneurisma pode resultar em alterações de vários nervos, especialmente lesões bilaterais do nervo oculomotor.

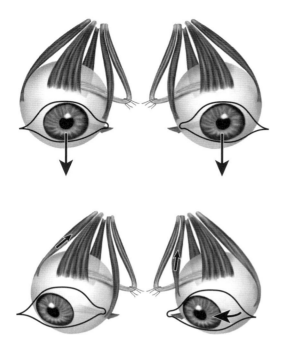

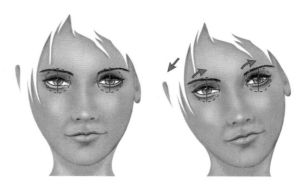

NORMAL

PARALISIA OBLÍQUA SUPERIOR ESQUERDA

Figura 13.8 O movimento ocular horizontal conjugado é produzido pelo reto medial de um olho e pelo reto lateral do outro olho. Aqui, o movimento horizontal de ambos os olhos para a direita é produzido pela ativação do reto medial esquerdo e reto lateral direito. Há inibição concomitante dos músculos antagonistas (nesse caso, o reto lateral direito e o reto medial esquerdo).

O nervo oculomotor também pode ser comprimido de outras formas. Um aneurisma da artéria comunicante posterior pode comprimir diretamente o nervo, assim

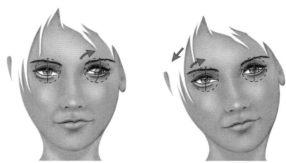

Figura 13.10 Em condições normais, os olhos assumem a posição central e, quando a cabeça é inclinada, giram reflexivamente na direção oposta para manter uma imagem vertical na retina. Isso mantém a visão binocular. Com a paralisia do oblíquo superior esquerdo, subsequente ao dano ao NC IV, o olho esquerdo desvia para cima e à esquerda. Isto também é chamado de oftalmoplegia troclear. O indivíduo compensa inclinando a cabeça para o lado não afetado, a fim de restaurar a visão binocular.

como um traumatismo. Os processos espaçosos, como tumores, abscessos ou hematoma extradural afetando o lobo temporal, podem acarretar herniação da superfície subjacente via incisura tentorial, deslocando o pedúnculo cerebral para o lado oposto e comprimindo o nervo oculomotor contra a parte petrosa do osso temporal.

Uma elevação grave da pressão intracraniana pode resultar em tentativas das partes supratentoriais encefálicas de se espremerem através da incisura tentorial. Isso empurra o tronco encefálico para baixo e estira o nervo abducente conforme este se inclina sobre a crista da porção petrosa do osso temporal (ver Fig. 13.6). Potencialmente, todos os três nervos podem ser envolvidos ao longo do seu trajeto através do seio cavernoso (ver Fig. 13.12).

As infecções da pele da porção superior da face ou nos seios paranasais podem se disseminar para o seio cavernoso e resultar em trombose sinusal. Os tumores podem invadir o seio e comprimir um ou mais nervos. A

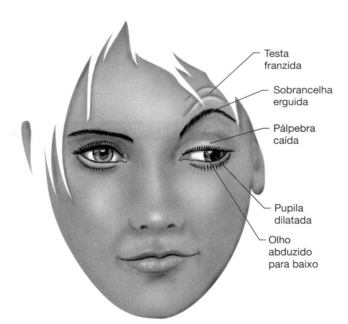

Figura 13.9 A oftalmoplegia oculomotora subsequente ao dano do NC III resulta na queda da pálpebra (ptose), dilatação pupilar e posicionamento do olho em abdução para baixo (estrabismo lateral).

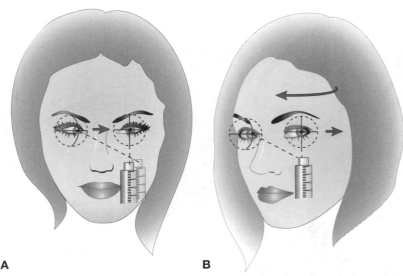

Figura 13.11 Com a paralisia do reto medial direito, subsequente ao dano ao NC VI, o olho direito sofre desvio medial. Isso também é chamado de oftalmoplegia abducente e resulta em diplopia. O indivíduo compensa girando a cabeça, de modo a alinhar o olho afetado com o objeto de fixação. Essa ação restaura a visão binocular.

dilatação da porção intracavernosa da artéria carótida interna por um aneurisma pode comprimir um ou mais nervos. Os aneurismas que ocorrem em alguns dos demais vasos adjacentes também podem comprimir um ou mais nervos.

> **Questão**
>
> Uma elevação da pressão intracraniana poderia causar lesão em um dos nervos cranianos que controlam o movimento ocular. Qual nervo pode ser afetado e por quê?

NERVO TRIGÊMEO (V)

O nervo trigêmeo é o maior nervo sensorial a inervar a cabeça (fibras sensoriais gerais) e contém, além disso, um pequeno ramo motor que inerva os músculos derivados do primeiro arco branquial (o componente motor branquial que inerva, em particular, os músculos da mastigação). Do mesmo modo, o núcleo sensorial do nervo trigêmeo é o maior entre os núcleos de nervos cranianos a estender-se caudalmente como uma coluna celular contínua desde o nível do mesencéfalo até a medula espinal, alcançando o segundo segmento cervical. O núcleo sensorial é subdividido em três subnúcleos (ver Fig. 13.13). Esses três subnúcleos são o **núcleo mesencefálico, núcleo sensorial principal** e **núcleo espinal do trigêmeo**, todos discutidos com maior detalhamento no Capítulo 14. O **núcleo motor do trigêmeo** está localizado na ponte média, ao nível do ponto de fixação do nervo trigêmeo ao tronco encefálico (ver Fig. 13.14), e é composto por MNI. Os axônios desses MNI se unem à divisão mandibular do nervo e inervam os seguintes músculos: músculos da mastigação (temporal, masseter, pterigóideo), tensor do tímpano, tensor do véu palatino, milo-hióideo e porção anterior do digástrico. O nervo trigêmeo se une ao tronco encefálico no aspecto ventrolateral da ponte média.

> **Questão**
>
> Pensando à frente, o NC V fixa-se ao tronco encefálico ao nível da ponte média. Mesmo assim, o núcleo sensorial se estende da medula espinal até o mesencéfalo. Compare e contraste o tamanho e a localização desse núcleo *versus* seu nervo, e explique o que contribui para essa vasta diferença.

CONEXÕES CLÍNICAS

Avaliação clínica do nervo trigêmeo

Um sinal precoce de dano ao nervo trigêmeo pode ser um comprometimento ou ausência do **reflexo corneal**. O reflexo corneal é testado no exame clínico com o paciente olhando para um lado enquanto sua córnea é levemente tocada com a ponta finamente enrolada de um chumaço de algodão (ver Fig. 13.15). A resposta normal ao estímulo é o imediato fechamento parcial ou total de ambas as pálpebras. O lado da entrada sensorial (ramo aferente) desse arco reflexo é a divisão oftálmica do nervo V, enquanto o lado da saída motora (ramo eferente) é o nervo facial (VII).

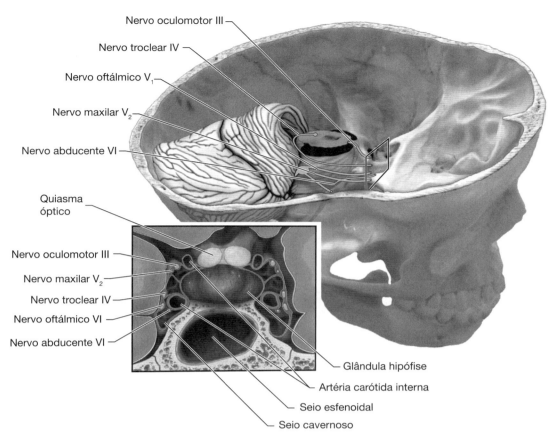

Figura 13.12 Relação existente entre o osso temporal e os NC III, IV, V e VI. Esses nervos podem ser danificados ao seguirem pelo osso através do seio cavernoso. Note ainda a relação existente entre a glândula hipófise e os nervos cranianos. No evento de um tumor de hipófise, esses nervos cranianos podem ser danificados.

A mesma bateria de testes sensoriais destacada para os tratos CD-LM e TET no Capítulo 9 é aplicada às estruturas orofaciais. O componente motor do nervo trigêmeo também é examinado. De modo específico, para testar o componente motor, o paciente mantém a mandíbula elevada enquanto o examinador palpa os músculos temporal e masseter, e então tenta abaixar a mandíbula exercendo pressão para baixo com o polegar sobre a saliência óssea do queixo do paciente. O abaixamento da mandíbula é testado colocando o dedo ou o punho embaixo do queixo do paciente e pedindo-lhe para abrir a boca contra uma resistência moderada. A boca deve ser deixada abrir lentamente. Em casos de enfraquecimento unilateral do músculo pterigóideo, a mandíbula se desvia para o lado do músculo enfraquecido ao se abrir lentamente.

Lesões do nervo trigêmeo

Os tumores da fossa média do crânio e no ângulo cerebelopontino podem afetar uma ou mais divisões do nervo trigêmeo. Um sinal físico precoce consistente da presença de tumores no ângulo cerebelopontino é a depressão ou perda do reflexo corneal no mesmo lado.

A **neuralgia do trigêmeo** *(tic douloureux)* é o distúrbio que mais frequentemente afeta o NC V. Não há déficits sensoriais ou motores demonstráveis na neuralgia do trigêmeo. Em vez disso, o distúrbio é caracterizado por paroxismos breves de dor excruciante (que geralmente dura alguns segundos) localizados na área periférica de um (às vezes mais de um) dos três ramos do nervo trigêmeo – de maneira mais característica, as divisões mandibular ou maxilar. A divisão oftálmica está envolvida apenas em um pequeno percentual dos casos. Não já envolvimento de todo o território periférico de uma divisão. Na maioria das pessoas, os paroxismos de dor ocorrem em uma entre duas zonas. Os ataques, que variam quanto à frequência de um em alguns minutos a um ou dois por dia, usualmente são espontâneos, ainda que possam ser deflagrados até mesmo por uma leve brisa. Outros estímulos também podem atuar como deflagradores. Alguns exemplos são o uso da mandíbula para mastigar, sorrir ou bocejar; líquidos quentes ou frios na boca; assoar o nariz; ou escovar os dentes. Não surpreen-

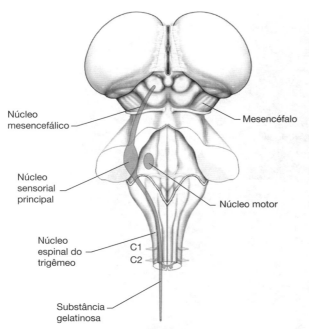

Figura 13.13 O maior núcleo sensorial do nervo trigêmeo se estende desde o tronco encefálico até a medula espinal cervical superior. É constituído por três subnúcleos: mesencefálico, sensorial principal e espinal do trigêmeo. O nervo do trigêmeo possui um único núcleo motor, de localização mais medial.

de que os indivíduos com neuralgia do trigêmeo possam ser distraídos por causa da dor e exibam uma aparência descuidada por causa dos fatores deflagradores associados com a higiene, aplicação de cosméticos, corte da barba ou escovação dos dentes.

O **herpes-zóster oftálmico** corresponde a 10-15% de todos os casos de herpes-zóster e é a mais comum das doenças inflamatórias e infecciosas envolvendo o nervo trigêmeo. As alterações patológicas causadas pelo vírus envolvem o gânglio semilunar. A história usual é a de um indivíduo que sente dores intensas na testa por dois ou três dias, após os quais surgem erupções cutâneas. Em seu ponto máximo, as erupções cobrem toda a distribuição de V_1. A infecção herpetiforme por resultar em dano corneal permanente.

NERVO FACIAL (VII)

O nervo facial é o primeiro nervo em que foram encontrados quatro componentes funcionais: aferente sensorial geral, aferente sensorial especial, motor branquial e motor parassimpático. Essas fibras fazem sinapse em vários núcleos: dor, temperatura e toque grosseiro da face fazendo sinapse no núcleo espinal do trigêmeo; propriocepção a partir dos músculos da mastigação fa-

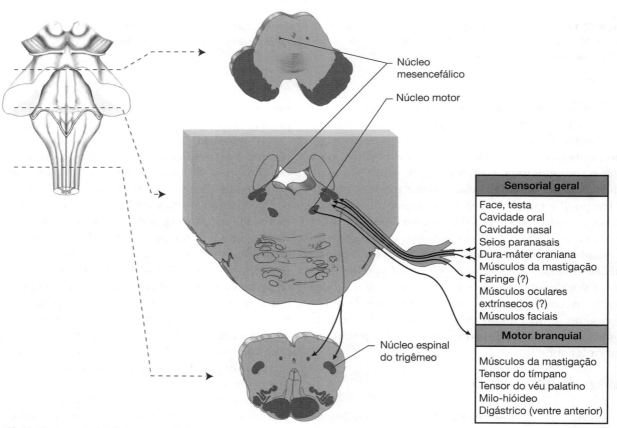

Figura 13.14 O nervo do trigêmeo, constituído por fibras sensoriais gerais e motoras branquiais, se une ao tronco encefálico na ponte média.

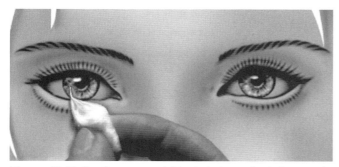

Figura 13.15 O reflexo corneal é testado tocando de leve a córnea com a ponta de um chumaço de algodão.

zendo sinapse no núcleo mesencefálico; e sensações faciais de toque preciso e toque discriminativo fazendo sinapse no núcleo pontino. Os aferentes sensoriais especiais inervam os botões gustativos situados nos 2/3 anteriores da língua. Esse último conjunto de axônios está ligado a sua própria bainha fascial, separado daquela dos demais componentes do nervo facial, e é chamado de nervo intermediário apesar de ser apenas um componente do nervo facial. Os aferentes sensoriais especiais do nervo intermediário fazem sinapse na porção rostral do **núcleo solitário (núcleo do trato solitário)**, chamada de divisão gustatória do núcleo e localizada no bulbo rostral-ponte caudal.

As fibras motoras branquiais são o maior contingente de axônios no nervo e inervam os músculos voluntários da expressão facial. Essas fibras motoras surgem do núcleo facial, situado na ponte caudal (ver Fig. 13.16). Em adição, as fibras motoras branquiais inervam o músculo estapédio da orelha média. A contração do músculo estapédio enrijece a cadeia de ossículos da orelha média, de modo que uma energia sonora de menor frequência é transferida ao longo da cadeia ossicular. Quando um som alto entra em uma orelha, ambos os músculos estapédio se contraem de maneira reflexa, minimizando os efeitos do ruído de baixa frequência.

> **Questão**
>
> O nervo facial é um nervo sensorial, motor ou misto? Você pode fornecer exemplos das principais funções desse nervo?

Os axônios remanescentes no nervo facial são motores viscerais e inervam as glândulas lacrimal, submandibular e salivar sublingual. O componente motor visceral parassimpático (discutido no Cap. 12) surge a partir dos corpos celulares do núcleo salivatório superior, um grupo disperso de núcleos localizado no tegmento da ponte (ver Fig. 13.16).

O nervo facial emerge da superfície ventrolateral do tronco encefálico, na borda caudal da ponte (i. e., emerge do sulco pontino inferior). Esse nervo então entra no meato acústico interno, com o NC VIII, localizado na porção petrosa do osso temporal. O meato acústico interno conduz para dentro de um canal, o canal facial (ver Fig. 13.17). Junto ao canal facial, está o gânglio geniculado. Este consiste em uma saliência existente no nervo onde estão contidos os corpos celulares dos aferentes sensoriais especiais, que transmitem os impulsos do paladar oriundos dos 2/3 anteriores da língua, e dos aferentes sensoriais gerais, que suprem partes da pele da orelha externa. Ainda junto ao canal, o nervo facial origina o nervo petroso maior, que é parassimpático e se projeta para o gânglio pterigopalatino. Um ramo contendo motoneurônios branquiais é emitido para inervar o músculo estapédio. O nervo então origina a corda timpânica, um nervo que conduz a sensação do paladar oriunda da língua, e as fibras motoras parassimpáticas que seguem para o gânglio submandibular. O nervo facial sai do crânio através do forame estilomastóideo, que é a terminação do canal facial. O nervo atravessa a glândula parótida, junto a qual se divide nos ramos que inervam os músculos da expressão facial.

CONEXÕES CLÍNICAS

Avaliação clínica do nervo facial

Apenas dois dos componentes funcionais do nervo facial são testados na avaliação neurológica. Esses componentes são o aferente sensorial especial, que conduz as informações do paladar oriundas da língua, e o motor branquial, que inerva os músculos da expressão facial.

O paladar é avaliado usando sabores doces, salgados ou azedos. O indivíduo é orientado a pôr a língua para fora da boca e um cotonete contendo uma gota de aromatizante é passado em uma das laterais da ponta da língua. Então, o paciente é solicitado a sinalizar sua identificação da substância testada antes de voltar a colocar a língua dentro da boca. Colocar a língua dentro da boca obscureceria um resultado acurado do teste, pois permitiria a difusão da substância testada para o lado oposto ou terço posterior da língua, onde o paladar é mediado pelo nervo glossofaríngeo. Uma lesão no nervo facial distal a sua junção com a corda timpânica não compromete o paladar.

A avaliação da função motora da função do nervo facial começa com a observação do indivíduo enquanto conversa, sorri ou faz caretas, quando as assimetrias ou retardos de contração são notados. Entretanto, é preciso estar atento para o fato de que é normal haver certo grau de assimetria. O indivíduo é orientado a franzir a testa olhando para cima. A capacidade do indivíduo de fechar firmemente as pálpebras é avaliada em oposição a tentativas do examinador de mantê-las abertas. O pa-

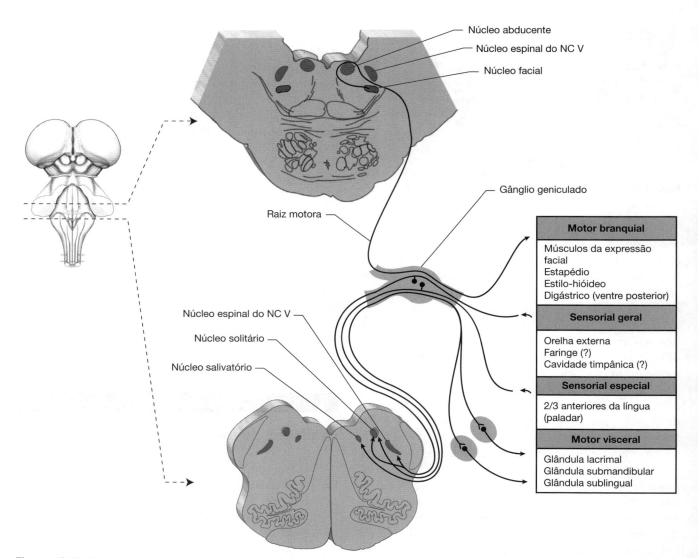

Figura 13.16 O nervo facial é constituído por fibras motoras branquiais, sensoriais gerais, sensoriais especiais e motoras viscerais (parassimpáticas). As fibras motoras branquiais saem do núcleo facial e inervam diretamente os músculos.

ciente é solicitado a mostrar os dentes, sorrir, assobiar e fazer beicinho com lábios em oposição à aplicação de pressão pelos dedos do examinador. O paciente é solicitado a estufar as bochechas completamente e o examinador então as comprime, observando se ocorre escapamento de ar por um dos lados. O platisma é testado, após uma demonstração por parte do examinador, solicitando ao paciente a fazer esforço máximo para franzir o lábio inferior e o ângulo da boca para baixo e para cima, ao mesmo tempo em que tensiona a pele sobre a superfície anterior do pescoço.

Lesões do nervo facial

A doença que mais comumente afeta o nervo facial é a **paralisia de Bell**, cuja taxa de incidência é de 23 casos em cada 100.000 indivíduos por ano. A paralisia de Bell é frequentemente causada pelo **vírus do herpes simples**, embora alguns casos tenham origem desconhecida (idiopática). O início da paralisia de Bell é agudo, com o grau máximo de paralisia sendo atingido por cerca de metade dos pacientes em 48 horas e por quase todos os pacientes em cinco dias. Aproximadamente 80% dos pacientes se recuperam após alguns meses. Entretanto, quando a eletromiografia mostra evidências de degeneração, o início da recuperação pode demorar vários meses, porque depende da regeneração das fibras do nervo facial. Nesse caso, a recuperação pode demorar vários anos e pode ser incompleta.

Todas as ações dos músculos faciais são afetadas, sejam elas voluntárias, reflexas ou em resposta a estados ou estímulos emocionais. O envolvimento do nervo em um dos lados resulta em uma acentuada assimetria facial (ver Fig. 13.18). A sobrancelha cai, as pregas nasolabiais são suavizadas, o canto da boca cai e a fissura palpebral é ampliada em decorrência da ação não oposta do múscu-

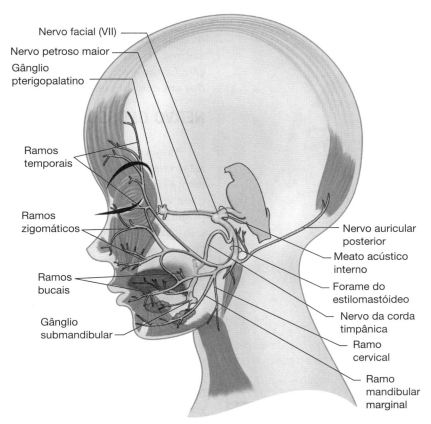

Figura 13.17 O nervo facial emerge da ponte caudal e inerva os músculos da expressão facial.

lo levantador da pálpebra superior. Os lábios não podem ser franzidos (p. ex., para assobiar) nem unidos de modo suficientemente firme para manter a comida dentro da boca durante a alimentação. A comida então fica alojada no interior das bochechas por causa da paralisia do músculo bucinador. O reflexo corneal é perdido em um dos lados da lesão e o paciente pode se queixar de ouvir sons altos demais na orelha ipsilateral. Essa condição é denominada **hiperacusia** e se deve à paralisia do músculo estapédio. O comprometimento do paladar está presente em algum grau em quase todos os pacientes.

O vírus herpes-zóster também pode danificar o nervo facial (síndrome de Ramsay Hunt), resultando em paralisia facial e erupção dentro ou ao redor do meato acústico externo ou sobre o processo mastóideo. Outro distúrbio, o **espasmo hemifacial**, consiste em movimentos espasmódicos musculares contínuos, que são mais intensos ao redor da boca e do olho. Essa condição é decorrente da compressão do nervo facial causada por um vaso sanguíneo aberrante com resultante desmielinização segmentar de axônios.

NERVO VESTIBULOCOCLEAR (VIII)

O nervo vestibulococlear é um nervo sensorial especial que transmite ao tronco encefálico as informações vestibulares (equilíbrio) e auditivas (audição) oriundas de receptores altamente especializados (células ciliadas) localizados na orelha interna. Por serem de grande relevância funcional e clínica, os sistemas vestibular e auditivo são abordados em um capítulo à parte (ver Cap. 17).

O nervo é constituído por processos periféricos e centrais de células ganglionares bipolares. Os processos periféricos são curtos porque os gânglios estão posicionados nas proximidades dos receptores sensoriais. O nervo vestibular surge das células bipolares localizadas no **gânglio vestibular (gânglio de Scarpa)**, no terminal externo do meato acústico interno (ver Fig. 13.19). O nervo coclear surge a partir das células bipolares localizadas no **gânglio espiral da cóclea**, situado nas proximidades da borda interna da lâmina espiral óssea. Os processos centrais desses neurônios bipolares atravessam o meato acústico interno acompanhados do nervo facial. O nervo coclear é lateral ao nervo vestibular. O NC VIII entra no bulbo em sua junção com a ponte, lateralmente à fixação do NC VII. Os processos centrais das células ganglionares vestibulares fazem sinapse em quatro núcleos vestibulares localizados ao longo do bulbo e ponte caudal, no tegmento dorsolateral (ver Fig. 13.20). Os processos centrais das células ganglionares espirais fazem sinapse nos núcleos cocleares ventral e dorsal posicionados na superfície dorsolateral da medula rostral.

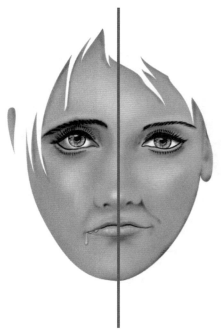

Figura 13.18 A paralisia de Bell resulta em acentuada assimetria facial, que afeta metade do rosto. A sobrancelha e o canto da boca ficam caídos no lado afetado (direito).

Questão

Quais são as duas modalidades sensoriais conduzidas pelo NC VIII?

O teste do nervo vestibulococlear inclui a avaliação da capacidade de coordenação dos movimentos de olho-cabeça (componente vestibular) e a avaliação da audição. Como esses testes são especializados, serão discutidos em detalhes no Capítulo 17.

NERVO GLOSSOFARÍNGEO (IX)

O nervo glossofaríngeo garante a sensibilidade geral do terço posterior da língua, pele da orelha externa e superfície interna da membrana timpânica; sensibilidade especial do sentido do paladar a partir do terço posterior da língua; sensibilidade visceral do corpo e seio caróticos; sensibilidade motora branquial ao músculo estilofaríngeo estriado; e fibras parassimpáticas motoras viscerais para a glândula parótida via gânglio ótico.

Os aferentes sensoriais gerais terminam no **núcleo espinal do trigêmeo**, conforme observado no Capítulo 14. Os aferentes sensoriais especiais fazem sinapse na parte rostral do núcleo solitário (núcleo gustativo), com fibras similares do nervo facial (ver Fig. 13.21). As fibras sensoriais viscerais terminam na parte caudal do núcleo solitário (núcleo do trato solitário). O componente motor branquial surge dos MNI na parte rostral do **núcleo ambíguo**. As fibras pré-ganglionares motoras viscerais parassimpáticas surgem a partir do **núcleo salivatório inferior**, de células dispersas pelo tegmento do bulbo rostral.

O papel dos barorreceptores presentes na parede do seio carótico na regulação da pressão arterial foi dis-

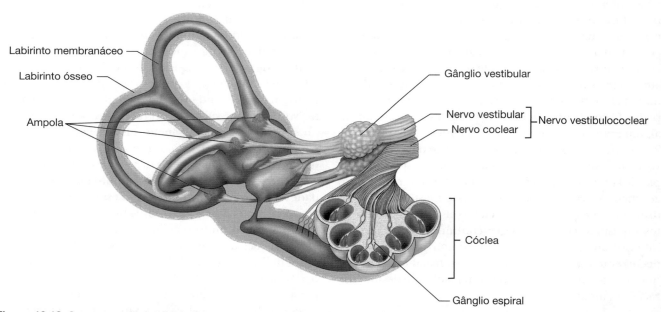

Figura 13.19 O nervo vestibulococlear é um nervo sensorial especial constituído por aferentes oriundos do labirinto, transmissores de informações sobre equilíbrio, e da cóclea, transmissores de informação auditiva. As fibras vestibulares aferentes primárias fazem sinapse no gânglio vestibular. Elas então se projetam como nervo vestibular. Os aferentes primários oriundos da cóclea fazem sinapse nos gânglios espirais. Essas fibras então se projetam como nervo coclear. Juntos, os nervos vestibular e coclear se combinam para formar o nervo vestibulococlear (NC VIII).

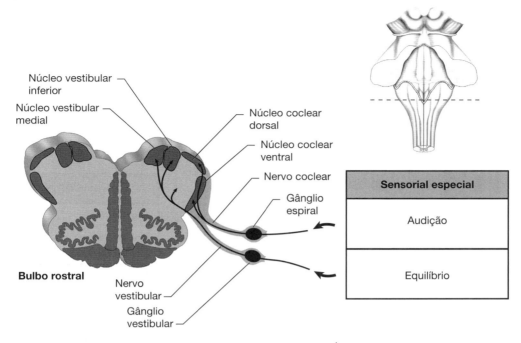

Figura 13.20 O nervo vestibulococlear entra no tronco encefálico no bulbo rostral. É constituído de fibras sensoriais especiais de audição e equilíbrio.

cutido no Capítulo 12. Os quimiorreceptores presentes no corpo carótico monitoram a tensão de oxigênio no sangue circulante e são responsáveis pelas respostas respiratórias à hipóxia.

O nervo glossofaríngeo emerge do bulbo como uma série mais rostral de radículas que saem do sulco pós-olivar. As radículas convergem para formar o NC IX. Pouco antes de sair do crânio pelo forame jugular, o nervo origina o nervo timpânico. Os **gânglios glossofaríngeos superior** e **inferior** estão localizados no forame jugular. Os axônios sensoriais gerais de dor e temperatura oriundos da pele de parte da orelha externa, a superfície interna da membrana timpânica, o terço posterior da língua e a porção superior da faringe; as fibras aferentes viscerais oriundas do corpo e seio caróticos; e os aferentes sensoriais especiais que atendem ao paladar a partir do terço posterior da língua têm seus corpos celulares situados em um desses dois gânglios.

CONEXÕES CLÍNICAS

Avaliação clínica do nervo glossofaríngeo

A integridade do nervo glossofaríngeo é testada tocando de leve a parede posterior da faringe com uma haste de aplicador ou depressor de língua de madeira. Uma resposta normal consiste na imediata contração dos músculos faríngeos, com ou sem reflexo de ânsia. Entretanto, o reflexo da ânsia é pouco confiável como teste de avaliação da função do nervo glossofaríngeo, uma vez que a parede faríngea posterior também é inervada pelo nervo vago.

Questão

Quais são as similaridades entre os NC IX e X, com relação aos seus papéis funcionais? Quais contribuições tendem mais a serem relevantes do ponto de vista da reabilitação?

Lesões do nervo glossofaríngeo

As lesões isoladas do nervo glossofaríngeo são raras e os déficits resultantes não são totalmente conhecidos. A **neuralgia glossofaríngea** é um distúrbio incomum, que se assemelha à neuralgia do trigêmeo, exceto pelo fato de os paroxismos de dor intensa começarem na garganta ou na raiz da língua. A dor pode ser deflagrada por tosse, deglutição, toque da tonsila palatina ou protrusão da língua.

NERVO VAGO (X)

O nervo vago contém fibras sensoriais gerais que inervam áreas cutâneas da parte posterior da orelha e no meato acústico externo; fibras sensoriais especiais que inervam os botões gustativos da epiglote; fibras sen-

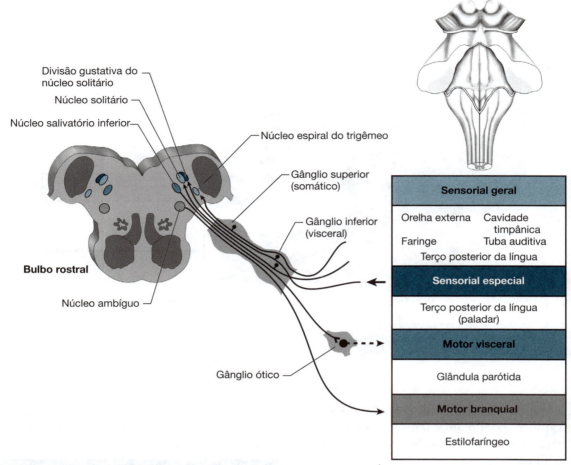

Figura 13.21 O nervo glossofaríngeo está preso ao tronco encefálico no bulbo caudal. É constituído por fibras sensoriais gerais, sensoriais especiais, motoras viscerais e motoras branquiais. Compartilha algumas funções e núcleos comuns com o nervo vago (ver Fig. 13.22).

soriais viscerais oriundas da faringe, laringe, traqueia, esôfago e vísceras torácicas e abdominais; fibras motoras branquiais que inervam os músculos estriados da faringe e laringe (com exceção do estilofaríngeo, inervado pelo NC IX, e do tensor do véu palatino, inervado por V_3); e fibras motoras viscerais que inervam os gânglios parassimpáticos localizados perto de vísceras torácicas e abdominais. O componente clinicamente mais importante do nervo vago – as fibras motoras branquiais – surgem dos corpos celulares do núcleo ambíguo no tegmento do bulbo (ver Fig. 13.22). (O termo *ambíguo* refere-se ao fato de os corpos celulares neurais estarem dispersos, de modo que um determinado corte através do bulbo pode não revelar o núcleo.) O componente motor visceral parassimpático surge de células localizados no **núcleo motor dorsal do vago**, no tegmento dorsal do bulbo médio. Os aferentes sensoriais gerais terminam no núcleo espinal do trigêmeo. As fibras sensoriais viscerais fazem sinapse na parte caudal do núcleo do trato solitário.

O nervo vago emerge do bulbo em forma de várias radículas que se fixam ao sulco pós-olivar, imediatamente inferior às radículas do NC IX. Essas radículas se unem em um cordão achatado e o nervo sai da cavidade craniana pelo forame jugular. O **gânglio sensorial superior (gânglio jugular)** do vago está localizado no forame jugular. O gânglio superior contém os corpos celulares unipolares das fibras sensoriais gerais oriundas da pele da porção posterior da orelha e do meato acústico externo. O entumescimento produzido pelas células unipolares do **gânglio sensorial inferior (gânglio nodoso)** maior está situado no nervo vago, após a saída do forame jugular. Os corpos celulares das fibras sensoriais viscerais oriundas das vísceras torácicas e abdominais estão localizados no gânglio inferior. Distalmente a esse gânglio, a parte cranial do nervo acessório (XI) se une ao nervo vago e constitui a fonte da maioria das fibras dos ramos motores do vago distribuídas para os músculos estriados da faringe e laringe. No pescoço, o nervo vago desce verticalmente na bainha carótica, na qual fica entre a veia jugular interna e a artéria carótida interna. Numerosos ramos são emitidos no pescoço. Os nervos atravessam o orifício torácico superior e entram na cavidade torácica, na qual são emitidos ramos para o esôfago, coração,

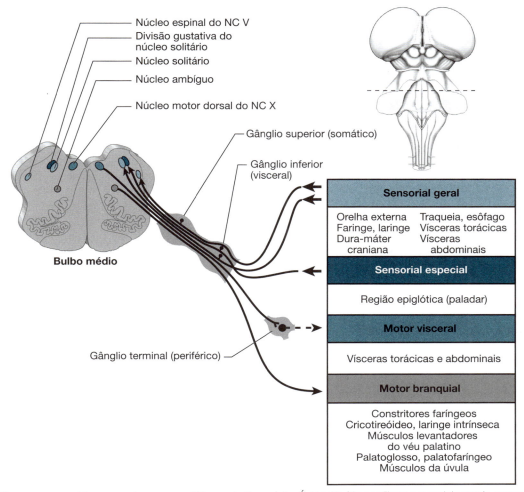

Figura 13.22 O nervo vago está preso ao tronco encefálico no bulbo médio. É constituído por fibras sensoriais gerais, sensoriais especiais, motoras viscerais e motoras branquiais. Compartilha algumas funções e núcleos comuns com o nervo glossofaríngeo (ver Fig. 13.21).

brônquios e pulmões. Os nervos atravessam o hiato esofágico no diafragma e entram no abdome, no qual são emitidos ramos que seguem para o esôfago, estômago e trato intestinal, até a flexura cólica esquerda.

CONEXÕES CLÍNICAS

Avaliação clínica do nervo vago

Apesar do tamanho considerável e das funções diversificadas, o nervo vago é difícil de ser testado clinicamente. O exame da integridade do nervo enfoca seu componente motor branquial. O exame deve incluir a avaliação dos movimentos do palato mole com o paciente dizendo "Ahh". Normalmente, a rafe mediana do palato mole ascende junto à linha média. Entretanto, com o enfraquecimento de um dos lados, o palato mole e a úvula se desviam na direção do lado não afetado (ver Fig. 13.23). Em adição, a voz do paciente também deve ser avaliada, assim como sua capacidade de tossir.

Lesões do nervo vago

Os tumores e infecções que afetam as meninges podem envolver o nervo vago. O vírus **herpes-zóster** pode danificar o nervo de forma isolada ou danificar também o nervo glossofaríngeo. Um aneurisma da artéria carótida na base do crânio pode afetar o vago e também o glossofaríngeo. A neuropatia diabética ou alcoólica avançada pode afetar o nervo vago.

Uma paralisia característica resulta do dano intracraniano ao nervo vago, em um dos lados. O indivíduo afetado apresenta voz rouca e **disartria** (dificuldade para falar) como consequência da paralisia das cordas vocais em um dos lados, as quais se tornam imóveis e fixas a meio caminho entre abdução e adução. A fala é nasalada em decorrência da paralisia dos músculos do palato mole (levantador do palato), de modo que as cavidades ressonantes orais ficam impedidas de se desligarem efetivamente da cavidade nasal. O palato mole colapsa no lado ipsilateral e não sobe com a fonação. A úvula desvia-se para o lado não afetado (ver Fig. 13.23). Pode haver regurgitação nasal de líquidos ou alimentos durante a deglutição e essa pode ser comprometida (**disfagia**). A sensibilidade cutânea pode ser perdida na parte posterior da orelha e no meato acústico externo. Tipicamente, as alterações na função visceral não podem ser demonstradas em casos de lesão unilateral.

O nervo laríngeo recorrente, que inerva os músculos intrínsecos da laringe, merece atenção especial. O nervo é mais longo e segue um curso diferente à esquerda, em comparação ao lado direito. Por um lado, os nervos podem ser lesados ou estirados ao longo do curso de cirurgias da tireoide ou endarterectomias caróticas. Em outros casos, quando o nervo laríngeo recorrente é danificado por alguma patologia envolvendo a cavidade torácica, não ocorre disfagia porque os ramos do vago que inervam a faringe já foram emitidos. A paralisia de ambos os nervos recorrentes resulta em **afonia**, que é a incapacidade de emitir a voz, e em **estridor inspiratório**, que consiste em sons ásperos e altos (cantados) emitidos na fase inspiratória da respiração.

NERVO ACESSÓRIO (XI)

O nervo acessório é exclusivamente motor e contém fibras motoras branquiais que inervam o músculo estriado. Tradicionalmente, considera-se que o nervo consiste nas partes craniana e espinal – uma prática que continuaremos. A raiz cranial do nervo é motora em relação aos músculos do palato mole e faringe, e seu curso foi descrito anteriormente com o do nervo vago (ver Fig. 13.25). A raiz espinal inerva os músculos esternocleidomastóideo e trapézio. As duas raízes permanecem unidas apenas por uma curta distância.

A raiz espinal do nervo acessório surge dos MNI do corno anterior dos primeiros cinco ou seis segmentos

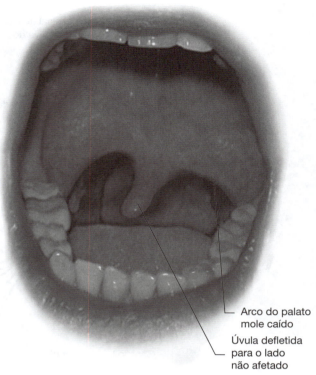

Figura 13.23 A avaliação clínica do nervo vago é realizada examinando o palato mole e a úvula enquanto o paciente abre a boca e diz "Ahh". A figura mostra uma lesão unilateral, resultando em um palato caído no lado afetado e desvio da úvula para o lado intacto.

cervicais da medula espinal. Essas células são chamadas **núcleos acessórios** ou **espinais**. Os axônios emergem como séries de radículas oriundas do aspecto lateral da medula espinal, entre as raízes dorsal e ventral. As radículas unem-se em um tronco comum que ascende posteriormente aos ligamentos denticulados. O nervo entra

---

Neuropatologia: o sistema sensorial e o paladar

A sensação do paladar é transmitida por vários nervos (NC V, VII, IX e X), assim como os movimentos oculares são controlados por uma combinação de NC. A língua consiste em uma porção anterior (ou bucal) e outra posterior (ou faríngea), que estão separadas por um sulco terminal em forma de "V". Essas duas partes têm origens embrionárias distintas. Como resultado, a inervação de ambas as partes é diferente. A sensação somática geral oriunda da língua é conduzida em dois nervos cranianos isolados. A partir dos 2/3 anteriores da língua (a parte bucal), a sensação é transmitida no ramo lingual do nervo trigêmeo (V), enquanto a sensação geral a partir do terço posterior da língua (a parte faríngea) é transmitida no ramo lingual do nervo glossofaríngeo (IX).

Os aferentes viscerais especiais mediadores da sensação do paladar também estão relacionados a múltiplos NC (ver Fig. 13.24). A maioria dos receptores do paladar, os botões gustativos, estão distribuídos na língua e seus aferentes estão associados a dois nervos cranianos. Mais uma vez, a fronteira que separa suas inervações é o sulco terminal. Assim, o paladar percebido nos 2/3 anteriores da língua é transmitido no ramo da corda timpânica do nervo facial (VII), enquanto o paladar percebido no terço posterior da língua é transmitido pelo ramo lingual do nervo glossofaríngeo (IX). Além da língua, alguns botões gustativos estão distribuídos na epiglote e parte adjacente da faringe. Eles são inervados pelo nervo vago (X).

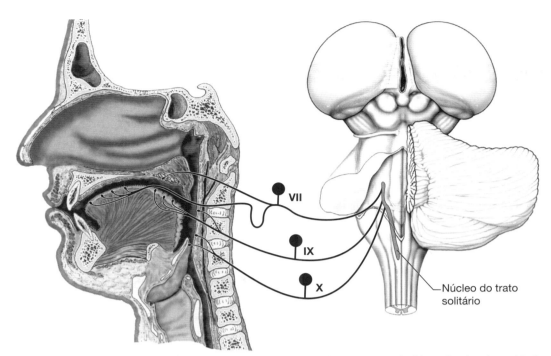

Figura 13.24 Sensibilidade especial do paladar mediada pelos NC VII, IX e X. Os aferentes primários oriundos da cavidade oral se projetam através desses NC para o núcleo do trato solitário, localizado no tronco encefálico.

na fossa craniana posterior através do forame magno e sai do crânio via forame jugular, em associação com os nervos glossofaríngeo e vago. Ao sair do forame, a raiz espinal se separa desses nervos e desce para inervar o esternocleidomastóideo e a parte superior dos músculos trapézio. Essa musculatura é ao menos parcialmente originária do arco branquial.

As fibras superiores do músculo trapézio elevam a escápula. A contração do músculo esternocleidomastóideo puxa o processo mastoide na direção da clavícula e

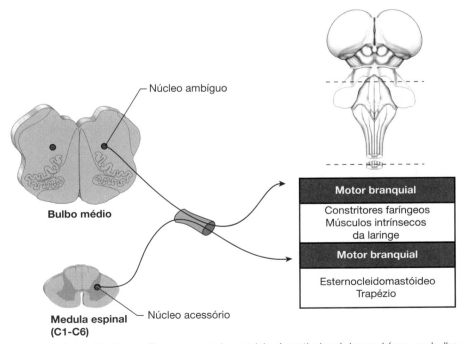

Figura 13.25 O nervo acessório é constituído por fibras motoras branquiais. A partir do núcleo ambíguo, no bulbo, as fibras formadoras da raiz craniana desse nervo saem e inervam os músculos da faringe e da laringe. A partir do núcleo acessório, na medula cervical superior, as fibras formadoras da raiz espinal saem e inervam os músculos trapézio superior e esternocleidomastóideo.

isto resulta na rotação da cabeça e inclinação do queixo para cima, em direção ao lado oposto.

CONEXÕES CLÍNICAS

Avaliação clínica do nervo acessório

A integridade do nervo acessório é testada fazendo o indivíduo girar a cabeça afastando-a do músculo que está sendo testado, contra a resistência aplicada pela mão do examinador, enquanto o esternocleidomastóideo é palpado. Em seguida, o paciente é solicitado a encolher (elevar) os ombros, enquanto o examinador tenta deprimí-los e palpa ambos os trapézios superiores. O dano unilateral ao nervo acessório resulta em queda do ombro ipsilateral e movimento alar da escápula, enquanto os braços permanecem nas laterais, em virtude do enfraquecimento do músculo trapézio. A rotação da cabeça para o lado oposto ao da lesão é fraca, em consequência do enfraquecimento do músculo esternocleidomastóideo.

> **Questão**
>
> Na protrusão, a língua pode se desviar para o lado do músculo inativo. Explique esse fenômeno, observando que a ação do músculo genioglosso é empurrar (em vez de puxar) a língua.

Lesões do nervo acessório

Em virtude de seu curso relativamente longo pelo triângulo posterior do pescoço, onde está estreitamente relacionado aos linfonodos cervicais superficiais, o nervo acessório é suscetível a danos durante a realização de procedimentos cirúrgicos, como biópsias de linfonodo, canulação da veia jugular interna e endarterectomia de carótida. Ao longo de seu curso intracraniano, o nervo acessório pode ser afetado, assim como os nervos glossofaríngeo e vago, pelo vírus herpes-zóster ou por tumores que afetem o conteúdo ou invadam o forame jugular. De particular importância para o especialista em reabilitação ortopédica, a lesão em chicotada também pode causar danos ao nervo acessório.

NERVO HIPOGLOSSO (XII)

O nervo hipoglosso é um nervo motor somático que consiste em fibras eferentes somáticas gerais que inervam todos os músculos estriados intrínsecos e extrínsecos da língua, com exceção do palatoglosso, que é inervado pelo nervo vago. Os axônios dos nervos surgem de neurônios dos núcleos hipoglossos situados no tegmento dorsal do bulbo, próximo à linha média (ver Fig. 13.26). O nervo emerge do sulco pré-olivar do bulbo como uma série de radículas que se unem para formar o tronco do nervo que sai da fossa craniana posterior pelo forame hipoglosso.

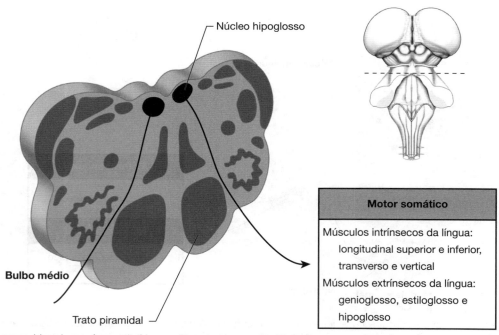

Figura 13.26 O nervo hipoglosso é constituído por fibras motoras somáticas que saem do bulbo e inervam os músculos intrínseco e extrínseco da língua.

As contrações equilibradas dos músculos genioglosso pareados se fazem necessárias para a protrusão da língua diretamente para fora da boca (ver Fig. 13.27). Quando um músculo genioglosso está inativo, a ação do músculo intacto não encontra oposição. Na protrusão, a língua é desviada em direção ao lado do músculo inativo.

CONEXÕES CLÍNICAS

Avaliação clínica do nervo hipoglosso

O indivíduo é solicitado a pôr a língua diretamente para fora da boca. Em seguida, o paciente é solicitado a realizar movimentos alternados rápidos com a língua, como movê-la rapidamente para fora e para dentro da boca ou agitá-la rapidamente de um lado para outro. O indivíduo é solicitado a empurrar a bochecha (em ambos os lados do rosto) de dentro para fora com a língua, enquanto o examinador avalia a força da língua empurrando-a pelo lado de fora, por meio da bochecha saliente. Em adição, a articulação da fala pode ser testada solicitando ao paciente para repetir a seguinte frase: "Tarde da noite no centro da cidade." O dano unilateral ao nervo hipoglosso resulta no desvio da língua em direção ao lado da lesão, durante a protrusão. A manifestação da atrofia consiste no enrugamento da superfície da língua e na perda de volume.

Lesões do nervo hipoglosso

Em seu curso intracraniano, os processos patológicos que afetam as meninges basais podem afetar o nervo hipoglosso. Em seu curso extracraniano, o nervo pode ser danificado durante cirurgias realizadas no pescoço.

RESUMO DO EXAME CLÍNICO DOS NERVOS CRANIANOS

Os procedimentos de exame clínico foram descritos para cada nervo craniano e estão resumidos na Tabela 13.4.

RESUMO

Este capítulo apresentou um pouco da "maquinaria" que é exclusiva do tronco encefálico – a saber, os nervos cranianos e seus principais núcleos. Além disso, foram apresentados muitos exames clínicos típicos usados para se determinar o grau de integridade de nervos específicos. A informação trazida por este capítulo fornece um ponto de partida para compreender o tronco encefálico. Entretanto, ainda há muito para ser aprendido.

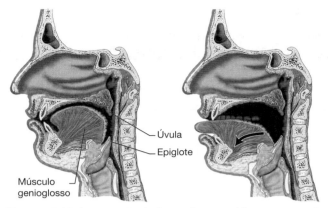

Figura 13.27 A protrusão da língua é promovida por contrações equilibradas dos músculos genioglosso pareados.

No Capítulo 14, é discutido como a informação é integrada no tronco encefálico. No Capítulo 15, então, a estrutura e função do tronco encefálico são resumidas considerando o dano vascular em diferentes níveis, desde o bulbo até o mesencéfalo.

ATIVIDADES PARA ESTUDO

1. Maria tem 15 anos. Durante uma triagem médica realizada na escola, constatou-se que ela perdera a audição na orelha esquerda. A enfermeira da escola alertou seus pais que, então, a levaram ao pediatra. Este realizou um exame completo, incluindo um pedido de IRM. O exame de IRM identificou um tumor que, subsequentemente, foi removido por cirurgia. Após o procedimento, Maria apresentou os seguintes sinais e sintomas:
   - Perda auditiva na orelha esquerda.
   - Queda facial à esquerda.
   - Fala ativa, porém com disartria.
   - Dificuldade para se alimentar.
   - Baba pelo lado esquerdo da boca.
   - Queixas de tontura e sensação de "desequilíbrio".
   - Dificuldade para sentar e levantar.
   - Marcha de base ampla, lenta e descoordenada.
   - Toque discriminativo, propriocepção e sensibilidade à dor e à temperatura na face e no corpo normais.
   - Força normal de braços e pernas.
   a. Para cada um desses sintomas, identifique as estruturas implicadas.
   b. Considerando os sintomas de Maria, qual é a localização da lesão?
   c. Quais achados você anteciparia ao realizar o teste dos reflexos corneais da paciente? Qual é a implicação funcional desses achados?
   d. Pratique o teste dos nervos cranianos envolvidos na condição de Maria.

Tabela 13.4 Testes de nervos cranianos

Nervo craniano	Testes clínicos
Nervo olfatório (I)	Usar odores familiares, como hortelã, café, baunilha ou uma barra de sabonete. Evitar irritantes, como amônio ou vinagre. O paciente deve identificar a substância com os olhos fechados e uma das narinas ocluída

Nervo óptico (II)	1. Teste de acuidade visual
	    Com a visão melhor corrigida, se necessário, e um dos olhos coberto, cada olho é testado isoladamente com auxílio de um gráfico ocular (gráfico de Snellen)
	2. Exame oftalmoscópico
	    Examinar ambas as retinas com auxílio de um oftalmoscópio. Observar a cor, tamanho e formato do disco óptico; as características do cálice fisiológico; a distinção das bordas do disco óptico; o tamanho, formato e configuração dos vasos da retina; a presença de hemorragia, exsudatos ou pigmento
	3. Teste de campo visual
	    Os campos visuais de cada olho são avaliados (com o outro olho coberto) por confrontação. Esse teste é descrito detalhadamente no Capítulo 18
	4. Respostas pupilares
	    As respostas direta e consensual à iluminação de uma pupila são avaliadas no teste de luz oscilante, descrito no Capítulo 18

Nervos oculomotor (III), troclear (IV) e abducente (VI)	Os movimentos extraoculares são avaliados com o paciente olhando em todas as direções sem mover a cabeça 1. A perseguição leve é testada fazendo o paciente seguir um objeto ao longo de suas amplitudes de movimento horizontal e vertical 2. Os movimentos de convergência são testados fazendo o paciente olhar fixamente um objeto que se move lentamente na direção de um ponto situado entre seus olhos 3. As sacadas são testadas solicitando que o paciente olhe para trás e para a frente entre dois alvos separados 4. Observar se há nistagmo (ver Cap. 17)

Nervo trigêmeo (V)	1. Sensibilidade
	    A capacidade de perceber uma alfinetada ou o toque leve de um chumaço de algodão é testada ao longo das três divisões do nervo e metade anterior do couro cabeludo. A sensibilidade corneal é avaliada por meio da evocação do reflexo corneal
	2. Função motora
	    Palpar os músculos masseter durante o aperto mandibular. Fazer o paciente abrir a boca contra uma resistência aplicada na base do queixo. Testar o reflexo mandibular

Nervo facial (VII)	1. Sensibilidade
	    Avaliar a sensação do paladar nos 2/3 anteriores da língua, aplicando soluções doce (açúcar), salgada (salina), amarga (quinina) e azeda (vinagre) na língua protraída, com auxílio de um aplicador de algodão
	2. Função motora
	    Avaliar os movimentos voluntários da musculatura facial inferior fazendo o paciente sorrir, expor os dentes, assobiar, estufar ambas as bochechas ou franzir os lábios. Fechar os olhos, erguer as pálpebras e fazer careta são manobras que testam o controle voluntário da musculatura facial superior

Nervo vestibulococlear (VIII)	1. Nervo coclear
	    Avalia-se a capacidade do paciente de ouvir palavras sussurradas ou o som produzido pelo estalar dos dedos (polegar e indicador) fora da aurícula. Com auxílio de um diapasão vibrando a 256 Hz, as conduções aérea e óssea são testadas para cada orelha. Esse é o teste de Rinne. O teste de Weber avalia a lateralização. A audiometria de tom puro pode ser usada (ver Cap. 17)
	2. Nervo vestibular
	    O teste calórico pode ser usado em casos de pacientes com suspeita de disfunção vestibular (ver Cap. 17)

(continua)

Tabela 13.4 Testes de nervos cranianos (*continuação*)

Nervo craniano	Testes clínicos
Nervo glossofaríngeo (IX)	Tocar a parede posterior da faringe com um depressor de língua deflagra a contração dos músculos faríngeos, com ou sem reflexo de ânsia.
Nervo vago (X)	O paciente é orientado a dizer "Ahh" com a boca bem aberta e a língua protraída para fora. A rafe mediana do palato mole deve subir simetricamente, com a úvula permanecendo na linha média. Caráter, som e volume da voz do paciente devem ser observados.
Nervo acessório (XI)	O paciente é orientado a girar a cabeça contra a resistência aplicada pela mão do examinador, enquanto o músculo esternocleidomastóideo é palpado. O músculo trapézio é testado com o paciente encolhendo cada um dos ombros contra uma resistência aplicada pela mão do examinador.
Nervo hipoglosso (XII)	O paciente é solicitado a "colocar a língua para fora" e movê-la rapidamente de um lado a outro.

e. Considere como os sinais e sintomas apresentados por Maria poderiam afetar sua vida em casa e na escola.
2. Reveja a estrutura e função do NC V.
   a. Descreva sua localização no sistema nervoso central e no sistema nervoso periférico.
   b. Quais são as funções desse nervo craniano e como são testadas?

BIBLIOGRAFIA

Brodal, A. The Cranial Nerves: Anatomy and Anatomic-Clinical Correlations, 2nd ed. Blackwell Scientific Publications, Oxford, 1965.

Katusic, S., Beard, C. M., Bergstralh, E., and Kurland, L. T. Incidence and clinical features of trigeminal neuralgia, Rochester, Minnesota, 1945–1984. Ann Neurol 27:89, 1990.

Leblanc, A. The Cranial Nerves: Anatomy, Imaging, Vascularisation, 2nd ed. Springer-Verlag, Berlin, 1995.

Maciewicz, R., Scrivani, S. Trigeminal neuralgia: gamma radiosurgery may provide new options for treatment. Neurology 48:565–566, 1997.

Murakami, S., Mizobuchi, M., Nakashiro, Y, et al. Bell palsy and herpes simplex virus: Identification of viral DNA in endoneurial fluid and muscle. Ann Intern Med 124:27, 1996.

Nolte, J. The Human Brain: An Introduction to Its Functional Anatomy. Mosby Elsevier, Philadelphia, 2009.

Wilson-Pauwels, L., Akesson, E. J., and Stewart, P. A. Cranial Nerves: Anatomy and Clinical Comments. B. C. Decker, Toronto, 1988.

14
Tronco encefálico II: sistemas e vias

Objetivos de aprendizagem

1. Discutir as principais funções do sistema trigeminal e os nervos que contribuem para esse sistema.
2. Identificar as três divisões principais do nervo trigêmeo e descrever a distribuição geral dos receptores para cada um, bem como suas respectivas entradas no tronco encefálico.
3. Identificar três núcleos relevantes associados com o NC V, descrever suas localizações e identificar as modalidades veiculadas por cada um.
4. Identificar os neurônios de segunda ordem que surgem a partir dos seguintes núcleos: núcleo espinal do trigêmeo, núcleo sensorial principal e núcleo caudal; comparar e contrastar as vias associadas a cada um.
5. Lembrar-se do(s) neurônio(s) de terceira ordem associado(s) com o sistema trigeminal e descrever seu(s) destino(s).
6. Relacionar a neuralgia do trigêmeo às estruturas neurais mais provavelmente envolvidas.
7. Discutir a localização e o papel das intervenções cirúrgicas em casos de neuralgia do trigêmeo.
8. Lembrar-se dos componentes que realizam os seguintes reflexos troncoencefálicos: mandibular, de piscar, corneal e da deglutição.
9. Descrever a via do trato corticobulbar.
10. Discutir os sintomas que ocorrem com o dano ao trato corticobulbar.
11. Contrastar os neurônios da formação reticular com aqueles associados aos principais tratos ascendentes e descendentes (p. ex., CD-LM, TCS), e discutir a importância funcional da organização da FR.
12. Relacionar os sintomas associados ao dano à FR com os sintomas associados à dor, visão e atividade autônoma.
13. Relacionar núcleos e neurotransmissores principais para o controle da consciência.
14. Explicar por que as lesões extensas no tronco encefálico podem ter consequências catastróficas.
15. Comparar e contrastar o papel de dois centros de fixação do olhar da formação reticular do tronco encefálico.

Abreviaturas

CD-LM coluna dorsal-lemnisco medial

EEG eletroencefalografia

EMG eletromiografia

FLM fascículo longitudinal medial

FR formação reticular

FRPP formação reticular pontina paramediana

LM lemnisco medial

MNI motoneurônio inferior

MNS motoneurônio superior

NCD núcleos da coluna dorsal

riNFLM núcleo intersticial rostral do fascículo longitudinal medial

S1 somatossensorial primário

SARA sistema ativador reticular ascendente

V1 nervo craniano V, divisão oftálmica

V2 nervo craniano V, divisão maxilar

V3 nervo craniano V, divisão mandibular

VPL núcleo ventral posterolateral do tálamo

VPM núcleo ventral posteromedial do tálamo

INTRODUÇÃO

Tendo definido a inervação periférica das estruturas da cabeça e do pescoço, podem ser explorados os substratos anatômicos do SNC que atendem ao processamento da informação somatossensorial oriunda da cabeça e do pescoço, e que controlam os movimentos de seus músculos estriados. Este capítulo enfoca as informações somatossensoriais gerais e está organizado em três seções principais. A primeira seção aborda a informação somatossensorial destinada à cabeça. Esta informação é primariamente transmitida para o sistema nervoso pelo nervo trigêmeo (NC V), que conduz as fibras aferentes primárias para duas vias mecanossensoriais principais transmissoras de: (1) toque e pressão; e (2) dor e temperatura. Essas vias são análogas ao sistema da CD-LM e trato espinotalâmico introduzidos no Capítulo 9. São constituídas pela informação ascendente que se origina no tronco encefálico e termina no córtex cerebral, após retransmissão no tálamo. Note que a informação sensorial especial é abordada em capítulos posteriores (as entradas auditivas e vestibulares são tratadas no Cap. 17 e a visão é abordada no Cap. 18).

O segundo tópico principal trata de algumas inervações motoras somáticas importantes da cabeça e do pescoço. Esta informação é apresentada no mesmo formato do Capítulo 11, das inervações motoras do corpo. Assim, começamos pelos reflexos troncoencefálicos, empregando a mesma estratégia usada para a medula espinal. Primeiro, será descrito o reflexo do ponto de vista comportamental e, em seguida, discutidos os componentes do arco reflexo. Então, será analisada a principal via de MNS descendente que controla os MNI do nervo craniano residentes nos núcleos motores do nervo craniano do tronco encefálico. Do mesmo modo como na seção somatossensorial, a informação motora relacionada ao sistema visual e aos sistemas vestibulares é abordada em capítulos posteriores (as saídas vestibulares são discutidas no Cap. 17, e a visão no Cap 18).

A terceira seção principal deste capítulo enfoca o sistema integrativo mais importante do tronco encefálico – a FR, introduzida no Capítulo 5. Aqui, será explorada a sua função integradora de uma forma mais detalhada, considerando primeiro o modo como o arranjo anatômico dos neurônios da FR lhes permite atender a um conjunto diverso de funções integradoras relacionadas à consciência, modulação da dor e regulação da atividade motora e autônoma.

SISTEMAS SOMATOSSENSORIAIS PARA A CABEÇA E O PESCOÇO

Apresentação clínica

Andrew Gustafson é um estudante universitário que foi encaminhado para o ambulatório da sua especialidade, onde você trata principalmente pacientes com dores de cabeça e pescoço, e pacientes com dificuldades de movimentação mandibular (p. ex., para comer). Andrew foi diagnosticado com neuralgia do trigêmeo e busca sua assistência para aliviar a dor. Ao ler esta seção, e com base nas informações aprendidas no Capítulo 13, considere os seguintes aspectos:

- Quais são os sintomas da neuralgia do trigêmeo?
- Quais são os nervos associados à neuralgia do trigêmeo? Qual é o trajeto percorrido por esses nervos?
- Por que a intervenção médica produziria pouco efeito sobre a dor primária associada a esse distúrbio?

O nervo trigêmeo e receptores associados

A sensação somática na cabeça é atendida primariamente pelo **sistema trigeminal**, que engloba um conjunto de núcleos troncoencefálicos e suas projeções secundárias. Esse sistema é responsável pela transmissão de informações táteis e proprioceptivas – bem como de informações sobre dor e temperatura – da cabeça para o córtex cerebral, para reconhecimento e discriminação consciente. O sistema trigeminal possui uma organização paralela àquela que medeia a sensação somática a partir do corpo. Ainda que o sistema seja nomeado "trigeminal", a informação somatossensorial entra no tronco encefálico via sistema trigeminal a partir de vários nervos cranianos, entre os quais o nervo trigêmeo (NC V) e os NC VII, IX e X. O foco do presente capítulo é o nervo trigêmeo, que é o mais importante entre os nervos que contribuem para esse sistema.

Existe um conjunto de receptores que residem em estruturas somáticas da cabeça e são paralelos ao conjunto de receptores que alimentam os sistemas somatossensoriais do corpo (ver Cap. 9). A inervação da pele da cabeça foi mapeada em detalhes. O nervo trigêmeo, que é o maior entre os nervos sensoriais que inervam a cabeça, surge vindo de três vias periféricas principais e forma três divisões (daí o nome *trigêmeo*). As três divisões principais do nervo trigêmeo são a **oftálmica (V_1)**, **maxilar (V_2)** e **mandibular (V_3)**. Estes três ramos atuam juntos no tronco encefálico, onde entram a partir da superfície lateral da ponte, mais ou menos ao nível médio pontino. O gânglio sensorial do nervo, em forma de crescente, é o **gânglio semilunar** (ou **gânglio do trigêmeo**), que é análogo ao gânglio da raiz dorsal da medula espinal. O gânglio semilunar reside em uma depressão, no assoalho da fossa craniana média. Os forames do crânio pelos quais estes três ramos acessam o tronco encefálico são ilustrados no Capítulo 13 (ver Fig. 13.14). O ramo oftálmico entra no crânio via fissura orbital superior; o ramo maxilar entra via forame redondo; e o ramo mandibular entra através do forame oval.

Questão

O nervo trigêmeo é constituído por três divisões principais. O que são essas divisões, onde estão localizados os receptores de cada uma e como esse nervo se compara ao(s) nervo(s) transmissor(es) da informação somatossensorial oriunda dos membros e do tronco?

Questão

O sistema trigeminal é análogo a alguns sistemas somatossensoriais que transmitem a informação oriunda dos membros e do tronco para o córtex. De qual(is) sistema(s) o sistema trigeminal é análogo? Quais são as similaridades e diferenças existentes entre esses sistemas?

A Tabela 14.1 resume as estruturas inervadas por cada ramo. O ramo oftálmico (V_1) conduz os aferentes oriundos da pele da testa e da cabeça até o vértice, da pálpebra superior e do nariz; córnea e periósteo da órbita; e membrana mucosa do vestíbulo nasal e seio frontal. O ramo maxilar (V_2) conduz aferentes oriundos da pele da face e pálpebra inferior; membrana mucosa da bochecha, nariz e seios paranasais; e gengivas e dentes da mandíbula superior. O ramo mandibular (V_3) conduz os aferentes oriundos da pele da mandíbula inferior, lateral da cabeça e parte da aurícula; membrana mucosa das bochechas, assoalho da boca e os dois terços anteriores da língua; gengivas e dentes da mandíbula inferior; articulação temporomandibular; e músculos da mastigação. As três divisões conduzem aferentes oriundos da dura-máter. As modalidades sensoriais atendidas por esses aferentes primários são: toque, propriocepção, dor e temperatura.

Tabela 14.1   Distribuição do nervo trigêmeo

Divisão oftálmica (V1)
Área da pele marcada na Figura 14.2
Córnea, conjuntiva e estruturas intraoculares
Mucosa dos seios paranasais (frontal, esfenoide e etmoide)
Mucosa do septo nasal superior e anterior e parede da cavidade nasal
Ducto lacrimal
Divisão maxilar (V2)
Área da pele marcada na Figura 14.2
Mucosa do seio maxilar
Mucosa da parte posterior do septo nasal e parte inferior da cavidade nasal
Dentes superiores e gengiva
Palato duro
Palato mole e tonsila
Divisão mandibular (V3)
Área da pele marcada na Figura 14.2
Mucosa da bochecha, mandíbula inferior, assoalho da boca e língua
Dentes inferiores e gengiva
Propriocepção a partir dos músculos mandibulares
Células mastoides
Músculos da mastigação

Os aferentes primários do sistema trigeminal incluem fibras de todos os diâmetros e graus de mielinização, inclusive fibras não mielinizadas. Conforme discutido no Capítulo 9, fibras de diferentes diâmetros e graus de mielinização conduzem diferentes tipos de informação a partir dos receptores periféricos e terminam em componentes distintos do sistema somaticossensorial. De modo semelhante, subgrupos diferentes de aferentes primários do trigêmeo fazem sinapse em núcleos distintos do sistema trigeminal sensorial.

Os neurônios aferentes de primeira ordem oriundos do nervo trigêmeo terminam em três núcleos principais: **núcleo sensorial principal do trigêmeo (ou líder)**, **núcleo espinal** e **núcleo mesencefálico**. Juntos, esses três núcleos formam uma coluna de células que se estende desde a medula espinal cervical superior até o mesencéfalo. O núcleo sensorial principal está localizado na ponte média, lateralmente ao núcleo motor do trigêmeo. O núcleo espinal, em contraste, estende-se caudalmente da ponte média para a medula espinal cervical superior, enquanto o núcleo mesencefálico se estende rostralmente da ponte média para dentro do mesencéfalo (ver Fig. 14.1).

Os aferentes primários que terminam no núcleo sensorial principal são fibras de diâmetro grande, transmissoras do toque fino e da pressão dental. O núcleo sensorial principal é similar aos núcleos da coluna dorsal do tronco encefálico, em termos de estrutura e função, é uma continuidade rostral do núcleo espinal do trigêmeo (os limites são indistinguíveis) e está localizado na ponte média. O núcleo possui uma organização somatotópica, com os aferentes da divisão oftálmica terminando ventralmente, os aferentes da divisão mandibular terminando dorsalmente e os aferentes da divisão maxilar terminando medialmente.

Os aferentes primários do nervo trigêmeo também terminam no núcleo espinal do trigêmeo. Esse núcleo se estende caudalmente, como uma coluna celular contínua, desde o nível de entrada das fibras da raiz na ponte até o interior dos segmentos cervicais superiores da medula espinal, onde se funde à substância gelatinosa do corno dorsal. As fibras aferentes, do mesmo modo, seguem caudalmente desde o ponto de entrada na ponte média e terminam no núcleo espinal do trigêmeo, em vários pontos desde a ponte até a medula espinal. Assim, o trato e o núcleo são ambos visíveis em cortes transver-

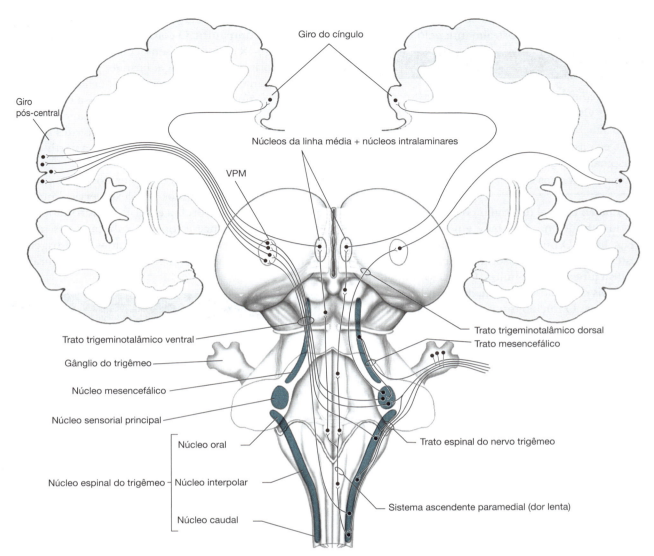

Figura 14.1 Os aferentes primários do sistema trigeminal terminam em três núcleos: núcleo sensorial do trigêmeo principal, núcleo espinal e núcleo mesencefálico. Esses núcleos, por sua vez, se projetam principalmente para os núcleos talâmicos VPM. Existem projeções menos densas para os núcleos da linha média e núcleos talâmicos intralaminares, bem como para áreas da formação reticular e de núcleos mesencefálicos.

sais da medula cervical alta passando pelo mesencéfalo, conforme veremos no Capítulo 15. O núcleo do trigêmeo é análogo ao corno dorsal, enquanto o trato espinal do nervo trigêmeo é análogo ao trato de Lissauer.

> **Questão**
>
> Onde o núcleo mesencefálico está localizado? Quais aferentes terminam nesse núcleo? Em que aspecto os corpos celulares associados aos neurônios aferentes de primeira ordem são únicos?

Os componentes do complexo espinal do trigêmeo ocupam os três ou quatro segmentos cervicais superiores. O trato espinal do nervo trigêmeo está situado na margem superficial da medula espinal, na área ocupada mais caudalmente pelo fascículo dorsolateral. O trato é caudalmente menor, porque a maioria de suas fibras termina no núcleo.

O complexo espinal do trigêmeo ocupa uma posição lateral ao longo do bulbo. O trato espinal do nervo trigêmeo está superficialmente posicionado no bulbo mais caudal. Avançando na direção rostral, o trato espinal do nervo trigêmeo é limitado nas laterais primeiramente pela estreita faixa de fibras do trato espinocerebelar dorsal e, ainda mais rostralmente, pelo feixe de fibras do pedúnculo cerebelar inferior (corpo restiforme), que exibe espessamento progressivo. O núcleo continua sendo medial ao trato espinal do nervo trigêmeo, e tanto o trato como o núcleo aumentam de tamanho conforme avançam rostralmente pelo bulbo.

> **Questão**
>
> O núcleo espinal do trigêmeo é o único que pode ser nitidamente visualizado desde a ponte média até a área cervical alta. Explique por que esse núcleo engloba uma área tão extensa. Descreva a relação existente entre o núcleo espinal do trigêmeo e o trato espinal do nervo trigêmeo tanto em termos de função como de localização.

O núcleo espinal do trigêmeo é divisível em três regiões, ou subnúcleos, com base em sua citoarquitetura (ver Fig. 14.1). O núcleo oral é a subdivisão mais rostral e se estende do núcleo sensorial principal até aproximadamente a junção ponte-bulbo. O núcleo caudal é a subdivisão mais caudal e se estende da medula espinal até o nível do óbex. O núcleo interpolar está localizado entre esses dois núcleos e ocupa os níveis médio a rostral do bulbo. Cada subnúcleo do núcleo espinal do trigêmeo difere quanto à informação aferente que recebe e em relação ao destino das projeções secundárias oriundas de suas células. O núcleo caudal é conhecido por estar associado ao processamento das informações de dor e temperatura oriundas da cabeça. Entretanto, as submodalidades somatossensoriais processadas pelos núcleos oral e interpolar não são totalmente conhecidas.

Finalmente, os corpos celulares de um pequeno contingente de fibras aferentes primárias é encontrado dentro do SNC. Os corpos celulares dessas fibras são encontrados no próprio núcleo mesencefálico. Esse é o único exemplo de fibras aferentes sensoriais cujo gânglio não está no SNP. O núcleo sensorial principal do NC V também recebe sinais do núcleo mesencefálico de V, constituído de aferentes primários de V_3. Esses sinais transportam informação proprioceptiva oriunda dos músculos da mastigação e chega à consciência via projeção secundária do núcleo sensorial principal do NC V. Alguns aferentes primários terminam na FR, em particular nas células adjacentes ao núcleo espinal do trigêmeo. Como esse núcleo e os tratos que dele se originam não estão completamente descritos, não serão discutidos adicionalmente neste capítulo.

Até agora, foram enfocadas as contribuições do sistema trigeminal formado pelo NC V. É importante notar que alguns nervos cranianos, além do trigêmeo, contribuem com informação somatossensorial para o sistema trigeminal. O componente sensorial geral do nervo facial (VII) transmite as sensações de dor, toque e temperatura oriundas da concha da orelha externa e de uma pequena área de pele localizada atrás da orelha. O nervo glossofaríngeo (IX) provê a sensação somática geral a partir do terço posterior da língua e porção superior da faringe, pele da orelha externa e superfície interna da membrana timpânica. O componente sensorial geral do nervo vago (X) conduz as sensações de dor, temperatura e toque oriundas da laringe, faringe, pele da orelha externa e canal auditivo externo, superfície externa da membrana timpânica e meninges da fossa craniana posterior. O núcleo espinal do trigêmeo atua, então, como terminal para todas as modalidades aferentes somáticas gerais (com exceção da propriocepção) a partir dos nervos que inervam a cabeça.

Além disso, os ramos cutâneos dos nervos cervicais espinais (C2, C3) oriundos do plexo cervical inervam a pele da mandíbula, orelha externa e couro cabeludo sobrejacente ao vértice e topo da cabeça. Esses ramos se sobrepõem às áreas da pele inervadas pelo trigêmeo e outros nervos cranianos aferentes somáticos gerais (ver Fig. 14.2).

> **Questão**
>
> Quais nervos cranianos, além do nervo trigêmeo, enviam informação aferente para o SNC através do sistema trigeminal?

Neurônios de segunda ordem

Os neurônios de segunda ordem surgem de cada um dos três núcleos sensoriais do sistema trigeminal. A partir desses núcleos, as fibras seguem rostralmente para o tálamo, de modo análogo às vias condutoras de

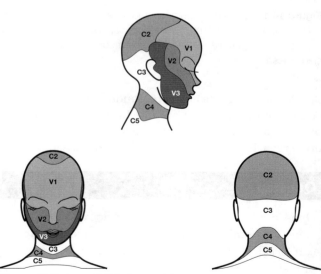

Figura 14.2 A sensibilidade somática da face, cabeça e pescoço é mediada pelo sistema trigeminal e nervos cervicais espinais. O sistema trigeminal possui três divisões: V_1, oftálmica; V_2, maxilar; e V_3, mandibular.

informação somatossensorial oriundas dos membros e do tronco.

Lemnisco trigeminal para toque fino e pressão dental

O núcleo sensorial principal é similar aos núcleos da coluna dorsal da medula espinal em termos de estrutura e função. O núcleo sensorial principal recebe fibras de diâmetro grande transmissoras do toque fino e da pressão dental via sistema trigeminal. De modo semelhante à CD-LM, os neurônios de segunda ordem do **sistema lemniscal do trigêmeo** decussam e seguem contralateralmente para o tálamo. Entretanto, o lemnisco medial termina no VPM, enquanto o lemnisco trigeminal faz sinapse no VPM contralateral do tálamo. Embora as projeções oriundas do núcleo sensorial principal para o VPM do tálamo sejam predominantemente contralaterais (*trato trigeminal ventral*), existe uma projeção ipsilateral menor para o VPM que é denominada *trato trigeminal dorsal* (ver Fig. 14.1).

Questão

A partir de quais núcleos do trigêmeo chegam neurônios de segunda ordem equivalentes ao sistema CD-LM? E a partir de quais núcleos do trigêmeo surgem projeções equivalentes ao trato espinotalâmico?

Trato talâmico trigeminal para dor, temperatura e também toque grosseiro

O núcleo espinal do trigêmeo recebe neurônios de primeira ordem que transmitem informação aferente sobre dor e temperatura, bem como sobre o toque grosseiramente localizado (referido como toque grosseiro). Os neurônios de segunda ordem do núcleo espinal do trigêmeo decussam e ascendem como trato talâmico trigeminal, unindo-se ao trato espinotalâmico para fazerem sinapse no VPM do tálamo. Lembre-se que o núcleo espinal do trigêmeo é análogo ao corno dorsal, enquanto o trato espinal do nervo trigêmeo é análogo ao trato de Lissauer.

O contingente de aferentes primários descendentes constitui o **trato espinal do nervo trigêmeo**, que é um feixe de fibras bem definido que acompanha toda a sua trajetória troncoencefálica (ver Fig. 14.1). As projeções dos neurônios de segunda ordem do núcleo caudal do complexo trigeminal espinal diferem das projeções dos outros componentes do núcleos. Elas entram no sistema ascendente paramedial, que medeia a dor lenta (ver Cap. 16).

Apenas alguns neurônios de segunda ordem oriundos do núcleo espinal do trigêmeo se projetam para o tálamo. Esses neurônios atravessam para o lado contralateral do tronco encefálico e são as primeiras fibras a formarem o **trato trigeminal ventral (trigeminotalâmico)**

(ver Fig. 14.1). Esse cruzamento ocorre ao longo de uma ampla extensão caudo-rostral (por causa do comprimento do núcleo), de modo que números insuficientes de fibras se agregam em qualquer nível para serem prontamente observadas em cortes do tronco encefálico corados para mielina.

Outros neurônios de segunda ordem oriundos do núcleo do trigêmeo seguem para os núcleos talâmicos intralaminares, FR e outras áreas onde medeiam as respostas de excitação e afetivas à dor facial. Esse arranjo é análogo às vias percorridas pelas fibras transmissoras de informações de dor e temperatura oriundas dos membros e do tronco.

É importante reconhecer que o sistema espinal do trigêmeo é composto por partes filogeneticamente novas e antigas, assim como o trato espinotalâmico (descrito no Cap. 9) está adicionalmente dividido em trato neoespinotalâmico e paleoespinotalâmico: cada um deles medeia aspectos específicos da sensação somática (ver Fig. 14.3). Neste capítulo, nós enfocamos o componente filogeneticamente novo do sistema, que se projeta para o tálamo e deste para o córtex somatossensorial primário. Os componentes filogeneticamente antigos tanto do trato espinotalâmico como dos sistemas trigeminais espinais são discutidos no Capítulo 6.

Questão

Muitos neurônios de segunda ordem que transmitem informações sobre dor e temperatura seguem para o tálamo. Entretanto, alguns seguem para a FR. Qual informação eles transmitem e por que terminam na FR? Qual é a diferença fundamental em termos de função entre os neurônios que terminam na FR e aqueles que terminam no tálamo?

Questão

Este momento é conveniente para o resumo de informações. Quais são os três núcleos do sistema trigeminal onde os neurônios de segunda ordem se originam? Em quais aspectos esses três núcleos são comparáveis às suas contrapartes em relação ao sistema somatossensorial dos membros e do tronco?

Neurônios de terceira ordem do sistema trigeminal

Os corpos celulares dos neurônios de terceira ordem do sistema trigeminal, que atendem à sensação somática consciente a partir da face, estão localizados primariamente no **núcleo posteromedial ventral (VPM)** do tálamo. O núcleo VPM exibe um formato em crescente

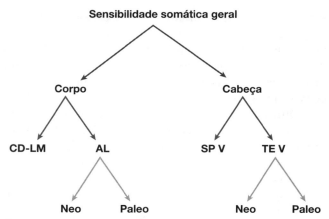

Figura 14.3 A sensibilidade somática geral é mediada pelos sistemas da coluna dorsal-lemnisco medial (CD-LM) e anterolateral (AL), para o corpo, e pelos sistemas sensorial principal (SP V) e do trigêmeo espinal (TE V), para a cabeça. Note que tanto o CD-LM como o AL, mediadores das informações sobre dor e temperatura, possuem uma subdivisão mais antiga e outra mais nova (ver Cap. 16.).

e repousa medialmente ao núcleo VPL e lateralmente à curvatura limite do núcleo centromediano do tálamo. É importante reconhecer que o VPM recebe estímulos de várias fontes. Entre elas, estão as fibras do trato trigeminal ventral, que se originam dos núcleos sensorial principal e espinal do trigêmeo, e ascendem associadas ao lemnisco medial, e às fibras do trato trigeminal dorsal oriundas da parte dorsomedial do núcleo sensorial principal do NC V. Em adição, as fibras que descem das representações faciais dos córtices sensorial e motor também terminam no VPM.

> **Questão**
>
> Em qual localização do núcleo chegam os neurônios de terceira ordem do sistema trigeminal? Qual é o nome desse núcleo?

As fibras dos neurônios de terceira ordem do VPM fazem parte da radiação talamocortical (ver Fig. 14.1). Essas fibras ascendem no membro posterior da cápsula interna e terminam nas extensas representações faciais no córtex somatossensorial primário do giro pós-central e córtex motor primário do giro pré-central. A representação facial no córtex somatossensorial primário (S1) ocupa aproximadamente o terço ventral do giro pós-central na superfície do hemisfério lateral – do mesmo modo que a representação facial no córtex motor primário, porém no giro pré-central (ver Fig. 7.7). As representações sensorial e motora estão paralelamente organizadas (em registro) ao longo do sulco central, bem como reciprocamente interconectadas por fibras de associação curtas. Lembre que o VPM recebe predominantemente informação contralateral, embora também receba alguma informação ipsilateral. O VPM para a projeção S1 é inteiramente ipsilateral. Como consequência, o córtex recebe representação bilateral da face (ver Fig. 14.3).

> **Questão**
>
> Por enquanto, você deve ser capaz de sintetizar os conceitos relacionados à informação somatossensorial oriunda dos membros, tronco, cabeça, pescoço e face. Compare o trato que conduz informações de toque e pressão oriundas da face para o córtex a sua contraparte para os membros e tronco. Em seguida, compare o trato condutor das informações de dor e temperatura oriundas dessas localizações.
>
> Em cada caso, você deve:
>
> 1. Descrever a(s) localização(ões) dos neurônios de primeira ordem.
> 2. Nomear os núcleos onde os neurônios de segunda ordem fazem sinapse.
> 3. Nomear o trato seguido pelos neurônios de segunda ordem e descrever sua via (incluindo as decussações).
> 4. Nomear os núcleos dos neurônios de terceira ordem e a via seguida por esses neurônios.

Funções do sistema trigeminal

As funções do sistema trigeminal, em termos de sensibilidade facial, são amplamente análogas àquelas atendidas de forma conjunta pela CD-LM e trato espinotalâmico para a sensibilidade corporal. Assim, o núcleo sensorial principal, sua projeção talâmica e a projeção talamocortical para a área facial do córtex somatossensorial primário são considerados estruturas que atendem a funções associadas à sensibilidade facial somática análogas àquelas atendidas pelos NCD, LM e projeção talamocortical para a área corporal do córtex somatossensorial primário na sensibilidade corporal. Os exemplos dessas funções incluem as sensações táteis discriminativas envolvendo análises espaciais e temporais dos dados sensoriais de entrada (grafestesia, identificação de figura traçada e estereognose oral; com este último sendo uma capacidade altamente desenvolvida); e a sensibilidade à posição-movimento (cinestesia) na mandíbula. Ambos os sistemas enfocam a inervação de partes determinadas do corpo: a mão, no caso do sistema da CD-LM; e a boca, no caso do núcleo sensorial principal do componente V do sistema trigeminal. De fato, a ponta anterior da língua é ainda mais sensível à estimulação tátil do que as pontas dos dedos da mão (ver Fig. 14.4).

O núcleo sensorial principal do NC V, por enviar informação para a área da face do córtex motor primário, atende a funções motoras indiretas importantes junto à musculatura orofacial, em analogia parcial com as funções motoras indiretas atendidas pelo sistema da CD-LM. Em particular, discriminar a sensibilidade tátil é essencial à exploração ativa das superfícies peri- e intraorais pela língua. Esse movimento exploratório é vital para evolução, refinamento e manutenção das habilidades motoras e perceptivas orais subjacentes aos atos de se alimentar e falar.

A parte mais rostral do núcleo espinal do trigêmeo (subnúcleo oral) é considerada homóloga do componente não espinotalâmico do sistema AL. As propriedades de resposta de suas células sugerem que aquela região poderia atender a algum papel em certas formas de sensibilidade tátil discriminativa, bem como na dor rápida.

CONEXÕES CLÍNICAS

A determinação do nível de envolvimento da lesão troncoencefálica muitas vezes pode ser inferida pelos déficits associados dos nervos cranianos (ver Cap. 13). As lesões no tronco encefálico podem afetar nervos cranianos isolados ou podem também afetar o corpo, dependendo da localização e da extensão da lesão. Por esse motivo, é necessário saber onde os nervos cranianos se prendem ao tronco encefálico, a localização dos núcleos de nervos cranianos e a localização dos tratos ascendentes e descendentes associados à medula espinal, bem como daqueles que chegam ao tronco encefálico. No tronco encefálico, a maioria das vias que descem para a medula espinal a partir de centros superiores segue a direção contralateral ao lado do corpo em que irão terminar. Do mesmo modo, a maioria das vias ascendentes oriundas da medula espinal seguem a direção contralateral ao lado de origem. Como consequência, o dano no tronco encefálico resulta no envolvimento sensorial e motor *contralateral* do corpo. Entretanto, o dano aos nervos cranianos motores em si, associados à cabeça, pescoço e face, resulta em perda motora *ipsilateral*. Assim, o dano no tronco encefálico demonstra a possibilidade de uma manifestação de sintomas cruzada ou alternante. Isso é mais bem ilustrado pela síndrome de Wallenberg, conforme discutido mais adiante.

Neuralgia do trigêmeo

A **neuralgia do trigêmeo**, também referida como *tic douloureux*, é uma doença do SNP que afeta o gânglio e/ou o nervo trigêmeo (ver Cap. 13). Essa condição é caracterizada por crises breves de dor excruciante em uma ou mais divisões do nervo trigêmeo. A dor tipicamente dura menos de um minuto. O mecanismo subjacente a essa condição é indeterminado e o exame neurológico resulta normal.

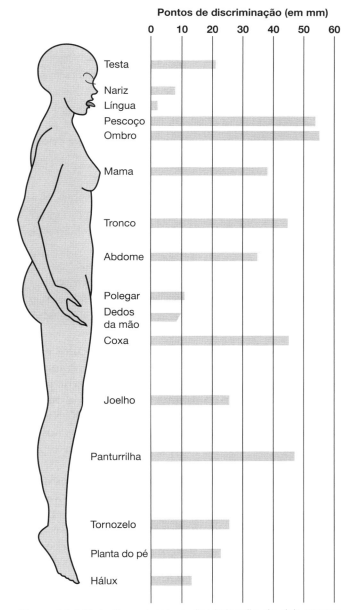

Figura 14.4 Variação regional na discriminação de dois pontos sobre a face e o corpo. As áreas da língua e dos dedos da mão discriminam os menores incrementos.

Questão

Quais são os sintomas da neuralgia do trigêmeo? Quais núcleos e tratos estão implicados? E como os sintomas podem ser aliviados?

Nos casos graves de neuralgia do trigêmeo, em que o tratamento farmacológico falha e a dor é incurável, pode ser usada a intervenção cirúrgica. Nesses casos, os neurônios secundários do sistema trigeminal podem ser seccionados (embora atualmente sejam preferidos outros tratamentos neurocirúrgicos). O corte do trato espinal do nervo trigêmeo pouco abaixo do óbex (tratectomia bulbar) alivia as crises de dor e produz perda da sensibilidade à dor e à temperatura na pele e membranas mucosas da face ipsilateral. Considerando a organização somatotópica do trato espinal do nervo trigêmeo, uma incisão apropriada é capaz de produzir uma analgesia que permanece quase totalmente confinada a um ramo do nervo trigêmeo. Em geral, também ocorre certo grau de perda da sensibilidade tátil. O reflexo corneal é preservado (conforme discutido adiante) e assim é evitada a complicação da ulceração corneal. A realização da tratectomia nesse nível permite evitar o dano ao corpo restiforme (prevenindo a ataxia) e ao nervo vago (evitando a paralisia unilateral das cordas vocais).

> ### Questão
>
> A obstrução da artéria cerebelar inferior posterior pode danificar o sistema trigeminal. Você é capaz de identificar a artéria na superfície e em cortes transversais do tronco encefálico? Qual núcleo e trato são afetados? Quais sintomas resultariam dessa obstrução?
> Obs.: esse tópico será retomado em detalhes no Capítulo 15.

Lesões vasculares

As lesões vasculares podem danificar o trato e núcleo espinal do trigêmeo, bem como o trato espinotalâmico. Isso tipicamente ocorre como resultado da obstrução da artéria cerebelar inferior posterior, no bulbo inferior, envolvendo estruturas troncoencefálicas dorsolaterais. Esse tipo de obstrução causa perda da sensibilidade à dor e à temperatura na face ipsilateral, bem como perda da sensibilidade dolorosa e térmica e comprometimento da sensibilidade tátil na metade contralateral do corpo. Esses são sinais clínicos importantes da **síndrome de Wallenberg** (também conhecida como síndrome bulbar lateral) (ver Cap. 15).

As lesões que envolvem as projeções do trato trigeminal ventral na ponte superior e mesencéfalo, bem como no núcleo VPM, produzem déficits somatossensoriais contralaterais de sensibilidade à dor rápida, sensibilidade térmica e sensibilidade tátil (discriminativa e não discriminativa). Os déficits de sensibilidade tátil discriminativa em estruturas inervadas pelos aferentes da divisão mandibular (p. ex., língua) seriam menos graves, por consequência da projeção não cruzada do trato trigeminal dorsal.

> ### Questão
>
> As lesões vasculares que produzem perda da dor e da temperatura em um lado da face também produzem as mesmas perdas nos membros contralaterais. O que contribui para a diferença do lado em que os sintomas se manifestam?

SISTEMAS MOTORES SOMÁTICOS PARA A CABEÇA E O PESCOÇO

> ### Apresentação clínica
>
> Em sua prática de reabilitação de pacientes internados, você frequentemente trata indivíduos com lesões combinadas de medula espinal e traumatismo encefálico. Muitos desses indivíduos apresentam reflexos exagerados relacionados aos reflexos espinais. Além disso, a lesão encefálica traumática pode afetar o cérebro e o troncoencefálico, com consequente alteração dos reflexos troncoencefálicos. Ao ler esta seção, e com base no exposto no Capítulo 13, considere os seguintes aspectos:
>
> - Quais reflexos troncoencefálicos poderiam ser afetados por esse tipo de lesão?
> - Quais desses reflexos podem ser funcionalmente limitadores, e quais poderiam ser prejudiciais à vida?
> - Como você testaria os reflexos troncoencefálicos para localizar o dano ao tronco encefálico?
> - Por que um indivíduo com alteração dos reflexos troncoencefálicos associada à lesão traumática também poderia apresentar reflexos espinais alterados, mesmo que sua medula espinal não estivesse lesionada?

A inervação motora somática dos músculos estriados da cabeça e do pescoço é feita por nervos cranianos. As inervações motoras somáticas dos músculos do pescoço são distribuídas para os músculos trapézio e esternocleidomastoideo pelo NC XI. Entretanto, o NC XI deriva de MNI cujos corpos celulares estão situados nos cinco segmentos cervicais superiores da medula espinal (ver Cap. 13).

A inervação somática dos músculos estriados da cabeça e pescoço foi investigada bem menos intensivamente do que a inervação corporal, com a notável exceção do controle vestibular do movimento ocular. Isso se deve, em parte, às dificuldades de experimentação – decorrentes da proximidade anatômica (amontoamento) dos núcleos motores de nervos cranianos e sistemas de MNS troncoencefálicos, bem como da falta de feixes de fibras bem definidos (com exceção do fascículo longitudinal medial discutido no Cap. 17) que relacionam os sistemas de MNS troncoencefálicos aos núcleos motores de nervos cranianos. Em adição, os centros da FR do tronco encefálico reguladores de funções vitais e outras funções impõem problemas ao pesquisador que tenta desvendar os sistemas de controle motor troncoencefálicos.

É importante lembrar que no SNC existe uma hierarquia anatômica para o controle da musculatura corporal. Também existe uma hierarquia semelhante para a musculatura da cabeça, pescoço e face, exceto quanto à ausência de analogia para o componente tronco encefálico regulador dos MNI do tronco e membros, como ocorre ao longo das vias descendentes longas, como as vias reticuloespinal e vestibuloespinal.

Neste capítulo, foram primeiro considerados os reflexos troncoencefálicos e, em seguida, discutido o trato corticobulbar (que é o equivalente funcional do trato corticoespinal regulador dos MNI medulares espinais). Foram então considerados vários distúrbios clínicos que enfocam as inervações dos núcleos motores dos nervos cranianos. E no Capítulo 17, houve a abordagem dos papéis vitais exercidos pelos MNS dos núcleos vestibulares e FR na regulação da atividade dos músculos extraoculares.

Reflexos troncoencefálicos

Assim como a medula espinal, o tronco encefálico participa da mediação de vários reflexos. Em alguns casos, os reflexos troncoencefálicos são exatamente paralelos aos reflexos medulares espinais em termos de traçado anatômico e função geral. Na situação mais típica, porém, os reflexos troncoencefálicos exibem arranjos neuroanatômicos mais complicados, refletindo a estrutura (e função) mais diversificada e segregada do tronco encefálico. Apenas alguns reflexos mediados pelo tronco encefálico são descritos neste capítulo, porque muitos são mais eficientemente discutidos de forma conjunta com a função geral do sistema em que atuam. Os reflexos mediados pelo sistema vestibular são discutidos no Capítulo 17, e aqueles mediados pelo sistema visual são discutidos no Capítulo 18.

O arco reflexo troncoencefálico, assim como o da medula espinal, consiste em cinco componentes:
1. Um *receptor* que transduz o estímulo ambiental.
2. Uma *fibra aferente* (ramo aferente do arco), cujo axônio está no nervo craniano e o corpo celular (com exceção do núcleo mesencefálico – ver discussão do reflexo mandibular) está em um gânglio sensorial de nervo craniano.
3. Um *centro reflexo* contendo interneurônios, nos quais os processos centrais do aferente primário fazem sinapse. No caso dos reflexos troncoencefálicos, os interneurônios do centro reflexo estão localizados em um núcleo sensorial de nervo craniano, na FR troncoencefálica ou em ambos.

4. Axônios oriundos dessas fontes, que formam sinapses em núcleos motores de nervo craniano, onde os corpos celulares da *fibra eferente* (ramo eferente do arco) do arco reflexo estão localizados.
5. Um *efetor* que produz a resposta completa o arco reflexo. O efetor pode ser um músculo estriado, músculo liso ou cardíaco, ou uma glândula, dependendo do reflexo.

Alguns reflexos troncoencefálicos envolvem mais de um núcleo motor de nervo craniano, ainda que o ramo aferente do arco reflexo envolva fibras de um único nervo craniano. Em alguns casos, os núcleos motores de nervo craniano estão localizados em diferentes subdivisões troncoencefálicas. Assim, deve haver um mecanismo que distribua o estímulo reflexo que entra em um nível para os demais níveis. Isto é realizado pelos interneurônios do centro reflexo. Em alguns casos, uma resposta reflexa a um estímulo de nervo craniano inclui a medula espinal. É esse o caso, por exemplo, do reflexo barorreceptor visceromotor discutido no Capítulo 12. No reflexo barorreceptor, sinais veiculados pelos NC IX e X influenciam (via centro reflexo troncoencefálico) os neurônios autônomos medulares espinais a diminuírem a pressão arterial.

Reflexo mandibular

O **reflexo mandibular** é o mais simples entre todos os reflexos troncoencefálicos e é o reflexo de nervo craniano mais amplamente usado em neurologia clínica. Assim como o reflexo miotático ou de estiramento da medula espinal, trata-se de um reflexo de estiramento monossináptico. Com a mandíbula relaxada e à meia abertura, o dedo do examinador é colocado sobre a porção média do queixo do paciente e uma leve pressão para baixo é aplicada. Em seguida, o dedo do examinador é levemente golpeado com auxílio de um martelo reflexo. A resposta consiste na contração bilateral do músculo masseter. Em indivíduos sadios, esse reflexo não é facilmente deflagrado. Assim, quando é possível deflagrá-lo com facilidade, isso em geral é sinal de hiper-reflexia e indica a existência de dano neurológico.

Os golpes estiram o músculo masseter (bilateralmente) e produzem ativação sincrônica de seus fusos musculares. Esses fusos musculares são inervados por processos periféricos do núcleo mesencefálico do nervo trigêmeo (ver Fig. 14.5). Conforme observado antes, o núcleo mesencefálico é um gânglio sensorial cujos corpos celulares estão atipicamente localizados no SNC e não no SNP, como ocorre com todos os demais gânglios sensoriais. Os processos centrais desses aferentes primários se projetam para o núcleo motor do trigêmeo de cada lado, fazendo os MNI dispararem e isso resulta na contração do músculo masseter. O reflexo mandibular é influenciado pela idade, capacidade do indivíduo de co-

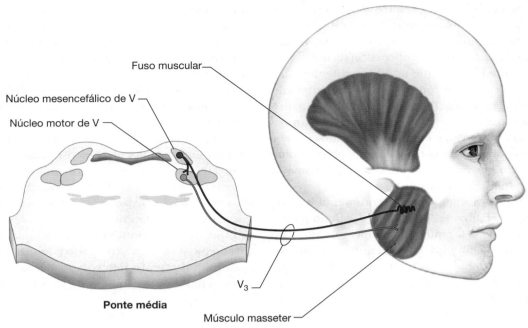

Figura 14.5 O reflexo mandibular é um reflexo monossináptico. Os fusos musculares nos músculos masseteres respondem ao estiramento rápido deflagrado por golpes leves aplicados na mandíbula. Os aferentes primários fazem sinapse em motoneurônios inferiores que, por sua vez, se projetam de volta para o músculo masseter. Na figura, isso está representado unilateralmente, entretanto, os golpes leves deflagram o reflexo bilateralmente.

operar, posição da mandíbula, extensão do relaxamento muscular e extensão do contato entre os dentes superiores e inferiores.

> **Questão**
>
> Compare e contraste a anatomia e resposta do reflexo mandibular com aqueles do reflexo tendinoso patelar.

Reflexos de piscar e corneal

Os reflexos troncoencefálicos – reflexo de piscar e reflexo corneal – resultam no fechamento reflexo de ambos os olhos (parcial ou completo) em resposta ao estímulo unilateral. Ambos os reflexos envolvem o ramo oftálmico (V_1) do nervo trigêmeo, como ramo aferente, e o nervo facial, como ramo eferente. Entretanto, o reflexo de piscar e o reflexo corneal não usam os mesmos receptores nem fibras aferentes. O reflexo de piscar é mediado primariamente por fibras grossas aferentes A-b não nociceptoras no nervo supraorbital, que fazem sinapse em uma porção do núcleo do trigêmeo diferente daquela em que os aferentes corneais fazem sinapse. Em contraste, o reflexo corneal é puramente nociceptor e mediado por fibras aferentes A-d de pequeno diâmetro nos nervos ciliares, que fazem sinapse em uma porção mais caudal do núcleo espinal do trigêmeo.

Reflexo de piscar. A técnica neurofisiológica mais simples para avaliar a função do tronco encefálico e de certos nervos cranianos é o registro EMG das contrações musculares deflagradas pelos reflexos troncoencefálicos. A técnica é especialmente valiosa em casos de indivíduos que não apresentam déficits manifestos motores de nervo craniano. No caso do **reflexo de piscar**, o nervo supraorbital do paciente é estimulado por via transcutânea e as contrações reflexas de ambos os músculos orbiculares do olho (que fecham as pálpebras) são registradas com eletrodos de superfície. Dois surtos de atividade de EMG são registrados. O primeiro, chamado R1, é observado apenas ipsilateralmente e apresenta uma latência aproximada de 10 ms após o estímulo. O segundo, chamado R2, é uma resposta bilateral: surge no lado ipsilateral, com uma latência aproximada de 30 ms, e no lado contralateral, com uma latência de cerca de 35 ms. Embora R1 possa ser registrado por EMG, não gera um movimento de piscar clinicamente observável.

R1 é mediado por um circuito reflexo na ponte, que consiste em um a três interneurônios localizados na região do núcleo sensorial principal do trigêmeo. O circuito reflexo de R2 é mais longo e envolve o núcleo espinal do trigêmeo, no bulbo. Os interneurônios situados no núcleo espinal do trigêmeo se projetam para dentro da FR adjacente, cujos neurônios se projetam bilateralmente por sobre os MNI do núcleo facial. R1 e R2 engajam os mesmos motoneurônios faciais.

> **Questão**
>
> Quais são as similaridades e diferenças anatômicas existentes entre os reflexos de piscar e corneal?

O reflexo de piscar é deflagrado para avaliar a integridade do nervo trigêmeo aferente, interneurônios da ponte (R1) e bulbo (R2), e do nervo facial eferente. Assim, esse reflexo é valioso para o diagnóstico de casos de neuropatia desmielinizante e outras patologias locais que afetem os nervos trigêmeo ou facial, bem como certas lesões pontinas e bulbares (mais frequentemente os infartos), sobretudo quando os membros permanecem relativamente poupados e os exames de condução nervosa espinal resultam normais.

Reflexo corneal. Conforme observado no Capítulo 13, o reflexo corneal consiste no fechamento parcial ou completo de ambas as pálpebras em resposta à estimulação de uma córnea com um chumaço de algodão. Os receptores para esse arco reflexo são terminações nervosas livres presentes na córnea. O ramo aferente do arco é um ramo da divisão oftálmica do nervo trigêmeo. Os processos centrais dos neurônios ganglionares fazem sinapse em neurônios situados na parte caudal do núcleo espinal do trigêmeo. Os neurônios espinais do trigêmeo se projetam para dentro da FR adjacente, cujos neurônios, por vez, se projetam bilateralmente para os MNI dos núcleos faciais. O centro reflexo consiste em interneurônios do núcleo espinal do trigêmeo e interneurônios da FR. Os axônios dos MNI nos núcleos faciais saem do tronco encefálico no nervo facial (fibras eferentes) e causam contração dos músculos **orbiculares do olho** (efetores) (ver Fig. 14.6).

Reflexo estapediano

Um som alto que entra em uma orelha faz os músculos do estapédio se contraírem bilateralmente. Com isso, ocorre o enrijecimento da cadeia ossicular e transmissão do som da orelha externa para a orelha interna. Esse é o **reflexo estapediano**. O enrijecimento diminui a transmissão do som de baixa frequência. Os receptores para esse arco reflexo são as células ciliadas da cóclea. Os aferentes primários são axônios da divisão coclear do NC VIII. Os processos periféricos das células ganglionares espirais bipolares fazem sinapse com as células ciliadas auditivas (ver Fig. 14.7). Os processos centrais fazem sinapse com as células do **núcleo coclear ventral**. Os axônios desse núcleo se projetam bilateralmente para os **núcleos olivares superiores**, onde fazem sinapse. Os núcleos olivares superiores são núcleos de retransmissão com funções específicas no sistema auditivo (ver Cap. 17). O núcleo coclear ventral e os núcleos olivares superiores representam o centro reflexo do reflexo estape-

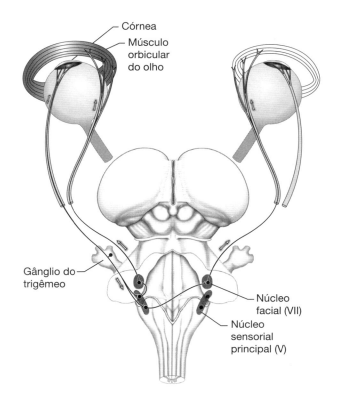

Figura 14.6 O ramo aferente do reflexo corneal é um ramo da divisão oftálmica do nervo trigêmeo (V). Os processos centrais formam conexões sinápticas no núcleo sensorial principal do tronco encefálico. Seus neurônios, por sua vez, se projetam do núcleo sensorial principal para os núcleos faciais, bilateralmente, onde fazem sinapse em motoneurônios do nervo facial.

diano. O núcleo olivar superior de cada lado se projeta para o núcleo facial ipsilateral. Os axônios dos MNI do núcleo facial saem do tronco encefálico no nervo facial e inervam o músculo estapédio.

Reflexo da deglutição

Entre os reflexos importantes do ponto de vista da reabilitação, um dos mais complexos é o **reflexo da deglutição**. A deglutição é iniciada quando um alimento sólido é mastigado e misturado com saliva para formar um *bolus* mole. A primeira fase da deglutição é voluntária. O *bolus* mole de alimento é comprimido contra os palatos duro e mole, e empurrado da boca para dentro da orofaringe, primariamente por movimentos da língua (inervada pelo NC XII) e pela elevação do assoalho da boca por contrações do milo-hióideo (inervado por V_3). O reflexo então é deflagrado conforme o *bolus* estimula as paredes da orofaringe, que se estendem do palato mole até a borda superior da epiglote, e é inervado pelos aferentes sensoriais dos NC IX e X. O palato mole é elevado pela contração do músculo levantador do véu palatino (inervado pela raiz craniana de XI) e essa ação veda a nasofaringe isolando-a da orofaringe, para preve-

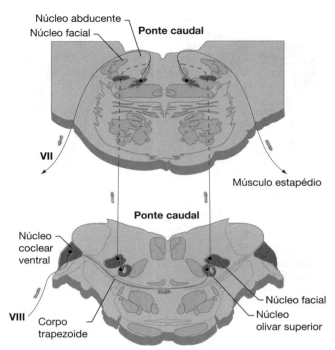

Figura 14.7 Reflexo estapediano. Os aferentes primários da divisão coclear do NC VIII se projetam para o núcleo coclear ventral do tronco encefálico. Os axônios desse núcleo se projetam bilateralmente para os núcleos olivares superiores, de onde interneurônios se projetam para os núcleos faciais. Os axônios que saem dos núcleos faciais inervam os músculos estapédios.

nir o refluxo do alimento para dentro do nariz durante a deglutição. Para receber o *bolus* de alimento, a faringe é simultaneamente elevada e ampliada pela contração dos músculos faríngeos longitudinais (inervados pelo NC IX e pela raiz craniana do XI). A terceira fase da deglutição também é reflexa e consiste na contração sequencial de três músculos constritores faríngeos sobrepostos (inervados pelas fibras motoras branquiais do NC X e raiz craniana de XI). A contração sequencial desses músculos atua esprememdo o *bolus* de alimento adiante pela faringe, empurrando-o para dentro do esôfago.

> **Questão**
>
> O reflexo da deglutição envolve três nervos cranianos diferentes. Nomeie esses nervos. Qual é o movimento relevante com que cada um contribui?

Dessa forma, os nervos cranianos envolvidos nesse estágio puramente reflexo da deglutição são o IX e o X, como ramo aferente do reflexo, e o IX, X e raiz craniana do XI como ramo eferente. Os neurônios aferentes que conduzem informação das membranas mucosas da orofaringe fazem sinapse no núcleo do trato solitário. As projeções oriundas do núcleo solitário, por sua vez, terminam na FR da linha média do bulbo. Os neurônios situados nessa parte da FR se projetam nas células dos núcleos motores de nervo craniano envolvidas nesse estágio do reflexo da deglutição. O centro reflexo que controla essa sequência perfeitamente orquestrada de contrações musculares está localizado na FR. Como o arranjo das conexões desses interneurônios em relação aos diferentes núcleos motores deve ser bastante preciso, e também porque a sincronicidade da iniciação e cessação da descarga deve ser exata o suficiente para garantir que o *bolus* de alimento seja transferido da boca através da faringe e do esôfago para dentro do estômago, aquele conjunto de neurônios da FR é por vezes referido como gerador de padrão.

Trato corticobulbar

O controle voluntário dos músculos da cabeça e do pescoço é mediado em parte pelos tratos descendentes monossinápticos oriundos do córtex cerebral para o tronco encefálico ou "bulbo", referido portanto como *trato corticobulbar*, que realiza a inervação dos MNI dos núcleos motores de nervo craniano. Assim como o trato corticospinal, o trato corticobulbar é responsável pela mediação do movimento voluntário. Igualmente observado antes foi o fato de o termo *fibras corticobulbares* ser genérico, uma vez que pode se referir a quaisquer fibras originárias no córtex cerebral que terminem no tronco encefálico. Entretanto, conforme empregado neste livro, o trato corticobulbar é específico para a definição precedente. Os axônios de MNS do trato corticobulbar muitas vezes são referidos como fibras supranucleares, enquanto os axônios de MNI são referidos como nucleares. Assim, o uso clínico com frequência se refere a lesões supranucleares ou nucleares.

A origem cortical das fibras do trato corticobulbar é um pouco mais complexa do que a das fibras corticospinais. Por um lado, os núcleos de nervos cranianos inervadores dos músculos extraoculares – núcleos oculomotor, troclear e abducente – representam um caso especial. Esses núcleos recebem sua inervação dos córtices de associação visual (áreas 18 e 19) e do campo ocular frontal, localizado na parte inferior da área 8 de Brodmann (e partes contíguas da área 6). O campo ocular frontal então se projeta para o centro de fixação do olhar vertical (núcleo intersticial rostral do fascículo longitudinal medial, no mesencéfalo) e para o centro de fixação do olhar horizontal (FR pontina paramediana). As fibras corticobulbares seguem adjacentes à cápsula interna e, então, atravessam o pedúnculo cerebral.

As fibras corticobulbares que se projetam para os núcleos do trigêmeo, facial e hipoglosso, bem como para o núcleo ambíguo, surgem de células situadas junto às múltiplas representações faciais dos córtices motores. Foram identificadas cinco representações faciais motoras e todas estão interconectadas entre si por meio de fibras de associação corticocorticais. As representações estão localizadas na porção ventral do giro pré-central, área 4 de Brodmann (M1); no córtex pré-motor-lateral ventral, área 6v de Brodmann; no córtex motor suplementar, área 6m de Brodmann na superfície hemisférica medial (M2); no córtex motor cingulado rostral, área 24c de Brodmann na superfície hemisférica medial (M3); e no córtex motor cingulado caudal, área 23c de Brodmann (M4) (ver Fig. 7.5). As fibras destinadas a suprirem os núcleos motores de nervo craniano saem do trato corticobulbar quando este último atinge o nível tronco encefálico, onde reside um núcleo motor. Essas fibras corticobulbares às vezes se agregam em fascículos identificáveis que seguem obliquamente (por vezes denominados feixes piramidais aberrantes), em especial no bulbo e na ponte inferior.

A terminação das fibras corticobulbares é paralela à terminação das fibras corticospinais, no sentido de que o acesso aos MNI ocorre direta ou (com mais frequência) indiretamente via interneurônios. O conjunto interneuronal para os núcleos motores de nervo craniano é representado por células distribuídas na FR (discutidas adiante) e, no caso dos núcleos facial, do trigêmeo e hipoglosso, em uma parte particular da FR chamada campo tegmentar lateral.

Os núcleos motores de nervos cranianos com frequência recebem estimulação bilateral do córtex cerebral, embora a proporção derivada de um lado ou de outro varie entre os núcleos (ver Fig. 14.8). A bilaterali-

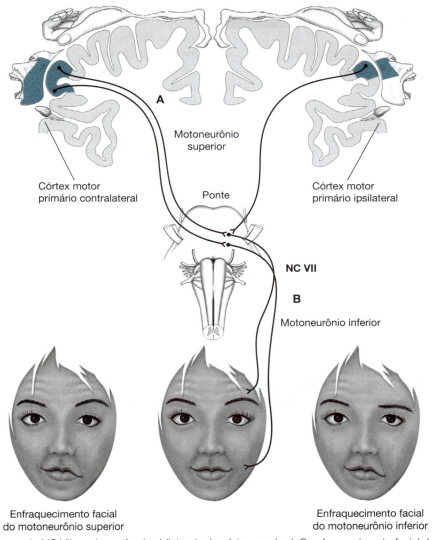

Figura 14.8 O núcleo motor do NC VII recebe estímulos bilaterais do córtex cerebral. O enfraquecimento facial do motoneurônio superior é mais observável nos músculos faciais inferiores, enquanto o enfraquecimento facial dos motoneurônios inferiores é observável em ambos os músculos faciais, superior e inferior. Embora essa compreensão seja útil, trata-se de uma simplificação. Conforme explicado no texto, a inervação dos músculos faciais é mais complexa.

dade da estimulação cortical significa que, para produzir uma paralisia de MNS da musculatura do nervo craniano, é necessário que ocorram lesões bilaterais. As lesões unilaterais podem produzir um desvio discreto da língua e da mandíbula para o lado oposto ao da lesão.

Aceita-se comumente que os MNI que inervam os músculos da parte superior da face sejam inervados por projeções corticais bilaterais, enquanto os MNI que inervam os músculos da parte inferior da face são inervados puramente pelas projeções corticais contralaterais. Isto implica que uma lesão cortical unilateral poderia resultar na preservação da parte superior da face, todavia com perda motora e/ou somatossensorial da parte inferior da face contralateral. Entretanto, estudos anatômicos não sustentam nitidamente a noção de que existe um suprimento anatômico oriundo do córtex para o núcleo dos músculos faciais superiores.

CONEXÕES CLÍNICAS

A inervação corticobulbar do núcleo facial é clinicamente importante, dadas as numerosas alterações da expressão facial que se seguem à lesão localizada. A paralisia facial pode ser classificada como estando relacionada a lesões de MNS ou MNI, com as lesões de MNS, produzindo uma "paralisia central", e as lesões de MNI referidas como "paralisia periférica".

Com frequência, um acidente vascular encefálico cortical envolvendo a representação facial resulta em paralisia dos músculos da expressão facial destinados à metade inferior da face, porém com preservação da contração voluntária dos músculos da parte superior da face. Essa diferença foi interpretada como indicativa de que os MNI inervadores dos músculos da parte inferior da face recebem inervação apenas de M1 contralateral, enquanto os MNI inervadores dos músculos da parte superior da face recebem inervações corticais bilaterais (ver Fig. 14.8). Porém, conforme observado anteriormente, as evidências atuais não sustentam esse arranjo anatômi-co. Uma explicação alternativa é a existência de outras inervações para os músculos faciais, fora da distribuição arterial cerebral média.

> ### Questão
>
> Você pode dar exemplos de distúrbios que resultam em paralisia central *versus* paralisia periférica capazes de afetar os músculos da expressão facial?

Disartria

O termo **disartria** aplica-se exclusivamente aos déficits motores na produção da fala articulada. A disartria é definida como uma perturbação da execução dos padrões de fala motores normais, em decorrência de anormalidades envolvendo o sistema neuromuscular, que controla os músculos da articulação. Desse modo, a disartria pode seguir-se ao dano aos corpos celulares ou axônios dos MNS e MNI no SNC, nervos cranianos no SNP, junção neuromuscular e maquinaria contrátil do próprio músculo em si. A lista de distúrbios clínicos que resultam em disartria é longa. Acidente vascular encefálico, traumatismo ou doença que afeta a representação orofacial de MNS no giro pré-central ou suas projeções axonais para os núcleos motores do nervo craniano, no tronco encefálico. Isso é referido como paralisia pseudobulbar. Outros distúrbios que resultam em disartria incluem o envolvimento dos MNI nos núcleos motores do nervo craniano ou seus axônios no tronco encefálico (referida como paralisia bulbar), tumores ou traumatismo que afetem os nervos cranianos em seu curso periférico na direção da musculatura da fala, miastenia grave afetando a transmissão neuromuscular e distrofias musculares afetando a contração muscular voluntária. Além disso, os distúrbios dos núcleos da base, como a doença de Parkinson e a doença de Huntington (ver Cap. 19), podem resultar em disartria. Ainda, o dano ao cerebelo pode resultar na conhecida "disartria atáxica" (ver Cap. 19).

Neuropatologia: dissociação entre expressão facial voluntária e emocional

Há muito é clinicamente reconhecido que a lesão encefálica localizada pode resultar na dissociação entre a expressão facial voluntária e emocional. A dissociação mais típica é aquela em que o movimento voluntário dos músculos faciais inferiores do lado contralateral é comprometido após uma lesão cortical em M1, mas durante uma risada espontânea ou após uma observação sarcástica, por exemplo, os músculos da metade inferior da face se contraem normalmente. Uma dissociação recíproca menos comum ocorre na paralisia facial emocional. Nesse caso, existe uma incapacidade de sorrir espontaneamente em um lado da face, porém o controle voluntário sobre os mesmos músculos permanece em grande parte intacto. A paralisia facial emocional pode seguir-se a lesões de linha média do córtex, ínsula, tálamo e região da cápsula interna e estriado. Esses achados clínicos indicam que sistemas neurais isolados medeiam a expressão facial voluntária e emocional. Essa diferença se reflete na inervação do núcleo facial. M3, que consiste na representação facial do cíngulo anterior rostral (área 24c de Brodmann), controla a expressão facial emocional, enquanto a expressão facial voluntária é mediada pelas representações faciais hemisféricas laterais (M1 e área 6v de Brodmann).

A disartria pode manifestar-se como disfunção em qualquer músculo da fala: como **afonia** (incapacidade de gerar os sons da fala) ou **disfonia**, se houver envolvimento da inervação da laringe (pregas vocais); como **nasalidade**, se a inervação do palato mole for danificada, ou como uma pronúncia indistinta de consoantes, quando a inervação da língua ou dos lábios é afetada. A fala pode se tornar monótona, gaguejante ou explosiva. O aspecto cardinal do déficit causador de disartria, porém, são as anormalidades motoras que não são confinadas exclusivamente à fala. Assim, se um indivíduo é solicitado a soprar um fósforo, franzir os lábios, mover a língua para a frente e para trás e dizer "Ahh", seu desempenho será defeituoso – e o mesmo ocorrerá em relação à produção da fala. Isto contrasta com os distúrbios de linguagem, conhecidos como *afasias*, em que cada uma dessas ações motoras ocorre normalmente (p. ex., franzir os lábios, assoprar), porém os movimentos não podem ser usados em uma resposta coordenada para produzir a fala.

Paralisia bulbar progressiva

A **paralisia bulbar progressiva** é uma doença do sistema motor em que os sinais clínicos iniciais e dominantes estão relacionados ao enfraquecimento dos músculos orofaciais. O termo *doença do sistema motor* foi definido no Capítulo 10. Seu aspecto característico está no fato de envolver uma *combinação* de sinais de MNI e MNS. O resultado é o desenvolvimento de disartria, perda do reflexo faríngeo (da ânsia), comprometimento da deglutição e da mastigação e arqueamento dos músculos faciais. Ocorre atrofia e fasciculação da língua, de modo que a língua espasmódica repousa inutilizada no assoalho da boca. Ainda que os músculos mandibulares estejam enfraquecidos, o reflexo mandibular pode ser exagerado e a mandíbula pode fechar involuntariamente (reflexo do "bulldog"). A presença de enfraquecimento (paresia) e espasticidade reflete o dano ao MNS e se distingue do enfraquecimento resultante do dano ao MNI. Os músculos extraoculares nunca são comprometidos na paralisia bulbar progressiva (uma observação provavelmente relacionada ao fato de esses músculos serem afetados primeiro na miastenia grave). O riso e o choro patológicos, que são sinais de paralisia pseudobulbar definida na próxima seção, estão presentes provavelmente em decorrência do envolvimento do sistema límbico.

Paralisia pseudobulbar

A **paralisia pseudobulbar**, também chamada **paralisia bulbar espástica**, é causada com maior frequência por lesões bilaterais na cápsula interna, afetando os tratos corticobulbares. A síndrome é discutida no Capítulo 24, pois resulta de doença cerebrovascular.

> ### Questão
>
> Nomeie cinco sinais de paralisia bulbar progressiva. Quais desses sinais estão associados ao dano de MNI e quais estão relacionados ao dano de MNS? Com base em seus conhecimentos acerca da localização da cápsula interna, qual é o principal aspecto que diferencia a paralisia bulbar progressiva da paralisia pseudobulbar?

Condições que afetam o reflexo de piscar

Várias condições clínicas afetam de maneira adversa o reflexo de piscar. Na paralisia de Bell, a atividade de EMG tipo R1 e R2 do reflexo de piscar pode ser retardada ou perdida no lado afetado. Os neuromas acústicos envolvendo o ângulo cerebelopontino comprimem o nervo trigêmeo e isto resulta em respostas anormais no lado afetado. O R2 está ausente na doença de Parkinson e é exagerado na paralisia pseudobulbar (ver Cap. 24). Um percentual significativo dos indivíduos com esclerose múltipla manifesta reflexos de piscar comprometidos.

FORMAÇÃO RETICULAR

> ### Apresentação clínica
>
> Você é membro da equipe que está tratando de pacientes internados na unidade de terapia intensiva (UTI) de um importante centro de traumatismos. Você é chamado com frequência para avaliar pacientes que estão em coma. Ao ler essa seção, e com base no exposto no Capítulo 13 sobre funções vitais, considere os seguintes aspectos:
>
> - De que modo o tronco encefálico está envolvido no controle da consciência?
> - De que modo o tronco encefálico está envolvido no controle das atividades autônomas, como a frequência cardíaca e a respiração?
> - Quando as lesões ao tronco encefálico que resultam em coma profundo tendem também a ser fatais?

A FR do tronco encefálico foi introduzida no Capítulo 5, em termos de suas zonas anatomofuncionais, projeções e papel na regulação da consciência. No presente capítulo, foram enfocados os aspectos integradores da função da FR, cuja base reside na característica anatômica de seus neurônios residentes.

Características anatômicas dos neurônios da formação reticular

Os neurônios da FR atuam integrando informações diversas, oriundas de várias fontes, e organizando respostas generalizadas. Portanto, os neurônios da FR possuem características estruturais que favoreçam essas funções. Em primeiro lugar, muitos neurônios possuem árvores dendríticas simples e relativamente amplas que estão orientadas em um plano perpendicular ao eixo longo do tronco encefálico. Em segundo lugar, as árvores dendríticas dos neurônios adjacentes entre si na FR estão extensivamente sobrepostas, de tal modo que os campos dendríticos sobrepostos se estendem por todo o eixo longo do tronco encefálico (ver Fig. 14.9). Em terceiro lugar, conforme os axônios dos tratos ascendentes e descendentes longos atravessam o tronco encefálico, emitem ramos colaterais que se misturam com os dendritos dos neurônios da FR. Em quarto lugar, as células individuais da FR recebem informação oriunda de uma ampla variedade de fontes (ver Fig. 14.10), ainda que possa haver uma categoria de estímulos dominante. Assim, qualquer neurônio pode receber informação sensorial e motora, informações viscerais e somáticas, e informações oriundas dos tratos ascendentes e descendentes, bem como de outros neurônios da FR. Por fim, os axônios das células da zona efetora da FR apresentam respostas amplamente disseminadas. Através de um longo axônio com numerosos colaterais, um único neurônio da FR pode fazer sinapse em 25 mil neurônios diferentes distribuídos desde a medula espinal até o diencéfalo.

Questão

Os neurônios da FR são anatomicamente bastante diferentes dos neurônios da CD-LM ascendente e dos tratos corticobulbar e corticospinal descendentes. Descreva três características que distinguem os neurônios da FR e relacione essas diferenças estruturais ao papel funcional da FR.

Características funcionais dos neurônios da formação reticular

O sistema talamocortical generalizado também está relacionado à manutenção de um nível apropriado de atividade cortical que, por sua vez, pode ser modulado por respostas sensoriais específicas. As respostas sensoriais específicas atingem o córtex cerebral por meio de um conjunto distinto de núcleos talâmicos – os núcleos de retransmissão específicos (ver Cap. 6). Esses últimos núcleos constituem o **sistema talamocortical específico**. As sensações somente podem ser vivenciadas de maneira acurada contra um nível ótimo de atividade de fundo em uma população de neurônios corticais. Assim, os estímulos corticais oriundos de sistemas talamocorticais generalizados e específicos têm que convergir sobre os mesmos conjuntos de neurônios corticais em cada uma das áreas corticais sensoriais primárias. A FR exerce papel decisivo no ajuste do encéfalo para a atenção e na modulação das experiências sensoriais relacionadas à dor.

As características funcionais de muitos neurônios da FR são logicamente subsequentes a essas características anatômicas. Primeiramente, os neurônios da FR são capazes de monitorar a atividade de impulso nervoso que ocorre nos tratos ascendentes e descendentes que atravessam o tegmento troncoencefálico ou os sistemas que circundam esse tegmento. Uma determinada ramificação dendrítica de um neurônio reticular recebe a maioria de seus estímulos de um sistema ascendente ou descendente em particular, dependendo do trato mais próximo. Outros dendritos do mesmo neurônio podem receber estimulação dominante de uma fonte diferente. Em segundo lugar, os neurônios da FR realizam funções integrativas, tanto individual como coletivamente. Essa capacidade deriva do fato de os sinais que chegam aos

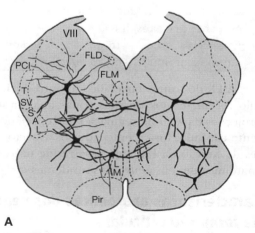
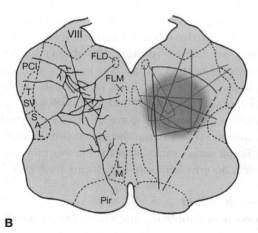

A **B**

Figura 14.9 Corte transversal no nível do bulbo, ilustrando as árvores dendríticas de neurônios da formação reticular. **A.** Árvores dendríticas amplas. **B.** Neurônios adjacentes extensamente sobrepostos. Pir = pirâmides; LM = lemnisco medial; FLM = fascículo longitudinal medial; PCI = pedúnculo cerebelar inferior; SAL = sistema anterolateral; FLD = fascículo longitudinal dorsal; TSV = trato espinal do nervo trigêmeo; VIII = núcleos vestibulares.

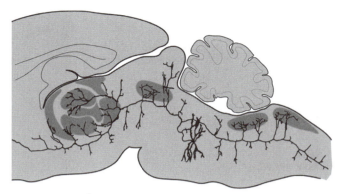

Figura 14.10 Árvores dendríticas de um neurônio da formação reticular do tronco encefálico de um rato.

neurônios individuais ser diverso e também porque dois neurônios não recebem exatamente o mesmo arranjo de sinais (por causa, em parte, das suas diferentes posições na FR). Este último aspecto determina quais grupos de neurônios da FR atuam juntos na promoção de uma meta funcional desejada. Por fim, na integração de todos os diversos sinais na célula, é improvável que os neurônios da FR respondam ao conteúdo de informação específico de um dado sinal, mas respondam ao grau e padrão de atividade desse estímulo. Isso, porém, é suficiente para regular funções como o nível de consciência.

Funções da formação reticular

Controle do nível de consciência

A regulação do nível de consciência depende da modulação difusa e amplamente disseminada da atividade cerebrocortical, como aquela refletida em um EEG. O EEG em estado de alerta é caracterizado por uma atividade elétrica dessincronizada e de baixa voltagem, enquanto no sono, por exemplo, o EEG pode ser caracterizado por uma atividade sincronizada e de alta voltagem. Os sistemas de neurônios da FR realizam essa ampla modulação da atividade cortical por meio de duas vias: os **neurônios noradrenérgicos**, que são neurônios da FR localizados no *locus coeruleus*, e os **neurônios serotonérgicos**, a partir da FR nos **núcleos da rafe mesencefálicos**, que acessam diretamente os neurônios corticais (i. e., sem primeiro fazerem sinapse no tálamo). Esses sistemas exibem uma distribuição global no córtex cerebral.

A segunda via depende dos neurônios da FR que influenciam o córtex cerebral por meio de um conjunto específico de núcleos no tálamo, constituindo o **sistema talamocortical generalizado**. Conforme observado antes, a principal característica do sistema talamocortical generalizado é sua ampla distribuição no córtex cerebral. Os núcleos talâmicos intralaminares (ver Cap. 6) são membros proeminentes do sistema talamocortical generalizado. Uma entrada neural maciça aos núcleos intralaminares deriva do **núcleo tegmentar pedúnculo-pontino** da FR pontina, cujos neurônios são **colinérgicos**. A interface desses três transmissores modula o nível de atividade cortical que atua para aumentar a vigília e atenção. O dano bilateral à FR mesencefálica e às projeções que a atravessam resulta em um estado de comatose. A parte da FR que produz esse efeito de excitação geral é o **sistema ativador reticular ascendente (SARA)**. Trata-se de um componente importante do sistema neuronal mais amplamente distribuído que produz o mesmo efeito, o sistema de alerta ascendente. Este sistema possui componentes adicionais no prosencéfalo basal e no hipotálamo.

Modulação da dor

Alguns núcleos da FR do tronco encefálico em particular exercem papel vital na modulação da dor. Esses núcleos são o *locus coeruleus*, localizado na ponte, e os **núcleos da rafe**, no bulbo rostral. Os neurônios do *locus coeruleus* liberam noradrenalina em neurônios do corno dorsal da medula espinal, enquanto os núcleos da rafe liberam serotonina nesses mesmos neurônios. A modulação da dor é discutida também no Capítulo 16.

> **Questão**
>
> Quais são os três neurotransmissores mediadores do controle da vigília e da atenção? A partir de quais núcleos específicos esses neurotransmissores são liberados? Descreva o local de dano (a localização troncoencefálica geral e os núcleos específicos) que pode afetar a vigília e a atenção.

> **Questão**
>
> Quais neurotransmissores são particularmente importantes na mediação da dor? A partir de quais núcleos esses neurotransmissores são liberados? Como os núcleos produtores desses neurotransmissores estão relacionados com os núcleos que produzem neurotransmissores associados aos níveis de consciência? Observe que o Capítulo 16 discute a modulação e mediação da dor de forma mais detalhada.

Regulação da atividade motora

A atividade motora voluntária pode ser modulada por estímulos descendentes oriundos do sistema ativador reticular. Os tratos reticulospinais medial e lateral terminam nos corpos celulares e dendritos de interneurônios da substância cinzenta espinal. Alguns neurônios reticulospinais laterais terminam diretamente em MNI do corno ventral. Os motoneurônios γ, que inervam as partes contráteis das fibras intrafusais do fuso muscular, também recebem inervação reticulospinal. Esses tratos influenciam bidirecionalmente a atividade motora, seja facilitando ou inibindo o movimento voluntário e a atividade reflexa. O tônus muscular é influenciado pela regulação reticulospinal da atividade do sistema γ. Muitas estruturas envolvidas na regulação da função motora (ver, p. ex., Caps. 17 e 19) se projetam para a FR, além das projeções corticorreticulares que chegam primariamente do córtex motor. Os tratos reticulospinais, além do trato piramidal (corticospinal), representam então uma via importante de regulação dos motoneurônios espinais. Os estímulos oriundos de fontes cerebelares, vestibulares e corticais são integrados na formação reticular. Neurônios individuais da FR podem então projetar influências integradas cerebelares, vestibulares e corticais sobre os motoneurônios medulares espinais.

Coordenação da visão (os centros de fixação do olhar)

Existem dois centros de fixação do olhar na FR do tronco encefálico, cada qual sendo responsável pela geração dos movimentos oculares ao longo de um eixo em particular. O circuito neural para geração de movimentos oculares horizontais rápidos reside em um conjunto de neurônios localizado na FR medial da ponte, perto do núcleo abducente, referido como **formação reticular pontina paramediana (FRPP)**. Ele é o **centro da fixação do olhar horizontal** ou **lateral**. O circuito de geração de movimentos verticais rápidos reside em um conjunto de neurônios localizado na FR dorsomedial ao núcleo rubro, na junção do mesencéfalo e diencéfalo, referido com um nome longo: **núcleo intersticial rostral do fascículo longitudinal medial (riNFLM)**. Ele é o **centro da fixação do olhar vertical**.

> **Questão**
>
> A FR exerce um papel essencial na modulação do tônus muscular. Como esse papel é exercido?

O centro da fixação do olhar lateral é discutido para ilustrar os princípios da operação dos centros de fixação do olhar (ver Fig. 14.11). Os neurônios localizados na FRPP se projetam para as células do núcleo abducente, no mesmo lado do encéfalo. Existem dois tipos de neurônios no núcleo abducente. O primeiro são os MNI que inervam o músculo reto lateral ipsilateral. O segundo são os chamados neurônios internucleares. Os neurônios internucleares atravessam a linha média e entram em um trato chamado **fascículo longitudinal medial (FLM)**, onde ascendem para a porção do núcleo oculomotor que contém os MNI inervadores do músculo reto

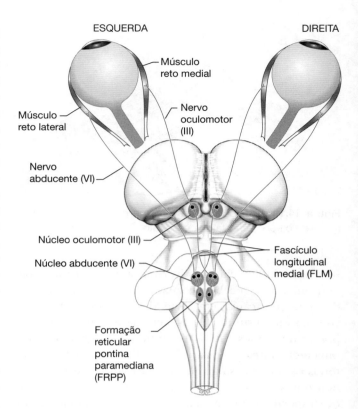

Figura 14.11 Diagrama simplificado ilustrando a origem do centro de fixação do olhar na formação reticular pontina paramediana (FRPP). Esse circuito é responsável pela geração dos movimentos oculares laterais ou horizontais.

medial. Esse trato é essencial à coordenação dos músculos reto lateral e reto medial em todas as funções de fixação do olhar lateral. Seu comprimento o torna vulnerável aos processos patológicos que afetam o tronco encefálico. Assim, a FRPP de um lado controla o músculo reto lateral ipsilateral e o músculo reto medial contralateral. A ativação da FRPP no lado direito do tronco encefálico gera o movimento horizontal de ambos os olhos para a direita. Os neurônios da FRPP, na metade esquerda do tronco encefálico, geram o movimento horizontal conjugado para a esquerda. Os neurônios da FRPP também se projetam para a FR bulbar, onde terminam nos interneurônios inibitórios. Esses interneurônios inibitórios, por sua vez, terminam em MNI e neurônios internucleares do núcleo abducente contralateral. Dessa forma, a ativação dos neurônios da FRPP no lado direito inibe a atividade no núcleo abducente esquerdo, resultando no relaxamento dos músculos reto lateral esquerdo e reto medial direito (i. e., dos músculos que oporiam os movimentos oculares para a direita). Esse é o princípio da inervação recíproca, introduzida no Capítulo 8.

O centro da fixação do olhar vertical, no FLM, contém neurônios que se projetam para partes do núcleo oculomotor, cujos MNI inervam os músculos oblíquo superior e oblíquo inferior, e para o núcleo troclear, cujos MNI inervam o músculo oblíquo superior. A ativação simultânea dos centros de fixação do olhar vertical e horizontal gera movimentos oblíquos cujas trajetórias são determinadas pelas contribuições relativas de cada centro. Os distúrbios desmielinizantes do SNC, como a esclerose múltipla (EM), podem afetar o FLM e assim desorganizar os centros de fixação do olhar. Os sintomas resultantes incluem reflexos vestíbulo-oculares alterados, diplopia e nistagmo. Os centros de fixação do olhar e os sintomas visuais são discutidos novamente no Capítulo 18.

> ### Questão
>
> Explique a importância do papel do FLM no controle do movimento ocular.

Controle da atividade autônoma

Alguns grupos de neurônios da FR são especializados no controle de funções vitais. Os centros controladores da frequência cardíaca e pressão arterial, conforme discutido no Capítulo 12, estão presentes na FR bulbar, do mesmo modo que os centros respiratórios (inspiratórios e expiratórios). Esses centros projetam-se localmente para os núcleos parassimpáticos do tronco encefálico, bem como para os neurônios pré-ganglionares sacrais e intermediolaterais da medula espinal, via tratos reticuloespinais.

CONEXÕES CLÍNICAS

Um dano amplamente disseminado e bilateral envolvendo a FR pode ocorrer como consequência de lesão encefálica traumática (LET) e/ou de acidentes vasculares encefálicos maciços. Esse dano amplamente disseminado da FR tem consequências catastróficas. Indivíduos que apresentam esse tipo de dano tipicamente estão em coma (por causa do envolvimento do sistema de alerta cerebral) ou não sobrevivem (em consequência do envolvimento dos centros vitais que controlam a frequência cardíaca e a pressão arterial).

RESUMO

Este capítulo traçou paralelos amplos entre as organizações e funções dos sistemas somatossensorial e motor que inervam estruturas supridas por nervos medulares espinais e cranianos. No lado somatossensorial, existem componentes "de lemnisco" e "anterolaterais" em ambas as inervações, com os tratos oriundos do núcleo sensorial principal do NC V sendo o componente "do

lemnisco" do sistema trigeminal e o núcleo espinal do trigêmeo atuando como componente "anterolateral". E, como veremos no Capítulo 16, as organizações dos sistemas somáticos mediadores da dor também são similares para os nervos medulares espinais e cranianos. Em geral, apesar de serem compostos pelos mesmos cinco componentes neurais, os reflexos somáticos mediados pelos nervos cranianos são mais complexos do que aqueles mediados pela medula espinal, com a notável exceção do reflexo de estiramento monossináptico. Excetuando-se a lateralidade, o trato piramidal e o trato corticobulbar exibem organizações semelhantes, no sentido de que ambos possuem terminações polissinápticas (via interneurônios) e também monossinápticas nos MNI α. Com relação à lateralidade, a maioria dos axônios do trato piramidal controla os MNI no lado da medula espinal contralateral a sua origem cortical. Por outro lado, a maioria dos axônios do trato corticobulbar controla os MNI em ambos os lados do tronco encefálico. A inervação do trato corticobulbar dos MNI do núcleo facial é única e clinicamente importante.

A formação reticular é a principal estrutura integrativa do tronco encefálico. É o principal componente estrutural do tegmento e se estende ao longo de todas as subdivisões do tronco encefálico. Seus neurônios estão anatomicamente organizados para "capturar" a informação que atravessa o tronco encefálico junto aos tratos somatossensorial ascendente e motor descendente, além de serem mais responsivos aos padrões de informação que chega do que ao conteúdo de sua modalidade específica. A FR exerce papel essencial na regulação do nível de consciência via sistema reticular ascendente. A formação reticular também está envolvida na regulação da atividade motora e autônoma, e também na regulação da dor.

ATIVIDADES PARA ESTUDO

1. O Capítulo 13 discutiu a manifestação da neuralgia do trigêmeo, enquanto o Capítulo 14 abordou o tratamento cirúrgico dessa condição. Investigue esse diagnóstico de forma mais aprofundada para responder às seguintes questões:
   a. O que é essa condição e quais são as causas propostas da neuralgia do trigêmeo?
   b. Identifique os tratamentos médicos e alternativos disponíveis.
   c. Qual é o prognóstico de um indivíduo diagnosticado com neuralgia do trigêmeo?
2. Franco tem 68 anos de idade. Recentemente, ele desenvolveu alguns problemas curiosos. Seus familiares relatam que ele ri de maneira inconveniente e às vezes chora sem motivo evidente. Ele fala com disartria. Você pondera se Franco tem paralisia progressiva ou

pseudobulbar. Quais informações adicionais você precisaria obter para discernir se Franco tem paralisia bulbar progressiva ou paralisia pseudobulbar? Como você obteria essas informações?

BIBLIOGRAFIA

Sistemas somatossensoriais

Bowman, J. P. The Muscle Spindle and Neural Control of the Tongue. Charles C. Thomas, Springfield, IL, 1971.

Bowman J. P. Lingual mechanoreceptive information II: An evoked-potential study of the central projections of low--threshold lingual nerve afferent information. J Speech Hearing Res, 25:357–363, 1982.

Dubner, R., Sessle, B. J., and Storey, A. T. The Neural Basis of Oral and Facial Function. Plenum, New York, 1978.

Kruger, L. Functional subdivision of the brainstem sensory trigeminal nuclear complex. In: Bonica, J. J., et al., eds. Advances in Pain Research and Therapy, Vol 3. Raven Press, New York, 1979.

Nolte, J. The Human Brain: An Introduction to Its Functional Anatomy. Mosby Elsevier, Philadelphia, 2009.

Ohya, A. Responses of trigeminal subnucleus interpolaris neurons to afferent inputs from deep oral structures. Brain Res Bull 29:773, 1992.

Olszewski, J. On the anatomical and functional organization of the spinal trigeminal nucleus. J Comp Neurol 92:401, 1950.

Rovit, R. J. Murali, R., and Jannetta, P. J., eds. Trigeminal Neuralgia. Williams & Wilkins, Baltimore, 1990.

Stewart, W. A., and King, R. B. Fiber projections from the nucleus caudalis of the spinal trigeminal nucleus. J Comp Neurol 121:271, 1963.

Torvik, A. The ascending fibers from the main trigeminal sensory nucleus. Am J Anat 100:1, 1957.

Young, R. F. Effect of trigeminal tractotomy on dental sensation in humans. J Neurosurg 56:812, 1982.

Reflexos troncoencefálicos e trato corticobulbar

Cruccu, G., Iannetti, J. J., Marx, F., et al. Brainstem reflex circuits revisited. Brain 128:386–394, 2005.

Illingworth, R. D., Porter, D. G., and Jakubowski, J. Hemifacial spasm: A prospective long-term follow up of 83 patients treated by microvascular decompression. J Neurol Neurosurg Psychiatry, 60:73, 1996.

Jean, A. Brainstem control of swallowing: neuronal network and cellular mechanisms. Physiol Rev 81:871, 2001.

Morecraft, R. J., Louie, J. L., Herrick, J. L., and Stilwell-Morecraft, K. S. Cortical innervation of the facial nucleus in the non--human primate. A new interpretation of the effects of stroke and related subtotal brain trauma on the muscles of facial expression. Brain 124:176–208, 2001.

Ropper, A. H., and Brown, R. H. Adams and Victor's Principles of Neurology, 8th ed. McGraw-Hill, New York, 2005.

Urban, P. P., Hopf, H. C., Connemann, B., Hundemer, H. P., and Koehler, J. The course of cortico-hypoglossal projections in the human brainstem. Brain 119:1031–1038, 1996.

Formação reticular

Brodal, A. The Reticular Formation of the Brainstem. Anatomical Aspects and Functional Correlations. Charles C. Thomas, Springfield, IL, 1957.

Hobson, J. A., and Brazier M. A. B., eds. The Reticular Formation Revisited: Specifying Function for a Nonspecific System. International Brain Research Organization monograph series, vol 6. Raven Press, New York, 1980.

Huang, X-F., and Paxinos, G. Human intermediate reticular zone: A cyto- and chemoarchitectonic study. J Comp Neurol 360:571, 1995.

Kinomura, S., et al. Activation by attention of the human reticular formation and thalamic intralaminar nuclei. Science, 271:512, 1996.

Mesulam, M.-M., et al. Human reticular formation: Cholinergic neurons of the pedunculopontine and laterodorsal tegmental nuclei and some cytochemical comparisons to forebrain cholinergic neurons. J Comp Neurol, 281:611, 1989.

Scheibel, M. E., and Scheibel, A. E. Structural substrates for integrative patterns in the brainstem reticular core. In: Jasper, H. H., et al., eds. Reticular Formation of the Brain. Little Brown, Boston, 1958.

15
Tronco encefálico III: organização, irrigação sanguínea e correlações clínicas

Objetivos de aprendizagem

1. Identificar níveis específicos do tronco encefálico a partir dos quais os cortes transversais são derivados.
2. Comparar a aparência de cortes transversais obtidos do bulbo, da ponte e do mesencéfalo quanto às principais características de cada estrutura.
3. Em cortes transversais representativos que passam pelo tronco encefálico e se estendem do bulbo até a ponte, identificar as seguintes estruturas: tratos ascendentes (CD-LM, TET), tratos descendentes (TCS), nervos e núcleos cranianos, e pedúnculos cerebelares.
4. Contrastar o formato dos ventrículos desde o bulbo até o mesencéfalo e explicar as causas da mudança de formato.
5. Predizer os sintomas clássicos associados à obstrução dos principais vasos sanguíneos do tronco encefálico.
6. Em cortes transversais representativos do tronco encefálico, descrever a área que seria danificada com a obstrução de vasos sanguíneos específicos.
7. Relatar os sintomas associados às estruturas afetadas em síndromes troncoencefálicas específicas.
8. Comparar e contrastar os comprometimentos que seriam esperados nas síndromes troncoencefálicas clássicas, desde o bulbo até o mesencéfalo.

Abreviaturas

ACIA artéria cerebelar inferior anterior
ACIP artéria cerebelar inferior posterior
ACP artéria cerebral posterior
ACS artéria cerebelar superior
AEP artéria espinal posterior
AL sistema anterolateral
CD-LM sistema da coluna dorsal-lemnisco medial
LM lemnisco medial
SARA sistema ativador reticular ascendente
TCS trato corticospinal
TET trato espinotalâmico
VPL núcleo ventral posterolateral

INTRODUÇÃO

A aplicação da anatomia do tronco encefálico na prática clínica requer o domínio das relações tridimensionais das estruturas internas do tronco encefálico, desde o bulbo até o mesencéfalo. Esse domínio é necessário para que seja possível relacionar (e prever) a ocorrência de sintomas específicos com as estruturas afetadas por distúrbios específicos (p. ex., acidentes vasculares encefálicos associados com vasos sanguíneos particulares, tumores em localizações específicas, lesões traumáticas). A artéria cerebelar inferior posterior (ACIP), por exemplo, supre uma região em forma de cunha do bulbo lateral. O conhecimento das estruturas internas que residem nessa região nos permite predizer os sintomas que provavelmente se manifestarão, assim como sua lateralidade. Mais especificamente, saber a localização dos núcleos de nervos cranianos permite que se preveja os sintomas e sua lateralidade, que deverão se manifestar na cabeça e pescoço. Conhecendo a localização das vias ascendentes e descendentes longas que atravessam todo o tronco encefálico conectando a medula espinal e o córtex cerebral, podemos antecipar se a perda sensorial ou motora ocorrerá nos membros e tronco. E, ao saber onde ocorrem as decussações nos tratos de fibras em relação ao tronco encefálico, podemos prever se os sintomas serão ipsilaterais ou contralaterais ao sítio da lesão. Além disso, é necessário ter um conhecimento eficiente de neuroanatomia tridimensional para reconhecer as localizações de estruturas troncoencefálicas específicas em cortes obtidos por varreduras de TC ou IRM. Este capítulo baseia-se nas informações apresentadas nos capítulos anteriores. Contudo, neste capítulo, as informações são sintetizadas para auxiliar o desenvolvimento de uma análise tridimensional da anatomia do tronco encefálico em relação à função.

A primeira seção do capítulo traz uma visão geral das características troncoencefálicas determinantes dos seus vários níveis. Na segunda seção, são apresentadas imagens que ilustram cortes transversais passando por cada uma das três subdivisões troncoencefálicas. As principais estruturas abordadas em cada seção são identificadas nas ilustrações contidas em cada uma delas. Utilizando a informação apresentada na primeira seção do capítulo e as figuras relacionadas, pode-se começar a identificar os aspectos-chave em cada corte transversal. A terceira seção do capítulo aplica a informação precedente para predizer os comprometimentos associados aos distúrbios de vasos sanguíneos específicos. As diferentes artérias que nutrem o tronco encefálico são descritas em paralelo com seus territórios vasculares regionalmente específicos. A obstrução de quatro vasos e as síndromes vasculares resultantes são então apresentadas. Embora essas síndromes não sejam observadas com frequência na forma pura, na prática clínica são excelentes como casos relacionais que permitem àqueles que estão aprendendo a analisar a relação existente entre o suprimento vascular e os comprometimentos resultantes. E isso também facilita a compreensão da organização tridimensional do tronco encefálico.

PRINCÍPIOS DE ORGANIZAÇÃO PARA A COMPREENSÃO DA ESTRUTURA INTERNA DO TRONCO ENCEFÁLICO

Uma compreensão da estrutura troncoencefálica interna é prontamente conseguida por meio do estudo de sua anatomia em corte transversal. No Capítulo 5, aprendemos a diferenciar umas das outras as três subdivisões do tronco encefálico, em cortes transversais, examinando aspectos externos específicos presentes em toda a extensão caudo-rostral de cada divisão. Em seguida, aprendemos a determinar se o corte foi obtido por um nível caudal ou rostral da subdivisão examinada em particular, considerando aspectos externos adicionais específicos do nível. Os critérios para essas diferenciações estão resumidos na Tabela 15.1 e foram descritos no Capítulo 2.

Neste capítulo, são examinados os aspectos anatômicos internos adicionais que nos ajudam a compreender a estrutura interna do tronco encefálico e a reco-

Tabela 15.1 Definição do nível troncoencefálico baseada em características externas

Subdivisão	Característica dominante	Caudal-rostral
Bulbo	Pirâmides	Configuração do quarto ventrículo Configuração do pedúnculo cerebelar inferior Configuração da proeminência olivar
Ponte	Ponte basilar Fibras transversais da ponte	Configuração do quarto ventrículo Configuração da ponte basilar Pedúnculo cerebelar superior
Mesencéfalo	Pedúnculos cerebrais Fossa interpeduncular	Colículos inferiores Colículos superiores

nhecer o nível troncoencefálico. Esses aspectos estarão organizados segundo quatro princípios organizacionais, sabendo que a ordem de discussão em que aparecem não reflete sua importância. O primeiro princípio envolve a distribuição dos nervos cranianos e seus núcleos pelas subdivisões do tronco encefálico. Em geral, esses núcleos estão localizados em níveis longitudinais internos do tronco encefálico, que correspondem aproximadamente aos sítios de fixação externa (superfície) dos nervos cranianos. O segundo princípio diz respeito aos longos tratos motores descendentes e sensoriais ascendentes, que atravessam todo o tronco encefálico sem nenhuma interrupção sináptica. Esses tratos são considerados como "tratos de passagem" e incluem os somatossensoriais ascendentes (CD-LM, TET) e piramidal descendente (TCS). O terceiro princípio organizacional envolve o formato característico do sistema ventricular nas diferentes subdivisões troncoencefálicas. O quarto princípio é aplicável à disposição dos pedúnculos cerebelares dentro das subdivisões do tronco encefálico. Os pedúnculos cerebelares inferior e superior moldam os contornos do quarto ventrículo, contribuindo para o seu formato (conforme observado no terceiro princípio).

O primeiro princípio que envolve os nervos cranianos foi abordado, inicialmente, no Capítulo 1 e retomado nos Capítulos 2 e 13. Lembre-se de que cada subdivisão do tronco encefálico contém os pontos de fixação de um único conjunto de nervos cranianos. Embora a correspondência não seja exata, cada subdivisão abriga os núcleos sensoriais e/ou motores desses nervos. Entretanto, como discutido no Capítulo 14, um nervo craniano viola drasticamente esse princípio – o nervo trigêmeo. Enquanto o nervo se fixa ao tronco encefálico em um nível mediopontino, seus núcleos sensoriais estão espalhados pelo tronco encefálico *inteiro* e também na medula cervical superior. Isso ocorre porque o componente somatossensorial do nervo trigêmeo atende à cabeça inteira, além de constituir os núcleos retransmissores somatossensoriais de outros nervos cranianos (ver Cap. 14). Em contraste, o componente motor do nervo trigêmeo, que é bem menor, tem seu núcleo apenas em um nível mediopontino. Os núcleos vestibulares também apresentam uma distribuição troncoencefálica amplamente disseminada, estendendo-se ao longo da maior parte da ponte e bulbo, ainda que o próprio nervo craniano (NC) VIII esteja fixo ao aspecto ventrolateral da ponte caudal. Os núcleos dos NC residentes em cada subdivisão troncoencefálica são indicados na Figura 15.1.

Questão

Quais características anatômicas do tronco encefálico moldam o quarto ventrículo?

Além disso, existe um padrão generalizado de arranjo dos núcleos motores e sensoriais dos NC no tronco encefálico. Esse arranjo resulta do reposicionamento (em relação à medula espinal) dessas estruturas que ocorre no embrião em desenvolvimento. As quatro colunas celulares, na medula espinal em desenvolvimento, exibem um arranjo dorsoventral em relação ao **sulco limitante**, com as colunas sensoriais em posição dorsal, as colunas motoras em posição ventral e as colunas viscerossensoriais e visceromotoras flanqueando imediatamente o sulco limitante (ver Fig. 1.22). Contudo, por causa da flexura pontina (ver Cap. 1), o sistema ventricular se achata para dentro do amplo quarto ventrículo e da fossa romboide, de modo que essas colunas celulares assumem então uma localização dorsal e uma orientação mediolateral, com as colunas motoras em posição medial, as colunas sensoriais em posição lateral e as colunas viscerais ao meio, mais proximamente ao sulco limitante (ver Fig. 1.23). Em adição a esses núcleos e a essas colunas celulares gerais presentes na medula espinal e no tronco encefálico, o tronco encefálico contém núcleos motores branquiais e sensoriais especiais que não são encontrados na medula espinal. Assim, conforme relatado no Capítulo 13, existem seis categorias funcionais de núcleos e fibras de NC, porém é importante enfatizar que esses seis NC não residem simultaneamente em qualquer uma das três subdivisões troncoencefálicas. O bulbo é a única subdivisão troncoencefálica peculiar no sentido de que cortes que atravessam os seus níveis rostrais revelam a presença simultânea de todas as seis categorias de núcleos de NC, embora os núcleos aferentes somáticos gerais e motores branquiais tenham migrado ventralmente a partir de suas localizações dorsais previstas embriologicamente. Embora a ponte também contenha os núcleos de todas as seis categorias funcionais, estas estão distribuídas ao longo da extensão caudo-rostral, de modo que não são todas capturadas em um único corte transversal. O mesencéfalo contém apenas três das seis categorias.

Existem ressalvas relacionadas a esse princípio. Primeiramente, com algumas exceções notáveis que serão apontadas adiante, as extensões rostrocaudais de muitos núcleos de NC não estão autoconfinadas nos níveis caudal ou rostral da subdivisão. Em segundo lugar, para delinear claramente as posições dos núcleos de NC, é preciso examinar cortes corados de Nissl que revelem a localização de seus corpos celulares – que não são abordados neste texto. Em terceiro lugar, aqui, apenas seis cortes transversais do tronco encefálico representativos são incluídos, e seus espaçamentos não são suficientemente estreitos para revelar todos os núcleos de NC.

Os núcleos que ajudam a identificar o nível troncoencefálico em cortes transversais são: o núcleo abducente (motor somático) de localização medial e o núcleo

382 Parte IV   Sistemas somatossensorial e motor da cabeça e do pescoço

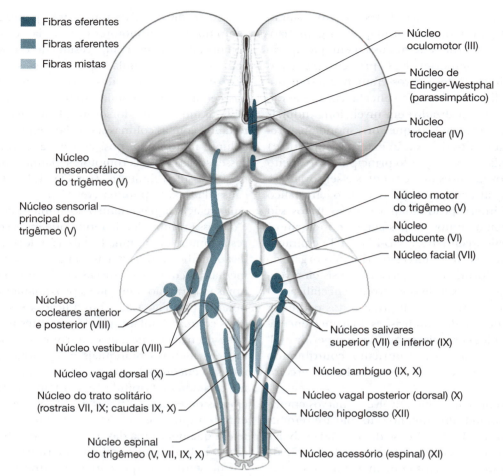

Figura 15.1 Distribuição dos núcleos de nervo craniano no tronco encefálico. Como um padrão generalizado, as colunas sensoriais estão localizadas lateralmente, e as colunas motoras mais medialmente. Os núcleos também geralmente estão localizados junto ao nível troncoencefálico, no qual emergem suas fibras nervosas associadas. Uma exceção notável são os núcleos do trigêmeo, que se estendem ao longo de todo o comprimento do tronco encefálico e da medula espinal cervical superior.

facial (motor branquial) lateralmente posicionado, ambos ao nível pontino caudal; os núcleos do trigêmeo motor (motor branquial) e sensorial principal (aferente sensorial geral), ao nível mediopontino; o núcleo troclear, de localização medial (motor somático), que reside no mesencéfalo caudal, e o núcleo oculomotor, também medialmente posicionado, mas que reside de forma predominante no mesencéfalo rostral.

O segundo princípio envolve a disposição dos tratos de passagem que estão presentes em todos os cortes transversais obtidos ao nível do tronco encefálico. Esses tratos se autorreposicionam, conforme se aproximam das estruturas-alvo onde terminam. Isso pode ser mais facilmente visualizado na dimensão mediolateral, embora também ocorra em outras dimensões. Note na Figura 1.13 que, ao olharmos rostralmente a partir da medula espinal, passando pelo tronco encefálico e seguindo até o tálamo e córtex cerebral, a largura do SNC aumenta progressivamente. De maneira recíproca, quando observamos caudalmente a partir do córtex cerebral para o tálamo, passando pelo tronco encefálico e então para a medula espinal, a dimensão mediolateral diminui progressivamente.

> **Questão**
>
> O CD-LM migra lateralmente conforme avança na direção rostral a partir da medula espinal. Considerando a configuração do tronco encefálico e a localização do tálamo, explique essa migração.

Um dos dois tratos somatossensoriais de passagem ascendente do tronco encefálico, o LM, começa no bulbo caudal, na linha média, como a decussação do LM (ver Fig. 15.2). Em seguida, durante a ascensão pelo bulbo, os LM são contíguos dos dois lados da linha média. O LM pode se autorreposicionar durante a ascensão pelo tronco encefálico para ficar corretamente posiciona-

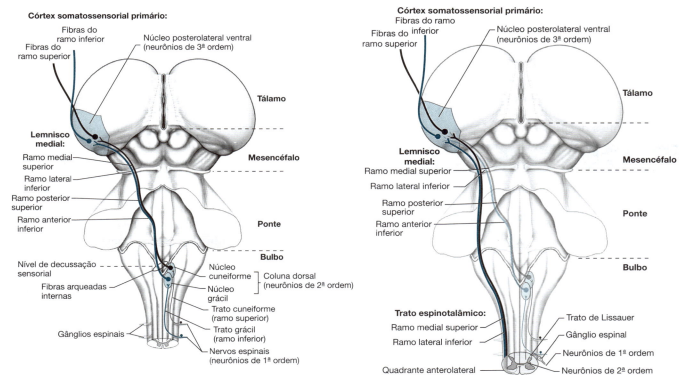

Figura 15.2 Decussação do lemnisco medial. As fibras que saem dos núcleos cuneiforme e grácil decussam no bulbo como fibras arqueadas internas. Ao ascenderem pelo tronco encefálico, começam medialmente e se projetam superior e lateralmente para alcançar o núcleo ventral posterior lateral do tálamo.

do, e assim terminar no núcleo lateral VPL do tálamo. Ele faz isso alterando primeiramente a sua orientação, de uma faixa dorsoventralmente orientada (o termo *lemnisco* significa "fita"), junto ao bulbo, para uma faixa de orientação transversal na ponte. Uma forma de visualizar essa mudança de orientação é observar que as áreas relacionadas aos "pés" do LM somatotopicamente organizado junto ao bulbo recuam para cima e para fora ao entrar na ponte, para não bater na passagem (o termo *ponte* significa "passagem") constituída por fibras transversais pontinas (i. e., pedúnculo cerebelar médio). O núcleo abducente, de localização dorsomedial, e o núcleo facial, de localização ventrolateral, são ambos visíveis durante a transição para um LM de orientação mediolateral. Mais ou menos ao nível mediopontino, essa alteração traz os "pés" do LM imediatamente adjacentes até o segundo dos sistemas somatossensoriais ascendentes de passagem – o componente neoespinotalâmico do sistema anterolateral. Quando isso ocorre, é possível ver os núcleos do trigêmeo sensorial principal e motor.

O sistema AL, que contém o TET, exibe uma posição lateral mantida em toda a extensão do bulbo. A partir do nível mediopontino e estendendo-se por todo o mesencéfalo, os sistemas LM e AL formam uma faixa contínua de fibras somatossensoriais com as do AL imediatamente laterais às do LM. A segunda alteração posicional dos sistemas sensoriais de passagem é a continuidade obrigatória do desvio lateral e da inclinação dorsal desses sistemas para o correto posicionamento que permite as sinapses no núcleo VPL do tálamo, de organização somatotópica. Conforme esses tratos desviam lateral e dorsalmente, é possível ver o núcleo troclear medialmente localizado e, em seguida, o núcleo oculomotor, de localização também medial. Esses dois núcleos estão em localização imediatamente ventral em relação à substância cinzenta periaquedutal. No núcleo VPL do tálamo, o braço é medialmente representado e a perna, lateralmente. As fibras dos sistemas AL e CD-LM se fundem em um padrão somatotópico comum com o braço medial e a perna (pé) lateral ao entrar no núcleo VPL.

Questão

Você se lembra de onde o trato talâmico do trigêmeo se une ao lemnisco medial?

Ocorre um desvio posicional reverso no TCS – o trato motor descendente de passagem pelo tronco encefálico. Em vez de divergir, como no caso dos tratos somatossensoriais de passagem ao se aproximar da terminação talâmica, as projeções corticospinais convergem no ramo posterior da cápsula interna e então seguem em um feixe relativamente compacto. A partir dos ramos posteriores das cápsulas internas, entram nos pedúnculos cerebrais do mesencéfalo e descem pela ponte. Junto ao bulbo, cada TCS flanqueia a fissura mediana anterior da linha média, como uma pirâmide bulbar (ver Fig. 15.3). As fibras das pirâmides bulbares atingem então a linha média, no bulbo mais caudal, onde a maioria dos axônios cruza na decussação piramidal e entra na medula cervical espinal. A decussação piramidal está situada caudalmente à decussação do LM.

Questão

Qual trato decussa mais rostralmente – o CD-LM ou o TCS?

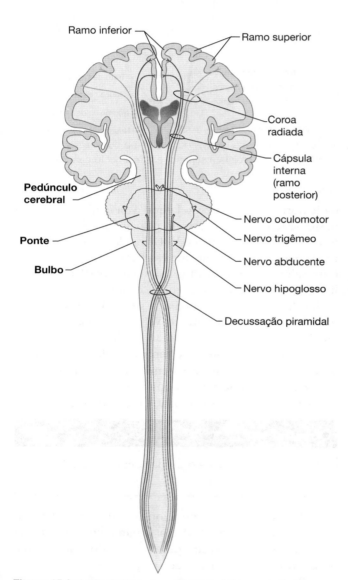

Figura 15.3 As fibras do trato corticospinal descendentes convergem no ramo posterior da cápsula interna. Então, continuam se projetando inferior e medialmente para sua decussação no bulbo caudal.

O terceiro princípio organizacional considera o formato essencial do sistema ventricular, à medida que avançamos rostralmente pelas subdivisões do tronco encefálico. O sistema forma-se como um canal estreito no interior do bulbo caudal e termina como outro canal estreito no mesencéfalo. Entre esses dois extremos, porém, o sistema se expande drasticamente e então se contrai, e isso lhe confere um formato romboide (ver Fig. 2.10). Lembre-se de que o termo *romboide*, cujo significado é literalmente um paralelograma equilátero, pode ser aplicado ao formato de um diamante. A fossa romboide representa o assoalho do quarto ventrículo que, por sua vez, exibe um formato semelhante ao de um diamante com um recesso lateral expandido de cada lado. Assim, o quarto ventrículo sobrejacente às superfícies dorsais do bulbo e da ponte tem origem no bulbo caudal (chamado bulbo "fechado"), como uma continuação do estreito canal central da medula espinal cercado pela substância cinzenta central; se expande progressivamente ao longo do bulbo (chamado bulbo "aberto", em consequência da ausência das estruturas bulbares formadoras do teto); exibe sua maior expansão junto aos recessos laterais, mais ou menos na junção do bulbo com a ponte; e passa a se estreitar no interior da ponte caudal (ver Fig. 5.24). Esse estreitamento continua progressivamente, de tal modo que o quarto ventrículo se estreita rostralmente e forma o aqueduto cerebral ao nível do mesencéfalo, localizado no centro da substância cinzenta periaquedutal. Assim, o formato do sistema ventricular é decisivo para o reconhecimento do local que está sendo observado em um corte do tronco encefálico.

Questão

Quais pedúnculos cerebelares decussam, e onde?

O quarto princípio organizacional considera os três pares de pedúnculos cerebelares, porque a presença e o isolamento espacial dessas estruturas também é útil na identificação do nível troncoencefálico. Os pedúnculos cerebelares inferior e superior moldam o quarto ventrículo, sendo que os pedúnculos inferiores exibem a característica de divergência e os pedúnculos superiores apresentam a característica de convergência, novamente se autorreposicionando como forma de preparação para suas terminações (ver Fig. 15.4). Os pedúnculos cerebelares inferiores surgem no bulbo caudal e vão aumentando progressivamente de tamanho, conforme ascendem pelo bulbo, onde formam o aspecto lateral da porção caudal do quarto ventrículo. Ao fazer isso, divergem lateralmente, à medida que a fossa romboide se expande. Um dos aspectos mais conspícuos da ponte são os maciços pedúnculos cerebelares médios, que parecem suspender a ponte a partir do cerebelo, como um estilingue. Note que, na ponte caudal, os pedúnculos cerebelares médios são laterais aos pedúnculos cerebelares inferiores. Na ponte rostral, conforme o quarto ventrículo vai se estreitando, os pedúnculos cerebelares superiores surgem e moldam as paredes laterais da porção rostral remanescente do quarto ventrículo. À medida que o quarto ventrículo estreita, os dois pedúnculos cerebelares superiores convergem. Ao chegar ao mesencéfalo, os pedúnculos cerebelares superiores mergulham profundamente no tegmento mesencefálico e não exibem nenhuma relação imediata com o aqueduto cerebral. A convergência desses pedúnculos, todavia, os "prepara" para seguir na linha média do mesencéfalo caudal, em forma de **decussação do pedúnculo cerebelar superior**. A decussação ocorre ao nível do núcleo troclear e é concluída caudalmente ao núcleo rubro no mesencéfalo, ao nível do núcleo oculomotor.

> **Questão**
>
> O que você se lembra acerca dos pontos de fixação dos nervos cranianos ao tronco encefálico, sobre a disposição mediolateral dos núcleos de nervos cranianos no tronco encefálico, e sobre a posição relativa dos tratos longos que sobem e descem pelo tronco encefálico?

CORTES TRANSVERSAIS REPRESENTATIVOS DO TRONCO ENCEFÁLICO

Nesta seção, apresentamos cortes transversais do tronco encefálico contendo destaques para algumas das principais estruturas relevantes para a reabilitação. Começamos com uma vista lateral do tronco encefálico (ver Fig. 15.5), mostrando os níveis em que seis cortes transversais corados pelo método de Weigert foram obtidos (Figs. 15.6 a 15.11). Por fim, as principais estruturas, apresentadas em diferentes níveis do tronco encefálico, são esquematicamente identificadas (ver Fig. 15.12).

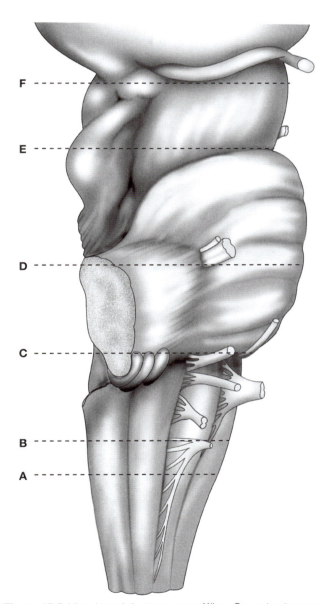

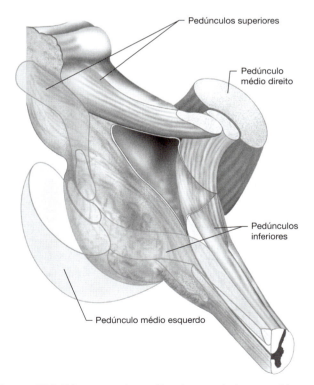

Figura 15.4 Três pares de pedúnculos cerebelares moldam o quarto ventrículo. Os pedúnculos cerebelares superiores estão localizados no mesencéfalo caudal; o pedúnculo cerebelar médio está na ponte; e os pedúnculos cerebelares inferiores estão situados no bulbo rostral.

Figura 15.5 Vista lateral do tronco encefálico. Os cortes transversais representados são (**A**) do bulbo caudal, (**B**) do bulbo rostral, (**C**) da ponte caudal, (**D**) da ponte rostral, (**E**) do mesencéfalo caudal e (**F**) do mesencéfalo rostral.

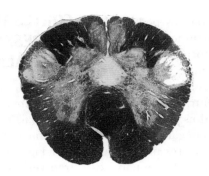

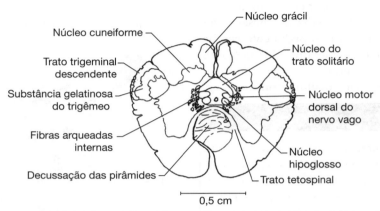

Figura 15.6 Bulbo caudal com presença do núcleo grácil e núcleo cuneiforme dorsalmente, e da decussação das pirâmides ventralmente.

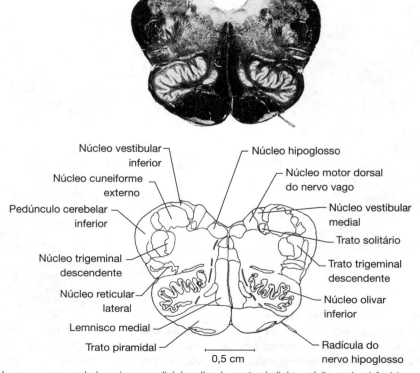

Figura 15.7 Bulbo rostral com presença do lemnisco medial, localizado perto da linha média, e da pirâmide, ventralmente localizada.

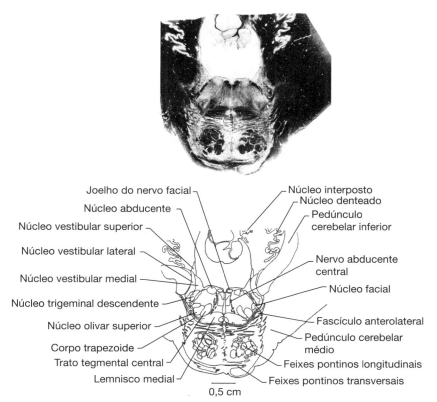

Figura 15.8 Ponte caudal com o lemnisco medial movendo-se posterolateralmente e o trato corticospinal descendente nos feixes pontinos longitudinais.

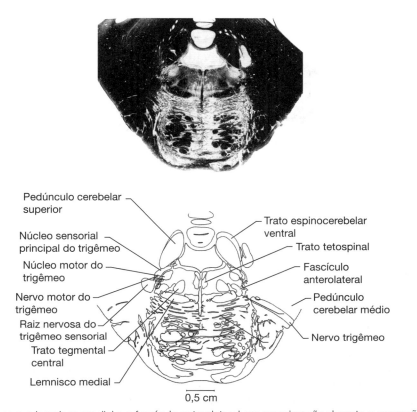

Figura 15.9 Ponte rostral com o lemnisco medial e o fascículo anterolateral em aproximação durante a ascensão pelo tronco encefálico.

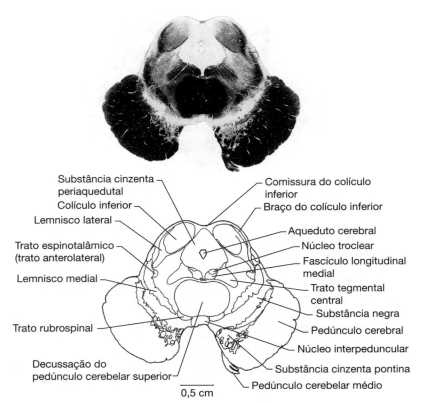

Figura 15.10 Mesencéfalo caudal, com o lemnisco medial e o trato anterolateral em estreita proximidade. Note a presença dos amplos pedúnculos cerebrais (ventralmente) e dos colículos inferiores (posteriormente).

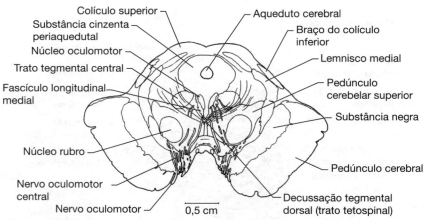

Figura 15.11 Mesencéfalo rostral. Note a presença dos amplos pedúnculos cerebrais (ventralmente) e dos colículos superiores (posteriormente).

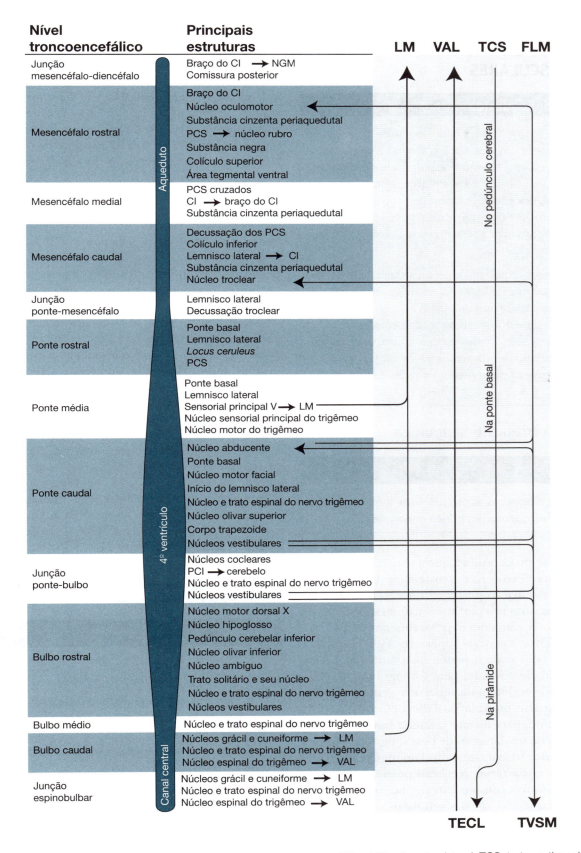

Figura 15.12 Esquema das principais estruturas encontradas no tronco encefálico. VAL, via anterolateral; TCS, trato corticospinal; FLM, fascículo longitudinal medial; TECL, trato espinal cortical lateral; LM, lemnisco medial; TVSM, trato vestibulospinal medial; CI, colículo inferior; NGM, núcleo geniculado medial; PCS, pedúnculos cerebelares superiores; PCI, pedúnculos cerebelares inferiores.

IRRIGAÇÃO SANGUÍNEA DO TRONCO ENCEFÁLICO E SÍNDROMES NEUROVASCULARES

Apresentação clínica

Joe Garcia e Martin Chen estão internados na enfermaria especializada em que você trabalha. Ambos foram diagnosticados com acidente vascular troncoencefálico ao nível do bulbo, mas apresentam sintomas bastante diversos. Joe, por exemplo, apresenta tontura forte, enquanto Martin está mais perturbado por uma dificuldade de comer e articular a fala. Ao ler esta seção, considere os seguintes aspectos:

- Por que esses indivíduos relatam se sentir incomodados por sintomas diferentes, se ambos sofreram acidente vascular afetando o bulbo?
- Qual poderia ser a localização do acidente vascular no bulbo em cada um desses indivíduos, e qual irrigação sanguínea poderia estar envolvida?
- Quais outros sintomas cada um deles poderia manifestar?

Revisão da irrigação sanguínea

Questão

Quais são as diferenças existentes entre a ACIP e a ACP em termos de origem e territórios que suprem?

Lembre-se do Capítulo 2 que a irrigação sanguínea do tronco encefálico deriva do sistema vertebrobasilar e faz parte da circulação posterior do encéfalo. As **artérias vertebrais** surgem a partir das artérias subclávias, na base do pescoço, e ascendem pelos forames transversais das seis vértebras cervicais superiores (ver Fig. 2.28). Em seguida, essas artérias penetram a dura-máter e entram na cavidade craniana pelo forame magno. Cada artéria ascende ao longo da superfície ventral e se une a sua contraparte oriunda do lado oposto, na borda caudal da ponte, para formar a **artéria basilar** (ver Fig. 15.13). A artéria basilar ascende pela superfície pontina ventral, no sulco basilar, até o nível do mesencéfalo, onde se bifurca nas **artérias cerebrais posteriores (ACP)**. Dessa forma, os três componentes principais do sistema vertebrobasilar são as artérias vertebrais, a artéria basilar e as ACP. Cada componente supre outras estruturas, além do tronco encefálico, como cerebelo (ver Cap. 6), diencéfalo (ver Cap. 6), cápsula interna, lobos occipitais e porções inferior e medial dos lobos temporais (ver Cap. 7).

Quatro ramos principais surgem das artérias vertebral e basilar. Na sequência caudo-rostral, esses ramos são a **artéria cerebelar inferior posterior (ACIP)**, que surge a partir de cada artéria vertebral; as **artérias cerebelares inferior anterior (ACIA)** e **superior (ACS)**, que surgem a partir da artéria basilar; e a ACP, oriunda da divisão terminal da artéria basilar, conforme já mencionado (ver Fig. 15.13). A ACIP usualmente é a maior das três artérias cerebelares e, ao se enrolar em torno do bulbo lateral, segue um curso tortuoso. A ACIA é a menor das três e surge da artéria basilar proximal, rostralmente ao local em que as artérias vertebrais se fundem, ao nível da ponte caudal. A ACS surge a partir da artéria basilar mais distal, ao nível da ponte rostral. A ACP enrola-se ao redor do mesencéfalo em seu trajeto para as superfícies inferomediais dos lobos temporal e occipital. Os nervos oculomotores passam entre a ACS e a ACP (ver Fig. 6.20).

A ACIP, a ACIA e a ACS são referidas como **artérias circunferenciais longas**, porque se enrolam em torno da superfície lateral do tronco encefálico para chegar à superfície dorsal. Há, ainda, numerosas **artérias circunferenciais curtas**, não identificadas, que emergem da artéria basilar para suprir a ponte e o mesencéfalo. Essas artérias circunferenciais emitem ramos penetrantes, estendendo-se profundamente para dentro do tronco encefálico lateral e dorsal. De modo semelhante, ramos penetrantes são emitidos pela porção proximal da ACP, que supre o mesencéfalo. Há também outro conjunto de ramos penetrantes emitidos pelas artérias vertebral e basilar para suprir as regiões de linha média de todas as três subdivisões do tronco encefálico, que são chamados de **ramos paramedianos** (ver Fig. 15.13).

CONEXÕES CLÍNICAS

Questão

Como forma de preparação para o aprendizado do conteúdo contido nesta seção:

- Recorde o arranjo mediolateral dos nervos cranianos (consulte desenvolvimento no Cap. 1).
- Em seguida, reveja a posição dos tratos ascendentes e descendentes de passagem no tronco encefálico (ver Caps. 8-11).
- Reveja os pontos de fixação dos nervos cranianos e a localização de seus neurônios de primeira ordem (ver Caps. 13 e 14).

As síndromes descritas aqui o ajudarão a sintetizar as informações, embora seja mais provável que você não as encontre clinicamente na forma mais pura.

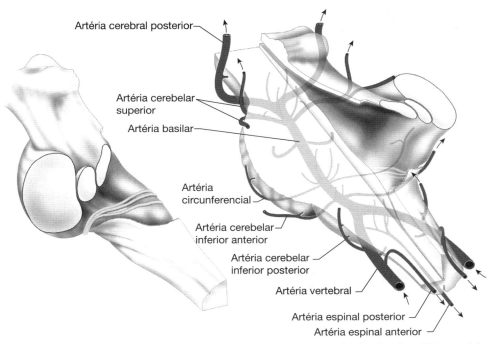

Figura 15.13 O fluxo sanguíneo para o tronco encefálico é fornecido pelo sistema vertebrobasilar. As artérias vertebrais pareadas se unem à ponte caudal e formam a artéria basilar única. Muitas artérias surgem a partir da artéria basilar, durante sua ascensão troncoencefálica. Ao nível do mesencéfalo, a artéria basilar se bifurca e forma as artérias cerebrais posteriores pareadas.

> **Questão**
>
> Entre as artérias que perfundem o tronco encefálico, quais surgem da artéria vertebral e quais surgem da artéria basilar? Descreva o território específico suprido por cada uma.

Bulbo

Na ascensão pela superfície ventral do bulbo, cada artéria vertebral origina uma sequência ordenada de artérias. Na direção caudo-rostral, essas artérias são a **artéria espinal posterior (AEP)**, a ACIP e a **artéria espinal anterior (AEA)**. A AEP é clinicamente irrelevante como fonte de sangue para o bulbo, ao contrário das outras duas. A ACIP é o maior ramo da artéria vertebral, serpenteando ao redor do bulbo e sobre o pedúnculo cerebelar inferior. Ao fazer isso, a ACIP emite ramos penetrantes que suprem estruturas localizadas no bulbo lateral. A obstrução ou o sangramento envolvendo essas artérias resulta no desenvolvimento das síndromes bulbares lateral ou medial, conforme descrito a seguir.

Síndrome bulbar lateral (síndrome de Wallenberg)

A síndrome bulbar lateral ou **síndrome de Wallenberg** é a síndrome vascular que mais comumente envolve todo o tronco encefálico. Pode ocorrer como uma forma completa ou na forma modificada, e é mais frequentemente atribuída à obstrução da ACIP. Entretanto, dada a variabilidade da irrigação sanguínea do tronco encefálico, é incorreto considerar a síndrome de Wallenberg sinônimo de obstrução da ACIP. A maioria dos casos, na verdade, pode ser decorrente da obstrução da artéria vertebral parental. Seja qual for a situação, uma região em forma de cunha do bulbo lateral é infartada (ver Fig. 15.14A). A síndrome de Wallenberg de manifestação total inclui o envolvimento de alguns tratos e núcleos, com sinais e sintomas característicos. Note que esse dano afeta o senso de equilíbrio e o controle do movimento ocular, mas agora é importante aprender os sinais e sintomas esperados. Por outro lado, os sistemas vestibular e visual, bem como as consequências do dano a esses sistemas são discutidos em detalhes nos Capítulos 17 e 18, respectivamente.

As estruturas danificadas na síndrome de Wallenberg incluem o TET ascendente; o sistema trigeminal espinal; as fibras simpáticas descendentes; e os núcleos dos NC VIII, IX, X e XI. O dano ao TST ascendente resulta em comprometimento da sensibilidade à dor e à temperatura na metade *contralateral* do corpo. (Lembre-se do Cap. 9 que os tratos que transmitem essas informações decussam na medula espinal.) Ocorre perda concomitante da sensibilidade dolorosa e térmica ao longo de toda a extensão ou em parte da metade *ipsilateral* da face, consequente do envolvimento do sistema do trigeminal espinal, às vezes acompanhada de dor na face. O dano ao trato simpático descendente resulta em uma tríade de sintomas referidos como **síndrome de Horner** ipsilateral. Nessa síndrome, o paciente apresenta pupi-

> **Distúrbios:** nistagmo
>
> O nistagmo refere-se aos desvios oculares conjugados involuntários que ocorrem em resposta à ativação dos canais semicirculares, com movimentação rítmica e rápida dos olhos para trás e para a frente. O nistagmo ocorre em indivíduos sadios quando as rotações da cabeça são amplas demais para ser compensadas pelo reflexo visual-ocular, ou quando os estímulos visuais se movem rápido demais para ser fixados na retina. O nistagmo também pode se manifestar como consequência de várias condições patológicas que afetam o SNP ou o SNC, e é discutido em detalhes no Capítulo 17.

las pequenas (**miose**), queda da pálpebra superior (**ptose**) e diminuição da sudorese em um dos lados da face (**anidrose**). O dano ao núcleo ambíguo, de localização lateral, e às fibras dos NC IX, X e XI resulta em um conjunto de sintomas que inclui rouquidão (**disfonia**), dificuldade para deglutir (**disfagia**), dificuldade para falar (**disartria**), diminuição do **reflexo da ânsia** e soluços.

> **Questão**
>
> O que é a síndrome de Horner? Qual trato obrigatoriamente é danificado para levar à manifestação dessa síndrome?

O dano aos núcleos vestibulares, que também residem no bulbo lateral, acarreta problemas relacionados ao controle dos movimentos do olho, afetando a acuidade visual e o equilíbrio em virtude do papel do sistema vestibular no reflexo vestíbulo-ocular (RVO) (ver Cap. 17). É possível que ocorram movimentos oculares rítmicos involuntários observáveis, referidos como **nistagmo**. Os pacientes podem relatar visão dupla (**diplopia**), além de uma sensação de que os objetos estão oscilando quando observados (**oscilopsia**). Do mesmo modo, os pacientes podem relatar a sensação de estar girando ou de que os objetos externos estão rodopiando. Isso é referido como **vertigem** e pode ser acompanhado de náusea e vômito. Pode haver uma tendência a quedas laterais na ausência de vertigem, o que é conhecido como *pulsão lateral* e ocorre na direção do lado da lesão (ipsoversiva). O dano às fibras que se projetam para o cerebelo (olivocerebelares, espinocerebelares e/ou pedúnculo cerebelar inferior) resulta em descoordenação dos movimentos (**ataxia**) no lado do corpo ipsilateral à lesão.

> **Questão**
>
> Neste capítulo, você deve começar a relacionar as lesões anatômicas às consequências funcionais. Considere os seguintes aspectos em relação à síndrome de Wallenberg:
> 1. Com base em seu conhecimento sobre esse assunto, quais núcleos ou trato(s) poderiam estar envolvidos no caso de um indivíduo com nistagmo e vertigem?
> 2. Explique por que há diminuição da dor e da temperatura no lado ipsilateral da face, e não no lado contralateral do corpo.
> 3. Alguns nervos ou núcleos diferentes são afetados nessa síndrome. Quais sintomas estão relacionados a quais NC ou núcleos? Quais são os aspectos comuns dessas estruturas, em termos de localização, que explicam seu envolvimento na síndrome?

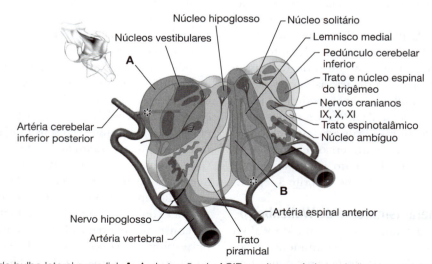

Figura 15.14 Infartos do bulbo lateral e medial. **A.** A obstrução da ACIP resulta na síndrome bulbar lateral (síndrome de Wallenberg). **B.** A obstrução dos ramos paramedianos da artéria espinal anterior resulta na síndrome bulbar medial (hemiplegia alternante do hipoglosso ou hemiplegia alternante inferior).

Síndrome bulbar medial (hemiplegia alternante do hipoglosso)

A **síndrome bulbar medial** é uma síndrome menos comum, que resulta da obstrução da artéria espinal anterior proximal. A AEA surge próximo à terminação de cada artéria vertebral, desce sobre a superfície anterior do bulbo e se une a sua companheira do lado oposto ao nível do forame magno. Ao descerem, cada AEA origina ramos penetrantes paramedianos que suprem uma faixa vertical de bulbo adjacente à linha média. Essa faixa pode se estender dorsalmente até o assoalho do quarto ventrículo (ver Fig. 15.14B). O infarto do território paramediano suprido por esses vasos resulta na síndrome bulbar medial. A síndrome bulbar medial de manifestação total inclui o envolvimento de alguns tratos e núcleos, com sinais e sintomas característicos, conforme destacado adiante.

O dano ao LM ascendente resulta em perda da sensibilidade ao toque discriminativo e da sensibilidade cinestésica na metade contralateral do corpo. O dano à pirâmide bulbar, que contém as fibras descendentes do TCS, resulta no enfraquecimento do braço, do tronco e da perna contralaterais.

O dano ao núcleo hipoglosso (ou NC XII) resulta em paralisia de MNI e atrofia da metade ipsilateral da língua. Essa síndrome também é denominada **hemiplegia alternante do hipoglosso** ou **hemiplegia alternante inferior**. O termo deriva do fato de haver paralisia de MNI na metade *ipsilateral* da língua e de MNS do braço, tronco e perna *contralaterais*. A Tabela 15.2 resume as síndromes vasculares focais do bulbo.

Ponte

A ponte é nutrida pelos ramos arteriais da artéria basilar. Ascendendo no sulco basilar da ponte, os principais ramos emitidos da artéria basilar são a ACIA e a ACS, com esta última surgindo perto da terminação da artéria basilar. Ambas se enrolam em torno da superfície lateral da ponte e, ao mesmo tempo, emitem ramos penetrantes. Todavia, a artéria basilar emite outras artérias clinicamente relevantes. Primeiramente, as artérias paramedianas nutrem estruturas localizadas nas faixas verticais da ponte adjacentes à linha média. Em segundo lugar, existem ramos circunferenciais longos e curtos que são emitidos pela artéria basilar, enquanto esta ascende entre a ACIA e a ACS. Estas suprem as estruturas situadas na ponte lateral.

Tabela 15.2 Síndromes vasculares focais do bulbo

Região	Nomes de síndrome	Suprimento vascular	Estruturas anatômicas	Características clínicas
Bulbo lateral	Síndrome de Wallenberg, síndrome bulbar lateral	Artéria vertebral ou ACIP	Núcleo trigeminal espinal e trato	Diminuição da sensibilidade dolorosa e térmica facial ipsilateral
			Trato espinotalâmico	Diminuição da sensibilidade dolorosa e térmica corporal contralateral
			Fibras simpáticas descendentes	Síndrome de Horner ipsilateral
			Núcleo ambíguo, fibras dos NC IX, X, XI	Disfonia, disfagia, disartria, diminuição do reflexo da ânsia, soluços
			Núcleos vestibulares	Nistagmo, diplopia, oscilopsia, vertigem, náusea e vômito, lateropulsão
			Pedúnculo cerebelar inferior	Ataxia ipsilateral
Bulbo medial	Síndrome bulbar medial, hemiplegia alternante inferior	Ramos paramedianos das artérias vertebral e espinal anterior	Núcleo hipoglosso e/ou fibras de saída do NC XII	Paralisia de MNI da metade ipsilateral da língua
			Trato corticospinal	Paralisia de MNS de braço e perna contralaterais
			Lemnisco medial	Diminuição da sensibilidade ao toque discriminativo à vibração e à posição no lado contralateral

Síndrome pontina inferior medial (paramediana)

A **síndrome pontina inferior medial (paramediana)**, também chamada **hemiplegia alternante média**, resulta da obstrução dos ramos paramedianos da artéria basilar responsáveis pelo suprimento de uma cunha de tecido neural em ambos os lados da linha média (ver Fig. 15.15). A obstrução desses ramos em um dos lados danifica as estruturas ascendentes e descendentes, bem como os NC e o centro lateral de fixação ocular. O envolvimento do LM causa comprometimento da sensibilidade tátil (toque), vibratória e proprioceptora (posição) na metade oposta do corpo. Já o envolvimento dos tratos corticobulbar e corticospinal resulta em paralisia espástica na região inferior da face, braço e perna. O infarto das fibras do NC VI (abducente) resulta no desvio medial do olho ipsilateral, em decorrência do enfraquecimento do músculo reto lateral (**estrabismo medial**). Isso também causa visão dupla quando se olha para o lado. Há, ainda, uma incapacidade de olhar lateralmente na direção da lesão (paralisia da fixação ocular conjugada), por conta do envolvimento do centro lateral de fixação ocular. Além disso, por causa do envolvimento das fibras que se projetam para o cerebelo pelo pedúnculo cerebelar médio, é possível que haja descoordenação dos movimentos dos membros e da marcha (ataxia).

> **Questão**
>
> Você está trabalhando com um paciente cujos movimentos oculares estão afetados. Identifique duas lesões troncoencefálicas que poderiam causar esse sintoma. Quais são os outros sintomas que você procuraria nesse indivíduo para determinar a localização mais provável da lesão?

Síndrome pontina superior lateral (síndrome da artéria cerebelar superior)

A **síndrome pontina superior lateral** resulta da obstrução da ACS, o último ramo circunferencial longo da artéria basilar (ver Fig. 15.16) que supre a ponte lateral. Sendo assim, a síndrome resulta em dano aos tratos ascendentes e descendentes da ponte lateral. Os déficits somatossensoriais são devidos ao envolvimento do LM, do TET e do trato trigêmeo-talâmico (face). Esses déficits incluem a perda contralateral da sensibilidade ao toque discriminativo, às vibrações e à posição, de forma mais significativa na perna do que no braço, bem como uma perda contralateral da sensibilidade dolorosa e térmica a partir do tronco, perna, braço e face. Do mesmo modo como observado no dano ao bulbo lateral, o dano à ponte lateral resulta no desenvolvimento da síndrome de Horner ipsilateral como consequência do envolvimento do trato simpático descendente. Por causa do envolvimento das fibras que se projetam ou que vêm do cerebelo nos pedúnculos cerebelares médio e superior, a ataxia de membros e da marcha no lado da lesão, a queda para o lado da lesão e o **tremor intencional** no lado da lesão são também características dessa síndrome.

Síndrome basilar completa

A **síndrome basilar completa** resulta de uma obstrução bilateral que afeta as artérias paramediana e circunferencial. Essa obstrução bilateral produz uma transecção isquêmica incompleta do tronco encefálico. Em geral, o paciente entra em coma e apresenta pupilas minúsculas e irregulares ou diferentes; paralisia de fixação ocular conjugada bilateral; ou oftalmoplegia internuclear e paralisia de todos os membros. Poucos pacientes sobrevivem por mais de alguns dias com essa síndrome.

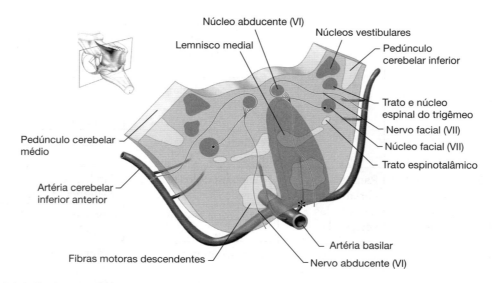

Figura 15.15 A obstrução do ramo paramediano da artéria basilar resulta na síndrome pontina inferior medial (paramediana).

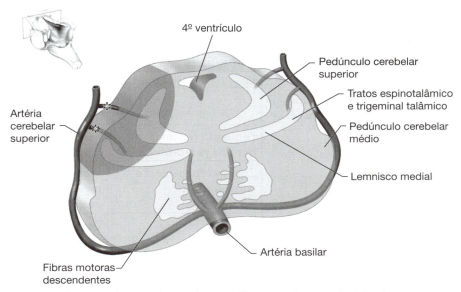

Figura 15.16 A obstrução da artéria cerebelar superior resulta na síndrome pontina superior lateral.

Síndrome do encarceramento

A **síndrome do encarceramento** pode ser subsequente à oclusão da artéria basilar. Essa síndrome é bastante distinta das síndromes em que há perturbação da consciência, como na síndrome basilar completa discutida anteriormente, em que o indivíduo entra em coma. Um infarto confinado à ponte ventral poupa as vias somatossensoriais ascendentes responsáveis pela percepção das sensações corporais, bem como o sistema ascendente de neurônios responsável pela manutenção da vigília e do alerta (SARA, ver Cap. 5). Como resultado, o paciente permanece consciente – está alerta, consciente do ambiente e entendendo o que é dito. Entretanto, a lesão interrompe os tratos corticospinal e corticobulbar, localizados na ponte ventral, deixando o indivíduo em um estado de paralisia motora quase total, inclusive com incapacidade de falar e comer. Assim, embora a consciência seja preservada, ela é quase totalmente inexpressível. Na síndrome de encarceramento de manifestação total, apenas a convergência ocular e os movimentos oculares verticais são mantidos. Os movimentos oculares verticais permanecem intactos porque o centro vertical de fixação ocular está localizado no mesencéfalo. Em contraste, os movimentos oculares horizontais são perdidos porque o centro horizontal da fixação ocular está localizado na ponte. Dessa forma, o movimento ocular horizontal é comprometido nessa síndrome, porém o movimento dos olhos na vertical não é afetado. Além disso, as sensações somatossensoriais podem permanecer intactas ou ser desorganizadas nessa condição.

A Tabela 15.3 resume várias das numerosas síndromes vasculares focais da ponte.

Mesencéfalo

O mesencéfalo é nutrido pelos ramos penetrantes oriundos do topo da artéria basilar, e também pelos ramos oriundos das porções proximais da ACP. Surgindo a partir da bifurcação da artéria basilar, cada ACP passa lateralmente, em paralelo com a ACA, e se enrola ao redor do pedúnculo cerebral. Assim como as artérias que suprem a ponte, os ramos dessas artérias podem ser agrupados em artérias paramedianas (que suprem estruturas situadas em ambos os lados da linha média) e artérias circunferenciais curtas e longas (que nutrem as regiões lateral e dorsal do mesencéfalo).

> **Questão**
>
> Você está trabalhando com um paciente que tem síndrome de Horner. Identifique duas lesões que poderiam causar essa síndrome. Quais são os outros sintomas que você procuraria para determinar a localização mais provável da lesão?

> **Neuropatologia:** experiência da síndrome de encarceramento
>
> É improvável que algum de nós relate, ainda que remotamente, a experiência de resistir ao que certamente deve ser o máximo da frustração agonizante. Entretanto, o finado Jean-Dominique Bauby, em uma notável autobiografia meticulosamente colocada no papel por um assistente que transcreveu as piscadas oculares de Bauby, descreveu sua "experiência de encarceramento" em *O escafandro e a borboleta* (*The Diving Bell and the Butterfly*).

Tabela 15.3 Síndromes vasculares focais da ponte

Região	Nomes de síndrome	Suprimento vascular	Estruturas anatômicas	Características clínicas
Tegmento e base pontina inferior medial	Síndrome pontina inferior medial (paramediana), hemiplegia alternante média	Ramos paramedianos da artéria basilar	Fibras de saída do NC VI	Paralisia de MNI do músculo reto lateral ipsilateral, causando desvio medial do olho ipsilateral
			Formação reticular pontina paramediana	Paralisia da fixação ocular horizontal ipsilateral
			Tratos corticospinal e corticobulbar	Paralisia espástica de MNS da região inferior da face, braço e perna contralaterais
			Lemnisco medial	Diminuição da sensibilidade ao toque discriminativo à vibração e à posição no lado contralateral
			Axônios formadores do pedúnculo cerebelar médio	Ataxia de membro e marcha
Ponte rostral dorsolateral	Síndrome pontina superior lateral, síndrome da ACS	ACS	Pedúnculo cerebelar superior	Ataxia de membro e marcha ipsilateral, tremor intencional
			Trato espinotalâmico e trato trigeminal talâmico	Diminuição da sensibilidade dolorosa e térmica corporal e facial no lado contralateral
			Lemnisco medial	Diminuição da sensibilidade ao toque discriminativo à vibração e à posição no lado contralateral da perna
			Fibras simpáticas descendentes	Síndrome de Horner ipsilateral

Síndrome de Weber

A síndrome de Weber é uma síndrome paramediana, também referida como **hemiplegia alternante superior**. É causada pelo infarto do território do mesencéfalo suprido pelos ramos penetrantes paramedianos da ACP. Esses ramos às vezes são denominados ramos interpedunculares (ver Fig. 15.17A). Essa síndrome é caracterizada por déficits do sistema motor. O envolvimento dos tratos descendentes no pedúnculo cerebral resulta em hemiparesia de MNS contralateral de tronco e membros (consequente ao envolvimento do trato corticospinal), além de enfraquecimento de MNS da metade contralateral da face, língua e palato (por causa do envolvimento do trato corticobulbar). Por causa do envolvimento do NC III (nervo oculomotor), há o desenvolvimento de uma paralisia de MNI completa de músculos específicos que movimentam os olhos. Essa condição é referida como paralisia do nervo oculomotor, paralisia do terceiro nervo ou oftalmoplegia oculomotora. No lado em que o dano ocorre (lado ipsilateral), o olho é desviado lateralmente (abduzido) e deprimido. A pálpebra superior cai (ptose), a pupila dilata (**mi-**

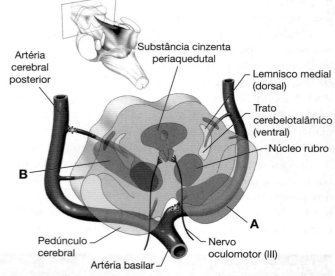

Figura 15.17 Síndromes mesencefálicas. **A.** A obstrução dos ramos penetrantes paramedianos da ACP resulta em hemiplegia alternante superior (síndrome de Weber). **B.** A obstrução dos ramos penetrantes da ACP, que suprem o tegmento, resulta na síndrome de Benedikt.

dríase) e não se contrai de forma adequada diante da incidência de luz no olho afetado **(pupila fixa)** por causa da perda do reflexo pupilar à luz. Os sistemas ascendentes da CD-LM e do TET estão localizados mais lateralmente e, portanto, são preservados nessa síndrome.

Síndrome de Benedikt

A síndrome de Benedikt resulta da obstrução dos ramos penetrantes da ACP que suprem o tegmento do mesencéfalo (ver Fig. 15.17B). Com o dano ao nervo e aos núcleos oculomotores, ocorre paralisia completa do nervo oculomotor (ver a discussão sobre síndrome de Weber). Por causa do envolvimento do trato cerebelotalâmico, que conecta o cerebelo ao tálamo (ver Cap. 19), observa-se um tremor associado nos membros contralaterais. Os movimentos dos membros também podem ser descoordenados (ataxia).

Sinais associados

As síndromes descritas nas seções anteriores podem ocorrer combinadas a outros déficits, como hemibalismo e mutismo acinético apático. O **hemibalismo** tem várias causas, mas uma das mais comuns é o envolvimento de um pequeno ramo penetrante da ACP. O distúrbio consiste em movimentos involuntários de arremetida, violentos e enérgicos, dos membros contralaterais. O **mutismo acinético apático** resulta de um infarto no território da substância cinzenta periaquedutal mesencefálica. Nessa condição, o paciente entra em um estado letárgico, relativamente imóvel, e somente pode ser desperto mediante estimulação intensa.

> #### Questão
> O que diferencia o mutismo acinético apático da síndrome de encarceramento?

A Tabela 15.4 resume várias das numerosas síndromes vasculares focais do mesencéfalo.

RESUMO

A primeira seção deste capítulo discutiu os princípios organizacionais do tronco encefálico. Na segunda seção, foram apresentados cortes transversais dos principais conteúdos estruturais em cada um de seis níveis selecionados. Essa informação foi seguida por uma discussão sobre a irrigação sanguínea de cada uma das três subdivisões troncoencefálicas, derivadas dos ramos penetrantes do sistema vertebrobasilar. Foram descritas síndromes neurovasculares representativas, cada uma das quais subsequente à obstrução de vasos específicos. Essas síndromes ilustram a relevância clínica da anatomia regional do tronco encefálico e auxiliam o aprendizado sobre as relações existentes entre estrutura e função.

ATIVIDADES PARA ESTUDO

1. Reveja seu trabalho com base no Capítulo 1. Identifique a presença do sulco limitante em um corte transversal do tronco encefálico de um adulto. Diferencie as localizações de núcleos motores e sensoriais em relação ao sulco limitante.
2. Este é um momento excelente para solidificar seus conhecimentos acerca da irrigação sanguínea do tronco encefálico, da anatomia do tronco encefálico e das consequências funcionais das lesões. Para cada uma das principais síndromes identificadas no capítulo, liste os sintomas e use desenhos esquemáticos do tronco encefálico, bem como cortes transversais, para localizar componentes específicos que contribuam para cada um dos sintomas.

Tabela 15.4 Síndromes vasculares focais do mesencéfalo

Região	Nomes de síndrome	Suprimento vascular	Estruturas anatômicas	Características clínicas
Pedúnculo cerebral mesencefálico medial (pedúnculos da base)	Síndrome de Weber, hemiplegia alternante superior	Ramos paramedianos da ACP e topo da artéria basilar	Fibras de saída do NC III	Paralisia ipsilateral de MNI do terceiro nervo
			Tratos corticobulbar e corticospinal no pedúnculo cerebral	Paralisia espástica de MNS contralateral da metade inferior da face, língua, palato, braço e perna
Tegmento mesencefálico	Síndrome de Benedikt	Ramos da ACP	Fibras de saída do NC III	Paralisia ipsilateral de MNI do terceiro nervo
			Fibras do pedúnculo cerebelar superior	Ataxia e tremor intencional no lado contralateral

3. Faça um desenho esquemático de corte transversal de cada um dos seis níveis representativos do tronco encefálico a seguir: bulbo caudal, bulbo rostral, ponte caudal, ponte rostral, mesencéfalo caudal e mesencéfalo rostral. Em seguida, identifique e localize as posições das seguintes estruturas em cada uma das seis representações:
   a. Lemnisco medial.
   b. Trato espinotalâmico.
   c. Trato cortiscospinal.
4. Agora, analise o modo como esses tratos sensoriais mudam em localizações relativas, à medida que sobem ou descem pelo tronco encefálico, e contraste suas posições em relação à posição dos TCS. Considere a relação de cada nível com os ventrículos, cerebelo e núcleos de NC.

BIBLIOGRAFIA

Blumenfeld, H. Neuroanatomy through Clinical Cases. Sinauer Associates, Sunderland, Massachusetts, 2002.

Bowman, J. P., and Giddings, F. D. Strokes: An Illustrated Guide to Brain Structure, Blood Supply, and Clinical Signs. Prentice-Hall, New Jersey, 2003.

Bauby, J-D. The Diving Bell and the Butterfly. Éditions Robert Laffont, S.A., Paris, 1997.

Duvernoy, H. M. Human Brainstem Vessels, 2nd ed. Springer-Verlag, Heidelberg, 1999.

Nolte, J. The Human Brain: An Introduction to Its Functional Anatomy. Mosby Elsevier, Philadelphia, 2009.

Tatu, L. et al. Arterial territories of human brain: Brainstem and cerebellum. Neurol. 47:1125, 1996.

PARTE V
Sistemas funcionais especiais do SNC: sistemas motor e sensorial

As primeiras quatro partes deste livro enfocaram a base fisiológica e estrutural da operação do sistema nervoso. Foram fornecidos exemplos relevantes para a reabilitação, que ilustraram o modo como o sistema nervoso abrange e processa as informações somatossensoriais e motoras. A essa altura, você deve estar desenvolvendo confiança em sua própria capacidade de conectar esses conceitos básicos a uma análise do modo como o sistema nervoso usa essas informações para orquestrar a função. Para o profissional de reabilitação empregar o conhecimento sobre o sistema nervoso na tomada de decisões clínicas relacionadas a pacientes com distúrbios neuromusculares esqueléticos, ainda é necessário alcançar um nível maior de compreensão. Especificamente, o profissional de reabilitação também precisa compreender o modo como os *sistemas* sensorial e motor estão organizados, as implicações funcionais do dano a partes específicas desses sistemas e o modo como as estratégias de reabilitação são desenvolvidas com base nesse conhecimento. Com os fundamentos básicos das vias e estruturas sensoriais e motoras, agora é possível explorar esses conceitos-chave.

Os primeiros três capítulos da Parte V do livro abordam sistemas sensoriais específicos. A dor, enfocada no Capítulo 16, é abordada como um tópico à parte por dois motivos: (1) a dor é parte integrante de muitos problemas apresentados por pacientes que buscam assistência junto ao profissional de reabilitação; e (2) os mecanismos subjacentes à percepção da dor e as intervenções relacionadas à dor são primorosamente complexos e, portanto, requerem consideração especial.

O Capítulo 17 aborda dois sistemas sensoriais relacionados: os sistemas auditivo e vestibular. Sem o sistema auditivo, a comunicação verbal seria impossível e também ficaríamos impedidos de ouvir música, escutar os grilos nas noites de verão e o cantar dos pássaros ao despertar pela manhã. O sistema vestibular, que compartilha alguns componentes estruturais com o sistema auditivo, exerce um papel bastante diferente. A atuação desse sistema no controle do equilíbrio e da postura permite que um indivíduo caminhe pelo parque, se adapte aos elevadores e escadas rolantes, jogue futebol, dance, esquie no gelo e até mergulhe no mar. A importância do sistema vestibular somente se torna evidente quando ele é lesionado; por isso, condições específicas serão usadas para ilustrar tanto a função quanto o mau funcionamento do sistema vestibular.

O último dos sistemas sensoriais abordados nesta parte do livro é o sistema visual, assunto do Capítulo 18. Esse sistema permite a interpretação do humor de um ente querido pela observação de sua expressão facial e seu comportamento; apreciar a grandiosidade de uma catedral construída no século XVII; e ler o quadro de horários de voos no aeroporto.

Os dois últimos capítulos desta parte do livro abordam as ações coordenadas do sistema motor. O Capítulo 19 explora os papéis específicos do cerebelo e dos núcleos da base no controle do movimento. As funções importantes dessas estruturas são mais evidentes quando uma ou outra é danificada. Dessa forma, uma parte significativa deste capítulo enfoca primeiramente os distúrbios cerebelares e, em seguida, os distúrbios envolvendo os núcleos da base. Por fim, no Capítulo 20, as funções de todas as partes do sistema motor são resumidas com base em suas relações com o controle do movimento. Este capítulo termina analisando um lançamento de beisebol – uma ação familiar que, mesmo assim, requer uma ação integrada específica e sofisticada envolvendo a vasta gama de estruturas que formam conjuntamente o sistema motor.

16
A dor e sua modulação

Objetivos de aprendizagem

1. Lembrar o significado dos seguintes termos: alodinia; hiperalgesia; dor neuropática; e dor nociceptora.
2. Diferenciar as formas aguda e crônica de dor, bem como dor nociceptora e dor neuropática, em termos de origem e qualidade da dor, e quanto à responsividade às intervenções farmacológicas e físicas.
3. Diferenciar dor rápida e dor lenta em termos de relevância clínica e também quanto aos receptores e fibras que transmitem a informação.
4. Explicar o papel dos receptores e fibras aferentes no estabelecimento da natureza dupla da dor.
5. Discutir o papel dos mediadores da dor listados a seguir, bem como sua origem e sítio de ação: histamina, serotonina, prostaglandinas, bradicinina, substância P, leucotrienos e potássio.
6. Discutir o papel das seguintes moléculas na transmissão e modulação da dor: serotonina, noradrenalina, encefalina, GABA, substância P, NMDA e AMPA.
7. Descrever a sequência de eventos, interpretando quais neurônios FDA deflagram a alodinia.
8. Diferenciar sensibilização periférica e sensibilização central e discutir a importância funcional de cada uma.
9. Explicar como a sensibilização periférica está relacionada ao processo inflamatório e à dor associada.
10. Explicar o papel dos potenciais de ação antidrômicos na liberação da substância P.
11. Explicar o motivo pelo qual o dano a um nervo periférico pode causar uma dor intratável. Fornecer exemplos.
12. Discutir os processos medulares espinais que produzem e sustentam a alodinia.
13. Diferenciar as contribuições paleo e neospinais para a dor, incluindo os receptores ou origem, vias e destino final da informação aferente dolorosa.
14. Explicar a relação existente entre os núcleos onde o sistema da dor paleospinotalâmico faz sinapse e os papéis funcionais desse sistema.
15. Discutir o papel dos opiáceos na experiência dolorosa, incluindo a relação existente entre os opiáceos endógenos e as vias moduladoras descendentes.
16. Aplicar a teoria de controle da comporta da modulação da dor às abordagens empregadas no tratamento da dor. Discutir as limitações.
17. Analisar o uso das seguintes modalidades de tratamento da dor: massagem, calor e frio, estimulação elétrica e acupuntura.
18. Aplicar o conhecimento sobre as bases neuroanatômicas e neurofisiológicas da dor na interpretação das condições, incluindo: dor talâmica, síndrome da dor regional complexa, dor do membro fantasma e enxaqueca.
19. Comparar e contrastar os tipos de neurotransmissores que afetam a dor ao longo do corno dorsal *versus* tronco encefálico.

Abreviaturas

AMPA α-amino-3-hidroxil-5-metil-4-isoxazol-propionato

CD-LM sistema da coluna dorsal-lemnisco medial

DSR distrofia simpática reflexa

FDA neurônios de faixa dinâmica ampla

GABA ácido γ-aminobutírico

NMDA N-metil-D-aspartato

PKA proteína cinase A

PPSE potencial pós-sináptico excitatório

SDRC síndrome de dor regional complexa

SPA sistema paramedial ascendente

TENS estimulação elétrica nervosa transcutânea

TET trato espinotalâmico

VPL núcleo ventral posterolateral do tálamo

VPM núcleo ventral posteromedial do tálamo

INTRODUÇÃO

A dor é uma experiência perceptiva vital. A experiência dolorosa nos ensina a evitar situações potencialmente perigosas e deflagra reflexos de retirada protetores a partir de estímulos nocivos. A dor nos estimula a proteger e descansar as partes lesionadas do nosso corpo. Além disso, a dor é uma das queixas que mais comumente levam as pessoas a procurarem intervenção física. Ela pode estar associada a uma ampla variedade de circunstâncias, que incluem desde condições agudas (p. ex., entorse do tornozelo) até dores crônicas (p. ex., dor associada a condições artríticas); pode estar associada a distúrbios envolvendo diversos tecidos, desde músculos (p. ex., lacerações, distensões, entorses), ossos (p. ex., fraturas, certos cânceres) até nervos (dor neurogênica). As condições dolorosas crônicas (p. ex., fibromialgia, SDRC [também chamada DSR] e dor associada ao acidente vascular encefálico) diferem significativamente das condições agudas. As diferenças de mecanismos de dor conduzem a diferenças de intervenções farmacológicas ou cirúrgicas, bem como a abordagens distintas de intervenção física. Um conhecimento eficiente acerca dos mecanismos subjacentes à dor se faz necessário para que os clínicos tomem decisões corretas em relação à intervenção. Este capítulo fornece a base para a compreensão da lógica por trás de diferentes estratégias de intervenção farmacológica, cirúrgica e física.

Este capítulo traz informações que se somam àquelas introduzidas nos Capítulos 9 e 14. Nestes capítulos anteriores, as vias relacionadas à percepção da dor foram introduzidas e discutidas. Entretanto, a transmissão da informação a partir da medula espinal até o córtex é apenas um pequeno componente do sistema de dor geral. A percepção da dor pode ser orientada por numerosos fatores, incluindo regras culturais, etnia, motivação, crenças e valores pessoais. A dor pode se tornar persistente e crônica, até mesmo após a resolução de todos os pequenos estímulos que a estejam causando. Do mesmo modo, as situações em que deveria haver dor extrema podem ser totalmente ignoradas por um indivíduo. Isto nos leva a concluir que ainda resta muito mais a aprender do que apenas o sistema espinotalâmico e suas vias para que possamos apreciar inteiramente o sistema da dor.

A primeira seção deste capítulo considera o importante aspecto de a dor ser uma experiência perceptiva tão singular, a ponto de não ser possível considerá-la simplesmente uma submodalidade da sensação somática, ao lado do toque, temperatura e propriocepção. Na segunda seção principal, são abordados os substratos neurais envolvidos na mediação da sensação dolorosa. A abordagem se inicia pela periferia, especificamente pelos próprios nociceptores em si e os fatores normais que condicionam sua sensibilidade aos estímulos nocivos.

Em seguida, há o avanço para o SNC, começando pela medula espinal, e o exame de como os neurônios do corno dorsal mudam de comportamento em resposta aos fatores que ocorrem na periferia. Na sequência, é delineada a organização das vias situadas no SNC que medeiam a experiência dolorosa, culminando com uma análise do papel exercido pelo córtex cerebral na percepção da dor.

A terceira seção principal considera as teorias da modulação da dor, incluindo uma discussão sobre o sistema descendente, que começa no córtex cerebral e termina nos neurônios do corno dorsal da medula espinal, cuja função é modular a intensidade da experiência dolorosa. São então consideradas as abordagens terapêuticas, tanto físicas (p. ex., calor, frio e TENS) como farmacológicas. O papel da acupuntura também é discutido.

A quarta seção enfoca a dor crônica. Entre os exemplos discutidos, estão a dor do membro fantasma e as SDRCs. Após a apresentação de alguns fármacos comumente usados no tratamento médico da dor crônica, a seção final do capítulo discute os mecanismos mediadores da enxaqueca e o tratamento dessa condição.

INFORMAÇÃO FUNDAMENTAL

Apresentação clínica

Alphonso Gutierrez sofreu uma queda dura sobre o braço direito. Ele não adquiriu nenhuma fratura nem sofreu danos musculoesqueléticos duradouros com a queda, mas se queixa de uma dor forte que se instalou no braço direito desde então. Essa dor se tornou incapacitante. Ele foi encaminhado para a clínica de dores crônicas onde você trabalha. Em sua avaliação inicial, o paciente descreveu dois eventos diferentes. O primeiro evento foi a queda inicial e a dor que se desenvolveu naquele momento. O segundo evento foi o aparecimento de uma dor entorpecente e constante no decorrer de algumas semanas que se seguiram à queda, a qual não se resolveu ao longo do ano, desde a lesão inicial. Ao ler esta seção, considere os seguintes aspectos:

- O que diferencia a dor inicial, imediatamente subsequente à queda, da dor que se desenvolveu depois?
- Em que se compara o propósito desses dois tipos de dor?

Este capítulo complementa as informações básicas sobre anatomia apresentadas nos Capítulos 9 e 14. No Capítulo 9, foi destacado que o **sistema anterolateral** possui dois componentes: um componente **neospinotalâmico** e um componente **paleospinotalâmico**. O primeiro medeia a dor rápida (bem como a temperatura e o toque), enquanto o outro medeia a **dor lenta** – um tipo de dor mais resistente, contínua e intensa, com um forte elemento emocional (afetivo). O termo *sistema anterolateral* deriva do fato de os axônios ascendentes de ambos os componentes se misturarem nos funículos anterior e lateral da medula espinal. De fato, os dois componentes são distintos funcional e anatomicamente, e representam vias separadas no sistema da dor. Depois que atingem o nível do tronco encefálico, as duas vias se autossegregam posicionalmente em projeções lateral (neospinotalâmica) e medial (paleospinotalâmica), cada uma das quais dotada de uma organização sináptica exclusiva. Os Capítulos 9 e 14 enfocam uma via neospinotalâmica específica – o TET – e suas contrapartes no tronco encefálico. Contudo, esse trato não explica a experiência multifacetada de dor. Aqui, recorremos a essas informações, mas também as expandimos para discutir o sistema de mediação e modulação da dor. Para tanto, consideramos os componentes neo- e paleospinotalâmico da dor.

Durante anos, a dor foi considerada uma submodalidade da sensação somática, ao lado do toque, pressão, vibração e sentido de posição. Esse conceito foi produto da avaliação neurológica da sensação somática, que enfoca a discriminação da qualidade, intensidade e localização do estímulo. Conforme veremos, esse conceito seria aplicável somente à dor rápida, que pode ser topograficamente localizada com precisão na superfície do corpo, escalada quanto à intensidade e submetida ao teste da alfinetada durante o exame neurológico. Por outro lado, é impossível separar a dor rápida e a dor lenta, uma vez que as duas projeções mediadoras da dor geralmente são ativadas ao mesmo tempo. Até mesmo no caso da dor lenta, ainda não está claro se a dor de fato está sendo avaliada. Em vez disso, os estímulos de ocorrência natural que deflagram a percepção da dor ativam paralelamente as vias de dor lenta e dor rápida.

Adicionalmente, existem motivos convincentes para *não* classificar a dor como uma submodalidade da sensação somática. A dor deve ser considerada como sendo mediada por um tipo teórica e funcionalmente único de sistema sensorial. E o motivo é o fato de que alertar o cérebro quanto aos potenciais perigos implicados pela presença de estímulos nocivos é muito diferente de apenas informá-lo, por exemplo, da ocorrência de um toque. Sendo assim, a mediação da dor necessitou da evolução de um sistema sensorial especial dedicado à percepção de circunstâncias potencialmente prejudiciais. O motivo é que a percepção da dor não é resultado direto da atividade em fibras aferentes nociceptoras, mas é regulada pela atividade concomitante em aferentes mielinizados que, por si sós, não estão diretamente envolvidos com a transmissão da informação nociceptora (ver sobre controle da comporta em Modulação da dor). Além disso, a dor difere acentuadamente das percepções somatossensoriais, como o toque ou a vibração, em que os neurônios no sistema somático sensorial seguem regras previsíveis. Sob circunstâncias apropriadas, por exemplo, é possível deflagrar a dor com um estímulo de toque leve mediado por fibras aferentes A-b de limiar baixo. Por fim, a dor é totalmente manifestada pelo comportamento de aversão e por sinais de atividade do sistema autônomo, como alterações de pressão arterial, frequência cardíaca e respiração.

A relação existente da dor com o afeto e a motivação é particularmente importante. O **afeto** refere-se aos sentimentos vitais que são produzidos nas pessoas pelos ambientes internos e externos. É o humor, tom ou sentimento emocional associados a um pensamento desencadeado por condições e circunstâncias existentes nesses ambientes. A **motivação** designa um estado de necessidade dentro de nós que desperta, mantém e direciona o comportamento para uma determinada meta. O afeto e a motivação frequentemente estão relacionados, pois um afeto pode ser a fonte de uma motivação. A dor é uma experiência subjetiva, conhecida apenas por quem a percebe, que requer a presença de um estado mental a ser vivenciado e avaliado. Como tal, a dor está sujeita a sofrer variações consideráveis ao longo do tempo, em um mesmo indivíduo, dependendo do afeto. Uma observação comum é a de que a percepção da dor aumenta quando a atenção é dirigida para ela (ou quando estamos ansiosos) e diminui quando a atenção é desviada. Além disso, os fatores culturais exercem papel significativo na percepção da dor. De forma mais significativa, a dor aguda quase sempre motiva quem a sente a procurar alívio.

Uma distinção é feita entre dor aguda e dor crônica. A **dor aguda** resultante de dano tecidual tem início bem definido, com uma patologia bem-definida, e é protetora por natureza. Em contraste, a **dor crônica** não exerce função de proteção, dura mais que o tempo espe-

---

Aplicação clínica: avaliação da dor no exame neurológico

Nós podemos questionar até que ponto o sistema da dor é avaliado no exame neurológico da dor. A avaliação neurológica da dor envolve orientar o paciente a dizer "pontada" ao sentir um alfinetada na pele. O alfinete que será usado durante o exame deve ser mostrado ao paciente, para *aliviar qualquer temor de ser ferido* no procedimento. Qualquer definição médica de dor afirma que a percepção inclui desconforto físico, aflição ou sofrimento resultante de lesão tecidual real ou potencial. Sendo assim, a dor não é infligida a um paciente submetido à avaliação neurológica. A distinção entre "pontada" e "entorpecimento" pode, em parte, ser uma qualidade de discriminação somática sensorial.

rado para a cicatrização tecidual, tem magnitude maior do que a esperada para o dano tecidual inicial e pode ocorrer na ausência de uma patologia tecidual claramente definida. É preciso notar aqui que a terminologia é um pouco confusa, considerando que a dor aguda pode ser persistente. E, quando persistente, a dor aguda pode ser o motivo primário a levar o indivíduo a buscar atenção médica e terapêutica.

> ## Questão
>
> As dores aguda e crônica compartilham alguns aspectos comuns, ao mesmo tempo em que diferem bastante quanto à origem, consequência e tratamento. Quais são os aspectos relevantes a serem considerados?

O papel biológico da dor aguda é evidente. Exemplificando, diante de um dano à pele, músculo, articulações ou osso, a dor aguda resultante do movimento incentiva o indivíduo lesionado a permanecer em repouso e se recuperar. Além disso, a dor aguda está sujeita à modulação por sistemas cerebrais. A dor crônica, em contraste, tipicamente resulta de uma doença grave e duradoura ou de um transtorno psiquiátrico, sendo difícil determinar outro papel biológico que não o de causar sofrimento ao indivíduo afetado. Mesmo assim, a dor crônica está sujeita à modulação da intensidade pelo sistema desenvolvido para modular a dor aguda.

A dor aguda persistente é classificada como **nociceptiva** ou **neuropática (neurogênica)**. A dor nociceptiva é causada pela ativação de nociceptores periféricos na pele e em outros tecidos moles em resposta à inflamação e lesão tecidual. Uma causa comum de dor nociceptiva é a artrite; outro exemplo é a invasão tecidual por tumores. A dor neuropática consiste na presença de dor produzida por uma patologia envolvendo o sistema nervoso, na ausência da ativação de nociceptor periférico. A dor neuropática resulta mais comumente de lesão ou inflamação de nervos periféricos e com bem menos frequência do envolvimento patológico de neurônios do SNC. Uma ampla variedade de distúrbios do SNP causa dor neuropática, incluindo o herpes zoster, diabetes, neuralgia do trigêmeo e traumatismo resultante em SDRC (discutida em Conexões clínicas). A **síndrome talâmica** (também referida como **dor pós-acidente vascular encefálico central** ou **síndrome de Dejerine-Roussy**) é uma condição em que o dano ao tálamo deflagra uma dor intratável, na ausência de estimulação nociva, ao causar disparos de neurônios talâmicos que normalmente transmitem informação sobre estímulos dolorosos para o córtex cerebral. Essa síndrome "... é por excelência o exemplo de dor central – pois não é devida a nada que afete os nervos periféricos ou seus terminais, e sim a um buraco na cabeça" (Bowsher, 1996). A distin-

ção entre dor nociceptora e dor neuropática é importante, porque os sintomas e a efetividade do tratamento são bastante diferentes. A dor neuropática, por exemplo, é significativamente dependente da presença de canais de Na^+ e da condução do potencial de ação (discutida adiante). Por esse motivo, em seu tratamento, é feita a administração sistêmica de bloqueadores de canais de Na^+ (p. ex., lidocaína, carbamazepina, fármacos análogos à gabapentina). Em contraste, a dor nociceptiva não é responsiva aos bloqueadores de canais de Na^+.

ANATOMIA E FUNÇÃO

> ### Apresentação clínica
>
> Relembre o caso de Alphonso Gutierrez, que você conheceu na seção anterior. Ele caiu por cima do braço direito e, desde então, passou a sentir uma dor intensa e persistente. Ao ler esta seção, considere os seguintes aspectos:
>
> - Quais mecanismos contribuíram para a consciência inicial da dor?
> - Quais mecanismos estão contribuindo para a condição de dor crônica de Alphonso?
> - Qual é a relação da condição de Alphonso com o conceito de "sensibilização"? E qual é o mecanismo subjacente?

A periferia

A percepção da dor resulta da estimulação adequada de tecidos superficiais e profundos ou de órgãos viscerais do corpo. Os estímulos que despolarizam os nociceptores diferem conforme o tecido em que os receptores da dor estão inclusos, com exceção da inflamação, que ativa os nociceptores polimodais presentes em todos os tipos de tecido. O dano ao periósteo (como em uma fratura ou no câncer ósseo) causa dor óssea. Os estímulos produtores de dor na pele são aqueles que causam dano tecidual: cortes, queimaduras, alfinetadas, esmagamento e congelamento. Note, porém, que os estímulos desse tipo não resultam em dor visceral. A dor visceral é gerada pela distensão das paredes das vísceras ocas ou pelo espasmo da musculatura lisa. A isquemia ou o dano às bainhas de tecido conectivo de revestimento causam dor musculoesquelética. A isquemia também é a causa primária de dor no miocárdio.

> ## Questão
>
> Onde a natureza dupla da dor é estabelecida e qual é a implicação dessa natureza dupla?

Lembre-se de que foi visto no Capítulo 9 que as quatro classes principais de nociceptores estão amplamente distribuídas na pele e tecidos subcutâneos. Os **nociceptores mecânicos** são ativados pela compressão intensa da pele e representam os terminais periféricos de pequeno diâmetro, as fibras A-d finamente mielinizadas, cuja velocidade de condução é de 5-30 m/s. Os **nociceptores térmicos** são ativados por temperaturas extremas, superiores a 45° C ou inferiores a 5° C, e também representam os terminais periféricos de fibras A-d. Os **nociceptores sensíveis a estímulos químicos** e **nociceptores polimodais** (responsivos a estímulos químicos, térmicos e mecânicos intensos) representam os terminais periféricos de fibras C não mielinizadas que conduzem informação a velocidades lentas, da ordem de 0,5-2 m/s.

Quando esses nociceptores e seus aferentes atuam juntos para gerar uma resposta dolorosa, a experiência dolorosa inicial tem natureza dupla (ver Fig. 16.1). Quando a pele é perfurada por uma agulha, por exemplo, surge uma dor de picada imediata (dor rápida) e, decorridos 1-2 segundos, surge uma dor ardente ou pungente mais prolongada (dor lenta). A primeira dor, que é aguda, é mediada pelas fibras A-d transmissoras de informação oriunda de nociceptores mecânicos e térmicos. Em contraste, a dor mais embotada e ardente é transmitida pelas fibras C de condução mais lenta, não mielinizadas, que são ativadas por nociceptores químicos e polimodais. Dessa forma, a natureza dupla da experiência dolorosa é estabelecida na periferia pelos tipos de nociceptores ativados e diferenças de velocidade de condução de suas respectivas fibras nervosas.

Sensibilização do sistema da dor, hiperalgesia e alodinia

A dor gerada durante o evento nocivo inicial resulta da ativação de nociceptores normalmente funcionais, conforme explicado anteriormente. Entretanto, a dor espontânea que surge após os primeiros segundos (i. e., a dor em curso vivenciada em forma de sensibilidade, ardência, ferroada, dores persistentes) resulta dos processos que intensificam a sensibilidade do próprio sistema da dor. Essa é uma função normal do sistema da dor e não um reflexo de patologia. Trata-se de uma resposta adaptativa à lesão tecidual que se acredita ter evoluído para minimizar o uso do tecido lesionado até a resposta inflamatória desaparecer e o reparo tecidual ser concluído.

> **Questão**
>
> O que significa sensibilização? Quando a sensibilização é normal e quando se torna um fenômeno patológico?

A responsividade dos nociceptores a estímulos dolorosos pode ser modificada, de modo a minimizar ou intensificar (sensibilização) a resposta. A **sensibilização** do sistema da dor envolve alterações na função dos re-

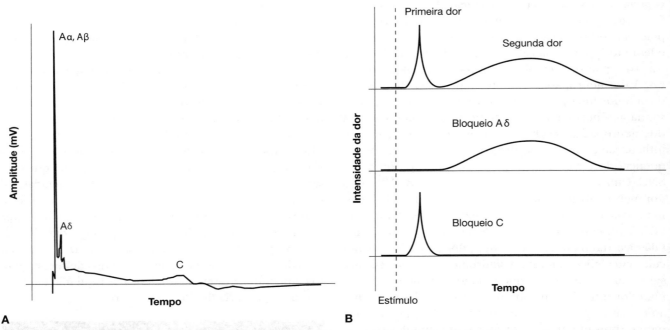

Figura 16.1 Natureza dupla da resposta dolorosa. **A.** Registro elétrico ilustrando um potencial de ação composto percorrendo um nervo periférico em resposta à estimulação elétrica de fibras nervosas. As fibras de condução rápida possuem uma latência mais curta, representada à esquerda no gráfico. **B.** O primeiro e segundo sinais de dor são transmitidos por diferentes axônios aferentes e fibras A-δ e C. Ao bloquear seletivamente as fibras A-δ mielinizadas, a primeira sensação dolorosa (sensação aguda e bem localizada) é abolida. Do mesmo modo, ao bloquear seletivamente as fibras C, a segunda dor (sensação de entorpecimento precariamente localizada) é abolida.

ceptores do SNP, além da alteração da função dos neurônios do corno dorsal no SNC, referidas como sensibilização periférica e sensibilização central (discutida adiante), respectivamente. Tanto a sensibilização periférica como a sensibilização central se autorrefletem em hiperalgesia e alodinia. A **hiperalgesia** consiste na sensibilidade exagerada a um estímulo nocivo. Citemos como exemplo um tapa dado na região dorsal queimada pelo Sol que, normalmente apenas desconfortável, passa a ser doloroso. Diz-se que a sensibilização periférica causa hiperalgesia primária, enquanto a sensibilização central causa hiperalgesia secundária. A **alodinia** refere-se à situação em que um estímulo normalmente inócuo, mediado por fibras A-b, induz a percepção dolorosa.

> ## Questão
>
> Qual é a diferença existente entre hiperalgesia e alodinia? Por que essa diferença é importante para o especialista em reabilitação?

Sensibilização periférica. O termo **sensibilização periférica** refere-se a um limiar diminuído e responsividade aumentada do nociceptor à estimulação do campo receptor. A sensibilização periférica resulta da liberação de um amplo número de mediadores bioquímicos dentro do ambiente da resposta inflamatória – que engloba a própria área de lesão tecidual, bem como uma área circundante de tecido não lesionado – junto à área de inflamação. Alguns desses mediadores são liberados por células localizadas na área da lesão. Entre esses mediadores estão a histamina e a serotonina, que são liberadas por mastócitos, além das prostaglandinas, liberadas pelos fibroblastos. Esses mediadores (contudo, nem todas as prostaglandinas) atuam diretamente na membrana receptora dos nociceptores. Outros mediadores são liberados por células do sistema imune, como os macrófagos, que invadem o tecido lesionado. Alguns desses mediadores atuam de modo indireto, induzindo a liberação de mediadores de ação direta por outras células. Os macrófagos, por exemplo, liberam leucotrienos (interleucina-1) que ativam fibroblastos para que liberem prostaglandinas. Há ainda outros mediadores, como a bradicinina, que são derivados a partir do plasma – um evento possibilitado pelo fato de os capilares localizados na área de inflamação estarem dilatados e com vazamentos. Por fim, mediadores como a substância P são liberados a partir dos próprios terminais nociceptores (discutido adiante). Todas essas moléculas bioquímicas atuam diminuindo o limiar (sensibilização) para a ativação dos nociceptores. Por outro lado, conforme resumido na Tabela 16.1, algumas dessas moléculas ativam diretamente os nociceptores. Considera-se que existe uma população

Tabela 16.1 Substâncias químicas de ocorrência natural que ativam ou sensibilizam nociceptores

Agente	Fonte	Efeito sobre as fibras aferentes primárias
Potássio	Células residentes e danificadas	Ativação
Serotonina	Plaquetas e mastócitos	Ativação
Bradicinina	Plasma	Ativação
Histamina	Mastócitos	Ativação
Prostaglandinas	Células residentes e danificadas	Sensibilização
Leucotrienos	Macrófagos e células danificadas	Sensibilização
Substância P	Fibras aferentes primárias	Sensibilização

significativa de nociceptores silenciosos que são ativados apenas na presença desses mediadores bioquímicos.

Uma das prostaglandinas (E2) se destaca porque a aspirina e os inibidores de ciclo-oxigenase (COX), que são analgésicos anti-inflamatórios não esteroidais, inibem a síntese das prostaglandinas; essa ação é responsável pela efetividade desses fármacos no controle da dor. A bradicinina é uma substância bioquímica produtora de dor particularmente ativa: não só ativa diretamente os nociceptores A-d e C como também aumenta a síntese e liberação das prostaglandinas.

> ## Questão
>
> O que é a substância P, qual é seu papel em relação à dor e qual é o propósito da liberação antidrômica dessa substância?

A **substância P** é sintetizada no corpo celular (localizado nos gânglios da raiz dorsal ou gânglio do trigêmeo) dos aferentes primários da fibra C. A substância C não só é transportada centralmente e liberada nos neurônios de segunda ordem do corno dorsal como também é transportada para os terminais *periféricos* do aferente primário – ou seja, para o nociceptor, onde é liberado no interior do microambiente do nociceptor. Essa liberação periférica é gerada por um reflexo axônico. No aferente primário, os impulsos aferentes geram o reflexo axônico, por meio do qual os potenciais de ação seguem na direção antidrômica até o terminal e liberam a substância P (ver Fig. 16.2). Dessa forma, diferentes

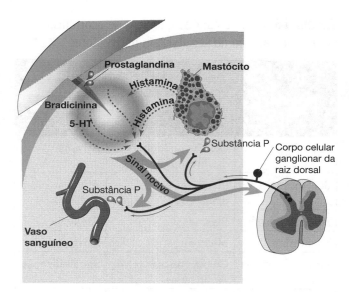

Figura 16.2 Mediadores químicos periféricos da dor e hiperalgesia. A substância P é sintetizada no corpo celular dos aferentes primários da fibra C e é liberada durante o reflexo axônico. A substância P é vasoativa e induz à inflamação neurogênica.

ramos de um único neurônio aferente primário formam os membros aferente e eferente do reflexo axônico.

A substância P liberada é vasoativa e está envolvida na geração dos quatro sinais cardinais da inflamação – dor, calor, eritema (rubor) e edema – como resultado de sua ação direta sobre os capilares. O calor e o rubor resultam da dilatação dos vasos sanguíneos. O edema é causado pela permeabilidade aumentada dos capilares com consequente extravasamento de plasma, em que proteínas e líquido vazam dos capilares para dentro do líquido extracelular. Esse processo é chamado **inflamação neurogênica** e será discutido posteriormente, com a enxaqueca. Conforme observado antes, a substância P liberada também contribui para a hiperalgesia primária fazendo os mastócitos desgranularem e liberarem histamina. Esta, por sua vez, diminui o limiar de ativação dos nociceptores.

Lesão nervosa periférica e dor. Quando há dano em um nervo periférico, a via aferente de condução da informação dolorosa para a medula espinal fica comprometida. Com isso, é esperado que a dor seja inibida, e não intensificada. Mesmo assim, ainda que aparentemente paradoxal, o dano a nervos periféricos muitas vezes resulta em numerosos estados de dor intratável, incluindo aqueles associados à neuropatia diabética, causalgia, dor de membro fantasma, neuralgia do trigêmeo, SDRC e outros. Após serem lesionados por axotomia ou sofrerem desmielinização segmentar, muitos axônios aferentes se tornam hiperexcitados e geram uma descarga espontânea contínua que surge a partir do sítio de lesão. Como a atividade do impulso tem origem no sítio de lesão e não no segmento inicial do axônio, é chamada de descarga **ectópica** (fora de lugar). Em indivíduos com neuropatias periféricas (ver Cap. 10), existe uma discreta correlação entre a descarga ectópica e a dor e parestesias vivenciadas.

> **Questão**
>
> Indivíduos com neuropatia diabética desenvolvem dor com frequência, sobretudo nos pés e membros inferiores. Mesmo assim, esse é um processo neuropático. Qual é o mecanismo responsável pela dor, em oposição à perda da sensibilidade dolorosa?

A descarga ectópica resulta de um remodelamento da membrana da célula nervosa no sítio de lesão nervosa ou de desmielinização. Números excessivos de canais de Na+ sensíveis a voltagem se acumulam em regiões de lesão ou de membrana desnuda e tornam o axônio hiperexcitável. Entretanto, para gerar disparos ectópicos, deve haver uma corrente geradora adequada análoga ao potencial receptor no terminal periférico, que gere os potenciais de ação. Além dos canais de Na+, também são sintetizados nos gânglios da raiz dorsal os canais de escoamento da membrana e os canais e receptores de transdução. Todos esses canais são distalmente transportados para o sítio de lesão nervosa e inseridos na membrana, onde reduplicam as características da membrana anteriormente residente no terminal transdutor normal, antes da axotomia ou desmielinização. Isso se reflete no fato de os sítios de descarga ectópica serem responsivos às alterações de temperatura, mediadores bioquímicos e deslocamento mecânico. Este último é exemplificado pelo **sinal de Tinel**. Um tapa leve na pele do antebraço, sobre a região de uma lesão nervosa mediana, induz uma explosão de atividade impulsiva. O indivíduo então apresenta parestesia e dor na parte medial da mão. Contudo, no nervo normal, a densidade de canais de Na+ é baixa demais para resultar em descargas repetidas a esse tipo de estímulos de ocorrência natural. Assim, quando a pele situada sobre a região do nervo mediano normal recebe um tapa leve, o indivíduo sente apenas um tapa leve no local, em vez de sensações dolorosas no território de distribuição do nervo mediano.

Medula espinal

Junto à medula espinal, os neurônios aferentes transmissores de estímulos nociceptores fazem sinapse em neurônios localizados em algumas lâminas de Rexed do corno dorsal. Entre essas lâminas, as mais importantes são a I, II e V, apesar do envolvimento de outras lâminas (p. ex., VII e VIII). Lembre-se do Capítulo 9 que o sistema somatossensorial faz sinapse em diferentes tipos de neurônios no corno dorsal. Os aferentes nos quais converge o toque nociceptivo e de baixo limiar são denominados **neurônios de faixa dinâmica ampla (FDA)**, que podem monitorar a localização precisa de um estímulo nocivo na superfície corporal. De forma típica, os neurônios FDA são encontrados na lâmina V. Em contraste, os neurônios responsivos somente a estímulos nociceptivos (nociceptivos específicos) podem monitorar a extensão da lesão, em oposição à localização exata de um estímulo nocivo, e estão localizados primariamente nas lâminas I e II.

Os aferentes nociceptivos possuem terminações definíveis em neurônios situados em diferentes lâminas de Rexed do corno dorsal (ver Fig. 16.3). Como exemplos, os neurônios localizados na lâmina I recebem estimulação diferente oriunda dos aferentes nociceptores C não mielinizados via interneurônios da lâmina II. Os interneurônios da lâmina II recebem estimulação direta dos aferentes nociceptores C. Os neurônios da lâmina V são primariamente neurônios FDA. Os neurônios de projeção da lâmina V têm dendritos que se estendem dorsalmente para dentro da lâmina III. Isto permite que os neurônios da lâmina V recebam estimulação monossináptica direta oriunda das fibras mecanorreceptoras A-β mielinizadas, de diâmetro amplo e baixo limiar, bem como das fibras A-δ nociceptoras, além da estimulação indireta das fibras C via interneurônios na lâmina II.

Dois neurotransmissores diferentes, glutamato e substância P, são liberados nos neurônios do corno dorsal pelos terminais axônicos das fibras A-d e C. Os aferentes nociceptores C e A-δ liberam o neurotransmissor excitatório glutamato. O glutamato deflagra potenciais pós-sinápticos excitatórios (PPSE) *rápidos* em neurônios do corno dorsal, via receptores de glutamato tipo AMPA. A substância P, um neuropeptídeo, é coliberada nos neurônios do corno dorsal pelos terminais aferentes nociceptivos. A liberação de substância P deflagra PPSE *lentos* nos neurônios do corno dorsal. A substância P é liberada, em particular, a partir dos terminais de aferentes de fibra C sobre os neurônios da lâmina I e partes da lâmina II (ver Fig. 16.4). É significativo que a substância P do corno dorsal esteja acentuadamente depletada em indivíduos com neuropatia congênita e insensibilidade dolorosa, e seja aumentada em indivíduos com dor persistente.

Junto ao glutamato e à substância P, outros neurotransmissores liberados no corno dorsal da medula espinal medeiam a dor. Entre eles, estão a adenosina, GABA e PKA. A adenosina e o GABA produzem efeitos inibitórios sobre a transmissão da dor, que resultam em analgesia ou diminuição da hiperalgesia. Em contraste, a PKA é liberada durante a estimulação mecânica e produz hiperalgesia ao sensibilizar os neurônios do TET. Além disso, algumas projeções supraspinais descendentes liberam neurotransmissores no corno dorsal da medula espinal que estão envolvidos na mediação do processamento da dor central, incluindo as endorfinas, serotonina e noradrenalina. Seus papéis e ações são abordados adiante, na discussão sobre modulação da dor.

As células gliais exercem um papel particularmente importante no processamento da informação nociceptiva, em especial na medula espinal. Especificamente, essas células expressam receptores para muitos dos neurotransmissores relevantes e também estão envolvidas na depuração de neurotransmissores a partir da fenda sináptica.

Sensibilização central

> **Questão**
>
> Como forma de preparação para o material que você acaba de ler, reveja no Capítulo 4 os receptores NMDA. Antes de tudo, o que é NMDA? Com qual neurotransmissor o NMDA é importante e qual é o seu papel? Por fim, qual é a relação existente entre os canais regulados por NMDA e os canais regulados por AMPA?

Após uma lesão localizada, pode haver desenvolvimento de alodinia em uma área cutânea onde não há inflamação evidente, causando desconforto, como ocorre quando um estímulo tátil comumente indolor é sentido como sendo doloroso. Esse fenômeno é causado pela **sensibilização central**. A sensibilização central é deflagrada e mantida pela estimulação nociva anormal resultante de sensibilização periférica. A sensibilização central resulta do processamento alterado pelos neurônios FDA do corno dorsal dos impulsos que entram na medula espinal ao longo dos aferentes de toque A-β, e ocorre do seguinte modo: os aferentes A-β adquirem a capacidade de conduzir os neurônios FDA, que antes eram inefetivos em termos de condução. Na ausência de estímulos nocivos, os aferentes do toque A-β liberam glutamato e este ativa os neurônios FDA. Essa ativação normalmente é modesta e mediada apenas por receptores não-NMDA, como os receptores AMPA. Para potenciais de membrana normais, o NMDA é bloqueado junto ao poro do canal por íons Mg^{2+} extracelulares e a ativação

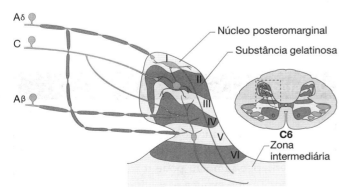

Figura 16.3 Os aferentes nociceptores terminam predominantemente nos neurônios das lâminas I, II e V do corno dorsal.

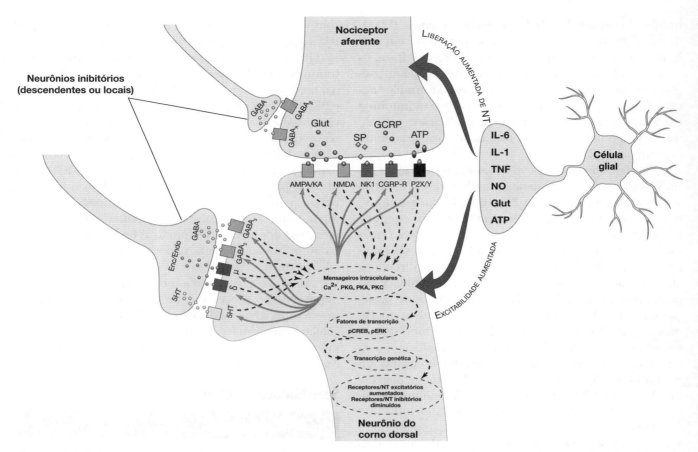

Figura 16.4 Estímulos para os neurônios do corno dorsal envolvidos na mediação da dor. Quando ativadas por estímulos nocivos, as células gliais liberam mediadores que aumentam a excitabilidade dos neurônios do corno dorsal. Os neurônios descendentes e locais inibem a transmissão da dor aos níveis pré e pós-sináptico. ATP = trifosfato de adenosina; Enc/Endo = encefalina/endomorfina; GABA = ácido γ-aminobutírico; Glut = glutamato; SP = substância P; NO = óxido nítrico. Outros neurotransmissores importantes representados na figura, que não foram discutidos no texto, foram incluídos para que a ilustração ficasse mais completa.

dos neurônios FDA pelos aferentes do toque A-β é insuficiente para remover esse bloqueio. Entretanto, quando os receptores nociceptivos são estimulados, os aferentes nociceptivos C liberam glutamato e substância P. A intensa estimulação da fibra C gera uma prolongada despolarização dos neurônios FDA, que é induzida pela substância P. O bloqueio exercido pelos íons Mg^{2+} é deslocado e os receptores de NMDA se tornam responsivos ao glutamato liberado pelos aferentes do toque A-β. Esses últimos aferentes passam a deflagrar mais efetivamente potenciais de ação a partir dos neurônios FDA, via receptores NMDA e receptores AMPA, ativando assim os circuitos centrais produtores de alodinia.

Lembre-se de que no Capítulo 4 foi visto que os complexos canal/receptor NMDA de glutamato são os únicos que aceitam Na+, de modo semelhante aos canais AMPA, e adicionalmente permitem a entrada de Ca^{2+}. A sensibilização central dura mais que a despolarização da substância P e resulta da entrada de Ca^{2+} via canais NMDA. Isso ativa as proteínas cinase dependentes de Ca^{2+} que, por sua vez, fosforilam os canais iônicos e, dessa forma, sustentam a sensibilização central.

Questão

Diferencie os neurônios FDA localizados no corno dorsal dos demais neurônios associados à dor, em termos de localização, propósito e destino das projeções neuronais.

Questão

No sistema somatossensorial, a lesão a um nervo periférico resulta em diminuição da percepção (p. ex., propriocepção, toque ou pressão). Mesmo assim, a lesão a um nervo periférico também pode resultar em intensificação da dor. O que explica essa diferença de resposta à lesão no nervo?

Sistemas ascendentes

Projeções para o tronco encefálico e o tálamo

Na seção anterior, enfocamos o papel do sistema somatossensorial periférico no processamento de estímulos dolorosos. Todavia, para que a dor seja percebida de forma consciente, é necessário que a informação seja transmitida ao córtex cerebral. A dualidade da experiência dolorosa, estabelecida primeiro na periferia por fibras A-δ e C e seus nociceptores, conforme explicado, está preservada nas projeções ascendentes. Isto ocorre porque cada estímulo engaja preferencialmente um sistema de projeção anatômica e funcionalmente distinto. Ambos os sistemas acessam o tálamo, mas fazem isso em sistemas ascendentes que possuem organizações sinápticas e bioquímicas acentuadamente distintas e cada um faz sinapse em núcleos talâmicos distintos. O estímulo nociceptivo A-δ engaja neurônios de proteção na lâmina I do corno dorsal, cujos axônios entram no **componente neospinotalâmico** do sistema anterolateral e seguem para o tálamo, onde fazem sinapse no núcleo VPL (ver Cap. 9). O componente neospinotalâmico medeia a dor aguda, bem-localizada e rapidamente percebida. A dor rápida é avaliada no teste da alfinetada, durante o exame neurológico. Essa variante de dor não está associada a um forte componente emocional. Em contraste, as fibras C engajam preferencialmente um conjunto de neurônios do corno dorsal, cujos axônios entram no **componente paleospinotalâmico** do sistema anterolateral. Esse sistema medeia a dor percebida de maneira lenta, que é difusa (de localização precária ou *bruta*) e de qualidade aflitiva ou queimação. Está associada a forte componente emocional e pode ser o motivo que leva alguns indivíduos a procurarem atenção médica para dor. Os axônios desses neurônios do corno dorsal sobem por dentro dos funículos lateral e anterior da medula espinal, do mesmo modo como os axônios do trato neospinotalâmico. Entretanto, ao chegarem no tronco encefálico, os axônios do trato paleospinotalâmico assumem uma posição mais medial que a dos axônios do trato neospinotalâmico, que permanece posicionado lateralmente (ver Fig. 16.5). Por esse motivo, o trato paleospinotalâmico também é referido como o medial e, de maneira mais específica, como **sistema paramedial ascendente (SPA)**. Assim como o trato neospinotalâmico, o SPA atinge o diencéfalo, porém emite colaterais axônicas e tem projeções distintas para alguns sítios troncoencefálicos, incluindo os núcleos da rafe da formação reticular da linha média do bulbo e ponte (via *trato espinorreticular*) e a substância cinzenta periaquedutal (SCP) do mesencéfalo (via *trato espinomesencefálico*). Ao atingirem o diencéfalo, os axônios do SPA terminam no hipotálamo – uma estrutura imediatamente adjacente à linha média (via *trato espino-hipotalâmico*) – e na linha média e núcleos intralamina-

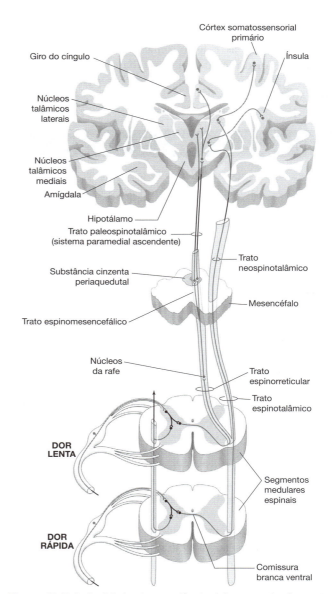

Figura 16.5 A dualidade da experiência dolorosa, primeiramente estabelecida na periferia pelas fibras A-δ e C e seus nociceptores, conforme observado anteriormente, é preservada nas projeções ascendentes. O trato neospinotalâmico medeia a dor rápida e termina no córtex cerebral via tálamo. O trato paleospinotalâmico medeia a dor lenta, projetando-se para o hipotálamo e o tálamo.

res do tálamo (trato espinotalâmico – TET). Os axônios oriundos das células desses núcleos talâmicos se projetam para estruturas do sistema límbico, como o córtex pré-frontal, giro do cíngulo anterior e amígdala subcorticalmente localizada.

Questão

Como o PSA se diferencia do TET? Discuta os destinos das fibras do SPA e relacione os núcleos específicos em que essas fibras terminam aos seus papéis na percepção da dor.

A estimulação nociceptiva do hipotálamo ativa respostas endócrinas e autônomas complexas à dor. Os neurônios oriundos da linha média e dos núcleos talâmicos intralaminares se projetam para dentro do sistema límbico que medeia as respostas afetiva e motivacional à dor.

> ## Questão
>
> Os sistemas neo e paleospinotalâmico são similares quanto a alguns aspectos importantes e diferentes em relação a outros. Compare e contraste os dois sistemas em termos de origem do estímulo, propósito, localização na medula espinal e no destino final.

Córtex cerebral

Sem dúvida, a experiência dolorosa requer participação do córtex cerebral. Lembre-se que o processamento cortical é necessário à interpretação dos estímulos que chegam. Não é preciso ressaltar que isto é válido também para os estímulos dolorosos. De fato, existe um sistema cortical distribuído envolvido na percepção dolorosa geral e nenhuma área cortical isolada parece ser exclusivamente essencial para isto. Os sistemas de fibras A-δ e C da medula espinal e do trigêmeo terminam em múltiplos alvos localizados no tronco encefálico e tálamo, e engajam múltiplas áreas do córtex cerebral através de três vias talamocorticais principais.

Uma via, que tem origem na lâmina I da medula espinal (parte do componente neospinotalâmico do SAL), faz sinapse nos núcleos VPL/VPM do tálamo, cujos neurônios se projetam para o giro pós-central (córtex somatossensorial primário), terminando principalmente na área de Brodmann 1 (ver Cap. 7). Esse é um componente do sistema da dor lateral. Esse sistema está em registro somatotópico com a estimulação mecanorreceptiva que se projeta para o giro pós-central via sistema CD-LM. Os neurônios da dor em VPL/VPM e o giro pós-central respondem à intensidade dos estímulos nocivos e têm campos receptivos contralaterais pequenos. Essa projeção talamocortical é responsável pelos aspectos sensoriais da experiência dolorosa – que são a intensidade e localização. As lesões no giro pós-central podem resultar em elevações do limiar para detecção de estímulos nocivos e em uma capacidade diminuída de discriminar estímulos nocivos de intensidades diferentes. Observe que existe apenas uma reduzida consciência das diferentes intensidades da dor e isto implica que outros componentes corticais do sistema da dor também exibam funções codificadoras da intensidade.

Uma segunda parte do sistema neospinotalâmico recebe estímulo dos componentes com fibras pequenas do sistema do TET e do sistema trigeminal-talâmico espinal e retransmite para parte do grupo ventral posterior dos núcleos do tálamo. Essa projeção é um segundo componente do sistema da dor lateral, cujos neurônios têm origem na lâmina I. Ele termina no córtex das partes dorsal e posterior da ínsula e banco superior da fissura lateral (de Sylvius), representando a segunda área somatossensorial (SII). A SII também apresenta organização somatotópica. Os neurônios localizados em SII e no córtex insular codificam a intensidade do estímulo nocivo.

Uma terceira via talamocortical dos sistemas de fibras pequenas do TET e trigêmeo-talâmico espinal faz sinapse nos núcleos intralaminares do tálamo. Esses neurônios, que são parte do componente paleospinotalâmico do SAL, são originários das lâminas V e VI do corno dorsal e se projetam via sistema da dor medial para os núcleos intralaminares do tálamo. Projetam-se difusamente para o lobo frontal e, em particular, para o giro do cíngulo. Essa via é essencial aos aspectos afetivo e indutor de motivação (cognitivo) da experiência dolorosa, e não lida diretamente com seus aspectos sensoriais. As lesões estereotáxicas produzidas nos núcleos intralaminares e no giro do cíngulo podem ser bem-sucedidas na promoção de alívio da dor intratável. Em alguns casos, os pacientes relatam que ainda têm consciência da dor, mas isso já não tem nenhuma consequência para eles.

> ## Questão
>
> Algumas áreas corticais estão envolvidas na experiência dolorosa. Contraste as áreas envolvidas na localização da dor com aquelas envolvidas na resposta emocional à dor.

MODULAÇÃO DA DOR

> ### Apresentação clínica
>
> Zunaira Ahmed foi encaminhada a você para reabilitação, após uma tentativa de fusão lombar fracassada que gerou uma dor forte. Durante o processo de cicatrização, você usou a TENS (estimulação elétrica nervosa transcutânea) para auxiliar o controle da dor. A dor eventualmente se tornou tão forte que Zunaira recebeu a prescrição de um opiáceo leve. Ao ler esta seção, considere os seguintes aspectos:
>
> - Qual é a relação existente entre o uso da TENS e a teoria de controle da comporta da dor?
> - De que modo o mecanismo de ação dos opiáceos é comparável ao mecanismo de ação da TENS?
> - Por que o uso da TENS seria limitado no caso de Alphonso Gutierrez (que você conheceu no início deste capítulo)?

- O uso de calor ou frio provavelmente seria um substituto eficiente da TENS? Dos opiáceos? Justifique sua resposta.
- Quais são os aspectos preocupantes associados ao uso prolongado dos opiáceos? Qual é a base fisiológica dessas preocupações?

Teorias de modulação da dor

É intuitivamente lógico que o encéfalo deveria desenvolver sistemas para modulação das respostas de dor. Nas situações de estresse e emergência, a supressão da resposta dolorosa pode conferir uma vantagem biológica ao organismo. Exemplificando, uma resposta corporal intensa à dor aliada ao medo e angústia associados poderia comprometer a capacidade do organismo de atuar de maneira bem-sucedida, como na luta para expulsão de um intruso. Do mesmo modo, respostas autônomas e emocionais excessivas poderiam piorar o dano corporal. Por fim, a experiência da dor inevitável e descontrolada poderia tornar o organismo incapaz de enfrentar um futuro encontro envolvendo a mesma situação (que o organismo aprendeu a considerar sem solução).

O conceito fundamental de que a dor está sujeita à modulação pelo SNC (facilitação e inibição da dor) foi proposto pela primeira vez em 1965, na teoria de controle da comporta da dor. A comporta (regulador) proposta foi a medula espinal, ao nível da entrada, em que o estímulo nociceptivo encontra sua primeira sinapse nos neurônios do corno dorsal. A base da ideia era a observação comum de que a dor é aliviada com a fricção suave da pele em uma área de lesão aguda, ou pelo agitar da mão ao queimar um dedo. Foi proposto que a estimulação nociceptiva é inibida pela atividade concomitante em aferentes A-β de baixo limiar. Dessa forma, a atividade concomitante em aferentes de toque de baixo limiar "fecharia a comporta". A hipótese de controle da comporta deu origem a algumas tentativas bem-sucedidas (ainda que temporárias) de aliviar a dor por meio de estimulação de nervos periféricos com estímulos elétricos transcutâneos de baixa intensidade e alta frequência. Os parâmetros de estimulação usados foram projetados para ativar preferencialmente as fibras A-β, que estimulariam o modo "esfregar onde dói" de controle por "comporta" da dor. As fibras A-β de diâmetro amplo ativam interneurônios inibitórios no corno dorsal. Esses neurônios inibitórios, por sua vez, atuam pré-sinapticamente (aferentes nociceptores primários) e pós-sinapticamente (neurônios de segunda ordem da dor no corno dorsal). O efeito resultante é a diminuição da excitação dos neurônios de segunda ordem nociceptores do corno dorsal.

Hoje, sabemos que a modulação da dor é mais complexa do que a simples operação de comportas na primeira sinapse das vias principais. De modo específico, essa comporta somente ocorre enquanto as fibras A-β estão ativadas. Conforme veremos, isso contrasta com os mecanismos de comporta supraspinais, cuja comporta tem ação mais duradoura. Essa distinção é particularmente importante no que se refere à modulação da dor crônica.

A modulação da dor também se dá por meio de um sistema descendente, que tem origem no córtex cerebral e hipotálamo (ver Fig. 16.6). As projeções oriundas dessas estruturas terminam em neurônios situados na SCP, que está centralmente posicionada para transmitir estímulos corticais e hipotalâmicos para o tronco encefálico inferior. Os estímulos corticais oriundos do córtex frontal representam o substrato anatômico para ativação

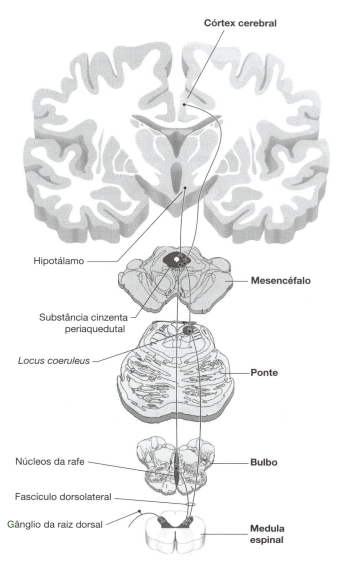

Figura 16.6 Sistema de modulação da dor descendente. As projeções oriundas do córtex cerebral e do hipotálamo influenciam os núcleos situados no tronco encefálico e na medula espinal a modularem a resposta dolorosa.

cognitiva do sistema de modulação da dor. A estimulação oriunda do córtex insular modula a resposta anatômica à dor que, de modo recíproco, influencia a resposta emocional. A partir dos neurônios da **substância cinzenta periaquedutal (SCP)** do mesencéfalo, projeções descem até os neurônios serotonérgicos dos núcleos da rafe do bulbo rostroventral. Os axônios dos núcleos da rafe descem pelo interior do funículo dorsolateral da medula espinal e fazem sinapse em células do corno dorsal. Uma projeção troncoencefálica adicional para a medula espinal origina-se a partir de grupos de células noradrenérgicas situados na ponte e bulbo, incluindo o *locus coeruleus*. Essas projeções descendentes inibem os neurônios de projeção nociceptivos no corno dorsal, tanto direta quanto indiretamente, via interneurônios da substância gelatinosa (discutida adiante).

Uma das principais diferenças existentes entre o trato neospinotalâmico e o SPA está no fato de os neurônios do SPA conterem receptores para neurotransmissores opiáceos endógenos que, por sua vez, estão ausentes nos neurônios do trato neospinotalâmico. Isto se aplica aos neurônios de todos os níveis do SPA: medula espinal, tronco encefálico e córtex cerebral. Três transmissores peptídicos opiáceos endógenos estão diferencialmente distribuídos no sistema paramedial. Esses peptídios são representados pela b-endorfina, metencefalina e dinorfina, coletivamente referidos como **endorfinas**, que significa *morfinas internas*. Esses peptídeos opiáceos endógenos modulam nossa resposta à dor. Essa modulação é aplicável à extensão em que a dor é percebida em diferentes contextos, bem como à resposta emocional do indivíduo à experiência dolorosa, incluindo seus componentes afetivo e motivacional. Considerando essa distribuição diferencial dos receptores de opiáceos nos neurônios do trato neospinotalâmico e do SPA, não deveria causar espanto o fato de os analgésicos narcóticos serem mais efetivos na promoção de alívio da dor mediado pelo SPA ou pelo controle da dor de mediação medular espinal proporcionado pela fricção de "onde dói".

> ## Questão
>
> Compare os neurotransmissores que atuam no corno dorsal àqueles que atuam no tronco encefálico.

Em estudos com animais, uma potente analgesia foi induzida por meio de duas técnicas: a estimulação elétrica de alvos específicos no tronco encefálico e a microinjeção de opiáceos (p. ex., morfina) nesses mesmos grupos neuronais. A estimulação elétrica das estruturas a seguir produz analgesia sem alterar o comportamento nem a atividade motora: SCP do mesencéfalo, tegmento pontino dorsolateral, núcleo magno da rafe e núcleos paragigantocelulares do bulbo rostroventral. A analgesia produzida por estimulação é tão profunda que os animais podem ser submetidos a procedimentos cirúrgicos sem anestesia. A microinjeção de doses baixas de morfina dentro das mesmas estruturas também induz uma analgesia potente. Ambos os procedimentos atuam inibindo a descarga de neurônios nociceptores no corno dorsal. O antagonista de receptor de opiáceo naloxona bloqueia tanto a analgesia produzida por estimulação quanto a analgesia induzida por morfina. Isso sugere que esses dois tipos de analgesia ativam as mesmas projeções inibitórias descendentes.

A ação da naloxona na inibição da analgesia estimulou a busca por receptores de opiáceos de ocorrência natural (endógenos) no SNC. Foram então descobertos três tipos diferentes de receptores de opiáceos que apresentam uma distribuição diferencial junto ao sistema de modulação da dor. Os receptores para opiáceos estão presentes em alta densidade nos terminais dos aferentes A-δ e C, bem como nos neurônios do corno espinal da medula espinal e nos neurônios da formação reticular medular, SCP, hipotálamo, tálamo medial, amígdala e giro do cíngulo. Pesquisas subsequentes identificaram os três transmissores opiáceos de ocorrência natural (endógenos) mencionados anteriormente: b-endorfina, met-encefalina e dinorfina. Coletivamente, a distribuição desses transmissores é paralela à distribuição de seus receptores correspondentes.

Como ocorre a ativação desse extensivo sistema de modulação da dor? A própria estimulação nociva em si é capaz de ativar o sistema via tratos de SPA até as estruturas troncoencefálicas, cujos neurônios representam a fonte de redes moduladoras descendentes. Entretanto, a estimulação nociva não é pré-requisito para a ativação dos sistemas opiáceos descendentes. Os estresses não nocivos são efetivos em diversas circunstâncias. Os soldados feridos em batalha por vezes sentem pouca ou nenhuma dor. Os atletas que sofrem lesões no calor de um jogo podem não sentir dor até o final da disputa. Os estresses não nocivos também são representados por situações em que estímulos nocivos podem ser potencialmente vivenciados do modo como acontece quando uma pessoa é confrontada por um invasor potencialmente hostil. A ansiedade pode deprimir o sistema modulador e levar à exacerbação da dor. O condicionamento resultante de experiências prévias pode afetar o sistema, do mesmo modo como a expectativa de alívio semelhante àquela associada ao **efeito placebo**. Esse último caso é subestimado pelo fato de os indivíduos que sofrem de dor pós-operatória sentirem alívio ao receberem placebo. De modo significativo, esse efeito pode ser bloqueado pela naloxona, indicando que o sistema de modulação da dor está envolvido na mediação de um placebo associado à dor.

> ### Questão
>
> Explique por que o efeito placebo não está apenas na mente.

CONEXÕES CLÍNICAS

Algumas abordagens empregadas no tratamento da dor são discutidas nesta seção. Entre elas, algumas abordagens tratam da dor via SNP. Os exemplos incluem o uso de toque, massagem, calor, frio e estimulação elétrica periférica de nervos (referida como TENS). Outras abordagens de intervenção são especificamente direcionadas para os mecanismos centrais de dor. Entre elas, estão incluídas abordagens alopáticas e complementares no tratamento da dor. As abordagens alopáticas são baseadas no uso de agentes farmacológicos, enquanto a acupuntura é uma abordagem complementar comum.

Tratamento da dor a partir da periferia

Toque e massagem

Todos nós já passamos pela experiência de usar o toque e a massagem para aliviar a dor. Conforme discutido, é evidente que a dor pode ser minimizada por meio da fricção suave da pele de uma área lesionada. Além disso, o toque e a massagem são usados com frequência na reabilitação. Essas técnicas diminuem a dor ao intensificarem a circulação sanguínea local e via estimulação sensorial dos aferentes A-β de baixo limiar. Essas fibras, por sua vez, inibem os estímulos nociceptivos para o SNC, ao nível da medula espinal.

Calor e frio

Há séculos, sabe-se que a dor pode ser aliviada por meio da alteração da temperatura corporal local com uso de calor e frio. As modalidades baseadas no uso de calor e frio diminuem a ativação dos nociceptores periféricos e, desse modo, são empregadas no tratamento de lesões produzidas em sítios periféricos. O calor pode ser fornecido por meio de compressas quentes e também pela utilização de métodos eletrofisiológicos, como a diatermia de ondas curtas. Calor e frio são tipicamente aplicados por condução (compressas de calor e frio), convecção (banhos de hidromassagem) e conversão de outra forma de energia em calor (p. ex., ultrassom, diatermia de ondas curtas).

O calor é usado para intensificar a circulação local e remover os agentes irritantes mecânicos do sistema nervoso, diminuindo assim a estimulação nociceptiva do SNC. Até mesmo uma modesta redução de temperatura (inferior a 5° C) pode produzir um impacto substancial sobre o fluxo sanguíneo e a velocidade de condução

nervosa. Por esse motivo, o uso do frio pode afetar a dor via inibição da inflamação (por meio da diminuição do fluxo sanguíneo) e retardo da condução dos impulsos nervosos.

As abordagens eletrofisiológicas, como o ultrassom e a diatermia de ondas curtas, podem promover um aquecimento significativo nos tecidos mais profundos, via mecanismos de absorção de energia.

Estimulação nervosa elétrica transcutânea

A **TENS** é uma abordagem de tratamento da dor desenvolvida a partir da teoria de controle da comporta da dor. Aplicada à pele, a *TENS de baixa intensidade e alta frequência* é usada com preferência para estimular as fibras aferentes de diâmetro amplo que, por sua vez, inibem as respostas no corno dorsal induzidas pelos estímulos nociceptivos, conforme discutido em relação à teoria de controle da comporta da dor. Em contraste, a aplicação de TENS de baixa intensidade e alta frequência ativa as fibras C menores, além das fibras de maior diâmetro. Como a TENS de baixa intensidade e alta frequência estimula as fibras C, essa estimulação na verdade ativa a via da dor através dos aferentes primários da dor e isto paradoxalmente auxilia no controle da experiência dolorosa geral. Pode-se notar que esse mecanismo é semelhante aos mecanismos subjacentes à acupuntura, discutidos adiante. Adicionalmente, este último tipo de TENS ativa vias troncoencefálicas descendentes e, dessa forma, ativa os sistemas inibitórios descendentes envolvidos na diminuição da hiperalgesia. Esses mecanismos supraspinais proporcionam controle mais duradouro da dor. As localizações específicas implicadas incluem a SCP ventrolateral, bulbo ventromedial rostral (MVR) e medula espinal. Alguns neurotransmissores e receptores foram implicados na resposta, entre os quais a liberação de opiáceos, serotonina e GABA na medula espinal, e a ativação de receptores adrenérgicos na periferia. Além disso, os opiáceos podem atuar no bulbo ventral rostral.

> ### Questão
>
> Quais são os aspectos comuns do uso de opiáceos no controle da dor e do uso da TENS? Quais são as diferenças entre essas duas abordagens?

Fármacos comuns para o tratamento da dor

Dúzias de fármacos diferentes têm sido prescritos para o tratamento da dor crônica. Esses fármacos pertencem a quatro classes: (1) analgésicos não opiáceos; (2) antidepressivos tricíclicos; (3) anticonvulsivos; e (4) analgésicos narcóticos (opiáceos). As três primeiras classes farmacológicas são consideradas medidas terapêuticas mais brandas e sua administração é feita antes de se recorrer aos narcóticos.

Um analgésico não opiáceo, a aspirina, já foi mencionado. A aspirina (ácido acetilsalicílico) bloqueia a síntese de prostaglandina – um mediador bioquímico liberado por células danificadas que sensibiliza os nociceptores periféricos. Outros analgésicos não opiáceos incluem agentes como acetaminofeno e ibuprofeno. O acetaminofeno atua ao nível central, elevando o limiar da dor, embora o mecanismo exato pelo qual isso ocorre seja indeterminado. O ibuprofeno é um fármaco anti-inflamatório não esteroidal que atua promovendo a inibição reversível da enzima COX e, desse modo, inibindo a inflamação e a via da dor.

A serotonina e a noradrenalina podem ativar interneurônios encefalinérgicos inibidores da dor. Por esse motivo, é compreensível que os fármacos possam ser administrados no tratamento da dor crônica. Os antidepressivos tricíclicos usados no tratamento da dor (imipramina, amitriptilina e doxepina) bloqueiam a recaptação (mecanismo de inativação) de *ambos* os transmissores, serotonérgicos e noradrenérgicos.

As medicações anticonvulsivas são amplamente usadas no tratamento de muitas síndromes de dor. A fenitoína e a carbamazepina atuam diminuindo os disparos repetitivos dos neurônios, produzindo um bloqueio uso-dependente dos canais de sódio localizados na membrana das células neuronais, conforme já mencionado. Os fármacos permitem que os neurônios disparem as taxas normais, mas inibem as velocidades de disparo anormalmente rápidas. O mecanismo de ação da gabapentina é indeterminado. A gabapentina, apesar da aparente semelhança química com o GABA, não se liga aos receptores de GABA. A gabapentina promove liberação de GABA por algum mecanismo desconhecido, mas não diminui de forma consistente os disparos repetitivos de potenciais de ação.

Os analgésicos narcóticos ligam-se a uma ou mais das três classes de receptores de opiáceo distribuídos nos neurônios da rede de modulação da dor. Os neurônios sempre contêm mais receptores do que o número de receptores que são ocupados por moléculas de um dado neurotransmissor em um determinado momento. Dessa forma, há sempre uma *reserva de receptor*. O mecanismo de ação dos analgésicos narcóticos está em seu efeito de potenciação da ação dos peptídeos opiáceos endógenos, via mobilização dessa reserva de receptor. Como resultado, há intensificação da ativação da rede de inibição da dor ao nível espinal e também em níveis superiores. É preciso notar que os opiáceos também aliviam a ansiedade afetando os neurônios situados junto ao sistema límbico, como o giro do cíngulo. Esse é um importante componente da ação antinociceptiva dos analgésicos opiáceos.

> **Questão**
>
> Qual é o mecanismo neural que faz dos opiáceos a última opção de escolha para tratamento da dor, apesar de sua efetividade excepcional?

Os analgésicos opiáceos administrados sistemicamente, como a morfina, produzem vários efeitos colaterais indesejáveis, como depressão respiratória, alterações cardiovasculares e constipação. Para evitar esses efeitos adversos, a morfina deve ser administrada localmente. Exemplificando, no tratamento da dor pós-operatória subsequente a uma cesariana, ou até mesmo para aliviar as dores do parto, a morfina pode ser injetada por via intratecal, no líquido cerebrospinal do espaço subaracnóideo. Como não ocorre difusão significativa do fármaco a partir do sítio de injeção, os efeitos colaterais são evitados.

A Figura 16.7 ilustra as interações que ocorrem entre os aferentes nociceptivos, interneurônios locais e fibras moduladoras da dor descendentes no corno dorsal. Muitos interneurônios da substância gelatinosa liberam encefalina e dinorfina. Os terminais desses interneurônios estão nas proximidades das sinapses existentes entre os aferentes nociceptivos primários e os neurônios de segunda ordem de projeção do corno dorsal que entram no SPA. Os terminais desses interneurônios, portanto, estão posicionados para influenciar o terminal do aferente primário (influência pré-sináptica), bem como o terminal do neurônio de projeção do corno dorsal (influência pós-sináptica).

Quando o aferente nociceptivo primário dispara, libera glutamato e substância P sobre o neurônio de projeção da medula espinal. Como resultado, esse neurônio

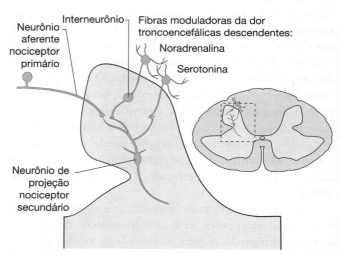

Figura 16.7 Os aferentes nociceptores primários, interneurônios locais e estímulos descendentes convergem nos neurônios de segunda ordem de projeção, junto ao corno dorsal.

despolariza e gera potenciais de ação. Dessa forma, a mensagem nociceptiva é transmitida para os centros superiores. Os interneurônios medulares espinais contendo encefalina fazem parte do sistema de modulação da dor e são ativados pelas projeções serotonérgicas descendentes oriundas dos núcleos da rafe e projeções noradrenérgicas descendentes oriundas do *locus coeruleus*. Os receptores de opiáceo estão presentes nas membranas do aferente primário pré-sináptico e do neurônio de projeção do corno dorsal pós-sináptico. A ativação de interneurônios contendo encefalina pelas fibras serotonérgicas ou noradrenérgicas descendentes libera encefalina nos terminais aferentes primários pré-sinápticos e neurônios de projeção pós-sinápticos. No terminal pré-sináptico, a encefalina atua diminuindo o influxo de Ca^{2+} para dentro do terminal, de modo que a quantidade de glutamato e substância P liberada é menor e a despolarização do neurônio pós-sináptico é inefetiva. Essa ação é chamada **inibição pré-sináptica** e é mediada por essas sinapses axônio-axônio. No neurônio de projeção pós-sináptico, a encefalina atua hiperpolarizando a membrana (**inibição pós-sináptica**).

O papel dos analgésicos narcóticos (opiáceos) na terapia da dor crônica é problemático, uma vez que a tomada de decisão clínica às vezes é distorcida pela preocupação com o vício. Sendo assim, os indivíduos com dor persistente que poderiam ser verdadeiramente beneficiados pelas medicações opiáceas podem ficar sem recebê-las. Os analgésicos narcóticos incluem os derivados do ópio (morfina e codeína) e os opiáceos sintéticos, como a meperidina (Demerol) e o propoxifeno (Darvon). A dor nociceptiva é tipicamente responsiva aos analgésicos opiáceos, enquanto a dor neuropática costuma ser fracamente responsiva e pode até requerer doses maiores de fármaco.

> ## Questão
>
> Alguns agentes diferentes atuam aumentando ou diminuindo a resposta dolorosa. Alguns foram introduzidos anteriormente, mas outros ainda serão apresentados. Esse momento é oportuno para começar a tabular estes agentes, considerando os seguintes aspectos: local onde o agente é produzido, local onde atua (p. ex., receptor, sítio específico na medula espinal, córtex), ação específica (ativação, sensibilização ou diminuição da resposta de dor), e agentes farmacológicos relacionados (se conhecido).

Com relação ao uso de analgésicos narcóticos, em paralelo ao vício, há o potencial de desenvolvimento de tolerância celular. Quando a morfina se liga aos receptores de opiáceo pós-sinápticos normalmente desocupados, é criada uma condição anormal de sobrecarga de receptor. O neurônio do corno dorsal pós-sináptico então sinaliza para o neurônio encefalinérgico pré-sináptico diminuir a liberação e eventualmente a síntese de encefalina – uma resposta projetada para fazer o sistema voltar ao normal. Com a diminuição da liberação de encefalina, uma quantidade maior de morfina exógena deve então ser administrada para promover o mesmo efeito de alívio da dor que antes era obtido com uma dose menor de morfina. Em outras palavras, houve desenvolvimento de tolerância celular. Se a administração de morfina exógena for encerrada, os neurônios de projeção serão privados da influência opiácea e a dor voltará – um sintoma de abstinência de opiáceo. Os fenômenos de tolerância celular e abstinência, conforme discutido, devem ser distinguidos daqueles que caracterizam o vício, pois somente neste há o domínio de uma ânsia psicológica.

Acupuntura

A **acupuntura** é um antigo procedimento médico chinês, no qual agulhas finas e longas são inseridas em pontos específicos da pele e, em seguida, giradas. Uma anestesia suficiente para permitir a realização de procedimentos cirúrgicos abdominais, torácicos e de cabeça e pescoço pode ser produzida apenas com o uso de acupuntura. E, de fato, na China, as cirurgias são realizadas com frequência sob anestesia apenas com acupuntura. O paciente permanece totalmente consciente durante a operação. A prática recebeu pouca atenção das culturas ocidentais até o início da década de 1970.

A explicação histórica chinesa é que o fluxo Yin-Yang passa através de túbulos hipotéticos, chamados meridianos, e as agulhas restauram a harmonia do Yin-Yang entre si. Foi descoberto que alguns pontos de inserção correspondem a pontos deflagradores miofasciais. Esses pontos estão situados sobre músculos, tendões ou ossos, onde a pressão exercida pelos dedos da mão produz uma área focal de dor e que são bem conhecidos na medicina ocidental. A acupuntura pode ser efetiva para aliviar lombalgias e dores decorrentes de lesão nervosa periférica. O mecanismo neural subjacente a esse alívio parece ser a ativação promovida pela acupuntura do sistema modulador da dor inibitório descendente. Essa crença é fortalecida pelo argumento de que a naloxona (um medicamento que bloqueia os receptores de opiáceo) abole a ação aliviadora da dor da acupuntura.

DOR CRÔNICA

> ### Apresentação clínica
>
> Renee Petzinger foi encaminhada para um profissional de reabilitação por seu médico de assistência primária,

na esperança de que ele consiga ajudá-la a controlar suas enxaquecas. Ao ler esta seção, considere os seguintes aspectos:

- Qual é a teoria vigente sobre a causa das enxaquecas?
- Qual é a probabilidade de a intervenção física poder auxiliar no problema da própria enxaqueca em si?
- Existe algum papel em potencial para um profissional da reabilitação no tratamento das enxaquecas dessa paciente?

As condições de dor crônica são particularmente problemáticas para o indivíduo e difíceis de tratar pelo profissional de reabilitação. Muitas vezes, essas condições não respondem de forma satisfatória às intervenções-padrão farmacológicas e físicas. Embora não sejam totalmente conhecidas, está claro que seu impacto não se limita às vias de dor discutidas neste capítulo. Em alguns casos, a dor crônica surge na ausência de uma lesão evidente. Em outros casos, uma condição aguda evolui e se transforma em uma condição crônica. A SDRC, por exemplo, pode surgir como resultado de uma lesão específica envolvendo as vias e fisiologia da dor discutidas no presente capítulo. Entretanto, se a condição aguda sofrer transição para SDRC, outros fatores além das vias da dor passam a ser importantes. A resposta psicológica/emocional do indivíduo é particularmente relevante à condição que, por sua vez, pode ser "colorida" por respostas culturais à dor. Esses aspectos decisivos da experiência dolorosa têm importância central no desenvolvimento de estratégias de intervenção. A biologia dessa resposta, contudo, foge ao escopo do texto. Além disso, crescem as evidências sugestivas de que a plasticidade inadequada – ao nível periférico, central ou ambos – pode contribuir para o desenvolvimento de condições crônicas. Essa plasticidade inadequada é discutida no Capítulo 26.

CONEXÕES CLÍNICAS

Dor em membro fantasma

A **dor em membro fantasma** refere-se à dor resultante de duas condições distintas envolvendo o SNP. A primeira é subsequente à amputação de um membro, seja de modo acidental ou cirurgicamente. O indivíduo continua sentindo como se uma parte do (ou todo o) membro inexistente ainda estivesse presente, sendo que 60-80% dos indivíduos que sofrem esse tipo de amputação se queixam de percepção dolorosa no membro perdido. A segunda situação é mais frequentemente subsequente à extensiva desnervação de um membro vivo que continua presente, como ocorre na avulsão das radícu-

las nervosas oriundas da medula espinal em lesões do plexo braquial.

As intensidades e durações da dor fantasma variam entre os indivíduos que sofrem amputações. A condição usual para esses indivíduos é vivenciar uma dor fantasma que causa bastante desconforto e perturba a vida normal. A dor é permanente em um número significativo de casos. O tratamento da dor fantasma impõe um grande desafio, com mais de uma dúzia de métodos terapêuticos a serem experimentados, variando da ablação cirúrgica das vias da dor à hipnose. Apenas cerca de 1% dos indivíduos tratados relatam alívio permanente. A dor do membro fantasma é discutida de forma mais abrangente no Capítulo 26. V. S. Ramachandran conduziu muitas investigações sobre a experiência, assim como percepções e tratamento da dor do membro fantasma, ilustrando a reorganização do SNC associada a essa condição.

Dor pós-acidente vascular encefálico talâmico

No Capítulo 6, foi apresentada a **síndrome talâmica** que tem a dor talâmica como uma de suas manifestações. De fato, a dor é o sintoma cardinal da síndrome. Por esse motivo, um termo mais adequado para a condição é **dor pós-acidente vascular encefálico central**. A dor talâmica é intratável, pois ocorre em um nível acima do nível em que se dá a modulação. A dor talâmica é espontânea, intensa, paroxística e em queimação. Indivíduos com dor pós-acidente vascular encefálico central também apresentam hiperalgesia (reação exagerada aos estímulos nocivos) e alodinia (sensação dolorosa em resposta a estímulos não nocivos).

Questão

Para entender totalmente a síndrome de dor talâmica, este é um momento oportuno para recordar todos os níveis de modulação da dor e vias da dor, desde a periferia até o córtex. Usando essa informação, explique com suas próprias palavras o que levaria à ocorrência da dor talâmica e por que essa dor seria intratável.

Síndromes de dor regional complexa

Seguindo-se ao traumatismo físico, por vezes ocorrem duas condições clínicas referidas como o termo único de **síndromes de dor regional complexa (SDRC)**. A primeira delas (SDRC-I) também é referida como **distrofia simpática reflexa (DSR)** e a segunda (SDCR-II) é referida como **causalgia**. Embora essas condições não sejam tipicamente subsequentes a uma lesão, têm consequências profundas quando se desenvolvem. A SDRC não se manifesta imediatamente após a lesão. A SDRC-I é mais comum após o traumatismo em membros distais, enquanto a SDRC-II costuma ocorrer quando o traumatismo afeta o próprio nervo em si. A principal característica, em ambas as condições, é a disfunção da divisão simpática do SNA (discutida adiante). As alterações autônomas são acompanhadas de uma dor em queimação intensa e persistente no membro afetado. Essas alterações são devidas a um mecanismo comum: a interrupção parcial de nervos no braço, ombro ou perna. A patogênese desses sinais e sintomas é comumente atribuída à geração de impulsos nervosos ectópicos ao longo dos axônios danificados (e desnudos), ainda que os mecanismos e consequências não tenham sido estabelecidos com exatidão.

Nas SDRCs, a dor pós-traumática é desproporcional à gravidade da lesão e se dissemina além da distribuição de qualquer nervo periférico individual, muitas vezes se espalhando (misteriosamente) pelo membro oposto ou por outro membro ipsilateral – nenhum dos quais traumatizado. O membro dolorido torna-se tão excessivamente sensível aos estímulos que até mesmo a pressão exercida pelas roupas ou os golpes de ar não são tolerados, por causa da dor percebida pelo indivíduo que, então, passa a evitar mover a parte afetada. Além da dor persistente, em queimação e intensa e da alodinia no(s) membro(s) afetado(s), as manifestações da condição incluem sinais de disfunção da divisão simpática do SNA (p. ex., palidez ou cianose), alterações na temperatura (aquecimento ou resfriamento) da pele (vasomotoras) e alterações na umidade da pele (sudomotoras). A princípio, a SDRC primeiramente foi atribuída ao aumento da descarga do sistema nervoso simpático, por isso eram usadas medicações bloqueadoras da transmissão nos gânglios simpáticos (procaína) ou simpatectomia cirúrgica. Entretanto, esses procedimentos forneceram resultados inconsistentes e desapontadores. Embora o mecanismo patogenético preciso subjacente à SDRC permaneça desconhecido, a crença atual é que a desnervação simpática (e não o fluxo excessivo) é responsável pela intensificação da transmissão da dor. É possível que a estimulação da medula espinal dorsal com um eletrodo colocado no espaço epidural venha se mostrar um tratamento efetivo. Sejam quais forem as alterações neuronais comprovadas como causa da SDRC, tais alterações são consideradas um exemplo de plasticidade improdutiva (inadequada) – ou seja, alterações da função neuronal que medeiam a patologia e não a recuperação.

Enxaqueca

A **enxaqueca** é um distúrbio familiar caracterizado por cefaleias paroxísticas, pulsáteis e usualmente unilaterais. A enxaqueca afeta cerca de 15% da população mundial e é mais comum nas mulheres (3:1), em particular durante a fase reprodutiva. O pico ocorre antes dos 30 anos de idade. A enxaqueca degrada o bem-estar dos pacientes e representa um custo significativo para a sociedade, em termos de uso de recursos de assistência médica e perda da produtividade no trabalho. As principais síndromes clínicas são conhecidas: enxaqueca com aura (também chamada clássica ou neurológica) e enxaqueca sem aura (também chamada enxaqueca comum), que é cerca de cinco vezes mais comum do que a enxaqueca com aura.

Fases da enxaqueca

A enxaqueca com aura apresenta quatro fases distintas. Dias ou horas antes do aparecimento de qualquer tipo de enxaqueca, o paciente pode apresentar uma *fase de pródromo*. O paciente permanece consciente em relação aos sintomas afetivos ou vegetativos que consistem em euforia, depressão, irritabilidade, ânsia por comida, constipação, rigidez cervical e aumento dos bocejos.

A segunda fase da enxaqueca é a *fase de aura*. Essa fase consiste em déficits neurológicos focais que precedem em 20-40 minutos o início da enxaqueca. Esses déficits focais geralmente são uma alucinação visual homônima, mas também podem ser outras perturbações bem menos frequentes, como zumbido e entorpecimento dos lábios, face, braço e mão unilateral, ou até mesmo uma afasia transiente. As alucinações visuais assumem a forma de luzes piscantes brancas, às vezes coloridas, linhas em zigue-zague ou distorções de percepção visual que se movem mais devagar pelo campo visual ("espectro de fortificação"), por vezes saindo em suas áreas veladas de cegueira (escotomas).

A *fase de cefaleia* é a terceira fase da enxaqueca. A cefaleia latejante costuma ser acompanhada de sintomas autônomos, como náusea, vômito, diaforese, piloereção e taquicardia. Ainda, durante a fase de cefaleia, o indivíduo se torna bastante sensível a todos os tipos de estímulos ambientais. Isso resulta em aversão à luz, sons, odores e até ao movimento. A enxaqueca sem aura exibe os mesmos aspectos e está associada a sintomas autônomos e sensibilidade a estímulos ambientais, mas não exibe os déficits neurológicos focais antecedentes.

Uma característica dos indivíduos que sofrem de enxaqueca é a possibilidade de obter alívio permanecendo sob condições de escuridão, silêncio e repouso. O sono frequentemente proporciona alívio. A cefaleia dura horas ou dias, porém a recuperação é invariavelmente completa.

Algumas pessoas evoluem para uma quarta fase, a *síndrome posdrômica*, em que há fadiga, dificuldade de concentração e depressão. Alguns pacientes apresentam uma cefaleia contínua, que dura vários dias. Essa condição é referida como enxaqueca prolongada.

As crises de enxaqueca podem ser precipitadas por vários fatores. Um deles é o estresse inespecífico, como no caso da perda de sono ou excesso de trabalho. Estímulos visuais intensos, como luzes brilhantes ou piscantes, podem deflagrar uma crise. Cerca de 20% dos indivíduos afetados associam suas crises a alguns alimentos – em particular, chocolate, queijo, frutas cítricas, alimentos contendo aspartame ou bebidas alcoólicas (em especial, vinho tinto). As mudanças climáticas podem precipitar a enxaqueca em algumas pessoas. Em cerca de 15% das mulheres que sofrem de enxaqueca, as crises estão associadas à ovulação ou ao período menstrual. Algumas mulheres conseguem associar a data do aparecimento das enxaquecas com a menarca, enquanto outras passam a ser perturbadas por cefaleias ao entrarem na menopausa.

Substrato anatômico, mecanismo e tratamento da enxaqueca

O mecanismo neuronal causador da enxaqueca ainda é indeterminado. Entretanto, é conhecido o substrato anatômico que medeia a geração da dor associada à enxaqueca. Esse substrato anatômico inclui as meninges (em particular, os vasos sanguíneos meníngeos), nervo trigêmeo, subnúcleo caudado do núcleo espinal do trigêmeo e núcleos autônomos do tronco encefálico.

Os terminais periféricos das fibras aferentes primárias do trigêmeo inervam a maior parte da dura-máter, incluindo as artérias nela incorporadas. A dura-máter é uma fonte primária de dor intracraniana, uma vez que o encéfalo em si não contém receptores de dor. Os aferentes do trigêmeo oriundos das terminações nervosas livres perivasculares entram no trato espinal do nervo trigêmeo e fazem sinapse nas células do subnúcleo caudado do complexo nuclear espinal do trigêmeo. As projeções secundárias das células do subnúcleo caudado entram no SPA e fazem sinapse nas estruturas previamente delineadas para esse sistema de projeção (ver Cap. 14).

De início, acreditava-se que a dor da enxaqueca era causada por vasos sanguíneos cerebrais anormalmente dilatados e estirados, em especial aqueles situados na dura-máter, e que o mecanismo de ação dos fármacos antienxaqueca (como o constritor de músculo liso ergotamina) era a vasoconstrição. Essa perspectiva mudou. Hoje, sabe-se que o mecanismo gerador da dor da enxaqueca é a inflamação neurogênica, e que a ação dos fármacos antienxaqueca consiste em inibir seletivamente a inflamação neurogênica.

As terminações nervosas livres perivasculares que surgem do gânglio do trigêmeo circundam os vasos sanguíneos meníngeos (ver Fig. 16.8). Esses terminais aferentes contêm substância P e outros neuropeptídios vasoativos. As membranas desses terminais aferentes também possuem autorreceptores para opiáceos e serotonina, que regulam a liberação desses peptídios vasoativos. Quando as fibras C do trigêmeo são ativadas, a substância P é liberada não só dos processos centrais das células ganglionares do trigêmeo sobre os neurônios do subnúcleo caudado do núcleo espinal do trigêmeo, como também dos processos periféricos das células ganglionares sobre a parede dos vasos sanguíneos meníngeos, via reflexo axônico, conforme ilustrado na Figura 16.2. A substância P liberada na periferia causa vasodilatação, aumento da permeabilidade da parede vascular e extravasamento de plasma (edema). As bradicininas circulantes no plasma são liberadas a partir dos vasos sanguíneos e ativam diretamente os aferentes perivasculares da dor. A substância P também faz os mastócitos adjacentes desgranularem e liberarem histamina, que por sua vez, também ativa os aferentes perivasculares da dor. Uma consequência da ativação nociceptiva por esses mediadores é a liberação de mais substância P a partir dos terminais aferentes – e, com isso, um ciclo vicioso é estabelecido.

Os fármacos usados no tratamento da enxaqueca incluem as medicações anti-inflamatórias padrão, como o sumatriptano e os alcaloides da vinca (p. ex., ergotamina). Esses últimos fármacos atuam bloqueando a inflamação neurogênica. O mecanismo de ação do sumatriptano para bloqueio do desenvolvimento de inflamação neurogênica é a ligação aos receptores de serotonina presentes nos terminais nociceptores periféricos que circundam os vasos meníngeos. Essa ligação impede a liberação de substância P e outros peptídeos vasoativos a partir dos terminais. Contudo, é possível que esse não seja o único sítio de ação do sumatriptano, uma vez que os receptores de serotonina estão distribuídos ao longo de toda a rede de modulação da dor. A melhor resposta clínica ao sumatriptano ocorre em indivíduos com enxaquecas mais graves.

Considera-se que um indivíduo debilitado por enxaquecas por um período superior a 15 dias-1 mês tem enxaqueca crônica. Recomenda-se que esses indivíduos recebam medicações profiláticas diárias. Várias famílias de medicações são usadas desse modo, incluindo os β-bloqueadores, barbitúricos e agentes antiepiléticos. Quando um indivíduo toma medicações bloqueadoras da dor (p. ex., opiáceos) em excesso, pode sensibilizar o sistema da dor e desenvolver cefaleias contínuas refratárias.

RESUMO

A dor difere acentuadamente das outras modalidades somatossensoriais e as razões para isso foram sendo desenvolvidas, como para explicar por que a dor não deveria ser considerada uma submodalidade da sensação somática. Um dos enfoques deste capítulo foi a dualida-

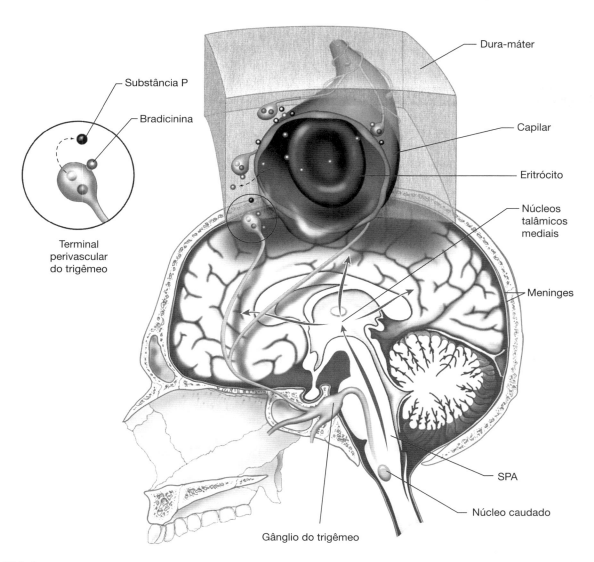

Figura 16.8 Substratos neuroanatômicos da enxaqueca. As terminações nervosas livres perivasculares do nervo trigêmeo circundam os vasos sanguíneos meníngeos. A ativação desses terminais induz a liberação de substância P e inicia a inflamação neurogênica. SPA = sistema paramedial ascendente.

de da experiência dolorosa e as projeções que a medeiam, com destaque especial para o SPA ou trato paleospinotalâmico. Foram discutidas as bases neurais da sensibilização periférica e central, manifestações como hiperalgesia e alodinia, que conferem ao sistema da dor mecanismos destinados a minimizar o uso do tecido lesionado para favorecer seu reparo. Em todos os níveis do SPA, os neurônios contêm receptores para neurotransmissores opiáceos endógenos, coletivamente referidos como endorfinas. Isso contribui para a efetividade dos analgésicos narcóticos em aliviar a dor resistente e alterar a resposta emocional a ela. Foi discutido ainda o sistema de modulação da dor descendente, que controla a intensidade da experiência dolorosa, bem como os componentes afetivos. Esse sistema tem origem no córtex cerebral e, por fim, influencia a transmissão sináptica neural no nível mais baixo do SNC – a saber, aqueles que conectam os nociceptores periféricos aos neurônios de transmissão do SPA. A rede de modulação da dor pode ser ativada pela cognição e também pelos próprios estímulos nocivos. Quatro classes farmacológicas são usadas no tratamento dos estados dolorosos resistentes: analgésicos não opiáceos, antidepressivos tricíclicos, anticonvulsivos e analgésicos narcóticos (opiáceos). O modo de ação de cada classe foi discutido.

A enxaqueca é mediada pelo componente trigêmeo do SPA, que surge nos aferentes primários perivasculares que circundam os vasos sanguíneos durais. Esses aferentes primários fazem sinapse no subnúcleo caudado do núcleo espinal do trigêmeo. O processo de inflamação neurogênica, causado pela liberação periférica de neuropeptídios vasoativos a partir dos terminais perivasculares do trigêmeo é considerado um substrato para enxaqueca. Os fármacos antienxaqueca parecem bloquear a inflamação neurogênica.

ATIVIDADES PARA ESTUDO

1. Samuel é um estudante universitário de 24 anos de idade, que sofreu uma queda enquanto esquiava. Ele fraturou a fíbula e a tíbia distal direita. O dano foi reparado cirurgicamente por redução aberta e fixação interna (RAFI). Decorridos 3 meses, Samuel começou a sentir uma dor forte na região inferior da perna direita. Ele conseguiu uma licença por faltas na universidade, porque não estava acompanhando o ritmo do curso. O cirurgião ortopedista o encaminhou para a reabilitação, com um diagnóstico de SDRC. Samuel chegou andando na clínica de reabilitação, exibindo uma marcha antálgica e apoiado em uma bengala. Na entrevista, ele descreveu sua dor como em queimação e contínua, indicando sua natureza constante. Ele relatou que tinha problemas para dormir, porque até mesmo o peso dos lençóis parecia machucar seu pé. Durante a inspeção, foi constatado que seu tornozelo direito aparentemente estava inchado e avermelhado. O membro inferior direito estava quente ao toque.
   a. Diferencie dor nociceptiva e dor neuropática. Qual é o tipo da dor de Samuel?
   b. Reveja os neurônios FDA do corno dorsal. Use esse conhecimento para explicar como os estímulos indolores podem ser percebidos como dolorosos.
   c. Explique a descarga ectópica. Qual é a relação existente entre descarga ectópica e a situação de Samuel?
   d. A plasticidade é sempre produtiva?
   e. Quais sintomas manifestados por Samuel estão associados à disfunção do SNA?
2. Na reabilitação, os agentes físicos são empregados com frequência para tratar pacientes com dor. Identifique os agentes físicos comumente usados e seus mecanismos de ação para alívio da dor.

BIBLIOGRAFIA

Apkarian, V., Thomas, P. S., Krauss, B. R., and Szevernyi, N. M. Prefrontal cortical hyperactivity in patients with sympaticllly mediated chronic pain. Neurosci Lett 311:193–197, 2001.

Ballantyne, J. C., and LaForge, K. S. Opioid dependence and addiction during opioid treatment of chronic pain. Pain 129(3):235–255, 2007.

Bartsch, T., Knight, Y. E., and Goadsby, P. J. Activation of 5-HT$_{1B/1D}$ receptor in the periaqueductal gray inhibits nociception. Ann Neurol 56:371–381, 2004.

Beecher, H. K. Pain in men wounded in battle. Ann. Surg 123:96, 1946.

Birklein, F., and Rowbotham, M. C. Does pain change the brain? Neurology, 65:666–667, 2005.

Bowsher, D. Central pain of spinal origin. Spinal Cord 34:707–710, 1996.

Casey, K.L. Resolving a paradox of pain. Nature 384:217–218, 1996.

Craig, A. D., Reiman, E. M., Evans, A., and Bushnell, M. C. Functional imaging of an illusion of pain. Nature 384:258, 1996.

Devor, M. Pain mechanisms. Neuroscientist 2:233–244, 1996.

Edwards, R. R. Individual differences in endogenous pain modulation as a risk factor for chronic pain. Neurology 65:437–443, 2005.

Elkind, M. S. V., and Scher, A. I. Migraine and cognitive function. Neurology 64:590–591, 2005.

Goldstein, D. S., Tack, C., and Li, S.-T. Sympathetic innervation and function in reflex sympathetic dystrophy. Ann Neurol 48:49–59, 2000.

Hughes, J., Smith, T. W., Kosterlitz, H. W., et al. Identification of two related pentapeptides from the brain with potent opiate agonist activity. Nature 258:577, 1975.

Iadrola, M. J., Max, M. B., Berman, K. F., et al. Unilateral decrease in thalamic activity observed with positron emission tomography in patient with chronic neuropathic pain. Pain 63:55–64, 1995.

Kelman, L. The premonitory symptoms (prodrome): A tertiary care study of 893 migraineurs. Headache 44:865, 2004.

Kemler, M. A., DeVer, H. C. W., Berendse, G. A. M., et al. The effect of spinal cord stimulation in patients with chronic reflex synmpathetic dystrophy: Two years follow-up of the randomized control trial. Ann Neurol 55:13–18, 2004.

Lipton, R. B. Fair winds and foul headaches. Risk factors and triggers of migraine. Neurol 54:280–281, 2000.

Liu, H., Mantyh, P. W., and Basbaum, A. I. NMDA-receptor regulation of substance P release from primary afferent nociceptors. Nature 386:721–724, 1997.

McQuay, H. J. Pharmacological treatment of neuralgic and neuropathic pain. Cancer Surv 7:141–159, 1988.

Melzack, R., and Wall, P. D. Pain mechanisms: A new theory. Science 150: 971–979, 1965.

Merskey, H., and Bogduk, N. Classification of chronic pain. Description of chronic pain syndromes and definitions of pain terms. Task Force on Taxonomy, International Association for the Study of Pain, 2nd ed. IASP Press, Seattle, 1994.

Morris, R., Cheunsuang, O., Stewart, A., and Maxwell, D. Spinal dorsal horn neurone targets for nociceptive primary afferents: Do single neurone morphological characteristics suggest how nociceptive information is processed at the spinal level? Brain Res Rev 46:173–190, 2004.

Moskowitz, M. A., and Waeber, C. Migraine enters the molecular era. Neuroscientist 2:191–200, 1996.

Nathan, P. W. The gate-control theory of pain: A critical review. Brain 99:i23, 1976.

Ramachandran, V. S., Brang, D., and McGeoch, P.D. Dynamic reorganization of referred sensations by movements of phantom limbs. Neuro Report 21: 727–730, 2010.

Reynolds, D. V. Surgery in the rat during electrical analgesia induced by focal brain stimulation. Science 164:444, 1969.

Ron, M. A. Explaining the unexplained: Understanding hysteria. Brain 124:1065–1066, 2001.

Ropper, A. H., and Brown, R. H. Adams and Victor's Principles of Neurology, 8th ed. McGraw-Hill, New York, 2005.

Saito, K., Markowitz, M. D., and Moskowitz, M. A. Ergot alkaloids block neurogenic extravasation in dura mater: Proposed action in vascular headaches. Ann Neurol 24:732–737, 1988.

Sloka K. A., ed. Mechanisms and Management of Pain for the Physical Therapist. IASP Press, Seattle, 2009.

Snyder, S. H. Opiate receptors and internal opiates. Sci. Am. 236(3):44–56. 1977

Strassman, A. M., Raymond, S. A., and Burstein, R. Sensitization of meningeal sensory neurons and the origin of headaches. Nature 384:560–564, 1996.

Strassman, A. M., and Levy, D. Response properties of dual nociceptors in relation to headache. J Neurophysiol 95:1298–1306, 2006.

Vanegas, H., and Schaible, H.-G. Descending control of persistent pain: Inhibitory or facilitatory? Brain Research Reviews 46:295–309, 2004.

Verdugo, R. J., Bell, L. A., Campero, M., et al. Spectrum of cutaneous hyperalgesias/allodynaias in neuropathic pain patients. Acta Neurol Scand 110:368–376, 2004.

Wall, P, D. The placebo effect: An unpopular topic. Pain 51:1–3, 1992.

Wall, P. D., and Melzack, R., eds. Textbook of Pain, 3rd ed. Churchill-Livingston, London, 1994.

Waxman, S. G. $Na_v1.7$, its mutations, and the syndromes that they cause. Neurology 69:505–507, 2007.

Welch, K. M. A., and Levine, S. R. Migraine-related stroke in the context of the international headache society classification of head pain. Arch Neurol 47: 458–462, 1990.

Zubieta, J.-K., Bueller, J. A., Jackson, L. R., et al. Placebo effects mediated by endogenous opioid activity on mu--opioid receptors. J Neurosci 25:7754–7762, 2005.

17
Sistemas auditivo e vestibular

Objetivos de aprendizagem

1. Recordar o significado dos termos a seguir, relacionados à estrutura da orelha interna: labirinto, endolinfa, perilinfa, cinocílio, estereocílio e ligações de extremidade.
2. Discutir o papel do K+ na polarização e na despolarização das células ciliadas.
3. Descrever a sequência de eventos que leva à polarização e hiperpolarização dos neurônios auditivos e vestibulares, bem como dos neurônios bipolares cujos axônios originam o NC VIII.
4. Identificar estruturas pertencentes à orelha externa, média e interna e explicar o propósito das seguintes estruturas: membrana timpânica, martelo, bigorna, estribo, janela oval, janela redonda e órgão espiral.
5. Analisar as funções da orelha média e da orelha interna e explicar as estruturas que medeiam cada função.
6. Comparar e contrastar a estrutura e a função das células ciliadas externas e internas do órgão espiral.
7. Descrever a via que se estende dos receptores sensoriais (células ciliadas) até o córtex cerebral, que transmite os sons para dentro do SNC para serem interpretados.
8. Recordar a localização anatômica e o papel das estruturas a seguir, que estão associadas à vida das fibras auditivas aferentes: corpo trapezoide, núcleo olivar superior, lemnisco medial e plano temporal.
9. Comparar as perdas auditivas condutiva, sensorioneural e mista, quanto às causas, consequências e facilidade de correção.
10. Comparar e contrastar o papel dos componentes do labirinto vestibular, em termos de identificação de velocidade angular, aceleração linear e aceleração rotacional.
11. Analisar a orientação do sáculo, mácula, utrículo e canais semicirculares e explicar a importância funcional de cada estrutura.
12. Discutir a localização anatômica e o papel dos quatro núcleos vestibulares associados às vias sensoriais vestibulares.
13. Descrever o destino e a lateralidade dos neurônios de segunda e terceira ordem do sistema vestibular.
14. Comparar e contrastar a localização anatômica e os papéis das seguintes estruturas associadas às vidas vestibulares motoras: trato vestibulospinal lateral, trato vestibulospinal medial, formação reticular, fascículo longitudinal medial e corpo justarrestiforme.
15. Analisar as vias vestibulomotoras quanto à relevância funcional.
16. Discutir os seguintes reflexos associados ao sistema vestibular e relacionar cada um deles a suas respectivas vias relevantes: vestibulocólico, vestibulospinal e vestíbulo-ocular.
17. Explicar como a informação oriunda dos canais semicirculares e suas projeções aferentes é integrada à informação oriunda dos nervos oculomotor, troclear e abducente para produção do RVO.
18. Comparar os reflexos cervicais tônicos aos reflexos vestibulares e explicar a função de cada reflexo.
19. Relacionar as abordagens de exame clínico à estrutura e função do sistema vestibular.

Abreviaturas

CGM corpo geniculado medial

CSC canal semicircular

CVPI córtex vestibular parieto-insular

FLM fascículo longitudinal medial

FR formação reticular

FRPP formação reticular pontina paramediana

LCS líquido cerebrospinal

MNI motoneurônio inferior

MNS motoneurônio superior

NOC nistagmo optocinético

REAT respostas evocadas auditivas troncoencefálicas

RM imagem de ressonância magnética

RVO reflexo vestíbulo--ocular

SNC sistema nervoso central

TC tomografia computadorizada

TEP tomografia por emissão de pósitrons

TVSL trato vestibulospinal lateral

TVSM trato vestibulospinal medial

VPB vertigem posicional benigna

VPI núcleo ventral posteroinferior

VPL núcleo ventral posterolateral

VPPB vertigem posicional paroxística benigna

VVS vertical visual subjetiva

INTRODUÇÃO

A percepção do som é tão drasticamente diferente da percepção da posição e dos movimentos da cabeça que parece ser contrário ao senso comum pensar que esses dois sistemas sensoriais especiais compartilham muitos aspectos. Mesmo assim, a anatomia periférica desses dois sistemas apresenta atributos comuns. Ambos são componentes do NC VIII, com a sensação da posição-movimento da cabeça mediada pela divisão vestibular e a percepção do som por sua divisão coclear. Ambos os sistemas têm origem em órgãos-alvo sensoriais similares – as células ciliadas.

A primeira seção principal deste capítulo considera a orelha interna, onde se originam os nervos coclear e vestibular. A abordagem se inicia com os labirintos ósseos e membranosos, bem como os líquidos neles contidos. Em seguida, são discutidas a estrutura e função das células ciliadas labirínticas que são comuns aos dois sistemas. As células ciliadas consistem em um feixe com cerca de 100 microvilosidades (estereocílios) especializados que se projetam a partir da superfície superior – situada no labirinto membranoso da orelha interna. O mecanismo de transdução é o mesmo em todas as células ciliadas: a inclinação dos estereocílios para uma direção causa despolarização (e potencial receptor), enquanto a inclinação dos estereocílios na direção contrária resulta em hiperpolarização. Entretanto, na análise final, esses atributos comuns são de pouca ou nenhuma importância. Um aspecto de fato notável, quando os sistemas auditivo e vestibular são comparados, é o modo como o som e a posição/movimento da cabeça, que são percepções tão drasticamente distintas, podem resultar de um único tipo de receptor residindo em ambientes singulares e altamente especializados. Dessa forma, é o ambiente no qual o receptor está inserido que determina se esse receptor irá responder ao som ou ao movimento/posição da cabeça. Em vez de sutis, essas diferenças são fundamentais ao nível microscópico, que refletem o modo como diferenças estruturais mínimas no SNP são capazes de condicionar as percepções geradas no encéfalo.

Na segunda seção principal deste capítulo, será considerado o sistema auditivo. O início se dá pelo aparelho auditivo, a partir da orelha externa até a orelha interna. Em seguida, são consideradas as vias percorridas pelo som ao longo do sistema nervoso até o córtex, para que ocorra a interpretação. A seção é encerrada com uma discussão sobre as consequências clínicas do dano junto ao sistema auditivo.

Na terceira seção, o tema é o sistema vestibular. Assim como para o sistema auditivo, o início da seção aborda os órgãos-alvo sensoriais e, então, são consideradas as projeções junto ao sistema nervoso. A seção é finalizada com a discussão das consequências clínicas do dano junto ao sistema vestibular, incluindo a avaliação desse sistema.

O conteúdo é apresentado nessa ordem porque o sistema auditivo segue os princípios organizacionais já descritos para os outros sistemas sensoriais, no que se refere à existência de uma projeção robusta para o córtex cerebral destinada à discriminação consciente das características sonoras. O sistema vestibular, por outro lado, é mais complicado em vários aspectos. Primeiramente, muitos neurônios são multimodais, uma vez que o equilíbrio é atendido não só pelos receptores labirínticos presentes na orelha interna como também pela visão e propriocepção. Por esse motivo, existe um grau de convergência acentuado das informações visuais e proprioceptivas nos neurônios sensoriais do sistema vestibular. Em segundo lugar, o sistema vestibular não é apenas um sistema sensorial, como também um sistema motor. Na parte sensorial, os núcleos do sistema vestibular se projetam para o córtex cerebral. Entretanto, além disso, conforme observado nos Capítulos 8 e 11, os núcleos do sistema vestibular também contêm MNS. Os axônios desses MNS não só descem para a medula espinal junto aos tratos vestibulospinais como também ascendem para controlar os MNI que inervam os músculos extraoculares. Por fim, assim como o sistema vestibular é um sistema sensorial multimodal, é também um sistema motor integrador. Os MNI do sistema vestibular são mediadores importantes das influências cerebelares sobre a função motora. Em adição, os reflexos mediados pelo sistema vestibular atuam em uma colaboração inexplicável com os reflexos deflagrados pelos proprioceptores cervicais.

ORELHA INTERNA

Labirinto

A orelha interna é chamada **labirinto** por causa da complexidade de seu formato (ver Fig. 17.1). O labirinto possui duas divisões principais: um labirinto coclear e um labirinto vestibular. Cada divisão consiste em duas partes: um **labirinto ósseo**, que é uma série de cavidades e canais localizados junto à porção petrosa do osso temporal; e um **labirinto membranoso**, que é um sistema de ductos e sacos membranosos comunicantes ancorados por faixas fibrosas ao labirinto ósseo. Embora preserve a conformação geral do labirinto ósseo, o labirinto membranoso é consideravelmente menor e está separado das paredes ósseas por um líquido chamado **perilinfa**. A perilinfa é secretada por arteríolas do revestimento periósteo do labirinto ósseo. Sua composição iônica é semelhante à composição do líquido cerebrospinal (LSC) e do líquido extracelular do SNC. A perilinfa se comunica com o espaço subaracnóideo cheio de LSC, via **ducto perilinfático** (*aqueduto coclear*).

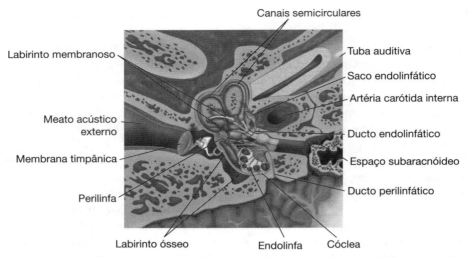

Figura 17.1 O labirinto ósseo está estabelecido na porção petrosa do osso temporal. Junto ao contorno geral do labirinto ósseo está o labirinto membranoso.

> **Questão**
>
> Descreva os componentes da orelha interna. Algum desses componentes é importante apenas para o sistema auditivo e não para o sistema vestibular?

O labirinto membranoso também contém um líquido chamado **endolinfa**. A endolinfa é produzida por células secretoras que circundam os epitélios sensoriais do labirinto vestibular e também pelas células da estria vascular da cóclea (discutida adiante). A endolinfa possui uma composição iônica similar a do líquido intracelular. A partir da parede posterior do sáculo (ver Fig. 17.1), é emitido um canal chamado **ducto endolinfático** que se junta em uma configuração em forma de "Y" por um ducto que interconecta o utrículo e ao sáculo. A endolinfa sai do labirinto pelo ducto endolinfático. Esse ducto termina em uma bolsa cega – o **saco endolinfático** – localizada na superfície posterior da porção petrosa do osso temporal, onde entra em contato com a dura-máter. A endolinfa então circula pelo labirinto membranoso e entra no ducto endolinfático e no saco endolinfático. As células epiteliais especializadas existentes no saco removem a endolinfa através de um mecanismo pinocitótico, em que o líquido entra no denso plexo vascular que circunda o saco. Um desequilíbrio entre produção e drenagem de endolinfa está relacionado à doença de Ménière (ver Conexões clínicas).

Células ciliadas

Os receptores auditivos e vestibulares – as células ciliadas – estão posicionados em sítios específicos ao longo das paredes internas do labirinto membranoso. Esses neurônios são mecanorreceptores únicos, que consistem em células não neurais especializadas que fazem sinapse com os aferentes primários do NC VIII. Conforme notado no Capítulo 9, as células ciliadas representam entidades transdutoras independentes, em vez de terminais periféricos de fibras sensoriais nervosas cranianas (ver Fig. 17.2). Essencialmente, a célula ciliada é um terminal sináptico cuja liberação de um neurotransmissor bioquímico excita uma resposta junto aos aferentes primários do NC VIII. Dessa forma, a célula ciliada é uma célula especializada capaz de criar um potencial gerador que, então, tem um terminal sináptico até um neurônio aferente primário. Essa é a primeira via que será discuti-

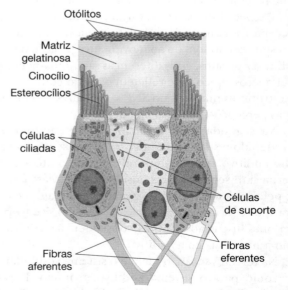

Figura 17.2 Exemplo de células ciliadas vestibulares no labirinto membranoso, que contém um único cinocílio amplo e muitos estereocílios menores.

da em detalhes, cuja estrutura de primeira ordem não é a de uma célula nervosa.

As células ciliadas são estruturalmente polarizadas. Cada célula ciliada presente no labirinto membranoso possui um **cinocílio** único e amplo, que se projeta a partir de uma extremidade da superfície celular, e um grupo de 60-100 **estereocílios** menores, ordenados em postos de comprimento crescentes na direção do cinocílio que fica à frente do arranjo em forma de "*tubo de órgão*" (ver Fig. 17.2). As células ciliadas presentes no labirinto coclear possuem cinocílios que, todavia, degeneram ao longo do desenvolvimento fetal, deixando apenas estereocílios. O **estímulo adequado** para as células ciliadas é a inclinação dos cílios.

> **Questão**
>
> Identifique os componentes da célula ciliada e explique o papel de cada componente na transdução da informação sensorial.

A polarização estrutural da célula ciliada resulta em polarização funcional (ver Fig. 17.3). A inclinação dos estereocílios *na direção* do cinocílio despolariza a célula ciliada, resultando em uma intensificação da liberação de neurotransmissores a partir da célula ciliada. A inclinação dos estereocílios *na direção oposta* ao cinocílio hiperpolariza a célula, resultando então na queda da liberação de neurotransmissores.

Inclinação não é a palavra mais adequada para descrever os movimentos dos estereocílios, pois eles contêm uma grande quantidade de filamentos de actina que lhes confere rigidez. Dessa forma os estereocílios, na verdade, não se inclinam em resposta ao deslocamento mecânico, mas giram nas bases pelas quais estão presos à superfície da célula ciliada. Como todos os estereocílios existentes em uma célula ciliada estão conectados, o feixe inteiro é deslocado como uma unidade. Estruturas filamentares elásticas conectam a ponta de cada estereocílio ao estereocílio vizinho mais alto, sendo chamadas **ligações de extremidade** (ver Fig. 17.4). As ligações de extremidade estão acopladas a canais de cátion mecanicamente regulados. Quando os estereocílios estão em posição vertical, a tensão gerada na ligação de extremidade mantém o canal em um estado parcialmente aberto. Isso permite que cátions fluam da endolinfa para dentro da célula ciliada, de modo análogo ao observado nos canais de escoamento existentes em um neurônio, estabelecendo o potencial de membrana de repouso (ver Cap. 4). A deflexão dos estereocílios na direção do cinocílio estira as ligações de extremidade e abre totalmente os canais de cátion, enquanto a deflexão dos estereocílios na direção oposta fecha os canais.

O próximo evento do processo de transdução é incomum quanto a sua base iônica. O potássio serve tanto para despolarizar a célula ciliada como para repolarizá-la. É por isso que a composição iônica da endolinfa na qual estão imersos a superfície da célula ciliada e os estereocílios possui uma alta concentração de K^+. Em contraste, a composição iônica da perilinfa na qual está imersa o restante da célula ciliada possui uma elevada concentração de Na^+. A diferença de composição iônica existente entre a endolinfa e a perilinfa é mantida pelas junções compactas (*tight junctions*) localizadas na superfície das células ciliadas, bem como por suas células de suporte (ver Fig. 17.5). A célula ciliada explora os diferentes ambientes iônicos em suas superfícies apical e basal.

> **Questão**
>
> As ligações de extremidade exercem papel decisivo na transdução da informação no sistema nervoso porque estão acopladas aos canais de cátion mecanicamente regulados. Explique a importância desse acoplamento em relação à despolarização e repolarização.

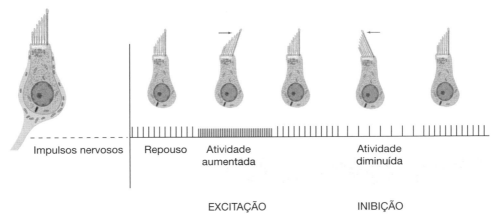

Figura 17.3 A inclinação dos estereocílios na direção do cinocílio despolariza a célula ciliada que, por sua vez, é hiperpolarizada pela inclinação dos estereocílios na direção contrária ao cinocílio. A consequência é a excitação ou a inibição do aferente primário.

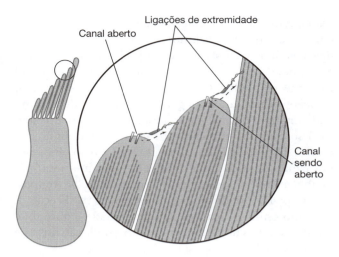

Figura 17.4 Os estereocílios são conectados por filamentos elásticos chamados ligações de extremidade. O feixe piloso inteiro inclina ou gira como uma unidade.

A endolinfa é um líquido extracelular (localizado fora da célula ciliada), mas assim como o líquido intracelular, é rico em K^+ e pobre em Na^+. Dessa forma, a concentração de K^+ na endolinfa é quase igual à concentração de K^+ no interior dos estereocílios. Entretanto, a endolinfa tem uma carga líquida positiva que se combina à carga negativa do potencial de membrana da célula ciliada para formar um potente gradiente elétrico que dirige os íons K^+ para dentro da célula ciliada através dos canais abertos associados à ligação de extremidade, assim despolarizando a célula ciliada. Essa despolarização causa abertura dos canais iônicos de Ca^{2+} regulados por voltagem, deflagrando uma aumentada liberação de neurotransmissores nos terminais dos neurônios aferentes primários do NC VIII, além da intensificação da frequência de disparos (ver Fig. 17.5). A liberação de transmissores pelas células ciliadas é graduada, por consequência da abertura graduada dos canais de voltagem de Ca^{2+} de acordo com o potencial de membrana.

Quando os estereocílios são defletidos na direção oposta, afastando-se do cinocílio, a tensão das ligações de extremidade diminui e os canais de cátion fecham. A corrente de entrada de K^+ basal cessa e a célula ciliada é hiperpolarizada. A liberação de transmissores pelas células ciliadas diminui, assim como a frequência de disparos dos aferentes primários pós-sinápticos em NC VIII. As células ciliadas do sistema auditivo não possuem estereocílios. Essa diferença é discutida na próxima seção sobre o sistema auditivo.

> **Questão**
>
> A endolinfa e a perilinfa possuem composições iônicas diferentes. Explique como essa diferença é explorada no processo de transdução.

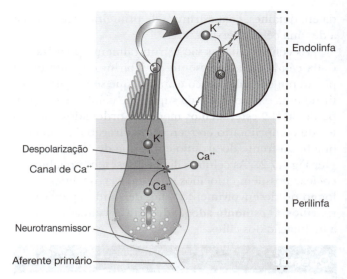

Figura 17.5 O gradiente elétrico que conduz o K^+ para o meio intracelular despolariza a célula ciliada e causa abertura de canais de íons Ca^{2+} regulados por voltagem. Isso, por sua vez, acarreta o aumento da liberação de transmissor pela célula ciliada e o aumento da frequência de disparos do neurônio aferente primário.

SISTEMA AUDITIVO

> **Apresentação clínica**
>
> Em sua prática clínica, como especialista em reabilitação, você trata com frequência pacientes idosos que apresentam perda generalizada da capacidade de perceber ou discriminar sons. Você também trata crianças pequenas com perda auditiva sensorioneural e crianças com perda auditiva condutiva. Ao ler esta seção, considere os seguintes aspectos:
>
> - Em crianças e adultos, pode ocorrer dano em componentes da orelha externa, orelha média ou orelha interna. Quais condições clínicas estão relacionadas a quais dessas estruturas?
> - Quais são as principais diferenças existentes entre os mecanismos periféricos e centrais de perda auditiva?

Informação fundamental

O sistema auditivo detecta e analisa os sons ambientais, com o intuito de fornecer ao encéfalo informações sobre as características (altura, sonoridade, padrão) e a localização do som. O sistema auditivo é constituído por um aparelho periférico e outro central. O aparelho periférico, elaboradamente organizado, consiste nas estruturas da orelha externa, orelha média e orelha interna responsáveis pelo registro e transdução das vibrações transmitidas pelo ar. A transdução depende das células ciliadas. O aparelho central é constituído por neurônios, dispostos em arranjos seriados ou paralelos, responsáveis pela discriminação e interpretação do som. Junto ao córtex cerebral, essa informação auditiva é transmitida a outras áreas corticais que decodificam a informação em percepções auditivas, como o reconhecimento da música e do som – e fala e linguagem.

O sistema auditivo é extraordinário no que diz respeito à gama de intensidades e frequências sonoras que consegue detectar, bem como em relação à sua capacidade de discriminar pequenas diferenças nesses parâmetros. Um ouvinte jovem normal pode ouvir sons em uma faixa de frequência que vai de 20 a 20.000 Hz, além de conseguir detectar deslocamentos timpânicos menores que um átomo de hidrogênio em 2 ordens de magnitude. Cada orelha tem projeções bilaterais voltadas para todas as partes do sistema auditivo rostral à parte inferior do tronco encefálico; assim, um dano ao aparelho auditivo central raramente produz déficits localizáveis apenas em uma orelha. Os receptores auditivos periféricos também estão sujeitos ao controle eferente do SNC.

O teste audiométrico comportamental requer uma resposta do indivíduo. Fornece informação amplamente relacionada aos efeitos de lesões envolvendo os dois extremos do sistema auditivo: o aparelho periférico e a estação terminal neocortical. Conhece-se relativamente pouco acerca da fisiopatologia dos distúrbios troncoencefálicos auditivos. As lesões troncoencefálicas que afetam o sistema auditivo quase invariavelmente danificam estruturas contínuas e produzem um quadro clínico em que a disfunção auditiva é menos importante que outros déficits.

Aparelho periférico

Orelha externa

A orelha externa é em essência um funil complexo, que consiste na **orelha** (ou *aurícula*) e no **meato (canal) acústico externo** (ver Fig. 17.6). Essas estruturas exercem papéis importantes na filtragem (modelamento espectral) dos sons que entram na orelha. O meato acústico externo conduz os sons para a membrana timpânica, que representa o limite entre as orelhas externa e média.

Orelha média (cavidade timpânica)

A **orelha média** ou **cavidade timpânica** está localizada junto ao osso temporal. É preenchida por ar, que é transmitido até ela através da tuba auditiva (antes chamada de trompa de Eustáquio), a partir da porção nasal da faringe (ver Fig. 17.6). A orelha média cheia de ar é mantida à pressão atmosférica pela abertura periódica da tuba auditiva. A cavidade timpânica contém uma cadeia de ossos móveis – os **ossículos** – que formam uma conexão óssea entre a membrana timpânica e a cóclea,

com função de transmitir as vibrações da membrana timpânica transportadas pelo ar ao longo da cavidade até a orelha interna.

A tarefa realizada pelo sistema auditivo consiste em detectar as vibrações sonoras transportadas pelo ar usando um conjunto de células receptoras que residem em um ambiente cheio de líquido. Nessa interface ar-líquido, a maior parte da energia sonora seria refletida de volta, pois a impedância acústica do líquido é maior que a do ar. Entretanto, várias estruturas localizadas na orelha média melhoram ao máximo a eficiência da transmissão do som a partir do ar, na orelha externa, para a movimentação do líquido perilinfático, na orelha interna. Essas estruturas incluem a **membrana timpânica** e o conjunto de três ossos delgados chamados ossículos. A membrana timpânica e os ossículos estabelecem uma equivalência de impedância entre as vibrações no ar e na movimentação do líquido dentro da orelha interna.

A membrana timpânica é uma estrutura oval, de coloração cinza perolada translúcida, com diâmetro aproximado de 1 cm. A membrana forma a parede lateral da cavidade timpânica e está posicionada em ângulo oblíquo na extremidade medial do meato acústico externo (ver Fig. 17.6). A superfície lateral recebe inervação do ramo auriculotemporal do nervo trigêmeo (V) e do ramo auricular do nervo vago (X), enquanto sua superfície medial é inervada pelo ramo timpânico do nervo glossofaríngeo (IX). A membrana timpânica atua de modo semelhante a um alto-falante ou megafone, que vibra em resposta às ondas sonoras que atingem sua superfície lateral.

Preso à superfície medial da membrana timpânica está o primeiro dos três ossículos – o **martelo**. Os movimentos da membrana são diretamente transferidos ao martelo. As vibrações sonoras são então transferidas para a **bigorna**, que é o segundo dos três ossículos e serve de ponte entre o martelo e o **estribo**, o ossículo mais interno.

A parede óssea medial da cavidade timpânica contém duas aberturas, uma das quais é a **janela oval**. A platina do estribo, com formato oval, está ajustada no interior da abertura da janela oval. A platina do estribo está ancorada nas paredes da janela oval por um anel elástico. A orelha média cheia de ar é separada do líquido perilinfático contido na orelha interna pela janela oval (ver Fig. 17.7). O movimento da platina para dentro comprime a perilinfa do vestíbulo. A segunda abertura localizada na parede óssea medial da cavidade timpânica é a **janela redonda**, que é coberta por uma membrana elástica e isola a perilinfa contida na orelha interna da cavidade timpânica cheia de ar.

A equivalência da impedância ar-líquido é alcançada porque as vibrações do estribo produzem uma força por unidade significativamente maior (cerca de 25 ve-

Figura 17.6 O aparelho auditivo periférico inclui as orelhas externa, média e interna. A orelha externa consiste na aurícula e no meato acústico externo. A membrana timpânica separa as orelhas externa e média. A orelha média reside junto ao osso temporal, está cheia de ar e contém três ossículos: martelo, bigorna e estribo. A janela oval separa as orelhas média e interna.

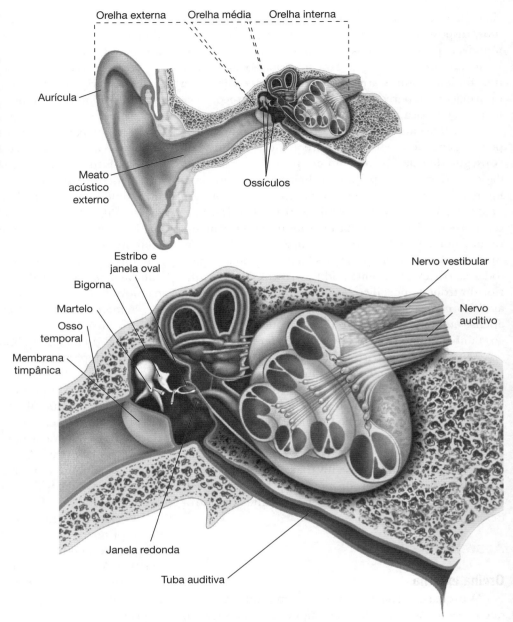

zes) do que a força das vibrações da membrana timpânica. Isso resulta de (1) uma pequena vantagem mecânica derivada do fato de a cadeia de ossículos da orelha média atuar como um sistema de alavancas; e de (2) uma ampla vantagem mecânica derivada do fato de a área da membrana timpânica ser aproximadamente 15 vezes maior do que a área da platina do estribo. A equivalência de impedância implica que, nas faixas intermediárias, quase toda a energia sonora que incide sobre a membrana timpânica movimente o líquido perilinfático contido na orelha interna. A eficiência diminui progressivamente tanto nas frequências mais altas como nas frequências menores. A cerca de 1.000 Hz, por exemplo, o sistema atua com eficiência aproximada de apenas 40%.

> **Questão**
>
> Quais são os ossículos da orelha média e qual é a importância fundamental desses ossículos?

Dois músculos pequenos estão fixos aos ossículos: o *tensor do tímpano*, que se fixa ao martelo e é inervado por um ramo do nervo trigêmeo; e o *músculo estapédio*, que está fixo ao estribo e é suprido por um ramo do nervo facial. Os músculos tensor do tímpano e estapédio geralmente contraem juntos e atuam modificando a transmissão das vibrações sonoras pela cadeia ossicular (ver adiante a discussão sobre função e reflexos auditivos; ver Cap. 15).

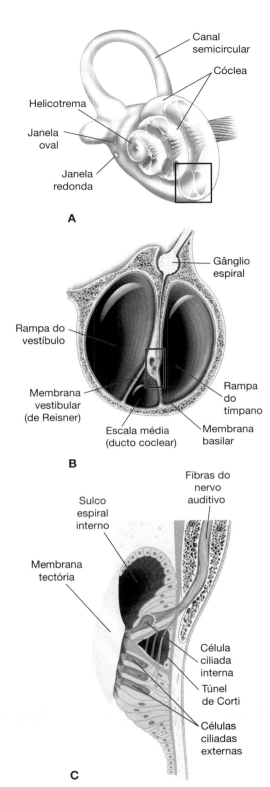

Figura 17.7 A. A cóclea encaracolada-espiralada do labirinto ósseo contém as fibras aferentes auditivas primárias. Note as duas aberturas: janela oval e janela redonda. **B.** Um segmento do ducto coclear, expandido para ilustrar três compartimentos: rampa do vestíbulo, rampa do tímpano e ducto coclear. **C.** Porção interna do ducto coclear, que foi expandido para ilustrar o modo como as células ciliadas (receptores) estão inseridas na membrana tectória e conectadas às fibras aferentes primárias.

Orelha interna

A estrutura da parte auditiva da orelha interna consiste em um labirinto ósseo cheio de perilinfa, junto ao qual está suspenso um labirinto membranoso cheio de endolinfa. A **cóclea** é a parte óssea do labirinto auditivo (ver Fig. 17.7). A cóclea consiste em uma espiral com 2 e 5 voltas em forma de "oito" ao redor de um pilar central chamado **modíolo**. O modíolo contém cavidades onde residem os neurônios bipolares do **gânglio espiral**, que contém os corpos celulares dos aferentes auditivos primários. Uma **lâmina espiral** óssea projeta-se a partir do modíolo, de forma semelhante às roscas de um parafuso. O **ducto coclear** (escala média) forma a porção auditiva do labirinto membranoso. Trata-se de um tubo membranoso situado junto à cóclea, que termina cegamente na cúpula da cóclea. O ducto coclear exibe um corte transversal triangular e está firmemente ancorado à cóclea óssea: uma borda (ápice) se fixa à lâmina espiral óssea, enquanto a outra (base) está presa à parede externa da cóclea óssea.

> **Questão**
>
> O que é a cóclea, qual é sua localização e por que a cóclea é essencial à capacidade das pessoas de ouvir e interpretar sons?

Cada parede do ducto coclear possui estrutura e nome exclusivos. A delicada parede dorsal é chamada **membrana vestibular** (de Reissner) e atua como barreira de difusão entre a perilinfa, na rampa do vestíbulo, e a endolinfa, junto ao ducto. A parede lateral contém o **ligamento espiral**, que consiste em um tecido periósteo espessado fixo à parede externa da cóclea óssea. Na superfície do ligamento espiral voltada para a endolinfa, está a **estria vascular**, que é ricamente suprida por pequenos vasos sanguíneos e produz o volume endolinfático ao longo de todo o labirinto membranoso. Sobre o assoalho do ducto, chamado **membrana basilar**, repousa o **órgão espiral**. O órgão espiral contém as células receptoras (ciliadas) do sistema auditivo.

O ducto coclear, junto a lâmina espiral óssea, divide a cóclea óssea em três compartimentos: (1) **rampa do vestíbulo**, dorsal ao ducto e contendo perilinfa; (2) **rampa do tímpano**, abaixo do ducto coclear e também contendo perilinfa; e (3) **ducto coclear** (escala média) propriamente dito, que contém endolinfa. A perilinfa da rampa do vestíbulo e a perilinfa da rampa do tímpano se comunicam no **helicotrema**, que consiste em um hiato estreito situado no ápice da cóclea. Essa comunicação resulta do fato de o ducto coclear terminar como um saco cego que sai de um pequeno espaço existente entre o ducto e a parede óssea da cóclea. A platina do estribo e a janela oval "olham para dentro" do vestíbulo cheio de perilinfa, com o qual a rampa do vestíbulo se comunica. A rampa do tímpano e a janela redonda elástica "olham para fora" da rampa do tímpano, no interior da cavidade da orelha média repleta de ar.

A função da orelha interna auditiva é tal que os três compartimentos cocleares convertem a pressão diferencial existente entre a rampa do vestíbulo e a rampa do tímpano em oscilações da membrana basilar do ducto coclear. Essa conversão deriva do arranjo dos três compartimentos e da movimentação de líquido possibilitada pela janela redonda elástica (ver Fig. 17.8). Ao vibrar, o estribo a empurra para dentro e para fora da perilinfa da rampa do vestíbulo, estabelecendo as ondas de pressão (deslocamentos de líquido) na perilinfa vestibular. Esses deslocamentos de líquido são possíveis ainda que a perilinfa seja incompressível. E isso é o que ocorre, pois a perilinfa da rampa do vestíbulo se comunica com a perilinfa da rampa do tímpano via helicotrema, enquanto a membrana elástica que cobre a janela redonda da rampa do tímpano fica livre para se projetar para dentro e para fora. Isso significa que as ondas de pressão estabelecidas na rampa do vestíbulo pela vibração do estribo serão amplamente transferidas para o próprio ducto coclear, que separa efetivamente os dois compartimentos. Conforme o ducto coclear é deslocado, a membrana basilar vai sendo distorcida e isto ativa os receptores que nela repousam.

A porção da membrana basilar que se move em resposta a um estímulo sonoro depende da frequência das ondas sonoras. As lâminas espirais ósseas da cóclea se tornam progressivamente mais estreitas, enquanto a membrana basilar vai se tornando cada vez mais ampla no sentido da base para o ápice da cóclea (ver Fig. 17.9). A resultante variação sistemática das propriedades mecânicas (rigidez) da membrana basilar implica que diferentes frequências sonoras provoquem a vibração de setores distintos da membrana basilar: as frequências baixas promovem distorção máxima da membrana basilar nas proximidades do ápice da cóclea, enquanto as frequências progressivamente maiores fazem o pico da amplitude da distorção se deslocar na direção da base da cóclea. Isso é um exemplo de uma codificação de lugar

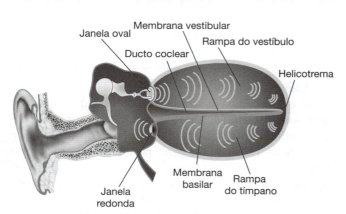

Figura 17.8 O estribo vibra ondas de pressão (oscilações de líquido) sobre a janela oval que são estabelecidas na rampa do vestíbulo. Pequenas quantidades de líquido passam pelo pequeno helicotrema e produzem ondas de pressão na rampa do tímpano, causando movimentação adicional da janela redonda.

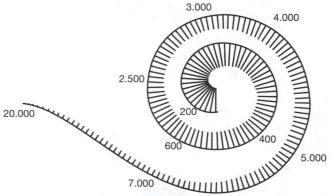

Figura 17.9 Organização tonotópica da membrana basilar. Frequências sonoras distintas causam vibração de porções diferentes da membrana basilar. As frequências maiores (20.000 Hz) causam distorção de pico na direção da base da cóclea, enquanto as frequências mais baixas (200 Hz) causam distorção de pico na direção do ápice da cóclea.

Neuropatologia: deiscência de canal semicircular

As oscilações do líquido perilinfático, estabelecidas pelo movimento do estribo, são ordinariamente dirigidas apenas para dentro da porção coclear do labirinto ósseo. Este contém membranas elásticas flexíveis (as membranas das janelas oval e redonda) que permitem a movimentação da perilinfa incompressível. Como esse tipo de membrana é inexistente nas aberturas do vestíbulo ou dos canais semicirculares ósseos, a parte vestibular do labirinto membranoso não é afetada pelo som nem por alterações da pressão na orelha média ou LCS. Entretanto, a infecção crônica da orelha média pode causar erosão óssea e criar uma abertura (chamada *fístula perilinfática*) tipicamente localizada no canal semicircular ósseo horizontal. Como essa fístula passa a permitir a movimentação de líquido, os pacientes sofrem crises de vertigem induzida por pressão e nistagmo horizontal subsequentes a alterações de pressão positivas ou negativas sustentadas junto ao meato acústico externo. Essa condição é denominada deiscência de canal semicircular (ver Fig. 17.10).

e constitui o processamento inicial das frequências sonoras pelo sistema auditivo. A representação logarítmica das frequências ao longo do comprimento da membrana basilar é chamada **organização tonotópica**.

Órgãos-alvo sensoriais

A transdução sensorial auditiva ocorre nas células ciliadas do órgão espiral. Repousando sobre a membrana basilar da orelha interna, o órgão espiral é constituído por células ciliadas e uma variedade de células de suporte. As células ciliadas, em número superior a 18 mil células em cada cóclea, repousam sobre os ombros das células de suporte e exibem um formato semelhante ao de cantil ou cilíndrico. Estão dispostas ao longo de toda a extensão da membrana basilar. As células ciliadas estão organizadas em dois grupos: as *células ciliadas internas* (cerca de 3.500 células), que exibem um formato semelhante ao de cantil e estão dispostas em fileira única; e as *células ciliadas externas* (cerca de 15 mil células), que são cilíndricas e estão dispostas em 3-4 fileiras paralelas (ver Fig. 17.11).

As células ciliadas internas e externas são separadas por um espaço cheio de perilinfa denominado **túnel de Corti**. Em cada lado do túnel de Corti, existem células pilares de suporte (também chamadas *bastonetes de Corti*) que contribuem de forma significativa para a estabilidade mecânica do órgão espiral. As células ciliadas externas são sustentadas em suas bases por células falângicas em forma de taça. Os delgados processos das células falângicas se estendem para o topo das células ciliadas externas e terminam como expansões similares às das placas que preenchem os espaços existentes entre as células ciliadas externas, formando a lâmina reticular. A lâmina reticular confere estabilidade mecânica a essa parte do órgão espiral. Os corpos celulares das células ciliadas estão situados entre a membrana basilar e a lâmina reticular, com esta última formando a barreira líquida entre a perilinfa da rampa do tímpano e a endolinfa do ducto coclear. Em consequência, o corpo celular de cada célula ciliada auditiva fica imerso em perilinfa, enquanto os estereocílios ficam imersos em endolinfa. Sobrejacente ao órgão espiral, está a **membrana tectória**, uma espécie de "concha" gelatinosa arqueada.

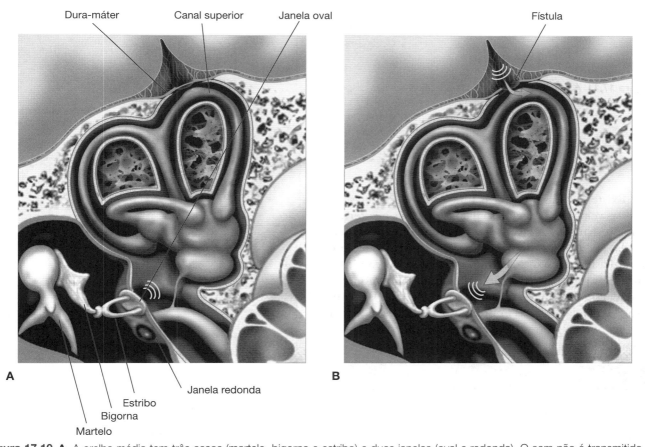

Figura 17.10 A. A orelha média tem três ossos (martelo, bigorna e estribo) e duas janelas (oval e redonda). O som não é transmitido à parte vestibular do labirinto. **B.** Uma fístula produz uma terceira abertura, e isso permite a transmissão do som à parte vestibular do labirinto. A presença de uma fístula perilinfática permite a movimentação de líquido com o som ou diante de alterações de pressão na orelha média ou no LCS. Esse movimento pode induzir vertigem e nistagmo.

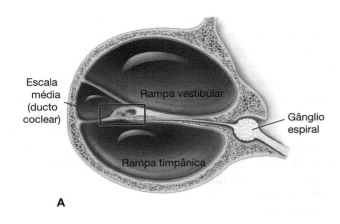

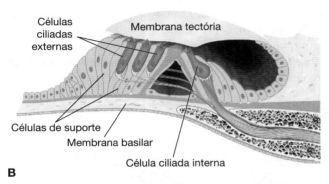

Figura 17.11 A. Junto à cóclea, as células ciliadas estão dispostas sobre a membrana basilar. **B.** Uma fileira única de células ciliadas internas e múltiplas fileiras de células ciliadas externas estão dispostas com as pontas de seus estereocílios inseridas na membrana tectória.

Existem várias diferenças funcionalmente decisivas entre as relações das células ciliadas internas e externas com as estruturas adjacentes. Primeiramente, as células ciliadas externas residem na parte mais flexível da membrana basilar – estão localizadas no meio do caminho entre seus pontos de fixação na lâmina espiral, ao nível medial, e no ligamento espiral, ao nível lateral. Em contraste, as células ciliadas internas estão localizadas acima de uma porção menos flexível da membrana basilar, adjacente à lâmina espiral.

> **Questão**
>
> Junto ao órgão espiral, estão as células ciliadas internas e externas. Identifique a importância funcional de cada tipo e a relação existente entre essas células.

Em segundo lugar, as pontas dos estereocílios das células ciliadas externas estão encravadas na membrana tectória sobrejacente, diferentemente das pontas dos estereocílios das células ciliadas internas, que residem na endolinfa do túnel de Corti interno.

As células ciliadas externas se movem como uma unidade que se aproxima ou se afasta da membrana tectória, sempre que a membrana basilar se move, por causa de suas rígidas interconexões com as estruturas adjacentes. Como estão distribuídas na maior parte da porção flexível da membrana basilar, as células ciliadas externas se movem principalmente em resposta às vibrações sonoras. Como a membrana tectória prende as pontas dos estereocílios das células ciliadas externas (e não dos estereocílios das células ciliadas internas), a movimentação lateral da membrana basilar *em relação à membrana tectória* inclina seus estereocílios de uma forma ou de outra (ver Fig. 17.12). Então, as células ciliadas externas geram potenciais receptores que despolarizam e hiperpolarizam, alternadamente, a partir do potencial de membrana de repouso. Em contraste com as células ciliadas externas, que são estimuladas pelo movimento da membrana, os estereocílios das células ciliadas inter-

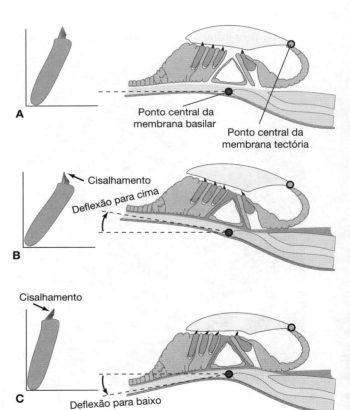

Figura 17.12 A. As pontas dos estereocílios das células ciliadas externas estão inseridas na membrana tectória, diferentemente das pontas dos estereocílios das células ciliadas internas. **B.** Uma deflexão para cima da membrana basilar em relação à membrana tectória estimula as células ciliadas e resulta em despolarização. **C.** Uma deflexão para baixo da membrana basilar em relação à membrana tectória estimula as células ciliadas e resulta em hiperpolarização.

nas são estimulados pelo movimento da endolinfa para trás e para a frente, a partir do túnel espinal interno e passando pelo estreito espaço existente entre suas pontas e a membrana tectória.

Outra diferença essencial entre as células ciliadas interna e externa diz respeito à inervação. Primeiramente, cerca de 95% de todos os aferentes primários da divisão coclear do NC VIII recebe estimulação apenas das células ciliadas internas. Somente cerca de 5% recebe inervação das células ciliadas externas, significativamente mais numerosas (ver Fig. 17.13). Isto significa que a sensibilidade auditiva depende das células ciliadas internas, relativamente escassas. Em segundo lugar, a inervação predominante das células ciliadas externas é eferente, sendo derivada de neurônios situados no tronco encefálico que se projetam para as células ciliadas externas no NC VIII. Sendo assim, então, qual é o papel desempenhado pelas células ciliadas externas na mediação da sensibilidade auditiva? Esse papel é bastante significativo, pois a atividade dessas células influencia o processo de transdução nas células ciliadas internas, conforme descrito a seguir.

As células ciliadas externas amplificam (em até cem vezes) o movimento da membrana basilar em resposta à estimulação sonora de baixa intensidade. Por esse motivo, as células ciliadas externas são referidas como amplificadores cocleares. Para realizar essa função, essas células modificam o próprio comprimento por meio das proteínas motoras existentes em suas membranas. Essas proteínas motoras são ativadas por potenciais receptores despolarizantes e promovem o encurtamento da célula ciliada externa (ver Fig. 17.14). O encurtamento arrasta a membrana basilar na direção da lâmina reticular e da

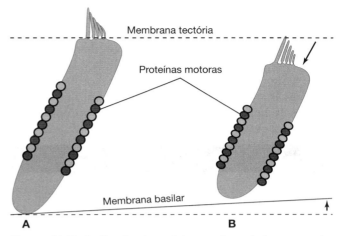

Figura 17.14 A ativação de proteínas motoras induz o encurtamento das células ciliadas externas e, desse modo, amplifica a flexão da membrana basilar em resposta à estimulação pelo som de baixa intensidade.

membrana tectória. Quando o potencial receptor se torna hiperpolarizante, as proteínas motoras são inativadas. As células ciliadas então se alongam e a membrana basilar é afastada um pouco mais da lâmina reticular e da membrana tectória. Esse encurtamento e alongamento das células ciliadas externas amplificam a flexão da membrana basilar em resposta à essa frequência sonora em particular.

Essa flexão amplificada da membrana basilar, por sua vez, aumenta a oscilação da endolinfa no túnel espiral interno, onde residem os estereocílios das células ciliadas internas. Esses estereocílios então se inclinam ainda mais e, dessa forma, ampliam a magnitude de seus potenciais receptores e promovem respostas intensificadas junto ao nervo auditivo. A sensibilidade das fibras nervosas cocleares individuais em suas frequências preferidas se torna muito maior (até mil vezes maior em algumas fibras).

O amplificador coclear atua não só em resposta aos potenciais receptores gerados pelas ondas sonoras como também em resposta à ativação dos eferentes cocleares do tronco encefálico. Como observado anteriormente, estes fazem sinapse nas células ciliadas externas. A estimulação desse feixe coclear eferente ativa suas proteínas motoras, provocando o encurtamento das células ciliadas externas. Por meio desse mecanismo, o encéfalo consegue regular a sensibilidade auditiva.

Aferentes primários

O nervo coclear contém cerca de 32 mil fibras aferentes primárias oriundas das células ciliadas internas e externas da cóclea. Essas fibras entram no tronco encefálico pela borda inferior da ponte, em seu aspecto lateral, posteriormente ao nervo facial. Cada aferente surge

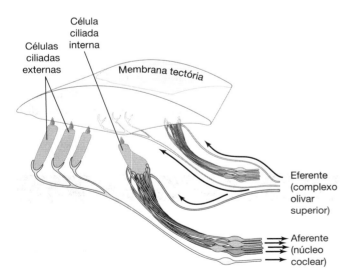

Figura 17.13 A vasta maioria (95%) de todos os aferentes primários na divisão coclear do NC VIII recebe estimulação das células ciliadas internas. Um pequeno contingente (5%) recebe estimulação das células ciliadas externas.

de um neurônio bipolar com corpo celular situado no gânglio espiral. Os processos periféricos entram no órgão espiral para fazerem sinapse nas células ciliadas, enquanto os processos centrais formam o nervo coclear. É importante lembrar que os aferentes primários que inervam as células ciliadas internas são significativamente mais numerosos do que aqueles que inervam as células ciliadas externas.

> ## Questão
>
> Compare os neurônios de primeira ordem associados ao sistema auditivo com os neurônios de primeira ordem associados aos sistemas somatossensoriais. Em seguida, relacione o gânglio espiral às estruturas análogas dos sistemas somatossensoriais.

As divisões coclear e vestibular do NC VIII seguem cursos distintos ao entrarem no tronco encefálico (ver Fig. 13.20). A divisão coclear, sendo maior, entra pela lateral do tronco encefálico, discretamente caudal em relação à divisão vestibular. Seus axônios seguem uma trajetória diretamente lateral até o pedúnculo cerebelar inferior, enquanto os axônios da divisão vestibular são direcionados medialmente até o pedúnculo. A trajetória troncoencefálica dos aferentes primários cocleares contribui para o fato de os núcleos cocleares ventral e dorsal, junto aos quais o aferente primário termina, residirem nas superfícies lateral e dorsal do pedúnculo cerebelar inferior.

Projeções

Neurônios de segunda ordem

Os corpos celulares dos neurônios de segunda ordem auditivos residem no complexo nuclear coclear, localizado na junção do bulbo com a ponte. O complexo nuclear coclear consiste em um **núcleo coclear dorsal** e um **núcleo coclear ventral**. O núcleo coclear ventral, por sua vez, está subdividido nas partes anterior e posterior. Ao entrarem no tronco encefálico, os aferentes primários se bifurcam e terminam ordenadamente em uma sequência dorsoventral, ao longo de toda a extensão do complexo nuclear. A organização tonotópica presente na cóclea é preservada em todas as três subdivisões do complexo nuclear. Os neurônios responsivos às frequências mais altas são dorsais, enquanto aqueles responsivos às frequências menores são ventrais.

Os axônios de segunda ordem oriundos dos núcleos cocleares seguem uma dentre três trajetórias (ver Fig. 17.15). A maioria entra na *estria acústica ventral*, que segue ventralmente para o pedúnculo cerebelar inferior e, então, forma o **corpo trapezoide**, que consiste em um feixe conspícuo de fibras que seguem transversalmente

pela parte ventral do tegmento pontino. Outros entram na *estria acústica dorsal*, que é menor, ou na *estria acústica intermediária*, que é ainda menor, ambas fazendo um arco sobre a superfície superior do pedúnculo cerebelar inferior para entrarem no tegmento pontino. Os núcleos retransmissores auditivos estão distribuídos no tegmento pontino. O **núcleo olivar superior** é o mais evidente, estando situado no canto ventrolateral do tegmento pontino caudal, medialmente à extremidade rostral do núcleo facial. Existem também grupos celulares pequenos e mal definidos, dispersos por entre as fibras do corpo trapezoide, que formam o conhecido **núcleo do corpo trapezoide**. Os axônios das três estrias acústicas podem terminar em qualquer um dos núcleos retransmissores aditivos, em um ou em ambos os lados. Dessa forma, por exemplo, o núcleo olivar superior processa informação oriunda de ambas as orelhas.

O **lemnisco lateral** representa a principal via auditiva ascendente no tronco encefálico. Consiste primariamente em fibras de segunda ordem oriundas das três estrias acústicas que cruzaram a partir do lado oposto. Também contém fibras de segunda ordem não cruzadas oriundas das estrias, além de fibras de terceira ordem chegadas de células localizadas nos núcleos olivares superiores ou corpo trapezoide. Transmite informação oriunda de ambas as orelhas, porém a transmissão daquelas oriundas da orelha contralateral é maior. Dois núcleos do lemnisco lateral residem ao longo do curso desse feixe de fibras. Esses núcleos recebem algumas fibras oriundas dos núcleos cocleares, bem como colaterais e terminais de outros aferentes que ascendem pelo lemnisco lateral. Os núcleos também contribuem com fibras para o lemnisco lateral.

Ao longo de toda a sua extensão, o lemnisco lateral ascende em proximidade com o trato neospinotalâmico. O lemnisco lateral é, primeiramente, um grupo de fibras com formato ovoide que se desloca cada vez mais lateralmente, conforme ascende pela ponte. Nos níveis pontinos rostrais, em preparação para a entrada no mesencéfalo, o lemnisco lateral se achata em uma faixa conspícua e se encurva de forma íngreme para a ala dorsal. O lemnisco lateral é uma faixa distinta de fibras ventralmente posicionada em relação ao colículo inferior.

> ## Questão
>
> Quais são as similaridades e diferenças existentes entre as vias auditivas e o trato espinotalâmico?

Neurônios de terceira ordem

A maioria dos axônios do lemnisco lateral termina em neurônios de terceira ordem do colículo inferior (ver Fig. 17.15). Os colículos inferiores ocupam o teto caudal do mesencéfalo, onde formam saliências proeminentes na superfície dorsal mesencefálica (ver Figs. 2.10 e 2.12). Os axônios oriundos do colículo inferior, assim como os poucos axônios oriundos do lemnisco lateral, formam o **braço do colículo inferior**, que transporta os axônios até o tálamo. O braço do colículo inferior constitui uma superfície de aspecto conspícuo e prontamente identificável do mesencéfalo.

Neurônios de quarta ordem

Os corpos celulares dos neurônios de quarta ordem estão localizados no **corpo geniculado medial (CGM)** do tálamo. Cada CGM está situado na área caudal da camada ventral do tálamo e é um aspecto prontamente identificável da superfície. Os axônios do CGM originam a **radiação auditiva (geniculotemporal)**. A radiação auditiva segue pelo braço posterior da cápsula interna. De modo específico, essa radiação segue pela porção sublenticular, assim denominada pelo fato de as fibras seguirem inferiormente do núcleo lentiforme para o lobo temporal. As fibras da radiação auditiva terminam no córtex auditivo primário.

O **córtex auditivo primário** está localizado em uma região situada na margem superior do lobo temporal, enterrada no sulco lateral (ver Fig. 7.6). Essa área corresponde à área de Brodmann 41 (ver Cap. 7). O córtex auditivo ocupa os giros temporais transversos e uma extensão variável do **plano temporal** posterior aos giros temporais transversos. O plano temporal costuma ser maior no lado esquerdo do que no lado direito. Essas duas assimetrias hemisféricas estão relacionadas à típica dominância hemisférica esquerda na fala e na linguagem.

Decussações

Os núcleos retransmissores auditivos do tronco encefálico estão todos interconectados por um extensivo sistema de fibras comissurais (ver Fig. 17.15). Os núcleos do complexo olivar superior estão interconectados por fibras que seguem pelo corpo trapezoide. Os núcleos do lemnisco lateral originam fibras que decussam e terminam nos colículos inferiores contralaterais. Os dois colículos inferiores estão interconectados pela comissura do colículo inferior.

As conexões comissurais formam o substrato anatômico para as comparações entre as duas orelhas (interneural) realizadas em cada núcleo retransmissor. Em adição, são importantes como determinantes da natureza da perda auditiva subsequente às lesões do sistema auditivo. As lesões troncoencefálicas unilaterais centrais aos núcleos cocleares ainda permitem que a informação auditiva chegue a ambos os hemisférios. Essas lesões não resultam em surdez completa nas orelhas, mas promovem diminuição da audição, em particular no lado contralateral.

> ### Questão
>
> Agora seria um momento conveniente para diagramar as vias auditivas para ilustrar por que as lesões envolvendo o CGM e o plano temporal não tendem a causar perda auditiva unilateral.

Função

O conhecimento existente sobre a função das vias auditivas centrais e os núcleos retransmissores em seres humanos é relativamente escasso. Por alguma razão, as lesões troncoencefálicas de ocorrência natural invariavelmente danificam estruturas contíguas que exercem impacto significativamente maior sobre o comportamento, em comparação aos déficits auditivos. O conhecimento existente acerca da função foi derivado de experimentos realizados com animais em que, ao menos inicialmente, foi admitido que organizações similares eram prevalentes.

Os neurônios binaurais individuais, no complexo olivar superior, são sensíveis às diferenças de sons em ambas as orelhas. Algumas dessas células são sensíveis às diferenças de tempo de chegada dos sons em cada orelha. Essas diferenças são um dos indícios usados na localização do som: ou seja, o som que se origina em um lado atinge a orelha ipsilateral primeiro e, pouco depois, a outra orelha. Existem outras células binaurais que são sensíveis às diferenças de intensidade sonora em ambas as orelhas. A diferença de intensidade é um segundo indício usado para localizar o som: uma certa quantidade de som é refletida pela cabeça, de modo que o som que chega à orelha contralateral à sua fonte é de menor intensidade.

Assim como outros núcleos do sistema auditivo, o **colículo inferior** possui organização tonotópica. Alguns neurônios respondem às diferenças de tempo de chegada do som às duas orelhas e podem apresentar sensibilidade a um som que esteja se deslocando pelo espaço, em aproximação ou afastamento da linha média.

O **córtex auditivo primário** do macaco exibe uma organização tonotópica precisa e os seres humanos aparentemente apresentam uma organização similar. A estimulação elétrica do córtex auditivo primário (área de Brodmann 41) em seres humanos é praticamente impossível, pois está posicionada nas profundezas do sulco lateral. Na região das áreas 42 e 22, a estimulação elétrica desencadeia respostas que são mais frequentemente referidas à orelha contralateral. Os sons ouvidos pelas pessoas são tons elementares (cliques, zumbidos, sussur-

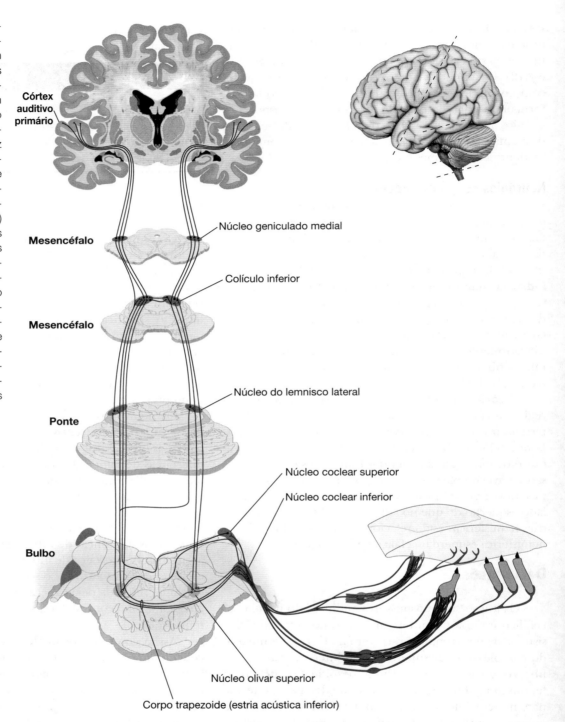

Figura 17.15 Vias centrais acústicas. Os aferentes primários surgem a partir dos neurônios bipolares do gânglio espiral da cóclea e entram no tronco encefálico no nível da ponte posterolateral, onde a maioria faz sinapse nos núcleos cocleares. As projeções de segunda ordem ascendem por trajetórias troncoencefálicas (ver texto) e terminam nos colículos inferiores. Os neurônios de terceira ordem oriundos dos colículos inferiores se projetam para o núcleo geniculado medial (NGM) e fazem sinapse com neurônios de quarta ordem. Estes saem do NGM e se projetam para o córtex auditivo primário dos lobos temporais.

ros, telefones tocando) destituídos de atributos complicados ou variantes.

Questão

Por que a organização tonotópica dos neurônios que conduzem o som ao longo do sistema nervoso é importante? Como essa condução ocorre?

Reflexos auditivos

Dois reflexos modificam a transmissão do som ao longo dos ossículos da orelha média. Esses reflexos são o **reflexo estapediano** (ver Cap. 13) e o **reflexo timpânico**. Um contingente de fibras oriundas dos núcleos cocleares, complexo olivar superior e núcleos do corpo trapezoide terminam bilateralmente no núcleo motor facial e no núcleo motor do trigêmeo. Os MNI do núcleo facial inervam o músculo estapédio e representam o membro eferente do reflexo estapediano (ver Fig. 17.16). A contração do músculo estapédio limita as excursões do estribo induzidas pelo som e, com isso, uma quantidade menor da energia sonora incidente no tímpano é transferida à janela oval. Os MNI do núcleo motor do trigêmeo inervam o músculo tensor do tímpano e representam o membro eferente de um reflexo timpânico. A contração do tensor do tímpano limita a amplitude das excursões do estribo induzidas pelo som. Os sons altos usualmente levam à contração reflexa isolada do músculo estapédio, enquanto o tensor do tímpano se contrai diante de sons de intensidade muito alta, que desencadeiam uma resposta de defesa de susto.

A principal função dos reflexos da orelha média é filtrar os ruídos de baixa frequência perturbadores oriundos da própria região da cabeça em si (p. ex., o barulho gerado pela movimentação da mandíbula). Diante de um barulho crônico, esses reflexos ajudam a proteger o órgão espiral contra a estimulação excessiva, que é potencialmente lesiva para as células ciliadas. Os reflexos estão sujeitos ao controle central. Os músculos da orelha média, por exemplo, se contraem antes da vocalização.

CONEXÕES CLÍNICAS

Existe um volume de informações significativo disponível sobre a fisiopatologia e etiologia dos distúrbios que afetam as orelhas externa, média e interna. No entanto, comparativamente pouco se sabe sobre as consequências do dano às estruturas específicas das vias auditivas centrais.

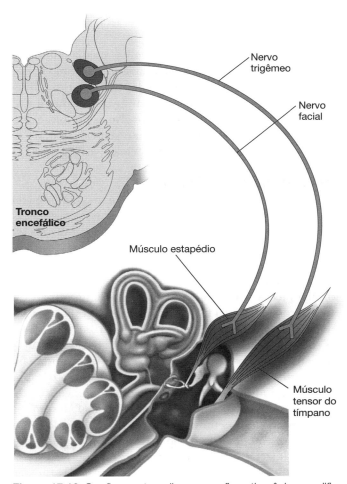

Figura 17.16 O reflexo estapediano e o reflexo timpânico modificam a transmissão do som ao causarem contração dos músculos que estão fixos aos ossículos da orelha média.

Avaliação clínica

Existem duas vias condutoras do som para a orelha interna (ver Fig. 17.17). Uma via é a **condução aérea**, que envolve os sons que seguem pelo ar das orelhas externa e média até a orelha interna. A outra via é a **condução óssea**, que envolve a vibração do crânio que, por sua vez, estimula diretamente a orelha interna e desvia das orelhas média e externa. Assim, a audição por condução óssea depende apenas da orelha interna e das vias neurais.

Na orelha normal, a condução aérea é maior do que a condução óssea. O **teste de Rinne** compara a audição por condução óssea e por condução aérea. A extremidade maior de um diapasão vibrador é firmemente posicionada contra o processo mastoide, enquanto o paciente é orientado a indicar quando não estiver mais ouvindo a vibração. O "U" do diapasão é então aproximado do meato acústico externo (sem tocá-lo) e o paciente indica novamente quando a vibração não estiver mais sendo ouvida. Normalmente, o diapasão é ouvido por um tempo duas vezes mais longo por condução aérea, em comparação à condução óssea.

O **teste de Weber** é um teste de lateralização. A extremidade maior do diapasão vibrador é posicionada no vértice do crânio, e o paciente é orientado a informar onde está ouvindo o som. Normalmente, o som é ouvido do mesmo modo em ambas as orelhas – ou seja, o som não é lateralizado.

É neccessária uma bateria sofisticada de testes audiométricos comportamentais para estabelecer os efeitos dos distúrbios do sistema auditivo sobre a capacidade funcional do indivíduo na comunicação do dia a dia. Os testes mais simples geram um **audiograma**, que consiste em um registro gráfico que representa o limiar da audição em várias frequências *versus* a intensidade sonora em decibéis. O limiar do paciente para uma dada frequência sonora é a menor intensidade que pode ser ouvida. Tons puros de frequências distintas são apresentados via fones de ouvido ou através de um vibrador aplicado ao processo mastoide.

Sinais e sintomas

As lesões que envolvem as orelhas média e interna, assim como o nervo coclear, são classificadas como lesões periféricas. Estas lesões resultam em três categorias diferentes de perda auditiva: condutiva, sensorioneural e mista. O mecanismo condutivo envolve as orelhas externa e média, enquanto o mecanismo sensorioneural envolve a orelha interna e o nervo coclear (ver Fig. 17.17).

Perda da audição condutiva

A perda de audição condutiva ocorre quando há lesão envolvendo a orelha média. (Um dano à orelha externa produziria o mesmo resultado.) As patologias da orelha média podem ter causas físicas, processos patológicos (p. ex., **otite média**) e proliferação óssea característica da **osteosclerose**. A otite média é uma inflamação da orelha média que resulta em acúmulo de líquido. A osteosclerose envolve a formação de um osso esponjoso ao redor da janela oval, que imobiliza o estribo. Em ambas as situações, há comprometimento da capacidade da cadeia de ossículos de transmitir vibrações oriundas da membrana timpânica à janela oval. Outra causa comum de perda auditiva condutiva é o acúmulo excessivo de cerume no meato acústico externo, que abafa o som.

Esse comprometimento resulta no conhecido hiato ar-osso na audiometria de som puro. O hiato ar-osso é revelado do seguinte modo: o som produzido pela vibração aplicada ao processo mastoide se desvia das orelhas externa e média e é registrado diretamente pela orelha interna. Um audiograma obtido por condução óssea é gerado e comparado a um audiograma gerado por condução aérea (por fones de ouvido ou alto-falante). Nos casos com patologia das orelhas externa e média, essa comparação mostra uma audição (função da orelha interna) normal com condução óssea, mas uma perda auditiva com a condução aérea – portanto, um hiato ar-osso.

Perda da audição sensorioneural

Uma perda auditiva sensorioneural ocorre quando a patologia que causa a perda envolve a orelha interna ou o nervo coclear. Uma perda auditiva equivalente ocorre por condução aérea e condução óssea, porque a orelha interna está envolvida em ambas as vias de transmissão. O mecanismo de condução é, portanto, eliminado como possível causa de perda auditiva. O dano à orelha interna pode resultar de causas diversas, como traumatismo, anóxia, infecções (p. ex., caxumba, sarampo ou meningite) e exposição a altos níveis de ruído. Uma perda auditiva sensorioneural é caracterizada por três sintomas: perda auditiva das frequências maiores por condução aérea e por condução óssea, recrutamento e, ocasionalmente, **zumbido**, que significa qualquer tipo de anormalidade sonora, como toques de telefone, ruídos ou assobios nas orelhas. O recrutamento consiste na intensificação anômala da percepção da sonoridade, à medida que a intensidade do som aumenta.

Certos antibióticos (aminoglicosídeos, como kanamicina, gentamicina e neomicina) podem causar surdez, mediante administração excessiva ou por tempo prolongado. Isso ocorre por consequência do acúmulo progressivo de fármacos citotóxicos na perilinfa e na endolinfa, danificando diretamente as células ciliadas. Contudo, o dano celular parece ser confinado quase exclusivamente às células ciliadas externas e não às células ciliadas internas. Por esse motivo, a perda ou dano ao amplificador coclear contribui para a intensificação às vezes drástica do limiar auditivo que mede a função das células ciliadas internas. A ototoxicidade é amplamente irreversível.

O envolvimento do nervo coclear é mais comumente devido a um tumor acústico conhecido (neurinoma ou Schwannoma do NC VIII). O tumor é originário das células de Schwann, apresenta crescimento lento e pode ser removido por cirurgia. O tumor surge no meato acústico interno e, à medida que cresce, vai se estendendo para dentro da fossa craniana posterior e ocupando o ângulo entre o cerebelo e a ponte. O tumor pode comprimir os NCs VII e V, bem como o cerebelo, acarretando uma variedade de sintomas além daqueles atribuíveis ao NC VIII. Diferenciar entre dano coclear e dano ao nervo coclear é uma tarefa difícil que se torna impossível em certos casos.

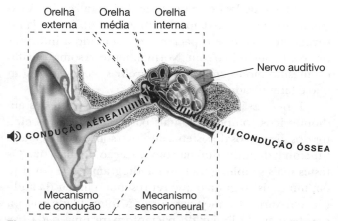

Figura 17.17 O som é conduzido por duas vias. A condução aérea envolve a movimentação do som pelo ar das orelhas externa e média para orelha interna. A condução óssea se desvia das orelhas externa e média e ocorre por meio da vibração do crânio, estimulando diretamente a orelha interna.

Questão

Qual é a diferença entre perda auditiva condutiva e perda auditiva sensorioneural?

Perda da audição mista

Uma perda auditiva mista ocorre quando a patologia envolve mecanismos condutivos e sensorioneurais (ver Fig. 17.17). Há perda auditiva por condução óssea e uma perda ainda maior por condução aérea. Isso se deve ao fato de a viagem do som por condução óssea até a orelha interna ser atenuada apenas pelo defeito sensorioneural na orelha interna, enquanto a viagem do som por condução aérea é atenuada por patologias que envolvem as orelhas média e interna.

Presbiacusia

As alterações metabólicas associadas ao envelhecimento podem resultar em alterações físicas na orelha interna (p. ex., perda da elasticidade da membrana basilar) e contribuir para o desenvolvimento de **presbiacusia**, que consiste na perda da capacidade de perceber ou discriminar sons que ocorre com o avanço da idade. A idade do paciente no momento do aparecimento da condição é variável, sendo que a perda auditiva é progressiva e compromete diferencialmente a audição das altas frequências. Entretanto, a presbiacusia fornece um audiograma do tipo sensorioneural, indicando a perda adicional de células ciliadas e neurônios ganglionares espirais.

Distúrbios da via auditiva central

O dano aos componentes das vias auditivas ascendentes é classificado como lesão central e pode resultar de várias causas, principalmente de distúrbios vasculares ou tumores. As lesões centrais restritas aos núcleos cocleares produzem poucos ou nenhum sintoma, em virtude da representação binaural junto à projeção central. O dano às estruturas troncoencefálicas inferiores pode ser autorrevelado nas **respostas evocadas auditivas troncoencefálicas (REAT)**, em que uma série de sete ondas com média calculada por computador é registrada a partir do couro cabeludo em resposta a estímulos auditivos de clique. A série inteira de ondas ocorre em 10 ms após a estimulação. Cada uma das primeiras cinco ondas supostamente é gerada em uma estrutura troncoencefálica específica, embora isto ainda não tenha sido estabelecido de forma definitiva em seres humanos. A amplitude e a latência das ondas individuais são medidas. O REAT é útil para examinar pessoas que apresentam dificuldade para realizar o teste (p. ex., indivíduos incapazes de compreender instruções e/ou descrever com facilidade suas percepções).

As lesões do CGM e do córtex auditivo não causam surdez total, a menos que sejam bilaterais, embora as lesões corticais possam ser acompanhadas de déficits da capacidade de localizar sons. O dano ao lobo temporal resultará em déficits nos testes que requerem que o ouvinte separe sinais competidores em ambas as orelhas. O comprometimento é maior na orelha contralateral ao sítio da lesão. Além disso, podem ocorrer sensações acústicas subjetivas com lesões que envolvam o lobo temporal. A decodificação na linguagem da informação auditiva que é transmitida em forma de sons da fala é discutida no Capítulo 22.

SISTEMA VESTIBULAR

Apresentação clínica

Marcia Lamb sofreu um acidente de moto sem gravidade, que lhe causou dor cervical. Ela foi encaminhada ao ambulatório da clínica ortopédica em que você trabalha. Na entrevista inicial, você descobriu que ela também vinha tendo vertigens intermitentes desde o acidente. Você realizou exames específicos e determinou que Marcia tinha VPB. Ao ler esta seção, considere os seguintes aspectos:

- Quais estruturas estão envolvidas na VPB? Por que essas estruturas poderiam ter sido afetadas pelo acidente de moto?
- Em quais aspectos a causa e os sintomas da VPB são comparáveis àqueles associados à doença de Ménière?
- Qual dessas condições (caso alguma seja) tende a ser mais responsiva à intervenção física?

Informação fundamental

O sistema vestibular consiste nos receptores da orelha interna que detectam a posição e o movimento da cabeça e no conjunto de neurônios do SNC que (1) contribuem para a orientação consciente no espaço e (2) medeiam os ajustes reflexos para manutenção do equilíbrio e acuidade visual durante a movimentação da cabeça. O sistema vestibular representa o mecanismo neurológico mais primitivo usado para orientação em relação aos aspectos estáveis e permanentes do ambiente – um pré-requisito essencial a toda experiência perceptiva e sensorial normal da postura e do movimento. Representa o principal sistema governador dos ajustes reflexos musculares que compensam as alterações contínuas na posição da cabeça que ocorrem durante a vigília e o sono.

Como um grupo, as células dos núcleos vestibulares situados junto ao SNC não só têm função sensorial no processamento e na retransmissão da informação aferente oriunda da periferia como também exercem uma função motora na regulação da atividade dos MNI. Os núcleos vestibulares são a maior fonte de MNS no tronco encefálico (ver Cap. 11). De modo semelhante ao sistema auditivo, os receptores vestibulares também estão sujeitos ao controle eferente pelo SNC (ver Cap. 9). O sistema vestibular é um dos sistemas neurais mais amplamente distribuídos no SNC: influencia todos os níveis do eixo neural, desde a medula espinal até o córtex cerebral. Embora o sistema vestibular esteja constantemente ativo, as sensações vestibulares normalmente não participam da nossa experiência consciente do mundo real.

É possível fazer uma distinção clínica entre a disfunção do sistema vestibular resultante de dano ao aparelho vestibular periférico e àquela que se segue ao dano do SNC. Mesmo assim, os sinais clínicos de disfunção do sistema vestibular resultantes da lesão do SNC têm um valor de localização comparativamente pequeno para o neurologista, por causa da distribuição amplamente disseminada do sistema vestibular no SNC. Apesar de sua importância para a atividade motora, o dano ao sistema vestibular produz déficits motores permanentes surpreendentemente discretos, em decorrência da capacidade do sistema nervoso de compensar por substituição sensorial. Entretanto, as consequências funcionais são substanciais. O sistema vestibular (e não a visão) determina a nossa percepção de estar em pé. O dano ao sistema vestibular pode exercer um profundo efeito sobre a capacidade do indivíduo de manter a estabilidade e se sentir confortável durante o movimento.

Órgãos-alvo sensoriais

Cada labirinto vestibular membranoso consiste em um utrículo, um sáculo e três canais semicirculares (CSC). Em cada um, as células ciliadas formam placas discretas em localizações específicas e precisamente organizadas (ver Fig. 17.18). Do mesmo modo, os estereocílios das células ciliadas dos canais semicirculares estão sempre imersos na membrana gelatinosa sobrejacente, que exerce papel essencial na determinação da natureza dos estímulos a que as células ciliadas respondem.

Máculas utricular e sacular (órgãos otolíticos)

As máculas utricular (em forma de feijão) e sacular (em forma de gancho) são manchas especializadas junto ao **utrículo** e **sáculo**, que contêm células ciliadas, células de suporte e outros componentes do órgão receptor (ver Fig. 17.18). Os cílios de uma única camada de células ciliadas se projetam para cima e entram em uma membrana gelatinosa sobrejacente, cuja superfície superior adquire peso graças à presença de cristais de carbonato de cálcio. Esses cristais são chamados **otocônias** (pó na orelha) ou **otólitos** (cálculos na orelha), de modo que a membrana é referida como **membrana otolítica**. Os otólitos tornam a membrana otolítica e os estereocílios que se projetam para dentro dela sujeitos às forças da gravidade. Ambas as máculas estão divididas em duas porções por uma linha curva conhecida como **estríola**. Nas células ciliadas da mácula utricular, *todos* os cinocílios estão voltados *na direção* da estríola, enquanto nas células ciliadas da mácula sacular, *todos* os cinocílios estão voltados *na direção oposta* à da estríola. Assim, as células ciliadas localizadas nos lados opostos da estríola exibem polarizações opostas de modo que os próprios

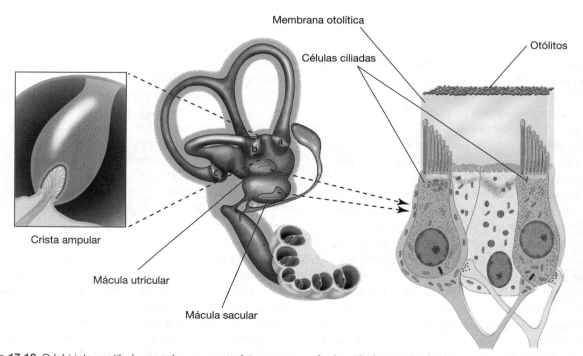

Figura 17.18 O labirinto vestibular membranoso consiste em uma mácula utricular, uma mácula sacular e três canais semicirculares. A mácula contém células ciliadas que ficam inseridas em uma membrana otolítica gelatinosa sobrejacente, em cuja superfície pesam os otólitos. Cada canal está associado a uma ampola que contém células ciliadas, chamada crista ampular.

órgãos otolíticos estão polarizados. Esse aspecto permite que cada órgão otolítico individual gere um sinal diferencial ao ser estimulado pelas forças gravitacionais ou de aceleração/desaceleração.

> **Questão**
>
> Quais são as semelhanças e as diferenças existentes entre o utrículo e a mácula? Explique a importância funcional de suas respectivas estruturas.

Existem dois aspectos anatômicos adicionais importantes para a compreensão das funções dos otólitos. Primeiro, os planos de orientação dos dois órgãos são diferentes. A mácula sacular possui orientação vertical, enquanto a mácula utricular tem orientação horizontal (paralela ao chão), quando a cabeça está na posição vertical normal. Ambas as máculas respondem às alterações das forças gravitacionais produzidas com a inclinação da cabeça e aceleração linear (diretamente para a frente) transiente. Contudo, a orientação horizontal da mácula utricular ajusta sua resposta à aceleração linear no plano horizontal (p. ex., o andar de carro), enquanto a orientação vertical da mácula sacular adequa sua resposta ótima à aceleração linear no plano vertical (p. ex., andar de elevador). O segundo aspecto estrutural importante das máculas está no fato de a estríola de ambos os órgãos otolíticos serem curvas. Dessa forma, não importa o grau de rotação ou inclinação da cabeça, uma determinada população de células ciliadas localizadas nos lados opostos ao da estríola estará em posição ideal para ter seus cílios inclinados pelas forças de gravidade ou aceleração linear.

Os cristais de carbonato de cálcio superficialmente imersos na membrana otolítica exibem uma densidade aproximada equivalente a três vezes a densidade da água (ver Fig. 17.18). Sendo assim, a membrana otolítica será preferencialmente deslocada pela tração exercida pela gravidade sobre a cabeça (estática) e pela aceleração e desaceleração (cinética) da cabeça. Ou seja, por causa da inércia, as otocônias tendem a permanecer (por um curto período) no estado preexistente. Na situação de repouso, os otólitos tendem a permanecer em repouso, mantendo assim a membrana gelatinosa estacionária. Em movimento, os otólitos permanecem também em movimento, mantendo assim o movimento da membrana gelatinosa. Dessa forma, em resposta ao início de uma aceleração linear transiente, os cristais tendem a permanecer imóveis, enquanto a placa de células ciliadas desliza sob a membrana gelatinosa, inclinando os cílios das células ciliadas para trás (ver Fig. 17.19). Em resposta à inclinação da cabeça, os cristais pesados fazem a membrana gelatinosa ceder e puxar a placa de células ciliadas. Por causa de suas polarizações opostas,

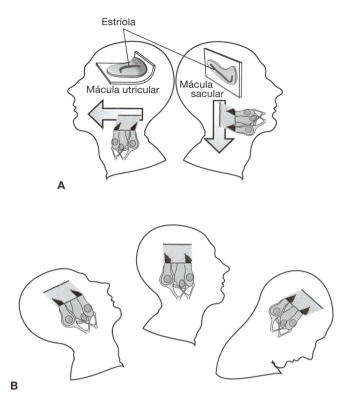

Figura 17.19 Planos de orientação das máculas. **A.** As máculas utriculares estão orientadas na horizontal e respondem preferencialmente à aceleração linear em um plano horizontal. As máculas saculares estão orientadas na vertical e respondem de modo preferencial à aceleração linear no plano vertical. **B.** Ambos os órgãos otolíticos respondem à inclinação da cabeça por causa do formato curvo da estríola.

as células ciliadas situadas no lado da estríola serão despolarizadas, enquanto aquelas situadas no lado oposto serão hiperpolarizadas. Desse modo, uma única mácula consegue sinalizar a direção da inclinação da cabeça em decorrência do padrão de descarga diferencial oriundo das células enervadoras aferentes primárias contralaterais à estríola.

A resposta à aceleração e inclinação da cabeça é complexa e conta com diferentes órgãos-alvo, dependendo do movimento e da direção do movimento. A Tabela 17.1 resume essas relações.

Canais semicirculares

Existem três canais semicirculares em cada lado da cabeça, orientados aproximadamente em ângulos retos entre si (ver Fig. 17.18) – um **canal horizontal** ou **lateral**; um **canal vertical anterior** ou **superior**; e um **canal vertical posterior**. Nas posturas naturalmente verticais da cabeça, os canais horizontal e vertical tendem a estar orientados em proximidade com os planos horizontal e vertical verdadeiros, embora o canal horizontal esteja inclinado em relação ao plano horizontal do solo em

Tabela 17.1 Movimentos e respostas relacionadas de órgãos-alvo vestibulares

Movimento	Utrículo	Sáculo	CSC horizontal	CSC posterior	CSC anterior
Aceleração no plano anteroposterior	Excitação				
Aceleração no plano lateral ou horizontal	Excitação				
Aceleração no plano occipito-caudal		Excitação			
Inclinação da cabeça – estática/ereta	Atividade tônica	Atividade tônica			
Inclinação da cabeça – lateral (*roll*)	Excitação	Inibição			
Inclinação da cabeça – anterior (*pitch*)	Excitação	Inibição			
Rotação para o plano horizontal direito			Excitação à direita; inibição à esquerda		
Rotação para o plano horizontal esquerdo			Excitação à esquerda; inibição à direita		
Rotação para o plano direito e posterior				Excitação à direita; inibição à esquerda	Excitação à esquerda; inibição à direita
Rotação para o plano esquerdo e posterior				Excitação à esquerda; inibição à direita	Excitação à direita; inibição à esquerda

cerca de 20-30 graus. Cada canal exibe uma dilatação em uma das extremidades – a **ampola** – que contém uma crista transversalmente orientada de células ciliadas e células de suporte – a **crista (crista ampular)** (ver Fig. 17.20). A cúpula é uma estrutura gelatinosa que se eleva por cima de cada crista, no interior da qual se projetam os cílios das células ciliadas subjacentes. A **cúpula** fecha totalmente o lúmen da ampola, de modo que a endolinfa na verdade não flui pelo canal semicircular. Em vez disso, a cúpula atua como um diafragma elástico responsivo ao deslocamento do líquido endolinfático junto ao canal. Todas as células ciliadas de cada crista ampular exibem a mesma orientação. Nos canais horizontais, os cinocílios estão todos voltados de frente para o utrículo, enquanto os cinocílios nos canais verticais estão voltados para direção oposta ao utrículo.

Questão

O sistema vestibular é projetado para responder de maneira diferencial aos movimentos, como o movimento para a frente de um carro em deslocamento (linear para a frente), a aceleração rápida dentro de um elevador (vertical) e manobras de skate ou dança (rotacional). Qual parte do sistema vestibular responde à aceleração linear para a frente, vertical e rotacional, respectivamente?

Os canais semicirculares respondem à aceleração e desaceleração angular da cabeça – ou seja, a uma mudança da velocidade do movimento angular (ver Tab. 17.1). Como a cabeça está fixa ao pescoço, o movimento da cabeça, independente da movimentação corporal,

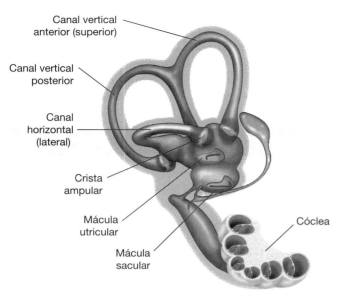

Figura 17.20 Cada canal semicircular exibe uma dilatação em uma extremidade – a crista ampular.

sempre tem um componente angular. O canal (ou canais) estimulado de forma mais efetiva pela rotação da cabeça repousa no plano mais próximo ao plano de rotação. Os conjuntos de canais situados de cada lado da cabeça representam imagens espelhadas aproximadas umas das outras, sendo que canais específicos situados em lados opostos da cabeça operam em pares complementares (ver Fig. 17.21). A rotação da cabeça em um determinado plano produz movimentos de endolinfa que são opostamente direcionados (em relação à ampola) nos pares de canais complementares dos lados direito e esquerdo.

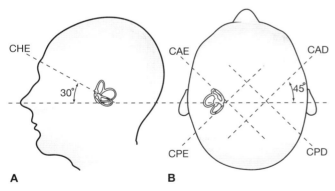

Figura 17.21 Os três canais semicirculares de cada orelha respondem à aceleração e à desaceleração angular da cabeça. **A.** Os canais horizontais estão orientados na horizontal, a uma inclinação aproximada de 20-30 graus em relação ao solo. **B.** Os conjuntos de canais das orelhas opostas trabalham em pares coplanares complementares. CAE = canal anterior esquerdo; CHE = canal horizontal esquerdo; CPE = canal posterior esquerdo; CAD = canal anterior direito; CPD = canal posterior direito.

O retardo inercial nos canais semicirculares é promovido pela endolinfa. Quando a rotação da cabeça começa, a endolinfa tende a permanecer em repouso, enquanto a cúpula, com os cílios que se projetam para o seu interior, é deslocada em uma direção oposta a da rotação (ver Fig. 17.22). Conforme a rotação da cabeça prossegue, forças de atrito eventualmente fazem a endolinfa alcançar esse movimento, a cúpula retorna à posição vertical e a estimulação cessa. Após um período de rotação, quando a rotação da cabeça cessa, a endolinfa tende a permanecer em movimento, deslocando a cúpula e os cílios na direção da rotação precedente. As células ciliadas de uma determinada crista são todas despolarizadas ou hiperpolarizadas, porque os estereocílios e cinocílios de cada célula ciliada possuem todos a mesma orientação. Assim, sob circunstâncias normais, os sinais devem vir de um par de canal complementar e não apenas de um único canal situado em um dos lados da cabeça, para que o encéfalo determine a direção da rotação da cabeça. Conforme discutido em Conexões clínicas, as pessoas podem aprender a compensar, quando não dispõem dessa informação redundante e confirmatória.

A visualização da função do canal é mais simples nos canais horizontais (ver Fig. 17.23). Todos os cinocílios presentes nos canais horizontais estão voltados de frente para o utrículo. A rotação (aceleração angular horizontal) da cabeça à direita produz deslocamento da endolinfa na direção da ampola no canal direito, porém em afastamento da ampola no canal esquerdo. Dessa forma, as células ciliadas situadas no canal horizontal direito são despolarizadas, enquanto aquelas no canal ho-

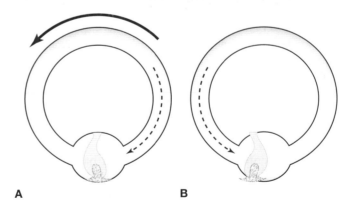

Figura 17.22 Conforme a rotação da cabeça começa, a endolinfa permanece em repouso por ação da inércia e, portanto, se move na mesma direção que a cabeça. **A.** Com a continuidade da rotação da cabeça, a endolinfa passa a se mover na direção oposta e a cúpula então é deslocada na direção oposta. **B.** Quando a rotação da cabeça cessa, a endolinfa continua se movendo, deslocando a cúpula na direção da rotação precedente. As linhas contínuas representam a direção do movimento da cabeça; as linhas pontilhadas representam a direção do movimento da endolinfa.

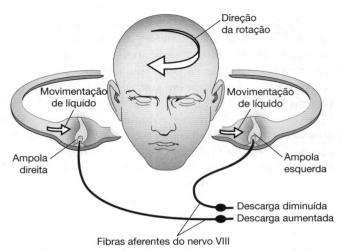

Figura 17.23 A rotação horizontal da cabeça à direita desloca a endolinfa contida no canal horizontal direito na direção da ampola e a endolinfa contida no canal horizontal esquerdo na direção oposta à ampola. Isso resulta em aumento da descarga das fibras aferentes direitas e diminuição da descarga das fibras aferentes esquerdas.

rizontal esquerdo são hiperpolarizadas. Como resultado, os aferentes primários associados no NC VIII direito intensificam suas descargas, enquanto aqueles localizados no nervo esquerdo diminuem a frequência de descarga basal. Mais uma vez, note que diferentemente dos órgãos otolíticos, os canais semicirculares direitos e esquerdos devem ser operantes para que haja geração de um sinal diferencial.

Questão

Como cada membro de um par de canais semicirculares responde ao movimento da cabeça? Por antecipação, o que você supõe que aconteceria se um dos pares (ou a via aferente oriunda do canal) não conseguisse responder?

Aferentes primários

Os aferentes primários se projetam para o tronco encefálico na divisão vestibular do NC VIII, que entra no tronco encefálico pela borda inferior da ponte, em seu aspecto lateral, posteriormente ao nervo facial. Essa região do tronco encefálico é referida como ângulo cerebelopontino. Os aferentes vestibulares primários são neurônios bipolares, cujos corpos celulares estão localizados nos dois **gânglios vestibulares**, ou *gânglios de Scarpa*. Esses gânglios são agregados de cerca de 20 mil corpos celulares, localizados junto ao meato acústico interno. Os processos periféricos dos neurônios bipolares fazem sinapse nas células ciliadas, enquanto a maioria dos processos centrais junto ao tronco encefálico se divide em ramos ascendente e descendente. Algumas das fibras descendentes formam um feixe distinto – a raiz descendente ou espinovestibular. A maioria dos processos centrais dos aferentes primários termina em núcleos vestibulares, mas alguns terminam em uma parte específica do cerebelo conhecida como **vestibulocerebelo** (ver Caps. 6 e 19).

Questão

Qual é a localização dos receptores, processos periféricos (neurônio de primeira ordem), gânglios e neurônios de segunda ordem para estímulos vestibulares? Como essa organização está relacionada aos sistemas somatossensoriais?

Núcleos vestibulares

Em cada lado do tronco encefálico, existem quatro núcleos principais que constituem o complexo nuclear vestibular e contêm os corpos celulares dos neurônios de segunda ordem (ver Fig. 17.24). Esses núcleos vestibula-

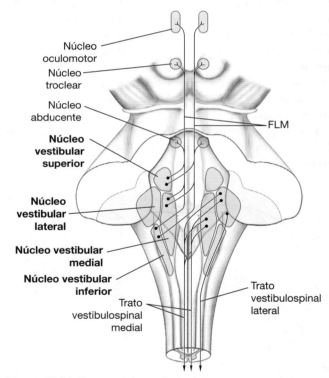

Figura 17.24 Quatro núcleos principais formam o complexo vestibular pareado: núcleo superior, núcleo lateral, núcleo medial e núcleo inferior. As projeções de segunda ordem ascendem pelo FLM até os três núcleos associados ao movimento ocular (oculomotor, troclear e abducente). As projeções de segunda ordem descem para a medula espinal, como tratos vestibulospinais medial e lateral. Note que os tratos ascendentes e descendentes são ambos ipsilaterais e contralaterais aos núcleos de origem.

res estão localizados no bulbo e ponte caudal: **núcleo vestibular superior**, **núcleo vestibular lateral**, **núcleo vestibular medial** e **núcleo vestibular inferior** (espinal, descendente). Os aferentes vestibulares primários se projetam para todos os quatro núcleos, mas as fibras oriundas dos canais e máculas estão diferencialmente distribuídas junto aos núcleos. Estes, por sua vez, são ainda mais segregados junto a cada núcleo, de acordo com canais semicirculares específicos, utrículo e sáculo. Essa segregação permite que os núcleos vestibulares retransmitam informação específica a outras partes do SNC. Contudo, há um pouco de convergência de diferentes estímulos labirínticos sobre neurônios nucleares individuais.

Nem todos os neurônios em regiões extensivas de cada núcleo vestibular recebem os terminais de aferentes primários. Alguns desses neurônios recebem informação labiríntica oriunda de núcleos de outros neurônios vestibulares, estando polissinapticamente conectados a receptores do labirinto. Outros neurônios não respondem à estimulação labiríntica, mas recebem estímulos oriundos de outras fontes, como o cerebelo. Por fim, alguns neurônios localizados nos núcleos vestibulares troncoencefálicos recebem estímulos convergentes do labirinto e de fontes não labirínticas. Como a resposta nuclear é funcionalmente heterogênea, está claro que os núcleos vestibulares representam mais do que agregados de elementos retransmissores que transmitem informação labiríntica às estruturas-alvo que influenciam.

Sistema inibitório comissural

Os núcleos vestibulares dos lados direito e esquerdo interagem reciprocamente por meio de um sistema de fibras comissurais. O sistema é *inibitório*, portanto a atividade aumentada de neurônios nucleares em um lado resulta em uma influência inibitória sobre os neurônios do lado oposto. Ao contrário, a atividade diminuída em um lado resulta em diminuição da inibição dos neurônios do lado oposto. Dessa forma, existem dois mecanismos para intensificar a atividade espontânea dos neurônios nucleares: um mecanismo é a intensificação do estímulo labiríntico excitatório e o outro é a diminuição de um estímulo inibitório tônico. Este último é conhecido como **desinibição** (ver Fig. 17.25).

As influências comissurais inibitórias e labirínticas normalmente interagem para aumentar a responsividade dos neurônios nucleares. Isto é melhor ilustrado considerando os estímulos de canal resultantes da aceleração angular horizontal da cabeça. Conforme mostra a Figura 17.25, quando a cabeça é acelerada para a direita, a estimulação de canal oriunda do lado direito é maior, enquanto aquela oriunda do canal horizontal esquerdo é menor. Os neurônios nucleares do lado direito, então, receberão excitação mais intensa do labirinto ipsilateral e inibição comissural diminuída dos núcleos vestibulares contralaterais. Ambas as influências intensificam a descarga nuclear no lado direito. Em adição, além do impulso excitatório suprimido a partir do canal horizontal esquerdo, os neurônios do lado esquerdo receberão um impulso inibitório aumentado via sistema comissural. Essa interação entre estímulos labirínticos e comissurais atua intensificando a natureza diferencial dos sinais de canal oriundos de ambas as orelhas. Os neurônios nucleares que recebem estímulo do otólito podem não estar sujeitos à inibição comissural e, se esse for mesmo o caso, é possível que isto esteja relacionado ao fato de que, diferentemente dos sinais de canais semicirculares, os sinais maculares otolíticos oriundos de apenas uma das orelhas possuem uma organização diferencial. O sistema comissural inibitório também exerce papel importante na produção dos sinais clínicos observados em casos de lesão vestibular periférica.

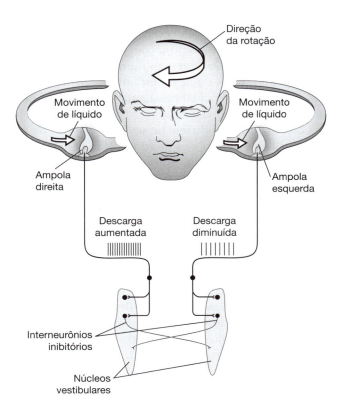

Figura 17.25 Os núcleos vestibulares dos lados direito e esquerdo interagem por meio das fibras comissurais inibitórias.

> ### Questão
> Pensando adiante, o que o leva a acreditar que a desinibição é essencial para a função do sistema vestibular?

O sistema vestibular sensorial

Projeções

As projeções do sistema vestibular diferem das projeções do sistema auditivo quanto a numerosos aspectos.

As projeções para o córtex cerebral são menos robustas. Entretanto, existem mais projeções para o cerebelo, e as conexões reflexas são bem mais numerosas.

Os axônios dos núcleos vestibulares ascendem em uma região troncoencefálica situada entre os lemniscos lateral e medial para o tálamo (ver Fig. 17.26). As projeções de cada lado conduzem informação oriunda de núcleos dos lados direito e esquerdo. As fibras originárias dos núcleos do complexo vestibular terminam em vários núcleos talâmicos que contêm os corpos celulares de neurônios de terceira ordem. A maioria dos aferentes vestibulares secundários termina na porção ventral do **núcleo ventral posterolateral (VPL)** e na parte dorsal do **núcleo ventral posteroinferior (VPI)** contíguo (ver Fig. 6.2). Como mostram os escaneamentos de RM e TC, os infartos talâmicos envolvendo partes dos núcleos ventrolaterais (VL) do tálamo, VPL e VPI causam inclinações patológicas da **vertical visual subjetiva (VVS)** do paciente e, em alguns casos, uma considerável instabilidade postural. A VVS é medida pela capacidade do paciente de ajustar para a vertical subjetiva uma linha negra deslocada ao acaso, sem que haja nenhuma outra referência visual. A inclinação pode ser ipsiversiva (para o lado da lesão) ou contraversiva (para o lado oposto ao da lesão), como consequência do fato de o estímulo vestibular para o tálamo ser bilateral. A estimulação elétrica dessa mesma região durante a exploração estereotáxica do tálamo humano deflagra sensações vestibulares.

Córtex cerebral. As projeções vestibulares para o córtex cerebral são bilaterais, por isso a ativação do labirinto de um lado gera atividade em ambos os hemisférios cerebrais. Entretanto, a atividade é máxima apenas em um hemisfério, implicando na existência de uma dominância cerebral para função cortical vestibular. O hemisfério a ser maximamente ativado depende da lateralidade manual do indivíduo e de qual orelha é estimulada. Notavelmente, o padrão de dominância da função vestibular é o oposto do padrão para lateralidade manual. Como um sistema vestibular maduro (i. e., percepção acurada da gravidade e movimento e manutenção do equilíbrio) está por trás do desenvolvimento de toda função motora, é possível que o lado da dominância do sistema vestibular determine o posterior desenvolvimento da lateralidade manual na execução das habilidades motoras.

O córtex cerebral contém múltiplas representações do sistema vestibular. Essa possibilidade foi autossugerida pela primeira vez, há muitos anos, como sendo resultante da estimulação elétrica do córtex cerebral humano em pacientes conscientes submetidos à neurocirurgia. Foi relatado que duas áreas corticais separadas, ao serem estimuladas, deflagram sensações vestibulares típicas. Uma dessas áreas estava localizada na região do sulco intraparietal e, ao ser estimulada, evocava sensações de movimento rotacional com aparente movimentação das adjacências visuais. A outra área estava situada nas profundezas do sulco lateral. Quando estimulada, essa região evocava sensações subjetivas de tontura (vertigem). Essa área foi erroneamente localizada no giro temporal superior, próximo ao córtex auditivo primário. Sustentando ambas as áreas, havia pequenos grupos de indivíduos que sofriam de uma conhecida epilepsia vestibular, em que o aparecimento da convulsão era prenunciado por uma aura de vertigem. Esses indivíduos

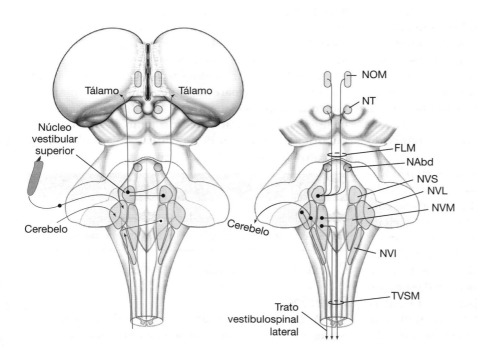

Figura 17.26 Algumas projeções dos neurônios de segunda ordem ascendem enquanto outras descem. Alguns neurônios de segunda ordem dos núcleos vestibulares se projetam diretamente para o tálamo. As projeções ascendentes dos núcleos superiores também terminam nos três pares de núcleos oculomotores (oculomotor, troclear e abducente), como porção aferente do reflexo vestíbulo-ocular. As projeções que descem dos núcleos vestibulares seguem pelos tratos vestibulospinais medial e lateral. NAbd = núcleo abducente; NVI = núcleo vestibular inferior; NVL = núcleo vestibular lateral; FLM = fascículo longitudinal medial; NVM = núcleo vestibular medial; NOM = núcleo oculomotor; NVS = núcleo vestibular superior; NT = núcleo troclear; TVSM = trato vestibulospinal medial.

tinham lesões epileptogênicas focais na porção superior do lobo temporal, próximo da borda temporoparietal, ou na região do sulco intraparietal.

A importância das observações anteriores foi consequência de vários fatores. Por alguma razão, a identificação dessas áreas no córtex humano orientou a busca por áreas análogas no córtex de macacos, que possibilitassem a realização de experimentações mais rigorosas. Até mesmo nos dias de hoje, as áreas corticais vestibulares humanas são referidas àquelas previamente identificadas no macaco. O córtex cerebral do macaco possui ao menos quatro áreas corticais distintas que recebem estimulação vestibular. É preciso notar que o encéfalo do macaco não possui equivalente para o lóbulo parietal inferior humano, áreas de Brodmann 40 e 39 (giros supramarginal e angular, respectivamente). No macaco, a área de Brodmann 7 constitui o córtex interior ao sulco intraparietal.

Três campos de projeção parietais foram identificados no macaco. O primeiro corresponde à área do sulco intraparietal identificada em seres humanos. Trata-se da área 2v, situada na ponta do sulco intraparietal e é imediatamente caudal à representação da face (boca) no giro pós-central. As células localizadas nessa região possuem uma citoarquitetura distinta daquela observada na área 2 – daí a designação "área 2v". De modo específico, a área 2v e também outras áreas vestibulares corticais contêm células características de córtex multissensorial, em oposição ao córtex sensorial primário. Uma segunda representação focal está localizada no banco anterior da fissura central, junto à área 3a (que contém a representação do braço somatossensorial). A terceira área parietal a receber estímulos vestibulares está localizada na área 7 do córtex do macaco. No macaco, foi experimentalmente demonstrado que a área 7 atua como centro de integração multissensorial para a função visual-motora e orientação espacial. Essa área é considerada funcionalmente correspondente às áreas 40 e 39 em seres humanos.

A quarta área cortical vestibular está situada na ínsula posterior e opérculo parietal, sendo referida como **córtex vestibular parieto-insular (CVPI)**. Os infartos focais (determinados por escaneamentos de TC e RM) envolvendo essa área podem ser subsequentes à obstrução de ramos específicos da artéria cerebral média. Essas lesões resultam em uma inclinação evidente da representação interna da gravidade do indivíduo, que pode ser medida submetendo o indivíduo a um teste de VVS. A percepção humana da verticalidade é dominada por estímulos vestibulares bilaterais tônicos (atividade contínua, porém variável) oriundos dos otólitos e canais semicirculares verticais. Essa estimulação estabiliza os olhos e a cabeça em posição vertical normal no plano de rotação (rotação da cabeça em relação à linha visual). É preciso enfatizar que os infartos ocorridos no território da artéria cerebral posterior que supre o lobo occipital, ao mesmo tempo em que causam defeito no campo visual, não afetam a percepção do vertical visual. Sendo assim, não é o sistema visual que determina o que está em cima e embaixo. Em um indivíduo normal, a VVS está alinhada à vertical gravitacional, enquanto os eixos dos olhos e da cabeça são horizontais e dirigidos diretamente para a frente. Por outro lado, em indivíduos com lesões centradas no CVPI, a VVS está inclinada e em afastamento em relação ao lado da lesão. Essa inclinação pode ser subsequente a um dano ao CVPI em algum hemisfério. As inclinações são mais pronunciadas durante o estado agudo de infarto e apresentam recuperação espontânea em questão de semanas a meses na maioria dos pacientes. Os desvios da VVS são os correlatos perceptivos de um desequilíbrio do tônus vestibular no plano de rotação. O CVPI representa a área cortical que mostra aumento do fluxo sanguíneo cerebral regional durante a estimulação vestibular calórica (ver Conexões clínicas) em seres humanos. O CVPI, em vez do giro temporal superior, também tende a ser a área referida para cima, que foi ativada por estimulação elétrica com eletrodos posicionados nas profundezas do sulco lateral.

Função

A gravidade é a primeira experiência sensorial, à qual respondemos antes mesmo do nascimento. No pós-natal, a estimulação sensorial vestibular continua ocupando uma posição exclusiva entre os nossos sentidos. Ainda que participe da percepção diária, a estimulação vestibular não faz parte da nossa vigília consciente normal. Apenas na disfunção do sistema vestibular ou quando estamos sujeitos a um movimento passivo não natural, nos tornamos agudamente conscientes de sua presença. Foram antecipadas algumas possíveis explicações para o fato de nós tipicamente não termos consciência da estimulação sensorial vestibular. Primeiramente, a estimulação vestibular em geral não é tópico de interesse perceptivo, mesmo durante a movimentação da cabeça (p. ex., ao tentar localizar a fonte de um som). Sempre que percebemos um objeto, já temos a informação básica sobre nossa orientação espacial e a relação existente entre o nosso corpo e o objeto em questão. Em segundo lugar, o estímulo vestibular não é topograficamente dirigido aos objetos encontrados no ambiente. Sendo assim, difere fundamentalmente de outras modalidades sensoriais, como o toque (ativo e passivo), visão e audição.

O córtex vestibular medeia as percepções multimodais complexas que nos permitem perceber nosso próprio corpo como um referencial-padrão espacialmente orientado. A estimulação vestibular sempre resulta na percepção do movimento corporal, mas esse tipo de estimulação é gerada apenas pela aceleração ou desaceleração. Quando as cúpulas dos canais semicirculares ou membranas otolíticas retornam a suas posições de repouso, a informação sobre alteração do movimento cessa. Isto evidentemente ocorre em repouso, mas também é observado durante o movimento a velocidades constantes, de tal modo que a percepção do movimento é totalmente dependente da estimulação visual. É preciso notar que as respostas otolíticas, discutidas adiante, dependem da gravidade e persistem enquanto a posição da cabeça é mantida.

Entretanto, o estímulo relacionado ao movimento visual pode ser percebido como automovimentação (um observador em movimento de um ambiente estacionário) ou como movimento do objeto (um observador estacionário de um ambiente circundante em movimento). Um exemplo familiar de automovimento evidente visualmente induzido é a sensação de movimento que temos quando, ao sentar em um trem estacionário, vemos outro trem se deslocando para o próximo trajeto. Quando andamos de carro a uma velocidade constante, nossa percepção da direção horizontal e da velocidade do movimento (i. e., automovimento) é totalmente determinada pela estimulação visual. Para dirigir o carro corretamente, é essencial que essa estimulação (entrada de informações) visual não seja perturbada pelos estímulos competidores que indicam outra direção de movimento. Dessa forma, por exemplo, os movimentos involuntários da cabeça na direção vertical produzidos pelos solavancos repentinos na estrada potencialmente poderiam diminuir o sinal visual indicador da direção principal da viagem usado para guiar o veículo.

Como o córtex cerebral impede que essa incompatibilidade visual-vestibular de informação de automovimento degrade a capacidade de dirigir corretamente o veículo? Isto se deve à interação inibitória recíproca entre os córtices visual e vestibular (demonstrada por escaneamento de TEP). No caso do automovimento evidente visualmente induzido, o córtex visual ativado desativa o córtex vestibular para que a sensibilidade do sistema vestibular à aceleração da cabeça diminua. Isso nega a incompatibilidade da estimulação visual-vestibular causada pelo movimento da cabeça em um plano distinto da direção principal da viagem. A área vestibular desativada é o CVPI.

> ### Questão
>
> Esta é uma questão para desafiá-lo. Quando você está sentado dentro de um carro, se o carro adjacente ao seu se mover para a frente, é possível que você experimente uma sensação de movimento. Pensando adiante, qual informação o encéfalo necessitaria para decidir se você está se movendo, se o ambiente está se movendo ou se ambos estão em movimento?

Foram desenvolvidos dois termos para descrever as relações espaciais existentes junto ao próprio espaço e entre os espaços próprio e extrapessoal. O termo **esquema corporal** refere-se à nossa percepção da parte do espaço ocupada por nossos corpos e da relação das partes do corpo entre si, conforme abordado no Capítulo 9. O termo **esquema ambiental** refere-se à percepção do espaço ao redor do nosso corpo. Conforme mencionado anteriormente, o sistema vestibular é importante como fator contribuinte para ambos os esquemas, sendo que ambos são fenômenos aprendidos que podem ser desorganizados por distúrbios cerebrais. Os esquemas corporal e ambiental nos permitem discriminar entre movimento da cabeça, movimento dos olhos e movimento de objetos externos. Os dois esquemas interagem continuamente, formando um "mecanismo de constância espacial" por meio do qual as relações em constante mudança entre nós mesmos e o ambiente externo são equiparadas. Essa correspondência resulta na percepção contínua de uma distinção entre o próprio mundo e o mundo exterior, entre o ego e o objeto, e entre o mundo psíquico interno e o mundo real externo.

O sistema vestibular motor

Conforme observado, além de seu papel como sistema detector do movimento, o sistema vestibular exerce papel importante no controle do movimento. Isto é conseguido por meio de vários tratos, incluindo as projeções para a medula espinal, formação reticular, fascículo longitudinal medial (FLM) e cerebelo.

Projeções da medula espinal

Os núcleos vestibulares de cada lado originam dois tratos de MNS de projeção segmentar: um **trato vestibulospinal lateral (TVSL)** e um **trato vestibulospinal medial (TVSM)** (ver Fig. 17.27).

Os axônios do TSVL surgem predominantemente dos neurônios do núcleo vestibular lateral (ver Fig. 17.24). O trato é totalmente ipsilateral e desce pelo funículo anterolateral da medula espinal, assumindo gradualmente uma posição mais medial em sua descida. Seus axônios terminam em todos os níveis da medula – cervical a sacral – e influenciam os motoneurônios α e γ. O núcleo vestibular lateral exibe certo grau de organização somatotópica.

Todos os axônios do TSVL são excitatórios e influenciam os motoneurônios diretamente (monossinapticamente) ou via interneurônios medulares espinais (polissinapticamente), dependendo do grupo muscular inervado pelo motoneurônio. Os motoneurônios que suprem a musculatura cervical recebem a massa de estímulos do TSVL monossináptico, enquanto a maioria dos motoneurônios que suprem a musculatura do membro recebem

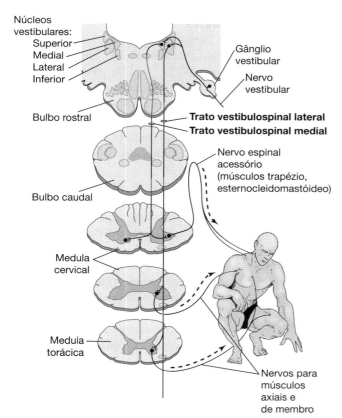

Figura 17.27 Sistema vestibular motor. Os motoneurônios superiores se projetam a partir dos núcleos vestibulares formando os tratos vestibuloespinais lateral e medial. O trato vestibuloespinal lateral desce ipsilateralmente pela medula espinal anterolateral e termina na substância cinzenta ventral de todos os níveis medulares espinais. O trato vestibuloespinal medial desce pelo fascículo longitudinal medial e possui conexões bilaterais com os níveis cervicais e torácicos rostrais da medula espinal.

estimulação polissináptica. Essa diferença de padrão de conectividade possui um correlato funcional significativo. Como um interneurônio espinal medeia a interação TSVL-motoneurônio de membro, a efetividade da interação pode ser aumentada ou diminuída por meio da alteração da excitabilidade do interneurônio. Esta última pode ser produzida por estímulos reflexos segmentares e/ou por estimulação oriunda de outras vias descendentes. Em contraste, a via monossináptica para os motoneurônios do pescoço (e uma parte do tronco) não está sujeita a esse tipo de regulação e, portanto, reflete um controle vestibular mais seguro sobre a musculatura cervical.

Questão

O que você supõe ser o imperativo funcional para que o TSVL estabeleça conexões monossinápticas com os MNI dirigidos à musculatura cervical, ao mesmo tempo em que faz conexões polissinápticas com MNI destinados à musculatura dos membros?

O TSVL conduz informações oriundas do utrículo, sáculo e canais semicirculares até a medula espinal. Suas ações excitatórias são exercidas sobre os motoneurônios extensores de membros e cervicais ipsilaterais. Os motoneurônios flexores ipsilaterais são inibidos simultaneamente via interneurônios inibitórios segmentares. O TSVL, embora seja ipsilateral, também influencia os motoneurônios contralaterais. Os efeitos contralaterais, que em geral são semelhantes aos efeitos ipsilaterais, são mediados por interneurônios que atravessam para o lado oposto da medula. Atuando em conjunto com os reflexos miotáticos segmentares, o TSVL facilita e mantém o tônus muscular extensor no tronco e nos membros, que é essencial à sustentação do corpo contra a gravidade – ou seja, para manutenção da postura ereta.

O TSVM ainda não foi investigado de forma tão abrangente quanto o TSVL, sendo que a maior parte do trabalhado já conduzido abordou a regulação dos motoneurônios cervicais. Embora as conexões do TSVM com estes últimos sejam pouco conhecidas, sabe-se que são monossinápticas. Também é sabido que o TSVM exerce efeitos predominantemente ipsilaterais sobre a medula espinal, recebe estimulação dos canais semicirculares e atua na estabilização da cabeça e do pescoço durante a rotação do corpo em relação à cabeça. Os axônios do TSVM têm origem no núcleo vestibular medial e descem pelo **fascículo longitudinal medial (FLM)**. Na medula espinal, o FLM está localizado na região sulcomarginal do funículo anterior. A massa de suas fibras terminam em níveis cervicais, com algumas se projetando para segmentos torácicos mais rostrais relacionados à inervação de músculos dorsais (axial) superiores.

Além da terminação predominantemente cervical, o TSVM difere do TSVL em diversos aspectos. De modo significativo, o TSVM inibe bilateralmente os MNI cervicais. As fibras inibitórias do TSVM têm origem nuclear vestibular, de modo que as ações inibitórias são exercidas diretamente sobre os motoneurônios cervicais. Ou seja, diferentemente do arranjo em outros sistemas descendentes, a inibição do TSVM não é mediada pelas fibras excitatórias descendentes que fazem sinapse com interneurônios inibitórios segmentares. O TSVM participa da estabilização e regulação dos movimentos da cabeça, garantindo sua adequação para manutenção do equilíbrio e fixação do olhar.

Questão

Como forma de preparação para o entendimento da próxima seção, reveja os tratos reticuloespinais e o papel da formação reticular.

Formação reticular

Todos os quatro núcleos vestibulares enviam fibras para a FR troncoencefálica. As projeções são bilaterais e estão proeminentemente relacionadas à FR medial da ponte e bulbo. Algumas conexões são diretas; contudo, a maioria é mediada por vias complexas envolvendo números indeterminados de neurônios. Estímulos oriundos do canal semicircular e do utrículo influenciam os neurônios reticulares.

Os sítios pontomedulares para os quais a informação é projetada representam áreas da FR que originam sistemas de fibras reticulares longas ascendentes e descendentes. Estas últimas constituem os **tratos reticulospinais** de MNS, um dos quais tem origem na FR pontina e o outro, na FR bulbar (ver Cap. 5). Esses tratos mantêm posições separadas na descida pela medula espinal. Os axônios de ambos os tratos se projetam para todos os níveis da medula espinal e podem terminar diretamente nos MNI ou nos interneurônios. Os motoneurônios flexores e extensores são influenciados, e os efeitos podem ser excitatórios ou inibitórios.

As projeções vestibulorreticulospinais exercem papel importante na transmissão da informação labiríntica ao aparelho motor segmentar e contribuem de forma significativa para os reflexos vestibulares. A natureza precisa dessa função é desconhecida, porém está claro que a contribuição fornecida pelas informações reticulospinais não é redundante em relação às informações do TSVM e do TVSL. Um considerável processamento de informações ocorre junto à FR antes da distribuição à medula espinal. Aparentemente, é possível que essas informações integradas sejam, em parte, responsáveis por certas propriedades dinâmicas dos reflexos vestibulares que não podem ser explicadas pelas ligações relativamente diretas dos motoneurônios labirínticos, como aquelas que caracterizam os tratos vestibulospinais.

A informação labiríntica transmitida rostralmente nas projeções reticulares ascendentes aparentemente forneceria uma contribuição análoga aos reflexos vestíbulo oculares. As projeções ascendentes também podem contribuir para as sensações vestibulares. Por fim, as interações entre os núcleos vestibulares e a FR troncoencefálica estão por trás dos efeitos autônomos (náusea, vômitos, palidez, transpiração) induzidos pela estimulação labiríntica excessiva, bem como por lesões irritantes.

Questão

Como a informação vestibular é integrada à informação oriunda da formação reticular?

Projeções extraoculares

Os movimentos oculares são regulados por contrações dos seis músculos extraoculares, em cada olho, inervados por MNI dos NC III, IV e VI (ver Cap. 13). As conexões existentes entre os núcleos vestibulares e motoneurônios extraoculares representam um sistema de MNS. Originam-se primariamente nos núcleos vestibulares superior e medial e ascendem pelo **fascículo longitudinal médio** (FLM, componente ascendente) (ver Fig. 17.28).

Embora as projeções para os motoneurônios que suprem determinados músculos exibam padrões de lateralidade específicos, uma afirmação operacional aceitável é a de que o FLM de cada lado influencia bilateralmente os núcleos extraoculares. Os canais semicirculares e as influências otólito-dependentes são ambos mediados pelo FLM – os primeiros são responsáveis pelos ajustes fásicos e de curta duração da posição do olho em reposta à aceleração angular da cabeça; enquanto os últimos são encarregados da manutenção tônica e prolongada da posição. As ações do FLM sobre os motoneurônios extraoculares podem ser excitatórias ou inibitórias. Assim como o TSVM, os neurônios inibitórios estão localizados junto aos núcleos vestibulares (ver Reflexo vestíbulo-ocular).

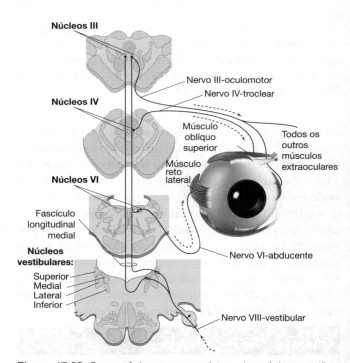

Figura 17.28 Os neurônios que se projetam dos núcleos vestibulares ascendem no FLM e fazem sinapse em motoneurônios extraoculares. Esta figura ilustra as conexões com os músculos extraoculares ipsilaterais. Na realidade, porém, o FLM possui conexões bilaterais com os núcleos extraoculares – e, portanto, mediam o controle bilateral da musculatura extraocular do olho.

Os movimentos oculares de origem vestibular também são governados por projeções reticulares ascendentes, conforme observado na seção anterior. Entre outras funções, esses movimentos aparentemente teriam envolvimento significativo no nistagmo (discutido adiante), uma vez que o nistagmo persiste após a transecção do FLM.

> ## Questão
> Pensando adiante, por que o sistema vestibular teria conexões com o sistema oculomotor?

Cerebelo

> ## Questão
> Pensando adiante e considerando o que você aprendeu sobre as funções dos lobos cerebelares no Capítulo 6, com qual(is) lobo(s) o sistema vestibular mais provavelmente teria conexões?

As fibras vestibulares primárias terminam no vestibulocerebelo, que consiste principalmente no *lobo floculonodular* (ver Cap. 6). Além disso, o vestibulocerebelo recebe projeções secundárias oriundas de todos os quatro núcleos vestibulares. As fibras vestibulocerebelares primárias e secundárias atingem o cerebelo via **corpo justarrestiforme**, que é um feixe de fibras medial ao pedúnculo cerebelar inferior. A informação oriunda do canal semicircular e a informação otólito-dependente são transmitidas pelas projeções secundárias. Embora as vias paralelas de primeira e segunda ordem conduzam informação labiríntica ao vestibulocerebelo, seus conteúdos de informação diferem. As primeiras não estão sujeitas à modulação pré-cerebelar, enquanto as últimas conduzem informação que reflete interações com o sistema de fibras comissurais, bem como outros estímulos convergentes que influenciam os neurônios nucleares vestibulares. Além do vestibulocerebelo, as fibras vestibulares primárias e secundárias são distribuídas a outras áreas cerebelares. Essa distribuição cerebelar amplamente disseminada da informação labiríntica contradiz a noção clássica de subdivisões funcionais cerebelares, em que as fibras de origem vestibular, espinal e cerebrocortical são distribuídas a áreas cerebelares separadas.

Os estímulos labirínticos diretos e indiretos condicionam os padrões de descarga de neurônios de projeção eferente cerebelares específicos. As respostas, por sua vez, são projetadas de volta aos neurônios nucleares vestibulares para dar forma aos seus padrões de descarga e, assim, à atividade dos MNI extraoculares e segmentares.

Os reflexos vestibulares também são influenciados pelo cerebelo. Entretanto, a extensão em que os reflexos vestíbulo-ocular, vestibulocólico (pescoço) e vestibulospinal são governados pela atividade cerebelar depende de o labirinto detectar ou não a alteração da posição muscular ocasionada pelo reflexo (p. ex., se a resposta [movimento] é registrada pelo gerador de sinais de estimulação [labirinto]). Os reflexos de membro vestíbulo-ocular e vestibulospinal são de **alça aberta**, pois o movimento do olho e o movimento do membro não modificam o estímulo vestibular periférico. Os reflexos de alça aberta são estreitamente regulados pelo cerebelo. Os movimentos de membro resultantes do deslocamento da cabeça geram estimulação somatossensorial para os neurônios nucleares vestibulares, que não é detectada pelo labirinto. As correções desse reflexo de alça aberta são efetuadas pelo lobo cerebelar anterior, que recebe informação somatossensorial relacionada ao movimento sobre os tratos espinocerebelares, bem como informação oriunda de células nucleares vestibulares ativadas pelo estímulo vestibular inicial. A acurácia do reflexo vestíbulo-ocular de alça aberta é mantida pelo vestibulocerebelo. Nesse caso, os sinais de erro assumem a forma de estímulo visual gerado pela retina (p. ex., imagem borrada), que se projeta para o lobo floculonodular. Em contraste, os reflexos vestibulocólicos (pescoço) são de **alça fechada**, uma vez que o movimento da cabeça produzido pela contração da musculatura cervical inevitavelmente altera o sinal labiríntico.

Reflexos

As primeiras respostas motoras do bebê à mãe estão sujeitas à mediação vestibular e consistem no estabelecimento e ajuste do tônus corporal em reposta ao ato de ser erguido e posicionado. Uma gama de reflexos interativos, de origem labiríntica e não labiríntica, estão envolvidos na manutenção da postura. Aqueles de origem labiríntica atuam sobre três sistemas musculares – olho, pescoço e corpo – e podem ser agrupados em duas amplas categorias funcionais. As respostas estáticas (tônicas ou *posicionais*) são deflagradas pela posição da cabeça no espaço e são tônicas no sentido de que persistem enquanto a posição da cabeça é mantida. Essas respostas são mediadas por órgãos otolíticos. Os reflexos aceleradores (*estatocinéticos*) são desencadeados por aceleração e são fásicos por terem ação de curta duração. Os reflexos deflagrados por aceleração angular são mediados por canais semicirculares, enquanto aqueles deflagrados por aceleração linear são mediados por órgãos otolíticos. As influências canal-dependentes e otólito-dependentes são produzidas para afetar cada um dos três sistemas musculares.

> ## Questão
>
> Quais são os três sistemas musculares importantes na produção dos reflexos labirínticos? Compare e contraste os reflexos estáticos e aceleradores resultantes quanto aos seguintes aspectos: fonte de estímulo sensorial, componentes do sistema vestibular envolvidos, terminação dos neurônios de primeira ordem e tipo de contração muscular resultante.

Seja qual for o tipo, os reflexos labirínticos resultam em ajustes que se opõem a uma força perturbadora e, portanto, representam ajustes musculares compensatórios. Atuam promovendo a restauração da cabeça e do corpo a suas posições eretas normais. Entretanto, como as posturas anormais da cabeça e do corpo podem ser assumidas e mantidas de maneira voluntária, está claro que existem mecanismos reguladores centrais capazes de anular esses reflexos, tanto em animais como nos seres humanos. De fato, os reflexos vestibulares atuando sobre a musculatura do corpo e pescoço, bem como alguns dos reflexos que atuam sobre a musculatura extraocular estão sujeitos ao controle cortical com maturação do sistema motor. Dessa forma, os reflexos vestibulares obrigatórios são mais claramente demonstráveis em bebês humanos. Normalmente, os reflexos deflagrados por canal e por otólito atuam ao mesmo tempo. Em adição, quando a cabeça se move em relação ao corpo, os reflexos cervicais se combinam e modificam os padrões reflexos vestibulares.

Vários fatores dificultam a análise dos reflexos posturais. Alguns desses reflexos são interativos e seu significado funcional reside em sua ocorrência concomitante com outros reflexos. Alguns dos reflexos não podem ser deflagrados isoladamente uns dos outros, na ausência de certo grau de controle experimental inalcançável no exame neurológico. Por fim, o momento em que alguns desses reflexos caem sob o controle cortical é tão variável que se torna difícil avaliar a presença contínua de um reflexo.

Conforme mencionado anteriormente, os aferentes vestibulares primários terminam nos neurônios dos núcleos vestibulares troncoencefálicos, cujos axônios se projetam para a medula espinal para influenciar a excitabilidade dos MNI, seja direta ou indiretamente. Também foi notado que a FR troncoencefálica atua como um importante centro de distribuição dos efeitos de mediação labiríntica sobre os motoneurônios. As ações reflexas exercidas sobre os motoneurônios de pescoço e de membro são realizadas pelos tratos vestibulospinal e reticulospinal, enquanto aquelas exercidas sobre os motoneurônios extraoculares são transmitidas pelo componente ascendente do FLM e projeções reticulares ascen-

dentes. O cerebelo representa um mecanismo regulatório sobreposto a esse substrato reflexo: o espinocerebelo do lobo anterior participa do controle dos reflexos vestibulospinais envolvendo os membros, enquanto o vestibulocerebelo regula os reflexos dos músculos extraoculares. Em contraste, os reflexos cervicais (alça fechada) não são estreitamente regulados pelo cerebelo.

Reflexos vestibulocólicos (pescoço). Os reflexos labirínticos atuantes sobre a musculatura cervical são denominados reflexos **vestibulocólicos**, com o intuito de distingui-los dos reflexos vestibulospinais influenciadores dos membros. A musculatura cervical está sujeita a estímulos reflexos induzidos por canais semicirculares e por otólitos. Entretanto, como os canais semicirculares respondem somente à aceleração angular de curta duração e à desaceleração da cabeça, os reflexos vestibulocólicos dependentes de canal participam apenas dos ajustes compensatórios de curta duração da posição da cabeça. Os canais mais efetivamente estimulados por qualquer movimento de rotação da cabeça são aqueles localizados no ou mais próximos do plano de rotação. Enquanto todos os movimentos rotacionais estimulam múltiplos canais (o padrão de resposta reflexa depende do que foi excitado), as contrações musculares resultantes podem ser vistas como produtoras de uma resposta reflexa que se opõe à rotação causadora de excitação ampular. Em consequência, o padrão de ativação muscular cervical tende a estabilizar a posição da cabeça contrapondo a força perturbadora. A manutenção prolongada da posição normal da cabeça é uma função dos reflexos vestibulocólicos otólito-mediados. As respostas otolíticas dependem da gravidade e persistem enquanto uma determinada posição da cabeça for mantida.

> ## Questão
>
> Qual é a importância funcional dos reflexos vestibulocólicos? Compare e contraste os reflexos que surgem dos órgãos otolíticos *versus* aqueles oriundos dos canais semicirculares.

Os reflexos vestibulocólicos são únicos entre os reflexos labirínticos. Qualquer contração reflexa da musculatura cervical deve alterar a posição da cabeça e, assim, o sinal vestibular para o SNC. Dessa forma, a resposta compensatória da cabeça tende a anular o sinal vestibular inicial que a produziu, via retroalimentação negativa mecânica.

Reflexos vestibulospinais. Os reflexos vestibulospinais atuam restaurando a posição horizontal normal da cabeça, desencadeando ajustes compensatórios da musculatura do membro. Assim como os reflexos vestibulocólicos, os reflexos vestibulospinais contrapõem o deslocamento da cabeça. Entretanto, diferentemente dos

Neuropatologia: papel dos reflexos nos ajustes posturais

O papel dos reflexos visual, cervical e vestibulospinal nos ajustes posturais foi descrito no início do século XX, por Rademaker, Twitchell e outros. Esses reflexos garantem que a cabeça mantenha a orientação adequada em relação à gravidade, independentemente dos movimentos realizados pelo restante do corpo, e também que a cabeça e o pescoço sigam corretamente os movimentos corporais. Esses reflexos são ilustrados por experimentos em que macacos foram submetidos à labirintectomia, vedados ou ambos.

O endireitamento da cabeça é ilustrado pelo exemplo de um macaco pendurado de cabeça para baixo e de frente para o chão (ver Fig. 17.29A). De modo reflexo, a cabeça do macaco será endireitada de modo a se posicionar em um plano horizontal em relação ao chão. O endireitamento ocorre mesmo que o animal seja vedado (ver Fig. 17.29B) ou tenha sido submetido à labirintectomia (ver Fig. 17.29C). Quando o animal é vedado, os reflexos labirínticos intactos promovem o endireitamento da cabeça. Quando o animal é labirintectomizado, a visão se torna o estímulo para o endireitamento da cabeça.

As respostas reflexas de endireitamento do corpo são ilustradas pelo exemplo de um macaco labirintectomizado e vedado. Quando a cabeça é passivamente endireitada, o corpo a segue automaticamente (ver Fig. 17.29D). Considera-se que essa resposta é atendida por reflexos cervicais, uma vez que o animal fica desprovido dos estímulos visuais e labirínticos para iniciar os reflexos.

Esses reflexos estão presentes em bebês e são um componente importante da avaliação do desenvolvimento.

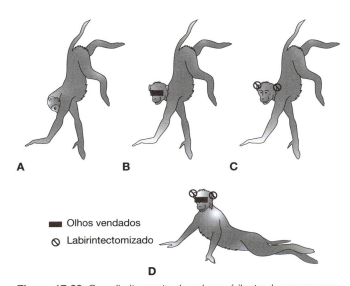

Figura 17.29 O endireitamento da cabeça é ilustrado por um macaco de cabeça para baixo, com a cabeça de frente para o chão. Consulte o Quadro Neuropatologia desta página.

reflexos vestibulocólicos, os reflexos vestibulospinais influenciam grupos musculares cujo alinhamento com a cabeça pode variar. É possível que exista uma variedade ilimitada de alinhamentos cabeça-corpo, porque a cabeça pode se mover de modo independente do corpo. Apesar de haver certa plasticidade aos reflexos vestibulospinais, esses ainda assim deflagram influências estereotipadas sobre os motoneurônios de membro em resposta ao deslocamento da cabeça em uma determinada direção. Dessa forma, os impulsos apropriados a um determinado alinhamento cabeça-corpo em particular poderiam ser inadequados quando o alinhamento é alterado. Para prevenir os reflexos vestibulospinais desestabili-zadores, existe uma necessidade funcional de que os sinais vestibulares para os músculos de membro sejam ajustados para serem compatíveis com as necessidades em processo de mudança. Essa compatibilização é conseguida por meio da colaboração com os reflexos oriundos dos receptores cervicais. Os reflexos vestibulospinais e cervicais sempre atuam juntos, sendo que as contribuições de cada um para a postura do membro podem ser analisadas somente no contexto experimental.

Reflexos vestíbulo-oculares. Os reflexos vestíbulo-oculares atuam mantendo a estabilidade da imagem visual na retina durante a movimentação da cabeça. Para tanto, esses reflexos induzem ajustes oculares na direção oposta à direção do deslocamento da cabeça. Mais uma vez, as respostas mediadas por canal e por otólito participam desses ajustes. A natureza compensatória desses reflexos é exemplificada pelos conhecidos **movimentos de olho de boneca**: a rotação horizontal da cabeça à direita desvia os dois olhos para a esquerda; a inclinação para baixo resulta em desvio para cima, e assim por diante. É preciso notar que em bebês humanos esses movimentos de olho de boneca desaparecem gradualmente ao longo do primeiro mês pós-natal. Isto ocorre porque o controle do olho passa a ser cada vez mais dominado pelo estímulo visual. A rotação prolongada em uma dada direção produz um reposicionamento repetitivo dos olhos conhecido como nistagmo vestibular. O **nistagmo** abrange uma série rítmica de desvios oculares conjugados e constitui uma resposta normal decorrente da ativação dos canais semicirculares. Sua direção varia dependendo de quais canais (ou combinação de canais) são estimulados.

Os sistemas visual e vestibular estão envolvidos na regulação da posição do olho e, portanto, na manutenção da estabilidade da imagem da retina. Contudo, o rastreio visual de um alvo em movimento permanece acurado apenas para frequências baixas de movimento. Quando a cabeça é mantida estacionária, o rastreio visual bem-sucedido (perseguição fóvea) de um alvo exibindo oscilação sinusoidal é limitado a frequências inferiores a cerca de 1 Hz. Uma das formas de demonstrar isto consiste em manter a mão à sua frente e focar as linhas existentes na palma da mão. Mantendo a cabeça estacionária, oscilar a mão à direita e à esquerda, aumentando cada vez mais a velocidade. Você atingirá rapidamente uma frequência de movimentação da mão em que não conseguirá reter o foco. A essas frequências mais altas, a perseguição visual não pode evitar o obscurecimento retiano e a perda da acuidade. Como na experiência diária tanto os movimentos de cabeça ativos como os passivamente induzidos (corrida, saltos etc.) ocorrem de forma rotineira a frequências bem superiores a esse valor. A estabilidade da imagem retiana durante esses movimentos é mantida exclusivamente pelos reflexos extraoculares de condução vestibular. Isso pode ser facilmente demonstrado por meio da reversão da manobra que acabamos de descrever. Mais uma vez, foque as linhas existentes na palma da sua mão. Desta vez, porém, mantenha a mão estacionária e oscile a cabeça à direita e à esquerda. A menos que você mova a cabeça com uma velocidade suficientemente rápida (após cerca de 5 Hz), você não perderá o foco. Os reflexos vestíbulo-oculares proporcionam uma compensação quase perfeita do deslocamento da cabeça – ou seja, a velocidade do movimento ocular de condução vestibular é quase igual, porém oposta, à velocidade angular da cabeça. A manutenção a longo prazo da acurácia do reflexo vestíbulo-ocular, bem como o ajuste periódico para acomodação das necessidades em mudança parecem ser alcançados por meio de influências visuais e centralmente derivadas. Como será visto no Capítulo 19, o reflexo vestíbulo-ocular é altamente plástico e, sob condições experimentais adequadas, pode ser direcionado para reverter completamente sua direção normal.

Questão

Esta questão será útil para ampliar sua mente. Pense em situações funcionais em que há necessidade da atuação conjunta dos reflexos vestibulospinal, vestíbulo-ocular e vestibulocólico. Agora, identifique o máximo possível de vias que poderiam mediar a ação desses reflexos. Por fim, você consegue exemplificar situações em que um indivíduo realiza uma determinada tarefa que requer a anulação de um ou mais desses reflexos?

A via do reflexo vestíbulo-ocular (RVO), que mantém a estabilidade da imagem retiana durante a movimentação da cabeça, envolve os canais semicirculares; projeções secundárias de neurônios nucleares vestibulares que atuam como interneurônios no arco reflexo; e núcleos oculomotor, troclear e abducente acompanhados de seus nervos cranianos. Cada canal semicircular possui conexões reflexas apropriadas para mediar os desvios oculares em seu próprio plano. Dependendo da natureza da movimentação angular da cabeça, qualquer combinação de canais semicirculares e contrações musculares extraoculares pode ser envolvida na mediação dos movimentos oculares compensatórios. A forma mais fácil de visualizar isto é com a ativação do canal semicircular horizontal.

Quando a cabeça é voltada para a esquerda, os olhos devem se desviar para a direita via contração dos músculos reto lateral direito e reto medial esquerdo e relaxamento concomitante dos músculos reto medial direito e reto lateral esquerdo antagonistas (ver Fig. 17.30). Com a rotação da cabeça para a esquerda, a cúpula do canal horizontal esquerdo é defletida à direita, *na direção* do utrículo, por inércia da endolinfa, despolarizando suas células ciliadas e aumentando os disparos das fibras do NC VIII que as inervam. A partir dos núcleos vestibulares da esquerda, projeções secundárias (interneurônios) atravessam a linha média para excitar o núcleo abducente direito. Existem duas populações de neurônios no núcleo abducente direito que são excitadas por essa estimulação vestibular: os motoneurônios que se projetam no nervo abducente e excitam o múscu-

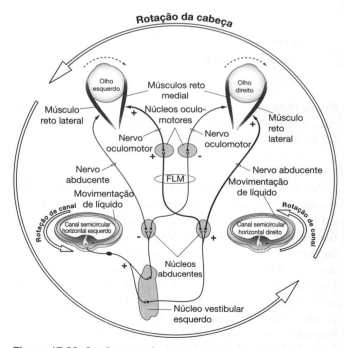

Figura 17.30 O reflexo vestíbulo-ocular mantém a estabilidade da imagem na retina durante a movimentação da cabeça, fazendo os olhos se moverem na direção oposta ao movimento da cabeça.

lo reto lateral direito, e os neurônios com axônios que cruzam a linha média e ascendem pelo fascículo longitudinal medial esquerdo até o núcleo oculomotor, onde excitam motoneurônios que se projetam para o músculo reto medial esquerdo. Essas conexões medeiam o movimento ocular horizontal para a direita, em ambos os olhos, com compensação da rotação da cabeça para a esquerda. Ao mesmo tempo, os neurônios inibitórios localizados nos núcleos vestibulares esquerdos inibem ambas as populações de neurônios abducentes no núcleo abducente esquerdo, resultando na inibição dos motoneurônios para o reto lateral esquerdo e reto medial direito (músculos antagonistas). Assim, o princípio da inervação recíproca se aplica ao RVO do mesmo modo como é aplicável aos reflexos espinais. Note que o mesmo movimento da cabeça à esquerda também causa deflexão da cúpula do canal horizontal direito para a direita, *em direção oposta* ao utrículo, com consequente hiperpolarização de suas células ciliadas constituintes. Essas conexões foram omitidas na Figura 17.30, mas poderiam produzir um efeito complementar, no sentido de que haveria menos inibição dos motoneurônios inervadores do reto lateral direito e reto medial esquerdo, bem como uma menor excitação dos motoneurônios inervadores dos músculos reto lateral esquerdo e reto medial direito.

Questão

Qual é a diferença existente entre os reflexos mediados pelos órgãos otolíticos e os reflexos mediados pelos canais semicirculares?

Integração no sistema vestibular

Papel no controle postural

A regulação das atividades posturais, como permanecer em pé (manutenção da postura ereta), depende de três modalidades sensoriais: propriocepção, visão e vestibular. O sistema vestibular fornece informação sobre a posição da cabeça no espaço, tanto no estado estacionário como durante o movimento. A visão é necessária à estabilização do olhar fixo, conforme a cabeça se move. O papel da visão na permanência em pé é prontamente evidente quando permanecemos em pé sobre um dos pés e comparamos o número de oscilações do corpo determinado com os olhos fechados e com os olhos abertos. A propriocepção, em especial dos membros inferiores e pescoço, fornece informação essencial sobre as relações existentes entre os segmentos corporais no espaço. Esses três sistemas neurofisiológicos atuam em cooperação para garantir a estabilidade quando o indivíduo está estacionário e também durante os movimentos.

Para uma atuação efetiva, outros sistemas não neurofisiológicos também estão envolvidos. Esses sistemas atuam contra uma força muscular suficiente em grupos musculares relevantes (p. ex., músculos de membros inferiores e tronco), além de alinhamento e comprimento muscular suficiente, a fim de permitir ajustes posturais apropriados. O sistema completo de equilíbrio e controle postural, integrando os sistemas neurofisiológicos aos sistemas não neurofisiológicos, foge ao escopo desse texto. Os mecanismos pelos quais os estímulos vestibulares e visuais são integrados, assim como as respostas resultantes, constituem o tópico da informação contida nesta seção.

Convergência em neurônios dos núcleos vestibulares

Como os estímulos visuais e somatossensoriais contribuem para a manutenção da orientação corporal no espaço, os reflexos de mediação vestibular são influenciados pelas informações visuais e somatossensoriais. A interação entre essas modalidades ocorre nos neurônios dos núcleos vestibulares, embora estes últimos não sejam os únicos sítios dessa integração.

A estimulação visual dos núcleos vestibulares atua de forma particularmente relevante para o sistema vestíbulo-ocular. É importante não só para harmonizar as ações dos dois impulsos reflexos principais que controlam a posição do olho, como também para manter a acurácia do reflexo vestíbulo-ocular ajustando seu ganho às necessidades inconstantes. A visão exerce um papel menos evidente nas respostas posturais dos membros. Contudo, as contribuições para a estabilização postural são consequência do papel da visão na avaliação e manutenção da orientação corporal adequada. As informações visuais exercem influência significativa sobre os ajustes da perna às oscilações posturais induzidas e sobre as respostas de mediação vestibular dos músculos antigravitacionais na aterrisagem de uma queda.

A estimulação somatossensorial dos neurônios vestibulares é ampla e desprovida de organização somatotópica. É provável que produza um impulso facilitador de fundo difuso, em que atuam estímulos labirínticos mais específicos. Sua utilidade funcional consiste em ajudar a garantir uma influência vestibular sobre os motoneurônios que é apropriada às condições periféricas prevalentes. O estímulo dominante deriva dos receptores presentes nos músculos e articulações (com a exceção algo surpreendente dos aferentes do fuso do grupo Ia), porém os receptores cutâneos também estão envolvidos. A maior parte dos estímulos proprioceptivos somáticos tem origem nos receptores do pescoço e das articulações de membro proximais e está relacionada a ambos os lados do corpo. A informação da medula espinal atinge os núcleos vestibulares diretamente e também via FR troncoencefálica. Em adição, a informação somatossensorial pode influenciar os neurônios vestibulares indiretamente através de vias cerebelares.

A ação importante da estimulação somatossensorial convergente sobre os neurônios vestibulares é bem ilustrada pelos efeitos comportamentais resultantes da estimulação elétrica, secção ou anestesia das raízes dorsais cervicais superiores em animais experimentais, que conduzem informação oriunda dos receptores cervicais. A anestesia das três raízes cervicais superiores em um lado resulta em desorientação, desequilíbrio e falta de coordenação, de forma semelhante aos déficits produzidos pela labirintectomia unilateral. Em contraste, a estimulação elétrica dessas raízes cervicais pode produzir nistagmo e vertigem, de modo semelhante aos sinais observados com a lesão labiríntica irritativa unilateral. Essas duas manipulações experimentais alteram a resposta dos sistemas de projeção vestibular e criam uma assimetria entre as respostas oriundas de ambos os lados. A descarga nuclear assimétrica é pré-requisito para a manifestação de sinais vestibulares nítidos. Embora a manipulação experimental influencie diretamente apenas uma resposta nuclear ipsilateral, o sistema inibitório comissural exerce um efeito recíproco sobre o lado contralateral.

Convergência em neurônios do córtex cerebral

Registros de microeletrodos de áreas vestibulares corticais de macaco mostram que os neurônios desses animais são multissensoriais e respondem não só a estímulos vestibulares como também a estímulos somatossensoriais e visuais. Conforme observado anteriormente, a citoarquitetura neuronal sustenta esse achado. É compreensível que esses estímulos somatossensoriais e visuais devam convergir em neurônios vestibulares, considerando que a estimulação natural do sistema vestibular resulta da movimentação da cabeça e da locomoção: o estímulo para o encéfalo é inevitavelmente polissensorial. Como todas as áreas corticais vestibulares são multissensoriais, não há nenhum córtex vestibular primário em que os neurônios não compartilhem uma característica essencial das outras áreas corticais sensoriais primárias – a saber, os neurônios com características de resposta exclusivas de estímulos periféricos modalidade-específicos.

Reflexos vestibular e cervical

Conforme observado anteriormente, os reflexos vestibulospinal e cervical atuam juntos para garantir que os impulsos reflexos sejam apropriados a um determinado alinhamento cabeça-corpo. Para estudar os reflexos labirinto-membro (vestibulospinais), é necessário eliminar a estimulação oriunda dos receptores cervicais. Para tanto, deve ser feita a imobilização do pescoço ou a secção das raízes dorsais cervicais superiores. Quando isto é feito experimentalmente em animais, observa-se que os reflexos vestibulospinais canal-dependentes fásicos e otólito-dependentes tônicos atuam sobre os músculos antigravidade dos membros. Exemplificando, inclinar a cabeça de um animal para cima e mantê-la nessa posição induz flexão do membro anterior e extensão do membro posterior, restaurando a posição da cabeça para a horizontal. Quando o animal é posicionado em supinação, todos os quatro membros são estendidos, enquanto o posicionamento do animal em pronação resulta na flexão de todos os quatro membros (ver Fig. 17.31). Esses reflexos são referidos como **reflexos labirínticos tônicos**.

Para estudar os reflexos cervicais, é necessário remover os estímulos labirínticos. Em animais labirintectomizados, se a cabeça for inclinada para baixo em relação ao plano horizontal, os membros superiores são flexionados para cima, enquanto os membros inferiores permanecem estendidos. Ao contrário, quando a cabeça é inclinada para cima, os membros superiores permanecem em extensão e os membros inferiores são flexionados. A Figura 17.32 ilustra essas respostas, que são referidas como **reflexos cervicais tônicos**. Em adição, se a cabeça for rotacionada, de modo que a face seja voltada na direção dos lados direito ou esquerdo, os membros do lado para o qual a face foi rotacionada são estendidos, enquanto os membros contralaterais são flexionados. Essas posturas são referidas como **reflexos cervicais tônicos assimétricos.**

> ### Questão
> Os reflexos vestibulares são adaptáveis, dependendo das circunstâncias e coordenação com os reflexos cervicais (entre outros). Essa adaptabilidade é similar ou diferente da adaptabilidade dos outros reflexos (p. ex., reflexos somáticos motores e reflexos auditivos)?

As informações oriundas do labirinto e dos aferentes cervicais devem ser centralmente integradas para garantir os ajustes posturais cabeça-pescoço apropriados. Ambas as informações interagem de forma adictícia – com cancelamento em alguns casos e reforço em outros.

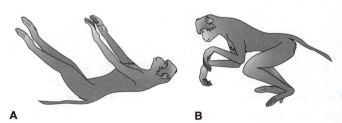

Figura 17.31 Os reflexos labirínticos tônicos são obrigatórios em animais que não possuem estimulação oriunda de receptores cervicais (pescoço). Em supinação, (**A**) os membros do animal permanecem estendidos. Em pronação, (**B**) os membros são flexionados.

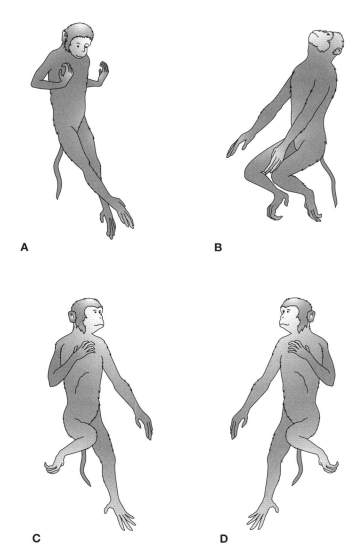

Figura 17.32 Os reflexos cervicais tônicos são obrigatórios em animais que não possuem estimulação oriunda dos receptores labirínticos. Quando a cabeça é flexionada, (**A**) os membros superiores do animal permanecem em flexão, e os membros inferiores em extensão. Quando a cabeça é estendida, (**B**) os membros superiores permanecem em extensão e os membros inferiores são flexionados. Esses são os reflexos cervicais tônicos simétricos. Quando a cabeça é rotacionada, ocorre um reflexo assimétrico (**C**, **D**). Os membros do lado para o qual a cabeça foi rotacionada permanecem em extensão, enquanto os membros contralaterais são flexionados.

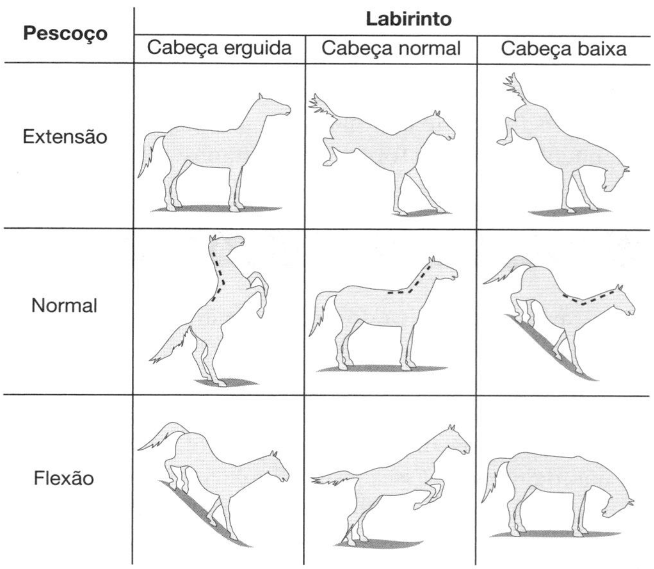

A Figura 17.33 ilustra uma gama de relações da cabeça e pescoço que podem ocorrer em animais saudáveis. Se o SNC considerasse apenas a informação labiríntica, nenhuma dessas posições seria possível. Similarmente, se o SNC somente considerasse a informação proprioceptiva, essas posições seriam impossíveis. Todavia, cada resposta é modulada pelas consequências reflexas de reflexos vestibulares e cervicais, de modo que as posturas dos membros na verdade podem ser variáveis, independentemente da alteração da posição da cabeça. Essa intera-

Figura 17.33 Os receptores labirínticos controlam a orientação da cabeça em relação à gravidade, enquanto os receptores cervicais controlam o pescoço em relação ao corpo. Atuando juntos no animal intacto, os receptores da cabeça e do pescoço atuam em conjunto para possibilitar uma ampla gama de posições. Dessa forma, por exemplo, o animal pode manter a cabeça em posição neutra em relação à gravidade, enquanto pinoteia e salta (coluna central), contando com os receptores labirínticos e anulando os receptores cervicais. Similarmente, o animal consegue manter um alinhamento neutro do pescoço em relação ao corpo contando com os receptores cervicais (fileira intermediária), enquanto se apoia sobre as patas traseiras ou desce a colina andando. Por fim, o animal é capaz de anular esses reflexos para assumir uma variedade de orientações relativas distintas da cabeça, do pescoço e do corpo.

ção permite a movimentação da cabeça sobre o corpo sem que a estabilidade do tronco seja afetada.

Embora o SNC considere ambos os estímulos simultaneamente, há situações em que o sistema reflexo é dominante. Contanto que a orientação da cabeça em relação à gravidade seja normal, mas a posição do corpo seja anômala, os reflexos cervicais agindo isoladamente atuam realinhando o corpo em relação à cabeça (ver Fig. 17.33, coluna central). Ao contrário, quando a cabeça e o corpo estão alinhados normalmente entre si, mas a posição cabeça-corpo *como um todo* não esteja devidamente orientada em relação à gravidade, os reflexos vestibulospinais isolados atuam restaurando a posição do corpo-cabeça de volta ao normal (ver Fig. 17.33, fila do meio).

Por fim, os reflexos vestibulospinais mediados por otólito participam de forma significativa nos ajustes motores associados à queda de alturas elevadas. As contrações dos músculos antigravidade que se opõem às forças de aterrisagem ocorrem antes do contato com a superfície e, portanto, eliminam os reflexos de estiramento segmentares como iniciadores da resposta de aterrisagem. A origem mais provável do impulso vestibular que pre-

458 Parte V Sistemas funcionais especiais do SNC: sistemas motor e sensorial

para o sistema muscular para a aterrisagem é a mácula sacular. Isto, em parte, é previsível a partir da orientação vertical do sáculo e pelo fato de as máculas responderem melhor às forças de cisalhamento tangenciais à superfície macular e não às forças direcionadas perpendicularmente.

CONEXÕES CLÍNICAS

A avaliação clínica do sistema vestibular é essencial para identificar as causas de disfunção em indivíduos que apresentam tontura ou vertigem. Essa avaliação também é valiosa quando se trabalha com qualquer paciente que tenha instabilidade postural, acompanhada ou não de quedas. Esses testes são particularmente relevantes quando trabalhamos com indivíduos portadores de lesões tronco encefálicas (p. ex., decorrentes de acidente vascular encefálico ou lesão cerebral traumática) e também com pacientes de esclerose múltipla, pois cada uma dessas condições pode afetar o tronco encefálico e, desse modo, as conexões vestibulares/visuais.

O conhecimento sobre a disfunção do sistema vestibular está aumentando. Avanços significativos na área de reabilitação foram alcançados nas últimas duas décadas. Em parte, o tratamento vigente dessas condições reflete uma análise da notável capacidade de adaptação desse sistema. Além disso, as intervenções atuais refletem a crescente habilidade dos especialistas em reabilitação de empregar conhecimentos de neuroanatomia, neurofisiologia e plasticidade do sistema no delineamento das avaliações; de prever a extensão e a natureza da melhora que pode ocorrer; e de implementar convenientemente as intervenções mais apropriadas.

Os sinais e sintomas de disfunção vestibular são variáveis e incluem certa combinação das seguintes manifestações: nistagmo, comprometimento do RVO, náusea, vômito e/ou vertigem. Também pode haver instabilidade postural, assim como alterações da marcha (p. ex., maior variabilidade e base de sustentação mais ampla, às vezes com flutuação para um dos lados). Náusea, vômito e vertigem são indicações de desorganização das conexões vestibular/FR, com efeitos autônomos resultantes. A base de sustentação ampla durante a marcha pode ser uma compensação para a instabilidade associada a muitos distúrbios vestibulares. O grupo específico de sintomas depende da natureza e localização da lesão.

O sistema vestibular possui uma notável capacidade de adaptação, mediada por alterações centrais que lhe permitem compensar os danos. Entretanto, essas adaptações tendem a ser mais bem-sucedidas quando a lesão está localizada na periferia. Exemplificando, a adaptação pode ser subsequente a um neurite vestibular, ainda que haja dano permanente. Por outro lado, o dano a estruturas centrais, composto pelo dano a outros sistemas (como na lesão traumática da cabeça), pode ser bem mais resistente à intervenção física. Em adição, indivíduos com disfunção vestibular composta por condições pré-mórbidas de depressão ou abuso de substâncias (que podem envolver o sistema reticular com o qual o sistema vestibular se conecta) são altamente resistentes ao tratamento físico. A resolução dos sintomas tende a ser prolongada e pode ser incompleta se o dano aos componentes periféricos do sistema vestibular estiver acoplado ao dano a suas conexões centrais, impossibilitando a recalibração total e efetiva pelo sistema vestibular. Dessa forma, o êxito da intervenção depende de um exame minucioso e da interpretação dos achados, incluindo os achados associados ao distúrbio ou lesão em curso, bem como as implicações para as condições pré-mórbidas ou comorbidades.

As perturbações da função vestibular frequentemente são observadas em indivíduos com patologia do sistema nervoso, mas os déficits vestibulares exercem um papel mais importante na otologia do que na neurologia. As influências exercidas pelas técnicas de análise clínica do labirinto sobre aparelho motor espinal são imperfeitas e limitadas. Entretanto, há métodos precisos disponíveis para avaliação clínica das influências vestibulares sobre o aparelho oculomotor. Esses métodos são baseados no exame do nistagmo.

Nistagmo

Nistagmo labiríntico (vestibular)

Durante uma rotação contínua da cabeça que seja ampla demais para ser compensada pelo RVO, o reflexo é regularmente interrompido por movimentos oculares rápidos que fazem os olhos reagirem e voltarem a se posicionar na linha média. Na Figura 17.34, por exemplo, os movimentos oculares engajados pelo RVO com a rotação da cabeça para a esquerda atingiram seu limite físico. Em outras palavras, as restrições químicas dos olhos em movimento em suas órbitas impedem a operação contínua do RVO para compensação da rotação continuada à esquerda. Por esse motivo, os movimentos oculares compensatórios lentos para a direita (guiados pelo RVO) são interrompidos pelos movimentos rápidos na direção esquerda da rotação que faz os olhos voltarem para a linha média. Essa série de desvios conjugados rítmicos dos olhos, que consistem em uma fase lenta para um direção e em uma fase rápida para outra direção, é o **nistagmo** (Gr., *cabeceamento*, referindo-se aos movimentos da cabeça de uma pessoa sonolenta tentando permanecer acordada, em que a cabeça pende lentamente e então reage, voltando à posição vertical). Do ponto de vista técnico, isto é chamado *nistagmo rítmico* e constitui a forma mais comum de nistagmo. O nistagmo rítmico pode ser horizontal, vertical ou torsional, dependendo

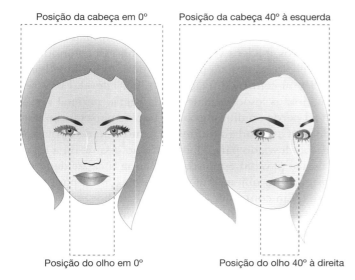

Figura 17.34 O RVO será envolvido na rotação da cabeça de até 40 graus. Movimentos mais amplos deflagram um nistagmo, fazendo os olhos voltarem para a linha média.

do canal semicircular (ou da combinação de canais) que sendo estimulado pelo plano de rotação da cabeça. A direção do nistagmo é denominada de acordo com a direção de seu componente rápido. De certo modo, essa é uma terminologia infeliz, pois o retorno à linha média não é mediado pelo sistema vestibular nem pelo RVO. Isto é desastroso porque, como veremos, a rotação contínua para uma direção deflagra sinais nos membros quando a rotação cessa. Esses sinais são ativamente mediados pelo sistema vestibular e sua direção é sempre a mesma direção da rotação precedente, porém oposta à direção do nistagmo pós-rotatório.

O nistagmo é induzido pela deflexão da cúpula que ocorre com a aceleração e desaceleração angular. No contexto clínico, um modo de deflagrar e avaliar o nistagmo é girar o paciente sentando em uma cadeira giratória (ou cadeira de Barany). O clínico avalia a duração e extensão do nistagmo depois que o paciente para de girar (nistagmo pós-rotatório). No início da rotação, a inércia da endolinfa (ver Fig. 17.22) desvia a cúpula em uma direção, estimulando assim as células ciliadas. Isto produz nistagmo na direção da rotação. Após um período de rotação na mesma direção, forças de atrito provocam a movimentação da endolinfa que, por sua vez, eventualmente se desloca na mesma velocidade que a cabeça. Nesse momento, a cúpula para de ser desviada, as células ciliadas retomam os níveis de descarga pré-rotação e o nistagmo cessa. Quando a rotação é subitamente interrompida, a inércia da endolinfa a faz continuar se movendo, com uma nova deflexão da cúpula, porém agora na direção oposta. O **nistagmo pós-rotatório** então será observado. Sua direção (fase rápida) será oposta à direção da rotação precedente.

> **Questão**
>
> O nistagmo é uma resposta normal a certos movimentos da cabeça, mas também pode ser indicativo de condições patológicas. Como forma de preparação para o entendimento das manifestações patológicas do nistagmo, defina nistagmo; identifique várias situações comuns do dia a dia em que o nistagmo é apropriado; e indique as vias envolvidas.

O nistagmo pode ser deflagrado nos canais horizontais com o uso de duas técnicas distintas: girando o paciente, conforme descrito anteriormente; ou irritando o meato acústico externo com ar ou água morna ou fria, em um procedimento chamado **teste calórico** (ou prova calórica). O teste calórico tem a vantagem de permitir que cada orelha seja testada separadamente, mas sua desvantagem está no controle impreciso sobre os parâmetros do estímulo (temperatura do ar ou da água e duração do estímulo). Para o teste calórico do canal horizontal, é preciso que o canal esteja na vertical e isto é conseguido fazendo o paciente inclinar a cabeça em 60 graus para trás, a partir de uma posição ereta (ver Fig. 17.35).

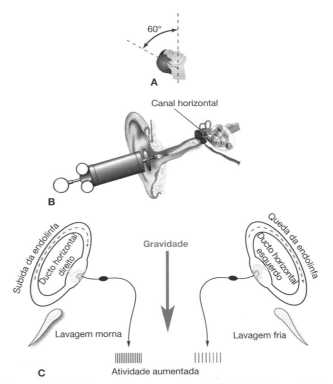

Figura 17.35 Teste calórico do canal horizontal. **A.** A cabeça é inclinada para trás em 60 graus. **B.** O canal auditivo externo é irrigado com água. **C.** A irrigação com água fria faz a endolinfa cair no mesmo lado, acarretando diminuição da atividade no lado ipsilateral, além de deflagrar um nistagmo para o lado oposto. A irrigação com água morna faz a endolinfa subir e deflagra um nistagmo no mesmo lado.

A irrigação do canal auditivo externo com água fria estabelece correntes de convecção endolinfáticas direcionadas para baixo. A irrigação com água morna, por sua vez, gera correntes de convecção endolinfáticas direcionadas para cima. Em indivíduos normais, a irrigação com água fria desencadeia um nistagmo horizontal para o lado oposto após um período de latência aproximado de 20 segundos. A irrigação com água morna induz nistagmo para o mesmo lado. Essa é a base da mnemônica "COWS" – do inglês *cold-opposite, warm-same* (frio-oposto, calor-igual) – em referência à direção da fase rápida do nistagmo. O nistagmo usualmente persiste por 90-120 segundos.

A fixação visual pode suprimir o nistagmo deflagrado por rotação ou estimulação calórica, com este último envolvendo irrigação do canal auditivo externo com água fria ou morna. (A supressão rotacional é dramaticamente ilustrada pelos patinadores e dançarinos.) Para evitar a fixação visual durante o teste, os olhos do paciente devem permanecer fechados ou vendados durante a rotação. Alternativamente, o paciente pode usar óculos de Frenzel durante o teste calórico.

> ## Questão
>
> Compare o nistagmo inicial observado em um indivíduo saudável submetido à rotação ao nistagmo pós-rotatório. Explique por que as direções são diferentes. Em seguida, relacione esses fenômenos ao nistagmo produzido quando o canal auditivo externo é irrigado com água morna ou fria.

Nistagmo optocinético

Considerando que a função do RVO e do nistagmo labiríntico (vestibular) é impedir a movimentação das imagens na retina durante a movimentação da cabeça, não causa espanto que os movimentos reflexos do olho possam ser deflagrados por estímulos visuais em movimento. Um exemplo comum desse tipo de movimento pode ser observado nos olhos dos passageiros de trem observando o cenário visual passar pela janela. À medida que os postes telefônicos regularmente espaçados vão passando, os olhos dos passageiros mostram uma fase de perseguição suave ao seguirem um poste específico indo na direção da parte traseira do trem, para então se fixarem em outro poste que acaba de entrar no campo visual. Esse padrão de movimentos oculares é chamado **nistagmo optocinético (NOC)**. Se o passageiro estiver sentado no lado esquerdo do trem, esse seria um nistagmo horizontal de batida direita. No contexto clínico, o NOC horizontal pode ser desencadeado por um tambor giratório com listras verticais ou pela movimentação horizontal de uma faixa com listras verticais diante dos olhos do paciente.

A fase de perseguição suave (ou lenta) do NOC é mediada pelo córtex parieto-occipital ipsilateral que, através dos núcleos vestibulares e lobo floculonodular do cerebelo, se projeta para a FR pontina paramediana (FRPP) ou centro da fixação do olhar lateral. Em seres humanos, as lesões unilaterais da região parietal resultam na perda ou diminuição da fase de perseguição lenta do NOC, quando o estímulo em movimento é rotacionado ou desviado para o lado da lesão. Assim, uma lesão da região parietal esquerda resulta na incapacidade de perseguir um objeto que se mova da direita para a esquerda. Em contraste, a rotação do tambor para o lado oposto ao da lesão deflagra uma resposta normal. A fase sacádica (ou rápida) do NOC é mediada pelos campos oculares frontais, que se projetam para a FRPP contralateral. Dessa forma, as lesões envolvendo o córtex frontal ou as lesões situadas em qualquer ponto ao longo das vias sacádicas desorganizam a fase rápida do NOC. A presença de NOC pode ser usada para determinar se um paciente está cego. Ou seja, a cegueira monocular pode ser excluída realizando separadamente cada teste ocular para desencadear o NOC.

Avaliação clínica

Alguns testes são usados para avaliar a função vestibular. Os exemplos listados a seguir são de testes comumente usados:

1. A observação da postura e da marcha, em que postura pode ter uma base ampla e o indivíduo pode ser desviado para o lado da lesão ao andar.
2. Observação de nistagmo espontâneo que, quando presente, sempre significa uma patologia.
3. Testes de **nistagmo de posição** – ou seja, o nistagmo presente apenas com determinadas posições da cabeça.
4. Testes calóricos da função vestibular em que há comprometimento ou perda do nistagmo termicamente induzido no lado envolvido.
5. Testes rotacionais.
6. Testes de nistagmo optocinético.
7. **Eletronistagmografia** que detecta a pequena voltagem existente entre a córnea e a retina. Essa voltagem flutua com o movimento ocular e é registrada por eletrodos aplicados frontal e temporalmente. A eletronistagmografia proporciona a vantagem de permitir o registro dos movimentos oculares sem confusões com a fixação visual.

Sinais e sintomas

Os sinais e sintomas definitivos de disfunção vestibular surgem quando há desequilíbrio de atividade no sistema vestibular nos lados direito e esquerdo. A **vertigem** é o sintoma cardinal das lesões vestibulares irritantes ou destrutivas. O termo *vertigem* é usado para designar as ilusões subjetivas e objetivas de movimento ou posição. A vertigem pode ser deflagrada por estimulação calórica. O movimento ilusório do ambiente ocorre na mesma direção do nistagmo. Exemplificando, a irrigação com água fria do meato acústico externo direito produz um nistagmo de batida esquerda e o indivíduo tem a sensação de que o ambiente está se movendo para a esquerda.

A estimulação calórica é usada para testar defeitos vestibulares uni- ou bilaterais e deflagrar vertigem e nistagmo, entre outros sinais. De forma aguda, com os olhos fechados, o indivíduo apontará equivocadamente (para um lado de um alvo visual fixo) em uma direção oposta a do nistagmo. Ao ficar em pé com os olhos fechados, o paciente irá cair em uma direção oposta a do nistagmo. O apontar erroneamente e a queda demonstram influências de canal semicircular sobre o aparelho motor espinal. A estimulação calórica com água morna mimetiza uma doença labiríntica irritante unilateral, por causa do limiar aumentado, enquanto a irrigação com água fria mimetiza uma doença destrutiva unilateral, por causa do limiar inibido.

Sinais autônomos podem acompanhar os sinais vestibulares e também podem ser induzidos, em geral em menor grau, pela estimulação calórica. Esses sinais incluem náusea, vômito, palidez, transpiração, queda da pressão arterial e taquicardia.

> ## Questão
>
> Quais sinais autônomos comumente estão associados à disfunção vestibular? E por que esses sinais ocorrem?

Doença vestibular

A doença vestibular *periférica* envolve a patologia do labirinto ou do nervo vestibular. Entre suas possíveis causas estão o traumatismo, VPB, neurite, doença de Ménière, toxicidade por aminoglicosídeo (estreptomicina, neomicina), labirintite, neuropatia vestibular, herpes-zoster e tumores. A doença vestibular central envolve a patologia dos núcleos vestibulares, suas projeções secundárias ou sítios de terminação centrais. Suas possíveis causas são os infartos, tumores e infecções virais.

A doença vestibular periférica pode ser diferenciada da doença central por alguns sinais e sintomas. A doença periférica tende a surgir de forma abrupta, com sintomas de duração limitada. Essas condições podem se tornar recorrentes. A natureza transitória dos sintomas é atribuída à compensação funcional dos núcleos vestibulares. Vertigem e nistagmo são comuns. Na doença central, a vertigem costuma ser leve ou pode estar ausente. Os sinais tronco encefálicos acompanhantes, como a disfunção do nervo trigêmeo ou do nervo facial, são indicativos de doença central. A falha da fixação visual em reduzir o grau de nistagmo também é uma indicação de doença central.

Vertigem posicional benigna

A **VPB**, também conhecida como **vertigem posicional paroxística benigna (VPPB)**, é causa comum de vertigem episódica. A VPB envolve mais comumente o canal posterior, mas também pode envolver o canal horizontal e, em casos raros, o canal anterior. Essa condição é caracterizada por episódios transientes de vertigem, com duração de 5-30 segundos, causados por alterações na posição da cabeça, como olhar para cima, rolar na cama ou curvar e se endireitar. A VPB é causada pelo deslocamento das otocônias e outros debris celulares que se soltam da mácula utricular para dentro do canal semicircular. Na VPB, é mais comum os debris flutuarem livremente (canalitíase), porém os otólitos também podem se fixar à cúpula (desencadeando a VPB do tipo cupulolitíase). Durante as alterações rápidas de posicionamento da cabeça, as otocônias livremente flutuantes criam ondas de convecção endolinfáticas que defletem a cúpula do canal semicircular afetado.

A VPB do canal posterior pode ser diagnosticada com a **manobra de Dix-Hallpike** (ver Fig. 17.36). Com o paciente sentado com as pernas estiradas sobre a mesa de exames, o examinador segura-lhe a cabeça com as mãos e a rotaciona em 30-45° para um lado a ser investigado. Em seguida, o examinador deita o paciente de costas, com a cabeça fora da extremidade da mesa, mantendo-o em extensão de aproximadamente 25-30°. Após uma latência de vários segundos, a manobra deflagra uma vertigem característica acompanhada de um nistagmo vertical-torsional, cuja duração típica é inferior a 15 segundos. Essa descrição é pertinente à VPB do tipo canalitíase do canal posterior, e não à menos frequente VPB do tipo cupulolitíase, em que não há latência.

É importante notar que o teste de Dix-Hallpike também detecta a rara incidência de envolvimento do canal anterior, em que o envolvimento do canal posterior *versus* canal anterior é determinado pela direção do nistagmo. Adicionalmente, outra variante da VPB pode ocorrer no canal horizontal, causando nistagmo horizontal. Essa condição é identificada e tratada empregando posições diferentes daquelas usadas para a VPB do canal posterior. A terapia é projetada para reposicionar as otocônias deslocadas a partir do canal e levá-las de volta para dentro do utrículo por meio de uma sequência de movimentos da cabeça específicos para o canal afetado.

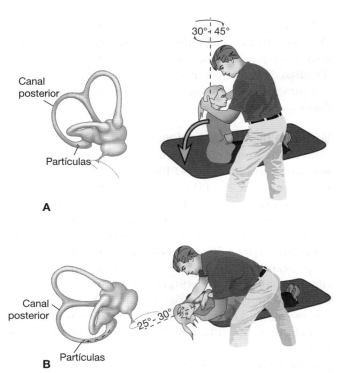

Figura 17.36 A manobra de Dix-Hallpike é usada para detectar VPB de canal posterior. **A.** O paciente inicia o teste permanecendo sentado com as pernas estiradas sobre a mesa, enquanto o examinador segura sua cabeça. Em seguida, o examinador rotaciona sua cabeça em 30-45 graus. **B.** O examinador auxilia o paciente a se deitar, com a cabeça estendida em 25-30 graus. Isso faz os otólitos se moverem na endolinfa, criando ondas de movimento de endolinfa e inclinado os estereocílios das células ciliadas no canal envolvido, com consequente indução de vertigem e nistagmo.

> **Questão**
>
> Contraste os movimentos que produziriam vertigem na VPB de canal posterior *versus* VPB de canal horizontal.

Neurite vestibular

A neurite vestibular é um distúrbio vestibular unilateral que se manifesta como uma insuficiência labiríntica parcial repentina em um lado. A causa desse distúrbio é a inflamação do nervo vestibular. É importante reconhecer que esse distúrbio envolve apenas o nervo vestibular (sem afetar o labirinto) e não envolve o nervo auditivo.

Ao exame, o indivíduo apresenta resposta ausente ou diminuída à estimulação calórica do canal semicircular horizontal em um lado. Ocorrem perturbações profundas do movimento e da percepção corporal, além de uma falsa sensação de rotação. O indivíduo pode apresentar náusea e vômitos. Os sintomas resultam no deslocamento de peso anormal para o lado da lesão. A vertigem forte e contínua, entre outros sintomas, diminui e desaparece em questão de dias. A causa específica da neurite vestibular é desconhecida, mas pode ser resultante de uma infecção viral que afete o nervo vestibular após a saída do labirinto.

A neurite vestibular ilustra um aspecto importante do sistema vestibular – a saber, sua extraordinária capacidade de adaptação por meio de alterações centrais. Quando o SNC permanece intacto e, se o indivíduo permanecer ativo (estimulando os neurônios vestibulares a dispararem), é possível que ocorra adaptação em questão de dias a semanas. O clínico ajuda o paciente a retomar as atividades que ativam o sistema vestibular. Quando o paciente não retoma as atividades que requerem disparos do sistema vestibular, os sistemas funcionais somatossensorial e visual promovem certo grau de compensação. Esse indivíduo ainda poderá apresentar tontura e, em muitos casos, sua mobilidade e função estarão diminuídas em relação ao observado anteriormente. Forçar o sistema vestibular a trabalhar permite uma recalibração baseada nas vias remanescentes.

Doença de Ménière

A doença de Ménière é uma síndrome em que ambas as funções, auditiva e vestibular, são perturbadas. Os sintomas são episódicos e variam consideravelmente quanto à frequência e gravidade, apresentando uma duração que pode ser de vários minutos a até 24 horas, além de várias recorrências semanais que às vezes se estendem por meses a fio. Pode haver remissões com duração superior a 1-2 anos ou até mais. As crises de vertigem são abruptas e podem ser tão graves que impedem o indivíduo de permanecer em pé, caminhar ou dirigir. Os principais sintomas incluem a perda auditiva sensorioneural, zumbido, plenitude aural, náusea e vômitos que duram até 24 horas. O nistagmo também está presente. A presença de disfunção auditiva e vestibular é explicada pela continuidade do ducto coclear e labirinto vestibular membranoso pelo mesmo trajeto. A drenagem inadequada da endolinfa pelo ducto e saco endolinfáticos acarreta distensão do sistema endolinfático (hidropsia endolinfática) que, por sua vez, causa degeneração das delicadas células ciliadas cocleares e ruptura do labirinto membranoso. Essa ruptura causa desorganização dos receptores vestibulares e liberação de endolinfa contendo potássio na perilinfa. Esse influxo então hiperpolariza os aferentes vestibulares.

> **Questão**
>
> Quais sinais e sintomas acompanham distúrbios como a doença de Ménière e a neurite vestibular, que ocorrem unicamente com distúrbios centrais do sistema vestibular?

Outras causas de vertigem e nistagmo

As lesões cerebelares podem produzir diretamente vertigem e nistagmo. Em adição, a proximidade do cerebelo ao tronco encefálico implica que as lesões cerebelares podem afetar os núcleos vestibulares diretamente por compressão ou secundariamente via distúrbios vasculares. O envolvimento das raízes dorsais cervicais superiores ou dos músculos e ligamentos inervados por essas raízes pode produzir sinais de disfunção vestibular (vertigem cervicogênica). A irritação das raízes dorsais cervicais superiores pode induzir nistagmo, vertigem e desequilíbrio. Entretanto, a intoxicação farmacológica é a causa mais frequente de nistagmo induzido. O álcool, barbitúricos (bem como outros fármacos sedativo-hipnóticos) e a fenitoína são agressores típicos.

RESUMO

Este capítulo foi iniciado com uma discussão sobre os aspectos estruturais gerais da orelha interna e seus receptores, que são comuns às divisões coclear e vestibular do NC VIII. Apesar do fato de ambas as divisões receberem informação oriunda dos mecanorreceptores das células ciliadas, os receptores estão encravados em ambientes periféricos dramaticamente diversos que contribuem para o fato de as células ciliadas do sistema auditivo responderem ao som, enquanto aquelas da divisão vestibular responderem às forças gravitacionais e ao movimento da cabeça. A transdução sensorial é realizada por meio da inclinação dos estereocílios da célula ciliada.

As ondas sonoras transmitidas pelo ar são reunidas pela orelha externa e transferidas à orelha interna cheia de líquido pela orelha média, cujas estruturas promovem equivalência de impedância entre as vibrações presentes no ar e na perilinfa. As células ciliadas do órgão espiral estão dispostas em uma fila única interna e em múltiplas filas externas. O número de receptores é quatro vezes maior nas fileiras externas. Apesar dessa diferença numérica, as sensações auditivas são mediadas por um número relativamente pequeno de células ciliadas, com as células ciliadas externas atuando como um amplificador da transdução das células ciliadas internas. Além do nível dos núcleos cocleares, onde os aferentes auditivos primários fazem sinapse, as projeções do sistema auditivo são bilaterais – ainda que com uma representação mais robusta a partir do lado contralateral. Isto significa que um dano às vias auditivas centrais resulta em diminuição da audição em ambas as orelhas, ainda que o déficit seja maior na orelha contralateral.

A segunda seção principal deste capítulo enfocou o sistema vestibular. As células ciliadas pertencentes ao sistema vestibular residem em ambientes que as equipam a responder às forças gravitacionais e à aceleração linear (utrículo e sáculo) ou à aceleração angular (canais semicirculares). Essencial ao entendimento do processo de transdução é o conceito de inércia, aplicável tanto aos otólitos como à endolinfa dos órgãos vestibulares periféricos. O sistema vestibular central é singular porque, além de ser o sistema sensorial mais importante do encéfalo, é também um sistema de MNS vital. É um sistema de atuação bilateral dotado de capacidades sensoriais e motoras, mas cuja operação se dá em grande parte fora do domínio da consciência, exceto sob condições patológicas ou estimulatórias incomuns. É ainda o sistema sensorial mais integrador do neuroeixo, porque as percepções de postura, movimento e equilíbrio, bem como a regulação dessas percepções, dependem não só do estímulo vestibular como também dos estímulos visuais e somatossensoriais.

Com relação aos sistemas auditivo e vestibular, nós discutimos reflexos importantes e suas respectivas vias. Em seguida, consideramos a avaliação das condições associadas aos distúrbios dos sistemas.

ATIVIDADES PARA ESTUDO

1. Pratique a avaliação clínica da audição aplicando os testes de Rinne e Weber. Você precisará de diapasões para essa atividade. Identifique o que cada teste determina.

2. Kaitlin é uma estudante francesa de segundo grau que contraiu meningite bacteriana e foi tratada com gentamicina IV. Ela voltou à escola, mas passou a apresentar dificuldades. Ela se queixava de cefaleias, tontura e desequilíbrio, além de uma fadiga que piorava com o passar do dia. Agora, ao subir e descer escadarias, ela segura no corrimão. Ela também tem dificuldades de audição em ambientes lotados e barulhentos, como cafeterias ou shoppings.

   a. Quais estruturas neuroanatômicas são afetadas pela meningite bacteriana?

   b. A administração de gentamicina está relacionada aos sintomas de Kaitlin. Identifique as estruturas neuroanatômicas afetadas pela gentamicina. Explique a relação da lesão dessas estruturas com os sintomas de Kaitlin.

   c. Com base em seus conhecimentos, qual é o prognóstico em relação à cura dessas estruturas?

   d. Na sua opinião, a fisioterapia pode ser benéfica para Kaitlin? Explique sua resposta.

BIBLIOGRAFIA

Sistema auditivo

Baloh, R.W. Superior semicircular canal dehiscence syndrome. Neurology 62:684–685, 2004.

Hudspeth, A. J. Ch. 30 Hearing. In: Kandel, E. R., Schwartz, J. H., and Jessell, T. M., eds. Principles of Neural Science, 4th ed. McGraw-Hill, New York, 2000.

Hudspeth, A. J. Ch. 31 Sensory transduction in the ear. In: Kandel, E. R., Schwartz, J. H., and Jessell, T. M., eds. Principles of Neural Science, 4th ed. McGraw-Hill, New York, 2000.

Sistema vestibular

Agrup, C., Gleeson, M., and Rudge, P. The inner ear and the neurologist. J Neurol Neurosurg Psychiatry 78:114–122, 2007.

Angelaki, D. E. The physiology of the peripheral vestibular system: The birth of a field. J Nueophysiol 93:3032–3033, 2005.

Baloh, R. W., Yee, R. D., Kimm, J., and Honrubia, V. Vestobulo-ocular reflex in patients with lesions involving the vestibulocerebellum. Exp Neurol 72:141–152, 1981.

Bense, S., Bartenstein, P., Lochmann, M., et al. Metabolic changes in vestibular and visual cortices in acute vestibular neuritis. Ann Neurol 56:624–630, 2004.

Brandt, T., Dieterich, M., and Danek, A. Vestbular cortex lesions affect the perception of verticality. Ann Neurol 35:403–412, 1994.

Brandt, T., Bartenstein, P., Janck, A., and Dieterich, M. Reciprocal inhibitory visual-vestibular interaction. Visual motion stimulation deactivates the parieto-insular vestibular cortex. Brain 121:1749–1758, 1998.

Brandt, T., Schautzer, F., Hamilton, A., et al. Vestibular loss causes hippocampal atrophy and impaired spatial memory in humans. Brain 128:2732–2741, 2005.

Dieterich, M., Bartenstein, P., Spiegel, S., et al. Thalamic infarctions cause side-specific suppression of vestibular cortex activations. Brain 128:2052–2067, 2005.

Dieterich, M., Bense, S., Lutz, S., et al. Dominance for vestibular cortical function in the non-dominant hemisphere. Cereb Cortex 13:994–1007, 2003.

Furman, J. M., and Hain, T. C. "Do try this at home." Self-treatment of BPPV. Neurology 63:8–9, 2004.

Goldberg, M. E., and Hudspeth, A. J. Ch. 40 The vestibular system. In: Kandel, E. R., Schwartz, J. H., and Jessell, T. M., eds. Principles of Neural Science, 4th ed. McGraw-Hill, New York, 2000.

Imai, T., Ito, M., Takeda, N., et al. Natural course of the remission of vertigo in patients with benign paroxysmal positional vertigo. Neurology 64:920–921, 2005.

Jones, G. M. Ch. 41 Posture. In: Kandel, E. R., Schwartz, J. H., and Jessell, T. M., eds. Principles of Neural Science, 4th ed. McGraw-Hill, New York, 2000.

Nolte, J. The Human Brain: An Introduction to Its Functional Anatomy. Mosby Elsevier, Philadelphia, 2009.

Zhou, W., Tang, B. F., Newlands, S, D., and King, W. M. Responses of monkey vestibular-only neurons to translation and angular rotation. J Neurophysiol 96:2915–2930, 2006.

18
Sistema visual

Objetivos de aprendizagem

1. Lembrar o significado dos seguintes termos relacionados à transdução e transmissão da informação luminosa: bastonetes, cones, disco óptico e rodopsina.

2. Comparar e contrastar o papel dos bastonetes e cones na transdução da luz e o mecanismo pelo qual isso ocorre.

3. Diferenciar o papel dos sistemas escotópico e fotópico e identificar o tipo de receptor usado em cada sistema.

4. Discutir as consequências funcionais do envelhecimento normal do olho e da degeneração macular. Relacionar os sintomas às alterações fisiológicas específicas.

5. Discutir o papel de cada uma das estruturas a seguir na transmissão, percepção e interpretação da luz: nervo óptico, trato óptico, quiasma óptico, corpo geniculado lateral, radiação óptica e áreas de Brodmann 17, 18 e 19.

6. Descrever o modo como os estímulos oriundos dos olhos esquerdo e direito são organizados junto ao nervo óptico, trato óptico e corpo geniculado lateral.

7. Analisar o motivo pelo qual as lesões envolvendo o sistema visual, além do nervo óptico, resultam em perda do campo visual em oposição à perda da visão de um olho.

8. Explicar a hemianopsia quanto às vias envolvidas e campo(s) visual(is) afetado(s), e diferenciar as formas de hemianopsia bitemporal e homônima.

9. Contrastar a projeção oriunda dos colículos superiores que segue caudalmente para a medula espinal e aquelas que seguem rostralmente para o tálamo, em termos de anatomia e função.

10. Comparar a perda visual associada a uma lesão da alça de Meyer com a perda associada a uma lesão na radiação óptica.

11. Contrastar as funções das células ganglionares situadas dentro e fora do centro da retina.

12. Comparar a função das colunas de orientação, das colunas de dominância ocular e dos grumos.

13. Explicar a importância cortical de: papiledema, escotoma, degeneração macular, hemianopsia e cegueira cortical.

14. Comparar as vias afetadas na hemianopsia bitemporal, hemianopsia homônima e hemianopsia heterônima e descrever as consequências de cada condição.

15. Identificar as lesões específicas que levam à prosopagnosia e anosognosia visual.

16. Contrastar o papel dos grumos, intergrumos e colunas corticais na extração da informação referente aos padrões visuais, localização de objetos e estereopsia.

17. Analisar a relevância funcional da projeção da informação oriunda das células ganglionares M e P da retina para as camadas magnocelular e parvocelular do CGL até regiões corticais específicas.

18. Contrastar as áreas cortical e subcortical associadas aos reflexos pupilar, de fixação e de reação de acomodação-convergência.

19. Contrastar as consequências funcionais de danos envolvendo desde a periferia até o mesencéfalo e os córtices visuais.

Abreviaturas

CGL corpo geniculado lateral

CGM corpo geniculado medial

cGMP monofosfato de guanosina cíclico

DME degeneração macular associada ao envelhecimento

EM esclerose múltipla

EPR epitélio pigmentado da retina

LCS líquido cerebrospinal

PIC pressão intracraniana

RVO reflexo vestíbulo-ocular

SNC sistema nervoso central

466 Parte V Sistemas funcionais especiais do SNC: sistemas motor e sensorial

INTRODUÇÃO

A visão é de longe o sentido dominante: cerca de 70% dos receptores de todo o corpo são fotorreceptores da retina. Os maciços nervos ópticos representam cerca de 1/3 de todas as fibras nervosas aferentes que transmitem informação ao SNC. O estímulo físico para a visão é a luz, na faixa de radiação eletromagnética com comprimentos de onda entre 400 e 700 nm. Entretanto, essa faixa representa apenas cerca de 1/70 de todo o espectro eletromagnético, e por isso o ser humano é incapaz de enxergar muitas coisas. O sistema visual é notável pela enorme gama de intensidades de luz em que opera: a luz mais intensa que pode ser vista sem danificar os olhos é 10^{13} vezes mais intensa do que a luz visível mais fraca detectável. Isso é possível por causa da adaptação, que consiste na capacidade das estruturas neurais da retina de ajustar seus níveis operacionais de acordo com a iluminação ambiente.

A função do sistema visual é gerar percepções visuais a partir de estímulos visuais. Ou seja, aquilo que chega na retina é um padrão bidimensional de claro e escuro, e o sistema visual converte esse estímulo fraco em um mundo visual tridimensional cheio de objetos reconhecíveis que exercem funções familiares. A percepção visual é usada para interpretar o ambiente externo e como um dos três componentes essenciais do controle postural.

O sistema visual consiste em redes neuronais interconectadas localizadas na retina, tálamo e córtex visual, por meio das quais os atributos do mundo exterior que emitem ou são iluminados por ondas luminosas são processados e apreendidos. Uma imagem visual unificada resulta do processamento neural hierárquico que ocorre de modo simultâneo em múltiplas vias visuais distintas, contudo paralelas. Como a retina consiste em uma evaginação do prosencéfalo embrionário, faz parte do SNC. Do mesmo modo, um processamento considerável da informação ocorre junto aos próprios neurônios da retina.

O dano ao sistema visual pode ocorrer em qualquer parte ao longo dessa rede neural e produzir consequências bastante distintas, dependendo da localização da lesão. Quando um dano resulta em cegueira, não significa que o indivíduo passa a enxergar tudo escuro e sim que ele apenas passa a não ver mais nada. Amplas regiões da retina podem ser danificadas sem que isso seja percebido. Nesse caso, o indivíduo somente percebe a ausência do sentido ao se submeter a exames clínicos ou ao começar a esbarrar em objetos não vistos.

Este capítulo segue a organização dos capítulos anteriores sobre sistemas sensoriais. Assim, a primeira seção considera os órgãos-alvo sensoriais situados na retina: bastonetes e cones. A segunda seção principal apresenta as projeções do sistema visual. Nesta seção, traçamos a sinaptologia do sistema ao se projetar para o córtex cerebral, via trato geniculocalcarino, bem como suas projeções para as estruturas subcorticais. A terceira e última seção resume alguns dos mecanismos pelos quais cada informação visual é segregada e processada para gerar a percepção. Ao estudar esta seção, é importante reconhecer que alguns detalhes são conhecidos em relação ao modo como a informação visual é processada para desenvolvimento de uma apreciação funcional do mundo visual. No entanto, ainda resta muito a aprender para que possamos compreender totalmente o modo como o olho e o encéfalo trabalham juntos para possibilitar as ricas percepções disponíveis para nós. Esta seção termina com uma discussão sobre as conexões clínicas, incluindo avaliação, defeitos de campo visual resultantes de dano a diferentes partes do sistema e distúrbios do sistema visual. O sistema visual, assim como o sistema vestibular, é um dos sistemas sensoriais de maior plasticidade do encéfalo. Suas características funcionais maduras são determinadas pelas primeiras experiências visuais que devem ocorrer ao longo de um determinado período crítico do desenvolvimento. A plasticidade do sistema visual é discutida de forma mais detalhada no Capítulo 25.

Apresentação clínica

Em sua prática, você cuida de muitos indivíduos adultos de idade avançada com diversos distúrbios visuais. Alguns desses distúrbios comuns afetam o sistema visual ao nível do órgão-alvo sensorial (p. ex., retina, lentes). Entre as condições apresentadas por esses indivíduos, estão: degeneração macular, perda da acuidade visual e presbiopia. Ao ler a primeira seção do capítulo, considere os seguintes aspectos:

- Qual é a causa dessas condições?
- Qual é a probabilidade de cada uma dessas condições melhorar ou piorar?
- Como essas condições costumam afetar o controle postural e outros aspectos da fisiologia do organismo?

ÓRGÃOS-ALVO SENSORIAIS E AFERENTES PRIMÁRIOS

Retina

Tipos celulares e conexões

O fato de a retina ser parte do SNC é refletido por seu arranjo complexo, sendo ela organizada em múltiplas camadas de tipos celulares especializados distribuídos em dez camadas histologicamente distintas. Sete classes principais de células residem em camadas discretas da retina (ver Fig. 18.1). Os **bastonetes** e **cones**, que

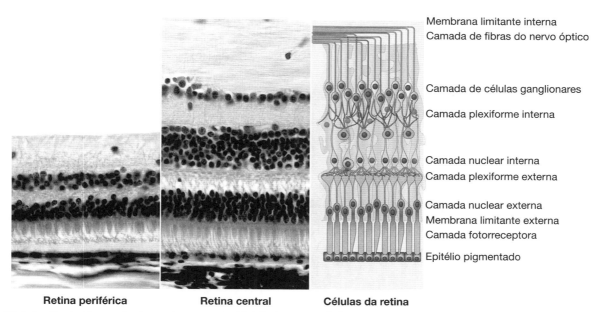

Figura 18.1 A retina está organizada em dez camadas histologicamente distintas. A camada fotorreceptora é constituída por bastonetes e cones. Fonte: Image copyright 2008 by David G. King, usada com permissão.

povoam a camada mais profunda, mais próxima do fundo do olho e conhecida como camada nuclear externa, são os verdadeiros fotorreceptores. Os bastonetes e cones fazem sinapse com as células bipolares. As **células bipolares**, cujos corpos celulares estão distribuídos em uma camada intermediária conhecida como camada nuclear interna, são neurônios integradores de informação que, por sua vez, fazem sinapse com células ganglionares. As **células ganglionares** residem na camada celular mais superficial da retina (mais próxima da lente), conhecida como camada de células ganglionares. As células ganglionares são neurônios integradores de informação e possuem axônios que saem do globo ocular, integrando o **nervo óptico**; esses são os neurônios de saída da retina. Além das células bipolares, a camada nuclear interna contém outros dois tipos de interneurônios chamados **células horizontais** e **células amácrinas**. Os corpos celulares das células horizontais residem perto da borda externa da camada, enquanto os corpos celulares das células amácrinas são encontrados próximos à borda interna. Os fotorreceptores então fazem sinapse não só com as células bipolares como também com as células horizontais, e as células bipolares fazem sinapse não só com as células ganglionares, como também com as células amácrinas.

Os bastonetes e cones estão situados na região posterior da retina, adjacente a um epitélio pigmentado de absorção de luz, que impede que a luz seja refletida a partir da parte posterior da retina. A luz deve atravessar as outras camadas da retina, que são transparentes, para chegar aos bastonetes e cones. Os bastonetes e cones conferem funções duplas à retina: o sistema **escotópico**, ou de bastonetes, atua a baixos níveis de iluminação (bastante sensível à luz), é insensível às cores e tem resolução limitada; o sistema **fotópico**, ou de cones, atua a altos níveis de iluminação, é responsável pela visão colorida e lida com a visão precisa (acuidade visual). Cada olho contém 80-110 milhões de bastonetes e 4-5 milhões de cones.

> **Questão**
>
> Com base na anatomia da retina, quais seriam as consequências da degeneração da mácula?

Os bastonetes e cones estão posicionados na parte posterior do globo ocular, onde é possível focar a luz sobre eles. A distribuição dos bastonetes e cones na retina é variável. Os cones estão concentrados no centro da retina, diretamente atrás da lente, alinhados ao eixo óptico do olho. Os cones são mais densos na **mácula lútea**. A **fóvea central**, junto à mácula, é uma pequena depressão que contém apenas cones (199.000-300.000/ mm^2) e foi descrita como o "vale da visão mais aguçada" (ver Fig. 18.2). Essa depressão é formada porque as células retinianas ganglionares e bipolares são deslocadas lateralmente, deixando apenas os cones fotorreceptores no centro. Existe uma zona livre de capilares no centro da fóvea, que permite a passagem desimpedida da luz até os cones. Os bastonetes e alguns cones estão distribuídos no restante da retina, chamado de retina periférica.

Bastonetes e cones possuem quatro regiões funcionais principais (ver Fig. 18.3). Da superfície externa da

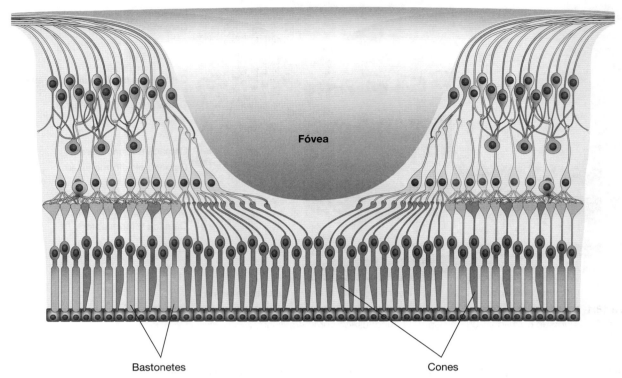

Figura 18.2 A camada fotorreceptora na periferia da retina contém uma alta densidade de bastonetes. A camada fotorreceptora na retina central possui uma alta densidade de cones. A fóvea é uma pequena depressão localizada no centro da retina que contém apenas cones. Conforme mostra a ilustração, a visão é mais acurada na região da fóvea.

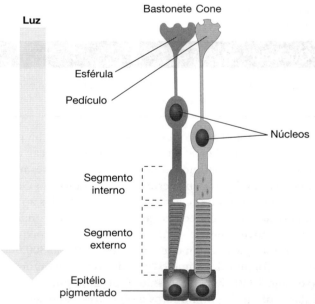

Figura 18.3 Os bastonetes e cones possuem quatro regiões funcionais principais: segmento externo, segmento interno, núcleo e região sináptica. O terminal sináptico de um bastonete é chamado de esférula, enquanto o terminal sináptico de um cone é chamado de pedículo.

retina para o seu interior, essas regiões são o segmento externo, segmento interno, núcleo e terminal sináptico que faz contato com as células-alvo do receptor na retina. No caso dos bastonetes, o terminal sináptico é chamado **esférula**, enquanto nos cones, o terminal é chamado **pedículo**. As esférulas e os pedículos maiores contêm invaginações que são penetradas pelos processos das células bipolares e horizontais. As esférulas dos bastonetes contêm apenas uma única invaginação, enquanto os pedículos dos cones contêm múltiplas (12-25) invaginações.

Um tipo específico de sinapse ocorre junto a essas invaginações e é denominado tríade. As sinapses do tipo tríade refletem a complexidade do processamento da informação que ocorre na retina. Cada tríade consiste no dendrito de uma única célula bipolar flanqueado de ambos os lados por um processo originário de duas células horizontais distintas. As tríades não são os únicos tipos de sinapse que ocorrem entre as células bipolares e as células fotorreceptoras.

Questão

Quais células e sinapses são importantes para transmitir a luz através da retina? E quais são importantes para a modulação da atividade dos neurônios que transmitem a informação visual?

Na retina, as sinapses ocorrem em arranjos verticais e horizontais. No arranjo vertical, a sinapse ocorre da célula fotorreceptora para as células bipolares e células ganglionares, e essa via de três etapas transmite o sinal neural ao longo da retina. O arranjo horizontal é representado pelas sinapses estabelecidas com células horizontais e células amácrinas. As células horizontais e as células amácrinas são os interneurônios mediadores das interações laterais na retina, que modificam o sinal que atravessa a retina e integram a função retiniana. As células horizontais medeiam as interações entre células receptoras e neurônios bipolares. As células amácrinas medeiam as interações laterais entre neurônios bipolares e neurônios ganglionares.

Dada a distribuição diferencial dos bastonetes e cones nas partes central *versus* periférica da retina, seria de esperar que as conexões sinápticas entre as células fotorreceptoras e as células bipolares variassem em diferentes partes da retina. Os dendritos de uma célula bipolar de bastonete único formam sinapses do tipo tríade com 15-20 bastonetes diferentes na retina central e com até 80 bastonetes na retina periférica. Na retina central, cada cone é inervado por uma única célula bipolar invaginante, chamada célula bipolar anã invaginante. Entretanto, na retina periférica, vários pedículos de cone diferentes fazem contato com uma única célula bipolar anã.

Transdução sensorial em bastonetes e cones

O processo de transdução das ondas luminosas em sinais eletroquímicos usado pelos neurônios ocorre nos bastonetes e cones. O *segmento externo* do fotorreceptor é especializado em fototransdução. O segmento externo de bastonetes e cones é preenchido por milhares (600-1.000/bastonete) de sacos membranosos chamados **discos**, dispostos de modo semelhante a uma pilha de moedas em um invólucro de banco. Os discos se desenvolvem como invaginações da membrana plasmática. Nos bastonetes, os discos são espremidos da membrana e permanecem totalmente intracelulares ou flutuando livremente, enquanto nos cones, os discos não são espremidos a partir da membrana, de modo que sua parte interna permanece em continuidade com o espaço extracelular. As membranas do segmento externo dos bastonetes e cones estão cheias de uma proteína pigmentar visual. Todos os bastonetes contêm a mesma proteína, chamada **rodopsina**. Entretanto, existem três tipos diferentes de cones, cada um dos quais contendo um tipo exclusivo de pigmento visual que captura preferencialmente fótons de diferentes componentes do espectro luminoso. Como esses pigmentos de cone não têm nome específico universal, frequentemente são referidos apenas como *pigmentos de cone.*

O segmento interno contém mitocôndrias em abundância e outras organelas adicionais, como o retículo endoplasmático e o complexo de Golgi. A mitocôndria alimenta o processo de transdução sensorial, além de fornecer a energia requerida para a síntese de pigmento visual que ocorre no segmento interior. O pigmento visual é sintetizado de maneira contínua, transportado para o segmento externo e incorporado às membranas do disco. Os discos estão em processo contínuo de renovação. Os discos velhos localizados nas pontas dos fotorreceptores são removidos pela atividade fagocítica das células epiteliais pigmentadas.

A primeira etapa da transdução consiste na descoloração do pigmento visual. Essa descoloração é produzida pela absorção pelo fotopigmento de pacotes de energia luminosa chamados *fótons*. Fotopigmentos diferentes absorvem fótons de comprimentos de onda distintos.

Como todos os bastonetes contêm rodopsina, o pigmento visual é submetido sempre à mesma alteração configuracional, independentemente do comprimento de onda da luz estimulante capturada por um bastonete. Sendo assim, os bastonetes são incapazes de responder diferencialmente a comprimentos de onda distintos e, por esse motivo, não podem sinalizar cores. Os bastonetes sinalizam o evento da captura do fóton e conseguem distinguir diferenças de brilho.

Conforme observado, cada um dos três tipos diferentes de cones contém um pigmento visual exclusivo. Um pigmento é sensível primariamente a comprimentos de onda curtos e contribui sobretudo para a percep-

---

Neurofisiologia: transdução em fotorreceptores

O estado despolarizado dos fotorreceptores no escuro é produzido por um influxo estável de Na^+ através dos canais localizados na membrana do segmento externo. Esses canais são regulados por um segundo mensageiro intracelular chamado *monofosfato de guanosina cíclico* ou *cGMP*, que é produzido de forma contínua no fotorreceptor. Os altos níveis de cGMP no escuro mantêm os canais de Na^+ abertos (ver Fig. 18.4).

Quando um fóton de luz é absorvido por um pigmento visual, seu componente proteico (chamado *opsina*) rapidamente muda de configuração. A opsina alterada então ativa uma proteína G intracelular chamada *transducina*. A transducina ativada, por sua vez, ativa uma *fosfodiesterase*, que é a enzima hidrolizadora de cGMP. A quebra de cGMP diminui os níveis intracelulares dessa molécula e isto causa o fechamento dos canais de Na^+ e a hiperpolarização da membrana do segmento externo. O resultado é uma diminuição da liberação de neurotransmissor a partir do fotorreceptor. Esse processo ocorre a uma velocidade incrivelmente rápida, com as alterações conformacionais ocorrendo em picossegundos.

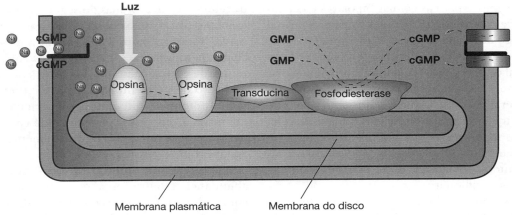

Figura 18.4 Sequência de eventos a partir do efeito da luz sobre a configuração da opsina para ativação da fosfodiesterase que, por sua vez, quebra o cGMP. O resultado é a hiperpolarização da membrana do segmento externo e a diminuição do neurotransmissor.

ção do azul. Um segundo pigmento é sensível a comprimentos de onda de faixa mediana e contribui basicamente para a percepção do verde. O terceiro pigmento é sensível a comprimentos de onda maiores e contribui fortemente para a percepção do vermelho. A cor é determinada pela combinação particular de diferentes níveis de excitação em cada tipo de cone, sendo praticamente ilimitada em termos de possibilidades de tonalidade. A cor final percebida de um objeto é determinada em relação ao fundo contra o qual esse objeto é visto.

> **Questão**
>
> As pessoas conseguem enxergar sob condições de luminosidade fraca e forte, bem como diferenciar muitas cores umas das outras. Como a estrutura do sistema visual confere essas habilidades?

Os eventos de transdução são similares em bastonetes e em cones, e envolvem um sistema de segundo mensageiro acoplado à proteína G. Recorde do Capítulo 4 que, nos receptores acoplados à proteína G, a ligação do neurotransmissor ao receptor ativa as proteínas G na membrana e estas estimulam enzimas efetoras. As enzimas efetoras alteram a concentração intracelular de moléculas do segundo mensageiro citoplasmáticas que modificam a condutância dos canais iônicos de membrana e, desse modo, alteram o potencial de membrana. O aspecto exclusivo da transdução nos fotorreceptores está no fato de a captura de fótons pelo pigmento visual levar à *hiperpolarização* da membrana e não à despolarização. No escuro, os receptores são mantidos em estado despolarizado e o transmissor é continuamente liberado a partir das vesículas localizadas na superfície basal do fotorreceptor. Entretanto, ao ser estimulada pela luz, a membrana é hiperpolarizada e a quantidade de transmissor liberada pelo receptor diminui. Essa resposta é gradua-

da e isso implica que, quanto maior o número de fótons capturados, maior será a hiperpolarização dos fotorreceptores e isso, por sua vez, implica uma diminuição mais significativa da liberação de neurotransmissor.

Células ganglionares

A camada de células ganglionares é bem mais delgada do que as camadas que contêm fotorreceptores e neurônios bipolares. Esses neurônios residem junto à parte interna da retina e seus axônios formam o nervo óptico (discutido adiante). Há somente cerca de um milhão de células ganglionares, em comparação aos cerca de 100 milhões de bastonetes e 4-5 milhões de cones. O processamento retiniano, portanto, envolve a convergência em massa para as células ganglionares. De modo significativo, o grau de convergência é irregular ao longo da retina. As regiões especializadas para acuidade de alto grau (cones na fóvea central) apresentam pouca convergência. Em contraste, as regiões especializadas para alta sensibilidade (bastonetes na retina periférica) apresentam alta convergência.

Dois tipos de células ganglionares são encontrados na retina: as células grandes do **tipo M** e as células pequenas do **tipo P**. Essa classificação é baseada no tamanho. Em adição, o axônio celular termina em camadas distintas do CGL. As células ganglionares pequenas do tipo P são as mais comuns e possuem campos dendríticos pequenos com campos receptores correspondentemente pequenos. Nesse sentido, o campo receptor dos neurônios ganglionares da retina é a parte da retina que altera a frequência de disparos em resposta a um dado estímulo em particular. São eles que distinguem os sinais recebidos dos três tipos diferentes de cones fotorreceptores e, desse modo, sinalizam a informação sobre cor. As células ganglionares do tipo P se projetam para as **camadas parvocelulares do CGL** do tálamo (camadas 3 a 6) (ver Fig. 18.5). As células ganglionares grandes do

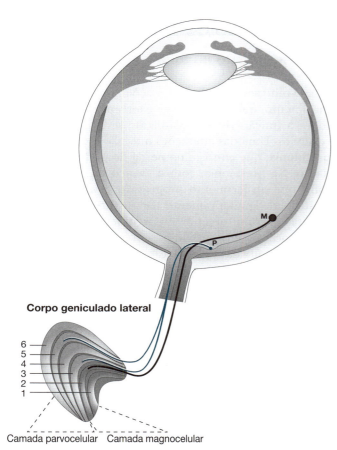

Figura 18.5 As células ganglionares dos tipos M e P se projetam da retina para camadas específicas do corpo geniculado lateral (CGL). As células ganglionares do tipo M se projetam para as camadas magnocelulares do CGL (camadas 1 e 2) e estão relacionadas com padrões e contrastes. As células ganglionares do tipo P se projetam para as camadas parvocelulares do CGL (camadas 3 a 6) e estão relacionadas à transmissão das cores. A ilustração mostra as projeções do olho ipsilateral, que terminam nas camadas 2, 3 e 5. As camadas 1, 4 e 6 recebem estímulos do olho contralateral, que aqui foi omitido.

tipo M possuem campos dendríticos e campos receptores amplos. Essas células não distinguem os sinais oriundos dos três tipos distintos de cones e simplesmente os somam. Portanto, não estão relacionadas com a cor. Esses neurônios fornecem informação sobre padrões, são bastante sensíveis a pequenos contrastes na iluminação e conseguem acompanhar alterações rápidas na estimulação. Aparentemente, estão envolvidos na análise das características brutas de um estímulo e seu movimento. As células ganglionares M se projetam para as **camadas magnocelulares do CGL** (camadas 1 e 2). A terminologia M (magnocelular) e P (parvocelular) é importante por ser usada para distinguir os componentes do sistema visual que mediam diferentes aspectos da percepção visual. Conforme mais detalhadamente discutido adiante, a distinção entre células ganglionares M e P é essencialmente importante, por causa dos seus papéis nas vias paralelas separadas que transmitem informações bastante diferentes ao córtex visual.

> **Questão**
>
> Qual é a diferença existente entre as células de tipo P e de tipo M da retina? Qual é a importância funcional dessa diferença?

Três classes de interneurônios residem entre os fotorreceptores e células ganglionares: células bipolares, células horizontais e células amácrinas. Esses interneurônios combinam sinais oriundos de múltiplos fotorreceptores, de modo que cada célula ganglionar monitora uma área da retina constituída por um grupo circunscrito de fotorreceptores vizinhos. Esse grupo constitui o campo receptor da célula ganglionar. Dessa forma, as respostas elétricas que ocorrem nas células ganglionares dependem essencialmente dos padrões espaciais e temporais precisos da luz que incide sobre a retina. É preciso notar que apenas as células ganglionares disparam potenciais de ação. Todas as outras células da retina respondem à estimulação produzindo alterações graduadas de seus potenciais de membrana.

A mesma *população* de células ganglionares sinaliza toda a faixa de intensidades luminosas, desde o limiar escotópico até a luz solar brilhante e as cores. A via mais direta de fluxo de informação através da retina é a partir do fotorreceptor para a célula bipolar e célula ganglionar. Em cada um desses retransmissores sinápticos, as respostas são modificadas pelas interações laterais de interneurônios horizontais e amácrinos. Em níveis fotópicos de iluminação, essa via direta se origina nos cones fotorreceptores. Entretanto, em níveis escotópicos de iluminação (p. ex., luz das estrelas, mediada apenas por bastonetes), o sinal neural é originado em bastonetes fotorreceptores que alcançam uma população especial de células bipolares dedicadas apenas à função dos bastonetes. Os axônios das células bipolares ligadas aos bastonetes são amplos e sem ramificações, e raramente fazem sinapse direto com as células ganglionares, mas fazem sinapse com os processos das células amácrinas que, então, sinalizam para as células ganglionares. Em níveis de iluminação mediados por bastonetes e cones (p. ex., luz da lua), as correntes do receptor fluem diretamente a partir dos terminais dos bastonetes para dentro dos terminais sinápticos dos cones via abertura das junções comunicantes moduladas. Assim, os fotorreceptores bastonetes e cones compartilham uma parte do mesmo circuito retiniano, com um conjunto de células ganglionares disponibilizado para transmitir as informações oriundas tanto da via dos bastonetes como da via dos cones.

Disco óptico e o ponto cego

A papila óptica, ou disco óptico, é uma região circular elevada, onde os axônios das células ganglionares se reúnem para sair do olho como o maciço nervo óptico. É desprovida de bastonetes e cones, e representa o **ponto cego** no campo visual. A Figura 18.6 pode ser usada para demonstrar o ponto cego do seu próprio olho direito.

> **Questão**
>
> Qual é a base fisiológica do ponto cego?

Suprimento sanguíneo

A retina neural recebe seu suprimento sanguíneo de duas fontes. As camadas externas da retina recebem nutrientes por difusão a partir do leito capilar coroidal. As camadas internas da retina são nutridas pela **artéria central da retina**, um ramo da **artéria oftálmica** (sendo este último o primeiro ramo a sair via artéria carótida interna). A artéria central da retina acompanha o nervo óptico e entra na retina através do disco óptico.

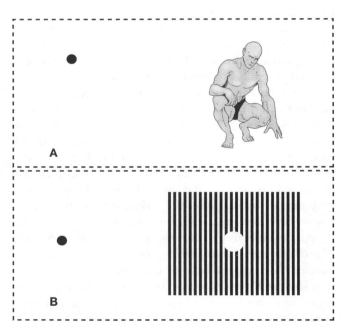

Figura 18.6 Demonstração do ponto cego no campo visual. **A.** Com o olho esquerdo fechado, segure essa imagem a uma distância equivalente ao comprimento do seu braço. Foque o ponto no lado esquerdo da figura. Mova lentamente a imagem em sua direção. Em algum momento, a cabeça do homem irá desaparecer. **B.** Com olho esquerdo fechado, segure a imagem a uma distância equivalente ao comprimento do seu braço. Foque o ponto no lado esquerdo da figura. Mova lentamente a imagem em sua direção. Em algum momento, quando o buraco contido no padrão de listras cair em seu ponto cego, seu encéfalo verá os espaços entre as listras preenchidos, quando, na verdade, eles estão em branco.

CONEXÕES CLÍNICAS

Envelhecimento no olho

O olho sofre diversas alterações associadas ao envelhecimento, que nem sempre exercem efeitos adversos sobre a função visual passíveis de serem clinicamente relatados. Uma das alterações que não afeta a visão é a **presbiopia**, que consiste na perda do poder de acomodação. Na presbiopia, com o avanço da idade a lente sofre um enrijecimento progressivo e vai perdendo a elasticidade gradativamente. Dessa forma, a condição resulta em comprometimento significativo da capacidade de focar objetos próximos, em decorrência do comprometimento da acomodação. Embora vários fatores possam exercer algum papel, um fator bem estabelecido envolve a lente. Ocorre perda da elasticidade na cápsula da lente e as fibras da lente se tornam mais resistentes à deformação com o avanço da idade. Assim, o aumento da curvatura da lente requerido para aproximar a visão quando o músculo ciliar é contraído se torna insuficiente para manter em foco objetos próximos.

A prevalência de uma segunda condição, a **degeneração macular associada ao envelhecimento (DME)**, aumenta após a sexta década da vida e envolve um processo degenerativo que ocorre na interface retina-coroide, na área da mácula. A DME é a principal causa de cegueira legal entre idosos caucasianos no mundo ocidental, porém é comparativamente rara em outras etnias. A DME avançada afeta mais de 1,75 milhões de indivíduos nos Estados Unidos. Por causa da tendência demográfica de aumento do número de idosos na população, é estimado que o número de indivíduos com DME avançada nos Estados Unidos será próximo a 3 milhões no ano 2020. Trata-se de uma doença bilateral, ainda que suas manifestações possam ser assimétricas. A média da idade em que ocorre perda visual no primeiro olho é 65 anos, com ambos os olhos afetados aos 70 anos. A visão periférica é preservada, de modo que a pessoa continua sendo capaz de viver de forma independente, sobretudo quando tem acesso a recursos auxiliares e treinamento para lidar com a visão fraca.

> **Questão**
>
> Um grande problema entre os idosos é a degeneração macular. Qual poderia ser a consequência desse distúrbio?

Dois tipos de DME foram identificados: a forma seca ou não exsudativa, e a forma úmida ou exsudativa (também chamada neovascular). A DME seca é o tipo mais comum. Essa condição causa tipicamente o comprometimento gradual da visão, de grau leve a moderado, com duração de vários meses ou anos. Há predominância de uma atrofia lenta e progressiva do epitélio pigmentado da retina (EPR) e dos fotorreceptores. A DME úmida é uma condição mais grave, que pode ter efeitos devastadores sobre a visão, com perda total da visão central em questão de dias. A DME úmida apresenta dois aspectos característicos: o descolamento do EPR e a neovascularização subretiniana. As membranas neovasculares se desenvolvem fora dos coriocapilares. O estímulo para essa proliferação parece ser a liberação de fator de crescimento endotelial vascular em resposta à hipóxia celular local causada pelas alterações na membrana de Bruch (que é a camada mais interna da coroide). Os vasos vão se desenvolvendo através dos defeitos na membrana de Bruch e invadem o espaço epitelial subpigmentado, seguido do espaço subretiniano. Do mesmo modo como o tecido neovascular de outras partes, a membrana de Bruch apresenta vazamentos e sangramentos, e isso resulta em fibrose e exsudação subretiniana, à medida que há organização do sangue extravasado. A invasão do espaço epitelial subpigmentado causa descolamento hemorrágico do EPR. Dentro de 1 a 2 semanas, os vasos com vazamentos entram no espaço subretiniano e o sangue extravasado causa descolamento da retina neurossensorial.

Não existe nenhum tratamento definitivo para a DME, seja cirúrgico ou de outro tipo. As opções de tratamento disponíveis são limitadas, invasivas e caras. As medicações aprovadas pelo FDA atualmente disponíveis envolvem injeções de agentes projetados para interromper o crescimento anormal das membranas neovasculares para dentro da câmara vítrea do globo ocular. Alguns clínicos acreditam que a suplementação com antioxidantes e minerais retarda a progressão da DME branda.

> ### Questão
>
> Processos normais e patológicos podem alterar as capacidades visuais. Considere o modo como os déficits visuais podem ser abordados na reabilitação.

Implicações para a reabilitação

A perda da acuidade visual, presbiopia e degeneração macular podem ter implicações profundas para a capacidade funcional de um indivíduo. Conforme discutido no Capítulo 17, o sistema visual é um dos principais fatores que contribuem para o controle postural. Sendo assim, indivíduos com diminuição da acuidade visual podem precisar ter uma dependência mais forte de outros dois sistemas: proprioceptivo e vestibular. Porém, a capacidade dos três sistemas muitas vezes diminui gradativamente à medida que o indivíduo envelhece. Assim, perdas relativamente pequenas na capacidade de cada sistema podem exercer um impacto cumulativo sobre o controle postural que supera significativamente as contribuições de qualquer sistema isolado.

Ao trabalhar com um indivíduo que sofre quedas repetidas – e que tenha um histórico de instabilidade postural – é importante verificar a acuidade visual para determinar até que ponto o comprometimento desse sistema está contribuindo para o problema e, assim, auxiliar o paciente a compensar devidamente as perdas. Como exemplo, o clínico pode orientar um paciente a usar estratégias simples, como acender o abajur de cabeceira ao acordar à noite, o que pode ser útil para prevenir quedas e potenciais fraturas. Em adição, a intensificação da capacidade visual pode ajudar a compensar comprometimentos dos sistemas proprioceptivo e vestibular.

PROJEÇÕES

Visão geral da terminologia

Para compreender as projeções do sistema visual, é útil conhecer primeiro um pouco da terminologia e dos conceitos relevantes. Primeiramente, para entender o modo como as imagens visuais são percebidas pelo sistema nervoso, é importante diferenciar entre os campos receptores da retina e os campos visuais. O **campo receptor** da retina refere-se à parte da retina que altera a frequência de disparos em resposta a um estímulo em particular. Em contraste, o **campo visual** é definido como a parte do espaço que pode ser vista por meio da retina quando o olho é fixado diretamente à frente. Essas imagens são projetadas em uma relação reversa e invertida sobre a retina. O campo visual temporal, por exemplo, é projetado para o campo retiniano nasal. O campo visual superior é projetado para o campo retiniano inferior. Conhecer essa relação é fundamental para compreender os déficits de campo visual. Essa relação é discutida na próxima seção.

A seguir, para descrever os campos visuais, cada retina (e mácula) é teoricamente dividida em uma metade temporal e outra nasal (hemirretina) por uma linha vertical que passa pela fóvea central (ver Fig. 18.7). Cada hemirretina também é dividida em quadrantes superior e inferior por uma linha horizontal que passa pela fóvea.

> ### Questão
>
> Qual é a origem da imagem processada pela porção visual superior direita da retina? E das imagens vistas no campo visual superior direito de cada olho? Resumidamente, você aprenderá quais são os defeitos do campo visual. Ao avançar na leitura do conteúdo deste texto, considere o modo como um defeito de campo visual está relacionado ao campo visual de cada olho.

O terceiro conceito importante é o de que a projeção da informação visual a partir da retina para o córtex visual primário (área de Brodmann 17) envolve uma nova mistura de fibras retinianas oriundas dos dois olhos. Por causa de sua importância clínica na interpretação da localização do dano na projeção de cada olho, essa nova mistura de fibras será discutida antes da discussão sobre os neurônios de segunda e terceira ordem da via de projeção cortical. O campo visual de cada olho está dividido em uma metade esquerda e outra direita, com cada metade dividida em quadrantes superior e inferior. A Figura 18.7 ilustra os campos visuais esquerdo e direito de cada olho, bem como suas projeções sobre a retina. Note que, posteriormente ao quiasma óptico, cada trato óptico contém informação oriunda da metade contralateral do campo visual e essa lateralidade é totalmente preservada no córtex cerebral. Assim, o córtex visual primário em um hemisfério contém a representação da metade contralateral do campo visual.

Os defeitos visuais são sempre nomeados de acordo com a perda de campo visual e não conforme a área da retina que foi danificada. É importante lembrar que o campo visual é a área do espaço físico visível ao olho. A lente de cada olho reverte e inverte todas as imagens no campo visual, de modo que a imagem formada na retina é revertida e invertida. Desse modo, o dano às áreas temporais da retina acarreta perdas de campo visual nasal, enquanto o dano às áreas nasais da retina causam perdas de campo visual temporal. Similarmente, o dano a áreas inferiores da retina causa perdas de campo visual superior, enquanto o dano a áreas superiores da retina causa perdas de campo visual inferior. Tendo em mente esses conceitos importantes, agora é possível rastrear informações visuais importantes desde a periferia até o córtex visual.

> ## Questão
>
> Com base na organização anatômica do sistema visual, explique por que os déficits visuais resultantes de um dano posterior ao nervo óptico devem ser nomeados de acordo com o campo afetado e não em relação a um olho específico.

Aferentes primários

Até aqui, a nossa consideração sobre os sistemas sensoriais sempre incluiu um conjunto de neurônios aferentes primários com processos periféricos pertencentes ao SNP. Entretanto, o sistema visual não possui neurônios aferentes primários nesse sentido, pois a retina faz parte do SNC. Isso se deve ao fato de a retina ser uma expansão do prosencéfalo embrionário. Mesmo assim, é útil, do ponto de vista teórico, organizar nosso pensamento em torno de uma cadeia de neurônios que liguem receptores ao córtex cerebral. Isso transformaria os bastonetes e cones em entidades transdutoras independentes que fazem sinapse com neurônios bipolares. Isso, então, tornaria os neurônios bipolares da retina análogos aos neurônios aferentes primários dos outros sistemas sensoriais, bem como os neurônios ganglionares da retina análogos aos neurônios de segunda ordem. Seguiremos esse esquema ao longo de nossa discussão.

Para entender a projeção de um estímulo visual para o córtex cerebral, é útil saber a convenção adotada para nomear os componentes do sistema. Os componentes importantes do sistema são a retina e o nervo óptico, além do quiasma óptico, trato óptico e radiação óptica, todos representados na Figura 18.7. Os nervos ópticos direito e esquerdo seguem para o **quiasma óptico**, onde ocorre uma decussação parcial. Essas fibras formam os **tratos ópticos** esquerdo e direito. Os tratos ópticos continuam seguindo para os CGLs esquerdo e direito do tálamo. As fibras então saem do CGL e se projetam ipsilateralmente para o córtex visual. Essas projeções são chamadas de **radiação óptica**.

Neurônios de segunda ordem

Nervo, quiasma e trato óptico. Cada nervo óptico contendo os axônios de segunda ordem das células ganglionares é composto por cerca de um milhão de fibras. O nervo óptico é erroneamente identificado como um nervo craniano, sendo na verdade um *trato* do SNC. Apesar disto, nós seguiremos a convenção e vamos nos referir a esse conjunto de axônios como nervo óptico. Isto significa que os axônios do nervo são mielinizados por oligodendrócitos e não pelas células de Schwann, como no caso dos axônios do SNP. Isto também significa que as membranas que revestem os nervos ópticos são similares àquelas do SNC. A bainha dural do nervo está em continuidade com a esclera do globo ocular. O nervo é circundado pela aracnoide e pia-máter, e é banhado pelo LCS no espaço subaracnóideo. A pressão elevada do LCS é portanto transmitida ao espaço subaracnóideo ao redor do nervo óptico. A pressão aumentada em torno do nervo óptico pode resultar em compressão e comprometimento do fluxo sanguíneo venoso. O edema resultante é característico de papiledema (discutido em Conexões clínicas).

O nervo, quiasma e trato óptico são todos constituídos pelos axônios das células ganglionares da retina, porém o nervo e o trato *ipsilaterais* exibem composições axônicas distintas, por causa do cruzamento de algumas fibras no quiasma óptico (ver Fig. 18.7).

Cada nervo óptico consiste em axônios originários do olho ipsilateral. Em contraste, cada trato óptico consiste em axônios originários de ambos os olhos. Os axô-

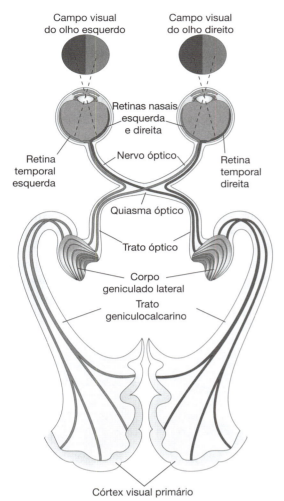

Figura 18.7 Os campos visuais são projetados numa relação reversa e invertida sobre a retina. As projeções oriundas da retina formam o nervo óptico. Existe uma decussação parcial no quiasma óptico. As projeções oriundas das retinas nasais decussam, enquanto as projeções das retinas temporais permanecem ipsilaterais. Após o quiasma óptico, essas fibras mistas oriundas do trato óptico se projetam para os corpos geniculados laterais do tálamo. A partir daí, os neurônios de terceira ordem se projetam para o córtex visual.

nios oriundos da *metade nasal* de cada retina cruzam no quiasma óptico para entrar no trato óptico contralateral. Os axônios oriundos da *metade temporal* de cada retina seguem pela porção lateral do quiasma, sem cruzar, e entram no trato óptico ipsilateral.

Cada trato óptico é composto por axônios oriundos da retina temporal do olho ipsilateral e da retina nasal do olho contralateral. Essa mistura resulta em cada trato óptico transmitindo informação proveniente da metade contralateral do campo visual. A informação visual projetada centralmente nos neurônios de segunda ordem do trato óptico, destinada a atingir o córtex visual primário no lobo occipital, atinge antes uma estação neural formada pelos neurônios do CGL.

Neurônios de terceira ordem

A maioria dos axônios do trato óptico faz sinapse em neurônios de terceira ordem do CGL do tálamo. Os CGLs são estruturas em forma de crescente situadas no aspecto posterior e ventral do tálamo, lateralmente ao CGM (ver Fig. 2.10). As células do CGL estão arranjadas em seis camadas distintas, numeradas de 1 a 6 na direção ventral-dorsal. As camadas 1 e 2 contêm neurônios comparativamente grandes e são referidas como **camadas magnocelulares**. As células contidas nas camadas 3 a 6 são pequenas e essas camadas são referidas como **camadas parvocelulares**. As camadas magnocelular e parvocelular recebem estímulos das células ganglionares retinianas M e P, respectivamente, conforme já observado. Em adição, os axônios dos neurônios magnocelulares e parvocelulares se projetam para alvos corticais distintos e processam diferentes aspectos da mensagem visual. Assim, existe um canal ou sistema visual magnocelular e um canal ou sistema visual parvocelular. Esses canais são funcional e anatomicamente distintos e operam em paralelo desde a retina até o córtex visual primário (ver Processamento da informação funcional). Os axônios do trato óptico terminam em um padrão **retinotópico** preciso, com a fóvea (que apresenta a maior densidade de células ganglionares retinianas) ocupando cerca da metade da massa neural de cada CGL. Cada CGL contém um mapa da metade contralateral do campo visual. Em outras palavras, a projeção a partir de cada olho contém informação oriunda da mesma parte da imagem do objeto que está sendo visto (ver Fig. 18.8). Entretanto, as imagens correspondentes não são fundidas, pois cada camada do CGL recebe estímulo apenas de um olho. As camadas 1, 4 e 6 recebem estímulo do olho contralateral, enquanto as camadas 2, 3 e 5 recebem estímulo do olho ipsilateral.

Os axônios de terceira ordem oriundos do CGL formam a radiação óptica, ou **trato geniculocalcarino**, cujos axônios terminam em algumas áreas do lobo occipital. Essa projeção forma a última ligação no sistema geniculoestriado (geniculocalcarino). A maioria dos axônios termina no **córtex visual primário (estriado)**, ou **área de Brodmann 17**. A radiação óptica mantém a organização retinotópica que caracteriza os componentes anteriores do sistemas. Após emergir do CGL, a maioria dos axônios entra na conhecida porção retrolenticular do ramo posterior da cápsula interna. Essa parte da cápsula interna se estende caudalmente atrás do núcleo lentiforme. Nem todos os axônios da radiação óptica seguem a mesma trajetória na direção do córtex occipital (ver Fig. 18.9). Os axônios mais dorsais se projetam quase diretamente para trás, na direção do lobo occipital. Entretanto, as fibras mais ventrais primeiro correm anteriormente e para baixo, entrando no lobo temporal, e depois seguem por sobre e em torno do limite anterior do cor-

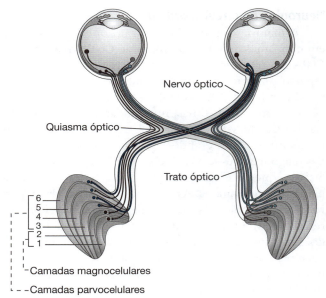

Figura 18.8 A figura ilustra três pontos importantes. (1) Os tratos ópticos do campo retiniano esquerdo (metade direita do campo visual) de cada olho se projetam para o CGL esquerdo, representado em azul-claro, enquanto os tratos ópticos do campo retiniano direito (metade esquerda do campo visual) de cada olho se projetam para o CGL direito, representado em azul-escuro. (2) As projeções das células ganglionares retinianas M e P terminam em diferentes camadas no CGL. As células M terminam nas camadas magnocelulares (camadas 1 e 2) do CGL, enquanto as células P terminam nas camadas parvocelulares (camadas 3 a 6). Isto está representado à esquerda, mas ocorre em cada CGL. (3) As camadas do CGL recebem estímulos de ambos os olhos, com as camadas 1, 4 e 6 recebendo estímulos do olho contralateral, enquanto as camadas 2, 3 e 5 recebem estímulo do olho ipsilateral. Isso está representado à direita, mas também ocorre bilateralmente.

no inferior do ventrículo lateral, antes de fazerem uma volta para trás e seguirem na direção do córtex estriado. Essas fibras formam a **alça de Meyer**. Os axônios da alça de Meyer transmitem informação oriunda dos quadrantes visuais superiores (quadrantes retinianos inferiores), de modo que um dano ao lobo temporal pode produzir um defeito de campo visual específico (ver Defeitos de campo visual). Os axônios da radiação então se voltam posteriormente, na região adjacente à parede lateral dos cornos inferior e posterior do ventrículo lateral. Por fim, os axônios se curvam medialmente e terminam na área de Brodmann 17.

Questão

A partir de qual(is) campo(s) visual(is) da retina surgem os axônios que constituem a radiação óptica? E de onde surgem os axônios que fazem a alça de Meyer? Quais seriam as diferenças entre os sintomas produzidos por lesões nessas duas regiões?

O córtex visual primário está localizado quase totalmente na superfície medial do lobo occipital. A via termina retinotopicamente no córtex acima e abaixo do **sulco calcarino** (ver Fig. 18.10). Os axônios transmissores de informação oriunda da mácula terminam mais posteriormente, no terço caudal do córtex estriado de ambos os lados do sulco calcarino. A representação macular ocupa uma área desproporcionalmente ampla do córtex estriado, refletindo o fato de a mácula fazer parte da região da retina na qual os receptores estão mais densamente concentrados e a acuidade visual é mais precisa. Os axônios transmissores de informação oriunda das partes paracentral e periférica da retina terminam em partes progressivamente mais rostrais da área calcarina. Os axônios representativos dos quadrantes inferiores do campo visual terminam no córtex acima do sulco calcarino, enquanto os axônios representativos dos quadrantes superiores do campo visual terminam no córtex abaixo do sulco calcarino (ver Fig. 18.9).

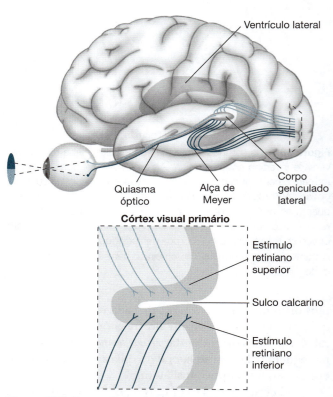

Figura 18.9 Os neurônios de terceira ordem do CGL se projetam para o córtex visual primário. As fibras ventrais cursam anteriormente e para baixo, progredindo posteriormente para o córtex visual primário. Essas projeções formam a alça de Meyer. A alça de Meyer transmite informação oriunda dos quadrantes retinianos inferiores (i. e., campos visuais superiores) e termina *abaixo* do sulco calcarino. Os axônios transmissores de informação oriunda dos campos retinianos superiores (i. e., campos visuais inferiores) terminam *acima* do sulco calcarino.

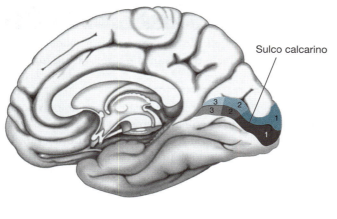

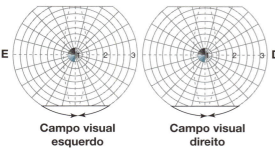

Figura 18.10 A ilustração representa dois pontos importantes. (1) O campo visual superior (cinza) termina abaixo do sulco calcarino, enquanto a informação oriunda dos campos visuais inferiores (azul) termina acima do sulco calcarino. (2) A informação oriunda da representação macular do campo visual central (indicada por 1) termina no terço caudal do córtex visual e ocupa uma área desproporcionalmente ampla do córtex visual. A parte mais lateral do campo visual (indicada por 3) termina nas partes mais rostrais do córtex visual.

> **Questão**
>
> Você está trabalhando em uma unidade de reabilitação, onde cuida de uma paciente que apresenta uma lesão relativamente pequena afetando a alça de Meyer. Você esperaria que essa paciente tenha hemiplegia? E déficits de linguagem? Por quê?

Alguns axônios da radiação óptica terminam no **córtex de associação visual**, ou **áreas de Brodmann 18 e 19**. A área de Brodmann 18 (área paraestriada) circunda a área 17. A área 19 (área periestriada) cerca e é maior do que a área 18. As áreas 18 e 19 têm forma de ferradura e se estendem da superfície medial por sobre a superfície lateral do lobo occipital. Juntas, ocupam quase a totalidade da convexidade lateral do lobo (ver Fig. 7.5).

Outras projeções dos axônios do trato óptico de segunda ordem

Os axônios dos neurônios do trato óptico de segunda ordem (células ganglionares) fazem sinapse em três estruturas subcorticais junto ao CGL do tálamo: o núcleo supraquiasmático do hipotálamo; colículo superior do mesencéfalo; e área pré-tectal do mesencéfalo (ver Fig. 18.11).

Hipotalâmicas

Um contingente de axônios do trato óptico termina no **núcleo supraquiasmático** do hipotálamo. Essas fibras englobam a **projeção retino-hipotalâmica direta**. Atuam na integração dos ritmos circadianos ao ciclo de dia-noite ou luz-escuro.

Mesencéfalo

Um número substancial de axônios do trato óptico se desvia do CGL e termina em duas estruturas do mesencéfalo: o **colículo superior**, no mesencéfalo rostral (maioria dos axônios); e a **área pré-tectal**, que é rostral ao colículo superior na junção do mesencéfalo com o diencéfalo.

Os axônios do trato óptico que desviam do CGL entram no **braço do colículo superior**, pelo qual os axônios atingem o colículo superior e área pré-tectal. Lembre que os colículos superiores são duas eminências achatadas que formam a metade rostral do teto do mesencéfalo. Note que o braço do colículo superior é *aferente* ao próprio colículo superior e não faz parte da via principal que segue do receptor ao córtex cerebral. Isso contrasta com o braço do colículo inferior, que é *eferente* a partir do colículo inferior e faz parte da via principal que segue do receptor ao córtex auditivo.

Os principais estímulos para o colículo superior são visuais: um estímulo chega a partir da retina (vindo de uma subpopulação distinta de células ganglionares) e outro surge do córtex estriado. Existem estímulos não

> **Neurofisiologia:** fotorrecepção e ritmos circadianos
>
> Duas classes de fotorreceptores foram descritas anteriormente. Uma terceira classe, encontrada na retina de mamíferos, também foi descrita. Esses fotorreceptores na verdade são células ganglionares e foram associados a diversas respostas fisiológicas, incluindo modulação da liberação de melatonina, regulação do tamanho pupilar e sincronização dos ritmos circadianos. Essas células ganglionares da retina são a principal fonte de estímulos retinianos para o núcleo supraquiasmático do hipotálamo.

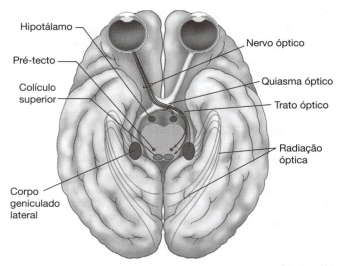

Figura 18.11 Projeções do trato óptico para o núcleo supraquiasmático do hipotálamo, área pré-tectal, colículos superiores e CGL.

visuais para o colículo superior, incluindo estímulos somatossensoriais (principalmente via colaterais das projeções somatossensoriais que ascendem para o tálamo) e auditivos (via projeções do colículo inferior). As conexões eferentes do colículo superior incluem projeções para a medula espinal cervical via **trato tetospinal**, para a formação reticular do tronco encefálico e para o tálamo (discutidas adiante).

> **Questão**
>
> O trato tetospinal é uma projeção eferente do colículo superior. Nós discutimos esse trato há alguns capítulos. Qual é a importância desse trato? De onde surgem as fibras para esse trato, antes de chegarem no colículo superior?

O colículo superior está relacionado com a detecção da direção do movimento dos objetos no campo visual, para facilitação da orientação visual – ou seja, busca e rastreamento. Uma das principais funções do colículo superior é a orientação dos olhos, cabeça e corpo na direção dos estímulos visuais e acústicos existentes no meio ambiente. Isso às vezes é referido como *reflexo de captura visual*. O giro dos olhos e da cabeça ocorre em uma sequência de movimentos integrados: os olhos se movem primeiro e, decorridos 20-40 ms, a cabeça começa a se mover. Girar a cabeça deflagra movimentos oculares compensatórios que são mediados pelo sistema vestibular para manter a fixação visual (ver Cap. 17). As vias pelas quais o colículo superior produz os movimentos da cabeça e do corpo incluem o trato tetospinal e uma rota tetorreticulospinal.

> **Questão**
>
> As projeções do colículo superior seguem caudal e rostralmente. Contraste os destinos e a relevância funcional dessas projeções.

A resposta do colículo superior chega ao córtex cerebral via tálamo. O colículo superior se projeta para o **núcleo posterior lateral** e para o **pulvinar** do tálamo. O núcleo posterior lateral se projeta para as áreas de Brodmann 5 e 7 do lobo parietal. O pulvinar projeta-se para as áreas 18 e 19 do córtex de associação visual. A área 7 contém neurônios especificamente relacionados com estímulos visuais e movimentos oculares. Experimentos realizados com macacos demonstraram que alguns neurônios apresentam descarga máxima quando o animal fixa os dois olhos simultaneamente em um alvo de interesse e tenta alcançá-lo. As projeções do colículo superior para a área 19 do córtex cerebral poderiam explicar uma capacidade visual complexa que às vezes permanece nos seres humanos após a ocorrência de lesões seletivas no córtex estriado. Esses pacientes não percebem de forma consciente os estímulos visuais nas partes cegas de seus campos visuais, ainda que possam conseguir apontar corretamente para o estímulo. Essa capacidade tem sido referida como **visão cega** ou **cegueira cortical**.

> **Questão**
>
> Indivíduos com dano cortical grave e inconscientes ou sem consciência cortical ainda conseguem responder a estímulos de movimento. Por quê?

PROCESSAMENTO DA INFORMAÇÃO FUNCIONAL

> **Apresentação clínica**
>
> Atuando em um estabelecimento de reabilitação neurológica, você trata pacientes com diversas condições afetando o SNC, desde o tronco encefálico até o córtex. Ao ler esta seção, considere:
>
> - Quais são os testes disponíveis que podem ajudar você a definir o impacto de diferentes tipos de distúrbios e lesões do sistema visual?
> - Como essa informação, aliada aos testes descritos nos Capítulos 13 e 17, ajudam você a formular hipóteses sobre a provável localização das diferentes lesões?
> - Qual a diferença entre os sintomas associados a lesões do aparelho sensorial visual e os sintomas associados a lesões corticais? Por quê?

O sistema visual exibe uma enorme variedade de capacidades funcionais. Afinal de contas, nós somos capazes de diferenciar cores e intensidades. Estamos constantemente percebendo, interpretando e comparando formas, profundidades e movimentos. Com frequência, uma pessoa é capaz de inferir uma textura por meio da simples observação de um objeto. Os neurofisiologistas desenvolveram um conhecimento rudimentar sobre algumas das bases fisiológicas subjacentes ao modo como os animais processam e interpretam a vasta gama de informações visuais que chegam ao SNC, para dar sentido ao mundo ricamente variável em que vivemos. Entretanto, o conhecimento atual ainda é insuficiente para explicar totalmente os processos que ocorrem enquanto navegamos por nosso meio ambiente. Nessa seção, descreveremos uma parte do que já foi aprendido, reconhecendo que a vasta maioria desses processos ainda precisa ser explicada.

Neurônios do sistema geniculocalcarino

Uma das formas de avaliar a função do sistema visual consiste em determinar as propriedades do campo receptor dos neurônios no sistema visual. Conforme observado, o campo receptor de um único neurônio em qualquer parte do sistema visual é a área da retina em que a estimulação luminosa causa excitação do neurônio ou inibição da descarga de repouso das células. Os campos receptores das células ganglionares da retina, células do CGL e neurônios dos córtices visuais foram completamente analisados. Essas análises demonstraram que o sistema visual existe uma organização hierárquica. Em outras palavras, as propriedades que caracterizam os campos receptores de um determinado sítio sináptico são determinadas pelas propriedades dos neurônios nas estações anteriores do caminho que convergem na célula de ordem superior seguinte. Essa análise também revelou que os córtices visuais estão organizados em unidades verticais chamadas **colunas funcionais (corticais)**, introduzidas no Capítulo 7. Foi demonstrado que existem três sistemas de colunas sobrepostos, porém independentes, no córtex visual – a saber: as **colunas de orientação, colunas de dominância ocular** e **os grumos**. Cada um desses sistemas é discutido nesta seção. O sistema de colunas e suas interações possibilitam o processamento rápido e simultâneo do nosso complexo universo visual. Conhecer a especificidade da informação processada por uma coluna cortical independente é útil para explicar os déficits seletivos. Essa organização colunar é uma característica geral de organização cortical de todo o neocórtex.

Células ganglionares retinianas

As respostas das células ganglionares retinianas individuais são determinadas por pequenos pontos brilhantes de luz sobre a retina. Cada célula ganglionar responde à estimulação de uma pequena porção circular da retina. Essa região restrita da retina define o campo receptor da célula e corresponde a uma pequena região do campo visual da retina. As células ganglionares retinianas descarregam espontaneamente. Seus campos receptores possuem uma estrutura centro-periferia e são classificados em duas categorias principais que respondem melhor ao contraste luminoso.

As células ganglionares **de centro "on"** respondem melhor quando a porção central de seu campo receptor é iluminada por um ponto de luz e a luz se restringe a essa região central (ver Fig. 18.12). A iluminação da área circundante do campo receptor diminui a resposta quando um ponto de luz é usado, e elimina a resposta quando todo o anel circundante é iluminado. A iluminação do campo receptor inteiro causa uma resposta fraca, porque as iluminações central e circundante opõem os efeitos de uma e outra (i. e., há falta de contraste). Por outro lado, as células ganglionares **de centro "off"** intensificam suas descargas quando as áreas cir-

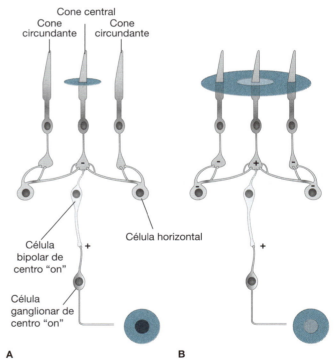

Figura 18.12 Mecanismo do contraste visual. **A.** Os cones centrais no campo receptor estão iluminados, enquanto os cones circundantes não estão iluminados. Isso excita as células bipolares e ganglionares de centro "on", resultando em um contraste nítido entre o centro e as adjacências. O contraste nítido somente ocorre quando a iluminação é focada na porção central. **B.** A região circundante é iluminada e isso resulta em falta de contraste, pois as iluminações do centro e das adjacências opõem os efeitos uma da outra, com consequente produção de uma resposta mais fraca e de menos contraste.

cundantes são iluminadas e diminuem suas descargas espontâneas quando o centro de seus campos receptores é iluminado.

> **Questão**
>
> Como forma de preparação para entender o modo como o sistema nervoso identifica as bordas dos objetos – e, portanto, define os objetos – explique a diferença existente entre as células ganglionares de centro "on" e "off".

Neurônios do corpo geniculado lateral

A função do CGL ainda é desconhecida, embora as características da resposta dos seus neurônios já tenham sido analisadas. Os neurônios do CGL apresentam características de resposta similares àquelas observadas na resposta das células ganglionares da retina. Cada célula responde à estimulação de uma região circunscrita da retina. Cada neurônio tem um centro "on" ou "off" com uma periferia oposta. Os neurônios nas diferentes camadas do CGL são acionados a partir dos campos receptores apenas em um olho. Lembre que ao nível do CGL, os sistemas magnocelular e parvocelular são anatomicamente segregados, tanto em termos de origem dos estímulos (células M e P, respectivamente) como em termos de eventual destino das fibras. Apenas 10-20% da estimulação sináptica para os neurônios do CGL tem origem na formação reticular do tronco encefálico e córtex visual. Como esses últimos são conexões de retroalimentação, podem controlar o fluxo de informação oriundo da retina para o córtex.

Neurônios do córtex visual primário

As células presentes em cada camada do córtex visual recebem uma combinação exclusiva de estímulos e, por sua vez, se projetam para uma combinação única de alvos neuronais. O córtex visual primário (ou estriado) é o único no qual a camada IV está subdividida em três subcamadas distintas, denominadas IVa, IVb e IVc. A subcamada IVc é adicionalmente subdividida em duas faixas. A maioria dos axônios do CGL termina na camada IVc, porém os neurônios M e P terminam diferencialmente nas duas faixas dessa camada. Além disso, um segundo grupo de neurônios P do CGL termina nas camadas II e III, em partes de neurônios corticais chamadas grumos – colunas em forma de pino abrangendo as camadas II e III (ver Fig. 18.13). (A importância funcional dos grumos é discutida adiante.) Dessa forma, existem três sistemas de estímulo visual: um canal magnocelular e dois canais parvocelulares, cada um dos quais com uma função exclusiva, todavia operando em paralelo.

Lembre que os estímulos mais efetivos para influenciar os neurônios ganglionares da retina e os neurônios do CGL são pequenos pontos de luz. Isso também é válido para os neurônios da camada IV do córtex visual primário e para os grumos nas camadas II e III. Contudo, nenhuma das outras células no córtex visual primário possui campos receptores circulares. Em vez disso, essas células respondem melhor a linhas e barras, e por isso transformaram os campos receptores concêntricos em campos lineares. Isto ocorre por meio de conexões estabelecidas entre as células corticais em diferentes camadas (ver Fig. 18.13).

As conexões das células da camada IV com células situadas nas camadas de cima e de baixo estão dispostas na vertical, em uma unidade chamada de **coluna funcional**. Nem todas essas colunas abrangem uniformemente todas as seis camadas do córtex estriado. Cada coluna funcional contém vários tipos de células: células da camada IVc que recebem axônios do CGL; células simples localizadas em camadas acima e abaixo da camada IVc; e células complexas localizadas em camadas acima e abaixo da camada IV que recebem estímulos convergen-

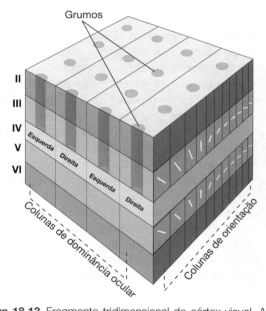

Figura 18.13 Fragmento tridimensional do córtex visual. A figura ilustra três mecanismos importantes pelos quais a informação recebida pela retina é dividida em partes para processamento, permitindo que o encéfalo organize e interprete os estímulos visuais complexos. (1) As colunas de dominância ocular se alternam nas células das colunas, mostrando preferência pelo olho direito ou esquerdo. Além disso, a camada 4 das colunas de dominância ocular é monocular (direita ou esquerda), porém as camadas acima e abaixo dela respondem de modo binocular, mas com dominância definida. (2) As colunas de orientação permitem o parcelamento da informação oriunda dos estímulos visuais, com base no eixo de orientação. (3) Os grumos são colunas em forma de pino que abrangem somente as camadas II e III e estão relacionados à visão colorida. Lembre-se de que o sistema intergrumo (omitido) está especialmente relacionado à visão da forma.

tes oriundos das células simples. A função das células simples e das células complexas é apresentada em uma seção posterior.

No córtex visual, existem três sistemas de colunas sobrepostos e independentes: colunas de orientação, grumos e colunas de dominância ocular maiores. As colunas de orientação consistem em arranjos celulares estreitos (30-100 mm de largura) e verticais, cujas células possuem o mesmo eixo de orientação do campo receptor (ver Fig. 18.13). Ou seja, as células simples e complexas da coluna podem responder melhor a uma barra luminosa, mas somente quando esta possui um eixo de orientação específico (digamos, vertical). Em cada coluna adjacente, o eixo de orientação é ordenadamente desviado em cerca de 10 graus. Os desvios ordenados do eixo de orientação observados entre uma coluna e a coluna seguinte são regularmente interrompidos pelos grumos.

As colunas de dominância ocular, que são aproximadamente duas vezes maiores do que as colunas de orientação, consistem em colunas alternadas independentes nas quais as respostas celulares exibem preferência para o olho esquerdo ou direito (ver Fig. 18.13). As células da camada IV da coluna são monoculares, pois recebem projeções apenas das camadas do CGL relacionadas a um olho. (As células da camada IV são segregadas em uma série de faixas alternadas, com um grupo relacionado ao olho esquerdo e o outro, ao olho direito.) Entretanto, as células da coluna localizadas nas camadas acima e abaixo da camada IV respondem de maneira binocular, porém com uma dominância definida por um dos olhos. Isso ocorre porque essas células recebem a maior parte dos estímulos das células da sua própria camada (IV). Todavia, em adição, elas também recebem alguns estímulos de uma coluna de dominância ocular adjacente relacionada ao outro olho. As colunas de dominância ocular iniciam o processo de fusão de imagens a partir de pontos correspondentes nas duas hemirretinas em uma única imagem. Essa fusão é essencial à visão binocular e à percepção de profundidade (**estereopsia**).

O grumo é uma coluna em forma de pino que abrange as camadas II e III, e que recebe estímulos diretamente do CGL (ver Fig. 18.13). (O termo *grumo* deriva do seu aspecto à coloração histológica com citocromo oxidase.) Entre os grumos, existem regiões intervenientes referidas como **regiões intergrumos**. Mais uma vez, assim como nos sistemas M e P, os sistemas de grumo e intergrumo são importantes por mediarem diferentes aspectos da visão. Os grumos estão relacionados à visão colorida, enquanto o sistema de intergrumo está relacionado especialmente à visão da forma.

Em adição às colunas funcionais verticais, o córtex visual primário está organizado em seis camadas horizontais, conforme mencionado. Graças às suas conexões aferentes e eferentes, bem como ao tipo celular particu-

lar, cada camada desempenha uma tarefa exclusiva. Existem extensas conexões em disposição horizontal que ligam as células de uma mesma camada entre si e, desse modo, conectam colunas funcionais adjacentes que possuem as mesmas propriedades de resposta.

Juntas, as colunas verticais e horizontais proporcionam um mecanismo complexo de processamento e interpretação dos estímulos visuais. Muitos detalhes ainda são indeterminados.

Questão

Qual é a importância funcional da coluna de dominância ocular e da coluna de orientação no córtex visual primário? Qual é a diferença funcional entre essas duas colunas? Onde é origem dos estímulos para esses dois tipos de colunas?

Extração do padrão visual pelas células do córtex visual

A extração da informação sobre o padrão visual depende significativamente do modo como a informação, transmitida para dentro do sistema nervoso por neurônios de ordem inferior do córtex visual, converge nos neurônios de ordem superior do córtex. O padrão de convergência dos neurônios no sistema visual é determinado pelo exame das propriedades do campo receptor dos neurônios em níveis progressivamente mais altos do sistema. Exemplificando, conforme descrito, na retina e no CGL, os neurônios individuais exibem uma estrutura centro-periferia na resposta a pequenos pontos de luz, contribuindo assim para a apreciação dos contrastes luminosos. Entretanto, os neurônios do córtex estriado não respondem aos pequenos pontos luminosos, mas respondem a bordas ou barras luminosas/escuras. Em adição, a resposta de células individuais depende da orientação da barra. Algumas células respondem a barras apresentadas na vertical, enquanto outras respondem àquelas apresentadas na horizontal e outras ainda são responsivas a todas as angulações intermediárias a essas duas orientações. Há células que respondem ao comprimento da barra apresentada, enquanto algumas células são responsivas à direção em que a barra luminosa é deslocada.

Cada porção da retina ativada por um ponto existente no universo visual é analisada por um conjunto específico de neurônios corticais, no córtex visual primário. Para realizar essa análise, o conjunto deve receber informação sobre dominância ocular, orientação do estímulo, movimento e cor do ponto no universo visual. Esse conjunto de neurônios corticais é chamado de **módulo cortical** e consiste numa seção de 2×2 mm do córtex visual primário (ver Fig. 18.14). Cada módulo con-

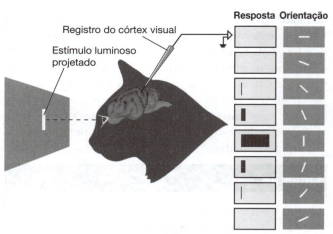

Figura 18.14 Resposta de células individuais a estímulos de *orientação*, no córtex visual de um gato. Conforme representado, essas células respondem mais fortemente a uma orientação vertical.

têm um conjunto completo de colunas de orientação representando 360 graus; um conjunto de colunas de dominância esquerda e direita; e 16 grumos para análise da cor. Os módulos adjacentes estão ligados entre si por conexões horizontais. Desse modo, a análise de uma forma complexa completa existente no universo visual depende da atividade simultânea em um conjunto de módulos no córtex visual primário.

Outra diferença importante entre os neurônios do córtex estriado e os neurônios da retina e do CGL diz respeito à origem dos estímulos. No córtex estriado, os neurônios individuais recebem estímulos derivados de ambos os olhos, enquanto os neurônios da retina e do CGL respondem aos estímulos oriundos de um olho ou do outro. O arranjo dos estímulos bilaterais no interior dos neurônios do córtex estriado parece estar relacionado à capacidade de visão binocular, embora os mecanismos mediadores da visão binocular não estejam totalmente elucidados.

Processamento visual superior

> **Questão**
>
> Eis uma questão para ampliar a mente: quais mecanismos você apontaria como estando relacionados à capacidade do sistema nervoso de diferenciar a textura, tamanho e forma de um objeto *versus* a cor *versus* o movimento do objeto?

O processamento da informação visual ao nível do córtex occipital acontece no córtex visual primário, também referido como *córtex estriado* (área de Brodmann 17), e no córtex de associação visual, também referido como *córtex extraestriado* (áreas de Brodmann 18 e 19). Entretanto, o processamento da informação visual não é limitado às áreas estriada e extraestriada do lobo occipital. Em vez disto, as projeções do córtex visual primário divergem junto ao lobo occipital em duas vias principais, com sítios não occipitais de terminação distintos (ver Fig. 18.15). Uma *via dorsal* termina junto ao córtex parieto-occipital, enquanto uma *via ventral* termina no córtex occipitotemporal.

Numerosos canais de informação são processados em paralelo ao córtex – entre os quais os mais bem conhecidos são os três canais paralelos para análise do movimento, forma e cor. O primeiro desses três canais está envolvido no processamento da informação sobre movimento e relações espaciais (visão espacial ou localização de um objeto no campo visual). Essa informação é transmitida pelos estímulos oriundos das células M na retina

---

Neurofisiologia: desenvolvimento visual e privação

Apesar do fato de uma parte significativa da circuitaria do sistema visual em desenvolvimento ser geneticamente determinada, o sistema visual maduro também é em grande parte um produto de sua experiência inicial. Crianças com privação visual resultante de patologias como cicatrização corneal ou catarata congênita muitas vezes apresentam visão precária até mesmo após a correção da condição ocular. As crianças com estrabismo congênito muitas vezes desenvolvem visão precária em um dos olhos. Esses tópicos são discutidos de forma mais detalhada no Capítulo 25, que aborda a plasticidade do encéfalo humano.

Experimentos realizados com animais demonstraram que aspectos organizacionais específicos (mas nem todos) do córtex estriado dependem da experiência visual que ocorre durante um **período crítico** específico do desenvolvimento. Se a visão em um olho for obstruída durante o período crítico, as células do córtex estriado responderão apenas ao *olho desobstruído*. Em adição, no olho que permanece aberto (desobstruído), as colunas de dominância ocular se tornam maiores que o normal. Há perda da visão no olho obstruído e a gravidade dessa perda depende do momento em que se deu a obstrução do olho durante o período crítico, bem como da duração dessa obstrução. As alterações são reversíveis se o olho for reaberto durante o período crítico, mas se tornam irreversíveis se a reabertura do olho ocorrer após esse período. Se a obstrução ocorrer após o período crítico, as alterações não ocorrerão e isto mostra que se trata de um fenômeno do período de desenvolvimento e não de um fenômeno decorrente de atrofia por desuso.

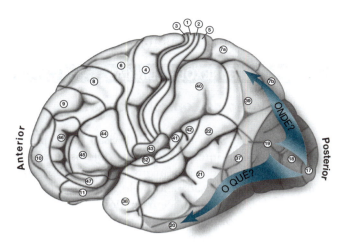

Figura 18.15 A via dorsal retransmite informação oriunda do córtex visual primário ao córtex parieto-occipital sobre a *localização* de um objeto no espaço. A via ventral retransmite informação sobre *o que* um objeto é, a partir do córtex visual primário ao córtex occipitotemporal.

que são direcionados para a camada magnocelular do CGL. A partir daí, essa informação é transmitida ao córtex de associação visual (área 18) e, em seguida, ao córtex parietotemporal dorsolateral para processamento visual de ordem superior.

O segundo canal está envolvido no processamento da informação relacionada à forma (i. e., às qualidades intrínsecas de um objeto, em termos de tamanho, textura e formato). Especificamente, a informação referente à forma é transmitida via células P da retina para as camadas parvocelulares do CGL e deste para a área 17, que é o córtex visual primário. Essa informação então é direcionada ao córtex occipitotemporal inferior, para interpretação da forma.

> **Questão**
>
> As células M e P da retina terminam em diferentes áreas do córtex visual, onde exercem papéis funcionais distintos. Qual é a via pela qual cada uma dessas células retinianas atinge o córtex? Qual é o papel de cada uma dessas células, em termos de processamento visual superior?

Por fim, a informação sobre cor também tende a se originar nas células P da retina, mas é transmitida para as camadas parvocelular e intralaminar do CGL, e eventualmente para o córtex occipitotemporal inferior. No córtex inferotemporal, uma pequena população de células comprovadamente apresenta resposta seletiva a estímulos complexos, como os estímulos produzidos pela mão ou face. Esse último representa as conhecidas células-avós, cuja existência foi descrita na década de 1960 e que agora também são referidas como células-face. Algumas células-face respondem melhor às vistas frontais, enquanto outras respondem melhor aos perfis. As distorções faciais inibem a resposta da célula. Essas células-face atraíram interesse considerável, por causa de uma síndrome clínica que ocorre em seres humanos chamada prosopagnosia (Gr., *prosopon*, face + *a-*, negativa, + *gnosis*, conhecimento) (discutida adiante).

Em resumo, as vias dorsais (projeções para o córtex de associação parieto-occipital) são necessárias para determinar *onde* um evento ocorreu no campo visual, fazendo isso por meio da análise do movimento e das relações espaciais existentes entre os objetos e entre o corpo e os estímulos visuais. As vias ventrais (projeções para o córtex de associação occipitotemporal) são importantes para determinar *o que* é o objeto incluído no campo visual, fazendo isto por meio da análise da forma e da cor. Essas vias são importantes na identificação de cores, faces, letras e outros estímulos visuais. Conforme veremos adiante, as consequências do dano ao SNC relacionadas à visão variam bastante, dependendo da área (parieto-occipital ou occipitotemporal) em que a lesão ocorre.

Reflexos visuais

> **Questão**
>
> Do exposto no Capítulo 14, o que você lembra sobre os reflexos visuais?

Tamanho da pupila

A *constrição* pupilar ocorre diante da excitação da inervação parassimpática das fibras musculares lisas do esfíncter da íris. A *dilatação* da pupila ocorre com a excitação da inervação simpática das fibras musculares lisas do músculo radial (dilatador) da íris. O tamanho pupilar é determinado pelo equilíbrio entre as inervações parassimpática e simpática do músculo liso da íris.

A dilatação ocorre de maneira reflexa com a redução de luz que atinge o olho. É também um aspecto da estimulação dolorosa, bem como do estado emocional e da atitude. Exemplificando, as pupilas de indivíduos famintos dilatam significativamente diante da imagem de um prato de comida, mas o mesmo não ocorre com as pupilas de indivíduos que acabaram de fazer uma refeição. Essa dilatação é devida primariamente à inibição da inervação parassimpática do esfíncter muscular. Sob circunstâncias normais, a dilatação pupilar é devida a uma influência tônica variável da inervação parassimpática. É provável que a *máxima* dilatação pupilar requeira inibição parassimpática e excitação simpática. A via mediadora da dilatação pupilar não é totalmente conhecida, mas parece incluir uma projeção a partir do córtex frontal para o hipotálamo, uma projeção do hipotálamo para a coluna celular intermediolateral (simpática) dos segmentos torácicos superiores da medula espinal, fibras pré-ganglionares oriundas da coluna celular intermediolateral para o gânglio cervical superior, e fibras pós-ganglionares para o músculo dilatador da íris. A **síndrome de Horner** é causada por uma lesão envolvendo as vias simpáticas centrais ou periféricas que seguem para o olho. Essa síndrome foi discutida no Capítulo 12.

> **Questão**
>
> Descreva como a síndrome de Horner altera as respostas pupilares normais.

Reflexo de fixação

O reflexo de fixação atua mantendo a posição dos olhos, para que a imagem do objeto de interesse permaneça na fóvea de ambos os olhos. A via reflexa não foi totalmente elucidada. Seu ramo aferente envolve a projeção visual normal para as áreas corticais visuais. Seu ramo eferente consiste em projeções corticais para o colículo superior; região pré-tectal; e, por fim, motoneurônios inferiores dos núcleos oculomotor, troclear e abducente. A atenção e o interesse direcionados a objetos específicos incluídos no campo visual são necessários para deflagrar o reflexo. Quando a fixação ocorre durante o movimento da cabeça e do corpo, esse reflexo de fixação cortical é sustentado pelos reflexos vestíbulo-oculares (ver Cap. 17).

Reação de acomodação-convergência (reflexo de proximidade)

A reação de acomodação-convergência ocorre quando o olhar fixo é desviado de um objeto distante para outro que está próximo, e envolve: um aumento do poder de refração (curvatura) da lente, que é conseguido por meio da contração do músculo ciliar; a convergência dos dois olhos, promovida por contrações simultâneas de ambos os músculos reto mediais; e constrição pupilar. O aumento da curvatura da lente é devido às suas propriedades viscoelásticas inerentes: a contração do músculo ciliar produz estreitamento do anel ciliar; o estreitamento do anel ciliar diminui a tração da lente para fora exercida pelos filamentos (do ligamento suspensor) do anel que estão fixos às margens da lente, permitindo que ocorra espessamento da lente.

O reflexo de acomodação difere do reflexo pupilar à luz, que é mais simples. A via inclui a projeção visual normal a partir do olho para o córtex cerebral; uma projeção de volta a partir da área cortical 19 para o colículo superior e região pré-tectal; e conexões interneuronais para o complexo oculomotor que, por sua vez, estimula os motoneurônios inervadores dos músculos reto mediais e motoneurônios pré-ganglionares do núcleo de Edinger-Westphal (ver Fig. 18.16).

CONEXÕES CLÍNICAS

Papel da visão no controle postural

Do ponto de vista funcional, a visão desempenha papel essencial na interpretação dos objetos presentes no meio ambiente e também no espaço intrapessoal, bem como na navegação pelo meio ambiente. Os estímulos visuais também fornecem um dos três componentes essenciais ao controle postural, ao lado dos estímulos oriundos dos sistemas vestibular e proprioceptivo. Os indivíduos com déficits nos sistemas proprioceptivo e vestibular podem contar com a informação visual para substituir essas modalidades. Entretanto, em especial conforme vão envelhecendo, as pessoas frequentemente desenvolvem presbiopia, começam a perder a acuidade visual e podem apresentar outros déficits visuais. Isto limita a capacidade dessas pessoas de compensar as perdas sofridas nos sistemas vestibular e proprioceptivo. De forma combinada, até mesmo os comprometimentos leves em cada sistema podem resultar no aumento da frequência das quedas.

Para complicar ainda mais os problemas envolvendo o controle postural, diante da ocorrência de déficits visuais associados a lesões troncoencefálicas, esses defeitos podem resultar em uma incapacidade de fixação visual e também em déficits do **reflexo vestíbulo-ocular**

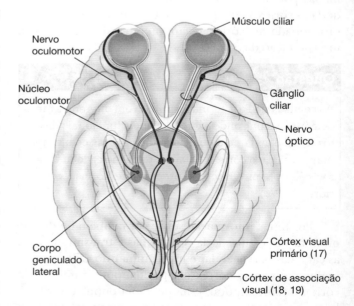

Figura 18.16 O reflexo de acomodação inclui a informação visual projetada ao córtex visual e, em seguida, ao colículo superior (em azul), área pré-tectal e então, por meio de interneurônios ao núcleo oculomotor. As conexões ao motoneurônio e ao nervo também estão representadas em azul.

(RVO). Conforme discutido no Capítulo 17, esses déficits possuem implicações profundas para o controle postural.

> ## Questão
>
> Para manter o controle postural durante o movimento, é necessário que haja certo nível de estabilidade durante o movimento. Um dos principais fatores contribuidores é a estabilização da informação visual durante a movimentação da cabeça e do corpo. Explique como isso é conseguido.

Por fim, com o dano cortical, os indivíduos podem apresentar sérios déficits de processamento de ordem superior. Embora esses déficits por si só talvez não interfiram nos mecanismos de controle postural, podem ter implicações profundas para a ocorrência de quedas e lesões. Exemplificando, alguns indivíduos podem apresentar déficits de campo visual agravados pela perda de consciência em relação a um dos lados do espaço. Esses indivíduos apresentam risco de sofrer tropeços, escorregões e outras lesões. Os déficits corticais são discutidos de forma mais detalhada no Capítulo 24.

Nesse contexto, é necessário que o sistema visual seja avaliado desde o controle periférico até o controle central com a finalidade de interpretar a causa, localização e extensão dos déficits visuais. Com a informação fornecida por essa avaliação, o profissional de reabilitação também pode identificar estratégias para melhorar o controle postural e o funcionamento geral. Dependendo da natureza da lesão, a intervenção pode contar com estratégias compensatórias, estratégias para melhorar o controle postural por meio do uso aprimorado do RVO, ou ainda uma combinação destas.

> ## Questão
>
> Com base em seus conhecimentos, quais reflexos específicos atuam juntos a partir dos sistemas visual, vestibular e proprioceptivo para controlar a postura no espaço? Agora, identifique todas as vias que podem mediar a ação desses reflexos. Por fim, quais exemplos você pode citar considerando um indivíduo que realiza uma tarefa que requer a superação de um ou mais desses reflexos?

Avaliação

Para fins de reabilitação, o sistema visual é avaliado a partir de diversas perspectivas. Essas avaliações são importantes na localização de danos ao sistema, na determinação das implicações para o controle postural e movimento, e no delineamento de estratégias de intervenção.

Primeiramente, é importante saber se um indivíduo possui acuidade suficiente para ser funcional. O exame ocular inclui os seguintes componentes: medida da acuidade visual; inspeção oftalmoscópica do meio refratário e dos fundos ópticos (parte interna posterior do globo ocular), em particular da região macular e disco óptico; e representação dos campos visuais. A inspeção da retina é uma parte importante da avaliação neurológica, pois a retina faz parte do SNC e seus neurônios, glia e vasculatura estão sujeitos a muitas doenças que afetam outras partes do SNC (p. ex., EM).

Tipicamente, a acuidade é avaliada usando o gráfico ocular de Snellen e notação de 20/X, com 20/20 indicando uma acuidade normal. Em adição, a capacidade visual é avaliada com a via neuroanatômica, desde as respostas reflexas até a estimulação periférica (luz) e dos campos visuais até a percepção. O sistema visual é avaliado de forma rotineira durante o exame neurológico e em situações emergenciais, para determinar a integridade do tronco encefálico.

Igualmente importante é a identificação dos escotomas. Um **escotoma** consiste em um defeito de campo visual manifestado como uma região delimitada de perda visual cercada por visão normal. Os escotomas são nomeados de acordo com sua posição ou forma. Os infartos, hemorragias ou infecções da retina podem causar um escotoma monocular.

Reflexo pupilar à luz (e teste da lanterna pendular)

> ## Questão
>
> O núcleo de Edinger-Westphal é importante na mediação do tamanho e da reatividade pupilares. Como forma de preparação para o aprendizado dos testes do sistema visual subsequentes, reveja as vias associadas ao núcleo de Edinger-Westphal (ver Cap. 12).

O teste do tamanho e reatividade pupilares fornece informação clínica não só importante como frequentemente essencial. O termo **anisocoria** denota a desigualdade pupilar. A luz mostrada na retina de um olho causa graus semelhantes de constrição em ambas as pupilas. A resposta no olho estimulado é chamada de **reflexo (pupilar) à luz**, enquanto a resposta no olho oposto não estimulado é chamada de **reflexo (pupilar) consensual à luz**.

Para entender esse teste, é importante recordar que a via mediadora do reflexo à luz é constituída por três partes (ver Fig. 18.17): (1) um ramo aferente, que consiste em axônios de células ganglionares retinianas que cursam via nervo óptico, trato óptico e braço do colículo superior para a área pré-tectal do mesencéfalo rostral; (2) interneurônios da área pré-tectal, que terminam bilateralmente nos **núcleos de Edinger-Westphal** do com-

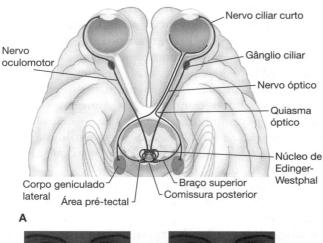

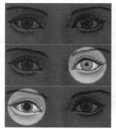
Dano ao nervo óptico direito
B

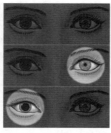
Dano ao nervo oculomotor direito
C

Figura 18.17 O reflexo pupilar à luz, em contraste com o reflexo de acomodação, não envolve o córtex. **A.** As projeções aferentes oriundas das células ganglionares retinianas terminam na área pré-tectal do mesencéfalo. Os interneurônios da área pré-tectal terminam bilateralmente no núcleo de Edinger-Westphal. E o ramo eferente parassimpático do núcleo de Edinger-Westphal se projeta para o gânglio ciliar e então para o esfíncter pupilar. Quando todas as vias estão intactas, as respostas pupilares a um estímulo luminoso em um olho são simétricas em ambos os olhos. **B.** Dano ao ramo aferente – quando o nervo óptico direito é danificado, a luz aplicada ao olho direito não produz resposta pupilar direta nem consensual (painel inferior). Quando a luz é aplicada ao olho esquerdo, tanto a resposta direta como a consensual são observadas (painel do meio). **C.** Dano ao ramo eferente – com o dano ao nervo oculomotor direito, a luz aplicada ao olho direito não produz uma resposta pupilar direta, mas resulta em uma resposta consensual (painel inferior). A luz aplicada ao olho esquerdo produzirá uma resposta direta e não produzirá a resposta consensual (painel do meio).

plexo oculomotor; e (3) um ramo eferente, que consiste em uma ligação bineuronal ao esfíncter da íris – fibras parassimpáticas *pré-ganglionares* oriundas dos núcleos de Edinger-Westphal que seguem com as fibras do nervo oculomotor e fazem sinapse nas células do gânglio ciliar e fibras *pós-ganglionares* oriundas do gânglio ciliar que terminam no esfíncter.

Ambas as pupilas contraem quando a luz é mostrada apenas em um olho, porque os aferentes retinopretectais e as fibras pretecto-Edinger-Westphal são cruzados e não cruzados. Os aferentes retinopretectais estão parcialmente cruzados no quiasma óptico. Os neurônios pretecto-Edinger-Westphal são parcialmente cruzados na **comissura posterior**.

Com a interrupção completa do nervo óptico em um lado, a iluminação do olho afetado (cego) não é seguida de constrição em nenhum dos dois olhos, enquanto a iluminação do olho não afetado deflagra o reflexo direto e o reflexo consensual. Com a interrupção total do nervo oculomotor ou do gânglio ciliar em um lado, a iluminação do olho afetado não deflagra um reflexo direto e deflagra um reflexo consensual, enquanto a iluminação do olho sadio desencadeia um reflexo direto e não desencadeia um reflexo consensual.

> **Questão**
>
> Conforme você aprendeu, o reflexo (pupilar) à luz possui três componentes (aferente, interneurônio e eferente). Ao testar o reflexo à luz, quais diferenças você esperaria encontrar em termos de achados, dependendo do componente do reflexo que estiver danificado?

O **teste da lanterna pendular** é um procedimento projetado para avaliar o *ramo aferente* do reflexo à luz. Com o paciente olhando à distância, o clínico faz uma luz oscilar ritmicamente de um olho para o outro, tomando o cuidado de iluminar cada pupila por 2-3 segundos. Se ambas as vias aferentes estiverem normais, haverá a mesma contrição pupilar nos dois olhos quando a luz for direcionada para qualquer olho. Nesse caso, a resposta é simétrica, mas na verdade ocorre pouca ou nenhuma alteração no tamanho da pupila, porque um olho não se recuperará de sua resposta consensual antes de ser exposto ao feixe luminoso direto. Entretanto, quando a via aferente de um olho é afetada, a resposta se torna assimétrica e é caracterizada por pupilas que aumentam de tamanho com o direcionamento da luz para dentro do olho afetado, em comparação ao tamanho pupilar observado com o direcionamento da luz para o olho não afetado (ver Fig. 18.17).

Campos visuais

Lembre que o campo visual é o campo da visão do universo exterior visto por um ou ambos os olhos na ausência de movimentação da cabeça, definido em relação a uma linha que atravessa a fóvea. É possível fazer a representação de cabeceira dos campos visuais em pacientes alertas e cooperantes, ou determiná-los com maior acurácia usando um perímetro ou uma tela tangente. Os déficits de campo visual podem envolver metade do campo visual (i. e., metade temporal ou nasal), sendo no caso chamados de **hemianopsia**, ou podem envolver apenas o quadrante superior ou inferior, sendo referidos como **quadrantanopsia**.

Com um olho do paciente encoberto e o outro aberto, olhando direto à frente para um ponto fixo, os campos visuais são avaliados deslocando um pequeno objeto (lápis, disco branco montado sobre uma haste, dedo etc.) a partir da periferia, onde não é possível vê-lo centralmente, até que possa ser visto "fora do canto" do olho do paciente. Esse teste é repetido a partir de múltiplas direções de abordagem diferentes, para permitir que o examinador elabore uma representação gráfica do campo visual. Cada olho consegue enxergar num raio de quase 90 graus a partir do eixo visual vertical, em uma direção temporal. Em outras direções, porém, o campo é menos extenso por causa das proeminentes obstruções impostas, particularmente pelo nariz, mas também pelas sobrancelhas e bochechas. O campo visual visto pelo olho direito é quase igual ao campo visual visto pelo olho esquerdo. Mais especificamente, a parte nasal do campo de um olho é igual àquela do campo temporal visto pelo outro olho, com exceção da periferia temporal distante chamada **crescente temporal**. A crescente temporal é espelhada na retina nasal de um olho, mas não é espelhada na retina temporal do outro olho, por causa da obstrução produzida pelo nariz.

O procedimento mais simples para testar os campos visuais é conhecido como teste de confrontação. Nesse teste, o examinador confronta (i. e., fica de frente para) o paciente testado. Em uma variante popular, examinador e paciente cobrem olhos opostos para que os olhos descobertos tenham campos visuais mutuamente congruentes. O paciente é orientado a olhar fixamente para o olho descoberto do examinador e informar a ele a primeira vez que ver um alvo se mover para dentro do campo visual. O alvo é lentamente trazido de fora para o centro do campo visual. Como os campos visuais do paciente e do examinador são congruentes, a existência de um defeito de campo visual é verificada quando o objeto está visível no campo visual do examinador e o paciente não apresenta resposta. Os quatro campos de visão – quadrantes superior, inferior, nasal e temporal – são testados separadamente para cada olho. Os comprometimentos visuais decorrentes de lesões em vias centrais geralmente afetam apenas uma parte dos campos visuais. Por esse motivo, a representação gráfica dos campos visuais fornece informação sobre o sítio de lesão.

Distúrbios do sistema visual

Algumas condições envolvendo o SNC podem afetar a visão. Entre as mais proeminentes, estão o acidente vascular encefálico, a lesão cerebral traumática, distúrbios neonatais e EM. A relação existente entre o dano causado por um acidente vascular encefálico e os sintomas é discutida em detalhes no Capítulo 24. Neste capítulo, são discutidos alguns aspectos-chave das perturbações visuais.

Amaurose fugaz

O termo **amaurose fugaz** refere-se a um evento isquêmico transiente que afeta a retina. Esse evento transiente resulta da obstrução da artéria central da retina ou de um de seus ramos. Essa condição também é discutida no Capítulo 24.

Neurite óptica

A **neurite óptica** é um distúrbio desmielinizante frequentemente associado à EM. Tipicamente, a condição surge com uma dor no olho, em especial durante o movimento, e problemas visuais monoculares. O comprometimento visual caracteristicamente inclui perda visual no centro do campo (referida como escotoma central), diminuição da acuidade visual e comprometimento da visão colorida. A neurite óptica pode ocorrer como um evento agudo ou progredir lentamente. A recuperação é comum e ocorre tipicamente em 6-8 semanas, embora possa demorar vários meses. Enquanto a maioria das pessoas com neurite óptica eventualmente é diagnosticada com EM, cerca de 30% dos indivíduos apresentam um processo limitado apenas ao nervo óptico.

Resultados da pressão intracraniana elevada

O termo **papiledema** refere-se ao edema do disco óptico associado e causado por uma PIC elevada (discutida no Cap. 25). Mesmo quando o papiledema é grave, o defeito de campo visual pode consistir em não mais que uma ampliação do ponto cego. O papiledema é detectado por observação com oftalmoscópio. O disco óptico está edematoso e ingurgitado.

Defeitos de campo visual

As lesões localizadas em diferentes partes da via visual que segue desde a retina até o córtex visual primário causam defeitos de campo visual característicos (ver Fig. 18.18). As **lesões pré-quiasmáticas da retina** ou do nervo óptico são manifestadas por escotomas ou contrações do campo visual envolvendo apenas um olho (defeito de campo monocular). Um defeito de campo monocular é devido a uma lesão pré-quiasmática.

Como os axônios das células ganglionares da retina convergem para o disco óptico, o dano próximo ao centro da retina (fóvea central) resulta em um defeito de campo visual maior do que aquele produzido por um dano com a mesma extensão na periferia da retina. O dano à fóvea causa perda da visão central e resulta em considerável deficiência visual, por causa da perda da acuidade visual.

O dano ao nervo óptico resulta em um defeito de campo visual monocular. Quando esse dano é total, o paciente se queixa de cegueira no olho afetado (ver Fig. 18.18). Esse defeito é acompanhado de um defeito no reflexo pupilar à luz e de atrofia das fibras do nervo óptico afetadas, que eventualmente se manifesta como uma descoloração no disco óptico.

O quiasma óptico une as fibras do sistema visual oriundas dos dois olhos. Um dano ao quiasma, portanto, pode resultar em defeitos de campo em ambos os olhos. Se houver comprometimento do aspecto medial do quiasma óptico, os axônios decussantes vindos de cada hemicampo *retiniano* nasal são danificados. Isso resulta em perda dos campos visuais temporais em ambos os olhos – uma **hemianopsia bitemporal** (ver Fig. 18.18). Essa condição também é referida como **hemianopsia heterônima**, porque as perdas de campo não são sobrepostas. A causa mais comum de dano à região central do quiasma resulta da pressão exercida por um tumor da glândula hipófise, e o defeito de campo visual frequentemente é o primeiro sinal clínico.

Questão

O dano ao trato óptico resulta em perdas de campo visual que afetam os dois olhos. Explique por que ocorre perda de *campo visual,* em oposição à perda da visão de um olho. Agora, contraste a localização anatômica das lesões que afetam todo o campo visual *versus* as lesões que afetam parte do campo.

O dano ao aspecto lateral do quiasma compromete as fibras não cruzadas oriundas do campo retiniano temporal do olho ipsilateral. Isso causa perda do campo visual nasal ipsilateral, denominada **hemianopsia nasal**. Essa condição pode ser resultante de um aneurisma sacular em uma bifurcação da artéria carótida interna, que repousa adjacente ao quiasma. O aneurisma em um lado pode deslocar o quiasma contra a artéria carótida interna oposta, resultando em envolvimento de ambos os lados do quiasma. Esse envolvimento bilateral produziria um **defeito de campo visual binasal**.

Nas vias visuais pós-quiasmáticas, as fibras nasais do olho contralateral se unem às fibras temporais do olho ipsilateral. Um defeito que afeta o campo nasal de um olho e o campo temporal do outro olho é descrito como *homônimo*, pois envolve déficits de regiões similares do campo visual de ambos os olhos. Existem outros termos que são aplicados às lesões envolvendo as vias visuais pós-quiasmáticas. Os déficits de campo decorrentes de lesões únicas nas vias pós-quiasmáticas são *contralaterais* ao lado da lesão, pois as vias pós-quiasmáticas direitas (tratos ópticos, CGL, tratos geniculocalcarinos ou radiações ópticas) transmitem informação oriunda do lado esquerdo do campo visual de ambos os olhos e vice-versa. Dessa forma, a perda de campo visual ocorre no lado do campo visual que é contralateral à lesão. Essa lateralidade também se aplica às lesões do córtex visual primário envolvendo um único lobo occipital. Em adição, os déficits de campo homônimos podem ser congruentes ou incongruentes. Quando os defeitos no campo homônimo apresentam o mesmo formato, são chamados *congruentes*. E quando os formatos dos dois defeitos são distintos, esses defeitos são chamados *incongruentes*.

Em um corte transversal, o trato óptico é relativamente pequeno. Sendo assim, uma lesão unilateral muitas vezes danifica todas as suas fibras e causa um defeito de campo homônimo contralateral que afeta toda a metade do campo (ver Fig. 18.18D). Há um déficit de reflexo pupilar à luz que eventualmente resulta em uma atrofia do nervo óptico manifesta como descoloração do disco óptico.

Uma lesão envolvendo o CGL também resulta em hemianopsia homônima contralateral, bem como em atrofia do nervo óptico. Entretanto, não há déficit de reflexo à luz, por causa da preservação dos axônios ganglionares anatomicamente distintos que se projetam para o núcleo pré-tectal e formam o componente aferente desse reflexo.

Como as radiações ópticas não contêm axônios de células ganglionares retinianas, seu dano não causa atrofia do nervo óptico, mas resulta em hemianopsia homônima contralateral. Por outro lado, como os axônios geniculocalcarinos estão espalhados ao longo de uma área extensa, o dano às radiações ópticas costuma afetar apenas um único quadrante, em vez do hemicampo inteiro. Uma lesão na parte anterior do lobo temporal, por exemplo, envolve os axônios da alça de Meyer que transmitem informação oriunda dos quadrantes *retinianos* inferiores. Os defeitos de campo homônimos contralaterais resultantes envolvem os quadrantes superiores. O defeito às vezes é referido como defeito *pie-in-the-sky* e recebe a complicada denominação de **quadrantanopsia superior homônima contralateral** (ver Fig. 18.18). As lesões envolvendo o lobo parietal podem interromper os axônios geniculocalcarinos transmissores da informação oriunda dos quadrantes retinianos superiores, com consequente produção de defeitos de campo inferiores homônimos contralaterais.

Um aspecto característico dos defeitos de campo homônimos contralaterais resultantes do dano ao córtex visual primário é a congruência. A extensão da congruência depende do grau de proximidade entre as fibras de pontos correspondentes em cada retina e transmissoras de informações de campo visual idênticas, no sítio da lesão. O córtex visual primário é o primeiro lugar onde neurônios isolados recebem estímulos de ambos os olhos. Por esse motivo, existe uma representação ponto a ponto exata do campo visual. Em consequência, o dano ao córtex visual primário resulta em congruência

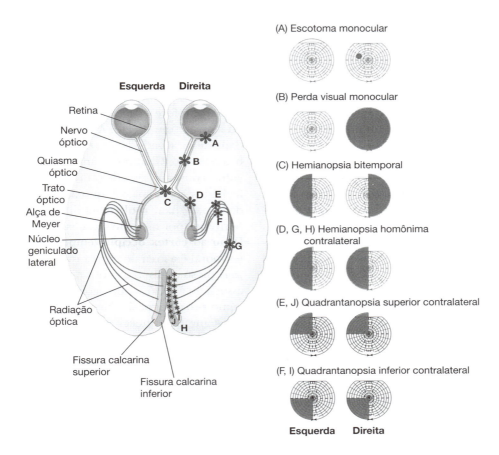

Figura 18.18 As lesões na via que segue da retina ao córtex visual resultam em defeitos de campo visual característicos. A natureza do defeito é usada clinicamente para localizar a lesão, conforme descrito no texto.

total. As lesões envolvendo o banco superior da fissura calcarina resultam em quadrantanopsia inferior homônima contralateral, enquanto as lesões no banco inferior causam quadrantanopsia superior homônima contralateral (ver Fig. 18.18). O dano com envolvimento total do córtex visual primário resulta em hemianopsia homônima contralateral, enquanto as lesões menores causam escotomas homônimos na parte correspondente do campo visual contralateral.

As lesões vasculares do lobo occipital podem produzir uma hemianopsia homônima contralateral em que os poucos graus centrais do campo são poupados, numa circunstância denominada **preservação macular**. Por causa de sua densa inervação sensorial, a fóvea possui uma representação bastante ampla junto ao córtex visual primário. Em adição, o campo visual central está representado no polo occipital que recebe um grau variável de circulação colateral a partir da artéria cerebral média, em adição ao suprimento principal fornecido pela artéria cerebral posterior. Uma obstrução vascular da artéria cerebral posterior pode resultar em uma perda do campo visual contralateral que não envolve a visão central em indivíduos nos quais essa circulação colateral seja robusta.

Algumas pessoas com hemianopsia homônima ainda podem continuar sendo capazes de experimentar algumas sensações visuais nos campos cegos. Os alvos coloridos podem ser detectados, ao contrário dos alvos acromáticos. Os indivíduos que não apresentam discriminação de padrão no campo hemianópico ainda podem ser capazes de alcançar e olhar para uma luz em movimento no campo cego (ver a discussão anterior sobre as projeções a partir do colículo superior, núcleo posterior lateral e núcleo pulvinar).

> **Questão**
>
> Em termos de causa e consequência, qual é a diferença entre hemianopsia homônima, cegueira cortical e anosognosia?

Déficits associados ao processamento cortical superior

A capacidade de reconhecer objetos visualmente apresentados depende não só da integridade do córtex visual primário (área de Brodmann 17) como também das áreas 18 e 19, além do giro angular do hemisfério dominante. Diferentemente dos indivíduos cegos, os indivíduos com **agnosia visual** conseguem perceber, mas são incapazes de compreender o significado do que estão vendo. A percepção visual básica permanece intacta, uma vez que esses indivíduos podem ser capazes de descrever com acurácia o tamanho, forma e cor de um objeto, embora somente consigam identificar esse objeto se o palparem, sentirem seu gosto, o cheirarem ou ouvirem.

As lesões bilaterais da área 17 dos lobos occipitais podem resultar em **cegueira cortical**, caso sejam lesões completas. Essa condição pode resultar de uma obstrução bilateral da artéria cerebral posterior. A extensão da perda da sensibilidade é equivalente àquela que se segue às lesões completas de nervos ópticos. Os reflexos à luz ainda podem continuar sendo deflagrados porque o córtex visual não faz parte da via reflexa, contudo o fechamento reflexo das pálpebras em resposta à luz brilhante ou a uma ameaça é perdido. Os olhos ainda são movidos ao longo de toda a amplitude, mas o indivíduo é incapaz de interpretar qualquer coisa que esteja no campo visual. Quando a lesão é incompleta, o indivíduo pode apresentar graus variáveis de percepção visual.

Uma causa de cegueira cortical é a oclusão embólica ou trombótica das artérias cerebrais posteriores. Como essas artérias também suprem o lobo temporal medial e o tálamo, é possível que outros sintomas acompanhem a cegueira. Essa condição também pode resultar de dano anóxico, como ocorre nas lesões pré e perinatal, lesão encefálica traumática ou tentativa de suicídio fracassada.

Quando as lesões se estendem além da área 17 e incluem os córtices de associação visual, o indivíduo evidentemente cego pode ser indiferente ou negar a cegueira. Neste último caso, os indivíduos agem como se conseguissem enxergar. Esse curioso distúrbio é conhecido como **síndrome de Anton** ou **anosognosia visual**.
Dano ao córtex parieto-occipital. Para compreender as perturbações visuais associadas com o córtex parieto-occipital, é importante lembrar que essa área está associada à identificação do *local* em que um evento ocorreu. As lesões nessa área, em especial no hemisfério não dominante, podem resultar em comprometimentos de construção e outros déficits do processamento visual-espacial. Indivíduos com essas lesões podem ter dificuldade para executar tarefas aparentemente simples e rotineiras, como vestir uma roupa. Exemplificando, essas pessoas podem vestir a roupa com a parte detrás virada para a frente, tentar enfiar o braço na perna de uma calça e outras coisas do tipo. A síndrome de Balint está especificamente associada ao dano a essa região e consiste em: simultagnosia, ataxia óptica e apraxia ocular. A **simultagnosia** refere-se a uma condição em que o indivíduo é capaz de perceber apenas uma pequena região do campo visual de cada vez. Esses indivíduos têm dificuldades particularmente para varrer um campo visual complexo ou identificar objetos em movimento. Em vez de verem o campo inteiro, os indivíduos afetados tendem a descrever apenas pequenas partes aleatórias. A **ataxia óptica** se refere à capacidade comprometida de alcançar ou apontar um objeto. A dificuldade é devida à dificuldade de localizar o objeto em oposição à ataxia do membro por si só. Uma vez alcançada essa localização, o indivíduo consegue repetir o movimento, mesmo de olhos fechados, sem ataxia. A **apraxia ocular** refere-se à dificuldade para fixar o olhar na direção de objetos na visão periférica por meio de sacadas.
Dano ao córtex occipitotemporal. O córtex occipitotemporal é a área do córtex que processa *aquilo que o objeto é* ou sua forma. Um dos distúrbios mais angustiantes associado às lesões que ocorrem nessa região é referido como **prosopagnosia**. Nessa condição, o indivíduo não consegue reconhecer as pessoas ao olhar para elas. O indivíduo com esse distúrbio consegue reconhecer as pessoas por suas roupas, voz ou outros atributos, mas não as identificam pelo rosto – mesmo que essas pessoas sejam bem conhecidas (p. ex., marido ou filha).

Outros fenômenos associados às lesões que ocorrem nessa área incluem a **micropsia**, em que os objetos são vistos inusitadamente pequenos, e a **metamorfopsia**, em que os objetos são vistos com forma ou tamanho distorcido. Isso por vezes é referido como síndrome de "Alice no país das maravilhas" e foi descrito como uma condição que ocorre com a enxaqueca, lesões vasculares e tumores nessa área. Na diplopia cerebral ou poliopia, esses indivíduos enxergam duas ou mais imagens de um único objeto.

> ### Questão
>
> O dano ao córtex occipitotemporal leva à manifestação de sintomas bastante diferentes daqueles induzidos pelo dano ao córtex parieto-occipital. Essa distinção adquire importância significativa durante o delineamento das abordagens da reabilitação destinadas a indivíduos que sofreram acidentes vasculares encefálicos nessas regiões. Qual é a diferença entre os sintomas esperados? Para analisar completamente essa distinção, esse é um momento propício para resumir o modo como a informação oriunda da retina é usada para determinar o que é um dado objeto (forma) e onde está (localização).

Esclerose múltipla

Para muitos indivíduos, um dos primeiros sinais da EM são as perturbações visuais. Cerca de 25% dos pacientes apresentam, como manifestação inicial, um episódio de neurite óptica que resulta em perda visual. Tipicamente, essa perda evolui rápido (em questão de dias) e, na maioria dos casos, melhora de forma significativa ou total. Outros distúrbios visuais podem ocorrer com a EM, incluindo um escotoma com envolvimento da área macular e do ponto cego; defeitos de campo visual (às vezes, hemianopsia homônima); e perturbações do RVO, em casos de lesões troncoencefálicas. A ampla variedade de déficits visuais associados à EM pode ocorrer em qualquer parte do SNC, sem nenhum padrão consistente de um paciente para outro. Lembre que o nervo óptico não é um nervo craniano verdadeiro e sim uma estrutura do SNC. Por esse motivo, o nervo óptico está sujeito à desmielinização associada aos distúrbios centrais, como a EM.

Enxaqueca

A fase prodromal da **enxaqueca** clássica (que afeta cerca de 1% da população) frequentemente envolve o córtex visual. A aura visual ocorre em cerca de 2/3 dos indivíduos que sofrem de enxaqueca e consiste em lampejos de luz branca ou colorida ou ainda em escotomas dispersos, seja ao longo dos campos visuais ou na periferia. Cerca de 10% dos indivíduos que sofrem de enxaqueca apresentam um escotoma cintilante que cresce por 20-30 minutos e, então desaparece. Linhas brilhantes e em zigue-zague circundam o escotoma e dão origem ao nome *espectro de fortificação*, por serem parecidas com as muralhas de uma fortificação. Embora as pessoas possam atribuir a aura visual a apenas um olho, na verdade se trata de um fenômeno quase sempre bilateral, que tem origem no córtex occipital.

RESUMO

O sistema visual é um dos sistemas mais plásticos do encéfalo humano, pois sua função no adulto é significativamente moldada pelas primeiras experiências visuais do indivíduo. A organização estrutural e funcional do sistema é conhecida em detalhes, a começar pelas células e sua sinaptologia na retina, estendendo-se para sua robusta representação cortical, em que as células estão organizadas em vários tipos distintos de colunas funcionais para análise de estímulos oriundos do CGL. A organização das células nessas colunas é deterministicamente hierárquica, uma vez que as propriedades da resposta de um dado neurônio são definidas pelas projeções recebidas de seus neurônios pré-sinápticos. Projeções subcorticais importantes são estabelecidas pelas células ganglionares retinianas. Exemplificando, as projeções para o colículo superior fornecem uma via alternativa de acesso da informação visual às áreas de associação visual do córtex, via núcleos de associação do tálamo. Infelizmente, a função dessa projeção ainda é desconhecida.

As projeções para o hipotálamo estão envolvidas na manutenção dos ritmos circadianos, como o ciclo de sono-vigília. Essas projeções para a área pré-tectal medeiam o reflexo pupilar à luz.

O sistema visual pode ser afetado por várias condições que afetam o SNC. Os testes do sistema visual muitas vezes são essenciais à localização do dano e, em adição, podem ter importância central na interpretação das implicações da visão diminuída ou alterada para o controle postural, percepção e interpretação do universo que nos cerca.

ATIVIDADES PARA ESTUDO

1. Jennifer era uma aluna de graduação de 27 anos de idade, que buscou assistência para tratar as cefaleias frontais e temporais que vinha tendo há seis semanas. Ela relatou que tinha dificuldade para ver objetos situados à esquerda, além de entorpecimento e falta de jeito com a mão esquerda. Explique cada um dos seguintes achados fornecidos pelo exame neurológico dessa paciente.
   a. Papiledema bilateral.
   b. Hemianopsia homônima esquerda incompleta: o campo visual inferior apresentava envolvimento mais extensivo.
   c. Enfraquecimento facial na região inferior esquerda.
   d. Enfraquecimento moderado do braço esquerdo.
   e. Discreto aumento dos reflexos nos tendões braquiorradial e bíceps esquerdo.
   f. Perturbações sensoriais na mão esquerda:
      i. Análise diminuída do toque e do sentido de posição e movimento dos dedos.
      ii. Perda da comparação de tamanhos e formas, e do reconhecimento de substâncias e texturas.
      iii. Discriminação entre dois pontos também defeituosa.
      iv. Observação de diminuição da resposta discriminativa à dor.
   g. Onde você supõe que a lesão esteja localizada?
2. Uma mulher de 38 anos de idade apresentava visão dupla há duas semanas. Ela também percebeu que sua pálpebra esquerda começou a cair na semana anterior. Ao responder a perguntas adicionais, ela relatou que não menstruava há um ano e vinha sentindo uma cefaleia bifrontal leve intermitente há seis meses. O exame dessa paciente revelou os seguintes achados:
   • Desvio do olho esquerdo para baixo e à esquerda.
   • A fissura palpebral esquerda estava 3 mm mais estreita do que a direita.
   • O diâmetro da pupila esquerda era de 5 mm e o da pupila direita, 2 mm.
   • A pupila esquerda reagiu lentamente à luz direcionada para qualquer olho.

- O olho direito reagiu diretamente à luz em direção a ambos os olhos.
- A acuidade visual era de 20/20, bilateralmente.
- Teste de campo visual de confrontação: incapaz de ver os dedos da mão no campo temporal superior de qualquer olho.
- Consegue detectar com acurácia odores discretos, com qualquer narina.
- Sensibilidade normal ao toque leve e alfinetada nas três divisões do NC V.
- Resultados normais ao exame dos reflexos motores, sensoriais e tendíneos; da coordenação; e da marcha.

a. Qual é o termo técnico para "visão dupla"? Quais são suas possíveis causas? Monte um diagrama dos efeitos visuais.

b. Identifique o(s) nervo(s) craniano(s) afetado(s) nessa paciente.

c. Identifique na via visual o local onde pode haver uma lesão que produza esse tipo de perda de campo visual.

d. A paciente apresenta dois sintomas aparentemente não relacionados ao sistema visual que ajudaram o neurologista a localizar a lesão.

   i. Por que a cefaleia é relevante para a condição da paciente? Qual tipo de lesão subjacente é sugerido por essa cefaleia?

   ii. O sintoma de amenorreia é sugestivo de qual localização da lesão?

e. Localize a área da lesão.

BIBLIOGRAFIA

Barton, J. J. S., Hefter, R., Chang, B., Schomer, D., and Drislane, F. The field defects of anterior lobectomy: A quantitative reassessment of Meyer's loop. Brain 128:2123–2133, 2005.

Berson, D. M. Phototransduction in ganglion-cell photoreceptors. Eur J Phyiol 454:849–855, 2007.

Kandel, E. R., and Wurtz, R. H. Ch. 2.5 Constructing the visual image. In: Kandel, E. R., Schwartz, J. H., and Jessell, T. M., eds. Principles of Neural Science, 4th ed. McGraw-Hill, New York, 2000.

Lennie, P. Ch. 29. Color vision. In: Kandel, E. R., Schwartz, J. H., and Jessell, T. M., eds. Principles of Neural Science, 4th ed. McGraw-Hill, New York, 2000.

Nolte, J. The Human Brain: An Introduction to Its Functional Anatomy, 6th ed. Mosby Elsevier, Philadelphia, 2009.

Remington, L. A. Clinical Anatomy of the Visual System, 2nd ed. Elsevier, St. Louis, 2005.

Schneider, K. A., and Kastner, S. Visual responses of the human superior colliculus: A high- resolution functional magnetic resonance imaging study. J Neurophysiol 94:2491–2503, 2005.

Tessier-Lavigne, M. Ch. 26. Visual processing by the retina. In: Kandel, E. R., Schwartz, J. H., and Jessell, T. M., eds. Principles of Neural Science, 4th ed. McGraw-Hill, New York, 2000.

Wurtz, R. H., and Kandel, E. R. Ch. 27. Central visual pathways. In: Kandel, E. R., Schwartz, J. H., and Jessell, T. M., eds. Principles of Neural Science, 4th ed. McGraw-Hill, New York, 2000.

Wurtz, R. H., and Kandel, E. R. Ch. 28. Perception of motion, depth, and form. In: Kandel, E. R., Schwartz, J. H., and Jessell, T. M., eds. Principles of Neural Science, 4th ed. McGraw-Hill, New York, 2000.

19
Cerebelo e núcleos da base

Objetivos de aprendizagem

1. Lembrar o significado dos seguintes termos relacionados à disfunção cerebelar: tremor intencional, dismetria, decomposição do movimento, disdiadococinesia, ataxia e nistagmo.
2. Analisar a arquitetura celular do cerebelo.
3. Diferenciar o arquicerebelo e o neurocerebelo com base na origem dos estímulos, destino das respostas e importância funcional de cada um.
4. Relacionar os principais tratos cerebelares ao pedúnculo pelo qual seguem, porção filogenética do cerebelo em que residem e informação que carregam: TECD, TCC, TECV, TECR, projeção trigeminocerebelar, projeção interpositorrubral e fibras dentotalâmicas.
5. Discutir a importância geral das funções cerebelares com relação ao controle do movimento intencional.
6. Comparar o destino e o papel das projeções do verme aos do lobo anterior do paleocerebelo.
7. Relacionar as síndromes cerebelares ao papel das estruturas cerebelares associadas a elas.
8. Descrever os sinais que tipicamente acompanham as lesões ao neocerebelo e contrastá-los com os sinais associados às lesões do arquicerebelo.
9. Explicar o significado de *desinibição*, em relação aos circuitos dos núcleos da base (NB), e descrever a sequência de eventos e respostas envolvidas no processo.
10. Diferenciar as vias direta e indireta através dos NB.
11. Lembrar o significado dos termos a seguir, relacionados à disfunção dos NB: tremor, rigidez, bradicinesia e instabilidade postural.
12. Discutir os fatores epidemiológicos relacionados à doença de Parkinson (DP).
13. Explicar as consequências da perda de células produtoras de dopamina (DA) no mesencéfalo, em relação à função dos NB, assim como os sinais e sintomas da DP.
14. Comparar três tipos de terapias farmacológicas para DP quanto ao sítio de ação e as consequências: reposição de DA, agonista de DA e inibidores do metabolismo da DA.
15. Relacionar os componentes básicos do exame físico de pacientes com DP à condição subjacente.
16. Diferenciar o papel das intervenções farmacológicas, cirúrgicas e físicas no tratamento de indivíduos com DP.
17. Diferenciar a localização do dano associado à doença de Huntington (DH) e à DP, diferenciando também os neurotransmissores afetados; relacionar essas diferenças aos sintomas resultantes.
18. Descrever os componentes básicos do exame físico e as intervenções destinadas aos pacientes com DH.

Abreviaturas

ATV área tegmental ventral
COMT catecol-O--metiltransferase
DA dopamina
DH doença de Huntington
DP doença de Parkinson
EEP estimulação encefálica profunda
FR formação reticular
GABA ácido γ-aminobutírico
GDNF fator neurotrófico derivado de linhagem de células gliais
GPe globo pálido, porção externa
GPi globo pálido, porção interna
L-Dopa levodopa
MAO monoamina oxidase
MNI motoneurônio inferior
NB núcleos da base
ND núcleo denteado
NST núcleo subtalâmico
PPSE potencial pós--sináptico excitatório
SN substância negra
SNpc parte compacta da substância negra
SNpr parte reticulada da substância negra
TCC trato cuneocerebelar
TECD trato espinocerebelar dorsal
TECR trato espinocerebelar rostral
TECV trato espinocerebelar ventral

INTRODUÇÃO

A anatomia macroscópica e o suprimento sanguíneo do cerebelo e dos NB foram apresentados, respectivamente, nos Capítulos 6 e 7. Este capítulo revisa essas duas estruturas importantes, porém primariamente a partir da perspectiva de seus papéis no movimento e porque ambos, cerebelo e NB, são alvos importantes e comuns de doença neurológica. Seu envolvimento dá origem a inúmeros sinais e sintomas neurológicos distintivos, dependendo significativamente da localização da patologia em uma determinada estrutura.

A primeira seção principal deste capítulo aborda o cerebelo. Começamos discutindo o circuito junto ao próprio cerebelo, que é uniforme ao longo de toda a estrutura. Apesar dessa uniformidade, o cerebelo pode ser subdividido em três regiões que desempenham diferentes funções: arquicerebelo, paleocerebelo e neocerebelo. A especificidade funcional de cada região deriva da singularidade de suas conexões de estímulo e resposta – ou seja, o circuito através do cerebelo. Essas conexões são definidas para cada uma das três regiões. Em seguida, o papel do cerebelo é discutido em relação ao aprendizado motor. Esta seção termina abordando as conexões clínicas, incluindo exemplos das síndromes observadas em seres humanos após as lesões que afetam cada uma das três regiões, bem como as implicações para a reabilitação física.

A segunda seção principal deste capítulo enfoca os NB. Assim como na primeira seção, nós começamos com uma discussão sobre o circuito dos NB. Desta vez, porém, nós não consideramos o circuito intrínseco junto aos NB, mas enfocamos o circuito através dos NB. Esse circuito abrange uma alça que tem início no córtex cerebral, se projeta para o estriado onde faz sinapses e, em seguida, faz sinapses no globo pálido interno-SNpr, voltando então aos córtices motores pelo tálamo. Esse é o chamado circuito direto e sua função consiste em facilitar o movimento. Um segundo circuito atravessa a porção *externa* do globo pálido e o núcleo subtalâmico antes de alcançar o globo pálido interno-SNpr. Esse é chamado circuito indireto e sua função é suprimir o movimento. O restante da seção é clínico. Duas doenças particularmente relevantes para o especialista em reabilitação afetam componentes específicos do circuito por meio dos NB. A primeira, a DP, é de longe a mais frequente e é considerada em profundidade – quanto à fisiopatologia e tratamento – inclusive em termos de reabilitação farmacológica, cirúrgica e física. A segunda doença discutida é a DH (coreia). De modo significativo, os principais componentes da sintomatologia dessas duas doenças podem ser explicados por alterações funcionais das vias direta e indireta que atravessam os NB. As implicações para a reabilitação física são consideradas. A parte final desta seção discute um distúrbio clínico que se segue ao dano ao núcleo subtalâmico: o hemibalismo.

CEREBELO

Apresentação clínica

Em sua prática de reabilitação, você trabalha com pacientes que apresentam uma ampla gama de distúrbios cerebelares. A sra. Karch é um desses indivíduos. Ela sofreu um ferimento à bala que causou dano restrito ao lado esquerdo do neocerebelo. O sr. Ogelthorpe sofre de alcoolismo de longa data, acompanhado de uma degeneração substancial paleocerebelar. E Laney é uma criança de 3 anos que foi diagnosticada recentemente com um meduloblastoma junto ao nódulo cerebelar. Ao ler esta seção, considere os seguintes aspectos:

- Qual conjunto de sintomas, com base na região cerebelar envolvida, seria esperada para cada um desses pacientes?
- Como os sintomas estão relacionados com o papel fisiológico dessas três áreas do cerebelo?
- Quais exames clínicos você poderia realizar em cada um desses três pacientes?

Questão

Como forma de preparação para entender o conteúdo deste capítulo, revise no Capítulo 6 o conteúdo referente às células que constituem o cerebelo, a estrutura geral do cerebelo, os núcleos, pedúnculos e as diferentes nomenclaturas usadas para definir partes dessa estrutura importante.

Apesar de o cerebelo ser tão extensivamente estudado quanto à estrutura e função desde o início do século XX, ainda não há um consenso quanto à natureza da operação cerebelar fundamental e o modo como ela é executada. Por outro lado, existe uma abundância de informação sobre suas características histológicas e sinaptológicas, sua fisiologia neuronal extensivamente conhecida, seus padrões de conectividade de estimulação e resposta bem estabelecidos, e os sinais clínicos característicos comprovados resultantes de seu dano. Em adição, uma das dificuldades mais formidáveis à compreensão das funções do cerebelo humano é o fato de os cerebelos de primatas e mamíferos não humanos, como o gato (cobaia de pesquisas experimentais), diferirem do cerebelo humano.

Muitas teorias têm sido desenvolvidas, como a das funções especializadas de diferentes regiões do cerebelo. A maioria não passa disso – teoria. Talvez, o exemplo primordial seja a volumosa literatura referente à descarga de neurônios isolados nos cerebelos de macacos treinados para realizar movimentos isolados de articulações individuais. As correlações entre padrões de descarga e parâmetros de movimento eram, na melhor das hipóteses, fracas e por vezes inexistentes, além de serem inconsistentes entre os diversos estudos. Um motivo para isso é o fato de o cerebelo não estar relacionado à execução de movimentos articulares individuais e sim de movimentos multiarticulares. A regulação cerebelar do movimento multiarticular composto, na verdade, tem sido inferida a partir da observação clínica realizada por neurologistas como Sir Gordon Holmes, que foi um dos primeiros (1917) a registrar os déficits subsequentes ao dano cerebelar. Holmes acreditava que o movimento multiarticular defeituoso resultava de erros cumulativos na regulação. Entre os erros por ele descritos, relacionados aos movimentos compostos, estão o retardo de iniciação e as anormalidades de frequência, amplitude e força de contração dos movimentos das articulações individuais constituintes que compunham o movimento composto. A lógica vigente é a de que o cerebelo exerce uma importante função comparadora, permitindo a comparação do movimento pretendido ao movimento real, como forma de detectar erros de movimento e, então, propiciando correções contínuas à medida que o movimento se desenvolve.

O arranjo dos neurônios cerebelares é tão regular que a descrição do microcircuito em uma área cerebelar é uniformemente descritiva daquilo que existe em todas as outras partes do cerebelo. A extraordinária constância desse microcircuito tem dirigido a busca por um princípio funcional unitário correspondente que forma a base de todas as operações cerebelares. Mesmo assim, apesar de sua estrutura elegantemente simples e do circuito neuronal transparente, um modelo coerente de função cerebelar continua indefinido. De fato, apesar da considerável uniformidade da estrutura citoarquitetônica ao longo do cerebelo, as funções de diferentes regiões cerebelares são amplamente distintas. As diferenças são transmitidas pela origem dos estímulos e destino das respostas oriundas do cerebelo. Dessa forma, nós enfocaremos as relações estímulo-estímulo de diferente regiões cerebelares, tentando definir sua função. Primeiramente, contudo, será definido o microcircuito do cerebelo.

> ## Questão
>
> Nas discussões anteriores sobre a medula espinal, foram relacionados o dano e os sintomas esperados à área específica da medula e aos níveis da coluna espinal afetados. As relações mais complicadas eram as que envolviam lesões no cerebelo. Ao prosseguir na leitura deste capítulo, identifique as principais diferenças existentes entre a medula espinal e o cerebelo que dificultam esboçar as relações funcionais existentes entre sintomas e sítio de lesão, no caso do cerebelo.

Circuito do cerebelo

Lembre-se do Capítulo 6, no qual vimos que o córtex cerebelar possui uma estrutura de três camadas uniformes e simples. Assim, diferentemente do córtex cerebral (descrito no Cap. 7), o cerebelo não apresenta subdivisões citoarquitetônicas. Conforme descrito adiante, duas das três camadas do cerebelo são individualmente constituídas por diferentes tipos celulares. A maior parte da terceira camada é constituída por dentritos e axônios de células originárias das outras camadas, com uma densidade de neurônios significativamente menor. A análise das três camadas do córtex cerebelar é importante para a compreensão de seu papel funcional.

Camadas

A **camada molecular** é a mais superficial e apresenta baixa densidade de células (neurônios). Essa camada contém primariamente as arborizações dendríticas das células residentes das camadas mais profundas – numerosos axônios delgados que seguem em paralelo ao eixo longo das folhas. Adicionalmente, essa camada contém dois tipos de interneurônios inibitórios: células estreladas (na porção externa) e células em cesta (na porção interna). A extensiva árvore dendrítica de cada célula de Purkinje, cujos corpos celulares em forma de cantil constituem a camada média, avança para dentro da camada molecular e formam uma camada única de células de Purkinje. A característica exclusiva dos dendritos da célula de Purkinje é o achatamento para dentro de um plano único orientado perpendicularmente ao eixo longo da folha em que a árvore dendrítica está situada.

A **camada de Purkinje** ou camada média contém os corpos celulares das células de Purkinje (que são neurônios, todavia tipicamente identificados como *células*). As células de Purkinje são inibitórias para os neurônios nos quais fazem sinapse, primariamente os neurônios dos núcleos cerebelares profundos. Liberam o transmissor ácido γ-aminobutírico (GABA).

Por fim, a camada cortical mais interna ou **camada granular** é constituída por células (neurônios) granulares firmemente concentradas, que são excitatórias e fazem sinapse glutamatérgica com as células de Purkinje. As células granulares enviam seus axônios para dentro da camada molecular, onde cada axônio se bifurca e forma uma delgada fibra não mielinizada paralela que se estende por cerca de 5 mm ao longo do eixo longo de uma folha. Cada fibra paralela atravessa a árvore dendrítica de até 500 células de Purkinje e nela faz sinapse. A camada granular também contém os corpos celulares de interneurônios inibitórios chamados neurônios de Golgi (ver Fig. 19.1).

> **Questão**
>
> Qual das três camadas do cerebelo contém neurônios que liberam neurotransmissores inibitórios? E qual camada contém neurônios liberadores de neurotransmissores excitatórios? Qual é a ação geral da resposta do cerebelo – excitatória ou inibitória?

Pedúnculos, entradas e saídas

Três pedúnculos conectam o cerebelo ao restante do SNC, conforme descrito no Capítulo 6. O **pedúnculo cerebelar inferior** (também chamado corpo restiforme) conecta o cerebelo à medula espinal. O **pedúnculo cerebelar médio** (também chamado *brachium pontis*) possui conexões em massa com a ponte. Esses dois pedúnculos transmitem estímulos ao cerebelo. Em contraste, o **pedúnculo cerebelar superior** (também chamado *brachium conjunctivum*) transmite principalmente as respostas oriundas do cerebelo.

A estimulação do cerebelo, conforme indicado no Capítulo 6, se dá primariamente via dois sistemas de fibras principais: as fibras musgosas e as fibras trepadeiras. A via mais direta para as células de Purkinje é via fibras trepadeiras, originárias do núcleo olivar inferior contralateral. Nomeadas conforme a morfologia de suas terminações nas células de Purkinje, as fibras trepadeiras sobem individualmente pelos dendritos de uma única célula de Purkinje, de modo semelhante à hera subindo por uma treliça. A sinapse da fibra trepadeira-célula de Purkinje é excitatória e uma das mais poderosas do sistema nervoso. Um único potencial de ação da fibra trepadeira deflagra um enorme potencial pós-sináptico excitatório (PPSE) que produz uma explosão de curta duração e alta frequência de potenciais de ação de célula de Purkinje.

As fibras musgosas são mais numerosas e também se projetam para as células de Purkinje, contudo não diretamente. Essas fibras têm origem em várias fontes, incluindo os núcleos vestibulares, medula espinal e córtex cerebral. As fibras oriundas do córtex cerebral atingem o cerebelo via sistema de projeção pontocerebelar. Essas fibras seguem por dentro do pedúnculo cerebelar médio, que é uma das vias mais maciças do encéfalo. As fibras musgosas terminam nos dendritos das células granulares, cujos axônios fazem sinapse nas espinhas dos dendritos da célula de Purkinje, via fibras paralelas. As fibras musgosas também excitam os neurônios nos quais fazem sinapse.

A resposta oriunda do cerebelo somente ocorre via células de Purkinje. Esses neurônios se projetam diretamente para os núcleos vestibulares ou fazem sinapse nos núcleos cerebelares profundos que, por sua vez, se projetam para destinos situados fora do cerebelo. Como são células inibitórias, o efeito final da resposta da célula de Purkinje é inibitório.

As respostas do cerebelo são moduladas do seguinte modo: as fibras musgosas e trepadeiras enviam colaterais para os neurônios dos núcleos cerebelares profundos, antes de seguirem adiante e terminarem nos neurônios do córtex cerebelar (ver Fig. 19.2). Essas projeções

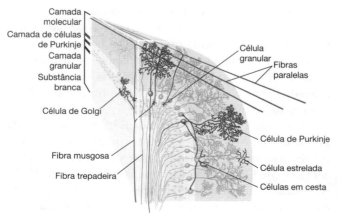

Figura 19.1 As três camadas do cerebelo e as células (neurônios) que as constituem.

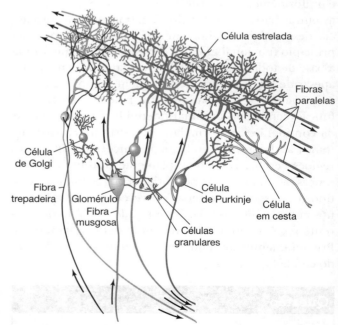

Figura 19.2 As fibras musgosas têm conexões *indiretas* com as células de Purkinje, enquanto as fibras trepadeiras têm conexões *diretas* com aquelas. As fibras musgosas e trepadeiras são fibras de estimulação para o cerebelo, enquanto os axônios das células de Purkinje são fibras de resposta.

excitam neurônios dos núcleos cerebelares profundos e fornecem um impulso excitatório de fundo aos neurônios dos núcleos profundos. Isso representa a principal alça excitatória ao longo do cerebelo. Essa alça excitatória, então, é modulada por uma alça inibitória lateral que passa pelos neurônios do córtex cerebelar e é mediada pelas células de Purkinje. Estes são dirigidos pelos mesmos estímulos excitatórios que dirigem a alça excitatória principal, bem como por interneurônios inibitórios do córtex. Estes últimos incluem as células em cesta e células estreladas que fazem sinapse, respectivamente, no corpo celular e nos dendritos das células de Purkinje. Os interneurônios da célula de Golgi recebem estímulos excitatórios das fibras paralelas da célula granular (na camada molecular) e, em seguida, promovem inibição por retroalimentação (*feedback*) sobre os dendritos da célula granular (na camada granular). A ação inibitória dos neurônios de Purkinje foi descrita como sendo *escultora* (que dá forma) da resposta excitatória de fundo oriunda dos núcleos profundos. O aumento da descarga das células de Purkinje por meio de seus impulsos excitatórios diminui a resposta oriunda dos núcleos cerebelares profundos, enquanto a diminuição da descarga das células de Purkinje via impulsos corticais inibitórios aumenta a resposta nuclear profunda por desinibição.

> ### Questão
> Quais alças cerebelares são excitatórias e quais são inibitórias? Quais neurotransmissores são responsáveis por esses dois tipos de influências neuronais?

Conexões cerebelares de entrada e saída em relação à função

Conforme discutido no Capítulo 6, o cerebelo é divisível em três regiões, com base em quatro critérios diferentes:

1. A anatomia macroscópica, determinada por suas duas fissuras principais (lobo floculonodular, lobo anterior e lobo posterior).
2. A filogenia da anatomia macroscópica (arquicerebelo, paleocerebelo e neocerebelo).
3. A fonte das fibras aferentes que se projetam para diferentes regiões do córtex cerebelar (vestibulocerebelo, espinocerebelo e pontocerebelo).
4. O padrão de projeções a partir do córtex cerebelar para os núcleos profundos subjacentes (zona medial, zona intermediária e zona lateral).

Dessa forma, algumas nomenclaturas diferentes foram desenvolvidas para descrever os componentes do cerebelo. Apesar de toda a nomenclatura existente, nenhuma das opções correlaciona precisamente estrutura e função, de modo a poder ser usada para explicar todas as condições clínicas. No entanto, as denominações arquicerebelo, paleocerebelo e neocerebelo são usadas com frequência de modo intercambiável com vestibulocerebelo, espinocerebelo e pontocerebelo, respectivamente. Nenhuma lesão de ocorrência natural se ajusta a nenhuma dessas denominações isoladamente. As lesões cerebelares, por exemplo, podem envolver mais de uma região filogenética; os estímulos de diferentes fontes podem seguir para mais de um lobo cerebelar. Em certos casos, nós empregamos a terminologia filogenética, mas há casos em que o uso da terminologia funcional é mais apropriado. A relação existente entre as terminologias filogenética e funcional é resumida na Tabela 19.1.

> ### Questão
> Pensando à frente e com base em seu conhecimento atual sobre anatomia, qual seria o suposto papel de cada um dos seguintes estímulos ao cerebelo: vestibular, espinal e cortical?

A terminologia filogenética é usada, apesar das limitações descritas, para nomear duas síndromes nitidamente definidas de particular importância para a reabilitação. A primeira é a **síndrome arquicerebelar**, resultante do dano ao lobo floculonodular e partes profundas do verme. Note que o arquicerebelo às vezes é referido como vestibulocerebelo e, sendo assim, nós costumamos observar sintomas similares aos vestibulares nas síndromes arquicerebelares. A segunda é a **síndrome neocerebelar**, resultante do dano à maior parte do cerebelo, os hemisférios laterais dos lobos anterior e posterior. Essa terminologia filogenética será usada não

Tabela 19.1 Terminologia usada nas discussões sobre o cerebelo

Filogenia	Lobos	Zonas longitudinais	Regiões funcionais
Arquicerebelo	Floculonodular	Verme	Vestibulocerebelo
Paleocerebelo	Anterior	Intermediária	Espinocerebelo
Neocerebelo	Posterior	Lateral	Pontocerebelo

só por ser a mais anatomicamente precisa, em termos de correlação entre déficits clínicos e anatomia, mas também por fornecer uma estrutura que permite entender as funções cognitivas do cerebelo apresentadas no Capítulo 21. À revelia, então, ficamos ainda com uma **síndrome paleocerebelar**. É importante lembrar que o paleocerebelo é constituído pela zona intermediária e pela maior parte do verme. Como o paleocerebelo consiste em componentes que residem nos lobos anterior e posterior, além de incluir a linha média e o córtex do paraverme (ver Fig. 6.17), a lesão teria que se estender da superfície superior para a superfície inferior do cerebelo e ser confinada aos córtices do verme e paraverme – uma ocorrência extremamente improvável. Assim, uma síndrome paleocerebelar nitidamente definida aparentemente não ocorre em seres humanos. Aquilo que chamamos de síndrome paleocerebelar envolve apenas o componente do paleocerebelo que reside no lobo anterior.

Função e conexões arquicerebelares

As conexões para o lobo floculonodular e núcleo do fastígio oriundas dos núcleos vestibulares (ver Fig. 19.3), aliadas às projeções oriundas da retina são essenciais para o papel do cerebelo de influenciar e manter o equilíbrio (postura e marcha). Os aferentes vestibulares se projetam para o arquicerebelo, a partir de duas fontes: fibras da divisão vestibular ipsilateral do nervo craniano VIII, que se projetam diretamente para o arquicerebelo sem fazer sinapse no tronco encefálico (fibras primárias); e axônios oriundos dos corpos celulares situados junto aos núcleos vestibulares ipsilaterais (fibras secundárias). Os aferentes vestibulares transmitem informação dos labirintos referente à posição da cabeça no espaço (informação estática) e às alterações da posição da cabeça (informação dinâmica). Esse tipo de informação influencia reflexivamente a distribuição do tônus nos membros, tronco, pescoço e musculatura extraocular. Esses ajustes musculares reflexivamente induzidos estão em uma direção que se opõe à força perturbadora e, portanto, atuam mantendo uma postura vertical normal e a posição da cabeça na horizontal (ver Cap. 17).

Além da informação vestibular, o lobo floculonodular recebe informação da retina por uma via indireta que envolve as fibras trepadeiras a partir do núcleo olivar inferior. Foi demonstrado que as células de Purkinje do flóculo respondem seletivamente à direção em que o estímulo visual se move ao longo da retina. Essa informação é importante na regulação do reflexo vestíbulo-ocular (ver Cap. 17).

Os eferentes arquicerebelares saem do cerebelo (ver Fig. 19.3) e se projetam para duas estruturas tronco encefálicas: os núcleos vestibulares e a formação reticu-

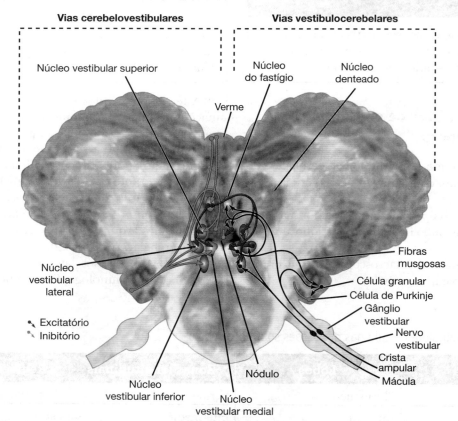

Figura 19.3 Conexões do arquicerebelo. O aferente vestibular se projeta direta e indiretamente através dos núcleos do fastígio para o arquicerebelo.

lar. As influências sobre os núcleos vestibulares são mediadas por projeções cerebelares diretas e indiretas. A projeção direta consiste nos axônios da célula de Purkinje que terminam diretamente nos neurônios nucleares vestibulares. A projeção indireta consiste em axônios de célula de Purkinje que terminam em neurônios do núcleo do fastígio, cujos axônios terminam em neurônios vestibulares. Os núcleos vestibulares recebem informação oriunda do labirinto e, após o processamento intranuclear, a distribuem aos motoneurônios segmentares, via tratos vestibulospinais descendentes, e aos motoneurônios extraoculares, via fibras do fascículo longitudinal medial (FLM) ascendentes. Entretanto, partes do complexo nuclear vestibular também atuam como uma das principais estações de resposta cerebelar, de modo que os sistemas de projeção ascendente e descendente que emanam dos núcleos vestibulares transmitem informação labiríntica e cerebelar.

Questão

Quais papéis importantes do FLM você aprendeu previamente?

As respostas oriundas do arquicerebelo (com outras regiões), suas principais funções motoras e a via de motoneurônio superior influenciada por essas conexões são resumidas na Tabela 19.2.

As influências arquicerebelares sobre a formação reticular (FR) são transmitidas para a medula espinal, via tratos reticulospinais descendentes, e para os núcleos motores extraoculares tronco encefálicos, via fibras ascendentes da FR. Os neurônios da FR recebem projeções secundárias abundantes dos núcleos vestibulares e, por esse motivo, são significativamente modulados pela informação labiríntica. Em resumo, os ajustes musculares que mantêm o equilíbrio e regulam a posição dos olhos são controlados pelos núcleos vestibulares e FR – ambos recebem e processam informação labiríntica, enviam suas respostas aos motoneurônios segmentares e

extraoculares, e são fortemente influenciados pelo cerebelo.

Em macacos, a remoção do lobo floculonodular resulta em uma síndrome de desequilíbrio marcada por quedas, oscilações da cabeça e do tronco, e marcha caracterizada por vacilos e base de sustentação ampla. Está claro que esses são déficits do controle vestibular da postura e do movimento, uma vez que os movimentos reflexos voluntários e posturais não são comprometidos quando o tronco é sustentado contra a ação da gravidade – uma manobra que diminui as contribuições vestibulares para o movimento. Em macacos, as lesões isoladas do núcleo do fastígio impedem os animais de sentar, ficar em pé e caminhar, provocando quedas frequentes para o lado da lesão. Uma grande parte da musculatura é envolvida, mas apenas na postura e marcha. Considerando as conexões eferentes do lobo floculonodular, fica claro que uma lesão arquicerebelar produziria dois efeitos inter-relacionados. Como os núcleos vestibulares estão sob controle cerebelar contínuo, a lesão interromperia o processamento da informação labiríntica nos núcleos e também alteraria a resposta motora oriunda desses núcleos. Um efeito análogo seria exercido sobre a FR do tronco encefálico.

A experimentação animal revelou duas funções adicionais do lobo floculonodular. A primeira, a ablação do nódulo (e úvula), confere uma aparente imunidade à doença do movimento a um animal, implicando assim o nódulo na gênese dessa patologia. O nódulo é parte vermal do lobo floculonodular. A úvula é a porção vermal das tonsilas cerebelares (ver Fig. 6.12). Secundariamente, a remoção do vestibulocerebelo diminui a plasticidade do reflexo vestíbulo-ocular.

Função e conexões paleocerebelares

Com base nas conexões de entrada-saída do paleocerebelo, é provável que um de seus papéis fundamentais seja a função de comparador, por meio da qual o movimento pretendido é comparado ao movimento que está sendo executado, com os devidos ajustes feitos ao

Tabela 19.2 Regiões do cerebelo motor

Região	Função principal	Via de motoneurônio superior influenciada
Lobo floculonodular	Equilíbrio e reflexos vestíbulo-oculares	Fascículo longitudinal medial, tratos vestibulospinal e reticulospinal
Verme anterior e lobos posteriores	Coordenação do movimento dos membros proximais e músculos axiais	Tratos corticospinal anterior, reticulospinal, vestibulospinal e tetospinal
Zona intermediária do hemisfério	Coordenação do movimento dos membros distais	Tratos corticospinal lateral e rubrospinal
Zona lateral do hemisfério	Planejamento motor	Trato corticospinal lateral

movimento em curso. A informação sobre o movimento pretendido (referido como **cópia eferente**) também é enviada ao cerebelo. À medida que as fases iniciais de um movimento são executadas, os padrões de descarga dos receptores periféricos mudam e o cerebelo recebe uma descrição da porção do movimento de fato realizado (p. ex., posição de membro, velocidade, forças de contração muscular, relações agonista-antagonista). Essa estimulação permite ao cerebelo avaliar se a próxima porção do comando motor cerebral é apropriada para a cópia eferente e para o estado do membro prevalente ao qual está para ser sobreposto. Quando a comparação é incompatível, a resposta cerebelar aparentemente modifica o comando. O cerebelo então atualiza constantemente o movimento ao longo de sua evolução, por meio da modificação dos sinais de comando dirigidos aos MNI. Por si só, esse mecanismo automático baseado em comparação não opera como um sistema corretivo de seguimento, e sim de modo simultâneo ao movimento.

Diferentemente do arquicerebelo, as funções do paleocerebelo, que foram definidas sob o ponto de vista anatômico no Capítulo 6, não são definitivamente evidentes, ainda que de forma um pouco paradoxal exista uma volumosa literatura sobre suas conexões de entrada-saída em animais, conforme poderemos constatar adiante. Diversos autores consideraram o paleocerebelo como sendo a parte do cerebelo mais relacionada com a regulação do tônus muscular, bem como com a coordenação das atividades posturais (p. ex., ficar em pé) e marcha. É consenso entre todos os autores que sua esfera regulatória engloba a musculatura do corpo inteiro. A discussão enfocará amplamente o lobo anterior do paleocerebelo, que é o componente de maior aplicabilidade clínica.

Conforme descrito nos Capítulos 17 e 18, a regulação das atividades posturais, como ficar em pé (manutenção da postura vertical), depende de três modalidades sensoriais: propriocepção, visão e vestibular. Essas três modalidades estão pesadamente representadas no verme, ao longo de todo o corpo do cerebelo. Os reflexos de estiramento mediados pelos fusos musculares representam a matéria-prima da postura vertical e, em determinado sentido, sua regulação é mais essencial à postura em pé do que ao equilíbrio. O equilíbrio é um aspecto desse controle em que o estímulo vestibular é importante. Porém, adicionalmente, a propriocepção e a visão são fatores relevantes. A propriocepção é importante porque a interrupção de sua estimulação junto às raízes dorsais (como no tabe dorsal) ou junto às colunas dorsais da medula espinal resulta em **ataxia sensorial**, quando se torna difícil permanecer em pé sem oscilar, em particular com os olhos fechados (sinal de Romberg), e a marcha é descoordenada. O papel da visão na postura vertical é prontamente evidente quando nos apoiamos sobre um pé só e comparamos a quantidade de oscilação do corpo com os olhos fechados e, em seguida, com os olhos abertos.

Questão

Este momento é oportuno para sintetizar a informação relevante sobre o controle postural. As lesões envolvendo o arquicerebelo resultam em sintomas bastante diferentes daqueles observados com as lesões envolvendo o paleocerebelo. Em quais aspectos os sintomas relacionados a esses dois tipos de lesões são comparáveis, e quais são as diferenças importantes existentes nas conexões dessas duas regiões que explicam a diferença dos sintomas?

As células de origem dos sistemas espinocerebelares possuem uma organização mais complexa do que a princípio se imaginava. Algumas células processam as informações proprioceptiva e exteroceptiva separadamente, enquanto outras respondem a ambos os tipos de estimulação. Além disso, uma significativa atividade integradora pode ocorrer nessas células (p. ex., algumas integram informação oriunda de vias supraspinais descendentes a várias combinações de estímulos da periferia). Por fim, um determinado estímulo periférico pode ativar ao mesmo tempo neurônios pertencentes a várias projeções espinocerebelares.

Por causa dessa segregação dos estímulos somatossensoriais por parte do corpo, é de esperar que a região *espinocerebelar* contenha mapas sensoriais somatotópicos. De fato, o corpo todo está mapeado em duas áreas distintas do córtex cerebelar, embora esse mapeamento não seja tão preciso quanto o mapeamento existente no córtex sensoriomotor primário. Um mapa está localizado principalmente no lobo anterior, enquanto o outro repousa no lobo posterior. Em cada mapa, a localização da cabeça é mais próxima da fissura primária (ver Fig. 19.4), de modo que os dois mapas estão invertidos entre si. Na representação do lobo anterior, o pescoço e o tronco são imediatamente adjacentes à linha média, enquanto os braços e membros inferiores estão representados no córtex do paraverme (i. e., na zona intermediária). Além disso, conforme observamos no Capítulo 6, cada um dos núcleos cerebelares profundos contém um mapa de respostas completo do corpo inteiro.

Os cinco tratos do paleocerebelo. Existem cinco tratos aferentes principais associados ao paleocerebelo, que são relevantes para o controle do movimento. Essa estimulação aferente destinada ao cerebelo é presumivelmente usada na função comparadora cerebelar, fornecendo informação sobre aquilo que de fato ocorre durante a execução do movimento em curso. Como será discutido depois, os estímulos eferentes destinados ao

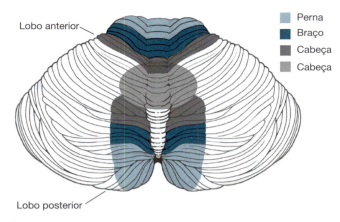

Figura 19.4 Mapas somatotópicos do espinocerebelo.

cerebelo surgem a partir do córtex motor e podem fornecer informação sobre o movimento pretendido. A função comparadora sugere que essas duas fontes de informação são comparadas e, então, são realizados ajustes contínuos de acordo com a necessidade. Assim, considerando a função comparadora do cerebelo, é apropriado que os estímulos somatossensoriais cheguem ao cerebelo vindos em grande parte dos membros inferiores e superiores; do tronco; e da cabeça, pescoço e face.

As cinco projeções ascendentes transmitem informação aferente oriunda da medula espinal e do tronco encefálico ao paleocerebelo, terminando principalmente no lobo anterior. Dois desses tratos estão relacionados aos membros inferiores e parte inferior do tronco (tratos espinocerebelares dorsal e ventral); dois estão relacionados aos membros superiores, parte superior do tronco e pescoço (tratos cuneocerebelar e espinocerebelar rostral); e um está relacionado com a cabeça e estruturas intraorais (a projeção trigeminocerebelar).

O **trato espinocerebelar dorsal (TECD)** origina-se dos neurônios do **núcleo dorsal** ou **coluna de Clarke**, localizada medialmente na base do corno dorsal, nos segmentos medulares espinais T1-L2 ou L3 (ver Fig. 5.4). Os axônios das células da coluna de Clarke seguem lateralmente para dentro do funículo lateral ipsilateral e assumem uma posição na periferia dorsolateral do funículo, onde se voltam rostralmente e ascendem como TECD (ver Fig. 19.5). O TECD está ausente caudalmente a L3, porque o núcleo dorsal é inexistente abaixo desse nível. Entretanto, os aferentes derivados dos segmentos caudais a L3 são representados no TECD. Esses aferentes chegam ao núcleo dorsal ascendendo pelo fascículo grácil. O TECD entra no cerebelo via pedúnculo cerebelar inferior, e termina ipsilateralmente nos lobos anterior e posterior componentes do espinocerebelo, mas primariamente na zona intermediária do lobo anterior. As fibras terminam somente nas regiões cerebelares que contêm representações dos membros inferiores.

O TECD transmite informação a partir dos fusos musculares (terminações primárias e secundárias), órgãos tendinosos de Golgi, receptores articulares, receptores de pressão e receptores cutâneos dos membros inferiores e parte inferior do tronco. Com base nas respostas aos receptores periféricos, o TECD foi dividido nas subdivisões proprioceptiva e exteroceptiva, e o trato é capaz de conduzir informação modalidade-específica e espaço-específica para o cerebelo. Essa projeção usualmente é referida como transmissão de *propriocepção inconsciente* porque não segue para o córtex cerebral.

> ### Questão
> Compare e contraste as informações somatossensoriais transmitidas pelo TECD e TCC.

O **trato cuneocerebelar (TCC)** é destinado aos membros superiores, pescoço e parte superior do tronco, enquanto o TECD é dedicado aos membros inferiores e parte inferior do tronco, sendo que ambos possuem características organizacionais semelhantes. As células de origem do TCC estão localizadas no **núcleo cuneiforme lateral (externo)** e no **núcleo cuneiforme principal (núcleo cuneiforme)** do bulbo (ver Fig. 19.5). Os ramos das fibras da raiz dorsal dos nervos torácicos cervical e superior passam por cima dos cornos posteriores, se voltam rostralmente e ascendem no fascículo cuneiforme. Ao chegarem no bulbo caudal, fazem sinapse nos neurônios do núcleo cuneiforme lateral, cujos axônios então entram no pedúnculo cerebelar inferior ipsilateral adjacente, junto ao qual se projetam para o córtex cerebelar. Os axônios do TCC terminam nas regiões espinocerebelares relacionadas às representações dos membros superiores. Assim como o TECD, o TCC comunica as subdivisões proprioceptivas e exteroceptivas funcionais (propriocepção inconsciente). A maioria dos axônios da subdivisão proprioceptiva deriva do núcleo cuneiforme lateral e responde de maneira mais efetiva aos estímulos do fuso muscular do grupo Ia, embora alguns respondam à ativação dos órgãos tendinosos de Golgi. Os axônios da subdivisão exteroceptiva originam-se primariamente das células do núcleo cuneiforme principal e respondem aos estímulos cutâneos.

O **trato espinocerebelar ventral (TECV)**, assim como o TECD, está relacionado à porção inferior do tronco e aos membros inferiores. As fibras do TECV surgem de uma coluna celular dispersa localizada primariamente na porção dorsolateral do corno ventral (ver Fig. 19.5). Essas células estão distribuídas sobre os segmentos medulares espinais lombares e sacrais. Os axônios das células cruzam para o lado oposto da medula espinal e assumem uma posição na periferia do funículo lateral, ventralmente ao TECD. Diferentemente do TECD, o

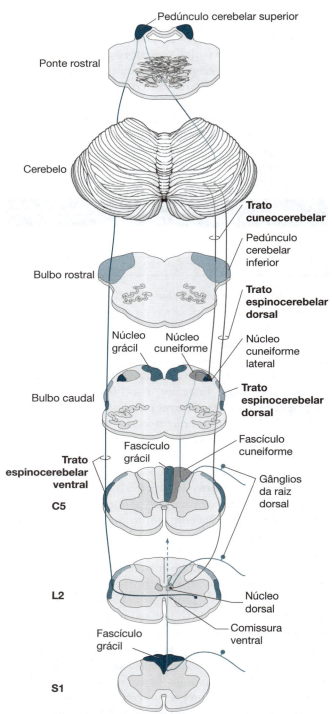

Figura 19.5 Três dos cinco tratos cerebelares aferentes são representados: TECD, TECV e TCC.

TECV não entra no cerebelo via pedúnculo cerebelar inferior. Em vez disso, o TECV ascende pelo bulbo e ao longo da maior parte da ponte. Junto aos níveis pontinos superiores, o trato entra no cerebelo seguindo junto à superfície dorsal do pedúnculo cerebelar superior. Após decussarem novamente, as fibras terminam nas regiões de representação de membro inferior no lobo anterior e lóbulo paramediano.

Uma das principais diferenças entre o TECD e o TECV foi revelada pelo registro da atividade de neurônios de ambos os tratos durante a locomoção. Ambos os tipos de neurônios estão fasicamente ativos durante a locomoção. Entretanto, após o seccionamento das raízes dorsais, os neurônios do TECD deixam de apresentar atividade fásica, enquanto os neurônios do TECV continuam a descarregar em fase com o ciclo de passos. Isto mostra que os neurônios do TECV, diferentemente dos neurônios do TECD, não recebem impulsos excitatórios dos receptores periféricos e sim dos interneurônios medulares espinais e tratos motores descendentes. Todas as vias descendentes principais são capazes de exercer influência poderosa sobre as células de origem do TECV. Dessa forma, os dois tratos enviam adiante tipos fundamentalmente diferentes de informação para o cerebelo: o TECD (e TCC) sinaliza ao cerebelo sobre o movimento em execução, via propriocepção inconsciente (i. e., os movimentos reais), enquanto TECV informa ao cerebelo sobre os comandos motores que estão sendo transmitidos aos motoneurônios (i. e., os movimentos pretendidos).

O equivalente do membro superior junto ao TECV é o **trato espinocerebelar rostral (TECR)**. Suas células de origem estão distribuídas sobre os segmentos cervicais, mas ainda não foram identificadas com certeza. As fibras do TECR ascendem sem cruzar, com algumas entrando no cerebelo através do pedúnculo cerebelar superior e outras através do pedúnculo cerebelar inferior. Diferente do TCC, o TECR termina nas representações dos membros superiores e inferiores junto ao lobo anterior. Os neurônios do TECR respondem aos aferentes do grupo Ib e aferentes de reflexo flexor. Esses quatro tratos (TECD, TCC, TECV e TECR) se projetam ipsilateralmente para o cerebelo. Para tanto, permanecem ipsilaterais ou cruzam duas vezes. Isto ajuda a explicar porque os déficits motores subsequentes à lesão cerebelar unilateral são ipsilaterais à lesão.

> **Questão**
>
> Quais são as diferenças fundamentais de estruturas anatômicas e papéis funcionais entre TECD e TCC comparados ao TECV e TECR?

As projeções oriundas da face e estruturas intraorais para o cerebelo foram menos intensivamente estudadas do que as projeções oriundas da medula espinal, em particular com relação à função. Entretanto, o núcleo mesencefálico, núcleo sensorial principal e núcleo espinal do trigêmeo (com exceção do subnúcleo caudal) contribuem, todos, para a **projeção trigeminocere-**

belar. Algumas fibras entram no cerebelo via pedúnculo cerebelar superior, enquanto outras entram via pedúnculo cerebelar inferior (p. ex., fibras do núcleo espinal do trigêmeo). Os aferentes trigeminocerebelares terminam ipsilateralmente nas áreas do lobo posterior que contêm a representação da face.

A estimulação visual (e auditiva), do mesmo modo, projeta-se para o paleocerebelo. Essa projeção se sobrepõe à projeção da somatossensação da cabeça e fornece o componente visual na manutenção da orientação corporal no espaço e da postura vertical.

As projeções eferentes do paleocerebelo são fundamentalmente diferentes para suas zonas do verme e intermediária (ver Tab. 19.2). As projeções do verme são similares àquelas destacadas anteriormente para o vestibulocerebelo: o córtex do verme influencia os núcleos vestibulares diretamente ou via núcleo do fastígio. As células de Purkinje do verme exercem um efeito inibitório direto, especialmente pronunciado sobre as células do núcleo vestibular lateral (núcleo de Deiter). É notável que esse seja o único exemplo de células de Purkinje que se projetam para fora do cerebelo, além de ser a única resposta inibitória do cerebelo. Todas as outras células de Purkinje se projetam para os núcleos cerebelares profundos, que são a resposta eferente primária do cerebelo e produzem efeitos excitatórios em alvos pós-sinápticos. Essa influência cerebelar é, então, transmitida aos níveis segmentares via trato vestibulospinal lateral. Esse trato exerce ação excitatória sobre os motoneurônios medulares espinais que suprem os músculos extensores. Os axônios do núcleo do fastígio também se projetam para o núcleo ventrolateral contralateral do tálamo. Os axônios talamocorticais, então, terminam nos neurônios do córtex motor primário que regulam a musculatura de membro axial e proximal. Dessa forma, a influência primária do cerebelo medial se dá sobre o componente ventromedial do sistema motor descendente relevante para a regulação da postura durante o movimento voluntário.

As projeções das células de Purkinje da zona intermediária do lobo anterior seguem para o núcleo interposto. Alguns axônios do núcleo interposto se projetam, via pedúnculo cerebelar superior, para a grande célula (magnocelular), componente do núcleo rubro (NR) do mesencéfalo. Esses axônios formam a **projeção interposta-rubral**. No entanto, o tamanho do NR magnocelular nos seres humanos é muito pequeno, implicando um trato rubrospinal igualmente pequeno surgindo a partir de suas células. A relevância do trato rubrospinal para o comportamento motor normal em seres humanos é indeterminada, mas é provável que seja comparativamente de pouca importância por causa do seu tamanho pequeno. A maioria dos axônios oriundos do núcleo interposto desvia do NR e continua seguindo rostralmente para fazer sinapse no núcleo ventrolateral do tálamo, cujos axônios terminam no córtex motor primário relacionado ao controle dos músculos dos membros. Em macacos, a ablação da projeção interposta-rubral resulta em tremores intensos (3-5 Hz) durante os movimentos de alcance, mas não durante o ato de sentar, ficar em pé ou caminhar.

Função e conexões neocerebelares

As conexões do neocerebelo indicam que ele exerce papel importante no controle do movimento voluntário – um conceito fortemente sustentado por dados experimentais e clínicos. Isto se aplica particularmente à síntese de sinais relacionados ao planejamento do movimento. Entretanto, esse não é o único componente cerebelar a contribuir significativamente para o movimento voluntário – o paleocerebelo também faz isso.

> ### Questão
>
> Diferencie arqui e neocerebelo, com base nas funções de estimulação e resposta e na importância funcional de cada um.

Diferentemente do paleocerebelo, o neocerebelo não recebe estímulo de receptores periféricos. As projeções aferentes para o neocerebelo se originam nos córtices motor e de associação localizados no córtex cerebral (ver Cap. 7). O córtex de associação então se projeta para o cerebelo via ponte (ver Fig. 19.6). Os axônios dos neurônios cerebrocorticais descem pela cápsula interna e pedúnculo cerebral até os níveis pontinos, onde fazem sinapse nas células dos núcleos pontinos. Junto ao pedúnculo cerebral, as **fibras frontopontinas** estão localizadas aproximadamente no terço medial de cada lado. As fibras oriundas dos córtices parietal, occipital e temporal que seguem para a ponte estão lateralmente localizadas junto aos pedúnculos cerebrais. Os axônios das fibras musgosas das células dos núcleos pontinos de cada lado entram no pedúnculo cerebelar médio contralateral e terminam nas células do núcleo denteado (ND) e células granulares do córtex da zona lateral. A via completa usualmente é referida como *projeção corticopontocerebelar*. Note, porém, que esse termo poderia ser aplicável às fibras de qualquer área cerebrocortical para qualquer área cerebelar. Compreender a relação existente entre as projeções corticais e o cerebelo é útil para conhecer a localização das lesões. Lembre que o dano globalmente ao cerebelo ou especificamente aos tratos cerebelares ascendentes resultará em déficits motores no lado ipsilateral. Entretanto, o dano às projeções corticais para a ponte resultaria em déficits motores contralaterais.

As células de Purkinje do neocerebelo se projetam por sobre os neurônios do ND. Os eferentes do núcleo

504 Parte V Sistemas funcionais especiais do SNC: sistemas motor e sensorial

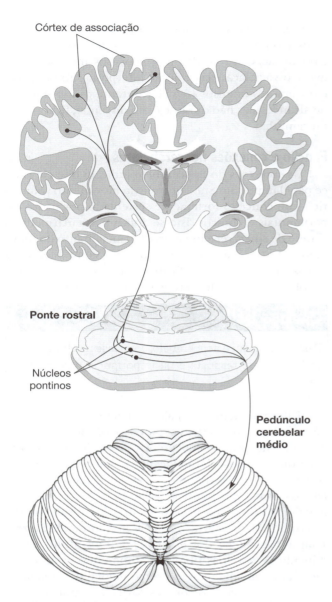

Figura 19.6 Projeções aferentes para o neocerebelo (fibras fronto-pontinas), originárias das áreas motora e associativa do córtex. Essas fibras fazem sinapse em núcleos da ponte, cujos neurônios decussam e entram no cerebelo via pedúnculo cerebelar médio. Essa via, em sua totalidade, é também referida como projeção corticopontocerebelar.

denteado saem do cerebelo via pedúnculo cerebelar superior ipsilateral (ver Fig. 19.7). As fibras dos núcleos interpostos também seguem nesse pedúnculo. O pedúnculo cerebelar superior segue rostralmente para dentro da parte superior da ponte, onde forma a parede dorsolateral do quarto ventrículo. Na junção da ponte com o mesencéfalo, as fibras do pedúnculo cerebelar superior são ventromedialmente varridas para dentro do tegmento tronco encefálico, antes de decussarem ao nível do colículo inferior. As fibras cruzadas continuam sua subida, atravessando e circundando o NR. Os axônios do ND terminam em duas estruturas principais: o NR contralateral e o complexo nuclear ventrolateral contralateral do tálamo. Em macacos, a ablação do ND causa déficits de alcance – resultando em sobreimpulso (*overshoot*) de um alvo, bem como em falta de coordenação dos movimentos compostos dos dedos, em que o macaco conta com o maior uso de movimentos de um único dedo, em oposição aos movimentos de pinçamento, para pegar pedaços de comida.

Questão

Com relação à lateralidade, compare e contraste o efeito do dano às projeções espinais e projeções corticais do cerebelo.

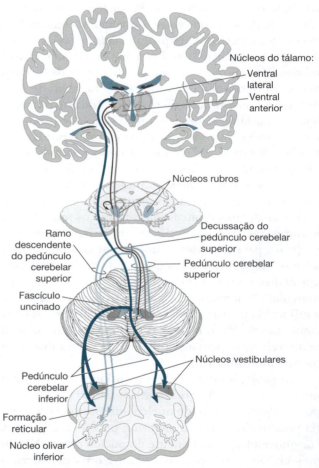

Figura 19.7 Eferentes dos núcleos cerebelares profundos. As projeções dos núcleos denteados saem do cerebelo pelo pedúnculo cerebelar superior ipsilateral; decussam; e então terminam em duas estruturas principais: o núcleo rubro contralateral e o tálamo contralateral. Algumas projeções oriundas dos núcleos interpostos também decussam e seguem para o núcleo rubro e VA/VL do tálamo. Outras projeções ascendem, decussam e então descem para o núcleo olivar inferior contralateral. As projeções do núcleo do fastígio são bilaterais, seguindo pelo pedúnculo cerebelar inferior para os núcleos vestibulares e núcleo olivar inferior e formação reticular.

As **fibras dentatotalâmicas** podem ser identificadas em localização imediatamente dorsolateral ao NR. Os eferentes denteados terminam em algumas zonas talâmicas coletivamente conhecidas como *complexo ventral lateral*, que tem como um de seus componentes o núcleo ventral lateral (VL). Os axônios dessas células ascendem na cápsula interna e fazem sinapse em neurônios dos córtices primário e pré-motor (áreas de Brodmann 4 e 6). No total, essa via engloba a projeção dentatotalâmica cortical. É importante notar que o cerebelo representa a principal força motriz sobre os neurônios VL e, assim, sobre as células dos córtices primário e pré-motor cujos neurônios influenciam os MNI via trato corticospinal lateral.

O dano ao pedúnculo cerebelar superior e ao núcleo denteado produz os sintomas cerebelares mais graves e resistentes. O dano ao pedúnculo cerebelar superior pode ser subsequente à obstrução da artéria cerebelar superior e resultar em falta de coordenação do movimento voluntário no lado ipsilateral à lesão. Uma lesão como esta interromperia as fibras oriundas dos núcleos denteado e interposto que emanam de quase todo o hemisfério cerebelar ipsilateral.

Diversos sinais clínicos são reconhecidos na síndrome neocerebelar (discutida adiante), mas um dos déficits mais proeminentes envolve o ritmo das contrações musculares agonistas e antagonistas. Os distúrbios de ritmo do movimento voluntário foram amplamente documentados em indivíduos com patologia neocerebelar. Estudos sobre indivíduos que tiveram os hemisférios cerebelares cirurgicamente removidos indicam que a zona lateral contribui de modo significativo para a organização do comportamento recíproco dos motoneurônios que suprem os músculos agonistas e antagonistas. A ablação funcional (resfriamento ou *cooling*) do ND em macacos que executam movimentos de braço alternados e autorritmados prolonga a duração do movimento ao retardar o término da atividade muscular agonista e, dessa forma, a iniciação da contração muscular antagonista empregada para executar um movimento de retorno. Se o movimento é desencadeado por um sinal visual de *ir*, o resfriamento do ND resulta em um atraso no início da descarga da célula motora cortical e aumento do tempo de reação. Experimentos desse tipo indicam que os sinais que passaram do ND para o córtex motor contêm informação relacionada à geração e ritmo da contração muscular voluntária.

Os eferentes denteados para o NR fazem sinapse na parte parvocelular desse núcleo. A parte parvocelular é de longe a maior parte do NR. O NR parvocelular se projeta para todo o complexo nuclear olivar inferior no bulbo, cujos axônios se projetam de volta como fibras trepadeiras para todo o cerebelo contralateral, terminando então nas células de Purkinje. A função da alça de retro-alimentação ND-NR parvocelular-núcleo olivar inferior-córtex cerebelar-ND é incerta, mas geralmente considera-se que ela está envolvida no aprendizado motor.

A Tabela 19.3 resume as principais vias de entrada para o cerebelo. A Tabela 19.4 resume as principais vias de saída do cerebelo motor.

> ## Questão
>
> Quais tratos transmissores de informação somatossensorial entram no cerebelo via pedúnculo cerebelar inferior, e quais entram via pedúnculo cerebelar superior? Qual poderia ser a explicação funcional para os diferentes pontos de entrada?

Aprendizado motor e o cerebelo

O cerebelo está envolvido com o aprendizado motor. Uma das primeiras observações a mostrar isso em seres humanos está relacionada com o reflexo vestíbulo-ocular (RVO), discutido no Capítulo 17. Como qualquer pessoa que usa lentes de contato corretivas pode atestar, quando uma nova lente prescrita é usada pela primeira vez, a qual amplia ou diminui significativamente a imagem retiana, os objetos presentes no ambiente parecem se mover quando a cabeça se move. Isso ocorre em virtude do comprometimento da estabilização da imagem na retina. (Pode haver turvação visual durante a movimentação da cabeça, bem como comprometimento do controle visual da postura.) Essa estabilização da imagem na retina é automaticamente mantida pelo RVO. O RVO normalmente tem o ganho de um, o que significa que cada grau de movimento da cabeça deflagra um grau de compensação de movimento ocular. É necessário tempo para que ocorra uma mudança adaptativa no ganho de RVO, possibilitando assim a recuperação da estabilização automática da imagem.

> ## Questão
>
> Qual evidência sugere que o cerebelo exerce algum papel no aprendizado motor?

Um exemplo ainda mais drástico da plasticidade do RVO foi registrado em animais assim como em seres humanos. Quando um indivíduo é equipado com prismas de inversão, de tal modo que o movimento da cabeça em uma direção causa movimento evidente na direção oposta do olho, um ganho inalterado de um no RVO exageraria a instabilidade da imagem na retina e seria contraprodutivo. Entretanto, se os prismas de inversão forem usados de modo contínuo, conforme o indivíduo se move pelo meio ambiente, o ganho do RVO reverterá, por fim, a direção, de modo que o movimento do olho ocorrerá na mesma direção que o movimento da cabeça. Quando os prismas forem então removidos, o ganho do reflexo será lentamente revertido para um, de

tal modo que os olhos voltarão a se mover na direção oposta à do deslocamento da cabeça.

Em animais de experimentação, se o flóculo do arquicerebelo for removido ou se uma parte do núcleo

Tabela 19.3 Principais vias de estímulo cerebelares

Via de estímulo	Principal(is) origem(ns)	Células projetando-se para o cerebelo	Cruzamento da linha média	Pedúnculo de entrada
Vias espinocerebelares	Proprioceptores de membro inferior	Núcleo dorsal (núcleo de Clark)	Não há	Inferior
Trato espinocerebelar dorsal	Interneurônios relacionados ao movimento, sinais de movimento pretendido para membro inferior	Células limítrofes espinais (T12-L5)	Uma vez na medula, novamente no cerebelo	Superior
Trato espinocerebelar ventral	Proprioceptores do membro superior e pescoço	Núcleo cuneiforme externo	Não há	Inferior
Trato cuneocerebelar	Desconhecido	Células do corno dorsal de segmentos cervicais inferiores	Não há na medula espinal	Superior e inferior
Trato espinocerebelar rostral	Proprioceptores e exteroceptores cervicais	Células de segmentos cervicais	Não há	Superior e inferior
Trigeminocerebelar	Proprioceptores e exteroceptivos da cabeça	Núcleo espinal do trigêmeo (subnúcleo interpolar)	Não há	Inferior
Vestibulocerebelar	Labirinto	Direto, a partir do gânglio vestibular; e indireto, via núcleos vestibulares	Não há	Inferior
Olivocerebelar (fibras trepadeiras)	Córtex cerebral, núcleo rubro, tronco encefálico e medula espinal	Núcleo olivar inferior	Na medula	Inferior
Pontocerebelar	Córtex cerebral	Núcleos pontinos	Na ponte	Mediano
Tetocerebelar	Impulsos auditivos e visuais	Colículos inferior e superior	Desconhecido	Superior

Tabela 19.4 Principais vias de resposta do cerebelo motor

Região	Núcleos de saída	Pedúnculo	Alvo da resposta influenciado
Lobo floculonodular	Núcleos do fastígio, núcleos vestibulares	Inferior	Fascículo longitudinal medial, formação reticular, núcleos vestibulares
Verme dos lobos anterior e posterior	Núcleos do fastígio	Superior	Núcleo ventrolateral do tálamo (VL), teto, formação reticular, núcleos vestibulares
Zona intermediária do hemisfério	Núcleo interposto	Superior	VL, núcleo rubro (magnocelular)
Zona lateral do hemisfério	Núcleo denteado	Superior	VL, núcleo rubro (parvocelular)

olivar inferior for submetida à ablação, essas alterações adaptativas no RVO não ocorrem, demonstrando que o cerebelo está envolvido no aprendizado motor. Os indivíduos com lesões envolvendo o arquicerebelo apresentam uma incapacidade quase total de modular o RVO com a visão.

O cerebelo também está envolvido no aprendizado do movimento voluntário. Tomemos, como exemplo, o aprendizado da coordenação olho-mão no lançamento de um dardo. Um indivíduo proficiente no lançamento de dardo deve aprender a alterar a trajetória do dardo, se ajustado com prismas em forma de cunha. Os prismas inclinam a via óptica para a direita e os olhos têm que olhar para a esquerda para enxergar o alvo (ver Fig. 19.8). A direção do lançamento é na direção do olhar fixo porque os olhos se fixam no alvo e servem de mira referencial para o braço no lançamento. Quando os prismas são inicialmente colocados no indivíduo, os lançamentos feitos com o braço dessa pessoa são amplamente à esquerda do alvo. Entretanto, a coordenação entre a posição do olho e a sinergia do olhar fixo/lançamento do braço constituem uma habilidade motora voluntária que é desenvolvida e mantida com a prática.

Portanto, com a prática, a calibração entre o olhar fixo e a direção do lançamento do braço é gradualmente recalibrada, de modo que cada lançamento sucessivo se torna cada vez mais próximo do alvo. E, por fim, os lançamentos acabam acertando o alvo. Quando os óculos são então removidos, os olhos estão no alvo mas os lançamentos de dardo são amplamente à direita, porque a calibração do olhar fixo-lançamento do braço previamente aprendida quando o indivíduo usava prismas persiste nos lançamentos iniciais. Entretanto, com lançamentos contínuos, a trajetória do olhar fixo-lançamento do braço é recalibrada de volta aos parâmetros originais e os lançamentos voltam a acertar o alvo. Indivíduos com doença degenerativa do núcleo olivar inferior não conseguem recalibrar a trajetória do olhar fixo-lançamento do braço, de modo que os lançamentos são amplamente à esquerda enquanto os óculos com prismas estiverem sendo usados. Após a remoção dos prismas, os dardos acertam o local que acertavam antes da introdução dos prismas.

CONEXÕES CLÍNICAS

A disfunção resultante do dano cerebelar tende a seguir certas regras gerais. A primeira regra é a de que a gravidade dos déficits cerebelares pode não refletir a magnitude do dano cerebelar. Isso pode ser causado por vários fatores. As perturbações cerebelares resultantes de alterações patológicas não progressivas tendem a diminuir com o passar do tempo, por vezes resultando em um notável grau de compensação. De modo semelhante, as perturbações consequentes apenas ao envolvimento progressivo do cerebelo podem produzir apenas sintomas discretos, mesmo quando o dano é bastante extensivo. A idade em que o dano é produzido era considerada uma variável importante. Por causa da maior plasticidade do encéfalo imaturo, o dano adquirido ainda na juventude é mais bem compensado do que um dano similar que tenha sido adquirido em uma fase mais tardia da vida. Embora isso em geral possa ser verdadeiro, no caso do dano cerebelar, a recuperação da função e a idade no momento da agressão não estão necessariamente relacionadas de modo linear: o sítio da lesão é decisivo para a compensação motora e as lesões envolvendo os núcleos cerebelares profundos podem não ser totalmente compensadas em qualquer idade do desenvolvimento.

Em segundo lugar, é muitas vezes difícil determinar a localização de uma lesão cerebelar focal com base nos sintomas do paciente que, em geral, se manifestam como um conjunto de perturbações relacionadas decorrentes do envolvimento de mais de uma subdivisão cerebelar funcionalmente distinta. Em grande parte, isto resulta do fato de haver pouco espaço para expansão na parte

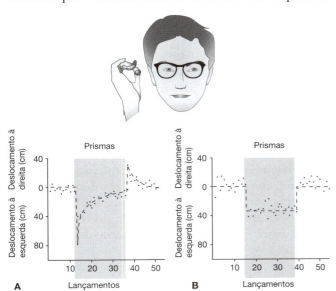

Figura 19.8 O cerebelo, óculos com prisma e RVO. **A.** Representação de lançamentos sucessivos que ilustra o aprendizado motor de um indivíduo com cerebelo intacto. Inicialmente, após o ajuste com prismas que inclina a trajetória óptica para a direita, a direção do lançamento é deslocada do centro para a esquerda. Após certo número de tentativas, o cerebelo aprende a compensar e os lançamentos se tornam mais precisos. Quando os prismas são removidos, os lançamentos a princípio são deslocados para a direita, por causa do aprendizado anterior, mas o cerebelo rapidamente recalibra. **B.** Representação de lançamentos sucessivos que ilustra a falta de aprendizado motor em um indivíduo com disfunção cerebelar. Enquanto os prismas são usados, os lançamentos são sempre deslocados para a esquerda; quando os prismas são retirados, os lançamentos voltam a ter a precisão basal.

infratentorial da arcada craniana. Uma lesão espaçosa, como um tumor na fossa posterior, tende assim a causar sintomas decorrentes da compressão mecânica em estruturas cerebelares adjacentes ou, de fato, até mesmo do bulbo e ponte do tronco encefálico. Por esse motivo, os sintomas produzidos em animais de experimentação por meio da produção de lesões discretas em determinadas zonas anatômicas ou funcionais em particular exibem apenas uma relação imprecisa com os sintomas de muitas doenças cerebelares em seres humanos. Em terceiro lugar, por seu tamanho amplo, os hemisférios cerebelares tendem a ser envolvidos, até mesmo com lesões que podem começar no verme. Em quarto lugar, as lesões unilaterais produzem déficits ipsilaterais. Em quinto, nem mesmo a remoção total do cerebelo anula o movimento. Sendo assim, parece que as consequências das lesões cerebelares são devidas às estruturas neurais intactas que continuam a funcionar, mas deixam de sofrer a influência moduladora e controladora do cerebelo.

Apenas duas das três síndromes identificadas em animais de experimentação foram muito bem definidas em seres humanos: as síndromes arquicerebelares e as síndromes neocerebelares.

> ### Questão
> Pensando adiante, quais seriam as diferenças fundamentais do neocerebelo em comparação ao paleocerebelo e arquicerebelo, em termos de estímulos e respostas, e como essa informação se relaciona com as síndromes cerebelares?

Síndromes

Síndrome arquicerebelar

A lesão mais comum envolvendo o arquicerebelo humano é o **meduloblastoma**, um tumor altamente maligno que ocorre de forma predominante em crianças de 4-8 anos de idade. Esse tumor embrionário de crescimento rápido surge no nódulo e raiz neuroepitelial do quarto ventrículo, muitas vezes preenchendo o ventrículo. Embora sua origem seja incerta, acredita-se que o tumor seja derivado de células embrionárias indiferenciadas presentes no nódulo ou véu medular inferior. Um quadro clínico típico é o de uma criança indiferente, que vomita com frequência e se queixa de cefaleias matinais, muitas vezes levando a um diagnóstico inicial de doença gastrintestinal. Os vômitos e cefaleias aliados ao **papiledema** são sintomas gerais associados a uma pressão intracraniana (PIC) elevada. A PIC alta resulta da localização desse tumor ao longo do curso de saída de líquido cerebrospinal (LCS), a partir do quarto ventrículo (há produção de hidrocefalia obstrutiva; ver Cap.

25). De fato, a PIC elevada é o problema mais sério que acompanha os meduloblastomas cerebelares, porque o tumor pode comprimir o tronco encefálico, interferindo em funções vitais, como a respiração. Logo após a manifestação desses sinais e sintomas, há desenvolvimento de déficits cerebelares verdadeiros: uma marcha instável, cambaleante e com quedas frequentes. Na síndrome arquicerebelar, é o controle vestibular dos membros e do tronco contra a gravidade que sofre comprometimento. Os movimentos permanecem normais quando a criança está deitada no leito.

> ### Questão
> O que é papiledema, e por que o papiledema resulta de uma PIC aumentada associada a lesões cerebelares?

O controle vestíbulo-ocular também está comprometido em indivíduos com lesões no vestibulocerebelo. Não está esclarecido se todos esses sintomas são devidos ao envolvimento cerebelar ou ao dano associado nos núcleos vestibulares subjacentes ou suas projeções. O nistagmo de posição tem sido descrito como um sinal inicialmente observado no meduloblastoma. O olhar fixo em repouso pode ser desviado da linha média, em afastamento do lado da lesão. Outra perturbação oculomotora é a perda da ajustabilidade (ou ganho) do RVO. O cerebelo está envolvido na compensação do deslize da retina durante a rotação da cabeça, efetuada pelo ajuste do ganho do RVO.

Além dos sinais cerebelares puros, algumas síndromes resultam em sintomas complexos do tronco encefálico e cerebelo combinados. Exemplificando, a artéria cerebelar inferior, um dos ramos principais da artéria vertebral, afeta o pedúnculo cerebelar inferior, que (entre outras projeções) transporta fibras vestibulares para o cerebelo. Isto origina sintomas arquicerebelares com outros sinais, caracterizando a síndrome de Wallenberg (ver Cap. 15).

Síndrome paleocerebelar

A síndrome paleocerebelar pode ser produzida em animais de experimentação, embora não tenha sido delineada de modo inequívoco em seres humanos, conforme já observado. O envolvimento do componente lobo anterior do paleocerebelo, todavia, resulta de alcoolismo crônico, quando há degeneração das partes anteriores do córtex do lobo anterior. As pessoas afetadas demonstram capacidade de ficar em pé e caminhar contra a gravidade, diferentemente dos indivíduos que apresentam envolvimento vestibulocerebelar. No entanto, o indivíduo com dano no lobo anterior é incapaz de controlar adequadamente seus músculos ao ficar em pé ou caminhar. Os membros inferiores ficam dispersos em amplo afastamento (postura de base ampla), em uma tentativa de manter a estabilidade postural. Os passos são hesitantes e pequenos, e o indivíduo oscila para ambos os lados. As tentativas de movimento voluntário (testes calcanhar-perna e calcanhar-joelho) revelam uma acentuada descoordenação dos membros inferiores, mesmo quando o indivíduo está deitado no leito. Está demonstrado, portanto, que a síndrome do lobo anterior é um déficit de controle dos músculos em geral e não apenas de seu uso em oposição à gravidade. Os membros superiores podem exibir sinais clínicos leves que estão correlacionados com uma ausência generalizada de degeneração nas representações cerebelares de membro superior no lobo anterior mais posterior.

Síndrome neocerebelar

Síndrome neocerebelar é o tipo mais comum de doença cerebelar encontrada em seres humanos. Muitas causas foram identificadas, incluindo patologia cardiovascular; tumores metastáticos, em particular, bronquiogênicos; gliomas primários, como astrocitomas; esclerose múltipla; e doenças degenerativas que, na maioria dos casos, são hereditárias. A síndrome é devida ao envolvimento dos hemisférios e, quando o dano é unilateral, os sintomas surgem no lado da lesão.

Vários sinais clínicos estão associados à síndrome neocerebelar. O **tremor intencional** é característico, implicando a presença de tremores durante as ações. A **hipotonia** se refere a uma diminuição da resistência normal oferecida pelo músculo em resposta à palpação ou ao movimento passivo de um membro. É mais evidente com as lesões cerebelares agudas do que com as crônicas. Entretanto, alguns neurologistas sustentam que a hipotonia não é tipicamente observada. A hipotonia, quando presente, pode ser demonstrada de várias formas. A hipotonia resulta em parte de reflexos de estiramento deprimidos, de modo que o reflexo da percussão do joelho se torna pendular. Com um **reflexo de percussão do joelho pendular**, o membro inferior oscila para a frente e para trás cerca de 4-5 vezes, contrastando com apenas uma ou duas oscilações que ocorrem normalmente. Outro método de testar a hipotonia consiste em golpear os punhos do paciente com os braços estendidos: o braço com envolvimento será deslocado ao longo de uma amplitude maior que a normal, por causa da falta de fixação postural do braço no ombro. A **astenia** (enfraquecimento ou perda da força muscular) também pode ser ocasionalmente observada.

O cerebelo está significativamente relacionado à coordenação de movimentos complexos que envolvem grupos musculares antagonistas atuando sobre uma ou mais articulações. Sua ação permite que esses movimentos ocorram de forma suave e precisa. Não causa surpresa, portanto, que as manifestações motoras primárias da doença neocerebelar sejam observadas no movimento voluntário dirigido por metas. Vários termos genéricos têm sido empregados para descrever esses déficits: **assinergia,** definida como falta de cooperação entre músculos que normalmente atuam em uníssono; e **ataxia,** definida como uma incapacidade de coordenar os músculos na execução do movimento voluntário. Os déficits atáxicos são devidos a perturbações na frequência, amplitude, força e direção do movimento. Há ainda retardo na iniciação do movimento voluntário que, uma vez iniciado, pode ser mais lento ou rápido do que o pretendido. Uma amplitude de movimento excessiva pode ser observada e a força aplicada pode ser exagerada ou fraca demais.

Questão

Você trabalha na reabilitação com um paciente que sofreu ferimento à bala na parte de trás da cabeça, com dano restrito ao cerebelo. Quais sintomas você esperaria encontrar, se o dano tivesse sido unicamente ao neocerebelo?

Disartria cerebelar

As lesões cerebelares muitas vezes originam um distúrbio motor da fala em que os déficits observados são semelhantes àqueles que ocorrem nos membros, exceto por se manifestarem na musculatura orofacial, laríngea e respiratória. Isto é referido como **disartria atáxica** ou **disartria cerebelar**. Não há consenso quanto à localização das lesões cerebelares que produzem a disartria atáxica. Alguns sustentam que as regiões do verme e do paraverme dos lobos anterior e/ou posterior são as regiões primariamente relacionadas à fala. Outros acreditam que as patologias de linha média (verme), intermediárias (paraverme) e laterais (hemisféricas) podem resultar, todas, em déficits de fala. Há ainda outros que consideram a disartria atáxica uma manifestação primariamente de dano hemisférico e, portanto, um componente da síndrome neocerebelar. Seja qual for o caso, alguns aspectos caracterizam a disartria atáxica.

Indivíduos com patologia cerebelar podem apresentar defeitos que seguem padrões de contração sinérgicos, tanto junto a um dado grupo muscular como em diferentes grupos musculares. Assim, a coordenação normal existente entre os músculos de articulação, fonação (laríngeo) e respiração pode estar comprometida de tal modo, que, por exemplo, uma força expiratória excessiva seja exercida contra os músculos laríngeos que são, por si sós, contraídos demasiadamente; ou a força contrátil expiratória necessária à fonação não está no ritmo adequado em relação às contrações dos músculos laríngeos ou articulares. As relações do ritmo da contração agonista-antagonista junto a um dado articulador podem ser rompidas, de modo que um contato articular não possa ser terminado em tempo hábil pela contração do músculo antagonista. Assim, a língua pode permanecer em contato com os dentes ou o palato duro, ou os lábios podem permanecer unidos por tempo demais. Por causa dos déficits de frequência, força e ritmo dos padrões de contração do músculo da fala, a fala pode ser lenta demais ou monótona e as sílabas podem ser pronunciadas de maneira fraca ou forte demais, sendo este último caso referido como **fala explosiva**. Alternativamente, as palavras podem ser quebradas em suas sílabas constituintes com uma separação não natural, resultando em uma **fala de varredura**. Algumas pessoas com disartria atáxica repetem determinadas sílabas ou fonemas a ponto de parecer que são **gagas**. Entretanto, diferentemente de quem realmente é gago, a pessoa com disartria atáxica não trava nem repete uma consoante ou som (fonema) específico que ocorre em posição consistente nas palavras.

Reabilitação física

Estratégias de exame

Vários testes de movimento voluntário são usados de forma rotineira para avaliar a coordenação. Alguns estão relacionados à coordenação dos membros, enquanto outros estão relacionados à coordenação da postura e da marcha. Alguns desses testes são descritos a seguir.

Diversos testes são usados para avaliar a coordenação dos membros. No *teste do dedo-nariz*, o paciente é orientado a tocar o próprio nariz com seu próprio dedo indicador e de olhos fechados. O teste começa com o paciente em posição de extensão total e graus variáveis de abdução do membro superior. No *teste do nariz-dedo-nariz*, o paciente coloca a ponta do dedo indicador em seu próprio nariz, realiza um movimento de alcançar até ficar em posição de extensão total para tocar o dedo do examinador e, em seguida, volta a tocar o próprio nariz com a ponta de seu dedo indicador (ver Fig. 19.9). O examinador move o próprio dedo para diferentes posições no decorrer do teste. Em uma variação desse teste, o examinador mantém um dedo em uma posição, faz o paciente ficar de olhos fechados e então realiza o teste com os olhos também fechados, tocando alternadamente o dedo do examinador e o próprio nariz. No *teste alternado de calcanhar-joelho/calcanhar-dedo do pé*, o paciente permanece em supinação e é solicitado a tocar o joelho e o hálux, alternadamente, com o calcanhar do outro pé. No *teste do calcanhar-perna*, o paciente permanece em supinação e é solicitado a deslizar o calcanhar de um pé para cima e para baixo sobre a perna do outro membro.

Nesses testes de movimento voluntário, o movimento pode cessar antes de o alvo ser atingido ou o membro pode de fato ultrapassar o alvo. Essa última possibilidade é referida como **dismetria** (ou ainda *hipermetria* e *past-pointing*). O alvo então é abordado com uma série de movimentos de lado-a-lado do dedo que, ao assumirem uma qualidade rítmica, são referidos como **tremor intencional**. Os tremores são mais bem observados quando o membro executor está posicionado em extensão total. A base do tremor é incerta. Alguns acreditam que o tremor é devido às tentativas voluntárias do paciente de corrigir o sobreimpulso, enquanto outros consideram o tremor como consequência de um defeito de interpretação cerebelar da informação proprioceptiva e, portanto, não voluntário. A maioria acredita que o ND deve estar envolvido para que o tremor intencional ocorra. Em movimentos compostos, como trazer o dedo ao nariz ou o calcanhar até o joelho, o movimento pode ser quebrado em suas partes constituintes em vez de ser executado de uma forma suave e precisa. Diferentes componentes do movimento podem ser executados no momento errado. Isso é referido como **decomposição do movimento**. Exemplificando, no movimento de alcançar um objeto, o paciente pode primeiro flexionar o ombro, em seguida estender o cotovelo e depois estender o punho, embora normalmente todos os três movimentos ocorram juntos como um único movimento regular. Esse sinal é um reflexo do fato de o cerebelo estar envolvido no

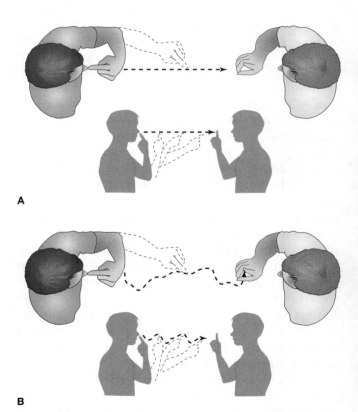

Figura 19.9 Teste do dedo-nariz. **A.** A precisão do desempenho de um indivíduo com cerebelo intacto. **B.** A dismetria de um indivíduo com disfunção cerebelar. A trajetória é irregular e não reta (dismetria), além de estar deslocada em relação ao nariz.

controle de movimentos multiarticulares compostos, em oposição aos movimentos uniarticulares. Dessa forma, o déficit no movimento composto é um déficit neocerebelar cardinal e não resulta simplesmente da soma de déficits de movimento uniarticular individuais.

Os déficits de frequência, amplitude, força e direção de movimento podem se tornar especialmente evidentes nos testes que requerem movimento alternado. Um desses testes é o da *batidinha no joelho* (pronação-supinação), em que o paciente, sentado, é orientado a dar golpes leves no próprio joelho usando alternadamente a palma e o dorso da mão. As irregularidades de ritmo resultam em diminuição da frequência de movimentos alternados e o paciente pode não bater consistentemente no mesmo ponto do joelho. Esse déficit recebeu a imponente denominação de **disdiadococinesia**. Outro teste de movimento alternado é o toque sucessivo de cada dedo no polegar.

Vários testes são usados para avaliar a função do cerebelo no controle dos movimentos oculares, controle postural e marcha. Com relação aos movimentos oculares, pode ocorrer ataxia com falta de coordenação geral. A dismetria ocular pode ser evidente, os movimentos sacádicos podem sofrer retardo e pode haver nistagmo. Esses testes foram descritos no Capítulo 17.

O controle postural e a marcha podem ser avaliados testando o equilíbrio em pé e por meio da observação da marcha. Uma avaliação clínica comum é o teste de Romberg, em que o paciente permanece em pé, com os pés unidos e os braços junto às laterais do corpo, e é observado quanto a oscilações e perda do equilíbrio. No Romberg intensificado, o paciente é solicitado a fechar os olhos por um minuto, eliminando a informação visual e as estratégias da tarefa de manter o equilíbrio. A marcha de um indivíduo com disfunção cerebelar pode ser vacilante e a base de sustentação é tipicamente mais ampla do que normalmente seria esperado.

> ## Questão
>
> Para cada um dos seguintes sintomas associados com lesões do arquicerebelo, quais conexões específicas são mais propensas a serem implicadas: marcha vacilante, náusea e vômito, nistagmo de posição e perda ou ganho de RVO?

Estratégias de intervenção

As intervenções físicas para indivíduos com distúrbios cerebelares são complicadas pela própria natureza do distúrbio – a saber, disfunção da função comparadora durante o movimento em evolução. Está claro que o papel do cerebelo não está relacionado com articulações individuais nem movimentos de segmentos e sim com a organização fundamental dos movimentos. Em consequência, quando há dano, torna-se impossível simplesmente corrigir os movimentos individuais. De fato, a correção pode ser difícil ou impossível, por causa da falha básica no controle motor do SNC.

Os déficits de controle motor associados ao dano cerebelar são agravados pela plasticidade motora comprometida que frequentemente acompanha o dano. A plasticidade motora comprometida pode comprometer ainda mais a habilidade do indivíduo de aprender tarefas novas. Por esse motivo, a estratégia de intervenção conta em grande parte com abordagens compensatórias, como fazer o paciente desacelerar e fornecer sustentação, especialmente de tronco. Em adição, é importante que as pessoas com dano cerebelar preservem qualquer função cerebelar que ainda esteja disponível. Por esse motivo, é importante ensiná-los a fazer escolhas apropriadas, como a interrupção do consumo de bebidas alcóolicas.

Em geral, o prognóstico para restauração da função normal é bastante desfavorável. Contudo, o papel do profissional de reabilitação é auxiliar esses indivíduos a aprender como compensar melhor o dano, com o intuito de maximizar a funcionalidade e a qualidade de vida.

É notável que as pessoas podem viver com perdas significativas das funções cerebelares, se tiverem nascido com a condição. Para esses indivíduos, o déficit é evidente apenas quando o sistema é altamente estressado.

NÚCLEOS DA BASE

> ### Apresentação clínica
>
> Você trabalha em uma clínica que avalia pacientes com uma ampla gama de distúrbios do movimento. O sr. Archibald foi diagnosticado com doença de Parkinson há 6 anos. Desta vez, ele tem tido dificuldades substanciais de equilíbrio e sofreu quedas frequentes no mês passado. Ele demora muito mais para concluir atividades da vida diária básicas, como vestir-se e tomar banho. Ainda, ele não gosta de aparecer em público, porque sua mão direita está em agitação constante decorrente de tremor. Recentemente, a sra. Kramer passou por uma triagem genética e ficou sabendo que tem o gene determinante da doença de Huntington. Ela está começando a se mostrar sutilmente desajeitada. Ao ler esta seção, considere os seguintes aspectos:
>
> - Qual é a função normal dos núcleos da base em relação ao controle do movimento?
> - Como a doença de Parkinson afeta o circuito específico dos núcleos da base e qual é o papel do mesencéfalo nesse processo patológico?
> - Como o circuito é diferencialmente afetado na doença de Parkinson e na doença de Huntington?

- Quais são as similaridades e diferenças de sintomas, causas e tratamento entre a doença de Parkinson e a doença de Huntington?

Lembre-se de que no Capítulo 7 foi visto que alguns circuitos distintos operando em paralelo seguem por partes específicas dos núcleos da base (NB), cada um relacionado a uma parte específica do córtex cerebral. Assim, cada circuito é uma alça que origina uma parte distinta do córtex cerebral, se projeta para uma região diferente dos NB e, por fim, retorna via tálamo para a área do córtex cerebral onde se originou (ver Fig. 7.10). Neste capítulo, a preocupação é primariamente com a alça motora que começa e termina nos córtices motor e somatossensorial. Entretanto, é preciso entender que um processo patológico de ocorrência natural, como o que ocorre na DP e na DH, não afeta mais de uma alça ao longo dos NB. Desse modo, os sintomas associados a distúrbios como DP e DH não são restritos apenas ao sistema motor, mas afetam também os processos cognitivos e o estado emocional.

Questão

Como forma de preparação para aprender mais sobre os NB, é importante rever o conteúdo apresentado no Capítulo 7. Especificamente, lembre os nomes e localizações dos núcleos associados a essa estrutura. Identifique os núcleos em corte transversal, observando a relação existente entre os núcleos dos NB e os núcleos do tálamo. Ainda, note a localização da cápsula interna em relação a essas estruturas. Existem dois NB (um de cada lado) ou trata-se de uma estrutura isolada referida como NB?

Anatomia e função dos circuitos dos núcleos da base

Para entender o circuito e a função dos NB, é necessário conhecer vários pontos-chave. Estes estão relacionados ao papel de desinibição na permissão do movimento; as vias diretas e indiretas dos NB; e os múltiplos canais (e, consequentemente, as funções) dos NB.

O conceito de desinibição

Os núcleos da base estimulam o movimento por meio de um processo de *desinibição do tálamo*. Para entender esse conceito, é útil começar pelas conexões existentes entre o tálamo e o córtex motor, voltando então a trabalhar com os NB. Especificamente, as conexões talamocorticais (a partir dos núcleos VA/VL do tálamo para os córtices motor e pré-motor) que usam o neurotransmissor glutamato (que é excitatório para os córtices motores), despolarizando assim os MNS corticais e facilitan-

do o movimento. Entretanto, os núcleos motores do tálamo (VA/VL) são tonicamente inibidos pelos núcleos de saída dos NB. Em outras palavras, há inibição persistente da resposta. Dessa forma, para o tálamo excitar os córtices motores, é necessário *desinibir fasicamente os núcleos motores do tálamo* (VA/VL).

Para entender como a desinibição fásica (ou transiente) de VA/VL do tálamo ocorre, começaremos agora pelo córtex cerebral e seguiremos nosso caminho trabalhando pelos NB até chegarmos ao tálamo. Especificamente, projeções em massa do córtex cerebral fornecem a principal estimulação para os NB. A maioria desses estímulos corticais para os NB é dirigida ao estriado e usa glutamato como neurotransmissor. Lembre que o glutamato é excitatório, de modo que os estímulos do córtex cerebral para o estriado o excitam. Note que um segundo estímulo para o estriado advém da substância negra da parte compacta do mesencéfalo e libera dopamina no estriado por meio da via nigroestriatal dopaminérgica. Essa contribuição é essencial à compreensão da DP, conforme discutido adiante.

Cerca de 90% dos neurônios estriatais se projetam para outros núcleos dos NB. Todos esses neurônios com projeções estriatais usam GABA como neurotransmissor (com outros neuropeptídios diferentes). Lembre que o GABA é inibitório e, desse modo, as projeções estriatais são inibitórias para seus alvos pós-sinápticos. Os neurônios estriatais disparam a uma baixa frequência e tendem a ser fasicamente ativos sob a influência do impulso excitatório oriundo do córtex cerebral. Alguns desses neurônios com projeções estriatais se projetam diretamente para dois núcleos de saída dos NB. Esses núcleos são a porção *interna* do globo pálido (GPi) e a substância negra da parte reticulada (SNpr). A projeção dos neurônios estriatais GABAérgicos sobre GPi/SNpr resulta na inibição da resposta desses núcleos. Assim, essas projeções fásicas sobre GPi/SNpr inibem efetivamente a inibição de VA/VL do tálamo. Esse fenômeno é chamado **desinibição** (ver Fig. 19.10).

Para resumir, a facilitação do movimento por essas alças começa com as projeções do córtex cerebral que são excitatórias para o estriado. O estriado então envia projeções inibitórias para o GPi/SNpr. O GPi/SNpr (também referido como núcleos de saída dos NB) é fasicamente inibido e, assim, desinibe fasicamente o tálamo motor (VA/VL). O efeito final é que a desinibição fásica permite ao tálamo motor excitar fasicamente o córtex motor e, dessa forma, facilita a geração do movimento voluntário.

Questão

Qual sequência específica de ações é requerida para facilitar o movimento intencional? Qual é o papel da *desinibição* nessa sequência?

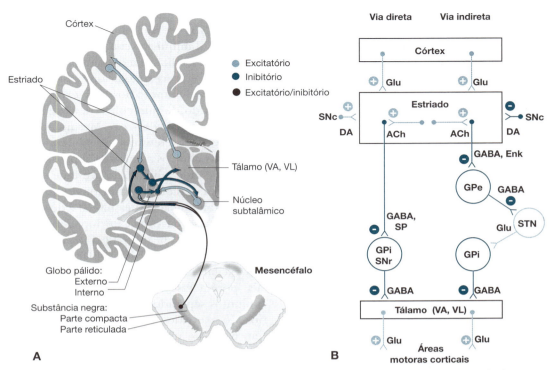

Figura 19.10 A. Os núcleos e as conexões dos núcleos da base representados em cortes transversais coronais do prosencéfalo e mesencéfalo. Observe que a substância negra, um componente dos núcleos da base, está localizada no mesencéfalo. As conexões excitatórias (+) são representadas em azul-claro e as inibitórias (–), em azul-escuro. **B.** Esquema das vias direta e indireta dos núcleos da base.

Vias diretas e indiretas

O estriado influencia a atividade tônica dos neurônios de saída do GPi/SNpr através de duas vias distintas, referidas como via direta e via indireta (ver Fig. 19.11). Essas duas vias são circuitos separados e paralelos que se originam no estriado e convergem sobre os núcleos de saída dos NB (GPi/SNpr), sobre os quais exercem efeitos opostos, dessa forma, exercendo também efeitos opostos sobre o tálamo motor. Essas duas vias, então, exercem efeitos opostos sobre o córtex motor e, portanto, exercem efeitos contrários sobre a iniciação do movimento voluntário.

A via a partir do estriado para GPi/SNpr é referida como **via direta**, por causa das ações sinápticas diretas do estriado para os núcleos GPi/SNpr. Entremeada a esses neurônios estriatais da via direta, existe uma população à parte de neurônios estriatais GABAérgicos que não se projetam para o GPi/SNpr, mas sim para a porção externa do globo pálido (GPe), referida como **via indireta**. Essas duas vias a partir do estriado para o globo pálido exercem efeitos opostos sobre o tálamo e, portanto, sobre o córtex.

Especificamente, essa via indireta também começa com projeções corticais para o estriado. No entanto, os neurônios estriatais da via indireta originam uma projeção inibitória para o GPe, cujos neurônios possuem uma projeção inibitória (GABAérgica) para os neurônios do **núcleo subtalâmico (NST)**. O NST possui uma projeção glutamatérgica excitatória para os neurônios dos núcleos GPi/SNpr. A excitação corticoestriatal dessa via indireta exerce um efeito final sobre os neurônios dos núcleos GPi/SNpr que é oposto àquele mediado pela via direta. Isso ocorre do seguinte modo: as projeções estriatais para os neurônios do GPe liberam GABA e, portanto, inibem esses neurônios do GPe. A projeção do GPe sobre os neurônios do NST também libera GABA e, do mesmo modo, inibe esses neurônios de NST. Como os neurônios do GPe inibem os neurônios de NST, a diminuição da atividade de GPe remove a inibição dos neurônios do NST, e assim há um aumento da atividade (o NST é desinibido quando os neurônios estriatais da via indireta são fasicamente ativados). (Sempre que duas projeções GABAérgicas distintas agem em paralelo, os neurônios no alvo final são desinibidos quando o primeiro conjunto de neurônios GABAérgicos está ativo.) Os neurônios do NST se projetam para os neurônios de projeção eferente do GPi/SNpr e os excitam liberando glutamato. A atividade aumentada dos neurônios inibitórios do GPi/SNpr (GABAérgicos) inibe adicionalmente os neurônios talâmicos. A atividade dos neurônios talâmicos sofre diminuição fásica e isso diminui o impulso excitatório sobre os MNS dos córtices pré-motor e motor suplementar. Dessa forma, a ativação da via indireta suprime a iniciação do movimento voluntário.

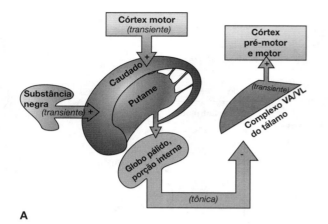

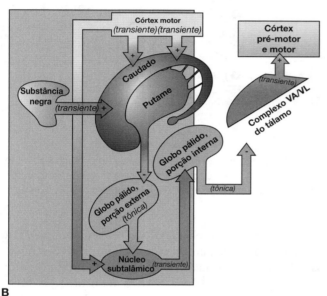

Figura 19.11 Conexões tônicas e transientes (fásicas) dos núcleos da base. **A.** Via direta. **B.** Via indireta.

Questão

Elabore um diagrama de eventos que ilustre a afirmativa a seguir, referente à facilitação do movimento: Quando os neurônios estriatais da via direta estão fasicamente ativos, o efeito final é uma facilitação do movimento; por outro lado, quando os neurônios estriatais da via indireta estão fasicamente ativos, o efeito final é uma menor facilitação do movimento.

Em resumo, a ativação dos neurônios estriatais da via direta facilita a iniciação do movimento por inibir os núcleos de saída dos NB que, por sua vez, desinibe o tálamo motor. O resultante impulso excitatório aumentado a partir do tálamo motor para o córtex motor finalmente leva ao aumento da atividade de MNS cortical, que facilita a iniciação do movimento. Em contraste, a ativação dos neurônios estriatais da via indireta leva a uma frequência de disparos aumentada dos núcleos de saída dos NB. Isso aumenta a inibição do tálamo motor e, por fim, diminui a excitação do córtex motor, deixando assim de facilitar o movimento.

Enfim, é preciso notar que esse modelo de *frequência de disparo* de função dos NB é excessivamente simplista, no sentido de que converte as redes sinápticas dos NB a meros sinais de + e –. Mesmo assim, esse modelo teórico explica efetivamente muitos (embora não todos) sinais clínicos associados à patologia dos NB, conforme discutido adiante, no presente capítulo.

Uma interconexão adicional entre os núcleos dos NB tem relevância clínica na DP e deve ser considerada aqui. Trata-se da projeção dopaminérgica a partir da parte compacta da substância negra (SNpc) para o estriado, que está envolvida na DP. A DA exerce influências excitatórias e inibitórias sobre os neurônios estriatais, porém esses efeitos opostos são exercidos sobre conjuntos separados de neurônios. Os efeitos excitatórios são exercidos sobre os neurônios estriatais que fazem parte de uma via facilitadora do movimento, enquanto os efeitos inibitórios são exercidos sobre os neurônios estriatais que são parte de uma via supressora do movimento. Uma perda de DA, como a que ocorre na DP (ver Conexões clínicas), removeria a excitação da via facilitadora do movimento (i. e., a via direta) e aumentaria a excitação (por desinibição) da via supressora do movimento (i. e., a via indireta). O resultado seria uma diminuição do movimento.

É importante reconhecer que a DA exerce muitas ações sinápticas pré- e pós-neuromodulatórias complexas no estriado, e que essas ações atuam por meio de diferentes tipos de receptores de DA. O *efeito final* da DA é a excitação dos neurônios estriatais da via direta por meio dos receptores D1, e a inibição dos neurônios estriatais da via indireta por meio dos receptores D2.

Questão

A dopamina é um neurotransmissor único. Mesmo assim, a DA pode exercer influências excitatórias em certas situações e influências inibitórias em outras. Considerando que se trata de um neurotransmissor único, o que poderia ser responsável por sua habilidade de produzir efeitos opostos? Talvez, você tenha que rever o Capítulo 4.

Circuitos paralelos

Alças bem definidas ou canais de processamento de informação estão associados com os NB. O primeiro deles é o **circuito motor** (já descrito), associado aos distúrbios do movimento observados na DP e na DH. Os estímulos são dirigidos principalmente ao putame, enquanto as respostas são oriundas do GPi e SNpc. O **circuito oculomotor** é importante na regulação dos movimentos do olho. Os estímulos são oriundos do corpo do núcleo caudado, enquanto o destino cortical são os campos visuais frontais e os campos visuais suplementares. O **circuito pré-frontal** parece ser importante na cognição. Os estímulos são oriundos da cabeça do caudado, enquanto o destino é o córtex pré-frontal. Finalmente, o **circuito límbico** está associado à regulação das emoções e impulsos motivacionais. Os estímulos são oriundos de numerosas estruturas, incluindo o córtex límbico, hipocampo e amígdala, com projeções para o núcleo *accumbens* e estriado ventral. As respostas são oriundas do pálido ventral, seguem para os núcleos medial dorsal e ventral anterior do tálamo, e também para o córtex límbico. Considerando esses quatro canais, com suas conexões amplamente disseminadas, não surpreende que distúrbios como a DP e a DH produzam consequências de amplo alcance (ver Conexões clínicas). Entre esses circuitos, o circuito motor é o mais bem conhecido.

> ## Questão
> Os núcleos da base estão envolvidos no processamento de alguns tipos diferentes de informação, além da informação motora. Quais são eles?

CONEXÕES CLÍNICAS

Doença de Parkinson

A doença de Parkinson é classificada como uma doença degenerativa progressiva. É a segunda doença neurodegenerativa mais comum do encéfalo, atrás apenas da doença de Alzheimer. Há anos, a DP tem sido considerada o protótipo das doenças dos NB, embora a fisiopatologia não esteja confinada apenas a esses núcleos subcorticais. Os sintomas mais conspícuos da DP são causados pela morte de neurônios, primariamente na **parte compacta da substância negra (SNpc)** do mesencéfalo (ver Cap. 7). O número de neurônios dopaminérgicos da SNpc que morrem aumenta com o passar do tempo, de modo que os sinais e sintomas de DP vão piorando de forma constante. Aparentemente, a DP resulta da morte acelerada desses neurônios dopaminérgicos mesencefálicos, por motivos que permanecem indeterminados na maioria dos casos.

Cerca de um milhão de americanos são diagnosticados com DP, com mais de 50 mil casos novos diagnosticados a cada ano. A média da idade dos pacientes no momento do aparecimento da condição é 60-65 anos. Os casos de aparecimento de DP em jovens representam 5-10% dos casos. Os indivíduos em que a DP surge na juventude são tipicamente diagnosticados com 21-40 anos de idade. O abuso crônico de cocaína, que depleta a concentração de DA no encéfalo, pode antecipar em 20 anos o aparecimento dos sintomas da DP. A doença tem sido observada em todas as classes socioeconômicas, grupos étnicos e países onde tem sido investigada. Não existe tratamento conhecido que detenha a morte contínua dos neurônios da substância negra. Em alguns indivíduos com DP, os sintomas permanecem brandos. Na maioria dos casos, porém, a doença evolui até o ponto de incapacitação grave. Mais de 60% dos indivíduos com DP se tornam incapacitados dentro de 5 anos após o aparecimento da doença, e 80% após 10 anos.

Em uma descrição da doença que posteriormente levaria seu nome, James Parkinson afirmou, em 1817, que se tratava de uma condição caracterizada por "movimentos trêmulos involuntários e diminuição da força muscular em partes que não estão em ação, até mesmo com sustentação; apresentando propensão à inclinação do tronco para a frente e à mudança do ritmo de caminhada para um ritmo de corrida, com *os sentidos e o intelecto preservados*". A parte destacada em itálico nessa declaração iniciou uma controvérsia que somente foi solucionada há pouco tempo.

Hoje, os sinais cardinais da DP são descritos como tremor, rigidez, bradicinesia e instabilidade postural. Os três primeiros sinais são tipicamente evidentes no início da doença, enquanto a instabilidade postural caracteristicamente se torna evidente depois.

O **tremor** é o primeiro sinal observado em 70% dos indivíduos com DP. Ocorre quando o membro está em repouso e piora com a ansiedade, atividade motora contralateral e durante a ambulação. Sendo assim, o tremor associado à DP é referido como *tremor em repouso*. O tremor costuma ser assimétrico e ter frequência de 4-6 Hz, assemelhando-se classicamente ao *pill rolling* (rolamento de pílula), além de ser predominante em repouso. Note que o tremor em repouso da DP difere acentuadamente do tremor intencional associado aos distúrbios cerebelares, porque o primeiro ocorre em repouso, enquanto os tremores observados nos distúrbios cerebelares somente ocorrem com a ação. No entanto, os indivíduos com DP passam a apresentar tremor durante a atividade nas fases mais tardias do processo patológico.

> ## Questão
> Qual é a diferença entre o tremor associado à DP e o tremor associado aos distúrbios cerebelares?

A **bradicinesia**, ou retardo do movimento, é o aspecto mais característico da DP, bem como o mais incapacitante dos sintomas do início da DP. A princípio, é visto apenas como uma dificuldade de escrita manual e diminuição da oscilação dos braços durante a marcha, mas também pode ser observado com golpes leves de dedo ou pé, movimentos alternados das mãos, e abertura/fechamento do punho. Três termos são usados para descrever os problemas relacionados com a velocidade do movimento: (1) *bradicinesia*, refere-se à amplitude e velocidade diminuídas do movimento; (2) *hipocinesia*, refere-se à paucidade do movimento; e (3) *acinesia*, refere-se à dificuldade para iniciar o movimento. Inicialmente, a bradicinesia se manifesta clinicamente no retardo geral do movimento, bem como na ausência de expressão facial (referida como *fáscies mascarada*). À medida que a doença progride, o indivíduo pode ter dificuldade para iniciar o movimento ou apresentar bloqueios motores (referidos como *freezing* [congelamento]).

A **rigidez**, caracterizada pela resistência aumentada ao movimento passivo lento, é identificada durante o movimento passivo dos membros, tronco ou pescoço. A *rigidez de cano de chumbo* se refere a uma contração lenta e sustentada. A *rigidez de roda denteada* exibe um tremor sobreposto e se manifesta como uma ação de pegar-soltar ao longo de toda a amplitude. A rigidez pode aumentar com a atividade motora contralateral ou no desempenho de uma tarefa mental. Isto é evidente na resposta a manobras de reforço, como fazer o paciente cerrar o punho com uma das mãos, enquanto a rigidez é testada no membro contralateral.

A **instabilidade postural** se desenvolve gradualmente, resultando em equilíbrio precário e levando ao risco aumentado de quedas. A instabilidade postural resulta de reflexos posturais comprometidos que normalmente produziriam respostas motoras necessárias à recuperação do equilíbrio diante de uma perturbação.

Em combinação, os comprometimentos associados à DP levam a distúrbios de marcha (marcha embaralhada e lenta, tendendo à retropulsão e propulsão). A marcha do paciente pode se tornar *acelerada*. As acelerações são passos curtos que podem ocorrer enquanto o paciente se move para a frente ou para trás, e os passos vão se tornando progressivamente mais rápidos, como se o paciente estivesse perseguindo seu próprio centro de gravidade para evitar uma queda.

À medida que a doença continua a evoluir, os movimentos associados são perdidos, levando a movimentos em bloco, em que o tronco se move como uma unidade isolada, sem que o tórax se dissocie da pelve. Os episódios de congelamento se tornam problemáticos com a progressão da doença, e há perda da capacidade de realizar duas tarefas simultaneamente. A projeção da voz se torna problemática, tornando difícil ouvir e entender o paciente. A escrita manual se torna reduzida e passa a ser referida como micrografia. Uma ampla proporção de pacientes eventualmente desenvolve *discinesias* ou apresenta dificuldades com desaparecimento gradual de efeito e intermitência (*on-off*) associadas a tratamentos farmacológicos.

Apesar de tipicamente considerada um distúrbio do sistema motor, a DP hoje é reconhecida como uma condição substancialmente mais complexa, em que a maioria dos pacientes apresenta comprometimentos não motores incapacitantes. Entre esses, estão incluídos o declínio cognitivo (observado em até 80% dos pacientes; ver Cap. 20), demência (40-80%), sonolência diurna (79%), alucinações (50%) e depressão (até 50%). Os distúrbios autônomos são comuns, incluindo incontinência urinária (41%) e hipotensão postural sintomática (35%). Por fim, foram identificadas perturbações sensoriais com a DP, incluindo dor, queimação, formigamento e entorpecimento no membro afetado. Esses sintomas afetam cerca de 40% dos indivíduos que sofrem do distúrbio. A dor foi identificada em até 80% desses pacientes. A fadiga é relatada por cerca de 50% dos pacientes. Nitidamente, os sintomas não motores da DP são difusos. Podem ser tão incapacitantes (às vezes, até mais) quanto os sintomas motores. Alguns desses sintomas podem estar relacionados à fisiopatologia de um ou mais canais dos NB, enquanto outros podem estar relacionados à degeneração de outras projeções que não envolvem os NB.

Distúrbios: estágios de Hoehn e Yahr da doença de Parkinson

Os estágios da DP foram identificados por dois neurologistas, Margaret Hoehn e Melvin Yahr, para caracterização de sintomas e função. Uma modificação comumente usada dessa classificação é a seguinte:

Estágio 1:   sintomas unilaterais.

Estágio 1,5: sintomas unilaterais com algum grau de envolvimento axial.

Estágio 2:   sintomas bilaterais sem comprometimento do equilíbrio.

Estágio 2,5: sintomas bilaterais leves; recuperação no teste do puxão.

Estágio 3:   sintomas bilaterais leves/moderados; algum grau de instabilidade postural; pode viver de modo independente.

Estágio 4:   incapacitação grave; consegue caminhar de modo independente.

Estágio 5:   dependência de cadeira de rodas para mobilidade; confinado ao leito, exceto quando auxiliado.

Etiologia

Na maioria dos casos, nenhuma causa conhecida de degeneração de neurônios dopaminérgicos que resulte em DP pode ser identificada, embora existam algumas causas genéticas e ambientais comprovadas. É provável que a DP resulte da combinação de alguns fatores, incluindo a idade, suscetibilidade genética e fatores ambientais.

Com relação à genética, foram identificadas algumas formas monogênicas de parkinsonismo que resultam em aspectos clássicos da DP. Essas formas incluem mutações no gene *SNCA*, além das formas associadas aos genes *LRRK2*, Parkin e *PINK1*. Entretanto, a herança mendeliana simples explica apenas uma pequena fração dos casos de PD. Somente cerca de 5-10% das pessoas com DP apresentam um padrão familiar de herança. Essas formas genéticas são mais propensas a serem a causa de parkinsonismo em indivíduos cujos sintomas apareceram ainda na juventude.

Desde a década de 1980, a principal hipótese acerca da etiologia da DP tem sido a teoria ambiental. Estudos epidemiológicos têm identificado fatores risco, entre os quais os mais comuns são a vida rural e a exposição à água de poço, pesticidas, herbicidas e fábricas de processamento da polpa de madeira. A teoria é baseada em grande parte na ocorrência de sinais irreversíveis da DP e destruição irreversível de células na SNpc em indivíduos que tomaram uma substância química pensando que era heroína sintética. Essa substância química foi identificada como MPTP (1-metil-4-fenil-1,2,3,6-tetraidropiridina). Após a injeção intravenosa de MPTP, esses indivíduos desenvolveram DP aguda e grave. A DP poderia resultar da exposição a um composto desconhecido similar ao MPTP? A DP é mais frequente em países industrializados e em áreas agrárias onde as toxinas são comumente usadas. Apesar da pesquisa extensiva, esse tipo de envenenamento ainda não foi encontrado. O fato de a DP ocorrer no mundo inteiro e ter sido descrita de um modo ou de outro no decorrer de milhares de anos sugere que a doença não é causada apenas por uma única toxina.

As toxinas ambientais podem não ser os únicos fatores que contribuem para o desenvolvimento da DP. Se todos os casos da DP tivessem um mecanismo patológico similar, então uma toxina ambiental capaz de desencadear esse mecanismo teria que estar presente desde, pelo menos, 1817, quando James Parkinson descobriu a doença. Os compostos químicos produzidos pelo homem similares ao MPTP, portanto, não tendem a ser as únicas toxinas. Vários fatores provavelmente contribuem para o desenvolvimento da DP. Entre esses fatores, estão uma combinação de predisposição genética ou constitutiva, fatores dietéticos e ambientais, bem como o envelhecimento. É possível que essa combinação seja variável entre as pessoas.

Seja qual for a causa precipitante da neurodegeneração associada à DP, evidências crescentes sugerem a ocorrência de um processo apoptótico mediado por sinal. A **apoptose** (ver Cap. 3) se refere a uma forma de morte celular que ocorre com pouca inflamação, porém associada ao agrupamento de cromatina e fragmentação do DNA. Os fatores implicados nesse processo incluem a disfunção mitocondrial (associada à DP), talvez precipitada pelos radicais livres formados durante o metabolismo oxidativo da DA.

> **Questão**
>
> A DP é considerada um distúrbio dos NB, apesar de estar comprovado que há perda celular no tronco encefálico. Quais são os dois núcleos mesencefálicos particularmente afetados e como a perda de células afeta a função dos NB?

Distúrbio encefálico na DP: fisiopatologia

Embora a DP seja considerada um distúrbio dos NB, a morte celular começa de fato no tronco encefálico. A alteração mais consistente observada no encéfalo de indivíduos com DP é a morte e resultante perda de neurônios na **substância negra (SN)**, constituída por células negras, pigmentadas e produtoras de dopamina (ver Fig. 19.12). Embora a patologia possa não surgir na SN, a perda mais conspícua de neurônios ocorre na SNpc, cujos neurônios sintetizam e liberam o transmissor DA. Uma perda significativa de células também ocorre em outros núcleos pigmentados, incluindo a **área tegmental ventral (ATV)**, localizada na linha média adjacente à substância negra, cujos neurônios também sintetizam e liberam o transmissor DA; o *locus coeruleus* da ponte, cujos neurônios sintetizam e liberam o transmissor noradrenalina; e o **núcleo motor dorsal do vago** da

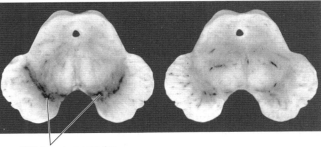

Figura 19.12 Substância negra do mesencéfalo. Em condições normais, a parte compacta da substância negra é vista como uma área pigmentada negra. No mesencéfalo do indivíduo com DP, há perda de células pigmentadas negras na parte compacta da substância negra e, portanto, perda da produção de dopamina (DA).

medula, cujos neurônios igualmente sintetizam e liberam o transmissor noradrenalina.

A perda de neurônios relacionada à doença observada na DP se dá contra um fundo de degeneração e perda celular que é parte do processo normal de envelhecimento cerebral. O processo de envelhecimento pode aumentar a vulnerabilidade cerebral à DP. Em indivíduos neurologicamente normais, o número de neurônios na SNpc diminui em cerca de 50% entre os 20 e 60 anos de idade. Os sinais evidentes da DP surgem quando a perda celular chega a 75-80% dos neurônios na SNpc, de modo que a doença tem um limiar bastante distinto. Durante esse processo de perda celular, os neurônios dopaminérgicos ainda sobreviventes intensificam sua atividade metabólica, mas isto eventualmente é insuficiente para compensar a perda contínua de neurônios dopaminérgicos.

Os axônios dos neurônios dopaminérgicos mesencefálicos se projetam para muitas estruturas encefálicas, além do estriado. A DA é liberada sobre os neurônios dessas estruturas. Quando os neurônios da SNpc morrem, essas estruturas são privadas de uma quantidade normal de DA e, então, deixam de funcionar adequadamente. Junto ao estriado, o putame é a estrutura mais seriamente envolvida, com uma perda de DA de cerca de 95%. Essa perda ocorre no início da DP. O núcleo caudado sofre perda de DA em fases mais tardias da doença e essa perda pode ultrapassar 80%.

Embora seja tipicamente considerada um distúrbio dos NB, a DP tem consequências bem mais amplamente disseminadas, inclusive consequências cognitivas e emocionais associadas a outras partes do SNC localizadas fora dos NB. Para completar, outros aspectos são discutidos aqui. Os neurônios dopaminérgicos mesencefálicos também se projetam para dentro do córtex cerebral (projeção mesocortical) e das estruturas subcorticais do sistema límbico (projeção mesolímbica) (ver Fig. 19.13). A **projeção mesocortical** envia seus axônios para partes dos lobos frontal e temporal. No lobo frontal, as projeções dopaminérgicas terminam em neurônios do lobo frontal medial, incluindo o córtex cingulado anterior, bem como em neurônios do córtex pré-frontal dorsolateral. No lobo temporal, as projeções dopaminérgicas terminam em neurônios das regiões corticais anteromediais, incluindo o córtex entorrinal. A **projeção mesolímbica** se projeta para o hipocampo, núcleo *accumbens* (estriado ventral), amígdala e área septal. As consequências cognitivas da DP são discutidas no Capítulo 21.

Atenção particular tem sido dispensada à perda das projeções dopaminérgicas a partir da ATV para o córtex de associação do lobo frontal, por causa da similaridade existente entre certos sintomas da DP e aqueles que seguem ao dano restrito em partes do lobo frontal após um acidente vascular encefálico (AVE) ou traumatismo

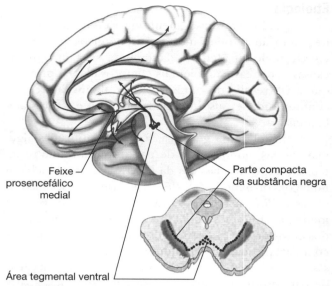

Figura 19.13 Os neurônios dopaminérgicos do mesencéfalo se projetam para os núcleos da base, córtex cerebral e áreas subcorticais. Existem projeções mesocorticais para os lobos frontal e temporal, e projeções mesolímbicas para as áreas subcorticais.

craniano. Perdas de DA de aproximadamente 60% foram detectadas no córtex de associação frontal de indivíduos com DP. Dessa forma, alguns sintomas da DP são causados por uma perda de DA no estriado, enquanto outros são consequentes à perda de DA no córtex de associação frontal (conforme será discutido no Cap. 21).

No estriado, a DA normalmente excita a via direta e inibe a via indireta. Esses efeitos opostos são devidos à presença de diferentes receptores de DA nos neurônios de origem das vias direta e indireta do estriado. A via direta, cujos neurônios de origem contêm receptores dopaminérgicos D1 excitatórios, termina em neurônios do GPi. Em contraste, os neurônios de origem da via indireta contêm receptores dopaminérgicos D2 inibitórios, cujos axônios terminam em neurônios GPe. Dessa forma, a perda de dopamina no putame resulta em atividade diminuída na via direta que facilita o movimento, e em aumento da atividade na via indireta que suprime o movimento (ver Figs. 19.10 e 19.11). Coletivamente, essas alterações sinérgicas resultam em atividade aumentada nos neurônios de saída do GPi/SNpr, de modo que a inibição dos neurônios talâmicos aumenta. Desse modo, o impulso talamocortical excitatório sobre os motoneurônios corticais é reduzido, resultando nos sinais hipocinéticos da DP (acinesia, bradicinesia).

Não existe tratamento curativo para a DP que consiga conter a degeneração neuronal das células dopaminérgicas na SNpc e ATV. O tratamento sintomático pode ser medicamentoso ou cirúrgico. Em adição, foi demonstrado que a intervenção física melhora a habilidade funcional e, possivelmente, está implicada no retardo da evolução da doença.

Tratamento farmacológico

Entre os fármacos terapêuticos, estão os substitutos da DA (p. ex., levodopa), agonistas da DA (p. ex., bromocriptina, pramipexol, ropinirol), inibidores do metabolismo da DA (p. ex., inibidores de COMT, como a entacapona, e inibidores de MAO-B, como a selegilina) e agentes anticolinérgicos (p. ex., tri-hexifenidil). As melhores combinações de fármacos e suas dosagens variam de paciente para paciente e são baseadas no conjunto de sintomas. As doses são determinadas em grande parte por meio de triagens e erros. Os pacientes mais beneficiados pelo tratamento farmacológico são aqueles que apresentam uma forma relativamente branda da doença. Em pacientes com doença mais grave, o alívio sintomático é apenas parcial. Esses pacientes eventualmente atingem um nível de incapacidade que não é significativamente responsivo a qualquer medicação.

Questão

Ao ler as próximas seções, compare o papel e sítio de ação de cada uma das seguintes terapias farmacológicas usadas no tratamento da DP: terapia de reposição da DA, terapias com agonista de receptor de DA e inibidores do metabolismo da DA. Dê exemplos de cada tipo de terapia.

Levodopa (L-Dopa). A vasta maioria dos pacientes recebe tratamento médico com administração de fármacos anti-parkinsonismo, particularmente de L-Dopa. Mais de 30 anos após sua introdução, a terapia com L-Dopa continua sendo o tratamento mais efetivo para o alívio sintomático dos sinais e sintomas da DP. Várias terapias medicamentosas auxiliares são usadas para intensificar a efetividade da L-Dopa. Entretanto, um problema ainda não resolvido tem sido o desenvolvimento de um modo de distribuição do fármaco que promova a estimulação em níveis farmacológicos dos neurônios estriatais, de modo constante, particularmente na doença avançada, e que possa ser usado com facilidade pelos pacientes e/ou cuidadores.

O tratamento da DP com levodopa (L-Dopa, Larodopa, Dopar) é classificado como *terapia de reposição*. A levodopa é um composto químico a partir do qual o neurotransmissor DA é formado durante a síntese natural de DA que ocorre dentro dos neurônios da SNpc e ATV. A levodopa é tomada por via oral, atravessa a barreira hematoencefálica e entra no líquido extracelular que circunda os neurônios junto ao encéfalo. A levodopa, então, é captada no interior dos neurônios da SNpc e ATV, e convertida em DA por ação de uma enzima, a L-Dopa descarboxilase. Note que a DA não pode atravessar a barreira hematoencefálica. Por isso, se for convertida fora do encéfalo, a levodopa não exercerá efeito terapêutico na DP.

Um número crítico de neurônios da SNpc e suas células de suporte devem permanecer vivos para que a terapia de reposição de DA funcione. A administração de amplas quantidades de levodopa, então, faz os neurônios da SNpc ainda vivos liberarem mais do que a quantidade usualmente liberada de DA, compensando (i. e., repondo) a DA perdida em consequência da morte de alguns neurônios da SNpc. A terapia com levodopa não cura a DP, por isso a morte de neurônios da SNpc (e da ATV) continua. Isto significa que a terapia com levodopa eventualmente está fadada ao fracasso, pois no fim não haverá neurônios vivos em número suficiente para compensar os neurônios mortos.

Um dos problemas com a terapia de reposição com levodopa é a dose alta que precisa ser administrada para que uma concentração suficiente atravesse a barreira hematoencefálica antes de ser convertida em DA. Uma estratégia para diminuir a quantidade de levodopa requerida é prevenir a sua quebra pela L-Dopa descarboxilase antes de atravessar a barreira hematoencefálica. Para tanto, a L-Dopa é administrada com outro fármaco – carbidopa ou benserazida. Esses fármacos bloqueiam a conversão levodopa-DA no intestino (i. e., fora do encéfalo). Com isso, mais levodopa é disponibilizada para entrar no encéfalo e isto diminui em 4-5 vezes a quantidade de levodopa que o paciente precisa tomar. A dose de levodopa ou a combinação de carbidopa e levodopa são diferentes para cada paciente.

A terapia com levodopa usualmente é iniciada quando a doença começa a interferir nas atividades da vida diária. A justificativa para o adiamento da terapia até esse ponto está no fato de os efeitos colaterais induzidos pelo fármaco (p. ex., discinesias) e as flutuações de resposta (i. e., desaparecimento gradual de efeito, intermitência) estarem relacionados à duração do tratamento, embora ainda haja controvérsias quanto a essas complicações serem consequentes da duração do tratamento ou da duração da doença. Existem evidências de que a iniciação antecipada de uma terapia apropriada pode retardar a incapacitação funcional. Quanto mais tempo o paciente permanece sob tratamento com levodopa, maior é a probabilidade de flutuações de resposta e efeitos colaterais adversos. Havia ainda a preocupação com a possibilidade de a própria levodopa em si causar lesão em neurônios, mas evidências recentes sugerem que isto não ocorre. Por outro lado, alguns clínicos acreditam que a terapia com levodopa deve ser iniciada no momento do diagnóstico, em vez de aguardar o desenvolvimento de uma incapacitação funcionalmente significativa. A levodopa é tomada por via oral, seja como doses dividas em 2-4 vezes/dia, seja como comprimidos de liberação controlada em 2 ou mais vezes/dia. A lógica por trás do uso dos comprimidos de liberação prolongada é a criação de uma liberação regular e contínua do fármaco no sangue – considerando que as flutuações dos níveis de DA podem contribuir mais para as complicações motoras do que a dose total.

Embora a levodopa seja o único agente mais efetivo para tratamento da DP, nem todos os sintomas dessa doença apresentam o mesmo grau de resposta. A cinesia, bradicinesia e rigidez são os sintomas mais responsivos. O tremor é afetado de forma variável. A estabilidade postural é, em sua maior parte, irresponsiva à levodopa. As alterações mentais, disfunção do sistema nervoso autônomo (sudorese excessiva, constipação) e alterações sensoriais não são afetadas e podem até piorar.

Na maioria das pessoas, a resposta à levodopa é razoavelmente estável durante os primeiros anos de tratamento, mas subsequentemente há desenvolvimento de efeitos adversos adicionais e flutuações motoras em cerca de 80% dos pacientes, com aumento da gravidade associado a tratamentos mais prolongados. O efeito adverso mais comum da levodopa é a indução de vários tipos de movimentos involuntários anormais (**discinesias**). As discinesias podem ser graves o bastante para interferirem na fala (quando envolvem a musculatura facial, lingual e labial), deglutição, respiração e equilíbrio. A gravidade da discinesia pode forçar uma diminuição da dose de levodopa. Em muitos pacientes, é possível aceitar certo grau de discinesia como o preço a ser pago pela diminuição dos sintomas da DP. As discinesias podem ser tão desconfortáveis e incapacitantes quanto a rigidez e a acinesia da DP, contudo muitos indivíduos apresentam mais discinesia do que imobilidade, enquanto outros aparentemente não percebem sua discinesia.

Os efeitos colaterais psiquiátricos podem ser vistos após a administração de levodopa – tipicamente, decorridos pelo menos 3 anos de tratamento e com maior frequência em pacientes idosos e em pacientes com demência. Esses efeitos costumam limitar a quantidade de levodopa que pode ser tomada e diminuem seriamente a efetividade da terapia. Os sintomas iniciais comuns incluem sonhos vívidos, perturbação dos padrões de sono e ilusões visuais. Ocasionalmente, pode ocorrer uma psicose semelhante à esquizofrenia. As alucinações visuais são comuns e consistem em objetos formados, como pessoas ou animais, geralmente não ameaçadores. Em muitos indivíduos, o melhor a esperar é um comprometimento entre algumas alucinações visuais e um controle aquém do ideal sobre os distúrbios do movimento.

As flutuações (de respostas) motoras incluem a deterioração de fim de dose e os episódios de intermitência do fármaco. No início do curso da DP, o período em que a levodopa é efetiva pode ser maior do que o tempo de vida do fármaco no plasma sanguíneo. Isso sugere que o sistema dopaminérgico nigroestriatal tem capacidade de armazenar e liberar DA. À medida que os neurônios da SNpc continuam morrendo, essa "capacidade de tamponamento" do sistema nigroestriatal é perdida. O estado motor do paciente então pode flutuar drasticamente com cada dose de levodopa, porque o encéfalo exibe uma dependência crescente da administração oral de levodopa, em que existem concentrações variáveis de fármaco no plasma sanguíneo.

A deterioração de fim de dose ou fenômeno de desaparecimento gradual de efeito consiste no encurtamento progressivo do período em que a levodopa é efetiva, com rápido retorno da rigidez e acinesia ao final do intervalo de dosagem. Aumentar a dose e a frequência de administração pode ajudar na deterioração de fim de dose, mas também pode levar ao aparecimento de discinesia.

O **fenômeno de intermitência ("on-off")** ocorre nos estágios mais tardios da DP. Indivíduos com esse problema flutuam rapidamente entre os estados de "off", em que há ausência de efeitos benéficos da levodopa, e "on", com discinesia grave. Isso é bastante incapacitante, porque o indivíduo nunca sabe quando se tornará seriamente imobilizado. Essa perda de movimento pode durar de alguns minutos a várias horas e ocorre de modo inesperado, repetidas vezes.

Agonistas de receptor da dopamina. Os agonistas de receptor de dopamina estimulam diretamente os receptores de DA presentes no estriado e proporcionam diversas vantagens em comparação ao uso de levodopa. Em primeiro lugar, esses fármacos não precisam sofrer conversão enzimática para serem efetivos. Portanto, sua efetividade independe da presença de neurônios estriatais sobreviventes. Isto pode torná-los úteis para o tratamento dos estágios mais tardios da DP. Em segundo lugar, os agonistas da DA podem exibir maior seletividade de ações. O uso da levodopa (após sua conversão em DA) ativa todos os subtipos de receptores de DA presentes em todo o encéfalo. Os agonistas de receptor de DA, por outro lado, apresentam graus variáveis de seletividade para diferentes subtipos de receptores de DA. Em terceiro lugar, muitos agonistas de receptor de DA permanecem efetivos durante um período substancialmente maior, em comparação à levodopa. Em quarto lugar, os agonistas de DA estão associados a baixos índices de desenvolvimento de discinesias e flutuações motoras, especialmente quando administrados em doses baixas. Por fim, alguns dados sugerem que a levodopa na verdade contribui para a morte de neurônios dopaminérgicos a partir da formação de radicais livres e toxicidade putativa do metabolismo da DA pelos neurônios da SNpc (embora outros achados discordem dessa afirmação).

Em qualquer evento, os agonistas de receptor de DA evitam esse potencial problema.

Os agonistas de receptor de DA podem ser usados para estimular diretamente os receptores de DA ou para estimular centralmente a liberação de DA. Exemplificando, a bromocriptina (Parlodel) estimula diretamente os receptores de DA, enquanto a amantadina estimula centralmente a liberação de DA. Vários agonistas de DA adicionais foram testados recentemente e já estão em uso, entre os quais o pramipexol, ropinerol e rotigotina. As ações desses fármacos sobre os sintomas da DP são similares às ações da levodopa. Os efeitos adversos também são similares, porém os agonistas de receptor de DA causam discinesia menos frequentemente do que a levodopa. A duração de sua ação após uma única dose costuma ser maior do que a duração da ação da levodopa, por isso as flutuações motoras são reduzidas.

Todos os agonistas de DA devem ser iniciados com doses muito baixas que, então, vão sendo aumentadas no decorrer de vários meses, por causa dos efeitos colaterais psicológicos. Em comparação à levodopa, esses agentes tendem mais a induzir alucinações e psicose. Outro problema significativo associado ao uso desses agentes é o potencial de induzir comportamentos compulsivos, como fazer apostas, e esses problemas requerem monitoramento. Os agonistas de DA disponíveis também podem causar edema de perna.

Inibidores do metabolismo da dopamina. Depois de ser liberada dentro da fenda sináptica (no SNC), a DA se torna vulnerável ao metabolismo (degradação) por ação de duas enzimas: **catecol-O-metiltransferase (COMT)** e **monoamina oxidase (MAO)** (ver Fig. 19.14). A COMT e a MAO estão amplamente distribuídas em todo o corpo, inclusive no encéfalo. As maiores concentrações de cada

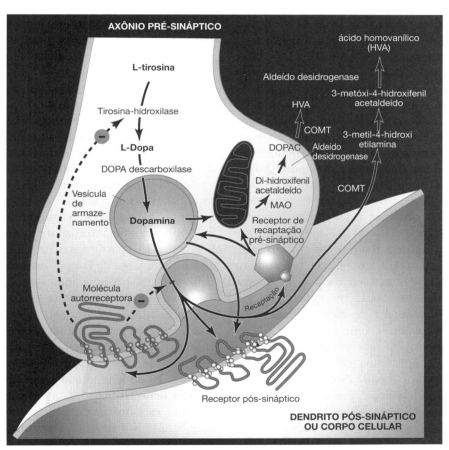

Figura 19.14 O neurônio dopaminérgico pré-sináptico tem seu corpo celular no mesencéfalo e se projeta para o estriado. Junto ao terminal pré-sináptico, o aminoácido tirosina é convertido em L-Dopa pela tirosina hidroxilase. A L-Dopa, por sua vez, é convertida em dopamina pela Dopa descarboxilase. A dopamina é liberada como neurotransmissor dentro da fenda sináptica, onde se liga aos receptores pós-sinápticos. Dois mecanismos atuam no controle da quantidade de dopamina na sinapse e no espaço extracelular adjacente: (1) uma alça de retroalimentação negativa mediada pelo autorreceptor presente na membrana pré-sináptica, que modifica a liberação e a biossíntese da dopamina; e (2) a recaptação da dopamina por receptores pré-sinápticos. Esses dois mecanismos atuam modulando continuamente as concentrações sináptica e extracelular de dopamina. Além disso, uma parte da dopamina é convertida em metabólitos pela COMT (em 3-metil-4-hidroxi etilamina) e outra parte é convertida pela MAO (em di-hidroxifenil acetaldeído). Os inibidores de COMT e MAO (omitidos) impedem essas conversões, prevenindo assim a diminuição da quantidade de dopamina disponível.

uma são encontradas no fígado e nos rins. Existem diferenças distintivas de localização citológica entre ambas as enzimas. A MAO está associada principalmente à membrana externa da mitocôndria, inclusive junto aos terminais das fibras adrenérgicas. A COMT, por outro lado, está localizada em grande parte no citoplasma, e uma pequena concentração é encontrada nos neurônios adrenérgicos. Os inibidores dessas duas enzimas podem diminuir a administração de levodopa.

Dois inibidores de COMT atualmente são usados como adjuntos da levodopa: a tolcapona inibe a COMT periférica e, em menor extensão, a COMT central; e a entacapona inibe apenas a COMT periférica. A tolcapona é mais clinicamente efetiva, porém está associada com toxicidade hepática e, por esse motivo, seu uso é reservado para indivíduos que não respondem à entacapona de maneira adequada.

Os inibidores de MAO bloqueiam a oxidação da DA e, por causa da presença da MAO nos terminais dos neurônios dopaminérgicos, aumentam os níveis de DA na sinapse com os neurônios estriatais. Dois inibidores de MAO comumente usados são a selegilina e a rasagilina. Ambas podem ser usadas como monoterapia no início da DP e como adjuntos da levodopa na DP avançada. Alguns neurologistas iniciam o tratamento de todos os indivíduos recém-diagnosticados com selegilina ou rasagilina. Havia esperanças significativas de que os inibidores de MAO apresentassem um efeito neuroprotetor, mas isso não foi demonstrado de modo convincente. A base da crença de que o fármaco é neuroprotetor foi a observação de que a selegilina protege macacos induzidos à DP por MPTP contra os sintomas da DP e impede a degeneração das células da SNpc. Como a selegilina é um antioxidante, deveria prevenir a geração dos radicais livres resultantes da quebra da DA. A rasagilina é um inibidor irreversível da MAO-B e é mais seletivo e potente do que a selegilina. Diferentemente desta, a rasagilina não gera os metabólitos de anfetamina e de metanfetamina que podem causar efeitos colaterais como a insônia.

Agentes anticolinérgicos. Os agentes anticolinérgicos relacionados ao fármaco atropina são usados há muito tempo no tratamento da DP e, de fato, já eram usados antes da descoberta da levodopa. Esses agentes produzem pouco ou nenhum efeito benéfico sobre a rigidez e a bradicinesia, que são os aspectos mais incapacitantes da DP, mas podem ser efetivos no tratamento do tremor. Por esse motivo, são usados no tratamento da DP em fase inicial, antes de os sintomas se tornarem graves, ou no tratamento de pacientes cujo sintoma predominante sejam os tremores. Pode ser usados isoladamente em indivíduos intolerantes à levodopa, ou com a levodopa. O nível de dosagem ideal é alcançado quando se obtém o maior alívio possível dos tremores aliado a efeitos colaterais que o paciente consegue tolerar. Os fármacos anti-colinérgicos não podem ser suspensos abruptamente, porque o paciente tende a se tornar completamente imobilizado e incapacitado em consequência da intensificação repentina da rigidez e dos tremores.

Os agentes anticolinérgicos bloqueiam os receptores muscarínicos de acetilcolina (ACh) e, portanto, previnem a ação da ACh. Essa ação ocorre nos neurônios do estriado. As ações dos transmissores DA e ACh normalmente estão em equilíbrio no estriado. O propósito dos agentes anticolinérgicos é contrabalançar a predominância da atividade de ACh decorrente da perda de DA estriatal. Vários fármacos anticolinérgicos são usados, incluindo tri-hexifenidil (Artane), mesilato de benztropina (Cogentin) e cloridrato de difenidramina (Benadryl).

Os efeitos adversos desses fármacos resultam de suas propriedades anticolinérgicas e incluem boca seca (que pode ser benéfica em casos de sialorreia); visão turva (por dilatação pupilar e perda da acomodação); constipação e (às vezes) retenção urinária. Os efeitos colaterais mais problemáticos, que são a razão de esses medicamentos raramente serem usados, incluem a sedação, confusão mental, retardo mental, comprometimento da memória e alucinações.

Amantadina. A amantadina, um agente antiviral usado na prevenção e tratamento da *influenza* A, exerce efeito anti-parkinsonismo. A amantadina exerce apenas um efeito modesto sobre os sintomas da DP. Por esse motivo, é usada no início da doença, antes de os sintomas se tornarem mais sérios. Também pode ser usada como adjunto da levodopa em pacientes que exibem movimentos involuntários sob tratamento com doses relativamente baixas de levodopa. O mecanismo de ação da amantadina é pouco conhecido e, aparentemente, o fármaco atua liberando DA a partir dos neurônios estriatais ou bloqueando a inativação da DA por recaptação). A amantadina também exibe propriedades anticolinérgicas.

Os efeitos colaterais da amantadina são similares aos da levodopa, todavia consideravelmente mais brandos. Entre os possíveis efeitos colaterais, estão a náusea e vômito, tontura, letargia, perturbações do sono (pesadelos), confusão e alucinação. O edema nos membros inferiores pode ser problemático para alguns pacientes.

Fatores neurotróficos. Como os fatores neurotróficos regulam a sobrevivência de neurônios no sistema nervoso em desenvolvimento, alimentou-se a esperança de que pudessem ser explorados no tratamento de doenças neurodegenerativas, como a DP. Um desses fatores é o fator neurotrófico derivado de linhagem de células gliais (GDNF). Contudo, foi demonstrado que a infusão direta de GDNF dentro do putame de pacientes com DP não resulta em melhora significativa das manifestações clínicas da doença. De fato, ainda não está totalmente esclarecido o papel do GDNF endógeno no encéfalo humano adulto.

Intervenções cirúrgicas

O tratamento cirúrgico da DP tem uma história interessante. A cirurgia não é um tratamento novo para a DP. No início da década de 1950, descobriu-se que a destruição do globo pálido (um procedimento conhecido como *palidotomia*) aliviava o tremor e a rigidez associados à DP. Nas profundezas do encéfalo, o globo pálido (GP) é localizado por meio de um procedimento chamado *estereotaxia*, em que as localizações de estruturas encefálicas profundas são definidas por um conjunto de coordenadas tridimensionais referenciadas a um ponto padrão. A lesão ao GP é produzida por neurocirurgia estereotáxica. Conforme observado anteriormente, como os neurônios do estriado funcionam de modo anormal em decorrência da perda de DA, os neurônios do GP também funcionam anormalmente. A supressão da atividade neural anômala no GP por meio da produção de uma lesão nesse local diminui o tremor e a rigidez, mas produz pouco efeito sobre os demais sintomas da DP. A palidotomia só podia ser feita em um lado do encéfalo – no GP oposto ao lado dos sintomas mais graves do paciente – porque a ablação bilateral resultava em perda da habilidade de deglutição. Ainda, o procedimento era limitado, porque os sintomas do parkinsonismo costumavam ser recorrentes e os efeitos colaterais eram comuns, uma vez que as estruturas encefálicas adjacentes ao GP também poderiam ser acidentalmente destruídas.

Nos anos 1960, a palidotomia foi amplamente substituída por outro procedimento cirúrgico estereotáxico, dirigido ao tálamo ventrolateral. Esse procedimento é chamado *talamotomia ventrolateral*. A justificativa para a realização desse procedimento era a mesma da lesão do GP, exceto pelo fato de o núcleo ventrolateral do tálamo estar mais adiante no circuito, a partir do estriado. A talamotomia ventrolateral alivia o tremor contralateral em até 90% dos pacientes. Há diminuição da rigidez, porém a acinesia e a bradicinesia não são afetadas.

Com a introdução da terapia com L-Dopa, na década de 1960, a neurocirurgia estereotáxica foi amplamente abandonada. Contudo, a ocorrência de flutuações motoras e discinesia induzidas por L-Dopa em pacientes que receberam a medicação por tempo prolongado levou à revitalização das abordagens neurocirúrgicas com o uso de modernas tecnologias mais sofisticadas de neurofisiologia e imagem encefálica, para guiar a colocação estereotáxica da lesão. A porção interna do globo pálido (GPi) e o núcleo subtalâmico (NST) atualmente são os alvos favorecidos da neurocirurgia estereotáxica moderna. Em ambos os procedimentos, os pacientes são mantidos no pós-operatório sob medicação à base de L-Dopa, ainda que as doses possam ser substancialmente diminuídas.

Palidotomia e subtalamotomia moderna. O interesse renovado pela palidotomia como tratamento para a DP tem sido estimulado pelos relatos na mídia popular sobre os benefícios drásticos alcançados por pacientes com DP submetidos à palidotomia com uso de técnicas cirúrgicas recém-desenvolvidas, entre as quais o registro com microeletrodo de célula única, para delinear regiões que apresentam descargas aberrantes. Essas técnicas modernas permitem ao neurocirurgião localizar mais precisamente o GPi e produzir uma lesão exatamente em uma determinada parte em particular do núcleo (o GPi posteroventral). Todos os sintomas cardinais da DP (tremor, rigidez e bradicinesia) apresentam melhora após a palidotomia moderna, sendo que o procedimento também diminui as discinesias induzidas por L-Dopa. A melhora mais impressionante é a diminuição da discinesia induzida por levodopa. Após esse procedimento, usualmente é possível diminuir a dosagem de levodopa. Com a palidotomia unilateral, os benefícios motores ocorrem predominantemente no lado do corpo contralateral à lesão. Mesmo assim, o procedimento pode causar efeitos colaterais indesejados em consequência do dano inadvertido a estruturas encefálicas adjacentes ao GPi. Apesar de proporcionarem benefícios motores maiores, as palidotomias bilaterais não são realizadas, porque o risco de efeitos colaterais indesejados é igualmente maior. Observa-se uma alta incidência de comprometimento cognitivo, disartria e problemas de deglutição associados à palidotomia bilateral.

Assim como em toda neurocirurgia estereotáxica, o procedimento é permanente, por isso não é possível o uso futuro de procedimentos médicos ou cirúrgicos que forem considerados superiores à palidotomia. Atualmente, há informação insuficiente sobre o sítio-alvo ideal no GP, quais pacientes exatamente são os melhores candidatos à cirurgia, e os riscos e benefícios a longo prazo do procedimento, para recomendar a aplicação amplamente disseminada da palidotomia na prática clínica de rotina.

Como a hiperatividade do NST é uma das principais características do encéfalo parkinsoniano, o NST também foi alvo de interesse como possível sítio de intervenção cirúrgica. Contrastando com a palidotomia, as subtalamotomias uni- ou bilaterais não resultam em complicações graves, ao mesmo tempo em que promovem melhora significativa e duradoura de todos os aspectos cardinais da DP, além de diminuírem substancialmente as discinesias induzidas pela L-Dopa. Entretanto, os resultados clínicos variam de paciente para paciente, e alguns podem apresentar problemas motores e disartria que podem ou não se resolver com o passar do tempo.

Estimulação encefálica profunda. A estimulação encefálica profunda (EEP) é uma alternativa à cirurgia destrutiva. A base desse procedimento veio de estudos realizados com macacos nos quais o parkinsonismo foi induzido com injeção da neurotoxina MPTP. Nesses animais, as lesões e a estimulação elétrica do NST diminuíram o tremor, a rigidez e a acinesia. Conforme já observado, o NST recebe informação do estriado, indiretamente, via GPe. Em virtude da anormalidade na atividade dos neurônios estriatais causada pela deficiência de DA, o NST também funciona de modo anormal e a hiperatividade do NST constitui uma das principais características da DP (i. e., o núcleo é desinibido).

Questão

Quais são as similaridades e diferenças entre a ablação cirúrgica e a EEP, no tratamento da DP?

A EEP do NST é o avanço terapêutico mais significativo e efetivo no tratamento sintomático da DP, desde a introdução da L-Dopa, na década de 1960. Nesse procedimento, eletrodos são implantados estereotaxicamente no NST de ambos os lados. Os núcleos são estimulados bilateralmente por meio de geradores de pulso implantados no paciente. A EEP bilateral pode ser realizada com segurança e produz benefícios motores significativamente maiores do que aqueles obtidos com a neurocirurgia estereotáxica unilateral. A acinesia, o tremor e a rigidez melhoram significativamente, assim como o desempenho nas atividades da vida diária.

Uma das principais vantagens da EEP é o procedimento ser reversível, caso terapias cirúrgicas ou médicas superiores sejam desenvolvidas no futuro. Os indivíduos com DP que recebem EEP, assim como aqueles submetidos à neurocirurgia, continuam recebendo terapia de L-Dopa, porém a doses significativamente menores. A EEP, portanto, diminui a discinesias induzidas pela L-Dopa, chegando a eliminá-las por completo em algumas pessoas. O procedimento não é isento de efeitos adversos, todavia. Pode haver desenvolvimento de comprometimento cognitivo (p. ex., memória de trabalho) e transtornos do humor (p. ex., depressão, labilidade emocional), bem como dificuldades da fala, instabilidade postural (equilíbrio) e distúrbios da marcha.

Como resultados terapêuticos similares são alcançados com a EEP e com as lesões no NST, acreditava-se que a estimulação elétrica de alta frequência inativava o NST. Entretanto, ainda não está esclarecido se isto é de fato o mecanismo da eficiência da EEP. A EEP produz um efeito terapêutico de longa duração (medido como sendo de pelo menos 5 anos) sobre os aspectos cardinais da DP e diminui as discinesias induzidas por L-Dopa.

Recentemente, outros sítios de estimulação além do NST têm sido usados como alvo da EEP e podem proporcionar um alívio sintomático ainda mais favorável. A zona incerta, por exemplo, que é uma estrutura em continuidade com o NST, pode ser um alvo melhor para a EEP, do mesmo modo como o GPi. Achados recentes de um estudo de intervenções amplo, randomiza-

do e controlado, sugerem que há pouca diferença entre a EEP realizada no NST *versus* GPi. E, mais recentemente, os pesquisadores começaram a examinar os benefícios proporcionados pela estimulação dos núcleos tegmentais pedunculopontinos, tentando abordar os comprometimentos de instabilidade postural e marcha que não são bem recuperados com a estimulação de outros alvos.

Transplante nigral fetal. Outro procedimento cirúrgico experimental que não requer a produção de lesão no circuito dos NB é o transplante de células da substância negra de fetos abortados no interior do estriado de indivíduos com DP – um procedimento referido como *neurorrestaurador*, cujo objetivo é restaurar a organização anatomofisiológica do sistema nigroestriatal. Os primeiros estudos sobre transplante foram iniciados em 1987. Desde então, centenas de pessoas têm recebido transplantes de tecido fetal mesencefálico humano no neoestriado.

Neurônios do mesencéfalo que se desenvolvem em neurônios liberadores de DA são extraídos de fetos abortados. Essas células são então estereotaxicamente transplantadas (injetadas como suspensão celular ou enxerto de tecido sólido) dentro do núcleo caudado e/ou putame – na maioria das pessoas, no lado do encéfalo contralateral aos sintomas mais graves. Foi demonstrado que as células nigrais fetais transplantadas sobrevivem com crescimento de axônio no estriado e poucas evidências de rejeição imunológica dos enxertos. Com a implantação de enxerto somente em um dos lados do encéfalo, uma melhora funcional derivada do enxerto seria contraposta pela degeneração contínua do sistema de DA intrínseco, especialmente no lado não operado, por causa do processo patológico em curso.

Entretanto, mesmo com o transplante nigral fetal bilateral, pouco (se algum) benefício é detectável após 24 meses, ainda que o exame de tomografia computadorizada (TC) por emissão de pósitron (PET-CT ou TEP-TC) mostre a sobrevida e funcionamento dos neurônios dopaminérgicos transplantados. Embora existam muitos aspectos científicos, de segurança, logísticos, financeiros, legislativos, regulatórios, religiosos e éticos sobre o uso de tecido fetal humano abortado como enxerto no tratamento da DP avançada, essas questões se tornaram, até certo ponto, discutíveis com os estudos publicados em 2001 e 2003. Alguns jovens que receberam transplante desenvolveram discinesias graves (em certos casos, incapacitantes), a ponto de perderem a capacidade de se alimentar sozinhos. Um dos pesquisadores envolvidos no estudo declarou que os pacientes discinéticos "...mascavam constantemente, moviam os dedos das mãos para cima e para baixo, flexionavam e estendiam os punhos." Os pacientes se contorcem e retorcem, sacodem as mãos, agitam os braços. "Foi trágico, catastrófico... Um verdadeiro pesadelo. E não podemos desligar isso seletivamente." Note que os movimentos involuntários, denominados *discinesias descontroladas*, são devidos ao transplante e independem da continuidade da medicação L-Dopa. Um momento de reflexão indica porque o procedimento é, na melhor das hipóteses, tênue. É questionável transplantar células fetais em um sistema nervoso adulto completamente desenvolvido e esperar que elas repliquem o padrão organizacional funcional e anatômico normal criado ao longo do desenvolvimento. Afinal de contas, os fatores que guiam o crescimento axônico e a sinaptogênese durante o desenvolvimento não mais estão presentes no sistema nervoso adulto. Ainda que as células transplantadas sobrevivam para sintetizar e liberar DA, os estímulos neuronais controlados por retroalimentação que normalmente modulam essa liberação estarão ausentes.

Questões éticas sérias também giram em torno do uso de controles placebo na cirurgia realizada para a implantação dos enxertos fetais, para validar a eficácia do transplante em si. A cirurgia simulada em pacientes com a DP controle emprega um procedimento invasivo que agride a integridade do corpo e expõe o paciente a um risco substancial, sem nenhum benefício em potencial. Os bioestatísticos, assim como muitos neurocirurgiões, consideram o uso de controles placebo na cirurgia de transplante uma prática inerentemente não ética.

Reabilitação física

Estratégias de exame. A estratégia de exame para indivíduos com DP inclui a avaliação dos sinais cardinais (tremor, rigidez, bradicinesia e instabilidade postural). O tremor é tipicamente descrito em termos de cada membro afetado, bem como em relação ao efeito sobre o pescoço e tronco. A rigidez é medida em forma de resistência ao movimento passivo dos membros ou pescoço, com e sem a execução de manobras de reforço. A bradicinesia pode ser avaliada fazendo o paciente repetir as manobras com os membros superior e inferior o mais rapidamente possível, para então comparar o desempenho do paciente com o desempenho de um indivíduo sadio. Para os membros superiores, os exemplos incluem cerrar o punho e, em seguida, abrir e fechar a mão o mais rápido possível ou mover o braço para a frente e para trás a partir da supinação seguida de pronação do antebraço na máxima velocidade possível. Para os membros inferiores, o indivíduo sentado pode erguer o joelho e golpear de leve o calcanhar no chão, repetidas vezes. Para medir a instabilidade postural, o examinador tipicamente puxa o paciente para trás a partir da pelve ou dos ombros, e determina sua habilidade de corrigir o deslocamento. Esse teste faz parte da determinação do estágio de Hoehn & Yahr da doença. Outros aspectos relevantes incluem a resposta a medicações; história de quedas (inclusive quando, onde e por quê); e sinais não motores (p. ex., perturbação do sono, fadiga e dor).

Questão

Qual diferença você esperaria encontrar no teste de supinação e pronação de um paciente com DP em comparação ao de um indivíduo com disfunção cerebelar? Qual é a base fisiológica dessa diferença?

Existem duas escalas de avaliação disponíveis para quantificar os comprometimentos e limitações funcionais associadas à DP. A primeira é a *Unified Parkinson's Disease Rating Scale* (UPDRS), um questionário padrão-ouro usado por neurologistas e pesquisadores na DP. A segunda é a PROFILE PD, que é especificamente projetada para uso por especialistas de reabilitação. Essas duas escalas fornecem dados quantitativos sobre os principais sinais e sintomas associados ao distúrbio.

Estratégias de intervenção. Nos últimos anos, evidências demonstraram claramente que uma intervenção física pode melhorar significativamente a função de indivíduos com a DP. Existem duas abordagens de intervenção distintas e complementares. A primeira abordagem baseia-se nas anormalidades do processamento motor associadas ao distúrbio. Exemplificando, indivíduos com DP costumam ter dificuldades para iniciar movimentos de modo voluntário, por causa das consequências da perda de DA, que interferem na capacidade de desinibir o tálamo para facilitar o movimento. Entretanto, muitas vezes é possível facilitar o movimento por meio de estímulos auditivos, visuais e táteis, desviando as projeções talâmicas para o córtex motor. Foi demonstrado que as abordagens de relaxamento são benéficas por causa das conexões existentes entre o sistema límbico e o movimento. Esses aspectos são discutidos no Capítulo 20.

A segunda abordagem é direcionada para as sequelas da DP cuja base é não neurológica. Há evidências consideráveis de que as estratégias de intervenção para indivíduos com DP também devem ser voltadas para a

---

Neuropatologia: rigidez difere de espasticidade

A rigidez associada à DP difere da espasticidade associada ao dano em MNS (ver Cap. 9). A rigidez independe da velocidade e não responde aos estímulos somatossensoriais periféricos. Além disso, a rigidez pode ser diminuída, pelo menos temporariamente, por meio de estratégias comportamentais (p. ex., relaxamento), ao contrário da espasticidade.

recuperação das sequelas musculoesqueléticas e cardiovasculares que acompanham a doença, por consequência da perda de atividade.

De interesse particular é a evidência recente, obtida por estudos realizados com animais, que sugere que o exercício de alta intensidade (exercícios aeróbios ou exercícios altamente dependentes de habilidade) pode de fato conferir proteção contra a degeneração associada à DP. Isso é discutido adicionalmente no Capítulo 26.

> **Questão**
>
> Quais vias estariam envolvidas no uso da estimulação auditiva e visual para superação da dificuldade que as pessoas com DP têm de iniciar e sustentar o movimento?

Doença de Huntington (Coreia)

A DH foi assim nomeada em homenagem ao médico americano George Huntington, que a descreveu pela primeira vez em um artigo publicado em 1872. A DH é uma doença neurodegenerativa hereditária e progressiva, caracterizada por uma tríade de manifestações: alterações motoras (incluindo coreoatetose, reflexos de estiramento muscular anômalos e movimentos alternados, rápidos e comprometidos); declínio cognitivo, levando à demência franca; e vários distúrbios psiquiátricos (incluindo depressão, ansiedade, irritabilidade e apatia). Embora essa tríade de sintomas caracterize a DH, na prática clínica, o diagnóstico da condição é tipicamente estabelecido somente quando os sinais motores se tornam proeminentes. Essa prática tem estabelecido os déficits motores como aspecto principal da DH, embora os distúrbios da função motora possam não ser o primeiro nem o mais perturbador dos aspectos dessa doença – seja para o paciente ou para seus familiares. Em vez disso, os distúrbios cognitivos e neuropsiquiátricos podem dominar o quadro clínico. Esses tópicos são discutidos no Capítulo 21. O presente capítulo enfoca os déficits motores que caracterizam a DH.

A DH afeta todas as etnias. Homens e mulheres herdam a doença com a mesma frequência. Nos EUA, cerca de 30 mil indivíduos são afetados pela DH, com mais 150 mil indivíduos apresentando risco de desenvolvimento do distúrbio. A idade típica do aparecimento da condição é a 4ª-5ª décadas da vida. A DH, notável por ter causado a morte do cantor *folk* Woody Guthrie, em 1967, é implacavelmente progressiva. A maioria dos indivíduos com o distúrbio sofre deterioração para um estado vegetativo dentro de 10-15 anos, e então morre em média dentro de 15-20 anos após o aparecimento dos sintomas, geralmente como resultado de complicações infecciosas da imobilização. Uma forma juvenil de DH evolui mais rápido, levando tipicamente à morte em 7-10 anos após o aparecimento da condição.

> **Questão**
>
> A DH, assim como a DP, afeta os NB. Entretanto, os núcleos afetados diferem acentuadamente. Qual é essa diferença? Relacione os núcleos afetados aos sintomas da DH e contraste tais sintomas com aqueles da DP.

O aspecto neuropatológico característico da DH é a atrofia macroscópica bilateral da cabeça do núcleo caudado (NC) e putame anterior (ver Fig. 19.15). A atrofia da cabeça do NC altera a configuração dos cornos anteriores do ventrículo lateral, de modo que a saliência normalmente produzida pela cabeça do NC está ausente nas imagens de TC e ressonância magnética (RM). Os escaneamentos de RM revelam que a atrofia estriatal começa bem antes do aparecimento dos sintomas motores diagnosticáveis. Apesar da incerteza quanto ao momento em que a atrofia estriatal começa, o volume da cabeça do NC corresponde apenas à metade do volume normal, enquanto o volume do putame corresponde a 1/3-1/2 do volume normal no momento do diagnóstico da DH, sendo que os volumes estão significativamente reduzidos nos indivíduos pré-clínicos portadores do gene. A neurodegeneração que ocorre no estriado é acompanhada de diminuição no metabolismo estriatal, também discernível antes do aparecimento dos sintomas nos portadores do gene. Após a manifestação dos sintomas da DH, o hipometabolismo estriatal evolui e está associado à diminuição do metabolismo cortical. O hipometabolismo

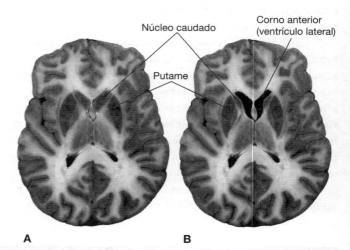

Figura 19.15 Cortes horizontais do córtex, ilustrando (**A**) o tamanho normal do núcleo caudado em indivíduos sem doença de Huntington (DH); e (**B**) a atrofia da cabeça do núcleo caudado e ampliação do corno anterior do ventrículo lateral observadas em indivíduos com DH.

cortical é atribuído às disfunções induzidas nas alças córtico-estriado-talamo-corticais pela atrofia estriatal.

Nos estágios iniciais da DH, as anormalidades do movimento espontâneo são discretas e dão a impressão de inquietude e falta de jeito. Com a progressão da doença, os movimentos espasmódicos e contorcidos (coreia) se tornam mais pronunciados e afetam, em particular, os músculos da face, língua e membros superiores. Os músculos extraoculares também estão envolvidos na maioria das pessoas, resultando em perda da busca suave na perseguição ocular. Por fim, todavia, toda a musculatura corporal pode ser envolvida. Eventualmente, os movimentos voluntários são iniciados e executados de forma mais lenta do que o normal. A coordenação do movimento voluntário se torna mais difícil com a progressão da doença, eventualmente se tornando impossível. O tônus muscular tipicamente é diminuído até as fases tardias da doença.

A perda dos neurônios estriatais nos estágios iniciais da DH, quando a disfunção motora é o aspecto mais proeminente da doença, envolve os neurônios GABAérgicos que se projetam para o GPe, que são componentes da via indireta (ver Fig. 19.11). Essa perda diminui a inibição dos neurônios GPe, cuja atividade então aumenta. Isso aumenta a inibição dos neurônios do NST via projeção GABAérgica de GPe para NST. Portanto, o NST é funcionalmente inativado. Como resultado, a resposta oriunda dos NB (via neurônios GABAérgicos de GPi/SNpr) é diminuída, por causa da perda da excitação a partir do NST. Essa alteração na resposta dos NB na DH é o oposto daquela observada na DP, em que o NST está desinibido, resultando em aumento da resposta dos NB. De modo correspondente, os déficits motores na DH e na DP são opostos uns aos outros, com hipotonia e discinesia caracterizando a DH, e hipertonia e acinesia caracterizando a DP.

O glutamato é o transmissor excitatório liberado pelos axônios de estimulação cortical em massa para o estriado. Os neurônios de projeção eferente GABAérgicos do estriado são excitados pelo glutamato via receptores NMDA de glutamato. A superexposição ao glutamato, em virtude da liberação excessiva de transmissor ou em consequência de falha do mecanismo de recaptação pelas células gliais no estriado, causa morte celular excitotóxica dos neurônios de projeção eferente GABAérgicos espinhosos e de tamanho mediano do neoestriado. Dessa forma, o glutamato pode ser o responsável pela neurotoxicidade no estriado, na DH.

A excitotoxicidade leva ao estresse oxidativo e à morte celular por apoptose. A família Bcl-2 de moléculas antiapoptóticas normalmente opõe as alterações na função mitocondrial causadas pelo estresse oxidativo. Entretanto, a excitotoxicidade do glutamato diminui a atividade de Bcl-2, permitindo que o citocromo seja liberado da mitocôndria. Uma vez no citoplasma, o citocromo c ativa a caspase-3 e condena a célula à morte por apoptose.

> ## Questão
>
> Quais neurotransmissores estão implicados na DH? Qual é o sítio de ação dessas moléculas e como se comparam aos desequilíbrios de neurotransmissor associados à DP?

Anormalidade genética na DH

A DH é um distúrbio autossômico dominante causado pela expansão do número de repetições de cisteína, arginina e glicina (CAG) no gene Huntington, situado no cromossomo 4. A identificação do gene da doença de Huntington, em 1993, permitiu o desenvolvimento de um teste para detecção do gene defeituoso em indivíduos sem sintomas motores. A DH sobrevive porque a média da idade em que se dá o aparecimento da condição é ao redor de 35 anos, quando a maioria dos portadores do gene defeituoso já têm filhos. Entretanto, como a doença é incurável, a previsão de uma doença neuropsiquiátrica progressiva, incapacitante e fatal para indivíduos até então sadios gera problemas éticos sérios.

Tratamento médico

O haloperidol, antagonista da DA, é atualmente o fármaco mais efetivo para tratamento sintomático do distúrbio do movimento associado à DH. O mecanismo do efeito terapêutico do haloperidol é indeterminado. Esse fármaco é administrado apenas quando a coreia se torna funcionalmente incapacitante, uma vez que a medicação à base de agentes neurolépticos pode causar **discinesia tardia**. A discinesia tardia é caracterizada por movimentos involuntários, despropositados e repetitivos das regiões facial, oral e lingual.

Impulsionadas pelo transplante fetal na DP, tentativas de tratar pacientes com DH têm sido empreendidas com o uso de implantes de células fetais de neurônios estriatais. Até o presente, as tentativas têm sido infrutíferas. O número de indivíduos então tratados é pequeno demais para permitir qualquer tipo de validação estatística, porque a incidência da DH é muito baixa se comparada a da DP. Embora estudos patológicos sobre o transplante de células fetais na DP tenham mostrado que as células fetais se integram ao circuito sináptico estriatal e liberam DA nas áreas-alvo (sem consequências não terapêuticas desastrosas), há pouca evidência da integração das células transplantadas no circuito sináptico estriatal de indivíduos com DH.

A EEP e a ablação do GPi também têm sido usadas para tratar a DH.

Reabilitação física

Estratégias de exame. O exame de um paciente com DH varia dependendo do estágio da doença. Uma ferramenta padronizada, a *United Huntington Disease Rating Scale* (UHDRS), pode ser usada para examinar a função cognitiva e motora. A determinação das habilidades de um indivíduo de realizar as atividades da vida diária (AVD), a avaliação da força e tônus musculares, e a observação da marcha e movimentos anormais informarão ao clínico sobre o impacto da doença sobre o sistema motor. Além disso, a observação e avaliação do estado mental e do estado psicológico do indivíduo revelarão os déficits cognitivos e psiquiátricos associados a esse distúrbio neurológico progressivo.

Estratégias de intervenção. É relatado que o atendimento de reabilitação dispensado aos indivíduos com DH é insuficiente. Isso pode ser devido, em parte, à complexidade da doença, que é progressiva e envolve declínio cognitivo e psiquiátrico. Além disso, como se trata de um distúrbio autossômico dominante, os pais e filhos do paciente também podem estar afetados pelo distúrbio. Sendo assim, é possível que não haja disponibilidade de cuidadores típicos para auxiliar o paciente. Além disso, é importante considerar se existem impactos psicológicos nos descendentes de um paciente diagnosticado com DH.

As complicações motoras são abordadas por intervenções destinadas a aumentar a estabilidade e o controle do tronco, e a melhorar o controle postural. Similarmente aos indivíduos com DP, o relaxamento pode ajudar a minimizar os movimentos anormais, enquanto a estimulação auditiva pode ajudar a organizar e melhorar os padrões de marcha. É importante para o clínico da reabilitação saber a extensão do envolvimento cognitivo e psiquiátrico. O clínico pode precisar simplificar as instruções, a fim de garantir que sejam compreendidas, especialmente nos estágios tardios da doença, quando a função cognitiva se torna comprometida. Em adição, o paciente pode tender a desenvolver depressão, ansiedade, irritabilidade e apatia – condições que exercem impacto sobre a resposta à intervenção.

> **Questão**
>
> Compare e contraste as estratégias de exame usadas para avaliar um indivíduo com DP e um com DH.

Hemibalismo

O hemibalismo é uma forma grave e drástica de discinesia. Os movimentos involuntários do hemibalismo consistem em movimentos não padronizados e selvagens de arremesso de um membro inteiro. Os movimentos descontrolados podem ocorrer de modo intermitente, várias vezes por minuto, ou podem ser quase contínuos. Assim como na DP, o hemibalismo tem um substrato patológico bem definido. O distúrbio é causado por uma lesão discreta no NST, que mais comumente resulta de um distúrbio vascular em um ramo penetrante da artéria cerebral posterior. Os movimentos anormais ocorrem na lateral do corpo contralateral à lesão. Uma diferença primária entre hemibalismo, DP e DH é que o primeiro está associado a um início agudo (usualmente vascular), enquanto a DP e DH são distúrbios progressivos dos NB.

Em contraste com a DP, em que há hiperatividade da via indireta a partir do estriado para o GPi/SNpr, no hemibalismo há hipoatividade da via indireta. A lesão subtalâmica elimina um impulso excitatório sobre os neurônios de GPi/SNpr, cuja resposta inibitória para o tálamo é, portanto, reduzida. O tálamo é desinibido pela lesão do NST. Ainda não está precisamente claro como o impulso excitatório aumentado a partir do tálamo sobre os motoneurônios corticais atua para produzir os movimentos involuntários.

É útil incluir os sinais e sintomas associados aos distúrbios do cerebelo e dos NB em um contexto mais amplo. A Tabela 19.5 resume os sinais clínicos das lesões a diferentes componentes do sistema motor.

RESUMO

A consideração acerca do cerebelo começou com uma discussão sobre os cinco tipos de neurônios que residem nas três camadas do córtex cerebelar e suas relações geométricas e sinápticas. Quatro desses neurônios são inibitórios, incluindo os neurônios estrelado, em cesta, de Golgi e de Purkinje. Apenas um neurônio é excitatório, a célula granular. A principal alça excitatória através do cerebelo inclui as fibras musgosas e trepadeiras excitatórias, que fazem sinapse nos neurônios dos núcleos cerebelares profundos, aos quais fornecem um impulso excitatório de fundo. Esse impulso é modulado por uma alça lateral inibitória através do córtex cerebral, em que as células de Purkinje fazem sinapse nos neurônios dos núcleos profundos, seja para diminuir ou aumentar a descarga dos últimos.

Foram apresentadas as conexões aferentes e eferentes estabelecidas pelo arquicerebelo, paleocerebelo e neocerebelo. As conexões do arquicerebelo são subjacentes ao controle cerebelar do equilíbrio e ao reflexo vestíbulo-ocular (RVO). As aferências enfocam as conexões oriundas dos núcleos vestibulares, enquanto as eferências enfocam as projeções via núcleo do fastígio para os núcleos vestibulares e formação reticular, que então retransmitem a informação descendente para a medula espinal e a informação ascendente para os motoneurô-

Tabela 19.5 Sinais clínicos de lesões em diferentes componentes do sistema motor

Localização da lesão	Força voluntária	Atrofia	Reflexos de estiramento	Tônus	Movimentos involuntários[a]
Músculo (miopatia)	Fraca (paresia)	Potencialmente grave	Hipoativo	Hipotônico	Não
Junção neuromuscular	Fraca, com esforço contínuo	Mínima	Depende de quando é desencadeado	Depende de quando é testado	Não
MNI	Fraca (paresia, paralisia)	Potencialmente grave (atrofia neurogênica)	Ausente ou hipoativo	Hipnótico (flácido)	Não[b]
MNS	Fraca (paresia ou paralisia)	Leve (atrofia por desuso)	Hiperativo (espástico)[c]	Hipertônico	Não
Circuito cerebelar	Normal	Não	Hipoativo	Hipotônico	Não
Núcleos da base	Normal	Não	Normal (?)	Variável, dependente de distúrbio específico[d]	Sim (discinesias)[d]

[a]Por definição, os movimentos involuntários ocorrem de modo espontâneo, contra a vontade da pessoa. Distingui-los do movimento anormal, que é iniciado de modo voluntário (p. ex., ataxia, tremor intencional).
[b]As fasciculações não são consideradas movimentos.
[c]Após uma lesão de MNS maciça que resulte em choque espinal, há ausência de reflexos com hipotonia durante o período de choque espinal.
[d]As discinesias incluem atetose, coreia, balismo e tremor em repouso. Também é possível observar distonia.

nios inferiores extraoculares. Em seres humanos, o dano ao arquicerebelo produz uma marcha instável e cambaleante, com quedas frequentes e déficits de controle vestíbulo-ocular. As aferências para o paleocerebelo originam-se na medula espinal e tronco encefálico, e transmitem informação proprioceptiva e exteroceptiva a partir dos membros, tronco e face. As projeções eferentes oriundas do paleocerebelo seguem para o núcleo vestibular lateral via núcleo do fastígio, e para o NR e NVL do tálamo via núcleo interposto. O papel do paleocerebelo no controle motor humano não está claramente definido. O alcoolismo crônico pode causar degeneração de neurônios corticais junto à representação do membro inferior no lobo anterior, resultando em perda acentuada do controle sobre os membros inferiores na posição vertical, caminhada e outros movimentos voluntários. As projeções aferentes para o neocerebelo não se originam de receptores periféricos, mas derivam do córtex motor e do córtex de associação dos córtices cerebrais que primeiro retransmitem junto aos núcleos pontinos. As projeções eferentes neocerebelares são destinadas ao NR e NVL do tálamo, via núcleo denteado. Em seres humanos, o dano ao neocerebelo, em adição à hipotonia e a um reflexo patelar pendular, causa uma ampla gama de déficits de movimento voluntário: ataxia, dismetria, tremor intencional, decomposição do movi-

mento, disdiadococinesia e disartria atáxica. Por fim, abordamos o papel do cerebelo no aprendizado motor humano. Esse papel foi demonstrado por meio do estudo dos efeitos dos prismas de reversão sobre o RVO, bem como dos efeitos dos prismas em forma de cunha sobre a trajetória dos lançamentos de dardo. As compensações do movimento voluntário e reflexo ocasionadas pelo ajuste de um indivíduo com prismas são comprometidas pelo dano ao cerebelo ou a seus estímulos.

Nossa consideração acerca dos NB se concentrou na anatomia e função da alça motora que atravessa os NB. A alça motora começa nos córtices motor e de associação, e faz sinapse no estriado (putame) e nos neurônios estriatais que se projetam para o GPi/SNpr, cuja resposta é destinada ao tálamo. A alça é completada pela projeção talamocortical de volta aos córtices motor e sensorial. Todavia, existem duas vias pelas quais o estriado pode influenciar os núcleos de saída de GPi/SNpr dos NB: (1) uma via direta que se projeta diretamente para GPi/SNpr; e (2) uma via indireta que faz sinapse primeiro no GPe, projetando-se na sequência para o NST e, em seguida, para o GPi/SNpr. Foi discutido como a via direta facilita o movimento e a via indireta suprime o movimento. A DP resulta em atividade diminuída na via direta e aumentada na via indireta, contribuindo assim para os sinais hipocinéticos da doença (acinesia, bradicinesia). Isso se deve à existência de uma projeção da SNpc para os neurônios de origem das vias direta e indireta. Normalmente, a DA excita (via receptores D1) a via direta e inibe (via receptor D2) a via indireta, facilitando assim o movimento. Entretanto, a perda de DA decorrente da degeneração das células na SNpc resulta em diminuição da atividade na via direta e aumento da atividade na via indireta, contribuindo para a manifestação dos sinais hipocinéticos da DP.

A DH, que difere da DP quanto à causa e fisiopatologia, resulta em resposta diminuída do GPi/SNpr em consequência da inativação da via indireta, que deixa a via direta sem oposição nos estágios iniciais da doença. Como a via indireta é afetada de formas contrárias na DP e DH, os sinais são correspondentemente opostos: a DH é caracterizada por excesso de atividade motora (discinesia).

Os sintomas e tratamentos foram abordados na DP e na DH. A DP é tratada com uma ampla gama de fármacos e abordagens cirúrgicas, como EEP. A DH, sendo uma doença genética, não é efetivamente tratada com medicação, cirurgia nem EEP, pelo menos até o presente, embora essas formas de tratamento estejam sendo exploradas.

O hemibalismo, que é a mais grave das discinesias, tipicamente resulta de um AVE que danifica o NST. A via indireta é afetada do mesmo modo como na DH, resultando assim em excesso de atividade motora.

ATIVIDADES PARA ESTUDO

1. A sra. Patel é uma professora de música aposentada de 70 anos de idade. Ela tem histórico de hipertensão, fibrilação atrial e enxaquecas. Certa manhã, ela acordou sentindo uma cefaleia forte. Ao sair da cama, caiu para a direita e precisou da ajuda do marido para se levantar. Ela então sofreu um episódio de náusea e vômito. O marido a levou até o serviço de emergências. Entre os achados significativos de seu exame neurológico, estavam a instabilidade na posição em pé e na caminhada, dismetria ao teste do dedo-nariz e no teste de calcanhar-joelho do lado direito, tremor intencional de lado direito, e disdiadococinesia à direita.
   a. Considerando as informações fornecidas, qual é a localização mais provável da lesão?
   b. Considerando a história médica e o aparecimento abrupto da condição, qual é o diagnóstico mais provável?
2. O sr. Bartlett é um minerador aposentado de 65 anos de idade. Ele procurou o médico da família queixando-se de tremor na mão esquerda, pequenas dificuldades para caminhar, e vários episódios de tosse/engasgos ao comer. Sua esposa relata que ele tem passa-

do mais tempo apenas sentado, em casa. Ela afirma que ele está se tornando mais quieto e afastado, e parece ter problemas para se lembrar das coisas. O sr. Bartlett afirma que está tendo dificuldade para sair da poltrona e deseja saber se deveria procurar algum tipo diferente de cadeira. Os achados de seu exame neurológico incluem:
   - Nervos cranianos intactos; porém, a face estava relativamente inexpressiva no decorrer do exame.
   - As perguntas são respondidas com frases breves, de forma interrompida.
   - A triagem motora revela um bom nível de força geral em todos os membros.
   - A resistência aos movimentos passivos é evidente durante os movimentos ativos realizados com o membro superior esquerdo.
   - Dificuldades no teste de equilíbrio.
   - A marcha é arrastada, com diminuição da oscilação dos braços.
   a. O histórico profissional do sr. Bartlett levanta alguma dúvida que deva ser investigada? Em caso afirmativo, qual(is) dúvida(s) é(são) essa(s)?
   b. Se os nervos cranianos estão intactos, o que poderia contribuir para a falta de expressão facial e dificuldade de deglutição?
   c. Na sua opinião, qual é o diagnóstico do sr. Bartlett? Explique sua resposta.

BIBLIOGRAFIA

Cerebelo

Allen, G., and Tsukahara, N. Cerebrocerebellar communication systems. Physiol Rev 54:957–1006, 1974.

Barinaga, M. The cerebellum: Movement coordinator or much more? Science 272:482–483, 1996.

Dum, R. P., and Strick, P. L. An unfolded map of the cerebellar dentate nucleus and its projections to the cerebral cortex. J Neurophysiol 89:634–639, 2003.

Holmes, G. The symptoms of acute cerebellar injuries due to gunshot injuries. Brain 40:461–535, 1917.

Holmes, G. Clinical symptoms of cerebellar disease and their interpretation. The Croonian lectures II. Lancet:1177–1182, 1922.

Holmes, G. The cerebellum of man. The Hughlings Jackson memorial lecture. Brain 62:1–30, 1939.

Jansen, J., and Brodal, A. Aspects of Cerebellar Anatomy. Johan Grundt Tanum Vorlagm, Oslo, 1954.

Konczak, J., Schoch, B., Dimitrova, A., Gizewski, E., and Timmann, D. Functional recovery of children and adolescents after cerebellar tumour resection. Brain 128:1428–1441, 2005.

Larsell, O. Morphogenesis and evolution of the cerebellum. Arch Neurol Psychiat 31:580–607, 1934.

Larsell, O., and Jansen. J. The Comparative Anatomy and Histology of the Cerebellum: The Human Cerebellum, Cerebellar Connections, and Cerebellar Cortex. University of Minnesota Press, Minneapolis, 1972.

Middleton, F. A., and Strick, P. L. Basal ganglia and cerebellar loops: Motor and cognitive circuits. Brain Res Rev 31:236, 2000.

Nitschke, M. F., Kleinschmidt, A., Wessel, K., and Frahm, J. Somatotopic motor representation in the human anterior cerebellum. A high resolution functional MRI study. Brain 119:1023–1029, 1996.

Perlmutter, J. S., and Thach, W. T. Writer's cramp: Questions of causation. Neurology 69:331–332, 2007.

Richter, S., Schoch, B., Kaiser, O., et al. Children and adolescents with chronic cerebellar lesions show no clinically relevant signs of aphasia or neglect. J Neurophysiol 94:4108–4120, 2005.

Thach, W. T., Goodwin, H. P., and Keating, J. G. The cerebellum and the adaptive coordination of movement. Ann Rev Neurosci 15:403–442, 1992.

Núcleos da base

Alexander, G. E., DeLong, M. R., and Strick, P. L. Parallel organization of functionally segregated circuits linking basal ganglia and cortex. Annu Rev Neurosci 9:357, 1986.

Alvarez, L., Macias, R., Lopez, G., et al. Bilateral subthalamotomy in Parkinson disease: Initial and long-term response. Brain 128:570–583, 2005.

Aosaki, T., Graybiel, A. M., Kimura, M. Effect of nigrostriatal dopamine system on acquired neural responses in the striatum of behaving monkeys. Science 265:412–415, 1994.

Asanuma, K., Tang, C., Ma, Y., et al. Network modulation in the treatment of Parkinson disease. Brain 129:2667–2678, 2006.

Aylward, E. H., Sparks, B. F., Field, K. M., et al. Onset and rate of striatal atrophy in preclinical Huntington disease. Neurology 63:66–72, 2004.

Baron, M. S., Vitek, J. L., Bakay, R. A. E., et al. Treatment of advanced Parkinson disease by posterior GPi pallidotomy: 1-year results of a pilot study. Ann Neurol 40: 355–366, 1996.

Burn, D. J. Sex and Parkinson disease: A world of difference? J Neurol Neurosurg Psychiatry 78:787, 2007.

Damier, P, Kastner, A., Agid, Y., and Hirsch, E. C. Does monoamine oxidase type B play a role in dopaminergic nerve cell death in Parkinson disease? Neurology 46:1262–1269, 1996.

Davis, G. C., Williams, A. C., Markey, S. P., et al. Chronic parkinsonism secondary to intravenous injection of meperidine analogues. Psychiatry Research 1:249–254, 1979.

de la Fuente-Fernandez, R., Ruth, T. J., Sossi, V., et al. Expectation and dopamine release: Mechanism of the placebo effect in Parkinson disease. Science 293:1164–1166, 2001.

DeLong, M. R., and Wichmann, T. Circuits and circuit disorders of the basal ganglia. Arch Neurol 64:20–24, 2007.

Esselink, R. A. J., de Bie, R. M. A., de Hann, R. J., et al. Unilateral pallidotomy versus bilateral subthalamic nucleus stimulation in PD. A randomized trial. Neurology 62:201–207, 2004.

Fazzini, E., Dogali, M., Sterio, D., et al. Stereotaxic pallidotomy for Parkinson disease: A long-term follow-up of unilateral pallidotomy. Neurology 48:1273–1277, 1997.

Follett K. A, Weaver F. M., Stern M., et al. Pallidal versus subthalamic deep-brain stimulation for Parkinson's disease. N Eng J Med 362:2077–2091, 2010

Frank, S., and Biglan, K. Long-term fetal cell transplant in Huntington disease. Neurol 68:2055–2056, 2007.

Goetz C. G., Tilley B. C., Shaftman S. R., et al. Movement Disorder Society-sponsored revision of the Unified Parkinson's Disease Rating Scale (MDS-UPDRS): Scale presentation and clinimetric testing results. Mov Disord. 23:2129–2170, 2008.

Goldman, P. S., and Nauta, W. J. H. An intricately patterned prefrontocaudate projection in the rhesus monkey. J Comp Neurol 171:369, 1977.

Grafton, S. T., Waters, C., Sutton, J., Lew, M. F., and Couldwell, W. Pallidotomy increases activity of motor association cortex in Parkinson disease: A positron emission tomographic study. Ann Neurol 37:776–783, 1995.

Gerfen, C. R. The neostriatal mosaic: Multiple levels of compartmental organization in the basal ganglia. Annu Rev Neurosci 15:285–320, 1992.

Goetz, C. G. New lessons from old drugs Amantadine and Parkinson disease. Neurology 50:1211–1212, 1998.

Graybiel, A. M., Aosaki, T. Flaherty, A. W., and Kimura, M. The basal ganglia and adaptive motor control. Science 265:1826–1831, 1994.

Hamani, C., et al. The subthalamic nucleus in the context of movement disorders. Brain 127:4, 2004.

Hershey, T., and Mink, J. W. Using functional neuroimaging to study the brain's response to deep brain stimulation. Neurology 66:1142–1143, 2006.

Hershey, T., Revilla, F.J ., Wernle, A., et al. Stimulation of STN impairs aspects of cognitive control in PD. Neurology 62:1110–1114, 2004.

Holthoff-Detto, V. A., Kessler, J., Herholz, K., et al. Functional effects of striatal dysfunction in Parkinson disease. Arch Neurol 54:145–150, 1997.

Hornykiewicz, O. Metabolism of brain dopamine in human parkinsonism: Neurochemical and clinical aspects. In: Costa, E., Cote, L. J., and Yahr, M. D., eds. Biochemistry and Paramacology of the Basal Ganglia, Raven Press, New York, 1966.

The Huntington's Disease Collaborative Research Group. A novel gene containing a trinucleotide repeat that is expanded and unstable in Huntington's disease chromosomes. Cell 72:971–983, 1993.

Joynt, R. J., and Gash, D. M. Neural transplants: Are we ready? Ann Neurol 22:455, 1987.

Koller, W. C., and Tse, W. Unmet medical needs in Parkinson disease. Neurology 62(Suppl 1):S1–S8, 2004.

Kolota, G. Parkinson research is set back by failure of fetal cell implants. The Brain in the News 8(5):1–2, 2001.

Kotzbauer, P. T., and Holtzman, D. M. Expectations and challenges of the therapeutic use of neuroprophic factors. Ann Neurol 59:444–447, 2006.

Krack, P., Batir, A., Van Blercom, N., et al. Five-year follow-up of bilateral stimulation of the subthalamic nucleus in advanced Parkinson disease. N Eng J Med 349:1925–1934, 2003.

Landau, W. M. Mucking around with Peter Pan. Ann Neurol 24:464, 1988.

Landau, W. M. Clinical neuromythology VII—Artifical intelligence: The brain transplant cure for parkinsonism. Neurology 40:733–740, 1990.

Lang, A. E. The progression of Parkinson disease: A hypothesis. Neurology 68:948–952, 2007.

Lang, A. E. and Obeso, J. A. Time to move beyond nigrostriatal dopamine deficiency in Parkinson disease. Ann Neurol 55:761–765, 2004.

Limousin, P., Pollak, P., Benazzouz, A., et al. Effect on parkinsonian signs and symptoms of bilateral subthalamic nucleus stimulation. The Lancet, 345:9195, 1995.

Lindvall, O., Sawle, G., Widner, H., et al. Evidence of long-term survival and function of dopaminergic grafts in progressive Parkinson disease. Ann Neurol 35:172–180, 1994.

Marsden, C. D., and Obeso, J. A. The functions of the basal ganglia and the paradox of stereotaxic surgery in Parkinson disease. Brain 117:877, 1994.

Nauta, W. J. H., and Domesick, V. B. Crossroads of limbic and striatal circuitry: Hypothalamo-nigral connections. In: Livingston, K. E., and Hornykiewicz, O., eds. Limbic Mechanisms: The Continuing Evolution of the Limbic System Concept. Plenum Press, New York, 1978.

Nolte, J. The Human Brain: An Introduction to Its Functional Anatomy. Mosby Elsevier, Philadelphia, 2009.

Olanow, C. W. GPi pallidotomy—Have we made a dent in Parkinson disease? Ann Neurol 40:341–343, 1996.

Olanow, C. W., Kordower, J. H., and Freeman, T. B. Fetal nigral transplantation as a therapy for Parkinson disease. Trends Neurosci, 19102–109, 1996.

Olanow, C. W., Stern, M. B. and, Sethi, K. The scientific and clinical basis of the treatment of Parkinson disease. Neurology 72(Suppl 4):S1–S136, 2009.

Pahapill, P. A., and Lozano, A. M. The pedunculopontine nucleus and Parkinson disease. Brain 123:1767–1783, 2000.

Palhagen, S., Heinonen, E., Hagglund, J., et al. Selegiline slows the progression of the symptoms of Parkinson disease. Neurology 66:1200–1206, 2006.

Parent, A., and Hazrati, L.-N. Functional anatomy of the basal ganglia. I. The cortico-basal ganglia-thalamo-cortical loop. II. The place of subthalamic nucleus and external pallidum in basal ganglia circuitry. Brain Res Rev 20:91,128, 1995.

Patel, N. K., Heywood, P., O'Sullivan, K., et al. Unilateral subthalamotomy in the treatment of Parkinson disease. Brain 126:1136–1145, 2003.

Peppard, R. F., Martin, W. R. W., Carr, G. D., et al. Cerebral glucose metabolism in Parkinson disease with and without dementia. Arch Neurol. 49:1262–1268, 1992.

Petersen, A., Mani, K., and Brundin, P. Recent advances on the pathogenesis of Huntington's disease. Exp Neurol 157:1–18, 1999.

Plaha, P., Ben-Shlomo, Y., Patel, N. K., and Gill, S. S. Stimulation of the caudal zona incerta is superior to stimulation of the subthalamic nucleus in improving contralateral parkinsonism. Brain 129:1732–1747, 2006.

Pujol, J., Junque, C., Vendrell, P., et al. Reduction of the substantia nigra width and motor decline inaging and Parkinson disease. Arch Neurol. 49:1119–1122, 1992.

Rajput, A. H. Environmental causation of Parkinson disease. Arch Neurol 50:651–652, 1993.

Rascol, O. Assessing the risk of a necessary harm. Placebo surgery in Parkinson disease. Neurology 65:982–983, 2005.

Redgrave P., Rodriguez M., Smith Y., et al. Goal-directed and habitual control in the basal ganglia; implications for Parkinson's disease. www.Nature/reviews/neuro, 11:760–772, 2010.

Ridding, M. C., Inzelberg, R., and Rothwell, J. C. Changes in excitability of motor cortical circuitry in patients with Parkinson disease. Ann Neurol 37:181–188, 1995.

Rinne, J. O., Roytta, M., Paljarvi, L., et al. Selegiline (deprenyl) treatment and death of nigral neurons in Parkinson disease. Neurology 41:859–861, 1991.

Sawle, G. V., Playford, E. D., Burn, D. J., et al. Separating Parkinson disease from normality. Arch Neurol 51:237–243, 1994.

Schapira, A. H. V. Treatment options in the modern management of Parkinson disease. Arch Neurol 64:1083–1088, 2007.

Schapira, A. H. V., and Obeso, J. Timing of treatment initiation in Parkinson disease: A need for reapprasial? Ann Neurol 59:559–562, 2006.

Schenkman M. Current concepts in rehabilitation of individuals with Parkinson disease. Home Study Course. American Physical Therapy Association, 2010.

Schenkman, M., McFann, K., Barón, A. E. "PROFILE PD": Profile Of Function and Impairment Level Experience with PD. Clinimetric properties of a rating scale for physical therapist practice. JNPT 34:182–192, 2010.

Schupbach, W. M. M., Maltete, D., Houeto, J. L., et al. Neurosurgery at an earlier stage of Parkinson disease: A randomized controlled trial. Neurology 68:267–271, 2007.

Shannon, K. M. Dopamine: So "last century." Neurology 69:329–330, 2007.

Tanner, C. M., Ottman, R., Goldman, S. M., et al. Parkinson disease in twins. JAMA 281:341–346, 1999.

Whittier, J. R. Ballism and the subthalamic nucles (nucleus hypothalamicus; corpus Luysi): Review of the literature and study of thirty cases. Arch Neurol Psychiatry 58:672, 1947.

Wichmann, T., and Delong, M. R. Deep brain stimulation for neurologic and neuropsychiatric disorders. Neuron 52(1):197–204, 2006.

Wirdefeldt, K., Gatz, M., Schalling, M., and Pedersen, N. L. No evidence of heritability of Parkinson disease in Swedish twins. Neurology 63:305–311, 2004.

20
Movimento voluntário

Objetivos de aprendizagem

1. Lembrar a localização das seguintes áreas do córtex frontal envolvidas no controle do movimento: córtex motor primário (M1); córtex pré-motor, incluindo a área motora suplementar (AMS); e córtex pré-motor lateral.
2. Comparar os papéis de cada área do córtex frontal envolvida no controle do movimento.
3. Discutir a localização do córtex parietal posterior e seu papel no controle do movimento.
4. Identificar os componentes do sistema límbico envolvidos no controle do movimento e explicar a relevância funcional dessas conexões.
5. Explicar o significado e a importância da sensibilidade háptica, bem como a relação com o sistema de ação perceptiva.
6. Contrastar as áreas cortical e troncoencefálica envolvidas na orientação dos movimentos voluntários de alcance, preensão e marcha.
7. Descrever os vários distúrbios da marcha e relacionar cada distúrbio à localização neuroanatômica envolvida.
8. Diferenciar as apraxias ideatória, ideomotora, cinética e oral, bem como as localizações anatômicas envolvidas em cada uma delas.
9. Analisar as áreas do SNC envolvidas no aprendizado e na execução do movimento intencional metadirigido e contrastar os papéis das diferentes áreas.

Abreviaturas

AMC área motora cingulada

AMS área motora suplementar

CM corticomotoneuronal

CPFDL córtex pré-frontal dorsolateral

CPP córtex parietal posterior

CS colículo superior

FSCr fluxo sanguíneo cerebral regional

GPC gerador de padrão central

M1 córtex motor primário

M2 córtex motor suplementar

M3 área motora cingulada rostral

M4 área motora cingulada caudal

SAP sistema de ação perceptiva

INTRODUÇÃO

Todos os dias, o movimento voluntário tipicamente é iniciado por causa de uma motivação subjacente que nos impulsiona a realizar uma determinada ação. Com relação a esse aspecto, o movimento voluntário é único e difere fundamentalmente da ação reflexa. Os movimentos reflexos são desencadeados automaticamente por um estímulo ambiental, com os músculos que se contraem e as articulações que se movem predeterminados pela natureza e características do estímulo. Em contraste, embora um dado movimento voluntário possa ser desencadeado por um estímulo ambiental (p. ex., agitar o bastão à aproximação de bola de beisebol), na maior parte dos eventos do dia a dia, o movimento voluntário é gerado internamente, na ausência de qualquer estímulo externo proximal que determine uma ação específica. Do mesmo modo, diferentemente dos reflexos, a precisão e eficiência do movimento voluntário melhoram notavelmente com a prática e a experiência, enquanto uma ação reflexa pode ser perfeitamente realizada na primeira vez em que é executada.

A sequência de processos neurais que leva do pensamento ao movimento e as áreas encefálicas envolvidas ainda não são totalmente conhecidas, embora sejam estudadas há anos. Entretanto, aparentemente está claro que, para perceber, pensar e agir de modo efetivo no meio ambiente, o encéfalo deve possuir alguma representação interna do mundo construída ao longo dos anos de experiência, à medida que o ser humano em desenvolvimento interage com o ambiente em que vive.

O substrato anatômico para o movimento voluntário foi discutido pela primeira vez nos Capítulos 8, 10 e 11. Nestes capítulos, foram introduzidos os conceitos de sistemas de motoneurônios superior e inferior. No Capítulo 11, foi indicado que o sistema piramidal é o principal sistema de MNS descendente mediador do movimento voluntário. Os papéis importantes exercidos pelo cerebelo e núcleos da base na mediação do movimento voluntário foram apresentados no Capítulo 19. Aqui, o tópico de movimentos voluntários é abordado novamente, mas dessa vez a partir de uma perspectiva mais ampla. No presente capítulo, o termo *movimento voluntário* é aplicado aos movimentos dirigidos por metas e pré-planejados pelo indivíduo. Esses movimentos diferem dos movimentos voluntários simples estudados experimentalmente, em que os parâmetros de movimento exatos devem ser especificados. Na execução de um movimento voluntário dessa maneira, o encéfalo pode explorar as conexões reflexas automáticas, bem como as sub-rotinas motoras automáticas que, por exemplo, regulam a postura. Todas as áreas motoras corticais que contribuem para o desempenho desse tipo de movimento são discutidas e, como veremos, nem todas residem no córtex agranular do lobo frontal, incluindo também partes dos lobos parietais e sistema límbico. Serão discutidos os papéis concomitantes do movimento voluntário e da sensibilidade na determinação da nossa experiência perceptiva do meio ambiente, na regulação do movimento independente dos dedos da mão e nas ações de alcançar e agarrar. É discutido o conceito recentemente introduzido de que o colículo superior representa um sistema de MNS que contribui para essas funções. Será discutido também o distúrbio clínico conhecido como apraxia, que se segue ao dano cerebral. A apraxia é um distúrbio motor de alto nível, em que o indivíduo perde a capacidade de pôr em prática os gestos e habilidades motoras altamente complexas e previamente aprendidas, apesar de não apresentar enfraquecimento, ataxia ou outro déficit motor. Enfim, serão reunidos os papéis que podem ser exercidos na execução do movimento voluntário por *todos* os sistemas funcionais apresentados nos capítulos anteriores em um esquema hipotético, em que um lançador de beisebol aprende a dar tacadas.

Apresentação clínica

Marion Walsh, Nadya Pavlovna e Arnold Schwartz foram admitidos na unidade de reabilitação para serem reabilitados após um acidente vascular encefálico. Esses três indivíduos têm lesões em diferentes partes do sistema nervoso. A lesão da srta. Walsh é no lobo frontal. A lesão da srta. Pavlovna afetou o córtex parietal posterior. E o sr. Schwartz apresenta envolvimento do sistema límbico. Cada um desses indivíduos exibe déficits de controle do movimento. Ao ler esta seção, considere:

- Entre as funções exercidas pelos lobos frontais, quais estão relacionadas ao movimento? E quais áreas específicas do lobo frontal estão relacionadas a cada função?
- O córtex parietal geralmente está associado ao sistema sensorial, enquanto o sistema límbico está associado à emoção. Mesmo assim, essas áreas também exercem papéis específicos relacionados ao movimento voluntário. Quais são esses papéis?

O CÓRTEX CEREBRAL E O MOVIMENTO VOLUNTÁRIO

Áreas corticais que atendem ao movimento voluntário

A essa altura, foram apresentados alguns tratos associados ao sistema motor (Caps. 8, 13, 14 e 15) e áreas corticais que estão associadas com o controle do movimento. Entretanto, o controle do movimento intencional requer uma integração complexa de informações oriundas não só do sistema motor como também de outros sistemas, entre os quais os sistemas somatossensorial, vestibular, visual e límbico. Algumas das áreas corticais de maior importância são apresentadas aqui.

O termo *área motora* é aplicado com mais frequência apenas às áreas corticais situadas no lobo frontal. Entretanto, o giro parietal e o giro cingulado do sistema límbico também estão intimamente envolvidos na geração dos movimentos voluntários. Note que estamos iniciando nossa discussão sobre o controle cortical do movimento voluntário de uma forma convencional, começando pelos córtices motores do lobo frontal e então avançando pelo lobo parietal e sistema límbico. Na geração real de alguns tipos de movimento voluntário, a sequência é iniciada no sistema límbico, progride para dentro do lobo parietal e é executada a partir do lobo frontal.

O lobo frontal contém três áreas motoras: M1, M2 e córtex pré-motor lateral. Essas áreas também são diferenciadas do seguinte modo: a área pré-motora foi definida como área de Brodmann 6, incluindo a AMS e o córtex pré-motor lateral. O lobo parietal inclui o giro pós-central (áreas de Brodmann 3, 1 e 2) e córtex parietal posterior (áreas de Brodmann 5 e 7). E o sistema límbico contém duas áreas motoras: M3 e M4. Essas três áreas principais do córtex estão envolvidas de modo significativo na geração e orientação do movimento voluntário.

Córtex frontal

O foco deste capítulo é o papel do córtex cerebral no movimento voluntário. Os amplos lobos frontais contêm quatro áreas funcionais gerais relevantes: áreas motora primária, pré-motora e suplementar; área de Broca; e córtex pré-frontal. Os lobos frontais exercem um papel particularmente importante no planejamento e programação motores para controle motor. O *controle motor* se refere à capacidade de regular ou dirigir os mecanismos essenciais ao movimento, enquanto *planejamento* se refere à organização preliminar que antecede o movimento, e *programação* diz respeito às especificações que possibilitam a evolução do movimento.

Córtex motor primário (M1). O **córtex motor primário (M1)**, correspondente à área de Brodmann 4, está localizado no giro pré-central, cujo maior componente está enterrado na parede anterior do sulco central e não pode ser visto a partir da superfície. A representação somatotópica sequencial das partes do corpo, ainda que distorcida, descrita no homúnculo motor, foi abordada anteriormente. Nesse homúnculo, a perna e o pé estão representados na superfície hemisférica medial e no tronco, braço, mão, dedos da mão e face em zonas progressivamente mais ventrais da superfície lateral (ver Fig. 7.7). O homúnculo motor, portanto, implica que zonas corticais espacialmente separadas controlem os movimentos das diferentes partes do corpo, de modo que um dedo da mão, por exemplo, tem um território cortical isolado com os grupos musculares adjacentes representados em áreas corticais adjacentes. Na realidade, porém, essa representação ordenadamente somatotópica simplifica demais o modo como os músculos estão representados em M1. Uma razão é um mesmo músculo estar representado várias vezes em M1. Exemplificando, os neurônios CM que controlam um dedo em particular não estão agrupados em uma população somatotopicamente segregada na área de controle de mão de M1, mas estão distribuídos ao longo de toda a área. Dessa forma, a organização somatotópica de M1 é uma *somatotopia segregada*. Além disso, os neurônios CM que controlam os movimentos independentes dos dedos da mão têm axônios que divergem e terminam em MNIs que inervam vários músculos (ver Fig. 20.1). Assim, muitos neurônios corticais influenciam mais de um músculo do dedo.

A estimulação elétrica da superfície de M1 em pacientes conscientes submetidos a uma neurocirurgia induz movimentos isolados discretos dos membros no lado contralateral do corpo. Usualmente, esses movimentos envolvem grupos musculares funcionais relacionados a um movimento específico, porém músculos individuais também podem ser contraídos separadamente. Os movimentos induzidos jamais serão movimentos habilidosos, comparáveis aos complexos movi-

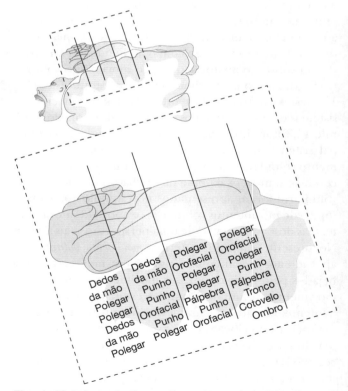

Figura 20.1 As projeções corticomotoneurais individuais estão distribuídas por toda a área de M1, de modo a poderem controlar os músculos de mais de um segmento corporal.

mentos adquiridos. Nenhum movimento corporal ipsilateral isolado é deflagrado, contudo movimentos da parte superior da face, mandíbula, língua, faringe e laringe são desencadeados.

> **Questão**
>
> Qual evidência sugere o envolvimento de M1 no controle do movimento?

Não há consenso geral quanto à natureza da representação motora expressa na descarga dos neurônios de M1, apesar dos numerosos anos de pesquisa sobre o assunto. É possível que M1 atue em um nível inferior da hierarquia cortical, próximo da resposta motora final aos músculos, com seus neurônios codificando os aspectos *cinéticos* de um movimento – como as forças musculares necessárias à rotação das articulações (torques) para produção do movimento desejado. Alternativamente, é possível que M1 atue em um nível mais alto na hierarquia de controle, mais distante da periferia motora, com seus neurônios codificando os aspectos *cinemáticos* de um movimento desejado – tais como direção, velocidade e rota espacial, por exemplo, de um deslocamento da mão. Os aspectos cinemáticos abrangem a forma espacial-temporal observável de um movimento. Por fim, é possível que M1 codifique tanto as forças musculares como a trajetória durante a execução de uma tarefa.

Córtex pré-motor. O termo *córtex pré-motor* é aplicado a toda a área de Brodmann 6, ocupando as superfícies hemisféricas lateral e medial. O termo *pré-motor* deriva do fato de a área 6 ser rostral em relação à área 4, que corresponde ao córtex motor primário. O córtex pré-motor contém várias áreas motoras distintas que podem ser diferenciadas umas das outras quanto a suas conexões aferentes e eferentes, bem como em termos de função. Aqui, serão descritas as conexões e papéis da AMS e do córtex pré-motor lateral.

A **área motora suplementar (AMS) (M2)** foi a primeira das áreas pré-motoras a ser reconhecida como uma área funcionalmente distinta do córtex pré-motor. M2 ocupa a área de Brodmann 6 do giro frontal superior, na superfície medial do hemisfério, imediatamente rostral à representação da perna na área 4 (ver Fig. 20.2). M2 contém uma representação completa do corpo, com a face, braço e perna representados em sequência rostrocaudal.

A estimulação elétrica superficial da AMS (em pacientes conscientes submetidos à neurocirurgia) desencadeia movimento, contudo é necessária uma corrente mais intensa do que aquela usada na estimulação de M1 e os movimentos são mais complexos. As respostas podem consistir na rotação do tronco para o lado oposto (movimentado de orientação) ou em assumir e manter uma

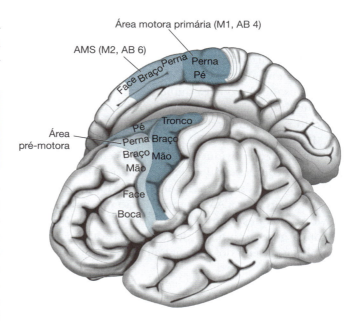

Figura 20.2 A área motora primária (M1) é visível na superfície lateral do hemisfério cerebral com uma pequena parte, representando o pé e a perna, visível na superfície medial. A área motora 2 (M2), também referida como área motora suplementar (AMS), está localizada na superfície medial do hemisfério, rostralmente a M1. Note que uma pequena parte de M2 é visível na superfície lateral. A AMS contém um homúnculo completo, que está organizado no sentido rostral-caudal. Isso contrasta com o homúnculo de M1, que está organizado no sentido ventral-dorsal.

postura de membro contralateral opostamente aos movimentos rápidos e fásicos deflagrados pela estimulação da área 4. Os movimentos são sinérgicos (p. ex., envolvem um membro inteiro) e consistem em contrações tônicas do tipo postural que com frequência são mantidas por vários segundos após a cessação da estimulação. Muitos movimentos desencadeados a partir da estimulação de M2 são bilaterais. Os movimentos envolvendo os músculos proximais são mediados por projeções diretas a partir da AMS para a medula espinal. Algumas projeções da AMS fazem conexões monossinápticas com os MNIs-α.

As elevações regionais da atividade neuronal cortical são acompanhadas de aumentos locais do fluxo sanguíneo para a área. O fluxo sanguíneo cerebral regional (FSCr) pode ser determinado injetando um isótopo radioativo do gás xenônio dissolvido em salina, enquanto o indivíduo executa uma tarefa motora, para então medir a radioatividade em diferentes partes do córtex usando conjuntos de detectores colocados sobre o couro cabeludo. Quando isso é feito enquanto o indivíduo executa a tarefa motora simples e repetitiva de flexionar os dedos da mão contra uma mola cilíndrica, há aumento do FSCr na área da mão dos córtices motor primário e somático sensorial do hemisfério contralateral (ver Fig. 20.3). (A elevação da atividade no giro pós-central é devida ao estímulo somatossensorial aumentado gerado pela flexão repetitiva dos dedos da mão.) Quando um indivíduo realiza um movimento mais complexo, como tocar sequencialmente cada dedo da mão esquerda no polegar esquerdo, o FSCr aumenta de novo na área correspondente à mão do córtex sensoriomotor direito. Entretanto, os aumentos do FSCr se expandem para incluir a AMS bilateralmente. De modo mais significativo, porém, quando o indivíduo apenas repassa mentalmente a sequência complexa de movimentos dos dedos da mão, o FSCr aumenta somente na área da AMS bilateralmente. Isto sugere que a AMS é uma região supramotora envolvida no planejamento do movimento, especificamente com a geração interna de sequências de movimento complexas. Além do planejamento de sequências de movimento complexas autoiniciadas, a AMS está envolvida na coordenação de movimentos bimanuais, bem como nos ajustes posturais que precedem o movimento voluntário. É possível que também esteja envolvida na geração e controle de movimentos simples de alcance visualmente orientados.

Indivíduos com dano na AMS apresentam dificuldades de coordenação bimanual. Exemplificando, esses indivíduos podem ter grandes dificuldades para cerrar o punho com uma mão e virar a palma da outra mão para cima, simultaneamente. Em vez disto, eles fazem o mesmo movimento com ambas as mãos ou executam os movimentos em sequência e não ao mesmo tempo.

> **Questão**
>
> Quais áreas corticais englobam M1, AMS e área 6? Compare o papel de cada uma dessas áreas no controle do movimento. Qual evidência sustenta a identificação dessas regiões e seus papéis?

A área 6 na superfície hemisférica lateral, ou **córtex pré-motor lateral**, é divisível em pelo menos duas áreas (ver Fig. 20.2). A primeira área, a área 6a-α, ocupa a maior parte do giro pré-central e, assim como a área 4, contém uma representação completa e ordenada das partes do corpo. A estimulação elétrica da área 6a-α resulta em movimentos similares àqueles deflagrados a partir da área 4, contudo as intensidades de corrente requeridas são maiores. Esses movimentos são mediados por fibras corticospinais oriundas dos neurônios piramidais da área 6a-α. A segunda subdivisão da área 6 é a área 6a-β. Essa subdivisão ocupa a parte caudal do giro frontal superior imediatamente rostral à área 6a-α. A estimulação elétrica da área 6a-β evoca padrões de movimento mais gerais, que consistem na rotação dos olhos, da cabeça e do tronco para o lado oposto. Também podem ser deflagrados padrões sinérgicos de flexão ou extensão dos membros contralaterais.

> **Questão**
>
> Qual é a diferença entre os efeitos da estimulação de 6a-α e 6a-β?

Várias funções foram antecipadas para o córtex pré-motor lateral. Esse córtex é responsável, por exemplo, pelas fases iniciais da orientação do corpo e do braço na direção de um alvo de interesse, bem como pelo controle dos movimentos proximais que projetam os braços para o alvo (alcance). Esta última função seria consistente com o fato de as projeções corticospinais oriundas de partes do córtex pré-motor lateral terminarem primariamente nos MNIs que inervam os músculos do membro proximal.

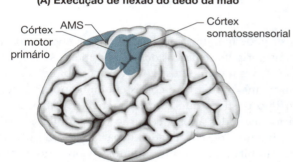

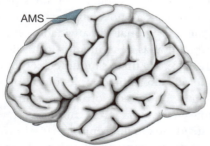

Figura 20.3 Estudos empregando fluxo sanguíneo cerebral regional (FSCr) identificaram as áreas de envolvimento cortical para (**A**) desempenho de uma tarefa simples (movimento único), (**B**) desempenho de uma tarefa mais complexa (envolvendo movimentos sequenciais) e (**C**) repetição mental de uma tarefa realizada com um dedo da mão na ausência de movimento.

Córtex parietal

O lobo parietal, localizado posteriormente ao sulco central e superiormente em relação ao sulco lateral, é primariamente considerado quanto as funções somatossensoriais que desempenha. Entretanto, outras funções também residem no lobo parietal, incluindo o processamento e integração dos estímulos visuais e auditivos. Aqui, será discutido o papel integrado dos lobos parietal em relação ao movimento.

Junto ao lobo parietal, o **córtex parietal posterior (CPP)** é particularmente importante no controle do movimento voluntário. O CPP abrange as áreas de Brodmann 5 e 7 do lóbulo parietal superior (ver Fig. 7.5). O CPP está envolvido na regulação do movimento, em particular dos membros. Os movimentos dirigidos por metas, como o movimento de alcançar e o de agarrar um objeto, requerem orientação e análises sensoriais elaboradas. Primeiro, o ambiente em que o movimento ocorre deve ser corretamente representado, de tal modo que seu executor conheça as relações espaciais existentes entre os potenciais obstáculos e a localização do objeto procurado. Em segundo lugar, a orientação do corpo na direção do objeto deve ser conhecida, bem como a posição dos membros em relação ao objeto, para determinar corretamente qual membro será o efetor e quais músculos poderão ser usados de forma mais eficiente no movimento. Em terceiro lugar, as propriedades físicas do próprio objeto, como seu formato e tamanho, também devem ser conhecidas. As áreas 5 e 7 recebem informações somatossensoriais (táteis e proprioceptoras) e visuais. Junto a essas áreas, subáreas particulares processam primariamente a informação visual, enquanto outras processam predominantemente informações somatossensoriais e outras ainda integram as informações somatossensorial e visual. Do exposto no Capítulo 18, é importante lembrar que a via dorsal da informação visual se projeta para o córtex de associação parieto-occipital e é usada para determinar onde um evento ocorreu. Considerando a elaborada estimulação somatossensorial do lóbulo parietal superior, não surpreende constatar que o CPP, assim como os córtices motores frontais, contém múltiplas representações de face, braço e perna.

Cada uma das distintas áreas motoras *frontal e límbica* (M1, M2, lateral, pré-motora e motora cingulada) recebe aferentes predominantemente de uma subárea do CPP. O estímulo oriundo das áreas motoras forma um **circuito parietofrontal**. Do ponto de vista funcional, esses estímulos são essencialmente importantes para o movimento, pois permitem a iniciação do movimento em resposta à decisão de mover ou em resposta a estímulos somatossensoriais, auditivos ou visuais. Existem alguns circuitos desse tipo, cada um dos quais especificando o conjunto particular de informação sensorial a ser usado para especificar os aspectos fundamentais do movimento requerido para alcançar a meta desejada do movimento. Essas representações sensoriais são transformadas em sinais de controle muscular no córtex motor – ou seja, esses circuitos especializados, que atuam em paralelo, transformam a informação sensorial em ação. A relação existente entre os circuitos sensorial e motor é elaborada posteriormente, na discussão sobre sensibilidade háptica.

Áreas límbicas

O sistema límbico está envolvido na mediação da emoção, memória e comportamento relacionado a impulsos, cada um dos quais tem importância na decisão de mover. Lembre que o sistema límbico é uma área funcionalmente definida, constituída de partes dos lobos frontal, parietal e temporal.

As **áreas motoras cinguladas (AMC)** estão localizadas na base (fundo) e nas margens do sulco cingulado da superfície medial de cada hemisfério, subdividas em áreas rostral e caudal (ver Fig. 20.4). A AMC rostral (AMCr, M3) está isolada na área de Brodmann 24, enquanto a AMC caudal (AMCc, M4) reside na área 23. Ambos, M3 e M4, contêm representações corporais completas, com as representações de face, braço e perna organizadas em topografia rostral-caudal. Cada AMC está reciprocamente conectada aos córtices motores primário (M1) e suplementar (M2).

As projeções de cada AMC para a medula espinal estão topograficamente organizadas, de tal modo que aquelas originárias nas representações de braço terminam na ampliação cervical contralateral, enquanto aquelas oriundas das representações de perna terminam na ampliação lombossacral contralateral. As projeções originárias das representações de face fazem sinapse no

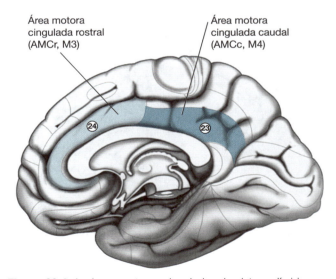

Figura 20.4 As áreas motoras cinguladas do sistema límbico estão localizadas no giro cingulado.

núcleo facial, conforme explicado no Cap. 14. As projeções cingulospinais oriundas das representações de braço em ambas as AMC exibem um modo de terminação na medula espinal similar ao do sistema piramidal. Ou seja, a maioria das projeções cingulospinais termina na zona intermediária da substância cinzenta e, portanto, influencia indiretamente os MNI, via interneurônios. Um contingente menor de projeções cingulospinais terminam diretamente (i. e., monossinapticamente) nos MNIs da porção dorsolateral da lâmina IX de Rexed, que inerva os músculos flexores distais.

> **Questão**
>
> Qual é a implicação funcional da conexão anatômica existente entre o sistema límbico e o sistema motor?

As conexões corticais das AMC (além das conexões com as áreas motoras) são essenciais à compreensão de sua função. Ambas as áreas recebem conexões amplamente disseminadas do córtex pré-frontal, amígdala e córtex do sistema límbico (i. e., áreas não motoras do giro cingulado). Esses estímulos fornecem às AMC informação sobre o estado motivacional e a condição interna do indivíduo, bem como informação cognitiva sobre o ambiente, incluindo sua conveniência para o êxito de um determinado ato motor em particular. Assim, quando o indivíduo está devidamente motivado para realizar um ato, as AMC selecionam movimentos voluntários projetados para atender à meta de desempenho (i. e., com valor de recompensa) quando as condições ambientais permitem a execução atingível do ato.

Conexões das áreas corticais motoras

Conexões corticais

O córtex motor primário recebe projeções diretamente de várias fontes (ver Fig. 20.5). As projeções oriundas do córtex somatossensorial (áreas de Brodmann 3, 1 e 2) são via fibras de associação curtas e estão somatotopicamente organizadas, de tal modo que a área da mão do córtex somatossensorial primário, por exemplo, se projeta para a área da mão de M1. Como resultado dessas conexões diretas, os neurônios em M1 possuem campos receptivos somatossensoriais periféricos. Os neurônios de M1, por exemplo, recebem estímulos de fuso muscular oriundos dos músculos cujos movimentos influenciam. Todos os córtices pré-motores se projetam para M1, assim como a área 5 do CPP. Em adição, M1 recebe projeções oriundas da AMC e AMS.

O córtex pré-motor também é rico em conexões, incluindo as conexões oriundas dos córtices de associação somatossensorial (áreas de Brodmann 5 e 7) e área 46 do córtex pré-frontal, chamada de **córtex pré-frontal dorsolateral (CPFDL)**. Por fim, o CPFDL se conecta à AMS e AMC. Essas duas áreas então se conectam a M1, conforme descrito anteriormente. O CPFDL está envolvido na memória de curta duração para informações sensoriais relacionadas à ação, conjunto motor preparatório e inibição das respostas motoras a estímulos per-

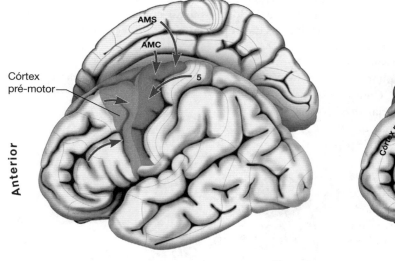
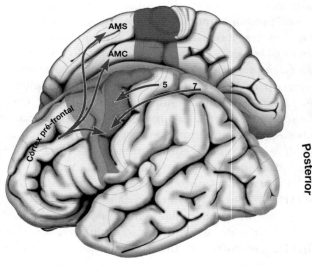

A   B

Figura 20.5 Projeções dos córtices motores. **A.** Algumas áreas se projetam diretamente para a área motora primária M1, incluindo: córtex somatossensorial primário (áreas 3, 1, 2); todos os córtices pré-motores e a área 5 do córtex parietal posterior (CPP); e área motora cingulada (AMC) e área motora suplementar (AMS). **B.** Algumas áreas se projetam diretamente para o córtex pré-motor, incluindo: córtices de associação somatossensoriais, áreas 5 e 7, e córtex pré-frontal dorsolateral (CPFDL). Além disso, o CPFDL se projeta para a AMC e AMS.

turbadores (ver sensibilidade háptica, em Sistema de ações perceptivas e sensibilidade háptica).

Conexões subcorticais

> ### Questão
> Até este ponto do capítulo, enfocamos as áreas corticais associadas ao movimento. Quais papéis do cerebelo, núcleos da base e áreas troncoencefálicas você poderia citar como relevantes para o movimento?

Nos Capítulo 6 e 19, foram introduzidas as conexões para a área motora, incluindo as conexões existentes entre o cerebelo, núcleos da base e tálamo. Agora, vamos rever os papéis dessas conexões no contexto do movimento voluntário.

O M1 e os córtices pré-motores estão reciprocamente conectados a duas estruturas subcorticais – o cerebelo e os núcleos da base. As projeções entre essas duas estruturas são oriundas de dois circuitos corticais-subcorticais distintos: um circuito cortical-núcleos da base-tálamo-cortical e um circuito cortical-cerebelo-tálamo-cortical. Cada uma dessas alças corticais e subcorticais atua como um circuito integrado. Conforme mostra a Figura 20.6, essas alças corticais-subcorticais fazem sinapse em diferentes partes do tálamo ventrolateral que, por sua vez, se projetam para territórios corticais distintos. A porção interna do globo pálido faz sinapse no núcleo ventrolateral que, por sua vez, se projeta para a AMS. A resposta oriunda do cerebelo faz sinapse em duas áreas do tálamo ventrolateral, uma das quais se projeta para o córtex pré-motor, enquanto a outra se projeta para M1. Essas duas alças são usadas de modo diferencial, dependendo (1) do tipo de movimento voluntário que está sendo executado, e (2) da extensão do aprendizado da habilidade motora.

O CONTROLE DO MOVIMENTO VOLUNTÁRIO

> ### Apresentação clínica
> Você está trabalhando em um centro de reabilitação, onde trata muitos pacientes que sofreram acidente vascular encefálico com consequente comprometimento do controle dos movimentos voluntários. Alguns pacientes têm dificuldade particularmente para controlar o movimento de alcançar com um membro superior e/ou para controlar a mão, enquanto outros têm dificuldade para realizar movimentos funcionais, porém apenas mediante solicitação, em uma condição referida como apraxia. Ao ler as próximas seções, considere como o sistema nervoso controla essas diferentes funções. Em particular, considere os seguintes aspectos:
>
> - Como os sistemas sensorial e motor atuam juntos na exploração manual, referida como *sensibilidade háptica*?
> - Qual é a diferença entre controle neuroanatômico das atividades de alcance e controle neuroanatômico da sensibilidade háptica?
> - Em termos de consequências sobre o controle do movimento, qual é a diferença entre apraxia e paresia? Qual é a base neuroanatômica das condições de apraxia?

É difícil estudar o controle neurológico do movimento voluntário intencional, porque os movimentos intencionais verdadeiros são os movimentos complexos executados nas atividades da vida diária. Esses movimentos estão além do escopo das técnicas experimentais vigentes. Entretanto, alguns componentes e correlatos neuroanatômicos podem ser inferidos a partir de investigações sobre o movimento voluntário simplificado, cujos parâmetros podem ser experimentalmente controlados. Começamos esta seção examinando a integração da percepção e ação na execução de tarefas funcionais. Essa interação é essencialmente importante para muitos aspectos do movimento intencional e, em particular, no uso da mão. Em seguida, serão consideradas as tarefas de alcançar e agarrar, realizadas com o membro superior, que são relativamente simplificadas. A essa informação, segue-se um resumo do papel do colículo superior na mediação do movimento voluntário, especialmente em sua relação com a orientação da cabeça/tronco durante a execução do movimento. Será abordado então um movimento mais complexo, que é o da marcha. E, em seguida, serão abordados os processos com-

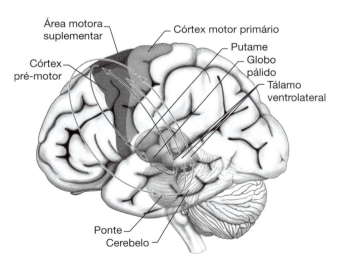

Figura 20.6 Alças cortical e subcortical. O córtex motor primário e o córtex pré-motor estão reciprocamente conectados ao cerebelo e aos núcleos da base.

542 Parte V Sistemas funcionais especiais do SNC: sistemas motor e sensorial

plexos envolvidos no planejamento do movimento (que antecedem o início do movimento). Por fim, encerraremos a seção citando exemplos que ilustram algumas das significativas consequências clínicas dos distúrbios do movimento voluntário.

Sistema de ações perceptivas e sensibilidade háptica

Para entender o movimento intencional, consideraremos primeiro o papel da percepção. O termo **sistema de ação perceptiva (SAP)** enfatiza que o movimento intencional não ocorre de modo isolado da experiência perceptiva sensorial do ambiente, e que os dois sistemas atuam juntos no decorrer da evolução do movimento. Esse conceito é ilustrado pelo exemplo da mão. Normalmente, não pensamos no papel decisivo da mão na percepção. Na maioria das atividades cotidianas, nós observamos sua atuação motora intencional e o estímulo visual associado domina a consciência perceptiva. Entretanto, o *feedback* sensorial derivado da própria manipulação exploratória é ainda mais importante do que o *feedback* visual na orientação dos movimentos exploratórios em evolução.

O termo **sensibilidade háptica** refere-se à exploração com a mão. O termo "háptico" deriva da palavra grega *haptikos*, que significa "capaz de lançar mão de". Assim, a sensibilidade háptica consiste na derivação de informação sobre as propriedades intrínsecas de um objeto, como seu tamanho, formato e textura, por meio dos movimentos digitais exploratórios realizados durante a manipulação do objeto com a mão. Na sensibilidade háptica, a própria mão exerce não só um papel motor como também um papel exploratório para cognição e percepção sensorial consciente – ou seja, para a identificação do objeto. Exemplificando, ao identificarem a forma de objetos esculpidos sem usar a visão, as pessoas tipicamente (1) curvam os dedos da mão em torno da face do objeto, usando todos os dedos e ajustando-os no interior das cavidades – isto é feito repetidamente, conforme a orientação do objeto muda (i. e., segurar e soltar com precisão); (2) movem seus dedos de maneira exploratória, de modo que os movimentos não se tornam estereotipados nem seguem uma sequência fixa que seja obviamente repetitiva; (3) opõem repetidamente o polegar e os outros dedos, porém usando dedos diferentes a cada repetição – o objeto pode ser friccionado com um ou mais dedos, ou às vezes um único dedo pode ser usado para traçar a curvatura de um objeto.

> **Questão**
>
> Contraste os papéis dos receptores para toque, propriocepção e dor, em termos de sensibilidade háptica. Como é usada cada modalidade sensorial?

Dependemos especialmente da sensibilidade háptica quando trabalhamos no escuro ou sem usar a visão, como fazemos ao tentar tirar da bolsa ou do bolso uma moeda de determinado valor ou uma chave em particular. A sensibilidade háptica por manipulação de objetos depende de dois processos. Primeiro, requer a integração de diferentes modalidades de sinais sensoriais. Segundo, requer a integração dessa informação sensorial discrepante com os comandos motores que, por si sós, são responsáveis pela modulação temporal dos sinais sensoriais. As modalidades sensoriais envolvidas são cutâneas e proprioceptivas. A informação cutânea mais importante deriva das superfícies volares das pontas dos dedos da mão e da ativação de mecanorreceptores de adaptação lenta e de adaptação rápida (ver Cap. 9). A informação proprioceptiva mais importante deriva dos fusos musculares dos dedos da mão. Conforme mencionado no Capítulo 9, os fusos musculares estão por trás da discriminação dos ângulos articulares. A discriminação dos ângulos das articulações dos dedos da mão, por sua vez, determina a percepção da forma ou postura da mão e assim fornece informação sobre a geometria tridimensional do objeto. É a *integração* das informações cutânea e proprioceptiva que gera o *feedback* háptico subjacente à identificação do objeto. O fato de a identificação não contar exclusivamente com o *feedback* cutâneo é evidenciado pelo fato de que, enquanto um dado objeto pode ser corretamente identificado por vários indivíduos (ou repetidamente por um mesmo indivíduo), o padrão de pressões cutâneas varia não só em um dado momento como também no decorrer do tempo, à medida que diferentes dedos da mão tocam o objeto em diversas combinações durante sua manipulação manual. A identificação depende do influxo e integração concomitante das informações oriundas da pele e dos proprioceptores transmissores de informação sobre a postura da mão. A eliminação do *feedback* cutâneo ou do *feedback* proprioceptor compromete a identificação do objeto, porém a eliminação de ambos impede a correta identificação. Dessa forma, o *feedback* háptico gera informação sobre objetos sólidos em três dimensões.

> **Questão**
>
> Quais são as implicações das conexões existentes entre a área cortical motora M1 e o CPFDL para a memória de curta duração e o movimento? Quais poderiam ser as implicações para o aprendizado motor e reabilitação do movimento, após um dano causado por acidente vascular encefálico e lesão cerebral traumática?

O processamento háptico é sequencial e, portanto, depende da integração da informação que evolui no decorrer do tempo. Em outras palavras, a identificação do objeto depende da totalidade do estímulo pele-articulação gerado durante uma sequência inteira de movimentos manuais. Dessa forma, o estímulo sensorial gerado durante um estágio inicial da sequência de movimentos deixa de estar presente nos estágios tardios, de modo que deve ser estabelecida uma ponte por sobre o hiato temporal existente entre as sensações mutuamente contingentes. Isto significa que a informação gerada durante os estágios iniciais deve ser armazenada naquilo que é chamado de **memória de trabalho**. A memória de trabalho consiste no armazenamento de informação que é temporário e permite a realização de uma determinada tarefa em particular. Nesse caso, a informação sensorial é armazenada para posterior recuperação, quando a sequência de movimento estiver completa e a totalidade da informação puder ser integrada. Armazenar essa informação na memória de trabalho é função do CPFDL. O CPFDL está reciprocamente conectado a todas as áreas pré-motoras do lobo frontal, bem como ao CPP, estando por isso em posição de supervisionar a sensibilidade háptica.

> ## Questão
>
> O enfoque aqui é o SAP com relação à sensibilidade háptica. Entretanto, a percepção é igualmente essencial a qualquer tipo de movimento. Na sua opinião, quais poderiam ser as consequências motoras e funcionais da perda sensorial no membro superior, na ausência de perda motora ou com perda motora mínima? Quais tipos de lesões poderiam resultar nesse tipo de perda?

Movimentos digitais independentes em outras funções

Agora, vamos considerar a complexidade do lado motor do controle do movimento, examinando o controle dos movimentos digitais individuais. Datilografar ou tocar um instrumento musical dependem da capacidade de mover os dedos da mão com rapidez e de forma independente, em sequências temporais precisas e complexas que envolvem posições acuradas e individualizadas dos dedos da mão. Essas habilidades motoras aprendidas são executadas por uma complexa interface de cerca de 27 músculos intrínsecos e extrínsecos da mão. Entretanto, os dedos não são anatomicamente independentes e, do ponto de vista biomecânico, estão acoplados entre si por tendões comuns, embora o polegar possua maior independência biomecânica do que os outros dedos. Assim, mover dedos individuais e de forma independente em sequências complexas, como fazemos ao tocar o teclado de um instrumento musical, exige um padrão preciso de ativação e inibição de muitos múscu-

los atuando em múltiplos dedos. Os movimentos de um dedo individual são controlados por neurônios situados na área da mão do córtex motor primário, via projeção CM direta.

Um dos aspectos aparentemente confusos desse estímulo monossináptico privilegiado para os MNIs inervadores dos músculos extrínsecos da mão é a extensão com que seus axônios divergem para inervar múltiplos núcleos de MNI (ver Fig. 20.1), bem como para inervar muitos MNIs em um dado núcleo que atenda a um músculo específico. Esse padrão de inervação aparentemente representaria um problema especial para os músculos extrínsecos multitendinosos dos dedos da mão localizados no antebraço, que controlam a flexão e extensão dos dedos da mão. Cada um desses músculos origina quatro tendões paralelos que se inserem nos quatro dedos. Por causa da divergência existente na projeção CM direta, como esses músculos são controlados para darem origem a movimentos de dedos individuais da mão? A resposta está no fato de as projeções de CM diretas não estarem uniformemente distribuídas pelos MNIs que inervam esses músculos multitendinosos. Em vez disto, as projeções tendem a estar segregadas para suprir subconjuntos de MNIs inervadores de dedos individuais (i. e., músculos que regulam tendões individuais).

Preensão

A mão é tão importante para o comportamento humano normal que a principal função do ombro e do braço é posicionar a mão de um modo que lhe permita exercer sua função específica. Assim, muitos movimentos voluntários da mão realizados pelos seres humanos no dia a dia são divisíveis em vários componentes, começando pela fase de alcance e terminando com as fases de preensão e manipulação. Alcançar e segurar em padrões estilizados são ações extensivamente investigadas e que nos ajudaram bastante a compreender os mecanismos facilitadores do controle do movimento. Entretanto, é importante reconhecer que os movimentos estudados são de fato altamente estilizados – e, portanto, algo limitados em termos de aplicação nos movimentos do dia a dia.

O ato de pegar ou segurar um objeto pode ser expresso em tipos fundamentalmente diferentes de preensão, dependentes de circuitos de controle motor distintos. Uma **preensão de precisão** é usada para segurar o arco de um violino ou uma caneta, por exemplo. Na preensão de precisão, as forças são direcionadas entre o polegar e o dedo da mão. Uma **preensão de potência** é usada em tarefas como segurar um martelo para bater em um prego. Na preensão de potência, os dedos da mão e o polegar direcionam forças para a palma da mão para transmitir uma força a um objeto (ver Fig. 20.7). A precisão da preensão requer o movimento independente dos dedos e é mediada pelo córtex motor primário. Entre as áreas motoras do córtex cerebral, M1 é praticamente a única que controla os movimentos digitais independentes. Os neurônios CM individuais do córtex motor primário descarregam durante as preensões de precisão. Entretanto, durante a contração dos mesmos músculos em uma preensão de potência – como ocorre ao segurarmos um martelo ou subirmos por uma corda, quando todos os dedos da mão são flexionados simultaneamente em torno do objeto e o polegar exerce contrapressão – o mesmo neurônio CM não descarrega. A preensão de potência não requer movimentos independentes dos dedos da mão, por isso pode ser mediada por neurônios não CM. Esses neurônios podem ter origem junto ou fora de M1. Em adição, esses neurônios terminam no tronco encefálico ou fazem sinapse indiretamente em MNIs, mediando assim a contração sinérgica de mais músculos. Há ainda outros circuitos de controle que podem mediar a utilização da mão para fechar o punho durante uma explosão de ira.

> **Questão**
>
> Quais áreas corticais são importantes para a preensão e definição da forma da mão? Essas áreas são semelhantes ou diferentes? Qual é a evidência de suas contribuições?

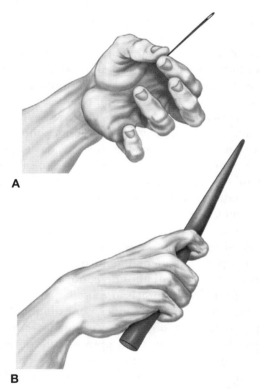

Figura 20.7 Tipos de preensão. **A.** A preensão de precisão é mediada pelas projeções corticomotoneuronais (CM). **B.** A preensão de potência é mediada por projeções não CM.

Áreas neuroanatômicas controladoras da preensão

Alcançar um objeto para segurá-lo requer que ele seja localizado corretamente no espaço tridimensional ao redor do corpo, e que a localização do objeto seja transformada para que o braço seja movido apropriadamente em sua direção. Além disso, as propriedades intrínsecas do objeto (tamanho e forma) devem ser percebidas e transformadas em movimentos de posicionamento digital apropriados que permitam pegá-lo. A preensão envolve o endireitamento e abertura progressiva dos dedos da mão, até a obtenção de uma abertura adequada. Em seguida, a preensão vai se fechando até corresponder ao tamanho e forma do objeto. Essas duas transformações visual-motoras são mediadas pela área intraparietal anterior do CPP e parte ventral do córtex pré-motor lateral. A área intraparietal anterior está localizada na margem anterolateral do sulco intraparietal e permanece ativa durante a preensão de precisão normal. Indivíduos com dano no CPP envolvendo o córtex que delimita a parte anterior do sulco intraparietal apresentam comprometimento da predefinição da forma da mão durante a preensão metadirigida.

Movimentos orientadores dos olhos, cabeça e pescoço

> **Questão**
>
> Antes de prosseguir, será útil refrescar a memória sobre o controle dos movimentos oculares relacionados às vias troncoencefálicas vestibulares e visuais. Faça uma representação esquemática dessas vias e inclua as vias existentes entre o colículo superior e o córtex.

Nos Capítulos 11 e 18, foram introduzidos os movimentos oculares automáticos referidos como sacadas. Vamos agora considerar a anatomia e função desses movimentos em sua relação com o movimento intencional metadirigido. Adicionalmente, também existem outros movimentos automáticos envolvendo a cabeça e o pescoço que são essenciais durante a execução do movimento intencional. Os movimentos dos olhos, cabeça e pescoço são discutidos em relação ao movimento intencional.

O papel do colículo superior (CS) é particularmente relevante do ponto de vista funcional, em relação ao sistema oculomotor: o CS participa da geração dos movimentos oculares de sacada e é um centro de comando do desvio do olhar fixo, controlando o movimento coordenado dos olhos e da cabeça. Do exposto no Capítulo 17, foi observado que o **trato tetospinal** se origina a partir dos neurônios do CS, incluindo um componente do sistema de MNS descendente ventromedial. As **sacadas** são movimentos oculares conjugados voluntários, do tipo gradual e balísticos, usados para capturar uma imagem visual na fóvea da retina (i. e., mudar o ponto de fixação foveal). Esses movimentos oculares voluntários ocorrem em todas as direções e são usados para leitura e outras formas de varredura visual, como observar quadros ou cenas. São usados também no desempenho de funções mais automáticas, como olhar superficialmente os objetos que surgem pela primeira vez na visão periférica. Os programas motores (às vezes chamados de geradores de padrão central) para sacadas residem na formação reticular do mesencéfalo e ponte, e são controlados por fibras corticobulbares descendentes oriundas do córtex cerebral, de um modo análogo ao controle de outros movimentos voluntários (ver Fig. 20.8). O sistema motor que controla as sacadas está organizado de modo similar à organização do sistema que controla outros movimentos voluntários. Dessa forma, existe um córtex motor primário e há conexões do córtex motor primário com outras áreas motoras corticais localizadas no mesmo lobo ou em lobos diferentes. Além disso, os núcleos da base e o cerebelo interagem com o córtex cerebral na produção das sacadas.

O córtex motor primário para sacadas é o **campo ocular frontal**, localizado na parte posterior do giro frontal médio (parte da área de Brodmann 8). A estimulação elétrica do campo ocular frontal evoca o desvio conjugado horizontal dos olhos para o lado contralateral.

Esses movimentos são mediados por projeções descendentes que seguem para a formação reticular pontina paramediana, contendo um gerador de padrão central para sacadas horizontais. Algumas projeções são diretas, enquanto outras retransmitem no CS que, por sua vez, se projeta para a formação reticular pontina. Duas outras áreas corticais deflagram sacadas ao serem estimuladas. Uma delas está localizada na AMS, junto à superfície hemisférica medial, e é denominada **campo ocular suplementar**. A segunda área está no lobo parietal e é denominada **campo ocular parietal**. Esses dois campos se projetam diretamente para o tronco encefálico, assim como se projetam para o campo ocular frontal, de modo a serem paralelos à organização das respostas oriundas das áreas motoras corticais que controlam o movimento voluntário dos membros. Os papéis funcionais dos campos oculares suplementar e parietal são indeterminados.

Uma lesão envolvendo o campo visual frontal em um dos hemisférios resulta em incapacidade de olhar voluntariamente para o lado contralateral (os movimentos oculares verticais não são comprometidos). Notavelmente, esse déficit geralmente é resolvido em questão de dias. Por outro lado, quando os dois campos oculares frontais e o CS são danificados, o resultado é uma perda duradoura da capacidade de gerar sacadas.

> **Questão**
>
> O colículo superior parece exercer vários papéis no controle do movimento. Quais são esses papéis?

Além de controlar as sacadas, hoje parece que os neurônios do CS exercem um papel consideravelmente mais amplo no movimento voluntário. O CS atua na execução de movimentos de orientação voluntários – não só para o olhar fixo como também para a cabeça e o braço. As partes do CS envolvidas no controle voluntário dos movimentos do pescoço e do braço estão situadas nas camadas mais profundas, de onde surgem as projeções tetospinais e outras projeções tetofugais. Além dos neurônios relacionados ao olhar fixo, essas camadas mais profundas do CS contêm uma população de neurônios à parte independente, que está relacionada apenas com o movimento da cabeça, seja qual for o movimento da cabeça que leve ao desvio do olhar fixo. As projeções diretas oriundas do CS descem pelo trato tetospinal e terminam nos MNIs da medula espinal responsáveis pelo controle dos músculos cervicais. A estimulação elétrica do CS pode deflagrar atividade nos músculos cervicais e movimento da cabeça, na ausência de qualquer desvio do olhar fixo. Entretanto, o papel do CS no movimento voluntário parece ser ainda mais abrangente do que o controle do movimento da cabeça e do olhar fixo. A atividade dos neurônios do CS também está relacionada ao movimento do braço, em particular à atividade

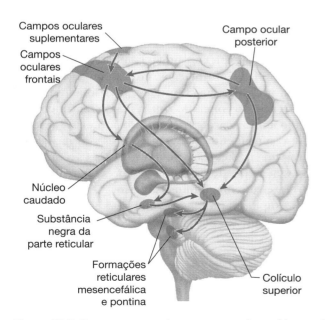

Figura 20.8 Os programas motores para sacadas residem na formação reticular e são controlados por fibras corticobulbares que se originam no campo ocular frontal, campo ocular suplementar e campos oculares posteriores. Os núcleos da base e cerebelo também participam do controle dos movimentos oculares de sacada.

dos músculos do ombro na execução das tarefas de alcance. Adicionalmente, o CS pode atuar na preensão e na conformação da mão.

Questão

Do ponto de vista funcional, qual seria a consequência da perda dos movimentos de sacada dos olhos?

Marcha

A marcha é um movimento voluntariamente empregado e todos os seus componentes podem ser ajustados de maneira voluntária para se adequarem às circunstâncias ambientais prevalentes (p. ex., a natureza do terreno sobre o qual o indivíduo anda; a previsibilidade das variações de superfície, como a firmeza e altura). No entanto, trata-se de um tipo único de movimento voluntário, porque um aspecto importante da marcha é instintivo e não aprendido. A marcha inevitavelmente aparece como parte do repertório motor humano, sob condições naturais. O padrão de movimento básico das pisadas está presente ao nascimento, podendo ser deflagrado pelo contato da sola do pé do recém-nascido com uma superfície plana e pela mudança do centro de gravidade – primeiro lateralmente sobre um pé, de modo a permitir o levantamento do pé oposto, e então para a frente, permitindo que o corpo se mova sobre o pé que avança à frente. Esse padrão de pisadas indica a existência de um circuito medular espinal automático operacional, responsivo à estimulação periférica, que é modulado pelos estímulos descendentes oriundos do sistema vestibular (um sistema já funcional ao nascimento). Os geradores de padrão central (GPC), introduzidos no Capítulo 11, são importantes com relação a esse aspecto.

Algo que um bebê realmente precisa aprender em seu primeiro ano de vida é a manter o equilíbrio em relação à gravidade diante do equilíbrio continuamente instável que caracteriza a caminhada. Ou seja, durante a caminhada, o centro de gravidade muda de um lado para outro e para a frente, conforme o peso do bebê é sustentado primeiro sobre um pé e depois sobre o outro. Uma maturação de sistemas mantém o controle bem-sucedido do equilíbrio que permite ao bebê aprender a controlar o movimento voluntariamente, ou seja, a usar a caminhada para cumprir uma determinada meta. Isso depende da informação oriunda de alguns sistemas, incluindo os sistemas vestibular, visual e proprioceptivo. Inicialmente, mediante regulação consciente e prática contínua (além de numerosas falhas), o controle do equilíbrio se torna automático, do mesmo modo como ocorre com qualquer movimento voluntário.

Além disso, outros aspectos da marcha também são aprendidos. A cadência da marcha e o grau de leveza/peso do andar variam de indivíduo para indivíduo, de tal modo que um indivíduo pode ser identificado pelo som de seus passos. Assim, o porte do corpo e a oscilação dos braços podem conferir um estilo altamente individualista à marcha de alguém.

Processamento cortical superior e controle do movimento

Todo movimento voluntário metadirigido é aprendido, conforme discutido anteriormente. Alguns desses movimentos são dominados com a prática prolongada (fase de aprendizado lento) e se tornam habituais (fase de retenção). Outros continuam exigindo atenção e raciocínio contínuos, uma vez que a conceitualização inicial do propósito final do movimento somente ocorre por meio da modificação contínua de componentes individuais da sequência motora até que a meta seja alcançada. Diversas áreas do córtex cerebral estão envolvidas nesse movimento voluntário metadirigido. A atividade nessas áreas reflete o nível mais alto de planejamento e programação motora. O lobo parietal posterior é importante porque os movimentos habilidosos envolvem transformações dinâmicas no espaço e as representações espaciais residem no corte parietal posterior.

O substrato neural para organização dos movimentos reside primariamente no hemisfério esquerdo dominante e envolve a ativação sequencial de áreas corticais específicas (ver Fig. 20.9). Quando uma pessoa é solicitada a gesticular com a mão direita, a informação primeiro é projetada ao córtex auditivo primário e então para a área de Wernicke, onde o comando é decodificado. Em seguida, a informação é enviada ao córtex parietal posterior (p. ex., giro supramarginal, lóbulo parietal superior), onde o comando (intenção do movimento) é integrado à informação referente ao contexto sensorial em que o movimento ocorrerá e ao estado das partes corporais que irão executar o movimento. Essa informação é passada adiante para o córtex pré-motor (área 6), sobre o **fascículo longitudinal superior**. O fascículo longitudinal superior (também conhecido como fascículo arqueado) consiste em um longo feixe de fibras de associação. Junto ao córtex pré-motor, essas representações sensoriais são transformadas em um código (programa) motor que especifica as características essenciais do gesto requeridas para atingir a meta pretendida. O programa motor é avançado para o córtex motor primário esquerdo, que media a execução do gesto com a mão direita. Se o gesto tiver de ser executado com a mão esquerda (em geral, não dominante), o programa motor gerado no córtex pré-motor esquerdo é transmitido ao córtex pré-motor direito por meio das fibras situadas no

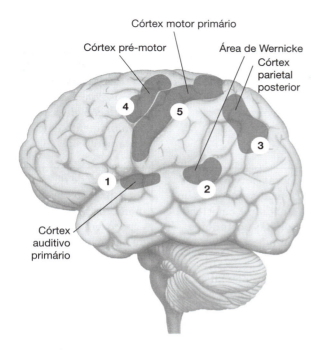

Figura 20.9 O substrato neural para um movimento da mão direita em resposta a um comando reside no hemisfério cerebral esquerdo (dominante) e envolve a ativação das áreas destacadas. Os números indicam a ordem sequencial de sua ativação.

tronco do corpo caloso. As fibras de associação curtas conectam o córtex pré-motor direito ao córtex motor primário direito que, então, media a execução do gesto com a mão esquerda. Se a pessoa estiver imitando um gesto realizado pelo examinador, o córtex parietal posterior é atingido por meio das projeções do sistema visual originárias no córtex visual primário e não via projeções do sistema de linguagem oriundas da área de Wernicke (que está envolvida na interpretação da linguagem falada).

> **Questão**
>
> O controle do movimento envolve mais do que a execução do movimento. Primeiro, deve haver planejamento e, em seguida, programação do movimento. Em adição, a memória motora é essencial. Considerando tudo que foi discutido neste capítulo, quais áreas corticais estão envolvidas em cada uma dessas funções?

CONEXÕES CLÍNICAS

Distúrbios da marcha

A marcha é uma função da integração de uma ampla gama de processos neurológicos, incluindo áreas corticais tão diversas quanto o córtex motor, córtex parietal, cerebelo, núcleos da base, tronco encefálico e medula espinal. Portanto, as anormalidades da marcha podem ser resultantes de disfunção em quase qualquer parte do sistema nervoso. As consequências da disfunção nessas áreas diversificadas são bastante diferentes, dependendo da combinação dos sistemas envolvidos (p. ex., motor, somatossensorial, vestibular e visual). De fato, as anormalidades específicas da marcha costumam ser tão distintivas que o clínico experiente às vezes consegue determinar o distúrbio subjacente do paciente apenas observando sua marcha. Alguns padrões de marcha anormal típicos são apresentados na Tabela 20.1. Mesmo assim, a localização definitiva de uma lesão causadora de distúrbio de marcha – em particular quando o distúrbio é brando – somente pode ser feita no contexto de um exame neurológico completo.

> **Questão**
>
> Considere o distúrbio da marcha atáxica sensorial. Por que os indivíduos com perda sensorial poderiam ter ataxia? Como um profissional de reabilitação poderia ensinar um indivíduo com esse distúrbio a compensar esse tipo de problema de marcha?

Apraxia

O dano ao córtex parietal posterior dominante resulta em incapacidade de reconhecer um movimento complexo quando este ocorre em outro indivíduo, bem como em incapacidade de gerar esses movimentos quando solicitado a realizá-los. Conforme notado antes, a transformação desse tipo de representação em ação demanda a participação do lobo frontal – especificamente, dos córtices pré-motor e pré-frontal. O dano ao lobo frontal, portanto, pode resultar em uma incapacidade de gerar movimento quando solicitado a fazê-lo, mas é possível que não perturbe a capacidade de perceber a ocorrência dessas ações em outro indivíduo. Os comprometimentos dessas funções são refletidos em um distúrbio clínico chamado *apraxia*. Os exames para detecção de apraxia envolvem fazer os pacientes produzirem ações motoras metadirigidas. Note que um conjunto de condições, referidas como *apraxia estrutural* e *apraxia do vestir*, ocorre com o dano ao córtex parietal posterior não dominante.

O termo **apraxia** define uma categoria única de distúrbio do movimento, em que o indivíduo é incapaz de realizar – ao ser solicitado e/ou por imitação – um movimento habilidoso aprendido. A apraxia não é causada por paresia, ataxia, alterações sensoriais ou déficits de compreensão resultantes de uma perturbação da linguagem (como pode ocorrer na afasia de Wernicke), nem de

Parte V Sistemas funcionais especiais do SNC: sistemas motor e sensorial

Tabela 20.1 Localização e características dos distúrbios da marcha

Nome	Nomes alternativos	Características da marcha	Localização do sítio de lesão	Interpretação do déficit
Marcha cerebelar	Marcha atáxica	Base ampla, deslocamento irregular do peso, cadência irregular, instabilidade, cambaleação, queda na direção do lado mais afetado pela patologia.	Linha média e cerebelo paravermal.	Incapacidade de modulação via correção do movimento em andamento.
Marcha atáxica sensorial	Marcha talonante	Base ampla, brusca, movimentação das pernas com passadas amplas e batendo os pés (pisões), cadência irregular; ataxia acentuadamente exagerada ao andar no escuro.	Fibras nervosas somatossensoriais que atendem à cinestesia, colunas posteriores, lemnisco medial.	Incapacidade de sentir a localização dos membros inferiores no espaço, em decorrência de perda proprioceptiva.
Marcha espástica	Marcha plégica, marcha hemiplégica	Rigidez das pernas, circundução, cadência lenta, som de arraste com o pé raspando o chão; braço rígido e flexionado, com diminuição do balanço.	Dano uni ou bilateral ao sistema motor cortical ou aos tratos corticospinais. (Note que esse é um tipo de distúrbio de marcha associado ao acidente vascular encefálico e que, além disso, existem algumas possíveis causas de marcha anômala que podem parecer se adequar a essa descrição, embora nem todas estejam relacionadas especificamente ao sistema motor.)	Incapacidade de fracionar movimentos.
Marcha parkinso-niana	Marcha festinante	Inclinação para a frente, base estreita, cadência lenta, passos curtos e embaralhados até a festinação; dificuldade de iniciar a marcha; diminuição ou ausência do balanço dos braços, mudança de direção em bloco.	Substância negra.	Postura inclinada para a frente, decorrente do alinhamento musculoesquelético alterado secundário à bradicinesia e rigidez; retardo do movimento e incapacidade de iniciar, por causa da bradicinesia, acinesia.
Marcha discinética	Marchas distônica e coreoatetótica	Intrusão contínua dos movimentos involuntários durante a caminhada, podendo haver contorção uni ou bilateral (atetoide), movimentos dançantes (coreicos) ou movimentos de arremetida (balísticos) dos braços e pernas; torsão anormal do tronco (flexão, lordose, escoliose) e flexão de uma ou ambas as pernas no quadril se autofirmando durante a caminhada.	Estriado, núcleo subtalâmico ou outros componentes dos núcleos da base.	Movimentos estranhos inapropriados decorrentes de liberação espontânea e resultantes de uma desinibição inadequada.

(continua)

Capítulo 20 Movimento voluntário **549**

Tabela 20.1 Localização e características dos distúrbios da marcha (*continuação*)

Nome	Nomes alternativos	Características da marcha	Localização do sítio de lesão	Interpretação do déficit
Marcha vertiginosa	Marcha cambaleante	Base ampla, passos lentos e curtos, com cambaleação e quedas.	Canais semicirculares, nervo vestibular, núcleos vestibulares.	Sentido de equilíbrio inefetivo, por causa da incongruência dos estímulos somatossensoriais, visuais e vestibulares.
Marcha frontal	Apraxia da marcha	Base ampla, passos lentos, embaralhados e curtos; um ou ambos os pés parecem estar fincados no chão enquanto o corpo se move para a frente (tronco e pernas fora de fase); dificuldade para iniciar e parar.	Lobos frontais e/ou sua substância branca subcortical.	Planejamento motor inefetivo associado ao dano frontal.

comprometimento da capacidade intelectual (como confusão ou demência). A chave para revelar um déficit apráxico é o modo de deflagrar a ação motora ou gesto por parte do paciente. O gesto é sempre desencadeado no contexto artificial da sala de exames e pode ser feito de diversas formas: dando um comando verbal ou solicitando ao paciente que realize a ação; mostrando ao paciente um objeto ou ferramenta e pedindo-lhe para fingir usá-lo; ou solicitando que o paciente imite uma ação ou gesto realizado pelo examinador. Na verdade, dar ao paciente um objeto ou ferramenta familiar e pedir-lhe para usá-la também é algo que deve ser feito, porém esse modo de desencadear um gesto simula um contexto natural e talvez não revele todos os tipos de déficits apráxicos.

Os déficits apráxicos representam distúrbios em diferentes pontos da sequência de eventos neurais que leva à execução de uma ação motora voluntária habilidosa: ideatória (ou conceitual), ideomotora e cinética. O planejamento de atividades complexas envolve a conceitualização de seu propósito final, bem como a ordem apropriada dos componentes individuais da sequência motora que atingirá a meta da ação. A falha em conceber uma estratégia de execução resulta em apraxia ideatória. A apraxia ideomotora ocorre quando existe uma dissociação entre uma conceitualização intacta da ação e sua tradução em um programa motor. A apraxia cinética ocorre quando o próprio programa motor está com defeito.

O padrão clínico de, por exemplo, um déficit apráxico ideomotor depende da localização da lesão causal nesse sistema de práxis. A consideração a seguir assume que o clínico fez uma solicitação verbal para execução de um movimento e, portanto, o hemisfério esquerdo está envolvido exclusiva ou inicialmente. Uma lesão situada no córtex parietal posterior ou no fascículo longitudinal superior resultaria em envolvimento apráxico dos membros superiores direito e esquerdo. Um padrão similar resultaria de uma lesão envolvendo o córtex pré--motor esquerdo, mas como esse tipo de dano também tende a se estender para o córtex motor primário adjacente, o quadro clínico seria de apraxia da mão esquerda (não dominante) com uma paresia de lado direito mascarando a apraxia concomitante. Uma lesão envolvendo as fibras do corpo caloso resultaria em apraxia de lado esquerdo sem envolvimento de movimentos no lado direito. Um quadro clínico similar resultaria de um dano no córtex pré-motor direito, mas na verdade um dano associado no córtex motor primário direito contíguo resulta em uma paresia de lado esquerdo que mascara a apraxia.

Apraxia ideatória

Na **apraxia ideatória**, existe uma perda do conhecimento sobre objetos e ferramentas no que se refere às suas ações e funções. Em adição, há uma incapacidade de organizar ações isoladas em uma sequência, de modo a atingir um determinado propósito. Esses déficits estão presentes, mesmo que o indivíduo seja capaz de reconhecer e nomear os artigos que esteja tentando manipular. Sendo assim, a apraxia ideatória se manifesta como uma incapacidade de realizar tarefas de múltiplas etapas (p. ex., preparar uma carta para enviar pelo correio, acender uma vela) e de associar ferramentas e objetos únicos à sua ação correspondente (p. ex., incapacidade de escolher um martelo para pregar um prego, usar uma escova de dentes para escovar o cabelo ou pantomimar um movimento que notavelmente se difere do movimento solicitado pelo examinador). Os indivíduos com apraxia ideatória apresentam comprometimento no dia a dia e também no contexto clínico, porque não conseguem usar ferramentas ou objetos de maneira apropriada, escolhem ferramentas ou objetos errados para realizar a atividade pretendida ou realizam atividades sequenciais complexas na ordem incorreta. Dessa forma, não há a dissociação voluntária-automática. Não foi identificado nenhum sítio anatômico isolado que, quando danificado, cause apraxia ideatória. Acredita-se, porém, que a junção parieto-occipital-temporo-occipital esquerda exerça um papel significativo. A apraxia ideatória é observada comumente em indivíduos com demência e sobretudo em indivíduos com doença de Alzheimer.

Apraxia ideomotora

A **apraxia ideomotora** é um distúrbio do movimento metadirigido, em que geralmente é possível reconhecer a meta da ação. O indivíduo sabe o que deseja fazer, mas não consegue traduzir a ideia da ação em um programa motor adequado. A apraxia ideomotora reflete primariamente um distúrbio afetando o tempo e a organização espacial dos movimentos gestuais. Os erros temporais se automanifestam como uma velocidade de produção aumentada ou diminuída de uma pantomima ou de uma sequência incorreta de um movimento complexo que requeira múltiplos posicionamentos, como riscar um fósforo antes de acender um cigarro. Os erros espaciais incluem uma amplitude de movimento anômala. Isso ocorre, por exemplo, quando um paciente é solicitado a pantomimar a escovação dos dentes e usa seus dedos para representar a escova dental sem deixar espaço entre os dedos e a boca para representar a escova dental imaginária.

Um dos aspectos mais notáveis da apraxia ideomotora é uma dissociação voluntária-automática. Isto implica que o déficit de movimento surge no contexto clínico, em que os movimentos são solicitados fora de seu contexto natural e fora do comportamento espontâneo diário do indivíduo. Mesmo no contexto clínico, o desempenho na execução da tarefa pode ser normalizado quando o paciente recebe uma ferramenta ou objeto real para usar. Portanto, a apraxia ideomotora resulta em pouca ou nenhuma interferência na função cotidiana, de modo que o indivíduo afetado pode até não ter consciência de que apresenta um distúrbio do movimento. As lesões causadores de apraxia ideomotora envolvem tipicamente o hemisfério esquerdo e estão centralizadas no giro supramarginal e lóbulo parietal superior. Essas lesões podem envolver o córtex cerebral e também a substância branca subjacente, o que interromperia o fascículo longitudinal superior que conecta o CPP à área pré-motora e produziria apraxia de membro bilateral.

Apraxia cinética

A **apraxia cinética** se automanifesta como uma perda da destreza da mão e de seus dedos, que não pode ser atribuída a uma paresia, ataxia ou perda sensorial. Os movimentos digitais manipulatórios são desajeitados e grosseiros, sendo que todos os movimentos são afetados – não importa se envolvam o uso de ferramentas e instrumentos (p. ex., martelo, tesoura, escova de cabelo, escova dental), gestos (p. ex., acenar um adeus, cumprimentar) ou não tenham importância (p. ex., tocar o nariz, mexer os dedos da mão). Além disso, o déficit apráxico é consistente no sentido de que se manifesta tanto nas atividades da vida diária como no contexto clínico, de modo que o movimento desencadeado não é importante para essa forma de apraxia, ao contrário do que ocorre na apraxia ideomotora. Ou seja, não há dissociação entre o movimento voluntário solicitado pelo examinador fora do contexto natural e o movimento automático (habitual) desencadeado por motivações internas e contextos naturais. As lesões que resultam em apraxia cinética de membro envolvem um dano ao lobo frontal centralizado no córtex pré-motor, todavia com a possibilidade de envolvimento associado do córtex parietal.

> ### Questão
>
> Da perspectiva funcional e anatômica, quais são as diferenças entre as formas de apraxia ideatória, ideomotora e cinética?

Apraxia oral (apraxia facial-oral)

A **apraxia oral** pode ser a forma mais comum de apraxia e pode estar associada à apraxia de membros. Na apraxia oral, o indivíduo não consegue executar movimentos faciais sob comando, como pantomimar que está soprando um fósforo ou uma vela, enviando um beijo, assobiando, estufando as bochechas ou limpando a garganta. O desempenho pode melhorar quando o indivíduo é solicitado a imitar o examinador ou apresentado a um objeto real. A praxia oral pode ser facilitada por um substrato neural diferente daquele que media a praxia de membro, embora ambas envolvam primariamente o hemisfério esquerdo. Por alguma razão, a apraxia oral resulta com mais frequência de um dano ao córtex pré-motor anterior até a área da boca no córtex motor primário do que de um dano ao lobo parietal. Como essa área anterior está em continuidade com a área de Broca, a apraxia oral está associada com frequência à afasia de Broca.

Apraxia e afasia

A apraxia e afasia muitas vezes coexistem, em virtude da proximidade anatômica das redes neurais distribuídas que atendem à praxia e linguagem no hemisfério esquerdo dominante. Dessa forma, a afasia de Wernicke com frequência acompanha as apraxias ideatória e ideomotora resultantes do dano ao CPP. O déficit de compreensão que caracteriza a afasia de Wernicke dificulta a demonstração de uma apraxia associada, porque as solicitações (faladas ou escritas) de execução de uma ação não são compreendidas. O clínico deve descobrir um modo de persuadir o paciente a imitar seu movimento. A afasia de condução também pode acompanhar a apraxia de membro, por causa do dano às fibras do fascículo longitudinal superior. Entretanto, a compreensão permanece intacta na afasia de condução, de modo que os testes para apraxia ainda podem ser realizados de maneira efetiva.

ESQUEMA HIPOTÉTICO PARA O APRENDIZADO E A EXECUÇÃO DO MOVIMENTO INTENCIONAL METADIRIGIDO

O papel dos terapeutas da reabilitação é fundamental para assistir aos pacientes na retomada e refinamento do controle do movimento. Por esse motivo, é essencial conhecer o controle do movimento normal como forma de preparação para considerar a restauração do movimento após a ocorrência de lesões ortopédicas (p. ex., ruptura do menisco medial, entorse do tornozelo) e distúrbios neurológicos como lesão encefálica e acidente vascular encefálico.

Para tanto, apresentamos um esquema hipotético que ilustra o modo como as diversas regiões do SNC atuam juntas na geração do movimento. Nosso propósito é explorar as operações integradas e paralelas de diferentes estruturas corticais e subcorticais enquanto interagem para gerar e guiar ações motoras intencionais. Essa informação então auxilia o clínico a prever quais aspectos do controle motor poderiam ser afetados com diferentes tipos de lesão. Conforme veremos, esta seção ilustra a complexidade dos processos facilitadores do movimento, bem como as numerosas áreas corticais e subcorticais envolvidas. O dano em muitas áreas distintas do SNC é potencialmente capaz de acarretar anormalidades de controle de movimento. A natureza específica da anormalidade depende do sítio do dano. Do mesmo modo, o sítio do dano pode determinar a abordagem da intervenção.

Motivação, a decisão de agir e aprendizado

Para os movimentos intencionais, o indivíduo deve estar motivado a agir. Conforme observado no Capítulo 8, os movimentos voluntários são únicos quanto aos seus aspectos motivacionais. Essa motivação é gerada nas áreas límbicas do córtex cerebral (partes do córtex pré-frontal e sistema límbico, bem como em componentes específicos dos núcleos da base). O envolvimento real dessas estruturas na motivação é constatado em seres hu-

manos com diversas condições clínicas. Por exemplo, a falta de iniciativa, espontaneidade e uma diminuição geral da atividade motora são aspectos característicos do dano focal particular ao córtex pré-frontal (ver Cap. 21). Duas doenças envolvendo os núcleos da base – doença de Parkinson e doença de Huntington – são caracterizadas em parte por uma ruptura evidente entre motivação e movimento (ver Cap. 22). Nessas condições clínicas, o indivíduo não está paralisado, apráxico ou confuso, ainda que não consiga executar as atividades cotidianas necessárias. Com estimulação motivante, esses indivíduos conseguem apresentar desempenho motor. O comprometimento envolve a capacidade de iniciar espontaneamente uma tarefa motora desejada ou automática.

Uma vez tomada a decisão de agir, uma complexa sequência de eventos ocorre antes e durante a execução do movimento. Como exemplo, considere um arremessador que está aprendendo a fazer lançamentos. Primeiro, nós consideramos aquilo que será automático (já aprendido) no processo de arremesso e que, portanto, não precisará ser aprendido de novo. Isso diz respeito aos ajustes posturais que ocorrem na preparação para o arremesso, durante o arremesso e após o arremesso. De forma nítida, o movimento de arremessar seria altamente desestabilizador na ausência de ajustes posturais compensatórios. O arremessador levanta a perna contralateral ao braço que arremessa a bola, balança para trás sobre a perna de sustentação e impulsiona o corpo para a frente. Isso muda drasticamente o centro de gravidade do arremessador. Ao mesmo tempo, o braço que atira a bola se move para a frente formando um arco amplo; o corpo do arremessador continua se movendo para a frente até a conclusão do arremesso. O arremessador pousa sobre a perna inicialmente flexionada e levanta a perna de sustentação que foi inicialmente estendida. O centro de gravidade inteiro do corpo é acentuadamente deslocado desde o início até o fim do arremesso. Os ajustes posturais compensatórios são mediados pelos reflexos vestibulospinal e vestibulocólico dinâmico e estático. Esse arremessador também está consciente da natureza da superfície que sustenta seu corpo durante a execução do arremesso. A dureza da superfície de sustentação seria sinalizada por estímulo somatossensorial, enquanto sua inclinação seria informada por estímulos vestibulares e visuais. Esses estímulos condicionam os ajustes posturais automáticos que manterão a estabilidade do corpo durante essas mudanças drásticas do eixo gravitacional pela dinâmica do movimento de arremesso.

A princípio, o arremessador deve posicionar seu corpo de maneira apropriada, na direção da base. Isso depende de ter um constructo mental tridimensional de seu próprio corpo – ou seja, uma imagem mental coordenada da relação existente entre as partes de seu corpo entre si e o conhecimento da parte do espaço ocupada

Parte V   Sistemas funcionais especiais do SNC: sistemas motor e sensorial

por seu corpo. Esse esquema corporal depende do CPP, que é onde ocorre a integração dos estímulos proprioceptivos, visuais e vestibulares. Em adição, o córtex pré-motor lateral, talvez via um circuito parieto-frontal a partir do CPP, parece estar envolvido pelo menos nas fases iniciais da orientação do corpo e do braço na direção de um alvo selecionado (desejado). Vamos agora retomar o aprendizado do arremesso. O processo de aprendizado de um movimento voluntário com a prática contínua é divisível em várias fases mais ou menos distintas. Existe uma primeira fase inicial de aprendizado rápido, de curta duração, em que o desempenho melhora rapidamente, mesmo em apenas uma única sessão de treinamento. Essa fase é seguida por uma fase de aprendizado lento, de longa duração, em que os ganhos de desempenho são incrementais e podem ser observados no decorrer de múltiplas sessões de treino ou semanas de prática. Depois que a habilidade motora é excessivamente aprendida com uma prática extensiva, não ocorrem mais ganhos de desempenho incrementais. A habilidade motora entra então na fase de retenção, em que se torna resistente à passagem do tempo, de modo a poder ser prontamente recuperada e executada com razoável acurácia, mesmo após um longo período interveniente sem prática. Para ilustrar esses conceitos, o foco da descrição será direcionado para o braço do arremessador que faz o lançamento da bola e não para os demais efetores que participam do arremesso (p. ex., pernas).

Com a motivação necessária, o arremessador novato deve determinar a meta do arremesso. Essa meta deve incluir a seleção do efetor apropriado, ou seja, o braço direito ou esquerdo. Nesse caso, o alvo do arremesso é a luva do receptor. A meta é derivada visualmente. Os olhos fixam o alvo e servem de referencial para o braço no arremesso da bola, de modo que a direção em que o braço faz o arremesso é a direção do olhar fixo. Isto foi discutido no Capítulo 19. Com a consciência do ambiente em que ocorre o desdobramento do arremesso, o encéfalo planeja uma estratégia para o movimento pretendido, cujo componente inicial é alcançar e agarrar a bola que repousa na própria luva do arremessador. Conforme discutido anteriormente, isto envolve o CPP e um circuito parieto-frontal que se projeta para dentro da área pré-motora lateral.

Planejamento

O arremesso em si deve então ser planejado. Quais músculos do ombro e do braço serão contraídos como movimentadores principais, quais serão os sustentadores e em qual sequência? Quais músculos serão inibidos? Por quanto tempo e com quanta força esses músculos serão contraídos? Qual é a direção e a velocidade do movimento? Em outras palavras, ambos os aspectos cinético e cinemático do movimento são selecionados. A partir dos estudos sobre fluxo sanguíneo regional referidos anteriormente, podemos inferir que ao menos o M1 está envolvido nesse processo, embora outras estruturas e áreas corticais também possam estar envolvidas. Os exames de EEG revelam que amplas áreas do córtex cerebral se tornam ativas com uma antecedência aproximada de 0,8 segundo em relação ao início de um movimento voluntário. Essas áreas incluem não só o M2 como também o córtex pré-motor lateral. Esses potenciais foram referidos de forma variável como *potenciais de prontidão*, *potenciais motores* ou *variação negativa de contingente*. Provavelmente, essa atividade cortical inicial reflete um planejamento inicial do movimento em curso nos córtices de associação motora.

Lembre que o córtex motor suplementar (M2), córtex pré-motor lateral e córtex motor primário (M1) representam as origens de duas alças maciças que se projetam para os núcleos da base e cerebelo, e de volta novamente para os córtices motores cerebrais via tálamo (ver Cap. 19). A atividade em curso nos córtices motores é projetada para os núcleos da base – especificamente, o putame – e cerebelo – especificamente, para o cerebelo lateral pela via corticopontocerebelar. Com base nos estudos realizados com animais, é possível afirmar que os neurônios do putame e porção interna do globo pálido (núcleo de reposta principal dos núcleos da base) começam a mudar suas frequências de disparo antes do início de um movimento voluntário deflagrado por estímulo. Do mesmo modo, os neurônios presentes no núcleo denteado do cerebelo (representando o núcleo de saída dos hemisférios laterais) também modificam suas frequências de disparo antes do início de um movimento voluntário. Essas alterações de frequências de disparo foram interpretadas para sugerir que tanto os núcleos da base (seu circuito motor) como o cerebelo estão envolvidos no planejamento do movimento voluntário. E como essas estruturas poderiam estar contribuindo para o plano motor? Além disso, caso contribuam de algum modo para o movimento iminente, as organizações neuronais internas drasticamente diferentes do putame e do cerebelo fazem com que a contribuição de cada estrutura seja única.

Considere primeiro o putame. O sinal enviado de volta para os córtices motores antes do início do movimento pode não estar relacionado à execução do movimento de arremesso em si. Em vez disso, o sinal pode ser preditivo do valor de recompensa em potencial do arremesso. Nesse sentido, o putame contribui para o processo de aprendizado sensoriomotor, em que o arremessador em questão trabalha para se tornar um arremessador habilidoso. Se for assim, isto implica que as respostas dos neurônios do putame devem mudar conforme a tarefa sensoriomotora comportamental é aprendida. Isso é indeterminado nos seres humanos, embora ocorra nos animais. Por outro lado, está claro que não podemos apenas discutir a motivação e a recompensa no início, para depois ignorá-las enquanto a tarefa motora é aprendida e refinada. Ambas devem ser fenômenos contínuos. Desse modo, é significativo o fato de os neurônios dopaminérgicos do SNpc se projetarem fortemente para o putame. Esses neurônios disparam em resposta a recompensas primárias. Depois que o animal aprende uma resposta condicionada, passa a responder a estímulos relacionados a recompensas.

No caso da descarga dos neurônios do núcleo denteado cerebelar que antecede o início do movimento, não há evidência sugestiva de que isto esteja relacionado a padrões de contração específicos nos músculos selecionados pelos córtices motores para executar o movimento. Por alguma razão, o cerebelo lateral não contém informação sensorial oriunda de receptores proprioceptivos ou táteis (ou, de fato, qualquer informação oriunda de receptores periféricos) relacionada ao estado atual dos músculos e articulações. Entretanto, o sinal poderia estar relacionado à coordenação multiarticular requerida para que o arremesso efetuado pelo braço fosse corretamente direcionado para o alvo.

Dessa forma, putame e cerebelo parecem contribuir para a formulação do plano motor gerado no córtex cerebral. Contudo, ambos atuam dessa forma em capacidades drasticamente diferentes.

Execução

Em algum momento, o plano se torna suficientemente específico para ser enviado ao córtex motor primário para execução. Entretanto, conforme já observado, embora não esteja claro quais aspectos do movimento exatamente estão codificados na descarga dos MNSs de M1, suas descargas iniciam e guiam a execução do movimento. Isto é realizado por três organizações sinápticas: (1) por seus efeitos diretos sobre os MNIs via projeção da projeção CM; (2) por seu efeito indireto sobre os MNIs via interneurônios medulares espinais; e (3) por seu efeito sobre os sistemas de MNS oriundos do tronco encefálico que, por sua vez, se projeta para os MNIs. Esse efeito pode incluir o recrutamento para o padrão de movimento em evolução das conexões reflexas medulares espinais automáticas.

À medida que um movimento individual se desdobra durante a fase de aprendizado rápido e de curta duração, é monitorado conscientemente pelo córtex cerebral sensoriomotor. Mas como o córtex sensoriomotor poderia determinar se o movimento está sobre ou fora do alvo? A informação visual é um indício óbvio, a exemplo do que ocorre quando a bola passa a 1,5 m acima da luva do receptor. Existe ainda um *feedback* somatossenso-

rial resultante do próprio movimento do indivíduo. Esse *feedback* é chamado informação reaferente, ou simplesmente reaferência, para distingui-lo do estímulo sensorial de causas externas, que é chamado de aferência. Mesmo assim, como os córtices sensoriomotores poderiam saber se a reaferência refletiu exatamente aquilo que o programa motor pretendia realizar (i. e., que a bola pousasse justamente no centro da luva do receptor estacionário)? Nitidamente, os córtices de monitoramento devem ter um referencial para comparação da informação reaferente. Dessa forma, a ideia de uma **cópia de eferência**, ou **descarga corolária**, foi invocada. A descarga corolária é uma mensagem (cópia) neural postural enviada pelos centros de comando motores iniciadores do movimento voluntário. A mensagem é um corolário do comando e é enviado às áreas de monitoramento. A cópia de eferência é considerada uma expectativa central específica do estímulo que prediz o estímulo sensorial alterado que se espera resultar da execução real do movimento. O retorno sensorial real (reaferência) é então equiparado ao retorno previsto. Evidentemente, com base nas experiências anteriores de arremesso de bola, o encéfalo consegue prever como um retorno sensorial provavelmente será quando a bola for de fato arremessada. Essa cópia de eferência é aproximada para os arremessos iniciais, mas vai sendo refinada conforme arremessos sucessivos vão se aproximando mais estreitamente do alvo.

Uma cópia de eferência do movimento pretendido também é enviada ao cerebelo, conforme discutido no Capítulo 19. Durante a fase lenta prolongada do processo de aprendizado, o movimento se torna cada vez mais automático, à medida que o encéfalo passa a contar menos com o monitoramento consciente realizado pelo córtex cerebral e a contar mais com o monitoramento inconsciente realizado pelo cerebelo. O cerebelo recebe um relato estranhamente detalhado sobre o estado vigente de todos os músculos e articulações do corpo. Esse relato é comparado com a cópia de eferência. A descarga do córtex motor transmitida ao cerebelo pela via cerebropontocerebelar é contínua, conforme o movimento evolui. No decorrer da execução das fases do movimento, os padrões de descarga de receptor periférico mudam e o cerebelo recebe uma descrição da parte do movimento realmente afetada (p. ex., posição de membro, velocidade, forças contráteis musculares, relações agonista-antagonista). Essa informação permite ao cerebelo avaliar se a próxima parte do comando motor cerebral é apropriada para a cópia de eferência e para o estado do membro prevalecente sobre o qual deverá ser sobreposta. Quando a comparação é incompatível, aparentemente a resposta cerebelar modifica o comando. O cerebelo então atualiza constantemente o movimento no decorrer de sua evolução, via modificação dos sinais

Parte V   Sistemas funcionais especiais do SNC: sistemas motor e sensorial

de comando antes que estes encontrem os MNIs. Sendo assim, esse mecanismo automático baseado em comparação opera como um sistema corretivo *"on-line"* e "de acompanhamento". Um comprometimento da função cerebelar decorrente de doença pode forçar o sistema motor inteiro a operar em modo de seguimento do movimento de correção, por meio da ação do córtex cerebral. O resultado então seria o retardo e deterioração do desempenho motor.

Automatização

Eventualmente, ao final da fase prolongada de aprendizado motor, o desempenho se torna assintótico e novos ganhos não ocorrem mesmo que arremessos repetidos sejam realizados. A habilidade motora se torna automática, no sentido de que o arremessador não precisa prestar atenção consciente ao *feedback* somatossensorial. No caso do arremesso de uma bola de beisebol, o movimento é dito balístico: ou seja, sua execução é rápida demais para ser monitorada pelo *feedback* somatossensorial. Mesmo assim, um jogador de basquete habilidoso pode saber imediatamente se deu uma tijolada, assim como um pianista profissional consegue saber se uma tecla incorreta foi tocada antes mesmo de ouvir seu som.

De modo significativo, a automatização da habilidade motora é caracterizada por alterações plásticas no desdobramento dos componentes cortical e subcortical do sistema motor. Essas alterações persistem ao longo da fase de retenção da habilidade motora. Exames de imagem encefálica realizados em seres humanos, usando imagem de ressonância magnética funcional e tomografia por emissão de pósitron, revelaram que durante a fase de aprendizado inicial da aquisição da habilidade de sequenciamento motor os córtices cerebrais motores (córtex motor primário, córtex pré-motor, AMS e AMC anterior), bem como os córtices pré-frontal e parietal, estriado e cerebelo são todos ativamente desenvolvidos durante o movimento. Entretanto, com a prática extensiva e a automatização da habilidade de sequenciamento, o sistema motor passa a contar menos com a atividade cerebelar e mais com a atividade do estriado. Além dos níveis de atividade, o tamanho físico das representações da mão aumenta em ambos os córtices somatossensorial primário e motor primário contralateral após a prática extensiva da habilidade (ver Cap. 26).

Por último, trocas dinâmicas contínuas ocorrem entre todas as áreas motoras corticais e suas correspondências subcorticais. Esses processos são contínuos e paralelos.

Agora, vamos aprender a fazer arremessos de bola do tipo com curva, *slider* e *flutter*.

RESUMO

Este capítulo procurou ampliar a perspectiva e conhecimento sobre o movimento voluntário: os movimentos metadirigidos servidos pela totalidade do neuroeixo e todos os sistemas funcionais do encéfalo e medula espinal. Seis áreas do córtex cerebral estão envolvidas na mediação do movimento voluntário: o córtex motor primário, áreas motoras cinguladas caudal e rostral, e córtex parietal posterior. Todas essas áreas estão reciprocamente interconectadas em diversos padrões. Em adição, M1 e os córtices pré-motores estão reciprocamente interconectados ao cerebelo e núcleos da base. Várias ações motoras foram descritas quanto aos seus substratos neurais. Tais ações incluíram os movimentos sensíveis e independentes dos dedos da mão, movimentos de alcance e movimentos de preensão. Ao contrário da crença antiga de que o colículo superior era um sistema envolvido apenas no olhar fixo, hoje sabemos que essa estrutura atua adicionalmente como um sistema de MNS na regulação do movimento do braço e do pescoço independente do controle pelo olhar fixo (i. e., no alcance e preensão). A marcha – uma interação complexa do controle postural, rotinas em etapas e circuito medular espinal automático adaptativamente modulado – foi então abordada no contexto do movimento voluntário. Em seguida, foi considerada a apraxia, que consiste na incapacidade de um indivíduo de executar movimentos habilidosos e gestos quando solicitado ou por imitação. Esses movimentos, que antes faziam parte do repertório de movimentos voluntários do indivíduo, são perdidos após a ocorrência de lesões no cérebro. Os indivíduos com apraxia não possuem outros déficits motores. Foram discutidos quatro tipos distintos de apraxia: ideatória, ideomotora, cinética e oral, que pode ser a forma mais comum. A relação existente entre afasia e apraxia foi considerada porque esses dois distúrbios frequentemente coexistem. Por fim, foi desenvolvido um esquema hipotético para mostrar como os vários sistemas funcionais do neuroeixo podem ser sequencialmente desdobrados quando um arremessador de beisebol lança uma bola e então refina sua habilidade conforme vai aprendendo a fazer arremessos. Esse esquema certamente não é a última palavra sobre o controle do movimento voluntário. Todavia, com essa informação de fundo, podemos começar a explorar os diferentes modos pelos quais o movimento é afetado em indivíduos que apresentam danos decorrentes de acidente vascular encefálico e lesão por traumatismo cerebral.

ATIVIDADES PARA ESTUDO

1. Indivíduos com doença de Parkinson são encontrados com frequência na reabilitação para dificuldades

de marcha. Uma técnica de reabilitação que pode ser usada nesses casos é a estimulação auditiva rítmica (EAR), que se refere ao uso habilidoso de um ritmo audível (uma batida constante) para desencadear o movimento.

a. Quais vias são usadas para iniciar o movimento em resposta à EAR? E quais vias são desviadas?

b. Explique por que essa técnica pode ser útil para indivíduos com DP.

c. Os estímulos visuais (como retas traçadas no chão) também podem ser usados para auxiliar pessoas com doença de Parkinson a darem passos maiores. Explique a relação desse fenômeno com o uso da EAR.

2. A srta. Balenscu sofreu um acidente vascular encefálico que a deixou com alguns sintomas peculiares. Durante seu exame neurológico, o médico pediu-lhe para fazer pantomima de alguns movimentos específicos: escovar os dentes, acender um fósforo e pentear os cabelos. A srta. Balenscu afirmou ter entendido as orientações. Entretanto, suas ações incluíram colocar os dedos da mão nos dentes, balançar a cabeça repetidamente e colocar ambas as mãos na cabeça em reposta aos comandos. Seu marido estava presente e relatou que ela consegue escovar os dentes, acender seu próprio cigarro e pentear os cabelos quando está em casa, sem nenhum dificuldade.

a. Como esse déficit se chama?

b. Na sua opinião, qual seria a localização hipotética da lesão apresentada pela paciente?

BIBLIOGRAFIA

Bates, J. F., and Goldman-Rakic, P. S. Prefrontal connections of medial motor areas in the rhesus monkey. J Comp Neurol 336:21–228, 1993.

Binkofski, F., Dohle, C., Posse, S., Stephan, K. M., Hefter, H., Seitz, R. J., and Freund, H. J. Human anterior intraparietal area subserves prehension. A combined lesion and functional MRI activation study. Neurology 50:1253–1259, 1998.

Beurze, S. M., de Lange, F. P., Toni, I., and Medendorp, W. P. Integration of target and effector information in the human brain during reach planning. J Neurophysiol 97:188–199, 2007.

Doyon, J, Penhune, V., and Ungerleider, L. G. Distinct contributions of the cortico-striatal and cortico-cerebellar systems to motor skill learning. Neuropsychologia 41:252–262, 2003.

Floyer-Lea, A., and Matthews, P. M. Distinguishable brain activation networks for short- and long-term motor skill learning. J Neurophysiol 94:512–518, 2005.

Gibson, J. J. The Senses Considered as Perceptual Systems. Houghton Mifflin, Boston, 1966.

Goodwin, A. W., and Wheat, H. E. Sensory signals in neural populations underlying tactile perception and manipulation. Annu Rev Neurosci 27:53–77, 2004.

Henriques, D. Y. P., and Soechting, J. F. Approaches to the study of haptic sensing. J Neurophysiol 93:3036–3043, 2005.

Karni, A., Meyer, G., Jezzard, P., Adams, M. M., Turner, R., and Ungerlieder, L. G. Functional MRI evidence for adult motor cortex plasticity during motor skill learning. Nature 377:155–158, 1995.

Lederman, S. J., and Klatzky, R. L. Haptic identification of common objects: effects of constraining the manual exploration process. Perception Psychophys 66:618–628, 2004.

Leiguarda, R. C., and Marsden, C. D. Limb apraxias—Higher-order disorders of sensorimotor integration. Brain 123:860–879, 2000.

McIsaac, T. L., and Fuglevand, A. J. Motor-unit synchrony within and across compartments of the human flexor digitorum superficialis. J Neurophysiol 97:550–556, 2007.

Morecraft, R. J., and Van Hoesen, G. W. Cingulate input to the primary and supplementary motor cortices in the rhesus monkey: Evidence for somatotopy in areas 24c and 23c. J Comp Neurol 322:471–489, 1992.

Morecraft, R. J., Louie, J. L., Schroeder, C. M., and Avramov, K. Segregated parallel inputs to the brachial spinal cord from the cingulate motor cortex in the monkey. Neuroreport 8:3933–3938, 1997.

Nolte, J. The Human Brain: An Introduction to Its Functional Anatomy. Mosby Elsevier, Philadelphia, 2009.

Picard, N., and Strick, P. L. Activation of the supplementary motor area (SMA) during performance of visually guided movements. Cerebral Cortex 13:977–986, 2003.

Rizzolatti, G., Luppino, G., and Matelli, M. The organization of the cortical motor system: New concepts. Electroenceph Clin Neurophysiol 106:283–296, 1998.

Roland, P. E., Larsen, B., Lassen, N. A., and Skinhof, E. Supplementary motor area and other cortical areas in organization of voluntary movements in man. J. Neurophysiol 43:118–136, 1980.

Schieber, M. H., and Hibbard, L.,S. How somatotopic is the motor cortex hand area? Science 261:489–492, 1993.

Shima, K., and Tanji, J. Role for cingulate motor area cells in voluntary movement selection based on reward. Science 282:1335–1338, 1998.

Stuphorn, V. New functions for an old structure: Superior colliculus and head-only movements. J Neurophysiol 98:1847–1848, 2007.

Walton, M. G., Bechara, B., and Gandhi, N. J. Role of the primate superior colliculus in the control of head movements. J Neurophysiol 98:2022–2037, 2007.

Zadikoff, C., and Lang, A. E. Apraxia in movement disorders. Brain 128:1480–1497, 2005.

PARTE VI
Sistemas funcionais especiais do SNC: sistemas cognitivos

Um dos atributos que diferencia os seres humanos dos outros primatas é a capacidade de pensar, lembrar, raciocinar e então formular esses constructos em uma linguagem complicada, oralmente e por escrito. Esses atributos são ingredientes essenciais da capacidade humana de expressar emoção em forma de poesia, prosa, pinturas e esculturas. Esse atributo também está por trás da capacidade humana de criar arranha-céus e aeronaves a partir de materiais elementares, sem mencionar os computadores e iPads. E, infelizmente, é esse atributo que permite aos seres humanos transformar os avanços tecnológicos em aplicações destrutivas cada vez mais sofisticadas associadas às guerras e ao terrorismo. Até o momento, os neurocientistas somente começaram a "arranhar a superfície" no que se refere à caracterização das bases neurofisiológicas das emoções, memórias e cognição. Além disso, os cientistas apenas começaram a entender a neurofisiologia por trás da moralidade, comportamento ético e espiritualidade, encontrando evidências crescentes da existência de uma relação entre a doença e esses atributos. O conhecimento sobre essas últimas relações está apenas emergindo, e as bases neurofisiológicas ainda não se desenvolveram o suficiente para que esse conteúdo fosse incluído nos capítulos atuais. Entretanto, podemos antecipar os avanços que estão para ocorrer nessa área no decorrer dos próximos anos.

Em geral, acredita-se que seja por meio das doenças ou outros tipos de mau funcionamento do sistema nervoso que os neurocientistas comumente elucidam os aspectos da neurofisiologia e neuroanatomia que fornecem a base para o processamento cortical superior. Por esse motivo, cada capítulo da Parte VI começa trazendo informações fundamentais, seguidas por uma discussão de alguma condição clínica que ajude a esclarecer o papel do sistema nervoso.

O Capítulo 21, que é o primeiro capítulo da Parte VI, aborda a cognição nos níveis cortical e subcortical. A primeira seção principal desse capítulo começa com uma discussão sobre os conceitos relacionados ao reconhecimento espacial e facial. Esses constructos são servidos pelas áreas de associação cortical posteriores. Em seguida, são apresentados os constructos relacionados à *função executora*, que está relacionada à capacidade de gerar comportamentos apropriados para as circunstâncias em que ocorre o seu desdobramento. A função executora se automanifesta no contexto de funções como o planejamento de contingência, automonitoramento e comportamento modificador diante de circunstâncias variáveis. A função executora é feita pelo córtex de associação anterior. Na segunda seção principal do capítulo, a atenção é direcionada para as áreas subcorticais, e passamos à exploração dos papéis emergentes dos núcleos da base e cerebelo, relacionados à cognição e motivação, com base em condições clínicas como a doença de Parkinson, transtorno obsessivo-compulsivo e síndrome de Tourette.

O Capítulo 22 aborda a emoção, memória e linguagem. Esse capítulo começa com uma discussão sobre emoção e memória usando a condição de epilepsia para ilustrar a relação existente entre esses dois constructos. As histórias de dois indivíduos com lesões neurológicas significativas de causas distintas são então usadas para ilustrar o papel de diferentes estruturas do sistema nervoso na emoção e na memória. A segunda seção principal desse capítulo enfoca a linguagem, tirando conclusões livremente a partir de indivíduos que sofreram acidente vascular encefálico em diferentes partes do sistema nervoso que atuam na compreensão *versus* produção de linguagem falada ou escrita.

O Capítulo 23 conclui a Parte VI, que enfoca o envelhecimento normal e a doença de Alzheimer (DA), visto que ambas as condições têm implicações sobre a cognição, linguagem, emoção e memória. A primeira seção principal desse capítulo enfoca os processos que sofrem alterações com o envelhecimento do indivíduo. Esta seção estabelece o estágio de compreensão das diferenças associadas às alterações cerebrais que ocorrem na DA, abordada na segunda seção principal desse capítulo. Aqui, a abordagem começa pelos tipos de DA e fatores de risco, seguidos de uma discussão sobre as alterações cerebrais que ocorrem nesse distúrbio. O capítulo termina abordando as consequências da DA e as implicações para o profissional da reabilitação.

21
Cognição: contribuições corticais e subcorticais

Objetivos de aprendizagem

1. Contrastar os córtices de associação uni- e multimodal e explicar as implicações funcionais de suas localizações anatômicas.
2. Relacionar a função cognitiva às áreas de Brodmann associadas às funções motora primária, pré-motora, somatossensorial primária, áreas de associação somatossensoriais e executora.
3. Diferenciar o córtex de associação anterior e o córtex de associação límbica em termos de localização e função.
4. Identificar as estruturas que abrangem cada uma das seguintes: córtex de associação anterior, córtex de associação posterior e córtex de associação límbico.
5. Com relação à interpretação da informação visual e somatossensorial, discutir as seguintes condições: agnosia simultânea, negligência hemiespacial unilateral e prosopagnosia.
6. Definir os seguintes termos relacionados às funções corticais superiores do córtex frontal: planejamento de contingência e função executora.
7. Definir o seguinte termo relacionado à negação da doença: anosognosia (ou assomatognosia).
8. Discutir as lesões relacionadas às funções executoras do córtex frontal em termos de localização da lesão, e possíveis dificuldades que as pessoas possam enfrentar.
9. Explicar o papel dos testes a seguir na identificação dos transtornos cognitivos relacionados aos córtices de associação: desenho de bloco, esboço de uma casa ou face de relógio, teste da torre de Hanoi, Teste de Triagem de Cartas de Wisconsin (WCST).
10. Analisar o papel do cerebelo na cognição.
11. Discutir a localização e o papel das três alças paralelas que conectam os córtices de associação, sistema límbico e núcleos da base.
12. Comparar e contrastar a disfunção cognitiva associada aos seguintes distúrbios de núcleos da base, incluindo os substratos neuroanatômicos envolvidos e as consequências funcionais: doença de Huntington, doença de Parkinson, transtorno obsessivo-compulsivo e síndrome de Tourette.

Abreviaturas

ATV área tegmentar ventral
CCA córtex cingulado anterior
CPFDL córtex pré-frontal dorsolateral
DATH déficit de atenção/transtorno de hiperatividade
DH doença de Huntington
DM núcleo dorsomedial do tálamo
DP doença de Parkinson
DpA dopamina
GPi porção interna do globo pálido
LCT lesão cerebral traumática
RMf imageamento por ressonância magnética funcional
SNpc parte compacta da substância negra
SNpr parte reticulada da substância negra
ST síndrome de Tourette
TEP tomografia por emissão de pósitrons
TOC transtorno obsessivo-compulsivo
WCST teste de triagem de cartas de Wisconsin

INTRODUÇÃO

O termo *cognição* é amplo em termos de escopo e se refere aos processos mentais por meio dos quais o encéfalo manipula a informação gerada interna ou externamente (i. e., por estímulos emocionais e sensoriais). Em seu contexto mais amplo, a cognição se refere às capacidades de processamento de informação relacionadas à percepção, aprendizagem, lembrança, análise, julgamento e resolução de problemas. Dessa forma, o constructo familiar de capacidade mental, que é medido pelos testes de quociente de inteligência (QI), somente toca em um aspecto mínimo da função cognitiva. De fato, segundo a definição mais ampla, os animais são dotados de capacidades cognitivas relacionadas à forma como sentem, percebem, identificam, demonstram emoções e exibem outras ações dependentes da memória. Entretanto, os seres humanos são os únicos mamíferos dotados de capacidades cognitivas significativamente mais ricas. A profundidade e a variedade dessas capacidades permite a criação de generalizações sofisticadas a partir de memórias confrontadas de eventos individuais. Elas nos permitem gerar analogias sutis por meio de ideias, previsões, intuição e imaginação, dotando o homem da capacidade de falar, escrever e produzir arte.

A ideia de que as capacidades cognitivas complexas estão localizadas em áreas específicas do encéfalo foi confirmada pela primeira vez por neurologistas clínicos nos idos de 1800. Sem exceção, essas capacidades cognitivas (como a linguagem, julgamento, previsão, planejamento e memória) dependem da atividade nos córtices de associação dos hemisférios cerebrais. Entre essas capacidades cognitivas, a mais sofisticada – a saber, as manifestações do processo criativo – ainda estão amplamente fora do alcance da neurociência moderna, apesar da possibilidade de incursões com o uso da tecnologia de imagem (assumindo ser possível desenvolver tarefas comportamentais que na realidade drenam a criatividade verdadeira).

Ao longo das últimas décadas, os neurocientistas passaram a reconhecer cada vez mais que, embora aquilo que as capacidades cognitivas fazem na verdade dependa do córtex de associação, as estruturas subcorticais e o cerebelo também participam da cognição. Conforme veremos neste capítulo, as estruturas subcorticais fazem isso por meio de suas relações maciças e recíprocas (circuitos) com os córtices de associação. As estruturas subcorticais, como o núcleo caudado dos núcleos da base e parte do núcleo denteado e hemisfério lateral do cerebelo, mantêm relações recíprocas com os córtices de associação. Os estímulos e respostas desses circuitos diferem daqueles associados a outras partes do cerebelo e núcleos da base, que se conectam primariamente às áreas motora primária e cortical sensorial. Assim, por exemplo, os núcleos talâmicos, por meio dos quais essas estruturas subcorticais cognitivas fazem retransmissão para alcançar o córtex de associação, diferem daqueles que retransmitem informações motoras ou sensoriais para o córtex cerebral. Uma constatação clínica interessante é a de que os déficits comportamentais resultantes, por exemplo, de uma lesão que afeta o núcleo caudado podem ser qualitativamente paralelos aos déficits resultantes de lesão à área cortical para a qual o núcleo caudado se projeta. É evidente que isso não significa que os mecanismos neurais causadores de déficits no caudado e no córtex cerebral sejam os mesmos, mas apenas que seus resultados finais afetam um grupo similar de comportamentos.

Este capítulo inicia a exploração da função cognitiva. Primeiramente, vamos definir as contribuições corticais para a cognição. Aqui, serão abordadas especificamente as questões relacionadas à percepção, julgamento, previsão e planejamento. Na segunda seção principal, serão retomadas as contribuições subcorticais para a cognição, enfocando os núcleos da base e o cerebelo. Nesta seção, partimos primariamente de duas condições envolvendo os núcleos da base: a doença de Parkinson e a doença de Huntington. Também serão discutidas as consequências cognitivas do transtorno obsessivo-compulsivo (TOC) e da síndrome de Tourette (ST), que ilustram adicionalmente as consequências clínicas dos núcleos subcorticais em sua relação com a cognição.

Nem sempre existe uma distinção nitidamente delineada entre a cognição e outros aspectos do processamento cortical superior relacionado à emoção e à memória. Os limites são um pouco obscuros, tanto em termos de processamento cortical quanto das manifestações comportamentais desse processamento. Por exemplo, o autocontrole emocional e as respostas adaptativas a condições variáveis são decisivos para o comportamento inteligente e estão justapostos às emoções. Como consequência, alguns tópicos introduzidos neste capítulo (p. ex., motivação e emoção relacionadas à cognição) são desenvolvidos com maior profundidade no Capítulo 22, que enfoca especificamente a emoção, memória e linguagem.

CONTRIBUIÇÕES CORTICAIS PARA A COGNIÇÃO

Apresentação clínica

Você trabalha em um centro de reabilitação especializado na reabilitação de pacientes com LCT. Muitos desses pacientes apresentam problemas cognitivos significativos. Com frequência, esses déficits são ainda mais incapacitantes do que os déficits motores e sensoriais apresentados por esses indivíduos. Entre os déficits cognitivos que você encontra em seus pacientes diariamente, estão: impulsividade e dificuldade para inibir respostas inapropriadas, como explosões emocionais; dificuldades de planejamento e organização no dia a dia, de adaptação a circunstâncias inesperadas e para resolver problemas imprevistos, e dificuldade para fazer reconhecimento facial, encontrar caminhos e outros aspectos de discriminação perceptiva espacial.

Ao ler esta seção, considere:

- Quais regiões anatômicas servem a essas funções?
- Quais são os exames clínicos disponíveis para avaliar esses déficits?

Papel das áreas de associação do córtex cerebral

Um papel fundamental do córtex de associação é o de processamento cognitivo. Foram definidos dois tipos de córtex de associação: unimodal e multimodal (polimodal). O **córtex de associação unimodal** circunda cada uma das áreas sensoriais do córtex cerebral (ver Fig. 21.1). Está relacionado com a elaboração das mensagens enviadas a partir das áreas receptoras primárias relacionadas à modalidade sensorial em particular. Exemplificando, no caso dos córtices somatossensoriais, a informação transmitida via lemnisco medial para o tálamo e para o córtex somatossensorial primário é passada adiante em canais modalidade-segregados (i. e., unimodais). A convergência e integração dessa informação para produzir percepções mais complexas, como a estereognose, ocorre no córtex de associação somatossensorial unimodal. No caso do sistema visual, o córtex de associação visual unimodal integra as informações sobre forma, cor e movimento que chegam no encéfalo em vias separadas.

O **córtex de associação multimodal** recebe informações de vários córtices de associação unimodais e, portanto, atua na integração das informações oriundas de diferentes modalidades (transmodal). Por exemplo, o córtex de associação multimodal do lobo parietal posterior está relacionado com a consciência do corpo do indivíduo e do espaço extrapessoal em que ele se movimenta. Essa consciência depende da integração de estímulos vestibulares, visuais e proprioceptivos. Neste capítulo, a nossa preocupação está voltada para o córtex de associação multimodal.

Questão

Diferencie os córtices de associação uni- e multimodais em termos de localização anatômica e papéis funcionais.

Os córtices de associação multimodais se dividem em dois grupos principais: córtices de associação lateral e basomedial (também chamado límbico). O **córtex de associação lateral** reside primariamente na convexidade lateral de cada hemisfério, no lobo frontal rostral à área de Brodmann 6 e nos lobos parietal, temporal e occipital que fazem fronteira com os córtices de associação unimodais dos sistemas auditivo, visual e somatossensorial. Por causa de suas posições anatômicas, as áreas do córtex de associação lateral são além disso diferenciadas em outras duas áreas referidas como **córtex de associação anterior** e **córtex de associação posterior** (ver Fig. 21.1). O **córtex de associação basomedial (límbico)** consiste em um conjunto menos definido de áreas corticais, que inclui a superfície orbital do córtex frontal, bem como o lobo frontal medial, lobo temporal medial e giro do cíngulo. O giro do cíngulo e o lobo temporal medial (giro para-hipocampal) englobam componentes importantes do sistema límbico tradicionalmente definido. Note que o lobo frontal contém o córtex de associação dorsolateral e uma ampla parte do córtex de associação límbico.

Três aspectos distinguem os córtices de associação lateral e basomedial das demais áreas do neocórtex. Primeiro, esse córtex de associação é multimodal (i. e.,

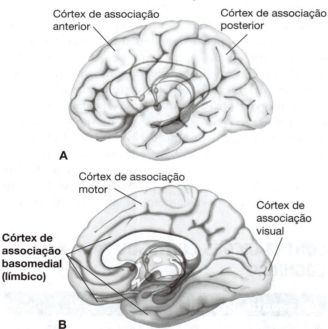

Figura 21.1 Córtices de associação lateral e basomedial (límbico). **A.** O córtex de associação lateral é diferenciado em córtices de associação anterior e posterior. **B.** O córtex basomedial ou límbico é menos definido, mas inclui a superfície orbital do lobo frontal, lobo temporal e giro do cíngulo. Note que o córtex límbico basomedial circunda outras estruturas (omitidas) do sistema límbico.

multissensorial), em contraste com os córtices de associação sensorial primário e sensorial unimodal, que fazem fronteira com cada uma das áreas primárias. A natureza polissensorial desses córtices de associação resulta do fato dos córtices receberem informação oriunda de outras áreas do neocórtex. As projeções que começam em cada um dos córtices sensoriais primários (i. e., somatossensorial, auditivo e visual) avançam por uma série de sinapses corticais ordenadas. Essas projeções terminam, primeiro, nos córtices de associação unimodal que margeiam cada uma das áreas receptoras sensoriais primárias. Cada córtex unimodal direciona sua resposta para o córtex de associação multimodal posterior (ver Fig. 21.2). O córtex de associação multimodal posterior, por sua vez, se projeta para outros setores dos córtices de associação multimodais, ou seja, para o córtex de associação anterior, assim como para o córtex inferotemporal. Além disso, ambos os córtices de associação multimodais anterior e posterior compartilham projeções sobrepostas comuns que seguem para e são oriundas do córtex inferotemporal e de todo o córtex de associação multimodal límbico. Há ainda projeções comuns para estruturas subcorticais, como o estriado. Em cada estação ao longo do caminho sináptico neocortical, a informação é processada, de modo que os córtices de associação possuem uma representação interna multissensorial repetidamente pré-processada do ambiente. Essas representações permitem que os córtices de associação gerem comportamentos apropriados aos eventos externos em curso. Ademais, o córtex de associação límbico recebe estímulos representativos do estado interno do organismo, que lhe permitem gerar comportamentos motivados repletos de afeto, bem como determinados comportamentos em resposta a eventos externos próximos (igualmente repletos de afeto).

Um segundo aspecto exclusivo do córtex de associação multimodal é o recebimento de estímulos oriundos de núcleos distintos do tálamo. O córtex de associação lateral recebe seus estímulos dos dois núcleos maiores do tálamo. Especificamente, o córtex de associação anterior recebe seus estímulos talâmicos do núcleo DM, o segundo maior núcleo do tálamo (ver Fig. 21.3), enquanto o córtex de associação posterior recebe estímulos oriundos do pulvinar (P), os maiores núcleos talâmicos humanos. Os giros cingulado e para-hipocampal do córtex de associação límbico recebem seus estímulos primariamente do núcleo anterior do tálamo.

> **Questão**
>
> Este é um momento apropriado para sintetizar a informação aprendida neste capítulo, e também nos capítulos anteriores, referente aos córtices de associação uni- e multimodais. Para tanto, faça uma lista das áreas sobre as quais você aprendeu, sua localização anatômica (incluindo as áreas de Brodmann, se conhecidas) e sua importância funcional. Quais dessas áreas são unimodais e quais são multimodais?

É preciso notar que o núcleo DM é estrutural e funcionalmente heterogêneo. Este núcleo tem pelo menos três setores citologicamente distintos que se projetam para diferentes regiões do córtex de associação. Seu maior setor (a porção parvocelular) emite uma projeção maciça para quase todo o córtex frontal rostral às áreas 6 e 32, incluindo o CPFDL. Uma parte menor (magnocelular) se projeta para o córtex de associação límbico do lobo frontal.

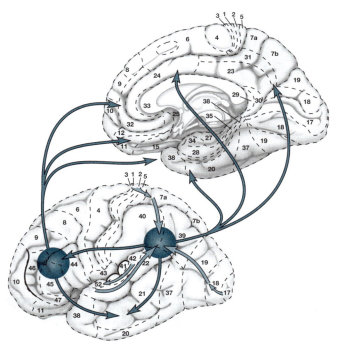

Figura 21.2 Cada córtex sensorial primário (áreas de Brodmann 3, 1, 2; 17; e 41, 42) se projeta para o córtex de associação unimodal adjacente. Cada córtex unimodal se projeta para o córtex de associação multimodal posterior. Os córtices de associação posterior e anterior (representados como esferas) se projetam para outros córtices de associação, com projeções sobrepostas para o córtex temporal inferior. Áreas 3, 1 e 2: córtex somatossensorial primário; área 17: córtex visual primário; e áreas 41 e 42: córtex auditivo primário.

> **Questão**
>
> Faça a distinção entre os córtices de associação lateral e basomedial, em termos de localização, e crie hipóteses sobre suas diferenças funcionais.

Além de receber estímulos de um setor do núcleo DM, o córtex de associação límbico recebe uma proje-

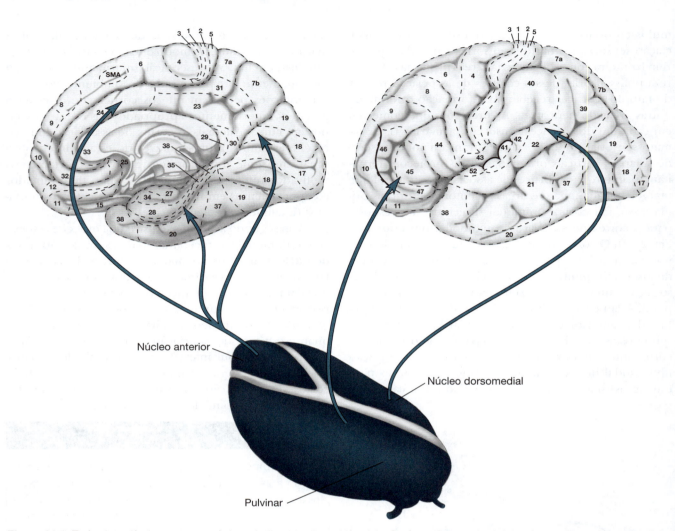

Figura 21.3 Estímulos talâmicos para os córtices de associação multimodais. O córtex de associação anterior recebe estímulo do núcleo dorsomedial; o córtex de associação posterior recebe estímulo do núcleo pulvinar; e o córtex de associação basomedial (límbico) recebe estímulo primariamente do núcleo talâmico anterior.

ção do núcleo anterior do tálamo. As projeções dos núcleos DM e anterior apresentam sobreposição parcial.

O terceiro aspecto exclusivo do córtex de associação multimodal está no fato de os córtices de associação nos dois hemisférios cerebrais não exercerem funções equivalentes. Um hemisfério é dominante para uma função em particular, enquanto a área correspondente no hemisfério oposto tem função distinta. Especificamente, o chamado hemisfério dominante (hemisfério esquerdo na maioria das pessoas) tem importância particular para a linguagem, enquanto o chamado hemisfério não dominante (hemisfério direito) é de particular importância para a interpretação das relações espaciais. Isso contrasta com outras áreas neocorticais, como os córtices sensorial e motor primários, onde ambos os hemisférios são funcionalmente equivalentes, mas estão relacionados a estruturas lateralizadas do corpo. Esse conceito de dominância cerebral foi desenvolvido pela primeira vez de forma conjunta com a representação da linguagem, em que apenas um hemisfério (o esquerdo, na vasta maioria das pessoas) é dominante. Entretanto, hoje é sabido que outras funções também são abrangidas, conforme será visto posteriormente na discussão sobre a cognição espacial.

Questão

Contraste os estímulos talâmicos com as áreas de associação anterior, posterior e límbica. Para cada núcleo talâmico que você identificar, reveja seus conhecimentos acerca dos estímulos e respostas desse núcleo em geral. (É possível que você tenha que rever o conteúdo dos Caps. 6 e 7.) Como essa informação o ajuda a compreender o papel dos diferentes estímulos talâmicos em relação a suas funções associativas?

Os córtices de associação multimodais são tão importantes para o processamento da informação motora quanto para o processamento da informação sensorial. As áreas de associação motora (referidas como **córtex de associação motora**) estão localizadas na área de Brodmann 6 e estão situadas anteriormente ao córtex motor primário. O córtex de associação motora difere fundamentalmente do córtex de associação sensorial. Primeiro, conforme visto no Capítulo 20, o córtex de associação motora recebe informação sensorial oriunda do córtex de associação multimodal, no lobo parietal, o que reflete o fato de que o planejamento do movimento depende do ambiente sensorial em que o seu desdobramento ocorre. Em segundo lugar, a relação existente entre os córtices de associação motor e primário é revertida: a informação flui *do* córtex de associação motor *para* o córtex motor primário.

O córtex pré-frontal orbitomedial e o córtex dorsolateral estão reciprocamente interconectados, como era de se esperar. Entretanto, suas outras conexões corticocorticais recíprocas dominantes são diferentes. As conexões do CPFDL estão junto aos córtices de associação somatossensorial, auditivo e visual, enquanto as conexões do córtex pré-frontal orbitomedial são dominadas por relações com os córtices de associação olfatório, gustativo e visceral. Do mesmo modo, as relações recíprocas dominantes com as estruturas subcorticais são diferentes. As conexões orbitofrontais são dominadas por conexões recíprocas com a amígdala, hipocampo e hipotálamo, e que tais conexões recíprocas com essas estruturas não ocorrem no caso do CPFDL. Além disso, até nas situações em que ambos os córtices pré-frontais estão relacionados com as mesmas estruturas subcorticais (p. ex., núcleos da base ou núcleos talâmicos particulares), as projeções estão com diferentes setores dessas estruturas, conforme observado anteriormente para o núcleo DM. Sabe-se que existem ainda várias diferenças de padrões de conectividade adicionais.

Córtex de associação lateral: áreas de associação posteriores

Os conceitos relacionados à área de associação posterior foram introduzidos no Capítulo 18, no contexto dos distúrbios do sistema visual. Aqui, esses conceitos foram sintetizados no contexto dos papéis cognitivos gerais do córtex de associação posterior.

Cognição espacial. A cognição espacial é um conceito global que se aplica a uma variedade surpreendentemente ampla de comportamentos, alguns dos quais à primeira vista podem parecer não relacionados entre si. Do mesmo modo, um déficit de cognição espacial pode se autoexpressar em uma ampla variedade de comportamentos específicos que podem ocorrer de forma isolada ou em combinações diversas. Esses déficits podem incluir:

1. Incapacidade de localizar objetos no espaço, de modo que há déficits de alcance e de indicação de alvos visuais.
2. Déficits de aprendizado ou de lembrança de rotas, de modo que o indivíduo não consegue traçar a rota de um determinado local a outro.
3. Incapacidade de relacionar (sintetizar) eventos ou objetos espacialmente separados, de modo que o indivíduo é incapaz de descrever a ação retratada em uma foto, embora consiga descrever os itens individuais que compõem a imagem retratada (o déficit é denominado **agnosia simultânea**).
4. Dificuldade que envolve a capacidade de construção visual, de modo que o indivíduo pode não conseguir reproduzir o desenho de um bloco tridimensional, por exemplo.
5. Incapacidade de soletrar o início das palavras ou de ler com coerência uma passagem longa, pulando linhas inteiras e começando a leitura no meio de outra linha. (Tarefas como ler, contar e soletrar dependem da percepção espacial-temporal acurada de uma sequência de estímulos.)
6. Déficits cognitivos espaciais que se estendem para a imaginação e a memória, de tal modo que o indivíduo pode não conseguir lembrar a disposição dos móveis de uma sala ou a planta dos quartos de sua própria casa.

O exemplo clinicamente demonstrável mais proeminente desses déficits é a **negligência hemiespacial unilateral**, definida como uma falha de atenção direcionada para o corpo (espaço pessoal) e espaço extrapessoal no lado contralateral da lesão. Os indivíduos que sofrem desse distúrbio se comportam como se um lado do corpo e do espaço extrapessoal tivessem deixado de existir e vivessem apenas em uma metade do mundo. Exemplificando, essas pessoas podem barbear apenas um lado do rosto, passar batom só de um lado ou comer somente os alimentos que estiverem no lado direito do prato. Os indivíduos com negligência hemiespacial unilateral podem esbarrar em objetos localizados no lado negligenciado (p. ex., batente da porta, móveis).

As lesões mais consistentemente responsáveis pela negligência unilateral estão localizadas no hemisfério direito e centralizadas no lóbulo parietal inferior e junção parieto-occipito-temporal. Sendo assim, a negligência mais comum é a do lado esquerdo. Números significativos de indivíduos com dano no hemisfério direito (p. ex., decorrente de acidente vascular encefálico, LCT, tumor) manifestam sintomas de negligência do lado esquerdo. De maneira notável, a presença de uma síndrome de negligência em indivíduos que sofreram acidente vascular encefálico no hemisfério direito é mais preditiva de incapacitação funcional e resultado precário do que da gravidade motora do próprio acidente vascular encefálico. Neste ponto, é importante lembrar que o hemisfério cerebral direito é dominante para a cognição espacial, embora a dominância unilateral não seja tão evidente quanto para a linguagem.

Reconhecimento facial. A **prosopagnosia** foi introduzida no Capítulo 18 como principal característica das lesões que envolvem o córtex de associação do lobo temporal. Nesta, que é a mais fascinante das agnosias, o indivíduo não consegue identificar rostos familiares (seja pessoalmente ou em fotografias), às vezes nem mesmo do(a) próprio(a) esposo(a), e também não consegue aprender a reconhecer rostos novos. Esse distúrbio foi trazido ao conhecimento geral pelo neurologista Oliver Sacks, nas histórias que compilou em *The Man Who Mistook His Wife for a Hat* [O homem que confundiu a esposa com um chapéu].

O indivíduo com prosopagnosia ainda pode ser capaz de identificar uma pessoa conhecida, mas faz isso com base em outros indícios, como um bigode, óculos ou o som da voz. A base do distúrbio é indeterminada, porém alguns neurologistas especularam que a percepção exata do indivíduo de uma face não pode ser correspondida com sua memória dessa face. A prosopagnosia adquirida tem sido descrita como uma condição subsequente a lesões occipitotemporais unilaterais, lesões occipitotemporais bilaterais, lesões occipitais bilaterais e lesões temporais anteriores. A prosopagnosia é um distúrbio suficientemente raro para se afirmar que sua atribuição a lesões envolvendo uma região particular do córtex de associação com determinada lateralidade tem validade duvidosa.

Córtex de associação lateral: áreas de associação anteriores

O lobo frontal abrange o substrato neural de processos cognitivos complexos, como a capacidade de planejamento, previsão, discernimento, empatia, altruísmo, abstração, autoconsciência e controle emocional. Sendo assim, esse lobo não tem um propósito único claramente definido. Isso é compreensível, considerando que a definição do lobo frontal é anatomicamente única (conforme observado no Cap. 2), que o lobo representa quase metade de todo o córtex cerebral e que é composto por sub-regiões anatômica e funcionalmente heterogêneas.

As funções motoras do lobo frontal (córtex agranular) foram definidas em 1870. Nesta data, o grande neurologista Hughlings Jackson postulou a presença de um córtex motor somatotopicamente organizado no encéfalo, com base em seu estudo sobre a disseminação das contrações musculares durante um tipo de convulsão epiléptica que hoje leva seu nome. O fato de que essa área encefálica incluía o giro pré-central do lobo frontal foi independente e experimentalmente confirmado por estimulação elétrica do lobo frontal em animais, também em 1870, e em seres humanos, em 1874. Entretanto, um conceito unificado de função das áreas mais extensivas do lobo frontal rostral ao córtex motor agranular (áreas 4 e 6) – o conhecido córtex pré-frontal granular – não emergiu naquele ano, apesar da vasta literatura e das especulações intermináveis sobre sua função. Ainda assim, os indivíduos com condições clínicas específicas relacionadas à função do lobo frontal trouxeram bastante esclarecimento sobre o assunto.

As indicações de que o córtex de associação pré-frontal era divisível em pelo menos duas subáreas principais foram propostas por Kleist, em 1934, quando duas síndromes clínicas distintas subsequentes à lesão pré-frontal foram descritas pela primeira vez. Foi postulado que a convexidade dorsolateral estava relacionada principalmente às funções intelectuais. O **córtex pré-frontal dorsolateral (CPFDL)** consiste nas áreas de Brodmann 8, 9, 10, 11, 44, 45, 46 e 47 (ver Fig. 7.5). Em contraste, foi postulado que as superfícies orbital e medial do córtex pré-frontal estavam relacionadas com as atividades emocionais e viscerais. A superfície orbital consiste nas áreas de Brodmann 10 a 14, enquanto a superfície medial consiste nas áreas de Brodmann 8 a 11 e na parte anterior da área 12.

> ### Questão
> Como os processos motor e cognitivo do lobo frontal se diferem em termos de localização geral, áreas de Brodmann envolvidas e importância funcional?

Essas diferenças neuroanatômicas estão refletidas no fato de duas síndromes clínicas distintas estarem definitivamente descritas desde 1934 como consequências de lesão ao lobo frontal. Uma síndrome é subsequente a lesões da convexidade pré-frontal dorsolateral e consiste no nivelamento afetivo e na diminuição da atividade cognitiva e motora. A segunda síndrome resulta de lesões que afetam o córtex orbitofrontal e consiste na desinibição comportamental, no relaxamento do julgamento e no controle social, além de amplas oscilações afetivas. Nenhuma dessas duas síndromes clássicas está associada a déficits primários de movimento, sensibilidade, linguagem, memória duradoura ou inteligência. Esse fato é consistente com a ideia de que o córtex pré-frontal atua em uma capacidade executora, opostamente à capacidade operacional (essencial, obrigatória), na regulação da atividade neural.

Função executora (planejamento de contingência). O *planejamento de contingência (contexto-dependente)* se refere à capacidade de gerar comportamentos apropriados às circunstâncias de seu desdobramento. Isso, portanto, se aplica a contextos sociais e não sociais. O córtex de associação anterior (dorsolateral) está envolvido na mediação de comportamentos que são fundamentalmente não sociais por natureza. Neste caso, o planejamento de contingência se automanifesta como capacidade de alterar o comportamento metadirigido diante da mudança das condições em que o comportamento ocorre. Essa adaptabilidade garante que a concepção original ainda seja alcançada. Estão envolvidos vários processos cognitivos de ordem superior, referidos coletivamente como **funções executoras**. Esses processos se aplicam a contextos intelectuais e sociais. As funções executoras referem-se à capacidade cognitiva superior de gerar comportamentos que sejam apropriados às circunstâncias de seus desdobramentos. Essas funções incluem:

1. A geração de múltiplas estratégias para alcançar uma meta específica ou solucionar um problema específico.
2. Escolha, sequenciamento e iniciação de sub-rotinas que coletivamente alcancem a meta.
3. Automonitoramento da adequação da sequência de ações.
4. Modificação de comportamento diante da mudança de condições.
5. Inibição de respostas incorretas em decorrência de distrações.

O comportamento socialmente apropriado é único porque requer uma influência regulatória pró-ativa que considera as potenciais consequências de um comportamento sobre os sentimentos e as reações de outras pessoas com as quais o indivíduo esteja interagindo (i. e., demanda previsão e discernimento). Essa é uma função do córtex de associação límbico, em vez do córtex de associação anterior, e é considerada no Capítulo 22.

Questão

O que é *função executora* e como esse aspecto importante do córtex de associação anterior está relacionado ao conceito de *planejamento de contingência*? Pensando por antecipação e empregando o conhecimento já adquirido, quais tipos de lesões ou doenças poderiam, na sua opinião, causar distúrbios da função executora?

Córtex de associação basomedial (límbico)

Uma das partes mais bem conhecidas do córtex de associação basomedial (límbico) é o **córtex cingulado anterior** (CCA). O CCA recebeu essa denominação por formar um colar (ou *cíngulo*) em torno do corpo caloso. Ao ser descrito por Broca pela primeira vez, o foco do conhecimento sobre o córtex cingulado estava relacionado ao seu papel na emoção. Hoje, admite-se que o CCA está envolvido não apenas no processamento das emoções, como também na avaliação e na otimização do desempenho.

As funções gerais do CCA relacionadas à avaliação e à otimização do desempenho incluem a solução de problemas enfocada, reconhecimento do erro, participação na antecipação do movimento e respostas adaptativas a condições variáveis. Essa área do córtex é particularmente importante para o enfoque de problemas difíceis, bem como para o monitoramento do desempenho em resposta a recompensas e ajuste adequado do comportamento. A função do CCA relacionada à emoção inclui a produção de prazer ou medo intenso, bem como o autocontrole emocional, discernimento social e maturidade. Experimentos demonstraram que a atividade do CCA era maior em indivíduos com nível de consciência social mais elevado (com base em testes objetivos). As alterações de desenvolvimento e cognição, como os distúrbios de déficit de atenção e comportamentos obsessivo-compulsivos, foram correlacionadas a alterações estruturais e metabólicas nessa região.

A base celular para alguns desses fenômenos está começando a ser decodificada. Exemplificando, o córtex de associação multimodal do CCA humano conta com contribuições altamente desenvolvidas e densas de neurônios chamados células fusiformes. Estas células estão envolvidas nos comportamentos de recompensa e associadas à recompensa, sendo especialmente sensíveis à disponibilidade de DpA. Dessa forma, as alterações na DpA disponível observadas em alguns distúrbios comuns não só afetam a função motora (conforme discutido no Cap. 19), como podem ter consequências cognitivas.

CONEXÕES CLÍNICAS

Alexander Luria foi um dos primeiros a descrever os problemas associados à patologia do lobo frontal, em termos gerais, e da função executora, especificamente. Suas observações clínicas, aliadas às observações de Kleist e outros, estabeleceram o cenário dos trabalhos mais recentes relacionados às funções motora e executiva. Esses tipos de déficit são claramente reconhecidos em indivíduos com LCT.

As funções dos córtices de associação em humanos são mais nitidamente reveladas pela compreensão de suas disfunções subsequentes à lesão aos hemisférios cerebrais, junto a um exame pós-morte diligente. As modernas tecnologias de neuroimagem estão prestando contribuições cada vez mais importantes ao estudo da função cognitiva. É preciso observar, porém, que essas técnicas ainda pecam pela resolução limitada. Além disso, enfrentam um problema ainda mais intimidante que se refere à capacidade de definir com acurácia aquilo que constitui um estado mental de repouso *versus* as alterações tarefa-dependentes na atividade cerebral que podem ser avaliadas. Também existem dificuldades envolvendo tarefas comportamentais em desenvolvimento que, de maneira inequívoca, isolam a função cognitiva de interesse da atividade cerebral cognitiva ou motora relacionada contaminante. Há quem insista que a neuroimagem funcional deve ser usada com bastante cautela como técnica única no estabelecimento de uma neuroanatomia da cognição.

Os clínicos de reabilitação podem trabalhar com pacientes que apresentam dificuldades resultantes de lesão aos córtices de associação. Esses indivíduos podem apresentar consequências clínicas variáveis em decorrência de condições patológicas distintas. Considere, por exemplo, um indivíduo que tenha sofrido um acidente vascular encefálico restrito à artéria cerebral média ou um indivíduo com um tumor no lobo frontal, em comparação a alguém que tenha sofrido LCT. O indivíduo que sofreu acidente vascular encefálico ou aquele com tumor exibirão uma localização de lesão bastante restrita, enquanto um indivíduo que sofreu LCT geralmente apresenta consequências patológicas multifocais e difusas. A LCT resulta de um acometimento ao encéfalo causado por forças externas. Exemplificando, uma LCT pode ser produzida durante um acidente de veículos motorizados, queda, ato violento ou lesão esportiva, e resulta com frequência em lesão a várias áreas que podem ou não estar em continuidade. É importante notar que a LCT muitas vezes provoca alterações na capacidade de percepção e nas funções executoras do indivíduo. Por esse motivo, é importante não só avaliar a integridade do sistema sensorial, sistema motor e reflexos, como também investigar as capacidades cognitivas do paciente. As consequências do acidente vascular encefálico e da LCT são discutidas de forma mais detalhada nos Capítulos 24 e 25. Nas próximas seções, serão apresentados alguns testes cognitivos relacionados às funções das áreas corticais de associação posterior e anterior. Esses testes padronizados são usados para diagnosticar tipos específicos de disfunção cognitiva e as áreas corticais relevantes. O profissional de reabilitação se baseia nos achados desses testes para interpretar os achados do exame especificamente relacionados com a função do paciente e delinear intervenções apropriadas. Ainda resta muito a ser aprendido sobre a correlação existente entre o desempenho de muitos desses testes neuropsicológicos e as implicações funcionais em relação às atividades diárias do indivíduo.

Questão

Por enquanto, você deve desenvolver uma análise do contexto mais amplo das funções *cognitivas* no encéfalo além daquelas relacionadas à inteligência medidas pelo QI. Esse momento é propício para sintetizar alguns aspectos essenciais. Liste exemplos de déficits cognitivos associados à visão, emoção e tomadas de decisão de nível superior. Para cada exemplo, nomeie o déficit e depois reflita sobre as formas que lhe permitiriam testá-lo. Agora, leia o texto para aprender alguns dos testes padronizados usados no diagnóstico desses déficits.

Testes da área de associação posterior

Uma variedade de testes simples foi inventada para avaliar as funções da área de associação posterior. Alguns desses testes são usados para deflagrar uma negligência existente. Um dos testes mais tradicionais consiste em fazer o paciente desenhar um relógio a partir de sua memória. Ao desenhar, o indivíduo com negligência poderá: deixar os números no lado esquerdo, transpor todos os números para o lado direito do mostrador do relógio ou representar os dois ponteiros do relógio no lado direito ao ser solicitado para indicar 9h20 no desenho (ver Fig. 21.4). Outros testes usados para desencadear diferentes aspectos da cognição espacial incluem desenhar um mapa, copiar uma figura tridimensional (p. ex., cubo) ou outra figura complexa, e reconstruir um quebra-cabeça ou o desenho de um bloco tridimensional. O teste da praxia construtiva tridimensional de Benson exemplifica esse tipo de avaliação.

Quando uma lesão na área parietal posterior do hemisfério direito se estende para dentro dos córtices motor e sensorial primários, o resultado pode ser uma densa hemiplegia do lado esquerdo. Apesar da paralisia, o indivíduo pode agir como se nada estivesse acontecendo. Ao ser solicitado a levantar o braço esquerdo paralisado, é possível que o indivíduo não faça nada e argumente que o braço está levantado. Nesse caso, há negação cognitiva do distúrbio. Em casos extremos, a pessoa pode negar que tem um membro paralisado e insensível, argumentando que deve ser o membro da pessoa que está no leito vizinho ou de um cadáver, talvez até

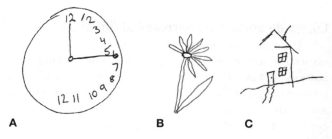

Figura 21.4 Representações de desenhos típicos feitos por indivíduos com negligência unilateral ao serem solicitados a desenhar um relógio, uma flor e uma casa. Note que o lado esquerdo é consistentemente omitido em cada desenho.

uma cobra. Essa negação (inconsciência) da doença é chamada **anosognosia** ou **assomatognosia.**

> ### Questão
>
> A negligência é bastante diferente da perda somatossensorial e constitui um dos distúrbios mais difíceis de tratar por meio de reabilitação física. Com base no seu entendimento sobre o significado de *negligência* e o papel do córtex de associação, explique por que isso ocorre.

Testes da área de associação anterior

Alguns testes para a área de associação anterior fornecem uma noção sobre a forma como as funções executoras se automanifestam no comportamento. Exemplificando, o WCST consiste em uma tarefa de resolução de problema que mede a capacidade do indivíduo de identificar (i. e., formar hipótese sobre) a categoria relevante para classificação de um pacote de cartas, de acordo com um conjunto de cartas de estimulação que apresentam variações em três dimensões: forma, cor e número de símbolos (ver Fig. 21.5). A categoria de classificação relevante muda no decorrer das triagens, sem que o indivíduo testado receba nenhuma orientação antecipada para que o desempenho dependa do raciocínio flexível (a capacidade de mudar de conjunto) e da capacidade de inibir respostas previamente corretas. Nesse teste, o paciente recebe um pacote contendo 64 cartas nas quais estão impressos um entre quatro símbolos (estrela, quadrado, círculo ou cruz) em cores diferentes (vermelho, verde, amarelo ou azul). Cada cartão é diferente. A tarefa consiste em colocar os cartões, um a um, embaixo de quatro cartões de estimulação (uma cruz vermelha, duas estrelas verdes, três cruzes amarelas e quatro círculos azuis), de acordo com um princípio segundo o qual o paciente deve decidir desde o padrão das respostas do examinador até a colocação dos cartões feita pelo indivíduo. Quando o paciente começa a posicionar os cartões, o examinador lhe diz se cada colocação está correta ou incorreta. O examinador inicia o teste com a cor como base para a classificação, depois muda para a forma e, então, para o número, depois volta para a cor, e assim por diante. Exemplificando, quando o princípio é a cor, a colocação correta de um cartão *vermelho* é embaixo de uma cruz *vermelha*, independentemente do número ou forma do cartão, e o examinador responde de acordo. Após dez colocações corretas consecutivas, o examinador muda o princípio para a forma (p. ex., *cruz*), indicando a mudança somente por meio da modificação de seu padrão de respostas certas e erradas. O teste prossegue até o paciente concluir seis rodadas de dez colocações corretas. Indivíduos com lesão no lobo frontal realizam um número menor de classificações de categoria, indicando a existência de comprometimento da capacidade de formar conceitos.

O teste de Stroop mede o grau de facilidade com que um indivíduo consegue mudar seu conjunto perceptivo para se adaptar a demandas externas variáveis e suprimir uma resposta habitual em favor de outra nova. Nesse teste, palavras designando nomes de cores são impressas em uma cor diferente daquela indicada pela palavra (p. ex., a palavra *azul* poderia ser impressa em vermelho). O paciente testado pode ser primeiramente solicitado a indicar a cor da impressão ou a cor indicada pela palavra. O teste então avalia a flexibilidade cognitiva. A parte mais exigente do teste de Stroop é um subteste, em que o paciente deve nomear a cor em que uma palavra está escrita e, ao mesmo tempo, suprimir a tendência distrativa de ler a palavra em si. Dito de outro modo, após uma experiência de anos de leitura, o indivíduo deve superar a inclinação para ler a palavra e, em vez disso, focar na cor da tinta em que a palavra está impressa. Quando as pessoas livres de problemas neurológicos são solicitadas a nomear a cor da tinta (azul, verde, vermelho, amarelo), em vez de ler a palavra em si, a velocidade com que concluem a tarefa diminui significativamente. Essa diminuição normal da velocidade de nomear uma cor é chamada de "efeito da interferência cor-palavra" ou "interferência de Stroop". Em indivíduos com lesões no lobo frontal, essa diferença é ainda maior.

Várias tarefas de torre medem o planejamento e a antecipação. O indivíduo deve realizar um ensaio mental do ato que está prestes a conduzir, partindo a meta em submetas que então deverão ser cumpridas na ordem apropriada. No teste da torre de Hanoi (ver Fig. 21.5), o indivíduo deve transferir uma série de anéis coloridos de diversos tamanhos do primeiro para o terceiro pino, de tal modo que os anéis transferidos permaneçam na mesma ordem inicial. A regra que governa os movimentos aceitáveis é a de que nenhum anel pode ser colocado em cima de um anel menor. No teste da torre de Londres, o indivíduo deve rearranjar três bolas coloridas a partir de uma configuração inicial, de modo cor-

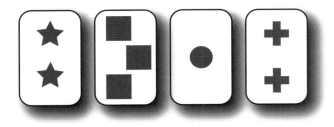

Figura 21.5 Exemplo de cartas usadas no teste de classificação de cartas de Wisconsin. O examinador solicita ao paciente que identifique o padrão de cartas de acordo com a cor, símbolo ou número de símbolos.

respondente a uma configuração de meta apresentada, realizando o menor número de movimentos possível. No decorrer do teste, são apresentadas diferentes configurações de meta que variam quanto à dificuldade conforme o número mínimo de movimentos requeridos para obter uma determinada configuração.

Indivíduos com lesões no lobo frontal que envolvem o córtex de associação anterior (frontal dorsolateral) têm dificuldade para executar testes de função executora e percepção espacial, como aqueles que acabamos de descrever.

Além dos testes formais, a observação fornece percepções nítidas das dificuldades relacionadas à função do lobo frontal. Indivíduos com lesões no córtex de associação anterior apresentam falta de iniciativa e de iniciação espontânea da atividade. Esses indivíduos não buscam inovação. Tais comprometimentos se combinam para conferir um aspecto de apatia e perda do interesse pela troca interpessoal. De modo significativo, esses indivíduos não estão paralisados, apráxicos ou confusos, e não apresentam déficits sensoriais, nem comprometimento da percepção, memória de longa duração ou inteligência geral. O comprometimento da iniciação e da sustentação da atividade mental resulta em incapacidade de manter um processo de raciocínio coerente, que leva o indivíduo a ser facilmente distraído por estímulos irrelevantes e fazer repetições excessivas. Esse nivelamento afetivo (referido como *afeto nivelado*), acoplado a uma atividade motora e cognitiva diminuída, tipifica certas síndromes do lobo frontal. Em contraste com indivíduos que apresentam lesões envolvendo o córtex de associação anterior, os indivíduos com lesões orbitofrontais (i. e., lesões no córtex de associação límbico frontal) podem apresentar pouquíssimo comprometimento nesses testes neuropsicológicos.

Testes do córtex de associação basomedial (límbico)

Vários testes são considerados testes de avaliação da função do córtex de associação basomedial. Um desses testes é o teste de contagem de Stroop (uma variante do teste descrito anteriormente). Esse teste ativa a parte dorsal do CCA. Em contraste, o teste de Stroop emocional (que emprega palavras emocionalmente carregadas) ativa a parte ventral do CCA. Ademais, o teste *Spot the Change 5* é um teste de memória funcional visual.

> ### Questão
>
> Considere o seguinte: na sua opinião, qual poderia ser o valor clínico e as limitações dos testes cognitivos que acabaram de ser discutidos?

CONTRIBUIÇÕES DOS NÚCLEOS DA BASE E CEREBELO PARA A COGNIÇÃO

> ### Apresentação clínica
>
> Você está trabalhando em uma clínica especializada em distúrbios do movimento que recebe pacientes para avaliação que estão apresentando movimentos estranhos e/ou déficits cognitivos resultantes de uma variedade de diagnósticos. Entre esses pacientes, estão indivíduos com DP, DH, ST e TOC. Ao ler esta seção, considere:
>
> - Quais são as similaridades e as diferenças dos sintomas cognitivos apresentados pelos indivíduos com esses quatro tipos de distúrbios?
> - Quais áreas corticais e subcorticais estão envolvidas em cada condição?
> - Em qual faixa etária esses distúrbios têm mais tendência a ocorrer?
> - Quais são os tipos de estratégias de intervenção farmacológica e física disponíveis para cada condição?

Na seção anterior deste capítulo, discutimos as áreas de associação em relação à cognição. Nesta seção, veremos que as estruturas subcorticais e cerebelares possuem projeções para essas mesmas áreas de associação. Além disso, essas estruturas estão intimamente envolvidas na cognição.

Funções cognitivas dos núcleos da base

Historicamente, os núcleos da base foram estudados durante muito tempo quanto às suas funções motoras. Entretanto, foi estabelecido recentemente o conceito de que os núcleos da base exercem outras funções além da regulação do comportamento motor. Conforme observado no Capítulo 7, os dados neuroanatômicos indicam que vias paralelas, estrutural e funcionalmente segregadas, correm através dos núcleos da base e estão relacionadas a uma área do córtex cerebral mediadora de uma função distinta. A moderna tecnologia de imagem permitiu que os clínicos e neurocientistas de cognição demonstrassem áreas e estruturas não motoras do encéfalo que apresentam defeito de funcionamento em estados patológicos que comprovadamente envolvem patologia dos núcleos da base. Dessa forma, a partir da década de 1980, os conceitos de função dos núcleos da base passaram por uma drástica revisão.

Uma gama inteira de funções foi atribuída ao circuito em que o núcleo caudado dos núcleos da base tem papel central, levando a um conhecimento amplamente expandido acerca das manifestações clínicas da doença dos núcleos da base. As doenças até então consideradas de natureza principalmente motora, como a doença de

Parkinson e a doença de Huntington, atualmente são reconhecidas como condições que produzem consequências cognitivas e emocionais significativas. Em alguns indivíduos, os sinais inicialmente manifestados têm natureza cognitiva e emocional. Em outros, os sinais relacionados à cognição e à emoção surgem mais tardiamente, ao longo do curso da doença, após a manifestação dos sinais motores. Em ambos os casos, as consequências cognitivas e emocionais desses distúrbios podem ser ainda mais debilitantes do que as consequências motoras. Além disso, os distúrbios que eram considerados comportamentais ou sociais são hoje reconhecidos como condições que afetam os núcleos da base e outras estruturas subcorticais, podendo incluir alterações da função motora. Exemplificando, o comportamento obsessivo-compulsivo, antigamente considerado psicogênico, é hoje visto como resultante de alterações metabólicas que ocorrem nos neurônios do núcleo caudado (e também do giro do cíngulo anterior). O metabolismo anormal do caudado também pode contribuir para uma forma de demência conhecida como demência subcortical.

Essa mudança de pensamento em relação à função dos núcleos da base é particularmente bem ilustrada no caso da DH (coreia). Historicamente, a DH era considerada essencialmente uma condição de natureza motora, sendo tipicamente discutida no contexto do sistema motor quando considerados os distúrbios dos núcleos da base. Mesmo assim, o comprometimento motor (coreia) associado ao distúrbio parece ter importância secundária em comparação à relevância das alterações emocionais e cognitivas (demência) que caracterizam a DH.

Alças de núcleos da base complexas

No Capítulo 19, foram introduzidas várias alças paralelas que conectam os núcleos da base a outras áreas corticais e que são importantes para a função sensoriomotora, associativa e límbica. Cada uma dessas alças surge em uma área cortical distinta, faz sinapse em uma parte diferente dos núcleos da base, retransmite em diferentes partes da porção interna do globo pálido (GPi)/parte reticulada da substância negra (SNpr), e faz sinapse em neurônios de diferentes partes de determinados núcleos talâmicos antes de se projetar de volta para seu sítio de origem cortical (ver Fig. 21.6). As alças que envolvem os córtices de associação e límbico são referidas como alças complexas. Foram identificadas três alças complexas específicas, que se originam e terminam no lobo frontal: um circuito pré-frontal dorsolateral, um circuito límbico e um circuito orbitofrontal lateral.

Entre as três alças paralelas, o *circuito pré-frontal dorsolateral* é o mais fácil de identificar por meio de achados clínicos específicos (discutidos adiante) de relevância clínica específica na cognição. O circuito pré-frontal dorsolateral tem origem no CPFDL (áreas de Brodmann 9 e 10) e se projeta para a cabeça do núcleo caudado. A partir da cabeça do núcleo caudado, projeções diretas e indiretas fazem sinapse em regiões distintas do GPi/SNpr, cujos neurônios se projetam para o núcleo dorsomedial do tálamo, a partir do qual as projeções talamocorticais retornam ao CPFDL.

Questão

Contraste o papel da alça envolvida no CPFDL, a partir daquela envolvida no circuito límbico, em termos de conexões e relevância funcional.

O *circuito límbico* surge a partir do giro do cíngulo e dos córtices frontais medial e orbital, bem como do giro para-hipocampal (ver Fig. 21.6). Esse circuito se projeta para o estriado ventral (núcleo *accumbens*), que também recebe projeções diretas substanciais do hipocampo e amígdala, com essas últimas estruturas consideradas *gânglios de cabeça* do sistema límbico. O estriado ventral se projeta para o pálido ventral, cujos eferentes terminam em um único setor do núcleo dorsomedial do tálamo. A partir do núcleo DM, as projeções são enviadas de volta ao córtex cerebral do sistema límbico. Esse circuito possui uma alça lateral importante que está envolvida no movimento. O estriado ventral se projeta para os neurônios de DpA da parte compacta da substância negra (SNpc). Os neurônios DpA, por sua vez, se projetam de volta para o núcleo caudado não motor, putame motor e estriado ventral. Essa alça lateral parece fornecer uma ligação entre o sistema límbico (motivação) e o putame do sistema motor (movimento).

A última alça, o *circuito orbitofrontal lateral*, parece combinar elementos das alças de associação e límbica. A importância funcional do circuito orbitofrontal lateral é indeterminada, em termos de contribuição para algo único para a função cognitiva. A neuroimagem funcional ainda está nos primórdios no que se refere à sua contribuição para a compreensão do papel dos córtices de associação límbico e orbitofrontal lateral na cognição.

Duas ideias são importantes na compreensão das alterações cognitivas observadas nas doenças que afetam os núcleos da base. Primeiramente, embora cada alça faça sinapse em conjuntos de neurônios distintos, é improvável que essas alças sejam seletivamente danificadas por doenças que afetam os núcleos da base. Isso significa que os indivíduos com distúrbios que envolvem os núcleos da base podem em geral apresentar disfunção motora e cognitiva. Na DP, por exemplo, a degeneração que ocorre na SNpc e na ATV afetam de maneira drástica o conteúdo de DpA no putame, núcleo caudado e estriado ventral. Similarmente, seria esperado que a de-

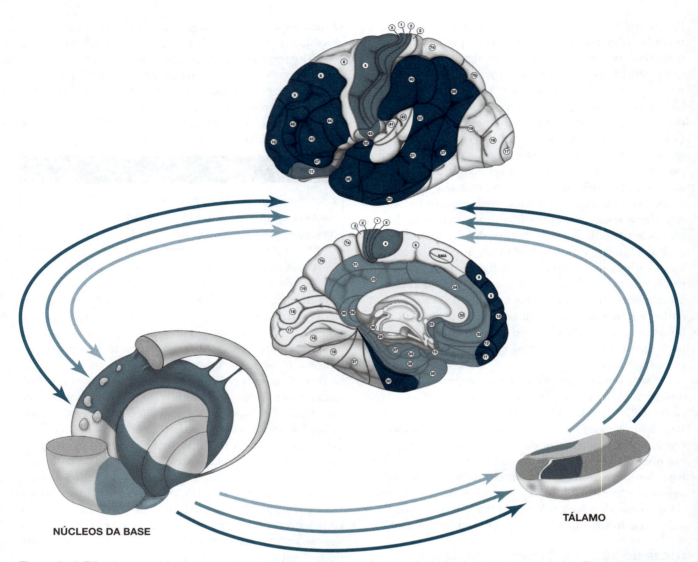

Figura 21.6 Três alças paralelas interconectam os núcleos da base e áreas corticais funcionalmente associadas. Essas alças ligam as áreas corticais que passam pelos núcleos da base ao tálamo, e voltam para a mesma área cortical.

generação em massa que ocorre no estriado em indivíduos com DH afetasse múltiplos circuitos não motores. Do mesmo modo, o hipermetabolismo dos neurônios na cabeça do núcleo caudado, que caracteriza o TOC, não tende a permanecer autoconfinado aos neurônios de um circuito específico. Sendo assim, os déficits cognitivos observados nos processos patológicos de ocorrência natural que afetam os núcleos da base devem, até certo ponto, ser compartilhados por diferentes estados patológicos.

Em segundo lugar, a lesão ao *núcleo caudado* resulta em sinais e sintomas clínicos que estão relacionados àqueles observados após a lesão à área do córtex cerebral a que o núcleo caudado está relacionado. Isso foi ilustrado de forma impressionante pelo caso de uma paciente de 25 anos de idade que apresentava lesão bilateral na cabeça dos núcleos caudados, de causa desconhecida. Os sintomas manifestados por essa paciente, descritos por Richfield e colaboradores, apresentam uma estranha similaridade com aqueles que se seguem à lesão ao *córtex pré-frontal* (ver Cap. 22). Essa mulher foi uma excelente aluna no colegial. Trabalhava em tempo integral, era independente e estava prestes a se casar. Ao longo de um período de um mês, ela começou a ter cefaleias diárias ocasionalmente acompanhadas de náusea e vômito. De modo subsequente, sua personalidade mudou de maneira drástica, com episódios de vulgaridade, impulsividade, explosões violentas e indiferença. Ela passou a apresentar hipersonia, aumento do apetite e hipersexualidade. Essas alterações se manifestaram em alterações afetivas, motivacionais, cognitivas e na capacidade de cuidar de si mesma. Ela passou a assumir pequenos comportamentos criminosos, como roubar lojas e se autoexpor. Embora tenha se casado, acabou se divorciando pouco tempo depois. Ela foi internada duas vezes para receber tratamento psiquiátrico, todavia sem alcançar nenhum benefício.

Funções cognitivas do cerebelo

A ideia de que o cerebelo possui um envolvimento significativo nas funções cognitiva e afetiva tem ganhado uma aceitação crescente. A possibilidade de o cerebelo exercer algum papel nas funções mentais é sustentada por dados anatômicos, clínicos e de neuroimagem. Do ponto de vista anatômico, uma ampla parte do núcleo denteado – a porção ventrolateral – está definitivamente presente apenas em seres humanos e é chamada porção *neodenteada*. Essa região contrasta com a parte filogeneticamente mais antiga do núcleo denteado – a porção dorsomedial – em termos de morfologia, histologia, histoquímica e padrão de conexões anatômicas.

> **Questão**
>
> Quais partes do cerebelo estão presentes apenas em seres humanos? Quais são as funções exclusivas atendidas por esses substratos neuroanatômicos?

A parte dorsomedial do núcleo denteado, presente nos primatas sub-humanos, é o domínio motor do núcleo relacionado com a geração de movimento e sua regulação. Contém um mapa somatotópico do corpo e da face e se projeta para os córtices primário e pré-motor. Em contraste, o neodenteado ventrolateral representa o domínio não motor do núcleo e está relacionado com as habilidades mentais. Diferente do domínio motor, o domínio não motor contém pequenos neurônios e envoltórios pronunciados do núcleo, e seus neurônios de projeção eferente se projetam para os córtices de associação e do sistema límbico nos lobos frontal, parietal e temporal.

As relações anatômicas existentes entre o córtex cerebral e o cerebelo são semelhantes, em termos de organização, àquelas existentes entre o córtex cerebral e os núcleos da base, e esses últimos também estão envolvidos nas funções motoras e cognitivas. Primeiro, existem múltiplos circuitos de alça fechada entre o córtex cerebral e o denteado ventrolateral, com as múltiplas áreas corticais alvos de suas respostas se projetando de volta para o cerebelo. Em segundo lugar, esses circuitos estão anatomicamente segregados uns dos outros, com os neurônios que se projetam para uma dada área cortical aglomerados juntos e não sobrepostos aos neurônios denteados que se projetam para uma área cortical diferente.

Os circuitos de alça fechada que conectam o córtex cerebral ao cerebelo são constituídos por um membro de estimulação em massa que se estende do córtex cerebral à ponte e desta ao cerebelo (vias corticopontina e pontocerebelar, terminando como fibras musgosas no cerebelo), e por um membro de resposta que se estende dos núcleos cerebelares profundos até o tálamo e deste até o córtex cerebral (projeções cerebelotalâmica e talamocortical) (ver Fig. 21.7). Projeções robustas e altamente organizadas para a ponte surgem não apenas dos córtices sensoriomotores, como também dos córtices de associação e límbicos. O córtex pré-frontal e os córtices parietal posterior e temporal superior, bem como os córtices para-hipocampal e cingulado, se projetam todos para a ponte.

Foi identificada uma segunda rota, igualmente recém-desenvolvida, pela qual os córtices de associação podem alcançar o cerebelo via núcleo rubro. Os axônios do núcleo rubro, por sua vez, fornecem ao núcleo olivar inferior sua estimulação mais maciça. Os axônios do núcleo olivar inferior se projetam, então, como fibras que ascendem e terminam no cerebelo (nas células de Purkinje e também nos neurônios dos núcleos profundos) (ver Fig. 21.7). O núcleo olivar inferior está conectado ao núcleo neodenteado, cujos axônios se projetam de volta para o núcleo rubro. Essa alça neural pode atuar na função da linguagem (bem como no aprendizado motor, conforme observado anteriormente), uma vez que o núcleo rubro recebe uma projeção da área da linguagem de Broca no córtex pré-frontal e, talvez, também da área da linguagem de Wernicke nos lobos parietal posterior e temporal superior.

O envolvimento do cerebelo nas funções não motoras também conta com suporte, do ponto de vista clínico. As lesões neurocirúrgicas estereotaxicamente colocadas no denteado ventrolateral de seres humanos falham em resultar nos clássicos sinais motores de lesão cerebelar, como ataxia e tremor. Em vez disso, há o de-

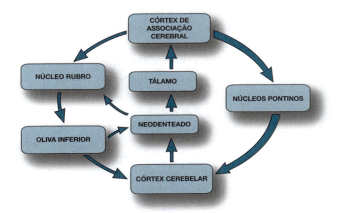

Figura 21.7 Os circuitos de alça fechados ligam o cerebelo ao córtex cerebral. Uma alça consiste em uma projeção maciça via núcleos pontinos até o córtex cerebelar, voltando então para o córtex cerebral. A outra alça consiste em projeções via núcleo rubro e oliva inferior para o córtex cerebelar e, então, via núcleo neodenteado de volta ao núcleo rubro.

senvolvimento de uma síndrome cognitiva afetiva subsequente à lesão cerebelar. Essa síndrome é caracterizada por déficits de função executora (p. ex., planejamento e previsão, automudança, raciocínio abstrato, memória funcional), capacidades visuais-espaciais (p. ex., desenhar ou copiar figuras geométricas) e produção de linguagem (p. ex., anomia leve, disprosódia, agramatismo). Além disso, ocorrem déficits afetivos (p. ex., pode haver nivelamento afetivo, comportamento desinibido ou inapropriado, ou alternação desses dois estados). Esses déficits se combinam para resultar em uma diminuição geral da função intelectual. O mecanismo pelo qual o cerebelo afeta esses comportamentos é desconhecido. Além disso, não é possível diferenciar a contribuição do cerebelo lesionado a esses déficits cognitivos e emocionais daqueles da associação cerebrocortical e áreas límbicas para onde o cerebelo se projeta, as quais se tornam hipoperfundidas como consequência da perda de estimulação cerebelar. (ver discussão sobre diásquise mais adiante).

As manifestações comportamentais que caracterizam a síndrome cognitiva afetiva associada às lesões cerebelares são transientes. A síndrome é mais pronunciada após as lesões cerebelares agudas e bilaterais que envolvem o lobo posterior. A lesão ao lobo anterior resulta apenas em alterações mínimas nas funções executora e visual-espacial, enquanto a lesão ao verme da linha média resulta em alterações afetivas mais drásticas (i. e., o verme é o cerebelo *límbico*).

A existência da síndrome cognitiva afetiva é totalmente consistente com os dados de neuroimagem obtidos em indivíduos sadios. A tomografia por emissão de pósitrons (TEP) e o imageamento por ressonância magnética funcional (RMf) revelaram que ocorre ativação do cerebelo durante uma ampla variedade de tarefas cognitivas. A ativação cerebelar ocorre nos testes de função da linguagem, memória funcional, recuperação da memória explícita, imagem mental, planejamento cognitivo e outros testes não motores.

Por fim, o cerebelo parece contribuir para os déficits cognitivos (bem como motores) que ocorrem em crianças nascidas precocemente. De 25 a 50% das crianças em idade escolar que sobreviveram a um nascimento prematuro apresentam comprometimentos cognitivos, dificuldades de aprendizado e obstáculos acadêmicos. As perturbações focais agudas em uma determinada estrutura encefálica podem resultar em déficits anatômicos e funcionais em uma estrutura distante do sítio de lesão, quando ambas as estruturas são conectadas por tratos de fibras. Esse fenômeno é chamado **diásquise**. As robustas conexões recíprocas excitatórias existentes entre o cerebelo e o córtex cerebral implicam que uma lesão restrita a uma dessas estruturas possa resultar em diásquise na outra. A lesão unilateral das vias de conexão entre o córtex cerebral e o cerebelo resulta em diás-

quise cerebelar cruzada, que se manifesta como hipometabolismo, perda celular e atrofia do hemisfério cerebelar contralateral. Uma diminuição dos volumes de substância cinzenta cerebelar e substância branca mielinizada pode ser detectada por RM em recém-nascidos prematuros, a partir de 10 semanas de idade, que tenham sofrido lesão no parênquima encefálico. Por outro lado, a lesão cerebelar sustentada como complicação do nascimento prematuro causa uma diásquise cerebelo-cerebral cruzada, em que há uma diminuição contralateral do volume cerebral que pode ser detectada por RM a partir da 10ª semana pós-natal. Sendo assim, os comprometimentos cognitivos e comportamentais de longo prazo observados entre crianças sobreviventes de nascimentos extremamente prematuros e com lesão cerebelar primária ou lesão de parênquima encefálico podem ser explicados, em parte, pelo papel do cerebelo na cognição e suas relações anatômicas recíprocas com as áreas de associação cerebrocorticais.

CONEXÕES CLÍNICAS

Os sintomas cognitivos associados a vários distúrbios são úteis para compreender os papéis de estruturas subcorticais que se relacionam com a função cognitiva. Duas condições particularmente úteis ao entendimento do papel dos núcleos da base na cognição são a doença de Parkinson e a doença de Huntington. Essas duas condições são particularmente úteis por ilustrarem o entrelaçamento das estruturas corticais e subcorticais e os domínios motores e cognitivos. É importante reconhecer que esses distúrbios são complexos, e somente alguns dos comprometimentos associados estão relacionados às funções cognitivas. Alguns dos outros sintomas relevantes associados à DP e à DH foram descritos em detalhes no Capítulo 19.

Primeiramente, serão abordados os déficits cognitivos e, em seguida, os déficits de motivação relacionados ao movimento. A próxima abordagem será a de dois distúrbios adicionais – transtorno obsessivo-compulsivo (TOC) e síndrome de Tourette (ST) – que fornecem informações adicionais para o entendimento dos papéis cognitivos das estruturas subcorticais.

Déficits cognitivos associados aos distúrbios dos núcleos da base

A doença de Parkinson e a doença de Huntington proporcionam uma compreensão particularmente útil da cognição, bem como da disfunção social e emocional, em condições que são tipicamente consideradas distúrbios motores. Esses dois transtornos estão associados com os déficits motores claramente descritos dos núcleos da base. Mesmo assim, veremos aqui que esses

> ## Neuropatologia: transtornos do espectro autista e cognição
>
> Os transtornos do espectro autista se referem a uma ampla gama de distúrbios, todos girando em torno do autismo. Esses distúrbios variam da síndrome de Asperger, em que os indivíduos apresentam certo grau de limitação social e emocional, até os transtornos com autismo profundo. As características definidoras dos transtornos do espectro autista consistem em comprometimentos qualitativos relacionados à função cognitiva, especialmente associados às interações e comunicação social, comunicação verbal e não verbal, e comportamentos estereotípicos. Um alto percentual de indivíduos com autismo também apresentam retardos cognitivos. Além disso, evidências crescentes sugerem que isso também pode estar associado a déficits motores. Dessa forma, o distúrbio afeta a emoção e a linguagem, a cognição (sobretudo a cognição social) e potencialmente o controle motor.
>
> As abordagens de imagem – incluindo RM, imagem por tensor de difusão e fluxo sanguíneo cerebral regional – demonstraram uma ampla gama de efeitos sobre o encéfalo em indivíduos com transtornos do espectro autista. As áreas encefálicas implicadas incluem o corpo caloso e partes do tronco encefálico, amígdala, hipocampo e cerebelo. Também foram implicados o núcleo caudado, lóbulos parietais inferiores, giro temporal médio e giro pré-central. Por causa dessa ampla gama de estruturas com anormalidades evidentes, não surpreende que os transtornos do espectro autista estejam associados a uma ampla gama de comprometimentos.

transtornos também são caracterizados por déficits cognitivos, sociais e emocionais significativos.

Doença de Parkinson

Os déficits cognitivos podem ocorrer até mesmo nos estágios iniciais da doença de Parkinson e antes de algumas manifestações motoras. Para entender esses déficits, é necessário estar a par do fato de que os alvos dopaminérgicos (diferentes do estriado) são afetados pela perda celular mesencefálica na SNpc e ATV, embora geralmente em extensões distintas. Os níveis de dopamina e de seus metabólitos estão reduzidos nas estruturas alocorticais, como o hipocampo, e em estruturas neocorticais, como os córtices de associação entorrinal, cingulado e frontal. O córtex de associação pré-frontal dorsolateral tem sido alvo de interesse em particular, por causa da similaridade existente entre certos sintomas de DP avançada e aqueles observados após as lesões pré-frontais dorsolaterais restritas resultantes, por exemplo, de acidentes vasculares encefálicos. Desconhecido no momento desse interesse inicial era o fato de que o córtex pré-frontal dorsolateral recebe a projeção mesocortical dopaminérgica da ATV, além de ser alvo de alguns eferentes da parte compacta. Além disso, a convexidade pré-frontal dorsolateral representa o processador final da alça não motora pré-frontal dorsolateral via núcleos da base. Dessa forma, esse córtex de associação frontal não só receberia um fluxo de saída oriundo dos núcleos da base (via núcleo talâmico dorsomedial), em decorrência da deficiência de DpA no núcleo caudado, como o próprio processamento cortical desse fluxo de saída defeituoso seria anormal por consequência da deficiência de DpA cortical. Depleções de DpA da ordem de 60% foram detectadas no córtex de associação frontal de indivíduos com DP antes do início da terapia de reposição de levodopa.

Em muitas situações clínicas, os déficits cognitivos não são clinicamente evidentes, sobretudo no início da doença, mas podem ser revelados por meio de testes neuropsicológicos específicos. De fato, a aplicação de baterias de testes neuropsicológicos abrangentes a indivíduos com DP avançou bastante em termos de caracterização das manifestações cognitivas dessa doença. Uma questão importante, porém ainda não resolvida, diz respeito à natureza da patologia subjacente às alterações cognitivas. Parece existir uma dissociação entre os desempenhos cognitivo e motor, uma vez que os indivíduos com DP que apresentam desempenho mais precário do que os controles nos testes de função cognitiva não são necessariamente aqueles que apresentam os déficits motores mais sérios. Isso levou a sugerir a possível existência de dois grupos de indivíduos com DP: um grupo com uma deficiência relativamente pura de dopamina (DpA) no putame motor, e outro grupo com uma deficiência adicional de DpA no núcleo caudado. Os dados de escaneamento da tomografia por emissão de pósitrons (TEP) obtidos de indivíduos com DP em estágio inicial e que não possuem demência indicam que a deficiência de DpA pode surgir no putame, enquanto o caudado continua mostrando níveis normais de DpA. Entretanto, isso não significa necessariamente que os déficits cognitivos, ao surgirem, são resultantes da incorporação do núcleo caudado à deficiência de DpA. Isso se deve à potencial perda de dopamina no córtex frontal. Sendo assim, os dois grupos de indivíduos poderiam ser separáveis com base no fato de ambos terem deficiências de DpA no estriado, porém com o grupo comprometido em termos cognitivos tendo um déficit adicional de dopamina cortical.

Não há um consenso quanto à natureza das alterações do estado mental que ocorrem na DP. Isso se deve, em parte, às inconsistências existentes entre os estudos

Neuropatologia: Déficit de atenção/transtornos de hiperatividade

O déficit de atenção/transtorno da hiperatividade (DATH) é o transtorno neurocomportamental mais comumente observado em crianças. Um percentual das crianças que tiveram problemas na infância continuará tendo problemas na fase adulta, quando a condição se manifesta como uma significativa psicopatologia social, fracasso escolar e ocupacional, e dificuldades emocionais.

Em crianças, o DATH é caracterizado pela dificuldade de prestar atenção, facilidade de distração, impulsividade e hiperatividade, que são impróprias para o estágio de desenvolvimento da criança. É possível ainda que haja manifestação de sintomas de baixa tolerância à frustração, mudança frequente de atividades, dificuldades de organização e sonhar acordado em excesso. Os adultos com DATH podem apresentar manifestações de impulsividade com intromissão, impaciência, inquietação e agitação. Esses indivíduos apresentam risco de desenvolvimento de psicopatologia coexistente, incluindo ansiedade, transtornos do humor, transtornos de oposição e transtornos de conduta. Comportamentos como fumar, usar drogas e o consumo abusivo de álcool são comuns em adultos com DATH.

O conhecimento sobre a neuropatologia causadora de DATH e sobre os tratamentos farmacológicos disponíveis está evoluindo com os avanços da neuroimagem. Algumas regiões com anormalidades associadas ao DATH incluem o esplênio do corpo caloso, giro do cíngulo, núcleo caudado, cerebelo, estriado e córtices frontal e temporal. Com relação às áreas corticais implicadas no DATH, o sistema frontoestriatal dorsal parece estar associado à impulsividade emocional; o córtex orbital esquerdo/frontal medial e o estriado estão associados à inibição da interferência; e o córtex inferior lateral esquerdo/pré-frontal dorsolateral está associado à alocação da atenção. De forma conjunta, foi proposto que os sintomas centrais do DATH possivelmente derivam da modulação desregulada da plasticidade cortical no encéfalo em desenvolvimento, resultando em padrões alterados de conectividade corticocortical.

Atualmente, existe a crença de que dois sistemas de neurotransmissores podem estar alterados em indivíduos com DATH: os sistemas dopaminérgico e noradrenérgico. Observa-se uma diminuição do controle da DpA sobre as frequências de disparo de fundo das áreas cortical e subcortical envolvidas na recompensa e motivação. Além disso, a neuropatologia da síndrome foi correlacionada em estudos genéticos aos subtipos de receptor D2 e D4. Os sistemas noradrenérgicos modificam a impulsividade e a atenção. Esses sistemas estão envolvidos no monitoramento de aspectos de novos estímulos e na detecção de estímulos variáveis ou novos.

O tratamento de indivíduos com déficits de atenção inclui intervenções farmacológicas e não farmacológicas, além de abordagens de modificação do comportamento. Entre os exemplos deste último para crianças em idade escolar, está o planejamento educacional especializado para ambientes educacionais individualizados, com entrada de conselheiros orientadores e psicólogos escolares, além de checagens frequentes junto aos familiares e professores. As estruturas de ensino típicas incluem rotinas previsíveis, auxílios de aprendizagem, momentos em salas de consultas e lição de casa com verificação. A assistência aos pais é útil para otimizar o comportamento em casa. As estratégias podem continuar à medida que esses indivíduos entram na faculdade, quando o aluno pode usar os programas de estudo da instituição. A terapia dirigida com características cognitivo-comportamentais pode ser usada para indivíduos de todas as idades.

---

quanto ao delineamento experimental e a metodologia, bem como entre as populações de pacientes. Mesmo assim, existe um consenso emergente de que as alterações do estado mental se automanifestam como um conjunto de déficits específicos e não como demência global ou desorganização generalizada da função cognitiva. Entretanto, a demência é uma complicação da DP, e o risco de desenvolvimento de demência aumenta com o avanço da doença.

Os déficits cognitivos observados em indivíduos com DP se automanifestam apenas em determinados tipos de tarefa em particular: especificamente, nas tarefas em que o êxito do desempenho depende da capacidade do indivíduo de formular internamente (de modo subjetivo) uma estratégia de desempenho, com base nos indícios derivados do contexto em que a tarefa é executada. Talvez, o teste de triagem de cartas de Wisconsin (WCST, em inglês) seja o teste mais conhecido, exigindo do indivíduo organizar ou reorganizar um comportamento de acordo com os requisitos variáveis de uma tarefa. Nessa tarefa, a informação relacionada ao *feedback* é usada para modificar o desempenho.

Alguns estudos demonstraram que pacientes com DP alcançam categorias significativamente inferiores na classificação de cartas no WCST, em comparação aos correspondentes controles normais. Vários déficits adicionais foram observados. Exemplificando, indivíduos com DP podem requerer um número significativamente maior de triagens para completar a primeira categoria correta. Foi sugerido que esse déficit reflete uma incapacidade de iniciar conceitos, porque a informação de *feedback* não pode ser usada de maneira efetiva para iniciar uma mudança de desempenho. Além disso, indivíduos com DP podem verbalizar respostas corretas mesmo que falhem em executá-las. No teste, um indivíduo com DP pode afirmar, por exemplo, "deve ser a cor", e continuar a responder em padrão aleatório.

É de fato interessante que os déficits de desempenho qualitativamente similares no WCST também sejam observados em indivíduos com lesões seletivas do córtex pré-frontal. Em indivíduos que sofreram remoções mais extensivas dos lobos frontais (p. ex., lobotomias para aliviar a epilepsia intratável), existe uma tendência marcante à persistência de respostas incorretas, além da incapacidade de classificar as cartas em categorias. Esse pensamento persistente também pode ser demonstrado em indivíduos com DP, quando procedimentos de pontuação adequados são aplicados ao WCST. De fato, o WCST é considerado um teste da função cognitiva do córtex pré-frontal: a administração do teste a indivíduos normais aumenta de forma seletiva o fluxo sanguíneo cerebral para o córtex pré-frontal. Essas e algumas das outras similaridades de perfis neuropsicológicos observadas após as lesões pré-frontais e aquelas observadas em indivíduos com DP indicam que a disfunção do córtex pré-frontal é subjacente a pelo menos uma parte da sintomatologia do distúrbio.

Essa hipótese é totalmente consistente com a anatomia da via do circuito dorsolateral/pré-frontal/não motor, ao longo dos núcleos da base. Dessa forma, a consequência de perda de neurônios que contêm DpA na ATV e SNpc expõe as funções dependentes do córtex pré-frontal a um perigo duplo: a deficiência de DpA no núcleo caudado desregula seu processamento neural e, com isso, priva o córtex pré-frontal da estimulação normal via núcleo DM talâmico. Além disso, a perda celular dopaminérgica mesencefálica priva o córtex pré-frontal de seu suprimento direto extrínseco de DpA.

Outra manifestação clínica do envolvimento dos núcleos da base na função cognitiva é observada em alguns indivíduos com DP tratados com medicação dopaminérgica. Esses comportamentos estão conectados por serem baseados em recompensa e repetitivos por natureza. Esses indivíduos podem exibir comportamentos que incluem comportamento patológico de apostar, hipersexualidade, compulsão por compras ou alimentar, uso compulsivo de medicações e manias. Não está claro se esses comportamentos resultam das mediações dopaminérgicas que interagem com uma vulnerabilidade individual ou se são manifestações da patologia primária na DP.

Doença de Huntington

A doença de Huntington é outro distúrbio que envolve os núcleos da base que ajuda a ilustrar as contribuições subcorticais para a função cognitiva. A antiga prática clínica de estabelecer o diagnóstico de DH com base nos sintomas motores obscureceu a relação existente entre o aparecimento real de cada uma das manifestações comportamentais da tríade na doença. Até pouco tempo, as primeiras manifestações de DH – ou seja, anteriores ao desenvolvimento dos distúrbios motores francos – eram indeterminadas. Hoje, está claro que muitas pessoas apresentam manifestações psicóticas antes do estabelecimento de um diagnóstico clínico de DH. Esses indivíduos são classificados como pertencentes ao *período pré-clínico*, mas na verdade estão manifestando os sintomas da DH. Cerca de metade das pessoas com DH apresentam alterações de caráter como sintomas iniciais. Também apresentam depressão, ansiedade, irritabilidade e apatia. A depressão também foi identificada como o primeiro sintoma em até 50% dos indivíduos com DH. Os pacientes com DH podem começar a encontrar falhas em tudo, a se queixarem constantemente e a importunar familiares. Podem desenvolver comportamentos suspeitos, irritabilidade e impulsividade. Outras manifestações relacionadas ao autocontrole precário incluem explosões de temperamento, alcoolismo, promiscuidade sexual e períodos de desânimo. Esses sintomas são aspectos essenciais da doença, porque surgem a partir de alterações estruturais ocorridas no encéfalo que envolvem as alças do complexo frontoestriado. Esses sintomas não têm natureza reativa e não ocorrem, por exemplo, como resultado do indivíduo descobrir sua situação de risco por ocasião do teste genético ou pela consciência da carga de ter uma família com membros afetados. Esse declínio gradual da função intelectual – na ausência de afasia, agnosia, apraxia ou perda de memória – foi caracterizado como **demência subcortical**.

Questão

Com relação à doença de Huntington, quais alças corticais explicam a disfunção motora e quais explicam a disfunção cognitiva?

Inicialmente, os déficits cognitivos observados na DH foram atribuídos à degeneração de neurônios cerebrocorticais, que já foi considerada uma característica neuropatológica da doença. Entretanto, não há perda significativa de neurônios corticais nem mesmo em indivíduos com DH em estágio moderadamente avançado, embora um grau mediano de atrofia grosseira do córtex cerebral seja observado na maioria dos encéfalos de indivíduos doentes submetidos à autopsia.

Na doença de Huntington, a perda dos neurônios estriatais é precedida por uma lesão bioquímica no estriado, com os escaneamentos de TEP mostrando o metabolismo da glicose caracteristicamente diminuído antes da perda neuronal poder ser detectada. Os escaneamentos de TEP também mostram que o metabolismo da glicose está diminuído no córtex frontal de indivíduos com DH. Essa depressão da função neuronal pré-frontal é secundária à perda de neurônios estriatais e envolve *todas* as alças complexas ao longo dos núcleos da base. Na DH, a destruição da cabeça do núcleo caudado desconecta anatomicamente o córtex e o estriado. Privado da informação facilitadora normal oriunda do núcleo caudado, que determina a ação apropriada, o córtex do lobo frontal não consegue regular corretamente o comportamento emocional ou os atributos de personalidade, nem realizar suas funções executoras. Estas funções, discutidas anteriormente, se referem a habilidades metadirigidas que permitem o uso eficiente da inteligência na organização, tomada de decisões, planejamento, controle dos impulsos, consciência das habilidades sociais e ordenamento de prioridades. É preciso notar que as pessoas com DH apresentam degeneração grosseira e alterações no CCA. Desse modo, as consequências cognitivas desse distúrbio não são apenas predicativas de alterações nos núcleos da base.

Cognição, motivação e planejamento do movimento

Acabamos de analisar as consequências cognitivas de dois distúrbios motores dos núcleos da base. Esta seção é voltada para outro aspecto da disfunção cognitiva dos núcleos da base – a saber, os efeitos do processamento cognitivo sobre a expressão motora. Para compreender essa relação, é importante lembrar que, conforme já observado neste capítulo, os córtices de associação multimodais associados com a cognição estão relacionados aos aspectos motores e também intelectuais da cognição. Ou seja, a cognição não é apenas intelectual, como também possui implicações no processamento de nível superior por estar relacionada ao movimento. Nesse contexto, a cognição do subcórtex tem papel na motivação e no planejamento das atividades motoras. Além dessas áreas de associação corticais, as áreas subcorticais também são relevantes.

> ### Questão
>
> Este momento é propício para sintetizar as informações clínicas com a informação neuroanatômica. Quais são as duas possíveis causas de disfunção cognitiva em indivíduos com distúrbio de núcleos da base?

Com relação à base neuroanatômica da motivação e atividades motoras relacionadas, os neurônios produtores de DpA da SNpc e ATV estão em posição anatômica de conectar o sistema límbico e o movimento. Essa conexão envolve a alça lateral do circuito límbico via núcleos da base mencionada anteriormente. Os neurônios dopaminérgicos da SNpc recebem seus estímulos corticais preferencialmente dos neurônios do córtex cerebral que, por sua vez, recebem estímulos oriundos do hipocampo e da amígdala. Os neurônios dopaminérgicos se projetam para a parte motora dos núcleos da base (putame). A perda de neurônios de DpA que ocorre na DP resulta na interrupção dessa conexão límbico-motora. Na DP, não há paralisia nem paresia e, mediante estimulação adequada, os indivíduos afetados conseguem realizar movimentos rápidos e efetivos. Dessa forma, a conexão entre motivação e movimento é interrompida, causando uma relutância para o movimento e acinesia.

De maneira semelhante, na doença de Huntington, existe uma falta de conexão entre motivação e atividade motora. Em um estudo sobre indivíduos com DH em estágio inicial, foi observado que a incapacidade de planejar e organizar as atividades motoras é mais problemática para o paciente do que a coreia associada à doença. Embora os indivíduos com DH raramente iniciem uma atividade independente – e se contentam em sentar e ficar à toa – podem participar de atividades que sejam planejadas especificamente para eles e supervisionadas. Em outras palavras, esses indivíduos não possuem motivação para planejar seu próprio padrão metadirigido (unificado) de ações motoras. Esse problema relacionado à motivação pode explicar porque os indivíduos com distúrbios que envolvem os núcleos da base têm bastante dificuldade para aderir a programas de exercício, mesmo que tenham consciência de sua importância.

Duas condições que foram consideradas transtornos psiquiátricos durante muito tempo são particularmente úteis para ilustrar os aspectos motivacionais do movimento: TOC e ST.

Transtorno obsessivo-compulsivo

O **transtorno obsessivo-compulsivo (TOC)** é um transtorno neuropsiquiátrico relativamente comum que, segundo as estimativas, afeta 1-3% da população em geral. Trata-se de um transtorno da ansiedade, caracterizado por pensamentos inoportunos (obsessões) e compulsões. Entre um terço e metade de todas as pessoas que apresentam esse transtorno manifestaram sintomas primeiramente na infância ou na adolescência. Indivíduos com TOC em geral apresentam inteligência geral (pontuação de QI integral) e habilidades de linguagem normais. De fato, os indivíduos moderadamente afetados pelo TOC podem parecer tão normais que às vezes nem mesmo os amigos e parentes mais próximos sabem de suas vidas secretas estressantes.

As **obsessões** são impulsos ou ideias repulsivas repetitivas, vivenciadas como inoportunas, sem sentido e ilógicas. Muitas obsessões estão relacionadas à violência, dúvida ou contaminação por germes ou sujeira. Alguns exemplos de obsessões incluem uma mãe horrorizada pelo pensamento repetitivo de apunhalar repetidamente seu bebê, ou um menino agonizado pelo pensamento recorrente de ser contaminado se entrar em contato com a sujeira. As **compulsões** são comportamentos propositais repetitivos, que resultam de obsessões, na tentativa de minimizá-las, ou de comportamentos que devem seguir rigorosamente determinadas regras específicas. As compulsões também são vivenciadas pelo indivíduo como irracionais e desnecessárias. As compulsões mais comuns são as de checar, contar e lavar. A mãe que vivencia o pensamento de violência severa de golpear seu bebê recém-nascido tenta evitar os golpes checando repetidamente se todas as facas existentes na cozinha estão trancadas com segurança. Do mesmo modo, o menino com obsessões por contaminação pode lavar as mãos repetidamente, tentando aliviar sua angústia em relação ao contato com a sujeira.

Uma gama de obsessões e compulsões pode se manifestar em um dado indivíduo, com uma, duas ou todas as manifestações comuns presentes. O discernimento em relação à irracionalidade das obsessões e compulsões, aliado à luta para resistir a ambas são o diferencial entre as obsessões e as ilusões. Os sintomas do TOC são demorados e por fim podem interferir nas funções sociais, escolares e ocupacionais normais.

Indivíduos com TOC podem desenvolver alguns déficits neuropsicológicos. Os déficits visual-espaciais e o comprometimento da memória não verbal são relativamente comuns. O comprometimento da função executora é mais interessante, em termos de utilidade para definir os sítios de neuropatologia. Qualquer comportamento complexo demanda certo número de avaliações em curso, bem como a omissão de memória de experiências passadas semelhantes. O fluxo de entrada sensorial que emana do comportamento e o contexto de sua ocorrência devem ser considerados. O sentimento afetivo (apropriado ou não) gerado pela situação deve ser determinado e sua relevância deve ser avaliada. A função executora depende da capacidade de usar essa informação no decorrer da evolução da situação, enquanto as estratégias comportamentais devem mudar para manter o êxito do desempenho. Indivíduos com TOC têm dificuldade para mudar de estratégia (automudança) quando as regras para o sucesso do desempenho na execução de uma tarefa mudam. Esses déficits comportamentais sugerem alterações na função do circuito frontoestriatal.

A primeira indicação de que o TOC está associado à disfunção em circuitos cerebrais específicos surgiu após uma pandemia ocorrida no início da década de 1900, quando foi observado que os indivíduos com DP decorrente de encefalite de Von Economo desenvolviam sintomas de TOC sempre que as lesões do estriado estavam presentes. Por fim, constatou-se que as pessoas com condições neurológicas que exibiam sintomas obsessivos e compulsivos tipicamente apresentavam distúrbios envolvendo os núcleos da base ou córtex frontal inferior. O exame de imagem da função cerebral (escaneamento de TEP e metabolismo de glicose) revela que o córtex orbitofrontal, córtex cingulado e cabeça do núcleo caudado estão hiperativos (hipermetabólicos) em indivíduos com TOC. A atividade é normalizada nesse circuito corticoestriatal após o tratamento bem-sucedido dos sintomas com medicação ou terapia comportamental. Dessa forma, é provável que o circuito límbico ao longo dos núcleos da base esteja envolvido na patogênese do TOC. Essa alteração funcional no circuito límbico ocorre em paralelo com alterações estruturais nos córtices orbitofrontal e cingulado, e também no estriado ventral.

A farmacoterapia e terapia comportamental atualmente são as opções mais usadas no tratamento do TOC. A terapia comportamental consiste em uma dessensibilização sistemática, em que o paciente é exposto a séries gradativas de representações do objeto (p. ex., contaminante temido) até ser finalmente exposto ao próprio objeto. A neurocirurgia, com estimulação cerebral profunda do núcleo subtalâmico, embora confirme o envolvimento do circuito límbico, é um procedimento usado como último recurso apenas nos casos mais graves, em que o paciente apresenta incapacitação total.

Síndrome de Tourette

A **síndrome de Tourette (ST)**, descrita pela primeira vez em 1885, foi considerada um transtorno psicológico até a década de 1960. A psicoterapia até então era aceita como forma de tratamento da condição. Hoje, a ST é inequivocamente considerada um distúrbio cerebral orgânico que envolve em particular os circuitos complexos ao longo dos núcleos da base e o neurotransmissor DpA. A ST ocorre em todas as culturas e raças em que é pesquisada, com uma incidência estimada de 1% de todas as crianças. A ST é 3-4 vezes mais comum em homens do que em mulheres.

A etiologia da síndrome é indeterminada. Embora uma causa familiar tenha sido estabelecida, a base genética exata continua desconhecida. É provável que múltiplos genes estejam envolvidos e interajam com potenciais fatores ambientais (como o gênero sexual) para influenciar a expressão fenotípica da ST.

Os tiques motores e fônicos (produtor de barulho, frequentemente chamado vocal) são as características cardinais da ST. É preciso reconhecer desde o início que a distinção entre tiques motores e fônicos é artificial, porque os tiques fônicos são apenas tiques motores que resultam em som. Mesmo assim, ambas as formas de tique devem estar presentes, embora não necessariamente de forma concomitante, para que o diagnóstico de ST seja estabelecido. Os tiques se automanifestam de diversas formas e mudam com frequência. A não ser pela ocorrência dos tiques, o exame neurológico padrão é tipicamente normal.

Os tiques motores e os tiques fônicos podem ser simples ou complexos. Os tiques motores simples são eventos musculares rápidos, de arremesso e sem sentido, enquanto os tiques motores complexos envolvem vários grupos musculares, são mais contínuos e podem parecer mais propositais ou serem fragmentos de comportamentos motores comuns contextualmente inapropriados e exagerados. A Tabela 21.1 lista exemplos de tiques motores simples e complexos. Os tiques fônicos também podem ser simples ou complexos. Os tiques fônicos simples são ruídos ou sons sem sentido e explosivos, enquanto os tiques fônicos complexos consistem em expressões, frases e até declarações significativas do ponto de vista linguístico. A Tabela 21.1 também traz exemplos de tiques fônicos simples e complexos.

A *coprolalia*, expressão explosiva de palavras ou frases hediondas ou obscenas, é um tique fônico complexo impressionante que muitas vezes é explorado na mídia retratando a ST. No entanto, a coprolalia ocorre em menos de $\frac{1}{3}$ dos pacientes e não é necessariamente um diagnóstico. Do mesmo modo, a *copropraxia*, um tique motor obsceno, é incomum.

Alguns aspectos diagnósticos úteis estão associados aos tiques. Em primeiro lugar, está a capacidade de supressão voluntária dos tiques. Embora essa capacidade varie de um indivíduo para outro, alguns conseguem controlar seus sintomas durante uma ou duas horas ou até mais, dependendo das circunstâncias. A supressão dificulta o diagnóstico ao ocorrer no consultório médico. Entretanto, a supressão voluntária ocorre às custas de aumento da ansiedade, tensão e desconforto resultantes da necessidade não atendida de que o tique ocorra. Este último aspecto está relacionado a um segundo aspecto diagnóstico útil, que é a sensação de alívio e diminuição da tensão vivenciadas quando o paciente deixa o tique acontecer. Em terceiro lugar, os sintomas de tique são fluidos, no sentido de que mudam de localização anatômica, em particular nos jovens.

Na maioria dos indivíduos que apresentam esse distúrbio, a ansiedade, o estresse e a excitação exacerbam

Tabela 21.1 Exemplos de tiques simples e complexos

	Simples	Complexos
Tiques motores	Piscar o olho Torcer o nariz Fazer beicinho com os lábios Revirar o olho Fazer caretas Encolher os ombros Contrair o abdome Sacudir a cabeça e os membros Chutar Movimentar os dedos da mão Bater os dentes Estalar a mandíbula	Tocar Manter expressões faciais Manter os olhos arregalados Cutucar o nariz Tamborilar os dedos da mão Beijar Pular Bater palmas Girar Inclinar Tocar o chão Posturas "distônicas" Ecopraxia (imitação dos movimentos de outra pessoa) Copropraxia (gestos súbitos de conotação vulgar, sexual ou obscena, como mostrar o dedo)
Tiques fônicos	Suspirar Gorjear Latir Chiar Grunhir Bufar Estalar Rosnar Pigarrear Tossir Fungar	Cantar palavras ou frases Ecolalia (repetir o último som, palavra ou frase dita por outra pessoa) Palilalia (repetir os próprios sons ou palavras) Coprolalila (expressar uma palavra ou frase socialmente inaceitável, como uma obscenidade, ou um insulto étnico, racial, sexual ou religioso)

os sintomas. Em contraste, o relaxamento – em particular, a intensa concentração mental em uma atividade em particular – alivia ou até elimina todos os sintomas de uma vez. Assim, as tarefas que requerem atenção e foco total sem que o indivíduo tenha consciência de si mesmo (p. ex., encenação, participar de um esporte, realizar uma cirurgia) – podem ser realizadas sem que haja manifestação de sintomas. Na maioria das pessoas com ST, os sintomas são leves a moderados e podem ser insuficientes para afetar as atividades rotineiras e justificar uma intervenção médica. Apenas uma minoria dos pacientes é gravemente afetada pela condição.

Embora os tiques sejam a principal característica do diagnóstico de ST, o distúrbio muitas vezes está associado a uma ou mais comorbidades típicas. Em geral, quando há comorbidades, elas são mais debilitantes do que os próprios tiques. Além disso, são categorias diagnosticas distintas e seguem sua própria evolução natural. Por isso, é comum observar os tiques melhorarem com o passar do tempo, enquanto os sintomas causados por uma comorbidade em particular pioram.

É impressionante que metade dos indivíduos diagnosticados com síndrome de Tourette apresente sintomas de déficit de atenção/transtorno de hiperatividade (DATH). Além disso, o TOC e os distúrbios de aprendizado também ocorrem de modo concomitante. Contudo, a inteligência apresenta de maneira notável uma distribuição normal ao longo da população de crianças com ST.

O aparecimento da síndrome de Tourette usualmente ocorre entre 5 e 7 anos de idade. A maioria das crianças ($\frac{1}{2}$ a $\frac{2}{3}$) com ST apresenta uma diminuição drástica da gravidade dos sintomas durante a adolescência. Alguns indivíduos apresentam remissão completa dos sintomas no início da fase adulta. A terapia destinada a indivíduos com ST envolve potencialmente aconselhamento psicológico, psicoterapia e/ou intervenção médica, dependendo da gama e da gravidade dos aspectos exclusivos de cada paciente. A maioria dos indivíduos manifesta sintomas de intensidade leve a moderada, conforme já explicado. Nesses casos, é essencial avaliar se a medicação deve ser administrada, considerando a carga de efeitos colaterais (por vezes desastrosos) associada aos fármacos comumente usados.

Nenhum fármaco elimina totalmente os tiques. A base do tratamento dos tiques é o uso de poderosos bloqueadores de receptor de DpA pós-sináptico que inativam os receptores de DpA (D_2). Esses fármacos incluem haloperidol e pimozida. O fato de os bloqueadores de receptor de DpA serem o tratamento mais eficaz é uma forte evidência, ainda que circunstancial, de que o transmissor DpA exerce papel essencial na ST. Entretanto, os efeitos colaterais desses fármacos incluem, a curto prazo, o parkinsonismo, distonia, discinesia e acatisia (sensação de agitação interior), além de uma discinesia tardia, a longo prazo, que constitui um resultado desastroso cuja duração pode ultrapassar (às vezes permanentemente) o término da medicação.

O que o TOC, DATH e ST nos dizem sobre o cérebro

A neuropatologia e a patogênese da síndrome de Tourette ainda não foram devidamente definidas. A maior parte da atenção tem sido voltada para as alças complexas alimentadas por meio do núcleo caudado, cuja disfunção resulta nos sintomas da ST. Entretanto, é possível que as anormalidades do mesencéfalo, fonte da inervação dopaminérgica do prosencéfalo, sejam a neuropatologia precipitante. Aparentemente, é razoável a ideia de que a neuropatologia subjacente à ST, DATH e TOC estão relacionadas. Por alguma razão, os comportamentos que caracterizam cada um desses transtornos compartilham uma linha fenomenológica comum. Todos podem estar conectados pela incapacidade do encéfalo de filtrar de maneira adequada e, portanto, inibir as influências que normalmente modelam as sequências comportamentais apropriadas do ponto de vista social (e, assim, bem-sucedidas). É nítido que a capacidade de modificar ou trocar de comportamento de maneira adaptativa diante de circunstâncias ambientais variáveis é essencial para o êxito (físico e social) e, às vezes, até mesmo para a sobrevivência.

Em indivíduos que sofrem apenas de ST, o volume do núcleo caudado é menor em grupos de todas as faixas etárias. Isso é um dos achados de neuroimagem mais consistentes de indivíduos com ST. De fato, a extensão da diminuição do núcleo caudado em crianças com ST prediz a gravidade dos sintomas de tique (e TOC) no início da fase adulta. À medida que a extensão espacial da patologia dos núcleos da base aumenta, os indivíduos com ST que apresentam comorbidades são incorporados ao perfil clínico. Pacientes com ST e comorbidade de TOC têm, além do volume diminuído do núcleo caudado, volumes reduzidos de putame e globo pálido. A disfunção do putame e do globo pálido romperia as alças neurorregulatórias ao longo dos núcleos da base, comprometendo ainda mais a operação do filtro (i. e., inibição). Por fim, os indivíduos com ST e comorbidade de DATH, além de terem núcleo caudado com volume reduzido, exibem volumes aumentados nas regiões com as quais o caudado interage por meio de suas alças complexas.

RESUMO

No início do capítulo, consideramos a cognição cortical. Foram primeiro discutidas as áreas de associação do neocórtex, observando a existência de dois tipos – uni- e multimodal. O córtex unimodal está relacionado com a elaboração das percepções para uma modalidade específica (somatossensorial, visual ou auditiva), enquanto o córtex de associação multimodal integra os estímulos oriundos de múltiplas modalidades sensoriais e faz a mediação de funções cognitivas complexas, como a cognição espacial que envolve o espaço pessoal e o extrapessoal. O córtex de associação lateral (incluindo as áreas posterior e anterior), bem como o córtex de associação basomedial ou multimodal límbico foram definidos e discutidos quanto à anatomia e às funções exclusivas. A cognição espacial é uma função do córtex de associação posterior, e as lesões nesse córtex resultam em uma negligência hemiespacial unilateral que torna o indivíduo incapaz de reconhecer a metade contralateral do corpo e o espaço extrapessoal. O córtex de associação anterior do lobo frontal está envolvido na função executora, que consiste na capacidade de alterar o comportamento metadirigido para garantir que a meta ainda seja alcançada diante da mudança das condições em que o comportamento se desdobra. Alguns testes neuropsicológicos testam especificamente a função executora. Entre esses testes, estão o WCST, teste de Stroop, teste da torre de Hanói e teste da torre de Londres. Nesses testes, indivíduos com lesão no córtex de associação anterior apresentam deterioração do desempenho.

A segunda seção principal deste capítulo abordou a atuação dos núcleos da base e do cerebelo na função cognitiva. A participação dessas estruturas na cognição resulta de suas interconexões com córtices de associação multimodais específicos. No início da seção, foram abordadas as funções cognitivas do cerebelo. Entre os distúrbios cognitivos subsequentes à lesão cerebelar, está a síndrome afetiva cognitiva, que é caracterizada por déficits de função executora, produção de linguagem e afeto. A seção foi concluída com uma discussão sobre as consequências clínicas dos distúrbios que afetam os núcleos da base em relação à disfunção cognitiva. Neste ponto, foram abordados dois distúrbios tradicionalmente considerados de natureza motora (i. e., doença de Parkinson e doença de Huntington) e dois distúrbios tradicionalmente considerados de natureza psiquiátrica (i. e., transtorno obsessivo-compulsivo e síndrome de Tourette).

ATIVIDADES PARA ESTUDO

1. Certa noite, uma senhora de 63 anos, com histórico médico de diabetes, hipertensão e osteoporose, foi se deitar cedo sentindo uma leve cefaleia. Na manhã do dia seguinte, ao sair da cama, ela caiu no chão. Seu marido a ajudou a se levantar e percebeu que alguma coisa estava errada: seu braço e sua perna do lado esquerdo não estavam se movendo. Ela negou que houvesse qualquer coisa errada e relutou em ir para o serviço de emergência (SE). Entretanto, seu marido

insistiu. No SE, foi determinado que ela sofrera um acidente vascular encefálico. Ao exame, foi constatado que ela não conseguia discriminar toques nos membros do lado esquerdo, embora conseguisse fazê-lo no lado direito. Ela não movia os membros do lado esquerdo de modo espontâneo nem ao comando, e usava os membros do lado direito espontaneamente, apresentando um nível de força satisfatório quando solicitada a opor a uma resistência. Aparentemente, a paciente não tinha consciência do lado esquerdo do corpo nem do ambiente a sua esquerda. Ela foi internada na unidade de tratamento intensivo (UTI) e depois transferida para uma clínica de reabilitação.
   a. Considerando as perdas somatossensoriais e motoras da paciente, bem como a existência de negligência, identifique as regiões corticais mais provavelmente afetadas pelo acidente vascular encefálico.
   b. De que modo a presença de negligência afeta o prognóstico de um paciente que sofreu acidente vascular encefálico?
   c. Após a admissão da paciente na clínica de reabilitação, quais testes poderiam ser usados para confirmar que ela de fato apresentava negligência hemiespacial esquerda?
   d. Aparentemente, essa paciente não tinha consciência de seus déficits e até os negava quando foi diagnosticada pelo neuropsicólogo na clínica de reabilitação. Qual termo você usaria para descrever a negação dos déficits demonstrada pela paciente?
2. Os núcleos da base são muito importantes para o controle do movimento. Entretanto, essas estruturas também exercem papéis importantes nas funções cognitiva e afetiva. Com base no seu aprendizado sobre indivíduos com doença de Parkinson:
   a. Identifique os sintomas motores e não motores manifestados por indivíduos com DP.
   b. Crie uma lista de testes e medidas usadas para identificar cada um desses sintomas.

BIBLIOGRAFIA

Cognição cortical

Allman, J. M., Hakeem, A., Erwin, J. M., Nimchinsky, E., and Hoff, P. The anterior cingulate cortex. The evolution of an interface between emotion and cognition. Ann NY Acad Sci 935(1):107–117, 2001.

American Psychiatric Association. Practice guideline for the treatment of patients with obsessive-compulsive disorder. Am J Psychiatry 164(suppl):1, 2007.

Baxter, D. M., and Warrington, E.K. Neglect dysgraphia. J Neurol Neurosurg Psychiatry 46:1073–1078, 1983.

Bird, C. M., et al. The impact of extensive medial frontal lobe damage on "Theory of Mind" and cognition. Brain 127:914–928, 2004.

Bisiach, E., and Luzzatti, C. Unilateral neglect of representational space. Cortex 14:129–133, 1978.

Buxbaum, L. J., Ferraro, M. K., Veramonti, T., et al. Hemispatial neglect. Subtypes, neuroanatomy, and disability. Neurology 62:749–756, 2004.

Feinberg, T. E., Haber, L. D., and Leeds, N. E. Verbal asomatoagnosia. Neurology 40:1391–1394, 1990.

Fulton, J. F. Functional Localization in the Frontal Lobes and Cerebellum. Oxford University Press, London, 1949.

Groenewegen, H. J., and Uylings, H. B. M. The prefrontal cortex and the integration of sensory, limbic, and autonomic information. In: Uylings, H. B .M., et al., eds. Progress in Brain Research, Vol. 126. Elsevier, Amsterdam, 2000.

Hobbs N. Z., Pedrick A. V., Say M. J., et al. The structural involvement of the cingulate cortex in premanifest and early Huntington's disease. Mov Disord 26:1684–1690, 2011.

Karnath, H.-O., and Dieterich, M. Spatial neglect—A vestibular disorder? Brain 129:293–305, 2006.

Kolb, B., and Whishaw, I. Q. Fundamentals of Human Neuropsychology, 4th ed. W. H. Freeman, New York, 1995.

Mallet, L., Polosan, M., Jaafari, N., et al. Subthalamic nucleus stimulation in severe obsessive-compulsive disorder. N Engl J Med 359:2121, 2008.

Mesulam, M.-M. Ch. 2. The human frontal lobes: Transcending the default mode through contingent encoding. In: Stuss, D. T., and Knight, R.T., eds. Principles of Frontal Lobe Function, Oxford University Press, New York, 2002.

Sacks, O. The Man Who Mistook His Wife for a Hat and Other Clinical Tales. Harper & Row, New York, 1985.

Saper, C. B., Iversen, S., and Frackowiak, R. Ch. 19. Integration of sensory and motor function. In: Kandel, E., Schwartz, J. H., and Jessell, T.M., eds. Principles of Neural Science, 4th ed. McGraw-Hill, New York, 2000.

Núcleos da base

Alexander, G. E., DeLong, M. R., and Strick, P. L. Parallel organization of functionally segregated circuits linking basal ganglia and cortex. Ann Rev Neurosci 9:357–381, 1986.

Anderson, K. E., and Savage, C. R. Cognitive and neurobiological findings in obsessive-compulsive disorder. Psychiatr Clin N Am 27:37–47, 2004.

Banaschewski, T., Woerner, W., and Rothenberger, A. Premonitory sensory phenomena and suppressibility of tics in Tourette syndrome: Developmental aspects in children and adolescents. Dev Med Child Neurol 45:700, 2003.

Baxter, L. R., Schwartz, J. M., Bergman, K. S., et al. Caudate glucose metabolic rate changes with both drug and behavior therapy for OCD. Arch Gen Psychiatry 49:681–689, 1992.

Bloch, M. H., Leckman, J. F., Zhu, H., and Peterson, B. S. Caudate volumes in childhood predict symptom severity in adults with Tourette syndrome. Neurology 65:1253–1258, 2005.

Brownell, G. L., Budinger, T. F, Lauterbur, P. C., and McGeer, P. L. Positron tomography and nuclear magnetic resonance imaging. Science 215: 619–626, 1982.

Caine, E. D., Hunt, R. D., Weingartner, H., and Ebert, M. H. Huntington's dementia. Clinical and neuropsychologic features. Arch. Gen. Psychiatry 35:377–384, 1978.

Cavedini, P., Riboldi, G., D'Annucci, A., et al. Decision-making heterogeneity in obsessive-compulsive disorder: Ventromedial prefrontal cortex function predict different treatment outsomes. Neuropsychologia 40:205–211, 2001.

Coffey, B. J., Biederman, J., Geller, D. A., et al. The course of Tourette's disorder: A literature review. Harvard Rev Psychiatry, 8:192, 2000.

DeLong, M. R., and Wichmann, T. Circuits and circuit disorders of the basal ganglia. Arch Neurol 64:20–24, 2007.

DiFiglia, M. Excitotoxic injury of the neostriatum: A model for Huntington's disease. Trends Neurosci 13: 286–289, 1990.

Freeman, R. D., Fast, D. K., Burd, L., et al. An international perspective on Tourette syndrome: Selected findings from 3,500 individuals in 22 countries. Dev Med Child Neurol, 7:436, 2000.

Garraux, G., et al. Increased midbrain gray matter in Tourette's syndrome. Ann Neurol 59:381–385, 2006.

Goetz, C. G., and Klawans, H. L. Gilles de la Tourette on Tourette syndrome. In: Friedhoff, A. J., and Chase, T. N., eds. Gilles de la Tourette Syndrome. Raven Press, New York, 1982.

Heaton, R. K. Wisconsin Card Sorting Test Manual. Psychology Assessment Resources, Odessa, FL, 1981.

Jenike, M. A. Neurosurgical treatment of obsessive-compulsive disorder. Br J Psychiatry 35:79–90, 1998.

Knowlton, B. J., Mangels, J. A., and Squire, L. R. A neostriatal habit learning system in humans. Science 273:1399–1401, 1996.

Lehericy, S., et al. Diffusion tensor fiber tracking shows distinct corticostriatal circuits in humans. Ann Neurol 55:522–529, 2004.

Lezak, M. D. Neuropsychological Assessment, 3rd ed. Oxford University Press, New York, 1976.

MacLean, P. D. The Triune Brain in Evolution. Plenum Press, New York, 1990.

Marsh, R., Alexander, G. M., Packard, M. G., et al. Habit learning in Tourette syndrome. Arch Gen Psychiatry 61:1259–1268, 2004.

Marshall, J., White, K., Weaver, M., et al. Specific psychiatric manifestations among preclinical Huntington disease mutation carriers. Arch Neurol 64:116–121, 2007.

Mataix-Cols, D., Wooderson, S., Lawrence, N., et al. Distinct neural correlates of washing, checking, and hoarding symptom dimensions in obsessive-compulsive disorder. Arch Gen Psychiatry 61:564–576, 2004.

Middleton, F. A., and Strick, P.L. Anatomical evidence for cerebellar and basal ganglia involvement in higher cognitive function. Science 266:458–461, 1994.

Mink, J. W. Neurobiology of basal ganglia circuits in Tourette syndrome: Faulty inhibition of unwanted motor patterns? Adv Neurol, 85:113, 2001.

Muslimovic, D., Post, B., Speelman, J. D., and Schmand, B. Cognitive profile of patients with newly diagnosed Parkinson disease. Neurology 65:1239–1245, 2005.

Nolte, J. The Human Brain: An Introduction to Its Functional Anatomy. Mosby Elsevier, Philadelphia, 2009.

Pappert, E. J., Goetz, C. G., Louis, E. D., et al. Objective assessments of longitudinal outcome in Gilles de al Tourette's syndrome. Neurology, 61:936, 2003.

Pauls, D. L. An update on the genetics of Gilles de la Tourette syndrome. J Psychosom Res 55:7, 2003.

Peterson, B. S., Thomas, P., Kane, M. J., et al. Basal ganglia volumes in patients with Gilles de la Tourette syndrome. Arch Gen Psychiatry 60:415–424, 2003.

Pujol, J., Soriano-Mas, C., Alonso, P., et al. Mapping structural brain alterations in obsessive-compulsive disorder. Arch Gen Psychiatry 61:720–730, 2004.

Rauch, S. L., and Baxter, L. R., Jr. Neuroimaging in obsessive-compulsive disorder and related disorders. In: Jenicke, M., Baer, L., and Minichiello, W.E., eds. Obsessive-Compulsive Disorder: Practical Management, 3rd ed. Mosby, St. Louis, 1998.

Richfield, E. K., Twyman, R., and Berent, S. Neurological syndrome following bilateral damage to the head of the caudate nuclei. Ann Neurol 22:768, 1987.

Ropper, A. H., and Brown, R. H. Ch. 39. Degenerative diseases of the nervous system. In: Adams and Victor's Principles of Neurology, 8th ed. McGraw-Hill, New York, 2005.

Rosenblatt, A. Understanding the psychiatric prodrome of Huntington disease. J Neurol Neurosurg Psychiatry 78:913, 2007.

Sandor, P. Pharmacological management of tics in patients with TS. J Psychosom Res, 55:41, 2003.

Shohamy, D., et al. Cortico-striatal contributions to feedback-based learning: Converging data from neuroimaging and neuropsychology. Brain 127:851–859, 2004.

Singer, H. S. Tourette's syndrome: From behavior to biology. Lancet Neurol 4:149, 2005.

Swerdlow, N. R., and Young, A. B. Neuropathology in Tourette syndrome: An update. Adv Neurol85:151, 2001.

Temel, Y., and Visser-Vandewalle, V. Surgery in Tourette syndrome. Mov Disord 19:3–14, 2004.

Volkow, N. D., Wang, G. J., Kollins, S. H., et al. Evaluating dopamine reward pathway in ADHD. JAMA 302:1084–1091, 2009.

Voon, V., and Fox, S. H. Medication-related impulse control and repetitive behaviors in Parkinson disease. Arch Neurol 64:1089–1096, 2007.

Cerebelo

Allen, G., Buxton, R. B., Wong, E. C., and Courchesne, E. Attentional activation of the cerebellum independent of motor involvement. Science 275:1940–1943, 1997.

Barinaga, M. The cerebellum: Movement coordinator or much more? Science 272:482–483, 1996.

Desmond, J. E., Chen, A., and Shieh, P. Cerebellar transcranial magnetic stimulation impairs verbal working memory. Ann Neurol 58:553–560, 2005.

Dum, R. P., and Strick, P. L. An unfolded map of the cerebellar dentate nucleus and its projections to the cerebral cortex. J Neurophysiol 89:634–639, 2003.

Kim, S.-G., Ugurbil, K., and Strick, P.L. Activation of a cerebellar output nucleus during cognitive processing. Science 265:949–951, 1994.

Konczak, J., Schoch, B., Dimitrova, A., Gizewski, E., and Timmann, D. Functional recovery of children and adolescents after cerebellar tumour resection. Brain 128:1428–1441, 2005.

Leiner, H., Leiner, A. L., and Dow, R. S. Cognitive and language functions of the human cerebellum. Trend Neurosci 16:444–447, 1993.

Limperopoulos, C., Soul, J.S., Haidar, H., et al. Impaired trophic interactions between the cerebellum and cerebrum among preterm infants. Pediatrics 116:844–850, 2005.

Nolte, J. The Human Brain: An Introduction to Its Functional Anatomy. Mosby Elsevier, Philadelphia, 2009.

Ravizza, S. M., et al. Cerebellar damage produces selective deficits in verbal working memory. Brain 129:306–320, 2006.

Richter, S., Schoch, B., Kaiser, O., et al. Children and adolescents with chronic cerebellar lesions show no clinically relevant signs of aphasia or neglect. J Neurophysiol 94:4108–4120, 2005.

Schmahmann, J. D., and Sherman, J. C. The cerebellar cognitive affective syndrome. Brain 121:561–579, 1998.

Timmann, D., Drepper, J., Maschke, M., et al. Motor deficits cannot explain impaired cognitive associative learning in cerebellar patients. Neuropsychologia 40:788–800, 2002.

22
Emoção, memória e linguagem

Objetivos de aprendizagem

1. Definir os termos *emoção* e *memória*.
2. Com relação à memória, explicar o papel de: memória residual ou engrama; memória declarativa, memória atuante e memória semântica; memória prospectiva; e memórias anterógrada e retrógrada.
3. Discutir as etapas que se seguem desde a aquisição da memória até o armazenamento e relacionar essas etapas às estruturas neuroanatômicas.
4. Relacionar a amnésia às áreas de doença ou lesão neuroanatômica.
5. Discutir aquilo que foi aprendido sobre a base neurológica da memória e da emoção, no contexto dos indivíduos epilépticos.
6. Com relação à memória, discutir os componentes centrais do sistema límbico e sua importância funcional.
7. Identificar os principais estímulos e respostas do sistema límbico e discutir sua relação com a emoção e a memória.
8. Comparar e contrastar os seguintes déficits de linguagem: afasia de Broca, afasia de Wernicke, afasia global, afasia de condução e afasia transcortical.
9. Diferenciar as linguagens proposicional (simbólica) e emocional e discutir as correlações neuroanatômicas de cada uma.
10. Diferenciar os papéis funcionais de diferentes regiões neuroanatômicas associadas à linguagem, desde a recepção até a fala.

Abreviaturas

ACA artéria cerebral anterior
ACM artéria cerebral média
ACP artéria cerebral posterior
MCP memória de curto prazo
MLP memória de longo prazo
SNP sistema nervoso periférico

INTRODUÇÃO

Este capítulo apresenta três das funções cognitivas que atendem às elaborações mais completas em seres humanos: emoção, memória e linguagem. A emoção e a memória são mediadas em grande parte por componentes do sistema límbico. Em contraste, a linguagem é mediada por áreas corticais que incluem os córtices frontal e temporal, além das conexões existentes entre ambas. A emoção, a memória e a linguagem estão inextricavelmente ligadas a outros construtos da cognição, como atenção, função executora e tomada de decisão. Assim, o conteúdo do presente capítulo complementa e se soma às informações apresentadas no Capítulo 21, admitindo a inexistência de uma distinção clara entre essas funções inter-relacionadas.

A primeira seção principal do capítulo discute a emoção e a memória, começando pela emoção. A emoção é o atributo mais fundamental e significativo da cognição humana. Um importante substrato da emoção está junto ao nível mais superior do encéfalo, o córtex frontal. A emoção não só dá cores às atividades da vida diária, como também é o mecanismo básico usado para guiar o comportamento em um meio social. Apesar da tendência a considerar a emoção como determinante de um comportamento socialmente patológico, trata-se de um mapa orientador de navegação bem mais penetrante, usado no direcionamento de quase todos os comportamentos. Em seguida, será abordada a memória – que é uma função multifacetada. Alguns mecanismos da memória operam segundo uma escala temporal de curta duração, enquanto outros operam em uma escala de longa duração (até permanente); alguns atuam codificando fatos e eventos explícitos, enquanto outros registram as habilidades e os hábitos. Além disso, não existe um sistema unitário individual no encéfalo que medeie esses diferentes aspectos da memória. A memória e a emoção estão intimamente relacionadas. As memórias mais duradouras e vívidas são aquelas associadas às emoções mais fortes.

A segunda seção principal deste capítulo discute a linguagem, um comportamento exclusivamente humano em termos da sua riqueza, que serve de veículo para a expressão da emoção e da memória. De fato, parece existir um substrato neural específico para a expressão da emoção e para a nossa capacidade de reconhecer a emoção na linguagem dos outros. A linguagem *é* memória e emoção em ação. A linguagem é verdadeiramente notável: palavras simples atuam como símbolos para tudo que existe no mundo; marcas simples em um papel são capazes de transmitir uma rica herança cultural ao longo das gerações. Não admira que os transtornos de linguagem resultantes de dano cerebral possam ser tão devastadores. O que poderia ser pior do que perder a capacidade de se comunicar?

EMOÇÃO E MEMÓRIA: O SISTEMA LÍMBICO

Apresentação clínica

Você trabalha em um centro de reabilitação especializado em reabilitar pacientes que sofreram lesão cerebral traumática. No Capítulo 21, você aprendeu alguns dos problemas cognitivos enfrentados por esses indivíduos. Muitos deles também têm problemas significativos de emoção e memória. Entre os exemplos de déficits encontrados diariamente, estão: explosões emocionais, comportamentos inapropriados (p. ex., sugestões de caráter sexual) e perda da memória de curto prazo concomitantemente à preservação da capacidade de recordar experiências antigas.

Ao ler esta seção, considere:

- Qual é a relação existente entre os déficits de emoção e memória?
- Quais são as regiões anatômicas que atendem a essas funções?

A neurociência contemporânea considera que a emoção exerce um papel indispensável na nossa vida mental, em dois reinos funcionais expansivos: na orientação do comportamento complexo em contextos sociais e na formação de memórias facilmente acessíveis de experiências de autoenvolvimento. Dessa forma, em vez de ser considerada um estado de mentalização caótico interferente, a emoção emerge como um atributo mais fundamental e significativo da natureza humana.

A tentativa de entender a gênese da emoção humana, em termos de estrutura e função cerebrais, continua aborrecendo os neurocientistas. A busca por um único sistema mais ou menos discreto mediador da emoção é impulsionada pelo fato de que, apesar da ampla gama de estados emocionais, tais estados normalmente compartilham três elementos comuns: (1) um conjunto de respostas psicológicas associadas (amplamente autônomas); (2) formas características de comportamento expressivo; e (3) sentimentos subjetivos distintos. (Considere as experiências do teste de ansiedade ou nervosismo que foi a sua primeira fala em público.) Por outro lado, a rica variedade de estados emocionais possíveis tem impulsionado alguns a questionarem a utilidade da tentativa de definir um sistema neural único que medeie a emoção.

Questão

Quais estruturas específicas do sistema límbico foram discutidas no Capítulo 21, no contexto da cognição, e qual era o papel de cada uma? Seguindo adiante, considere o modo como essas estruturas (e outras estruturas discutidas no capítulo) estão relacionadas à emoção e à memória.

Em 1937, James Papez sugeriu que um circuito cerebral específico mediava as experiências emocionais, do mesmo modo como o córtex occipital é específico da visão. Esse circuito inclui o hipotálamo (e, especificamente, os corpos mamilares), núcleo anterior do tálamo dorsal, córtex cingulado, hipocampo e fórnice (ver Fig. 22.1). Como veremos, muitas dessas estruturas ainda são consideradas importantes na emoção e na memória.

A abordagem para a compreensão das emoções consiste em analisar o papel do sistema límbico no contexto de um distúrbio clínico proeminente – a **epilepsia psicomotora**. Este distúrbio resulta em uma descarga neuronal excessiva, que muitas vezes permanece confinada apenas aos neurônios presentes nas estruturas constituintes do sistema límbico. Como veremos, essa descarga excessiva revela de forma inequívoca que o sistema límbico na verdade está envolvido na mediação da emoção e da memória.

Emoção

> **Questão**
>
> A experiência emocional de um indivíduo pode ser caracterizada de maneira objetiva por outra pessoa?

Antes de tudo, a emoção é uma experiência *subjetiva* imbuída de uma *qualidade física* que pode ser agradável (prazerosa) ou desagradável (desprazível). Além dessas valências boa-ruim, as reações emocionais variam ao longo de uma segunda dimensão – a dimensão da intensidade ou estado de vigília. As emoções são fenômenos mentais totalmente privativos, conhecidos apenas por quem as sente, que é a única pessoa a ter acesso aos sinais interoceptores deflagrados por eventos ambientais (exteroceptivos) ou pelo pensamento ("Fico doente só de pensar nisso."). A existência de emoção em outro indivíduo deve ser *inferida* com base no comportamento exibido por esse indivíduo em um determinado contexto social. Assim, em comparação com outras formas de atividade mental, a emoção é investida de um *aspecto social* exclusivo e penetrante. O êxito típico dessas inferências é atestado pelo fato de que pode-se discutir a emoção e dizer ou ouvir *Estou sentindo raiva, tristeza* ou *alegria intensa*, e ter uma certeza razoável da existência de uma compreensão mútua acerca da experiência vivenciada.

Como consequência, as tentativas de definir um conjunto de emoções básicas universais com frequência enfocam a exibição pública da emoção. Uma das manifestações de emoção mais proeminentes é observada na expressão facial. De modo significativo, a capacidade de reconhecer um estado emocional unicamente em termos de expressão facial é consistente em todas as culturas alfabetizadas, e o conjunto de emoções básicas então definido consiste em seis emoções: raiva, medo, desagrado, alegria, tristeza e surpresa (ver Fig. 22.2). No entanto, a expressão facial não é a única manifestação comportamental da emoção. A tristeza, por exemplo, pode ser exprimida na forma de um comportamento deprimido; o medo pode resultar em um comportamento protetor, a raiva em um comportamento agressivo e a alegria pode ser manifestada como um comportamento afetuoso e contente. Além disso, a emoção é distinguida das outras formas de atividade mental por alterar o estado corporal por meio da ativação do sistema nervoso autônomo. O coração batendo forte, a boca seca, o suor e as pernas tremendo que acompanham o medo são todos manifestações conhecidas da emoção.

A partir de uma perspectiva mais ampla, o psicólogo americano William James descreveu com eloquência o papel vital e totalmente penetrante que a emoção

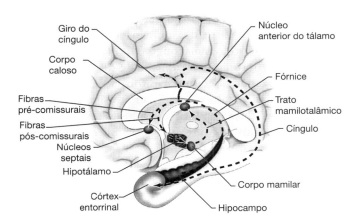

Figura 22.1 O circuito de Papez.

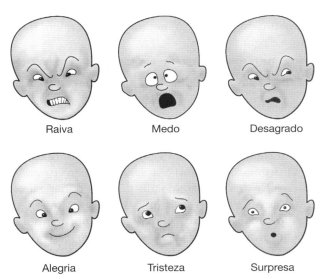

Figura 22.2 Exemplos de expressões faciais para seis emoções básicas encontradas constantemente entre diversas culturas.

exerce na experiência humana, observando que é por meio da emoção que o indivíduo atribui significado à experiência vivenciada; realmente, é por meio da emoção que as experiências são consideradas de natureza favorável ou desfavorável. Ele também sugeriu que, sem a emoção, nada teria significado, caráter, expressão ou perspectiva.

Memória

A **memória** é definida como "o registro, retenção e recordação mental da experiência, conhecimento, ideias, sensações e pensamentos *passados* (é importante enfatizar)" (*Taber's Cyclopedic Medical Dictionary*, 16ª ed.). Embora a memória seja uma conexão retrospectiva e unilateral com o tempo, define de maneira significativa a realidade e o comportamento *presentes* e *futuros*. Embora seja desconhecido o que irá acontecer, o modo como cada um enfrenta os eventos futuros é determinado pela memória. Isso ocorre porque a memória orienta rápida e efetivamente, conduzindo-nos a assumir um comportamento que foi projetado para o futuro. Sendo assim, existe uma *memória do futuro*, chamada **memória prospectiva**. A memória prospectiva é a capacidade de lembrar o que deveríamos ou não fazer para negociar de forma bem-sucedida um evento futuro, com base na experiência passada, conhecimento, ideias, sensações ou pensamentos. Como exemplo, em um jogo de futebol americano, um receptador experiente sabe quantos passos deve dar e em qual direção para pegar uma bola que ainda não foi lançada. Em outro exemplo, é possível que saibamos como devemos reagir para lidar com uma determinada situação social em particular quando de fato nos depararmos com ela. O passado, o presente e o futuro são entrelaçados no mesmo plano. Não isolamos o presente e o futuro como se fossem interrupções no processamento do passado. A memória define quem somos no aqui e agora.

> ### Questão
>
> Descreva o processo envolvido na tradução de uma experiência ou observação em memória.

O termo *memória* abrange dois processos relacionados. O primeiro processo é a *aquisição de uma memória*, que envolve o aprendizado de uma habilidade nova, item(s) de informação ou padrão de comportamento. O segundo processo ocorre depois de algum tempo e é chamado *recuperação da memória*. A recuperação envolve a recordação da informação ou a re-expressão da habilidade ou comportamento. Esses dois comportamentos são ligados por uma alteração que ocorre no encéfalo, chamada **memória residual** ou **engrama**. Entretanto,

ninguém sabe definir exatamente essa alteração, e sua localização no encéfalo parece variar de acordo com a natureza da memória específica. O engrama armazena a informação aprendida, de modo a ser possível recuperá-la em resposta a indícios apropriados. Quando um indivíduo sofre uma pancada na cabeça que resulta em perda da consciência, a vítima pode não lembrar dos eventos associados ao próprio acidente em si, embora consiga lembrar dos eventos mais antigos (p. ex., alguns minutos antes de um acidente de carro). Isso é referido como **amnésia retrógrada**. A presença de amnésia retrógrada sugere a ocorrência de uma alteração no encéfalo no momento da formação de uma memória. Ou seja, por consequência da pancada, a memória jamais é capturada em uma alteração neurológica. Em contrapartida, o termo **amnésia anterógrada** se refere à perda da capacidade de criar novas memórias subsequentes a um evento que tenha levado à amnésia.

A aquisição de uma memória (o processo de aprendizado) envolve três estágios. O primeiro estágio é breve, com duração de apenas alguns segundos a minutos, e representa um período durante o qual o evento aprendido pode ser lembrado – é a chamada **memória de curto prazo (MCP)**. O evento então é esquecido, a menos que seja consolidado pelo processo intermediário, em que a MCP é transferida para a MLP – esse estágio é denominado **memória de consolidação**. A duração da fase de consolidação é indeterminada. Tanto pode durar horas, como dias ou anos, dependendo da memória específica. Seja qual for o caso, envolve o hipocampo. O terceiro e último estágio é chamado **memória de longo prazo (MLP)**, em que o evento pode ser recordado por um período de dias ou anos, ou até por toda a vida. A MCP e a MLP são mediadas por mecanismos neurais diferentes e áreas distintas do encéfalo.

Muitas informações são transferidas para a MCP (p. ex., números de telefone, nomes, pratos de um cardápio de café da manhã, ingredientes de uma receita, disposição dos móveis em uma casa), mas nem todas são consolidadas na MLP. Isso é funcionalmente vantajoso por alguns motivos. Primeiro, a utilidade funcional da lembrança da maior parte das informações presentes na MCP por um período mais longo é limitada. Em segundo lugar, é provável que a capacidade do encéfalo normal de armazenar e recuperar informações a partir da MLP seja finita. E, talvez de forma mais significativa, todavia, a consolidação na MLP de todos os fenômenos ou informações contidos na MCP seria incapacitante do ponto de vista comportamental. Isso foi mais drasticamente demonstrado por A. R. Luria, em seu livro clássico *The Mind of the Mnemonist* [A mente do mnemônico] (1968). Por quase três décadas, Luria estudou um único indivíduo que apresentava uma capacidade aparentemente ilimitada não só de consolidar na MLP todas as informações inseridas na MCP, como também de reter todas as informações indefinidamente. Mesmo assim, apesar dessa capacidade ilimitada de lembrar detalhes, ele não conseguia generalizar a partir dessas memórias. Se cada informação fosse lembrada, as generalizações sofisticadas, metáforas, abstrações, conceitos, inferências e outros elementos da atividade mental normal seriam impossibilitados, pois dependem do esquecimento de partes dos eventos individuais que contribuíram para eles. O mnemônico, por exemplo, não consegue fazer inferências a partir de detalhes referentes à importância das mudanças para o conteúdo em questão. Ao encontrar com um conhecido cuja aparência mudara em função de um corte de cabelo, o mnemônico poderia perguntar "Nós nos conhecemos?", em vez de dizer "Você cortou o cabelo!" Isso contrasta com a resposta da maioria das pessoas capazes de reconhecer uma pessoa conhecida cuja aparência tenha mudado em consequência do envelhecimento, que esteja vestindo uma roupa diferente, mudado o penteado, raspado ou deixado um bigode ou a barba crescer, e assim por diante.

Recentemente, cientistas estudaram indivíduos cujas memórias aparentemente eram ilimitadas (hipertimesia). Uma capacidade aumentada de recordar informações autobiográficas pode estar relacionada a uma capacidade melhorada de armazenar informação ou a uma capacidade diminuída de suprimir a recuperação das informações armazenadas. Nesses estudos recentes, o hipocampo aparenta funcionar normalmente, enquanto foi postulado que o córtex pré-frontal está envolvido nesse fenômeno.

Para compreender o uso da memória para fins funcionais, é útil conhecer mais um termo: **memória de trabalho**, que consiste na capacidade de reter na mente a informação necessária à execução de tarefas complexas ou ações sequenciais, incluindo o raciocínio e o aprendizado. A memória de trabalho envolve a breve retenção de um conceito em particular na consciência, enquanto uma operação mental é realizada (p. ex., aritmética). Assim, a memória de trabalho se refere à pequena quantidade de informação que é possível manter em nossa mente em um dado momento. Essa memória foi descrita como *comentário corrente*. A memória de trabalho pode ser transferida para a MLP ou ser perdida assim que cumprir seu propósito.

> **Questão**
>
> Identifique os tipos de memória que poderiam ser mais importantes para o especialista em reabilitação ao ensinar a um paciente uma nova habilidade. Discuta o papel de cada uma.

Apesar da nossa tendência a considerar a memória como uma função unitária, a MLP é divisível em duas formas principais que dependem de diferentes conjuntos de estruturas encefálicas (ver Fig. 22.3). A **memória declarativa (ou explícita)** é a memória que retém os fatos e eventos ocorridos em um único momento ou lugar, e que pode ser recuperada de maneira consciente (i. e., declarada). A memória declarativa pode ser ainda subdividida em **memória episódica**, que está relacionada à

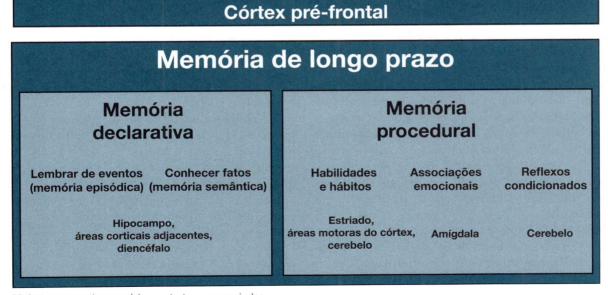

Figura 22.3 Aspectos da memória e estruturas associadas.

informação autobiográfica, e **memória semântica**, que se refere às informações não autobiográficas. A **memória procedural (ou implícita)** diz respeito às memórias de procedimentos e habilidades adquiridas por meio da prática repetida, mas que se tornaram inacessíveis à recuperação consciente. Andar de bicicleta e tocar um instrumento musical são exemplos de recuperação da memória procedural.

O próprio processo de armazenamento na memória pode ser robusto e resistente. Isso é sugerido pela estimulação elétrica do córtex cerebral de pacientes conscientes, nos quais são deflagradas memórias excepcionalmente detalhadas e vívidas de eventos passados, no contexto emocional em que foram originalmente vivenciadas. No entanto, essas memórias não estão necessariamente disponíveis para serem recordadas de maneira consciente, e isso também foi revelado em estados patológicos, quando as memórias esquecidas são recordadas com um detalhamento vívido e emocional. Isso quer dizer que a memória normal não é uma reprise literal dos eventos passados, e sim uma reconstrução, tanto do conteúdo como da forma, a partir de partes incompletas que são afetadas por indícios internos e externos deflagradores de memória. De fato, é possível que não consigamos recordar eventos particulares quando o ambiente interno e externo difere acentuadamente das condições prevalentes durante a aquisição da memória. Assim, a memória é um *fenômeno emergente* – ou seja, uma entidade imprevisível a partir dos eventos reais que foram inseridos na MLP. Exemplificando, várias pessoas que testemunham um mesmo assalto podem relatar o evento de modos diferentes.

O nível mais reducionista da análise da memória diz respeito aos eventos moleculares e celulares que ocorrem junto e entre os neurônios, subjacentes às respostas plásticas do encéfalo à experiência (ver Cap. 4). Entretanto, há quem acredite que seria um ato de fé pensar que uma análise desse tipo seria capaz de revelar a natureza de uma característica tão durável do encéfalo humano como é a memória. Ou seja, a capacidade do encéfalo de distinguir entre uma memória da infância e a memória do rosto de um amigo independe da existência de moléculas particulares ou da ocorrência de eventos moleculares, alterações da eficiência de um transmissor em particular ou alterações na eficiência da transmissão sináptica. Por outro lado, essa capacidade depende dos circuitos existentes no encéfalo e da localização desses circuitos. A análise da biologia celular da memória foi associada à análise do design do captador a laser de um aparelho de DVD. Embora conhecer o design seja importante para entender o modo de funcionamento do aparelho de DVD, essa informação não dirá nada sobre a história contida em um disco de DVD em particular. Para obter essa informação, é necessário apertar o botão *play*.

A emoção e a memória estão relacionadas

> ### Questão
>
> A memória e a emoção estão inexoravelmente entrelaçadas. Você é capaz de fornecer exemplos em sua própria vida que mostrem isso claramente? Agora, identifique os processos neurofisiológicos subjacentes a essa relação.

Um importante aspecto comum compartilhado pela emoção e pela memória é que tanto os excessos como as deficiências de cada uma podem comprometer o comportamento. Além disso, todos nós sabemos que os eventos emocionalmente matizados ocupam um lugar especial em nossas memórias. Assim, por exemplo, um filme que cause emoção é bem mais prontamente recuperado da memória do que um filme que não tenha despertado nenhuma emoção. É o componente visceral da emoção que atua como um indício vital para a recuperação de eventos específicos junto à memória, porque separa esses eventos como distintos do catálogo ordinário dos eventos do dia a dia.

O despertar autônomo ocorre sempre que há conflito ou discrepância entre uma situação que se desdobra no mundo real e as expectativas que trazemos para a situação. Quando as nossas expectativas acerca do mundo falham, o despertar autônomo resultante direciona e enfoca a nossa atenção nos aspectos potencialmente importantes do ambiente, a fim de garantir que cada detalhe do estímulo sensorial seja processado de modo a permitir que a ação correta seja adotada.

Lições da epilepsia psicomotora

O sistema límbico representa uma ligação essencial nos processos neurais mediadores da emoção e da memória, conforme evidencia a **epilepsia psicomotora**. A epilepsia psicomotora também pode ser referida como epilepsia do lobo temporal, epilepsia do sistema límbico e convulsão parcial complexa.

A **epilepsia**, um distúrbio que acomete tanto adultos como crianças, pode ser definido como a ocorrência repetida de descargas súbitas, excessivas e sincronizadas em amplos grupos de neurônios, que resulta em ruptura quase instantânea da consciência, perturbação da sensibilidade, movimentos convulsivos, comprometimento do estado mental, ou ainda alguma combinação desses sinais comportamentais (referidos como *convulsões*). A palavra *epilepsia* deriva de uma palavra grega que significa *apoderar-se de*. Pela natureza repentina, as convulsões são chamadas de *eventos ictais* (do latim *ictus*, significando *surgir*). Atualmente, a epilepsia é diferenciada em três formas: simples, complexa e generalizada. A *epilepsia simples*, por definição, não envolve alteração da consciência. A *epilepsia complexa* envolve alteração da consciência, e a *epilepsia generalizada* envolve perda da consciência.

Uma descarga epiléptica pode ter origem apenas em algumas estruturas do encéfalo – mais notavelmente no córtex e na amígdala. Entretanto, a resultante descarga anormal dos neurônios pode envolver células localizadas em qualquer estrutura do SNC. Esta última circunstância é responsável pela ampla variedade de manifestações clínicas de uma convulsão, que reflete as funções das regiões encefálicas envolvidas na descarga anormal. Os sintomas de uma convulsão podem ser amplamente classificados como positivos ou negativos. Os **sinais positivos** constituem um exagero da função normal, como as sacudidas de um membro (convulsões) ou a visualização de raios luminosos. Os **sinais negativos**, por outro lado, refletem a perda de funções particulares, como a perda da capacidade de formar memórias novas de atividades em curso durante a convulsão.

As convulsões simples podem incluir manifestações motoras, sensoriais e/ou psicológicas. A natureza das manifestações depende das áreas específicas do sistema nervoso envolvidas. As manifestações motoras incluem os movimentos associados à área motora do homúnculo, movimentos contrários associados ao córtex pré-motor, e sinais posturais associados ao córtex pré-motor. Um exemplo clínico clássico de convulsão motora focal é referido com frequência como marcha jacksoniana, em homenagem ao neurologista Hughlings Jackson, que foi o primeiro a descrever a condição. A convulsão consiste em uma progressão ordenada ou "marcha" de movimentos, que reflete a organização do homúnculo motor. A lesão associada à convulsão jacksoniana está distintivamente localizada na faixa motora do córtex contralateral ao lado em que os movimentos começam. As manifestações sensoriais podem ser visuais (occipital e temporal), somatossensoriais (parietal) ou auditivas (temporal). As manifestações psicológicas ocorrem em resposta às descargas junto ao lobo temporal ou sistema límbico.

Um dos aspectos exclusivos do sistema límbico é que suas estruturas compartilham coletivamente um baixo limiar para descarga epiléptica, de modo que a atividade convulsiva pode permanecer confinada ao sistema límbico e não passar a outras partes do encéfalo (embora a descarga convulsiva possa se disseminar secundariamente para outras estruturas). A epilepsia psicomotora é uma forma de convulsão parcial em que a consciência é alterada e não necessariamente perdida. Assim, não há perda completa do controle do pensamento e da ação, mas um período de alteração do comportamento e da consciência durante o qual o indivíduo pode ter amnésia.

> ## Questão
>
> Diferencie as auras, ilusões e alucinações associadas aos eventos epilépticos.

A convulsão psicomotora totalmente manifestada consiste em algumas fases. A convulsão inicialmente se anuncia para o indivíduo em forma de *aura*, que às vezes é uma experiência psíquica complexa que pode se manifestar de uma ou múltiplas formas vívidas: como ilusão, alucinação, estado discognitivo ou experiência emocional (afetiva).

As manifestações mais comuns são as *ilusões*, ou distorções da experiência em curso (percepção), que estão associadas a um evento ambiental imediato que as produziu. Desse modo, na esfera visual, os objetos ou pessoas presentes no ambiente podem parecer menores e mais distantes ou mais próximos e maiores. Distorções similares podem ocorrer com as sensações auditivas. O indivíduo pode sentir dor, frio, calor, queimação, compressão ou formigamento em uma parte do corpo. Os padrões de ilusão que distorcem o tempo são referidos como estados discognitivos. Essas ilusões geralmente assumem uma entre duas formas possíveis. O indivíduo pode apresentar uma sensação perturbadora de familiaridade excessiva com eventos em curso, como se já tivesse sido vivenciado tudo no passado (*déjà vu*) ou, ao contrário, esse indivíduo pode ter uma sensação de estranheza, desconforto ou irrealismo (*jamais vu*). O *déjà vu* foi correlacionado à atividade do córtex entorrinal do lobo temporal medial.

Neurofisiologia: excitação, atenção e emoção

Em um interessante experimento, voluntários novatos foram presos a uma corda elástica e jogados em queda livre de uma altura de 46m. Durante a queda, eles foram testados quanto à habilidade de ler números exibidos na tela de um pequeno computador preso em seus punhos. Durante o elevado afluxo de adrenalina produzido pela queda livre, os voluntários conseguiram ler os números a velocidades significativamente mais rápidas do que faria um indivíduo em condições normais. Assim, como o estado de excitação era maior, os voluntários conseguiram ler mais números. Além disso, é importante reconhecer que o conteúdo emocional podia ter um ponto de vista pessoal. O fato de a experiência ser considerada divertida ou terrível (boa ou ruim) dependeu das expectativas que o saltador trouxe consigo para o evento.

Também podem ocorrer experiências puramente emocionais acompanhadas de ilusões. Vivenciar algum tipo de medo talvez seja o sintoma aural mais comum. O indivíduo pode sentir ansiedade (a sensação desagradável que acompanha a antecipação do futuro) ou uma profunda solidão. Em contraste, felicidade ou excitação sexual também podem ser vivenciadas.

As *alucinações* são percepções que ocorrem na ausência de um estímulo imediato causador. São tipicamente visuais ou auditivas e compostas por imagens, sons ou vozes, formados ou não formados. Alternativamente, podem ter natureza vestibular, de modo que o indivíduo sente como se estivesse caindo, tonto ou flutuando. Com menos frequência, a alucinação tem natureza olfativa ou gustativa e, quando ocorre, o odor ou paladar usualmente é desagradável (p. ex., "borracha queimada" ou "atum estragado em um depósito sujo"). As pessoas afetadas podem ter sensações viscerais na "boca do estômago" ao vivenciarem uma alucinação (p. ex., náusea) comumente associada a sensações de medo intensas.

Essas experiências aurais revelam que o sistema límbico possui componentes multissensoriais – ou seja, estímulos olfativos, gustativos, gastrintestinais, visuais, auditivos, vestibulares e somatossensoriais atingem imediatamente o sistema límbico (ilusões) ou as informações transmitidas por esses estímulos são armazenadas no sistema (alucinações). Além disso, esses sintomas mostram que os componentes do sistema límbico conseguem fixar significado emocional nos estímulos sensoriais e nas percepções internamente geradas (pensamento).

Essas experiências psíquicas podem abranger totalmente a convulsão psicomotora. Quando isso acontece, a convulsão progride para sua segunda fase, que consiste em um período de consciência alterada como a irresponsividade, ou estado de sonho, durante o qual entram em ação os componentes motores da convulsão.

Durante as convulsões psicomotoras, o indivíduo também pode apresentar comportamentos motores. Exemplificando, nos chamados *automatismos espontâneos*, os indivíduo pode estalar os lábios, mastigar, sugar ou fazer movimentos de deglutição que parecem ser ecos da fome e da sede vivenciadas durante a aura. Esses automatismos podem incluir ainda manusear artigos de roupa de forma desajeitada e sem sentido, ou caminhar como se estivesse bêbado. O indivíduo, porém, está fora da realidade. Se receber um comando ou lhe fizerem uma pergunta específica, o indivíduo pode não responder ou responder de forma incoerente ou confusa. Outros automatismos são deflagrados por estímulos ambientais, sendo chamados de *automatismos reativos*.

Talvez, o automatismo reativo mais notável até então registrado (em 1888) tenha sido aquele relatado pelo famoso neurologista Hughlings Jackson, fundador da neurologia como ciência. Esse automatismo envolveu um médico jovem (dr. Z) que sofria de epilepsia psicomotora decorrente de uma pequena lesão no lobo temporal medial, na região do unco. Durante uma de suas convulsões, o dr. Z examinou um paciente, estabeleceu o diagnóstico correto e escreveu uma prescrição correta, mas esqueceu de tudo isso depois que a convulsão terminou. Uma *convulsão uncinada* inclui: *déjà vu*, alucinação olfativa e sensação de medo. Essa amnésia anterógrada indica que os componentes do sistema límbico estão envolvidos na formação de memórias novas, mas não estão envolvidos no armazenamento de memórias antigas, porque as ações habituais complexas que contam com a memória armazenada podem ser executadas corretamente durante a convulsão. Os indivíduos afetados podem continuar a executar as ações em curso no momento em que a convulsão ocorre, como lavar louças. Contudo, os automatismos complexos, de um modo mais geral, envolvem um comportamento inapropriado para as circunstâncias (p. ex., despir-se em público). Essa observação sugere que os componentes do sistema límbico também estão envolvidos no comportamento social bem-sucedido (apropriado).

Sistema límbico

O conjunto de estruturas e vias identificadas com o sistema límbico é inconsistente entre diferentes autores, em grande parte porque nenhum critério foi estabelecido para incluir ou excluir determinadas estruturas como integrantes do sistema. No entanto, algumas estruturas atendem ao que se considera estruturas *centrais*, porque a maioria dos autores as inclui como constituintes do sistema límbico: giro do cíngulo e giro para-hipocampal, hipocampo, amígdala, núcleos septados e hipotálamo. Além disso, evidências contemporâneas revelam que o córtex de associação pré-frontal orbitomedial é um componente integral do sistema límbico. De fato, esse córtex parece ser sua entidade integradora e orquestradora.

Os giros cingulado e para-hipocampal ocupam a superfície hemisférica e formam um anel imediatamente visível (porém incompleto) ao redor do diencéfalo e tronco encefálico rostral. Essas duas estruturas englobam os principais componentes anatômicos do sistema límbico, conforme notado no Capítulo 2. O hipocampo consiste em dois giros inter-relacionados (o giro denteado e o próprio hipocampo) que se dobraram para dentro do corno inferior do ventrículo lateral e são abrigados pelo giro para-hipocampal sobrejacente (ver Fig. 2.19). A inter-relação existente entre o giro denteado e o hipocampo propriamente dito é tal que (no corte transversal) ambos formam dois "Cs" entrelaçados (ver Fig. 22.4). A amígdala (um núcleo subcortical de cada lado) é uma coleção de núcleos mais ou menos distin-

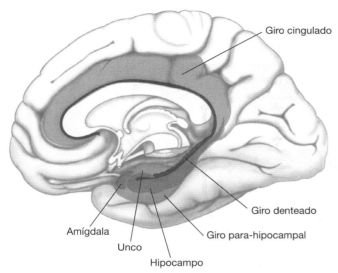

Figura 22.4 O giro denteado e o hipocampo estão inter-relacionados, de modo que formam dois "Cs" entrelaçados.

tos, situados embaixo do unco do giro para-hipocampal, na extremidade anterior do hipocampo e no corno inferior do ventrículo lateral (ver Fig. 6.7). Embora o termo *amígdala* signifique *amêndoa*, a estrutura tem tamanho e formato mais parecidos com os de uma noz. Os núcleos septados estão localizados perto da extremidade anterior do hipotálamo, imediatamente adjacente à linha média e septo pelúcido. A localização do hipotálamo foi descrita no Capítulo 6, enquanto a localização do córtex de associação pré-frontal orbitomedial (basomedial) foi descrita no Capítulo 21.

As conexões anatômicas existentes entre essas estruturas do sistema límbico são complexas e detalhá-las foge ao escopo deste livro. Entretanto, serão mencionados vários princípios gerais associados a esse padrão de conectividade. Primeiramente, essas estruturas estão inter-relacionadas entre si, com conexões recíprocas diretas ou indiretas, via retransmissores sinápticos localizados em estruturas como o tálamo. Em segundo lugar, a força dessas inter-relações varia entre os diferentes conjuntos de estruturas. Ambas as tendências beneficiam um sistema mediador de funções que, embora bastante diferentes, estão intimamente relacionadas umas com as outras – a saber, emoção e memória.

Conexões entre as estruturas do sistema límbico

Iniciamos a nossa exploração pelo interior das conexões com o sistema límbico definindo as terminações de resposta e estimulação do sistema límbico. Em seguida, as conexões recíprocas diretas existentes entre elas serão especificadas. E, por fim, serão indicadas outras conexões que devem existir para que o sistema límbico cumpra suas funções.

Questão

O que é o feixe prosencefálico medial? Com quais estruturas está conectado? Por que esse feixe é um importante componente do sistema límbico?

A extremidade de resposta do sistema límbico é um contínuo funcional e anatômico representado pelo septo e hipotálamo (ver Fig. 22.5). Por meio de suas conexões com as estruturas troncoencefálicas autônomas e somáticas (em grande parte via **feixe prosencefálico medial**), a extremidade de resposta medeia a expressão comportamental dos estados emocionais. Nessa mediação, não se pode esquecer as funções exercidas pelo hipotálamo secretor. A expressão comportamental da emoção inclui manifestações como alterações respiratórias, de frequência cardíaca, rubor, palidez, sudorese, ressecamento da boca, expressão facial, posturas, gestos, fluidez da atividade motora e assim por diante. O principal acesso direto a essa extremidade de resposta deriva de três estruturas: a formação hipocampal (que engloba o hipocampo, giro denteado e uma região do córtex cerebral chamada subículo), amígdala e neocórtex de associação pré-frontal orbitomedial (ver Fig. 22.5). A formação hipocampal e a amígdala, por sua vez, estão recíproca e maciçamente conectadas ao córtex pré-frontal orbitomedial. Dessa forma, dois subsistemas principais derivam do córtex pré-frontal orbitomedial: hipotalâmico e hipocampal-amidaloide. Isso coloca o córtex de associação pré-frontal orbitomedial em posição de orquestrar as atividades gerais do sistema límbico. O que, então, a própria extremidade de estimulação recebe para conseguir exercer suas funções?

As memórias e as emoções são fenômenos multimodais. Ou seja, as memórias podem ser deflagradas por qualquer modo de estimulação interoceptora ou exteroceptiva, do mesmo modo como qualquer estímulo interoceptor ou exteroceptivo pode ser investido de significado emocional. Um pré-requisito para essas funções é que a *extremidade de estimulação* do sistema límbico deve receber relatos sensoriais altamente processados sobre a experiência em curso de cada modalidade sensorial: olfativa, gustativa, visceral, somatossensorial, visual e auditiva. E é isso o que acontece. O córtex pré-frontal orbitomedial recebe estímulos dos córtices de associação mediadores da estimulação auditiva, visual e somatossensorial, bem como do hipotálamo mediador da estimulação interoceptora. Do mesmo modo, os neurônios da amígdala e do hipocampo são responsivos aos estímulos sensoriais interoceptores e exteroceptivos, mais uma vez amplamente processados pelas áreas de associação corticais antes de colidirem com os neurônios dessas estruturas.

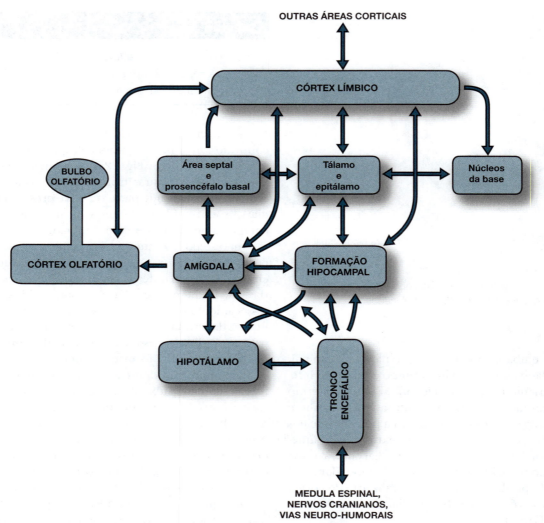

Figura 22.5 Visão geral do circuito límbico mostrando as projeções de entrada e saída.

Amígdala. O envolvimento *específico* da amígdala na emoção foi destacado de maneira esclarecedora em um experimento conduzido por J. L. Downer, em 1961. Downer removeu seletivamente a amígdala de um dos lados de um macaco que, além disso, teve o quiasma óptico seccionado, bem como todas as fibras comissurais que ligam estruturas de um hemisfério cerebral a estruturas correspondentes do hemisfério oposto. O animal resultante tinha então uma amígdala que acessava as informações visuais *apenas* a partir do olho ipsilateral à amígdala *intacta* (ver Fig. 22.6). Com ambos os olhos abertos, o animal apresentava uma resposta agressiva típica de macacos ao avistar uma pessoa: fazia caretas, mostrava os dentes e saltava dentro da jaula. Quando o olho ipsilateral ao da amigdalectomia era fechado, nenhuma alteração comportamental era observada. Entretanto, a abertura desse olho e o fechamento do olho oposto (o olho que enviava estímulo para a amígdala intacta) resultou em uma drástica modificação do comportamento. O animal não mostrava sinais de agressão ou medo ao avistar os observadores humanos, aproximava-se da parte da frente da jaula e pegava as uvas-passas na mão do pesquisador. Portanto, na ausência da amígdala, o macaco não conseguia interpretar o significado emocional de um estímulo visual (i. e., a aproximação de um ser humano representando uma ameaça em potencial) do mesmo modo como faria um animal com amígdala intacta. Essa plasticidade somente ocorreu em resposta à estimulação visual: se o braço do animal fosse tocado ou estimulado, o resultado seria uma resposta agressiva momentânea. Dessa forma, a estimulação somatossensorial continuava tendo acesso à parte da amígdala que permaneceu intacta.

> **Questão**
>
> Os experimentos que criam a síndrome de Kluver-Bucy em macacos são importante para a compreensão acerca do papel do sistema límbico. Essa síndrome foi identificada em seres humanos? Nesse sentido, o que é conhecido e o que permanece indeterminado?

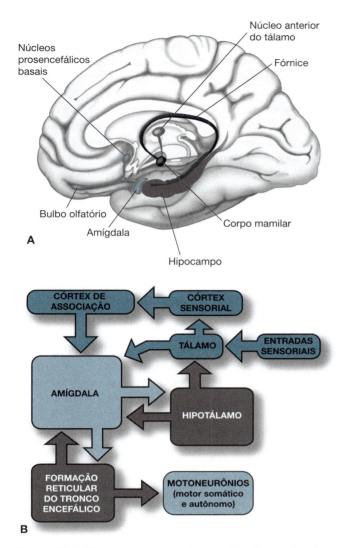

Figura 22.6 Principais conexões da amígdala. **A.** Localização da amígdala junto ao circuito límbico. **B.** Representação esquemática das conexões da amígdala.

O envolvimento das estruturas do lobo temporal medial, inclusive a amígdala, no comportamento emocional, foi demonstrado pela primeira vez em uma série de investigações conduzidas por Kluver e Bucy no final da década de 1930. Nesses estudos, amplas porções dos lobos temporais foram bilateralmente removidas em macacos Rhesus adultos, resultando no aparecimento de um conjunto de déficits que vieram a ser conhecidos como **síndrome de Kluver-Bucy**. Essas lesões não só destruíram a amígdala, como também a formação hipocampal, córtex inferotemporal, partes anteriores do giro para-hipocampal e unco. Os macacos normalmente agressivos e intratáveis se tornaram plácidos, mansos e amigáveis. Eles mostraram ausência de resposta emocional, sem demonstrar medo nem raiva diante de estímulos que normalmente induziriam respostas emocionais, como ameaças ou gestos sociais de outros animais. Os macacos se tornaram inusitadamente hiperatentos e responsivos ao ambiente; estavam constantemente ativos e abocanhavam de forma compulsiva tudo o que conseguiam alcançar, inclusive as garras, excrementos ou uma cobra sibilante. Os machos se tornaram acentuadamente hipersexuais, exibindo um aumento monumental da atividade sexual e também uma diversidade de manifestações sexuais (p. ex., montar em um cesto de lixo). A partir dessas observações, parece estar claro que os macacos perderam a capacidade de reconhecer visualmente o significado dos objetos – por exemplo, tornaram-se incapazes de distinguir objetos comestíveis e não comestíveis. Em outras palavras, os animais exibiram um tipo de **agnosia visual**. Embora os cientistas tenham procurado esse conjunto de alterações comportamentais da síndrome de Kluver-Bucy em seres humanos, nenhum caso foi relatado. A manifestação primária da síndrome em seres humanos é a tendência oral compulsiva.

A amígdala recebe uma vasta gama de informações sensoriais convergentes oriundas de todos os córtices sensoriais exteroceptivos e interoceptores. Assim, convergindo nos neurônios da amígdala, estão os estímulos oriundos dos sistemas visual, auditivo e somatossensorial que surgem a partir do neocórtex das áreas de associação unimodais, bem como do neocórtex de associação polimodal nos córtices pré-frontais inferotemporal (direto) e dorsolateral (indireto). Ademais, os córtices de associação límbica, ao receberem estímulos interoceptivos, se projetam fortemente para a amígdala. Considerando as projeções da amígdala para o hipotálamo e centros autônomos troncoencefálicos, essas conexões fornecem uma rota pela qual os estímulos exteroceptivos e interoceptores podem *ativar* as emoções e suas expressões comportamentais. A amígdala, porém, não só ativa a expressão emocional como também *modula* sua intensidade. A amígdala pode aumentar ou suprimir a efetividade do hipotálamo sobre a expressão emocional. Todas as respostas autônomas que podem ser deflagradas pela estimulação do hipotálamo também podem ser desencadeadas pela estimulação da amígdala, contudo sua duração tem um caráter mais natural, enquanto a influência pode ser facilitadora ou inibitória.

Essencial ao conhecimento sobre a função da amígdala é a presença de projeções recíprocas oriundas da amígdala de volta para os córtices de associação unimodais, polimodais e límbicos. Essas conexões permitem que amígdala module os estímulos sensoriais *de acordo* com o estado afetivo. Ou seja, a amígdala está em posição de participar do modo como o encéfalo atende ao seu ambiente atual.

Uma anedota relatada por Nauta e Feirtag (1986) ilustra efetivamente o ponto. Quando uma criança faminta entra em um restaurante, tudo que ela vê é a comida que está no prato dos clientes que lá estão. Entretanto, ao sair do restaurante, a criança nota que os clientes também têm rosto. Existe um contexto social mais amplo para essa anedota. Quando a criança faminta entra no restaurante, vê e sente os aromas maravilhosos vindos da comida, o que a impede de agarrar um prato e devorá-lo imediatamente, ou de começar a chorar de frustração? Dessa forma, existe ainda um elemento cerebral essencial, socialmente integrador, nesse processo de emoção – a saber, uma entidade que governa a emoção de acordo com a propriedade social e o comportamento, e que é o córtex orbitofrontal.

O dano bilateral seletivo à amígdala em seres humanos é raro. Entretanto, em pessoas que sofrem esse tipo de dano, como nas lesões da amígdala experimentalmente produzidas para aliviar a epilepsia intratável, a cognição social é comprometida. O reconhecimento das expressões faciais, em particular de medo e raiva, é comprometido. Além disso, esse comprometimento se estende ao reconhecimento da emoção revelada no padrão de expressão vocal de outra pessoa (prosódia, discutida adiante). O reconhecimento das expressões vocais de medo e raiva é o mais gravemente comprometido. Os exames de neuroimagem da lesão e funcional indicam que a amígdala exerce papel significativo no monitoramento da direção do olhar fixo, essencial para determinar o estado emocional de outras pessoas com base em seu aspecto. Tudo isso indica que a amígdala tem papel central na percepção do estado emocional das pessoas com as quais interagimos no ambiente social. O dano à amígdala também ocorre em distúrbios como a doença de Alzheimer, esquizofrenia e transtornos do espectro autista, que são caracterizados por déficits de expressão emocional relacionados à interação com outras pessoas.

Córtices dorsolateral e orbitomedial do córtex pré-frontal. Conforme observado no Capítulo 21, a distinção entre as partes dorsolateral e orbitomedial (límbica) do córtex pré-frontal se baseia não apenas nas diferenças de padrões das conexões córtico-corticais e córtico-subcorticais, mas também em duas síndromes clássicas resultantes de dano pré-frontal localizado. Vários aspectos adicionais do padrão de conectividade do córtex pré-frontal orbitomedial são notáveis, porque nos dão informações sobre a função. As projeções existentes entre o hipotálamo e o córtex pré-frontal orbitomedial são recíprocas, conforme observado anteriormente (ver Fig. 22.4). Isso indica que o córtex pré-frontal orbitomedial não é o único que está em posição de receber informações do hipotálamo sobre o estado da periferia autônoma (visceral e endócrina), mas pode influenciar sua *própria* estimulação hipotalâmica. O mesmo princípio operacional é válido para as conexões recíprocas existentes entre a amígdala e o córtex pré-frontal orbitomedial, bem como para aquelas existentes entre o córtex pré-frontal orbitomedial e o hipocampo. Uma relação recí-

proca adicional do córtex pré-frontal orbitomedial é considerada significativa. A natureza do funcionamento cerebrocortical depende dos estímulos oriundos dos núcleos colinérgicos no prosencéfalo basal, bem como dos estímulos monoaminérgicos oriundos dos núcleos do tronco encefálico. Dessa forma, o córtex pré-frontal orbitomedial consegue regular não só seus próprios níveis de neurotransmissão colinérgica e monoaminérgica, como também os estímulos de outras áreas corticais, bem como de estruturas subcorticais, como aquelas recebidas pelo hipotálamo. Isso tudo significa que as conexões do córtex pré-frontal orbitomedial mostram que ele representa o *sistema de controle de nível mais alto* não só da função autônoma como também da função mnemônica, relacionadas particularmente ao comportamento social--emocional.

Indivíduos com déficits de **função executora** encontram problemas diante de situações da vida real que exigem a organização do comportamento metadirigido em circunstâncias abertas, em que há relativamente poucas restrições. Em contraste com os indivíduos com dano pré-frontal dorsolateral, os indivíduos com dano pré--frontal orbitomedial podem apresentar bom desempenho nos testes neuropsicológicos conduzidos no consultório. Todavia, esses indivíduos podem agir com uma completa falta de julgamento e limitações no contexto relativamente desestruturado do cotidiano.

O dia a dia é cheio de eventos que podem ou não atender às nossas expectativas e de pessoas cujos comportamentos atendem ou não às nossas predições. A organização adaptativa do comportamento na vida diária depende de numerosos fatores, um dos quais é a capacidade de mudar de perspectiva. Isso está vinculado à capacidade humana de autoprojeção no futuro, de modo a prever as potenciais consequências do comportamento contemplado (precaução), bem como a capacidade de se colocar no lugar de outra pessoa para tentar entender quais poderiam ser suas crenças e sentimentos em resposta às nossas ações (discernimento ou empatia). Trata-se do *fórum público* da cognição social, em que nós, como indivíduos, interagimos com outras entidades dotadas de comportamento. Isso depende (1) da percepção acurada dos estados emocionais dos outros e (2) da capacidade de inferir sobre esses estados mentais. Em outras palavras, as percepções devem ser manipuladas de modo a nos permitirem atribuir aos outros um estado mental independente, ajudando-nos a interpretar e prever o comportamento dessas pessoas. O aspecto perceptivo desse fórum público é mediado pela amígdala. O aspecto racional depende das relações recíprocas do córtex pré-frontal orbitomedial com a amígdala e formação hipocampal. Essas relações permitiriam ao córtex pré-frontal orbitomedial alinhar os processos de memória e social-emocional público, de modo a permitir que participem no desenvolvimento da cognição que medeia as situações social-emocionais complexas e contingente-dependentes.

Entretanto, existe ainda um *elemento privado* na cognição social, que é a valência agradável-desagradável (física) da emoção. A cognição social (raciocínio) é continuamente atualizada à medida que evolui. Dessa forma, a relação recíproca existente entre o córtex pré-frontal orbitomedial e o hipotálamo pode capacitar o neocórtex a enviar códigos neurais para o hipotálamo representando as cognições associadas a ações sociais prospectivas. O hipotálamo envia de volta um sinal neural que entra na cognição em evolução, indicando que a ação prospectiva deflagra um sentimento interoceptor de prazer ou desprazer: em outras palavras, a resposta visceral de antecipação ("intuição") entra na cognição. Em 1971, Nauta propôs que essas respostas viscerais antecipatórias serviam de "marcadores de navegação" para guiar programas comportamentais complexos. A ocorrência dessas interações é expressa em afirmações como "Só de pensar nisso, fico doente". O dano ao córtex pré-frontal orbitomedial desconectaria a tomada de decisão da influência restritora da resposta visceral antecipatória. Isso resultaria no curto-circuito do planejamento adaptativo de longo prazo, em favor de uma gratificação egocêntrica imediata de desejos egoístas. Diante disso, não surpreende que os indivíduos que sofrem dano pré-frontal orbitomedial careçam de empatia e se engajam em ações impensadas, sem se preocupar com o resultado de eventos que envolvam a si mesmos e outras pessoas. Notavelmente, parece que não só podem haver diferenças de lateralidade no hemisfério mediador do comportamento social-emocional, como também essa lateralidade pode ser gênero-dependente.

Além do dilema individual, um interesse social pelo córtex pré-frontal orbitomedial aumenta cada vez mais. Paul MacLean (1990), que cunhou o termo *sistema límbico*, faz perguntas sobre altruísmo, dependentes de precaução e discernimento (empatia): o que existe nos seres humanos que os impelem a construir hospitais e conduzir pesquisas médicas sobre pessoas que ainda não estão doentes, ou que nem sequer nasceram, e a construir bibliotecas onde aqueles que ainda não nasceram poderão aprender sobre sua rica herança cultural?

Formação hipocampal. A formação hipocampal inclui as seguintes estruturas: o hipocampo em si, o giro denteado e uma região do córtex cerebral chamada subículo, que está interposta entre o hipocampo e o córtex do giro para-hipocampal. O hipocampo também é referido como *corno de Ammon* (*cornu ammonis*, que deriva de Ammon, uma divindade egípcia cujo símbolo era um carneiro com chifres curvados), por causa do modo como o hipocampo, estando em posição superior, se curva para fora e para baixo entrando nos lobos temporais (ver Fig. 2.18). O gi-

ro denteado é assim chamado por seu aspecto, que se deve em parte a uma série de artérias que penetram o giro denteado a partir do espaço subaracnóideo adjacente. Conforme observado no Capítulo 2, em um corte transversal, o hipocampo e o giro denteado assumem a forma de dois "Cs" entrelaçados (ver Fig. 22.4).

A formação hipocampal faz parte da parede medial do lobo temporal e pode ser considerada um giro submerso do córtex cerebral. A posição da formação hipocampal costuma ser descrita em relação ao sistema ventricular, onde constitui a parede medial e o assoalho do corno inferior do ventrículo lateral. Sendo maior na extremidade temporal do corno inferior, a formação hipocampal se afunila progressivamente, conforme vai sendo arqueada posterior, superior e medialmente até o final, mais ou menos ao nível do esplênio do corpo caloso, a uma distância aproximada de 5 cm.

As conexões subcorticais da formação hipocampal são dominadas por projeções recíprocas para a extremidade de resposta do sistema límbico – a saber, a área septal e o hipotálamo (ver Fig. 22.5). A formação hipocampal também está reciprocamente conectada a uma ampla expansão da superfície neocortical, incluindo as áreas de associação dos lobos frontal, parietal, temporal e occipital. Particularmente notáveis são as conexões recíprocas existentes entre a formação hipocampal e o córtex pré-frontal orbitomedial.

Questão

O córtex pré-frontal orbitomedial está intimamente conectado ao sistema límbico. O que você já sabe sobre essa estrutura? Como esse córtex está relacionado ao sistema límbico? E quais são as conexões de estimulação e resposta específicas relacionadas a essa estrutura?

CONEXÕES CLÍNICAS

Dois indivíduos que apresentavam danos significativos em estruturas relevantes – Phineas Gage e H. M. – contribuíram para a nossa compreensão acerca das consequências funcionais do dano neuroanatômico relacionadas à memória e à emoção. As histórias desses indivíduos e as condições resultantes de seus danos servem de ilustração e são descritas a seguir.

Questão

Por um evento excepcionalmente infeliz relacionado ao trabalho, Phineas Gage adquiriu uma lesão que afetou as funções corticais executoras. Quais são essas funções? Quais aspectos dos sintomas manifestados por

> Phineas Gage estão relacionados a essas funções? E o que isso sugere, em termos de localização do dano sofrido por Phineas?

Phineas Gage: consequências emocionais do dano ao córtex pré-frontal orbitomedial

Talvez, a primeira percepção relatada acerca da função dos lobos frontais no comportamento e experiência emocional tenha sido feita por J. M. Harlow, em 1848. Harlow era médico e atendeu Phineas Gage, um paciente que sofrera uma extensiva lesão no lobo frontal, a qual sobrevivera por mais de 12 anos. De fato, foi argumentado que as pesquisas contemporâneas sobre a função do lobo frontal tiveram início às 16h30 do dia 13 de setembro de 1848. Naquela tarde de verão, em Cavendish (Vermont, EUA), uma equipe de trabalho estava detonando uma rocha para limpar o caminho e expandir os trilhos da ferrovia Rutland & Burlington. Gage, líder da equipe, estava encarregado de encher o buraco escavado na rocha com pólvora, pavio e areia. A força da explosão foi significativamente aumentada com a compactação da pólvora dentro do buraco. O ferro estava cego na extremidade usada para tapar a pólvora, enquanto a outra extremidade apresentava um afunilamento de 6 mm no diâmetro. Enquanto tapava a pólvora, Gage foi distraído por seus homens e o ferro golpeou a rocha. Isso produziu uma faísca que incendiou o explosivo. A explosão atirou o ferro obliquamente para cima. O ferro atravessou completamente a cabeça de Gage, voou alto e caiu no chão, a cerca de 9 m atrás dele, sujo de sangue e fragmentos de cérebro.

Incrivelmente, Gage permaneceu consciente e conseguiu descrever o acidente aos seus homens que, mais ou menos uma hora depois, relataram o ocorrido ao médico. Gage permaneceu lúcido por cerca de um dia, após o acidente. O ferro de tapar buracos penetrara a cabeça dele abaixo da bochecha esquerda, rasgara a base do crânio e o córtex pré-frontal sobrejacente do lobo frontal esquerdo, e saíra da cabeça pelo topo do osso frontal anterior à sutura coronal (ver Fig. 22.7). O dano havia sido tão amplo que Harlow conseguia passar o dedo indicador direito através da abertura produzida no osso frontal, em direção à ferida na bochecha, até alcançar livremente seu dedo indicador esquerdo inserido na ferida aberta na bochecha, sem nenhuma obstrução por tecido cerebral.

Gage subsequentemente desenvolveu uma séria infecção cerebral e caiu em uma condição de estupor e delírio que durou cerca de um mês. Entretanto, ele melhorou rápido e no 56º dia após o acidente, já estava caminhando pelas ruas da cidade, novamente interagindo com seus amigos e outras pessoas. O aspecto mais notável

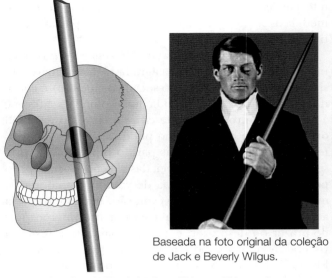

Baseada na foto original da coleção de Jack e Beverly Wilgus.

Figura 22.7 Recriação da lesão sofrida por Phineas Gage.

desse caso é seu caráter puramente improvável. De fato, o caso foi recebido com grande ceticismo pela comunidade médica, ao ponto de ser referido por um cirurgião altamente renomado como "invenção do Yankee".

Do ponto de vista médico, Gage havia se recuperado. Ele já não sentia dores na cabeça. Entretanto, da perspectiva mental, ele mudara substancialmente. Antes da lesão, ele era uma pessoa equilibrada – um homem de negócios astuto e inteligente, enérgico e focado. Depois da lesão, ele não conseguia mais trabalhar como líder, porque seu estado mental sofrera mudanças profundas. Ele se tornou irreverente, profano, impaciente e obstinado. De fato, Gage mudou tanto que seus amigos diziam que ele "já não era o Gage".

O caso de Phineas Gage ilustra a importância das áreas pré-frontais em sua relação com a cognição social. Aqui, um membro previamente bem ajustado da sociedade se tornou socialmente inapropriado após sofrer um dano grave no lobo frontal. Paralelos importantes às alterações observadas em Gage são discutidos no Capítulo 25, para indivíduos com lesões cerebrais traumáticas que afetam o córtex pré-frontal.

H. M.: excisão da formação hipocampal e implicações para a memória

Desde a década de 1950, a formação hipocampal é tradicionalmente associada à memória. Essa associação resultou do caso de H. M., atualmente considerado clássico. Em 1953, H. M. tinha 27 anos de idade e foi submetido a uma operação para excisão bilateral de 8 cm de lobo temporal medial, incluindo os 2/3 anteriores do hipocampo, amígdala e córtex sobrejacente (ver Fig. 22.8). A operação foi realizada pelo neurocirurgião Dr. William Scoville, com o objetivo de aliviar a grave epilep-

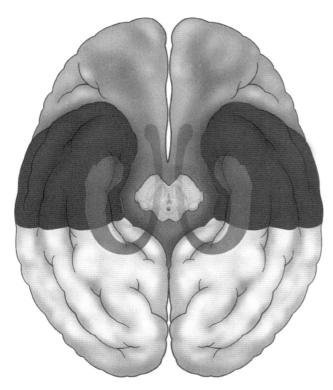

Figura 22.8 Representação da remoção bilateral dos lobos temporais mediais de H. M., incluindo as porções anteriores do hipocampo e da amígdala, resultando em perda da memória de curto prazo.

sia intratável de H. M., que sofria da condição desde os 16 anos de idade. O dr. Scoville notou que essa cirurgia puramente experimental era considerada justificável porque H. M. estava totalmente incapacitado em consequência da gravidade e da frequência de suas convulsões, que se mostraram refratárias a uma abordagem médica. A perda da memória recente que H. M. então apresentou foi inesperada, profunda e permanente. (A literatura se refere a esse indivíduo como H. M. Após a sua morte, em 2008, seu nome verdadeiro – Henry Molaison – foi revelado.)

H. M. foi intensivamente estudado por Scoville e Milner, que descreveram sua profunda perda da capacidade de formar novas memórias, ainda observada anos após a realização da cirurgia. Após a excisão, H. M. viveu cada um de seus dias como uma experiência totalmente nova, sem lembrar de nenhum dos eventos cotidianos ocorridos em sua vida. Exemplificando, ele não conseguia reconhecer os membros da equipe que trabalhavam com ele diariamente, era incapaz de encontrar o caminho até o banheiro e, meia hora após ter almoçado, não lembrava o que havia comido. Ele nunca aprendeu o endereço da casa para a qual sua família se mudou após a cirurgia, nem conseguia encontrar com segurança o caminho de casa. Ao mesmo tempo, ele parecia relativamente normal quanto a outros aspectos. Conseguia raciocinar e entender. Sua personalidade essencialmente era a mesma e, de maneira notável, suas memórias antigas não foram afetadas.

Os exames neuropsicológicos abrangentes a que H. M. foi submetido estabeleceram o importante princípio de que a capacidade de adquirir novas memórias é uma função cerebral distinta, à parte das capacidades perceptivas e cognitivas, bem como dos atributos da personalidade. Além disso, o déficit de memória era categoricamente seletivo apenas para certos tipos de recordação da memória.

O QI de H. M. era acima da média e sua MLP estava intacta, por isso ele conseguia recuperar os eventos antigos que foram formados antes da cirurgia. A MCP de H. M. também era normal e, se nada o distraísse, ele conseguia comunicar as experiências em curso, entendimentos e detalhes. Do mesmo modo, sua *memória procedural* estava intacta. Exemplificando, H. M. conseguia aprender a nova tarefa de desenhar olhando suas próprias mãos em um espelho, mas subsequentemente ele perdia a memória de ter praticado essa tarefa. Por outro lado, ele perdeu a capacidade de adquirir informações novas sobre fatos e eventos e inseri-las na MLP. Portanto, H. M. perdeu a capacidade de *consolidar* a memória, e isso resultou em *amnésia anterógrada*, por vezes chamada de *amnésia hipocampal*. O caso de H. M. ilustra as ideias importantes de que os substratos neurais para as memórias procedural e declarativa são diferentes, e que os substratos envolvidos na consolidação (corrompidos na memória anterógrada) diferem daqueles usados para recuperar conscientemente a memória (corrompidos na amnésia retrógrada).

> **Questão**
>
> O hipocampo de H. M. foi removido bilateralmente. Por que essa cirurgia foi realizada? Quais foram as consequências e o que foi aprendido sobre o processamento do sistema nervoso, como resultado do procedimento? É provável que essa cirurgia fosse realizada hoje? Por quê?

No caso de H. M., o procedimento cirúrgico destruiu os 2/3 anteriores do hipocampo, bilateralmente, bem como a amígdala e o córtex adjacente. Como consequência, as contribuições relativas dessas várias estruturas para a memória não poderiam ser acessadas de maneira inequívoca. Entretanto, um papel para o próprio hipocampo nos casos de dano hipocampal seletivo foi estabelecido em 1986 e, novamente, em 1990. Experimentos realizados com macacos estabeleceram que, além do hipocampo, o córtex adjacente à amígdala (mas não a própria amígdala em si), bem como os córtices entorrinal e para-hipocampal, são componentes importantes do sistema de memória.

Questão

Deveria ser evidente que o sistema límbico inclui algumas estruturas que estão ligadas a outras partes do sistema nervoso. Para uma apreciação mais completa do sistema límbico, é importante lembrar das outras conexões existentes entre as diversas estruturas identificadas e o sistema límbico. Para resumir essa informação, faça uma tabela contendo as principais estruturas associadas ao sistema límbico, bem como suas conexões de estimulação e resposta, conforme identificado nos outros capítulos do livro.

LINGUAGEM

Apresentação clínica

Ao trabalhar na unidade de terapia intensiva, reabilitação aguda, reabilitação subaguda e cenários domésticos, você tende a encontrar indivíduos que apresentam uma ampla variedade de dificuldades relacionadas à comunicação por meio da linguagem falada, embora tenham a capacidade de monitoramento necessária à fala. Ao ler esta seção, considere:

- Quais são as diferentes formas por meio das quais nós nos comunicamos mediante a linguagem?
- Quais áreas corticais atendem a essas funções?
- Quais são os diferentes tipos de déficits de linguagem que ocorrem com o dano cortical?
- Quais exames podem ser usados para identificar esses déficits?
- Considerando a localização dos déficits, quais déficits motores, somatossensoriais ou perceptivos potencialmente ocorreriam concomitantemente?
- Qual seria o impacto emocional e social dos déficits de linguagem?

Agora, direcionaremos a nossa atenção para a linguagem, uma função cognitiva amplamente complexa que se desenvolve de forma natural, como componente do dom biológico exclusivo dos seres humanos. Nesta seção, o nosso objetivo será identificar os substratos neurais para processamento da linguagem que contribuem para os padrões clínicos de quebra da linguagem, conforme manifestados nas afasias.

Visão geral

A linguagem não é uma entidade unitária. A **linguagem proposicional (ou simbólica)** é exclusiva dos seres humanos em termos de aparência natural, desenvolvimento e robustez. Embora seja verdade que os grandes

símios possuam uma certa capacidade de linguagem que lhes permite aprender elementos rudimentares e fragmentários da linguagem proposicional, essa não é sua herança normal. Em contraste, a **linguagem emocional**, enquanto comunicação entre os membros de uma espécie via vocalização e exibições comportamentais, está presente em todos os animais e sofre uma crescente diferenciação pelo reino animal, conforme documentado por Charles Darwin. Essa linguagem emocional (expressão de respostas às circunstâncias ambientais imediatas) não depende exclusivamente das estruturas do hemisfério cerebral, como acontece com a linguagem proposicional.

Embora exista uma longa história de discussões na literatura da filosofia e da psicologia sobre a questão de considerar ou não a linguagem e o pensamento como funções sinônimas, há distinções significativas entre ambos. A linguagem e o pensamento são companheiros constantes, no sentido de que a linguagem exerce papel central na internalização e subsequente expressão de termos simbólicos para o pensamento. Entretanto, afirmar que a linguagem é inextricável ao pensamento é o mesmo que definir estreitamente o pensamento. Primeiro, porque acreditar que um bebê em fase pré-verbal não pensa dificilmente pareceria razoável, do mesmo modo como não se pode descartar sem cerimônia o conceito de que os fenômenos mentais guiam o desenvolvimento da linguagem. Em segundo lugar, não foi estabelecido que a destruição das áreas corticais da linguagem comprometem o pensamento, mas apenas que podem comprometer a *troca* de pensamentos entre as pessoas. A linguagem parece ter o propósito de comunicar o pensamento, mas não é essencial ao pensamento em si. Ademais, as áreas encefálicas que participam da função da linguagem já foram localizadas, ao contrário dos fenômenos mentais complexos, como a imaginação e a criatividade.

Questão

Diferencie: (1) linguagem proposicional e linguagem emocional; (2) pensamento, linguagem e fala. Por que esses diferentes elementos da linguagem são importantes para o especialista em reabilitação?

Do mesmo modo, a relação existente entre linguagem e consciência não é facilmente determinada, em parte pelo fato de as definições de consciência serem bastante variáveis. Se nós definirmos *consciência* como o estado de estar ciente de nossos próprios pensamentos e ações, então usamos a linguagem para estruturar as experiências que surgem na consciência. (Nesse contexto, é importante notar que a consciência se refere a um estado de autoconsciência além do nível básico de consciência abrangido pelo sistema ativador reticular do tronco encefálico.) Entretanto, isso não significa que todo pensamento depende da linguagem ou que todos os comportamentos gerados pelos seres humanos sejam mediados de maneira consciente. As ações realizadas sem que tenhamos consciência de sua origem – ou seja, sem engajamento da nossa consciência – posteriormente podem receber uma lógica confiável. Isso ocorre quando nosso sistema de linguagem testemunha o comportamento. Uma causa é então atribuída à ação, em termos das crenças e atitudes baseadas na linguagem e realizadas de maneira consciente, mesmo que o próprio sistema de linguagem não tenha consciência do motivo que levou a ação a ocorrer.

Uma distinção entre linguagem e fala é mais prontamente esboçada. Os déficits de função de linguagem sempre refletem a ocorrência de uma lesão encefálica, com os déficits mais sérios refletindo danos ao hemisfério cerebral dominante (em geral, o esquerdo). Embora um desarranjo da fala também possa resultar de lesão encefálica, essa não é sua causa mais comum. Os déficits de fala resultam de danos não só ao cerebelo e tronco encefálico como também ao SNP e aos próprios músculos da articulação da fala (ver discussão sobre disartria). Além disso, o termo *fala* se refere principalmente aos aspectos mecânicos da expressão verbal que envolvem a articulação. O termo *linguagem*, por outro lado, se refere ao uso de símbolos verbais convencionados, ordenados de modo sequencial, consoantes com regras gramaticais válidas, e por meio dos quais as ideias e sentimentos são transmitidos de um indivíduo a outro.

> ## Questão
>
> As diferenças existentes entre consciência, linguagem e fala são mais do que um interesse filosófico passageiro. Considere um indivíduo que perdeu a capacidade de se comunicar em decorrência de um tumor cerebral ou acidente vascular encefálico que afetou os centros da linguagem. É possível afirmar que essa pessoa não possui pensamentos? Como você poderia começar a estabelecer o grau de compreensão desse indivíduo e as formas de estabelecer comunicação com ele?

Com relação à fala, existem algumas características importantes para a prática da reabilitação. **Prosódia** é um termo usado para descrever o aspecto melodioso da fala, em que a inflexão, volume (tom), timbre e ritmo são usados para transmitir significado. O termo foi introduzido por Monrad-Krohn, em 1947, e pode ser dividido em dois tipos distintos. A *prosódia emocional*, de acordo com a conotação do termo, imprime emoção à fala, incluindo elementos de atitude ou sentimentos pessoais. A prosódia emocional inclui as expressões paralinguísticas, como suspiros e grunhidos, além de inflexão e padrões de ritmo que transmitem uma opinião sobre o tópico ou pessoa abordada. (Quantas expressões diferentes da sentença "Ele é engraçado" podem ser usadas para transmitir uma atitude relacionada à pessoa?) A *prosódia linguística*, por outro lado, é usada sintática ou gramaticalmente (discutida adiante).

O termo **afasia** é usado em referência às anormalidades de fala e/ou linguagem, decorrentes de doença ou lesão, e define uma perturbação do uso da linguagem causada por lesão encefálica e não por perturbações sensoriais ou motoras nem deterioração mental generalizada. O critério-chave dessa definição é um critério de comprometimento linguístico: nos distúrbios afásicos da produção da fala, a resposta verbal deve estar linguisticamente comprometida, enquanto os músculos da articulação podem ser usados normalmente em atividades não linguísticas. Do mesmo modo, nos distúrbios afásicos da compreensão, a linguagem falada ou escrita pode não ser compreendida, mas a audição e a visão podem se mostrar normais ao serem testadas de forma não verbal.

Substratos neurais da linguagem

Substrato límbico

Os componentes do sistema límbico estão envolvidos na produção da linguagem. Esses componentes aparentemente representam um mecanismo iniciador ou facilitador essencial à iniciação da fala, uma vez que seu dano resulta em graus e duração de mutismo variados. Esse sistema facilitador é bilateral, sem dominância hemisférica, e se estende da substância cinzenta periaquedutal do mesencéfalo ao longo do tálamo reticular, até o giro do cíngulo anterior e área motora suplementar do lobo frontal. A síndrome referida como **mutismo acinético apático** resulta do dano à substância cinzenta periaquedutal no mesencéfalo rostral. Os indivíduos com essa síndrome parecem estar despertos, no sentido de que conseguem rastrear visualmente, possuem sistemas motor e sensorial intactos, mas não respondem aos comandos. O dano ao giro do cíngulo anterior e córtex motor suplementar adjacente pode causar perda total da fala espontânea (embora possa haver recuperação da fala espontânea com o passar do tempo). Em virtude do envolvimento do sistema límbico na motivação, o comprometimento desse mecanismo iniciador pode explicar a perda ou a diminuição da fala espontânea (i. e., mutismo) que ocorre em certos tipos de afasia. Além disso, no dano neocortical que resulta em afasia não fluente, pode haver preservação seletiva da fala emocionalmente carregada, vulgar e profana, aliada a uma melhora temporária da fala, quando esses indivíduos se submetem ao estresse emocional. Esses fenômenos indicam que o substrato límbico permanece funcional na presença de dano neocortical.

> **Neurofisiologia:** períodos críticos no desenvolvimento da linguagem
>
> O desenvolvimento da linguagem tem períodos de sensibilidade durante os quais é necessário desenvolver habilidades específicas relacionadas à linguagem. Exemplificando, o volume e a prosódia são adquiridos ao redor dos 3 anos de idade. As estruturas gramaticais são desenvolvidas ao redor dos 12 anos. Se uma criança for exposta a uma linguagem (segunda linguagem) após os 3 anos de idade, não conseguirá se tornar um falante nativo. E se não for exposta à segunda linguagem aos 12 anos, não dominará totalmente o vocabulário nem a gramática contextual. Ademais, a linguagem dos falantes não nativos de inglês é menos proficiente em termos de habilidade léxica e sintática quando a criança com mais ou menos 7-8 anos de idade vai viver em um lugar onde o inglês é o principal idioma. Além disso, há exemplos de crianças criadas sob condições de privação essencialmente total da linguagem (p. ex., até os 13 anos de idade), que nunca irão desenvolver habilidades de fala. Tais observações sugerem que o sistema de linguagem, assim como o sistema visual (ver Cap. 18), apresenta períodos críticos de desenvolvimento.

Substrato neocortical

Linguagem proposicional. Diferente do substrato límbico, que é bilateral, o substrato neocortical da linguagem proposicional reside predominantemente no córtex de associação de apenas um hemisfério cerebral. Na grande maioria das pessoas, a representação da linguagem é lateralizada para o hemisfério esquerdo, que é referido como **hemisfério dominante**. Isso é válido independentemente de o indivíduo ser destro ou canhoto. No entanto, os indivíduos canhotos são mais propensos do que os destros a terem a linguagem representada no hemisfério direito, ou em ambos os hemisférios. Mesmo assim, apenas cerca de 15% dos canhotos apresentam dominância de linguagem no hemisfério direito, enquanto mais ou menos 15% apresentam representação de linguagem bilateral.

Como as áreas da linguagem neocorticais margeiam a fissura lateral (Sylvius), se houver uma base anatômica para a lateralização da linguagem, essa deve ser encontrada na região da fissura lateral. De fato, em cerca de 70% dos encéfalos, a superfície superior do giro temporal superior posterior ao córtex auditivo primário – uma região chamada **plano temporal** – é significativamente maior no hemisfério esquerdo do que no hemisfério direito. Como o plano temporal forma a margem inferior da parte posterior da fissura lateral, esta se estende bem mais posteriormente no hemisfério esquerdo (ver Fig. 22.9). Considerando que essas diferenças hemisféricas estão presentes na vida uterina, a dominância da linguagem deve ser fundamentalmente determinada pela genética. De modo significativo, o próprio desenvolvimento da linguagem parece ser intrínseco ao encéfalo humano. O desenvolvimento e a maturação da linguagem são guiados por nossa herança genética porque todas as crianças, independentemente da cultura, adquirem a linguagem em poucos anos sem instrução gramatical explícita.

Conforme observado anteriormente, as áreas da linguagem do neocórtex estão agrupadas em torno do sulco lateral e, portanto, são chamadas coletivamente de **zona da linguagem perisilviana** (ver Fig. 22.10). As áreas da linguagem classicamente reconhecidas estão incluídas na zona: uma **área de Broca** anteriormente localizada, que engloba o terço posterior do giro frontal inferior e correspondente às áreas de Brodmann 44 e 45, e uma **área de Wernicke** posteriormente situada, que abrange a parte posterior do giro temporal superior e corresponde à parte posterior da área de Brodmann 22. Deve-se notar que a área de Broca é imediatamente anterior à parte inferior do córtex motor primário, aten-

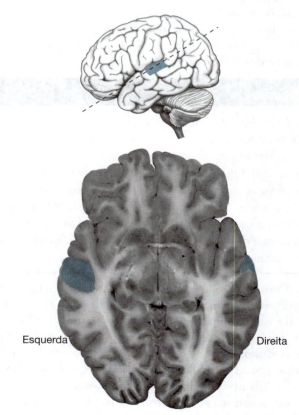

Figura 22.9 O plano temporal do hemisfério esquerdo, que abriga o córtex auditivo primário, estende-se mais posteriormente do que no hemisfério direito.

dendo à inervação por MNS dos lábios, língua, palato mole, faringe e laringe, e que essas duas áreas neocorticais são interconectadas por fibras de associação curtas.

Atualmente, aceita-se que as lesões neocorticais causadoras de afasia também envolvem o córtex que circunda essas áreas classicamente definidas, sendo por isso mais correto falar em um **território de Broca** anteriormente posicionado e um **território de Wernicke** de localização posterior. O território de Broca inclui não só as áreas de Brodmann 44 e 45, como também as partes posteriores do giro frontal médio, giro pré-central inferior (área de Brodmann 43, ventral à área motora primária) e ínsula anterior. Similarmente, o território de Wernicke inclui não só a parte posterior do giro temporal superior (área 22), como também a parte posterior do giro temporal médio, as porções operculares do lóbulo parietal inferior (giros angular e supramarginal, áreas de Brodmann 39 e 40, respectivamente) e giros insulares posteriores. A neuroimagem revelou que áreas adicionais do lobo temporal estão envolvidas na linguagem. É interessante notar que, no sexo feminino, a zona da linguagem perisilviana é proporcionalmente maior do que no sexo masculino, e isso pode contribuir para o dimorfismo sexual na habilidade verbal.

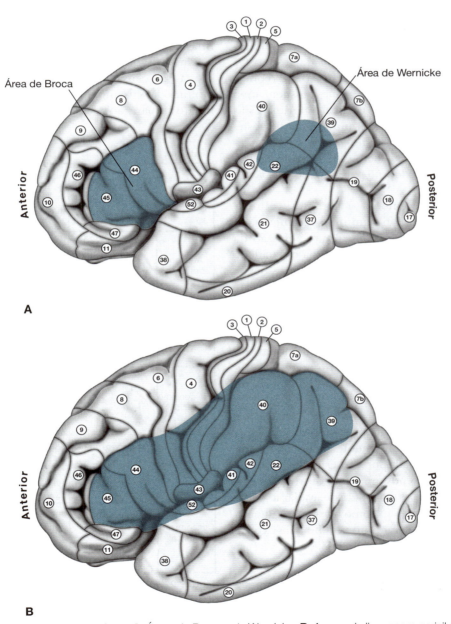

Figura 22.10 Áreas da linguagem do neocórtex. **A.** Áreas de Broca e de Wernicke. **B.** A zona da linguagem perisilviana inclui as áreas de Broca e de Wernicke.

Questão

Durante uma conversa com outro indivíduo, onde a informação auditiva associada à fala é recebida e interpretada? Onde os processos associados à resposta são verbalmente processados e como a informação passa do primeiro sítio ao último?

Essas áreas são interconectadas por uma rica rede de fibras de associação longas. As mais proeminentes são as fibras pertencentes ao **fascículo longitudinal superior (fascículo arqueado)** (ver Fig. 2.24), que interconectam diretamente os territórios de Wernicke e Broca. Essas fibras contornam a extremidade posterior do sulco lateral, com algumas atravessando a substância branca subcortical dorsal à ínsula e outras cruzando a cápsula extrema na substância branca subcortical da ínsula. Os territórios de Broca e Wernicke também são interconectados indiretamente por projeções que possuem uma sinapse interferente no lóbulo parietal inferior. Essas projeções indiretas, portanto, têm um segmento posterior que se projeta do território de Wernicke para os giros angular e supramarginal, bem como um segmento anterior que se projeta do lóbulo parietal inferior para o território de Broca.

Linguagem emocional. Embora o hemisfério direito (não dominante) possua papel mínimo na linguagem proposital, ele exerce papel essencial na expressão da emoção na linguagem falada, bem como na capacidade de detectar a emoção presente na fala das outras pessoas. O sistema hemisférico direito para geração da prosódia emocional é um sistema da fala, enquanto aquele destinado à compreensão da prosódia emocional na fala de outros possui uma organização similar à organização do sistema mediador da linguagem proposicional, no hemisfério dominante. Ou seja, a área do hemisfério direito análoga ao território de Broca está envolvida na produção da prosódia emocional, enquanto a área no hemisfério direito análoga ao território de Wernicke está envolvida na compreensão da prosódia emocional. A prosódia emocional é evidentemente uma capacidade exercida no contexto social, por isso é notável que danos no hemisfério direito possam afetar outros aspectos da relação social (p. ex., a capacidade de avaliar as situações sociais corretamente, bem como o reconhecimento não verbal e a expressão da emoção por meio da expressão facial).

CONEXÕES CLÍNICAS

A afasia é um dos comprometimentos frequentes da função mental superior, que resulta de acidente vascular encefálico e lesões no encéfalo. Foram desenvolvidos muitos esquemas e baterias de exames de complexidades diversas para classificar os diferentes tipos de afasia. É preciso notar que os exames formais que envolvem diagnóstico baseado em escores, entre os quais o *Western Aphasia Battery* (bateria de afasias Western), fornecem apenas a aparência de objetividade, por vários motivos: (1) as atribuições de escores são definidas por critérios desenvolvidos pelo autor do teste; e (2) a pontuação real é baseada no julgamento do clínico. Felizmente, conforme será discutido adiante, um exame clínico cuidadoso de modo geral permite ao clínico determinar corretamente o tipo de afasia manifestada pelo paciente.

Duas categorias amplas de afasia foram reconhecidas e resumidas na Figura 22.11: (1) as afasias resultantes de dano nas áreas da linguagem perisilvianas e referidas como *afasias primárias*; e (2) as afasias que não resultam de lesões nas áreas de linguagem perisilvianas em si, mas são causadas por lesões no córtex de associação multimodal circundante. Essas lesões resultam no isolamento (separação) das áreas de linguagem perisilvianas

Síndromes	Tipo de afasia	Fluência	Repetição	Compreensão
Afásico primário	de Broca 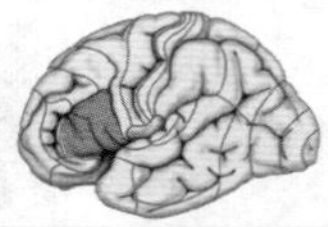	-	-	±
Afásico primário	de Wernicke 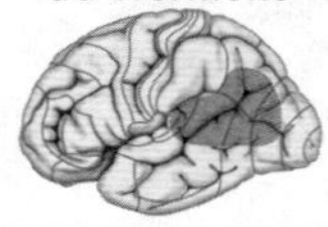	±	-	-
Afásico primário	Global 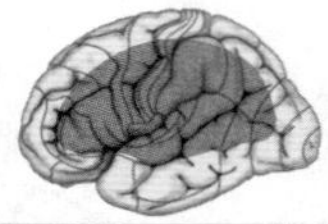	-	-	-
Desconexão afásica	Transcortical motora 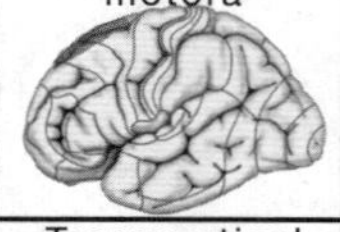	-	±	±
Desconexão afásica	Transcortical sensorial 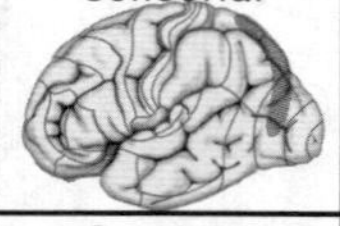	±	±	-
Desconexão afásica	Condução 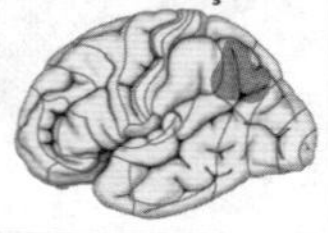	±	-	±

Figura 22.11 Déficits de linguagem. A localização das lesões e suas consequências na fluência, na repetição e na compreensão. "+" indica que a função de linguagem está intacta; "–" indica comprometimento da função de linguagem; "+/–" indica que a função de linguagem pode ou não estar comprometida.

em relação ao córtex de associação adjacente. As afasias produzidas por esse tipo de isolamento são referidas como *síndromes de desconexão afásica.*

Afasias primárias e lesões causais

Afasia de Broca

A **afasia de Broca** – também chamada *afasia motora, expressiva, anterior* ou *não fluente* – é assim chamada em consequência da observação inicialmente feita em 1861, pelo neurologista Paul Broca, de que um tipo específico de afasia resultava de um dano na parte posterior do giro frontal inferior, que afetava primariamente a expressão da linguagem e poupava em grande proporção a sua compreensão. Subsequentemente, essa área foi identificada como as áreas de Brodmann 44 e 45 – hoje, coletivamente conhecidas como área de Broca. Essa localização foi feita por Broca com base no exame pós-morte do encéfalo de um único paciente chamado "Tan", nomeado dessa maneira pelos outros pacientes da clínica de Broca porque estava impossibilitado de dizer algo a mais do que a palavra sem sentido *tan* e alguns xingamentos ocasionais. Somente a superfície do encéfalo de Tan foi examinada e, por algum motivo desconhecido, Broca descartou a possibilidade de considerar lesões superficiais mais extensivas; o encéfalo de Tan não apresentava seccionamento. Hoje, sabe-se que a lesão causadora da síndrome completa que tradicionalmente caracteriza a afasia de Broca é bem maior do que aquela originalmente descrita naquele único paciente. A lesão causal envolve não só o giro frontal inferior, como também a substância branca subjacente e até mesmo a cabeça do núcleo caudado e putame, ínsula anterior, opérculo frontoparietal e cérebro adjacente. Dessa forma, a afasia de Broca não equivale a uma lesão na área de Broca.

O impacto da afasia de Broca não pode ser subestimado. Existe um "antes e depois" na vida de um indivíduo com afasia de Broca, separados às vezes apenas por um instante no tempo, uma hemorragia cerebral explosiva ou um golpe na cabeça. É com o "depois" que o indivíduo, seus familiares, terapeutas e outras pessoas têm que lidar. Quando os indivíduos com afasia de Broca perdem a função de linguagem, eles estão cientes de sua incapacidade e lutam para se comunicar. O déficit de linguagem dificulta a inclusão desses indivíduos no contexto social e, dessa forma, pode acarretar transtornos psicológicos e sociais.

Afasia de Wernicke

A **afasia de Wernicke** foi assim chamada em homenagem ao neurologista Carl Wernicke que originalmente descreveu a síndrome em 1874. Essa condição também é chamada *afasia sensorial, receptora, posterior* ou *fluente.* A afasia de Wernicke é caracterizada predominantemente por um déficit de compreensão da linguagem com uma produção de linguagem relativamente fluente, porém cheia de erros. As lesões responsáveis pela afasia de Wernicke incluem não só as lesões na área de Wernicke classicamente definida (a parte posterior da área 22 no giro temporal superior), como também as lesões nas regiões neocorticais adicionais que constituem o território de Wernicke especificado anteriormente. As afasias de Wernicke de longa duração estão relacionadas a lesões que envolvem os giros supramarginal e angular. Sendo assim, de maneira similar à situação observada na afasia de Broca, a afasia de Wernicke não equivale a uma lesão confinada à área de Wernicke. Em constraste com um indivíduo com afasia de Broca, as pessoas que têm afasia de Wernicke não estão tão agudamente conscientes de seus déficits. (Elas pensam que falam palavras que fazem sentido.) Para esses indivíduos, a dificuldade psicológica está em entender por que aqueles que os cercam não podem se comunicar com eles.

Questão

Quais sintomas (além dos sintomas associados à linguagem) você poderia antecipar ao trabalhar com um paciente com afasia de Wernicke? Explique esses sintomas quanto à região do sistema nervoso com mais chances de estar afetada, em conjunto com o dano que resulta na afasia de Wernicke.

Afasia global

A **afasia global** é causada por uma lesão que destrói quase toda a zona da linguagem perisilviana. Essa lesão inclui (anteriormente) o território de Broca e (posteriormente) o território de Wernicke, bem como o neocórtex situado entre ambos. Todos os aspectos da linguagem são gravemente comprometidos. A fluência da linguagem se torna quase inexistente e a pessoa afetada consegue apenas dizer, no máximo, algumas palavras. Do mesmo modo, a compreensão da linguagem é seriamente comprometida, embora algumas palavras possam ser entendidas. O indivíduo não apenas se torna incapaz de se expressar, como também não consegue compreender a linguagem falada. Para o clínico, as pessoas globalmente afásicas podem ser as mais difíceis para se trabalhar na reabilitação. Apesar do impacto extremo das lesões sobre a fala e a linguagem, é importante notar que, com o tempo, até mesmo as pessoas com afasia global aprendem a se comunicar com os entes queridos, presumivelmente empregando com intensidade uma linguagem emocional, em vez de linguagem simbólica.

> ## Questão
>
> Ao trabalhar na reabilitação com um paciente globalmente afásico, quais aspectos do pensamento, linguagem e fala são provavelmente os melhores caminhos para a comunicação?

Síndromes de desconexão afásica e lesões causais

Afasia de condução

A **afasia de condução** representa a clássica síndrome de desconexão, em que os territórios de Broca e Wernicke permanecem intactos e funcionais, mas a conexão entre ambos é danificada (i. e., as fibras do fascículo longitudinal superior foram destruídas). Na verdade, o próprio Wernicke previu os sintomas clínicos que resultariam de uma lesão como essa. A compreensão da linguagem é relativamente poupada (como na afasia de Broca com área de Wernicke intacta) e a produção da linguagem do indivíduo afetado permanece fluente, porém repleta de erros (como na afasia de Wernicke com área de Broca intacta). O aspecto cardinal da condução da afasia é um déficit grosseiro na capacidade do indivíduo de repetir palavras, frases ou sentenças ditas pelo examinador. Por algum motivo desconhecido, o déficit de repetição às vezes é maior para palavras gramaticais pequenas, como *o, a, se* e *é*.

O déficit de repetição grosseiro foi previsto a partir do modelo de processamento de linguagem descrito a seguir. Os sons da fala que chegam e atingem o córtex auditivo devem ser transferidos para o território de Wernicke, onde são processados em palavras dotadas de sentido. Para repetir as palavras, os sinais baseados nas palavras devem ser passados adiante do território de Wernicke para o território de Broca, ao longo do fascículo longitudinal superior. Junto ao território de Broca, o sinal baseado em palavra é transformado em um código que especifica os movimentos musculares requeridos para dizer a palavra. Esse programa motor então é passado adiante para o córtex motor primário, que é na verdade o gerador da contração dos músculos dos lábios, língua, laringe e respiratórios para vocalização da palavra. Quando as fibras do fascículo longitudinal superior são destruídas, a informação não é passada adiante diretamente do território de Wernicke ao território de Broca, impedindo a repetição da palavra.

A síndrome da **afasia de condução** foi originalmente atribuída ao dano que envolve as fibras de associação longas do fascículo longitudinal superior, que ligam diretamente o território de Wernicke ao território de Broca. Os indivíduos com afasia de condução na verdade constituem um grupo heterogêneo, com condição que varia de Broca-símile a Wernicke-símile. Além disso, embora a lesão encefálica causadora de afasia de condução envolva o fascículo longitudinal superior (arqueado), o dano a essa estrutura isoladamente é insuficiente para produzir a síndrome. Ademais, partes do lóbulo parietal inferior (em particular, o giro supramarginal), a ínsula e as conexões indiretas existentes entre os territórios de Wernicke e Broca (ver Fig. 22.11) também podem estar envolvidas nas diferentes variantes da afasia de condução.

> ## Questão
>
> Quais aspectos da linguagem você prevê que estejam funcionais em um paciente com afasia de condução? Ao trabalhar com um paciente com essa condição no contexto da reabilitação, quais tipos de comunicação você espera que sejam eficazes e ineficazes? De que forma isso poderia ser comparado à situação de um indivíduo com afasia de Broca? E no caso de uma pessoa com afasia de Wernicke?

Afasia transcortical

Os sinais observados nas afasias transcorticais foram descritos pela primeira vez por Lichtheim, em 1885, embora ele não tenha nomeado essas afasias como "transcorticais". As afasias transcorticais podem ser Broca-símile ou Wernicke-símile, exceto pelo fato de a repetição ser preservada. A causa mais comum da afasia transcortical é o infarto da **área limitante**, representando a zona de fronteira do neocórtex multimodal que repousa junto aos territórios periféricos das principais artérias cerebrais (ver Cap. 7). Esses infartos poupam a área de Broca, área de Wernicke e interconexões existentes entre ambas (ver Fig. 22.12).

Um indivíduo com fluência comprometida (fala espontânea diminuída) e compreensão da fala intacta (como observado em um indivíduo com afasia de Broca), cuja capacidade de repetição permaneça intacta apresenta **afasia motora transcortical**. Uma causa frequente dessa condição é uma lesão que envolve a área limitante do lobo frontal situada entre a artéria cerebral anterior e a artéria cerebral média (ACA e ACM, respectivamente) no hemisfério dominante. Os territórios de Wernicke e Broca permanecem intactos, assim como a conexão entre ambos, permitindo assim a repetição das palavras faladas. Entretanto, as conexões corticocorticais essenciais ao funcionamento normal do território de Broca na formulação da linguagem são destruídas.

Um indivíduo com fluência intacta e compreensão da linguagem comprometida (como na afasia de Wernicke), todavia com capacidade de repetição preservada, possui **afasia sensorial transcortical**. Uma causa comum é o infarto da área limitante junto aos lobos occipital e

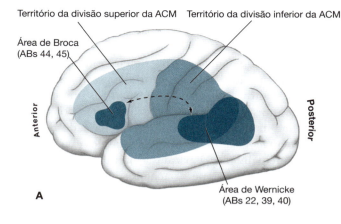

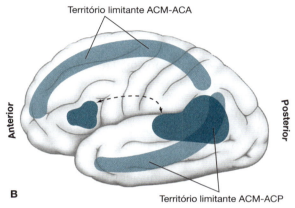

Figura 22.12 Síndromes de afasia correlacionadas com lesão vascular. **A.** Infartos comuns da artéria cerebral média, resultando em afasia transcortical. **B.** Infarto na margem situada entre a artéria cerebral média e a artéria cerebral posterior (referida como território limitante) resultando afasia transcortical.

parietal posterior. Isso envolve os territórios periféricos da ACA-ACM no lobo parietal e da ACP-ACM no lobo occipital. Uma lesão desse tipo destruiria as conexões corticais existentes no córtex de associação multimodal dos lobos parietal e occipital, requeridas para o funcionamento normal do território de Wernicke.

> **Questão**
>
> Quais são as similaridades e as diferenças existentes entre as afasias de condução e afasias transcorticais?

Avaliação clínica

Ao enfocar apenas a fala espontânea de indivíduos com afasia, o clínico consegue diagnosticar corretamente o subtipo de afasia da maioria dos pacientes afásicos. A Tabela 22.1 resume os aspectos característicos da fala espontânea avaliados na determinação do subtipo de afasia. De modo significativo, o próprio Carl Wernicke enfatizou, em 1874, a importância da avaliação da fala espontânea do indivíduo afásico, observando que a principal distinção entre indivíduos com afasia de Broca e afasia de Wernicke estava presente na fala do paciente. Os déficits de leitura e escrita são paralelos, quanto à forma e gravidade, aos déficits de comunicação oral observados nos pacientes afásicos.

Na avaliação da fala espontânea de um indivíduo, um dos fatores mais discriminantes é a prosódia da fala. Estamos nos referindo à chamada prosódia linguística, em oposição à prosódia emocional. A prosódia linguística inclui elementos de produção da fala, como erguer a voz ao final de uma afirmação para indicar uma interrogação; enfatizar algumas sílabas de uma palavra para esclarecer sua classe gramatical (p. ex., esta [pronome demonstrativo] *vs.* está [verbo estar]); ou fazer pausas e ênfases para definir relações sintáticas (p. ex., *O homem* [pausa] *e a mulher vestida de preto* [pausa] *vieram no visitar* – essa afirmativa nos diz que apenas a mulher estava vestida de preto). Outros fatores importantes envolvidos na produção da fala incluem a velocidade da fala, em que a fala com velocidade inferior a 50 palavras por minuto é

Tabela 22.1 Fala espontânea nas afasias de Broca e de Wernicke

Característica da fala	Afasia de Broca	Afasia de Wernicke
Termos relacionados	Afasia motora, expressiva, anterior ou não fluente	Afasia sensorial, receptora, posterior ou fluente
Velocidade	Baixa (<50 ppm)	Alta (>150 ppm)
Prosódia (linguística)	Anormal	Normal
Esforço (iniciação da fala)	Intenso	Mínimo
Escolha de palavra	Substantivo (i. e., nomes, verbos de ação)	Relacional (i. e., adjetivos, advérbios)
Parafasia	Presente e literal	Frequente, verbal e neologística

(ppm = palavras por minuto)

considerada não fluente e uma fala com velocidade maior ou igual a 150 palavras por minuto é considerada fluente, e o esforço requerido para falar, em que o indivíduo que tem dificuldade para iniciar a fala às vezes faz caretas, bufa, emite grunhidos ou bate palmas para começar a falar. A escolha das palavras também é avaliada. Quais tipos de palavras o indivíduo usa? São substantivos que transmitem a essência da comunicação (p. ex., nomes e verbos de ação), ou são palavras predominantemente relativas (p. ex., advérbios e adjetivos) que obscurecem a essência da comunicação? A fala parafásica está presente? A **parafasia** é um processo de substituição e assume três formas. Na *parafasia literal*, um fonema é substituído por outro, por exemplo, em vez de falar "a casa é branca", a pessoa diz "a cada é <u>bran</u>". Na *parafasia verbal*, uma palavra é substituída por outra, e o indivíduo diz "a casa é <u>branda</u>" em vez de dizer "a casa é branca". Na *parafasia neologística*, uma não palavra (uma palavra nova ou inventada) substitui uma palavra real, e o indivíduo diz "a casa é <u>brrunk</u>" e não "a casa é branca".

Alguns déficits de linguagem são encontrados em quase todos os tipos de afasia, sugerindo que se seguem ao dano em qualquer parte da zona da linguagem perisilviana. O mais importante é um *déficit de recuperação de palavra*. O indivíduo com déficit de recuperação de palavra não consegue encontrar a palavra que deseja usar para expressar um pensamento ou responder uma pergunta, e também não consegue encontrar o significado de uma palavra que ouve ou lê. Dessa forma, há uma diminuição do vocabulário disponível que se torna mais evidente no lado da expressão, mas que também é observada no lado receptor. Esse déficit de recuperação de palavra foi chamado de *afasia anômica* (também denominada *afasia nominal ou amnésica*) ou apenas *anomia*. O déficit de recuperação de palavra é considerado o déficit básico presente em todas as afasias.

Quando o dano cerebral que origina o déficit de recuperação de palavra tem localização anterior, que envolve a região do território de Broca, ocorre então *dispraxia verbal primária* em adição à anomia, o que resulta em defeito de produção de palavra. Essa combinação de déficits define a essência de uma afasia de Broca. A dispraxia verbal afeta a iniciação dos movimentos da fala, bem como a seleção, organização e mistura de fonemas. A iniciação real da expressão verbal depende da integridade do território de Broca e de sua relação com a área motora primária, e o dano ao território de Broca resulta em uma iniciação de fala que parece forçada e difícil. De fato, o indivíduo pode chegar a fazer esforço físico para começar a falar. A seleção dos fonemas pode ser inexata, do mesmo modo como sua produção, e a organização dos fonemas em sílabas e dessas em palavras pode ser incorreta. A mistura harmoniosa normal dos fonemas pode ser inexata, porque as transições articulatórias são

executadas de modo inapropriado. Nos casos brandos, a fala pode parecer descuidada (parecida com a fala de um bêbado).

A velocidade da fala é lenta, de tal modo que o afásico de Broca não é fluente. Entretanto, ao empregar alguns substantivos altamente informativos ou até mesmo uma única palavra, o indivíduo pode conseguir transmitir uma ideia completa. Isso é chamado de *fala telegráfica* ou *agramática*. Os erros parafásicos estão confinados principalmente à parafasia literal. A prosódia é defeituosa, de modo que os achados infleccionais, por exemplo, são omitidos, e a fala é ou tende a ser monótona. A compreensão é amplamente preservada, pelo menos quanto a algumas palavras e sentenças gramaticalmente diretas. Entretanto, a preservação da compreensão é uma faca de dois gumes, pois significa que a pessoa está consciente de sua fala defeituosa. Isso pode causar bastante frustração ("Não posso falar, não posso falar) e até uma profunda depressão. A repetição é comprometida e a escrita mostra as mesmas deficiências manifestas na fala espontânea.

Quando o dano causador de anomia está posteriormente situado na zona da linguagem perisilviana, o resultado é uma síndrome acentuadamente diferente. A percepção auditiva da linguagem diminui, sendo isso refletido mais drasticamente na fala espontânea da pessoa. A anomia acoplada a essa impercepção auditiva define a essência da afasia de Wernicke. As anormalidades expressivas presentes na afasia de Wernicke são consideradas devidas à liberação de um território de Broca intacto da influência controladora auditiva normal exercida pelo território de Wernicke sobre o território de Broca (possivelmente como resultado da desinibição da fala). Como a produção da linguagem é uma capacidade altamente possível de ser aprendida, a ideia é que o território de Broca consiga realizar suas funções básicas de maneira autônoma.

Questão

Considerando a localização da lesão associada à afasia de Broca, quais outros sintomas motores que afetam os membros, tronco e/ou fala poderiam ocorrer concomitantemente?

No indivíduo com afasia de Wernicke, a velocidade da fala é normal ou alta, de modo que o discurso é caracterizado como fluente. A execução da fala permanece intacta. Ainda assim, o conteúdo da resposta é baixo em termos de carga informativa. O indivíduo com afasia de Wernicke emprega muitas palavras relacionais (filtros), em oposição aos substantivos, na conhecida *fala vazia* ou *salada de palavras*. Os erros parafásicos são abundantes.

A parafasia neologística pode ser particularmente notável. A prosódia continua normal. Essa normalidade foi descrita da seguinte forma: se você soubesse apenas como é o som da linguagem (e desconhecesse seu vocabulário, gramática e sintaxes), a fala do indivíduo com afasia de Wernicke soaria normal. A compreensão das linguagens falada e escrita é comprometida, a ponto de as perguntas ou instruções dadas pelo examinador não serem compreendidas, por exemplo. O déficit de compreensão, todavia, significa que o indivíduo não tem consciência de sua própria fala atrapalhada, muitas vezes bizarra, e assim não experimenta a frustração vivenciada pelo indivíduo com afasia de Broca. A repetição é comprometida, às vezes ao ponto de impossibilitar a repetição de palavras isoladas e até de sílabas sem sentido. A escrita do indivíduo revela os mesmos tipos de déficits observados em sua fala. A Tabela 22.2 resume os aspectos diferenciais dos principais tipos de afasia.

RESUMO

Este capítulo começou com uma discussão sobre a emoção e a memória. No que diz respeito à emoção, nós diferenciamos os aspectos físicos e sociais. No contexto da memória, discutimos o processo de consolidação, em que os eventos armazenados na memória de curta duração são transferidos para a memória de longa duração. Em seguida, consideramos os vários tipos de informação armazenados na memória e diferenciamos as funções declarativas e procedurais. Ainda neste capítulo, consideramos também a relação existente entre essas duas importantes experiências humanas de emoção e memória, e usamos a epilepsia como um excelente exemplo do modo como essas duas propriedades fundamentais estão inter-relacionadas. Em particular, conhecendo os sintomas positivos e negativos manifestados por indivíduos epilépticos, ilustramos os processos neurais media-

Tabela 22.2 Aspectos diferenciais dos principais tipos de afasia

Categoria de afasia	Tipo de afasia	Fala espontânea	Compreensão auditiva	Capacidade de repetição	Localização da lesão típica*
Afasias primárias	De Broca	Não fluente Forçada Prosódia comprometida Parafasia, literal Escolha de palavra, substantivo	Amplamente preservada para palavras isoladas e sentenças gramaticalmente simples	Comprometida	Parte posterior do giro frontal inferior Substância branca subjacente, cabeça do núcleo caudado e putame
	De Wernicke	Fluente Bem articulada Prosódia normal Parafasia, verbal e neologística Escolha de palavra, relacional	Comprometida	Comprometida	Parte posterior do giro temporal superior, giros supramarginal e angular
	Global	Não fluente	Comprometida	Comprometida	Fascículo longitudinal superior, áreas de Broca e de Wernicke
Síndromes de desconexão afásica	Condução	Fluente	Intacta ou amplamente preservada	Comprometida	Fascículo longitudinal superior e porções do lóbulo parietal inferior
	Transcortical motora	Não fluente	Intacta ou amplamente preservada	Intacta ou amplamente preservada	Área limitante do lobo frontal
	Transcortical sensorial	Fluente	Comprometida	Intacta ou amplamente preservada	Área limitante dos lobos posterior e occipital

*Geralmente também envolve estruturas profundas.

dores da emoção e da memória. As estruturas e vias do sistema límbico foram identificadas e relacionadas à emoção e à memória. Em seguida, nos voltamos para dois exemplos de casos clássicos, um de Phineas Gage e outro de H. M., que ilustram os papéis funcionais de dois córtices específicos: o córtex pré-frontal orbitomedial e a formação hipocampal, respectivamente.

A segunda seção principal enfocou a linguagem. Foi examinada a diferença existente entre prosódia emocional e linguística, e identificadas as localizações neuroanatômicas responsáveis pela geração de cada um desses importantes elementos de comunicação na linguagem. Passamos à descrição da classe de déficits de linguagem conhecida como afasia, identificamos os principais tipos de afasia e associamos cada um deles aos substratos neuroanatômicos subjacentes. Por fim, encerramos a seção com exemplos de expressão clínica e avaliação de várias formas de afasia.

ATIVIDADES PARA ESTUDO

1. Quando as pessoas sofrem convulsões psicomotoras, podem vivenciar tanto sintomas positivos quanto negativos.
   a. Defina os sintomas positivos e crie uma lista de sintomas positivos relacionados à atividade convulsiva.
   b. Defina os sintomas negativos e crie uma lista de sintomas negativos relacionados à atividade convulsiva.
   c. Explique como esses sintomas estão relacionados à localização da atividade convulsiva.
   d. Em capítulos anteriores, foram vistos outros exemplos de sintomas positivos e negativos associados ao dano neurológico. Forneça exemplos de sinais positivos e negativos que não estão associados a convulsões.
2. Alphonso Gonzales sofreu um amplo infarto envolvendo a artéria cerebral medial (ACM) esquerda, que o deixou com afasia global.
   a. O que é afasia global?
   b. Considerando uma perspectiva ampla sobre a futura capacidade de comunicação desse paciente, qual é seu prognóstico para os vários aspectos da comunicação? Em outras palavras, quais meios de comunicação estarão disponíveis e como ele poderia reaprender as habilidades de comunicação, considerando as perdas associadas à afasia global?
   c. Sabendo a localização e o tamanho do acidente vascular encefálico de Alphonso, quais outros déficits você prevê que ele tenha, além do comprometimento da linguagem?

BIBLIOGRAFIA

Emoção e memória

Aggleton, J. P. The contribution of the amygdala to normal and abnormal emotional states. Trend in Neurosci 16:328–333, 1993.

Aron, A., et al. Reward, motivation, and emotion systems associated with early-stage intense romantic love. J Neurophysiol 94:327–337, 2005.

Bartolomei, F., et al. Cortical stimulation study of the role of rhinal cortex in déjà vu and reminiscence of memories. Neurology 63:858–864, 2004.

Brain Work. The Neuroscience Newsletter 16(1):11, 2006.

Coricelli, C., et al. Regret and its avoidance: A neuroimaging study of choice behavior. Nature Neurosci 8:1255–1262, 2005.

Devinsky, O., Morrell, M. J., and Vogt, B. A. Contributions of anterior cingulate cortex to behavior. Brain 118:279–306, 1995.

Dostoevsky, F. The Idiot.

Downer, J. L. deC. Changes in visual gnostic functions and emotional behavior following unilateral temporal pole damage in the "split-brain" monkey. Nature 191:50–51, 1961.

Harlow, J. M. Recovery after severe injury to the head. Mass Med Soc Publ 2:329–347, 1868.

Knowlton, B. J., Mangels, J. A., and Squire, L. R. A neostriatal habit learning system in humans. Science 273:1399–1401, 1996.

MacLean, P. D. The Triune Brain in Evolution. Plenum Press, New York, 1990.

Mesulam, M.-M. The human frontal lobes: Transcending the default mode through contingent encoding. In: Stuss, D. T., and Knight, R.T., eds. Principles of Frontal Lobe Function. Oxford University Press, New York, 2002.

Nauta, W. J. H. The problem of the frontal lobe: A reinterpretation. J. Psychiatry Res 8:167–187, 1971.

Nauta, W. J. H., and Feirtag, M. Ch. 9 Affect and motivation: The limbic system. In: Fundamental Neuroanatomy. W. H. Freeman, New York, 1986.

Nicotra, A., et al. Emotional and autonomic consequences of spinal cord injury explored using functional brain imaging. Brain 129:718–728, 2006.

Nolte, J. The Human Brain: An Introduction to Its Functional Anatomy. Mosby Elsevier, Philadelphia, 2009.

Penfield, W., and Rasmussen, T. The Cerebral Cortex of Man. Macmillan, New York, 1950.

Purves, D., Augustine, G. J., Fitzpatrick, D., et al., eds. Neuroscience, 2nd ed. Sinauer Associates, Sunderland, MA, 2001.

Raine, A., et al. Reduced prefrontal gray matter volume and reduced autonomic activity in antisocial personality disorder. Arch Gen Psychiat 57:119–127, 2000.

Rempel-Clower, N. L., Zola, S. M., Squire, L. R., and Amaral, D. G. Three cases of enduring memory impairment after bilateral damage limited to the hippocampal formation. J Neurosci 16:5233–5255, 1996.

Schacter, D. L., Addis, D. R., and Buckner, R. L. Remembering the past to imagine the future: The prospective brain. Nature Rev Neurosci 8 (9):657–661, 2007.

Scott, S. K., et al. Impaired auditory recognition of fear and anger following bilateral amygdala lesions. Nature 385:254–257, 1997.

Scoville, W. B., and Milner, B. Loss of recent memory after bilateral hippocampal lesions. J Neurol Neurosurg Psychiat 20:11–21, 1957.

Shaw, P., et al. The impact of early and late damage to the human amygdala on "theory of mind" reasoning. Brain 127:1535–1548, 2004.

Squire, L. R., Stark, C. E. L., and Clark, R. E. The medial temporal lobe. Ann Rev Neurosci 27:279–306, 2004.

Squire, L. R. and Zola-Morgan, S. The medial temporal lobe memory system. Science 253:1380–1385, 1991.

Tranel, D., et al. Does gender play a role in functional asymmetry of ventromedial prefrontal cortex? Brain 128:2872–2881, 2005.

Linguagem

Benowitz, L. I., Finkelstein, S., Levine, D. N., and Moya, K. Ch. 19. The role of the right cerebral hemisphere in evaluating configurations. In: Trevarthen, C., ed. Brain Circuits and Functions of the Mind: Essays in Honor of Roger W. Sperry. Cambridge University Press, Cambridge, UK, 1990.

Benson, D. F. Fluency in aphasia: Correlation with radioactive scan localization. Cortex 3:373–394, 1967.

Blonder, L. X, Bowers, D., and Heilman, K. M. The role of the right hemisphere in emotional communication. Brain 114:1115–1127, 1991.

Canter, G., Trost, J., and Burns, M. Contrasting patterns of speech in apraxia of speech and phonemic paraphasia. Brain Lang, 24:204–222, 1985.

Catani, M., Jones, D. K., and Ffytche, D. H. Perisylvian language networks of the human brain. Ann Neurol 57:8–16, 2005.

Chomsky. N. On Nature and Language. Cambridge University Press, Cambridge, UK, 2002.

Compston, A. On aphasia. By L. Lichtheim, MD, Professor of medicine in the University of Berne. Brain, 129:1347–1350, 2006.

Dorsaint-Pierre, R, Penhune, V. B., Watkins, K. E., et al. Asymmetries of the planum temporale and Heschl's gyrus: Relationship to language lateralization. Brain 129:1164–1176, 2006.

Freedman, M., Alexander, M. P., and Naeser, M. A. Anatomic basis of transcortical motor aphasia. Neurology 34:409–417, 1984.

Harasty, J., Double, K. L., Halliday, G. M., et al. Language-associated cortical regions are proportionately larger in the female brain. Arch Neurol 54:171–176, 1997.

Hillis, A. E., Work, M., Barker, P. B., et al. Re-examining the brain regions crucial for orchestrating speech articulation. Brain 127:1479–1487, 2004.

Josse, G., and Tzourio-Mazoyer, N. Hemispheric specialization for language. Brain Res Rev 44:1–12, 2004.

Kertsz, A., and McCabe, P. Recovery patterns and prognosis in aphasia. Brain 100:1–18, 1977.

Monrad-Krohn, G. H. Dysprosody or altered melody of language. Brain 70:405–415, 1947.

Paus, T., Zijdenbos, A., Worsley, K., et al. Structural maturation of neural pathways in children and adolescents: In vivo study. Science 283:1908–1911, 1999.

Price, C. J. The anatomy of language: Contributions from functional imaging. J Anat 197:335–359, 2000.

Robinson, B. W. Limbic influences on human speech. Ann NY Acad Sci, 280:761–771, 1976.

Ross, E. D. The aprosodias. In: Feinberg, T. E., and Farah, M. J., eds. Behavioral Neurology and Neuropsychology. McGraw-Hill, New York, 1997.

Sommer, I. E. C., Aleman, A., Bouma, A., and Kahn, R. S. Do women really have more bilateral la. Brain 127:1845–1852, 2004.

Segarra, J. M. Cerebral vascular disease and behavior. Arch Neurol 22:408–418, 1970.

Urban, P. P., Rolke, R., Wicht, S. et al. Left-hemispheric dominance for articulation: A prospective study in acute ischaemic dysarthria at different localizations. Brain 129:767–777, 2006.

23
Envelhecimento normal e anormal do sistema nervoso central

Objetivos de aprendizagem

1. Diferenciar expectativa de vida e probabilidade de vida e identificar as alterações neurológicas características das pessoas ao se aproximarem do final da sua vida útil.
2. Diferenciar perda e colapso neuronal e contrastar as implicações funcionais de cada um.
3. Discutir as alterações cerebrocorticais associadas ao envelhecimento normal.
4. Discutir a alteração que ocorre nos dendritos dos neurônios piramidais e as implicações para o envelhecimento normal.
5. Relacionar a queda dos níveis de neurotransmissores a seguir com as possíveis consequências funcionais: acetilcolina, noradrenalina, serotonina e dopamina.
6. Descrever as alterações de lipofuscina e lipídios e as consequências funcionais associadas que ocorrem durante o envelhecimento.
7. Diferenciar placas neuríticas e novelos neurofibrilares quanto à estrutura e à função.
8. Correlacionar as alterações do ritmo circadiano associadas ao envelhecimento às alterações neuroanatômicas.
9. Discutir as potenciais causas neurofisiológicas de alterações de postura, marcha e controle postural em indivíduos de idade avançada.
10. Descrever as alterações neurofisiológicas associadas à doença de Alzheimer (DA).
11. Contrastar e diferenciar as alterações associadas à DA com aquelas associadas ao envelhecimento normal.
12. Discutir os genes associados à DA esporádica e familiar, e contrastar os mecanismos de ação hipotéticos.
13. Discutir cinco categorias de sintomas associados à DA quanto à provável localização neuroanatômica da degeneração associada a cada uma.
14. Discutir o papel do profissional da reabilitação no tratamento de indivíduos com DA.

Abreviaturas

ACh acetilcolina
AChE acetilcolinesterase
DA doença de Alzheimer
DAE doença de Alzheimer esporádica
DAF doença de Alzheimer familiar
DpA dopamina
MAP proteína associada ao microtúbulo
NNF novelo neurofibrilar
NSQ núcleo supraquiasmático
REM movimento de olho rápido
RM imagem de ressonância magnética
TC tomografia computadorizada

610

INTRODUÇÃO

Um melhor conhecimento das alterações no sistema nervoso que ocorrem com o envelhecimento normal é essencialmente importante para o especialista em reabilitação, pois muitos pacientes que procuram a reabilitação são indivíduos de meia-idade (65-74 anos) ou de idade mais avançada (75-84 anos). Grande parte desses pacientes busca assistência por apresentar condições médicas ou ortopédicas que não afetam diretamente o sistema nervoso. Ainda assim, as alterações associadas à idade envolvendo o sistema nervoso podem potencialmente influenciar as opções de tratamento. Na abordagem do envelhecimento, tanto normal como anormal, é importante distinguir expectativa de vida e probabilidade de vida. A *expectativa de vida* é uma média de idade em que um indivíduo morreria se pudesse evitar as doenças e acidentes. Essa idade é estabelecida por algum tipo desconhecido de relógio biológico geneticamente programado, embora não se saiba com precisão quando esse "relógio da morte" entra em funcionamento. A *probabilidade de vida*, por outro lado, é uma representação estatística. É o número de anos que um indivíduo esperaria viver, sujeito à ocorrência de doenças, lesões e acidentes. A ciência médica ampliou de maneira substancial a probabilidade de vida, porém o mesmo não aconteceu com a expectativa de vida. Quase que invariavelmente, no entanto, a probabilidade de vida está aquém da expectativa de vida, em virtude do aumento crescente da suscetibilidade a doenças incapacitantes fatais com o avanço da idade. De fato, alguns acreditam que as alterações associadas ao envelhecimento representam os efeitos cumulativos de lesões e doenças. Dois outros termos são importantes com relação a esse aspecto: a *senescência* diz respeito ao estado de estar velho ou ao processo de envelhecimento; *senil* é um termo relacionado à exibição de características associadas ao envelhecimento, especialmente em relação à perda cognitiva (memória).

Os avanços médicos, bem como uma maior atenção aos fatores que promovem a saúde pessoal, estenderam a probabilidade de vida nos Estados Unidos que, no início da década de 1900, era de 47 anos e passou aos atuais 71 anos para homens e 78 anos para mulheres. Em 1950, a população de indivíduos com idade maior ou igual a 65 anos representava apenas 7,7% da população total. Hoje, esse percentual está em 12% e, de acordo com as estimativas, deverá chegar a 17,3% em 2020. Entre todas as faixas etárias, a população que apresenta crescimento mais veloz é da faixa de 85 anos ou mais. A primeira seção principal deste capítulo aborda as alterações que ocorrem com o envelhecimento. Tais alterações incluem mudanças do volume celular, bem como alterações em estruturas celulares (p. ex., dendritos, membranas) e no

fluxo sanguíneo. As correlações clínicas são discutidas de acordo com suas relações com a postura, o equilíbrio e a marcha.

À medida que a longevidade da população foi aumentando, também houve aumento da incidência de patologias encefálicas relacionadas ao envelhecimento. A doença de Alzheimer (DA), por exemplo, emergiu como um importante fator de risco para a saúde de indivíduos com mais de 65 anos. Por causa da devastadora carga emocional que incide sobre os familiares de pacientes com DA, e também pelo crescente ônus financeiro que o tratamento desses indivíduos representa para a sociedade, a necessidade de conhecer o processo de envelhecimento encefálico é uma questão de extrema importância. Por esse motivo, a segunda seção principal do capítulo aborda as alterações do sistema nervoso associadas à DA, contrastando-as com as alterações associadas ao envelhecimento normal. Essa seção é encerrada com uma discussão sobre as ramificações clínicas da DA.

ENVELHECIMENTO NORMAL

Apresentação clínica

Você está trabalhando em uma clínica especializada no tratamento de indivíduos com déficits de controle postural. Entre os pacientes que você cuida, estão o sr. Garfield, que tem degeneração macular; a sra. Zheng, que é diabética; e a sra. Greenfield, que apresenta alterações cognitivas gerais, embora não tenha DA constatada.

Lembre que nos Capítulos 9, 17 e 18, você aprendeu sobre os sistemas proprioceptivo, vestibular e visual, e também sobre o modo como esses sistemas atuam juntos promovendo controle postural e estabilidade. No Capítulo 20, você aprendeu ainda que o sistema motor exerce papel decisivo na estabilização postural, por ser o sistema efetor por meio do qual essas respostas são geradas.

Durante a leitura desta seção, é oportuno integrar as informações previamente aprendidas às informações referentes ao aprendizado. Considere os seguintes aspectos:

- Como o envelhecimento afeta esses diversos sistemas?
- Como as alterações que envolvem esses vários sistemas afetam o controle e a estabilidade posturais?

O declínio cognitivo é considerado uma característica universal de indivíduos que vivem até a velhice, ainda que seu aparecimento seja variável de um indivíduo para outro. Isso se reflete, por exemplo, no fato de os testes padronizados (como a Escala de Inteligência do Adulto de Wechsler) serem ajustados conforme a idade para compensar esse declínio previsto. Assim, aos 75 anos de idade, é possível obter um QI igual a 100 fornecendo apenas metade do número de respostas corretas quando comparado às respostas fornecidas aos 21 anos. A afirmação de que esse declínio é a manifestação comportamental de um encéfalo em processo de envelhecimento aparentemente é inquestionável. Ao longo das últimas décadas, acumulou-se uma ampla literatura sobre as alterações macroscópicas e celulares que ocorrem no SNC durante o envelhecimento, bem como sobre as alterações que envolvem a função celular, fisiologia do sistema e comportamento. Dada a complexidade organizacional, além do número de neurônios e seus mecanismos de comunicação, parece razoável afirmar que o envelhecimento celular que ocorre no encéfalo apresenta aspectos exclusivos que o distinguem do processo geral de envelhecimento celular envolvendo o organismo como um todo.

> ## Questão
>
> Compare o desempenho de indivíduos de 21 anos e de 75 anos no teste da Escala de Inteligência do Adulto de Wechsler, e explique a causa da diferença observada. Além disso, explique por que essa escala fornece uma solução razoável para a caracterização da inteligência de indivíduos de idades diferentes.

Tem sido mostrado que a relação entre a deterioração mental e a patologia encefálica depende de correlações que, embora estatisticamente significativas, estão longe de serem perfeitas. Com certa frequência, os estudos citam casos de indivíduos que manifestaram comprometimento mental grave ao longo da vida, sem contudo apresentarem a esperada patologia encefálica no exame póstumo; ou ao contrário, descrevem indivíduos que apresentaram uma função mental pré-mórbida aparentemente normal, mas exibiram alterações morfológicas acentuadas. Embora as potenciais causas dessa falta de correspondência sejam numerosas, conforme será evidenciado adiante, está bastante claro que a ampla variação individual caracteriza não só as alterações associadas ao envelhecimento, como também outras alterações encefálicas relacionadas à idade.

Parece trivial a observação de que os indivíduos que envelhecem de forma bem-sucedida são aqueles que levam uma vida ativa do ponto de vista mental e físico. É bem verdade que o encéfalo não é um músculo, mas diante dos efeitos da inatividade, é possível que ele se comporte de forma bastante parecida com um músculo. Se isso acontece, é totalmente possível que uma parte (talvez significativa) daquilo que nós interpretamos hoje como expressões comportamentais de um encéfalo em processo de envelhecimento seja, na verdade, expressões de atrofia por desuso.

> ## Questão
>
> Eis uma questão filosófica a ser ponderada: embora geralmente seja aceito que as pessoas que vivem até a velhice apresentam *declínio cognitivo*, como é possível medir o impacto da experiência, julgamento e sabedoria contra o impacto do retardo da memória funcional ao determinar se houve ou não declínio cognitivo? A cognição está em declínio ou em alteração?

Alterações encefálicas

O envelhecimento normal do encéfalo envolve alterações graduais e progressivas na morfologia, fisiologia e bioquímica do SNC. Várias hipóteses foram desenvolvidas para explicar esse processo complexo. Entre elas, estão as hipóteses de morte celular geneticamente programada; desequilíbrio hormonal; ligação cruzada de macromoléculas; deterioração de enzimas; reação autoimune; dano oxidativo a constituintes celulares; e mutação somática.

Além disso, ao interpretar a literatura sobre o envelhecimento encefálico, é importante ter em mente alguns fatores. Primeiro, é improvável que um padrão específico e único de envelhecimento encefálico venha a emergir, por consequência das diversas influências que a hereditariedade, dieta, estilo de vida e outros fatores ambientais exercem sobre o sistema nervoso. Em segundo lugar, é importante saber que o envelhecimento encefálico é um fenômeno não uniforme e regionalmente variável. Junto ao cérebro, por exemplo, uma determinada área cortical pode sofrer perda neuronal acentuada, enquanto uma área imediatamente adjacente permanece normal. Em terceiro lugar, assim como ocorre no desenvolvimento, o perfil temporal das alterações estruturais e funcionais relacionadas à idade varia em diferentes partes do encéfalo. Algumas populações neuronais começam a mudar a partir da primeira década de vida, enquanto outras somente fazem isso na sétima década de vida.

Alterações cerebrocorticais

Neocórtex: perda neuronal *versus* colapso. O encéfalo sofre algumas alterações morfológicas em função da idade. Está comprovado, por exemplo, que o peso do encéfalo como um todo diminui em cerca de 18% (com declínio predominante ocorrendo após os 55 anos de idade) e a largura do manto cortical sofre um estreitamento aproximado de 10-15%. Era comum acreditar que a principal característica do neocórtex envelhecido era uma profunda perda de neurônios. Afirma-se que a diminuição da população neuronal neocortical é de aproximadamente 0,8% ao ano e começa no início da maturidade. Isso implicaria que uma fase adulta com duração superior a 60 anos estaria associada a uma perda de neurônios corticais de 50%. Contudo, atualmente parece que algumas falhas metodológicas ocorridas em alguns estudos iniciais originaram essa perspectiva pessimista. Entre essas falhas, uma considerada importante foi a análise de um número pequeno de encéfalos. Hoje, sabe-se que as amplas variações individuais caracterizam as populações celulares corticais em indivíduos da mesma faixa etária. Em consequência disso, um grande número de encéfalos deve ser estudado para que as verdadeiras alterações relacionadas à idade sejam distinguidas da variabilidade normal.

> **Questão**
>
> Qual poderia ser a implicação das alterações no tamanho encefálico baseado no colapso *versus* perda neuronal?

Dados recentes derivados de amostras de tamanho adequado (maior que 50) indicam que a principal modificação neocortical relacionada à idade não é a perda neuronal, e sim o colapso de grandes neurônios. Os lobos frontal, temporal e parietal de indivíduos com mais de 70 anos de idade apresentam, todos, diminuição no número de grandes neurônios, e o lobo parietal é o menos afetado. Nos lobos frontal e temporal, a perda desses neurônios é contrabalançada por um aumento no número de pequenos neurônios, de modo que a densidade de neurônios não sofre diminuição associada à idade. A implicação desse aspecto é que o colapso faz alguns grandes neurônios mudarem para a classe de pequenos neurônios. Embora ocorra certo grau de perda celular, esta é de apenas 10-15%. Essa, dificilmente, é a taxa elevada de perda profunda sugerida pelos relatos iniciais. É importante notar que, pelo menos com relação a esse aspecto, o processo de envelhecimento normal se diferencia da doença de Alzheimer, em que há uma extensiva depleção de neurônios neocorticais. Isso indica que a doença de Alzheimer não é simplesmente um processo acelerado de envelhecimento normal.

Alterações dendríticas. Uma segunda modificação neocortical relacionada à idade envolve a ocorrência de alterações degenerativas nos dendritos basilares e apicais dos neurônios piramidais (ver Cap. 7). A sequência dessas alterações degenerativas ocorre em ordem reversa em relação ao seu desenvolvimento perinatal. Uma diferença importante entre o córtex fetal e o córtex maduro é o aparecimento neste último de um extenso sistema de ramificação e feixes dendríticos, mais pronunciado nas diáfises basilares dos neurônios piramidais nas camadas 3 e 5 (ver Fig. 23.1). Esse sistema fortemente entrelaçado apresenta orientação horizontal, ou seja, aproximadamente paralela à superfície encefálica. O neocórtex senil reverte essa sequência de desenvolvimento, no sentido que há uma perda acentuada dessa massa dendrítica horizontal em comparação ao observado em um córtex maduro.

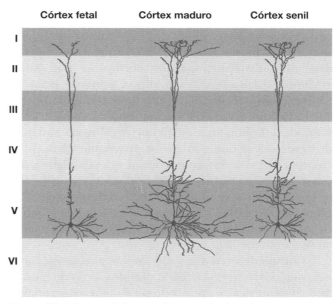

Figura 23.1 Os neurônios no córtex cerebral maduro, em comparação ao observado no córtex cerebral fetal, possuem um extensivo sistema de ramificação e feixes dendríticos, mais pronunciado nas diáfises basilares dos neurônios piramidais. No córtex cerebral senil, os dendritos novamente diminuem em massa.

> **Questão**
>
> Reveja o papel dos dendritos orientados horizontalmente que foram apresentados no Capítulo 7. Como esse papel se relaciona com as implicações funcionais da perda desses dendritos?

O correlato funcional citado com mais frequência desses sistemas dendríticos está no fato de eles fornecerem uma sólida superfície receptora pós-sináptica para os estímulos pré-sinápticos enormemente densos característicos do neocórtex maduro. Entretanto, um significado adicional foi atribuído a esses feixes dendríticos entrelaçados – a saber, o armazenamento ou a codificação de programas centrais para resposta cortical. Nesse contexto, é importante que os dendritos de orientação horizontal estabeleçam relações sinápticas preferenciais com as fibras de origem intracortical.

> **Questão**
>
> Qual seria a possível explicação para a proliferação dendrítica que ocorre na fase inicial do envelhecimento em certas áreas corticais, e que é seguida de regressão dendrítica nos idosos? Em quais regiões ou áreas cerebrais isso é observado?

614 Parte VI Sistemas funcionais especiais do SNC: sistemas cognitivos

Diversas consequências funcionais hipotéticas foram propostas para a perda desses plexos de orientação horizontal durante a senescência. Primeiro, essa perda desorganizaria o processamento cortical – e, portanto, a eficiência cortical – considerado responsável pelos aspectos modulatórios mais sutis dos comportamentos corticalmente gerados. Uma segunda consequência hipotética seria uma diminuição progressiva do tamanho do reservatório que contém os programas centrais de resposta cortical, diminuindo assim a flexibilidade e por fim o repertório de funções corticalmente mediadas. Esse processo pode se automanifestar no declínio da força motora, na diminuição da destreza e da agilidade motora, e no declínio das capacidades cognitivas observadas na senilidade.

Considera-se comumente que as alterações cardinais que ocorrem no encéfalo dos idosos são de natureza degenerativa (i. e., perda de células em determinadas estruturas e concomitante redução das concentrações de determinados neurotransmissores em particular). Entretanto, isso não corresponde totalmente à realidade. Algumas das manifestações estruturais que ocorrem no envelhecimento são, na verdade, de caráter proliferativo, embora isso pareça ser válido apenas por um período de tempo restrito (e ainda indeterminado). Nos neurônios do giro para-hipocampal, o processo de envelhecimento normal (de 51 a 79 anos de idade) está associado a uma proliferação de dendritos. Essa proliferação é considerada uma resposta compensatória deflagrada nas células sobreviventes pela perda de neurônios vizinhos. Uma ampliação da superfície receptora dos neurônios ainda viáveis acomodaria a estimulação sináptica adicional anteriormente residente na superfície dendrítica das células extintas. O encéfalo de indivíduos que morreram com doença de Alzheimer não mostra essa ampliação associada à idade da extensão dendrítica nos neurônios do giro para-hipocampal. Ainda não foi definido se a regressão dendrítica é uma característica real da doença ou se apenas representa uma falha da resposta proliferativa compensatória.

A proliferação dendrítica não ocorre em todas as partes do encéfalo no processo de envelhecimento normal. Não é observada nos neurônios do neocórtex. Além disso, em indivíduos de idade muito avançada (entre 73 e 90 anos), a proliferação dendrítica pode ser seguida de regressão, como ocorre nos neurônios do giro denteado.

Alterações de neurotransmissor

O envelhecimento normal envolve reduções das concentrações de alguns neurotransmissores. Esses declínios afetam alguns sistemas específicos, identificáveis mais precocemente do que outros, de modo que algumas ordens detectáveis devem se manifestar como alterações comportamentais associadas ao processo de enve-

lhecimento. As alterações nos níveis de neurotransmissores cerebrais podem ser causadas por uma perturbação em qualquer etapa do metabolismo dos neurotransmissores. Entre essas perturbações estão as alterações que envolvem enzimas requeridas para síntese ou degradação; desorganização dos mecanismos de armazenamento, transporte, liberação ou recaptação; ou fatores que alteram a ligação neurotransmissor-receptor que podem ser isoladas ou multiplamente causais.

> ### Questão
>
> Relacione as diminuições dos níveis dos neurotransmissores a seguir com seus papéis conhecidos e proponha uma hipótese sobre as possíveis consequências funcionais: DpA, noradrenalina, serotonina e ACh. Note que talvez seja necessário rever as informações apresentadas no Capítulo 4.

As alterações da quantidade de neurotransmissores normalmente deflagram uma resposta regulatória adaptativa envolvendo o número de receptores pós-sinápticos, de modo que uma deficiência de disponibilidade de neurotransmissor na sinapse causa proliferação dos receptores pós-sinápticos. Durante o envelhecimento, os neurônios podem perder gradualmente a capacidade de responder dessa maneira às reduções de transmissor. Isso comprometeria a capacidade do encéfalo de manter seu equilíbrio homeostático, especialmente sob condições de estresse. Essa perda da plasticidade neuronal tem sido proposta como um dos mecanismos causais do envelhecimento encefálico.

Três monoaminas (DpA, noradrenalina e serotonina) sofrem redução de concentração relacionada à idade, ainda que em diferentes idades, de forma conjunta com as perdas celulares que ocorrem em cada sistema. Dessa forma, por exemplo, a diminuição de 50% do número celular que ocorre na substância negra entre 20 e 60 anos de idade se manifesta como uma redução significativa nas concentrações de DpA em indivíduos idosos neurologicamente normais. As enzimas intracelulares responsáveis pela síntese de catecolaminas exibem declínios paralelos: os níveis de tirosina hidroxilase e L-dopa descarboxilase caem mais rápido ao longo das três primeiras décadas de vida e, de maneira subsequente, sofrem um declínio menos precipitado. Entre 10 e 60 anos de idade, há uma queda de 70% na atividade de tirosina hidroxilase no estriado de indivíduos neurologicamente normais.

As outras duas monoaminas – nodradrenalina e serotonina – também sofrem reduções significativas de concentração durante o envelhecimento. A queda dos níveis dessas duas aminas biogênicas pode estar por trás da incidência aumentada de depressão entre os idosos, um dos mais graves problemas psiquiátricos associados ao envelhecimento. Embora seja heterogênea em termos de sintomatologia e etiologia, a depressão costuma ser classificada nas formas *endógena* (desencadeada internamente) e *reativa* (induzida externamente). Na maioria dos idosos, a depressão é do tipo endógena, enquanto os indivíduos jovens mais tipicamente desenvolvem depressão reativa. Embora atualmente pareça improvável que a depressão endógena é devida apenas a uma simples deficiência de noradrenalina, serotonina ou ambas, conforme originalmente postulado pela "hipótese da amina biogênica", é evidente que os neurônios noradrenérgicos e serotonérgicos estão implicados na patogênese da depressão, bem como na resposta a agentes terapêuticos.

Assim, para sobreviver, neurônios intactos montam uma resposta estrutural à perda de células vizinhas, respondendo também de forma bioquímica. Em indivíduos de idade avançada (74 anos) neurologicamente normais, os metabólitos dos neurotransmissores monoaminérgicos não são reduzidos e, de fato, a proporção entre metabólitos e amina correspondente aumenta. Isso sugere um aumento na velocidade de renovação dos neurotransmissores nos neurônios sobreviventes, e tem sido interpretada como uma resposta plástica (adaptativa) à perda celular. Notavelmente, as concentrações de DpA e serotonina estão diminuídas no encéfalo de indivíduos com DA, porém uma diminuição concomitante dos metabólitos desses neurotransmissores também é observada, indicando que os neurônios sobreviventes são neuroquimicamente deficientes. As alterações envolvendo os sistemas de neurotransmissor que ocorrem na senescência e na DA não estão confinadas às aminas biogênicas, mas englobam também alguns neuropeptídios. Atualmente, as alterações peptidérgicas não podem ser interpretadas em termos funcionais e assim não serão discutidas.

Alterações neuronais

Lipofuscina.   A lipofuscina (pigmento da idade) é uma organela ligada à membrana que contém produtos de descarte que a célula não consegue degradar nem expulsar. O destino dos neurônios pós-mitóticos, portanto, é acumular lipofuscina em função da idade. Esse acúmulo intraneuronal de lipofuscina associado à idade é um biomarcador confiável da idade encefálica e, de fato, constitui a única alteração morfológica mais consistente associada à idade até então detectada no encéfalo.

A lipofuscina consiste primariamente em subprodutos da destruição de membrana intracelular, de modo semelhante à degradação lisossomal das mitocôndrias. Embora seja inerte, ainda não foi esclarecido se a lipofuscina é totalmente benigna. A congestão celular com pigmento pode interferir na eficiência degradativa do sistema lisossomal e, desse modo, retardar a renovação de organela na membrana e/ou os mecanismos de endo e exocitose. Desse modo, embora a própria lipofuscina possa não ser um fator causal do envelhecimento encefálico, pode ser um subproduto de reações celulares que exercem papel nesse fenômeno.

Existem duas observações importantes acerca do acúmulo de lipofuscina: (1) há uma predileção por determinados conjuntos de neurônios; e (2) a taxa de acúmulo com a idade varia nesses grupos. O acúmulo é mais acentuado nos neurônios pertencentes ao sistema motor: núcleo olivar inferior, núcleo denteado, globo pálido e motoneurônios inferiores da medula espinal e do tronco encefálico. Os neurônios do complexo olivar inferior e núcleo denteado acumulam lipofuscina ao longo da primeira década de vida, de modo que ao redor da sexta década a lipofuscina terá preenchido a maior parte do soma. Os neurônios do globo pálido somente passam a conter quantidades significativas de pigmento após a sétima ou oitava década de vida. Os neurônios do córtex cerebral também acumulam quantidades crescentes de lipofuscina com o avanço da idade.

Lipídios e fluidez da membrana.   Tanto o conteúdo como a composição lipídica do encéfalo como um todo mudam continuamente ao longo da vida. O conteúdo lipídico total do encéfalo aumenta mais rápido até os dois anos de idade, mas continua a subir de um modo menos íngreme até atingir o pico aos 30-40 anos de idade. O período de aumento mais rápido reflete a acentuada diferenciação estrutural do sistema nervoso que ocorre durante esse período, como, por exemplo, a mielinização do amplo trato corticospinal. Esse sistema neural contribui de forma significativa para o controle do movimento voluntário e completa sua mielinização durante o segundo ano de vida. A partir do pico alcançado aos 30-40 anos de idade, a concentração total de lipídios no encéfalo passa a declinar a uma velocidade estável após os 50 anos. As classes lipídicas, entre as quais o colesterol, que sofrem as maiores perdas entre os 40 e 70 anos de idade, são aquelas ricas em mielina. O achado é consistente com uma redução significativa do conteúdo de mielina observado no encéfalo envelhecido.

A transmissão sináptica depende de uma gama de eventos mediados por membrana, conforme destacado no Capítulo 4. Sendo assim, as propriedades bioquímicas e biofísicas das membranas participantes têm importância decisiva para uma transmissão sináptica adequada. Algumas dessas propriedades sofrem alterações com o avanço da idade.

A função das proteínas que integram a membrana e de outras proteínas associadas à membrana depende da fluidez de seu microambiente lipídico. As alterações que envolvem a fluidez lipídica afetam a mobilidade lateral das proteínas e, consequentemente, sua capacidade de interação junto à bicamada lipídica e com as proteínas periféricas (ver Figs. 3.1 e 4.28). O deslocamento vertical de uma proteína ao longo da membrana poderia alterar a extensão de sua exposição na superfície e, dessa forma, modificar sua acessibilidade aos constituintes bioquímicos intra- e extracelulares. Os fatores importantes para a determinação da fluidez lipídica da membrana são a extensão da saturação das cadeias laterais de ácidos graxos e a quantidade de colesterol. Uma alteração notável nas membranas do tecido cerebral que ocorre durante o envelhecimento é o aumento acentuado da proporção colesterol:fosfolipídios e a consequente diminuição da fluidez da membrana.

É possível esperar que os aumentos de viscosidade da membrana que acompanham o envelhecimento afetem alguns (mas não todos) dos vários tipos de receptores residentes da membrana neuronal. Um aumento da rigidez de membrana pode espremer um receptor verticalmente ao longo desta, comprometendo sua função por alterar sua exposição na superfície ou, na verdade, por desprendê-lo da membrana.

Placas neuríticas e NNF. As placas neuríticas (senis) se desenvolvem no parênquima do encéfalo e não são estritamente intraneuronais, embora não envolvam processos degenerativos axônicos e dendríticos. As **placas neuríticas** são lesões discretas, esféricas, com diâmetro médio de cerca de 30 mm (ver Fig. 23.2). São caracterizadas por três componentes principais: um núcleo central de proteína β-amiloide (daí o nome placa *nucleada*) cercada por neuritos (processos axônicos e dendríticos) em variados estágios de degeneração, com uma margem externa composta por células gliais reativas (astrócitos e micróglia). Os NNF, por outro lado, são totalmente intraneuronais e levam os neurônios à morte. O desenvolvimento da morfologia dos NNF será descrito adiante.

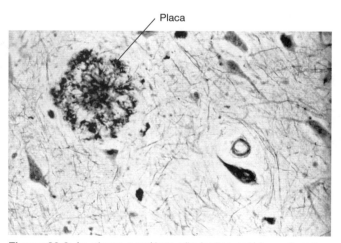

Figura 23.2 As placas neuríticas são lesões esféricas discretas, com diâmetro médio aproximado de 30 μm, que se desenvolvem no parênquima do encéfalo.

O encéfalo de indivíduos sem demência exibe uma tendência crescente ao aparecimento de placas neuríticas com o avanço da idade. Essas placas surgem primeiro no hipocampo e no giro para-hipocampal, mas depois se tornam mais amplamente disseminadas. Embora as placas neuríticas estejam presentes quase de modo universal no encéfalo de idosos que estão chegando aos 90 anos de idade, os idosos mentalmente intactos apresentam um número relativamente menor de placas do que os indivíduos com DA. Em contraste com as placas neuríticas, pouquíssimos NNF são encontrados no encéfalo de idosos mentalmente intactos. E os poucos que estão presentes estão localizados em especial no hipocampo e no giro para-hipocampal. Essa escassez de NNF em idosos sem demência contrasta drasticamente com sua distribuição abundante e difusa no encéfalo de indivíduos com DA.

> **Questão**
>
> Diferencie as placas neuríticas dos NNF em termos de estrutura, localização no sistema nervoso e implicações funcionais.

Fluxo sanguíneo

O fluxo sanguíneo para o encéfalo de indivíduos neurologicamente normais, que é da ordem de 750-1.000 mL/min, sofre uma redução de 23% entre 33 e 61 anos de idade. Entretanto, o encéfalo compensa essa diminuição extraindo uma proporção maior do oxigênio transportado pelo sangue. Os fatores responsáveis pela redução do fluxo sanguíneo são indeterminados, contudo os pequenos neurônios controladores da dilatação e da contração das arteríolas cerebrais, que tendem a desaparecer com o envelhecimento normal têm sido implicados.

Alterações comportamentais

Alterações motoras e sensoriais. As alterações encefálicas que ocorrem com o envelhecimento teriam consequências irrelevantes se não fosse o impacto que exercem sobre o indivíduo como um todo. Algumas alterações têm consequências para a morbidade e a mortalidade, a exemplo das alterações visuais (ver Cap. 17) e alterações do fluxo sanguíneo que levam a um acidente vascular encefálico. Há diminuição da acuidade nos sentidos do paladar e olfato, e isso pode diminuir o interesse e o prazer do indivíduo pelo consumo de alimentos, com potenciais implicações na perda de peso entre adultos de idade avançada. As alterações que envolvem outros sistemas neurológicos têm consequências para a segurança e contribuem para uma diminuição do controle postural e potenciais quedas de indivíduos de idade avançada. Especificamente, tanto o processamento sensorial como o processamento motor são gradualmente retardados, afetando o movimento intencional por meio de alterações no processamento somatossensorial e tempo de reação do movimento.

Com relação ao sistema somatossensorial, as alterações relacionadas à idade incluem diversos declínios morfológicos e fisiológicos de receptores cutâneos e mecanorreceptores, bem como de grandes estruturas sensoriais, incluindo a perda preferencial de grandes fibras sensoriais mielinizadas. O declínio relacionado à idade também é evidenciado nas velocidades de condução nervosa sensorial e potenciais de ação de nervos sensoriais em seres humanos. Notavelmente, as fibras sensoriais parecem ser afetadas em fases mais iniciais da vida, em comparação às fibras motoras. Uma diminuição das neurotrofinas na pele e dos receptores de neurotrofina presentes nos neurônios sensoriais primários também parece estar implicada nos comprometimentos sensoriais distais associados ao envelhecimento. (As neurotrofinas são polipeptídeos essenciais ao desenvolvimento e sobrevivência dos neurônios tanto no SNC como no SNP.)

Essas alterações relacionadas à idade resultam em alterações somatossensoriais, incluindo declínios da percepção vibratória e do toque discriminativo. Os declínios de vibração e de propriocepção nos membros inferiores distais ocorrem em indivíduos de idade mais avançada, e resultam na redução da sensibilidade à posição articular. As alterações envolvendo a sensibilidade à posição parecem afetar mais as articulações distais (tornozelo, joelho) do que as articulações proximais (quadril). De modo significativo, estudos realizados com animais sugeriram que a denervação e a perda de mecanorreceptores de fato precedem a desgeneração articular e possivelmente estão entre os fatores causais que contribuem para a osteoartrite do joelho. Há uma redução da sensibilidade vibrotátil, associada aos corpúsculos de Paccini e vias relacionadas, assim como declinam os limiares de toque e a percepção do toque discriminativo associado à redução dos corpúsculos de Meissner.

Alterações associadas à idade similares são observadas no sistema motor, incluindo o declínio gradual das velocidades de condução nervosa e a perda de massa muscular. Com relação às velocidades de condução nervosa, ocorre uma redução gradual a cada década, entre os 20 e 90 anos de idade, com uma diferença de 10 ms entre as décadas mais iniciais e mais posteriores. Os tempos de reação também são retardados em indivíduos de idade avançada. Por exemplo, os adultos jovens conseguem realizar um teste de direção no qual respondem à mudança do sinal verde para o sinal vermelho, movendo o pé do acelerador para o freio, com um tempo de reação de 150-250 ms (dentro do valor de corte de 500 ms adotado pela maioria dos departamentos de veículos

motores). Em contraste, os adultos de idade avançada (70-85 anos) apresentam um tempo de reação de 350-1.200 ms. Em sua maior parte, esse retardo que ocorre com o envelhecimento parece ser centralmente mediado, embora tenha sido relatada uma perda de mielina nos nervos periféricos que poderia contribuir para a lentificação das velocidades de condução. Esses déficits de condução motora são agravados pelas perdas de musculatura em si. Estima-se que 50% da redução da massa muscular seja decorrente de uma perda associada à idade ou à perda dos próprios motoneurônios e, em particular, à perda axônica.

As alterações ocorridas nos sistemas sensorial e motor podem ter consequências funcionais significativas. Os adultos de idade avançada apresentam diminuição da capacidade de integrar os ajustes posturais exigidos pelas respostas antecipatórias e reativas. Esses déficits estão parcialmente relacionados às alterações que ocorrem ao nível periférico nos sistemas sensorial e motor.

Ritmos circadianos. A homeostasia – manutenção de um meio interno constante – foi durante muito tempo considerada um princípio cardinal da fisiologia. Entretanto, agora é evidente que a integridade funcional de todos os organismos vivos depende também da manutenção de alguns ritmos corporais interdependentes. Essas respostas comportamentais fisiológicas oscilantes são chamadas **ritmos circadianos**, por se arrastarem ao longo de um ciclo de dia-noite. Os ritmos circadianos são intrínsecos – ou seja, são gerados, conduzidos e coordenados pelo encéfalo. São também autógenos, porque os ritmos continuam sob condições de escuridão constante, embora esses períodos possam apresentar certa variação em torno das 24 horas. Foi criada uma hipótese não comprovada de que a deterioração funcional característica do envelhecimento é, na verdade, consequência da perda da coordenação entre os numerosos ritmos interdependentes. Seja qual for a validade dessa hipótese, as alterações descritas para vários ritmos circadianos ocorrem em idosos, acompanhadas de uma degeneração celular na parte do encéfalo que participa da regulação dessas oscilações.

O ciclo de sono-vigília é um dos ritmos endógenos relacionados à luz mais evidentes do corpo. As principais alterações ontogenéticas que envolvem o padrão de sono, ao menos até onde foram relatadas, envolvem sono REM e o estágio 4 do sono não REM. Este último, que é o estágio de sono não REM mais profundo e altamente responsivo ao grau da vigília prévio, declina exponencialmente desde a infância até a meia-idade, podendo estar ausente após os 60 anos de idade. O sono REM declina de 50% do tempo de sono total no momento da infância, para 25% do tempo de sono total ao redor dos 10 anos de idade. A partir daí, permanece estável até a sétima ou oitava década da vida, voltando a declinar subsequentemente. Além disso, os idosos acordam mais vezes durante a noite e cochilam mais vezes ao longo do dia. Eles então parecem retomar o padrão de sono bifásico observado na infância.

Foram descritas variações circadianas para diversos neurotransmissores (serotonina, DpA, noradrenalina e ACh) e neuropeptídios em várias estruturas encefálicas, bem como no líquido cerebrospinal. Também ocorrem flutuações diárias em termos de número e/ou afinidade dos receptores para alguns neurotransmissores e neuropeptídios no encéfalo em amadurecimento.

Acredita-se que a amplitude da oscilação circadiana reflete diretamente a estabilidade do ritmo. Sendo assim, as diminuições da amplitude da temperatura corporal e da amplitude dos ritmos endócrinos (p. ex., aldosterona, renina, testosterona, hormônio do crescimento, hormônio estimulador da tireoide e estradiol) que ocorrem na idade avançada possivelmente representam alterações que envolvem o sincronismo circadiano. Por fim, parece haver nos idosos uma incidência aumentada de dissociação entre os ritmos circadianos normalmente intricados.

Um grupo específico de neurônios junto ao hipotálamo – o **núcleo supraquiasmático (NSQ)** – representa um dos dois relógios circadianos primários. O estímulo luminoso, que arrasta a atividade do SNC para o ciclo dia-noite, atinge uma subpopulação específica de células sensíveis à luminosidade do SNC por meio de uma projeção direta a partir da retina – a **projeção retino-hipotalâmica**, introduzida no Capítulo 18. A luz, evidentemente, apenas arrasta a função do SNC para o período de 24 horas, porque até mesmo na ausência desse aferente, os neurônios de estimulação do SNC exibem uma nítida ritmicidade circadiana na atividade metabólica e eletrofisiológica. Em animais, as lesões totais do SNC resultam em perda dos ritmos circadianos para sono-vigília, ingestão de líquidos e atividade locomotora, temperatura corporal e corticosterona suprarrenal, além de perda numérica de receptores de benzodiazepínicos e receptores adrenérgicos. Por outro lado, a estimulação do SNC produz trocas de fase nos comportamentos circadianos. O fato de o SNC não ser o único relógio circadiano é indicado pela preservação de alguns ritmos após as lesões do SNC. Entretanto, o SNC é considerado o orquestrador da atividade desse oscilador ainda anatomicamente indefinido durante os ciclos de claro-escuro normais.

O substrato neural subjacente ao ritmo circadiano muda na idade avançada e, de forma ainda mais drástica, na demência senil do tipo Alzheimer. Estudos imunocitoquímicos sobre o hipotálamo humano demonstraram que o número de células do SNC sofre uma diminuição de 45% em idosos (a partir de 80 anos) e de 73% em indivíduos com DA. Essa degeneração neuronal provavelmente é antecipada por um comprometimento funcional desses mesmos neurônios, explicando então a observação de que ritmos circadianos alterados ocorrem em estágios mais iniciais em comparação à perda celular observada. Com a perda neuronal do SNC, os neurônios remanescentes aparentemente se aproximam mais uns dos outros, formando aglomerados, e produzem uma diminuição do volume geral do SNC. Essas alterações ajudam a explicar as dificuldades enfrentadas pelos idosos para dormir, e esse problema pode interferir em sua capacidade de participar integralmente da reabilitação.

Questão

Ainda não está esclarecido até que ponto as alterações ocorridas no encéfalo são programadas e inevitáveis e até que ponto essas alterações refletem uma *atrofia por desuso*. Quais poderiam ser as implicações dessas duas possibilidades em termos de estratégias de reabilitação e expectativas? Se as alterações forem *programadas,* qual fator contribuiria para a ampla gama de achados encontrados entre os adultos de idade avançada da mesma faixa etária?

CONEXÕES CLÍNICAS

Efeito do envelhecimento sobre a postura, a marcha e as quedas

Em indivíduos sem doença neurológica, alguns sinais neurológicos de envelhecimento são observados de maneira consistente. As manifestações mais importantes do processo de envelhecimento são as alterações na postura e na marcha. Essas alterações são exploradas pelos atores que interpretam idosos com uma postura curvada aliada a passos curtos e embaralhados. As mudanças que envolvem a postura e a marcha são características universais do envelhecimento. De modo quase imperceptível, o indivíduo desenvolve uma tendência a se encurvar para a frente, os passos encurtam e a velocidade da caminhada diminui. O ato de andar se torna mais cuidadoso, e os idosos usam o corrimão para prevenir passadas em falso ao transitarem por escadarias ou rampas. As alterações de marcha típicas observadas em idosos foram associadas em parte com a perda celular normal (causada pela ocorrência dos NNF) na substância negra e a resultante perda do neurotransmissor DpA. Isso é válido no caso da postura encurvada.

Igualmente comum entre os idosos são os déficits de equilíbrio, com as quedas representando um dos principais problemas de saúde. De fato, uma queda costuma ser um evento precipitador da cascata de complicações médicas que termina na morte do idoso. Em consequência do comprometimento dos mecanismos de controle postural, os indivíduos de idade avançada podem ser incapazes de realizar os ajustes posturais rápidos durante as atividades de rotina, como na caminhada, na descida de escadarias, na mudança de posição ou no ato de vestir as calças em pé (em que o indivíduo tem que ficar de pé alternadamente com uma perna só). A ocorrência de alterações relacionadas em indivíduos de idade avançada foi comprovada, incluindo redução dos reflexos tendinosos nos tornozelos, em comparação àquelas que ocorrem nos joelhos (de fato, idosos com mais de 80 anos de idade podem perder todos os reflexos no tendão do calcâneo); perda de motoneurônios inferiores α no corno ventral, acompanhada de sinais motores alterados, incluindo diminuição da velocidade e da quantidade de atividade motora; tempo de reação aumentado; e diminuição da potência muscular, especialmente nos membros inferiores.

Com relação ao processamento sensorial relacionado à postura e à marcha, ocorrem alterações somatossensoriais que incluem limiares elevados para a percepção cutânea de estímulos e comprometimento ou perda da sensibilidade vibratória nos dedos do pé e nos tornozelos. A visão é um dos sentidos mais importantes usados na manutenção do equilíbrio. Os sinais neuro-oftamológicos preocupantes incluem a diminuição progressiva do tamanho pupilar, com consequente diminuição da responsividade à luz; comprometimento da acomodação (presbiopia), resultando em hipermetropia (hiperopia); convergência comprometida; gama restrita do olhar fixo conjugado para cima; comprometimento da perseguição visual; diminuição da adaptação ao escuro; e aumento da sensibilidade ao brilho intenso (ver Cap. 18).

Essas alterações motoras e somatossensoriais podem exercer impacto profundo sobre a estabilidade (e quedas). De modo específico, conforme discutido nos Capítulos 9, 17, 18 e 20, os mecanismos de resposta de equilíbrio contam com estímulos oriundos dos sistemas vestibular, visual e proprioceptivo para estimulação, e com a força muscular e o alinhamento postural para os sistemas de resposta.

Embora o foco do texto tenha sido o processamento sensorial e motor associado à postura, controle postural e marcha, é preciso notar que as alterações sensoriais e motoras também afetam a função dos membros superiores, incluindo, por exemplo, o comprometimento de coordenações motoras finas (p. ex., deterioração da escrita manual) com os movimentos de braço e mão, que são mais grosseiros. De maneira similar, é possível que ocorram alterações auditivas. Exemplificando, a perda auditiva sensorial de alta frequência (presbicusia) é consequente de uma perda de células ciliadas que ocorre no órgão espiral, acompanhada de diminuição da discriminação da fala. E, por fim, é possível que ocorra diminuição do sentido do olfato e, em menor extensão, do sentido do paladar.

Efeito do envelhecimento sobre a cognição e a memória

Conforme discutido anteriormente, as alterações cognitivas e estruturais estão associadas ao envelhecimento normal. Algumas dessas alterações são mensuráveis por meio do desempenho em testes padronizados, e algumas resultam em alterações observáveis no neocórtex, dendritos e neurotransmissores. Nos indivíduos que estão envelhecendo, o desenvolvimento das placas neuróticas é evidenciado primeiro nas áreas relacionadas à memória: hipocampo e giro para-hipocampal. Portanto, é lógico que a memória seja afetada pelo envelhecimento normal. Foi observado que os indivíduos que envelhecem normalmente podem apresentar velocidades de processamento cognitivo prolongadas e diminuição das memórias funcional e de curta duração. Além disso, pode haver perdas de processamento espacial e resolução de problemas, bem como decréscimos no funcionamento executor. Existe uma ampla variabilidade entre os indivíduos. Embora em alguns indivíduos essas alterações possam estar relacionadas, não devem ser confundidas com o envelhecimento patológico associado à DA, em que as alterações são mais pronunciadas e produzem consequências funcionais de proporções substancialmente maiores.

Os fatores de risco conhecidos de envelhecimento cognitivo incluem níveis baixos de escolaridade e histórico de lesão na cabeça com consequente perda de consciência. Além disso, existem fatores modificáveis associados ao declínio cognitivo, como hipertensão, diabetes e níveis de atividade física, mental e social. Atualmente, muitas pesquisas estão sendo conduzidas para compreender o quê define as alterações cognitivas normais associadas ao envelhecimento e quais intervenções podem prevenir os fatores de risco e o declínio cognitivo. Além disso, foram postulados vários fatores que podem conferir proteção contra o declínio cognitivo, como a vitamina E, estatinas e ácidos graxos w-3. Além disso, as considerações referentes ao estilo de vida, como engajamento social e atividade física e mental, podem ser importantes.

ENVELHECIMENTO ANORMAL: DOENÇA DE ALZHEIMER

Apresentação clínica

A sua avó de 82 anos sempre foi ativa e independente ao longo de toda a vida. Nos últimos anos, ela tem apresentado dificuldades crescentes para lidar consigo mesma. Por exemplo, ela tem dificuldade de lembrar as receitas de família, sempre esquece o fogão aceso, guarda as chaves com frequência no local errado e, mais recentemente, ficou perdida a caminho de casa ao voltar da merceria. Foi somente nessa semana que ela recebeu o diagnóstico de DA.

Ao ler esta seção, considere:

- Qual é a diferença entre as dificuldades exibidas por sua avó e aquelas associadas ao envelhecimento normal?
- Quais tipos de alterações estruturais e fisiológicas você prevê que diferem daquelas associadas ao envelhecimento normal?
- Considerando a idade da sua avó e o prognóstico de indivíduos com DA, como você esperaria que esse diagnóstico a afetasse?

O termo **demência** designa um sintoma complexo que engloba uma deterioração intelectual, comportamental e de personalidade em indivíduos adultos aparentemente saudáveis, cuja gravidade é séria o bastante para comprometer o desempenho ocupacional ou social. A demência é a quarta causa principal de morte na população adulta (atrás apenas das cardiopatias, câncer e acidente vascular encefálico). De longe, a causa predominante da demência é a **doença de Alzheimer (DA)**, que é a doença degenerativa mais comum do encéfalo. A DA está se transformando em uma grande questão de saúde pública no mundo inteiro. O aumento marcante da expectativa de vida, em grande parte por causa da cura de doenças infecciosas, permitiu que muitas pessoas pertencentes a essa população atingissem uma idade em que as doenças degenerativas encefálicas, como a DA, se tornam comuns. Se não forem desenvolvidos tratamentos para prevenção ou retardo do aparecimento da DA, essa tendência demográfica ao aumento do número de idosos na população implica que o número de indivíduos com DA está projetado para aumentar (nos Estados Unidos) dos cerca de 5 milhões de casos registrados em 2008 para algo em torno de 20 milhões de casos no ano de 2050. As enormes despesas financeiras anuais com DA, hoje estimadas em 150 bilhões de dólares, ficam pálidas quando comparadas ao custo causado à sociedade no sentido de que os familiares e amigos têm que superar o sofrimento e o estresse gerados ao assistirem a deterioração de um ente querido. Atualmente, não existem marcadores de imagem nem bioquímicos periféricos aprovados para uso em casos de DA. Em consequência disso, hoje, um diagnóstico de DA somente pode ser estabelecido por meio da confirmação histológica obtida com a realização de uma biópsia cerebral ou autópsia. Ainda assim, a análise completa dos comportamentos do indivíduo acoplada a um exame minucioso de seu estado mental tem permitido que a identificação clínica da DA alcance um índice de acurácia de 90%.

Muitos dos aspectos clínicos e patológicos da DA se sobrepõem àqueles do envelhecimento normal. Essa é a base subjacente da perspectiva segundo a qual existe uma relação transicional (evolucionária) entre envelhecimento, comprometimento cognitivo leve e DA. Essa visão de relação transicional a partir do envelhecimento normal alimenta a infeliz suposição de que os momentos de esquecimento normais dos idosos são precursores da demência. Esse fator deveria ser considerado preocupante por dois motivos: promove uma ansiedade desnecessária e constitui uma afirmativa falsa.

Embora a idade seja o fator de risco isolado mais importante da DA, é preciso enfatizar que a DA não é um processo de envelhecimento cerebral acelerado (exagerado). Trata-se de uma doença degenerativa do encéfalo. Um número substancial de fenômenos relatados que ocorrem nos neurônios de indivíduos com DA simplesmente não são observados em indivíduos controle normais de faixa etária compatível. Exemplificando, durante o envelhecimento normal, o número de neurônios na formação hipocampal diminui pouco (quando diminui), enquanto quase 60% dos neurônios são perdidos no hipocampo de indivíduos com DA. Outras alterações celulares que caracterizam a DA (p. ex., placas neuríticas e NNF) também podem ser observadas no encéfalo de indivíduos que passam pelo processo de envelhecimento normal. De fato, existe uma acentuada sobreposição entre certos achados neuropatológicos encontrados no encéfalo de indivíduos envelhecidos normais e indivíduos com DA. Entretanto, a extensão das alterações e sua distribuição topográfica são diferentes em ambas as populações.

Do ponto de vista clínico, os aspectos mais comuns da DA incluem o aparecimento insidioso, comprometimento de pelo menos duas áreas da cognição e comportamento e progressão, levando o indivíduo à morte. O curso sintomático dessa doença trágica se estende por um período de 5-10 anos, com uma sobrevida média de 9 anos a partir do aparecimento dos sintomas, embora a doença possa durar até 20 anos.

Questão

Qual é a semelhança existente entre a DA e o envelhecimento normal? E quais são as diferenças? A DA pode ser considerada um processo de envelhecimento acelerado? Por quê?

Tipos e genética da doença de Alzheimer

Etiologicamente, existem dois tipos de DA. Esses dois tipos hoje em dia são considerados clínica e patologicamente similares. A maioria dos casos de DA (90-95%) são esporádicos (DAE), de manifestação tardia (após os 65 anos de idade) e sem nenhuma causa genética conhecida. Em contraste, uma minoria dos indivíduos com DA (cerca de 5-10%) apresenta mutações genéticas e, nesses casos, o distúrbio é referido como doença de Alzheimer familiar (DAF). A DAF tipicamente ocorre antes dos 65 anos e é referida como DA de manifestação precoce.

Questão

O que diferencia a DA familiar da esporádica?

Embora nem todas as causas de DAE sejam conhecidas, o envelhecimento é o principal fator de risco de DAE e o número de indivíduos com a doença dobra a cada 5 anos, a partir dos 65 anos de idade. Entretanto, além do envelhecimento, é provável que existam outros fatores causadores de DAE, pois apenas 50% dos indivíduos com 85 anos de idade apresentam a condição. Foi proposto que fatores ambientais exerçam algum papel. Além disso, foi identificado um gene de suscetibilidade no cromossomo 19 (o alelo ApoE4) que aumenta o risco de desenvolvimento de DAE.

A DAF é causada por mutações específicas em um dos seguintes genes: gene da proteína precursora de amiloide (APP), no cromossomo 21; gene de presenilina 1 (PS1), no cromossomo 14; e gene de presenilina 2 (PS2) no cromossomo 1. Todos esses três genes atuam por meio de uma via final comum, resultando em aumento da produção ou da deposição de proteína β-amiloide, ou em ambos. Uma das formas dessa proteína é citotóxica para neurônios. O cromossomo 21 tem sido alvo de atenção considerável, porque os indivíduos com síndrome de Down, que nascem com três cópias desse cromossomo (em vez das duas cópias normais), sempre desenvolvem a gama inteira de lesões cerebrais características da DA, inclusive nas mesmas localizações, por volta dos 40 ou 50 anos de idade. De fato, os indivíduos com síndrome de Down produzem proteína β-amiloide em excesso desde o nascimento. Recentemente, os níveis de β-amiloide medidos no líquido cerebrospinal também foram usados como marcador diagnóstico da DA.

Fatores de risco

Idade, histórico familiar, lesão na cabeça, falta de escolaridade e fatores ambientais são consistentemente considerados fatores que expõem o indivíduo ao risco de desenvolvimento de DA. A idade é considerada o fator de risco mais forte, conforme observado anteriormente. Uma história familiar positiva para DA aumenta em 3-4 vezes a probabilidade de desenvolvimento da doença em qualquer idade. Um histórico de lesão na cabeça suficientemente grave para requerer internação ou causar perda de consciência aumenta em duas vezes o risco de desenvolvimento de DA. Foi especulado que a lesão na cabeça aumenta a secreção neuronal de proteína β-amiloide e faz os astrócitos liberarem proteínas reparadoras, como a ApoE e outras, que aceleram a velocidade de conversão do β-amiloide no amiloide compacto e potencialmente neurotóxico que forma o núcleo da placa neurítica.

A falta de escolaridade possui uma correlação significativa com o risco de desenvolvimento de DA. Esse risco é duas vezes maior em indivíduos sem instrução, em comparação àqueles que estudaram por 6-8 anos ou mais. O efeito protetor da instrução é atribuído ao aumento da capacidade do encéfalo de processar, armazenar e gerar informação (uma *reserva cerebral*), de tal modo que a instrução "retarda" o aparecimento da demência. Por outro lado, se indivíduos com nível de instrução ou inteligência pré-mórbida maior estiverem em um estágio biologicamente mais avançado de neurodegeneração no momento em que os sintomas se tornam evidentes, então a doença pode evoluir ainda mais rápido. Fatores como baixo nível de condição socioeconômica, assistência médica precária e más condições de trabalho e de vida podem coexistir com níveis baixos de instrução. E esses fatores também podem contribuir para o risco de DA.

Com o passar dos anos, o alumínio foi alvo de considerável atenção como potencial causa de DA. Entretanto, as evidências que associam o alumínio à DA não são definitivas. Diversas toxinas ambientais também foram estudadas como possíveis intensificadores que contribuem para o aparecimento da DA, mas nenhum agente específico foi identificado até agora.

Alterações encefálicas na doença de Alzheimer

Fluxo sanguíneo

Em indivíduos neurologicamente normais, com idades entre 33 e 61 anos, o fluxo sanguíneo para o encéfalo sofre um declínio aproximado de 23% e, para compensar, a taxa de extração de oxigênio a partir do sangue aumenta. Na DA, porém, o fluxo sanguíneo sofre um declínio extra de 30%. Além disso, em contraste com o idoso sem demência, o consumo de oxigênio não aumenta e, de fato, também sofre uma diminuição semelhante de 30%. Observa-se uma diminuição paralela do consumo de glicose. O fluxo sanguíneo e a extração de energia bioquímica a partir do sangue continuam a declinar, à medida que a condição clínica piora. Houve um tempo em que se acreditava que essa capacidade comprometida do encéfalo de conseguir energia bioquímica era uma das causas da DA, em vez de uma consequência da destruição neuronal associada à doença.

Marcadores gerais de atrofia encefálica

A atrofia encefálica se desenvolve em indivíduos com DA e é uma consequência inevitável da morte neuronal, cujas causas primárias são a deposição de proteína β-amiloide citotóxica e o desenvolvimento de NNF. A velocidade da perda de neurônios aumenta com o avanço da doença. Essa perda é responsável pelo aumento da taxa de declínio cognitivo que acompanha a progressão da doença.

O peso total do encéfalo diminui em 10-19%, quando comparado ao observado em indivíduos normais de idade compatível. À inspeção visual macroscópica, o encéfalo aparentemente exibe uma atrofia mais difusa, embora essa atrofia possa ser mais pronunciada em um lobo do que no outro (ver Fig. 23.3). Uma atrofia mais extensiva pode ser observada nos giros das áreas de associação, com relativa preservação dos córtices motor primário, somatossensorial primário e visual primário. Os escaneamentos de TC e RM são úteis como auxiliares do diagnóstico. Essas medidas mostram que as circunvoluções encefálicas estão estreitadas e os sulcos foram ampliados, assim como os giros hipocampais estão atrofiados. O ventrículo lateral e o terceiro ventrículo sofrem graus variáveis de ampliação simétrica – que, na DA avançada, chegam a ser equivalentes ao dobro do tamanho normal. Esses indícios de atrofia revelam a existência de diferenças de grupo entre os encéfalos de indivíduos com DA e de indivíduos controle normais de idade compatível. Entretanto, essas alterações encefálicas apresentadas pelos indivíduos com DA não necessariamente excedem as alterações observadas em muitos idosos mentalmente intactos. Desse modo, a sobreposição existente entre esses dois grupos impede a utilização dessas medidas no diagnóstico dos pacientes, em especial no início da doença. Os escaneamentos de TC e RM são mais úteis para excluir as hipóteses de hematoma subdural, demência de infartos múltiplos, tumor cerebral e hidrocefalia como possíveis causas de deterioração mental.

Estruturas do lobo temporal medial. O pronunciado déficit de memória e as alterações emocionais que ocorrem na DA chamam a atenção para a potencial patologia de estruturas do lobo temporal. E, de fato, essas estruturas quase sempre são as mais seriamente envolvidas, com o lobo temporal em geral afetado de maneira mais extensa do que os outros lobos encefálicos. Desse modo, algumas regiões do encéfalo apresentam maior vulnerabilidade à patologia da DA em comparação a outras regiões. Algumas estruturas do lobo temporal, em particular o hipocampo, são comprovadamente essenciais ao processo de memória. O volume de formação hipocampal pode sofrer reduções de até 60% na DA avançada. A distribuição da patologia neuronal da formação hipocampal desconecta de maneira efetiva o hi-

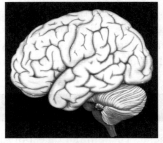
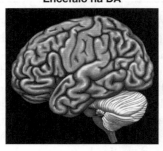
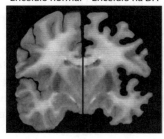

Figura 23.3 O encéfalo de indivíduos com doença de Alzheimer (DA) apresenta atrofia difusa, em comparação ao encéfalo de adultos de idade avançada sem DA.

pocampo do restante do encéfalo: a degeneração da via do córtex entorrinal impede que outras áreas cerebrais enviem informação para dentro do hipocampo, enquanto a morte de outras células impede que o hipocampo envie informações de volta a outras partes do encéfalo.

Na DA avançada, o volume da amígdala pode ser reduzido em 45%. As alterações ocorridas na amígdala tendem a contribuir para as alterações emocionais observadas na DA, bem como para a incapacidade do conteúdo emocional influenciar a retenção da memória.

O volume do **núcleo basilar (núcleo olfatório)** pode sofrer uma redução de até 69%, em comparação ao volume observado nos controles. Esse aspecto é significativo, porque as células do núcleo basal são colinérgicas e fornecem ao córtex cerebral a sua maior estimulação colinérgica (ver Fig. 23.4). Isso contribuiria para a queda (às vezes drástica) dos níveis de ACh observada na DA, além de fornecer uma base neuroquímica para o

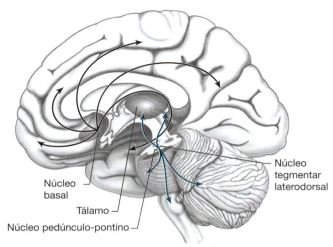

Figura 23.4 O núcleo basilar (núcleo olfatório) é a origem das projeções colinérgicas para as áreas corticais, e um declínio dos níveis de acetilcolina no encéfalo é a base para o tratamento sintomático da doença de Alzheimer com fármacos anticolinesterase. Outras projeções colinérgicas surgem a partir do tronco encefálico e incluem os núcleos tegmentares pedúnculo-pontinos e os núcleos tegmentares laterodorsais.

tratamento sintomático da doença com o uso de fármacos anticolinesterásicos.

Alterações encefálicas microscópicas

Várias alterações visíveis nas células neuronais à microscopia óptica são diagnósticas da DA. Os encéfalos de indivíduos com DA se autodistinguem dos encéfalos de idosos sem demência não só quanto à extensão das alterações patológicas, como também em termos de distribuição topográfica e natureza de algumas das próprias alterações em si. Ainda que considerados não exclusivos, os três sinais patológicos principais da DA são a presença de placas senis, ocorrência de NNF junto aos neurônios e deposição de amiloide em torno e junto aos vasos sanguíneos cerebrais. Essas três alterações patológicas são decorrentes de anormalidades que envolvem o metabolismo de duas proteínas distintas: **amiloide** e τ. As placas senis envolvem o amiloide proteico, enquanto os NNF neurofibrilares envolvem a proteína τ. Na patologia da DA, o reconhecimento das duas proteínas distintas envolvidas na patologia da DA é fundamental, pois ambas representam dois alvos distintos de uma potencial terapia para DA.

O processo neurodegenerativo da DA começa bem antes da manifestação dos sintomas de demência clínica. As alterações neurofibrilares do tipo DA podem ter início em 40-50 anos antes de os sinais nítidos de comprometimento cognitivo se tornarem evidentes. Depois que o indivíduo passa a manifestar os sintomas da DA, um comprometimento profundo e a morte se tornam iminentes, e ocorrem em 5-10 anos.

Placas senis e NNF. Durante anos, as placas neuríticas (senis) foram consideradas os marcadores primários da DA. Lembre-se do exposto na seção sobre envelhecimento normal que essas placas ocorrem até mesmo em encéfalos que estejam envelhecendo de modo normal, só que em grau significativamente menor do que naqueles com DA. A morfologia das placas neuríticas (senis) foi apresentada anteriormente. A distribuição das placas no encéfalo de indivíduos com DA é ilustrada na Figura 23.5.

Atualmente, admite-se que a densidade dos **NNF**, ao contrário das placas, apresentam melhor correlação com a gravidade da demência. Os NNF são feixes de proteínas fibrosas intracelulares que preenchem os corpos celulares dos neurônios. Representam acúmulos anormais de proteínas envolvidas na construção do citoesqueleto do neurônio. Os microtúbulos são as maiores fibras do citoesqueleto neuronal. São constituídos de proteína tubulina (α e β), que forma (se polimeriza em) estrias distribuídas em um núcleo vazio (ver Fig. 23.6). A montagem da tubulina α e β em estrias é regulada por um grupo de proteínas associadas ao microtúbulo (MAP), uma das quais é chamada τ. A proteína τ promove a montagem dos microtúbulos e estabiliza suas estru-

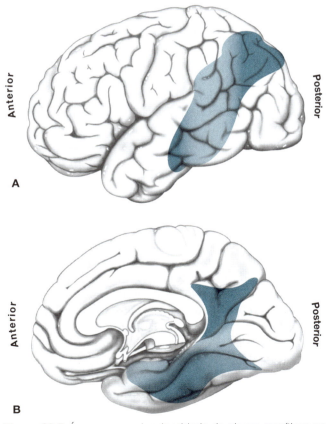

Figura 23.5 Áreas com maior densidade de placas neuríticas no encéfalo de indivíduos com doença de Alzheimer. A cor azul-clara representa a área de maior densidade.

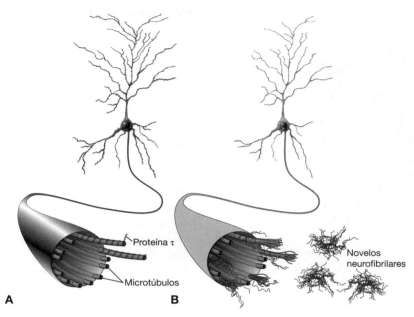

Figura 23.6 Os novelos neurofibrilares e a quebra da proteína τ são característicos de encéfalos de pacientes com doença de Alzheimer. **A.** Axônio representativo de um indivíduo saudável com proteínas τ que promovem a montagem dos microtúbulos, responsáveis pela estabilização da estrutura axônica. **B.** Axônio representativo de um indivíduo com DA, ilustrando a desintegração dos microtúbulos.

turas. Entretanto, uma discreta modificação química em τ (fosforilação) diminui a capacidade da proteína de promover a montagem. Uma falta de microtúbulos gera consequências terríveis para o neurônio. Conforme foi visto no Capítulo 3, os microtúbulos são responsáveis pelo transporte axoplásmico, formando trilhos ao longo dos quais as proteínas motoras movem vesículas para e a partir do corpo celular.

Na DA, a alteração química que ocorre em τ resulta na diminuição acentuada da montagem de tubulina em microtúbulos, de modo que estes raramente são vistos nos neurônios afetados. A própria proteína τ então faz a montagem em feixes de filamentos que se dobram em torno uns dos outros e formam uma hélice (daí o termo *filamentos helicoidais pareados*). Esse hiperdesenvolvimento em massa da proteína fibrilar patológica interfere no transporte de substâncias de uma parte do neurônio a outra, cortando o transporte de moléculas e materiais essenciais à sobrevida do neurônio. Isso levou à descrição de que os neurônios afetados morrem por estrangulamento.

Amiloide cerebrovascular. O amiloide cerebrovascular é uma alteração patológica comumente observada na maioria dos encéfalos de indivíduos com DA (presente em mais de 90% dos casos). De um modo geral, o amiloide começa a se agregar na camada muscular mediana de um vaso sanguíneo e, então, avança para dentro das camadas vasculares externas. Ocasionalmente, a parede vascular pode ser tomada por completo pelo amiloide. Isso foi correlacionado à leucoencefalopatia ou a alterações microvasculares observadas por RM.

CONEXÕES CLÍNICAS

Aspectos clínicos

Os sintomas clínicos que caracterizam a DA podem ser organizados em cinco áreas: memória, função visual-espacial, alterações de personalidade, alterações de movimento e reflexos, e capacidades de sobrevivência. Os diversos sintomas podem não se automanifestar na mesma ordem em todas as pessoas, porque o padrão de envolvimento de determinadas áreas cerebrais pode variar de um indivíduo para outro. O aparecimento dos sintomas usualmente é tão insidioso que tanto o paciente como seus familiares não conseguem estabelecer a data exata em que isso aconteceu.

Questão

Você é capaz de descrever os déficits de memória e emoção associados à DA com estruturas neuroanatômicas específicas?

Memória

O principal sintoma da DA é o desenvolvimento gradativo, porém progressivo, do esquecimento. Durante os estágios iniciais da doença, o paciente pode esquecer seus compromissos e ter seus pertences extraviados. Por fim, até mesmo os aspectos mais familiares e hábitos de comportamentos aprendidos são perdidos, como a capacidade de usar corretamente os talheres, por exemplo. Nos estágios posteriores da doença, o reconhecimento dos familiares – e, de fato, até de si mesmo – pode ser perdido. Por vezes, admite-se que as memórias recentes são as primeiras a serem perdidas, enquanto as memórias referentes a eventos remotos (memória de longa duração) somente são afetados em fases mais tardias da doença. Entretanto, nem todos os clínicos concordam com isso. Sendo assim, a memória recente e a memória de longa duração podem ser ambas comprometidas ao mesmo tempo. De maneira notável, o envelhecimento saudável preserva os efeitos intensificadores da emoção sobre a memória (ver Cap. 22), porém nos indivíduos com DA, o benefício conferido à memória pelo conteúdo emocional é perdido.

Linguagem

O comprometimento da memória acaba invadindo a esfera da linguagem. De início, a fala do indivíduo se torna hesitante em decorrência da incapacidade de lembrar as palavras certas. Nomes próprios e nomes comuns inicialmente são perdidos. Por fim, o indivíduo fracassa em dizer frases completas. A escrita é afetada de maneira semelhante. Com o avanço da doença, a compreensão segue um destino parecido, de tal modo que enfim nada mais do que seja escrito ou dito é compreendido. A essa altura, a deterioração da linguagem e as habilidades verbais terão progredido para uma franca afasia clínica. As habilidades aritméticas sofrem uma progressiva deterioração similar. A apraxia ideomotora – incapacidade de agir quando solicitado ou por imitação de um movimento voluntário complexo (ver Cap. 20) – pode ser demonstrada, mas não foi esclarecido se é por consequência de um déficit de compreensão, déficit de memória ou de ambos.

Função visual-espacial

Os déficits visuais-espaciais surgem em algum momento ao longo do curso do distúrbio. Dificuldades para se vestir, incapacidade de distinguir entre direito e esquerdo ou de interpretar um mapa de estradas, seguir na direção errada ou se perder em locais anteriormente familiares são algumas das manifestações dessa perda de orientação espacial. Com a piora da orientação visual-espacial, até mesmo o mais simples dos padrões ou formas geométricas não pode ser copiado nem duplicado em construções em bloco (ver Cap. 21).

Alterações de personalidade

Um aspecto proeminente no desenvolvimento da DA é a ocorrência de alterações de personalidade. As reações emocionais exteriorizadas se tornam rudes, e o indivíduo se torna mais egocêntrico. A etiqueta social deteriora, com o paciente se tornando insensível às ne-

cessidades e desejos dos outros, e ignorando a higiene pessoal. A evitação social, medo, agitação, paranoia e irritabilidade são comuns, porém o oposto desses estados também pode se desenvolver – a saber, inércia e placidez. O indivíduo pode apresentar agressão verbal e até física contra familiares, em especial conforme a demência progride e ele sente que está perdendo cada vez mais o controle sobre sua própria vida. Com certa frequência, há desenvolvimento de um estado de desilusão paranoide precariamente organizada. Indivíduos com DA se tornam desconfiados e podem espionar seus familiares. Esses indivíduos podem se convencer de que seus pertences estão sendo roubados e, por isso, passam a escondê-los. As alucinações ocasionalmente acompanham a paranoia. Tais alterações comportamentais são a principal causa de internação.

Alterações do reflexo e do movimento

Algumas alterações do movimento e dos reflexos surgem ao longo do curso da DA. As passadas curtas e instáveis caracterizam um distúrbio de marcha que usualmente aparece nas fases mais tardias da doença. Os sintomas parkinsonianos de tremor, rigidez e acinesia podem se somar à perturbação locomotora. Por fim, o indivíduo perde a capacidade de ficar em pé ou de andar e, confinado ao leito, afunda em um estado de relativo mutismo e acinesia. O apetite, às vezes aumentado no início, enfim é perdido e o paciente se torna emaciado. Alguns reflexos patológicos, como o reflexo de sucção ou o reflexo de preensão (supostamente sinais de disfunção do lobo frontal), ficam liberados e podem ser facilmente desencadeados, sobretudo nas fases tardias da doença. Por último, e possivelmente como resultado da desatenção e imobilização, o indivíduo pode apresentar aspiração frequente que acaba levando ao desenvolvimento de infecções, como a pneumonia por aspiração.

Capacidades de sobrevida

No decorrer de todo o período de deterioração mental, outras funções neurais sobrevivem relativamente inalteradas. Por esse motivo, a acuidade visual e os campos visuais permanecem relativamente intactos, assim como as funções corticospinais e corticossensoriais. O desenvolvimento de hemiplegia ou problemas visuais significa que a DA foi agravada por um acidente vascular encefálico, tumor ou hematoma subdural, ou ainda que a DA foi diagnosticada erroneamente.

Tratamento

Tratamento farmacológico

Há décadas, os indivíduos com DA eram tratados com intensificadores metabólicos e vasodilatadores, apesar de a DA não ser uma doença relacionada ao metabo-

626 Parte VI Sistemas funcionais especiais do SNC: sistemas cognitivos

lismo cerebral nem ao fluxo sanguíneo cerebral. Embora de fato ocorram alterações metabólicas e de fluxo sanguíneo cerebral, tais alterações atualmente são reconhecidas como consequências e não causas do distúrbio. A descoberta do déficit de transmissor ACh forneceu a base inicial para o desenvolvimento de um protocolo de tratamento racional.

Os níveis cerebrais de ACh podem ser intensificados por meio de três estratégias farmacológicas: é possível administrar fármacos que aumentam a síntese ou a liberação, atuam diretamente no receptor pós-sináptico ou impedem a inativação da ACh bloqueando a enzima degradadora acetilcolinesterase (AChE). A terapia de reposição, estratégia de escolha na DP que aumenta a síntese e a liberação de transmissor (no caso, DpA), se mostrou desapontadora. A administração de colina e lecitina, precursores da ACh, não melhora a memória nem o desempenho psicológico.

Os quatro inibidores de AChE aprovados pelo Food and Drug Administration (FDA) são: donepezil, rivastigmina, galantamina e tacrina. Entre esses fármacos, a tacrina tem uso clínico bastante restrito, por ser um agente tóxico para o fígado (hepatotoxicidade), causar vários efeitos colaterais desfavoráveis e exigir um regime de 4 doses diárias. Nenhum dos inibidores de AChE trata o processo neurodegenerativo subjacente que, por sua vez, continua sem inibição. Em consequência disso, quando a administração desses fármacos é suspensa, as funções cognitivas do paciente voltam ao nível que seria esperado observar se a medicação jamais tivesse sido usada. Além disso, os próprios benefícios alcançados são apenas modestos. Uma vez atingida a dosagem máxima, o efeito líquido do fármaco passa a ser apenas o de retardar o declínio cognitivo e social do paciente. A deterioração cognitiva persiste, mesmo que o paciente continue tomando a medicação.

As pesquisas atualmente conduzidas sobre as abordagens de tratamento para DA enfocam a utilização como alvo das proteínas cujo metabolismo anormal é a causa da patologia cerebral. Quase todas as pesquisas que avançaram para o estágio de triagem clínica estavam voltadas para o amiloide por causa da "hipótese da cascata do amiloide", que sugere que o amiloide exerce papel central na patogênese da DA. O acúmulo de β-amiloide no encéfalo inicia uma cascata de eventos que leva à disfunção neuronal, neurodegeneração e demência. Nenhum desses esforços foi bem-sucedido, inclusive o desenvolvimento de uma vacina que interrompeu o desenvolvimento das placas senis sem, contudo, afetar a demência. É possível que o ataque ao metabolismo anormal da proteína τ seja um alvo mais apropriado, porém isso ainda é indeterminado.

Os agentes antipsicóticos (p. ex., clorpromazina) às vezes são administrados para acalmar pacientes que, do ponto de vista comportamental, sejam incontroláveis e assim facilitar a vida de seus familiares. Seja qual for o tratamento vigente adotado como terapia para DA, é essencial orientar os familiares do paciente e fazer um planejamento para o declínio ainda inevitável do comportamento e da cognição.

Intervenções físicas e psicossociais

A DA é uma doença que afeta não só o paciente em questão, mas também afeta profundamente os familiares e cuidadores desse paciente. De fato, da perspectiva do profissional de reabilitação, talvez um dos aspectos mais importantes da DA esteja relacionado às consequências psicossociais do distúrbio.

Indivíduos com DA perdem progressivamente a memória e a linguagem, ao mesmo tempo em que sofrem profundas alterações de personalidade, com perda progressiva da capacidade de cuidar de si mesmo. Embora esses indivíduos também apresentem alteração do controle postural, marcha e movimentos funcionais, esses déficits costumam ser menos relevantes do que as dificuldades cognitivas e emocionais.

Em virtude das sérias implicações da DA para o paciente e seus familiares, o profissional de reabilitação tem que trabalhar com ambas as partes. Exemplificando, o profissional da reabilitação pode trabalhar com indivíduos com DA para melhorar o equilíbrio, a marcha e a segurança. Igualmente importante, o clínico pode trabalhar com os familiares e os cuidadores que convivem e cuidam desses indivíduos, fornecendo orientação, estimulando pausas e auxiliando o desenvolvimento de estratégias a longo prazo para enfrentar a progressão da doença. Os profissionais da reabilitação podem dar suporte aos familiares fornecendo informações sobre o distúrbio, ajudando-os com o sentimento de luto relacionado à perda da personalidade de um ente querido, a avaliar a residência ou as instalações em que vivem quanto à segurança, e auxiliando-os a ajustar suas expectativas e papéis às mudanças ocorridas com o ente querido.

RESUMO

Este capítulo resumiu algumas das importantes alterações que ocorrem no sistema nervoso com o envelhecimento típico, e as contrastou com as alterações observadas na DA. Essa informação é importante para o profissional da reabilitação por dois motivos. Primeiro, muitos dos indivíduos que procuram o profissional de reabilitação em busca de tratamento para uma lesão ou distúrbio específico estão na quinta ou sexta década da vida, ou em fases ainda mais tardias da vida. Esses indivíduos provavelmente sofreram alterações no sistema nervoso associadas ao envelhecimento, que devem ser consideradas ao delinear as estratégias da reabilitação. Em segundo lugar, a incidência e a prevalência da DA são amplamente disseminadas, e somente aumentarão à medida que a população for envelhecendo.

No início do capítulo, termos relevantes foram definidos e contrastados, tais como "envelhecimento", "expectativa de vida", "probabilidade de vida" e "senilidade". Em seguida, foram analisadas as alterações que ocorrem no encéfalo, incluindo as alterações cerebrocorticais, alterações que envolvem neurotransmissores e modificações neuronais. Também foi incluída uma discussão sobre estruturas específicas (p. ex., dendritos), alterações de neurotransmissores específicos e alterações de componentes estruturais dos neurônios (p. ex., lipídios, placas). Concluímos a seção resumindo algumas das consequências motoras e sensoriais relevantes decorrentes dessas alterações estruturais.

A DA foi o foco do segundo tópico abordado neste capítulo. Sua discussão incluiu os fatores de risco e fatores genéticos, bem como as alterações cerebrais observadas na DA que a diferenciam do envelhecimento normal. Nossa atenção foi então voltada para as consequências da DA relacionadas à memória, linguagem e percepção. Ao final, foram resumidas algumas das principais implicações para a reabilitação de pacientes com DA.

ATIVIDADES PARA ESTUDO

1. Antonio Yglesias tem 67 anos de idade. Ele é e sempre foi uma pessoa ativa e saudável, que basicamente está passando pelo processo de envelhecimento normal. Recentemente, ele teve problemas de equilíbrio e marcha. Todas as manhãs, quando vai caminhar, Antonio se preocupa com a possibilidade de tropeçar ou cair. Além disso, ele relata que está demorando mais para completar seu costumeiro percurso de caminhada.
   a. Quais componentes do sistema nervoso poderiam ser implicados nessa dificuldade de equilíbrio e marcha? Considere todos os fatores contribuintes, desde os periféricos até os corticais, incluindo os sistemas sensorial, motor e cognitivo.
   b. Comente como cada um desses componentes poderia ser afetado pelo envelhecimento normal.
2. Alec Keeney tem 77 anos de idade e foi diagnosticado com DA há 3 anos. Alec tem problemas para encontrar palavras, perde itens importantes e com frequência faz perguntas repetidas para sua esposa ao longo do dia. Recentemente, ele começou a ter explosões emocionais, em que às vezes grita ou chora sem nenhum evento precipitador aparente. Sua postura está curvada para a frente e ele perde o equilíbrio várias vezes ao caminhar ao ar livre com a esposa. Ele sofreu duas quedas quando estava em casa.

a. Identifique as áreas do córtex que poderiam estar implicadas em cada um desses achados.
b. De que modo o prognóstico de Alec é comparável ao prognóstico de Antonio?

BIBLIOGRAFIA

A randomized, placebo-controlled, clinical trial of high-dose supplementation with vitamins C and E, beta carotene, and zinc for age-related macular degeneration and vision loss: AREDS report no. 8. Arch Ophthalmol 119(10):1417–1436, 2001.

AD2000 Collaborative Group. Long-term donepezil treatment in 565 patients with Alzheimer's disease (AD2000): Randomized double-blind trial. Lancet 363:2105, 2004.

Anstey, K. J., and Low, L. F. Normal cognitive changes in aging. Australian Fam Phys 33(10):783–787, 2004.

Bennett, D. A., and Holtzman, D. H. Immunization therapy for Alzheimer disease? Neurology 64:10–12, 2005.

Bennett, D. A., Schneider, J. A., Arvanitakis, Z., et al. Neuropathology of older persons without cognitive impairment from two community-based studies. Neurology 66:1837–1844, 2006.

Black, S. E., Doody, R., Li, H., et al. Donepezil preserves cognition and global function in patients with severe Alzheimer disease. Neurology 69:459–469, 2007.

Braak, H., and Braak, E. Staging of Alzheimer's disease-related neurofibrillary changes. Neurobiol Aging 16:271–278, 1995.

Buckner, R. L., Snyder, A. Z., Shannon, B. J., et al. Molecular, structural, and functional characterization of Alzheimer's disease: Evidence for a relationship between default activity, amyloid, and memory. J Neurosci 25:7709–7717, 2005.

Friedman, D. S., O'Colmain, B. J., Munoz, B., et al. Prevalence of age-related macular degeneration in the United States. Arch Ophthalmol 122(4):564–572, 2004.

Galasko, D. R., Gould, R. L., Abramson, I. S., and Salmon, D. P. Measuring cognitive change in a cohort of patients with Alzheimer's disease. Stat Med 19:1421–1432, 2000.

Hardy, J. Alzheimer disease: Genetic evidence points to a single pathogenesis. Ann Neurol 54:143, 2003.

Hardy, J., and Selkoe, D. J. The amyloid hypothesis of Alzheimer disease: Progress and problems on the road to therapeutics. Science 247:353, 2001.

Hart, Jr., W. M. Adler's Physiology of the Eye, Clinical Application, 9th ed. Mosby Year Book, St Louis, 1992.

Mayeux, R. Dissecting the relative influences of genes and the environment in Alzheimer's disease. Ann Neurol 55:156–158, 2004.

Perry, R. J., and Hodges, J. R. Attention and executive deficits in Alzheimer's disease. Brain 122:383, 1999.

Remington, L. A. Clinical Anatomy of the Visual System, 2nd ed. Elsevier, St Louis, 2005.

Ropper, A. H., and Brown, R. H. Ch. 39. Degenerative diseases of the nervous system. In: Adams and Victor's Principles of Neurology, 8th ed. McGraw-Hill, New York, 2005.

Scarmeas, N., Albert, M., Brandt, J., et al. Motor signs predict poor outcomes in Alzheimer disease. Neurology 64:1696–1703, 2005.

Scheibel, M., Lindsay, R. D., Tomiyasu, U., and Scheibel, A. B. Progressive dendritic changes in aging human cortex. Exp Neurol 47:392, 1975.

Schneider, J. A., Li, J., Li, Y., et al. Substantia nigra tangles are related to gait impairment in older persons. Ann Neurol 59:166–178, 2006.

Selkoe, D. J. The origins of Alzheimer disease: A is for amyloid. JAMA 283:1615–1617, 2000.

Selkoe, D. J. Alzheimer's disease: Genes, proteins, and therapy. Physiol Rev 81:741–766, 2001.

Spalton, D, J., Hitchings, R. A., and Humter, P. A. Atlas of Clinical Ophthalmology. Lippincott, Philadelphia, 1984.

Tiraboschi, P., Hansen, L. A., Thal, L. J., and Corey-Bloom, J. The importance of neuritic plaques and tangles to the development and evolution of AD. Neurology 62:1984–1989, 2004.

Welsh, E. M., ed. Frontiers in Alzheimer's Disease Research. Nova Science, New York, 2006.

Wilson, R. S., Li, Y., Aggarwal, N. T., et al. Education and the course of cognitive decline in Alzheimer disease. Neurology 63:1198–1202, 2004.

PARTE VII
Lesão, doença e recuperação das funções do sistema nervoso

A parte final deste livro faz uma ligação entre o conteúdo de neurociência e a prática clínica por meio da reabilitação profissional. O papel da reabilitação profissional é assistir aos pacientes na melhora da função o máximo possível, considerando-se as condições subjacentes. A melhor prática é aquela que se baseia na compreensão das alterações que ocorrem no sistema nervoso, tanto fisiológicas como anatômicas, e no impacto dessas alterações sobre a função. Sendo assim, uma das principais metas desta parte do livro é ilustrar como o profissional de reabilitação aplica seu conhecimento da neurociência ao auxiliar indivíduos com lesões no sistema nervoso. Além disso, muitas vezes é por meio de uma avaliação abrangente do impacto das doenças e dos distúrbios sobre a função que o profissional fica em posição adequada para integrar e sintetizar um entendimento da neurofisiologia e da neuroanatomia do sistema nervoso. O segundo objetivo mais importante da Parte VII, então, é propiciar oportunidades desse tipo para solidificar o conhecimento de neurofisiologia e de neuroanatomia das estruturas corticais e subcorticais. Por esses motivos, convém terminar o livro abordando-se as condições clínicas de particular relevância com relação à reabilitação.

É preciso notar que esta parte do texto fornece a base para a aplicação das estratégias de exame, avaliação e intervenção destinadas a pessoas com doenças e lesões neurológicas. Esta parte do livro não pretende trazer discussões detalhadas relacionadas com a reabilitação, que constitui sua própria área de estudo – a ciência da reabilitação. Nem é nossa intenção discutir de modo aprofundado a neuropatologia de condições neurológicas, a qual, do mesmo modo, constitui um tópico distinto e foge ao escopo do livro.

O Capítulo 24 enfoca o acidente vascular encefálico (AVE). A primeira seção principal traz as bases fisiológicas para o entendimento do AVE isquêmico. A segunda seção principal do capítulo traz uma discussão detalhada das consequências específicas associadas a síndromes das artérias cerebrais média, anterior e posterior; da artéria carótida interna e do infarto lacunar. Essa seção termina abordando as implicações para a reabilitação. A terceira seção principal apresenta a fisiologia do AVE hemorrágico, diferenciando esse tipo de AVE do AVE isquêmico. A

última seção apresenta várias síndromes de AVE hemorrágico relevantes, terminando mais uma vez com a abordagem das implicações para a reabilitação.

O tópico abordado no Capítulo 25 é o ambiente encefálico e a lesão encefálica. As primeiras três seções principais desse capítulo enfocam as meninges, o líquido cerebrospinal (LCS) e a barreira hematoencefálica, respectivamente. Os distúrbios específicos a cada uma dessas estruturas encefálicas são apresentados (p. ex., meningioma, meningite e hidrocefalia). Esse conteúdo fornece a base para a compreensão da lesão encefálica traumática, que é o tópico da quarta seção principal desse mesmo capítulo. Nessa seção, estão incluídas as causas e os mecanismos da lesão encefálica traumática, uma discussão sobre concussão *versus* coma, e as implicações para a reabilitação.

A plasticidade encefálica é assunto do último capítulo do livro, o Capítulo 26. A abordagem desse assunto no final do livro é conveniente, porque a plasticidade encefálica está na fronteira das investigações relevantes para a reabilitação. Esse capítulo começa proporcionando uma visão geral da plasticidade encefálica, inspirada nas informações apresentadas no Capítulo 4 sobre a plasticidade no nível celular, todavia expandindo substancialmente tais informações para englobar a plasticidade das redes neurais e as implicações comportamentais. Aqui, também é discutida a diferença existente entre recuperação natural e compensação neural. A segunda seção principal enfoca a plasticidade das estruturas corticais, apresentando primeiro alguns experimentos clássicos relacionados com o desenvolvimento da visão, seguidos de experimentos relacionados com os mapas corticais da função manual. O tópico abordado na terceira seção principal concentra-se nas evidências emergentes relacionadas com a plasticidade após o dano encefálico em seres humanos. A última seção do capítulo enfoca o exercício e a plasticidade encefálicos. Nessa seção, baseamo-nos em modelos experimentais de AVE em animais e em experimentos realizados com indivíduos que sofreram AVE e outros tipos de dano encefálico. Essa área de investigação está apenas começando a florescer e, ao longo das próximas décadas, terá o potencial de alterar radicalmente as abordagens de intervenção física e cognitiva.

24
Acidentes vasculares encefálicos corticais

Objetivos de aprendizagem

1. Definir os termos isquemia, necrose, infarto, trombo e êmbolo.
2. Diferenciar AVE isquêmicos, AVE hemorrágicos e ataques isquêmicos transientes (AIT).
3. Discutir a relação existente entre cardiopatia e AVE isquêmico.
4. Discutir a relação existente entre doença aterosclerótica e AVE trombótico.
5. Explicar por que a interrupção do fluxo sanguíneo por apenas 5-6 minutos já é suficiente para causar infarto e necrose celular.
6. Comparar e contrastar o processo e as consequências dos AVE trombótico e embólico, incluindo-se o curso temporal e o prognóstico.
7. Discutir os atributos específicos do círculo arterial do cérebro que ajudam a proteger o sistema nervoso contra os efeitos da obstrução de vasos sanguíneos específicos.
8. Comparar os trombos brancos e vermelhos e descrever o processo pelo qual um é convertido no outro.
9. Comparar e contrastar os comprometimentos previstos para a obstrução dos seguintes suprimentos sanguíneos principais: artérias cerebrais anterior, média e posterior.
10. Prever a extensão do dano e antecipar os comprometimentos, dependendo de a ocorrência do AVE ter sido em território distal *versus* território proximal, no hemisfério direito ou no hemisfério esquerdo.
11. Inferir hipóteses sobre a localização de uma lesão associada a um AVE isquêmico, com base no conjunto de comprometimentos resultante.
12. Interpretar o prognóstico da recuperação funcional, com base no tamanho da lesão e no conjunto de comprometimentos.
13. Discutir as implicações de diferentes lesões para a estratégia adotada pelo profissional de reabilitação na realização do exame e da intervenção.
14. Contrastar as causas, o curso temporal e as consequências do AVE hemorrágico *versus* AVE isquêmico.
15. Contrastar três causas comuns de hemorragia quanto à base anatômica, aos sintomas e ao prognóstico: hemorragia intracerebral primária, aneurisma e malformação arteriovenosa (MAV).
16. Explicar a lógica das estratégias empregadas na reabilitação para enfocar o exame de pacientes que sofreram AVE.

Abreviaturas

ACA artéria cerebral anterior

ACM artéria cerebral média

ACP artéria cerebral posterior

AIT ataque isquêmico transiente

ARM arteriograma de ressonância magnética

ATCC angiograma de tomografia computadorizada com contraste

AVE acidente vascular encefálico

FA fibrilação atrial

FES estimulação elétrica funcional

HDL lipoproteína de alta densidade

LCS líquido cerebrospinal

LDL lipoproteína de baixa densidade

MAV malformação arteriovenosa

MNS motoneurônio superior

RM imagem de ressonância magnética

TC tomografia computadorizada

tPA ativador de plasminogênio tecidual

INTRODUÇÃO

Doença cerebrovascular é um termo genérico referente a qualquer doença que afete os vasos sanguíneos encefálicos. O termo geral para esses problemas é *acidente vascular encefálico* (AVE). A doença cerebrovascular pode produzir sintomas breves ou transientes bem como causar déficits duradouros que muitas vezes resultam em mudanças drásticas com consequências para toda a vida. Os AVE estão em primeiro lugar no *ranking* das causas de incapacitação funcional permanente e crônica, nos Estados Unidos. O AVE também representa a terceira causa principal de morte, atrás apenas da cardiopatia e do câncer, na população adulta daquele país. Sendo o AVE tão comum, uma apreciação de suas causas e consequências é essencial à prática da reabilitação.

Os AVE podem ocorrer no cérebro, no tronco encefálico, no cerebelo ou na medula espinal. Este capítulo enfoca apenas os AVE corticais, enquanto os AVE que envolvem outras estruturas importantes (p. ex., medula espinal, tronco encefálico) foram abordados em outros capítulos.

A maioria das doenças cerebrovasculares é classificada em uma entre duas categorias: isquêmica ou hemorrágica. Os **AVE isquêmicos** são causados por um fluxo sanguíneo inadequado que resulta em morte tecidual. O AVE isquêmico corresponde a cerca de 80% de todos os AVE. O termo *isquemia* significa "retenção de sangue". Os AVE isquêmicos ocorrem quando as células do sistema nervoso são atravessadas com um volume de sangue pequeno demais. Os **AVE hemorrágicos** ocorrem quando há uma hemorragia (ou sangramento) no interior dos tecidos do sistema nervoso e, potencialmente, dentro dos ventrículos. Esses dois tipos de AVE diferem quanto aos fatores de risco, causas, curso temporal e consequências. Por esse motivo, são discutidos separadamente. É preciso notar que, apesar de toda a tecnologia moderna e da maior consciência clínica, ainda é impossível identificar uma causa evidente em 1/3 dos AVE isquêmicos. Nesses casos, usa-se a classificação de AVE criptogênico.

A característica definidora de um AVE é o curso temporal ao longo do qual os déficits clínicos se desdobram. Mais tipicamente, a incapacitação funcional se desenvolve rápido. Quase 1/3 dos pacientes sofre AVE enquanto está dormindo e não percebe nada de errado até acordar. Então, quando acordam, podem apresentar problemas de movimento facial, enfraquecimento de um lado do corpo, dificuldades para se equilibrar e caminhar ou dificuldades de fala e linguagem. Se o evento ocorre quando o indivíduo está acordado, o déficit neurológico costuma se manifestar de forma abrupta e atinge seu pior grau praticamente de uma vez. Algumas pessoas sofrem o chamado *AVE em evolução*, que é caracterizado pela progressão do déficit em etapas. Cada etapa é caracterizada pelo aparecimento de um novo déficit ou conjunto de déficits. Os indivíduos que sofrem um AVE apresentam, em seguida, estabilização ou até melhora dos déficits resultantes. Quando esses indivíduos apresentam resolução completa do déficit em questão de minutos após o início do evento, a condição é referida como **ataque isquêmico transiente (AIT)**.

Na maioria dos casos, depois que a pessoa sofre um AVE, seus déficits são estabilizados e as melhoras vão ocorrendo em questão de alguns minutos, um dia ou até alguns meses. Essa estabilização distingue o AVE dos distúrbios neurológicos progressivos, como tumores, doença de Parkinson ou doença de Alzheimer, em que se observa uma deterioração estável ou gradual da função. Em suma, a principal característica de um AVE é o início rápido, em comparação a outras doenças encefálicas. Esse intervalo de tempo pode ser aplicado a todos os tipos de síndromes de AVE: seu início e o desenvolvimento dos déficits; a ocorrência da estabilização e a resolução (se houver) dos déficits.

Por meio da avaliação dos fatores de risco de AVE, os clínicos podem auxiliar seus pacientes a desenvolverem estratégias preventivas adequadas. O impacto dessas estratégias preventivas pode ser visto na drástica alteração da gravidade dos AVE ocorrida nos últimos 20 anos, bem como na incidência decrescente de AVE entre indivíduos

---

Neuropatologia: ação imediata subsequente ao AVE – FAST

A *American Heart Association* e a *American Academy of Neurology* tentaram educar os pacientes e seus familiares acerca dos sintomas do AVE. Para tanto, desenvolveram a mnemônica FAST, que se refere à perda abrupta da função na **face,** nos **braços (*arms*),** da **fala (*speech*)** e do **tempo** (necessário) para a ação imediata.

Se um paciente segue para um hospital com recursos para tratar casos de AVE isquêmico agudo dentro de 4,5 horas, é possível que o dano causado pelo AVE seja minimizado. Após esse período, o tempo decorrido terá sido longo demais, e uma janela de oportunidade para o tratamento será fechada. Infelizmente, a maioria das pessoas que sofrem um AVE permanente não busca o tratamento antes que seja tarde demais para limitar a extensão do dano encefálico ou sequer tem acesso a tal tratamento. Dessa forma, o aspecto mais importante do manejo do AVE consiste no reconhecimento antecipado dos sintomas para que o paciente possa conseguir atendimento médico o mais rápido possível. A expressão para o êxito do tratamento é "tempo é tecido".

mais jovens. Adicionalmente, uma compreensão acerca das consequências do AVE e o conhecimento dos achados esperados (com base na localização das lesões) ajudam o médico a desenvolver estratégias de intervenção mais apropriadas para pacientes específicos.

O presente capítulo está organizado em quatro seções principais. A primeira seção apresenta uma visão geral da fisiologia e as consequências do AVE isquêmico. A seção seguinte introduz a relação existente entre o sítio de lesão dos AVE isquêmicos e seus possíveis comprometimentos, além das implicações para a reabilitação. Na terceira e na quarta seções do capítulo, voltamo-nos para os AVE hemorrágicos, apresentando a fisiologia e as consequências das hemorragias (terceira seção) e concluindo com a abordagem das consequências das hemorragias e das implicações para a reabilitação (quarta seção).

ACIDENTE VASCULAR ENCEFÁLICO ISQUÊMICO

Apresentação clínica

A sra. Vandemere foi admitida ao hospital de cuidados intensivos onde você trabalha, após sofrer um AVE. No momento da admissão, ela apresentava alguma perda do movimento do lado esquerdo do corpo. Entretanto, no decorrer do primeiro dia de internação, seus sintomas pioraram. A partir das informações constantes no prontuário médico, você fica sabendo que o AVE dessa paciente tinha natureza trombótica. A sra. Nguyen foi admitida no mesmo dia. Momentos antes, no dia da internação, ela sofreu perda quase total do movimento do lado esquerdo do corpo e perda da capacidade de falar. Apesar disso, tais sintomas foram resolvidos dentro de meia hora. E o sr. Carlson foi admitido ao hospital 2 dias depois, apresentando perda moderada do movimento do lado direito do corpo e certo grau de déficit de linguagem. Decorridos 3 dias, os sintomas dele ainda eram similares aos sintomas observados no dia da admissão. Ao ler este capítulo, considere os seguintes aspectos:

- Que tipo de AVE provavelmente evoluiria no decorrer dos primeiros dias, que tipo sofreria resolução rápida e qual permaneceria bastante estável?
- Qual foi o provável motivo da internação da sra. Nguyen, já que os sintomas dela se resolveram?
- A partir das informações aprendidas nos Capítulos 7, 21 e 22, considere também a importância de saber o lado em que ocorreu um AVE.

Fatores de risco

Muitas vezes, o tratamento efetivo de pacientes que sofreram AVE não pode ser iniciado após o evento de forma rápida o bastante para prevenir danos encefálicos. Assim, é importante identificar quem apresenta risco e modificar o estilo de vida da pessoa para diminuir ao máximo possível o número de fatores de risco existentes. Infelizmente, um dos fatores correlacionados com uma incidência aumentada de AVE é simplesmente a idade, que não pode ser modificada. A passagem do tempo permite que os fatores de risco crônicos exerçam um efeito progressivamente maior. Contudo, existem outros fatores de risco que podem ser modificados com o tratamento adequado.

Questão

O profissional de reabilitação pode exercer papel importante no tocante a orientar as pessoas com relação a levar uma vida saudável, voltada à prevenção de AVE. A quais fatores específicos o profissional de reabilitação deve estar atento ao trabalhar com qualquer paciente que possa estar em situação de risco?

Entre os fatores de risco potencialmente modificáveis, a cardiopatia é o maior fator de risco de AVE, porque pode haver ruptura de êmbolos a partir do tecido cardíaco anormal e subsequente alojamento no sistema cerebrovascular, resultando na obstrução do fluxo sanguíneo. A *fibrilação atrial* (FA) é uma condição cardíaca comum, que frequentemente resulta em êmbolos associados ao AVE isquêmico. Outras condições cardíacas comuns também têm o potencial de produzir êmbolos: infarto do miocárdio, endocardite, prolapso da valva mitral e outras condições cardíacas. Uma causa cada vez mais evidente de AVE embólico é o "êmbolo paradoxal", em que um coágulo sanguíneo forma-se no ramo venoso da circulação, solta-se e atravessa um *forame oval persistente* localizado no coração, entrando então nos sistemas cerebrovasculares.

A hipertensão é outro fator de risco importante de AVE isquêmico. Por alguma razão, a hipertensão está associada à formação (da placa) aterosclerótica em artérias de grande calibre. Isso está correlacionado com a lesão da íntima, a promoção de agregação plaquetária e a formação da placa. Esse processo pode estar associado à obstrução dos vasos ou à criação de material embólico.

Os lipídios sanguíneos estão associados com o risco aumentado de AVE isquêmico, de vários modos. Indivíduos com níveis altos de colesterol e lipoproteína de baixa densidade (LDL) apresentam risco aumentado de AVE isquêmico. Esses lipídios podem, na verdade, integrar a placa e estimular as reações em cadeia patológicas causadoras de doença arterial. Entretanto, nem todos os lipídios são maus. A lipoproteína de alta densidade (HDL) capta o colesterol das células teciduais e o transporta até o fígado para ser eliminado. Portanto, as HDL ajudam a prevenir a aterosclerose (i. e., são antiaterogênicas). A proporção HDL:LDL ou HDL:colesterol é um marcador biológico eficiente do risco de ataques cardíacos ou AVE.

O diabetes melito é um fator de risco, porque a doença acelera a taxa de aterosclerose. Indivíduos diabéticos também apresentam risco de alterações patológicas em vasos encefálicos de pequeno calibre, que podem se tornar obstruídos e causar tipos específicos de AVE não devidos à aterosclerose.

Outros fatores de risco associados ao AVE incluem a obesidade, o tabagismo (particularmente, no caso dos cigarros) e o consumo excessivo de bebidas alcoólicas. Alguns anticoncepcionais orais aumentam o risco de AVE, especialmente em mulheres fumantes que sofrem de enxaqueca. Cada vez mais preocupantes são os riscos associados ao abuso de outras substâncias, incluindo-se a cocaína, anfetaminas e até mesmo as medicações vendidas sem prescrição, que englobam os simpatomiméticos (p. ex., efedrina) e mimetizam os efeitos do sistema nervoso simpático.

Fisiologia do acidente vascular encefálico isquêmico

No Capítulo 2, foi observado que os neurônios não armazenam quantidades significativas de nenhum nutriente essencial, nem de oxigênio ou tampouco de glicose para abastecer suas altas taxas metabólicas, sendo consequentemente bastante vulneráveis à diminuição do fluxo sanguíneo. Adicionalmente, sem um fluxo sanguíneo adequado, o encéfalo perde a capacidade de eliminar os produtos resultantes do metabolismo encefálico, o que resulta no acúmulo de produtos metabólicos tóxicos. Tipicamente, uma perda total de fluxo sanguíneo pode ser tolerada por um período máximo de apenas 5-6 minutos, sem que haja morte não só de neurônios como também de células gliais de suporte e de células da circulação. Isso resulta em infarto e necrose. No entanto, algumas pessoas toleram a doença obstrutiva e manifestam poucos ou até mesmo nenhum sintoma. Isso significa que a relação existente entre obstrução vascular e déficits clínicos às vezes é imprevisível. Em outras palavras, inexiste uma relação 1:1 entre a obstrução arterial em um sítio específico e o estado do tecido encefálico suprido pelo vaso obstruído.

Os AVE isquêmicos resultam da falta de oxigênio decorrente da obstrução mecânica de uma ou mais artérias, que impede o fornecimento de suprimento sanguíneo adequado aos vasos e tecido encefálico distais ao sítio de bloqueio. Vários fatores determinam se a isquemia resultará ou não em morte celular no local. Entre esses fatores estão o grau de totalidade e a duração da obstrução, além da existência de circulação colateral. Quando a is-

quemia é grave o bastante para que os neurônios e outras células do tecido encefálico sejam privados de sangue, estes morrem rapidamente. Isso é chamado **necrose isquêmica**. O termo *necrose* tem origem na palavra latina *necros*, que significa "tornar morto". A área local de tecido encefálico necrótico é referida como um **infarto**.

Os infartos podem resultar de trombose ou embolia. Um **trombo** ou **ateroma** consiste em um coágulo oriundo de células que normalmente circulam no sangue. Fixo à parede vascular, um trombo pode obstruir completa ou parcialmente o lúmen de um vaso. O termo **trombose** refere-se à formação ou à presença de um trombo. Um **êmbolo** consiste em um tampão composto por um fragmento desprendido de um trombo. Os êmbolos também podem ser compostos por outras substâncias, como colesterol puro ou até mesmo a gordura que viaja ao longo da circulação arterial e eventualmente fica presa em uma artéria com lúmen pequeno demais para permitir a passagem do material. O termo **embolia** diz respeito a esse processo.

> ### Questão
>
> Este é um momento propício para começar a listar as semelhanças e as diferenças existentes entre os êmbolos e os trombos. Ao prosseguir a leitura deste capítulo, você poderá continuar acrescentando mais itens a sua lista.

Os infartos resultantes de isquemia, seja por trombose ou por embolia, costumam ser descorados (são chamados de **infartos pálidos**), dada a ausência de hemácias na área do infarto. Esse tipo de AVE geralmente afeta a população de idade avançada. Quando o infarto também causa lesão em vasos sanguíneos e há ruptura das paredes dos vasos sanguíneos, o sangue pode vazar para dentro do infarto e levar ao desenvolvimento de um **infarto vermelho** ou **hemorrágico**.

Em suma, embora as causas de isquemia encefálica focal sejam amplamente variáveis, o resultado final no tecido encefálico é sempre o mesmo — a saber, a falta de um suprimento sanguíneo adequado. Os distúrbios cerebrovasculares obstrutivos causadores de isquemia são resultantes primariamente de aterosclerose de vasos sanguíneos ou de embolia, e ambos levam à obstrução de uma artéria. Em casos raros, o infarto isquêmico pode ser causado por inflamação, traumatismo de um vaso (dissecação de uma artéria) ou distúrbios de coagulação.

Fatores modificadores do acidente vascular encefálico

O efeito real da obstrução arterial no tecido encefálico depende de alguns fatores que são específicos de cada indivíduo. Como resultado, os déficits clínicos presentes em um paciente nem sempre podem ser previstos com exatidão, mesmo quando o vaso obstruído é conhecido. Uma grande parte dessa imprevisibilidade se deve às diferenças individuais existentes na arquitetura vascular. Outros fatores são de natureza sistêmica e estão relacionados com o metabolismo encefálico e o metabolismo corporal geral do indivíduo.

Em primeiro lugar, a estrutura do **círculo arterial do cérebro** pode variar consideravelmente em indivíduos diferentes (Fig. 24.1). Recorde do exposto no Capítulo 2 o fato de que o círculo arterial do cérebro é o anel de artérias situado na base do encéfalo, onde os sistemas carotídeo interno e vertebrobasilar formam conexões anastomóticas. Em apenas 50% das pessoas, o círculo está totalmente intacto e com todas as suas partes de tamanho significativo para fornecer suprimento sanguíneo colateral, no caso de obstrução de um dos vasos que seguem para o encéfalo. Na situação ideal, a estrutura do círculo arterial do cérebro permite uma circulação colateral efetiva quando há obstrução de uma das artérias situadas no pescoço. Isso permitiria que as artérias intracranianas localizadas no lado obstruído fossem enchidas pelas artérias opostas não obstruídas, prevenindo ou diminuindo assim a gravidade do infarto encefálico. É preciso notar que, em quase todos os encéfalos humanos, as artérias comunicantes posteriores são pequenas demais para atender a essa função.

Um segundo aspecto é a variabilidade existente nas anastomoses término-terminais meníngeas situadas entre os ramos das três artérias cerebrais principais, discutidas no Capítulo 7 (ver Fig. 7.18). Isso pode variar consideravelmente em termos de extensão e de robustez, de um indivíduo para outro. Em terceiro lugar, as anastomoses existentes entre as artérias carótidas interna e externa ocorrem em graus variáveis em indivíduos distintos. Uma região em que esse tipo de anastomose ocorre é ao redor da órbita ocular, com passagem de sangue da artéria carótida externa para a artéria carótida interna via **artéria oftálmica** (Fig. 24.2). Essas anastomoses podem servir para minimizar o dano isquêmico em caso de obstrução da artéria carótida interna.

O quarto aspecto é o fato de a velocidade da obstrução poder afetar o resultado isquêmico. Quando uma obstrução se desenvolve lentamente, há mais tempo para que uma circulação colateral seja aberta. Quando a obstrução se desenvolve rápido, se os canais colaterais em funcionamento forem insuficientes e mesmo que aumentem com o passar do tempo, isso geralmente acontece tarde demais para diminuir o risco original de isquemia e infarto.

Por fim, fatores metabólicos e sistêmicos gerais podem afetar o grau de isquemia resultante da obstrução de um vaso. A pressão arterial é um desses fatores. Sendo assim, um vaso estreitado pode continuar fornecendo sangue suficiente quando a pressão arterial estiver em 190/100, mas falhará em fazê-lo se a pressão arterial cair para 120/70. Essa queda da pressão arterial pode

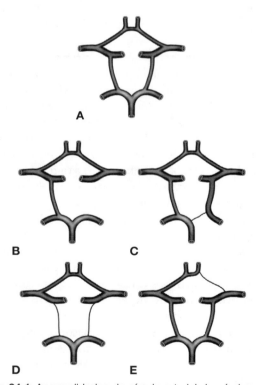

Figura 24.1 Anormalidades do círculo arterial do cérebro. **A.** Círculo arterial do cérebro típico. **B.** Círculo incompleto (falta a artéria comunicante posterior). **C.** Uma artéria cerebral posterior chega da artéria carótida interna. **D.** Artérias comunicantes posteriores anormalmente pequenas. **E.** Ambas as artérias cerebrais anteriores são perfundidas principalmente por uma artéria carótida interna.

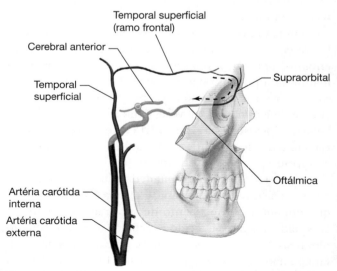

Figura 24.2 Anastomoses entre as artérias carótidas interna e externa, ao redor da órbita ocular, via artéria oftálmica.

> **Neuropatologia:** diabetes e AVE
>
> Um indivíduo com diabetes que desenvolveu uma reação hipoglicêmica pode apresentar sintomas neurológicos focais que imitam um AVE. De fato, por um lado, um dos primeiros testes realizados pela equipe de atendimento emergencial em um paciente com suspeita de AVE é a checagem da glicemia – e, se necessário, sua correção. Por outro lado, se a glicemia do paciente estiver alta demais, como pode ocorrer no diabetes, a possível recuperação do evento é comprometida, resultando em maior incapacitação.

ocorrer quando o indivíduo se levanta abruptamente após ter permanecido deitado por tempo prolongado, como acontece durante o sono. Tais quedas de pressão arterial podem ocorrer em um indivíduo sob tratamento com medicação para pressão arterial baixa, ou se o indivíduo tiver distúrbios sistêmicos ou neurológicos subjacentes que afetem sua capacidade de manter uma pressão arterial adequada. As condições metabólicas concomitantes podem aumentar o risco de AVE. Uma queda dos níveis séricos de sódio, o desenvolvimento de febre, as alterações do nível de oxigênio no sangue (como ocorre em indivíduos com doença pulmonar) e níveis glicêmicos diminuídos (como se observa em diabéticos que usam insulina de modo incorreto) podem resultar no aparecimento de sintomas neurológicos focais.

Para entender o papel da glicose, é importante reconhecer que, no encéfalo normal, a glicose é metabolizada em dióxido de carbono e água. Se o metabolismo for ineficiente, então haverá conversão do metabolismo aeróbio em metabolismo anaeróbio, com consequente acúmulo de ácidos láctico e pirúvico. Esses ácidos alteram o pH do tecido encefálico e danificam ainda mais os neurônios. Quando a circulação é inadequada para remover esses ácidos, há um dano maior aos neurônios e vasos sanguíneos localizados na área de fluxo sanguíneo diminuído.

Trombose

O enrijecimento das artérias, ou **aterogênese**, consiste na formação de um **ateroma**, também referido como **placa** ou **estenose**, em vasos de grande e de médio calibres do corpo. O processo é referido como **doença aterótica** e é o mesmo tanto na circulação encefálica como nas artérias coronárias, ou na aorta ou ainda nas artérias da perna. Seu início é devido a uma combinação de fatores, incluindo-se a anatomia e a biologia dos vasos sanguíneos, a hemodinâmica dos vasos e fatores de coagulação. A doença aterótica pode surgir na infância, com a formação de estrias gordurosas na íntima, e aumentar com o avanço da idade (Fig. 24.3).

Histologicamente, a estria gordurosa consiste no espessamento focal da íntima com invasão das células musculares lisas seguida de infiltração celular com lipídios, de tal modo que a parede vascular se torna menos flexível. A deposição de colesterol e de outros lipídios

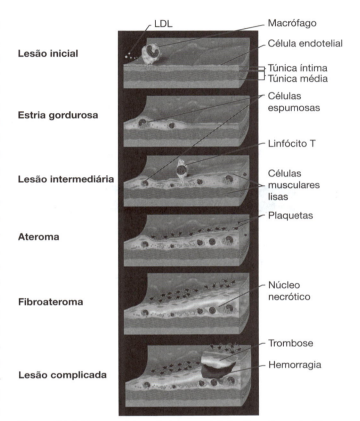

Figura 24.3 Desenvolvimento temporal de lesões ateroscleróticas. A lesão inicial e as estrias gordurosas podem surgir a partir da primeira década de vida. A lesão intermediária e o ateroma podem se desenvolver a partir do início da terceira década. O fibroateroma e as lesões complicadas podem surgir na quarta década. Esses estágios iniciais costumam ser clinicamente silenciosos, com os sintomas se tornando manifestos a partir da quarta década de vida. LDL = lipoproteína de baixa densidade.

inicia uma reação em cadeia. As células inflamatórias migram para dentro da estria, ocorre apoptose, e a estria gordurosa se transforma em uma placa fibrosa, em uma placa aterosclerótica ou em um ateroma. Conforme a placa amadurece, ocorre revascularização. O centro então se torna mais necrótico e é preenchido por um núcleo lipídico que pode ser calcificado. Enquanto isso, a membrana elástica externa faz a compensação permitindo tanto a dilatação como a constrição do vaso. Por fim, a constrição passa a obstruir o lúmen e resulta em estenose.

A hemodinâmica do vaso acrescenta mais uma agressão à lesão. A localização mais comum da aterogênese neurovascular é na bifurcação das artérias (Fig. 24.4). A bifurcação carotídea comum na região cervical é de longe a localização mais comum das patologias neurovasculares. A turbulência irrita fisicamente a íntima, e esta tende a remover qualquer proteção que a química da íntima tenha para prevenir a formação de coágulos. À medida que a estenose continua, piora a turbulência. Muitas vezes, é possível ouvir a turbulência usando-se um estetoscópio e escutando-se o barulho, referido como ruído. A turbulência também agita as plaquetas. Quando estas são traumatizadas, os fatores de coagulação são ativados e há formação de trombo. Inicialmente, o trombo forma uma **placa branca** constituída sobretudo por plaquetas. Isso eventualmente se soma à ativação de outros fatores de coagulação, e há formação de fibrina. A placa branca então se soma à estenose no ateroma, e a placa passa a ser aterotrombótica.

Questão

A aterosclerose e a trombose estão intimamente relacionadas. Discuta as localizações comuns da ocorrência de ambas e explique suas consequências.

Existem três modos pelos quais o desenvolvimento de aterotrombose pode causar problemas neurovasculares: diminuindo o fluxo sanguíneo, fragmentando e quebrando o trombo ou parte da placa (um êmbolo) ou produzindo hemorragia para dentro do centro enfraquecido do trombo e causando obstrução total da artéria (Fig. 24.5). Quando há hemorragia para dentro do trombo, isso é referido como uma **placa vermelha**.

Em geral, uma diminuição lenta do lúmen da artéria carótida não causa sintomas. Entretanto, quando o bloqueio excede 70% do lúmen remanescente, o indivíduo pode manifestar sintomas isquêmicos transientes (AIT). Isso pode ocorrer se também houver comprometimento do débito cardíaco, uma falha da circulação colateral decorrente de outra doença estenótica, ou até mesmo variações congênitas do círculo arterial do cérebro. Uma vez que um indivíduo apresente sintomas transientes decorrentes de estenose, passa a ser indicado o tratamento definitivo com cirurgia (i. e., uma endarterectomia ou colocação de *stent*).

O problema mais comum da patologia **aterotrombótica** é o êmbolo. Às vezes, o êmbolo consiste apenas em cristais de colesterol. Quando os êmbolos de colesterol entram na circulação retina, de fato podem ser vistos ao exame fundoscópico como um material brilhante e cintilante nas artérias (placas de Hollenhorst), causando uma cegueira monocular temporária (conhecida como **amaurose fugaz**). Mais comumente, o êmbolo consiste em uma coleção de plaquetas e fibrina oriundas do trombo. Por ser descorado, é chamado de **trombo branco**. Esse tipo de trombo é bastante mole, podendo quebrar e formar um êmbolo branco. Quando isso ocorre, o paciente pode apresentar uma progressão dos sintomas que enfraquece com o passar do tempo, um AVE em

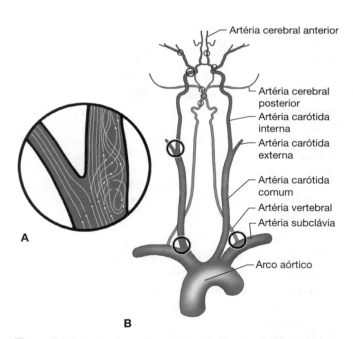

Figura 24.4 A. As distorções do padrão laminar de fluxo sanguíneo ocorrem em pontos onde os vasos sanguíneos se bifurcam ou se ramificam. O movimento turbulento do fluxo sanguíneo favorece o desenvolvimento de aterosclerose nesses locais. **B.** Os principais sítios de aterosclerose que envolvem os vasos sanguíneos que suprem o encéfalo são indicados pelos círculos pretos.

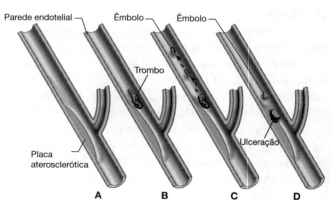

Figura 24.5 Complicações associadas à aterosclerose. **A.** Invasão do lúmen de uma artéria pela placa, levando à estagnação do fluxo sanguíneo distalmente à placa. **B.** Formação de um trombo na placa. **C.** Fragmentos de trombo se soltando da massa principal para formar êmbolos. **D.** Ulceração da parede vascular, permitindo a embolização do material oriundo da placa aterosclerótica.

evolução ou um AIT. Nas tromboses mais complicadas, os trombos podem conter hemácias e até parte do ateroma (podendo ainda incluir debris necróticos, células musculares lisas e restos lipídicos). Estes são **trombos vermelhos**. Os trombos vermelhos tendem a ser maiores e mais resistentes e não quebram com tanta frequência. Quando se rompem, formam êmbolos referidos como **êmbolos vermelhos** que são mais perigosos e tendem a bloquear as artérias cranianas de médio calibre, bem como a causar déficits abruptos e persistentes. Uma úlcera em um ateroma, detectada por exames de imagem, sinaliza a possível ocorrência de uma embolia artéria-artéria, independentemente de o paciente manifestar ou não sintomas relatáveis. Esse tipo de lesão pode requerer uma endarterectomia ou colocação de *stent*, para prevenir um AVE mais devastador.

Uma obstrução completa por um ateroma raramente ocorre na circulação carotídea. Com frequência, a obstrução se desenvolve de forma tão lenta que o indivíduo não apresenta nenhum sintoma, porque a circulação colateral pode ser utilizada para compensar o estreito gradual. Com o desenvolvimento lento de um ateroma, três dos quatro vasos neurovasculares podem ser fechados sem que o indivíduo manifeste sintomas, graças à atuação de uma circulação colateral compensatória. Quando o indivíduo sofre um AVE em razão de obstrução da artéria carótida comum, em geral ocorre uma hemorragia abruptamente para dentro da parede arterial, sem que haja tempo para o desenvolvimento de uma circulação colateral de apoio.

Em suma, o processo de trombose combinado com a aterosclerose produz estenose, e esta pode levar a uma obstrução grave e até mesmo total do vaso. É importante reconhecer que essas alterações e os potenciais sintomas podem ocorrer em qualquer sistema arterial e não só nas artérias carótidas. Uma patologia no arco da aorta, das artérias vertebrais ou até mesmo nos vasos intracranianos de grande calibre pode resultar em todos os cenários discutidos nesta seção.

> **Questão**
>
> Os AVE trombóticos também podem levar a AVE embólicos. Por que e como isso ocorreria?

Embolia

A embolia encefálica pode resultar de uma variedade de distúrbios, mas resulta mais frequentemente de doença cardiovascular. O total de 75% dos êmbolos cardíacos aloja-se no encéfalo, porque os vasos cerebrovasculares são os primeiros a chegar da aorta. Os êmbolos também podem ocorrer a partir de trombos ateroscleróticos no arco da aorta, uma localização onde os vasos

cranianos se ramificam a partir da aorta, e também foram observados nos sifões e na bifurcação carotídea (ver Fig. 24.4). Após o traumatismo que resulta em fraturas de ossos importantes, pode haver embolização da gordura para o encéfalo ou membros. Algumas formas de câncer também podem se disseminar para o encéfalo por embolização.

> **Questão**
>
> As placas ateroscleróticas frequentemente se desenvolvem em localizações específicas. Onde ficam esses locais e qual é o achado comum?

O trombo no coração comumente resulta de fibrilação atrial crônica decorrente de cardiopatia aterosclerótica ou reumática. As contrações rápidas e irregulares (fibrilação) do miocárdio resultam no desenvolvimento de um coágulo no átrio esquerdo, porque o sangue deixa de fluir suavemente através do coração. Alterações repentinas do ritmo cardíaco, como as que ocorrem quando o coração fibrilante retoma o ritmo normal (como pode ocorrer com a cardioversão), também podem resultar na ruptura de um fragmento de material trombótico, que, por sua vez, entra na circulação com um êmbolo. Também pode haver formação de um trombo mural no endocárdio danificado (revestimento interno do coração) sobrejacente a uma área de infarto do miocárdio.

O material embólico segue pelo sistema circulatório até chegar a um vaso cujo lúmen seja estreito demais para permitir sua passagem (Fig. 24.6). Alojado no vaso, o êmbolo pode permanecer e tampar solidamente o lúmen. Entretanto, o êmbolo frequentemente se quebra em fragmentos menores que então entram em vasos de menor calibre, o que leva às vezes ao completo desaparecimento dos sintomas. Esse fenômeno pode resultar em um curso escalonado de déficits.

> **Questão**
>
> Os AVE frequentemente estão associados à cardiopatia. Esse momento é apropriado para começar a tabular todas as condições cardíacas que podem resultar em AVE. Quais são as implicações para o profissional de reabilitação?

O infarto resultante de um AVE embólico pode ser pálido, hemorrágico ou misto. A maioria dos infartos embólicos é pálida, dada a ausência de hemácias no tecido encefálico. Entretanto, pode haver desenvolvimento de uma hemorragia secundária em uma área de infarto embólico pálido. Isso se deve à quebra do material embólico que estava bloqueando a artéria, ao retorno do

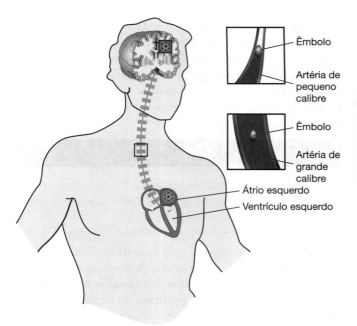

Figura 24.6 A embolia cerebral mais comumente resulta de material embólico oriundo do coração. A cardiopatia (p. ex., fibrilação atrial) às vezes leva ao desenvolvimento de um trombo (coágulo) no interior das câmaras cardíacas. Um fragmento do trombo pode se partir e originar um êmbolo. Este, por sua vez, percorre o sistema arterial até chegar a uma artéria cerebral cujo diâmetro é pequeno demais para permitir a passagem do êmbolo. O bloqueio da artéria impede a chegada de sangue aos tecidos cerebrais distalmente localizados em relação ao êmbolo. O resultado é o infarto do tecido "faminto" de sangue.

fluxo sanguíneo sob pressão integral e a uma área da artéria com lesão. Como consequência, ao ser perfundida novamente sob pressão arterial normal, a parede arterial enfraquecida e isquêmica apresenta vazamentos e o sangue escapa para dentro do tecido encefálico necrótico adjacente. (Ver Acidente vascular encefálico hemorrágico.)

Ataques isquêmicos transientes

Por vezes, a estenose de um vaso pode resultar apenas em episódios de sinais e em sintomas transientes, sem destruição tecidual real. A maioria desses AIT dura 2-15 minutos, mas raramente ultrapassa 30 minutos. Os AIT são um forte preditor da iminência de um AVE significativo com infarto cerebral. Um AVE pode se seguir a um ou mais AIT, decorridas horas, semanas ou meses.

Os sintomas associados aos AIT são similares aos sintomas de um AVE completo e, do mesmo modo, dependem do vaso envolvido. A única diferença é a duração das dificuldades clínicas. Por esse motivo, os sintomas passageiros variam e podem incluir os seguintes: (1) entorpecimento, formigamento ou enfraquecimento da face, do braço ou da perna, especialmente de um dos lados do corpo; (2) dificuldade para caminhar; (3) dificuldade para falar ou entender o que os outros dizem; (4) confusão; (5) dificuldade para enxergar com um ou ambos os olhos e (6) tontura e perda da coordenação.

> **Questão**
>
> Que fator essencial diferencia os AIT dos AVE embólicos e trombóticos? Quais são as semelhanças entre esses eventos?

A importância clínica de um AIT representa um alerta para o profissional de que o paciente deve ser encaminhado a um médico capaz de perseguir rigorosamente a causa do evento e corrigi-la. Se o(a) paciente sofreu apenas um AIT, existe uma chance de 10% de que ele(a) venha a sofrer outro AIT dentro de uma semana, bem como um risco de 2% de esse(a) paciente acabar por sofrer um infarto completo ainda na mesma semana.

CONEXÕES CLÍNICAS

Curso temporal

De longe, a maioria dos AVE é concluída em questão de minutos após o evento precipitante. Entretanto, conforme mencionado, os êmbolos podem se quebrar após a manifestação inicial de sintomas e causar um AIT ou alterar a sequência de sintomas, em uma condição referida como *AVE em evolução* (em progresso). Isso usualmente se deve à rolagem do coágulo para dentro de artérias progressivamente menores. Contudo, uma vez que o êmbolo se aloje em um vaso, os déficits resultantes são concluídos em questão de minutos. O estágio de *AVE completo* se refere a um evento isquêmico sustentado que resulta em déficits neurológicos que podem durar um dia, semanas ou para sempre. É preciso notar que um indivíduo que sofreu AVE trombótico apresenta risco de sofrer outro AVE.

O início de um AVE trombótico pode ocorrer de vários modos. Quase 1/3 dos AVE trombóticos ocorre durante o sono. O indivíduo então acorda sem notar nenhum problema, pode sofrer uma queda por estar paralisado ou olhar-se no espelho e notar enfraquecimento facial, ou ainda ir tomar o café da manhã e constatar que não consegue falar normalmente.

O curso de um AVE aterotrombótico não pode ser previsto de modo confiável. Isso é particularmente válido no início do curso da trombose encefálica. Entretanto, como o tempo é essencial no manejo de um AVE, é preciso tomar uma decisão em 2-4,5 horas com relação à terapia médica emergencial apropriada. É imperativo realizar exames de imagem em caráter emergencial, para determinação da natureza (isquêmica ou hemorrágica) e do tamanho do AVE. Se houver qualquer componente hemorrágico ou se o tamanho do AVE for maior do que 1/3 de um hemisfério, o tratamento trombolítico não deve ser adotado.

Existem alguns fatores relacionados com o curso temporal que ajudam a diferenciar um infarto embólico de um infarto aterotrombótico. Mais importante ainda é a imprevisibilidade com que um AVE embólico se desenvolve. Primeiramente, o conjunto integral de déficits evolui dentro de alguns segundos ou em um minuto de obstrução embólica. O evento pode ser tão repentino que a pessoa para de falar no meio de uma frase, apresentando perda total da fala. Em segundo lugar, a ocorrência de uma convulsão que acompanha o início de um AVE usualmente sinaliza um AVE embólico, ao contrário de um AVE trombótico. Em terceiro lugar, as obstruções embólicas podem ocorrer a qualquer momento do dia e muitas vezes ocorrem durante os períodos de atividade. Por fim, as obstruções costumam produzir déficits neurológicos (até mesmo graves) que são apenas temporários. Com a desintegração do material embólico, o fluxo sanguíneo é restaurado e há mudança dos sinais e sintomas. Igualmente relevante é o fato de o infarto resultante de obstrução embólica tender mais a se tornar hemorrágico do que o infarto decorrente de obstrução aterotrombótica.

Anticoagulação

O tratamento trombolítico atualmente inclui a administração intra-arterial de ativador de plasminogênio tecidual (tPA) e várias técnicas, como uma combinação de ultrassom com tPA ou cateterismo e fratura da obstrução para quebrar o coágulo. O momento em que o tratamento é instituído é importante. Os melhores resultados são obtidos quando o tempo decorrido entre o início do AVE e a instituição do tratamento é inferior a 1 hora. A prática vigente para administração intravenosa de tPA consiste em instituir o tratamento dentro de 4,5 horas (e em até 6 horas) após o início do AVE. Infelizmente, quase 1/3 dos AVE agudos ocorre enquanto o paciente está dormindo e, desse modo, é impossível estabelecer quando o AVE começou.

A seleção do paciente é importante na tomada de decisões sobre como tratar um AVE isquêmico agudo. Primeiramente, a condição médica do paciente deve ser estável. Indivíduos com hipertensão descontrolada geralmente são inadequados para receber esse tipo de intervenção, assim como os indivíduos recém-operados. Pacientes que foram submetidos a procedimentos neurocirúrgicos apresentam alto risco de desenvolvimento de complicações do tratamento. Quando o escaneamento de TC mostra um AVE que envolve mais de 33% da distribuição da artéria cerebral média, o risco de complicação da hemorragia intracerebral sobe de 5-6% para quase 40%.

Após o tratamento intensivo do AVE, as recomendações terapêuticas incluem o uso de estatinas, agentes antiplaquetários (aspirina, aspirina + dipiridamol de liberação prolongada ou clopidogrel) e modificação do estilo de vida. Se o paciente apresenta fibrilação atrial, é sugerida a anticoagulação com varfarina ou dabigatrana.

SÍNDROMES DE ACIDENTE VASCULAR ENCEFÁLICO ISQUÊMICO

Apresentação clínica

Você conheceu a sra. Vandermere na seção anterior deste capítulo. Ao ler seu prontuário médico, você constata que ela sofreu um AVE trombótico no território da arté-

---

Neuropatologia: duas formas importantes de AIT

Duas formas importantes de AIT são a cegueira monocular transiente e a amnésia global transiente. Na **cegueira monocular transiente** (também chamada **amaurose fugaz**), o indivíduo relata uma perda gradativa da visão. O padrão de perda visual pode estar relacionado com qualquer coisa, todavia envolve apenas um olho. Algumas pessoas descrevem apenas uma turvação, enquanto outras descrevem uma "cortina descendo sobre a visão". Há ainda outras pessoas que observam uma perda visual que ocorre a partir da parte lateral da visão. Ocasionalmente, o exame do fundo óptico durante ou logo após o evento da cegueira monocular transiente pode mostrar a presença de material embólico nos vasos da retina. O material embólico pode se constituir de agregados de plaquetas ou até cristais de colesterol.

Com a **amnésia global transiente**, os pacientes não sofrem perda da consciência nem apresentam outros déficits neurológicos localizados além da incapacidade de armazenar e recordar eventos recentes. Isso é chamado de amnésia. Esses pacientes perguntam repetidamente "Onde estou?" e "Como cheguei aqui?". Entretanto, eles podem dizer o próprio nome. E, em menos de 24 horas, a amnésia é completamente resolvida. O único aspecto significativo desse diagnóstico é o fato de tais pacientes não apresentarem nenhuma outra perda cognitiva. Eles conseguem fazer cálculos, falar, chamar nomes e dizer os nomes dos netos. Esses indivíduos, assim como aqueles com cegueira monocular transiente, não sofrem nenhuma perda sensorial ou motora.

ria cerebral média direita que se estendeu para dentro do lobo parietal direito. Além disso, na repetição do exame de RM, realizada um dia depois, foi observado que o AVE também envolveu a junção têmporo-parietal-occipital direita. O AVE do sr. Carlson, por sua vez, ocorreu na artéria cerebral média esquerda, porém com uma lesão localizada bem mais anteriormente, com pouca extensão para o lobo parietal. Quando do exame, você descobre que esses dois pacientes têm dificuldades para caminhar. Ao ler este capítulo, considere os seguintes aspectos:

- Considerando tudo aquilo que aprendeu até aqui, quais comprometimentos você esperaria encontrar em cada caso?
- Qual é a importância da localização da lesão (i. e., vaso sanguíneo envolvido, em qual sítio do vaso e de que lado) na previsão dos possíveis comprometimentos?
- Até onde você consegue prever a localização de uma lesão, com base no conjunto de comprometimentos que ocorrem?
- Quanto essa informação auxilia o profissional de reabilitação nas escolhas referentes a exames e estratégias de intervenção?

A patologia e as consequências clínicas dos AVE isquêmicos podem ser classificadas quanto ao tamanho do vaso envolvido. O tamanho vascular está relacionado com a localização da artéria. Cada uma das três artérias cerebrais intracranianas principais está dividida em três partes: tronco, ramos penetrantes e ramos corticais. As tabelas incluídas nesta seção ilustram as síndromes clínicas associadas às três artérias cerebrais principais, bem como os sintomas diferenciadores associados ao tronco, aos ramos penetrantes e aos ramos corticais da artéria. O tronco tem o maior diâmetro, em comparação a qualquer parte da artéria. No caso da artéria cerebral anterior (ACA) e da artéria cerebral média (ACM), o tronco é a parte do vaso que se estende de sua origem, no círculo arterial do cérebro, até o ponto em que seus ramos penetrantes surgem para nutrir as estruturas profundas do cérebro. No caso da artéria cerebral posterior (ACP), o tronco é a parte da artéria que vai de sua origem, na bifurcação da artéria basilar, até o ponto de origem dos ramos penetrantes que nutrem o mesencéfalo e o diencéfalo. As porções cortical ou circunferencial são as mais distais do vaso, dobrando-se por sobre o córtex ou tronco encefálico. A obstrução do tronco de uma artéria intracraniana resultará em isquemia nos territórios nutridos pelos ramos penetrantes e corticais da artéria, tendo então como consequência a gama mais ampla possível de déficits decorrentes da obstrução em qualquer local da distribuição da artéria.

> ## Questão
>
> Como forma de preparação para entender o impacto dos AVE de hemisfério esquerdo *versus* de hemisfério direito, reveja o conteúdo dos Capítulos 21 e 22 e construa uma tabela em que deverão ser listados os comprometimentos específicos expressos apenas em um ou outro hemisfério. Adicionalmente, identifique a localização da lesão associada a cada sintoma.

Os ramos penetrantes de cada artéria intracraniana são os menores ramos dessa artéria e nutrem áreas discretas do encéfalo. Esses ramos podem ser obstruídos na ausência de envolvimento do tronco ou dos ramos corticais e, por esse motivo, resultariam na gama mais restrita de déficits da obstrução em qualquer local da artéria. Depois que cada vaso alcança a superfície do córtex encefálico, o diâmetro arterial vai diminuindo progressivamente, conforme os ramos da artéria seguem ao longo do hemisfério. Os ramos corticais dividem-se repetidamente nos ramos corticais especificados, que, por fim, terminam na área periférica de suprimento da artéria (consultar o Cap. 7).

Em suma, é evidente que, quanto mais proximal for a localização de uma obstrução em uma artéria cerebral importante que nutre o córtex cerebral, mais amplamente disseminada será a área de isquemia cortical e maiores serão a gama e a gravidade dos déficits clínicos. Conforme a localização de uma obstrução se desloca distalmente, os déficits passam a ser mais discretos. Exemplificando, no caso da ACM, a obstrução de sua divisão superior para a parte triangular (lobo frontal inferior ou área de Brodmann 45), no hemisfério dominante e proximal ao ponto em que surgem os ramos da divisão superior, resultaria em uma afasia de Broca acompanhada de déficits motores. Em contrapartida, uma obstrução mais distal que envolvesse somente um único ramo da divisão superior poderia resultar apenas em um padrão não fluente de afasia, em que a repetição é poupada, apenas em déficits motores e sensoriais corticais.

> ## Questão
>
> A localização de uma lesão junto ao vaso envolvido é essencialmente importante para determinar a extensão do dano que será produzido. Compare e contraste o dano e a extensão dos comprometimentos que estariam associados a uma lesão nas seguintes áreas: junto ao tronco do vaso; na parte distal do território vascular e restrita aos vasos penetrantes oriundos do vaso principal.

É notável que os distúrbios que envolvem vasos de grande calibre resultam mais frequentemente de doen-

Capítulo 24 Acidentes vasculares encefálicos corticais **641**

Neuropatologia: tônus muscular revisitado

É preciso notar que os AVE que ocorrem nas diversas distribuições vasculares podem acarretar alterações no tônus muscular, as quais foram originalmente apresentadas no Capítulo 8. O tônus muscular é a resistência que o músculo exibe ao estiramento passivo (alongamento). O tônus muscular usualmente é perdido por alguns dias ou algumas semanas após um AVE. Essa condição pode se manifestar como uma hemiplegia densa, por vezes referida como *paralisia flácida*. Note que, em termos estritos, a *paralisia flácida* é um termo que deveria ser reservado aos distúrbios do motoneurônio inferior, enquanto o termo *hemiplegia densa* deve ser usado no caso de dano ao motoneurônio superior (como nos AVE corticais). A hemiplegia pode permanecer flácida em alguns pacientes, quando o braço fica balançando inutilmente junto à lateral do corpo do paciente e a perna precisa ser apoiada para sustentar o peso do paciente em pé. Em muitos pacientes, o tônus muscular aumenta de forma gradual. Esse aumento eventualmente pode se tornar marcante e resultar em uma condição referida como *espasticidade com hemiparesia*. Lembre-se, em relação ao Capítulo 11, de que a espasticidade é um componente da síndrome do motoneurônio superior.

ça aterosclerótica. Em contrapartida, o envolvimento de vasos de pequeno e médio calibres, ou as síndromes de ramo cortical, tipicamente resultam de embolia. Adicionalmente, existe um distúrbio singular que é devido à obstrução de pequenas artérias penetrantes. Isso é referido como AVE lacunares, e os distúrbios associados são chamados de **síndromes lacunares**. Mais comumente, as síndromes lacunares estão correlacionadas com as consequências de uma combinação de hipertensão ou diabetes e não da aterosclerose desses pequenos vasos.

A patologia e as consequências clínicas dos AVE isquêmicos também podem ser classificadas de acordo com o território cerebral suprido por um vaso. Os AVE associados à ACA afetam as porções mais anterior-mediais do cérebro; aqueles associados à ACM afetam as porções médio-laterais do cérebro, e os AVE associados à ACP afetam as porções mais posteriores do cérebro. Considerando-se todos os territórios juntos, os AVE podem resultar em uma gama inacreditavelmente ampla de comprometimentos, que vão desde alterações complexas da personalidade até a incapacidade de perceber corretamente as sensações ou de mover partes do corpo. No entanto, os comprometimentos específicos que acompanharão qualquer AVE em particular, como observado, dependem do vaso. Portanto, é útil aprender sobre as síndromes de AVE tomando-se como base os vasos envolvidos. Isso serve a dois propósitos: (1) essa abordagem auxilia o leitor a solidificar um conhecimento sobre os correlatos funcionais de diferentes regiões do cérebro e (2) o leitor aprende a associar a vascularidade à distribuição, a comprometimentos resultantes e a prognósticos. Por essa razão, cada uma das próximas seções está organizada segundo a distribuição vascular. Junto à distribuição vascular, as informações são adicionalmente organizadas considerando-se as lesões que afetam o tronco *versus* as distribuições mais distais.

Questão

Este momento é oportuno para sintetizar a informação, com o objetivo de se preparar para o aprendizado dos comprometimentos associados a lesões vasculares específicas. Reveja o suprimento vascular cerebral, as áreas de Brodmann e os papéis especializados de diferentes partes do cérebro (para começar, ver Caps. 7, 21 e 23). Com base nessas informações fundamentais, faça listas dos comprometimentos que podem ocorrer com AVE associados aos seguintes vasos: ACA, ACM e ACP. Quantos sintomas diferentes você pode relacionar a cada território vascular?

Artéria cerebral média

Os eventos e os infartos isquêmicos são mais comuns na ACM do que na ACA ou na ACP. Isso se deve em parte ao fato de a ACM nutrir uma parte maior do cérebro, em comparação às outras artérias. Adicionalmente, a ACM é mais representativa de uma continuação da carótida interna, em comparação à ACA, de modo que um êmbolo presente na carótida interna tenderá bem mais a seguir para dentro da ACM do que para dentro da ACA. A causa mais comum de obstrução do tronco da ACM é a embolia, com menos de 10% das obstruções resultando de um trombo. Do mesmo modo, a embolia é a causa mais comum de obstrução dos ramos corticais da ACM. Dependendo do tamanho do êmbolo, este pode se alojar em vasos de diferentes diâmetros. De modo geral, a ocorrência de um infarto no território cortical da ACM produz sintomas que podem incluir o enfraquecimento contralateral do tipo motoneurônio superior (MNS), a perda sensorial do tipo cortical, problemas cognitivos ou hemianopsia homônima e, dependendo do hemisfério envolvido, afasia ou o comprometimento da percepção espacial.

Questão

Uma obstrução da ACM esquerda pode resultar em vários tipos de afasias. Onde está localizada a lesão causadora de cada uma? Com base na presença de cada tipo de afasia, quais comprometimentos dos sistemas motor e/ou sensorial você anteciparia? Pensando à frente, por que o conjunto de sintomas seria importante para o profissional de reabilitação responsável pela determinação do prognóstico e do plano terapêutico de pacientes com essas diferentes lesões?

Como regra geral, a obstrução da artéria carótida interna mais comumente produz isquemia do córtex cerebral junto aos territórios periférico e central de suprimento da ACM. Quando há obstrução do tronco principal da artéria, ocorre infarto não só na convexidade encefálica como também nas estruturas cerebrais profundas que são nutridas pelos ramos penetrantes da ACM. Os déficits são mais graves quando a carótida interna é obstruída no nível do tronco (proximalmente), pois isso afeta os vasos penetrantes e os vasos distais.

Avançando distalmente ao longo da convexidade do hemisfério, o diâmetro arterial sofre diminuição progressiva, à medida que o território de suprimento periférico se aproxima e a área de tecido nutrido diminui. Assim, os déficits se tornam mais escassos e menos graves quando mais distal for a localização de uma obstrução na artéria (isso se aplica também à ACA e à ACP). Os déficits associados aos infartos distalmente localizados em relação ao tronco da ACM tendem a afetar o membro superior mais extensivamente do que o membro inferior. O motivo fica evidente quando se revisam os homúnculos motor e sensorial (Cap. 7). Os déficits cognitivos podem ocorrer com infartos mais distais. Por fim, a obstrução dos ramos penetrantes da ACM afeta as estruturas profundas. A cápsula interna pode ser afetada, por exemplo, com todos os tratos corticospinais que convergem para dentro de um pequeno feixe (ver Síndromes lacunares).

Recordando o exposto nos Capítulos 21 e 22: as consequências das lesões que afetam os hemisférios esquerdo e direito podem ser bastante diferentes. Quando o hemisfério dominante é envolvido no infarto, pode haver afasia. A afasia é mais frequentemente uma afasia expressiva (motora, de Broca). Contudo pode haver uma afasia sensorial (receptiva, de Wernicke) ou afasia mista (global), se ambas as áreas da fala (anterior e posterior) forem envolvidas. Quando há envolvimento do hemisfério dominante, em vez de afasia, pode haver problemas com prosódia ou déficits de percepção visual-espacial unilateral.

Os déficits observados com os infartos em territórios supridos pelo tronco e pelos ramos penetrantes e corticais da ACM são resumidos na Tabela 24.1. As diferenças esperadas, com base na lateralidade, também são diferenciadas.

Artéria cerebral anterior

A obstrução da ACA é bem menos comum do que a obstrução da ACM, a qual é mais ampla. A obstrução da ACA geralmente é embólica, com a lesão apenas raramente sendo resultante de aterosclerose. A obstrução do tronco de uma ACA proximalmente a sua conexão com a artéria comunicante anterior costuma ser bem tolerada e pode ser totalmente assintomática. Isso se deve ao fato de a ACA distal à obstrução receber circulação colateral suficiente da ACA oposta, a partir da artéria comunicante anterior, ou de numerosos colaterais situados entre os ramos distais que se estendem ao longo do corpo caloso. Em geral, o envolvimento dos ramos corticais de uma ACA causa enfraquecimento do tipo MNS e déficits sensoriais do tipo cortical, afetando primariamente a perna contralateral, além das funções intestinal e vesical (Fig. 24.7a). Se o membro superior for afetado, o ombro tipicamente será mais comprometido do que a mão (opostamente às consequências do infarto da ACM). Déficits máximos são causados por infartos bilaterais, quando o fluxo sanguíneo é impedido em ambas as ACAs. Isso pode ocorrer quando o indivíduo tem uma anomalia congênita do círculo arterial do cérebro, e ambas as ACA surgem a partir de um tronco de ACA, e esse tronco se torna obstruído (Fig. 24.7b). O infarto resultante envolveria as áreas fronto-parietais mediais, incluindo-se as superfícies orbital/médio-basal de ambos os hemisférios.

Além de uma síndrome sensório-motora cortical que envolva ambos os membros inferiores a partir de infartos bilaterais no lóbulo paracentral, um grave transtorno comportamental resulta de infartos no córtex pré-frontal orbital/médio-basal. Ocorrem amplas oscilações de afeto com episódios de excitação e euforia que podem se sobrepor a um fundo de abulia e apatia; desinibição comportamental com explosões de irritabilidade e afrouxamento do discernimento e controle social, manifestado por um comportamento erótico, exibicionismo sexual, observações lascivas e brincadeiras inapropriadas. Também pode haver uma apraxia significativa na mão não dominante, a partir do dano ao corpo caloso, privando o córtex motor suplementar e as áreas motoras no hemisfério não dominante da informação oriunda do hemisfério dominante. Nesse caso, o indivíduo pode imitar um gesto com a mão dominante, mas não consegue fazer o mesmo com a mão não dominante. Os déficits observados com o infarto nos territórios supridos pelo tronco, ramos penetrantes e ramos corticais da ACA são resumidos na Tabela 24.2.

Capítulo 24 Acidentes vasculares encefálicos corticais **643**

Tabela 24.1 Síndromes clínicas da ACM

Localização	Território afetado	Déficits
Cortical esquerda	Divisão superior (1a)	Espasticidade, hemiparesia, incapacidade de isolar grupos musculares específicos e déficits sensoriais corticais (discriminativos) do lado direito da face maiores do que no braço direito e maiores do que na perna. Não fluente, afasia de Broca ou de condução. Disartria. Usualmente, desvio transiente da cabeça e dos olhos para a esquerda (preferência de fixação do olhar à esquerda). As obstruções que afetam os ramos distais individuais da divisão superior podem resultar em apenas um desses sintomas.
	Divisão inferior (1b)	Afasia fluente ou de Wernicke e hemianopsia homônima direita. Apraxia ideomotora bilateral. As obstruções que afetam os ramos distais individuais da divisão inferior podem resultar em apenas um desses sintomas.
Cortical direita	Divisão superior (1a)	Espasticidade, hemiparesia, incapacidade de isolar grupos musculares específicos e déficits sensoriais corticais (discriminativos) do lado esquerdo da face e no braço esquerdo. Disartria. Usualmente, desvio transiente da cabeça e dos olhos para a direita (preferência de fixação do olhar à direita). As obstruções que afetam os ramos distais individuais podem resultar em apenas um desses sintomas.
	Divisão inferior (1b)	Negligência visuoespacial e outros distúrbios da percepção espacial (p. ex., apraxia construcional). Hemianopsia homônima esquerda. Quando as lesões do hemisfério direito que envolvem a área motora do lobo frontal se estendem para dentro do lobo parietal, o paciente pode não ter consciência do braço paralisado ou ser indiferente a ele (anosognosia). Reconhecimento deficiente do conteúdo emocional da fala.
	Penetrante (2)	Síndrome motora pura, que consiste em espasticidade contralateral com hemiparesia, na qual há igual envolvimento de face, braço e perna. Síndrome sensorial pura, além de possível afetação de apenas um membro.
	Tronco (3)	Combinação das síndromes cortical e penetrantes prévias, lateralizadas para o lado da lesão de tronco principal. Em geral, os déficits motor e sensorial serão bastante graves. Com a obstrução à esquerda do tronco principal, o déficit de linguagem será uma afasia global.

Questão

Qual é a provável base da apatia exibida por alguns indivíduos que sofreram AVE com envolvimento da ACA? Você anteciparia esse déficit em casos de lesões na ACA esquerda, na ACA direita ou em ambas? Por quê?

Artéria cerebral posterior

Em geral, a obstrução unilateral da ACP resulta em uma hemianopsia homônima contralateral que pode ser completa ou incompleta. O exame de campo visual pode ajudar o clínico a diferenciar a localização da lesão. As lesões no sistema geniculocalcarino mais próximas do núcleo geniculado lateral resultarão em uma hemianopsia homônima contralateral em que a visão macular provavelmente será perdida. Esses sintomas indicam que a lesão é mais profunda e tende mais a envolver o tronco da ACP ou até mesmo os vasos profundos da ACM. Se a visão macular for poupada (preservação macular), a localização da lesão será mais provavelmente na distribuição dos vasos mais distais da ACP, envolvendo o córtex calcarino. Até mesmo um envolvimento arterial mais distal pode resultar em perdas visuais quadrânticas, se o êmbolo se alojar nos vasos que suprem o córtex calcarino superior ou inferior (ver Cap. 18).

Quando uma lesão na ACP envolve o hemisfério dominante (em geral, o esquerdo) e inclui o corpo caloso posterior (esplênio), o resultado é a **alexia** (incapacidade de ler) **sem agrafia** (incapacidade de escrever). Os indivíduos afetados costumam apresentar **anomia** (incapacidade de nomear) para cores e diversas **agnosias visuais**. As lesões corticais bilaterais podem ser resultantes de uma única obstrução embólica ou trombótica da artéria basilar superior, em particular quando as artérias comunicantes posteriores são especialmente pequenas. Esse tipo de lesão pode resultar em hemianopsia homônima bilateral (cegueira cortical), contudo outros defeitos de campo visual (escotomas) podem ocorrer, depen-

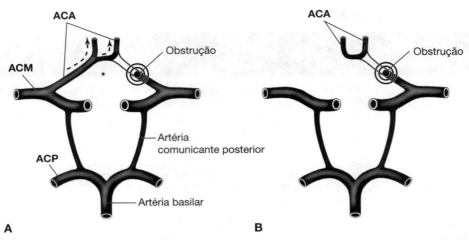

Figura 24.7 Vista ventral do círculo arterial do cérebro. **A.** Quando a artéria cerebral anterior é obstruída do modo como representado na figura, a artéria cerebral anterior distal à obstrução ainda pode continuar recebendo sangue em volume adequado, a partir da artéria cerebral anterior direita via artéria comunicante anterior, localizada acima do asterisco. **B.** Quando ambas as artérias cerebrais anteriores surgem a partir de um tronco da ACA, a obstrução desse tronco resulta em um infarto que envolve ambos os lados do encéfalo.

dendo do tamanho e da localização das lesões. Também pode haver desenvolvimento das **síndromes de Anton** e **de Balint** (ver Cap. 18). Quando as lesões bilaterais envolvem os lobos temporais inferomediais, a memória pode ser seriamente comprometida. Nesses indivíduos, a inteligência pode permanecer relativamente intacta, porém não é possível formar novas memórias. Em vez disso, os indivíduos afetados confabulam ou criam respostas. Quando as lesões bilaterais envolvem os lobos occipital e temporal inferomedial, pode haver falta de reconhecimento facial (**prosopagnosia**) (ver Cap. 21). Os déficits observados com o infarto em territórios supridos pelo tronco, ramos penetrantes e ramos corticais da ACP são resumidos na Tabela 24.3. Conforme indicado nessa tabela, os AVE na ACP podem afetar o tronco encefálico e as estruturas subcorticais.

Síndromes da zona de fronteira carótida/ infartos divisórios

A disfunção da artéria carótida pode resultar na diminuição do fluxo sanguíneo pelo sistema, como um

Tabela 24.2 Síndromes clínicas da ACA

Localização	Território afetado	Déficits
Cortical	Esquerdo	Espasticidade com hemiparesia e déficits sensoriais corticais (discriminativos) da perna direita. Pode incluir uma síndrome da "mão alienígena" do tipo frontal com preensão reflexa. Distúrbio de iniciação da fala.
	Direito	Espasticidade com hemiparesia e déficits sensoriais corticais (discriminativos) da perna esquerda. Pode incluir uma síndrome da "mão alienígena" do tipo frontal com preensão reflexa.
	Corpo caloso	Apraxia da mão não dominante. Pode incluir uma síndrome da "mão alienígena", associada a lesões do tipo caloso.
Penetrante	Estriado medial (Heubner)	Com lesões unilaterais, combinações imprevisíveis de disartria, abulia, agitação e hiperatividade, negligência visuoespacial contralateral e dificuldades de linguagem. Para lesões bilaterais, ver "Tronco".
Tronco	Unilateral	Combinação de síndromes corticais e penetrantes prévias lateralizadas para o lado da lesão de tronco.
	Bilateral	Alteração grave da personalidade e do afeto, em que pode haver abulia (apatia), desatenção, esquecimento, inércia motora, mutismo acinético, agitação e psicose. Incontinência urinária. Reflexos de sucção e preensão.

Tabela 24.3 Síndromes clínicas da ACP

Localização	Território afetado	Déficits
Cortical	Esquerdo	Hemianopsia homônima direita. Alexia sem agrafia, quando o esplênio do corpo caloso também é envolvido.
	Direito	Hemianopsia homônima esquerda.
	Bilateral	Hemianopsia homônima bilateral (cegueira). Síndrome de Anton (Cap. 18); síndrome de Balint (Cap. 18); síndrome amnésica (amnésia global transiente); amnésia retrógrada e anterógrada; prosopagnosia (Cap. 21).
Penetrante	Paramediano (tronco encefálico)	Síndrome de Weber (Cap. 15); síndrome de Benedikt (Cap. 15).
	Tálamo-perfurante (diencéfalo)	Hemibalismo.
	Tálamo-perfurante (diencéfalo)	Síndrome talâmica (dor talâmica) (Cap. 16).
Tronco		Uma mistura de síndromes dos ramos penetrantes e corticais.

Neuropatologia: ruídos e a artéria carótida interna

Os déficits neurológicos resultantes da obstrução aterotrombótica da artéria carótida interna são mais variáveis do que aqueles associados à obstrução de qualquer outro vaso. Em alguns casos, a obstrução de uma artéria carótida interna pode não produzir nenhum déficit, se o suprimento colateral oriundo de outros vasos for adequado. Em outros casos, a obstrução pode resultar em um infarto maciço dos 2/3 anteriores de todo o hemisfério cerebral, podendo levar a uma incapacitação significativa e permanente ou até mesmo à morte, em questão de dias. Conforme observado antes, os locais favoráveis à estenose nesse sistema são a bifurcação da artéria carótida comum nas artérias carótidas externa e interna, além do sifão carotídeo. Os ramos da artéria carótida interna, em ordem de ocorrência, são a artéria oftálmica, a artéria comunicante posterior e a artéria coroidal anterior, a ACA e a ACM (Fig. 24.8).

A presença de bloqueio nas artérias carótidas comum e interna pode ser avaliada diretamente, em oposição a outras artérias cerebrais, em que a estenose é determinada pelos déficits clínicos resultantes ou por procedimentos de diagnóstico por imagem como RM ou TC. A avaliação direta é feita pela colocação de um estetoscópio sobre determinados sítios localizados no pescoço e pela audição dos sons gerados como resultado de um fluxo sanguíneo turbulento no interior das artérias. A turbulência é causada por um estreitamento (estenose) do lúmen vascular. O som é denominado ruído (do francês, *bruit*, que significa barulho). Quando o ruído é ouvido no ângulo mandibular, a área de estenose e de fluxo turbulento está situada na bifurcação das artérias carótidas comum e interna (i. e., no seio carotídeo) (Fig. 24.9). Quando o ruído é ouvido na região cervical inferior, logo acima da clavícula, a estenose está localizada nas artérias carótida comum ou subclávia. As estenoses que não são firmes o suficiente ou aquelas que são firmes demais podem não gerar nenhum ruído. Um sinal ameaçador é a perda de um ruído previamente ouvido, que poderia implicar a obstrução total da artéria.

todo. Uma análise das síndromes média e anterior permite-nos compreender os efeitos dessa condição. De modo específico, quando o bloqueio ocorre na artéria carótida, uma queda da pressão arterial diminui ainda mais o fluxo sanguíneo, o que resulta em hipoperfusão, especialmente nas áreas distais onde os vasos mais distais da ACM e da ACA se encontram (Fig. 24.10). Isso é referido como a área divisória. Quando a hipoperfusão é suficiente para causar um infarto, a consequência é referida como **síndrome da zona de fronteira carótida** ou **divisória**. Note que os infartos divisórios podem ser re-

sultantes de insuficiência cardíaca congestiva e de hipotensão grave, além de doença aterosclerótica dos vasos carotídeos. Similarmente, pode haver um infarto divisório na distribuição da zona marginal entre a ACM e a ACP.

Em geral, é preciso que a artéria carótida interna apresente uma obstrução mínima de 70% para haver síndrome da zona de fronteira carótida. Com esse grau de estenose, o fluxo sanguíneo na artéria distal à obstrução diminui significativamente, mas não é eliminado. Nessa situação, os territórios periféricos da ACM e da

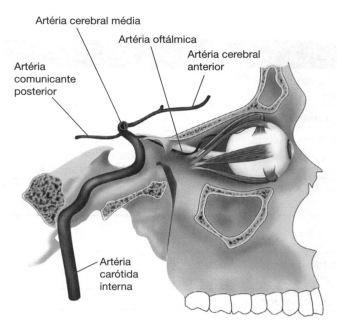

Figura 24.8 Ramos da artéria carótida interna direita.

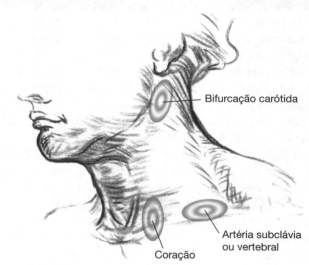

Figura 24.9 Diagrama que mostra a localização de diferentes ruídos cervicais. Um ruído sob o ângulo mandibular resulta de estenose na bifurcação da carótida. Os ruídos acima da clavícula são causados por obstruções na origem da artéria subclávia ou vertebral.

ACA representam a zona de isquemia máxima. Essa zona é chamada área divisória.

A isquemia máxima ocorre na área divisória, porque é onde o sangue precisa da maior pressão para atingir as extremidades terminais das duas artérias, onde os diâmetros dos vasos são menores. A área de isquemia máxima também é referida como a zona marginal entre a ACM e a ACA — daí o nome clínico de síndrome da zona de fronteira carótida. A porção da zona marginal que representa o ombro nos giros pré- e pós-central é maior do que a porção representativa da mão. A zona marginal também é a área cortical mais vulnerável em casos de AIT com estenose da artéria carótida interna e alterações do débito cardíaco. Se a lesão envolver o hemisfério dominante, é possível que ocorra um padrão de afasia (afasia motora transcortical, em que a repetição é melhor do que a fala espontânea). Se a lesão envolver a zona marginal entre a ACM e a ACP do hemisfério dominante, é possível que uma síndrome referida como síndrome de Gerstmann se torne clinicamente evidente.

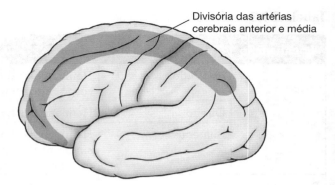

Figura 24.10 Área divisória sobre a superfície lateral do hemisfério esquerdo (sombreado) formada pelas artérias cerebrais média e anterior. Essa área está localizada nos territórios periféricos de cada artéria e representa a zona de isquemia máxima, com estenose da artéria carótida interna do mesmo lado. O território periférico da artéria cerebral posterior foi omitido.

Síndromes lacunares

Quando uma obstrução afeta apenas os vasos penetrantes (lacunas), tipicamente ocorrem déficits sensoriais e/ou motores na ausência de déficits cognitivos (Fig. 24.11). Com a doença do vaso penetrante, os sintomas tendem a afetar igualmente a face, o braço e a perna. Isso ocorre pelo fato de as vias estarem tão estreitamente organizadas na cápsula interna e contrasta acentuadamente com as consequências da obstrução vascular distal da ACM e da ACA – em que é possível que a face e o braço sejam mais afetados do que a perna ou vice-versa. Isso é consequência do fato de as vias estarem mais difusamente organizadas junto ao córtex, como ilustrado no homúnculo (Cap. 8).

Questão

Qual dos seguintes tipos de comprometimento poderia potencialmente acompanhar os AVE lacunares e, ao contrário, qual deles não acompanharia esse tipo de AVE: motor, somatossensorial, sensorial perceptivo, afasia de Broca, instabilidade emocional, grafestesia e ataxia?

> **Neuropatologia:** síndrome de Gerstmann
>
> Em 1940, Gerstmann descreveu uma síndrome que consistia em acalculia, agrafia, agnosia digital e desorientação direita-esquerda. Ele interpretou esse conjunto de sintomas como representativo de um distúrbio do esquema corporal decorrente de uma doença que envolve o lobo parietal esquerdo. Essa síndrome, localizando uma lesão na região parietal posterior do hemisfério dominante, foi relevante para o reconhecimento antecipado da lateralidade encefálica.

O AVE lacunar é patologicamente singular, no tocante a ser resultante de uma patologia distinta da doença aterotrombótica e causado por pequenos infartos nos ramos penetrantes das artérias cerebrais. O termo **lacuna** é aplicado à pequena cavidade (*depressão* ou *lago*) que resulta no processo de cicatrização quando as células encefálicas mortas são removidas durante o processo. A patologia lacunar está correlacionada com hipertensão crônica, diabetes ou uma combinação de tais distúrbios.

O diâmetro das lacunas pode variar de 3 a 15 mm. A produção ou não de sintomas pelas lacunas depende de sua localização. As lacunas são mais frequentes no núcleo caudado e no putame, onde são tipicamente assintomáticas. Em ordem de frequência, as outras localizações suscetíveis aos infartos lacunares incluem o tálamo, a ponte basal, a cápsula interna e a substância branca profunda do hemisfério cerebral. Apesar de as síndromes lacunares serem numerosas, as mais comuns são a

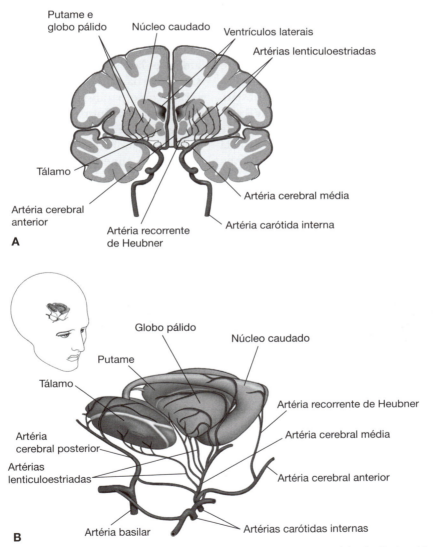

Figura 24.11 Vasos penetrantes profundos. **A.** Corte coronal do córtex, que mostra as artérias lenticuloestriadas chegando à artéria cerebral média, e a artéria recorrente de Heubner chegando da artéria cerebral anterior. **B.** Ilustração dos vasos penetrantes profundos que surgem a partir de todos os principais vasos que suprem os núcleos da base e o tálamo.

hemiplegia motora pura, o AVE sensorial puro, a síndrome da disartria-mão desajeitada e a hemiparesia atáxica ipsilateral. Cada uma dessas condições será discutida adiante.

Quando as lacunas ocorrem no território vascular das **artérias lenticuloestriadas** (no ramo posterior da cápsula interna [porção anterior] ou da coroa radiada adjacente), observa-se um **AVE motor puro** com consequente hemiplegia motora pura que envolve a face (metade inferior), o braço, a mão, a perna e o pé. Isso é referido como *hemiplegia capsular*. Nessa condição, todas as projeções corticofugais descendentes para o tronco encefálico e a medula espinal estão firmemente organizadas ao atravessarem a cápsula interna. Como consequência, o envolvimento dessas partes do corpo é de igual gravidade e isso contrasta com as síndromes de ramo cortical (distais), em que há envolvimento diferencial de uma parte do corpo, conforme descrito anteriormente.

O envolvimento lacunar da ponte ventral (infarto no território dos ramos penetrantes da artéria basilar) também pode resultar em um AVE motor puro, ainda que não seja idêntico àquele resultante do envolvimento lenticuloestriado. As lacunas que envolvem o tálamo lateral (VPL/VPM) ou, menos frequentemente, a substância branca parietal (coroa radiada) causam um **AVE sensorial puro**, o que resulta em perda somatossensorial de todas as modalidades primárias, do lado contralateral da face, do braço e do corpo, que se estende até a linha média. O envolvimento lacunar da ponte ventral pode causar a **síndrome da disartria-mão desajeitada**, caracterizada por inabilidade da mão contralateral ao sítio de lesão e disartria a partir de lesões intramedulares de nervo craniano. A **hemiparesia atáxica ipsilateral** pode se

seguir aos infartos lacunares na ponte ventral, no ramo posterior da cápsula interna ou da substância branca parietal (corona radiada). A ataxia ocorre ipsilateralmente ao enfraquecimento. A Tabela 24.4 resume as síndromes lacunares mais comuns.

Não é incomum que um indivíduo com infarto lacunar desenvolva novos infartos adicionais desse mesmo tipo. Múltiplos infartos lacunares podem produzir o *estado lacunar*. Quando múltiplos infartos lacunares afetam *bilateralmente* o ramo posterior da cápsula interna, um possível resultado é a **paralisia pseudobulbar**. A história usual de um indivíduo que desenvolve paralisia pseudobulbar é ter sofrido numerosos infartos lacunares com envolvimento das fibras corticobulbares do ramo posterior da cápsula interna de um lado do encéfalo, em um momento anterior, que podem ter sido assintomáticos. Por causa da inervação cortical bilateral de alguns núcleos motores de nervo craniano, os infartos que envolvem as fibras corticobulbares somente de um dos lados não produzirão comprometimento permanente da fala ou da deglutição. Entretanto, havendo envolvimento de ambos os lados, o dano às fibras corticobulbares nas cápsulas internas direita e esquerda produz a síndrome referida como paralisia pseudobulbar. Os sintomas característicos dessa síndrome são numerosos. Um dos principais grupos de sintomas envolve a fala e inclui a disartria (em que o indivíduo não consegue produzir [articular] a fala normalmente) e a disfonia (em que o indivíduo não consegue emitir sons adequadamente por meio da vibração das cordas vocais). Quando o indivíduo é solicitado a produzir (fonar) uma vogal longa, como *ah*, a vogal sai com mais ar do que som. Ocorrem alguns déficits relacionados com a alimentação. Ocorre disfagia,

Tabela 24.4   Síndromes lacunares comuns

Síndrome	Achados clínicos	Sítio da lesão (preferido)	Possíveis vasos envolvidos
Hemiplegia motora pura	Enfraquecimento e espasticidade unilateral, com igual envolvimento de face, braço e perna.	Ramo posterior da cápsula interna; ponte ventral.	Ramos penetrantes lenticuloestriados; ramos penetrantes da artéria basilar.
Acidente vascular encefálico sensorial puro	Perda de todas as modalidades sensoriais primárias na parte contralateral da face e do corpo.	VPL/VPM.*	Ramos penetrantes talamogeniculados da ACP.
Disartria-mão desajeitada	Déficit da articulação da fala; mão contralateral desajeitada.	Ponte ventral.	Ramos penetrantes paramedianos da artéria basilar.
Hemiparesia atáxica	Enfraquecimento e ataxia unilateral.	Ponte ventral.	Ramos penetrantes da artéria basilar.

*VPL = núcleo ventral posterolateral do tálamo; VPM = núcleo ventral posteromedial do tálamo.

com o indivíduo se tornando incapaz de deglutir adequadamente e de mover a língua. Há espasticidade e paresia dos músculos mastigatórios, de modo que a pessoa não consegue mastigar. Isso é acompanhado por um reflexo mandibular exagerado. A pessoa não consegue elevar o palato mole, por isso há regurgitação nasal do alimento.

Adicionalmente, há espasticidade e paresia da face inteira de ambos os lados, de modo que o indivíduo não consegue enrugar a testa, fechar os olhos forçosamente nem elevar e retrair os cantos da boca em um sorriso voluntário. O movimento de todos esses músculos pode estar preservado nos movimentos espontâneos, como bocejo, tosse e limpeza da garganta.

Do mesmo modo, pode haver choro e riso espasmódico (patológico). No riso patológico, a pessoa inicia um coro de gargalhadas sem nenhum motivo aparente ou à mínima provocação. A risada hilária pode continuar ao ponto da exaustão. O choro patológico é mais frequente. Essa pode ser uma resposta reflexa a algo que usualmente pode causar alegria e riso. A menção de assuntos possivelmente carregados de emoção, até mesmo a menção da família durante uma conversa, pode fazer o indivíduo iniciar uma crise de choro incontrolável. Esses sintomas ocorrem porque a pessoa perde a inibição das estruturas corticais sobre os centros troncoencefálicos envolvidos em comportamentos como riso e choro.

Por fim, também podem ocorrer múltiplos infartos lacunares que causam um quadro clínico referido como pseudo-Parkinsonismo. Além disso, podem resultar em um padrão de demência referido como **demência subcortical**.

> ### Questão
>
> Em sua prática de reabilitação, você nota que alguns pacientes que sofreram AVE são mais propensos a ter explosões emocionais e dificuldade para iniciar movimentos bem conhecidos, em comparação aos outros pacientes com quem você trabalha. O que isso sugere sobre o suprimento sanguíneo que provavelmente foi afetado? Pensando à frente, o que isso lhe sugere sobre o prognóstico e estratégias de reabilitação apropriadas?

CONEXÕES CLÍNICAS

Prognóstico

Se um indivíduo sobrevive após sofrer um AVE completo, o prognóstico a longo prazo usualmente é favorável à melhora. Em um extremo, a recuperação pode começar e ser quase completa em questão de horas ou em 1-2 dias, em indivíduos com infartos pequenos. No ou-

tro extremo, os indivíduos com déficits graves podem não apresentar melhora significativa nem mesmo após meses de reabilitação intensiva. O prognóstico se torna mais desfavorável quanto maior for a demora para iniciar a recuperação. Muitos acreditam que, de modo geral, por um lado, sempre que os comprometimentos persistem por mais de 5-6 meses, acabam se tornando permanentes, embora sua gravidade possa diminuir com o passar do tempo. Por outro lado, algumas evidências sugerem que a melhora pode continuar por períodos prolongados que podem chegar a 10 anos. É preciso notar que a melhora deve ser considerada em termos de melhora neurológica e melhora funcional. É possível que haja um considerável potencial de melhora funcional, até mesmo no caso de lesões em que as alterações neurológicas são estabilizadas. O impacto da reabilitação de alta intensidade atualmente é alvo de extensa investigação.

Prognóstico médico

Quando um paciente está inicialmente em comatose ou estupor, isso usualmente indica que o infarto é amplo e um edema significativo está presente. O edema é a resposta do corpo à lesão e ocorre com todas as lesões teciduais, incluindo-se a lesão encefálica. O edema encefálico em pacientes com AVE é máximo em 3-4 dias, passando então a diminuir lentamente. O grau de edema que se desenvolve e sua localização podem influenciar acentuadamente o prognóstico de curto prazo.

Com relação ao tratamento médico, é necessário realizar escaneamentos de TC no pós-AVE imediato, para se obter uma indicação da natureza isquêmica ou hemorrágica do AVE. Se o AVE for isquêmico, a terapia trombolítica ou de anticoagulação pode ser usada com o objetivo de diminuir a extensão da lesão. Se o AVE for hemorrágico, essas terapias passam a ser contraindicadas. A TC também indica a dimensão do infarto, que determina se a terapia trombolítica pode ser empregada. Uma RM pode indicar quais áreas específicas estão infartadas e é particularmente útil para visualizar pequenos infartos embólicos e infartos lacunares. A RM é tipicamente realizada decorridos alguns dias do AVE, dada a demora para que toda a extensão do infarto se torne evidente. Outros exames diagnósticos são usados para determinar que tipo de agressão neurológica ocorreu (p. ex., AVE, aneurisma, tumor) (ver Quadro Neuropatologia na p. seguinte).

Prognóstico funcional

O vaso obstruído e os territórios que sofrem lesão isquêmica determinam os efeitos funcionais dos AVE isquêmicos. Por esse motivo, saber a localização da lesão de um paciente pode ser bastante útil para que o especialista de reabilitação desenvolva um plano terapêutico com base no prognóstico. Em alguns casos, a localização

Neuropatologia: procedimentos adotados no diagnóstico de dano cortical

- **Tomografia computadorizada (TC).** É usada dentro de um período de 20 minutos desde a chegada do paciente ao hospital, para determinar se há hemorragia e a dimensão do infarto. Havendo uma hemorragia ou infartos amplos, a administração de fator ativador de plasminogênio tecidual (tPA) seria contraindicada.
- **Imagem de ressonância magnética (RM).** É usada para definir o dano tecidual específico que não pode ser detectado pelo escaneamento de TC (p. ex., pequenos infartos embólicos e lacunas).
- **Exames de RM ponderada de difusão.** Podem ser usados dentro de 30 minutos a 1 hora após o evento, para determinar se houve um AVE completo ou se o paciente sofreu um AIT.
- **Angiograma de tomografia computadorizada com contraste (ATCC).** É particularmente sensível à doença trombótica ou à obstrução embólica e é bastante sensível para a detecção de aneurismas e MAV, bem como para fornecer imagens da vasculatura extracraniana de indivíduos que sofreram AVE completo.
- **Arteriograma de ressonância magnética (ARM).** É útil para examinar estruturas vasculares (p. ex., MAV e aneurismas) e para fornecer imagens da vasculatura extracraniana de indivíduos que sofreram AVE completo.

da agressão é indicada nos relatórios neurológicos. Em outros, o profissional de reabilitação trabalha retrospectivamente, a partir dos sinais e dos sintomas do paciente, para supor a localização da lesão.

A localização da lesão e os resultantes comprometimentos também fornecem peças-chave da informação usada para prever a extensão da recuperação funcional. Com relação à localização da lesão, desde a incapacitação menos grave até a mais séria geralmente estão associadas aos seguintes achados: AVE amplos, presença de edema ou hemorragia, AVE em mais de um território vascular e AVE em um único território vascular, com as seguintes incapacitações que vão das maiores às menores – ACM, ACA, ACP, tronco encefálico, vasos cerebelares e pequenos vasos. Adicionalmente, sabendo qual vaso foi envolvido, o especialista de reabilitação deve saber se o envolvimento ocorreu no território distal ou no território proximal do vaso. As lesões no território distal de qualquer um dos três vasos principais (ACM, ACA, ACP) são menores e produzem consequências menos graves, em comparação às lesões que ocorrem no território proximal junto ao córtex desses vasos. Com relação aos comprometimentos, os maiores déficits funcionais estão relacionados com os seguintes fatores: idade avançada, disfunção cognitiva, negligência e apraxia ideomotora.

Por fim, a localização da lesão dá uma noção das estratégias de intervenção apropriadas. Se a ACM for obstruída, o paciente provavelmente apresentará perda somatossensorial e perda motora, por causa das áreas do córtex que são perfundidas por essa artéria. Se a lesão afetar primariamente o córtex parietal, o envolvimento primário será somatossensorial. Mesmo assim, nesse último caso, o paciente poderá apresentar déficits motores a partir da perda somatossensorial. As estratégias de intervenção para um paciente com déficits motores relacionados com o envolvimento motor e somatossensorial

cortical podem diferir substancialmente das estratégias usadas para pacientes com perda somatossensorial que leva apenas a déficits motores. Os dados de imagem podem ser úteis para o clínico para determinar se a perda da função motora resulta do envolvimento das próprias estruturas motoras em si (córtex frontal) ou de estruturas motoras e somatossensoriais (córtices frontal e parietal), ou ainda se a perda da função motora é resultante apenas de perda somatossensorial isolada (córtex parietal) na ausência de envolvimento de estruturas motoras. Similarmente, o dano a estruturas no córtex pré-motor terá consequências bastante diversas daquelas produzidas pelo dano a estruturas situadas no córtex pré-frontal, mais uma vez com implicações para a reabilitação.

O prognóstico para a recuperação neurológica e para a recuperação funcional fornece ao profissional de reabilitação um ponto de partida para a tomada de decisões sobre o tipo de estratégia a ser adotada: recuperação (ou melhora dos déficits subjacentes) *versus* compensação dos déficits. Muitas vezes, no contexto agudo e da reabilitação, o profissional de reabilitação participa da tomada de decisões referentes à disposição (tratamento doméstico *versus* tratamento prolongado). O conhecimento a respeito da localização e da extensão da lesão do paciente é importante para auxiliar na tomada dessas decisões. Além disso, ferramentas de medida padronizadas podem ser empregadas para predizer a probabilidade de recuperação funcional após um AVE. A National Institute of Health Stroke Scale (NIHSS) é altamente recomendada para essa finalidade (ver Tabela 24.5, adiante).

Complicando ainda mais o prognóstico da recuperação funcional a partir de um AVE, existe o fato de que muitos pacientes apresentam comorbidades. Tais comorbidades (p. ex., cardiopatia, diabetes, disfunção cognitiva) podem afetar significativamente o prognóstico geral para o retorno funcional.

Imagem e localização da lesão

Uma das habilidades necessárias ao profissional de reabilitação é a habilidade de associar as representações em corte transversal do cérebro a suas estruturas tridimensionais e identificar as estruturas localizadas nos cortes transversais. Isso equivale a associar cortes transversais do tronco encefálico com a estrutura tridimensional, que foi o assunto do Capítulo 15. O conteúdo do corte transversal do cérebro depende do plano a partir do qual o corte foi obtido. Talvez, os cortes usados com maior frequência sejam aqueles obtidos no plano dos escaneamentos de TC ou de RM. A Figura 24.12 fornece apenas representações. Além disso, a distribuição das principais artérias é destacada junto a esses cortes transversais representativos.

> ### Questão
>
> Eis aqui uma tarefa que ajudará você a sintetizar toda a informação aprendida sobre os infartos associados à principal vascularização encefálica. Para os infartos de cada um dos vasos principais: (1) faça uma lista de estruturas anatômicas essenciais que são afetadas em cada um dos níveis representados nos cortes transversais da Figura 24.12; (2) diferencie entre estruturas corticais e estruturas subcorticais e (3) identifique o provável conjunto de sintomas associados a cada infarto. Em seguida, considere como a distribuição poderia parecer se o infarto ocorresse no vaso distal, em oposição aos vasos proximais aqui representados.

Exame

Uma discussão detalhada sobre exame e intervenção foge ao escopo deste livro. Entretanto, alguns exemplos do papel da localização da lesão nesse processo são resumidos nesta e na próxima seções.

Após um AVE, muitas pessoas apresentam dificuldades de equilíbrio, controle postural e marcha. Esses déficits tipicamente são examinados com uma bateria similar de testes e medidas. Algumas medidas representativas, amplamente usadas na fisioterapia neurológica, são resumidas na Tabela 24.5. Entretanto, quantificar e descrever tais déficits não basta para o desenvolvimento de uma estratégia de intervenção dirigida. Além disso, é necessário compreender as causas subjacentes desses déficits (p. ex., somatossensorial, motor). Assim, as estratégias de exame são necessárias para identificar a probabilidade de comprometimentos subjacentes. Exemplificando: um indivíduo com AVE que envolva a ACA é mais propenso a ter comprometimentos de organização motora; ele poderia ter apraxia e problemas com motivação, mas é improvável que sofra perda somatossensorial. Dessa forma, é provável que as causas dos déficits de equilíbrio, marcha e controle postural estejam mais diretamente relacionadas com os primeiros comprometimentos. Em contrapartida, um indivíduo que sofra AVE no território da ACM pode apresentar comprometimento do sistema motor, do sistema somatossensorial e, potencialmente, até do sistema visual (a partir dos vasos penetrantes que suprem o membro posterior da cápsula

---

Tabela 24.5 Medidas de avaliações funcionais destinadas a pacientes que sofreram acidente vascular encefálico

Ferramenta de avaliação/ medida do resultado	Aplicação/descrição
Teste de alcance funcional (AF)	Teste de item único usado na triagem do equilíbrio e do risco de queda.
Escala de equilíbrio de Berg (EEB)	Teste de 14 itens usado para determinar o equilíbrio e o risco de queda.
Índice da marcha dinâmica (IMD)	Teste de 8 itens usado para medir a mobilidade funcional na marcha e o risco de queda.
Teste da caminhada de 10 m	Usado para medir a velocidade da marcha em uma distância de 10 m.
Teste da caminhada de 6 minutos	Usado para medir a resistência/distância caminhada em 6 minutos.
Fugl-Meyer Motor Performance and Sensory Assessment	Escala de 50 itens que investiga as funções motora, somatossensorial e reflexa em indivíduos com hemiplegia; também disponibilizada no formato de 12 itens.
Stroke Impact Scale (SIS)	Medida autorrelatada de 64 itens em 8 domínios, para avaliação da qualidade de vida após o acidente vascular encefálico.
National Institute of Health Stroke Scale (NIHSS)	Escala de 11 itens usada para quantificar a gravidade do acidente vascular encefálico e prever a recuperação dessa condição.
Medida da independência funcional (MIF)	Escala de 18 itens usada para quantificar a motilidade física, o autocuidado e as habilidades cognitivas. É uma ferramenta usada principalmente na internação.

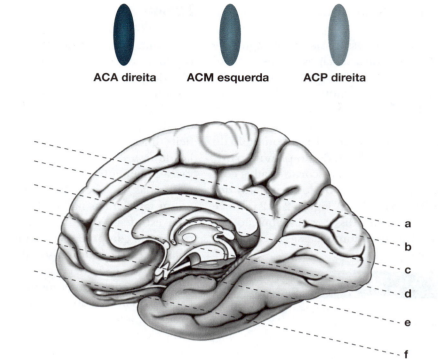

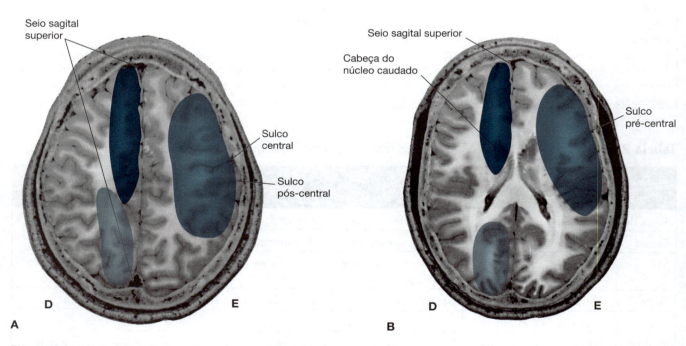

Figura 24.12 Exemplo de infartos que envolvem os três vasos principais do cérebro, ilustrando os múltiplos níveis poupadores do afeto. A distribuição das lesões associadas aos infartos proximais às artérias anterior, média e posterior é representada em seis níveis. O lado do vaso com infarto é indicado no topo da figura. Observe que o lado direito da imagem representa o lado esquerdo do encéfalo em um escaneamento de TC. (*continua*)

interna). Sendo assim, a perda ou o comprometimento da consciência somatossensorial pode contribuir para os déficits de controle do equilíbrio e da marcha. E um indivíduo com uma lesão mais posterior a partir da ACM (ou uma lesão da ACP que se estenda mais anteriormente) tende a apresentar problemas de associação, que resultam em negligência, planejamento espacial, prosopagnosia e assim por diante. Desse modo, os clínicos devem ser

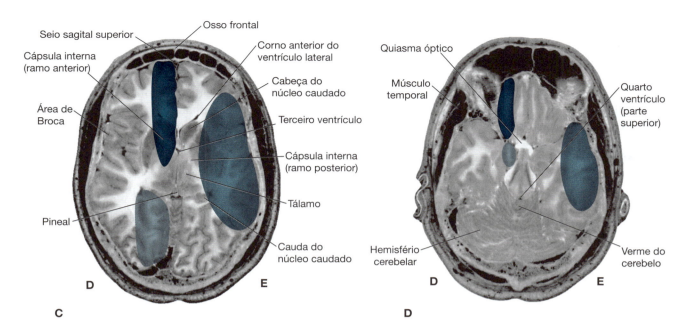

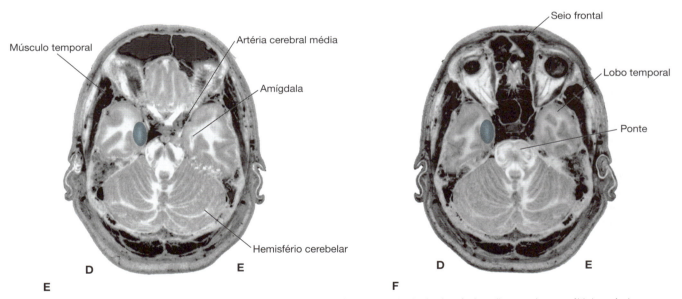

Figura 24.12 (*continuação*) Exemplo de infartos que envolvem os três vasos principais do cérebro, ilustrando os múltiplos níveis poupadores do afeto. A distribuição das lesões associadas aos infartos proximais às artérias anterior, média e posterior é representada em seis níveis. O lado do vaso com infarto é indicado no topo da figura. Observe que o lado direito da imagem representa o lado esquerdo do encéfalo em um escaneamento de TC.

particularmente sensíveis ao realizarem testes para tais comprometimentos, nessas circunstâncias. Sabendo a localização da lesão ou dela tendo uma noção, o clínico pode fazer opções bem pensadas referentes aos exames e às medidas a serem adotados no processo de exame.

Além disso, a localização hemisférica do AVE deve levar o médico a realizar prontamente alguns testes. Exemplificando: um paciente com lesão no hemisfério direito é mais propenso a ter dificuldades de construção e de percepção espacial, enquanto um indivíduo com uma lesão comparável no hemisfério esquerdo tende mais a apresentar dificuldades de linguagem e apraxia. A avaliação da capacidade de percepção espacial seria indicada para indivíduos com lesão na ACM direita, enquanto a avaliação da capacidade de linguagem e praxia seria indicada para pessoas com lesão na ACM esquerda.

Em suma, usando a informação sobre a dimensão e a localização da lesão de um paciente, o clínico pode tomar decisões informadas sobre as estratégias de exame apropriadas para pacientes específicos. Adicionalmente, essa informação dá ao clínico uma noção que pode ser útil na interpretação das causas por trás dos déficits de equilíbrio, marcha e função geral.

Intervenção

O conhecimento sobre a localização das lesões associadas ao AVE isquêmico pode ser útil na tomada de decisões acerca da estratégia de reabilitação. O prognóstico, a localização do dano e sua extensão fornecem informações valiosas.

Em primeiro lugar, está uma estimativa do prognóstico para o paciente – tanto em termos de recuperação física como de recuperação funcional. É importante reconhecer, desde o início, que ambas podem ser bastante diferentes. Exemplificando: um indivíduo pode apresentar perdas permanentes, incluindo-se hemiplegia e afasia global, mas continuar sendo capaz de realizar uma compensação que lhe permite manifestar uma perda funcional relativamente limitada, ou seja, algumas pessoas conseguem viver de maneira independente. Ambos os aspectos da recuperação devem, portanto, ser considerados separadamente.

Em segundo lugar, o profissional de reabilitação frequentemente participa da equipe responsável pela tomada de decisões que determina para onde o paciente irá após receber alta. Exemplificando: um paciente que esteja em um contexto de cuidados intensivos receberá alta para ir para casa, para a reabilitação subaguda ou para uma instituição especializada? As contribuições do especialista em reabilitação para essas discussões podem ser bastante ampliadas se esse profissional conhecer o dano neuroanatômico subjacente e suas implicações para a recuperação motora, sensorial e funcional.

Em terceiro lugar, o clínico toma decisões referentes à abordagem da reabilitação. As estratégias de reabilitação quase sempre incluem uma combinação de *estratégias restaurativas*, projetadas para recuperar a função e os comprometimentos subjacentes; *estratégias compensatórias*, destinadas a contornar os comprometimentos subjacentes e a função que tende a não melhorar; e *as estratégias preventivas*, que servem para evitar futuros comprometimentos e patologias adicionais que possam comprometer ainda mais a capacidade funcional do paciente. Como exemplo, por um lado, um indivíduo com uma grave dificuldade para andar resultante de perda motora e somatossensorial pode precisar compensar esses comprometimentos com o uso de um andador ou cadeira de rodas. Por outro lado, as estratégias restaurativas são apropriadas para indivíduos que apresentam perda mais leve, que podem ser

capazes de superar tais déficits e voltar a andar de maneira independente, sem usar dispositivos auxiliares. Para quase todos os pacientes, as estratégias preventivas devem ser incluídas com o intuito de se prevenir rupturas da pele, lesões e quedas adicionais, perda da amplitude de movimento, alinhamento postural alterado, descondicionamento consequente a alterações na atividade e, de modo significativo, um futuro AVE.

Em quarto lugar, estão as decisões relacionadas com o enfoque global da estratégia de intervenção. O propósito geral da reabilitação é melhorar a capacidade do paciente de atuar e participar das atividades desejadas. Para tanto, está cada vez mais claro que as estratégias de intervenção devem enfocar a função (em vez de superenfatizar os comprometimentos subjacentes). E, de fato, um dos principais enfoques da reabilitação está relacionado com a restauração da função. Entretanto, as decisões relacionadas com a abordagem da intervenção também devem considerar o conhecimento dos comprometimentos subjacentes que interferem na função. Nesse sentido, é importante decidir se é apropriado melhorar um comprometimento subjacente como forma de melhorar a função. Exemplificando: é provável, por um lado, que as estratégias destinadas a melhorar a resposta sensorial venham a beneficiar o indivíduo que tenha sofrido uma perda somatossensorial que contribui para a perda motora e funcional, caso esse indivíduo ainda apresente alguma somatossensibilidade remanescente. Por outro lado, a resposta somatossensorial terá pouco valor para um indivíduo que apresente perda total da somatossensibilidade. Similarmente, um indivíduo que tenha sofrido uma profunda perda somatossensorial e que ainda consiga prestar atenção e compensar será muito mais beneficiado por técnicas sensoriais que empreguem outros (intactos) sistemas sensoriais, em comparação ao indivíduo com negligência grave (p. ex., negligência somatossensorial ou visual). Como outro exemplo, há evidências crescentes que mostram que, após sofrerem um AVE, os indivíduos apresentam um enfraquecimento muscular específico que pode ser melhorado com a reabilitação. Ao mesmo tempo, o indivíduo precisa ter um controle motor suficiente para que isso se torne viável. Conhecer a localização e a extensão de uma lesão pode ajudar os clínicos a tomarem decisões informadas sobre quais pacientes são propensos a recuperar suficientemente uma capacidade junto aos sistemas sensorial e motor, que seja apropriada para marcar os comprometimentos subjacentes específicos na intervenção.

Em quinto lugar, estão as decisões relacionadas com as especificidades da intervenção de estratégia. Várias estratégias específicas receberam uma considerável atenção experimental ao longo das últimas duas décadas. Entre essas estratégias, estão incluídos o treino em esteira com carga e a terapia por contenção induzida. Essas estratégias possibilitam uma prática de alta intensidade de tarefas funcionais relevantes. No treino sustentado com o peso corporal, também denominado treino locomotor, o indivíduo caminha em uma esteira com sustentação de parte do peso corporal por um colete. O clínico pode variar a quantidade de peso corporal sustentada aplicada a um paciente em particular, dependendo do grau de hemiparesia existente no membro inferior. Na terapia por contenção induzida, o paciente usa luva apenas na mão sem envolvimento, de modo a ser forçado a usar a mão envolvida para realizar funções. O clínico escolhe as tarefas relevantes e manipula a dificuldade dessas tarefas com base no conjunto de comprometimentos presente. Essas estratégias são adicionalmente discutidas no Capítulo 26, que aborda a plasticidade encefálica.

Outra estratégia, a estimulação elétrica funcional (FES), também merece ser mencionada. A FES consiste no uso de eletroestimulação neuromuscular combinado à execução de tarefas funcionais para melhorar o recrutamento de músculos paréticos ou enfraquecidos. As aplicações comuns incluem extensores de punho hemiparéticos com preensão e tibial anterior durante a marcha.

ACIDENTE VASCULAR ENCEFÁLICO HEMORRÁGICO

Apresentação clínica

Antonio Pescarelli foi admitido na UTI de onde você trabalha. Ele sofreu um AVE hemorrágico e agora se encontra em estado de estupor. Ao checar seu prontuário médico, você constata que ele está sendo tratado com manitol. Ao ler esta seção, considere os seguintes aspectos:

- Por que o manitol é usado no tratamento de pacientes que sofreram AVE hemorrágico?
- Enquanto um paciente está na UTI, você seria capaz de prever o resultado funcional?
- Até que ponto você consegue prever os comprometimentos que resultarão de uma hemorragia?

Com os distúrbios hemorrágicos, as artérias se rompem e o sangue escapa do vaso rompido diretamente para dentro das estruturas intracranianas, do tecido encefálico, dos ventrículos cerebrais ou do espaço subaracnóideo. Os principais tipos de AVE hemorrágicos incluem a hemorragia intracerebral primária, ruptura de aneurismas resultantes de fatores congênitos ou infecção, ruptura de malformações arteriovenosas, traumatismo e rompimento de pequenos vasos que foram enfraquecidos por amiloide ou sangramento no interior de tumores, especialmente os metastáticos. Na hemorragia intracerebral primária, ocorre um vazamento direto de sangue a partir de uma artéria para dentro do tecido encefálico. A hemorragia intracerebral primária está associada principalmente à hipertensão crônica e a alterações degenerativas nas artérias cerebrais. A **hemorragia subaracnóidea** consiste no sangramento para dentro do espaço subaracnóideo ao redor do encéfalo e da medula espinal, usualmente associado com a ruptura de aneurismas cerebrais (também chamados aneurismas saculares ou saculados). A ruptura de uma **malformação arteriovenosa** também leva à hemorragia encefálica. O traumatismo pode resultar em **hemorragia subdural**, quando há sangramento venoso para dentro do espaço em potencial existente sob a dura-máter que recobre o encéfalo. O traumatismo também pode induzir **hemorragia epidural**, que representa o sangramento arterial a partir de uma artéria meníngea rompida, com acúmulo de sangue fora da dura-máter. Esses tipos de hemorragia intracraniana traumática são discutidos no Capítulo 25. Reconhece-se cada vez mais que a hemorragia intracerebral também pode ocorrer como resultado de uma ruptura de minúsculos vasos no córtex enfraquecido pela infiltração das paredes vasculares pelo amiloide.

Além das causas de hemorragia que acabamos de discutir, lembre-se de que os infartos vermelhos ocorrem em cerca de 30% das pessoas que sofreram AVE embólico. As evidências dessa hemorragia são mais bem observadas em um escaneamento de TC ou por RM. Em casos raros, pode haver vazamento de sangue para dentro do sistema ventricular e do espaço subaracnóideo. Quando isso ocorre, surgem evidências de hemorragia no líquido cerebrospinal (LCS), na forma de hemácias ou como uma descoloração do LCS produzida por produtos resultantes da quebra das hemácias (xantocromia). O aparecimento de hemácias no LCS ocorre apenas em uma minoria dos casos de infarto hemorrágico por embolia.

Fatores de risco

A hipertensão é um fator de risco de AVE hemorrágico, porque os vasos penetrantes são vulneráveis tanto ao espessamento vascular em alguns locais quanto ao adelgaçamento da parede vascular em vasos penetrantes de menor calibre, nas profundezas do encéfalo. O espessamento leva à perda do lúmen e, assim, aos infartos isquêmicos, enquanto o adelgaçamento cria microaneurismas. A ruptura desses microaneurismas leva à hemorragia intracraniana. Outros fatores de risco incluem a anticoagulação e/ou um déficit de coagulação hereditário.

Fisiologia do acidente vascular encefálico hemorrágico

A hemorragia intracraniana exerce dois efeitos principais sobre o tecido cerebral. O primeiro é devido ao fato de o volume de sangue que escapa de uma artéria ocupar espaço junto à abóbada craniana. O volume intracraniano é ocupado por três componentes: células cerebrais, volume normal de sangue e LCS. Quando uma hemorragia se soma ao volume de sangue dentro do crânio, ela atua como uma massa ocupadora de espaço. Como o crânio é um volume fechado, qualquer aumento de volume por hemorragia causará um efeito em massa e aumentará a pressão intracraniana. Se houver edema, este também se somará a uma pressão intracraniana aumentada. Isso pode resultar em alguns problemas. Por algum motivo, pode haver elevação da pressão intracraniana. Até onde a circulação está envolvida, ocorre uma sequência de eventos em razão das pressões intracranianas aumentadas. Primeiro, a pressão intracraniana pode exceder as pressões venosas. Esse impedimento da drenagem venosa causa congestão passiva e mais vazamento de sangue para dentro do espaço intracraniano. Do lado arterial, ocorre um aumento inicial da pressão arterial sistêmica, em uma tentativa reflexa de sobrepujar a pressão intracraniana. Quando isso ocorre, a frequência de pulsação abaixa, por causa dos reflexos vagos oriundos dos sensores existentes na artéria carótida. É o chamado *efeito de Cushing*. Entretanto, se a pressão intracraniana aumentar demais, o sangue simplesmente não conseguirá entrar no crânio. Esses processos desencadeiam uma cascata de hemorragias adicionais, infartos, edema e herniação, resultando em dano aos tecidos encefálicos (neurônios, axônios e glia) – até mesmo em pontos distantes do local da hemorragia. A fisiopatologia determinada por uma hemorragia intracraniana significativa é um processo dinâmico e em constante mudança.

> ### Questão
> Explique a sequência de eventos que podem levar à herniação em um indivíduo que sofreu AVE hemorrágico.

O segundo resultado mais significativo da hemorragia intracraniana é causado pelo sangue que escapa e irrita as estruturas adjacentes à hemorragia. Por algum motivo, isso está mais comumente associado à hemorragia subaracnóidea e somente em raros casos é observado com uma hemorragia intracerebral primária ou com um sangramento a partir de malformação arteriovenosa. Uma consequência terrível da patologia da hemorragia subaracnóidea é o vasoespasmo cerebral. Inicialmente, o espasmo protege o encéfalo, porque serve de torniquete no vaso que está sangrando. Contudo, se o sangue se difundir pelo espaço subaracnóideo e ficar preso em outros locais, outros vasos podem sofrer espasmo. Isso pode causar perda suficiente de fluxo sanguíneo para o território do vaso em espasmo, de modo a resultar em

infartos secundários no tecido cerebral bastante afastado da localização da hemorragia original. É possível que o vasoespasmo ocorra somente alguns dias depois do sangramento original, podendo persistir por semanas, causar uma deterioração clínica tardia e retardar assim as intervenções cirúrgicas.

> ### Questão
> Os AVE hemorrágicos, ao contrário da maioria dos AVE mais isquêmicos, podem afetar tecidos distantes do sítio de sangramento inicial. Quais são as diversas explicações para a ocorrência dessa observação e quais são as implicações em relação à previsão dos comprometimentos que resultarão desses AVE?

Por fim, mas não menos importante, está o fato de que o vaso sanguíneo rompido tem grande probabilidade de se romper novamente. Esse risco de um novo sangramento é um fator decisivo na escolha do melhor tratamento para uma pessoa com hemorragia intracraniana. AVE hemorrágicos envolvem estruturas anatômicas específicas diferentes das envolvidas em AVE isquêmicos.

CONEXÕES CLÍNICAS

Curso temporal e prognóstico

A maioria das hemorragias intracerebrais começa durante a vigília e atividade, contrastando com muitos AVE isquêmicos, os quais surgem durante o sono. Afro-americanos são afetados com maior frequência do que caucasianos. Em um padrão comum, o indivíduo sustenta um AVE em evolução. Isso significa que, inicialmente, esse paciente apresenta um déficit discreto, como aquele associado a um infarto lacunar isquêmico, todavia com progressão dos sintomas – sendo por isso imperativa a obtenção de exames de imagem antes do início de qualquer intervenção terapêutica em qualquer indivíduo que tenha sofrido um AVE. Os anticoagulantes ou agentes trombolíticos, que são apropriados para indivíduos que tenham sofrido um evento isquêmico, seriam desastrosos para alguém que tenha passado por um evento hemorrágico. Um indivíduo que apresenta o mais discreto dos sintomas ou até mesmo um AIT pode ter sofrido uma hemorragia intracraniana. Um indivíduo com hemorragia intracerebral primária usualmente não apresenta cefaleia, em oposição ao indivíduo que sofre hemorragia subaracnóidea.

Náusea e vômito no início de um AVE hemorrágico são significativamente mais frequentes do que nos AVE isquêmicos. As convulsões encefálicas focais ocorrem em cerca de 10% dos indivíduos com hemorragia intracerebral. Tontura, confusão, perda da consciência e elevações periódicas da profundidade e da frequência respiratórias seguidas de diminuição da respiração (*respiração de Cheyne-Stokes*) também são mais características de hemorragia do que de isquemia, porque o paciente com hemorragia é mais propenso a ter a pressão intracraniana aumentada.

Cerca de 30-35% das pessoas com hemorragia intracerebral primária morrem em consequência de lesão aguda, por causa da herniação causadora de hemorragia e também por uma cascata de problemas sistêmicos diversos (ver Cap. 25). Quando o indivíduo não apresenta o curso catastrófico descrito previamente, o prognóstico pode ser bastante razoável. O sangramento intracraniano associado ao AVE hemorrágico não necessariamente causa anóxia tecidual e, portanto, pode não destruir o tecido neuronal. O sangue extravasado pode ser removido do tecido cerebral pelo processo de cicatrização, caso o indivíduo sobreviva. Isso se opõe agudamente aos AVE isquêmicos, nos quais ocorre morte tecidual em questão de minutos. Se o indivíduo sobreviver, os déficits neurológicos podem ser lentamente resolvidos, no decorrer de várias semanas ou até meses. Como consequência, com hemorragias menores, pode haver uma considerável recuperação funcional.

> **Questão**
>
> Os pacientes com AVE hemorrágicos tipicamente seguem um curso temporal diferente de aparecimento e muitas vezes manifestam alguns sintomas que os distinguem dos indivíduos com AVE isquêmico. Identifique tantas diferenças quanto possível.

SÍNDROMES DE ACIDENTE VASCULAR ENCEFÁLICO HEMORRÁGICO

Hemorragia intracerebral primária

A hemorragia espontânea (não traumática) é a terceira causa mais comum de AVE, atrás apenas da aterotrombose e da embolia. Neste capítulo, preocupamo-nos com as hemorragias intracerebrais ou parenquimais. Cerca de 90% das hemorragias intracerebrais espontâneas ocorrem quando uma artéria encéfalo-penetrante é danificada e finalmente se rompe. A incidência desse problema é maior entre os indivíduos hipertensos. O sangue escapa do vaso rompido (extravasa) e forma uma massa grosseiramente circular ou oval nas estruturas profundas do encéfalo, dos núcleos da base, da cápsula interna e do tálamo. Lembre que os vasos penetrantes suprem as estruturas "profundas" do encéfalo. Estes são os mesmos vasos que estão envolvidos na patologia lacunar. Dessa forma, esses indivíduos podem apresentar um infarto lacunar evidente e é necessário realizar exames de imagem para fazer a distinção. Em pacientes com hipertensão, a ocorrência de sangramento tende a ser paralela à intensidade e à duração da hipertensão.

A massa extravasada de sangue pode deslocar e comprimir o tecido cerebral adjacente. Quando ampla (vários centímetros de diâmetro), a hemorragia pode deslocar as estruturas do tronco encefálico da linha média e, assim, comprometer os centros vitais, levando ao coma e à morte (Fig. 24.13). As hemorragias amplas podem invadir o interior do sistema ventricular, bem como ser potencialmente fatais.

Aneurismas intracranianos rompidos

Um aneurisma intracraniano rompido é a segunda causa hemorrágica mais comum de AVE em adultos. A fonte do sangramento é um **aneurisma sacular** ou **saculado** rompido. Os aneurismas saculados são pequenos balões ou dilatações localizados de uma parede vascular, resultantes de um defeito que envolve a membrana elástica do vaso. A maioria dos aneurismas saculares (90-95%) ocorre em relação ao círculo arterial do cérebro, localizado na base do encéfalo. Os aneurismas saculares ocorrem como pontos de bifurcação ou ramificação de vasos intracranianos (Fig. 24.14). Apenas 10% ocorrem em relação ao sistema vertebrobasilar. Cerca de 10% dos indivíduos com aneurisma apresentam mais de um aneurisma.

O aneurisma sacular não rompido geralmente não causa sinais nem sintomas focais (Fig. 24.15). As exceções notavelmente raras são os aneurismas que comprimem os nervos ou o quiasma ópticos; o hipotálamo; a hipófise ou os NC III, IV, V ou VI. Os aneurismas sacula-

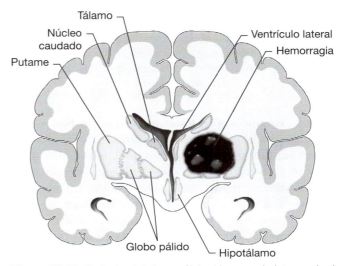

Figura 24.13 Corte frontal do encéfalo. Hemorragia intracerebral dentro dos núcleos da base. Observe que o sangue extravasado forma uma massa que desloca as estruturas da linha média.

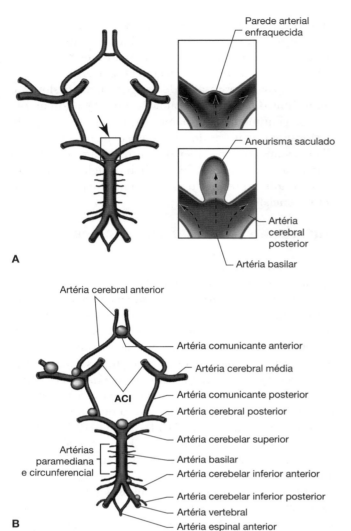
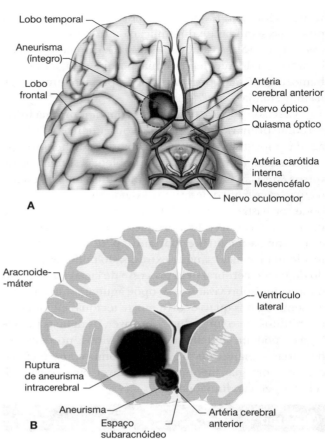

Figura 24.14 A. Aneurismas saculares (saculados) em desenvolvimento na parede de uma artéria. Com o passar do tempo, especialmente em indivíduos com pressão arterial elevada, a parte fraca da parede vascular se expande. **B.** Sítios comuns de ocorrência de aneurismas saculares. A localização típica desses aneurismas são os ramos do sistema vascular. Conforme mostra a ilustração, o tamanho do aneurisma é próximo da frequência no sítio. Cerca de 90% dos aneurismas ocorrem na metade anterior do círculo arterial do cérebro. ACI = artéria carótida interna.

Figura 24.15 A. Vista ventral do encéfalo, que mostra um aneurisma íntegro da artéria cerebral anterior. **B.** Corte frontal do encéfalo, que mostra que o aneurisma sofreu ruptura intracerebral.

res não rompidos são descobertos como achados incidentais em 2% das autópsias de rotina.

A ruptura pode ocorrer em qualquer idade, mas é mais comum entre 40 e 65 anos, bem como em situações que envolvem aneurismas com tamanho >2 mm. Na maioria dos casos, não há sintomas de alerta de uma ruptura iminente. A maioria das rupturas ocorre durante as horas de vigília. Ao contrário da crença popular, a ruptura é precipitada por tensão, exercício ou atividade sexual em menos de 1/3 dos pacientes.

Exceto quanto às observações anteriores, os sintomas iniciais estão relacionados com a ruptura do aneurisma quando o sangue é forçado para dentro do espaço subaracnóideo, ao redor do círculo arterial do cérebro. Os sintomas usuais incluem uma cefaleia forte e repentina ("a pior cefaleia de todas"), aliada a dor e rigidez cervical (rigidez nucal). Adicionalmente, o indivíduo pode apresentar perda ou alteração da consciência, além de déficits neurológicos focais específicos, como hemiparesia, afasia e déficits visuais.

O sangue oriundo de um aneurisma rompido também pode penetrar o encéfalo em cerca de 30-40% dos pacientes. O sangue pode igualmente invadir os ventrículos, e isso está associado à perda da consciência e, por fim, a um prognóstico ruim.

Se o sangue permanecer confinado à área focal em torno do círculo arterial do cérebro, o paciente pode não manifestar nenhum sinal ou sintoma além da cefaleia. De toda forma, quando o sangramento está associado a achados neurológicos localizadores, o curso clínico tende mais a resultar em problemas neurológicos permanentes. Conforme mencionado antes, os sintomas neurológicos e dano tecidual podem ser devidos ao vasoespasmo. Isso pode ocorrer em áreas encefálicas bem distantes do sangramento e muitas vezes causa encefalopatia com alterações ou perda da consciência logo no início do curso do sangramento. Quando o sangramento é grave o bastante, a ponto de invadir um ventrículo ou causar vasoespasmo global e hipoperfusão, o paciente pode entrar em coma. Quando há perda da consciência no momento do sangramento, o paciente apresenta uma chance de sobrevida de apenas 10%. Se o paciente sobreviver, manifestará déficits persistentes significativos.

Alguns pacientes apresentam sinais neurológicos focais que apontam a localização do aneurisma (ver Fig. 7.1). Ptose, diplopia, dilatação pupilar e desvio lateral de um dos olhos (estrabismo divergente) podem ocorrer e são causados pelo envolvimento do NC III. Esses sinais indicam a presença de um aneurisma na junção da artéria comunicante posterior e da artéria carótida interna ou herniação encefálica (ver Cap. 25). A cegueira monocular sugere a presença de um aneurisma na origem da artéria oftálmica, a partir da artéria carótida interna. A paresia transiente de uma ou de ambas as pernas no início do sangramento indica um aneurisma de artéria comunicante anterior que interfere no suprimento sanguíneo nos territórios das ACA. A hemiparesia ou afasia indica um aneurisma na bifurcação da ACM esquerda, o qual sangra dentro das divisões superior e inferior. Os déficits que ocorrem após o primeiro dia podem ser devidos ao vasoespasmo ou ao ressangramento.

Entre 15 e 22% das pessoas morrem em consequência do primeiro episódio de sangramento intracerebral a partir de um aneurisma rompido. Muitas dessas pessoas nem sequer chegam com vida ao hospital. Outras chegam ao centro de tratamento em estado de estupor ou comatose. Entre os sobreviventes ao episódio inicial de sangramento, 30-50% podem sofrer um novo sangramento ainda no primeiro ano subsequente à hemorragia inicial. As duas primeiras semanas subsequentes ao início da hemorragia estão associadas ao maior risco de ressangramento. A mortalidade associada ao ressangramento é alta e, segundo as estimativas, varia de 42 a 80%.

Questão

Quais são as similaridades e as diferenças entre uma MAV e um aneurisma, em termos de causa, localização e risco de mortalidade?

Malformações arteriovenosas

As **malformações arteriovenosas (MAV)** consistem em um emaranhado de vasos sanguíneos dilatados que formam uma comunicação anormal entre os sistemas arterial e venoso. As MAV podem ocorrer em qualquer parte do encéfalo, do tronco encefálico ou da medula espinal, com frequência que equivale a apenas 1/10 da frequência dos aneurismas saculares. As MAV possuem três componentes distintos (Fig. 24.16): (1) artérias que se alimentam dentro da MAV; (2) o núcleo ou nicho, composto por um emaranhado vascular serpentiforme de vasos sanguíneos com paredes anormalmente finas e (3) veias drenantes, a partir das quais o núcleo desvia sangue diretamente das artérias de alimentação.

Os vasos sanguíneos emaranhados podem proliferar e aumentar de tamanho com o passar do tempo. Isso explica por que as MAV mais frequentemente produzem seus sintomas em indivíduos com idade >30 anos. A maioria das MAV é assintomática e descoberta de modo incidental quando um exame de imagem é realizado por outros motivos. Tipicamente, as MAV não têm que ser tratadas – são pequenas, e o risco de sangramento ou de produção de sintomas neurológicos é igualmente baixo. A repetição dos exames de imagem a intervalos de alguns anos indica se e como a MAV está progredindo. O tamanho das MAV varia de poucos milímetros de diâmetro a amplas massas que ocupam a maior parte do lobo de um hemisfério cerebral. As MAV maiores ocorrem em um hemisfério cerebral, nos pontos de junção das principais artérias cerebrais. Quando MAV amplas crescem, podem produzir déficits neurológicos que pro-

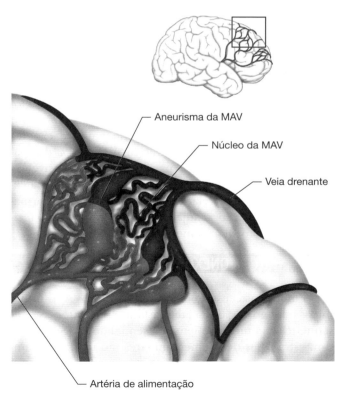

Figura 24.16 Malformação arteriovenosa (MAV), com dilatação de núcleo. Essa MAV está ilustrada no nível da superfície do córtex cerebral. Entretanto, MAV mais amplas ocorrem na parte central do hemisfério cerebral.

Neuropatologia: angiopatia amiloide cerebral

A incidência de pequenas hemorragias intracerebrais em idosos muitas vezes está correlacionada com a doença amiloide que envolve a microcirculação encefálica. O risco aumenta com o avanço da idade, com a atual associação de hemorragias intracerebrais presentes em 12% dos pacientes com idade >85 anos. As evidências incidentais de micro-hemorragias observadas por RM são obtidas em quase 25% dos casos. O amiloide parece ser similar ao amiloide presente nas placas senis da doença de Alzheimer. A localização dessas hemorragias é lobular, especialmente na porção posterior do encéfalo. Isso deve ser distinguido da localização das hemorragias intracerebrais primárias, que tendem a ocorrer nas estruturas mais profundas, supridas pela circulação intracraniana penetrante. Existe uma forte correlação com essa patologia em pacientes que expressam o gene APOE e4, a qual estabelece uma ligação adicional entre o processo patológico e a doença de Alzheimer.

gridem lentamente por causa da compressão de estruturas adjacentes pela massa de vasos crescente.

Existem três características comumente observadas nas MAV: hemorragia, convulsão e cefaleia. Quando as MAV apresentam vazamento, produzem hemorragias intermitentes, de tamanhos variados, que são parcialmente intracerebrais e podem se estender para dentro do espaço subaracnóideo. A hemorragia intracerebral pode causar déficits neurológicos focais, como uma hemiparesia ou hemiplegia. Enquanto a hemorragia é a manifestação mais comum e perigosa das MAV, o risco de déficits neurológicos significativos (30%) e de mortalidade (15%) é menor do que com a ruptura de um aneurisma sacular. Em cerca de 30% dos pacientes, uma convulsão focal pode ser a única manifestação. Em outros 20% dos pacientes, o único sintoma é uma cefaleia. Muitas vezes, a cefaleia é confundida com enxaqueca, porém muitas MAV não causam nenhum sintoma.

Alguns exames diagnósticos e de imagem podem ser usados para identificar e caracterizar a MAV. A angiografia cerebral mostrará MAV com diâmetro >5 mm e revelará todos os três componentes da malformação. Os escaneamentos de TC mostrarão MAV em 95% dos pacientes afetados. A RM é particularmente sensível às MAV pequenas e é mais valiosa do que a angiografia cerebral para revelar a relação existente entre a malformação e o tecido cerebral adjacente – especialmente o tecido cerebral neurologicamente indispensável.

CONEXÕES CLÍNICAS

Embora as causas e os prognósticos dos AVE isquêmicos e hemorrágicos sejam bastante diferentes, as consequências clínicas podem ser semelhantes. Sendo assim, estratégias de exames similares são usadas em ambos os casos. Entretanto, é importante reconhecer que, no AVE hemorrágico, talvez não seja possível prever os sintomas que ocorrerão com base no vaso envolvido. Isso se deve ao fato de as consequências da hemorragia poderem se estender para muito além do território do vaso afetado. Todavia o clínico pode fazer inferências acerca das localizações das estruturas afetadas, com base nos achados do exame. Com relação à intervenção, o profissional de reabilitação explora os mesmos tipos de estratégias usadas em casos de AVE isquêmico.

Questão

Em quais aspectos a reabilitação para indivíduos com AVE hemorrágico pode ser semelhante e diferente da reabilitação destinada a um paciente com AVE isquêmico?

RESUMO

Este capítulo começa com uma visão geral sobre o AVE e suas causas. A identificação e a modificação dos fatores de risco são extremamente importantes, porque o dano tecidual quase sempre ocorre antes de o paciente receber atendimento médico. Vários fatores podem modificar a gravidade de um AVE em uma determinada pessoa. Sendo assim, inexiste uma relação 1:1 entre a obstrução arterial e o estado do tecido cerebral nutrido pelo vaso obstruído, uma vez que a obstrução do mesmo vaso em indivíduos distintos pode resultar em uma gama de sinais clínicos acentuadamente diferente.

Foram identificadas duas causas principais de AVE: isquêmica e hemorrágica. Uma causa de AVE isquêmico é a embolia, em que um fragmento (em geral, de um trombo) se solta e viaja pela circulação encefálica até se alojar em um vaso estreito demais para permitir sua passagem. Uma segunda causa é a trombose, em que um coágulo sanguíneo se desenvolve em um vaso aterosclerótico. Os infartos decorrentes de êmbolo ou de trombo usualmente podem ser diferenciados um do outro, de acordo com o aparecimento e o curso clínico.

Síndromes identificáveis resultam de isquemia nas três artérias cerebrais principais, por causa das áreas subcorticais e corticais únicas e funcionalmente específicas supridas por cada uma. A obstrução da artéria carótida interna também pode resultar na síndrome da zona de fronteira carótida, que ilustra de forma convincente a hidrodinâmica da perfusão cerebral. As síndromes lacunares são distintas por resultarem de múltiplos infartos pequenos nos territórios de artérias de pequeno diâmetro que penetram a substância de estruturas como o tálamo, a cápsula interna ou o tronco encefálico.

Os AVE hemorrágicos são devidos ao escape de sangue de um vaso danificado e podem resultar de uma hemorragia intracerebral primária, de um aneurisma cerebral rompido ou de uma MAV. As diferenças existentes entre os AVE hemorrágicos e os isquêmicos foram discutidas com relação ao aparecimento e ao prognóstico.

As consequências clínicas dos AVE isquêmicos e dos hemorrágicos também foram discutidas. O prognóstico de cada condição foi considerado. A importância do conhecimento da localização e do tipo de lesão foi ilustrada em termos de estratégias de exame e de abordagens de intervenção para pessoas com AVE isquêmicos. As abordagens de intervenção foram analisadas quanto às estratégias de recuperação, compensação e prevenção. Considerações similares se aplicam a indivíduos com AVE hemorrágicos.

ATIVIDADES PARA ESTUDO

1. Jason McDowd tem 63 anos de idade e uma história de fibrilação atrial, hipertensão e diabetes melito. Seu índice de massa corporal (IMC) é alto: de fato ele tem lutado contra a obesidade durante a maior parte da fase adulta. Ele fuma há mais de 40 anos. Há uma semana, passou por um período de confusão acompanhada de entorpecimento do braço e da perna direitos que durou cerca de 10 minutos. Como essas manifestações se resolveram sozinhas, ele não procurou conselho nem tratamento médico. Entretanto, ao acordar na manhã de hoje, ele não conseguia mover o braço nem a perna do lado direito. Parecia confuso e não conseguia se comunicar verbalmente. Sua esposa o levou ao hospital, onde ele foi diagnosticado com AVE.
   a. Identifique os fatores de risco de AVE.
   b. Qual é o termo usado para descrever os sintomas iniciais que esse paciente manifestou há uma semana?
   c. Em sua opinião, que tipo de AVE ele sofreu: isquêmico ou hemorrágico? Justifique sua resposta.
   d. Qual vaso terá sido envolvido?
   e. Comente os fatores gerais que afetam o prognóstico desse paciente.
2. Ha Dho é uma adolescente com 15 anos de idade que tem histórico de enxaquecas. As cefaleias causaram uma dor latejante, e ela apresenta queixas referentes à visão com frequência. Especificamente, ela descreveu que não conseguia enxergar objetos localizados em seu campo visual direito inferior. Hoje, a cefaleia estava forte e ela caiu no chão, apresentando uma

convulsão decorrente de hemorragia. A paciente foi então levada às pressas ao serviço de emergência.
   a. Qual poderia ser a causa desse evento hemorrágico?
   b. Quais tipos de procedimento de obtenção de imagem podem ser usados para identificar adequadamente o problema da paciente?
   c. Em sua opinião, qual hemisfério terá um problema identificável? Justifique sua resposta.
3. Para os exemplos de infarto que envolvem os três vasos importantes representados na Figura 24.12:
   a. Faça uma lista de estruturas anatômicas essenciais que são afetadas em cada nível representado nos cortes transversais da Figura 24.12. Diferencie as estruturas corticais das estruturas subcorticais.
   b. Para entender as consequências desses infartos, relacione as regiões afetadas aos déficits identificados nas Tabelas 24.1, 24.2 e 24.3. Considere a lateralidade (direita *versus* esquerda).
   c. Compare o que aconteceria se o infarto fosse devido à estenose do vaso proximal (tronco), dos vasos penetrantes ou dos vasos distais (corticais).

BIBLIOGRAFIA

Barnett, H. J. M., Mohr, J. P., Stein, B. M., and Yalsu, F. M., eds. Stroke: Pathophysiology, Diagnosis, Management, 2nd ed. Churchill Livingston, New York, 1992.

Bowman, J. P., and Giddings, F. D. Strokes: An Illustrated Guide to Brain Structure, Blood Supply, and Clinical Signs. Prentice Hall, Upper Saddle River, NJ, 2003.

Brodal, A. Neurological Anatomy in Relation to Clinical Medicine, 3rd ed. Oxford University Press, New York, 1981.

Brott, T. Thrombolysis for stroke. Arch Neurol 53:1305, 1996.

Duvernoy, H. M. The Human Brainstem and Cerebellum: Surface, Structure, Vascularization and Three-dimensional Sectional Anatomy with MRI. SpringerWein, New York, 1995.

Duvernoy, H. M. The Human Brain: Surface, Blood Supply, and Three-dimensional Sectional Anatomy, 2nd ed. SpringerWein, New York, 1999.

Giaquinto S., Buzzelli S., Di Francesco L., Lottarini A., Montenero P., Tonin P., and Nolfe, G. On the prognosis of outcome after stroke. Acta Neurol Scand 100;202–208, 1999.

Greenberg, S. M, Rapalino, O., and Frosch, M. P. Case records of the Massachusetts General Hospital. Case 22-2010. An 87-year-old woman with dementia and a seizure. N Eng J Med 363:373, 2010.

Grundy, S. M., ed. Atlas of Atherosclerosis: Risk Factors and Treatment, 4th ed. Current Medicine, Philadelphia. 2005.

Guthkelch, A. N., and Misulis, K. E., eds. The Scientific Foundations of Neurology. Blackwell Science, Cambridge, UK, 1996.

Kelly, P. J., Furie, K. L., Shafqat, S., Rallis, N., Chang, Y., and Stein, J. Functional recovery following rehabilitation after ischemic stroke. Arch Phys Med Rehabil 84:968–972, 2003.

Mohr, J. P. and Gautier, J. C., eds. Guide to Clinical Neurology. Churchill Livingston, New York, 1995.

The National Institute of Neurological Disorders and Stroke rt-PA Stroke Study Group. Tissue plasminogen activator for acute ischemic stroke. N Eng J Med 333:1581; 1995.

Ng, Y. S., Stein, J., Ning, M. M., and Black-Schaffer, R. M. Comparison of clinical characteristics and functional outcomes of ischemic stroke in different vascular territories. Stroke. 38:2309–2314, 2007.

Ropper, A. H., and Brown, R. H. Ch. 34. Cerebrovascular diseases. In: Adams and Victor's Principles of Neurology, 8th ed. McGraw-Hill, New York, 2005.

Ross, R. W., ed. Vascular Diseases of the Central Nervous System, 2nd ed. Churchill Livingston, New York, 1983.

Tatu, L., Moulin, T., Bogousslavsky, J., and Duvernoy, H. Arterial territories of human brain: Brainstem and cerebellum. Neurology, 47:1125, 1996.

Toole, J. F. Cerebrovascular Disorders, 4th ed.: Raven Press, New York, 1990.

Vinken, P. J., Bruyn, G. W., and Klawans, H. L., eds. Handbook of Clinical Neurology, vol. 53, Vascular diseases. Elsevier, Amsterdam, 1988.

25
Ambiente cerebral e lesão encefálica

Objetivos de aprendizagem

1. Discutir a estrutura e a função das camadas meníngeas e do espaço que as separa.
2. Discutir as potenciais consequências a longo prazo das meningites viral, fúngica e bacteriana, bem como as implicações para o profissional de reabilitação.
3. Explicar a sequência de eventos que pode levar à herniação encefálica.
4. Discutir a produção, a localização e o propósito do LCS.
5. Discutir os distúrbios associados com o LCS e os mecanismos de teste de tais distúrbios.
6. Explicar a importância e as limitações da barreira hematoencefálica e discutir o mecanismo que determina se as substâncias atravessam ou não essa barreira.
7. Comparar e contrastar as barreiras hematoencefálica, sangue-sistema nervoso, sangue-LCS e sangue-retina, em termos de estrutura e função.
8. Contrastar as seguintes condições e suas consequências: concussão, concussão cerebral, contusão e laceração.
9. Explicar por que ocorre golpe-contragolpe na LCT.
10. Contrastar os hematomas epidural e subdural, quanto à causa, à localização e às consequências.
11. Descrever a cascata de eventos que pode ocorrer após a LCT e explicar as consequências de cada um em termos de sintomas e resultado final.
12. Comparar e contrastar a lesão e as consequências da LCT com as consequências de lesões de vasos sanguíneos específicas, como ocorre no acidente vascular encefálico (AVE).
13. Discutir as consequências de concussões repetidas.
14. Comparar e contrastar a postura descerebrada e descorticada subsequente à LCT, e relacionar ambas as condições à localização neuroanatômica da lesão.
15. Discutir as causas das LCT, suas consequências, classificação e prognóstico.
16. Comparar e contrastar as escalas do coma de Glasgow e Rancho de Los Amigos.
17. Discutir os conceitos usados na reabilitação para fins de exame e intervenção para pacientes com LCT.
18. Comparar e contrastar a abordagem do exame e as estratégias de intervenção, ao trabalhar na reabilitação de pacientes que sofreram AVE e LCT.

Abreviaturas

DP doença de Parkinson
EM esclerose múltipla
HIV vírus da imunodeficiência humana
HPN hidrocefalia com pressão normal
HRP peroxidase de rábano-silvestre
L-Dopa levadopa
LCS líquido cerebrospinal
LCT lesão cerebral traumática
MAO monoamina oxidase
OCV órgãos circunventriculares
PIC pressão intracraniana
RM imagem de ressonância magnética
SNC sistema nervoso central
SNP sistema nervoso periférico
TC tomografia computadorizada

INTRODUÇÃO

As estruturas semissólidas que constituem o SNC são facilmente danificáveis e, portanto, requerem suporte e proteção. Três tipos de estruturas cumprem as funções de suporte e proteção: óssea, membranosa e líquida. Conforme observado no Capítulo 1, o SNC está envolto no interior de uma arcada óssea, com a medula espinal localizada na coluna vertebral e o encéfalo dentro do crânio. O SNC é revestido por três membranas de tecido conjuntivo (as meninges) e flutua em um meio límpido e aquoso (o LCS).

Embora cumpram nitidamente uma função de suporte e proteção, esses três sistemas estruturais paradoxalmente representam componentes importantes que, em circunstâncias adversas, podem contribuir para a localização e a distribuição da patologia encefálica. Ainda que esses sistemas em si tipicamente não sejam a causa primária de uma patologia em particular, eles contribuem de forma significativa para a localização e a distribuição da lesão. A causa da patologia pode ser um microrganismo (bactéria ou vírus) causador de meningite, um tumor ou uma hemorragia que ocupa espaço junto à arcada craniana, ou ainda um edema decorrente de um golpe na cabeça ou um AVE.

Esses três sistemas estruturais fornecem suporte protetor para a estrutura encefálica macroscópica. Além disso, existe um sistema vital – a barreira hematoencefálica – que isola o encéfalo da circulação sistêmica geral e regula a transferência de nutrientes e metabólitos entre o sangue e o tecido nervoso. O microambiente em que os neurônios residem deve ser estreitamente regulado para garantir uma função neuronal normal e a sobrevida, e a barreira hematoencefálica cumpre essa função regulando a composição química do líquido extracelular que banha os neurônios e a neuroglia. A barreira hematoencefálica comumente é considerada protetora, mas em algumas circunstâncias é possível rompê-la e, assim, permitir a passagem de microrganismos, células sanguíneas inflamatórias e substâncias químicas prejudiciais (às vezes até fatais) aos neurônios.

As primeiras três seções deste capítulo apresentam os papéis estruturais e funcionais das meninges (primeira seção), do LCS (segunda seção) e da barreira hematoencefálica (terceira seção). Por fim, na quarta seção, consideramos a LCT. A LCT é uma das causas mais frequentes de lesão neurológica e de incapacitação funcional permanente. A LCT é uma lesão física no encéfalo, causada por uma força externa, e constitui o principal foco deste capítulo. Nos Estados Unidos, a incidência da LCT foi estimada entre 1,5 e 2 milhões de casos novos a cada ano. Isso faz da LCT uma condição no mínimo duas vezes mais comum do que o AVE.

MENINGES E DRENAGEM VENOSA DO ENCÉFALO

Apresentação clínica

Laren Lowry tem 10 anos de idade. Recentemente, ela se recuperou de um caso de meningite viral. Jason Brown tem 12 anos. Ele também teve meningite, porém adquiriu a forma bacteriana da doença. Ao ler este capítulo, considere os seguintes aspectos:

- A quais sintomas você deve estar atento, caso uma dessas crianças busque seus cuidados em sua clínica ambulatorial?
- O que determina se a meningite tenderá a resultar em déficits permanentes?
- Em que circunstâncias essas duas crianças provavelmente necessitarão de reabilitação?
- Quais aspectos da reabilitação poderiam ser relevantes?

Meninges

As três meninges de tecido conjuntivo (dura-máter, aracnoide-máter e pia-máter) que revestem o SNC foram introduzidas no Capítulo 1 (ver Fig. 1.6), enquanto aquelas associadas à medula espinal foram detalhadas no Capítulo 5 (ver Fig. 5.1). Como a aracnoide e a pia-máter são histologicamente semelhantes e estão interconectadas, costumam ser referidas como pia-aracnoide. Dois espaços reais e um espaço em potencial estão associados às três meninges: um espaço epidural externo à dura-máter, que normalmente está presente apenas nas meninges espinais; um potencial espaço subdural situado entre a dura e a aracnoide, que pode se tornar um espaço real sob determinadas condições patológicas; e um espaço subaracnoide normalmente presente, localizado entre a aracnoide e a pia-máter, encontrado nas meninges cranianas e espinais. O espaço subaracnoide é preenchido com LCS.

Dura-máter

A mais externa das meninges, a dura-máter, é espessa, firme e pouco extensível. A dura-máter da medula espinal e a do encéfalo diferem em relação ao osso circundante, pelo fato de que, em oposição ao canal vertebral, a superfície interna do crânio não tem seu próprio periósteo. A dura craniana, portanto, consiste em duas camadas: uma camada perióstea externa, que serve de periósteo craniano, e uma camada meníngea interna, que representa a dura verdadeira. A camada perióstea está aderida à superfície interna da calvária, de modo um pouco frouxo na maioria dos locais, porém firmemente nas regiões de sutura craniana, seio transversal e base do crânio. Assim, normalmente inexiste um espaço epidural craniano e as duas camadas durais estão fundidas. (Entretanto, lembre-se de que, em contrapartida, existe um espaço epidural na medula espinal). Não há nenhuma fronteira histológica precisa, exceto nas regiões ocupadas pelos amplos canais venosos que drenam sangue do encéfalo – os **seios venosos durais**. Aqui, as camadas se separam para formar as paredes dos seios (Fig. 25.1). Ao corte transversal, os principais seios venosos são um pouco triangulares, e a parede mais superficial é constituída pela camada perióstea, enquanto as outras duas paredes são formadas pela camada meníngea.

A camada meníngea é refletida a partir da camada perióstea, para formar as várias reflexões ou **septos durais**, que dividem a arcada craniana em três compartimentos (Fig. 25.2). O mais proeminente desses septos é a **foice do cérebro**, uma divisão da linha média vertical localizada na fissura longitudinal, entre os hemisférios cerebrais. Sua borda inferior livre está dorsalmente localizada em relação ao corpo caloso e, *grosso modo*, segue a sua conformação. O **tentório do cerebelo** é uma divisão transversalmente orientada que separa a superfície superior do cerebelo da superfície inferior dos lobos occipitais. Forma o teto da fossa posterior. O tentório tem forma de tenda, e, na região da linha média elevada, o tentório e a foice do cérebro se fundem. A borda anterior livre do tentório tem o formato de um nó profundo e é chamada **incisura tentorial** ou **nó tentorial**, junto ao qual está localizado o mesencéfalo. A **foice do cerebelo** consiste em um pequeno septo mesos-

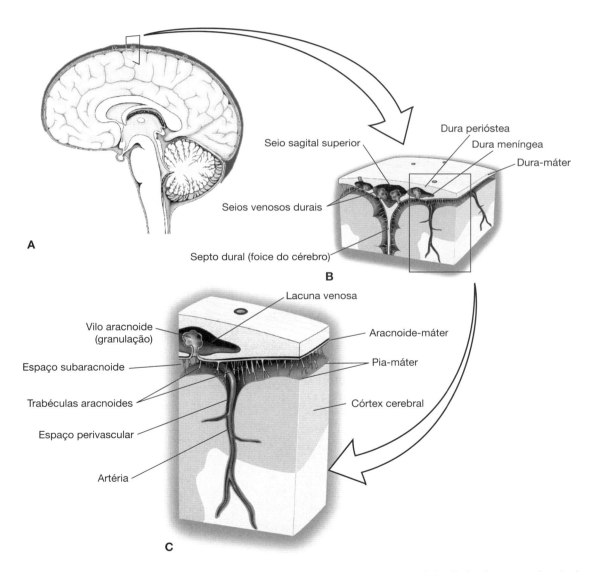

Figura 25.1 As três camadas meníngeas. **A.** Localização das três camadas em relação ao crânio. **B.** As duas camadas da dura-máter: perióstea e meníngea; também está representada a relação dessas camadas com o septo dural. **C.** Aracnoide-máter e pia-máter, além do espaço subaracnoide e dos vilos aracnoides.

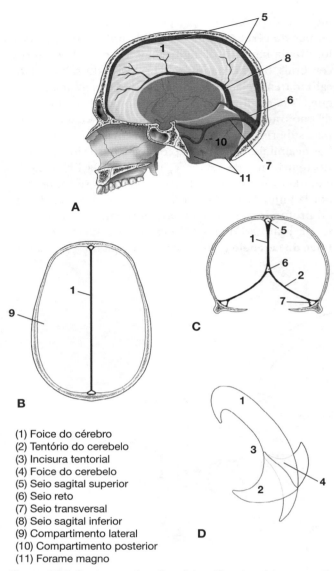

Figura 25.2 Septos e seios do crânio, além dos dois compartimentos laterais e do compartimento posterior. **A.** Vista médio-sagital. **B.** Vista horizontal. **C.** Vista coronal. **D.** Septos maiores.

(1) Foice do cérebro
(2) Tentório do cerebelo
(3) Incisura tentorial
(4) Foice do cerebelo
(5) Seio sagital superior
(6) Seio reto
(7) Seio transversal
(8) Seio sagital inferior
(9) Compartimento lateral
(10) Compartimento posterior
(11) Forame magno

sagital, situado ventralmente em relação ao tentório, que separa parcialmente os hemisférios cerebelares. O **diafragma da sela** é uma pequena bainha dural que forma o teto fibroso da fossa hipofisária (pituitária). É perfurado pelo infundíbulo que se une ao hipotálamo com a glândula hipófise.

O tentório e a foice do cérebro dividem a arcada craniana em compartimentos laterais pareados, que abrigam os hemisférios cerebrais, e em um único compartimento posterior destinado ao cerebelo, à ponte e ao bulbo. Uma prática clínica comum consiste em se referir ao primeiro como compartimento *supratentorial* e ao outro como compartimento *infratentorial*. Além de darem suporte ao tecido mole neural, os compartimentos restringem o movimento para a frente e para trás e de um lado para outro do encéfalo durante a movimentação da cabeça, minimizando o potencial de traumatismo cerebral.

> **Questão**
>
> Considere as implicações das estruturas ósseas e da dura-máter da arcada craniana, com relação à lesão encefálica subsequente ao traumatismo. Em sua opinião, quais sítios seriam particularmente vulneráveis à lesão?

Aracnoide-máter

A delgada aracnoide-máter *avascular* é a camada meníngea média localizada entre a dura-máter e a camada mais interna, a pia-máter. Está estreitamente justaposta à superfície interna da dura-máter, de tal modo que, durante a vida, o espaço subdural é de fato apenas um espaço em potencial. O espaço subaracnóideo que contém LCS está localizado entre a aracnoide e a pia. É atravessado por numerosas **trabéculas aracnoides**, que consistem em delicados cordões fibrosos que saem da superfície interna da aracnoide e fixam esta na pia-máter (Fig. 25.3). Isso confere à aracnoide a aparência de teia, daí seu nome (do grego, *arachne*, teia).

As células da aracnoide são unidas pelas zonas de oclusão (*tight junctions*), que servem para isolar o líquido extracelular geral do corpo do líquido extracelular do encéfalo. Este último inclui o LCS, que ocupa o espaço

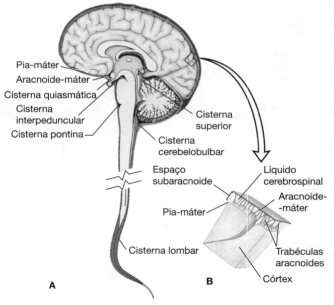

Figura 25.3 Cisternas subaracnoides que contêm grandes quantidades de líquido cerebrospinal. **A.** Corte médio-sagital. **B.** Corte a partir do córtex que ilustra a relação com a aracnoide e a pia-máter do espaço subaracnoide atravessado pelas trabéculas aracnoides.

subaracnóideo. A aracnoide é um importante componente da barreira hematoencefálica (discutida adiante), porque o LCS não pode penetrar a aracnoide.

A aracnoide somente se conforma ao formato geral do encéfalo e, assim, faz uma ponte sobre os sulcos, fissuras e outros contornos irregulares da superfície encefálica. Como resultado, o tamanho do espaço subaracnóideo varia consideravelmente em diferentes locais do encéfalo. Na base do encéfalo, onde a pia e a aracnoide se separam amplamente, existem ampliações focais do espaço que, por conterem quantidades relativamente amplas de LCS, são chamadas de **cisternas subaracnóideas**. A maior dessas cisternas é a cerebelobulbar, ou cisterna magna, que está localizada entre as superfícies cerebelar inferior e bulbar dorsal (Fig. 25.3).

A aracnoide contém áreas de especialização para passagem de LCS do espaço subaracnóideo para dentro do sistema venoso, especificamente no interior dos seios venosos durais. Essas especializações são os *vilos aracnoides*. Os vilos aracnoides são mais numerosos ao longo das paredes do seio sagital superior e nas eversões a partir do seio, chamadas de lacunas venosas. Os vilos aracnoides são pequenas evaginações da aracnoide que se estendem ao longo da parede dural de um seio. Nesses sítios, o tecido conjuntivo da dura-máter está ausente, de modo que o LCS e o sangue venoso são separados apenas por uma camada de células aracnoides e pela camada de células endoteliais que revestem o seio. As coleções de vilos são denominadas **granulações aracnoides** (Fig. 25.4).

> **Questão**
>
> A lesão traumática pode resultar em hemorragia subdural e subaracnoide. Compare e contraste as localizações anatômicas.

Pia-máter

A pia-máter é uma delicada camada de tecido conjuntivo, que é a mais interna das meninges. Está firmemente aderida à superfície do encéfalo, de forma a acompanhar todos os contornos encefálicos e depressões em todos os sulcos (ver Fig. 25.1). Os astrócitos do SNC possuem finos processos que terminam como pés terminais na pia, servindo para ancorá-la ao tecido neural (ver Fig. 3.9). Assim como a dura-máter, a pia consiste em duas camadas: uma camada epipial superficial e outra camada mais profunda chamada pia íntima. Entretanto a epipia do cérebro não é bem desenvolvida. Os vasos sanguíneos cerebrais repousam sobre a superfície da pia íntima, junto ao espaço subaracnóideo. Nos sítios onde os vasos sanguíneos penetram o tecido neural, a pia íntima é invaginada para formar a parede externa do

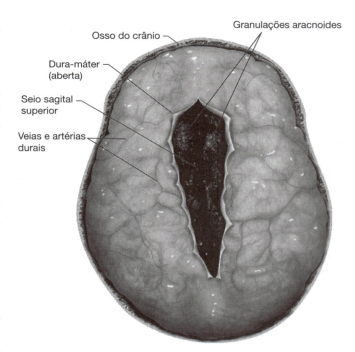

Figura 25.4 As granulações aracnoides são coleções de vilos aracnoides que permitem a passagem de líquido cerebrospinal do espaço subaracnoide para dentro do sistema venoso. O seio sagital superior, que se estende ao longo da borda superiormente presa da foice do cérebro, é coberto pela dura-máter.

espaço perivascular, que persiste até o vaso se tornar um capilar (ver Fig. 25.1). Os espaços perivasculares são referenciais anatômicos importantes para o diagnóstico de doenças neurológicas como a EM.

Drenagem venosa

O sistema venoso encefálico exibe maior variabilidade do que o sistema arterial encefálico, discutido no Capítulo 7. Os vasos desses dois sistemas não seguem juntos. Após emergir do parênquima encefálico, as veias cerebrais correm para o espaço subaracnóideo, penetram a aracnoide, seguem por curta distância entre a dura e a aracnoide e esvaziam-se dentro dos seios venosos durais.

Seios da dura-máter

Os seios durais estão localizados entre as camadas perióstea (externa) e meníngea dural (interna). Como suas paredes são constituídas de tecido conjuntivo fibroso denso e por estarem firmemente presos à superfície interna do crânio, os seios durais não sofrem colapso. Assim, os seios durais conseguem sustentar uma pressão negativa na posição vertical, e isso é importante para a absorção do LCS (discutida adiante). Os seios intracranianos não possuem valvas. Além de receberem sangue do encéfalo, os seios durais se comunicam com as veias superficiais ao crânio (incluindo-se a cavidade nasal) por meio de um sistema de veias emissárias que perfuram o crânio. As veias emissárias podem atuar como valvas de pressão sob condições de PIC elevada, quando há reversão da direção do fluxo sanguíneo em seu interior. Essas veias também podem permitir a disseminação hematógena de infecções a partir da cavidade nasal ou do couro cabeludo para dentro da arcada craniana e causar meningite.

O **seio sagital superior** se estende ao longo da borda superiormente presa da foice do cérebro, aumentando de tamanho à medida que avança posteriormente (ver Fig. 25.4). Especialmente ao longo de sua porção mediana, contém algumas eversões laterais – as lacunas venosas – dentro das quais se estendem os vilos aracnoides. Os **seios transversais** pareados seguem ao longo da borda posterior fixa do tentório do cerebelo, enquanto o **seio reto** segue posterior e inferiormente pela linha de fixação da foice e do tentório do cérebro. Os seios transversal pareado, reto e sagital superior se encontram em combinações variáveis no nível da **confluência dos seios**, localizada na protuberância occipital interna. O **seio occipital** ascendente se une à confluência. Na maioria dos indivíduos, a confluência é assimétrica, com o seio sagital superior se voltando à direita para se tornar contínuo com o seio transversal direito, e o seio reto se voltando à esquerda para se unir ao seio transversal esquerdo (Fig. 25.5). O **seio sigmoide** é uma continuação do seio transversal na junção occipitopetrosa, onde o seio transversal deixa o tentório. Cada seio sigmoide segue um curso em forma de "S", na direção do forame jugular, para se esvaziar dentro da veia jugular interna.

O pequeno **seio sagital inferior** segue posteriormente na borda inferior livre da foice do cérebro. Esse seio se esvazia dentro do seio reto. O **seio cavernoso** consiste em uma rede pareada de canais interconectados situada de cada lado da sela turca. Ambos os lados são conectados por canais venosos anastomóticos que passam em frente e atrás da hipófise. Posteriormente, o seio cavernoso é drenado pelos **seios petrosos superior** e **inferior**, com o primeiro se unindo ao seio transversal e o outro à veia jugular interna.

Veias cerebrais e padrão de drenagem típico

As veias cerebrais são divididas nos grupos superficial e profundo. Os vasos situados junto a e entre cada grupo estão interconectados por anastomoses (Fig. 25.6A). Essas anastomoses intra- e extracerebrais são numerosas e efetivas, proporcionando assim vias alternativas de drenagem no evento da obstrução de uma veia cerebral.

As veias superficiais drenam o córtex cerebral e a substância branca subjacente. Aquelas situadas sobre as superfícies hemisféricas medial e lateral superior drenam no interior do seio sagital superior, que, por sua vez, drena na direção da confluência dos seios. A maior parte da drenagem venosa do córtex cerebral termina subsequentemente nos seios transversal direito e sigmoide e na veia jugular interna direita. As veias superficiais

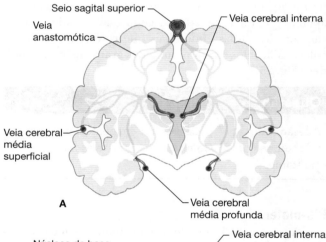

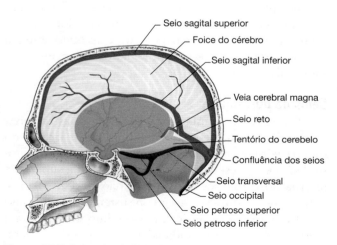

Figura 25.5 Seios durais do crânio.

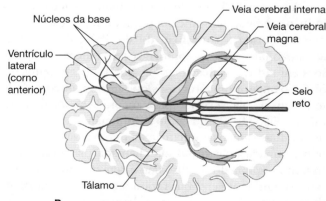

Figura 25.6 Relação entre veias e seios. **A.** Vista coronal. **B.** Vista horizontal.

que drenam outras superfícies hemisféricas esvaziam-se dentro dos seios cavernoso, petroso e transversal (os conhecidos seios basais).

As veias cerebrais profundas (Fig. 25.6b) drenam estruturas cerebrais localizadas mais profundamente, incluindo-se a substância branca profunda, núcleos da base e plexo coroide, bem como porções do diencéfalo. As veias oriundas dessas regiões eventualmente esvaziam-se dentro das veias cerebrais magna e interna. As veias cerebrais internas pareadas seguem caudalmente no teto do terceiro ventrículo (dorsal ao tálamo) e se unem na região da glândula pineal, para formar a veia cerebral magna (de Galeno), curta e não pareada, que então se esvazia dentro do seio reto. O sangue oriundo dessas áreas flui sequencialmente para dentro dos seios transversal esquerdo e sigmoide e para a veia jugular interna esquerda. O resto dos sistemas venosos do crânio apresenta localização variável, similarmente ao observado no restante do corpo.

CONEXÕES CLÍNICAS

Meningite

Alguns processos patológicos envolvem as meninges, seja de forma direta ou secundária. A **meningite** é uma inflamação da pia-aracnoide e do líquido contido no espaço fechado resultante. A infecção pode ser cerebral e espinal, porque o espaço subaracnóideo é contínuo, de modo que um agente infeccioso que ganhe acesso a uma parte rapidamente acessa todas as outras partes do SNC. O agente responsável pode ser uma bactéria, um vírus, um fungo ou até mesmo um protozoário. As infecções causadas por fungos e protozoários são mais comuns em indivíduos imunocomprometidos. Na maioria dos casos de meningite, o organismo responsável entra no crânio por disseminação hematógena, muitas vezes a partir de uma infecção originária no pulmão ou no intestino. A outra via é por disseminação local a partir de infecções do couro cabeludo ou dos seios da face.

Tipicamente, as consequências das meningites bacterianas, fúngicas e protozoárias tendem a ser graves. Essas formas de meningite costumam resultar em abscessos, com consequente lesão tecidual e implicações a longo prazo para o movimento, a cognição e outras funções encefálicas. A meningite viral, em contrapartida, tende a ser autolimitada e sem complicações significativas. Entretanto, alguns vírus (p. ex., herpes simples, West Nile) podem causar encefalite, que, por sua vez, tem o potencial de acarretar lesões permanentes, entre os quais convulsões e problemas cognitivos.

Em geral, enquanto a infecção permanecer restrita às meninges, não haverá consequências a longo prazo.

No entanto, uma infecção que envolva as meninges e o encéfalo – referida como **meningoencefalite** – é uma condição séria e tende a causar sintomas clínicos localizados, comprometimento da consciência, incapacitação ou até a morte.

Os primeiros sinais clínicos de meningite usualmente incluem febre e cefaleia, associadas com rigidez e dor cervicais (rigidez nucal). É possível que haja dor na área lombar ou nos aspectos posteriores da coxa. Como a meningite é uma forma de infecção, há inflamação. Conforme a inflamação progride, se não for tratada, pode resultar em edema encefálico com uma ampla variedade de possíveis sintomas resultantes do aumento da PIC (discutido adiante), causando vômito, papiledema e até convulsões. Além disso, a meningoencefalite pode causar sinais neurológicos focais, como paralisias de nervo craniano, perda sensorial, perda da cognição e da linguagem ou perda motora. Nos casos graves, o indivíduo pode apresentar paralisia de lado esquerdo, demência, letargia ou até mesmo entrar em coma persistente. Quando não tratada, a meningite bacteriana pode ser fatal.

Questão

Contraste as consequências clínicas da meningite viral, meningite bacteriana, meningiomas e herniações.

Meningioma

Um **meningioma** é um tumor extrínseco primário do SNC, que surge mais comumente a partir das células aracnoides, sobretudo dos vilos aracnoides. Os seios venosos são, portanto, localizações típicas desses tumores. De modo geral, os meningiomas apresentam crescimento lento e são benignos. Meningiomas com menos de 2 cm de diâmetro são encontrados com frequência na autópsia de indivíduos de idade avançada que não apresentavam nenhum sintoma observável durante a vida (clinicamente silenciosos). Entretanto, os meningiomas malignos ocorrem em 1-10% dos casos. Os meningiomas podem deslocar, comprimir e invaginar o encéfalo, mas não infiltram de fato o tecido neural. Aqueles que envolvem, em particular, as meninges das superfícies hemisféricas lateral e superior podem ser acessíveis por remoção cirúrgica, porque o neoplasma está sempre precisamente demarcado do tecido neural. A menos quando causam sintomas decorrentes de convulsões ou da compressão do tecido cerebral, em geral é desnecessário tratar o meningioma com cirurgia. Os sintomas específicos dependem da localização do tumor, sendo as convulsões o sintoma mais comumente associado a lesões cranianas.

Herniações

A herniação resulta da PIC elevada. Para entender as causas da herniação, lembre-se que a arcada craniana no adulto consiste em uma rígida câmara não expansível com volume restrito. A arcada contém sangue, LCS e tecido neural – que são substâncias relativamente incomprimíveis situadas junto ao limite da arcada. Como o volume total desses componentes permanece constante, qualquer lesão espaçosa (como um tumor, edema, volume aumentado de LCS, hematomas intracranianos ou hemorragia) necessita de espaço intracraniano e resulta em PIC elevada. A herniação encefálica é uma possível consequência de uma grave elevação da PIC, dada a compartimentalização da arcada craniana pela foice do cérebro e pelo tentório cerebelar relativamente rígidos. A pressão produzida por uma lesão espaçosa em um compartimento não será distribuída de maneira uniforme aos demais compartimentos. O tecido mole neural, portanto, se desloca (i. e., *hérnia*) de um compartimento onde a pressão é maior para outro que tenha uma pressão menor. Uma das principais causas de herniação é a LCT. Após o traumatismo craniano, as meninges podem reter sangue no espaço epidural ou no espaço subaracnóideo; isso é discutido em detalhes na seção sobre LCT.

Existem três tipos de herniação comuns: *subfalcial*, *temporal lobo-tentorial* (ou *nucal*) e *cerebelar-forame magno* (Fig. 25.7). Na herniação subfalcial, o giro do cíngulo adjacente é empurrado para baixo da foice do cérebro. A consequência clínica usualmente é a alteração da consciência na ausência de achados neurológicos focais. Na herniação temporal lobo-tentorial, a parte medial de um lobo temporal é forçada para dentro da incisura tentorial. O tecido herniado desloca o NC III, causando alterações dos movimentos pupilar e ocular. Se o mesencéfalo for comprimido ou deslocado, a herniação pode ter consequências graves, levando a alterações da função motora, alterações respiratórias e coma. Se a pressão aumentada for devida a um aumento generalizado da PIC, pode haver uma herniação cerebelar-forame magno. Nesse caso, o tecido das porções inferior e medial do cerebelo é deslocado para dentro do forame magno, comprimindo o tronco encefálico caudal e a medula cervical superior.

Questão

Um edema pode fazer o encéfalo ser pressionado contra estruturas ósseas e outras estruturas pouco extensíveis. Pensando à frente – e com base em seu atual conhecimento sobre a anatomia do crânio e seus tecidos relacionados, fissuras e forames –, quais estruturas poderiam ser mais ameaçadoras à integridade do encéfalo em tais circunstâncias?

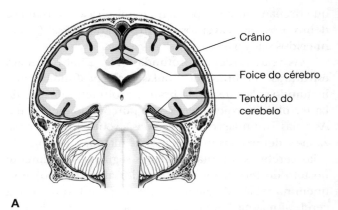

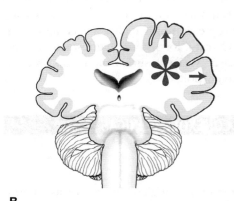

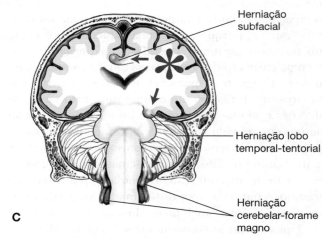

Figura 25.7 Herniação. **A.** Vista coronal do encéfalo intacto. **B.** Na ausência do crânio, uma lesão espaçosa causaria expansão das áreas corticais. **C.** Como o encéfalo é contido pelo crânio, as pressões podem causar herniação do tecido neural para outros compartimentos. Os três tipos mais comuns de herniação são a subfacial, a lobo temporal-tentorial (herniação uncal) e a cerebelar-forame magno.

Problemas cerebrovasculares clinicamente relevantes podem acompanhar a herniação, porque as artérias cerebrais anterior e posterior podem ser comprimidas pelo tecido herniado contra as invaginações durais, causando um AVE em sua distribuição. O envolvimento do sistema venoso é relativamente infrequente em função da sua hidrodinâmica e anatomia. Exemplificando, por causa das extensivas e efetivas anastomoses existentes junto às e entre as veias cerebrais superficiais e profundas, é possível que um grupo de veias, em caso de necessidade, drene as áreas normalmente drenadas por membros do outro grupo. Assim, por um lado, uma obstrução que se desenvolva lentamente pode ser compensada por um desvio do sangue para outra região, igualando as elevações da pressão local na obstrução. Como resultado, ocorrerão apenas efeitos clínicos leves e transientes – ou, talvez, não haja manifestação de nenhum sintoma. Uma obstrução que se desenvolve rápido ou uma elevação rápida da pressão, por outro lado, pode produzir uma maciça hiperemia passiva (presença de quantidade aumentada de sangue) e possível hemorragia a partir da ruptura da parede vascular.

A tromboflebite intracraniana consiste em uma inflamação venosa central que resulta na formação de um trombo. Esse processo tipicamente envolve os principais seios durais (cavernoso, transversal e sagital superior) com potencial disseminação para as veias que se esvaziam dentro deles. Mais comumente, a tromboflebite é devida à disseminação hematógena a partir de um foco primário de infecção na orelha média, nos seios paranasais ou na pele ao redor dos olhos, do nariz ou do lábio superior. Outras causas incluem desidratação, medicações de controle de natalidade, gravidez e período pós-parto. Os sintomas variam dependendo do seio envolvido. A tromboflebite do seio sagital superior pode resultar em PIC aumentada, convulsões e problemas sensoriais e motores corticais. A doença costuma estar associada a outros tipos de supuração intracraniana (p. ex., meningite bacteriana). O tratamento consiste na administração de doses altas de antibiótico e possível descompressão cirúrgica.

> ## Questão
>
> Com base na informação apresentada nos Capítulos 13, 14 e 15, explique por que a herniação com consequente compressão do mesencéfalo pode resultar em coma ou morte.

LÍQUIDO CEREBROSPINAL

> ## Apresentação clínica
>
> Marilyn Leskovitz sentiu cefaleias fortes e incessantes durante um período de 4 dias. No princípio, seu médico da assistência primária não conseguiu determinar a causa das cefaleias e sugeriu que estas poderiam ser enxa-

quecas. A imagem de TC estava normal. Contudo, o médico por fim decidiu realizar uma punção lombar para avaliar o LCS, e o resultado foi a detecção de meningite viral.

Ao ler esta seção, considere os seguintes aspectos:

- Qual é o propósito da punção lombar?
- Quais condições, além da enxaqueca, poderiam causar cefaleias incessantes?
- Qual poderia ser a consequência de uma demora longa demais para iniciar o tratamento de Marilyn?

O LCS é um líquido límpido e incolor, que está presente junto ao sistema ventricular, espaço subaracnóideo e canal central da medula espinal. Lembre-se, em relação ao Capítulo 2, de que o sistema ventricular consiste em ventrículos laterais pareados (um em cada hemisfério cerebral), um terceiro ventrículo de linha média no diencéfalo e um quarto ventrículo sobrejacente à ponte e ao bulbo. Os ventrículos estão em comunicação entre si: os ventrículos laterais se comunicam com o terceiro ventrículo através dos forames interventriculares (de Monro), enquanto o terceiro ventrículo se comunica com o quarto ventrículo através do aqueduto cerebral no mesencéfalo. O quarto ventrículo se comunica com o espaço subaracnóideo através de dois orifícios laterais (abertura lateral do 4º ventrículo) e por um único orifício na linha média (abertura mediana do 4º ventrículo). O canal central da medula espinal pode não persistir no adulto. Seu tamanho pequeno acaba levando a sua própria obstrução por *debris* celulares normais. Do ponto de vista clínico, isso é irrelevante. O LCS atua protegendo, sustentando e nutrindo o parênquima cerebral e a medula espinal.

> ## Questão
>
> O LCS não permanece estático e sim em contínua circulação. Qual é o mecanismo subjacente e por que isso é importante?

Produção

O LCS é produzido primariamente pelo **plexo coroide** do sistema ventricular. O LCS é essencialmente um ultrafiltrado do soro sanguíneo, que contém poucas proteínas e células. É semelhante ao líquido extracelular no encéfalo e na medula espinal, e isso permite a troca livre de líquido extracelular e de LCS.

Durante o desenvolvimento, a pia-máter – acompanhada de suas arteríolas, vênulas e capilares – invagina uma cavidade ventricular e empurra o epêndima à frente dela. As células ependimárias sobrejacentes então se especializam para formar o epitélio coroide. O complexo de capilares, pia-máter e epitélio coroide formam o plexo coroide.

O plexo coroide está presente em todos os quatro ventrículos cerebrais (Fig. 25.8). A maior parte está presente na forma de uma faixa longa e contínua em cada um dos ventrículos laterais, onde se estende a partir da extremidade do corno inferior, passando ao longo do corpo do ventrículo, até chegar ao forame interventricular por onde se projeta. Cada forame interventricular leva ao terceiro ventrículo não pareado. Dessa forma, existem dois cordões de plexo coroide que ocupam o teto do terceiro ventrículo da linha média. Esses dois cordões contínuos de plexo coroide terminam no terceiro ventrículo e não se estendem para dentro do aqueduto cerebral do mesencéfalo. Junto ao quarto ventrículo, os dois cordões adjacentes de plexo coroide ocupam o teto da metade caudal do ventrículo. De cada lado, um cordão se estende lateralmente para dentro do recesso lateral do ventrículo e se projeta pela abertura lateral do 4º ventrículo para dentro do espaço subaracnóideo da cisterna cerebelobulbar (cisterna magna). Assim, o plexo coroide do quarto ventrículo tem forma de "T", com um tufo dentro da cisterna magna de cada lado.

Várias estruturas, além do plexo coroide, contribuem para a formação do LCS. Essas outras estruturas, que segundo as estimativas produzem 30% do volume de LCS, incluem as células ependimárias, o tecido neural e o leito capilar do encéfalo.

O plexo coroide do adulto é uma estrutura rica em tufos. Com invaginações tão extensivas na superfície ventricular livre do plexo coroide (pense em uma couve-flor), estima-se que este ocupe cerca de 2/3 da área de superfície ventricular total. O plexo coroide é composto por uma única camada de células epiteliais cuboides encerrando uma densa rede capilar que está mergulhada em estroma de tecido conjuntivo (Fig. 25.9). Diferentemente dos capilares localizados em outras partes do encéfalo (com algumas exceções específicas relacionadas com os órgãos circunventriculares), os capilares do plexo coroide são fenestrados, permitindo assim que os solutos sejam filtrados a partir do plasma sanguíneo para o interior da rede de tecido conjuntivo extracapilar. No entanto, a maioria dos solutos não consegue atravessar para dentro do LCS ventricular. Isso ocorre porque as regiões apicais das células epiteliais coroides são circundadas e conectadas pelas zonas de oclusão. Tais zonas compreendem a chamada **barreira sangue-LCS**, que atua regulando a composição do LCS: as substâncias que entram no LCS devem ser transportadas através do epitélio coroide. A barreira sangue-LCS faz parte da barreira hematoencefálica global.

Apesar de os detalhes do processo de produção de LCS não estarem totalmente esclarecidos, o LCS é considerado um líquido ativamente secretado. Isso é consistente com o formato das células epiteliais coroides e com seus complementos de organelas e enzimas – todos característicos de células secretoras metabolicamente ativas. Ademais, os inibidores metabólicos deprimem a formação de LCS novo. Notavelmente, o transporte transcelular pode ser bidirecional, ainda que a direção primária seja dos vasos sanguíneos coroidais para o LCS ventricular.

O LCS é produzido de forma contínua, em volume equivalente a cerca de 500-700 mL/dia. O volume total

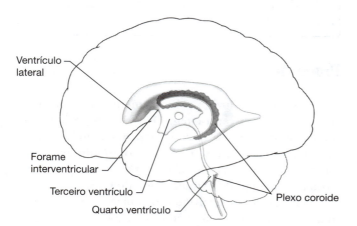

Figura 25.8 O líquido cerebrospinal é produzido pelo plexo coroide, junto aos ventrículos.

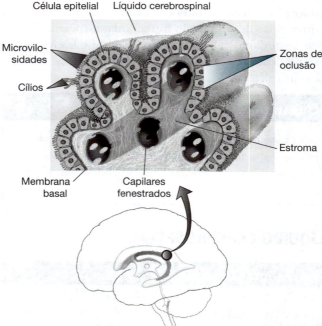

Figura 25.9 Vista expandida do plexo coroide que ilustra sua estrutura pregueada e as zonas de oclusão.

de LCS nos ventrículos e no espaço subaracnoide é de aproximadamente 140 mL, dos quais apenas 20-25 mL estão nos ventrículos. Sendo assim, o volume total de LCS é renovado em torno de três vezes por dia. A taxa de produção de LCS é bem constante e amplamente independente da pressão intraventricular. Como a PIC crescente produzida por uma lesão espaçosa não desencadeia uma queda de produção compensatória, a lesão e o LCS exercem efeito intensificador na cobrança do volume intracraniano e na elevação da PIC. Os diuréticos osmóticos (p. ex., o manitol) por vezes são administrados para diminuir o volume de LCS. Elevando a osmolalidade plasmática, o líquido intravascular em excesso é excretado, enquanto o volume vascular geral diminui, reduzindo assim a quantidade de LCS produzida.

Circulação e absorção

A maior parte do LCS é produzida pelo plexo coroide dos ventrículos laterais. O LCS então flui sequencialmente pelos forames interventriculares, terceiro ventrículo, aqueduto cerebral e quarto ventrículo, sendo aumentado em ambos os ventrículos pelo LCS oriundo dos próprios plexos coroides desses ventrículos (Fig. 25.10). Em seguida, o LCS atravessa as aberturas lateral e mediana do 4º ventrículo, entrando no espaço subaracnoide (cisternas cerebelobulbar e pontina). Uma vez no espaço subaracnoide, a principal via circulatória é superiormente direcionada por cima das convexidades dos hemisférios. Uma circulação menos dinâmica ocorre caudalmente pelo espaço subaracnoide da medula espinal, entrando na cisterna lombar.

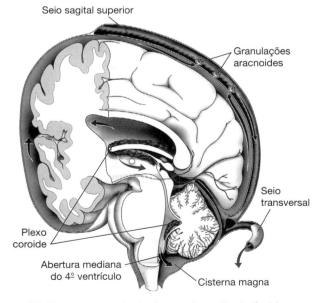

Figura 25.10 Produção, circulação e reabsorção de líquido cerebrospinal.

Como observado anteriormente, o LCS é reabsorvido no sangue venoso dos seios durais através dos vilos aracnoides (granulações) e linfáticos nasais. Os vilos foram representados como estruturas que atuam como valvas de sentido único de fluxo: permitem o fluxo em massa hidrostático de LCS em sentido único a partir do espaço subaracnoide para dentro dos seios venosos durais. A maioria do LCS flui para dentro do seio sagital superior e de suas lacunas associadas. Como a composição e as ligações anatômicas dos seios durais previnem seu colapso, eles conseguem sustentar uma pressão inferior à do LCS subaracnoide. Quando a pressão do LCS é maior do que a pressão venosa, as valvas se abrem e o LCS se move para dentro do seio dural. Quando a pressão venosa excede a pressão do LCS (como ocorre quando do levantamento de uma carga pesada ou ao tossir), as valvas fecham e, assim, evitam o refluxo de sangue venoso para o LCS. Apesar da dependência de um gradiente de pressão, o mecanismo de absorção real permanece indefinido. Os vilos podem conter túbulos que ficam continuamente abertos e em comunicação direta com o sangue venoso, ou o LCS pode ser transportado através dos vilos por meio da formação de vacúolos gigantes.

Vários mecanismos mantêm a circulação contínua de LCS pelo sistema ventricular e espaço subaracnoide. Em primeiro lugar e o mais importante é a combinação de pressão secretória e sucção absortiva em extremos opostos do sistema. O LCS é produzido a uma pressão hidrostática de 15 mL de H_2O, o que é suficiente para empurrá-lo ao longo do sistema ventricular e para dentro do espaço subaracnoide. Em segundo lugar, é provável que as pulsações arteriais do plexo coroide altamente vascular contribuam para a circulação de LCS interventricular. Esses pulsos podem ser de pronto detectados com o auxílio de dispositivos usados para medição da PIC e, quando silenciados, iniciam uma elevação patológica da PIC.

Função

O LCS dá suporte ao tecido neural em termos de capacidade física e metabólica. As funções mais evidentes e mais frequentemente mencionadas do LCS são a atuação como um "colchão de água", que protege o parênquima encefálico contra a lesão traumática. Embora exista apenas uma fina camada de líquido que circunda uma grande parte do encéfalo, a flutuabilidade do LCS é alta. Em condições de laboratório, um encéfalo com uma massa de 1.500 g pesa apenas 50 g ao ser imerso em LCS.

A renovação constante do LCS indica que esse líquido também possui outras funções. Entre as funções metabólicas sugeridas para o LCS, estão o transporte de nutrientes para os neurônios e a remoção de produtos residuais do metabolismo neuronal, bem como de outros compostos dos tecidos intracranianos. O LCS também contribui para a regulação da composição do líquido extracelular que banha os neurônios. Como o LCS está em livre comunicação com o líquido extracelular do encéfalo, as substâncias excretadas pelo plexo coroide têm acesso imediato ao compartimento extracelular. Não existe uma barreira LCS-encéfalo efetiva. Outro papel importante do LCS é no transporte de hormônios ou de fatores liberadores de hormônio localmente no sistema ventricular. E, por fim, as alterações de pH e das concentrações de íons de cálcio, magnésio e potássio no LCS afetam os neurônios do encéfalo, modificando assim a frequência cardíaca, a respiração, a pressão arterial, o tônus muscular e o estado emocional. Além disso, o próprio plexo coroide remove ativamente certos fármacos e neurotransmissores do LCS.

> **Questão**
>
> Contraste a localização, o papel e a composição do LCS e do sangue com relação à função encefálica.

CONEXÕES CLÍNICAS

A cavidade crânio-vertebral, com seu revestimento dural, é um compartimento firmemente fechado. Os nervos e os vasos sanguíneos com acesso ao compartimento ficam vedados das meninges e do osso. Como os conteúdos da cavidade (LCS, sangue e tecido neural) são incompressíveis, qualquer processo espaçoso local transmitirá pressão hidrostática a todas as partes da cavidade, incluindo-se até mesmo os recessos remotos. Dessa forma, um tumor intracraniano ou edema será registrado na cisterna lombar da medula espinal como uma pressão de LCS elevada (Fig. 25.11). Quando possível, devem ser realizados exames de imagem do encéfalo antes de qualquer tentativa de examinar o líquido espinal, pois, se houver uma massa com PIC aumentada, a punção lombar poderá causar herniação encefálica. Os processos patológicos, especialmente aqueles com propriedades espaçosas, costumam alterar o formato e o estado da comunicação dos espaços encefálicos e medulares espinais que contêm LCS. Essas alterações podem ser visualizadas com o auxílio das tecnologias de imagem, como a TC e a RM.

Papiledema

Clinicamente, um aumento da PIC pode ser detectado por meio do exame do disco óptico com o auxílio de um oftalmoscópio para determinar se há edema. Como o nervo óptico está envolto por bainhas em conti-

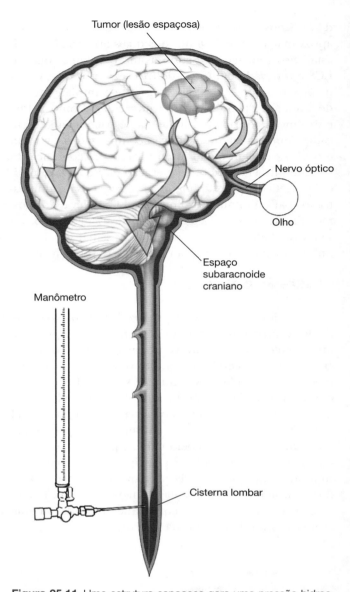

Figura 25.11 Uma estrutura espaçosa gera uma pressão hidrostática aumentada ao longo de toda a cavidade vertebral craniana, a qual pode ser medida na cisterna lombar.

nuidade com as meninges e o espaço subaracnoide, também será comprimido por qualquer elevação da PIC (ver Fig. 25.11). Essa compressão exerce dois efeitos: (1) a pressão sobre os axônios do nervo óptico ao saírem do globo ocular e entrarem no espaço subaracnoide situado atrás do olho interfere no transporte axoplásmico, causando o edema dos axônios do disco óptico e (2) como os vasos sanguíneos (em especial, as veias) que drenam a retina seguem acompanhando o nervo, eles também serão comprimidos com um consequente ingurgitamento venoso. Tomados em conjunto, esses fatores levam ao que chamamos um *disco em choque* ou **papiledema**.

> **Questão**
>
> Entre as circunstâncias clínicas que você aprendeu previamente, quais resultam em papiledema?

Punção lombar (espinal)

Um exame diagnóstico importante é a punção lombar. Para se realizar esse exame, uma agulha é inserida no espaço subaracnóideo lombar (cisterna). O paciente fica deitado em decúbito lateral, com os joelhos flexionados em posição fetal, ou permanece sentado e flexiona a coluna espinal. A flexão da coluna vertebral espalha os processos espinais das vértebras, separando-as e facilitando a inserção da agulha. Sob condições assépticas e com a pele que cobre as vértebras lombares inferiores anestesiada, uma agulha comprida é inserida na linha média entre as espinhas de L3 e L4 ou L4 e L5. Não há risco de lesão da medula espinal, porque esta termina acima desses níveis. Como as raízes nervosas da cauda equina flutuam no LCS, geralmente elas são defletidas de lado pela agulha e, portanto, não são lesionadas (Fig. 25.12).

A pressão no LCS é medida com o auxílio de um manômetro preso a uma agulha inserida na cisterna lombar (espaço subaracnoide). Uma amostra de LCS também pode ser coletada para análise de alterações em suas características físicas, bioquímicas, celulares e imunológicas, bem como quanto à presença de bactérias – todas as quais podendo refletir processos patológicos que afetam as meninges ou o parênquima encefálico. Dada a importância da avaliação do LCS para o diagnóstico de uma variedade de distúrbios do SNC, a recuperação do LCS a partir da cisterna lombar é importante como ferramenta clínica.

Uma punção lombar é um procedimento de risco e não deve ser realizada diante da possibilidade de a PIC estar elevada. Com uma PIC alta, a remoção do LCS da cisterna lombar abaixaria a pressão para níveis inferiores ao da arcada craniana e poderia resultar em herniação do tecido encefálico para dentro do canal vertebral – uma condição potencialmente fatal.

Um importante uso diagnóstico da punção lombar é no exame de uma possível hemorragia subaracnoide. Normalmente, o LCS é límpido e incolor, semelhante à água. Entretanto, com a hemorragia subaracnoide, pode haver sangue macroscopicamente visível na amostra de LCS. Decorridas algumas horas de hemorragia subaracnoide, as hemácias começam a hemolisar, e o LCS passa por uma sequência de alterações de cor que se sucedem ao longo do tempo. Dentro de 2-3 dias, por exemplo, a bilirrubina aparece e pode permanecer no LCS por várias semanas, conferindo-lhe uma tonalidade amarela que é denominada xantocromia. O sangramento no interior dos ventrículos encefálicos durante a hemorragia intracerebral primária, por exemplo, pode produzir os mesmos resultados de uma hemorragia subaracnoide.

Na meningite bacteriana, o LCS pode estar sob pressão aumentada e apresentar turvação com números aumentados de leucócitos, especialmente de leucócitos polimórficos. Na situação normal, o LCS contém pouquíssimas hemácias ou leucócitos, com uma concentração linfocitária de 1-5 células/mL, que é considerada normal. Na meningite bacteriana, todavia, a contagem de leucócitos pode estar acentuadamente elevada. A presença de leucócitos polimórficos no líquido espinal indica a existência de um problema patológico. O LCS pode ser cultivado e corado para identificação do agente bacteriano responsável. O LCS pode ser submetido a ensaios para detecção de antígenos e anticorpos associados a diversas infecções virais.

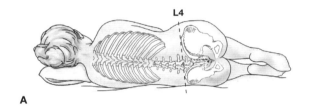

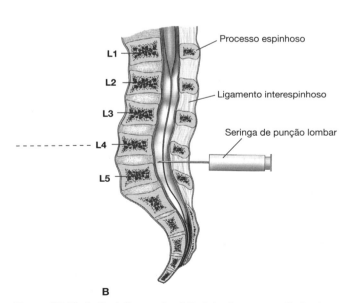

Figura 25.12 A. Posição em decúbito lateral para punção lombar, com L4 no nível da crista ilíaca. **B.** Punção lombar na cisterna lombar.

> **Questão**
>
> Reveja a anatomia da coluna vertebral e da medula espinal apresentada nos Capítulos 2 e 5. Use essa informação para explicar por que uma punção lombar ou espinal deveria ser realizada entre L3 e L5.

Hidrocefalia

Normalmente existe um equilíbrio delicado entre a taxa de formação e a taxa de absorção do LCS. A quebra desse equilíbrio, mais tipicamente por interferência direta ou indireta na circulação e/ou na absorção, resulta em **hidrocefalia** (Fig. 25.13). A hidrocefalia consiste no acúmulo anormal de LCS nos ventrículos, o qual, quando suficientemente pronunciado, pode levar a uma ampliação significativa do crânio em bebês. No adulto, pode resultar em PIC elevada e em sintomas de cefaleia, náusea, vômito e papiledema, podendo levar até mesmo à herniação.

A hidrocefalia possui várias etiologias. Ainda que em casos raros, pode haver malformação ou ausência congênita do aqueduto cerebral, do quarto ventrículo, dos forames ou vilos aracnoides. Lembre-se, do exposto no Capítulo 1, de que a hidrocefalia muitas vezes acompanha os defeitos de tubo neural, como espinha bífida com mielomeningocele. Os tumores podem causar hidrocefalia ao exercerem compressão direta do aqueduto cerebral ou dos forames, ou comprimindo o seio sagital superior, causando aumento da pressão venosa e desordenando o gradiente de pressão de absorção. Os hematomas subdurais, por suas propriedades ocupadoras de espaço, podem exercer efeitos similares. As etiologias infecciosas incluem meningite e ependimite, com esta última causando estenose do aqueduto cerebral. A meningite pode afetar os vilos aracnoides ou as aberturas lateral e mediana do 4º ventrículo, ou seu exsudato purulento pode obstruir o espaço subaracnoide ou os sítios de saída de LCS nas bainhas das raízes nervosas, interferindo no fluxo do LCS. O envelhecimento normal e a fibrose dos vilos aracnoides podem resultar em hidrocefalia em indivíduos idosos.

As duas síndromes principais de hidrocefalia são clinicamente distinguidas: uma síndrome associada à ampliação da cabeça (*hidrocefalia manifesta*) e uma síndrome em que o tamanho da cabeça permanece normal (*hidrocefalia oculta*). A distinção é baseada na idade do paciente no momento do aparecimento da condição. Em bebês, as fontanelas ainda não estão fundidas. (A fusão ocorre ao final do segundo ano de vida.) Assim, a hidrocefalia manifesta ocorre tipicamente durante os primeiros meses de vida. Entretanto, as suturas cranianas podem se separar em crianças com até 5 anos de idade, no evento de um aumento particularmente rápido da PIC. A diferença entre um crânio não fundido e um crânio fundido tem implicações para os sintomas resultantes da hidrocefalia. Para uma criança cujas fontanelas não estejam fechadas, pode haver ampliação da cabeça. Em contrapartida, em crianças mais velhas com fontanelas já fundidas e em adultos, o encéfalo está "fechado" dentro de uma arcada fechada. Desse modo, o edema pode resultar em sintomas de cefaleia, náusea e vômito, irritabilidade e sintomas visuais por causa da pressão exercida sobre os nervos cranianos, mas não resultará em ampliação da cabeça.

Antigamente, uma *hidrocefalia comunicante* era distinguida de uma *hidrocefalia não comunicante*. Essa diferenciação era baseada na existência de uma comunicação entre o LCS do sistema ventricular e o LCS do espaço subaracnoide. Na hidrocefalia comunicante (ou externa), sustentava-se que o bloqueio era externo ao sistema ventricular, enquanto na hidrocefalia não comunicante (interna ou obstrutiva), o bloqueio era considerado localizado junto ao sistema ventricular. Na realidade, a dinâmica da hidrocefalia é mais complexa. Exemplificando, uma obstrução total do aqueduto cerebral no mesencéfalo é incompatível com uma sobrevida superior a alguns dias.

Como a produção de LCS é amplamente independente da pressão arterial e da pressão intraventricular, as interferências na absorção não deflagram uma queda compensatória da produção. O resultante aumento do volume de LCS e a concomitante elevação da PIC causam dilatação de um ou mais ventrículos. A expansão ventricular comprime o parênquima encefálico contra as paredes cranianas: o tecido encefálico se torna mais

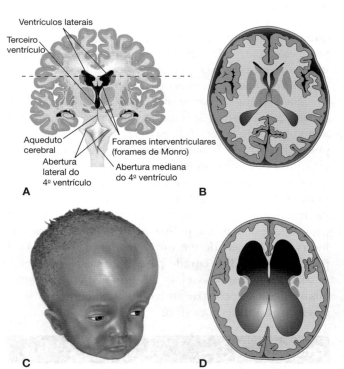

Figura 25.13 Hidrocefalia. **A.** Corte coronal do encéfalo e do tronco encefálico que ilustra o nível de um corte transversal, em relação aos ventrículos. **B.** Corte transversal de um encéfalo intacto. **C.** Bebê com hidrocefalia manifesta, que resulta em uma cabeça ampliada. **D.** Ventrículos aumentados do bebê.

delgado, as convoluções se alargam e, no bebê, as suturas do crânio finalmente começam a se separar. Com uma compressão cerebral acentuada, o suprimento arterial é comprometido, e os tecidos se tornam isquêmicos, podendo por fim sofrer infarto e necrose.

Os sintomas de hidrocefalia, ainda que múltiplos e variados, são na maioria referíveis à compressão encefálica. Os sinais neurológicos podem determinar alterações da personalidade e do nível de consciência do indivíduo, bem como déficits motores e/ou sensoriais corticais.

> **Questão**
>
> Os profissionais de reabilitação trabalham com algumas crianças portadoras de incapacitações de desenvolvimento que têm hidrocefalia. O que é essa condição, por que é preocupante e como é tratada?

Hidrocefalia com pressão normal

A **hidrocefalia com pressão normal (HPN)** é uma condição que pode se desenvolver em idosos ou indivíduos com hemorragia intracraniana ou com infecção. O processo é tão insidioso que os ventrículos podem dilatar sem que haja aumento da PIC. Embora a causa exata seja desconhecida, o problema parece ser a absorção diminuída do líquido espinal pelos vilos aracnoides. Teoricamente, com os aumentos da área ventricular, há aumento da força exercida sobre o tecido cerebral adjacente. Especialmente vulneráveis são os tratos de fibras longas responsáveis pelo controle da bexiga e da perna, bem como o hipocampo. As consequências da HPN tipicamente incluem três sintomas: incontinência urinária, dificuldades de marcha e declínio cognitivo. O indivíduo com HPN pode inicialmente apresentar comprometimentos similares àqueles observados em indivíduos com DP em fase inicial: a marcha é arrastada, há declínio do equilíbrio, o indivíduo tem dificuldade para se levantar da cadeira, além de exibir uma postura flexionada e inclinada para a frente. Entretanto, a incontinência urinária e os déficits de memória combinados a outros achados são indicativos de HPN, mas não indicam DP em estágio inicial. A intervenção adotada para esses indivíduos inclui, em primeiro lugar, o uso de um *shunt* (derivação) ventricular para diminuir a pressão do LCS. Em alguns casos, o uso do *shunt* reverte os déficits, enquanto em outros esses déficits podem ser persistentes. Além do uso do *shunt*, as estratégias de intervenção física são importantes. Em razão da semelhança com a DP em termos de apresentação, são adotadas abordagens de intervenção similares, apesar de haver poucas evidências na literatura sobre a eficácia de tais abordagens.

> **Questão**
>
> Os achados associados à HPN são similares àqueles associados à DP. Quais são as características comuns e as principais diferenças existentes entre essas duas condições? De que modo as reabilitações desses dois tipos de pacientes poderiam ser similares ou diferentes?

Uso de *shunts* no tratamento da hidrocefalia

Os esforços terapêuticos atualmente empreendidos para tratar a hidrocefalia em crianças e adultos envolvem a implantação de vários *shunts* para propiciar vias alternativas de escape de LCS (Fig. 25.14). Tubos equipados com pequenas valvas sensíveis à pressão são implantados para desviar a obstrução e podem seguir de um ventrículo até o espaço subaracnoide, o seio sagital superior, a veia jugular interna, o átrio cardíaco direito (ventrículo-atrial) ou a cavidade peritoneal (ventrículo-peritoneal). O tratamento é altamente bem-sucedido para a maioria dos pacientes com hidrocefalia do desenvolvimento, mas tem alcançado êxitos variáveis em adultos. Mesmo sem os *shunts*, muitos indivíduos desenvolvem vias alternativas de circulação de LCS que atingem um estado estável, acomodando o volume de líquido aumentado.

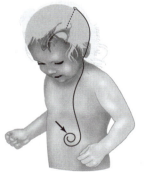
Derivação ventrículo-peritoneal

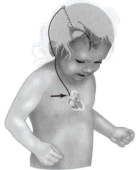
Derivação ventrículo-atrial

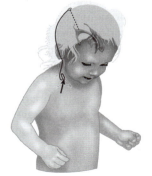
Derivação ventrículo-atrial para a veia jugular interna

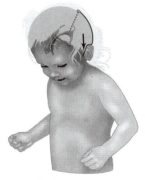
Derivação para o espaço subaracnoide

Figura 25.14 Várias derivações propiciam vias alternativas para o líquido cerebrospinal.

> **Questão**
>
> Você acabou de começar a trabalhar pela primeira vez em uma unidade de terapia intensiva especializada no tratamento de pacientes com lesão cerebral traumática. Você nota então que vários pacientes estão com algo que é referido como um *shunt*. Explique o propósito desse dispositivo e as prováveis causas que levam à necessidade de usá-lo.

BARREIRA HEMATOENCEFÁLICA

Para que os neurônios e a glia sobrevivam e funcionem normalmente, a composição do líquido extracelular que os banha deve permanecer estável e dentro de limites rígidos. Como a comunicação existente entre os neurônios é dependente demais da composição do ambiente extracelular onde residem, espera-se que o sistema nervoso conte com mecanismos elaborados de regulação desse ambiente. Isso é conseguido por meio de uma série de barreiras regulatórias constituídas por lipídios que circundam e ficam dentro do SNC e do SNP. No encéfalo e na medula espinal, essas barreiras são chamadas coletivamente de **barreira hematoencefálica**, enquanto no SNP essas mesmas barreiras são referidas como **barreira sangue-sistema nervoso** ou *interface sangue-sistmea nervoso*. Até mesmo na retina, existe uma barreira que separa a circulação sistêmica do líquido extracelular dos neurônios da retina (**barreira sangue-retina**). A ideia de que as substâncias dissolvidas no sangue têm acesso a uma passagem restrita para dentro do encéfalo surgiu das observações feitas por Paul Erlich, em 1885. Embora Erlich na verdade não tenha desenvolvido o conceito de uma barreira hematoencefálica, ele descobriu que os corantes vitais (p. ex., azul tripan), quando injetados no sangue de um animal maduro, coravam praticamente todos os tecidos corporais com exceção do encéfalo.

É preciso observar que esse mecanismo de barreira hematoencefálica é predominantemente regulatório e não protetor. Por conseguinte, o termo *barreira* pode ser um pouco confuso da perspectiva de que é incorreto assumir que o propósito específico da presença da barreira é conferir proteção ao encéfalo contra substâncias orgânicas potencialmente perigosas. A habilidade de um composto químico ou agente biológico de atravessar a barreira hematoencefálica depende da lipossolubilidade ou de vários sistemas de transporte, como aqueles que transportam imunoglobulinas e interleucinas através da barreira. A barreira muitas vezes anula o tratamento médico. Exemplificando, a barreira restringe o transporte da dopamina para dentro do encéfalo no tratamento da DP, além de bloquear o acesso a estruturas intracranianas de muitos antibióticos usados no tratamento de infecções.

Uma substância presente no sangue pode ganhar acesso ao compartimento de líquido extracelular cruzando as membranas das células endoteliais capilares ou seguindo por uma via mais indireta (Fig. 25.15). Este último caso envolve a (1) passagem da substância/agente pelos capilares fenestrados do plexo coroide, (2) travessia das membranas das células epiteliais coroides para entrada no compartimento do LCS e (3) passagem entre os espaços que separam as células ependimárias de revestimento dos ventrículos. Uma via adicional envolve a saída da substância de um capilar fenestrado extraen-

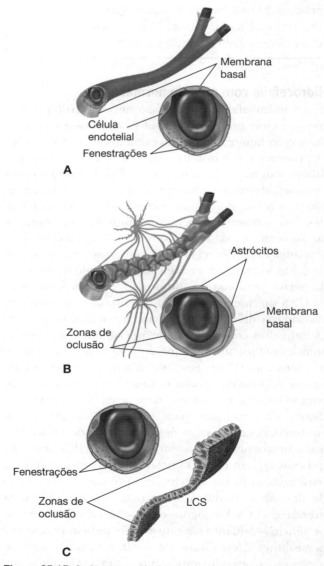

Figura 25.15 A. Acesso ao líquido extracelular por meio dos capilares fenestrados no sistema sistêmico. **B.** Na barreira hematoencefálica, os capilares são cobertos pelos pés terminais dos astrócitos. **C.** Na barreira hematoencefálica, as zonas de oclusão bloqueiam a difusão através da parede vascular.

> **Neurofisiologia:** órgãos circunventriculares
>
> Para entender a influência das substâncias transmitidas pelo sangue ou pelo LCS sobre a função encefálica é necessário considerar uma família especializada de estruturas cerebrais denominadas órgãos circunventriculares (OCV). Estes OCV consistem em interrupções ou passagens vazadas situadas entre o sangue e o encéfalo que foram comparadas a "janelas" localizadas na barreira hematoencefálica. A função dos OCV é atuar como um bioensaio para o conteúdo sanguíneo de toxinas, hormônios e assim por diante. A família dos OCV é composta por sete membros (Fig. 25.16). Com exceção de uma área localizada nas margens caudais do quarto ventrículo, todos os OCV são estruturas de linha média não pareadas, que estão relacionadas com o terceiro ventrículo.
>
> Os OCV podem ser visualizados com o uso de alguns corantes que, ao serem injetados no sangue, se ligam a proteínas plasmáticas. O complexo proteína-corante resultante é impedido de atravessar a barreira hematoencefálica e passar para dentro do encéfalo em decorrência de seu tamanho molecular. No entanto, nos OCV, o complexo proteína-corante tinge o tecido cerebral e, dessa forma, identifica os sítios de passagem de soluto plasmático para dentro do encéfalo.

cefálico e seu deslocamento ao longo das células da membrana aracnoide. As células endoteliais capilares do encéfalo e da medula espinal, as células epiteliais coroides e as células da membrana aracnoide são unidas por meio das zonas de oclusão, e esse aspecto constitui a base estrutural da barreira hematoencefálica. Assim, para que uma substância/agente ganhe acesso aos neurônios, aos axônios e à glia, deve na verdade atravessar as membranas dessas células da barreira – a menos que exista uma brecha física na barreira hematoencefálica, como poderia ocorrer com um traumatismo (p. ex., fratura craniana, ferimento a bala).

Em comparação aos capilares dos órgãos periféricos (i. e., capilares sistêmicos), os capilares encefálicos exibem algumas características morfológicas e funcionais exclusivas. Nos órgãos periféricos, as células endoteliais possuem fendas intercelulares e fenestrações citoplasmáticas especializadas. Em contrapartida, no encéfalo, as células endoteliais capilares são unidas por arranjos complexos de zonas de oclusão, que bloqueiam a difusão através da parede vascular. Além disso, as células endoteliais encefálicas contêm números vastamente maiores de mitocôndrias que se fazem necessárias ao suporte dos mecanismos de transporte dependentes de energia. Por fim, mais de 95% da superfície abluminal de um capilar encefálico são revestidos por pés terminais de astrócitos. (Essa bainha astroglial foi originalmente considerada o sítio da barreira hematoencefálica.)

Considerando-se essas características exclusivas dos capilares encefálicos, o que determina se uma substância/um agente atravessará a parede vascular? Em primeiro lugar, estão as características bioquímicas e biofísicas do soluto presente no plasma sanguíneo. O aspecto mais importante é a lipossolubilidade do soluto. Como a barreira hematoencefálica é constituída por lipídios, os gases lipossolúveis (p. ex., O_2 e CO_2) atravessam facilmente a parede vascular, sendo as trocas limitadas apenas pela área de superfície da parede do vaso e pelo fluxo sanguíneo encefálico. A extensão com que o soluto se liga às proteínas plasmáticas também é importante, porque a ligação pode resultar em uma molécula ampla demais para penetrar prontamente a barreira. Contudo, algumas moléculas necessárias ao metabolismo cerebral atravessam a barreira hematoencefálica mais prontamente do que poderia ser previsto com base apenas em sua lipossolubilidade. Tais observações sugerem a existência de sistemas de transporte específicos mediados por transportador para essas moléculas. Esses sistemas de transporte representam o segundo fator principal a determinar aquilo que atravessa a barreira.

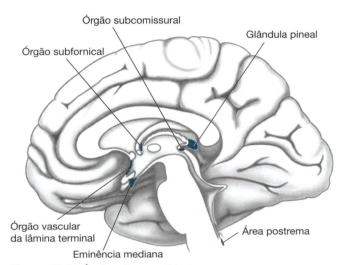

Figura 25.16 Órgãos circunventriculares.

No adulto, os neurônios contam exclusivamente com glicose como fonte de energia. Entretanto, a glicose apresenta baixa lipossolubilidade. O sistema de transporte mediado por transportador para a glicose opera na membrana luminal da célula endotelial, para transportar glicose do sangue para dentro da célula e, na membrana abluminal, para transportar glicose para fora da célula endotelial e para dentro do líquido extracelular encefálico. O transportador de glicose independe de energia e, portanto, não consegue se mover contra um gradiente de concentração. Trata-se de um transportador facilitador que desloca glicose do plasma, onde sua concentração é relativamente maior, para dentro do encéfalo a fim de ser usada pelos neurônios e pela glia.

Existem três sistemas de transporte distintos envolvidos no transporte de aminoácidos através da barreira. Um transportador facilitador conduz aminoácidos neutros grandes (p. ex., fenilalanina, leucina e valina), segundo seus gradientes de concentração, do sangue para dentro do encéfalo. Esse sistema de transporte também conduz L-Dopa (precursora do neurotransmissor dopamina) administrada sistemicamente como tratamento farmacológico primário de pacientes com DP (ver Cap. 19). Dois transportadores dependentes de energia transportam pequenos aminoácidos neutros através da barreira. Entretanto, esses transportadores estão localizados apenas na superfície abluminal da célula endotelial. Dessa forma, os aminoácidos neutros pequenos são transportados para fora do encéfalo contra um gradiente de concentração. Na medula espinal, um desses transportadores pode limitar o acúmulo do neurotransmissor inibitório glicina e, no encéfalo, pode restringir o acúmulo do neurotransmissor excitatório glutamato.

O transporte de substâncias através da barreira hematoencefálica pode ser regulado até certo ponto de acordo com a necessidade metabólica. Durante a sucção no aleitamento, por exemplo, a gordura derivada do leite materno ajuda a abastecer o metabolismo encefálico do bebê. Associado a essa mudança para o metabolismo lipídico, há um aumento do transporte de b-hidroxibutirato, que é a forma como a gordura entra no encéfalo. Durante a inanição, o encéfalo deixa de contar exclusivamente com o metabolismo de glicose para obter energia e surgem produtos do metabolismo lipídico (ácidos monocarboxílicos) em altas concentrações no plasma. Normalmente, esses produtos são transportados de forma precária através da barreira hematoencefálica. No entanto, decorridos alguns dias de jejum, observa-se um transporte aumentado que indica a ocorrência de indução dos mecanismos de transporte.

Outras barreiras relacionadas

Barreira sangue-sistema nervoso

Diferentemente das células do SNC, as fibras nervosas periféricas e suas células gliais associadas atuam junto a um compartimento de líquido extracelular especializado, chamado *espaço endoneural*. Os equivalentes funcionais da barreira aracnoide e da barreira hematoencefálica persistem no SNP, em forma de **barreira sangue-sistema nervoso**.

Todo o nervo periférico é circundado pelo **epineuro**, uma bainha de tecido conjuntivo que representa a continuação direta da dura-máter no SNC (Fig. 25.17). Nos menores nervos periféricos, os axônios estão arranjados em feixes denominados fascículos. Cada fascículo é envolvido por uma segunda bainha de tecido conjuntivo chamada **perineuro**. Por fim, as fibras nervosas individuais possuem uma delicada cobertura de tecido conjuntivo, o **endoneuro**.

O perineuro forma os limites do espaço endoneural. É análogo à membrana aracnoide no SNC. O perineuro consiste em uma delgada camada de células concentricamente dispostas, que estão conectadas entre si pelas zonas de oclusão. Estas isolam o espaço endoneural ao redor das fibras nervosas periféricas a partir do líquido extracelular geral do corpo. Assim como os capilares encefálicos, as células endoteliais dos capilares junto ao perineuro são unidas pelas zonas de oclusão. Portanto, o acesso ao líquido extracelular que banha os axônios dos nervos periféricos e a glia é limitado e controlado exatamente como no SNC. Entretanto, nos terminais de algumas fibras nervosas periféricas, como na junção neuromuscular, o perineuro é aberto. Isso permite que o microambiente endoneural se comunique com o líquido extracelular geral do corpo. Esses sítios propiciam a algumas toxinas e vírus meios de acesso ao sistema nervoso. Os vírus do herpes simples, do herpes-zóster e da raiva usam essa via nervosa periférica para invadir e infectar células do SNC e do SNP. Esses vírus são ativamente transportados para dentro do SNC, axo-

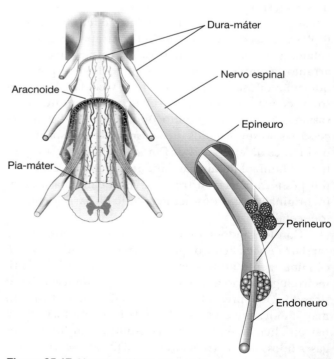

Figura 25.17 Nervo periférico circundado por uma bainha de tecido conjuntivo.

plasmicamente ao longo da parte externa dos nervos periféricos.

Barreira sangue-líquido cerebrospinal

Conforme observado anteriormente, o estroma de tecido conjuntivo de um plexo coroide contém capilares fenestrados. Dessa forma, os traçadores de proteína ou a peroxidase de rábano-silvestre (HRP), quando injetados de maneira intravascular, passam pelos poros dos capilares coroidais para encher o estroma de tecido conjuntivo, todavia sem entrar no LCS por causa das zonas de oclusão que circundam as regiões apicais das células epiteliais coroides. Assim como a barreira hematoencefálica, a barreira sangue-LCS é responsável pelo transporte ativo mediado por transportador. Os micronutrientes, como a vitamina C, são transportados para dentro das células epiteliais por um transportador ativo dependente de energia situado na membrana basal, e liberados no LCS por difusão facilitada (sem necessidade de energia) a partir da superfície apical da célula. Íons essenciais também são trocados entre o LCS e o plasma sanguíneo.

Questão

Contraste o mecanismo pelo qual as substâncias a seguir são transportadas através da barreira hematoencefálica: glicose, álcool, aminoácidos, vírus do herpes simples, vírus da raiva, HIV, agentes farmacológicos e micronutrientes.

CONEXÕES CLÍNICAS

A barreira hematoencefálica e patologias cerebrais

Uma variedade de condições patológicas afetam a função da barreira hematoencefálica. Essa barreira é rompida nos vasos sanguíneos de tumores encefálicos primários malignos, como os glioblastomas ou astrocitomas anaplásicos, ou nos cânceres com metástases para o encéfalo. Isso pode ser devido aos fatores bioquímicos secretados pelas células tumorais ou à inexistência de interação normal entre astrócitos e células endoteliais tumorais. O rompimento da barreira é limitado ao sítio de lesão, que é clinicamente significativo. A albumina marcada com iodo radioativo pode ser usada como traçador para localização de um tumor, porque as proteínas entram apenas no sítio da lesão e não no tecido encefálico normal, onde a barreira permanece intacta. O tumor, portanto, permanece do lado de fora como uma ilha de radioatividade nas imagens de encéfalo geradas por computador.

Alguns processos patológicos resultam em permeabilidade aumentada das células endoteliais capilares encefálicas e em um aumento significativo do volume de líquido extracelular – uma condição chamada edema encefálico vasogênico. O edema pode ser local (p. ex., em áreas que circundam um tumor, infarto ou contusão) ou geral (p. ex., na lesão da cabeça e na meningite). O rompimento geral da barreira na meningite pode ser clinicamente explorado. O antibiótico penicilina em geral não penetra a barreira para alcançar o encéfalo em quantidades significativas por causa do grande tamanho e da baixa lipossolubilidade. Todavia, com o rompimento geral da barreira que ocorre na meningite, a penicilina entra no encéfalo em quantidade suficiente para ser eficaz do ponto de vista terapêutico.

Várias doenças sistêmicas alteram a permeabilidade da barreira sangue-retina. O diabetes e a hipertensão arterial, por exemplo, aumentam a permeabilidade da barreira. Do mesmo modo, o traumatismo pode aumentar a permeabilidade da barreira. Por fim, a RM mostra que, na EM, o evento inicial é um rompimento focal da barreira hematoencefálica. Invariavelmente, as lesões associadas à EM em fase inicial são imediatamente adjacentes às veias encefálicas, indicando assim um rompimento característico da barreira na EM.

A barreira hematoencefálica e intervenções farmacológicas

A barreira hematoencefálica pode dificultar a introdução de intervenções farmacológicas no sistema nervoso. Por um lado, os fármacos psicoativos, como a nicotina, a heroína e o diazepam (Valium), penetram facilmente a barreira por apresentarem uma alta lipossolubilidade. A captação de medicamentos anticonvulsivos, como o fenobarbital e a fenitoína, por outro lado, é menor do que seria previsto a partir de sua lipossolubilidade, porque esses agentes se ligam a proteínas plasmáticas (sobretudo à albumina). O tamanho molecular amplo do complexo resultante diminui a passagem pela barreira.

O problema da medicação para indivíduos com DP foi abordado no Capítulo 19. Lembre-se de que um dos maiores desafios para o manejo efetivo dessa condição é a reposição da dopamina por meio de mecanismos exógenos. O papel da barreira hematoencefálica na manutenção de substâncias fora do sistema nervoso explica esse problema. Além dos sistemas de transporte que regulam a composição do líquido extracelular, as células endoteliais capilares contêm enzimas que conferem uma barreira a alguns neurotransmissores e a seus respectivos precursores.

Conforme discutido no Capítulo 19, a DP é um distúrbio caracterizado pela degeneração dos neurônios produtores de dopamina no encéfalo, que resulta em uma drástica diminuição do conteúdo encefálico desse neurotransmissor. A dopamina não atravessará a barreira hematoencefálica, ao contrário de seu precursor imediato, a L-Dopa, que atravessa a barreira por meio do transportador facilitador abordado anteriormente. Assim, a base do tratamento da DP consiste na administração sistêmica de L-Dopa. Entretanto, o endotélio capilar contém quantidades relativamente altas de MAO e dopa descarboxilase. Esta última converte o precursor L-Dopa no neurotransmissor dopamina, enquanto a MAO metaboliza a dopamina que ainda está dentro da célula endotelial. Essas ações diminuem a entrada de L-Dopa no encéfalo. Esse mecanismo eficiente ilustra por que a administração simultânea de um inibidor de descarboxilase (carbidopa) é o protocolo-padrão do tratamento da L-Dopa de indivíduos com DP. De modo significativo, o sistema de difusão mediada por transportador que transporta a L-Dopa através da barreira hematoencefálica é saturável. Isso explica por que uma dose de L-Dopa é menos eficaz após a ingestão de uma refeição rica em proteínas: outros aminoácidos da dieta competem pelo transportador.

Questão

Quais são as implicações da barreira hematoencefálica e demais barreiras relacionadas no que diz respeito às intervenções farmacológicas?

LESÃO CEREBRAL TRAUMÁTICA

Apresentação clínica

Chris Chang é um jovem de 18 anos de idade que estava bebendo com os amigos. Dirigiu um carro embriagado e saiu da estrada, batendo direto em uma árvore. Ele sofreu uma lesão na cabeça e, inicialmente, entrou em coma. No terceiro dia, recebeu a classificação 10 da escala de coma de Glasgow. Ao ler esta seção, considere os seguintes aspectos:

- Qual é o significado de um escore da escala de coma de Glasgow e qual é sua eficiência para prever os futuros déficits de Chris?
- Quais tipos de déficits duradouros (comprometimentos e limitações de atividades funcionais) esse jovem poderia ter?
- De quais formas os déficits de Chris são similares àqueles encontrados em indivíduos que sofreram AVE e de que modo eles poderiam ser diferentes?
- O que isso sugere com relação às estratégias de reabilitação?

Um dos problemas neurológicos que mais frequentemente requerem tratamento médico e reabilitação é a lesão encefálica generalizada, que pode resultar de traumatismo ou anóxia (p. ex., quase afogamento, exposição a gases ou tentativa de suicídio). A bioquímica da anóxia é a mesma do AVE (ver Cap. 24), todavia com consequências mais generalizadas. Aqui, enfocamos a **lesão cerebral traumática (LCT)**, reconhecendo que a lesão encefálica decorrente de anóxia pode resultar em consequências clínicas similares.

A LCT resulta de um golpe na cabeça: seja um objeto em rápido deslocamento que atinge a cabeça estacionária ou o movimento rápido da cabeça sendo arremessada contra uma superfície dura e imóvel. Entre as causas mais comuns de LCT, estão os acidentes (p. ex., acidentes de carro, quedas, acidentes relacionados com o esporte), violência e abuso. Os homens são mais propensos a sofrerem LCT em comparação às mulheres. Entre os adultos jovens, as causas comuns de LCT incluem os acidentes de carro, lesões de esporte e violência, enquanto as quedas (que resultam em hematomas subdurais) são uma causa comum de LCT em idosos. O abuso infantil é a causa mais comum de LCT em bebês. As tentativas de suicídio estão entre as causas comuns de lesão por violência. A causa da lesão é relevante quando a reabilitação é considerada, dadas as implicações relacionadas com os contextos emocional e social pré-mórbido.

Algumas lesões na cabeça produzem lacerações do couro cabeludo ou fraturas cranianas. Apesar de rígido, o crânio é suficientemente flexível para tornar um golpe grave o bastante para lesionar o encéfalo sem produzir fratura craniana. Dessa forma, sintomas neurológicos significativos podem estar presentes sem evidências externas de traumatismo craniano. Isso é referido como **traumatismo craniano fechado**. Observe que o termo **concussão** se refere a qualquer lesão resultante do impacto com um objeto e deve ser diferenciado do termo **concussão cerebral**, que se refere a uma síndrome clínica específica (definida posteriormente).

Os efeitos concussivos podem estar associados a múltiplos tipos de patologia encefálica com envolvimento de todo o encéfalo, incluindo-se os neurônios e a glia, bem como as estruturas microvasculares e os nervos, dependendo da gravidade do traumatismo craniano. Assim, o encéfalo pode ser ferido, estar inchado (edematoso) e/ou dilacerado; pode haver hemorragias intracerebrais ou meníngeas, ou pode haver áreas localizadas de substância branca necrosada, ou lesão axônica difusa (além das herniações do tecido encefálico já discutidas). Uma *contusão encefálica* representa uma área local de edema e hemorragia capilar semelhante a uma contusão. O sangue extravasado permanece sob a pia-aracnoide, que não é rompida. As *lacerações encefálicas* envolvem a abertura de verdadeiras fendas no tecido neural. Ambos os tipos de lesão tendem a ocorrer em sítios favorecidos da superfície cortical. O mecanismo de produção dessas lesões é discutido brevemente a seguir.

> **Questão**
>
> Descreva a sequência de eventos que podem ocorrer durante a LCT, começando pela lesão inicial e seguindo então com a descrição da cascata de eventos subsequentes. Qual é a importância relativa dessa sequência de eventos para a determinação dos comprometimentos finais e consequências funcionais da LCT?

Mecanismos envolvidos na concussão

Quando a cabeça é golpeada, a inércia do encéfalo mole e suspenso o faz ser arremessado contra o lado do crânio que foi atingido. Ao mesmo tempo, o encéfalo é puxado a partir do lado oposto e, então, sofre um rebote e se volta contra as proeminências ósseas. Isso explica por que ocorrem algumas contusões e lacerações abaixo do ponto de impacto (**lesão por golpe**), muitas vezes com lesões ainda mais extensivas do lado oposto do encéfalo (**lesão de contragolpe**). O mecanismo das contusões dos tipos golpe/contragolpe é ilustrado na Figura 25.18.

Além disso, o encéfalo está sujeito a forças rotacionais que podem resultar em lesão em áreas do SNC bastante afastadas do sítio de impacto. A primeira localização em que tais forças podem causar problemas é o tronco encefálico. O cérebro está preso ao tronco encefálico no nível mesencéfalo-subtalâmico alto. A movimentação da cabeça induzida pelo traumatismo geralmente ocorre em arco por causa da fixação da cabeça ao pescoço. O encéfalo está então sujeito a estresses de cisalhamento, primariamente no plano sagital, que se concentram em seu ponto de fixação à região da formação reticular troncoencefálica superior.

Em segundo lugar, as forças rotacionais fazem o tecido encefálico ser impelido contra proeminências ósseas na superfície interna do crânio. Essas saliências ósseas são especialmente pronunciadas na parte da fossa craniana média que abriga a superfície inferior do lobo temporal anterior e polo temporal, bem como na porção da fossa craniana anterior que abriga a superfície inferior do lobo frontal anterior e polo frontal. Isso explica a ocorrência preferencial das contusões e lacerações nos polos anteriores e superfícies inferiores dos lobos temporal e frontal (Fig. 25.19). A ausência de lesão no lobo occipital é explicada pelas superfícies internas regulares dos ossos occipitais e tentório do cerebelo. Ademais, o corpo caloso também é propenso a lesões, porque pode ser arremessado contra a foice do cérebro.

O traumatismo craniano leva a graus variáveis de edema cerebral vasogênico. No *edema vasogênico*, existe um rompimento da barreira hematoencefálica, de modo que a permeabilidade das células endoteliais capilares está aumentada – seja por causa de um defeito nas zonas de oclusão ou da intensificação do transporte vesicular através das células. Seja qual for o caso, as proteínas plasmáticas entram no espaço extracelular, e isso drena o excesso de água para dentro do espaço. Por algum motivo ainda não esclarecido, a substância branca é especialmente vulnerável ao edema vasogênico. O edema cerebral pode ser volumoso e catastrófico, especialmente em crianças, e pode levar à herniação e/ou compressão secundária do tronco encefálico com consequências potencialmente terríveis, dado o comprometimento da respiração, da frequência cardíaca e da pressão arterial. Além do edema cerebral vasogênico, pode haver *edema citotóxico*. O edema citotóxico ocorre quando a PIC aumentada diminui o fluxo sanguíneo, causando isquemia neuronal e glial. As células não con-

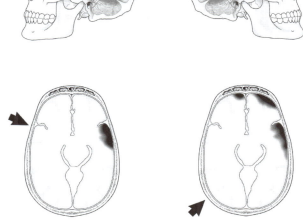

Figura 25.19 Os polos frontal e temporal são particularmente vulneráveis às forças rotacionais.

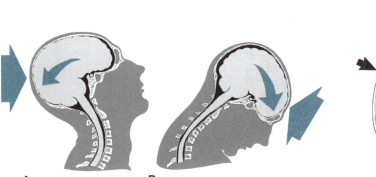

Figura 25.18 Forças de golpe-contragolpe.

seguem manter o equilíbrio metabólico e elas são infiltradas pela água, resultando em edema intracelular. Os esteroides são mais eficazes para o tratamento do edema vasogênico em razão do remendo das zonas de oclusão dos capilares, mas exercem pouco efeito sobre o edema citotóxico. Nos casos de edema citotóxico, usa-se manitol para tentar diminuir o volume total de líquido no corpo. Se essa intervenção fracassar, pode ser necessário descomprimir o encéfalo removendo-se uma parte do crânio para diminuir a pressão.

> **Questão**
>
> Quais são as localizações típicas da lesão por ação de forças concussivas? Consulte os Capítulos 21, 22 e 24 e compare com os comprometimentos específicos que ocorreriam com as lesões nesses diferentes sítios.

Lesão cerebral traumática e as meninges

Dois tipos de hematoma podem ocorrer como resultado de uma lesão na cabeça, com consequências bastante diversas: hematoma epidural e hematoma subdural. Os **hematomas epidurais** ocorrem quando uma fratura resulta em uma artéria meníngea dilacerada. O sangue então escapa para dentro do espaço extradural (entre a dura-máter e o crânio). Mais comumente, isso resulta de uma fratura craniana do osso temporal que se estende ao longo das incisuras que contêm ramos da artéria meníngea média, com sua consequente ruptura (Fig. 25.20). As artérias que podem ser afetadas são aquelas que repousam entre as membranas durais (ósseas e membranosas). Essas membranas são mantidas firmemente unidas. Quando uma fratura ocorre, muitas vezes não há nenhum achado clínico (referido como "intervalo lúcido"), porque a membrana sequestra o sangramento. Entretanto, depois que o sangramento atinge uma pressão suficiente para dissecar as membranas, a condição do paciente pode deteriorar abruptamente, por vezes levando-o à morte. O fator decisivo, nesse caso, é o fato de o sangramento estar associado a uma artéria sanguínea sob pressão considerável.

Os **hematomas subdurais**, em contrapartida, estão associados à drenagem venosa e, portanto, estão sob baixa pressão, de modo que o dano pode ocorrer mais lentamente. É possível que um indivíduo tenha um hematoma subdural sem consequências clínicas, enquanto outros podem manifestar sintomas agudos imediatos, alguns dos quais podendo se tornar crônicos. Quando há deterioração da condição do paciente, o curso temporal pode não ser tão abrupto (como se observa nos hematomas epidurais) e os resultados em geral não são fatais.

Nos *hematomas subdurais agudos*, os hematomas subdurais de evolução rápida são devidos ao rompimento das veias cerebrais superficiais quando estas passam da superfície cortical para os seios venosos formados a partir da dura-máter. Os hematomas subdurais agudos são

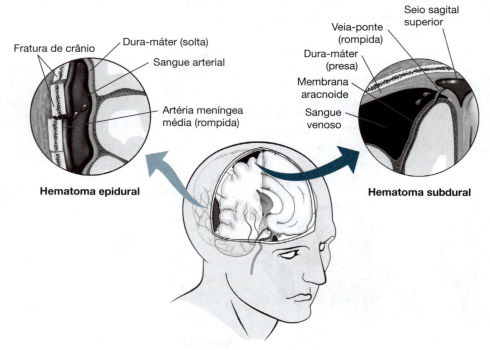

Figura 25.20 Hematomas subdural e epidural.

particularmente problemáticos em idosos e em indivíduos alcoólatras, por causa do encolhimento do encéfalo que resulta em veias mais tensionadas. Esse tipo de lesão também é particularmente comum em bebês.

No *hematoma subdural crônico*, o indivíduo pode ser assintomático ou pode manifestar sintomas que evoluem bem devagar e são mais inespecíficos, como vertigem, cefaleias, retardo do raciocínio, confusão, sonolência, apatia e convulsões ocasionais. As alterações que envolvem o raciocínio e a consciência podem flutuar com o passar do tempo. Em alguns casos, o hematoma terá sido resolvido, e um higroma (espaço que contém líquido ou líquido proteináceo) será encontrado de modo acidental.

Fraturas do crânio

As fraturas cranianas são ilustradas na Figura 25.21. As fraturas cranianas podem fornecer um escape para a PIC excessiva, mas são importantes também por outros motivos. Primeiramente, a presença de uma fratura fornece indicação do sítio e potencial gravidade do dano cerebral. Em segundo lugar, se a fratura cruzar uma localização onde exista um vaso craniano, é possível que ocorra um hematoma epidural. Em terceiro lugar, as fraturas da base do crânio são uma das principais causas de déficits de nervo craniano, referidos como paralisias de nervo craniano. Em quarto lugar, quando acompanhadas de dilaceração do couro cabeludo, as fraturas propiciam a entrada de micróbios ou ar na arcada craniana, com resultantes meningite e formação de abscesso. Se as meninges subjacentes também estiverem dilaceradas, as fraturas propiciarão uma via de saída para o LCS. O líquido poderá estar presente como uma secreção aquosa a partir do nariz (*rinorreia de LCS*) ou do canal da orelha externa (*otorreia de LCS*).

A existência de uma fratura que envolve a base do crânio comumente é indicada por sinais de lesão em nervo craniano. Quando as fraturas basilares se estendem por um forame que abriga um nervo craniano, é possível que esse nervo esteja rompido ou comprimido, produzindo sinais condizentes com a função desse nervo em particular (ver Cap. 13). A reação pupilar e o movimento ocular podem ser testados no paciente em comatose e são importantes como marcadores clínicos do prognóstico desse paciente. Um indivíduo em coma com dilatação da pupila e perda das respostas calóricas após dois dias terá um prognóstico muito desfavorável (i. e., se esse paciente chegar a sobreviver, alcançará resultados funcionais bastante precários).

Concussão e coma

Concussão

Uma das consequências de um traumatismo leve ou grave na cabeça é a concussão cerebral. Trata-se de uma entidade clínica definida como um comprometimento imediato, reversível e induzido por trauma da função neurológica, cuja duração pode ser de segundos, minutos, horas ou dias. Quando o paciente entra em coma, a duração da inconsciência é o indicador mais confiável da gravidade da lesão concussiva. Os sintomas adicionais incluem cefaleia, tontura, confusão, desorientação, amnésia e perturbações visuais. Os escaneamentos de TC e RM não mostram nenhum hematoma ou fratura evidente. Considerando-se o caráter imediato do aparecimento e, muitas vezes, a completa reversibilidade dos sintomas, acredita-se que o fator causal seja uma disfunção neuronal transiente e não a morte celular.

Nenhuma explicação satisfatória pode ser dada acerca da fisiopatologia da concussão em seres humanos. No entanto, evidências fornecidas por experimentos com emprego de modelos de experimentação animal forneceram uma noção considerável que ajuda a explicar as consequências da concussão e também têm levado ao desenvolvimento de novas intervenções para essa condição. Tais experimentos indicam que a lesão biomecânica do encéfalo desencadeia imediatamente uma cascata de alterações neurometabólicas, algumas das quais são aqui descritas. Há uma despolarização neuronal abrupta e liberação indiscriminada de neurotransmissores excitatórios (p. ex., glutamato), que levam a uma despolarização adicional e efluxo em massa de K^+

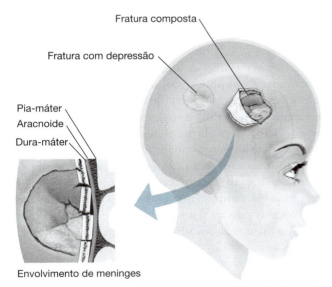

Figura 25.21 As fraturas compostas com envolvimento de meninge e as fraturas com depressão são dois tipos comuns de fratura do crânio. Quando as meninges são rompidas, essas fraturas fornecem uma via de escape que permite a saída de líquido cerebrospinal do crânio, com consequente diminuição da pressão intracraniana. Entretanto, quando o couro cabeludo é dilacerado, as meninges também propiciam uma via de entrada para bactérias e vírus no crânio.

686 Parte VII Lesão, doença e recuperação das funções do sistema nervoso

com influxo de Ca^{2+}. Essas trocas iônicas podem levar a alterações mais crônicas da fisiologia celular. Exemplificando, o Ca^{2+} intraneuronal em excesso ativa uma cascata celular de autodestruição que envolve múltiplas enzimas dependentes de cálcio, como as fosfatases, as proteases e as lipases. A peroxidação lipídica resulta na produção de radicais livres que podem levar à morte celular. O acúmulo intraneuronal de excesso de Ca^{2+} também pode levar à ativação dos *genes da morte* envolvidos na morte celular programada (apoptose). O excessivo acúmulo intracelular de Ca^{2+} nas mitocôndrias resulta em comprometimento do metabolismo oxidativo com eventual falha energética.

> ## Questão
>
> Dois estudantes universitários recentemente procuraram sua assistência para tratar de lesões musculoesqueléticas subsequentes a uma lesão sofrida durante uma partida de futebol. O primeiro apresentava dor e rigidez cervicais, enquanto o segundo se queixava de lombalgia. Ao obter as histórias deles, você constata que os dois jovens também estavam tendo dificuldade de concentração e problemas de memória desde seus incidentes. Por que esses dois estudantes apresentam comprometimentos musculoesqueléticos e cognitivos?

Embora um indivíduo possa sofrer uma única concussão e melhorar, foi demonstrado que concussões repetidas produzem efeitos cumulativos e potencialmente deletérios, como aqueles observados em atletas que sofrem pequenas lesões repetitivas. Com o passar do tempo, essas repetidas concussões podem acarretar déficits cognitivos leves ou profundos. Além dos possíveis problemas cognitivos crônicos, há evidências crescentes de que traumatismos repetidos na cabeça podem levar ao desenvolvimento de esclerose lateral amiotrófica (ELA ou doença de Lou Gehrig) e de patologia do tipo Alzheimer. Outra possível consequência da concussão é o **cisalhamento axônico** ou **lesão axônica difusa**. Isso ocorre por causa dos estresses de cisalhamento na substância branca do cérebro e do tronco encefálico que ocorrem durante a desaceleração ou a aceleração rotacional da cabeça, resultando no estiramento de fibras nervosas sem que estas sejam rompidas. O exame de imagem por tensor de difusão, uma nova técnica radiológica, tem sido usado para demonstrar a lesão axônica até mesmo em pessoas que sofreram apenas uma LCT leve. Além disso, essa técnica mostrou a existência de uma associação entre esse tipo de lesão e o desenvolvimento de problemas neurológicos persistentes, incluindo-se déficits de função executora. O exame pós-morte de pacientes que sobreviveram a esse tipo de lesão também revela a ocorrência de lesão axônica.

> ## Questão
>
> Recentemente, as consequências a longo prazo de repetidas concussões associadas ao esporte têm sido alvo de considerável atenção. Quais poderiam ser as potenciais consequências neurológicas dessas lesões em jovens que participam de esportes escolares? Quais são as similaridades e as diferenças de tais consequências em relação ao observado em atletas de elite, como boxeadores e jogadores de futebol que fazem parte de ligas profissionais?

Coma

O coma representa um estado de profunda inconsciência, a partir do qual o paciente não pode ser despertado por estímulos externos ou necessidades internas. Assim, o paciente, estejam seus olhos abertos ou fechados, não pode ser trazido nem sequer para um estado de função ou vigília parcial. O coma prolongado após uma lesão na cabeça representa o acúmulo de vários processos que afetam o tronco encefálico e os sistemas ativadores reticulares talâmicos. Esses processos poderiam incluir a ruptura direta e a laceração do tecido, as consequências da herniação, infartos e hemorragias, as cascatas bioquímicas desencadeadas pela inundação encefálica de neurotransmissores excitatórios e a lesão axônica.

O traumatismo craniano é uma das três causas principais de coma (as outras duas são a parada cardíaca e o AVE). Dada a perda de consciência imediata que se segue a uma lesão grave na cabeça, que causa coma, o coma decorrente de traumatismo na cabeça sempre evolui a partir de um substrato de concussão. Entretanto, há evidências associadas de uma patologia encefálica macroscópica. Exemplificando, as contusões cerebrais, as lacerações, as hemorragias intracerebrais dispersas, os hematomas subdurais, o deslocamento do tálamo e do mesencéfalo, além de herniação transtentorial em alguns casos, podem ser visualizados por TC.

Pacientes em coma podem apresentar anomalias posturais. Apesar das numerosas exceções, esse tipo de postura pode assumir uma entre duas formas possíveis. Essas formas passaram a ser referidas como descerebrada e descorticada após serem descritas em animais submetidos à transecção em diferentes níveis do tronco encefálico que resultou em **rigidez descerebrada** ou **rigidez descorticada**.

Na postura descerebrada, associada com rigidez descerebrada, a mandíbula fica cerrada e há extensão rígida dos membros com a rotação interna dos braços e flexão plantar dos pés (Fig. 25.22). Em geral, essa postura extensora não é um estado estável permanente, e sim intermitente. A rigidez descerebrada ocorre nas lesões situadas no nível do núcleo rubro ou abaixo dele. A explica-

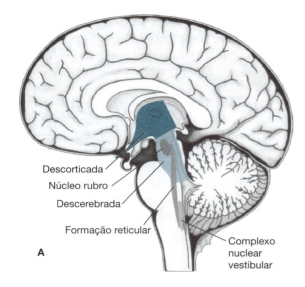

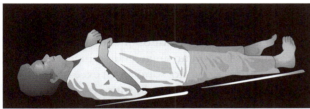

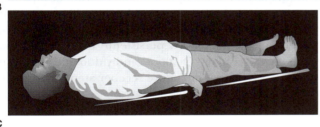

Figura 25.22 Posturas descorticada e descerebrada. **A.** Lesões que resultam em dois tipos de postura anormal. **B.** Postura descorticada (flexão de membro superior). **C.** Postura descerebrada (extensão).

ção clássica para a postura descerebrada (extensora) é a ocorrência de perda da inibição extensora normalmente exercida pelo córtex cerebral sobre a formação reticular troncoencefálica. De modo específico, a inibição é perdida para os tratos reticulospinal e vestibulospinal. Por conseguinte, os motoneurônios extensores espinais são dirigidos pelos neurônios reticulospinais originários das partes extensoras facilitadoras da formação reticular.

Questão

Considere seu conhecimento sobre as posturas descorticada e descerebrada e sobre a localização anatômica considerada subjacente a cada condição. Com base nessa informação, como você interpretaria o provável dano sofrido por um indivíduo com lesão na cabeça que exibisse tais posturas? Além disso, com base na neuroanatomia, o que essas posturas sugerem acerca de outros comprometimentos que provavelmente poderiam ocorrer?

A rigidez descorticada ocorre quando a lesão está situada acima do nível do núcleo rubro. Na postura descorticada, associada à rigidez descorticada, os braços são flexionados e aduzidos, enquanto as pernas são estendidas. Essa postura em flexão é considerada resultante de lesões em um nível mais alto do eixo neural, no tálamo, na cápsula interna ou na substância branca encefálica. A postura com os membros superiores em flexão resulta de um trato rubrospinal intacto que foi libertado das influências inibitórias dos centros superiores. (O trato rubrospinal intacto serve para facilitar os motoneurônios inferiores que ativam os músculos flexores do membro superior.)

CONEXÕES CLÍNICAS

Questão

Compare as causas de um AVE isquêmico, um AVE hemorrágico e uma LCT. Relacione a causa do distúrbio aos déficits esperados. Resuma os modos como os comprometimentos associados a esses três tipos de lesão poderiam ser similares e diferentes. Agora, expanda sua mente e pense sobre as possíveis implicações para as estratégias de reabilitação.

As lesões traumáticas no encéfalo podem resultar em um espectro de consequências – desde consequências brandas a consequências bastante sérias. As LCTs resultam em comprometimentos multifocais e difusos, porque o impacto inicial pode afetar diversas áreas do encéfalo e também por causa da ocorrência de uma patologia adicional, como lesão axônica difusa e liberação difusa de neurotransmissores excitatórios. A lesão aos lobos temporais anteriores é comum nas LCTs (com implicações para a função cognitiva), e a lesão aos lobos frontais ocorre com frequência, resultando em déficits de função executora. Ademais, como a patologia associada à LCT costuma ser extensiva, pode haver edema maciço e herniação. Por fim, o indivíduo que sofre uma LCT também apresenta risco de lesão troncoencefálica, que pode afetar os centros vitais associados à respiração e à função cardíaca, levando por fim à morte.

Quando um indivíduo sobrevive a uma LCT, as consequências motoras e sensoriais são, de muitas formas, similares às consequências do AVE. Entretanto, um indivíduo que sofre uma LCT tende a desenvolver comprometimentos que envolvem diversas combinações de danos. Para um dado indivíduo em particular, tais consequências podem ou não incluir comprometimentos motores, sensoriais, cognitivos, emocionais e de memória.

Classificação do coma

A **escala de coma de Glasgow** (Tab. 25.1) é usada de forma rotineira para classificar pacientes com base no nível de gravidade da lesão. É relativamente simples e usada por todo o espectro de profissionais da área médica, incluindo-se técnicos de medicina de emergência, neurologistas e neurocirurgiões, além dos profissionais de reabilitação. Os indivíduos que atingem 15 pontos estão totalmente conscientes e interativos. Os indivíduos com escores na faixa de 13 a 15 são considerados como tendo lesão branda. Os indivíduos com escores abaixo de 5 são considerados portadores de lesão grave na cabeça.

O termo *lesão branda* se refere aos indivíduos que marcam de 13 a 15 pontos na escala de coma de Glasgow. Indivíduos com LCT leve podem permanecer conscientes e apenas se sentir atordoados ou "não se sentir bem". De forma típica, esses indivíduos não apresentam déficits motores, mas podem se queixar de cefaleia, confusão, amnésia, zumbido no ouvido, tontura, "ver estrelas", fadiga, perda do apetite ou "gosto ruim". Mesmo que a lesão possa parecer leve, alguns indivíduos subsequentemente desenvolvem a síndrome da pós-concussão, que inclui cefaleia, tontura, sintomas neuropsiquiátricos e comprometimento cognitivo. Esses indivíduos podem apresentar problemas de atenção e concentração, memória e aprendizado. Os sintomas pós-concussão tipicamente se desenvolvem durante os primeiros dias subsequentes a uma LCT leve. Em geral, esses sintomas se resolvem em poucas semanas a meses, embora raramente possam persistir.

Recentemente, a *síndrome do segundo impacto* tem sido alvo de considerável atenção, sobretudo por estar relacionada com os atletas. Esse termo é usado quando há edema cerebral difuso após uma segunda concussão, enquanto o atleta ainda manifesta os sintomas de uma concussão anterior. A síndrome do segundo impacto em crianças pode causar um edema maciço que pode ser devastador ou até fatal. A causa desse edema maciço, em comparação ao impacto inicial, é desconhecida. Apesar das controvérsias sobre essa síndrome, as diretrizes atuais recomendam que os atletas não devem voltar a jogar/competir enquanto manifestarem sinais ou sintomas de concussão. Além disso, estão sendo desenvolvidas novas diretrizes que determinam se um atleta pode retomar a participação nos esportes após sofrer perda da consciência, outros sintomas de concussão ou amnésia pós-traumática.

A *lesão moderada* se refere aos indivíduos que atingem de 9 a 12 pontos na escala de coma de Glasgow. Esses indivíduos podem apresentar uma combinação de déficits. Podem ter dificuldades para desempenhar qualquer uma ou todas as seguintes funções: motora, sensorial e/ou cognitiva. Indivíduos que sofreram LCT moderada podem apresentar uma cefaleia incessante e cada vez pior, náusea e vômito, sonolência excessiva, incapacidade de serem despertados do sono, confusão, agitação e inquietação. Pode haver perda de coordenação, enfraquecimento e entorpecimento dos membros. As crianças pequenas que sofrem uma LCT de moderada a grave podem apresentar choro persistente e talvez não mamem ou não comam. Qualquer indivíduo que manifeste sinais de LCT moderada deve receber atendimento médico o mais rápido possível.

A *lesão grave* diz respeito às pessoas que marcam no máximo 8 pontos na escala de coma de Glasgow. Esses indivíduos apresentam achados motores e sensoriais persistentes, além de alterações da cognição/personalidade. Essas lesões não são facilmente localizadas em áreas específicas do encéfalo, como ocorre no AVE, porque o traumatismo encefálico resulta em lesões multifocais e difusas. O processo de lesão axônica difusa é dinâmico, com os sintomas evoluindo durante certo período em decorrência da natureza em cascata da lesão. Os pacientes com

---

Neurofisiologia: posturas descerebrada e descorticada

Os termos *rigidez descerebrada* e *rigidez descorticada* são confusos, uma vez que ambas as condições na verdade são compatíveis com a definição de espasticidade apresentada no Capítulo 11. É preciso notar que essas duas condições foram descritas no início do século XX. De fato, Sir Charles Sherrington, o "pai da neurofisiologia moderna", foi o primeiro a descrever a rigidez descerebrada. Esses termos eram usados comumente muito antes dos anos 1970, quando um grupo de neurofisiologistas e clínicos chegou à definição de espasticidade que usamos ao longo deste livro. É importante que o profissional de reabilitação entenda a diferença existente entre os mecanismos subjacentes à espasticidade (tipicamente associados a distúrbios de motoneurônios superiores) e à rigidez (tipicamente associados a distúrbios de núcleos da base). Da perspectiva técnica, rigidez e espasticidade não devem ser equiparadas a posturas fixas, uma vez que ambas são identificadas em resposta ao movimento passivo do membro ou parte do corpo. Sendo assim, do ponto de vista neurofisiológico, os termos *postura descerebrada* e *postura descorticada* são mais acurados.

Tabela 25.1 A escala de coma de Glasgow

A parte da escala de coma de Glasgow correspondente à abertura dos olhos tem quatro pontos:

  4. O paciente consegue abrir os olhos espontaneamente
  3. O paciente consegue abrir os olhos ao comando verbal
  2. O paciente abre os olhos apenas em resposta a estímulos dolorosos
  1. O paciente não abre os olhos em resposta a nenhum estímulo

A parte do teste correspondente à melhor resposta verbal tem cinco pontos:

  5. O paciente está orientado e consegue falar de modo coerente
  4. O paciente está desorientado, mas consegue falar com coerência
  3. O paciente usa palavras inadequadas ou linguagem incoerente
  2. O paciente produz sons incompreensíveis
  1. O paciente não fornece resposta verbal

O teste de melhor resposta motora tem seis pontos:

  6. O paciente consegue mover os braços e as pernas em resposta a comandos verbais
  5-2. O paciente apresenta movimento em resposta a vários estímulos, incluindo-se a dor
  1. O paciente não apresenta movimento em resposta a estímulos

a forma mais grave de LCT frequentemente apresentam herniação diencefálica de linha média e um conjunto de achados clínicos. Pode haver postura descerebrada ou descorticada, dependendo da localização da lesão, aliada a perturbações das reações pupilares, movimento ocular e alterações na respiração e na consciência.

As consequências a longo prazo da LCT podem incluir qualquer combinação de comprometimentos motores, sensoriais, cognitivos, emocionais, de memória e comportamentais. Exemplificando, se houver envolvimento do tronco encefálico, pode haver desorganização das funções essenciais de vigília e consciência. As lesões hemisféricas do lado direito podem causar problemas de processamento visual-espacial, enquanto as lesões hemisféricas do lado esquerdo podem causar déficits de processamento verbal. Se a amígdala for danificada, pode haver intensificação da excitação, e isso intensifica o processamento da informação sensorial, além de estar associado a respostas emocionais amplificadas. Havendo lesão do hipocampo (como ocorre na herniação do lobo temporal), pode haver alteração do processamento da memória. Dessa forma, além de usar a escala de coma de Glasgow ou outras medidas para classificar a lesão, o profissional de reabilitação aplica testes e medidas similares àqueles usados para indivíduos que sofreram AVE

(ver Cap. 24), bem como testes específicos de função cognitiva (em especial, da função executora), memória e percepção (ver Caps. 21 e 22).

Prognóstico

Entre os grandes desafios enfrentados pelo profissional de reabilitação, está a dificuldade para prever o resultado de uma LCT. Isso pode ser particularmente desconcertante para os pacientes e seus familiares. Existem alguns indicadores amplos que são úteis, tais como a profundidade da sensibilidade comprometida, a duração da consciência alterada e a duração da amnésia pós-traumática. A perda dos reflexos pupilares à luz é sugestiva de um prognóstico mais desfavorável, porque indica que houve lesão no tronco encefálico. O grau de hipoxemia e de hipotensão logo após a lesão também pode afetar o prognóstico. Entretanto, mesmo que o prognóstico seja bom, o resultado é previsto de forma incorreta em cerca de 10-20% dos casos.

Indivíduos que sofreram até mesmo as chamadas lesões leves podem apresentar comprometimentos de memória, emoção, função executora e outras funções cognitivas muito tempo depois de uma recuperação aparentemente total. Entre outros aspectos de maior impacto sobre a função diária, estão as dificuldades de atenção dividida e diminuição da capacidade de processamento de informação, velocidade desse processamento ou quantidade de informação que pode ser processada. Tais déficits podem estar relacionados com lesões mais difusas que envolvem a substância branca que ocorrem na LCT. Esses déficits podem ter implicações profundas para o retorno à escola, a volta ao trabalho ou a retomada das responsabilidades domésticas, até mesmo nos casos em que a função motora é totalmente recuperada. Os déficits de cognição, memória e função executora também são problemáticos (p. ex., dificuldade de desempenho no trabalho após a lesão), inclusive para adultos de idade avançada que já podem apresentar fatores de risco de declínio cognitivo.

Acrescentando ainda mais complexidade ao prognóstico para indivíduos que sofreram LCT, existe a possibilidade de que esses indivíduos também tenham sofrido lesões musculoesqueléticas associadas ao traumatismo. Tais lesões podem complicar significativamente a reabilitação e os resultados, sobretudo quando o indivíduo apresenta disfunções comportamental, emocional e cognitiva, bem como dor crônica.

Questão

Quais fatores devem ser considerados ao se estimar o prognóstico de um paciente que sofreu uma LCT?

Exame

A estratégia de exame inclui a determinação do nível do coma; o curso temporal da recuperação do coma; a extensão dos comprometimentos relacionados com a cognição, a emoção e a memória e o grau de comprometimento das funções sensorial e motora. A função é avaliada não só quanto ao desempenho motor, como também em termos de discernimento e segurança do indivíduo. Em seguida, são desenvolvidas intervenções para melhorar a função, as quais abordam cada um dos déficits subjacentes. A estratégia de exame usada para um indivíduo com LCT é similar àquela adotada para indivíduos que sofreram AVE (ver Cap. 24). No entanto, existem alguns aspectos particularmente importantes que devem ser enfatizados.

Em primeiro lugar, é necessário estabelecer os efeitos gerais da LCT, bem como as ramificações cognitivas específicas. A escala de coma de Glasgow (discutida anteriormente) é útil para estabelecer o estado geral em relação à lesão. A escala do Hospital Rancho de Los Amigos para função cognitiva proporciona uma classificação mais detalhada do estado cognitivo geral e identifica aspectos específicos particularmente relevantes para a determinação da estratégia de reabilitação. Alguns dos aspectos essenciais avaliados com a escala Rancho de Los Amigos são resumidos na Tabela 25.2. Foram inventados dois sistemas de escores para a abordagem quantitativa das lesões associadas ao esporte. Esses sistemas são o

Standardized assessment of concussion (SAC) e o *Rivermead post-concussion symptom questionnaire.*

> ### Questão
>
> Quais são as vantagens e as desvantagens da escala de coma de Glasgow e da escala Rancho de Los Amigos? Quando cada escala seria mais apropriada ao se examinar um paciente que sofreu LCT?

Em segundo lugar, muitos indivíduos que sofrem LCT são adultos jovens ou adolescentes. É fundamentalmente importante conhecer a situação da vida pré-morbidade do paciente, incluindo-se suas atividades preferidas, desempenho escolar, nível de sociabilidade e situação doméstica. É importante pesar o atual estado intelectual, social e emocional *versus* o antigo estado do paciente. Para indivíduos que sofreram lesão encefálica após uma tentativa de suicídio, é evidente que a avaliação psicológica é essencial. E para os bebês com lesões associadas a abuso, é necessário acionar as autoridades competentes. Em casos desse tipo, existem ramificações relacionadas com os cuidadores com os quais o médico irá interagir.

Em terceiro lugar, como os déficits emocionais, cognitivos e de memória tipicamente se seguem à LCT, essas áreas requerem uma extensiva avaliação com emprego de análises qualitativas e testes padronizados. Alguns testes relevantes foram discutidos nos Capítulos 21 e 22.

Tabela 25.2 Escala de função cognitiva do Hospital Rancho de Los Amigos

Nível	Resposta	Quantidade de assistência	Descrição
I	Sem resposta	Total	Sem resposta a nenhum estímulo
II	Resposta geral	Total	Resposta generalizada a estímulos dolorosos
III	Resposta localizada	Total	Responde diretamente aos estímulos Responde de modo inconsistente a comandos simples
IV	Confusa, agitada	Máxima	Atenção breve e despropositada, incapaz de cooperar com os esforços terapêuticos
V	Confusa, inapropriada	Máxima	Responde de modo inconsistente a comandos simples
	Não agitada		Pode se tornar agitado em resposta à estimulação externa
VI	Confusa, apropriada	Moderada	Segue instruções simples de modo consistente
VII	Automática, apropriada	Mínima	Desconhece suas próprias limitações; opositor/não cooperante
VIII	Propositada, apropriada	Prontidão	Consistentemente orientado; cuida de maneira independente e conclui tarefas familiares; consciente das próprias limitações; pode estar deprimido, irritável

Em quarto lugar está a necessidade de avaliar a capacidade funcional, incluindo-se tarefas relacionadas com o equilíbrio, a marcha, a função de membros superiores e o autocuidado. Os testes e as medidas são similares aos utilizados na avaliação de pacientes que sofreram AVE (Cap. 24).

Por fim, são usados também testes específicos para avaliar os sistemas motor, somatossensorial, da linguagem e da percepção, bem como testes de memória funcional, velocidade de resposta e discernimento. Diante da identificação de uma lesão localizada, os comprometimentos previstos auxiliam o clínico a identificar os testes e as medidas a serem aplicados. Exemplificando, se houver envolvimento do tronco encefálico ou do cerebelo, devem ser realizados testes dirigidos ao sistema vestibular e aos reflexos correlatos (Cap. 17). Se uma lesão, por um lado, estiver localizada no hemisfério esquerdo, é possível que a linguagem, o planejamento motor e a praxia sejam afetados e, portanto, devem ser considerados. Por outro lado, se a lesão envolver a região têmporo-parieto-occipital direita, a percepção deve ser avaliada (Cap. 18). Nas situações em que houve lesão difusa, o clínico julga aquilo que deverá ser medido e o modo como enfocar a intervenção com base nos achados e impressões gerais.

Questão

Considerando o que você sabe sobre LCT e AVE, quais são as prováveis similaridades e diferenças dos exames e estratégias de intervenção adotados pelo profissional de reabilitação?

Estratégias de intervenção

Tratamento médico

O tratamento médico de um indivíduo que sofreu um traumatismo craniano grave o suficiente para causar coma consiste basicamente no fornecimento de suporte. Os procedimentos de cuidados intensivos básicos incluem a manutenção de níveis adequados de oxigenação, pressão arterial e nutrição, bem como a prevenção de tromboflebite e ruptura da pele. O manejo do edema pode ser feito utilizando-se doses altas de metilprednisolona (esteroides). O manitol pode ser usado para diminuir os líquidos e, assim, abaixar a PIC. Em alguns casos, um coma é induzido para diminuir a demanda metabólica no tecido cerebral. É comum inserir-se um dispositivo para medição da PIC. Entre as técnicas comuns, estão a instalação de um manômetro de pressão no espaço epidural ou a inserção de um cateter nos ventrículos. Em certos casos, um dreno é usado para diminuir a PIC. Quando o paciente possui um dispositivo de monitoramento intracraniano ou um dreno, a posição da cabeceira do leito é determinada pelo neurocirurgião. Há casos em que é fundamental manter a cabeça elevada (p. ex., 30-45 graus) para que a PIC permaneça constante.

Reabilitação

O manejo físico deve ser iniciado o quanto antes para prevenir sequelas secundárias. Estas incluem os comprometimentos de amplitude de movimento e alinhamento postural, o descondicionamento cardiovascular e musculoesquelético, a ruptura da pele e outras consequências gerais da imobilidade.

Muitas estratégias de reabilitação usadas ao se trabalhar com pacientes que sofreram LCT são similares às utilizadas no manejo de pacientes que sofreram AVE (ver Cap. 24). Entretanto, assim como as estratégias de exame, existem alguns aspectos específicos particularmente importantes que se seguem à LCT. O primeiro deles é o papel decisivo da abordagem adotada pela equipe. Como muitos dos déficits exibidos pelos pacientes tendem a envolver múltiplos domínios (psicológico, físico e comportamental), é de suma importância que os vários membros da equipe trabalhem estreitamente juntos. Isso se aplica ao trabalho com indivíduos internados na unidade de terapia intensiva (em que a condição médica pode mudar de hora em hora ou até de minuto em minuto), ao trabalho de reabilitação aguda e crônica (em que os aspectos cognitivos/emocionais podem afetar cada aspecto da intervenção) e ao contexto doméstico (em que a segurança e o discernimento podem afetar a habilidade de ser independente). As estratégias destinadas à promoção da melhora funcional devem ser ajustadas de modo específico ao paciente. A recuperação das habilidades funcionais e o retorno à comunidade podem ser particularmente difíceis para essa população de pacientes. Considerando-se que os comprometimentos cognitivos, emocionais e comportamentais podem ser difusos, é preciso abordá-los em si próprios e também ao se decidir a melhor forma de estruturar as intervenções focadas na restauração da função física (p. ex., caminhada, alimentação e autocuidado).

RESUMO

Este capítulo começou considerando os ambientes meníngeo e do LCS, nos quais o SNC está imerso. Também discutimos a natureza das condições clínicas relacionadas com essas estruturas. Exemplificando, as meninges podem reter sangue entre suas camadas no evento de uma LCT ou hemorragia cerebral. O LCS atua como um "colchão de água" para o encéfalo e a medula espinal, servindo para minimizar ou prevenir danos no evento de traumatismos mecânicos. Além disso, o LCS proporciona um veículo de transporte de nutrientes e remoção de resíduos do tecido cerebral. Sua composição é analisada de forma rotineira, porque sua constituição celular, bioquímica e microbiológica pode revelar muitas condições patológicas que afetam o SNC, como encefalite, meningite e hemorragia intracraniana. Isso fez com que a punção lombar fosse um dos procedimentos discutidos neste capítulo.

A segunda seção principal enfocou a barreira hematoencefálica e as demais barreiras relacionadas. Essa barreira reguladora assegura que os nutrientes apropriados cheguem aos neurônios para alimentar seu metabolismo elevado, e que os substratos moleculares apropriados (p. ex., aminoácidos) estejam disponíveis para acessar os neurônios e permitir que estes sintetizem a vasta gama de proteínas necessárias a seu funcionamento eficiente. Entretanto, dados os fatores reguladores da passagem de substâncias pela barreira, certos agentes tóxicos conseguem danificar as células do SNC com resultante comprometimento funcional.

A terceira seção principal considerou a LCT. Foram discutidos os fatores mecânicos causadores de LCT concussiva que resulta no desenvolvimento de lacerações e contusões por golpe e contragolpe. Também foram abordados os fatores causadores de edema vasogênico e citotóxico. A ruptura de artérias e veias induzida por traumatismo pode resultar no extravasamento de sangue que fica retido nos espaços epi- ou subdural das meninges. A fisiopatologia da concussão foi abordada, incluindo-se a cascata de eventos celulares que se segue ao traumatismo. Consideramos então as ramificações dessa cascata de eventos e a natureza difusa da lesão por LCT, em comparação ao AVE. Finalmente, concluímos este capítulo com uma discussão sobre as implicações para a reabilitação. Com relação ao exame, incluímos escalas especializadas para o coma, bem como os aspectos específicos a serem considerados em indivíduos que sofreram LCT. Quanto à intervenção, discutimos as similaridades e as diferenças das estratégias, comparando o contexto de indivíduos que sofreram LCT com o daqueles que tiveram um AVE.

ATIVIDADES PARA ESTUDO

1. Jamie Singleton é um menino de 6 anos de idade que caiu enquanto andava de bicicleta. Ele não estava usando capacete. Seus pais relatam que ele pode ter perdido a consciência por um breve período. Eles mantiveram o filho em repouso e, naquela noite, ele parecia estar bem. Todavia, alguns dias depois, o menino ainda tinha cefaleia e disse aos pais que não estava conseguindo enxergar direito. Os pais interpretaram o relato do filho como uma indicação de possível visão turva e o levaram ao pediatra, que realizou um exame físico completo e solicitou uma RM – tudo es-

tava normal. O médico disse aos pais de Jamie que ele tinha sofrido um concussão mínima.
   a. Qual é o significado de um diagnóstico de concussão?
   b. Comente a utilidade da escala de coma de Glasgow e da escala Rancho de Los Amigos para a avaliação da lesão de Jamie.
   c. Qual era o propósito do exame de imagem? Considerando-se que o exame de RM estava normal, qual é a base fisiológica dos sintomas de Jamie?
   d. Comente o impacto da aquisição de uma única concussão *versus* concussões repetidas.
   e. Qual seria o provável impacto da queda de Jamie, se ele estivesse usando capacete?

2. Mark Andrews tem 54 anos de idade e uma história de alcoolismo crônico de longa data. Ele consumiu bebida alcoólica o suficiente para sofrer um "apagão", cair e bater a cabeça. Sua esposa chamou o serviço de emergência, e ele foi levado de ambulância ao hospital local. À admissão, o sr. Andrews estava irresponsivo e marcou 3 pontos na escala de coma de Glasgow. Um escaneamento de TC mostrou a ocorrência de hemorragia subaracnoide no hemisfério cerebral direito.
   a. Quais testes adicionais poderiam ter sido usados para diagnosticar a hemorragia subaracnoide?
   b. O que uma pontuação igual a 3 na escala de coma de Glasgow indica sobre a gravidade dessa lesão na cabeça? Considerando-se esse escore, qual seria o escore correspondente do paciente na escala Rancho de Los Amigos?
   c. Quais tipos de comprometimentos poderiam estar associados a uma hemorragia subaracnoide à direita?
   d. Considerando-se que o sr. Andrews tem um problema antigo com alcoolismo, quais poderiam ser as implicações para sua recuperação dessa lesão encefálica?

BIBLIOGRAFIA

Meninges

Bo-Abbas, Y., and Bolton, C. F. Roller-coaster headache. New Engl J Med 332:1585, 1995.

Davson, H., Hollingsworth, G., and Segal, M. B. The mechanism of drainage of the cerebrospinal fluid. Brain 93:665, 1970.

Fox, R. J., et al. Anatomic details of intradural channels in the parasagittal dura: A possible pathway for flow of cerebrospinal fluid. Neurosurg 39:84, 1996.

Laine, F. J., et al. Acquired intracranial herniations: MR imaging findings. Am J Roentgenol 165:967, 1995.

Penfield, W., and McNaughton, F. Dural headache and innervation of the dura mater. Arch Neurol Psychiatr 44:43, 1940.

Upton, M. L. and Weller, R. O. The morphology of cerebrospinal fluid drainage pathways in human aerachnoid granulations. J Neurosurg 63:867, 1985.

Zhang, E. T., Inman, C. B. E., and Weller, R. O. Interrelationships of the pia mater and the perivascular (Virchow-Robin) spaces in the human cerebrum. J Anat 170:111, 1990.

Drenagem venosa

Duvernoy, H. M. The Human Brain: Surface, Three-Dimensional Sectional Anatomy with MRI, and Blood Supply, 2nd ed. Springer-Verlag, Vienna, 1999.

Schaller, B. Physiology of cerebral venous blood flow: From experimental data in animals to normal function in humans. Brain Res Rev 46:243–260, 2004.

Líquido cerebrospinal

Brightman, M. W., and Reese, T. S. Junctions between intimately apposed cell membranes in the vertebrate brain. J Cell Biology 40:648, 1969.

Bull, J. W. D. The volume of the cerebral ventricles. Neurol 11:1, 1961.

Cutler, R. W. P., et al. Formation and absorption of cerebrospinal fluid in man. Brain 91:707, 1968.

DiChiro, G. Observations on the circulation of the cerebrospinal fluid. Acta Radiol (Diagn) 5:988, 1966.

Dohrmann, G. J., and Bucy, P. C. Human choroid plexus: A light and electron microscopic study. J Neurosurg 33:506, 1970.

Gutierrez, Y., Friede, R. L., and Kaliney, W. J. Agenesis of arachnoid granulations and its relationship to communicating hydrocephalus. J Neurosurg 43:553, 1975.

Kier, E. L. The cerebral ventricles: A phylogenetic and ontogenetic study. In: Newton, T. H., and Potts, D. G.,eds. Radiology of the Skull and Brain, vol 3, Anatomy and pathology. Mosby, St. Louis, 1977.

Lenfeldt, N., Koskinen, L.-O. D., Bergenheim, A. T., et al. CSF pressure assessed by lumbar puncture agrees with intracranial pressure. Neurology 68:155–158, 2007.

McConnell, H., and Bianchine, J., eds. Cerebrospinal Fluid in Neurology and Psychiatry, Chapman and Hall, London, 1994.

Nicholson, C. Signals that go with the flow. Trends Neurosci 22:143, 1999.

Nilsson, C., Lindvall-Axelsson, M., and Owman, C. Neuroendocrine regulatory mechanisms in the choroid plexus-cerebrospinal fluid system. Brain Res Rev 17:109, 1992.

Schurr, P. H., and Polkey, C. E., eds. Hydrocephalus. Oxford University Press, New York, 1993.

Silverberg, G. D. Normal pressure hydrocephalus (NPH): Ischemia, CSF stagnation or both. Brain 127:947–948, 2004.

Strazielle, N., and Ghersi-Egea, J.-F. Choroid plexus in the central nervous system: Biology and physiopathology. J Neuropath Exp Neurol 59:561, 2000.

Barreira hematoencefálica

Bradbury, M. W. B. The Concept of a Blood–Brain Barrier. John Wiley & Sons, New York, 1979.

Bradbury, M. W. B. The structure and function of the blood–brain barrier. Fed Proc 43:186-190, 1984.

de Vries, H. E., Kuiper, J., de Boer, A. G., et al. The blood–brain barrier in neuroinflammatory diseases. Pharmacol Rev 49:143–155, 1997.

Floris, S., Blezer, E. L. A., Schreibelt, G., et al. Blood–brain barrier permeability and monocyte infiltration in experimental allergic encephalomyelitis. Brain 127:616–627, 2004.

Ford, D. H. Blood–brain barrier: A regulatory mechanism. Ann Rev Neurosci 2:1–42, 1976.

Goldstein, C. W., and Betz, A. L. The blood–brain barrier. Sci Am 255:74–93, 1986.

Hart, Jr., W. M. Adler's Physiology of the Eye, Clinical Application, 9th ed. Mosby Year Book, St Louis, 1992.

Hickey, W. F. Migration of hematogenous cells through the blood–brain barrier and the initiation of CNS inflammation. Brain Pathol 1:97–105, 1991.

Huber, J. D., Egleton, R. D., and Davis, T. P. Molecular physiology and pathophysiology of tight junctions in the blood–brain barrier. Trends Neurosci 24:719–725, 2001.

Johanson, C. E. Ontogeny and phylogeny of the blood–brain barrier. In: E. Neuwelt, ed. Implications of the Blood–Brain Barrier and Its Manipulation, Vol. 1, Basic science aspects. Plenum Press, New York, 1989.

Laterra, J., and Goldstein, G. W. Ventricular organization of cerebrospinal fluid: Blood–brain barrier, brain edema, and hydrocephalus. In: Kandel, E. R., Schwartz, J. H., and Jessell, T. M., eds. Principles of Neural Science, 4th ed. McGraw-Hill, New York, 2000.

Latour, L. L., Kang, D.-W., Ezzeddine, M. A., et al. Early blood–brain barrier disruption in human focal brain ischemia. Ann Neurol 56:468–477, 2004.

Lipton, M. L., Gulko, E., Zimmerman, M. E., et al. Diffusion-sensor imaging implicates prefrontal axonal injury in executive function impairment following very mild traumatic brain injury. Radiology 252:816–824, 2009.

Nolte, J. The Human Brain: An Introduction to Its Functional Anatomy. Mosby Elsevier, Philadelphia, 2009.

Prat, A., Biernacki, Wosik, K.,and Antel, J. P. Glial cell influence on the human blood–brain barrier. Glia 36:145–155, 2001.

Rapoport, S. I. Blood–Brain Barrier in Physiology and Medicine. New York: Raven Press, 1976.

Ropper, A. H., and Brown, R. H. Adams and Victor's Principles of Neurology, 8th ed. McGraw-Hill, New York, 2005.

Tarnai, I., and Tsuji, A. Transporter-mediated permeation of drugs across the blood-brain barrier. J Pharm Sci 89:1371–1388, 2000.

Lesão cerebral traumática

Adair, J. Damage control for traumatic brain injury. Neurology. 67:748–755, 2006.

Adriano, C., Gianmartino, B., Dossena, M., Mutani, R., and Mora, G. Severely increased risk of amyotrophic lateral sclerosis among Italian professional football players. Brain 128:472–476, 2005

Giza, C. C. and Hovda, D. A. The neurometabolic cascade of concussion. J Athletic Training 36(3):228–235, 2001.

King, N. S., Crawford, S., Wenden, E. J., Moss, N. E. G., and Wade, D. T. The Rivermead Post-Concussion Symptoms Questionnaire: A measure of symptoms commonly experienced after head injury and its reliability. J Neurol 242:587–592, 1995.

McCrea, M., Kelly, J. P., and Randolph, C. Standardized Assessment of Concussion (SAC): Manual for Administration, Scoring and Interpretation, 3rd ed. Comprehensive Neuropsychological Services, Waukesha, WI, 2000.

Moore, K. L., and Dalley, A. F. Ch. 7. Head. Clinically Oriented Anatomy, 4th ed. Lippincott Williams & Wilkins, Philadelphia, 1999

NIH Consensus Development Panel of Rehabilitation of Persons with Traumatic Brain Injury. Rehabilitation of persons with traumatic brain injury. JAMA 282:974–983, 1998.

Povlishock, J. T., and Katz, D. I. Update of neuropathology and neurological recovery after traumatic brain injury. J Head Trauma Rehabil 20:76–94, 2005.

Ropper, A, H., and Brown, R. H. Ch. 35. Craniocerebral trauma. Adams and Victor's Principles of Neurology, 8th ed. McGraw-Hill, New York, 2005.

26
Plasticidade cerebral: lesão, recuperação e reabilitação

Objetivos de aprendizagem

1. Discutir o papel da potenciação de longa duração e da depressão de longa duração na plasticidade.
2. Explicar como a recuperação neural difere da compensação neural e discutir a importância dessa distinção.
3. Explicar por que as alterações ao nível genético são importantes na plasticidade.
4. Discutir o papel da plasticidade no desenvolvimento das colunas de dominância ocular e no desenvolvimento da linguagem.
5. Discutir os experimentos realizados com animais que implicam a plasticidade na expressão de mapas corticais.
6. Descrever as respostas adaptativa e mal-adaptativa que resultam em adaptações dos mapas corticais entre os seres humanos.
7. Contrastar a plasticidade adaptativa e mal-adaptativa e fornecer exemplos de cada uma delas.
8. Discutir os períodos críticos de desenvolvimento e fornecer exemplos do impacto desses períodos sobre o desenvolvimento, tanto em modelos de experimentação animal como em seres humanos.
9. Discutir as evidências relacionadas à plasticidade neural com relação à recuperação de um acidente vascular encefálico.
10. Discutir a relação existente entre diásquise e plasticidade para recuperação subsequente ao acidente vascular encefálico.
11. Discutir as evidências relacionadas às consequências ipsilesionais e contralesionais do acidente vascular encefálico, e suas implicações para a recuperação.
12. Analisar a relevância e importância dos experimentos que usam modelos de experimentação animal, bem como suas implicações para a reabilitação de indivíduos que sofreram lesão encefálica.
13. Identificar dez princípios relacionados à recuperação da função após uma lesão encefálica.
14. Relacionar os mesmos dez princípios às implicações para a reabilitação.

Abreviaturas

AMPA α-amino-3-hidroxil-5--metil-4-isoxazolpropionato
AMS área motora suplementar
AVE acidente vascular encefálico
BDNF fatores neurotróficos derivados do encéfalo
CGL corpo geniculado lateral
DLD depressão de longa duração
DP doença de Parkinson
EEG eletroencefalografia
EMT estimulação magnética transcraniana
fIRM imagem de ressonância magnética funcional
GABA ácido γ-aminobutírico
LME lesão de medula espinal
M1 área motora primária
MEG magnetoencefalografia
mRNA ácido ribonucleico mensageiro
NMDA ácido N-metil-D--aspártico
PEM potencial evocado motor
PLD potenciação de longa duração
PPSE potencial pós-sináptico excitatório
SNC sistema nervoso central
TCI terapia por contenção induzida
TEP tomografia por emissão de pósitron

INTRODUÇÃO

A plasticidade é a capacidade do encéfalo de ser moldado pela experiência. O Capítulo 4 abordou a plasticidade ao nível celular das sinapses e no contexto comportamental do aprendizado e da memória. Neste capítulo, nós partimos daquelas informações mas estendemos esses conceitos para o organismo inteiro, tendo como base os modelos de experimentação animal (roedores e primatas) e dos seres humanos.

A primeira seção principal do capítulo fornece uma base para a consideração da plasticidade, resumindo e expandindo as informações apresentadas no Capítulo 4. Para tanto, são discutidas as alterações estruturais celulares, potenciação de longa duração (PLD) e depressão de longa duração (DLD), bem como os mediadores relevantes.

Na segunda seção principal do capítulo, o foco são as alterações plásticas que podem ser observadas na organização do sistema nervoso central (SNC) durante o desenvolvimento e após o dano ou treino especializado do sistema nervoso do adulto. Primeiramente, foram consideradas as colunas corticais e os períodos críticos do desenvolvimento relacionados ao sistema visual. Em seguida, foi considerada a pesquisa na área de plasticidade voltada para aquilo a que é chamado "plasticidade de mapa". Conforme visto no Capítulo 7, a superfície receptora corporal está mapeada sobre o córtex somatossensorial primário de forma extraordinariamente detalhada. A plasticidade de mapa se refere às alterações na extensão da representação das partes do corpo, em particular junto ao córtex cerebral, sob diversas circunstâncias. Nesta seção, também são discutidas duas condições que ocorrem em consequência da plasticidade mal-adaptativa: a dor em membro fantasma e a fibromialgia.

A terceira seção principal deste capítulo enfoca a plasticidade subsequente ao dano ao sistema nervoso em primatas, inclusive nos seres humanos. Aqui, foram consideradas as evidências emergentes de modelos de experimentação animal relacionadas à reorganização cortical que se segue à lesão isquêmica, bem como aquelas observadas em seres humanos com diversos distúrbios neurológicos.

Na última seção principal, são abordados alguns aspectos salientes que giram em torno da aplicação dos modelos atuais, e também informações pertinentes à reabilitação de indivíduos que sofreram dano cortical.

PLASTICIDADE NEURAL REVISITADA

A plasticidade pode ser observada como uma alteração na estrutura ou na função de neurônios individuais, ou pode ser inferida a partir de medidas tomadas ao longo de populações de neurônios. Dessa forma (conforme discutido no Cap. 4), a plasticidade pode ser observada como alterações no número de sinapses ou na força de tais sinapses. Essas alterações podem ser manifestadas ao nível dos sistemas como alterações nas redes neurais e reorganização dos mapas de representação, conforme discutido adiante, neste mesmo capítulo. Para que a plasticidade tenha relevância funcional, é necessário que essas alterações também resultem em alterações comportamentais (p. ex., sensoriais, motoras e cognitivas). Embora as alterações do desempenho sensorial, motor ou cognitivo possam ser resultantes da plasticidade, as medidas desses comportamentos não são em si medidas diretas de plasticidade, do mesmo modo como as alterações dessas medidas não podem ser interpretadas isoladamente como evidências de plasticidade. Mesmo assim, essas são as medidas aplicadas de maneira mais fácil em seres humanos. E, de fato, muitas dessas técnicas empregadas para estudar a plasticidade em modelos de experimentação animal são invasivas e, portanto, não podem ser aplicadas ao estudo da plasticidade em seres humanos. Embora muito possa ser aprendido a partir dos estudos realizados ao nível celular e com modelos de experimentação animal, é difícil estabelecer conexões diretas entre mecanismo celular e rearranjo neural, e então com as alterações funcionais. Existem informações provocativas disponíveis e é possível fazer inferências, mas ainda há muito a aprender sobre os mecanismos de plasticidade em seres humanos.

Um dos desafios na busca pela elucidação dos mecanismos de neuroplasticidade é diferenciar as alterações que representam uma recuperação neural verdadeira daquelas que representam alterações decorrentes de compensação. A recuperação neural depende da restauração da função cerebral nos tecidos neurais inicialmente perdidos em consequência de lesão ou doença. A recuperação também pode se referir à habilidade de realizar tarefas e exibir comportamentos gerais no mesmo nível que era possível antes da lesão ou doença – referida como *recuperação funcional*. O termo *compensação*, por outro lado, se refere ao tecido neural residual que assume as funções do tecido danificado ou perdido, resultando potencialmente em diferenças de desempenho motor e de desempenho na execução de tarefas, em comparação aos desempenhos observados antes da lesão ou doença.

Plasticidade neural das células aos organismos

A plasticidade cerebral pode ser descrita em vários níveis diferentes do SNC, desde as células individuais, passando pelas redes de neurônios até o comportamento. Um aspecto central da plasticidade é o aumento (ou diminuição) de sinapses, porque é por meio das sinapses que as células se comunicam e, portanto, é por meio das sinapses que podem ocorrer alterações na comunicação entre os neurônios. As manifestações estruturais de plasticidade ao nível das células individuais incluem aumentos da arborização dendrítica, densidade espinal, número de sinapses e densidade de receptores por meio do aumento da formação de espinha dendrítica, poda, remodelamento e adição de novas sinapses. Essas alterações estruturais ao nível da célula levam a alterações estruturais junto a grupos de células (p. ex., colunas corticais, mapas corticais) que, por sua vez, podem resultar em alterações de espessura da estrutura, densidade da substância cinzenta ou padrões de atividade junto às redes neurais. Tais alterações, por sua vez, podem levar a alterações comportamentais, evidenciadas pelas ações motoras e percepções sensoriais, possivelmente resultando em alterações no desempenho geral de execução de tarefas. Evidências consideráveis mostram o papel do treino na mediação dessas alterações estruturais.

Medida da plasticidade neural

Questão

Como forma de preparação para este capítulo, é importante rever a informação trazida pelo Capítulo 4, sobre sinalização neuronal. Quais são os mecanismos subjacentes à PLD e DLD?

Quatro categorias distintas de plasticidade neural podem ser consideradas, cada uma das quais aplicada em diferentes estudos experimentais. As duas primeiras categorias de plasticidade neural estão relacionadas aos neurônios individuais e são diferenciadas em alterações estruturais e alterações funcionais. As alterações estruturais ocorridas em neurônios individuais incluem as alterações de arborização dendrítica, densidade espinal, tamanho e número de sinapses, arborização axônica e densidade de receptor. As alterações funcionais ocorridas em neurônios individuais incluem os potenciais pós-sinápticos excitatórios (PPSE), atividade neural e excitabilidade intrínseca.

No Capítulo 4, foi visto que as alterações na sinalização neuronal podem resultar em potenciação de longa duração e/ou depressão de longa duração. Em algumas sinapses, a PLD e DLD dependem de uma interação entre os dois tipos de receptores de glutamato – receptores de ácido N-metil-D-aspártico (NMDA) e de α-amino-3--hidroxil-5-metil-4-isoxazolpropionato (AMPA). Ambas, PLD e DLD, começam com o mesmo sinal – a saber, a entrada de Ca^{2+} via receptor de NMDA. Assim, entre as moléculas importantes envolvidas na plasticidade, estão o Ca^{2+}, os receptores de NMDA e o trânsito de receptor AMPA. O fator neurotrófico derivado do encéfa-

lo (BDNF) também influencia a plasticidade neural. O BDNF afeta diretamente a plasticidade neural por meio da modulação dos processos celulares e, indiretamente, por meio da modulação de outros fatores que influenciam a plasticidade (p. ex., pode despolarizar rapidamente os neurônios pós-sinápticos e deflagrar efeitos pós-sinápticos de curta duração sobre os canais iônicos e NMDA). Sendo assim, a presença de BDNF circulante às vezes é usada como medida indicadora de alterações plásticas.

Não deveria causar surpresa o fato de as alterações na expressão genética (i. e., o processo pelo qual a informação oriunda do gene é usada para sintetizar produtos relacionados, como aminoácidos e hormônios) também serem centrais às alterações a longo prazo ocorridas no sistema nervoso. Afinal, a plasticidade envolve memória e aprendizado (seja ao nível das células, seja ao nível do indivíduo). O aprendizado, por sua vez, implica uma alteração de longa duração, manifestada por alterações na distribuição ou densidade dos receptores de AMPA pós--sinápticos (entre outros). Desse modo, a alteração de longa duração requer uma alteração na própria expressão genética em si, a qual é mediada por alterações no ácido ribonucleico mensageiro (mRNA) e nas proteínas relacionadas. Tais alterações na expressão genética e na síntese proteica foram associadas à plasticidade, por exemplo, na formação hipocampal de mamíferos.

Assim como os neurônios individuais podem apresentar alterações plásticas, o mesmo ocorre com as populações de neurônios. Do mesmo modo, essas alterações podem ser diferenciadas em alterações estruturais e funcionais. As alterações estruturais em populações de neurônios podem ser medidas por meio de variáveis como a espessura de estruturas particulares e a densidade da substância cinzenta. As alterações funcionais podem ser medidas estruturalmente, por meio da quantificação das alterações nos mapas sensoriais e motores.

As técnicas usadas para medir as alterações estruturais e funcionais incluem a eletroencefalografia (EEG), que mede a atividade cerebral em geral; a tomografia por emissão de pósitron (TEP), usada para obter imagens da atividade neural junto ao córtex cerebral; a imagem de ressonância magnética funcional (fIRM), empregada para quantificar as alterações no fluxo sanguíneo como medida indireta da atividade sináptica durante a execução de tarefas específicas; e a magnetoencefalografia (MEG), uma técnica usada para mapear a atividade cerebral por meio da gravação dos campos magnéticos produzidos naturalmente no encéfalo. Além disso, a estimulação magnética transcraniana (EMT) é usada extracranialmente para estimular ou inibir o córtex subjacente e tem sido combinada a outras técnicas de imagem para investigar as alterações neurais. Essas respostas podem ser medidas com potenciais evocados motores (PEM), que são registrados a partir da musculatura após a estimulação direta do córtex exposto.

As técnicas utilizadas para observar as alterações subsequentes ao treino com ou sem dano ou lesão neural possuem limitações significativas. Muitas das técnicas usadas para observar alterações ao nível do neurônio individual não podem ser usadas em estudos que envolvem seres humanos, tendo utilidade apenas para os modelos de experimentação animal. Embora o registro eletrofisiológico intra e extracelular possa identificar alterações e indique se tais alterações são inibitórias ou excitatórias, é limitado em termos de número de redes que podem ser examinadas de uma vez só. Em contraste, as técnicas de imagem usadas para examinar alterações que ocorrem em populações de neurônios podem ser facilmente aplicadas em estudos envolvendo seres humanos, além de poderem fornecer informação sobre a atividade neural localizada. Essas técnicas, porém, não conseguem determinar se essa atividade é inibitória ou excitatória ao nível neuronal.

> ### Questão
> Quais são as relações existentes entre memória, aprendizado, genes e plasticidade?

Consequências comportamentais da plasticidade neural

Os experimentos realizados com animais que ilustram as consequências comportamentais da plasticidade neuronal mostram como as alterações na resposta neuronal podem modificar o comportamento motor. Isso é bem demonstrado por uma condição análoga à epilepsia. De modo específico, um neurônio estimulador é implantado na amígdala e estimulado todos os dias em baixa intensidade. No começo, a estimulação não produz resposta, mas ao ser repetida diariamente, resulta em uma atividade convulsiva completa. Esse processo é referido como *kindling* (atiçar), por ser semelhante ao atiçamento de fogo. Depois que a convulsão completa ocorre, é possível iniciá-lo até mesmo após um ano com uma única e fraca estimulação.

Até o presente, uma grande parte dos estudos sobre plasticidade girou em torno de duas alterações comportamentais: aquisição de habilidade motora e memória. Considerando o papel dos núcleos da base, córtex motor e cerebelo na aquisição de habilidade motora e no desempenho (ver Cap. 20), não surpreende que os estudos relacionados a essas funções tenham se centralizado nas alterações ocorridas nessas áreas, associadas ao desempenho motor, aprendizado motor ou reaprendizado subsequente à lesão. De maneira similar, em virtude do papel do hipocampo e da amígdala na memória (ver

Cap. 21), os estudos relacionados à memória e à cognição costumam girar em torno dessas últimas estruturas.

PLASTICIDADE DE ESTRUTURAS CORTICAIS

> ### Apresentação clínica
> Você é um(a) profissional de reabilitação que trabalha em uma clínica de intervenção primária. Sua(seu) esposa(o) também é uma(um) profissional de reabilitação e trabalha em uma clínica de reabilitação neurológica de adultos. Ao ler esta seção, considere os seguintes aspectos:
>
> - Quais são as implicações dos períodos críticos para a provável resposta à lesão neurológica de neonatos, em comparação ao observado em adultos?
> - Quais poderiam ser as similaridades e diferenças de alteração das colunas corticais em neonatos, em comparação ao observado em adultos, no caso de lesão encefálica?
> - Quais poderiam ser as implicações dos achados referentes aos períodos críticos e colunas corticais, no que se refere à probabilidade de os neonatos com lesão neurológica virem a desenvolver habilidades sensoriais e motoras típicas?

Plasticidade durante o desenvolvimento

Colunas de dominância ocular

> ### Questão
> Como forma de preparação para esta seção, reveja as colunas de dominância ocular discutidas no Capítulo 18.

O sistema visual fornece um exemplo bem estudado de plasticidade neuronal do desenvolvimento. Uma sequência ordenada de eventos ocorre no córtex visual primário, durante o desenvolvimento, que está por trás do estabelecimento da visão binocular normal e da percepção aprofundada (**visão estereoscópica** ou **estereopsia**). Um evento inicial é o desenvolvimento das **colunas de dominância ocular** (na verdade, das faixas ou bandas) na camada IVC do córtex visual. Conforme observado no Capítulo 18, trata-se de conjuntos de neurônios contíguos arranjados em faixas, com cada faixa ocupando uma largura cortical de aproximadamente 0,5 mm. Junto a uma dada coluna de dominância ocular, os neurônios respondem aos estímulos do **corpo geniculado lateral (CGL)** de apenas um dos olhos. De cada lado do encéfalo, as colunas se alternam entre si: uma recebe estímulo do olho direito, sua vizinha recebe estímulo do olho esquerdo, a vizinha dessa recebe estímulo do olho direito e assim sucessivamente (ver Fig. 18.13). Essa segregação de estímulos a partir dos neurônios do CGL que servem cada olho ocorre antes do nascimento nos macacos e aparentemente é consequente do fato de os axônios do CGL seguirem sinais moleculares de orientação. As colunas são então precisamente definidas pelas milhares de ramificações de aferentes terminais dos olhos esquerdo e direito, a partir do desemaranhamento dos terminais do CGL sobrepostos uns aos outros. As colunas de dominância ocular discreta são geradas pelo remodelamento dessas ramificações terminais.

Um evento pós-natal importante é o desenvolvimento de neurônios corticais que respondem ao estímulo oriundo de ambos os olhos – ou seja, os neurônios binoculares. Os neurônios binoculares responsivos se desenvolvem nas camadas corticais situadas acima e abaixo da camada IVC, especificamente as camadas II, III, V e VI. Seu desenvolvimento depende de pelo menos dois fatores: (1) uma convergência de estímulo sobre o neurônio da mesma camada III a partir das colunas de dominância ocular dos olhos direito e esquerdo adjacentes na camada IVC (ver Fig. 26.1); e (2) uma chegada temporariamente coincidente de estímulo a partir dos neurônios das colunas de dominância ocular direita e esquerda que servem pontos correspondentes em ambas as retinas. Aqui, uma questão essencial é o que ocorre quando uma patologia compromete o atendimento desses critérios.

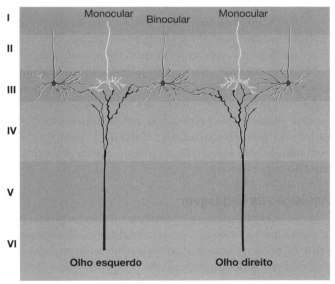

Figura 26.1 Os neurônios binoculares na camada III do córtex visual primário recebem estimulação dos neurônios situados na camada IVC. Os neurônios na camada IV recebem estímulo do olho esquerdo ou do olho direito. Os neurônios na camada III recebem estímulos dos neurônios da camada IV, alguns dos quais recebem estímulos do olho direito e outros do olho esquerdo. Dessa forma, a mistura de informação oriunda de ambos os olhos ocorre na camada III.

Essa questão é importante por causa da existência de duas condições clínicas que afetam bebês humanos, ao longo de sua sequência de desenvolvimento normal. A primeira condição é a **catarata** congênita, em que a opacidade das lentes do olho impede a estimulação luminosa normal. Como consequência, a percepção do estímulo padronizado e da forma é alterada. A segunda condição clínica é o **estrabismo**, comumente referido como *olho preguiçoso*. O estrabismo afeta a correlação temporal do estímulo para os neurônios binoculares. Normalmente, os dois olhos são direcionados exatamente para o mesmo ponto em um alvo visual, porque a atividade de um determinado músculo em um olho é precisamente equilibrada pela atividade recíproca no olho oposto. O resultado é que pontos correspondentes nas duas retinas formam imagem no mesmo local do espaço visual e ao mesmo tempo. Então, o que acontece com as colunas de dominância ocular e os neurônios binoculares no córtex visual, nessas duas condições clínicas?

Experimentos realizados com macacos e gatos abordaram essas questões e, ao fazerem isso, revelaram que a conexão das células no córtex visual primário apresenta um grau de plasticidade notável, embora temporariamente limitado. Deve ser enfatizado que os sistemas visuais de macacos e gatos são mais desenvolvidos ao nascimento, em comparação ao sistema visual humano. Embora as colunas de dominância ocular se desenvolvam no pré-natal nesses animais, sua organização pode ser influenciada no pós-natal pela alteração do equilíbrio do estímulo visual. Isso é produzido quando se sutura uma pálpebra fechada. Esse procedimento elimina toda a visão padronizada no olho suturado, porém sem lesioná-lo.

A privação visual monocular produz uma alteração drástica nas colunas de dominância ocular junto ao córtex visual primário. Quando um traçador radioativo é injetado no olho aberto, verifica-se a expansão das colunas (ver Fig. 26.2). De modo significativo, a configuração geral e a periodicidade das colunas não são afetadas. Em contraste, quando um traçador radioativo é injetado dentro do olho suturado, verifica-se que as colunas (faixas) desse olho sofrem um grave estreitamento, em comparação ao observado no olho não suturado.

O mecanismo é descrito a seguir (ver Fig. 26.3). Os dois olhos competem por contatos sinápticos sobre as células estreladas na camada IVC. A ausência de luz na retina do olho suturado impõe um grave obstáculo ao olho fechado nessa disputa. Isso leva a uma poda excessiva das ramificações terminais das células geniculadas conduzidas pelo olho privado, de modo que esse olho perde muitas das conexões já estabelecidas ao nascimento. As colunas de dominância ocular do olho privado então diminuem. O olho aberto, nessa competição, acaba sendo beneficiado pelos brotamentos de terminais

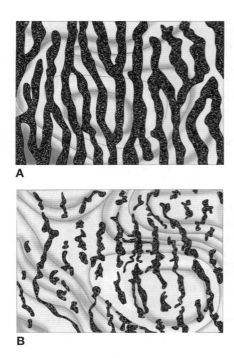

Figura 26.2 A privação monocular afeta o desenvolvimento das colunas de dominância ocular no córtex visual primário. As células da camada IV são segregadas em uma série de faixas alternadas, com um conjunto relacionado ao olho esquerdo e o outro ao olho direito. **A.** Faixas em um animal não submetido à privação monocular. **B.** Faixas em um animal submetido à privação monocular.

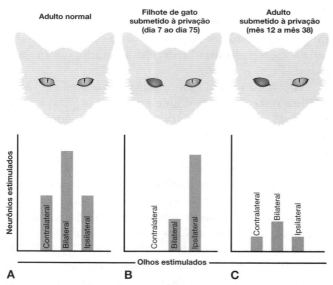

Figura 26.3 A privação monocular afeta o desenvolvimento das colunas de dominância ocular no córtex visual primário. **A.** Colunas de dominância ocular no animal normal. **B.** Colunas de dominância ocular em animal adulto privado da visão *durante* o período crítico, mostrando que as colunas de dominância ocular respondem somente ao olho não suturado. **C.** Colunas de dominância ocular no animal adulto privado da visão *após* o período crítico, mostrando que as colunas de dominância ocular respondem a ambos os olhos, embora possam ser atenuadas.

geniculados que ultrapassam os limites normais e passam a ocupar o território abandonado pelos terminais do olho privado. Assim, as colunas do olho aberto se expandem.

O correlato funcional dessa anormalidade no tamanho das colunas de dominância ocular em animais submetidos à privação monocular é que a maioria dos neurônios no córtex visual responde exclusivamente à estimulação por meio do olho normal (não suturado). Nos animais normais, a maioria dos neurônios no córtex visual é binocular, embora a maioria responda mais vigorosamente à estimulação de um olho do que do outro (ver Fig. 26.3A).

Essa experimentação animal levou ao desenvolvimento do conceito de período crítico. O período crítico é o tempo durante o qual a conexão entre os neurônios do córtex visual permanece maleável e, portanto, vulnerável aos efeitos da privação visual. Exemplificando, quando um olho fechado é suturado em um filhote de gato de 7-38 dias de idade, a coluna de dominância ocular jamais desenvolve uma resposta ao olho suturado. Dessa forma, em um animal adulto, somente o olho não suturado desenvolve uma coluna ocular (ver Fig. 26.3B). Em contraste, quando o olho é suturado após o período crítico, a morfologia das colunas de dominância ocular não sofre nenhuma alteração (ver Fig. 26.3C). Isso é o que se observa em animais submetidos a anos de privação monocular. De modo correspondente, registros de eletrodo a partir de neurônios do córtex visual de animais submetidos à privação visual depois de adultos mostraram uma distribuição normal dos neurônios binoculares.

Em animais de diferentes idades, o fechamento monocular mostra que filhotes de gato e macacos são vulneráveis aos efeitos nefastos da sutura da pálpebra somente durante alguns meses após o nascimento. Durante esse período crítico, os efeitos nefastos do fechamento palpebral monocular podem ser corrigidos com a "reversão" da sutura da pálpebra (i. e., abrindo o olho suturado). As colunas encolhidas do olho privado sofrem reexpansão, mas somente quando a sutura é revertida durante o período crítico.

Aquisição da linguagem

Os períodos críticos observados na aquisição da linguagem são um exemplo relacionado análogo aos períodos críticos observados no desenvolvimento da visão. Foi desenvolvido um corpo de pesquisas considerável sobre a aquisição de uma segunda linguagem na criança em desenvolvimento. Se essa criança é exposta a uma segunda linguagem ao redor dos três anos de idade, será capaz de adquirir a segunda linguagem como se fosse um falante nativo. Se a criança não for exposta à segunda linguagem ao redor dos sete anos de idade, poderá ser um falante fluente, mas não exibirá as alusões indiretas de um falante nativo. Uma criança que não é exposta à segunda linguagem até a puberdade apresentará limitações quanto ao número de palavras e, de modo mais significativo, quanto ao sentido da gramática da segunda linguagem.

Questão

Este momento é oportuno para sintetizar informação. Como são estabelecidas as colunas de dominância ocular, qual é o período crítico nesse processo, e o que acontece quando o animal não recebe a estimulação necessária?

Plasticidade de mapa no sistema nervoso do adulto

Plasticidade de mapa normal (adaptativa)

Questão

Como forma de preparação para esta seção, é importante revisar a informação apresentada no Capítulo 7, relacionada aos mapas corticais. Como a experiência influencia os mapas corticais?

É importante lembrar do exposto no Capítulo 7 que o detalhe da resolução nos mapas corticais de diferentes partes do corpo é determinado pela densidade da inervação somatossensorial. Para o corpo, a densidade de inervação é maior nos dedos (e também na língua), de tal modo que o mapa somatossensorial cortical para o corpo exibe sua maior extensão e detalhamento para os dedos. O mapa de representação do giro pós-central foi extensivamente estudado em termos de plasticidade. De modo significativo, em qualquer indivíduo (eventos catastróficos limitantes, como a amputação de um membro ou uma desaferentação periférica em massa), existe uma estabilidade intrínseca e vitalícia na ordem sequencial da representação das partes do corpo ao longo do giro pós-central. Os mapas podem diferir de um indivíduo para outro quanto à proporção de córtex alocada para as diversas partes do corpo, dependendo da experiência, mas a sequência topográfica permanece estável.

Plasticidade de mapa entre músicos. A hipótese da existência de marcadores anatômicos de habilidades excepcionais no encéfalo parece ser intuitivamente óbvia. Isso levou ao estudo da plasticidade de mapa no encéfalo de músicos profissionais comparados a indivíduos não músicos. Em tecladistas, a prática intensiva por tempo prolongado resulta em aumento do volume de substância cinzenta nas estruturas que participam da mediação da ação de tocar o teclado. Essas alterações são suficientemente extensivas para serem detectadas ao nível ma-

croanatômico com auxílio de técnicas de imagem de ressonância magnética. A prática extensiva induz expansões não só das representações motoras, como também das representações sensoriais. Dessa forma, no lado motor, o volume de substância cinzenta na representação do dedo-mão junto ao cerebelo e giro pré-central esquerdo é aumentada nos músicos com prática, em relação ao observado nos indivíduos não músicos ou em músicos amadores. No lado sensorial, as alterações ocorrem no lobo parietal direito, como seria de esperar, por consequência ao seu papel no processamento da informação visuoespacial e orientação da função motora especializada (i. e., visão-leitura da notação musical e transformação em planos motores). O giro pós-central direito e o lobo parietal posterior apresentam volumes maiores de substância cinzenta nos músicos com prática. Além disso, no lobo temporal esquerdo, o giro de Heschl também está expandido e constitui uma região neocortical de importância evidente para o monitoramento auditivo da precisão com que os dedos são posicionados no teclado.

O treino não apenas induz aumento do volume de substância cinzenta, como também a plasticidade ocorre na substância branca. Entre esses estudos sobre aquisição de habilidades, um achado comum é a ampliação funcional uso-dependente de estruturas do SNC que medeiam a habilidade em particular. O termo *funcional* é usado aqui porque a reorganização estrutural do encéfalo ainda não foi identificada pela tecnologia de neuroimagem atualmente disponível.

Questão

As alterações nos mapas corticais podem ser adaptativas ou mal-adaptativas. Pensando à frente, quais poderiam ser as consequências dessas duas respostas?

Plasticidade de mapa em resposta à lesão

Como a densidade de inervação nos dedos é grande demais e consequente do alto nível de detalhamento do mapa somatossensorial cortical dos dedos, foram realizadas numerosas pesquisas abordando a questão sobre o que acontece aos mapas corticais da superfície do corpo quando a inervação daqueles mapas é alterada. Exemplificando, o que acontece ao mapa quando um dedo é amputado? A representação desse dedo sofre atrofia e desaparece? O que acontece ao mapa quando um dedo recebe uma estimulação acima do normal? O mapa se expande? As respostas para essas perguntas têm importância óbvia para a recuperação da função após as amputações de partes do corpo ou lesões de nervos periféricos. Essas perguntas foram abordadas inicialmente na década de 1980, em experimentos realizados com macacos, que possuem uma elaborada representação cortical dos dedos.

Quando um dedo é removido da pata de um macaco, a representação cortical somatossensorial do dedo removido de fato parece desaparecer. Entretanto, a representação antiga é assumida pelas expansões das representações dos dedos adjacentes. Assim, quando o terceiro dedo é amputado, as representações do segundo e quarto dedos assumem o comando da área anteriormente representada pelo terceiro dedo (ver Fig. 26.4). É claro que, em macacos, não é possível determinar as consequências perceptuais da experiência sensorial dessa reinervação cortical. Ao contrário, quando o estímulo cortical a partir de dedos específicos é intensificado ao treinar um macaco a usar esses dedos na execução de uma tarefa recompensada, após milhares de repetições, a representação cortical dos dedos ativos se expande às custas dos outros dedos menos usados. De modo significativo, os *campos receptivos* dos neurônios nas regiões corticais expandidas são correspondentemente menores do que nos dedos da pata não treinada, fornecendo assim uma representação cortical mais detalhada dos dedos treinados. Dessa forma, o campo receptor diminui com o treino (i. e., maior densidade sináptica para localização mais precisa) e, ao mesmo tempo, o tamanho geral do mapa aumenta (i. e., uma área maior de córtex é dedicada a essa função).

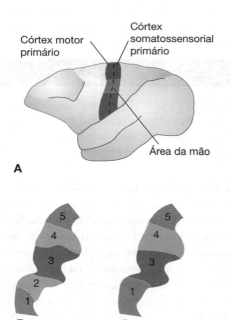

Figura 26.4 Os mapas corticais mudam na área da mão de um animal quando um dedo é removido. Os números indicam os dedos. **A.** Córtices somatossensorial e motor para a área da mão. **B.** Distribuição das representações digitais junto aos córtices somatossensorial e motor, quando todos os cinco dedos estão presentes. **C.** Redistribuição das representações digitais quando o dedo 2 é removido.

Plasticidade mal-adaptativa

Dor em membro fantasma

Um exemplo particularmente convincente da plasticidade de mapa diz respeito ao *fenômeno do membro fantasma*, observado em seres humanos que sofreram amputação. Indivíduos com membros amputados frequentemente continuam tendo sensações vívidas do membro perdido – sentem não só a existência continuada do membro como também seu movimento e, em certos casos, uma dor intensa relacionada, por exemplo, a uma percepção de que o membro está travado em uma posição desajeitada e dolorosa. O aparecimento da dor em membro fantasma indica a persistência da representação cortical do membro no giro pós-central, mesmo com a amputação. Adicionalmente, a ilusão de percepção resulta da projeção da ativação pós-central nas operações do sistema somatossensorial. O membro fantasma usualmente é percebido como uma parte integral da imagem corporal. Perna e braço fantasmas frequentemente são reduzidos, terminando em suas extremidades distais, em um pé ou mão de tamanho normal. Desse modo, a representação geral da forma do corpo no giro pós-central é preservada, embora seja modificada por fatores de ampliação para diferentes partes do corpo.

O que ocorre em alguns desses indivíduos que apresentam dor em membro fantasma é a reorganização da estimulação sensorial do córtex somatossensorial primário. Essa reorganização é explicada por um mecanismo consistente com o mecanismo subjacente à reorganização observada após a amputação de um dedo em macacos. A saber, as representações de partes do corpo adjacentes ao membro perdido invadem o córtex desaferentado.

Para entender o que acontece em indivíduos com membros amputados, vários fatores precisam ser entendidos. Primeiro, é preciso lembrar que a representação da mão está localizada no córtex contralateral adjacente à representação da face (ver Fig. 7.7). Assim, a representação da mão está situada entre a do braço e a da face. Quando um membro é amputado, os aferentes oriundos da face invadem o córtex anteriormente inervado pelos aferentes da mão perdida. O mapa da mão continua sendo um mapa completo e bastante detalhado. A topografia de todos os dedos é fielmente representada, apesar do fato de a mão não estar mais ali e a inervação se originar em outro local. Pelo menos a curto prazo, a representação da mão junto à área de córtex agora invadida pela face ou braço continua sendo representada pelo encéfalo como estando presente na mão perdida. Como consequência, a estimulação da face evoca não só a experiência de estimulação facial esperada, como também uma sensação referida à mão fantasma (ver Fig. 26.5).

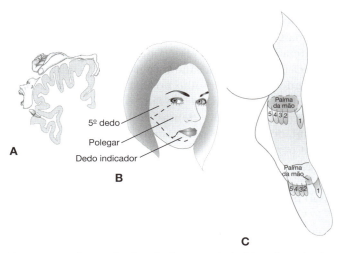

Figura 26.5 Sensação da mão fantasma induzida pela estimulação da face ou do braço. **A.** Homúnculo somatossensorial ilustrando a relação da mão normal com o braço e a face. **B.** No paciente com percepção de um membro fantasma, a estimulação de áreas faciais produz sensações fantasma da mão removida. **C.** Do mesmo modo, no paciente com percepção de um membro fantasma, a estimulação do antebraço e braço produz sensações fantasma de toda a mão removida, inclusive de todos os dedos.

> ### Questão
> Eis uma pergunta para ampliar a sua mente: considerando que a dor no membro fantasma é consequência da plasticidade mal-adaptativa, qual poderia ser o prognóstico para a reabilitação?

Houve um tempo em que se pensava que esse tipo de reorganização cortical poderia ser um processo adaptativo subsequente à amputação, que protegia o indivíduo contra o desenvolvimento de dor em membro fantasma. Entretanto, existe uma correlação altamente positiva entre a magnitude da dor no membro fantasma e a extensão da reorganização cortical no mapa de representação. Embora a causa da dor no membro fantasma ainda seja especulativa, essa reorganização ocorre em todos os indivíduos que apresentam dor em membro fantasma. No entanto, foi observado que essa reorganização também ocorre entre indivíduos que sofrem amputações e não apresentam dor em membro fantasma.

Dessa forma, um mapa de representação pós-central adaptado e alterado parece ser uma condição necessária (todavia insuficiente) para o desenvolvimento da dor em membro fantasma. Em alguns casos, essa reorganização cortical parece ser dinamicamente mantida pela continuidade da estimulação periférica. Quando a anestesia do coto de amputação via bloqueio do plexo braquial leva à eliminação da dor durante o período de anestesia do braço, os mapas pós-centrais são revertidos para o normal. Isto, contudo, não é observado em todas as pessoas que sofrem amputações e sentem dor no membro fantasma. Então, quais são as potenciais explicações para a reorganização cortical?

As alterações na dinâmica da operação em rede das montagens neuronais existentes é uma possibilidade; a ativação de sinapses silenciosas provavelmente também está envolvida (ver Cap. 4). É provável que isso esteja envolvido nas alterações que surgem de forma quase espontânea. Entretanto, isto também parece ser um fator atuante na manutenção das alterações a longo prazo, conforme já mencionado com a anestesia de um coto de amputação. As alterações estruturais podem ser operantes nas alterações a longo prazo. Uma possibilidade é a captura de neurônios desnervados pelo brotamento colateral nas inervações sobreviventes. O brotamento poderia ocorrer em todos os níveis do sistema somático aferente após a desnervação periférica. Portanto, o brotamento mesmo na zona de entrada dorsal da medula espinal poderia contribuir para as amplas áreas de modificação encontradas no mapa cortical pós-central. Esse mecanismo pode contribuir para as alterações significativas ocorridas nos mapas de representação pós-centrais, onde amplas trocas de ordem de 12-20 mm parecem ser grandes demais para serem responsabilizadas pelas alterações na dinâmica da operação do circuito local.

A ativação paradoxal da representação da mão por estimulação da face ou do ombro é uma alteração plástica mal-adaptativa sem utilidade funcional para a percepção somática sensorial. Mesmo assim, esses achados relacionados ao fenômeno da dor em membro fantasma mostram que os sistemas sensoriais intactos têm a capacidade de ganhar acesso a estruturas do SNC que normalmente não são servidas por eles. O significado disso para a reabilitação ainda é obscuro, mas o princípio de

---

Neuropatologia: terapia do espelho e dor em membro fantasma

Em 2007, pesquisadores do Walter Reed Army Medical Center relataram o uso da terapia do espelho no tratamento da dor em membro fantasma. Eles usaram três tipos de visualização. Um grupo de indivíduos foi submetido ao treinamento de visualização mental; um grupo observou um espelho coberto; e um terceiro grupo observou uma imagem refletida em um espelho. O grupo de indivíduos que viram o membro intacto no espelho apresentou diminuição significativa da dor fantasma. Esse conceito se soma à abordagem de Ramachadran que, em 1996, a introduziu a fim de retreinar o encéfalo para minimizar as experiências fastasmas.

Fibromialgia

Outro exemplo clínico relevante de plasticidade aberrante do sistema nervoso é a fibromialgia. Evidências crescentes mostram que algumas contribuições ou, talvez, a principal contribuição para o desenvolvimento dessa síndrome de dor musculoesquelética difusa seja devida à sensibilização do SNC. Não está claro qual fenômeno surge primeiro, a síndrome de dor muscular ou as alterações no SNC. Em qualquer evento, parece haver uma predisposição genética para o desenvolvimento dessa síndrome de dor crônica. O polimorfismo do gene da catecolamina metiltransferase (COMT) implica uma possível aberração genética que envolve a capacidade de metabolização de serotonina e catecolamina. Isso pode ser apenas um substrato para as alterações que eventualmente ocorrem no encéfalo do indivíduo que tem a síndrome. Em muitos indivíduos com fibromialgia, é possível identificar eventos deflagradores que podem variar de uma lesão muscular verdadeira a infecções virais ou bacterianas. Uma vez estabelecidos os sintomas, o exame de neuroimagem mostra uma atividade dopaminérgica diminuída em todo o encéfalo e aumento da ativação na ínsula, giro cingulado anterior e córtex somatossensorial. Além disso, os marcadores de neurogênese presentes no líquido espinal se encontram alterados, com aumento dos níveis de BDNF e níveis normais de substância P. Esses fatores são especialmente ativos em muitos comportamentos plásticos. Entretanto, os sintomas concomitantes de perturbações do sono e depressão encontrados em muitos desses indivíduos tendem a obscurecer uma explicação mais definitiva para esse problema crônico.

CONEXÕES CLÍNICAS

Cataratas e estrabismo em bebês

A **ambliopia** se refere à acuidade visual diminuída em um dos olhos na ausência de doença orgânica detectável no outro olho. A *ambliopia ex anopsia* é uma forma grave de ambliopia atribuível ao não uso e supressão cortical da visão. Seu desenvolvimento ocorre quando a retina é privada de estimulação visual padronizada, contudo a visão pode ser parcial ou totalmente recuperada. A experimentação animal levou ao estabelecimento de diretrizes importantes para o tratamento de bebês com catarata e estrabismo grave.

Em crianças, a ambliopia por supressão é causada por qualquer opacidade densa do meio ocular, mais comumente decorrente de catarata unilateral densa ou ptose grave. Experimentos que usaram sutura reversa em filhotes de gato e em macacos forneceram uma lógica mais forte para a intervenção antecipada em crianças afetadas. A terapia efetiva depende da remoção cirúrgica antecipada da catarata agressora, bem como do remendo vigoroso do olho normal aliado a uma correção refrativa apropriada. De fato, o recém-nascido que sofre com opacidades densas de lente bilaterais deve ser tratado logo após o nascimento, para evitar a perda visual permanente por ambliopia bilateral. A extração da catarata realizada após o período crítico anula a possibilidade de que a criança venha a usufruir de uma visão normal.

Com o registro do resultado visual alcançado por crianças submetidas à remoção cirúrgica de cataratas congênitas realizada em idades diferentes, foi estabelecido que nos seres humanos o período crítico se estende por no mínimo vários anos após o nascimento. Esse achado está de acordo com o fato de o sistema visual humano ser menos bem desenvolvido ao nascimento do que no macaco. Do mesmo modo, o conserto do olho dominante para melhorar a visão de um indivíduo com ambliopia aparentemente é infrutífero, se induzido após o período crítico. No entanto, uma vez terminado o período crítico, o sistema visual se torna insensível aos efeitos nefastos da privação sensorial. Desse modo, em adultos, uma falta de estimulação visual padronizada induzida por cataratas de evolução lenta não causa comprometimento permanente da função visual. A remoção das cataratas, até mesmo após décadas de desenvolvimento, restaura completamente a função visual.

> ### Questão
>
> Compare e contraste a recuperação da visão em bebês com catarata congênita grave, filhotes de gato que tiveram o olho fechado com sutura e adultos com catarata.

Vários obstáculos significativos devem ser considerados ao extrapolar esses achados experimentais para a prática clínica. Em primeiro lugar, comparar uma catarata em um bebê à sutura de uma pálpebra fechada parece ser questionável. As cataratas são sempre densas o bastante para excluir a quantidade de luz eliminada por meio do procedimento experimental? Em segundo lugar, a ideia que a percepção de profundidade jamais se desenvolve, a menos que o estrabismo grave seja cirurgicamente corrigido durante a infância, não corresponde uniformemente à realidade.

A percepção de profundidade depende amplamente da presença no córtex visual de neurônios que respondam à estimulação de ambos os olhos e sejam capazes de detectar as disparidades retinais excepcionalmente pequenas resultantes do espaço que separa os dois olhos (separação interocular). Em alguma extensão, as crianças compensam espontaneamente a diplopia induzida pelo estrabismo. Ver um objeto bem de perto (mais ou menos a 2 cm) ou tombar a cabeça de modo a alinhar o olho afetado ao olho normal (ver Cap. 18) resultaria em pelo menos algum grau de disparidade retiana na detecção das células que estão sendo ativadas. Dessa forma, a eliminação total de qualquer experiência binocular durante o período crítico não poderia ser sempre admitida. E mesmo que alguns neurônios binoculares sobrevivam, o substrato essencial para a estereopsia pode estar presente em um indivíduo que fixe o olhar alternadamente com os dois olhos. Uma terapia apropriada e rigorosa para recuperar a fixação binocular (fusão) pode então restaurar a estereopsia, até mesmo após décadas de fixação ocular alternada.

Adultos com perda visual

Entre os adultos cegos, são encontradas evidências de alterações envolvendo as áreas de associação polimodais. Similarmente, em experimentos realizados com mamíferos jovens (ratos, macacos ou gatos) que são privados da visão, o número de neurônios que respondem à informação somatossensorial e auditiva aumenta nas áreas multimodais, como o colículo superior, região ectossilviana (gatos) e córtex parietal (primatas). Além disso, experimentos demonstraram que as áreas tipicamente responsivas aos estímulos visuais em animais dotados de visão começam a responder a outros estímulos em animais privados da visão. Como exemplos, o córtex ectossilviano anterior se torna predominantemente auditivo ou somatossensorial nos animais que são privados da visão; a área de Brodmann 19 (que é o córtex visual em macacos) responde à estimulação tátil em macacos sem visão.

O uso de técnicas comportamentais, eletrofisiológicas e de neuroimagem tem mostrado alterações similares em indivíduos que perdem a visão (e também em indivíduos que perdem a audição). Um exemplo são os exames de fIRM, que demonstraram um recrutamento aumentado das áreas auditivas junto ao lobo parietal inferior (área de Brodmann 40) quando os indivíduos examinados (que eram cegos) processavam os estímulos de outras modalidades. Aprofundando esse aspecto, há evidências de que o córtex primário para uma modalidade perdida (p. ex., perda da visão) talvez seja capaz de processar outras modalidades. Adicionalmente, os córtices de associação correspondentes à modalidade podem se tornar responsivos a outras modalidades. Estudos realizados com seres humanos usando MEG e TEP, bem como fIRM combinada à EMT, demonstraram que as áreas visuais posteriores são inativadas durante o processamento somatossensorial em indivíduos cegos, enquanto as áreas auditivas são ativadas durante o processamento visual e somatossensorial em indivíduos surdos. Os mecanismos subjacentes à plasticidade transmodal estão sendo investigados.

PLASTICIDADE EM SERES HUMANOS DURANTE A RECUPERAÇÃO DO DANO CEREBRAL

Apresentação clínica

Após sofrer uma lesão encefálica, Melissa Arndt acabou de ser internada na unidade de reabilitação intensiva onde você trabalha. Você está comprometido a buscar as informações mais atuais para determinar a estratégia de intervenção apropriada para essa paciente. Alguns colegas sugeriram que você deveria começar usando estratégias compensatórias para permitir que ela alcançasse uma melhora funcional o mais rápido possível. Outros sugeriram que você jamais deveria usar estratégias compensatórias. Ao ler esta seção, considere os seguintes aspectos:

- O que se sabe sobre a recuperação motora subsequente à lesão encefálica em adultos?
- Existem evidências suficientes para guiá-lo em sua decisão acerca da adoção de estratégias compensatórias?

Em animais e seres humanos, a natureza da reorganização cortical que se segue ao dano ao SNC varia dependendo da idade; da extensão e localização da lesão encefálica; da patologia encefálica específica; e da implementação de um treinamento de reabilitação apropriado. Além disso, as variações individuais de anatomia, desenvolvimento e função exercem um papel ainda indefinido. Não deve causar surpresa, portanto, o fato de o estudo de populações de pacientes terem fornecido uma variedade desconcertante de alterações encefálicas plásticas subsequentes à lesão.

Os padrões de reorganização descritos até agora parecem seguir uma regra lógica quando considerados ao nível dos sistemas: ou seja, a reorganização ocorre junto ao sistema. Na doença de Alzheimer, por exemplo, a neuroimagem revela que a compensação funcional ocorre junto ao sistema de memória: os neurônios hipocampais sobreviventes podem ser mais ativos do que o normal (i. e., fazem o mesmo com menos) ou o processamento da informação pode estar alterado para modos diferentes junto ao sistema de memória associado (p. ex., para o córtex pré-frontal para a memória de trabalho). Similarmente, na recuperação motora subsequente ao AVE, ocorre reorganização nos demais componentes do sistema motor.

Recuperação do acidente vascular encefálico

Os modelos de experimentação animal têm sido usados na exploração experimental das alterações que poderiam ocorrer após o AVE e outras lesões neurológicas. Achados encontrados em roedores submetidos a lesões experimentais mostraram aumento de sinaptogênese e alterações do número e formato dos dendritos. Todas essas alterações demonstram que o encéfalo responde à lesão, com ou sem a implantação de estratégias de reabilitação específicas. Além disso, nos modelos experimentais de AVE, foi demonstrado que a sinaptogênese e o remodelamento dendrítico estão associados a aumentos da atividade neurológica de *mapas motores* nos córtices cerebrais ipsilesional e contralesional. Com o treinamento, ocorre regulação positiva (ou aumento da síntese) de BDNF, que é comprovadamente importante na neurogênese e no aprendizado.

Os dados de neuroimagem obtidos de seres humanos com aplicação de várias tarefas de ativação cerebral sugerem que a recuperação funcional após o AVE é mediada primariamente por uma reorganização em desenvolvimento da atividade cortical junto ao córtex perilesional e estruturas conectadas ao sítio de lesão, junto ao hemisfério danificado – e não por uma mudança de função exclusivamente para o hemisfério não danificado contralateral, ainda que essa possibilidade exista. Os registros eletrofisiológicos e de imagem cerebral metabólica e estrutural comprovam a reorganização da atividade neuronal nos córtices motores primários ipsilesional e contralesional, bem como no córtex pré-motor dorsal.

Os exames de neuroimagem estão começando a esclarecer o modo como prever quais indivíduos são propensos a recuperar a função motora após um AVE. Exemplificando, os indivíduos com baixa atividade no córtex motor primário contralesional e evidências de potenciais evocados motores (PEM) em resposta à EMT são mais propensos a se recuperarem dos déficits motores associados ao AVE, em comparação àqueles que não exibem tais respostas. Além disso, alguns indivíduos apresentam PEM mensuráveis após a estimulação por EMT, ao contrário de outros. Aqueles com PEM mensuráveis parecem ter um prognóstico melhor. Os indivíduos sem resposta de PEM podem ser adicionalmente divididos quanto ao uso de imagem por tensor de difusão, que permite a avaliação dos tratos de substância branca no encéfalo. A imagem por tensor de difusão é uma técnica de RM dependente de características estruturais de difusão na água que consegue fornecer imagens específicas das conexões de substância branca entre as regiões encefálicas. Indivíduos com integridade significativamente diminuída dos tratos de substância branca no lado ipsilesional tenderam a não apresentar uma recuperação significativa. O exame preliminar dos tratos corticospinais sugere que a integridade desses tratos pode ser o fator mais importante em termos de recuperação durante o estágio agudo subsequente ao AVE, enquanto as alterações envolvendo o circuito cortical motor local poderiam ser mais relevantes durante os primeiros três meses subsequentes ao AVE. A estimulação do sistema nervoso com o uso de técnicas como a EMT também está sendo investigada. Quase todos os estudos realizados até o presente demonstraram uma excitabilidade aumentada em resposta a esse tipo de estimulação do córtex motor ipsilesional (M1). No entanto, esses estudos usaram amostras pequenas e ainda há necessidade de estudos confirmatórios.

A recuperação do AVE parece ser mediada por mecanismos que são exclusivamente destinados a esse tipo de dano cerebral e que não são ativados, por exemplo, após uma lesão cerebral traumática – pelo menos até onde revelaram os estudos empregando modelos de experimentação animal. Na lesão cerebral traumática, o córtex perilesional (situado no lado externo de uma borda de tecido cicatricial glial) gera um microambiente favorável que facilita dois eventos celulares: (1) o brotamento axônico, de modo a permitir a formação de novas conexões junto ao hemisfério lesionado; e (2) uma migração de neurônios imaturos para dentro do córtex perilesional, a partir de células-tronco periventriculares.

> **Questão**
>
> Quais são as possíveis alterações corticais subjacentes à recuperação da função da mão e da linguagem após um AVE cortical?

Impacto das intervenções farmacológicas

Algumas intervenções farmacológicas têm recebido atenção considerável como potenciais mediadores de neuroplasticidade após o AVE. Aqui, o conceito é usar agentes farmacológicos capazes de regular positivamente as vias de sinalização intracelular endógenas que dirigem a plasticidade sináptica. As anfetaminas, por exemplo, foram implicadas na neuroplasticidade por seu papel na modulação da excitabilidade cortical. Foram conduzidos estudos pré-clínicos empregando modelos de experimentação com roedores e gatos, com o objetivo de avaliar se o tratamento com anfetamina combinada com atividade poderia melhorar a recuperação.

As anfetaminas são alvo de interesse porque comprovadamente aumentam a liberação pré-sináptica de dopamina e noradrenalina, ao mesmo tempo em que inibem a captação de neurotransmissores. Outra abordagem consiste em usar fármacos capazes de intensificar a atividade do sistema colinérgico. Esse sistema é interessante porque comprovadamente modula a atividade neural em todo o córtex, além de melhorar a memória e a função executiva em indivíduos com doença de Alzheimer. Se por um lado tais achados são atraentes, por outro é preciso notar desde o início que os dados fornecidos por alguns estudos ainda são contraditórios. Uma possível explicação para as diferenças observadas nos achados desses estudos é que outros fatores, como a motivação, podem exercer um papel modulador importante que precisa ser considerado.

Princípios emergentes relacionados à recuperação do acidente vascular encefálico

Aparentemente, um tema comum na pesquisa sobre plasticidade é o fato de a plasticidade ser a distribuição de alterações funcionais e/ou estruturais que ocorrem em áreas múltiplas (e não isoladas). Em nenhum outro lugar isto é tão bem ilustrado quanto na medula espinal. Com uma lesão medular espinal traumática localizada e treinamento intensivo em esteira no pós-lesão, quase toda a medula espinal sofre redistribuição plástica de atividade, de modo que a cinemática locomotora é reaproximada daquela observada em indivíduos normais. Entretanto, os padrões de atividade muscular associados aos segmentos supra e infralesionais diferem daqueles presentes nos indivíduos normais, indicando que novas sinergias musculares estão por trás da recuperação. Essa plasticidade distribuída é provavelmente auxiliada por mecanismos atuantes nos níveis espinal e cortical.

Com base nas evidências disponíveis até o momento, estão emergindo alguns princípios relacionados à plasticidade e recuperação após o dano cerebral. Em primeiro lugar, é preciso lembrar que, após uma lesão ou doença, ocorre **diásquise**, implicando a ocorrência de disfunção em estruturas encefálicas estruturalmente intactas. Isto pode ser conceitualizado como uma *desfacilitação* subsequente à perda da estimulação excitatória. A diásquise resulta de alterações envolvendo o metabolismo, fluxo sanguíneo, inflamação, edema e excitabilidade neuronal. O resultado final pode ser uma perda funcional temporária. A melhora funcional subsequente à lesão pode ocorrer com a resolução desses problemas. Contudo, a perda funcional pode ser complicada se o indivíduo desenvolver estratégias comportamentais compensatórias que evitem o uso de áreas comprometidas no desempenho da função. Com as estratégias compensatórias, os circuitos motores que poderiam ter funcionado normalmente são negligenciados e, com isso, agravam ainda mais a perda sofrida pelo indivíduo. A restauração da função pode então requerer a recuperação do controle de vias existentes ainda não utilizadas. Por esse motivo, a melhora funcional não deve ser con-

fundida com neuroplasticidade por si só. Na esfera da plasticidade, ainda não está esclarecido até que ponto o córtex cerebral se adapta às funções existentes e aceita novas funções e circuitos.

Nesse sentido, Nudo e colaboradores conduziram uma série de experimentos com macacos, nos quais primeiro foi traçado cuidadosamente o mapa cortical motor para representação da pata. Os pesquisadores então induziram um AVE de infarto cortical mínimo em uma área representativa do movimento da pata e do punho. Como resultado, o macaco apresentou dificuldade para realizar movimentos habilidosos com o punho e dedos, além de perder a representação do punho e da pata no córtex motor. De modo significativo, a extensão da perda cortical ultrapassou a área do punho e da pata afetada pela lesão inicial. Com o treinamento para execução de tarefas que exigiam o uso do punho e dos dedos, houve melhora do uso funcional do membro do macaco, enquanto as representações do mapa motor também foram parcialmente restauradas. Esses achados experimentais foram interpretados como significativos do reestabelecimento da conectividade neural naquelas áreas. Esse experimento pode ilustrar a diásquise com resultante perda de conectividade por desuso, e a recuperação da função com reativação de vias persistentes por meio do treinamento.

> ### Questão
>
> Contraste a neuroplasticidade com outras potenciais causas de declínio ou melhora da função em indivíduos que sofreram AVE.

O que parece ser claro é que a recuperação após o dano cerebral envolve aprendizado. Sendo assim, o conhecimento abrangente da neurobiologia do aprendizado é importante para determinar as estratégias de reabilitação apropriadas. A falha em dirigir funções cerebrais específicas pode levar à degradação funcional, conforme experimentalmente ilustrado após a amputação de dedos que resulta em alterações de mapas corticais. Nesse contexto, é importante perceber que ocorre remodelamento até mesmo na ausência de reabilitação. Por isso, existem três perguntas que devem ser respondidas:

1. O que pode direcionar o remodelamento em uma direção ideal?
2. Como pode ser otimizada a extensão do remodelamento?
3. Até que ponto pode haver remodelamento da estrutura e função cerebral após dias, meses e até anos do evento da lesão?

Por fim, deve-se reconhecer que a idade tende a exercer papel importante na determinação da extensão com que a plasticidade pode ocorrer. A capacidade neuroplástica é alterada no encéfalo envelhecido. Com a diminuição da reorganização de mapa cortical, sinaptogênese e potenciação sináptica experiência-dependente, observa-se uma atrofia sináptica neuronal amplamente disseminada.

Questão

Com base no conhecimento adquirido a partir dos capítulos anteriores, aliado à informação sobre os períodos críticos, colunas corticais e alterações neurofisiológicas que se seguem à lesão cortical, responda: como um adulto que sofreu lesão encefálica se assemelha ou difere de um neonato em termos de redesenvolvimento das habilidades sensorial e motora típicas?

Recuperação da função da mão

A recuperação da função da mão após um AVE que danificou o córtex motor primário é possibilitada pelo desvio da atividade para áreas corticais alternativas no hemisfério danificado que tenham acesso direto aos motoneurônios inferiores situados na medula espinal, via sistema piramidal (ver Caps. 11 e 20). Isto incluiria o córtex pré-motor, a área motora suplementar (AMS) e o córtex motor cingulado – todos somatotopicamente organizados e podendo exibir atividade aumentada na execução de tarefas motoras envolvendo a mão recuperada. Além disso, a lateralidade da atividade pode mudar. Em indivíduos normais, por exemplo, o movimento digital de baixa frequência é acompanhado da ativação exclusivamente contralateral dos córtices motor primário e pré-motor, independentemente de qual mão seja usada. Em contraste, nos indivíduos que recuperaram a função da mão após sofrerem um AVE, o uso da mão afetada na execução do mesmo movimento digital de baixa frequência é realizado por meio de uma ativação *bilateral* dos córtices motor primário e pré-motor.

Os mecanismos subjacentes aos desvios plásticos neocorticais na atividade neural ainda são especulativos em seres humanos. Contudo, o potencial intuitivamente faz sentido. Por algum motivo, as representações de partes do corpo localizadas são mantidas por interneurônios inibitórios intracorticais lateralmente direcionados, que liberam o transmissor ácido γ-aminobutírico (GABA). Quando esses neurônios intracorticais inibitórios são danificados, as representações de partes corporais poderiam se expandir por meio da revelação de conexões neurais preexistentes, porém inefetivas. Outros potenciais mecanismos incluem o crescimento dendrítico e a proliferação de espinhas adicionais, brotamento axônico com formação de novas sinapses, alterações da eficácia sináptica (como PLD e DLD) e protocolos de treinamento de reabilitação.

Recuperação da linguagem

A recuperação da função da linguagem após o AVE envolve a ocorrência de desvios na atividade junto ao sistema da linguagem. O estudo de pacientes com afasia que sofreram AVE crônico indica que a recuperação da linguagem é mediada por um aumento da atividade no tecido perilesional não danificado, no hemisfério esquerdo afetado, bem como pelo recrutamento de "áreas de linguagem" homólogas junto ao hemisfério direito (que, aparentemente, é menos importante). Entretanto, essa não é uma revelação totalmente transparente dos mecanismos de recuperação. Exemplificando, os desvios hemisféricos na atividade podem depender da fase de recuperação e, portanto, variam ao longo do tempo na população de pacientes.

Com relação a esse aspecto, foi avaliado o impacto da música com sua letra sobre a reabilitação de indivíduos que sofreram AVE. A exposição à música melhora a plasticidade cerebral ao aumentar a neurogênese no hipocampo; modificar a expressão do receptor de glutamato GluR2 no córtex auditivo e giro cingulado anterior; aumentar os níveis de BDNF no hipocampo e hipotálamo; e aumentar os níveis de receptor de tirosina cinase B (TrkB), um receptor de BDNF, no córtex cerebral.

Questão

Eis outra pergunta para expandir a sua mente. O que os achados sobre o impacto da música na recuperação do AVE poderiam sugerir em relação ao contexto mais amplo do impacto da emoção e do bem-estar sobre a recuperação?

EXERCÍCIO E PLASTICIDADE

Apresentação clínica

Vamos retomar o caso da Melissa Arndt, conhecido na última seção. Você agora a está tratando em um centro de reabilitação ambulatorial. Alguns colegas sugeriram que é fundamental enfocar apenas as intervenções baseadas em habilidade. Outros sugerem que o condicionamento aeróbio é mais importante para que ela recupere a função cerebral. Ao ler esta seção, e com base nas informações já apresentadas neste capítulo, considere os seguintes aspectos:

- O que se sabe sobre os mecanismos das alterações que ocorrem no sistema nervoso após uma lesão?
- O que se sabe sobre o papel das intervenções baseadas em habilidade e exercício aeróbio com relação às alterações neurais e/ou recuperação motora subsequente à lesão encefálica em adultos?

- Existem evidências suficientes para orientá-lo em sua decisão acerca de usar uma ou ambas as estratégias?
- Com base nas evidências disponíveis, quais aspectos essenciais você deve considerar ao desenvolver um programa de intervenção para a sra. Arndt, na esperança de facilitar a plasticidade e recuperação neural?
- É possível que alterações funcionais representem alterações comportamentais e não representem plasticidade neural?

Modelos animais

Tendo sido demonstrado que a plasticidade de mapa ocorre no córtex cerebral humano adulto como resultado de treinamento, a plasticidade traz consigo a grande esperança de desenvolvimento e implementação de novas terapias destinadas a melhorar a reabilitação bem-sucedida de pessoas que sofreram AVE ou outras formas de lesão no sistema nervoso. Os trabalhos até então conduzidos nessa área ainda são incipientes, porém os resultados preliminares são promissores.

Questão

Estão começando a emergir evidências de diversas alterações fisiológicas que podem estar relacionadas à plasticidade. Ao ler o restante deste capítulo, faça uma lista de todos os possíveis fatores. Considere aquilo que poderia ser mediado pelo aprendizado (p. ex., atividades relacionadas à habilidade) e o que poderia ser mediado por atividades aeróbias.

Em roedores, foram demonstrados aumentos dos níveis de BDNF, mRNA e proteína induzidos pelo exercício. Tais alterações foram demonstradas no córtex cerebral, cerebelo e medula espinal – em alguns casos, em um período curto, como 30 minutos.

Em modelos experimentais (roedores e primatas) de doença de Parkinson (DP), várias formas de exercício, inclusive o treino de resistência, podem promover alterações sintomáticas na doença, bem como alterações centrais junto aos núcleos da base e suas conexões corticoestriatais. De modo específico, estudos realizados com animais mostraram que o exercício pode diminuir o grau de perda de células neuronais dopaminérgicas, facilitar a liberação de dopamina e ocupância sináptica, aumentar a expressão do receptor de dopamina do tipo D2, elevar a função do fator neurotrófico, normalizar a neurotransmissão glutamatérgica nas sinapses corticoestriatais, reverter a perda espinal dendrítica junto aos neurônios espinhosos do estriado e intensificar o fluxo sanguíneo para o estriado via angiogênese.

Em modelos experimentais de AVE induzido em animais, as lesões isquêmicas focais ao córtex motor de roedores e primatas levam à perda da habilidade de desencadear movimentos nas regiões adjacentes do córtex. Essa perda é evitada de modo que seja promovida a reorganização estrutural e funcional por meio do treinamento de reabilitação com uso de tarefas de alcance (ver Fig. 26.6). O treinamento cumulativo com restrição do membro sem envolvimento promove ativação movimento-associada do córtex motor restante do hemisfério danificado. A sinaptogênese e as respostas sinápticas aumentadas ocorrem em macacos e ratos que passam por treinamento para execução de tarefas específicas após a lesão (p. ex., ver a discussão anterior sobre a representação dos dedos junto ao córtex motor primário). Em experimentos realizados com macacos-esquilo, por exemplo, o comprometimento motor inicial se segue a uma lesão isquêmica, acompanhado de perda da representação da mão no mapa motor. Decorridas várias semanas de treino com tarefas que requerem flexão e extensão de punho, há melhora tanto dos mapas como da função motora.

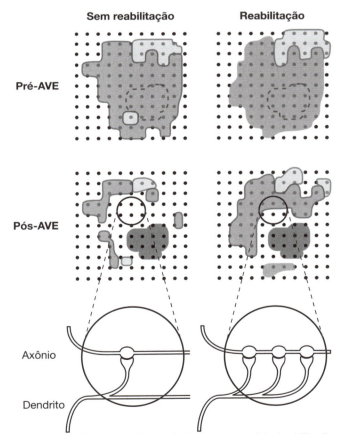

Figura 26.6 Reorganização cortical com o exercício (reabilitação motora) após um AVE, em um modelo de experimentação animal. Após o AVE, o mapa motor exibe significativa diminuição de tamanho e as sinapses diminuem. A reabilitação motora restaura parte do mapa cortical e do número de sinapses.

Então, em que momento o exercício intensivo deve ser iniciado? Os achados obtidos até o presente fornecem indicações conflitantes. Em alguns estudos que usaram modelos experimentais de AVE induzido em animais, o exercício intenso iniciado muito precocemente após a lesão resulta em uma perda tecidual exagerada com resultados funcionais piores. Entretanto, em outras situações, aparentemente não é isso que ocorre. Exemplificando, o uso da neurotoxina 6-hidroxidopamina para danificar os neurônios produtores de dopamina (produzindo um modelo experimental de DP em animais) sugere que o exercício deve ser iniciado sem demora para promover maximamente a recuperação funcional.

CONEXÕES CLÍNICAS

Achados estão começando a emergir a partir de estudos que exploram os efeitos do exercício intenso sobre estruturas encefálicas e alterações comportamentais. Um dos melhores estudos a demonstrar as alterações estruturais e funcionais associadas ao exercício está relacionado à ocorrência de alterações cognitivas em adultos de idade avançada. Um programa de exercícios aeróbios com duração de um ano promoveu aumento do tamanho do hipocampo, enquanto os indivíduos incluídos em um programa de exercícios de alongamento apresentaram um grau esperado de declínio no tamanho do hipocampo, no decorrer do período de um ano. Além disso, os indivíduos que se exercitaram vigorosamente apresentaram melhoras na execução de tarefas que exigiam memória espacial (demonstrando, assim, melhoras anatômicas e comportamentais). Adicionalmente, as alterações dos níveis de BDNF circulante foram associadas a um volume hipocampal aumentado.

Estratégias de intervenção

Várias estratégias foram desenvolvidas para auxiliar a recuperação motora, as quais poderiam ser explicadas com base em experimentos realizados com animais sobre alterações relacionadas à plasticidade. A terapia por contenção induzida (TCI) é uma estratégia desse tipo que foi investigada em indivíduos no pós-AVE. Na TCI, o membro ipsilateral à lesão é restringido por muitas horas ao longo do dia, de modo a obrigar o membro superior com comprometimento funcional a operar ativamente. Existem critérios para o grau de função requerido ao uso dessa abordagem, incluindo (entre outros) um grau mínimo de movimento ativo no punho e na mão do membro superior afetado.

A TCI comprovadamente melhora a habilidade motora do braço parético, bem como o uso funcional do membro. Os movimentos de uso forçado realizados durante a TCI provavelmente deflagram o remodelamento

de estruturas corticais que auxiliam as melhoras da função motora. Uma abordagem relacionada é o treinamento em esteira sustentado pelo peso corporal, que tem sido usado com frequência em casos de indivíduos com diversas condições, incluindo lesão de medula espinal (LME), AVE e incapacitações do desenvolvimento (p. ex., síndrome de Down), entre outras. Nessa abordagem, o indivíduo se exercita em uma esteira, tendo parte do próprio peso corporal sustentada com arreios, para que seus déficits de equilíbrio e controle motor não o impeçam de caminhar. A esteira é ajustada em uma velocidade relativamente rápida. Uma possível explicação para os benefícios proporcionados por essa abordagem é que, assim como a TCI, ela pode potencialmente promover o remodelamento do SNC por meio da repetição do movimento de caminhada que o paciente, de outro modo, estaria fraco demais para realizar sem a eliminação parcial do peso corporal.

É preciso notar que um volume crescente de evidências sugere que o exercício de resistência, como os exercícios de condicionamento aeróbio, também podem resultar em alterações neuroplásticas. Possivelmente, as abordagens de exercícios envolvendo resistência e habilidade atuam por mecanismos distintos.

Princípios de intervenção

Com base nos trabalhos de experimentação animal atualmente disponíveis, bem como nas evidências recentes obtidas com seres humanos, Kleim e Jones recentemente sugeriram 10 princípios de plasticidade neural dependente de experiência e a tradução desses princípios para o encéfalo danificado. Os princípios são descritos de forma resumida a seguir.

Princípio 1: usar ou perder. Se um indivíduo não se exercita após sofrer dano cerebral, é provável que ocorra degradação de vias e degradação funcional adicional.

Princípio 2: usar e melhorar. Esse princípio considera o contrário. O treinamento que promove uma função cerebral específica pode levar à melhora dessa função.

Princípio 3: a especificidade do treino é importante. Nesse sentido, evidências indicam que a aquisição de habilidade (e não apenas para uso) requer treinamento. Exemplificando, ratos com lesões unilaterais no córtex motor requerido para a execução de movimentos de alcance habilidosos mostraram aumentos das áreas corticais relacionadas, ao contrário dos ratos que faziam movimentos sem habilidade. Similarmente, seres humanos treinados para executar movimentos habilidosos com o tornozelo apresentaram excitabilidade corticospinal, ao contrário dos participantes do estudo que foram treinados para executar movimentos de tornozelo repetidos e não habilidosos.

Princípio 4: a repetição é importante. O número de repetições necessárias para produzir alterações detectáveis no encéfalo é significativamente maior do que o número de repetições necessárias para produzir alterações comportamentais. Isto foi demonstrado em experimentos realizados com ratos, nos quais ocorreram alterações comportamentais no início do treino, mas foram necessários vários dias de exercício para que a força e o número de sinapses mudassem.

Princípio 5: a intensidade é importante. Além da repetição, a intensidade do estímulo é importante. De fato, a estimulação de baixa intensidade na verdade pode resultar em enfraquecimento das respostas sinápticas (DLD), enquanto a estimulação de alta intensidade pode fortalecer as respostas (PLD). Entretanto, existe um obstáculo: é preciso haver equilíbrio entre uma intensidade que seja suficiente para resultar em neuroplasticidade sem usar uma intensidade que seja suficiente para causar danos adicionais ao sistema nervoso.

Princípio 6: o momento é importante. Esse princípio envolve vários aspectos relevantes. Em primeiro lugar, é importante lembrar que a lesão encefálica é um processo e não um evento isolado. Recorde do exposto no Capítulo 25 que ocorre uma série inteira de eventos que vão de alterações moleculares, passando por alterações celulares até alterações estruturais. Assim como existem períodos críticos durante o desenvolvimento, é possível que existam períodos críticos durante a restauração da função após a lesão encefálica. Quando a atividade intensa é iniciada muito precocemente, pode ser destrutiva em vez de construtiva. E quando a atividade intensa é introduzida tarde demais, é possível que o período crítico já tenha passado.

Princípio 7: a ênfase é importante. É importante que as intervenções tenham significado para poderem promover alterações no sistema nervoso. Há muito tempo, sabe-se que a emoção modula a força da consolidação da memória. De modo semelhante, experimentos que empregam modelos de experimentação animal mostram que a motivação e a atenção são necessárias para que as estratégias de reabilitação efetuem alterações.

Princípio 8: a idade é importante. Está claro que o encéfalo mais novo é mais plástico do que o encéfalo mais velho.

Princípio 9: transferência. A transferência se refere à habilidade de um conjunto de circuitos neuronais promover plasticidade concomitante ou subsequente. Exemplificando, sabe-se que o treinamento para execução de tarefa que requer o movimento preciso de um dedo leva a uma excitabilidade corticospinal aumentada, com expansão das áreas corticais que representam os músculos da mão. Foi demonstrado que a aplicação repetitiva de EMT sobre o córtex motor ao mesmo tempo em que uma tarefa é executada pode melhorar a aquisição da habilidade. Esse conceito foi aplicado ao retreinamento motor após o AVE e também está sendo explorado no tratamento da depressão.

Princípio 10: interferência. A interferência se refere ao conceito de que a plasticidade junto a um dado circuito neural pode interferir ou prevenir a expressão de nova plasticidade junto ao mesmo circuito. Nesse sentido, a reabilitação que beneficia uma habilidade pode, de fato, ser prejudicial para outra. Exemplificando, os roedores treinados na execução de uma tarefa de aprendizado espacial mostram que a saturação da potenciação sináptica junto ao hipocampo compromete o aprendizado subsequente. Do mesmo modo, foi constatado que ratos treinados para usar o membro ipsilateral após uma lesão cortical unilateral apresentam uso reduzido do antebraço comprometido. Isso é particularmente relevante para determinar quando e até onde é apropriado retreinar os pacientes para compensar os efeitos de um AVE.

Embora esses achados sejam atraentes, ainda há muito a aprender para que se possa saber quais são as estratégias de intervenção mais efetivas para conduzir o sistema nervoso e as alterações comportamentais na função motora após o dano ao sistema nervoso. É necessário, por exemplo, identificar os pacientes aos quais essas estratégias deveriam ser aplicadas. Além disso, é importante determinar o momento em que a intervenção deve ocorrer e as estratégias mais apropriadas, com base na natureza e no grau de lesão. Por fim, ainda falta um longo caminho a ser percorrido no que se refere ao conhecimento da relação existente entre as alterações comportamentais e corticais subjacentes às alterações funcionais.

RESUMO

Este capítulo sobre neuroplasticidade explora observações há muito sustentadas, bem como constructos e teorias emergentes relacionadas a essa área crítica da neurociência. O capítulo começou com a discussão da neuroplasticidade desde as células até os organismos como um todo, contrastando a recuperação neural com a compensação neural. Em seguida, foram consideradas evidências da plasticidade cortical, incluindo os períodos críticos durante o desenvolvimento, a partir de experimentos clássicos relacionados com as colunas de dominância ocular e também com o desenvolvimento da linguagem. A atenção foi então voltada para a plasticidade de mapa, incluindo a plasticidade adaptativa apropriada e a plasticidade mal-adaptativa, evidenciada pela dor em membro fantasma.

A partir dos princípios apresentados na primeira parte deste capítulo, o foco foi direcionado para os experimentos mais recentes relacionados com a recuperação após o dano cerebral, destacando a recuperação após o AVE. Por fim, o texto foi aprofundado com algumas das investigações recentes e atraentes sobre o papel do exercício na facilitação das alterações plásticas no sistema nervoso. Nesse ponto, nós nos baseamos em informações obtidas com experimentos que empregaram modelos de experimentação animal e participação de seres humanos. Essa área de investigação está apenas começando a florescer e, ao longo da próxima década, terá o potencial de mudar radicalmente as abordagens de intervenção física.

ATIVIDADES PARA ESTUDO

1. Kenzo Kobyashi é um adolescente de 15 anos de idade que sofreu lesão medular torácica incompleta acompanhada de lesão cerebral traumática. Imediatamente após a lesão, ele entrou em choque espinal e atingiu inicialmente 14 pontos na escala de coma de Glasgow. Agora, ele está suficientemente recuperado para ser transferido para a clínica de reabilitação em que você trabalha. Você está usando treinamento em esteira com sustentação do peso corporal como uma parte de sua estratégia de intervenção.
   a. Reveja choque espinal (ver Cap. 11) e explique as implicações dessa condição, com relação à condição inicial de Kenzo.
   b. Considere agora a diásquise (ver Cap. 25) e explique seu papel na condição inicial do paciente.
   c. Considerando o choque espinal inicial e a diásquise, explique por que você está submetendo Kenzo ao treinamento em esteira com sustentação do peso corporal.
   d. Quais mecanismos salientam a possibilidade de o treinamento em esteira com sustentação do corpo levar à recuperação neural?
   e. Quais princípios de neuroplasticidade e recuperação o guiarão no uso do treinamento em esteira com sustentação do peso corporal e outras estratégias de intervenção?
2. Charles Young sofreu um AVE que resultou em uma lesão relativamente branda no hemisfério esquerdo. Ele apresenta certo grau de movimento na mão direi-

ta (que é sua mão dominante), mas não tem controle suficiente para usá-la de modo funcional. Ele apresenta afasia leve.
   a. Quais prováveis eventos neurofisiológicos se seguem a uma lesão encefálica, independentemente de o paciente receber ou não terapia de reabilitação?
   b. Discuta como as regiões hemisféricas ipsilateral e contralateral estão envolvidas na recuperação das funções da mão e de linguagem.
   c. Você esperaria que o sr. Young fosse beneficiado pela terapia por contenção induzida (TCI)? Por quê?
   d. Qual é a relação existente entre TCI e neuroplasticidade?
   e. Você esperaria que a TCI fosse benéfica para um paciente que tivesse sofrido AVE grave e que não apresentasse movimento de antebraço nem de mão?

BIBLIOGRAFIA

Bavelier, D., and Neville, H. J. Cross-modal plasticity: Where and how? Nature Rev 3:443–452, 2002.

Beck, H., Goussakov, I. V., Lie, A., et al. Synaptic plasticity in the human dentate gyrus. J Neurosci 20:7080–7086, 2000.

Behrman, A. L., Bowden, M. G., and Nair, P. M. Neuroplasticity after spinal cord injury and training: An emerging paradigm shift in rehabilita-tion and walking recovery. Phys Ther 86:1406–1425, 2006.

Bengtsson, S. L., Nagy, Z., Skare, S., et al. Extensive piano practicing has regionally specific effects on white matter development. Nature Neurosci 8:1148–1150, 2005.

Birbaumer, N., Lutzenberger, W., Montoya, P., et al. Effects of regional anesthesia on phantom limb pain are mirrored in changes in cortical reorganization. J Neurosci 17:5503–5508, 1997.

Bronshtein, A. I., and Petrova, E. P. The auditory analyzer in young infants. In: Brackbill, Y. and Thompson, G., eds. Behavior in Infancy and Early Childhood. Free Press, New York, 1967.

Buccino, G., Solodkin, A., and Small, S. L. Functions of the mirror neuron system: Implications for neurorehabilitation. Cog Behav Neurol 19:55–63, 2006.

Butefisch, C. M., Kleiser, R., Korber, B., et al. Recruitment of contralesional motor cortex in stroke patients with recovery of hand function. Neurology 64:1067–1069, 2005.

Carmichael, S. T. Cellular and molecular mechanisms of neural repair after stroke: Making waves. Ann Neurol 59:735–742, 2006.

Chen, R., Cohen, L. G., and Hallet, M. Nervous system reorganization following injury. Neuroscience 111:761–773, 2002.

Cooke, S. F., and Bliss, T. V. P. Plasticity in the human central nervous system. Brain 129:1659–1673, 2006.

Dimyan, M. A., and Cohen, L. G. Neuroplasticity in the context of motor rehabilitation after stroke. Nat Rev Neurol 7:76–85, 2011.

Dimyan, M. A., and Cohen, L. G. Contribution of transcranial magnetic stimulation to the understanding of mechanisms of functional recovery after stroke. Neurorehabil Neural Repair 24:125–135, 2011.

Dipietro, L., Krebs, H. I., Fasoli, S. E., et al. Changing motor synergies in chronic stroke. J Neurophysiol 98:757–768, 2007.

Erickson, K. I., Voss, M. W., Prakash, R. S., et al. Exercise training increases size of hippocampus and improves memory. Proc Nat Acad Sci 108:3017–3022, 2011.

Finan, P. H., Zautra, A. J., Davis, M. C., et al. Genetic influences on the dynamics of pain and affect in fibromyalgia. Health Psychol 29:134, 2010.

Flor, H. Phantom-limb pain: Characteristic, causes, and treatment. Lancet Neurol 1:182–289, 2002.

Flor, H., Elbert, T., Knecht, S., et al. Phantom-limb pain as a perceptual correlate of cortical reorganization following arm amputation. Nature 375:482–484, 1995.

Gaser, C., and Schlaug, G. Brain structures differ between musicians and non-musicians. J Neurosci 23:9240–9245, 2003.

Grafton, S. T. Doing more with less: The plight of the failing hippocampus. Ann Neurol 56:7–9, 2004.

Grasso, R., Ivanenko, Y. P., Zago, M., et al. Distributed plasticity of locomotor pattern generators in spinal cord injured patients. Brain 127:1019–1024, 2004.

Hlustik, P., and Mayer, M. Paretic hand in stroke: From motor cortical plasticity research to rehabilitation. Cog Behav Neurol 19:34–40, 2006.

Hubel, D. H., and Weisel, T. N. Receptive fields and functional architecture of monkey striate cortex. J Physiol (Lond) 195:215, 1968.

Hubel, D. H., and Weisel, T. N. Laminar and columnar distribution of geniculocortical fibers in the macaque monkey. J Comp Neurol 146:421, 1972.

Hubel, D. H., and Wiesel, T. N. Functional architecture of macaque monkey visual cortex. Proc R Soc Lond B 198:1–59, 1977.

Hubel, D. H., Wiesel, T. N., and LeVay, S. Plasticity of ocular dominance columns in monkey striate cortex. Phil Trans R Soc Lond B 278:377, 1977.

Jenkins, W. M., Merzenich, M. M., Ochs, M. T., and Guic-Robles, E. Functional reorganization of primary somatosensory cortex in adult owl monkeys after behaviorally controlled tactile stimulation. J Neurophysiol 63:82–104, 1990.

Karni, A., Meyer, G., Jezzard, P., et al. Functional MRI evidence for adult motor cortex plasticity during motor skill learning. Nature 377:155–158, 1995.

Kleim, J. A., and Jones, T. A. Principles of experience-dependent neural plasticity: Implications for rehabilitation af-

ter brain damage. J Speech, Lang, Hear Res 51:S225–S239, 2008.

LeVay, S., Connolly, M., Houde, H., et al. The complete pattern of ocular dominance stripes in the striate cortex and visual field of the macaque monkey. J Neurosci 5:486, 1985.

LeVay, S., Wiesel, T. N., and Hubel, D. H. The develop-ment of ocular dominance columns in normal and visually deprived monkeys. J Comp Neurol 191:1, 1980.

Merzenich, M. M., Nelson, R. J., Stryker, M. P., Cynader, M. S., and Schoppman, A. Somatosensory cortical map changes following digit amputation in adult monkeys. J Comp Neurol 224:591–605, 1984.

Nudo, R. J., and Milliken, G. W. Reorganization of movement representations in primary motor cortex following focal ischemic infarcts in adult squirrel monkeys. J Neurophysiol 75:2144–2149, 1996.

O'Dell, S. J., Gross, N. B., Fricks, A. N., Casiano, B. D., Nguyen, T. B., and Marshall, J. F. Running wheel exercise enhances recovery from nigrostriatal dopamine injury without inducing neuroprotection. Neuroscience 144:1141–1151, 2007.

Pearson-Fuhrhop, K. M., and Cramer, S. C. Genetic influences on neural plasticity. PMR 2:S227–S240, 2010.

Petzinger, G. M., Fisher, B. E., Van Leeuwen, J. E., et al. Enhancing neuroplasticity in the basal ganglia: The role of exercise in Parkinson's disease. Mov Disord. 25(Suppl 1):S141–5, 2010.

Pothokos, K., Kurz, M. J., and Lau, Y. S. Restorative effect of endurance exercise in the chronic mouse model of Parkinson's disease with severe neurodegeneration. EMC Neuroscience 10:6, 2009.

Ramachandran, V. S. Behavioral and magnetoencephalographic correlates of plasticity in the adult human brain. Proc Natl Acad Sci USA 90:10413–10420, 1993.

Ramachandran, V. S., and Rogers-Ramachandran, D. Synaesthesia in phantom limbs induced with mirrors. Proc Biol Sci 263:377–386, 1996.

Rhyu, I. J., Bytheway, J. A., Kohler, S. J., et al. Effects of aerobic exercise training on cognitive function and cortical vascularity in monkeys. Neuroscience 167(4):1239–1248, 2010.

Sacks, O. A neurologist's notebook: Stereo Sue. The New Yorker, June 19, 2006, pp. 64–73.

Särkämö, T., Tervaniemi, M., Laitinen, S., et al. Music listening enhances cognitive recovery and mood after middle cerebral artery stroke. Brain 131:866–876, 2008.

Saur, D., Lange, R., Baumgaertner, A., et al. Dynamics of language reorganization after stroke. Brain 129:1371–1384, 2006.

Small, S. L. Therapeutics in cognitive and behavioral neurology. Ann Neurol 56:5–7, 2004.

Sutoo, D., and Akiyama, K. Regulation of brain function by exercise. Neurobiol Dis 13(1):1–14, 2003.

Tillerson, J. L., Caudic, W. M., Reveon, M. E., and Miller, G. W. Exercise induces behavioral recovery and attenuates neurochemical deficits in rodent models of Parkinson's disease. Neuroscience 119:899–911, 2003.

Tsao, J. W., et al. Mirror therapy for phantom limb pain. N Engl J Med 357:2206–2207, 2007.

Warraich, Z., and Kleim, J. A. Neural plasticity: The biological substrate for neurorehabilitation. PMR 2:S208–S219, 2010.

Weisel, T. N., and Hubel, D. H. Comparison of the effects of unilateral and bilateral eye closure in cortical unit responses in kittens. J Neurophysiol. 28:1029–1040, 1965.

Wolf, S. L., Winstein, C. J., Miller, J. P., et al. Effect of constraint-induced movement therapy on upper extremity function 3 to 9 months after stroke. The EXCITE randomized clinical trial. JAMA 296;2095–2104, 2006.

Wolpaw, J. R. Treadmill training after spinal cord injury. Neurology 66:466–467, 2006.

Yunnus, M. B. Fibromyalgia and overlapping disorders: The unifying concept of central sensitivity syndromes. Semin Arthritis Rheum 36:339, 2007.

Zacks, J. M., Michelon, P., Vettel, J. M., and Ojemann, J. G. Functional reorganization of spatial transformations after a parietal lesion. Neurology 63:287–292, 2004.

Zigmond, M., and Smeyne, R. J. Foreword: Exercise and the brain. Brain Res 1341:1–2, 2010.

APÊNDICE
Respostas às aplicações

Capítulo 1

1. Consulte a Figura 1.18 para identificar o sulco limitante, placa alar, placa basal e células da crista neural.
2. Consulte a Figura 1.22 para fazer um diagrama da representação do corte transversal da medula espinal embrionária na sexta semana do desenvolvimento.
3. Consulte a Figura 1.11. No que se refere à relação com a informação sensorial e motora, na medula espinal do adulto, as raízes e os núcleos sensoriais estão localizados na porção dorsal da medula espinal, e as raízes e os núcleos motores estão localizados na porção ventral.
4. Consulte a Figura 1.23 para fazer o diagrama da representação do corte transversal do bulbo de adulto. Note que, no bulbo adulto, os núcleos do nervo craniano sensorial estão localizados lateralmente em relação ao sulco limitante, enquanto os núcleos do nervo craniano motor estão localizados medialmente em relação ao sulco limitante.

Capítulo 2

1. Os alunos precisarão de: Figura 2.6 e Tabela 2.1 do Capítulo 2, martelos de reflexo, cotonetes de algodão e alfinetes.
2. A ínsula está encravada nas profundezas da fissura lateral, escondida por partes dos lobos frontal, parietal e temporal e pelo sistema límbico.
3. O círculo arterial do cérebro é um polígono arterial que pode ser capaz de fornecer uma circulação colateral efetiva em casos de obstrução de uma das artérias carótidas internas (de localização cervical). É formado pelas artérias cerebrais anteriores bilaterais, artérias comunicantes posteriores, artérias carótidas internas, artérias cerebrais posteriores e por uma única artéria comunicante anterior. Se um vaso for obstruído, o círculo arterial do cérebro poderá proporcionar uma circulação colateral, prevenindo o dano neurológico. Ver Figura 2.29.

Capítulo 3

1. Os oligodendrócitos e células de Schwann são células gliais que formam e mantêm as bainhas de mielina dos axônios. As bainhas mielinizadas são interrompidas por intervalos periódicos, onde há concentração de canais iônicos e propagação de potenciais de ação. Esses intervalos, chamados de nódulos de Ranvier, aumentam a velocidade de condução. Os oligodendrócitos são encontrados no SNC, enquanto as células de Schwann estão presentes no SNP. Um único oligodendrócito confere mielinização a 7-70 neurônios do SNC. Em contraste, cada segmento de mielina no SNP é composto por uma única célula de Schwann. Portanto, muitas células de Schwann são necessárias para mielinizar um único axônio. A desmielinização diminui a velocidade de condução, pois promove perda de isolamento. A esclerose múltipla é um exemplo de doença desmielinizante do SNC, enquanto a polirradiculoneuropatia desmielinizante inflamatória aguda (também conhecida como síndrome de Guillian Barré) exemplifica uma doença desmielinizante do SNP.
2. As células gliais atuam como células de suporte para neurônios. Muitas das funções das células gliais requerem números aumentados destas. Exemplificando, em resposta à lesão do sistema nervoso, os astrócitos (um tipo de célula glial) aumentam em tamanho e em número. Essas células podem ser substituídas quando ou se forem destruídas. Entretanto, a capacidade dessas células de se dividir e proliferar também as torna uma fonte primária de tumores intrínsecos do SNC.
3. Acredita-se que o vírus do herpes simples invade o SNP via nervo trigêmeo e é transportado para o gânglio sensorial do nervo via sistema de transporte axoplásmico retrógrado. Ao ganhar acesso ao sistema nervoso, o vírus do herpes simples passa a residir na forma latente junto ao gânglio sensorial do nervo trigêmeo. Ao ser reativado, o vírus se dissemina ao longo dos axônios do trigêmeo para dentro do encéfalo.

Os axônios do trigêmeo inervam a pia-máter e a camada aracnoide das meninges nas fossas anterior e média do crânio (ver Cap. 13). Essa inervação explica o padrão de distribuição característico das lesões necróticas hemorrágicas nos lobos temporais inferior e medial, bem como na parte orbitomedial dos lobos frontais. Note que a encefalite aguda é discutida com mais detalhes no Capítulo 25.

Capítulo 4

1. Descoberto na década de 1800, o *Clostridium botulinum* (bactéria patogênica que produz a toxina botulínica) era conhecido como "veneno da linguiça", por estar ligado à manipulação inadequada dos derivados de carne bovina. A toxina botulínica, causadora de botulismo ou intoxicação alimentar, bloqueia a liberação de acetilcolina (Ach) na junção neuromuscular. Um dos primeiros usos dessa toxina foi no tratamento do estrabismo. Entre os usos médicos atuais, estão o tratamento da distonia e espasticidade. Conhecida comercialmente como "Botox", a toxina de *Clostridium* também é usada com finalidade cosmética para minimizar rugas temporariamente.

2. Ver as Figuras 4.21, 4.22, 4.23 e 4.24. A transmissão sináptica química é composta por cinco etapas distintas: síntese, armazenamento, liberação, interação com receptor e inativação. O cloridrato de clordiazepóxido, prescrito para pacientes com ansiedade, altera a interação transmissor-receptor aumentando a frequência de abertura dos canais de Cl^- regulados por GABA. O sulfato de fenelzina é um inibidor de monoamina oxidase (MAO) que, como tal, aumenta a disponibilidade do neurotransmissor. MAOs podem ser prescritos para casos de depressão. O cloridrato de sertralina, também prescrito para depressão, bloqueia seletivamente a recaptação da serotonina e, assim, interfere na inativação.

3. a. A bainha de mielina dos axônios no SNC é um dos sítios neuroanatômicos primários de disfunção na esclerose múltipla. Com a destruição da bainha de mielina, a condução axônica se torna mais lenta do que em um neurônio saudável. Note que o axônio também pode ser danificado, e então pode haver morte da célula neuronal. Por fim, é preciso notar que a esclerose múltipla também afeta a substância cinzenta.

   b. A temperatura alta é um fator agravante em pacientes com esclerose múltipla, porque a confiabilidade da condução nas fibras amielínicas já está diminuída. À medida que a temperatura aumenta, os canais iônicos presentes na membrana axônica se abrem e fecham mais rápido. Isso significa que o potencial de ação acontece mais rapidamente, de modo que menos corrente é gerada em qualquer região do axônio. A diminuição da corrente disponível diminui o fator segurança. Quando essa redução da condução temperatura-dependente for somada à redução da condução já existente doença-dependente, a condução dos potenciais de ação poderá falhar. Por consequência do comprometimento prévio da bainha de mielina, a elevação da temperatura durante o banho pode retardar a condução suficientemente para causar uma alteração na visão da paciente.

Capítulo 5

1. a. A fraqueza dos músculos isquiotibiais e gastrocnêmio esquerdo, assim como a perda do reflexo aquileu e a distribuição das perdas sensoriais, aliadas ao diagnóstico de disco vertebral herniado, sugerem, em conjunto, o dano à raiz nervosa de L5-S1 à esquerda.

   b. Considerando que as raízes nervosas saem abaixo da vértebra nessa região da medula espinal, a provável herniação está localizada entre L4 e L5. Note que essa é uma localização frequente de herniação discal.

2. a. O dano ao trato corticospinal, se completo, produz perda da capacidade de movimento voluntário. Isso é referido como paralisia. A destruição de motoneurônios inferiores (MNI) que suprem um músculo também produz paralisia.

   b. O trato espinotalâmico (TET) está envolvido com a percepção da dor e temperatura, enquanto as colunas dorsais estão associadas com o toque discriminativo e sentido de posição. Considerando os sintomas da paciente, parece que o trato espinotalâmico foi danificado, porém as colunas dorsais foram preservadas.

   c. A porção ventral da medula espinal foi bilateralmente danificada em T12. O dano bilateral aos tratos espinotalâmicos ascendentes explica as respostas bilaterais diminuídas de Maria à dor e à temperatura. O dano aos tratos corticospinais descendentes explica suas perdas motoras bilaterais. Esses tratos estão localizados na medula espinal ventral. As porções ventrais da medula espinal torácica e lombossacral são vascularizadas pelos ramos da aorta abdominal. Essa perda da sensibilidade à dor e à temperatura, bem como da função motora, corresponde ao envolvimento dos ramos da aorta abdominal. Em contraste, as artérias espinais posteriores vascularizam a medula espinal posterior. Maria apresentou respostas normais e precisas ao toque leve e sentido de posição. Isso sugere que as artérias espinais posteriores aparentemente foram poupadas em T12, preservando assim as colunas dorsais.

Capítulo 6

1. a. O dano ao TET ascendente ou suas projeções poderia resultar em perda e/ou alteração da percepção da dor e da temperatura. Isso inclui o dano aos aferentes primários, aos tratos ascendentes longos da medula espinal e tronco encefálico, aos núcleos retransmissores talâmicos, às projeções corticais ou ao córtex somatossensorial do lobo parietal.

   b. Os problemas apresentados pela sra. Jeffries são característicos da síndrome da dor talâmica, por consequência da descrição de dor incessante combinada a disestesia e ataxia. Essa síndrome é tipicamente causada por lesões vasculares. Os pequenos ramos penetrantes das artérias cerebrais posteriores nutrem a maior parte do tálamo. A obstrução dessas artérias pode resultar em síndrome talâmica.

   c. As lesões estão situadas à esquerda, contralateralmente aos sintomas.

2. a. Um astrocitoma é um tumor que se desenvolve a partir dos astrócitos. (Lembre do Cap. 3 que as células gliais mantêm sua capacidade mitótica e, portanto, podem proliferar de modo inadequado.)

   b. Os astrocitomas são uma forma comum de tumor encefálico em crianças. O prognóstico depende do tipo, localização, oportunidade e sucesso do tratamento.

   c. O vestibulocerebelo está envolvido na regulação do equilíbrio e movimentos oculares. A dificuldade de Jacquelyn para focar, a presença de nistagmo de olhar fixo e seus problemas de equilíbrio são, portanto, atribuíveis aos danos do vestibulocerebelo. O espinocerebelo recebe estímulos da medula espinal. A base aumentada de sustentação e a marcha cambaleante de Jacquelyn são sintomas típicos de dano espinocerebelar. O cerebrocerebelo está envolvido com o movimento habilidoso e a cognição. A dificuldade de Jacquelyn para carregar objetos enquanto caminha sugere dificuldades de planejamento motor, que podem ser atribuídas ao dano ao cerebrocerebelo.

Capítulo 7

1. a. O sr. Brown estava tendo problemas de fala e entendimento da linguagem. Os problemas de fala (diminuição da fluência) indicam afasia motora; a dificuldade de compreensão indica afasia sensorial. Assim, o sr. Brown apresentava uma combinação de afasia motora e sensorial. Note que essa condição é referida como afasia global e é discutida em profundidade nos Capítulos 22 e 24.

   b. As perdas sensoriais e motoras do sr. Brown eram do lado direito, indicando dano no hemisfério esquerdo. Além disso, ele apresentava déficits de linguagem. Para a vasta maioria dos seres humanos, as faculdades de linguagem são mediadas pelo hemisfério cerebral esquerdo. Assim, nós podemos assumir com segurança que as lesões do sr. Brown estavam no hemisfério esquerdo. A perda motora e a afasia motora indicam que as lesões envolvem o lobo frontal, enquanto a perda somatossensorial e a afasia sensorial indicam que as lesões envolvem o lobo parietal. Assim, o sr. Brown aparentemente sofreu amplas lesões que incluem os lobos parietal e frontal esquerdo. Especificamente, o sr. Brown parece ter sofrido dano nas áreas de Brodmann 3, 1, 2, 39, 40, 4, 44 e 45.

2. a. A srta. Andrews compreende totalmente a linguagem, mas tem dificuldade para produzir as palavras corretas. Seu problema estava relacionado com a fluência. Os problemas de fala (diminuição da fluência) são denominados afasia de Broca ou afasia motora.

   b. Os déficits de linguagem da srta. Andrews indicam que suas lesões estão na área de Broca, que corresponde às áreas de Brodmann 44 e 45 no hemisfério dominante (ver Tab. 7.2). Além disso, ela apresentava enfraquecimento do braço direito. A área de Broca e a representação motora do braço estão lateralmente localizadas no lobo frontal. As lesões da srta. Andrews envolvem as áreas motoras do lobo frontal lateral esquerdo.

3. O sr. Brown apresenta vários fatores de risco de acidente vascular encefálico (AVE), incluindo sua idade, hipertensão, diabetes melito e hipercolesterolemia. A srta. Andrews, embora não tivesse comorbidades, apresentava fatores de risco sociais e de estilo de vida, como tabagismo, consumo de bebidas alcoólicas e estresse. Tanto o sr. Brown como a srta. Andrews apresentam fatores de risco que podem ser modificados com alterações no estilo de vida, dieta e exercícios.

Capítulo 8

1. Quando o dano é *rostral* à decussação, a função motora é afetada no lado contralateral às lesões. Se o dano for *caudal* à decussação, a função motora será afetada no lado ipsilateral em relação às lesões.

2. a. A perda de cinestesia e sensibilidade à vibração observadas na perna direita e no tronco de Chris indicam que houve dano à coluna dorsal direita. Sua perda de sensibilidade à dor e à temperatura na perna esquerda e no tronco indica que houve dano no TET direito.

   b. Podemos assumir que a lesão ocorreu nos níveis C8-T1 da medula espinal porque Chris apresenta atrofia dos músculos intrínsecos da mão direita, indicando a ocorrência de dano em motoneurônio inferior, que pode ocorrer em caso de dano ao corpo celular ou ao próprio nervo. Conforme veremos nas respostas de outras perguntas, podemos excluir a hipótese de dano em nervo periférico por causa de outros sintomas concomitantes. Além disso, Chris perdeu totalmente a sensibilidade cutânea ao longo de uma faixa que se estende por todo o lado ulnar do braço direito. Isso também indica a ocorrência de dano em C8-T1.

c. A metade direita da medula espinal de Chris foi lesionada. Ao nível das lesões, Chris exibe atrofia dos músculos intrínsecos da *mão direita*. A atrofia é um sinal de MNI. Os MNIs saem da medula espinal e inervam músculos no lado ipsilateral. Por esse motivo, a atrofia de lado direito indica que as lesões ocorreram no lado direito. Há perda total da sensibilidade cutânea ao longo de uma faixa que se estende pelo lado ulnar do braço direito, indicando novamente que o dano ocorreu no lado direito. Abaixo das lesões, ele apresenta paresia espástica à direita, com reflexos de percussão do joelho exagerados. A paresia espástica à direita indica dano ao trato descendente da direita. Quaisquer lesões que ocorram caudalmente à decussação piramidal (na medula) resultam em sintomas ipsilaterais. Assim, a paresia espástica de lado direito também indica que as lesões ocorreram no lado direito. Ele sofreu perda de cinestesia e da sensibilidade à vibração no lado direito, além de perda da sensibilidade à dor e à temperatura abaixo de C8-T1 (nível das lesões) no lado esquerdo. A perda de cinestesia e da sensibilidade à vibração indica dano às colunas dorsais, estas ascendem pelo lado ipsilateral da medula espinal até decussarem ao nível do bulbo. Sendo assim, o dano nas colunas dorsais da medula espinal também resulta em sintomas ipsilaterais às lesões. Por fim, houve perda da sensibilidade à dor e à temperatura em toda a metade esquerda do corpo, ao nível da terceira costela. A sensibilidade à dor e à temperatura é transmitida pelo trato espinotalâmico (TET). Lembre que o TET decussa na medula espinal, próximo ao nível em que os neurônios sensoriais entram na medula. Dessa forma, o TET ascende pela *medula contralateral*; em consequência, o dano ao trato ascendente resulta em sintomas contralaterais às lesões. Os sintomas afetam a transmissão das informações sobre dor e temperatura que entraram na medula caudalmente às lesões (i. e., membros inferiores e tronco).

d. Os nervos espinais que inervam a perna surgem dos corpos celulares localizados na substância cinzenta ventral da medula espinal lombar. Dessa forma, uma lesão a essas estruturas resultaria em sintomas de motoneurônio inferior (MNI) na perna, com a manifestação de sintomas específicos, dependendo do nível da lesão. Chris apresenta paresia espástica de músculos de membro inferior – um sinal de motoneurônio superior (MNS) que indica dano ao trato espinal descendente. Ele não apresenta sinais de MNI para o membro inferior. Lembre, porém, que ele apresenta sinais de MNI para membro superior ao nível das lesões.

Capítulo 9

1. a. O trato espinotalâmico (TET) transmite informações sobre dor e temperatura.

b. As fibras aferentes primárias de pequeno diâmetro e pouco mielinizadas entram no fascículo dorsal, onde podem ascender ou descender por até três segmentos. Em seguida, fazem sinapse nos corpos celulares do corno dorsal da medula espinal junto às lâminas de Rexed I/II. Os axônios dos neurônios de segunda ordem decussam na comissura branca anterior e, em seguida, ascendem pela medula espinal no fascículo anterolateral contralateral. Os neurônios de segunda ordem se projetam para o núcleo ventral posterior (VPL) do tálamo, onde fazem sinapse com neurônios de terceira ordem. Estes últimos se projetam do VPL para o giro pós-central do lobo parietal. Por causa da decussação, as fibras que atendem às sensações de dor e temperatura fazem sinapse no VPL e no giro pós-central *contralateral* ao membro em que a experiência de dor e temperatura surgiram.

c. As lesões isoladas que poderiam causar esses sintomas estão em um ponto onde decussam os TETs da direita e da esquerda. Esse ponto está na comissura branca anterior, em níveis cervicais inferiores da medula espinal, incluindo especificamente C4/5 a C8/T1. O dano a essa área da medula espinal poderia ser resultante de uma condição referida como siringomielia, que pode ser confirmada por RM.

d. A Figura 11.20 traz uma representação que ilustra lesões similares às lesões de Jason.

2. a. O dano ao sistema da coluna dorsal-lemnisco medial (CD-LM) resulta em déficits de cinestesia, estereognose, grafestesia, direção do estímulo tátil e vibração. O dano ao TET resulta em déficits de dor rápida, temperatura, toque leve e alguns toques discriminativos.

b. i. Perda de sensibilidade da CD-LM e do TET na distribuição do nervo radial direito.

ii. Perda de sensibilidade da CD-LM e do TET no dermátomo C6 direito.

iii. Perda de sensibilidade da CD-LM no lado direito, no dermátomo C5 e abaixo deste.

iv. Perda de sensibilidade do TET no lado esquerdo, abaixo do dermátomo C5.

v. Perda de sensibilidade do TET, bilateralmente, abaixo do dermátomo C5.

vi. Perda de sensibilidade da CD-LM e do TET no lado esquerdo do corpo.

vii. Perda de sensibilidade da CD-LM e do TET no lado esquerdo do corpo e da cabeça.

Capítulo 10

1. a. A poliomielite é uma infecção aguda que ataca as células do corno ventral da medula espinal.

   b. A substância cinzenta ventral é constituída por corpos celulares de motoneurônios inferiores α. As lesões do corno ventral resultarão em sintomas de motoneurônio inferior (MNI). Esse tipo de lesão não resulta em sinais de motoneurônios superiores (MNS), que estão associados com lesões dos tratos motores descendentes que conectam os tratos descendentes ao MNI α.

   c. A poliomielite é classificada como uma doença de motoneurônio neurogênica, porque afeta os corpos celulares de MNI. Os distúrbios miopáticos, em contraste, afetam o próprio músculo.

   d. Não há nenhum padrão estabelecido quanto a qual MNI α será afetado pelo vírus da pólio. De modo geral, a gravidade da infecção, aliada ao número de células infectadas do corno anterior, irá predizer a variabilidade e gravidade do envolvimento muscular.

   e. Uma medida de prevenção é o melhor tratamento. A vacina contra poliomielite, desenvolvida na metade da década de 1950, praticamente erradicou a pólio nos EUA. O agente causador da poliomielite é um enterovírus disseminado primariamente por via fecal-oral. Sendo assim, a lavagem adequada das mãos também é recomendada para prevenir a disseminação por indivíduos infectados. Durante a infecção aguda, o tratamento é instituído para proporcionar segurança e conforto ao paciente. Se os nervos associados aos músculos da respiração forem afetados, poderá haver necessidade de ventilação mecânica. Para proporcionar conforto, os tratamentos podem incluir administração de analgésicos para a dor, fornecimento de líquidos e repouso no leito. Uma vez iniciado o curso da infecção, a fisioterapia é indicada para restaurar a força muscular e melhorar a função, apesar da fraqueza remanescente.

   f. O brotamento colateral é o processo pelo qual os MNIs preservados formam ramos colaterais para os músculos que perderam suas inervações originais. Esse brotamento é induzido pela desnervação causada pela infecção. Os ramos colaterais resultantes inervam músculos que eram previamente inervados pelos MNIs afetados pela pólio. O brotamento colateral não resulta tipicamente na reinervação completa dos músculos afetados. Isso também contribui para o padrão variável de recuperação da força muscular em indivíduos que tiveram pólio.

   g. A síndrome pós-pólio ocorre em 20-30 anos ou mais após a doença paralítica aguda. É caracterizada pela piora do enfraquecimento que, por sua vez, pode causar perda de função adicional. A síndrome pós-pólio ainda não é totalmente compreendida. No entanto, é atribuída em parte à perda de MNI que ocorre com o envelhecimento. Com o envelhecimento, os MNIs que formaram os ramos colaterais sofrem mudanças metabólicas e podem se tornar menos eficientes. Além disso, os músculos que eram reinervados pelos ramos colaterais não exibem um padrão tão robusto de inervações como normalmente ocorreria. Assim, se os neurônios que fornecem inervações colaterais morrerem em consequência do envelhecimento, os músculos afetados no processo de pólio talvez passem a apresentar inervação insuficiente para funcionarem de maneira eficiente.

2. a. Larry apresentava sinas de MNS e MNI. A hiper-reflexia é um sinal de MNS e as fasciculações são sinal de MNI. O enfraquecimento e a atrofia branda poderiam ser sinal de MNS ou MNI.

   b. A esclerose lateral amiotrófica (ELA) é um distúrbio em que há manifestação de sintomas de MNS e MNI.

   c. Os tratamentos para ELA são projetados para controlar os sintomas e melhorar a qualidade de vida. Acredita-se que o riluzol minimiza o dano aos motoneurônios diminuindo a liberação de glutamato, embora nenhum tratamento tenha comprovadamente freado a progressão do distúrbio. Nos estágios iniciais, a intervenção fisioterapêutica é importante para auxiliar o indivíduo a manter a amplitude de movimento articular e preservar a força ao máximo possível. À medida que o distúrbio evolui, a reabilitação é importante para maximizar a função, mesmo com a doença em curso, e prevenir os problemas associados à imobilidade e às complicações (p. ex., quedas). À medida que a ELA progride, o comprometimento respiratório é comum e, quando isso ocorre, pode haver indicação para suporte ventilatório.

   d. A ELA é uma doença neurológica degenerativa de progressão rápida que diminui a expectativa de vida. Espera-se que Larry viva cerca de cinco anos após receber o diagnóstico.

   e. No início do distúrbio, os profissionais de reabilitação podem atuar na prescrição de equipamento adaptativo para aumentar a mobilidade de Larry, ensinar técnicas de conservação de energia para minimizar a fadiga, e instituir um programa de exercícios projetado para manter a força muscular

720 Neurociência clínica e reabilitação

e a amplitude de movimentos, bem como aliviar a dor e a rigidez. O profissional de reabilitação também pode trabalhar com o paciente em casa e no ambiente de trabalho, a fim de melhorar a independência e segurança. Ao longo do curso da doença, os profissionais de reabilitação devem atuar na educação de Larry e de sua família acerca da ELA.

3. a. A miastenia grave é uma doença autoimune em que anticorpos se ligam e destroem os receptores de ACh da junção neuromuscular. Nesse distúrbio, o MNI gera o impulso nervoso que libera ACh na junção neuromuscular. A ACh atravessa a junção neuromuscular, mas há poucos receptores disponíveis para ligação (porque os anticorpos estão se ligando e destruindo os receptores). Como consequência, as contrações musculares são comprometidas.

b. Os tratamentos podem incluir uma combinação de medicações, imunoterapia e plasmaférese. Os tratamentos à base de anticolinesterase são prescritos para aumentar a quantidade de ACh presente na junção neuromuscular; a imunoterapia é prescrita para alterar a resposta imune; e a plasmaférese é usada para remover os anticorpos circulantes.

c. A reabilitação física não pode reverter a miastenia grave. Entretanto, um profissional de reabilitação pode exercer papel importante no tratamento do paciente com essa doença. Entre os exemplos de enfoque terapêutico, estão o esclarecimento sobre técnicas de conservação de energia, a adaptação da casa e do ambiente de trabalho, e o desenvolvimento de estratégias compensatórias para promoção de segurança e função.

Capítulo 11

1. O reflexo monossináptico ocorre em resposta a um golpe leve aplicado no tendão de um músculo com auxílio de um martelo de reflexo. O receptor desse reflexo é o fuso muscular, que constitui a terminação primária do neurônio aferente Ia. O aferente Ia faz sinapse diretamente no motoneurônio α no SNC (p. ex., corno anterior da medula espinal). Um exemplo é o reflexo da percussão do joelho (reflexo patelar). A Figura 11.5 ilustra esse reflexo.

2. O reflexo miotático inverso é um exemplo de reflexo polissináptico (ver Fig. 11.6). O receptor desse reflexo é o órgão tendinoso de Golgi. Diferentemente do reflexo monossináptico, a fibra aferente Ib faz sinapse em *interneurônios*, que então fazem sinapse no motoneurônio α.

3. a. Mais provavelmente, você desenvolverá uma reação abrupta e bastante rápida de retirada, em que erguerá rapidamente o pé direito. Ao mesmo tempo, você provavelmente apresentará uma forte reação de extensão do membro inferior esquerdo. Is-

so é referido como reflexo *flexor de retirada* e reflexo *de extensão cruzada.*

b. Essa resposta aos estímulos dolorosos começa com a excitação de nociceptores. Os aferentes primários envolvidos nessa resposta incluem as fibras A-Δ levemente mielinizadas, que fazem sinapse com múltiplos interneurônios. Esses interneurônios fazem sinapse com motoneurônios α no corno anterior da medula espinal. Ver exemplos nas Figuras 11.7 e 11.9.

4. a. A neuropatia periférica afeta os neurônios aferentes primários de todas as vias sensoriais, incluindo a CD-LM e o TET.

b. Isso dependerá da gravidade da neuropatia periférica. Se a neuropatia for leve, ela poderá apresentar uma resposta tardia ou diminuída. Entretanto, se a neuropatia for grave, de modo que a maioria dos neurônios somatossensoriais esteja destruída, ela não apresentará resposta.

c. Um indivíduo com neuropatia periférica pode não sentir estímulos sensoriais. Isso pode ser problemático, porque muitos estímulos desse tipo servem de alerta para um potencial dano tecidual. Ela deve calçar sapatos devidamente ajustados, a fim de evitar dano tecidual (p. ex., bolhas). Ela deve inspecionar os pés regularmente, para garantir que a pele esteja intacta. Como sua consciência proprioceptiva (importante para o controle do equilíbrio) pode estar prejudicada, ela talvez necessite de um dispositivo auxiliar para manter o equilíbrio e deverá ter cautela ao andar em terrenos irregulares. (Note que o estímulo proprioceptivo é um dos principais componentes do equilíbrio.) Além disso, ela poderá ter que contar com a visão para compensar a perda proprioceptiva e tátil.

Capítulo 12

1. a. O choque espinal ocorre como resultado da compressão súbita da medula espinal. É caracterizado pela perda total da sensibilidade e da atividade motora e reflexa abaixo do nível das lesões. O choque espinal é uma condição temporária, que pode ser seguida de paralisia espástica abaixo do nível das lesões.

b. A paralisia ou paraparesia espástica é um sinal de motoneurônio superior. Resulta da interrupção do trato corticospinal descendente com preservação de algumas conexões interneuronais locais, de modo que abaixo do nível das lesões podem ocorrer respostas hiper-reflexivas na ausência de movimento voluntário.

c. A disreflexia autônoma é uma hiper-reação do sistema nervoso simpático. Em indivíduos com lesão medular espinal acima do nível L6, o equilíbrio normal do controle simpático e parassimpático sobre a pressão arterial e frequência cardíaca é rompido, porque os sinais parassimpáticos descendentes não podem ser transmitidos abaixo do nível da lesão. No caso de Patrick, esses sinais não podem ser transmitidos abaixo de C8. Assim, a pressão arterial de Patrick estava alta e sua frequência cardíaca diminuída, trazendo consequências potencialmente fatais. Os fatores deflagradores de disreflexia autônoma mais comuns incluem as infecções de bexiga e impactação fecal.

d. Ambas as condições ocorrem porque a influência moduladora normal é alterada. No caso da hiper-reflexia, o trato corticospinal é perturbado de modo a impossibilitar o controle voluntário dos movimentos, mesmo que as conexões interneuronais locais continuem presentes, iniciando respostas musculares. No caso da disreflexia autônoma, o controle parassimpático é perdido e o sistema simpático passa a atuar localmente, sem modulação.

e. Os sintomas de disreflexia autônoma incluem a cefaleia do tipo "martelada", elevação abrupta da pressão arterial, bradicardia, eritema e sudorese profusa acima do nível da lesão. O indivíduo também pode relatar visão turva. Como a disreflexia autônoma é potencialmente fatal, é essencial tratar com urgência. Inicialmente, o indivíduo deve sentar-se para, assim, abaixar a pressão arterial. Em seguida, avalia-se os sinais vitais e, então, ocorre a identificação e alívio da causa.

2. a. A síndrome de Horner consiste em uma combinação de miose (pupila contraída), ptose (queda palpebral) e enoftalmo evidente (globo ocular com aspecto ressecado).

b. As lesões do SNC que danificam a medula espinal cervical (ou partes laterais do tronco encefálico) podem resultar em síndrome de Horner. As lesões do SNP que resultam nessa síndrome envolvem as fibras simpáticas pré-ganglionares que emergem de T1 e T2, neurônios simpáticos pós-ganglionares (em qualquer ponto ao longo de seu curso) que emergem do gânglio cervical superior, ou ainda o próprio gânglio cervical.

c. Os sintomas da síndrome de Horner são ipsilaterais às lesões.

d. Os tumores de medula espinal cervical também podem resultar em síndrome de Horner. A siringomielia na medula cervical ou torácica superior também poderia resultar nos achados associados à síndrome de Horner.

Capítulo 13

1. a. • Perda auditiva do ouvido esquerdo (VIII).
   • Queda facial à esquerda (VII).

   • Fala presente, porém com disartria (VII).
   • Dificuldade para se alimentar (VII).
   • Sialorreia pelo canto esquerdo da boca (VII).
   • Queixa de tontura e sensação de "desequilíbrio" (VIII, núcleos vestibulares).
   • Dificuldade para se levantar a partir da posição sentada (VIII, núcleos vestibulares, pedúnculo cerebelar inferior).
   • Marcha com base de sustentação ampla, lenta e descoordenada (VIII, núcleos vestibulares).
   • Sensibilidade normal à temperatura e à dor, propriocepção e toque discriminativo na face e no corpo (lemnisco medial e TET preservados).
   • Força normal nos braços e pernas (tratos corticospinais preservados).

b. A lesão está localizada na junção pontobulbar, onde todas as estruturas afetadas estão em estreita proximidade.

c. Os resultados previstos do exame de reflexo corneal são: como o nervo craniano VII está comprometido no lado esquerdo, Maria demonstrará comprometimento para piscar o olho esquerdo após o toque na córnea que deflagra o reflexo corneal em ambos os olhos. Ao contrário, seu olho direito irá piscar normalmente com a estimulação de qualquer olho. Por causa disso, Maria pode apresentar risco de lesão no olho esquerdo. Um tapa-olho ou óculos protetores são recomendados.

d. Testar nervos cranianos VII e VIII.

e. Maria apresenta comprometimentos auditivos, tontura e problemas de equilíbrio. Suas limitações funcionais incluem dificuldade para falar e comer, marcha lenta e dificuldade para mudar da posição sentada para em pé. Ela talvez precise passar mais tempo em casa para concluir tarefas e pode necessitar da ajuda de seus familiares. É possível que haja aspectos preocupantes relacionados à condição de Maria quanto à participação de atividades em grupo com seus colegas (p. ex., comer e socializar com os amigos na escola). Ela pode apresentar limitações na sala de aula em consequência da perda auditiva.

2. a. O nervo craniano V (nervo trigêmeo) possui três ramos periféricos que fornecem inervação somatossensorial para a face e inervação motora para os músculos da mastigação. O ramo motor segue com o ramo sensorial mandibular. O nervo trigêmeo entra e sai do tronco encefálico na ponte ventrolateral.

b. O dano central ao nervo craniano V pode se manifestar como perda somatossensorial na distribuição de seus três ramos e, se as fibras motoras descendentes forem afetadas, um reflexo mandibular hiperativo poderá estar presente. O dano periférico pode se manifestar como perda sensorial e enfraquecimento dos músculos da mastigação.

Esse nervo craniano transmite a informação somatossensorial oriunda da face e partes da cabeça (p. ex., mandíbula), além da função motora relacionada aos músculos da mastigação. O nervo craniano V também atua como ramo aferente do reflexo corneal. A função somatossensorial do nervo craniano V é testada por meio da avaliação da resposta do indivíduo ao toque leve e de sua capacidade de discriminar entre estímulos agudos e cegos. A função motora desse nervo craniano é testada fazendo o indivíduo cerrar os dentes e resistir à abertura e desvio da mandíbula. O examinador também pode palpar os músculos masseter para ver a contração. O reflexo corneal e o reflexo mandibular também fornecem informação sobre a integridade do nervo craniano V.

Capítulo 14

1. a. A neuralgia do trigêmeo (também referida como *tic douloureux*) é uma condição em que o indivíduo apresenta dor neuropática na distribuição do nervo trigêmeo, que pode ser intensa e incapacitante. A condição pode ter como causa a compressão do nervo trigêmeo por vasos sanguíneos ou tumores locais. Alternativamente, essa condição pode ocorrer em indivíduos com esclerose múltipla, quando o nervo trigêmeo é amielínico ao entrar no tronco encefálico. A condição é mais comum em homens e pode estar ligada a fatores genéticos.

   b. Os tratamentos podem incluir medicações anticonvulsivas, antidepressivos tricíclicos, cirurgias de descompressão e rizotomias.

   c. A neuralgia do trigêmeo é um distúrbio não fatal, caracterizado por recidivas e remissões. As sucessivas recidivas podem incapacitar o paciente. Como a dor é intensa demais, algumas pessoas que sofrem desse distúrbio podem se tornar incapacitadas apenas em consequência do medo de uma crise iminente. Alguns indivíduos buscam grupos de apoio que os ajudem a entender e superar a condição e suas recidivas.

2. A manifestação de Franco é marcada pela disartria e incontinência emocional, que são ambas consistentes com uma paralisia progressiva e pseudobulbar. A presença de sinais de MNI indicaria uma paralisia bulbar progressiva. De modo específico, atrofia e fasciculações da língua seriam achados esperados. Por isso, seria importante solicitar a Franco que mostre a língua e observar se ele tem fasciculações ou atrofia lingual. A ausência desses sinais de MNI é sugestiva de paralisia pseudobulbar. A presença de sinais de MNS indicaria paralisia pseudobulbar. Dessa forma, seria

importante fazer testes para sinais de MNS, como o de reflexo mandibular hiperativo.

Capítulo 15

1. Consulte as imagens apresentadas no Capítulo 1, que ilustram os núcleos motores mediais ao sulco limitante e núcleos sensoriais localizados lateralmente.

2. Veja as descrições e imagens das síndromes apresentadas no Capítulo 15. Especificamente, consulte as Figuras 15.13 e 15.17. Além disso, seria útil rever as representações do corte transversal de diferentes origens. Preste atenção particularmente aos seguintes aspectos: (a) o lemnisco medial se move de uma posição mais medial, no bulbo caudal, para uma posição mais posterolateral, no mesencéfalo; (b) o TET ocupa uma posição lateral ao longo do tronco encefálico; (c) o trato corticospinal está no tronco encefálico ventral.

3. Os princípios organizacionais dos tratos diretos destacados no início do capítulo podem ser aplicados para saber como esses tratos longos se posicionam ao atravessarem o tronco encefálico. Note como os tratos somatossensoriais se aproximam uns dos outros ao ascenderem no tronco encefálico. Especificamente, observe como a CD-LM se move a partir de sua posição posterior na medula espinal para uma posição mais medial no bulbo rostral e, finalmente, para uma posição mais lateral no mesencéfalo, de modo que esse trato se aproxima do TET lateral. Ambos os tratos então se projetam para o VPL do tálamo. Discuta como as fibras e núcleos pontinos "quebram" a aparência da ponte ventral. Em contraste com os tratos sensoriais, os tratos corticospinais permanecem no tronco encefálico ventral ao longo de toda a descida para a medula espinal.

Capítulo 16

1. a. Samuel foi diagnosticado com síndrome da dor regional complexa. Esse tipo de dor, por definição, é de origem neuropática. A dor neuropática é consequente da patologia do sistema nervoso na ausência de ativação nociceptora periférica. A dor neuropática resulta mais comumente de lesão ou inflamação de nervos periféricos, e menos frequentemente do envolvimento patológico de neurônios do SNC. A dor nociceptiva, em contraste, é consequente da ativação de nociceptores periféricos na pele em resposta à lesão tecidual e inflamação. Sendo assim, a dor nociceptiva seria esperada durante um evento agudo, mas não deve persistir após 3 meses.

   b. Os neurônios do corno dorsal, para onde convergem os aferentes nociceptores e aferentes do toque de baixo limiar, são chamados neurônios de faixa dinâmica ampla (FDA). Os neurônios FDA podem monitorar a localização precisa de um estímulo nocivo sobre a superfície corporal. Após uma lesão localizada, a alodinia é disseminada para áreas cutâneas, onde não há inflamação evidente, de modo que um estímulo tátil indolor comum é percebido como doloroso. Isso é resultado de sensibilização central. A sensibilização central é desencadeada e mantida pela estimulação nociva anormal resultante da sensibilização periférica. A sensibilização central resulta de um processamento alterado pelos neurônios FDA do corno dorsal dos impulsos que entram na medula espinal por meio dos neurônios de toque A-β. Essa alteração é causada por uma sensibilização dos neurônios do corno dorsal, por meio da qual os aferentes A-β adquirem a capacidade de estimular os neurônios FDA, que até então não estimulavam.

c. A lesão dos axônios periféricos aferentes pode resultar em hiperalgesia. Os axônios, após a lesão, podem sofrer desmielinização segmentar. Nessas áreas de desmielinização, há remodelamento da membrana celular caracterizado pelo excesso de canais de Na^+. Isso torna o axônio hiperexcitável. Samuel estava apresentando dor intensa e alodinia, como consequência da hiperexcitabilidade e descarga ectópica.

d. Não. A descarga ectópica e as alterações dos neurônios FDA são exemplos de plasticidade não produtiva do sistema nervoso.

e. Meses após a lesão original e cirurgia, o membro inferior direito de Samuel estava avermelhado, inchado e quente ao toque. Isso está relacionado com disfunção do sistema autônomo.

2. As modalidades baseadas em calor e frio diminuem a ativação de nociceptores periféricos. Por esse motivo, são usadas para tratar a lesão em sítios periféricos. Os agentes frios atuam diminuindo o fluxo sanguíneo e as velocidades de condução nervosa no local. Até mesmo uma diminuição modesta da temperatura (menos de 5°C) pode exercer impacto substancial sobre o fluxo sanguíneo e a velocidade da condução nervosa. Assim, o uso do frio pode afetar a dor via minimização da inflamação (diminuição do fluxo sanguíneo) e por retardar a condução dos impulsos nervosos. O calor é usado para intensificar a circulação local e remover os irritantes mecânicos do sistema nervoso, diminuindo assim a estimulação nociceptiva do SNC. As abordagens eletrofisiológicas, como ultrassom e diatermia por ondas curtas, podem promover aquecimento significativo dos tecidos mais profundos via mecanismos de absorção de energia. Em contraste com o calor e frio, a estimulação elétrica nervosa transcutânea (TENS) atua nas fibras aferen-

tes. A *TENS de alta frequência e baixa intensidade* é empregada para estimular aferentes de grande diâmetro que, por sua vez, inibem as respostas no corno dorsal evocadas por estímulos nocivos. A *TENS de baixa frequência e alta intensidade* ativa fibras C menores, além das fibras de diâmetro maior. Adicionalmente, a TENS de baixa frequência e alta intensidade ativa as vias tronco encefálicas descendentes, ativando assim os sistemas inibitórios descendentes envolvidos na diminuição da hiperalgesia. Esses mecanismos supraspinais propiciam um controle mais duradouro da dor.

Capítulo 17

1. O teste de Rinne compara a audição por condução óssea e condução aérea. A sua execução consiste em colocar a ponta de um diapasão vibratório firmemente posicionada contra o processo mastoide. Isso avalia a audição por condução óssea. O paciente informa quando deixa de ouvir a vibração. O diapasão em forma de "U" é então colocado atrás do meato auditivo externo (sem tocá-lo) e o paciente novamente indica quando deixa de ouvir a vibração. Isso avalia a audição por condução aérea. Normalmente, o tempo de escuta do diapasão por condução aérea é cerca de duas vezes maior do que a duração da escuta por condução óssea. O teste de Weber é um teste de lateralização da audição. É realizado colocando a ponta do diapasão vibratório firmemente posicionada contra o vértice do crânio. O indivíduo é solicitado a indicar se está ouvindo o som. Normalmente, o tempo de escuta do som é igual para ambas as orelhas. Se o som for mais alto em uma orelha, diz-se que há lateralização do som para esse lado.

2. a. A meningite bacteriana é uma infecção disseminada via líquido cerebrospinal (LCS). Essa disseminação resulta em inflamação da pia-máter e da membrana aracnoide da medula espinal e do encéfalo.

b. A gentamicina é um antibiótico aminoglicosídico. Seu uso está comprovadamente associado ao efeito colateral de ototoxicidade e pode danificar as células ciliadas dos sistemas auditivo e vestibular. O dano às células ciliadas resulta em comprometimentos do equilíbrio e da audição.

c. A ototoxicidade é amplamente irreversível. O prognóstico de cura para essas estruturas é desfavorável.

d. Sim. O equilíbrio consiste na integração dos sistemas vestibular, visual e proprioceptivo. Kaitlin poderia ser beneficiada pela fisioterapia para compensação de seus comprometimentos vestibulares e prevenção de quedas. Ela tem potencial para alcançar melhoras funcionais. Note ainda que a meningite bacteriana poderia produzir efeitos primários sobre o sistema vestibular. Se isso ocorrer, o prognóstico será bastante diferente do que seria se apenas os efeitos sobre o sistema vestibular fossem resultantes da gentamicina.

Capítulo 18

1. a. O papiledema consiste no edema do disco óptico por causa do aumento da pressão intracraniana (PIC). Elevações da PIC podem ser causadas por tumores cerebrais, lesões encefálicas traumáticas, infecções do encéfalo ou das meninges e sangramento junto ao encéfalo.
   b. A hemianopsia homônima é a perda da visão a partir do mesmo campo visual de ambos os olhos. Pode ocorrer com as lesões posteriores ao quiasma óptico – especificamente, as lesões unilaterais do trato óptico ou do córtex visual.
   c. O enfraquecimento facial inferior indica dano de MNS às fibras corticobulbares do nervo craniano VII. A lesão dos núcleos motores faciais ou nervo periférico produziria enfraquecimento de ambos os músculos faciais, superior e inferior.
   d. O enfraquecimento do braço esquerdo e a hiper-reflexia poderiam ocorrer com o dano ao córtex motor do lobo frontal direito, cápsula interna ou trato corticospinal descendente.
   e. O dano às áreas motoras do córtex motor direito poderia explicar a presença de hiper-reflexia.
   f. As perdas sensoriais descritas por Jennifer poderiam ocorrer com o dano ao fascículo cuneiforme, tálamo ou córtex somatossensorial do lobo parietal direito.
   g. Os sintomas de Jennifer poderiam ser explicados pela presença de um tumor localizado nos lobos frontal e parietal, afetando as áreas de Brodmann 4, 3, 1 e 2, e as radiações ópticas.
2. a. "Diplopia" é o termo técnico para "visão dupla". Significa uma desorganização da visão binocular. É causada pela função defeituosa dos músculos extraoculares ou nervos cranianos que os inervam (NC III, IV, VI).
   b. Nessa mulher, foram afetados os nervos cranianos I, II e III.
   c. A perda da visão envolve o campo temporal superior de cada olho. A perda é homônima. A porção retiana nasal decussa no quiasma óptico. Os campos estão invertidos. Dessa forma, a parte inferior do nervo no quiasma óptico é afetada.
   d. i. A dor na cabeça sugere a ocorrência de lesões espaçosas. Isso é consistente com a progressão gradual dos sintomas apresentada pela paciente.
      ii. A amenorreia sugere desequilíbrio hormonal, relacionado com a disfunção da hipófise.
   e. Um tumor hipofisário próximo ao quiasma óptico explica todos os achados.

Capítulo 19

1. a. Náusea, vômito, ataxia, dismetria, tremor intencional e disdiadococinesia são, todos, sintomas relacionados à disfunção cerebelar. Os sintomas dela se manifestam no lado direito, indicando a ocorrência de lesões cerebelares no lado direito, uma vez que as lesões unilaterais produzem déficits ipsilaterais.
   b. A sra. Patel exibe múltiplos fatores de risco do AVE: idade avançada, hipertensão, fibrilação atrial e histórico de enxaqueca. O aparecimento abrupto também é sugestivo de AVE. A localização mais provável do infarto é o hemisfério cerebelar direito e o verme. Também poderia haver envolvimento dos pedúnculos cerebelares. Essas áreas são vascularizadas pelo sistema vertebrobasilar.
2. a. Sim, esse histórico profissional é significativo. Esforços consideráveis têm sido empreendidos no sentido de compreender a etiologia de muitas doenças neuromusculares, incluindo a doença de Parkinson (DP). A teoria ambiental tem identificado vários fatores de risco. A exploração de minérios e a exposição a metais pesados poderiam ser um fator de risco.
   b. A falta de expressão facial do paciente é característica de fácies mascarada (face inexpressiva), como observado em indivíduos com DP. A dificuldade para deglutir é provavelmente decorrente da bradicinesia e rigidez, produzindo uma deglutição lenta e menos eficiente.
   c. O sr. Bartlett está apresentando sinais e sintomas consistentes com DP. Ele exibe os sinais cardinais de tremor em repouso, bradicinesia, rigidez e instabilidade postural.

Capítulo 20

1. a. A estimulação auditiva rítmica (EAR) usa vias que se estendem do córtex auditivo ao córtex pré-motor, desviando-se do circuito cortical-núcleos da base-tálamo-cortical.
   b. Indivíduos com DP apresentam dificuldade para iniciar o movimento via circuito cortical-núcleos da base-tálamo-cortical, por consequência da perda de dopamina (DA) na substância negra do mesencéfalo e resultante perda da desinibição do tálamo. Com a iniciação do movimento via estímulos auditivos, esse déficit pode ser contornado.
   c. Assim como com a EAR, os estímulos visuais permitem a iniciação e continuação do movimento, com desvio do circuito cortical-núcleos da base-tálamo-cortical.
2. a. A srta. Balenscu está manifestando sinais de apraxia ideomotora. Ela não consegue demonstrar os

movimentos quando solicitado, mas consegue executar os movimentos em um contexto funcional.

b. A apraxia ideomotora pode resultar de lesões no hemisfério esquerdo, especificamente no giro supramarginal e lóbulo parietal superior.

Capítulo 21

1. a. As regiões corticais afetadas pelo AVE tendem a envolver os lobos parietal e frontal do lado direito. Especificamente, o dano ao córtex motor é responsável pela perda motora, enquanto o dano ao córtex somatossensorial primário é responsável pela perda somatossensorial sofrida pela paciente. O dano ao córtex de associação posterior contribui para a negligência.

b. A presença de negligência é preditiva de incapacidade funcional e resultados precários para indivíduos que sofreram AVE. O motivo para o prognóstico ruim é a significativa dificuldade que o indivíduo tem para compensar um déficit sem ter consciência da existência desse déficit. Essa falta de consciência é consequente de uma incapacidade fundamental do próprio encéfalo de atender e interpretar certas informações (p. ex., visual, proprioceptiva). A negligência pode melhorar com a recuperação do sistema nervoso. Entretanto, nos casos em que a melhora não ocorre, as estratégias de reabilitação não são tipicamente eficazes para promover o engajamento dos mecanismos encefálicos responsáveis pela atenção.

c. A negligência pode ser detectada solicitando à paciente que desenhe o mostrador de um relógio indicando 9h20 ou para dividir uma reta em duas partes iguais. Observar o comportamento dela também fornece indícios da presença de negligência. Exemplificando, ela se banha e arruma ambos os lados do corpo? Ela come em ambos os lados do prato?

d. A inconsciência da paciente em relação aos próprios déficits (negação cognitiva) poderia ser chamada de anosognosia ou assomatognosia.

2. a. Os sintomas motores da DP incluem: tremor em repouso, bradicinesia, rigidez e instabilidade postural. Os sintomas não motores incluem: declínio cognitivo, apatia motivacional, demência, sonolência, alucinações e disfunção autônoma.

b. O tremor pode ser identificado observando o indivíduo em repouso e durante a execução de movimentos voluntários. Um tremor será mais evidente em repouso. A bradicinesia pode ser identificada por meio da observação da reação a golpes leves nos dedos da mão e do pé e do fechamento e abertura do punho. A rigidez pode ser identificada durante os movimentos passivos dos membros, tronco e pescoço. A instabilidade postural pode ser identificada avaliando a capacidade do paciente de recuperar o equilíbrio em resposta a perturbações externas, como um deslocamento rápido na direção posterior a partir da pelve ou dos ombros. Os sinais não motores podem ser identificados pelo indivíduo e pelos relatos de seus familiares. Exemplificando, o indivíduo pode relatar dificuldade para lembrar nomes e lugares familiares, tomar a medicação no horário certo ou administrar as finanças. Os pacientes ou seus familiares podem relatar que o cônjuge agora tende mais a ser o responsável pela tomada de decisões importantes. Exames clínicos como o WCST também podem identificar déficits cognitivos em indivíduos com DP. Note que os pacientes e/ou seus familiares também podem descrever outros sintomas não motores, como sonolência, fadiga e depressão. Testes específicos também podem ser usados para quantificar essas dificuldades.

Capítulo 22

1. a. Os sintomas positivos são um exagero da função normal. Entre os exemplos relacionados à atividade convulsiva estão a aura, ilusões, alucinações, perturbações da sensibilidade e convulsões.

b. Os sintomas negativos refletem a perda de funções particulares. São exemplos relacionados à atividade convulsiva a amnésia, perda da sensibilidade, e comprometimento do funcionamento mental.

c. As convulsões resultam de uma descarga neuronal abrupta e excessiva. Esses eventos ocorrem com a descarga nos lobos temporal, parietal e frontal, bem como junto a estruturas do sistema límbico. Os sintomas associados às convulsões correspondem à localização dos neurônios afetados. Exemplificando, um indivíduo com convulsão do córtex temporal e límbico pode apresentar amnésia anterógrada porque essa área é responsável pelo armazenamento da memória recente. Em contraste, a descarga dos neurônios no córtex motor pode resultar em postura e movimentos associados com atividade clônica ou convulsões. A descarga de neurônios no córtex somatossensorial resulta em manifestações somatossensoriais, como parestesias ou formigamento.

d. Outros exemplos de sinais positivos, não associados à convulsão, incluem a hiper-reflexia (associada a distúrbios de MNS), tremor e rigidez (associados à DP), além de fasciculações e fibrilações (associadas ao dano a MNI). Outros sinais negativos previamente discutidos incluem a hipor-reflexia e hipotonia. A anopsia (ou perda da visão) é outro sinal negativo que, do mesmo modo, pode acom-

726 Neurociência clínica e reabilitação

panhar o dano central ou periférico ao sistema visual.

2. a. A afasia global é um déficit de fluência e compreensão da linguagem. As lesões incluem o território de Broca (anteriormente) e o território de Wernicke (posteriormente), bem como o neocórtex entre esses dois territórios. Como resultado, todos os aspectos da linguagem são gravemente comprometidos. Ou seja, o indivíduo com afasia global é incapaz de se autoexpressar usando a linguagem proposital (área de Broca) e também não consegue compreender nem interpretar as palavras faladas (área de Wernicke).

b. Alphonso, tendo afasia global, terá grande dificuldade de comunicação verbal, porque terá problemas de geração e compreensão da linguagem. Além disso, se a afasia global persistir, ele não conseguirá ler nem escrever. Entretanto, com o passar do tempo, poderá aprender a se comunicar mais por meio da linguagem emocional, como por meio de gestos, tom e expressão facial. Essa linguagem emocional – expressando respostas a circunstâncias ambientais imediatas – não depende exclusivamente de estruturas do hemisfério cerebral dominante (ao contrário da linguagem proposital) e tende mais a envolver o processamento via hemisférios não dominantes.

c. É provável que, além da afasia global, Alphonso também apresentará enfraquecimento do braço, tronco e perna no lado direito (por consequência do dano nas áreas motoras frontais da esquerda), bem como perdas somatossensoriais do braço, tronco e perna no lado direito (por causa do dano das áreas somatossensoriais da esquerda do lobo parietal).

Capítulo 23

1. a. O sistema somatossensorial contribui para o equilíbrio e marcha, particularmente via CD-LM, fornecendo informação sobre o sentido de posição e cinestesia retransmitida a partir dos membros inferiores. O sistema vestibular media a orientação consciente e inconsciente da posição da cabeça e da coordenação da visão, e o posicionamento da cabeça para o movimento voluntário, além de mediar os ajustes reflexos do sistema motor para postura, equilíbrio e marcha. O sistema visual contribui interpretando o ambiente externo. O sistema motor é o sistema efetor por meio do qual atuam os mecanismos de controle do equilíbrio e da postura. Esse sistema contribui para os componentes voluntário e automático do movimento, com as contribuições periféricas feitas pela musculatura e MNI, e as contribuições centrais dos MNS e plane-

jamento, por meio dos núcleos da base (NB) e tálamo. Além disso, as contribuições corticais são dadas pelas áreas de associação para o processamento espacial, solução de problemas, funcionamento executivo e memória. Em resumo, Antonio poderia ter déficits de equilíbrio relacionados a alterações nos sistemas somatossensorial e/ou sensorial espacial, no sistema motor (cortical ou perifericamente), e no processamento cortical superior. Pequenas alterações individuais em vários desses sistemas podem ser assintomáticas, enquanto os efeitos cumulativos de pequenas alterações em muitos sistemas (como ocorre com o envelhecimento) podem se manifestar nas dificuldades de equilíbrio e marcha.

b. O envelhecimento normal pode alterar cada um dos sistemas. Os tempos de reação comprovadamente aumentam com o envelhecimento normal. A resposta muscular diminuída e a acuidade visual diminuída também estão associadas ao envelhecimento normal. Adicionalmente, os indivíduos de idade avançada, que em geral seriam considerados sadios, podem tipicamente apresentar alguns distúrbios, como diabetes melito, hipertensão, catarata e artrite, que afetam esses diversos sistemas.

2. a. Alec está tendo problemas de memória (p. ex., encontrar palavras, colocar itens no lugar errado, repetir uma mesma pergunta várias vezes ao longo do dia). Isso é característico das consequências do dano ao lobo temporal medial que comprovadamente ocorrem na DA – e ao giro hipocampal, em particular. Ele também está tendo dificuldades com a emoção, evidenciadas por explosões, choro e gritos. Isso também pode ser associado com o dano ao lobo temporal. As dificuldades dele com a postura, equilíbrio e marcha poderiam estar associadas à ocorrência de perdas neuronais em várias áreas, incluindo os córtices motor e sensorial, bem como estruturas subcorticais e corticais difusas (p. ex., atrofia cerebral generalizada, núcleos da base).

b. Embora Alec e Antonio tenham 77 anos de idade e apresentem problemas relacionados com equilíbrio e marcha, o prognóstico de Alec é mais desfavorável por causa do diagnóstico de doença de Alzheimer. A DA é um distúrbio progressivo que pode levar a um profundo comprometimento e morte em 5-10 anos. Além disso, os problemas emocionais e a falta de memória de Alec podem diminuir seu discernimento e consciência em relação à segurança e isso, então, poderia comprometer o equilíbrio e a marcha. Em contraste, as dificuldades de Antonio podem progredir lentamente ou não evoluir.

Capítulo 24

1. a. Os fatores de risco dele incluem hipertensão arterial (HA), fibrilação atrial, diabetes, histórico de tabagismo e obesidade.

   b. Os sintomas de Jason duraram apenas 10 minutos e isso é característico de um ataque isquêmico transitório (AIT). Lembre que o AIT é um sinal de alerta de AVE e exige atenção médica.

   c. Os sintomas dele são consistentes com um AVE isquêmico, considerando que o evento ocorreu durante a noite e que os AITs estão tipicamente associados a esse tipo de AVE. Por fim, a combinação de fatores de risco está mais estreitamente associada com AVE isquêmico. Note que a hipertensão e fibrilação atrial o colocam em situação de risco de desenvolvimento de trombo com liberação de êmbolos. Isso é consistente com o AIT prévio e o eventual AVE isquêmico.

   d. Os sintomas são consistentes com o envolvimento da artéria cerebral média (ACM) esquerda e, possivelmente, o tronco, considerando que ele apresenta comprometimento dos sistemas sensorial, motor e da linguagem. Note que nem sempre é possível determinar em que ponto da distribuição sanguínea ocorreu o AVE durante as primeiras horas a dias subsequentes ao evento.

   e. Os AVEs que envolvem a ACM estão associados a um prognóstico relativamente desfavorável em comparação a outros vasos. O prognóstico dos AVEs maiores também é ruim. Nesse momento, parece que o AVE dele envolveu o tronco à esquerda, caso em que o prognóstico não é tão bom quanto seria se o evento tivesse ocorrido em um ramo mais distal da artéria. (Lembre que, quando o tronco é envolvido, a distribuição tanto dos vasos penetrantes como dos vasos distais é afetada.) Como o AVE ocorreu no lado esquerdo, ele não deveria apresentar déficits de percepção, que complicariam ainda mais seu prognóstico. Entretanto, ele poderia apresentar déficits persistentes de linguagem, que podem ser emocionalmente angustiantes. Além disso, os demais aspectos de sua saúde precisam ser considerados, com relação ao prognóstico geral.

2. a. Eventos hemorrágicos podem resultar de hemorragia intracerebral primária (i. e., vazamento direto a partir de um vaso), ruptura de aneurisma ou rompimento de malformação arteriovenosa (MAV).

   b. Os tipos de imagem que podem ser usados incluem a angiografia cerebral, tomografia computadorizada (TC), imagem de ressonância magnética (RM) e arteriograma de ressonância magnética (ARM).

   c. A hemorragia ocorreu no hemisfério esquerdo, considerando que os déficits visuais são do lado direito.

3. a. *ACM* – O infarto na ACM, representado nesse exemplo, afetou as estruturas corticais e subcorticais, conforme destacado.

   Nível a: nível mais alto demonstrado – somente as áreas corticais são afetadas. A maioria do território afetado está no hemisfério lateral, incluindo os lobos frontal e parietal.

   Nível b: o hemisfério lateral é afetado (lobos frontal e parietal) com o ramo anterior da cápsula interna.

   Nível c: as mesmas áreas afetadas no nível b; em adição, as áreas subcorticais são afetadas (i. e., partes dos NB).

   Nível d: os lobos parietal e frontal inferior são afetados e, possivelmente, a parte mais anterior do lobo temporal. Todas essas áreas são corticais.

   Esse exemplo de infarto não afeta o lobo temporal, cerebelo nem tronco encefálico representados nos níveis e e f.

   ACA – O infarto da ACA, representado nesse exemplo, afetou as estruturas subcorticais e corticais, conforme destacado.

   Nível a: as superfícies mediais dos lobos frontal e parietal (áreas corticais) foram afetadas.

   Nível b: as mesmas áreas afetadas na parte a; em adição, o infarto começa a invadir o interior da cabeça do núcleo caudado (área subcortical), bem como o ramo anterior da cápsula interna.

   Nível c: as mesmas áreas afetadas na parte b; em adição, os NB (subcortical), a cápsula interna e o tálamo anterior (subcortical) são afetados.

   Nível d: o lobo frontal inferior anterior (cortical) é afetado.

   Esse exemplo de infarto não afeta o lobo temporal, cerebelo nem tronco encefálico representados nos níveis e e f.

   ACP – O infarto na ACP representado nesse exemplo afetou as estruturas subcorticais e corticais, conforme destacado.

   Nível a: a superfície medial dos lobos parietais occipitais (cortical) é afetada.

   Nível b: as mesmas áreas afetadas na parte a; em adição, o infarto começa a invadir o ramo posterior da cápsula interna.

   Nível c: o lobo occipital medial inferior e a cauda do núcleo caudado (subcortical) são afetados.

   Níveis d, e, f: uma pequena porção do lobo temporal medial inferior é afetada.

   b. A diferença entre infartos do lado direito e do lado esquerdo é importante em relação à linguagem e percepção somatossensorial e percepção visual-espacial.

   c. Aqui, a ênfase está no (1) tamanho das lesões e déficits resultantes, quando o tronco é infartado, em oposição ao infarto da distribuição mais distal das principais artérias, e (2) os efeitos dos ramos penetrantes que afetam as estruturas subcorticais e não afetam as estruturas corticais. Trace as áreas específicas dos cortes transversais que seriam as mais provavelmente afetadas por infartos de vasos distais e penetrantes. [p. ex., com infartos de vasos penetrantes, as lesões não se estenderiam para os níveis (1) e (2).]

Capítulo 25

1. a. Uma concussão cerebral indica que um evento traumático afetou o sistema nervoso. Clinicamente, esses eventos são considerados reversíveis, embora já tenha sido discutido que até mesmo uma concussão considerada leve pode resultar em problemas a longo prazo envolvendo a função cortical.

   b. Essas duas escalas são usadas para avaliar pacientes em coma contínuo, mas são inadequadas para indivíduos que aparentemente sofreram concussões leves, como no caso de Jamie.

   c. Os exames de imagem são usados para determinar se houve hemorragia durante a lesão. O fato de a imagem estar normal é consistente com uma concussão leve. Apesar de Jamie não apresentar sangramento intracraniano, ele ainda pode ter déficits resultantes de alterações bioquímicas e metabólicas associadas à lesão axônica leve.

   d. Embora uma pessoa consiga se recuperar totalmente de uma concussão isolada, é possível que adquira déficits cognitivos profundos e permanentes após repetidas concussões. Esse aspecto foi destacado recentemente pelos déficits profundos adquiridos por alguns atletas de elite que sofreram lesões repetidas. Além disso, uma concussão por impacto secundário pode levar à morte em consequência do edema em massa que às vezes acompanha esse tipo de lesão. Isso é igualmente importante para os atletas escolares e recreativos. De fato, alguns sistemas escolares estão desenvolvendo diretrizes rigorosas sobre quando um atleta estudante pode retomar os jogos e quando deve primeiramente se recuperar da lesão. A associação americana de neurologia (American Association of Neurology) desenvolveu diretrizes para o exame em campo destinadas a orientar essas decisões.

   e. Use a literatura para encontrar informações atualizadas e relevantes. Foi comprovado que o uso de capacetes diminui significativamente a incidência e as consequências da lesão cerebral traumática (LCT).

2. a. Uma RM ou ATC seriam usados para determinar se os sintomas de Mark são causados por aneurisma.

Um angiograma revelaria a ocorrência de hemorragia subaracnoide aneurismática.

   b. Uma pontuação igual a 3 na escala de coma de Glasgow é considerada uma das mais baixas. Indica que o paciente não tem resposta motora, não apresenta abertura dos olhos e não responde a estímulos verbais. Ele atingiu a menor pontuação de cada categoria na Escala de Glasgow, indicando ausência de resposta até mesmo a estímulos dolorosos. Essa pontuação indica que ele sofreu uma lesão grave. Esses achados correspondem à classificação I da Escala de níveis cognitivos Rancho Los Amigos, indicando que ele não está respondendo à estimulação.

   c. Como o sr. Andrews sofreu hemorragia subaracnoide do lado direito, seria esperado que apresentasse déficits no lado esquerdo (p. ex., motores e somatossensoriais), acompanhados de déficits de percepção sensorial e de percepção visual, como negligência, bem como déficits de atenção generalizados.

   d. O alcoolismo crônico pode resultar em atrofia cerebral generalizada e disfunção cerebelar. Por consequência da atrofia, esses indivíduos apresentam risco aumentado de hematoma. Os déficits sensoriais e motores decorrentes da hemorragia no hemisfério direito são, portanto, agravados pelo grau de dano encefálico generalizado preexistente evidente ou não. Além disso, caso o sr. Andrews começasse a recuperar a responsividade, as complicações psicossociais pré-mórbidas do alcoolismo crônico poderiam dificultar a cooperação total e apropriada da parte dele para com a reabilitação, prejudicando ainda mais a recuperação.

Capítulo 26

1. a. O choque espinal é a condição temporária que se segue à lesão da medula espinal. É caracterizada pela perda da sensibilidade, do movimento voluntário e dos reflexos. Considera-se que a causa dessas perdas seja a interrupção abrupta das fibras descendentes suprassegmentares facilitadoras que mantêm os motoneurônios espinais em estado de prontidão para respostas. A condição apresenta resolução espontânea. Depois que a condição passa, o indivíduo pode recuperar a função motora e sensorial (dependendo de a lesão ter sido completa ou incompleta). Além disso, a hiper-reflexia (incluindo a espasticidade) tipicamente se desenvolve com o passar do tempo.

   b. "Diásquise" refere-se à disfunção junto a estruturas encefálicas estruturalmente intactas e resulta de alterações no metabolismo, fluxo sanguíneo, inflamação, edema e excitabilidade neuronal. O resultado líquido pode ser uma perda temporária de função. A diásquise, assim como o choque espinal, é uma condição temporária que pode se autorresolver ou exigir intervenção para restauração da atividade junto às vias suprimidas. É provável que Kenzo tenha sofrido choque espinal e diásquise cerebral em consequência da lesão.

c. Uma vez resolvidos o choque espinal e a diásquise, os comprometimentos subjacentes e capacidades do paciente são revelados. Nesse exemplo, Kenzo, que sofreu uma LCT relativamente leve e lesão de medula espinal (LME) incompleta, é capaz de começar a andar com sustentação do peso corporal. É igualmente possível que uma parte da recuperação represente a reativação de vias existentes que foram afetadas pela diásquise.

d. Evidências sugerem que a intensidade e a repetição podem favorecer alterações em associação com a plasticidade neural, incluindo sinaptogênese aumentada, alterações no número e formato de dendritos, e aumento da atividade neurológica nos mapas motores no córtex cerebral ipsi e contralesional.

e. A primeira questão é estabelecer que Kenzo apresenta capacidade de movimento suficiente para começar a andar com sustentação do peso do seu corpo. Se ele puder fazer isso, é importante começar a andar, tomando como base o princípio de que poderá haver degradação adicional se ele não se exercitar após o dano, enquanto as conexões neurais poderão ser intensificadas se ele se exercitar. Adicionalmente, a especificidade é relevante. Como a caminhada é essencialmente importante do ponto de vista funcional, ele precisa praticar caminhada para reaprender a andar. Por fim, a esteira permite repetição e a sustentação do peso corporal favorece a intensidade com segurança.

2. a. A diásquise é o primeiro evento que provavelmente se seguirá à lesão. Com a diásquise, ocorrem alterações no metabolismo, fluxo sanguíneo, inflamação e edema. Com a recuperação, pode haver melhora funcional. Adicionalmente, poderia haver neuroplasticidade, incluindo os seguintes eventos identificados durante a recuperação da lesão encefálica: sinaptogênese aumentada; alterações no número e formato dos dendritos; e aumento da atividade neurológica nos mapas motores do córtex cerebral ipsi e contralesional.

b. A recuperação da função da mão após um AVE pode ocorrer por meio do desvio da atividade neural para áreas corticais alternativas no hemisfério danificado, e/ou por meio da alteração da lateralidade da atividade. Similarmente, a recuperação da função da linguagem após o AVE pode ser alcançada por meio de uma atividade aumentada no tecido perilesional ou via recrutamento do hemisfério contralateral homólogo.

c. Foi demonstrado que a terapia por contenção induzida (TCI) melhora a função de indivíduos que sofreram AVE. Um critério importante é a disponibilidade de certo grau de movimento de punho e da mão. Como Charles apresenta um pouco de habilidade com a mão, pode ser candidato aos benefícios da TCI (considerando que ele atenda aos demais critérios básicos).

d. A TCI é possivelmente efetiva porque conduz a reorganização neural. A TCI também pode alterar a função por meio de alterações comportamentais sem reorganização neurológica. Os dados atualmente disponíveis não permitem determinar o mecanismo subjacente.

e. Esse indivíduo não atenderia aos critérios para uso da TCI e, portanto, não seria um candidato apropriado para essa estratégia.

ÍNDICE REMISSIVO

A

Abertura do quarto ventrículo
  lateral 45
  mediana 45
Acetilcolina 96
Acetilcolinesterase 104
Acidentes vasculares encefálicos corticais
  acidente vascular encefálico
      hemorrágico 655
    fatores de risco 655
    fisiologia do 655
  acidente vascular encefálico
      isquêmico 632
    fatores de risco 632
    fatores modificadores 633
    fisiologia do 633
  conexões clínicas 638
    anticoagulação 639
    curso temporal 638
    curso temporal e prognóstico 656
    exame 651
    imagem e localização da lesão 651
    intervenção 654
    prognóstico 649
  síndromes de acidente vascular encefálico
      hemorrágico 657
    aneurismas intracranianos
      rompidos 657
    hemorragia intracerebral primária 657
    malformações arteriovenosas 659
  síndromes de acidente vascular encefálico
      isquêmico 639
    artéria cerebral anterior 642
    artéria cerebral média 641
    artéria cerebral posterior 643

síndromes da zona de fronteira carótida/infartos
      divisórios 644
    síndromes lacunares 646
Ácido γ-aminobutírico (GABA) 96
Acupuntura 415
Adenilil ciclase 102
Adrenalina 96
Afasia 599
  de Broca 603
  de condução 49, 604
  de Wernicke 603
  global 603
  motora transcortical 604
  sensorial transcortical 604
  transcortical 604
Aferente 11
Afonia 373
Agnosia
  simultânea 563
  visual 490, 593, 643
Agonista de receptor 100
Alça
  de Meyer 476
  fechada 451
  lenticular 185
Alerta 142
Alexia 643
Alocórtex 173
Alodinia 405
Alterações
  cerebrocorticais 612
  comportamentais 616
  de neurotransmissor 614
  de personalidade 625
  do reflexo e do movimento 625
  neuronais 615

Amaurose fugaz 487, 636, 639
Ambiente cerebral e lesão encefálica
  barreira hematoencefálica 678
    outras barreiras relacionadas 680
  conexões clínicas 669
    barreira hematoencefálica e intervenções farmacológicas 681
    barreira hematoencefálica e patologias cerebrais 681
    classificação do coma 688
    estratégias de intervenção 691
    exame 690
    herniações 670
    hidrocefalia 676
    meningioma 669
    meningite 669
    papiledema 674
    prognóstico 689
    punção lombar (espinal) 675
  lesão cerebral traumática 682
    concussão e coma 685
    mecanismos envolvidos na concussão 683
  líquido cerebrospinal 671
    circulação e absorção 673
    função 673
    produção 671
  meninges e drenagem venosa do encéfalo 664
    drenagem venosa 667
    meninges 664
    seios da dura-máter 667
    veias cerebrais e padrão de drenagem típico 668
Ambliopia 704
Amiloide 623
Aminas biogênicas 96
Amnésia
  anterógrada 586
  global transiente 639
  retrógrada 586
Ampola 442
Analgesia 252
Anastomoses 188
Anatomia regional e suprimento sanguíneo
  cerebelo 40
  cérebro 41
    características da superfície 41
    organização interna 44
  conexões clínicas 34
    neurônios de associação do córtex e déficits de linguagem 49

    relação dos sintomas com lesões no trato piramidal 34
  medula espinal 27
    características da superfície 27
    organização interna 31
  suprimento sanguíneo do sistema nervoso central 49
  tronco encefálico 35
    características da superfície 35
    organização interna 38
Anemia perniciosa 302
Anencefalia 24
Aneurisma sacular 657
Ângulo cerebelopontino 45
Anidrose 392
Anisocoria 485
Anomia 643
Anosmia 335
Anosognosia 567
Anterógrado 66
Anticolinesterásicos, medicamentos 108
Ânulo fibroso 131
Aparelho de Golgi 64
Aparência histológica 264
Apoptose 12, 517
Apraxia 547
  cinética 550
  e afasia 550
  ideatória 549
  ideomotora 550
  ocular 490
  oral 550
Aqueduto cerebral 7
Aquisição da linguagem 700
Aracnoide 5
Aracnoide-máter 119, 666
Arco reflexo 278
Área(s)
  de Broca 600
    da linguagem 190
  de Brodmann 176
  de Brodmann 17 475
  de Brodmann 18 477
  de Brodmann 19 477
  de Wernicke 600
    da linguagem sensorial 190
  divisora de águas 196
  entorrinal 334
  límbicas 539

limitante 604
motora(s)
   cinguladas 539
   primária 178
   suplementar 246, 537
pré-tectal 477
somatossensorial primária 179
tegmental ventral 517
vestibular primária 180
Arquicerebelo 163
Arquicórtex 173
Arreflexia 286
Artéria(s)
   basilar 37, 390
   calcarina 188, 192
   carótidas internas 50
   central da retina 472
   cerebelar
      anterior 52
      inferior anterior 166, 390
      inferior posterior 166, 390
      superior 166, 390
   cerebral(is)
      média 52
      posteriores 52, 390
   circunferenciais
      curtas 390
      longas 390
   comunicante
      anterior 52
      posterior 52
   coroidal anterior 193
   espinal
      anterior 52, 129, 391
      posterior 52, 128, 391
   estriada(s)
      laterais 188
      medial 190
   lenticuloestriadas 188, 190, 648
   oftálmica 472, 634
   radiculares 127
      anteriores 129
      posteriores 128
   recorrente de Heubner 190
   rolândica 188
   talamogeniculadas 151, 188
   talamoperfurantes 151
   vertebrais 50, 390

Aspartato 96
Assinergia 509
Assomatognosia 567
Astenia 509
Astrócito(s) 69
   fibroso 69
   protoplasmático 69
Ataque isquêmico transiente 631, 638
Ataxia 227, 392
   de Friedreich 127
   óptica 490
   sensorial 228
Atenção 142
Aterogênese 635
Ateroma 633, 635
Aterotrombótica 636
Atetose 186
Ativação central 299
Atividade
   motora 207
   muscular de fundo(tônus) 214
Átrio 45
Atrofia
   neurogênica 263
   por desuso 263
Audiograma 437
Acidente vascular encefálico
   hemorrágico 631
   isquêmico 631
   motor puro 648
   sensorial puro 648
Axônio(s) 3, 61, 204
   colaterais 61
   motores
      branquiais 331
      somáticos 331
      viscerais 331
   sensoriais
      especiais 331
      gerais 331
      viscerais 331

B

Bainha de mielina 61
Balismo 186
Barorreceptores 320
Barreira
   hematoencefálica 678

sangue-LCS 672

sangue-líquido cerebrospinal 681

sangue-retina 678

sangue-sistema nervoso 678, 680

Bexiga

automática 324

neurogênica 324

não reflexa 324

reflexa 324

Bicamada fosfolipídica 57

Bigorna 427

Bloqueio de condução 88

Bomba de sódio-potássio 79

Botão sináptico 61

Brachium pontis 37

Braço do colículo

inferior 38, 435

superior 38, 477

Bradicinesia 515

Braquialgia 137

Bráquio 9

Brotamento de ramos colaterais 294

Bulbo 5, 18

e ponte: aspecto anterior 36

e ponte: aspecto posterior 37

olfatório 334

C

Calor e frio 413

Camada(s)

de Purkinje 495

epipial 119

granular 161, 495

externa 174

interna 174

magnocelulares 475

do CGL 471

molecular 161, 174, 495

multiforme 174

parvocelulares 475

do CGL 470

piramidal

externa 174

interna 174

Campo ocular

frontal 545

parietal 545

suplementar 545

Campo receptor

cutâneo 235

da retina 473

Campo visual 473, 486

Canais com regulação (*gated*) 58

Canais de escoamento 75

Canais iônicos

não regulados 75

regulados por modalidade 80

regulados por transmissor 100

Canais regulados 75

por GABA e por glicina 101

por glutamato 100

Canais semicirculares 441

Canal

central 7

horizontal 441

lateral 441

neural 13

vertebral 129

e forames intervertebrais 129

vertical posterior 441

Cápsula 9

interna 46, 180, 192, 206

Cascatas de segundos mensageiros 102

Catarata, 699

Catecol-O-metiltransferase 521

Cauda equina 29

Causalgia 416

Cavidade timpânica 427

Cegueira

cortical 478

monocular transiente 639

Célula(s)

amácrinas 467

bipolares 467

de Merkel 225

de Purkinje 62

de Schwann 71

do sistema nervoso. *Ver* Células do sistema nervoso

ependimárias 71

ganglionares 467, 470

de centro "off" 479

de centro "on" 479

retinianas 479

grandes do tipo M 470

horizontais 467

microgliais 70

pequenas do tipo P 470
piramidais 62, 173
satélite 71
Células do sistema nervoso
conexões clínicas 67
regeneração do nervo periférico 67
transporte axônico retrógrado e patologia
do sistema nervoso 68
neuróglia 68
astrócitos 69
células de Schwann e células satélite 71
células ependimárias 71
micróglia 70
oligodendrócitos 70
neurônios 55
classificação dos neurônios 58
membrana plasmática 57
organelas 64
partes do neurônio definidas de acordo
com a função 59
propriedades associadas aos neurônios 55
transporte axoplásmico e fluxo axoplásmico 66
Centro da fixação do olhar 336
horizontal 376
lateral 376
vertical 376
Centro de micção pontino 323
Centro semioval 46
Cerebelo 5, 19, 159
anatomia do 160
disfunção cerebelar 167
núcleos olivares inferiores 165
pedúnculos cerebelares 163
suprimento sanguíneo 166
Cerebelo e núcleos da base
cerebelo 494
aprendizado motor e o cerebelo 505
circuito do cerebelo 495
conexões cerebelares de entrada e saída em
relação à função 497
conexões clínicas 507
doença de Huntington (coreia) 526
doença de Parkinson 515
hemibalismo 528
reabilitação física 510
síndromes 508
núcleos da base 511
anatomia e função dos circuitos dos núcleos
da base 512

Cérebro 5
Cinestesia 227
Cíngulo 48
Cinocílio 425
Circuito
límbico 515
motor 514
oculomotor 515
parietofrontal 539
pré-frontal 515
Círculo arterial do cérebro 52, 634
Cisalhamento axônico 686
Cisterna(s)
lombar (espinal) 119
magna 45
subaracnóideas 667
Clônus 297
Coativação a-γ 232
Coccígeo 27
Cóclea 429
Codificação da informação no receptor
e seu axônio 235
Código conjunto 236
Cognição: contribuições corticais e subcorticais
conexões clínicas 565
cognição, motivação e planejamento do
movimento 576
déficits cognitivos associados aos distúrbios dos
núcleos da base 572
testes da área de associação anterior 567
testes da área de associação posterior 566
testes do córtex de associação basomedial
(límbico) 568
transtorno obsessivo-compulsivo 576
contribuições corticais para a cognição 559
papel das áreas de associação do córtex
cerebral 560
contribuições dos núcleos da base e cerebelo
para a cognição 568
alças de núcleos da base complexas 569
funções cognitivas do cerebelo 571
funções cognitivas dos núcleos da base 568
Colículo
inferior 19, 435
superior 19, 477
Coluna(s) 9, 33
celular 8
intermediolateral 120
corticais (funcionais) 176

de Clarke 501

de dominância ocular 479, 698

de orientação 479

dorsais 123

funcionais 479-480

ou núcleo de Clarke 120

Coluna vertebral e os discos intervertebrais 131

Coma 142, 686

Comissura 10, 33

anterior 20, 48

branca ventral 204

cinzenta 31

posterior 486

Comissurotomia 41

Complexo de Golgi 64

Complexo receptor célula de Merkel-neurito 224

Componente neospinotalâmico 401, 409

Componente paleospinotalâmico 401, 409

Componentes centrais do movimento

conexões clínicas 296

artroplastia total do joelho e ativação central dos músculos 299

avaliação clínica dos reflexos 286

dano combinado aos sistemas sensorial e motor 300

exame e intervenções para espasticidade 298

reflexos de estiramento dos isquiotibiais, ligamento cruzado anterior e estabilidade do joelho 286

reflexos patológicos 296

organização interna do sistema motor 273

organização anatômica 273

organização comportamental 277

organização somatotópica 274

reflexos medulares espinais 277

exemplos de reflexos comuns 280

substrato anatômico dos reflexos 279

trato piramidal 287

choque medular e surgimento da espasticidade 293

espasticidade e reflexos de estiramento 291

tratos corticospinais 288

Componentes periféricos do sistema motor

conexões clínicas 262

atrofia e desnervação 263

distúrbio do sistema motor que afeta o MNI e o MNS 269

distúrbios da unidade motora 265

paralisia e paresia 263

doenças do sistema motor 264

distúrbios neurogênicos e miopáticos 264

unidade motora: inervação do músculo por neurônio motor inferior 258

a unidade motora 258

junção neuromuscular 261

Componentes simpático e parassimpático do SNA 309

Concussão 685

cerebral 682

Condução

aérea 437

óssea 437

saltatória 86

Condutância 76

Cone medular 29

Conexões

corticais 540

corticomotoneuronais 289

da formação reticular 140

reticulobulbares 141

subcorticais 541

Confluência dos seios 668

Conjunto

de motoneurônios inferiores 121

interneuronal 279

motor 258

Constituição bioquímica 264

Controle

da atividade autônoma 377

da respiração 319

do nível de consciência 375

supraspinal 291

suprassegmentar 280, 291

Convergência 93

em neurônios do córtex cerebral 456

em neurônios dos núcleos vestibulares 455

Coordenação da visão (os centros de fixação do olhar) 376

Cópia de eferência 553

Cópia eferente 500

Cordotomia 254

Coreia 186

Coreoatetose 186

Corno(s)

anterior 44

dorsais (sensoriais) 17

inferior 44

lateral (autônomo) 17

posterior 44
ventral (motor) 17
Coroa radiada 46, 288
Corpo(s) 41, 44
caloso 20, 41
celular 3
estriado 20, 180
geniculado lateral 38, 146, 698
geniculado medial 38, 146, 435
justarrestiforme 451
mamilares 19, 36, 44
quadrigêmeos 38
restiforme 38
trapezoide 434
Corpúsculo(s)
de Meissner 224
de Nissl 64
de Pacini 225
de Ruffini 225
Corrente elétrica 76
Corte
coronal 7
frontal 7
transversal 6
Córtex 8
auditivo primário 180, 435
cerebelar 161
cerebral 42, 206, 276, 410, 446
cingulado anterior 565
de associação
anterior 560
basomedial 560, 565
lateral 560
lateral: áreas de associação anteriores 564
lateral: áreas de associação posteriores 563
motora 563
multimodal 560
posterior 560
unimodal 560
visual 477
frontal 536
motor
primário 245, 536
suplementar 288
olfatório primário 334
parietal 539
posterior 539
pré-frontal dorsolateral 540, 564

pré-motor 288
lateral 538
somatossensorial
primário (SI) 245
secundário (SII) 245
vestibular parieto-insular 180, 447
visual primário 180, 475
Crepitação 137
Crescente temporal 487
Crista(s) 442
neural 14
otocônias 440
Cromatólise 64
Cúneo 173
Cúpula 442

D
Decomposição do movimento 510
Decussação 10, 204
do pedúnculo cerebelar
superior 385
e lateralidade 209
piramidal 36
Defeito de campo visual 487
binasal 488
Déficits associados ao processamento cortical
superior 489
Degeneração
axonal 266
combinada subaguda 253, 302
macular associada ao
envelhecimento 472
subaguda 302
walleriana 267
Degradação enzimática 104
Demência 620
subcortical 575, 649
Dendritos 3, 62
Densidade
de inervação, alta 29
pós-sináptica (DPS) 96
Depressão
biológica 107
de longa duração (DLD) 109
Dermátomo 22, 29
Derme 223
Descarga
corolária 553
ectópica 406

738 Neurociência clínica e reabilitação

Desinibição 216, 445, 512
Desmielinização segmentar 266
Desnervado 97
Despolarizado 77
Dessensibilização 103, 262
Diabetes
    insípido 159
    melito (DM) 251, 267
Diafragma da sela 666
Diásquise 572, 707
Diencéfalo 5, 19, 43, 145
    conexões clínicas 156
        síndrome talâmica 156
        síndromes hipotalâmicas 158
    epitálamo 145
    hipotálamo 151
    subtálamo 155
    tálamo 146
Difusão 76, 103
Dinorfina 96
Diplopia 268, 339, 392
Disartria 268, 351, 372, 392
    atáxica 509
    cerebelar 509
Discinesia tardia 527
Disco óptico e ponto cego 472
Discos intervertebrais 131
Discriminação de dois pontos 236
Disdiadococinesia 511
Disestesia 158, 241
Disfagia 268, 392
Disfonia 392
Dismetria 510
Disreflexia autônoma 326
Distrofia(s)
    adiposogenital 159
    muscular de Duchenne 269
    musculares 269
    simpática reflexa 416
Distrofina 269
Distúrbios da via auditiva central 439
Divergência 93
Divisão
    coclear 37
    craniossacral 309
    inferior 190
    mandibular do nervo trigêmeo 359

maxilar do nervo trigêmeo 359
    oftálmica do nervo trigêmeo 359
    parassimpática 4
    simpática 4
    superior 190
    toracolombar 309
    vestibular 37
Doença(s)
    aterótica 635
    autoimune 268
    cerebrovascular 631
    de Alzheimer 108, 620
    de Charcot-Marie-Tooth (CMT) 108
    de Huntington 526, 575
    de Ménière 462
    de motoneurônios 264
    de Parkinson 573
Domínio
    de acoplamento (transdutor) 96
    de canal 96
    de reconhecimento (especificidade) 96
    regulatório 96
Dopamina (DA) 96
Dor 124
    aguda 402
    crônica 402
    em membro fantasma 416, 702
    lenta 401
    pós-acidente vascular encefálico central
        403, 416
    referida 312
Dor e sua modulação
    anatomia e função 403
        medula espinal 406
        periferia 403
        sistemas ascendentes 409
    conexões clínicas 413
        dor em membro fantasma 416
        dor pós-acidente vascular encefálico talâmico
        416
        enxaqueca 417
        síndromes de dor regional complexa 416
        tratamento da dor a partir da periferia 413
    dor crônica 415
    informação fundamental 401
    modulação da dor 410
        teorias de modulação da dor 411

Doutrina neuronal 55
Ducto
   coclear 429
   endolinfático 424
   perilinfático 423
Dura-máter 5, 118, 664

E
Ectoderme 13
Edema 136
   citotóxico 136
Efeito placebo 412
Eferente 11
Eletromiografia 262
Eletronistagmografia 460
Embolia 633, 637
Êmbolo(s) 633
   vermelhos 637
Eminência mediana 151
Emoção, memória e linguagem
   avaliação clínica 605
   conexões clínicas 595
      afasias primárias e lesões causais 603
      H. M.: excisão da formação hipocampal
         e implicações para a
         memória 596
      Phineas Gage: consequências emocionais
         do dano ao córtex pré-frontal
         orbitomedial 596
      síndromes de desconexão afásica e
         lesões causais 604
   emoção e memória: o sistema límbico 584
      emoção 585
      lições da epilepsia psicomotora 588
      memória 586
      relação entre emoção e memória 588
      sistema límbico 590
   linguagem 598
      substratos neurais da linguagem 599
      visão geral 598
Encefalinas 96
Encéfalo 4
Endoderme 13
Endolinfa 424
Endoneuro 680
Engrama 586
Enoftalmose 325

Envelhecimento normal e anormal do sistema
     nervoso central
   conexões clínicas 618
      aspectos clínicos 624
      efeito do envelhecimento sobre a cognição
         e a memória 619
      efeito do envelhecimento sobre a postura,
         a marcha e as quedas 618
      tratamento 625
   envelhecimento anormal: doença de
      Alzheimer 619
      alterações encefálicas na doença de
         Alzheimer 621
      fatores de risco 621
      tipos e genética da doença de
         Alzheimer 620
   envelhecimento normal 611
      alterações encefálicas 612
Enxaqueca 417, 491
   fases da 417
Epiderme 223
Epífise 19
Epilepsia 588
   psicomotora 585, 588
Epineuro 119, 680
Epitálamo 19, 145
Epiteliais coroides 71
Equação de Nernst 79
Escala de coma de Glasgow 688
Esclerose lateral amiotrófica (ELA) 269
Esclerose múltipla 71, 490
Esclerótomo 22
Escotoma 485
Esférula 468
Esfingomielia 205
Espaço
   epidural 118
   subaracnóideo 5, 118
Espasmo hemifacial 347
Espasticidade 291
Espinha bífida 22
   cística 23
   com mielomeningocele 23
   oculta 22
Espinhas dendríticas 62
Espinocerebelo 164
Esplênio 41, 45
Espondilose cervical 136

Esquema
ambiental 448
corporal 227, 448
Estenose 635
Estereocílios 425
Estereognose 228
Estereopsia 698
Estimulação
cerebelar e fibras de saída 161
nervosa elétrica transcutânea 413
Estímulo(s)
adequado 425
específicos 149
regulatórios 149
Estrabismo 339, 699
lateral 339
medial 340, 394
Estrato purkingense 161
Estria
medular 45
terminal 152
vascular 429
Estriado ventral 182
Estribo 427
Estríola 440
Estrutura básica e desenvolvimento do sistema
nervoso
conexões clínicas 22
defeitos do tubo neural 22
desenvolvimento 11
morfogênese 12
regional do sistema nervoso 16
somitos: desenvolvimento das vértebras 22
estrutura básica do sistema nervoso adulto 3
células do sistema nervoso 3
divisão do sistema nervoso 4
princípios de organização 5
Estupor 142
Evento elétrico
autopropagador 85
de tudo ou nada 85
Excitotóxica 136
Exocitose 100
Exteroceptores 221
Extorsão 340
Extração do padrão visual pelas células do córtex
visual 481

F
Fala
de varredura 510
explosiva 510
Fármacos comuns para o tratamento
da dor 413
Fasciculações 264
Fascículo(s) 9
arqueado 48
cuneiforme 242
grácil 242
lenticular 185
longitudinal
medial 376, 449
médio 450
superior 48, 546, 602
occipitofrontais
inferior 48
superior 48
talâmico 185
unciforme 48
Fator
de crescimento de nervo 12
neurotrófico-3 12
neurotrófico 4/5 12
derivado do encéfalo 12
Feixe 9
prosencefálico medial 152, 591
Fenômeno
da liberação 216
de intermitência 520
do canivete 297
Fibras
aferentes primárias 204
arqueadas 47
brancas 259
comissurais 46
de associação 46
curtas 47
longas 48
subcorticais 47
de primeira ordem 27, 204
de projeção 46
talamocorticais 206
dentatotalâmicas 505
eferentes 209
frontopontinas 503

fusimotoras 230
γ 230
intermediárias 259
musgosas 162
talamocorticais 10
transversais da ponte 36
trepadeiras 161
vermelhas 259
Fibrilações 264
Fibromialgia 704
Filamento terminal 119
Fissura, 42
de Rolando 42
de Sylvius 42
longitudinal 41
mediana
anterior 28
posterolateral 160
primária 160
ventral 28
Flacidez 295
Flexura(s)
cefálica 14
cervical 14
encefálicas 14
pontina 14
Fluxo axoplásmico 66
Foice
do cerebelo 665
do cérebro 665
Folha 160
fissuras, lobos e lóbulos 160
Forame(s)
interventricular 7, 44
intervertebrais 129
Formação reticular 40
pontina paramediana 376
Fórnice 49, 152
Fossa
de Sylvius 42
interpeduncular 38
romboide 37
Fotorreceptores 81
Fóvea central 467
Fraturas do crânio 685
Função
da formação reticular 141

e conexões
arquicerebelares 498
neocerebelares 503
paleocerebelares 499
executora 565, 594
visual-espacial 625
Funículo 9, 33
dorsal 33
lateral 33
ventral 33
Fusos musculares 228

G
Gânglio(s) 8
autônomos 308
cervical superior 314
da raiz dorsal 27, 204
do trigêmeo 359
espiral 429
da cóclea 347
glossofaríngeo
inferior 349
jugular 350
mesentérico inferior 321
nodoso 350
paravertebrais 314
pré-vertebrais 314
semilunar 359
sensorial 35
inferior 350
superior 350
superior 349
vestibular 347, 444
Gap junction 104
Gastrulação 12
e neurulação 12
Gerador 203
Giro(s), 22
angular 171
cingulado 43
do cíngulo 172
inferior 171
lingual 173
médio 171
occipito temporal 173
para-hipocampal 43, 172
pós-central 171

742 Neurociência clínica e reabilitação

pré-central 171
superior 171
supramarginal 171
temporal
inferior 172
médio 172
superior 172
transversais (temporais) de Heschl 180
Glândula
hipófise 44
pineal 19, 145
suprarrenal 315
Glicina 96
Glicoproteínas 57
Gliose fibrilar 70
Globo pálido 48, 182
Glutamato 96
Gradação dos reflexos 286
Gradiente de concentração 76
Granulações aracnoides 667
Grânulos secretórios 95
Grumos 479
Grupo
anterior 146
anteromedial 155
posteromedial 155

H
Helicotrema 429
Hematomas
epidurais 684
subdurais 684
Hemianopsia 486, 488
bitemporal 488
heterônima 488
nasal 488
Hemibalismo 156, 397
Hemiparesia atáxica ipsilateral 648
Hemiplegia
alternante
do hipoglosso 393
inferior 393
média 394
superior 396
espástica (capsular) 195
Hemisfério(s)
cerebelares 19, 40

cerebrais 5, 41
dominante 42, 600
Hemisférios cerebrais e suprimento vascular
cápsula interna 186
conexões clínicas 185
artéria carótida interna 196
artéria cerebral anterior 195
artéria cerebral média 195
artéria cerebral posterior 197
movimentos involuntários atribuídos à
disfunção dos núcleos da base 185
córtex cerebral 170
áreas funcionais 176
giros e sulcos do córtex cerebral 170
organização adicional do córtex 173
núcleos da base 180
anatomia geral dos circuitos nos núcleos da base 184
anatomia macroscópica 182
suprimento sanguíneo do hemisfério cerebral 186
artéria carótida interna 190
artéria cerebral anterior 190
artéria cerebral média 190
artéria cerebral posterior 192
suprimento sanguíneo da cápsula
interna e núcleos da base 192
Hemorragia
epidural 655
subaracnóidea 655
subdural 655
Herniação
de disco 134
do núcleo pulposo 134
Herpes-zóster 241, 351
oftálmico 344
Hidrocefalia 676
com pressão normal 677
Hiper-reflexia 286
Hiperacusia 347
Hiperalgesia 405
Hiperpolarizada 77
Hipersensibilidade da desnervação 98
Hipertermia 159
Hipocampo 43
Hiporreflexia 286
Hipotálamo 5, 19, 151
estimulação hipotalâmica (vias de entrada
hipotalâmica) 152

funções do hipotálamo 155

ligações estruturais com a glândula
hipófise 153

subdivisões e núcleos do hipotálamo 151

suprimento sanguíneo 155

vias de saída hipotalâmica 153

Hipotermia 159

Hipotonia 509

Hipotonicidade 295

Histamina 96

Histogênese 11

Homúnculo motor 178

I

Impulsos nervosos 3

Incisura

pré-occipital 42

tentorial 665

Inervação

do trato urinário inferior (bexiga
e uretra) 321

recíproca 213, 281

segmentar: dermátomos e
miótomos 29

Infarto(s) 633

hemorrágico 633

pálidos 633

vermelho 633

Inflamação neurogênica 406

Infundíbulo 19, 44

Inibição

autogênica 282

pós-sináptica 415

pré-sináptica 415

Inibidores

de MAO 108

seletivos da recaptação da serotonina
(ISRS) 108

Instabilidade postural 516

Ínsula 20, 43, 172

Interação neurotransmissor-receptor 100

Interneurônios inibitórios 281

Interoceptores 221

Intumescência

cervical 28

lombossacral 28

Ionóforos 58

Isocórtex 173

Isquemia 132

J

Janela

oval 427

redonda 427

Joelho 41, 46

Junção

comunicante 104

neuromuscular 209, 210, 261

Justacórtex 173

L

Lábios rômbicos 19

Labirinto 423

membranoso 423

ósseo 423

Lacuna 647

Lâmina(s)

de Rexed 122

espiral 429

medular interna 146

piramidal interna 288

terminal 14

Lemnisco 9

lateral 434

trigeminal para toque fino e pressão dental 363

Lesão(ões)

cerebral traumática 682

e as meninges 684

de contragolpe 683

espaçosas 130

por golpe 683

pré-quiasmáticas da retina 487

Ligações de extremidade 425

Ligamento

amarelo 136

coccígeo 118

denticulado 119

espiral 429

longitudinal posterior 134

Ligantes 58

Limiar 82

Linguagem 625

emocional 598

proposicional 598

Líquido cerebrospinal (LCS) 5, 44

Lisossomos 65

Lobo(s)

   adeno-hipófise 154

   anterior 154, 160

   do hemisfério cerebral 42

   floculonodular do corpo do cerebelo 160

   neuro-hipófise 154

   posterior 154, 160

   temporal 21

Lóbulo

   paracentral 173

   parietal

      inferior 171

      superior 171, 246

Localização pontual e discriminação entre dois pontos 236

M

Macróglia 68

Mácula

   lútea 467

   utricular e sacular (órgãos otolíticos) 440

Malformação

   arteriovenosa 655

   de Arnold-Chiari 24

Manobra de Dix-Hallpike 461

Mapa

   retinotópico 180

   somatotópico 178

Martelo 427

Massa intermédia 19

Mecanorreceptores 80, 221

   em tecidos profundos: proprioceptores 227

   nas articulações 233

   presentes na pele e tecido subcutâneo 224

Medula espinal 4, 17, 118, 274

   conexões clínicas 132

      distúrbios vasculares da medula espinal 132

      espondilose cervical 136

      fraturas vertebrais e suas consequências para a medula espinal 135

      herniação do disco vertebral 134

      lesões medulares espinais extrínsecas-intrínsecas 133

   irrigação sanguínea da medula espinal 127

   meninges da medula espinal 118

   núcleos da substância cinzenta espinal e lâmina de Rexed 120

   relações medula espinal-vértebras 129

   tratos de fibras da medula espinal 123

Medula suprarrenal 315

Meduloblastoma 508

Melatonina 145

Membrana

   basilar 429

   nuclear 60

   otolítica 440

   plasmática 3

   tectória 431

   timpânica 427

   vestibular 429

Memória 586, 624

   de consolidação 586

   de curto prazo 586

   de longo prazo 586

   de trabalho 543, 587

   declarativa 587

   episódica 587

   procedural 588

   prospectiva 586

   residual 586

   semântica 588

Meninges 5

Meningioma 669

Meningite 669

Meningoencefalite 669

Mesencefálica, flexura 14

Mesencéfalo 5, 14, 19

   aspectos anterior e posterior 38

Mesênquima 13

Mesocórtex 173

Mesoderme 13

Metamorfopsia 490

Metencéfalo 14

Miastenia grave 108, 268

Micção 321, 323

Micropsia 490

Microtúbulos 66

Midríase 396

Mielencéfalo 14

Mielina e condução em axônios mielinizados 85

Miopatias 264, 269

Miose 325, 392

Miótomo 22, 30

Mitocôndrias 65

Modíolo 429

Modulação
    da dor 375
    direta dos canais iônicos pela
        proteína G 102
    dos sistemas de neurônio motor
        superior 210
    eferente 206

Módulo cortical 481

Monoamina oxidase 99, 521

Mononeuropatia 251

Morfogênese 11

Motivação 402

Motoneurônios
    α 207
    γ 230
    inferiores 207
    superiores 207

Movimento(s)
    balísticos 215
    de olho de boneca 453
    dependentes de gerador de padrão 214
    fracionados 290
    intencional orientado por metas 215
    sinérgicos 213

Movimento voluntário, 215
    conexões clínicas 547
        apraxia 547
        distúrbios da marcha 547
    controle do movimento voluntário 541
        marcha 546
        movimentos digitais independentes em outras
            funções 543
        movimentos orientadores dos olhos, cabeça e
            pescoço 544
        preensão 543
        processamento cortical superior e controle do
            movimento 546
        sistema de ações perceptivas e sensibilidade
            háptica 542
    córtex cerebral e o movimento voluntário 535
        áreas corticais que atendem ao movimento
            voluntário 535
        conexões das áreas corticais motoras 540
    esquema hipotético para o aprendizado e a
        execução do movimento intencional
        metadirigido 551
        automatização 554
        execução 553
        motivação, a decisão de agir e
            aprendizado 551
        planejamento 552

Músculos antigravitacionais 293

Mutismo acinético apático 397, 599

N

Nasalidade 373

Necrose 60
    isquêmica 633

Negligência hemiespacial unilateral 563

Neocerebelo 164

Neocórtex 173

Neoespinotalâmico 247

Nervo(s)
    abducente 37
    acessório 36
    cranianos 4
    espinais 4
    facial 37
    glossofaríngeo 36
    hipoglosso 36
    oculomotor 38
    óptico 336, 467
    trigêmeo 37
    troclear 38
    vago 36
    vestibulococlear 37

Neuralgia
    do trigêmeo 343, 365
    glossofaríngea 349

Neurite
    óptica 487
    vestibular 462

Neurobiologia celular
    canais iônicos e atividade elétrica em
        neurônios 74
    conexões clínicas 105
        depressão biológica 107
        distúrbio de Charcot-Marie-Tooth 108
        doença de Parkinson 105
        esclerose múltipla 90
        fármacos terapêuticos que afetam a
            inativação do transmissor 108
        fenilcetonúria 108
    plasticidade sináptica 108
        potenciação e depressão de longo
            prazo 109

746 Neurociência clínica e reabilitação

potencial de membrana de repouso 76
    fatores determinantes do fluxo da corrente pela membrana 76
    potencial de membrana 76
  sinais elétricos dos neurônios 80
    potenciais pós-sinápticos 88
    potencial de ação 81
    potencial receptor (gerador) 80
  sinapses e transmissão sináptica 93
    junções comunicantes e sinapses elétricas 104
    sinapse 93
    transmissão sináptica química 98

Neurofilamentos 66
Neuróglia 3
Neurônio(s), 3
  aferentes primários 204
  ascendentes 59
  bipolares 59
  comissurais 122
  de faixa dinâmica ampla 407
  de projeção 122, 148
  de quarta ordem 435
  de segunda ordem 204, 434, 474
  de terceira ordem 206, 434, 475
  descendentes 59
  do corpo geniculado lateral 480
  do córtex visual primário 480
  estrelados 174
  granulares 174
  internunciais 59
  intersegmentares 122
  intrassegmentares 122
  motores superiores 207
  multipolares 59
  noradrenérgicos 375
  pós-sináptico 4, 96
  pré-sináptico 3, 94
  pseudounipolar 58
  serotonérgicos 375
  unipolares 58
Neuropatia 251, 264, 266
Neuroporo
  anterior (rostral) 14
  posterior (caudal) 14
Neurotóxicos, aminoácidos neurotransmissores 136
Neurotransmissor 4

Neurotrofinas 12
Neurulação 13
Nistagmo 392, 453, 458
  de posição 460
  labiríntico (vestibular) 458
  optocinético 460
  pós-rotatório 459
Nível segmentar 28
Nó
  sináptico 61
  tentorial 665
Nociceptores 221
  mecânicos 404
  polimodais 404
  sensíveis a estímulos químicos 404
  térmicos 404
Nodos de Ranvier 61
Noradrenalina (NA) 96
Notocorda 13
Núcleo(s) 8, 18
  accumbens 182
  acessórios 352
  ambíguo 348
  basilar 622
  caudado 48, 182, 192
  centromediano (CM) 147
  cerebelares 162
  coclear
    dorsal 434
    ventral 369, 434
  cuneiforme
    lateral 501
    principal 501
  da base 5
  da coluna dorsal (NCD) 242
  da linha média 148
  da rafe 375
    mesencefálicos 375
  de associação 149
  de Edinger-Westphal 316, 337, 485
  de Onuf 322
  de retransmissão
    específicos 149
    motores 146
    pré-talâmica 204
    sensoriais 146
  denteado (ND) 162
  do corpo trapezoide 434
  do fastígio (NF) 162

do nervo craniano motor 18
do trato solitário 345
do vago da medula 517
dorsal 120, 501
dorsomedial 146, 334
emboliforme 162
espinal 352, 360
    do trigêmeo 342, 348
globoso 162
grácil 244
intermediolateral 120
interposto 162
intersticial rostral do fascículo longitudinal
    medial 376
intralaminares 146, 149
lateral
    dorsal 146
    posterior (LP) 146
lentiforme 48, 182, 192
mediodorsal (MD) 146
mesencefálico 342, 360
motor dorsal do vago 317, 350
motores 39
olivar
    inferior 36
    superior 369, 434
paraventricular 154
pontinos 19, 139
posterior lateral 478
posteromedial ventral 363
próprio 120
pulposo 131
reticular 147
retransmissores específicos 206
salivar
    inferior 317
    superior 317
salivatório
    inferior 334, 348
    superior 334
sensoriais 39
    do nervo craniano 18
sensorial principal 342
    do trigêmeo 360
solitário 345
subtalâmico 155, 180, 183, 513
supraóptico 154
supraquiasmático 159, 477, 618
tegmentar pedúnculo-pontino 375

ventral
    anterior (VA) 146
    lateral (VL) 146
    posterior (VP) 146
    posteroinferior 446
    posterolateral 146, 446
    posteromedial (VPM) 146
vestibular
    inferior 445
    lateral 445
    medial 445
    superior 445
viscerais 39
Nucléolo 59

O
Óbex 37
Obsessões 576
Occipital 42
Oftalmoplegia 339
Oligodendrócitos 70
Oliva 36
Operação paralela e *locus* de
    controle 211
Orbiculares do olho, músculos 369
Orelha
    externa 427
    interna 423, 429
        células ciliadas 424
        labirinto 423
    média 427
Organização tonotópica 180, 431
Órgão(ões)
    circunventriculares 153
    espiral 429
    tendinoso de Golgi (OTG) 232
Órgão-alvo sensorial 203, 220
Oscilopsia 392
Ossículos 427
Otite média 438
Otólitos 440

P
Padrão de interferência 258
Paleocerebelo 163
Paleoespinotalâmico 247
Papilas dérmicas 223
Papiledema 487, 508, 674

Parafasia 606

Paralisia 263

  bulbar

    espástica 373

    progressiva 373

  de Bell 346

  espástica 300

  flácida 295, 300

  pseudobulbar 373, 648

Parênquima 55

Paresia 127, 263

  flácida 295

Parestesias 137, 267

Pedículo 468

Pedúnculo 9

  cerebelar

    inferior 36, 496

  cerebral (*crus cerebri*) 19

  médio 36, 496

  superior 36, 496

Perda da audição

  condutiva 438

  mista 439

  sensorioneural 438

Perda sensorial com distribuição em
      bota e luva 267

Perilinfa 423

Perineuro 680

Período refratário

  absoluto 84

  relativo 85

Pia íntima 119

Pia-máter 5, 119, 667

Pirâmide 9, 36

Piramidectomia 290

Placa(s) 635

  alar 16

  basal 16

  branca 636

  neural 13

  neuríticas 616

  terminal 261

  vermelha 636

Plano(s)

  horizontal 7

  médio-sagital 7

  parassagitais 7

  sagital 7

  temporal 435, 600

Plasticidade 109

  conexões clínicas 704

    adultos com perda visual 705

    cataratas e estrabismo em bebês 704

    estratégias de intervenção 710

    princípios de intervenção 710

  exercício e plasticidade 708

    modelos animais 709

Plasticidade cerebral: lesão, recuperação
      e reabilitação

  de estruturas corticais 698

    de mapa no sistema nervoso do adulto 701

    durante o desenvolvimento 698

    mal-adaptativa 702

  em seres humanos durante a
        recuperação do dano cerebral 705

      recuperação do acidente vascular
        encefálico 706

  neural revisitada 696

    neural das células aos
        organismos 696

Plasticidade de mapa 109

  em resposta à lesão 701

  normal (adaptativa) 701

Plexo

  braquial 28

  coroide 71, 671

  lombossacral 29

Polidipsia 159

Polineuropatia(s) 251, 267

  desmielinizante inflamatória aguda (PDIA) 267

Poliomielite 265

  paralítica 266

Poliúria 159

Ponte 5, 18, 37

Ponto cego 472

Pontocerebelo 164

Pós-ganglionares, axônios 308

Pós-hiperpolarização 84

Posição da medula espinal na coluna vertebral 129

Potenciação de longa duração (PLD) 109

Potencial(is)

  de ação 3, 235

    motores 258

    musculares 258

  de equilíbrio 78

  de placa terminal (PPT) 262

  elétrico 76

  gerador (PG) 235

pós-sináptico 64

    excitatório (PPSE) 89

    inibitório (PPSI) 89

  receptor 64, 203

Pré-ganglionares, axônios 308

Preensão

  de potência 543

  de precisão 543

Pregas

  juncionais 261

  neurais 13

Presbiacusia 439

Presbiopia 472

Preservação macular 489

Princípio do tamanho 260

Processamento visual superior 482

Proeminência

  axônica 61

  olivar 36

Projeção

  corticonuclear 164

  espinorreticulares 141

  interposta-rubral 503

  mesocortical 518

  mesolímbica 518

  para o tronco encefálico e
    o tálamo 409

  retino-hipotalâmica 153, 618

    direta 477

  trigeminocerebelar 502

Prolapso de disco 135

Propagação do potencial de ação 85

Proprioceptores 221

Prosencéfalo 14

Prosódia 599

Prosopagnosia 490, 564, 644

Proteína(s)

  cinase A (PKA) 102

  de canal (ionóforos) 58

  de transdução 58

  de transporte 58

    de neurotransmissor 58

  integrais 57

  intrínsecas 57

  periféricas 58

Proteínas-bomba 58

Proteínas-receptor 58

Protrusão nuclear 135

Ptose 268, 325, 339, 392

Pulvinar, núcleo 146, 478

Punção lombar 120

Pupila

  fixa 397

  tamanho da 483

Putame 48, 182

Q

Quadrantanopsia 486

  superior homônima
    contralateral 488

Quarto ventrículo 7

Quiasma óptico 474

Quimiorreceptores 80, 221

R

Radiação(ões)

  auditiva 435

  óptica 474

  talamocorticais 46

Radiculopatia 251

Raiz

  dorsal 27

  ventral 27

Ramo(s)

  angular 190

  anterior 46

    ascendente 171

    horizontal 171

  centrais 188

  comunicantes

    brancos 314

    cinzentos 314

  cortical 188

  ganglionares 188

  gangliônicos 150

  marginal 172

  paramedianos 390

  parietal

    anterior 190

    posterior 190

  penetrante 150, 188

  pós-rolândico 190

  posterior 46, 190

  pré-rolândico 190

  rolândico 190

  temporal

    anterior 190

    médio 190

Rampa
   do tímpano 429
   do vestíbulo 429
Reação de acomodação-convergência (reflexo de proximidade) 484
Recaptação 104
Receptores 203
   acoplados à proteína G 96, 102
   da dor e térmicos 223
   ionotrópicos 96
   metabotrópicos 96
Recesso lateral 45
Recrutamento 260
Recuperação
   da função da mão 708
   da linguagem 708
Reflexo(s) 278
   auditivos 436
   barorreceptor 321
   cervicais tônicos 456
      assimétricos 456
   corneal 342
   da ânsia 392
   da deglutição 369
   da percussão do joelho 280
   de Babinski 296
   de estiramento tônico 281
   de fixação 484
   de flexão 282, 296
      de retirada 282
      tripla 293
   de percussão do joelho pendular 509
   de piscar 368
   de piscar e corneal 368
   do estiramento 280
      fásico 280
   em massa 293
   estapediano 369, 436
   extensor cruzado 284
   labirínticos tônicos 456
   mandibular 367
   miotático
      inverso 282
      invertido 282
   monossináptico 280
   patelar 280
   patológico 286
   pupilar à luz 485
      e teste da lanterna pendular 485

   pupilar consensual à luz 485
   quadríceps 280
   somatomotores 285
   somatoviscerais 285
   tendinosos
      ausentes 295
      hipoativos 295
   timpânico 436
   vestibular e cervical 456
   vestíbulo-ocular 453, 484
   vestibulocólicos 452
   visceromotores 285
   viscerossomáticos 286
Regra flexora-extensora 274
Regulação da atividade motora 375
Respostas evocadas auditivas troncoencefálicas 439
Respostas pós-sinápticas envolvendo expressão genética 102
Resultados da pressão intracraniana elevada 487
Retículo endoplasmático rugoso (REr) 64, 98
Retinotópico, mapa 206
Retransmissão
   pré-talâmica 204
   talâmica 205
Retrógrado, movimento 66
Ribossomos 64
Rigidez 516
   descerebrada 686
   descorticada 686
Ritmos circadianos 617
Rodopsina 469
Rombencéfalo 14
Rostro 41

S
Sacadas 544
Saco endolinfático 424
Sáculo 440
Segmento inicial 61
Segmentos da medula espinal e relações com as vértebras adjacentes 132
Segmentos e intumescências da medula espinal 27
Segundos mensageiros 102
Seio(s)
   cavernoso 668

occipital 668

petroso

    inferior 668

    superior 668

reto 668

sagital

    inferior 668

    superior 668

sigmoide 668

transversais 668

venosos durais 665

Sensibilidade háptica 542

Sensibilização 404

    central 407

    do sistema da dor, hiperalgesia e
        alodinia 404

    periférica 405

Septo(s)

    durais 665

    mediano posterior 28

    pelúcido 45

Serotonina 5-hidroxitriptamina [5-HT] 96

Sinal(is)

    associados 397

    bilaterais 205

    contralaterais 205

    de Babinski 137

    de canivete 297

    de Lhermitte 93, 137

    de Tinel 406

    elétrico

        graduado 64

        não propagado 64

    ipsilaterais 205

    negativos 216

    positivos 216

Sinapse(s) 3

    em neurônios motores inferiores 209

Síndrome(s)

    arquicerebelar 497, 508

    basilar completa 394

    bulbar

        lateral (síndrome de Wallenberg) 392

        medial 393

    da artéria espinal anterior 133

    da disartria-mão desajeitada 648

    da margem carótica 197

    da medula central 302

    da zona de fronteira carótida 645

de Anton e de Balint 644

de Anton ou anosognosia visual 490

de Benedikt 397

de Brown-Sequard 252, 300

de Dejerine-Roussy 403

de dor regional complexas 416

de Froehlich 159

de Guillain-Barré (SGB) 267

de Horner 391, 484

de MNI 262

de Tourette 577

de Wallenberg 366, 391

de Weber 396

do encarceramento 395

lacunares 641

neocerebelar 497, 509

paleocerebelar 498, 508

pontina

    inferior medial 394

    superior lateral 394

pós-pólio 266

síndrome de Kluver-Bucy 593

talâmica 157, 403, 416

Sinergistas 213

Siringomielia 252, 300

Sistema(s). *Ver também* sistemas específicos

    anterolateral 124, 241, 401

    ativador reticular ascendente (SARA)
        142, 375

    da coluna dorsal-lemnisco medial (CD-LM) 241

    de alimentação anterógrada 211

    de controle por alimentação retrógrada (*feedback*)
        e anterógrada (*feedforward*) 211

    de retroalimentação 211

    dorsolateral 274

    efetores 102

    espinospinal 123

    excitador ascendente 142

    fotópico 467

    inibitório comissural 445

    lemniscal do trigêmeo 363

    límbico 48

    motor 207

    nervoso 4

    paramedial ascendente 409

    porta-hipotálamo-hipófise 154

    talamocortical específico 374

    talamocortical generalizado 141, 375

    trigeminal 359

ventricular 15, 44

ventromedial 275

Sistema auditivo 426

aferentes primários 433

aparelho periférico 427

conexões clínicas 437

avaliação clínica 437

sinais e sintomas 438

decussações 435

função 435

informação fundamental 426

órgãos-alvo sensoriais 431

projeções 434

Sistema motor

conexões clínicas 216

movimentos funcionais:
uma síntese 216

sinais neurológicos negativos
e positivos 216

sistemas motores somáticos 207

plano anatômico geral e definições 207

plano funcional geral 211

tipos de atividade motora no movimento
funcional 214

Sistema nervoso autônomo (SNA) 4

aferentes autônomos 310

sensações viscerais e dor referida 311

conexões clínicas 324

disfunção da bexiga 324

disreflexia autônoma 326

hipotensão ortostática primária
(idiopática) 324

paralisia autônoma aguda 325

síndrome de Horner 325

eferentes autônomos 312

divisão parassimpática 315

divisão simpática 313

funções gerais dos eferentes autônomos dos
sistemas simpático e parassimpático 317

inervação autônoma e controle de órgãos
específicos 319

bexiga 321

centros de controle autônomos 319

coração 320

órgãos sexuais 324

visão geral da estrutura e função do SNA 307

componentes simpático e parassimpático
do SNA 309

sistema nervoso somático e sistema nervoso
autônomo 307

Sistema somatossensorial 203

plano anatômico geral 203

plano funcional geral 206

Sistema somatossensorial dos membros
e do tronco

conexões clínicas 239, 251

distúrbios de nervos periféricos 251

exame dos sistemas somatossensoriais 253

herpes-zóster 241

intervenções relacionadas aos sistemas
somatossensoriais 253

neuropatias periféricas 239

patologia medular espinal 252

síndromes relacionadas com a via
CD-LM 252

receptores somáticos 220

aferentes primários e seus receptores 236

classificação dos receptores 220

função 234

padrões gerais de organização 220

receptores somatossensoriais
específicos 223

sistemas mediadores da sensação somática
corporal 241

sistema da coluna dorsal-lemnisco
medial 242

trato espinotalâmico 247

Sistema vestibular 439

aferentes primários 444

conexões clínicas 458

avaliação clínica 460

doença vestibular 461

nistagmo 458

sinais e sintomas 460

informação fundamental 439

integração no sistema vestibular 455

núcleos vestibulares 444

órgãos-alvo sensoriais 440

sistema vestibular motor 448

sistema vestibular sensorial 445

Sistema visual

conexões clínicas 472

avaliação 485

distúrbios do sistema visual 487

envelhecimento no olho 472

implicações para a reabilitação 473

papel da visão no controle postural 484

órgãos-alvo sensoriais e aferentes primários 466

retina 466

processamento da informação funcional 478

neurônios do sistema geniculocalcarino 479

reflexos visuais 483

projeções 473

aferentes primários 474

outras projeções dos axônios do trato óptico de segunda ordem 477

visão geral da terminologia 473

Sobrevida, capacidades de 625

Soma

corpo celular 59

espacial 89

temporal 90

Somatotópico, mapa 206

Somitos 13, 22

Sonolência 142

Substância

branca 7, 33

e núcleos da base 46

cinzenta 7, 8, 31

intermediária 33

periaquedutal 19, 412

gelatinosa 120

negra 180, 182, 515, 517

parte compacta 183

P 96, 405

Substrato

anatômico, mecanismo e tratamento da enxaqueca 418

límbico 599

neocortical 600

Subtálamo 19

Sulco(s) 21

basilar 37

calcarino 42, 173, 476

caloso 172

central 42

cingulado 42

colateral 43, 173

do cíngulo 172

dorsolateral 28

frontal

inferior 171

hipotalâmico 19, 44

intraparietal 171

lateral 42

limitante 16, 381

mediano

dorsal 28

posterior 28

ventral (anterior) 17

neural 13

parietoccipital 42

pontinos

inferior 36

superior 36

pós-central 171

pós-olivares 36

pré-central 171

pré-olivares 36

rombencefálico transversal 14

superior 171-172

temporal

médio 172

ventrolateral 28

T

Tabes dorsalis 252

Tálamo 5, 19

Tegmento 19, 38

do mesencéfalo 19

Telencéfalo 20

Telodendro do axônio 61

Temperatura 124

Tentório do cerebelo 665

Terceiro ventrículo 7

Terminação peritríquea 224

Terminais nervosos 64

Termorreceptores 221

Território

de Broca 601

de Wernicke 601

Teste(s)

da lanterna pendular 486

de Rinne 437

de Weber 437

Tetania 109

Teto 19, 39

Tonotópico, mapa 206

Tonsila do cerebelo 48, 182

Tônus 214

muscular 185

Toque

e massagem 413

leve (grosseiro) 124

Trabéculas aracnoides 5, 119, 666
Transdução sensorial em bastonetes e cones 469
Transmissão sináptica 264
Transmissores monoamina 96
Transplante nigral fetal 524
Transporte axônico 66
Trato(s) 9
   corticobulbar 288
   corticospinal 127, 288
      lateral 127, 288
   cuneocerebelar 501
   de passagem 10
   espinal do nervo trigêmeo 363
   espinocerebelar, 125
      dorsal 126, 501
      rostral 502
      ventral 126, 501
   espinotalâmico 9, 124, 241
   geniculocalcarino 475
   longos 10
   olfatório 334
   óptico 336, 474
   piramidal 287
   reticulospinal 450
      lateral (medular) 141
      medial (pontino) 141
   solitário 319
   talâmico trigeminal para dor, temperatura e
      também toque grosseiro 363
   tetospinal 478, 544
   trigeminal ventral 363
   vestibulospinal
      lateral 448
      medial 448
Tratotomias espinotalâmicas 253
Traumatismo craniano fechado 682
Tremor 186, 515
   intencional 394, 509, 510
Trifosfato de adenosina (ATP) 65, 80
Trófico, centro 60
Trombo 633
   branco 636
   vermelho 637
Trombose 635
Tronco encefálico 5, 137, 274
   controle do nível de consciência 142
   correlações de corte transversal: nível
      identificador 138
   formação reticular 140

Tronco encefálico I: nervos cranianos
   conexões clínicas 354
      anosmia 335
      avaliação clínica do movimento
         ocular 339
      avaliação clínica do nervo acessório 354
      avaliação clínica do nervo facial 345
      avaliação clínica do nervo glossofaríngeo 349
      avaliação clínica do nervo hipoglosso 355
      avaliação clínica do nervo olfatório 335
      avaliação clínica do nervo trigêmeo 342
      avaliação clínica do nervo vago 351
      distúrbios dos movimentos oculares 339
      lesões do nervo acessório 354
      lesões do nervo facial 346
      lesões do nervo glossofaríngeo 349
      lesões do nervo hipoglosso 355
      lesões do nervo trigêmeo 343
      lesões do nervo vago 351
      lesões dos nervos cranianos III,
         IV e VI 340
      olfato, emoção e memória 335
   nervo acessório (XI) 352
   nervo facial (VII) 344
   nervo glossofaríngeo (IX) 348
   nervo hipoglosso (XII) 354
   nervo olfatório (I) 334
   nervo óptico (II) 336
   nervo trigêmeo (V) 342
   nervo vago (X) 349
   nervo vestibulococlear (VIII) 347
   nervos cranianos inervadores da musculatura
      extraocular 336
      ações combinadas dos nervos cranianos
         III, IV e VI 338
      nervo abducente (VI) 338
      nervo oculomotor (III) 337
      nervo troclear (IV) 337
   resumo do exame clínico dos nervos
      cranianos 355
   visão geral dos nervos cranianos 331
Tronco encefálico II: sistemas e vias
   conexões clínicas 365
      condições que afetam o reflexode
         piscar 373
      disartria 372
      lesões vasculares 366
      neuralgia do trigêmeo 365
      paralisia bulbar progressiva 373

formação reticular 373
   características anatômicas dos neurônios da formação reticular 373
   características funcionais dos neurônios da formação reticular 374
   funções da formação reticular 375
sistemas motores somáticos para a cabeça e o pescoço 366
   reflexos troncoencefálicos 367
   trato corticobulbar 370
sistemas somatossensoriais para a cabeça e o pescoço 359
   funções do sistema trigeminal 364
   nervo trigêmeo e receptores associados 359
   neurônios de segunda ordem 362
   neurônios de terceira ordem do sistema trigeminal 363
Tronco encefálico III: organização, irrigação sanguínea e correlações clínicas
   conexões clínicas 391
      bulbo 392
      mesencéfalo 396
      ponte 393
   cortes transversais representativos do tronco encefálico 385
   irrigação sanguínea do tronco encefálico e síndromes neurovasculares 390
      revisão da irrigação sanguínea 390
   princípios de organização para a compreensão da estrutura interna do tronco encefálico 380
Túber cinéreo 19, 151
Tubo neural 13
Tubulina 66
Túnel de Corti 431

U
Úber cinéreo 44
Unco 43, 173
Unidade motora 258
Ureteres 321
Uretra 321
Utrículo 440

V
Variação de nível na estrutura medular 33
Veias espinais 129

Ventrículos 7
   laterais 7
Verme 19, 40
Vertical visual subjetiva 446
Vertigem 392, 460
   paroxística benigna 461
   posicional benigna 461
Vesiculação 14
Vesículas
   núcleo-densas 95
   ópticas 14
   sinápticas 4, 95
   telencefálicas 14
Vestibulocerebelo 164, 444
Via(s)
   amigdalofugal ventral 152
   comum final 209
   direta 513
   indireta 513
   inibitória descendente tônica 291
Vírus do herpes simples 346
Visão
   cega 478
   estereoscópica 698

Z
Zona(s)
   anatomofuncionais 140
   ativas 95
   da linguagem perisilviana 600
   de oclusão 119
   dendrítica 63
   efetora 140
   interneuronal 140
   lateral 151
   magnocelular 140
   marginal 197
   medial 151
   parvocelular 140
   periventricular 152
   receptora 63
Zumbido 438